U0798156

（中文翻译版，原书第 4 版）

斯特兰奇儿科急诊学

Strange and Schafermeyer's Pediatric Emergency Medicine

主　编　〔美〕罗伯特 W. 舍费尔迈尔（Robert W. Schafermeyer）

〔加〕米尔顿 特南贝因（Milton Tenenbein）

〔美〕查尔斯 G. 马西亚斯（Charles G. Macias）

〔美〕加扎拉 Q. 谢里夫（Ghazala Q. Sharieff）

〔美〕洛伦 山本（Loren Yamamoto）

主　译　封志纯　许　峰　肖政辉

副主译　洪小扬　党红星　杨梅雨

科学出版社

北　京

图字：01-2017-7679

内 容 简 介

本书由168位世界知名的儿科专家结合多年临床经验编写，并由39位国内权威的儿科专家精心翻译而成。本书按照儿科急症诊断步骤和治疗方案系统地进行阐述，包括呼吸系统、心血管系统、外科、神经系统、感染科、免疫科、消化系统、创伤等急症的诊断和治疗，以及影像、心电图等辅助检查的应用，并涉及伦理、法律、管理等内容，配有500余幅图片和360余个表格，对重要知识点进行了系统的归纳和总结。本书适于各级儿科医师、急诊科医师阅读参考。

图书在版编目（CIP）数据

斯特兰奇儿科急诊学：原书第4版 /（美）罗伯特 W. 舍费尔迈尔等主编；封志纯等主译. —北京：科学出版社，2019.1

书名原文：Strange and Schafermeyer's Pediatric Emergency Medicine

ISBN 978-7-03-060351-7

Ⅰ. ①斯… Ⅱ. ①罗…②封… Ⅲ. ①小儿疾病 - 急诊 Ⅳ. ① R720.597

中国版本图书馆 CIP 数据核字（2018）第 300741 号

Strange and Schafermeyer's Pediatric Emergency Medicine

ISBN 978-0-07-182926-7

Copyright © 2019 by McGraw-Hill Education.

All Rights reserved.No part of this publication may be reproduced or transmitted in any form or by any means, electronic Or mechanical, including without limitation photocopying, recording, taping, or any database, information or retrieval system, Without the prior written permission of the publisher.

This authorized Chinese translation edition is jointly published by McGraw-Hill Education and China Science Publishing & Media Ltd. (Science Press) . This edition is authorized for sale in the People's Republic of China only, excluding Hong Kong, Macao and Taiwan.

Translation Copyright © 2019 by McGraw-Hill Education and China Science Publishing & Media Ltd. (Science Press).

版权所有。未经出版人事先书面许可，对本出版物的任何部分不得以任何方式或途径复制或传播，包括但不限于复印、录制、录音，或通过任何数据库、信息或可检索的系统。本授权中文简体字翻译版由麦格劳 - 希尔（亚洲）教育出版公司和中国科技出版传媒股份有限公司（科学出版社）合作出版。此版本经授权仅限在中华人民共和国境内（不包括香港特别行政区、澳门特别行政区和台湾）销售。

版权 © [2019] 由麦格劳 - 希尔（亚洲）教育出版公司与中国科技出版传媒股份有限公司（科学出版社）所有。

责任编辑：郭　颖 / 责任校对：赵桂芬

责任印制：李　彤 / 封面设计：龙　岩

版权所有，违者必究。未经本社许可，数字图书馆不得使用。

科 学 出 版 社 出版

北京东黄城根北街 16 号

邮政编码：100717

http://www.sciencep.com

北京虎彩文化传播有限公司 印刷

科学出版社发行　各地新华书店经销

*

2019 年 2 月第　一　版　开本：889 × 1194　1/16

2023 年 3 月第四次印刷　印张：54　插页：16

字数：1 650 000

定价：298.00 元

（如有印装质量问题，我社负责调换）

译者名单

（以姓氏笔画为序）

王　浩	石苗茜	卢秀兰	冉迎春	刘　潇	刘成军	刘昌峨	汤　磊
许　峰	杜振兰	杨　林	杨梅雨	李　静	李连华	肖政辉	余　帮
张晓娟	张新萍	罗　兰	罗莉漫	周　丽	周　昉	周海银	封志纯
赵　喆	段　蔚	洪小杨	姚震亚	敖晓晓	袁远宏	党红星	桑庆华
黄娇甜	符跃强	韩　涛	谢玉萍	蔡姿丽	谭利平	熊小雨	

原著者名单

请扫描二维码

原著前言

第一版儿科急诊学编撰于19年前，将近20年我们的世界发生了巨大变化，儿科急诊学内涵也随之改变。目前儿科急诊学已经得到长足的进步，学科也日渐成熟。主要反应在许多有价值的研究领域取得了令人兴奋的重大进步。在儿科医学专家和急诊医学专家的通力合作下，大部分医院的急诊科为儿童提供了高质量和安全的急诊医疗服务。

随着基础知识更新、新药物的出现和技术进步，儿科急诊学专业也在不断变化。针对以上变化，本版书中进行了广泛修订，希望能给广大医务工作者奉献一本优秀的儿科急诊学书籍。本版书中，保持主体结构稳定的前提下，对某些部分相关内容进行扩展，主要在章节中对主要临床表现进行详细描述。其中最为明显的是，对儿科急腹症章节内容进行扩充，并在外科急症部分中单独成为章节。中毒部分内容也做了类似的更新改进。

此次修订删除一些章节的同时，增加部分章节，更新某些章节内容。一些内容比较新的章节，如一氧化碳、氰化物中毒和烟雾吸入，在中毒急诊处理部分详细阐述了新的救治方法。另外我们还增加了异物处理的内容。相对传统的异物处理方法，我们专门在一个独立章节介绍“一站式”异物处理流程。在儿科急诊医学异物处理中，这是行之有效的救治方法。

每一章节的编写上都力求便于读者获取全面信息。照片、图表，表格和公式在大部分章节中被大量应用。该书包函了广泛的医学内容，对医学术语描述尽量精确，便于读者参考理解。我们对临床证据和支持的参考文献做了更新，包括最新的指南和相关专业协会的建议。

我们对该书出版非常自豪，希望儿科和急诊科的医学生、住院医师、主治医师及其他相关专业人员能够从该书中获益。

儿科急诊学专业知识变化也导致参编该书编委的调整。原来的编委会仅仅保留了Robert Schafermeyer教授。他和Milton Tenenbein是本编委会的资深编委。新编委有Ghazala Sharieff，Loren Yamamoto和Charles Macias等几位教授。他们卓越的贡献使此书更加完善。Anne M.Sydor继续担任执行编委，一如既往地提供了大量有价值的建议和帮助。Louise Bierig在本书编辑过程中也提供了帮助。我们由衷欢迎这些新的作者和感谢其他作者为本书出版所做的卓越工作。同时，我们也感谢前三版的作者做出的卓越贡献。

最后，目前已退休的前三版编者，William Ahrens MD（第3版）和Robert Wiebe MD（第3版），感谢他们的前三版编撰过程中的卓越贡献。最后，我们要感谢Gary Strange MD，他是该书前三版的资深编者，他从临床工作退休后毅然开始该书的编辑工作。我们非常感激他的远见和不知疲倦的工作，使此书成为临床医师工作中的有力帮手。

资深编委

Robert Schafermeyer, MD

FACEP, FIFEM, FAAP

Milton Tenenbein,

FRCPC, FAAP, FAACT, FACMT

译者前言

第 4 版 Strange and Schafermeyer's 儿科急诊学出版于 2014 年，该书是儿科医师、儿科急诊医师和急诊医师一部非常有意义的工具书。

在儿科急诊学中，“准确、迅速”的重要性不言而喻。由于年龄特点，患儿往往无法清楚主诉病情，增加了急诊救治难度。进行急诊儿科患者准确而熟练的临床评估仍是儿科急诊学最重要的内容，通过查体、监护人问诊，借助简便检查工具，可以迅速、有效、可靠地获取患儿相关信息，完成急诊临床评估，才能迅速分诊急需紧急处理的患儿，使其得到妥善救治。

不像其他医学专业领域，可能只需关注某一个脏器系统，儿童急诊医学包罗万象，突发情况层出不穷。作为一名儿科急诊医师，可能永远不知道下一名患儿会是什么样，面临巨大的不确定性。所以需要极其丰富的医学知识和临床应变能力。此外，还需具备整体的观念，急诊医疗活动过程中需要关注各个脏器系统。具备快速判断病情和紧急干预危重情况、操作多种医疗设备和熟练掌握基础知识和基本临床技能是本专业的特点。

Strange and Schafermeyer's 儿科急诊学第 4 版首先着重介绍儿科急诊就诊的各种主要临床症状，然后对儿童各系统创伤处理和中毒救治详细介绍，接着分别对各个脏器系统急危重症的诊断和急诊处理逐一阐述，最后对儿童急诊医疗过程中可能发生的伦理问题进行了探讨。该书内容丰富，涵盖广泛，可操作性强，有助于儿科医师和急诊科医师快速反应临床能力的形成和培养，对儿科急诊临床工作有非常实用的指导意义。基于对本书的喜爱和认可，我们将其翻译成中文，希望能够为广大儿科同行提供帮助。

衷心感谢关心本书翻译与出版的各位专家的指点，同样感谢参与本书翻译工作的同事，正是大家的辛勤汗水和努力才使本书最终成型。

封志纯
解放军总医院第七医学中心八一儿童医院

目 录

第十部分 传染病急症

第十一部分 免疫急症

第十二部分 胃肠道急症

第十三部分 内分泌急症

第十四部分 液体、电解质、酸碱异常

第十五部分 泌尿生殖系统

第十六部分 皮肤病学

第十七部分 耳鼻咽喉科学

第十八部分 眼科急症

第十九部分 妇产科

第二十部分 血液急症和肿瘤急症

第二十一部分 非创伤性的骨与关节疾病

第二十二部分 急性中毒

第二十三部分 环境

第二十四部分 社会突发事件

第二十五部分 急诊医疗（EMS）和大规模伤亡

第二十六部分 行政问题

本书参考文献请扫描二维码

第一部分

基础内容

第 1 章　儿科急诊策略

（原著　Valerie McDougall Kestner）

要点

- 急诊医师必须掌握儿童各阶段正常发育特点以正确识别发育异常或迟缓。
- 询问低龄儿童病史时应尽可能详细，以了解病情严重程度。
- 通常让父母将孩子抱在怀里的时候进行检查可以取得最佳效果。
- 获得完整而详细的病史并尽量减少血液检测项目。
- 最大限度地减少辐射暴露，“以最低剂量获取有效资料”（ALARA）原则对儿童尤为重要。

儿童在急诊科（ED）的就诊程序与成年人完全不同。医师往往只有一次机会接待患者和家长、进行检查和制订诊疗计划。

儿童可能会因各种原因被送入急诊科（表 1-1），本章重点分析急诊医师如何让儿童接受舒适完整的诊疗。急诊医师应当掌握不同年龄段的生命体征并能识别异常情况，表 1-2～表 1-5 提供了正常小儿呼吸频率、心率、血压和体重。

表 1-1　儿童急诊常见症状诊断

＜1 岁	1～12 岁	13～21 岁
急性上呼吸道感染	急性上呼吸道感染	皮肤闭合性创伤
不明原因的发热	中耳炎及咽鼓管功能障碍	除头部外的开放性创伤
中耳炎及咽鼓管功能障碍	头部开放性创伤	腹痛
不明病毒及衣原体感染	皮肤闭合性创伤	除下肢外的骨折
非传染性小肠及结肠炎	不明原因的发热	急性上呼吸道感染，除外咽喉炎

［经许可引自 Nawar EW, Niska RW, Xu J. National Hospital Ambulatory Medical Care Survey: 2005 Emergency Department Summary. Advance Data from Vital and Health Statistics; No. 386.

Hyattsville, MD: National Center for Health Statistics; 2007. http://www.cdc.gov/nchs/data/ad/ad386.pdf（Table 12）.］

表 1-2　儿童正常呼吸频率

年龄（岁）	呼吸频率（次 / 分）
＜1	24～38
1～3	22～30
4～6	20～24
7～9	18～24
10～14	16～22
15～18	14～20

［经许可引自 Bardella IJ. Pediatric advanced life support: a review of the AHA recommendations.Am Fam Physician. 1999; 60（6）:1743–1750.］

表 1-3　儿童正常心率

年龄（岁）	心率（次 / 分）
＜1	100～160
1～10	70～120
＞10	60～100

［经许可引自：A.D.A.M., Inc. Medical Encyclopedia of MedlinePlus 2007. http://www.nlm.nih.gov/medlineplus/ency/article/003399.htm.］

表 1-4　儿童正常血压

年龄	收缩压（mmHg）
0～28d（足月）	＞60
1～12 个月	＞70
1～10 岁	＞70＋2×年龄（岁）
＞10 岁	＞90

［数据来自美国心脏学会：Part 12: Pediatric advanced life support. Circulation. 2005; 112（24）（suppl I）: IV-167–IV-187.］

表 1-5　儿童体重评估

年龄	体重（kg）
新生儿期	3.5
6 个月	8
1 岁	10
2 岁	13

续表

年龄	体重（kg）
3 岁	15
4 岁	17
5 岁	20
6 岁	22
8 岁	27
10 岁	30
12 岁	38
14 岁	50

［经许可引自 City of Frankfort Fire and Emergency Medical Services. Frankfort Regional Medical Center. Medical Protocols 2005. http://www.frankfortfireandems.com/EMSprotocolsWebpage. htm.］

急诊科必须为儿科患者做好相应的准备。美国儿科学会和美国急诊医师学会制订了儿童复苏设备及急救药物指南。儿童用药剂量具有挑战性，尤其是在病情严重的情况下。以下几个实用的工具可帮助确定以体重为基础的给药剂量，这些工具按科技含量由低到高的顺序排列：按基于身高的 Broselow 彩色卡计算体重给药、计算机软件如具有剂量计算方法的 PEMSOFT 统计软件包、儿科高级生命支持（PALS）或区域儿童医院代码卡。药剂师出具的儿科代码是非常宝贵的。

辅助检查的准备

第一次带着小婴儿来就诊的家长，他们睡眠不足，患儿一直哭并且吃得很少。他们由儿科医师安排至急诊科，然后反复向分诊护士叙述病情。一旦进入候诊室，他们又要向护士和医师再次叙述病情。这种重复和等待可能使家长变得恐惧和愤怒。

确定患儿没有需要立即介入的紧急情况后，应当进入快速的问诊流程。其中关键的问题是要了解患儿是否患有慢性疾病，或者罕见疾病、遗传疾病。基本的问诊或进行联网搜索可以让医师了解患儿既往是否正常或有特殊问题。请记住，如果孩子既往患有某种综合征，在这一点上父母可能知道得比医师还多。医师应当仔细听家长陈述，因为患儿可能有类似的病史，并可获知既往的治疗情况。

诊断室应当配备一些必需的检查设备。避免出现类似患儿喉咙痛，却没有光源或咽喉拭子的情况。患儿可能非常焦虑，但当医师离开诊断室时，他（她）会认为导致焦虑的事已经结束，但最终证明并未结束，患儿可能会更不合作。

与患儿家长交流，并确定他们的主要关注点。可通过多种方法传递信息到多位家属。例如，和父亲交谈，然后用手机将相同信息传递给母亲。

急诊医师应考虑在询问病史和体格检查时，患儿应该处于哪个发育阶段，这时生长发育知识是最重要的。表 1-6 总结了儿童各阶段发育的重要事件以供参考。

表 1-6 发育里程碑

年龄	大运动	精细运动 / 解决问题	语言	社会性 / 适应性
1 个月	俯卧位抬头	出生：外观无变化 1 个月：紧握拳	对声音警觉	注视脸部
2 个月	保持头部中立位；挺胸离开桌边	不再紧握拳头；注视经过身体中线的物体	反应性地笑（轻抚或说话后）	认出父母
3 个月	用前臂支持俯卧；稳定抬头	休息时将手打开；手可跟随画圆；对看到的有威胁动作有反应	发音（音乐形式的长元音）	喜欢接触熟悉的人和东西；能预期喂食
4 个月	翻身；手腕承重；移位	双手同时接触物体；将手放于身体中线	笑；适应说话声	喜欢环视四周
6 个月	独坐；仰卧位时把食物放入口中	单手触摸物体；单手握持物体；左右手交换物体	牙牙学语；“啊 -goo” 音；咂舌声；转向发声的铃铛	识别陌生人
9 个月	可坐位转身；爬行；拉手可站起；探索	抓物不熟练；用示指戳物；握住瓶子；抛物	无选择地叫“爸爸、妈妈”；做手势；挥手再见；理解“不”	探索周围世界；做手势游戏

续表

年龄	大运动	精细运动 / 解决问题	语言	社会性 / 适应性
12 个月	行走	熟练抓物，用蜡笔做标记；自然放松	使用除了“爸、妈”以外的两个字或专用词语；或特殊发音（连续几个无法理解的发音或音调变化）；看动作表达一个意思	模仿动作；叫名字会过来；穿衣合作
15 个月	登楼梯；向后行走	模仿性涂鸦；模仿性地用 2 块积木搭塔	使用 4～6 个字；无须动作演示遵循一步指令	15～18 个月：使用勺子和杯子
18 个月	跑；抛物不会跌倒	自发地涂鸦；用 3 块积木搭塔；一次翻 2～3 页纸	使用成熟的专用词语（包括可理解的词语）；7～10 个词汇量；知道 5 个身体部位的发音	学习家务（清扫、除尘）；和其他小孩玩耍
24 个月	独立上下楼梯	用铅笔乱画；用 7 块积木搭塔；一次翻一页纸；脱鞋、裤子等	不恰当地使用代名词（我、你）；执行 2 步指令；50 个字的词汇量；使用 2 个字的句子	平行游戏
3 岁	上楼梯会换脚；会玩脚踏板	画圆形；独立脱衣；穿部分衣服；提醒下会擦手；解扣子	至少可以说 250 个字及 3 个词的句子；使用复数，知道所有的代名词；重复两位数	团体游戏；共用玩具；轮流；共同玩耍；知道全名、年龄和性别
4 岁	跳跃；交替足上下楼梯	画正方形；扣扣子；独立穿衣；抓球	知道色彩；唱出记忆中的歌曲或诗句；提问	说话夸张；和一群小朋友共同游戏
5 岁	交还足跳跃；跃过小的障碍物	画三角形；打结；打开小刀	写出姓；对单词的意思提问	竞技游戏；遵守规则；喜欢帮忙做家务

［经许可引自 Capute AJ, Biehl RF. Pediatr Clin North Am. 1973;20:3; Capute AJ, Accardo PJ. Clin Pediatr.1978;17:847; and Capute AJ, et al. Am J Dis Child. 1986;140:694. Rounded norms from Capute AJ, et al. Dev Med Child Neurol. 1986;28:762; Jordan LC. Development and behavior. In: Gunn VL, Nechyba C, Barone MA, eds. Harriet Lane Handbook: A Manual for Pediatric House Officers. 16th ed. Philadelphia, PA: Mosby, 2002:230–232.］

病史与体格检查

虽然多个特征可以评估急诊室的患儿状态，但灵活性是最重要的。当患儿玩耍时与其交流，同时进行观察可以了解病情的严重性。通常，当患儿在父母怀里的时候进行检查是最有效的。

当患儿的描述提示呼吸或心脏方面的问题时，在询问病史之前必须先检查心肺；如果患儿正在尖叫，心脏杂音及爆破音很难闻及；假如患儿对检查非常抵抗，让其父母展示就诊过程；小同伴或填充玩具可以减少患儿的焦虑。让患儿了解在检查过程中会有什么事情发生：用刮匙轻划其手臂皮肤，或用耳内镜的吹药器吹风到他（她）的脸上，这样检查患儿耳朵时其不会非常惊恐。

疼痛和受伤的部位最好放在后面检查。哭叫充斥整个检查过程的情况下，检查者必须区分不同的哭叫声，或比较触及不同部位时的哭叫声。这对了解患儿病情非常重要。

专业儿童生活护理人员在诊断过程中的特殊价值是不可估量的。他们带来适龄书籍、动感玩具、DVD 和能使患儿平静的其他物品。他们可以减少患儿药物镇静的需求。

诚实非常重要，但是充足的信息和过多的信息之间存在着微小的差别。例如，皮肤外伤时，给患儿看生理盐水，让他感觉它，并展示清洗过程，告诉患儿：“瞧，这下大黄蜂达不到目的了。”他就会知道自己受伤了。更好的方法是询问患儿：“有的小孩觉得这个药是热的，有的感觉是冷的，你是什么感觉？”在整个检查过程中一直和患儿谈论关于学校、兄弟姐妹或是宠物等疼痛以外的事物。

急诊医师必须评估父母的态度。他们会带来帮助还是成为障碍？父母可以是医师最好的同盟，解释流程并灌输给患儿，但父母也可以是阻碍，最好的例子就是皮肤外伤的修复，如果父母哭泣或者有明显烦躁，患儿会更加痛苦。这类父母应该接受指导和训练，但是，当他的行为事与愿违的时候，应该由其他家庭成员替换。

有时重要病史仅仅能从2～3个包含该信息的问题去了解。例如，不是简单地询问："您的孩子有哮喘吗？"而是用"他使用过舒喘灵吗？""您在家给孩子辅助呼吸治疗了吗？"免疫情况也是一样，应该询问："她进行了第6个月的免疫接种了吗？"而不是："她最近接种了吗？"

在与父母交流的同时，急诊医师应该尝试获取来自患儿的同步信息。许多学龄前儿童能够提供一些病史，要尊重他们的参与。如果父母主宰了整个对话，可礼貌地询问患儿："这个问题你是怎样想的？"这非常有效。父母，特别是少年患儿的父母，主宰整个谈话是非常危险的信号，可以请父母离开诊断室以进行有效和彻底的病史采集。让父母离开房间可能具有一定的挑战性，但此举能够尊重患儿的自主权并体现对患儿的关怀。

儿科检查有一个独特的情形，即兄弟姐妹的存在。使检查顺利进行的方法包括调低电视声音、要求一个成年人带着其他孩子离开，或者让他们做点事情。

评估与计划

良好的病史采集过程可以减少患儿血液检查的项目，预防接种史、既往治疗史均可对病史的采集过程产生影响。这对年龄小的患儿尤其重要，因为获取他们的检验标本比较困难，并且会导致焦虑。

影像学检查有特殊的要求，因为射线对发育中的大脑和生殖器有害。降低辐射暴露，以"最低剂量获取有效资料"（ALARA）的原理在儿童特别重要。应该仔细衡量CT扫描大脑组织的优劣，以及腹痛时是否可以用无辐射的方式如超声检查代替。

思考父母在治疗中的作用。应该考虑目前的治疗计划是否利于父母遵循，或者是否有更方便的捷径。医师必须倾听父母所说，考虑用药是否可以一日一次，教会父母用简便的吸入器代替笨重的喷雾器，甚至可以考虑为父母的房间备一个肾上腺素自动注射器。

疾病教育、清楚的出院指导及答疑能够使父母更好地担负照顾孩子的责任。可以用很多方法如视频教育、书面指导、计划的口头回顾增加成年人的依从性。出院指导时必须为父母清晰地留下随访电话、随访专家姓名，如果可能，还应该写出随访的时间范围。此外，必须清楚地陈述应该返院就诊的症状供父母参考。最后还应该给予父母提问的机会。

应该多赞扬和奖励患儿，奖励可以是物质的，如棒棒糖和填充玩具，或者说"真是个好病人""已经长大了"等。急诊科是一个让孩子恐惧的地方，但是奖励会让他明白医师在这里是为了帮助她。

总结

虽然具有挑战性，但是在急诊室接诊患儿是一件有趣的事。可以将诊治划分为以下几个部分解决：准备工作、病史采集、体格检查、病情评估、管理计划。为检查患儿做好准备、加强父母的支持作用、减少各方面的焦虑和清晰明了的指令教育，会使诊治过程非常成功。

（党红星　译）

第2章　新生儿发热和脓毒症

（原著　Daniel M. Fein，Jeffrey R. Avner）

要点

- 新生儿期（出生至28d）严重的细菌感染（SBI）危害极大。一些专家建议计算早产儿年龄时按发育不成熟程度减小实际年龄。
- 对发热普遍的共识是肛温≥38℃（即100.4 ℉）。
- 有发热病史的新生儿进入急诊科时即使没有发热，不论是否给予过退热药，都应该当作发热患儿对待。
- 新生儿最常见的细菌感染是B型链球菌（GBS）、大肠埃希菌和李斯特菌。
- 体温过低指直肠温度低于36℃（96.8 ℉），体温过低在新生儿期比发热更常见。所有的低体温症均应作为败血症对待。
- 应该考虑SBI以外的其他原因，尤其是单纯疱疹病毒（HSV）感染，一旦怀疑应进行诊断性治疗。
- 非感染性疾病，如先天性心脏病及先天性代谢性疾病，其表现可以和败血症新生儿相似，在诊断时必须考虑在内。
- 如果患儿出现休克症状，如心动过速、皮肤斑纹、呼吸暂停或毛细血管再灌注时间延长，应进行积极的液体复苏。
- 血培养标本的采集应该在抗生素治疗之前。
- 如果患儿烦躁不安，腰椎穿刺可以暂时推后。

发热是急诊科最常见的主诉，父母和医师应该给予发热新生儿（0～28d）特别的关注，因为发热常是这个年龄阶段SBI的唯一症状。新生儿易患SBI是因为其免疫系统相对不成熟，包括T细胞活性、免疫调理、巨噬细胞、中性粒细胞、单核细胞和补体活性与年龄较大婴儿相比均偏低（一些专家建议计算早产儿年龄时按发育不成熟程度减小实际年龄），这些原因导致新生儿SBI的发病率较高。此外，因为没有发育成熟，临床的健康指标在新生儿不能表达。例如，判断婴儿状态最常用的表现——社交性的笑容，必须要到4～8周才能观察到。

发热的定义为肛温≥38.0℃（100.4 ℉）。在腋下、耳部、颞动脉部位测温或在额中部用非接触型红外线感应温度计均会低估肛温而不可靠。有的新生儿到急诊科就诊时没有发热的表现，但有可信的监护人带来发热记录，这种情况发生SBI的危险性与就诊时有发热的新生儿相同，所以不管是否已给予退热药，应同发热患儿一样管理。低度发热可能与环境因素如包裹有关，因此应打开患儿的包裹、重复测量体温来确定是否发热。父母的触摸等主观的测量方式不可靠，不能认定其有SBI。低体温［≤36.0℃（96.8 ℉）］同样是SBI的表现之一，应该和发热的新生儿同样对待。

典型的SBI定义为脑脊液（CSF）、血液、尿液或粪便中发现病原微生物。许多研究者认为胸部X线发现有肺部渗出物提示细菌性肺炎，因此可考虑为SBI。发热新生儿SBI的发生率>20%。发热的新生儿如果有细菌性感染灶如蜂窝织炎、化脓性关节炎、脐炎、中耳炎，均作为典型的SBI管理。

过去的几十年，SBI的流行病学发生了改变，这是因为常规免疫接种使儿童可以对抗导致细菌性脑膜炎、B型流感嗜血杆菌（Hib）菌血症及链球菌肺炎等某些病原体。使用疫苗后，Hib脑膜炎发生率大幅度下降，虽然肺炎链球菌感染仍然是细菌性脑膜炎最常见的病因，但是侵入性肺炎链球菌感染性疾病总发病率的下降反映了疫苗的功效。目前，大肠埃希菌和链球菌是新生儿菌血症和细菌性脑膜炎最常见的原因。大肠埃希菌是新生儿尿路感染最常见的致病菌。李斯特菌是小婴儿或早产儿公认的致病菌。其他导致新生儿发热的细菌性病原体还包括金黄色葡萄球菌、沙门菌属及其他革兰阴性菌。

强调识别发热新生儿典型的SBI时，病毒感染的发生率比细菌感染更高。大多数病毒感染的结局是良性的，但是某些也可以导致严重的后果。新生儿单纯疱疹病毒（HSV）感染很少见（美国为1500例/年），合理的抗病毒治疗可以降低其极高的发病率（主要是神经损害）及死亡率，新生儿HSV的不同临床表现可以交叠：皮肤、眼睛和口腔的感染占45%，中枢神经系统感染占30%，播散型HSV占25%。呼吸系统病毒如流感病毒、呼吸道合胞病毒（RSV）感染，在发热新生儿中很常见，特别是冬天。

新生儿败血症的鉴别诊断很广泛，败血症以外的其他情况见表 2-1。

表 2-1 败血症患儿可能伴随的非感染性因素

先天性心脏病（见第 39 章）
心律失常（见第 42 章）
先天性新陈代谢障碍（见第 79 章）
电解质紊乱（见第 80 章）
先天性肾上腺皮质增生症（见第 77 章）
非意外的创伤（见第 144 章）
肠扭转（见第 45 章）
低血糖
食物蛋白诱导性小肠结肠炎综合征
中毒物暴露

临床表现

有发热表现的新生儿在建立静脉通道、液体复苏、吸氧及静脉使用抗生素的同时需快速评估其气道、呼吸及循环状况。如果患儿情况较好，可以进行完整的病史采集和体格检查。医师应询问其活动水平及喂养习惯的任何改变，将这些纳入全面的评估，并以此鉴定脱水的状况。相关症状和体征很重要，因为它们可以改变随后的评估——特别是上呼吸道的症状（流涕、咳嗽、呼吸急促、打鼾及喘鸣）、呕吐及腹泻。应获取完整的孕产史，包括孕周、生产方式、母亲感染链球菌的状况、母亲感染 HSV 的病史、围生期使用抗生素的情况或者住院史（包括产后的延期治疗或在新生儿重症监护室的时间）。

此外，应考虑其他慢性病，如先天性心脏病或先天性肾上腺皮质增生症急性发热。家庭有新生儿死亡史的信息非常重要，因为可能有先天性代谢缺陷的可能。最后，应该从社区了解情况，医师必须确认患儿父母有家庭观察和护理该患儿的能力，以及为患儿出院制订合理的随访计划。

医师常通过观察新生儿的一般表现和对刺激的反应来判断其状态。异常的生命体征必须立即干预。应该关注患儿的脱水状况：评估眼窝、囟门的凹陷情况，皮肤张力的减退，或毛血管再灌注减退，均是脱水的征象。抽搐、肌张力增加或囟门膨出可能是脑膜炎的表现。观察鼓膜是否有红斑或凸出和口咽部病变。呼吸暂停、呼吸急促，以及呼吸困难的征象如吸气和呼气异常、鼾声，肺部听诊的异常发现，均为评估和管理新生儿的重要指导。心脏杂音和肝大可能是充血性心力衰竭的表现。应该彻底检查皮肤有无皮疹、水疱（见于疱疹病毒感染）、瘀点（见于败血症及弥散性血管内凝血）或区域性蜂窝织炎。应检查脐部来判断有无该部位及前腹壁的蜂窝织炎（脐炎）。应检查四肢有无触痛和关节感染。皮肤苍白、斑点、低血流灌注及手足发绀也是发热患儿败血症的潜在表现。

实验室评价

SBI 发病率越来越高，且根据临床表现评估并不可靠，因而对发热新生儿细菌性感染的辅助检查非常关键。对 SBI 败血症的检查包括血液、尿液的培养，集落刺激因子检测和大便培养（腹泻时）、胸部 X 线（发现呼吸异常时）。其他标准试验还包括全血细胞分析、尿液分析和临床生化检测（表 2-2）。

表 2-2 发热患儿可能需要进行的辅助检查

全血细胞计数
血培养
尿液分析和培养（除外 U/A 比值）—— 导管标本
腰椎穿刺细胞计数、分类、培养、蛋白质、葡萄糖
集落刺激因子聚合酶链扩增反应（疱疹和肠道病毒感染）
胸部 X 线（需要时）
完整的代谢功能检测（电解质、糖、肝功能）
大便培养和白细胞计数（腹泻时）
C 反应蛋白
降钙素

尿液试纸分析通常用于评估白细胞或亚硝酸盐。在该年龄组试纸分析不可靠时，需尿液的显微分析以获得白细胞革兰染色及分类计数。将未离心的尿液进行血细胞计数和革兰染色，对泌尿系统感染有更高的敏感度和阴性预测值。需要注意的是，导尿或尿袋内获得的标本可能会被污染，导致假阳性。白细胞的集落刺激因子检测同样可以用于肠道病毒感染和（或）疱疹病毒扩增。如果有腹泻应做大便涂片及培养。有流涕和呼吸道症状时应行呼吸道合胞病毒和流感的快速抗原检测，特别是在发病率高的冬季。胸部 X 线检查仅用于有呼吸道症状的发热患儿，缺乏呼吸道症

状时则没有诊断价值。

大多数疱疹病毒阳性新生儿的母亲不能提供感染病史，并且该类患儿大多数没有任何皮肤改变，医师必须根据临床线索发现其是否有疱疹病毒感染的可能。如果有任何疱状的皮肤损害、母亲有疱疹病毒感染史或患儿有昏睡易怒等疾病表现，均应做聚合酶链反应扩增疱疹病毒，此外，低体温、突发疾病、呼吸窘迫、氨基转移酶升高（播散性疱疹病毒感染的症状）、脑脊液淋巴细胞增多等均应进行疱疹病毒感染的实验室检查。一些学者提倡，不管有什么临床表现，对小于 21d 的新生儿都进行疱疹病毒检测。

目前对发热新生儿 SBI 的辅助检查聚焦于血清抗原及 C 反应蛋白、血清降钙素测定。在评估该病时后者具有更高的敏感性和阴性预测值，但目前仅有一个针对小于 2 个月患儿的这方面研究。尽管将来降钙素及其他血液标志物可能会用于 SBI 的筛查，但目前尚不能用于发热患儿的风险分级。

治疗

在处置具有疾病表现如发热的患儿时，首先要保证血流动力学的稳定，包括评估和稳定气道、呼吸、循环。气管内插管可能对充足的氧供和通气来说是必需的，恰当的液体补充非常重要，此外，垂危患儿可能需要血管加压来维持循环。葡萄糖是新生儿主要的能量来源，并且受到代替限制（酮体、乳汁），新陈代谢的压力使新生儿易于发生低血糖。因此，葡萄糖补充较少时应进行床旁血糖监测。有 SBI 高危症状的新生儿在开始即应给予经验性抗生素治疗，如果患儿血流动力学不稳定应推迟腰椎穿刺。尽管对发热或具相应临床表现的患儿进行经验性抗生素治疗的方案很多，但笔者推荐使用氨苄西林或第三代头孢菌素，如头孢噻肟，作为一线药物。这些药物的推荐剂量见表 2-3。

表 2-3　发热或败血症表现患儿的抗生素治疗

	体重 1200～2000g	体重＞2000g
小于 1 周的婴儿（mg/kg）		
庆大霉素　静脉注射　肌内注射	2.5 q12h	2.5 q12h
头孢噻肟　静脉注射　肌内注射	50 q12h	50 q8 或 12h
头孢曲松　静脉注射　肌内注射[a]	50 q24h	50 q24h
氨苄西林　静脉注射　肌内注射	25～50 q12h	25～50 q8h
万古霉素　静脉注射　肌内注射	10～15 q12～18h	10～15 q8～12h
克林霉素　静脉注射　肌内注射　口服	5 q12h	5 q8h
红霉素　口服	10 q12h	10 q12h
7～28d 的婴儿（mg/kg）		
庆大霉素　静脉注射　肌内注射	2.5 q8 或 12h	2.5 q8
头孢噻肟　静脉注射　肌内注射	50 q8h	50 q8 或 12h
头孢曲松　静脉注射　肌内注射（至少）	50 q24h	50～75 q24h
氨苄西林　静脉注射　肌内注射	25～50 q8h	25～50 q6h
万古霉素　静脉注射　肌内注射	10～15 q8～12h	10～15 q6～8h
克林霉素　静脉注射　肌内注射　口服	5 q8h	5～7.5 q6h
红霉素　口服	10 q8h	10 q8h

a. 新生儿特别是早产儿，快速胆红素检测值高，不应使用头孢曲松。

疱疹病毒感染的高危患儿有多种治疗策略，包括对所有小于 21d 的患儿或脑脊液淋巴细胞增多者的经验性抗病毒治疗。有相关症状的新生儿、早产儿、疱状皮肤损害的新生儿、癫痫发作、肝脏氨基转移酶升高，或母亲在第三产程时有疱疹病毒感染的患儿，均应行经验性抗病毒治疗。早期开始抗病毒治疗是推迟入院（甚至 1d）的目标，并且和病死率相关。然而，最近的一项调查显示，尽管新生儿疱疹病毒感染有这些风险和治疗方案，但许多临床工作者没有进行经验性抗病毒治疗。

（党红星 译）

第3章　婴儿及儿童发热和脓毒症

（原著　Jeffrey R. Avner）

要点

- 儿童在2岁之内可罹患4～6种常见的非特异性病毒性发热性疾病。
- B型流感嗜血杆菌及肺炎链球菌疫苗的广泛接种对隐性菌血症和严重的细菌性感染（SBI）的发生率具有深远影响。
- 详细的病史询问、体格检查及发热患儿初期明显的外在表现，是确诊的基础。
- 对28～56d的发热患儿，危险分级标准可用于确定SBI风险。
- 使父母的注意力集中于“控制发热”是不切实际并易造成误导，还会使他们对发热更加恐惧。

发热是儿童在急诊科最常见的主诉之一。特别是2岁之内儿童可罹患4～6种常见的发热性疾病。在大多数病例，发热的病因是良性的和非特异性病毒感染，或者是具有自限性的细菌感染，如中耳炎和链球菌性咽炎。然而，父母和医师往往会关注其潜在的危险，如脑膜炎或败血症，因此使患儿处于一种恐惧的情绪。此外，对发热患儿病情的评估是非常复杂的，常涉及与年龄相关的特点，如患儿交流能力、免疫系统发育程度及免疫状况。因此，医师应了解发热潜在的病理生理变化、SBI相关的危险因素，以及败血症、败血症样症状的相对发生频次，然后给出一个包括实验室检查和抗生素使用的合理方案。

对发热患儿的评估往往取决于患儿年龄、潜在的慢性疾病或免疫功能损害。因为免疫系统不完善、缺乏相关临床症状，新生儿有与其年龄相关的合适治疗策略（见第2章），但对于28～56d的婴儿，这些治疗策略是有变化的，他们可归入新生儿或作为单独的群体进行特殊治疗。发热可以是患有严重基础疾病，如贫血、免疫缺陷或恶性肿瘤，以及带有留置装置如腹腔分流术后的患儿的严重细菌感染的唯一症状。因此出现发热的这一类患儿常需实验室检查和经验性的抗生素治疗，直至排除细菌感染。但是大多数状态良好的无基础疾病患儿，仅需要进行彻底的病史询问和体格检查，在缺乏细菌感染源接触史的情况下，可以使用退热药并进行观察治疗，本章特别关注的是1个月至3岁的患儿。

正常体温

正常体温常定义为37℃（98.6 ℉）。然而体温是随年龄、每天不同时段、性别及其他特定因素变化的，此外还受非疾病因素，如捆扎、环境温度升高和运动影响。因此，决定正常体温的不是单一因素。在标准化指南中，小婴儿及儿童的发热常定义为肛温超过38℃（100.4 ℉）。

测量部位也是体温的影响因素。常规的测量部位包括直肠、口、耳及腋下。体表（腋下）和体内（直肠）的温度变异较大，肛温一般能更准确地反映身体温度。除肛温以外，腋下、口、耳或皮肤等途径，和使用如红外线或液晶温度计等仪器，都是更加方便和舒适的方法。对小婴儿和儿童而言，这些检测的方式和途径可以作为筛查的工具，但准确度稍低。

即使有体温计，父母也常通过触摸发现体温升高。这种主观的测量或许可以判断没有发热，但常夸大发热的比例。因此，将“发热 — 触摸”作为单一的方式来判断是否发热是不可靠的，但或许可以排除发热的存在。

体温调节

体温受严格的调控。体温超过正常值为体温过高（环境因素引起）或发热。体温的维持涉及自律、内分泌及行为机制等因素的相互影响。位于下丘脑视前区的体温调节中枢为维持机体体温的“调定点”。这个区域的损伤会导致体温的极端变化。

发热是机体抵抗感染的反应。病毒或细菌产生外源性致热原，这些致热原产生一系列复杂的级联反应，导致体温调节中枢的调定点升高。机体反应性地增加热产生和热保存以适应新的调定点。

因为这个过程需要几分钟来升高核心温度，所以在感觉外周部位发热前出现寒战（发抖，血管收缩导致的四肢末端冰凉）是常见的。发热反应的概述见图3-1。

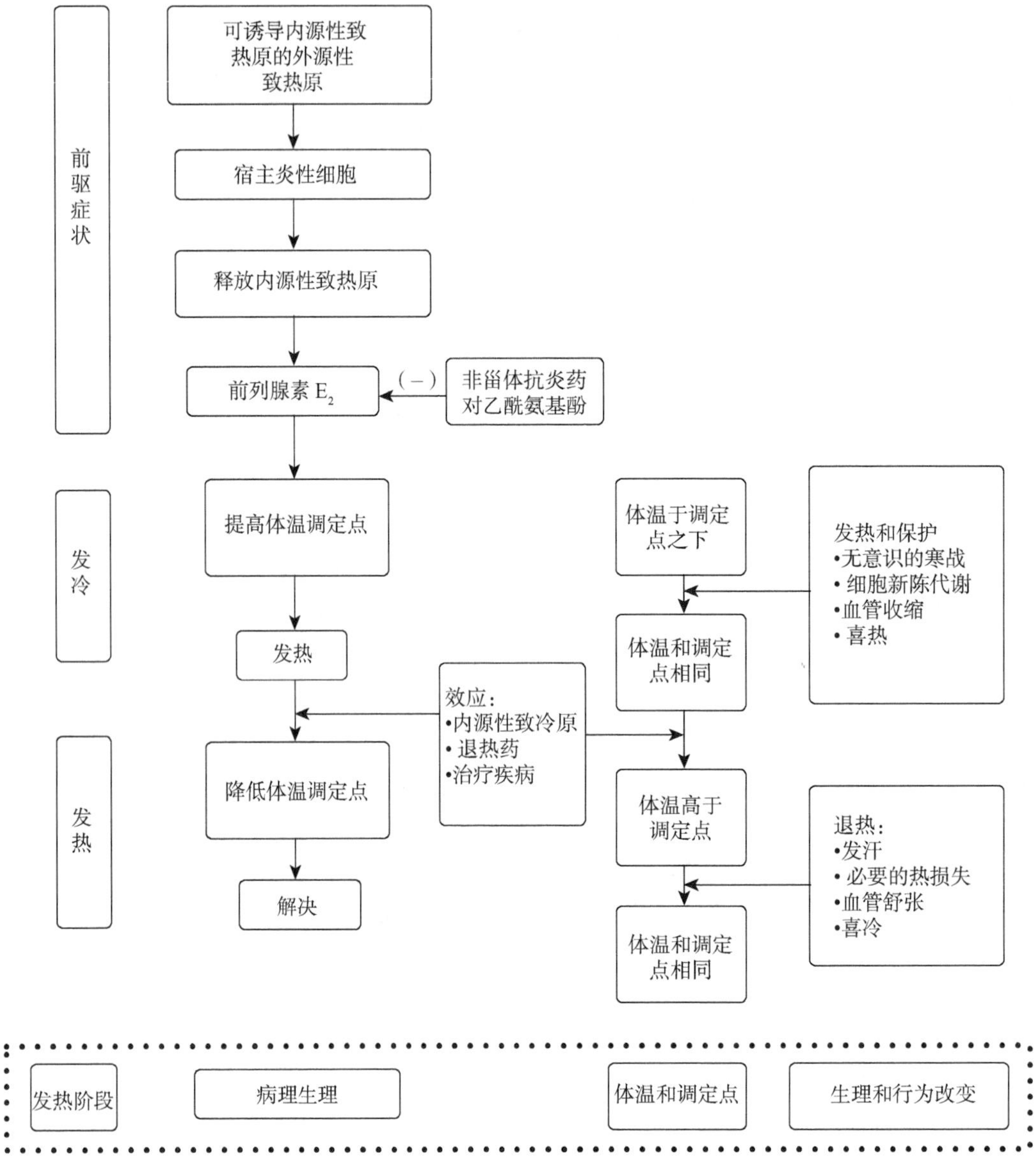

图 3-1 发热反应

［经许可引自 Avner JR: Acute fever, Pediatr Rev, 30（1）:5–13, 2009］

发热提示重大疾病

发热的程度及持续时间是预测严重细菌性感染的焦点。尽管热度常被父母和医师认为是令人担忧的指标，但对一些大于 6 个月的既往健康儿童而言，即使体温超过 39℃，对严重疾病却可能只有 10%～14% 的低敏感度和 4%～40% 的预测值，对于 3～6 个月的某些婴儿，用处也较局限。

事实上，其他临床特征如年龄、外观、外周灌注是更好的预测指标。同理，尽管发热持续时间和菌血症之间可能存在联系，但总的来说，其对严重细菌感染性疾病没有良好的预测性。最后，不能根据给予退热药后 1～2h 的体温变化确定患儿是否有严重的细菌性感染。然而，退热药带来的变化可以让临床医师更加了解患儿的临床状况，以此来帮助确定严重细菌感染性疾病的风险。

发热恐惧

发热使父母和医师感到焦虑。父母常对发热存在过度关注，害怕惊厥或脑损害，但对其有利的一面一无所知。临床医师也会因为害怕漏诊严重疾病或迫于家属压力而进行实验室检查及经验性使用抗生素。实际上，“非常焦虑”的父母可能给患儿带来更多的医学评估和血液测试，并使医师也更加焦虑。因此，应教导父母退热药可以改变症状，但不能治愈发热。如果可能还要让他们知道发热具有周期性，并且和疾病的严重程度缺乏联系。事实上，尽管没有得到证实，但许多医疗人员认为在一般的发热性疾病期间，高温相关的不良后果产生的风险大于 40℃以上才会增加。良性细菌性感染是大多数婴儿和儿童发热的主要原因。对父母的教导常可避免过高或过低估计病情，以及给予过度或过少的治疗。此外，在病程中应该指导父母监督患儿的临床状况，观察新的或加重的症状，并告诉随访医师。

脓毒症

由细菌、病毒、寄生虫或真菌导致的小儿脓毒症是全世界婴儿和儿童死亡的常见病因。尽管大多数感染是局部的炎症反应，但偶尔机体因炎症因子播散，发生全身的免疫反应。这种全身炎症反应综合征（SIRS）的表现包括体温变化、心动过速或呼吸急促、异常的白细胞计数。脓毒症是对感染过程的反应，定义为 SIRS。严重的脓毒症包括脓毒症诱发器官功能衰竭或组织灌注不足引起的低血压、肝功能障碍、精神改变、乳酸堆积。脓毒症性休克是有低血压的重度脓毒症，单一的静脉用药对其没有作用。因此，从一般感染到菌血症、SIRS、重度脓血症、脓毒症性休克，至最后的多器官功能衰竭（MODS），是一个连续的病程。评估患儿时，要确定其处于以上哪一个阶段，或是否为自限性的病毒感染。脓毒症患儿代偿功能会很快失调，因此“阻止脓毒症”非常重要，这就要求识别 SIRS 早期症状、严重脓毒症，并快速进行目标性治疗，包括静脉补液、给予抗生素和升压药物。

菌血症

早期研究发现，约有 3% 状态较好的最初在门诊治疗的发热患儿（3～36 个月龄）有菌血症。在这些研究中，分离出的病原超过 80% 为肺炎链球菌，其次为 B 型嗜血杆菌和脑膜炎奈瑟菌。尽管大多数病例在没有使用抗生素的情况下自愈，但考虑有一小部分可发展为 SBI（如脑膜炎、骨髓炎、肺炎），因此各种治疗策略均提倡对这些有发热的状态良好的幼儿进行常规实验室检查和使用经验性抗生素。但经验性抗生素治疗对这种无症状菌血症并没有预防作用。

B 型流感嗜血杆菌及肺炎链球菌疫苗的广泛接种对无症状菌血症的发病率具有深远影响。肺炎球菌性菌血症在接种了疫苗的儿童中发病率降低至 0.2% 以下，但在未免疫的儿童中保持约 1.5% 的发病率。因此，基于目前的数据，对状态较好、其他方面健康、没有明确感染源的发热儿童，常规检测及经验性抗生素应用的风险和费用很可能超过潜在的利益。实际上，过去的几十年，在美国，对急诊的 2～24 个月龄、没有明确感染源的发热患儿进行评估时，全血细胞计数和血培养的使用均出现全国性的下降。要让状态良好的患儿菌血症及其后遗症的风险降到最低，最好是由可靠的监护人进行严密的观察。

■ 其他的隐匿感染

导致幼儿发热而体格检查未发现感染灶的最常见的是尿路感染（UTI），在 2～24 个月龄的发热儿童中约占 5%。UTI 的流行病学变化受几个因素的影响，包括年龄、性别及特定的临床症状。其中男孩最重要的独立因素是包皮环切。大于 1 岁的男孩行包皮环切后患 UTI 的风险很低，在缺乏典型症状和病史的情况下不需要进行检测。未行包皮环切术的男孩患 UTI 的风险可增加 10 倍。大于 1 岁男孩感染风险增加 3～4 倍。男孩的其他危险因素包括 UTI 病史、体温＞39.0℃、有临床表现、超过 24h 的发热、非黑色人种。对于发热的年幼女孩，危险因素包括低于 1 岁、白色人种、体温＞39.0℃、发热至少持续 2d。其他重要病史包括 UTI 史、肾或膀胱的异常和功能障碍、尿臭。应采用导尿术或耻骨上抽吸术获取尿液标本。尿袋标本因有很高的污染率而不能被接受。尿液应该采用试纸法和镜检。进一步的尿液分析包括白细胞计数和细菌的革兰染色，在年幼的儿童，这些试验对 UTI 的检出率比用试纸法检测白细胞酯酶和硝酸盐更高。不管最初尿液分析结果如何，尿培养是诊断 UTI 的金标准。对治疗无效的患儿，阳性标本的药敏试验可指导抗生素的选择。

肺炎常表现为下呼吸道感染症状（水泡音、咕噜声、呼吸音降低）。然而，有 5%～6% 的发热患儿没有下呼吸道症状，这些呼吸急促或窘迫的隐性肺炎患儿是由 X 线胸片发现的。肺炎球菌疫苗广泛接种后，隐性肺炎发生率有所下降，但发热＞39.0℃、白细胞计数大于 20 000/mm^3 的儿童仍有发生的危险，隐性肺炎发生的风险随发热持续时间的延长和咳嗽的恶化而升高，但它们都不是很好的预测指标。研究显示，胸部 X 线检查对诊断没有咳嗽的发热患儿的隐性肺炎有一定的实用性。

■ 细菌性感染的生物标志

有许多标志物被作为细菌感染的潜在检验标准进行研究。这些标志包括白细胞计数和分类、红细胞沉降率、C 反应蛋白（CRP）、血清降钙素原。但均不能特异地排除 SBI。

临床表现和病史

详细的病史是婴幼儿疾病诊断的基础。应该询问监护人发热开始即采用的测量方法、温度、模式和持续时间。发热的测量方式（温度计或触摸）和测量的位置（直肠、口或腋下）很重要。前额的化学反应温度计一般是不可靠的。父母的触摸感知和腋下及耳道温度计测量具有相似的特异性和敏感度，应认为可判断发热。因为退热药的类型、浓度及给药间隔不同，获得准确的用药史非常重要，不但要根据退热药的使用来判断发热类型的改变，还要确定是否用药不足或过量。利用监护人对疾病的观察来辨别正常或异常表现非常重要。特定的观察包括活动量、饮食习惯、交流方式。由于可能会引起曲解和误会，询问父母时采用熟悉的表达很重要，如易怒和困倦，而不是医学术语，如应激性和嗜睡。监护人陈述“发冷”和“出汗”很常见，并且代表了发热状态的很多生理影响（发热进展——寒战期，降温——出汗期）。自限性的病毒感染发热典型高峰期为 1～2d，3～5d 恢复，但未经处理的细菌性感染导致的发热情况差一些。发热持续时间超过 1 周考虑有慢性感染、免疫性疾病、风湿病或者肿瘤性疾病。

详细的系统回顾可为特殊的感染提供线索。皮疹是良性疾病非常常见及典型的前兆，瘀斑或紫癜是不良的表现，可预示弥散性血管内凝血（DIC）和可能威胁生命的败血症。脑膜炎球菌性败血症体征和症状包括腿痛、四肢冰凉、异常皮肤颜色（如苍白或斑点）。

许多感染性疾病具有高传染性，所以了解特异性感染性疾病的地方流行病学通常对诊断有帮助。家庭成员、朋友或托管人员可为诊断提供重要线索。免疫史也应该了解，特别是 B 型流感嗜血杆菌及肺炎链球菌。此外，最近的免疫接种可引起发热反应，大多数是不需要检验和治疗的。

最后，用药史对评估发热非常关键。退热药会改善患儿症状，提供虚假的安全感。抗生素治疗后药敏培养假阴性，会导致对重大疾病（如脑膜炎）治疗不当，或者对无法排除的疾病过度治疗。

体格检查

确定 SBI 风险的体格检查技巧来自仔细观察、有素训练、经验和临床判断力的结合。尽管具有可变性和主观性，但仍有一些重要的可反复使用的原则。

初步评估包括生命体征和一般表现的评估。疾病的首要线索通常是异常的生命体征，生命体征应该依据发热程度进行修正，然后与指南发布的年龄相关的心跳、呼吸频率相比较（见第 1 章表 1-2～表 1-4）。心率受许多因素影响，包括发热，体温升高 1℃可以使脉率增加 10 次 / 分以上。即使血压正常，单独的心动过速也可能导致休克以保证心排血量。心动过缓是不利的征象，预示着即将发生心跳呼吸停止。呼吸急促可能是发热的结果，低氧或酸中毒与严重疾病有关。呼吸过慢是即将发生呼吸停止的预兆，需要立即建立稳定气道。心动过速和呼吸急促可能是其他方面良好的发热患儿严重疾病的唯一表现。

对于不稳定患儿，临床中毒症状包括不稳定的或萎靡的精神状态、显著异常的生命体征、呼吸困难、皮肤颜色改变如发绀或苍白，以及低氧血症。这些患儿需要立即给予的治疗措施包括气道管理、给氧、静脉通路和大剂量的生理盐水、温度调节、快速检查、实验室评估，下一步诊断之前立即给予经验性抗生素治疗。临床体征稳定的患儿检查应该包括心理状态评估、活动水平和与父母或医护人员的交流评估。在小婴儿，难以喂食及安抚是严重疾病的重要线索。在较大儿童，焦虑可能是正常的，但父母怀抱抚慰时应减轻。怀抱或摇动时更加易怒高度提示脑膜炎或颅内压增高。社交性的笑容是康复的重要指标。活力降低或昏睡是严重疾病的征象之一。哭的作用或许很重要，精力充沛的大哭提示为健康的儿童，虚弱、尖叫或茫然的哭泣提示有严重疾病。

灌注量对评估疾病严重性非常重要。在温暖的肢端，正常毛细血管再灌注所需时间不到 3s（正常的环境温度）。在脱水和感染性休克时，再灌注时间将延长。灌注量降低的另一个标志是精神状态不佳。小婴儿和儿童有心血管储备，临床状况恶化时，必须监测毛细血管再灌注和精神状态，因为储备耗尽时会突然发生心力衰竭。即将发生心力衰竭的征象是皮肤灰白或斑驳。所有患儿，除诊断明确者，在有既往史或检查发现精神状态突然变差时，都应考虑疾病严重。

总的评估在根据年龄所做的详细体格检查之后进行，包括人体表面所有的解剖部位（体表体腔在最后），其目的是寻找可辨认的感染灶。

治疗

以前大多数医师对 28～56d 的患儿和新生儿采取同样的诊疗措施：进行败血症的评估、住院治疗、使用经验性抗生素。20 世纪 90 年代初，几个筛查标准的产生使 SBI 低风险的儿童免于住院和经验性抗生素治疗。这些筛查标准，特别是波士顿、费城及罗彻斯特标准对危险分级稍有不同。尽管这些诊疗策略在持续变化以得到广泛接受，仍必须注意进行必要的临床和实验室检查，因为医师在治疗患儿时经常偏离标准。

具有疾病表现的 28～56d 的婴儿需要进行败血症的评估、住院治疗和经验性使用抗生素。但如果仔细分析，在基于临床和实验室发现的基础上，其风险可分为高、低两种。低风险的临床标准见表 3-1。对符合所有低风险标准的患儿行腰椎穿刺具有争议。尽管没有确定性指标，一些医师会推迟或省略脑膜炎低风险群体的脑脊液检查。

总之，医师必须对婴儿进行个体化判断，将病史、临床指标如社交化笑容和对父母的反应（随年龄而变），以及可靠的监护人的观察结果和随访全部结合起来。

3～36 个月龄发热患儿的治疗方案的确定大部分依靠临床表现、细菌感染的风险因素及感染灶的有无。对临床表现不稳定的患儿，治疗措施包括气道管理、静脉液体、吸氧、高级护理。如果确定感染灶，如尿路感染、急性肺炎、皮肤、软组织或骨源性感染，则直接给予抗生素治疗。如果患脓毒症或存在 SBI 高风险因素，应尽早给予经验性抗生素，最好在有临床表现 1h 内。如果病情不稳定、考虑有脑膜炎，腰椎穿刺应最迟于经验性抗生素使用之前进行（见第 58 章）。

状态好的患儿应尽快检测抗原以避免多余的检查。这些测试包括流感和呼吸道合胞病毒的筛查及链球菌抗原检查。在有风险的群体内，尿路感染也应该加以排除。

对没有明确感染灶的状态良好的患儿，医师应该考虑多种 SBI 的风险因素。风险因素包括免疫状况、慢性疾病如镰状细胞贫血、先天性心脏病、先天性代谢缺陷，或需要脑脊液分流和免疫低下的疾病。当发现风险因素后，检查应该包括全血细胞计数和白细胞、未成熟中性粒细胞计数和 C 反应蛋白等炎症标志物，有指征时应行血培养、尿液分析和尿培养。有脑膜炎风险的患儿应行腰椎穿刺。有气道症状的患儿应行肺部影像学检查。对没有风险因素和缺乏快速筛查理由的状态良好的患儿不需要进行深入的检查。严密的随访结束之前，可以预先假设为病毒性感染。

大多数简单的发热性疾病持续 4～5d，如果发热超过 5～7d，且未能确定感染灶，应该进行全身系统评估。对这类患儿必须考虑川崎病的可能。血液性和肿瘤性疾病的可能性随着发热时间的持续而增加。有 SBI 风险的状态不稳定患儿应该使其镇定、给予经验性或明确的抗生素治疗。对于状态好的婴儿或确定了感染灶的儿童，应该给予关怀和指导并严密随访症状。在没有确定感染灶之前，应该用图表明确反映心肺功能的稳定、足够的食物摄入、尿量和排便的可能时间。如果随访病情没有好转，必须与病情恶化同样考虑，回院治疗。

退热药

对慢性疾病（如肿瘤、AIDS）或者是遗传代谢缺陷，如新陈代谢速率加快的患儿，发热产生的分解代谢的压力会令人难以忍受，退热是降低新陈代谢率的重要措施。然而，对其他方面健康的儿童而言，退热治疗的目的首先是缓解不适，而不是以退热为目的。使父母的注意力集中于“控制发热”一般来说是不切实际和错误的导向。没有证据表明既往健康的儿童发热期间的退热治疗可以降低发病率、死亡率，甚至复发率。因此，重点应该关注患儿的舒适状况、是否缺水及临床表现。

如果使用退热药，不管是对乙酰氨基酚［15mg/（kg · 4h）］还是布洛芬［10mg/（kg · 6h）］，均可缓解发热导致的不适。布洛芬或许可用于 6 个月以上的患儿。此外，应注意布洛芬在以下情况可能导致中毒性肾损害：脱水、已存在肾疾病、心血管疾病，或同时使用其他肾损害药物。许多医师会轮流交替使用退热药。研究表明，这种习惯可以在 4～6h 有效降温但缺乏临床意义，而且没有证据表明对临床结局有全面促进，父母也不能明显察觉其益处。 因为对乙酰氨基酚和布洛芬的用药量及间隔时间有差异，所以有错误使用和过量使用的潜在可能。最后，父母使用退热药时常过于关注是否发热和发热程度，而不是临床表现和患儿的舒适程度，因此往往增加了“发热恐惧”心理。关于健康儿童发热的概念见表 3-2。

表 3-1 28～56d 患儿低风险标准

低风险临床标准：
＞36 周的妊娠期
围生期未使用抗生素
无住院史
无慢性疾病
产后未进入监护室
低风险实验室标准：
外周白细胞计数 5000～15 000/μl
未成熟白细胞与总数（未成熟白细胞加上分离的中性粒细胞）之比小于 0.2
尿液分析正常（革兰染色阴性细胞＜10 个 /HP）
肝功能正常
胸片正常
正常的粪便涂片（＜5 个白细胞 /HP，如果进行该项检查）
脑脊液正常（白细胞＜7，如果进行该项检查）

注：使用以上部分或全部标准是地方性的常规习惯。

表 3-2 健康儿童发热的概念小结

- 发热是感染的正常反应，而不是一种疾病
- 发热会在病程结束之前一直持续
- 健康儿童发热没有危险性
- 发热不需要持续精确测量
- 热度不是严重疾病的单一标准
- 给不适患儿使用退热药
- 退热药不能阻止发热反复发作
- 没有证据表明退热可以降低健康儿童的发病率和死亡率
- 联合退热收益很低，却可能带来用药过量和对发热恐惧的风险，不能常规使用
- 将发热的常规保健知识教给监护人

（党红星 译）

第4章 呼吸窘迫

（原著 Joanna S. Cohen, Kathleen M. Brown）

要点

- 呼吸急促、喘息、鼻翼扇动是呼吸窘迫的关键表现。
- 呼吸窘迫是儿童心肺抑制最常见的突发原因。
- 有效的球囊面罩通气是管理呼吸衰竭患儿的最重要的技巧。

呼吸窘迫是儿童急诊时最常见的主诉之一。呼吸窘迫表现为呼吸费力、频率加快或呼吸急促、喘息、鼻翼扇动和反常呼吸。呼吸的基本功能是给组织供氧和排出新陈代谢产生的二氧化碳。呼吸窘迫可导致呼吸衰竭的发生，其表现为氧合和（或）通气不足。呼吸衰竭是儿童心搏呼吸骤停最常见的原因。因此，早期呼吸窘迫的识别和管理是治疗患儿的关键。

病理生理

呼吸的基本功能是给组织供氧和排出新陈代谢产生的二氧化碳，其次是免疫屏障和酸碱平衡调节。气体交换的维持依赖于呼吸系统、中枢和外周神经系统、横膈、胸壁和循环系统良好的互动协调。呼吸系统可以分为包括鼻、鼻咽或口咽、喉、气管、支气管的上呼吸道，以及由细支气管、肺泡、肺间质组成的下呼吸道。这个解剖学通路的任一部位发生病理改变均可产生呼吸窘迫。例如，喉下的气道阻塞，或来源于上呼吸道的喉部异物梗阻导致的呼吸窘迫，反之，肺水肿、肺纤维化或急性肺炎导致的呼吸窘迫均来自于下呼吸道。

中枢神经系统控制呼吸的部位是延髓的呼吸中枢，呼吸中枢对脑脊液 pH 变化产生应答，大动脉及颈动脉体的外周化学感受器通过迷走神经输入信号，舌咽神经与氧浓度、二氧化碳浓度及动脉血 pH 的改变相关。中枢系统对呼吸控制的破坏，如脑积水或未成熟的中枢神经（早产儿），可产生呼吸窘迫。周围神经系统为呼吸肌提供神经支配，会被外周运动神经、神经肌肉接头或肌肉本身的疾病所破坏。

横膈是吸气的基本肌肉，但肋间肌帮助肋骨下降。辅助肌，如胸锁乳突肌在呼吸运动加强时开始起作用。婴儿的胸壁顺应性较成人强，因此吸气时低位的肋骨是下降而不是抬高，这会使肺膨胀的效率较低，意味着横膈需要比成人承担更多的工作。因此婴儿的呼吸窘迫比成人发展更快、病情更重。

氧和二氧化碳在肺泡－毛细血管膜的交换取决于充分通气 / 血流（V/Q）平衡。任何使氧进入肺泡或毛细血管的功能发生衰退的机制都将导致 V/Q 失衡，进而产生呼吸窘迫。新陈代谢需求的增加，如运动或疾病，也会导致呼吸窘迫，同样，影响血液携带氧进入组织的状况，如贫血或异常血红蛋白（高铁血红蛋白血症或一氧化碳中毒），心排血量减少或休克导致的肺血流量降低也会引起呼吸窘迫。

临床表现

儿童发生呼吸窘迫表现为呼吸频率异常、呼吸做功增加（包括附属肌肉的使用）；异常的呼吸声，包括喘鸣或哮鸣；以及意识水平或皮肤黏膜颜色的改变。因为焦虑和激动通常会导致呼吸急促，因此呼吸频率应该在医师进行体格检查之前进行观察。酮症酸中毒及休克等疾病时，静息下的呼吸急促常增加每分通气量以排出二氧化碳，如果伴随呼噜声、喘鸣或哮鸣声则考虑呼吸系统疾病。降低或不规则的呼吸频率会导致疲倦、中枢神经系统抑制或低体温。随着呼吸频率从高降至正常，患儿的呼吸窘迫可能有所改善，但如果其意识水平逐渐减弱，这种所谓的改善实际上标志着疲倦和病情恶化。

呼吸运动增加，如鼻翼扇动、附属肌肉的使用，可增加呼吸肌的氧耗并产生更多的二氧化碳。喘鸣是一种高调的吸入性鼾音，提示胸腔外气道阻塞，如异物或喉炎，但呼气时的哮鸣音则提示胸腔内的气道阻塞，如哮喘。呼气末的咕咕声提示气道压力增加以维持小气道开放、防止肺泡萎缩，可发生于肺水肿、肺炎或肺不张。呼吸音减弱提示气道阻塞、实质性肺疾病或肺做功下降。点头呼吸或伴随胸壁回缩的腹式呼吸或吸气时横膈收缩期的腹膨胀，均提示上呼吸道阻塞。

实验室及影像学检查

电子脉冲血氧测定是利用两种长度不一的光波吸收率的改变来估计相关的组织氧含量，其准确率受运动、温度、探针位置和组织灌注量影响。呼气末二氧化碳监测有利于评估通气量。二氧化碳曲线是呼出的二氧化碳图形显示，自主呼吸的患者可由鼻孔内的探针测量，插管患者由其气管内导管监测。二氧化碳曲线图用于气管内插管、中度镇静、外伤及酸碱失调评估。动脉血气分析可用于评估肺的血气交换、机体的酸平衡及电解质水平。基础新陈代谢表在诊断中可用于评估代谢性酸中毒患者的阴离子间隙。患者的阴离子间隙及代谢性酸中毒可用于表明腹泻脱水状况、糖尿病酮症酸中毒、先天性新陈代谢失调、败血症或食物中毒（见第 112 章），但代谢性酸中毒阴离子间隙正常多见于高钠血症性脱水、肾小管性酸中毒或快速扩容。氨的评估也可用于代谢性疾病的诊断。精神状态改变的患者应进行床旁血糖水平测试。

呼吸窘迫的患者应常规进行 X 线胸片检查。常规的胸片包括正位及侧位影像。在呼吸窘迫的情况下，胸片会反映不透光的异物、大叶性肺炎、气胸、肺不张、高度肺膨胀或心脏增大，和其他多种指标协同诊断疾病。

其他影像学检查可在特定的状况下使用。颈部侧位片可用于有上呼吸道症状如喘鸣或吸气延长者。怀疑有异物性肺炎的患儿不能配合摄片的吸气、呼气时，侧卧位影像可以显示异物形成的空气潴留。异物还可以由透视及计算机断层扫描（CT）显示。尽管诊断儿童肺栓塞最好的方法仍未确定，但 CT 扫描、MRA 及 V/Q 扫描均可使用。其他器官的影像学研究对临床评估可能是有用的，如超声心动图可用于确认心肌炎患者，肌酸磷酸激酶水平可有效筛查肌肉疾病。

鉴别诊断

呼吸窘迫的鉴别诊断与年龄和病变的位置相关。因此将呼吸道分为上下两个部分是有用的。此外，从呼吸系统的起源来说，呼吸窘迫也可由执行呼吸功能的呼吸肌或控制呼吸的中枢和外周神经系统病变导致。新陈代谢、心脏、胃肠道、血液系统的病因也必须考虑（表 4-1，表 4-2）。图 4-1 是儿童气道阻塞的鉴别诊断。

表 4-1 新生儿呼吸窘迫的常见原因

上呼吸道	下呼吸道
颅面畸形	新生儿肺透明膜病
喉骨软化	支气管肺发育异常
网状喉头	胃食管反流
血管环	胎粪吸入
	膈疝
心脏的	神经系统
先天性心脏病	先天性中枢神经系统异常
	新生儿窒息
新陈代谢的	（心脏或脑部疾病）突发
先天性新陈代谢缺陷	

表 4-2 婴儿及儿童呼吸窘迫的常见原因

上呼吸道	下呼吸道
颅面畸形	哮喘
异物	细支气管炎
头 / 颈部创伤	呕吐物吸入
扁桃体炎 / 扁桃体周围脓肿	异物
化脓性颌下腺炎	溺水
烧伤	胃食管反流
会厌炎	急性肺炎
假膜性喉炎	囊性纤维化变性
咽后脓肿	百日咳
气管炎	肺水肿
过敏反应	肺挫伤
血管性水肿	肺栓塞
	烟雾吸入
	气胸 / 张力性气胸
	胸腔积液 / 脓胸
	血胸
	肋骨骨折 / 连枷胸
心脏的	神经系统
心肌炎	中毒
急性代谢性心力衰竭	（心脏或脑部疾病）突发
	破伤风
	脊髓炎
新陈代谢的	吉兰 – 巴雷综合征
换气过度	肉毒杆菌中毒
糖尿病酮症酸中毒	麻痹
其他原因的酸中毒	

处理

呼吸窘迫的治疗目标是提供充分的换气和氧。每个呼吸窘迫的患儿必须首先评估即将发生的呼吸衰竭。气道、呼吸及循环应该快速评估，需要立即进行生命救助的情况，如上呼吸道阻塞、张力性气胸、心脏压塞、呼吸衰竭，必须及时确定及给予治疗，并开放气道。完全的上呼吸道阻塞没有空气流通，表现为堵塞和窒息。部分气道阻塞表现为喘鸣。清醒的患儿应调整至舒适的体位，并缓解其躁动，反之则会增加每分通气量，使上呼吸道阻塞恶化。反应较迟缓的患儿可能有气道软组织阻塞，将其下颌抬高并推动可得到缓解。应该清理口腔和鼻腔，将可见的异物取出。应使用口咽或鼻咽气管插管以获得开放的气道。在个别情况下应手术开放气道。

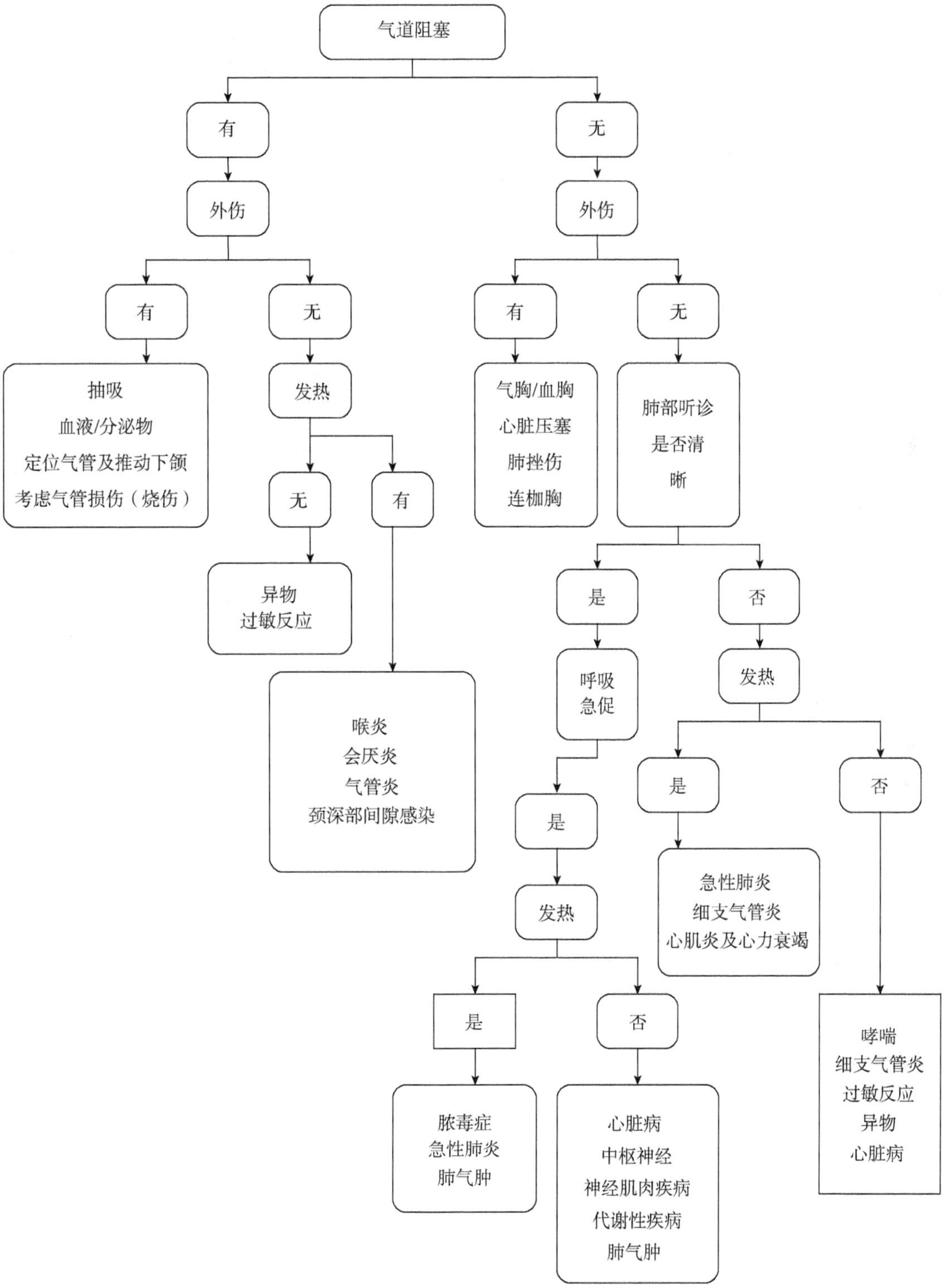

图 4-1　儿童气道阻塞的鉴别诊断

创伤儿童有呼吸窘迫时，上呼吸道阻塞的不同诊断应包括气管钝性或贯穿性外伤。这时可能需要气管切开及插管，并且需要操作技能熟练的医师来管理气道。外伤患者可能还有仅次于呼吸窘迫的张力性气胸，这时需要立即行胸腔穿刺术。

一旦气道建立，注意力应该转向呼吸。对于严重呼吸窘迫和即将呼吸衰竭的患者，应给予高浓度的湿氧以维持大脑和心脏的氧供。氧气面罩通气仍然是呼吸衰竭时最有效的设备。院外呼吸抑制的患儿联合使用氧气面罩和气管插管并未取得比单独使用氧气面罩更好的结局。在急诊室的气管插管对即将发生的呼吸衰竭而言，也不能阻止呼吸、心搏骤停的发生。

如果病因确定或怀疑有相关病史，应给予药物处理呼吸抑制。给予喉部肾上腺素或地塞米松喷雾。过敏性病因应给予肾上腺素肌内注射、抗组胺药物、H_2受体阻断剂、甲泼尼龙及大剂量等张晶体液。哮喘应给予沙丁胺醇和类固醇激素。特殊疾病的管理细节将在接下来的相应章节进行讲述。

处置/转归

许多呼吸窘迫的患儿被送入急诊科积极治疗后可出院，包括哮喘发作、异物移除及中毒的成功解救。

入院指标包括（但不限于）持续的呼吸困难、需氧疗的缺氧、持续的高碳酸血症、可能复发（过敏反应）及需要深入检查的患者。需要气管插管或即将发生呼吸衰竭的呼吸窘迫患儿应进入重症监护室。

呼吸抑制会导致呼吸衰竭。值得庆幸的是，儿科的呼吸心搏骤停是小概率事件。然而，关于疾病结局的研究发现，入院的患儿行心肺复苏者大概只有35%的24h存活率。此外，呼吸窘迫是呼吸心搏骤停的最常见原因，和次级原因休克相比较有更好的24h生存率。因此，深入了解和管理儿童呼吸窘迫的能力对急诊医师来说非常关键。

（党红星 译）

第 5 章　精神状态改变和昏迷

（原著　Susan Fuchs）

要点

- 昏迷一旦发生，必然有双侧大脑半球或网状激活系统的损伤。
- 去皮质状态提示大脑半球功能障碍，但脑干完好。
- 去大脑状态提示损伤位于中脑。
- 肠套叠可表现为神经系统的昏睡至迟钝等多种症状。

精神状态的改变提示患者意识水平偏差，表明有严重的异常状态，需积极探查隐藏的病因。用更加精确的专用词汇来描述精神状态的改变程度对其诊断及治疗具有重大意义。

- 昏睡是患者觉醒状态的降低，表现为对环境无兴趣和思想不集中，但易于唤醒、可以交流。
- 谵妄表现为兴奋、方向障碍、妄想和错觉，极端的反应、易怒和错误知觉。
- 迟钝表现为对环境的刺激反应性降低。
- 神志不清时患者需格外用力和重复的刺激才能唤醒。
- 昏迷表现为神经系统功能严重减退、感官对刺激无反应。它构成了精神状态改变更严重的现象，根据大脑受损部位不同可将其进一步分类。有几个计算体系可以客观和重复地评估精神状态改变的程度，并可使医护人员间进行有效交流。最常使用的是格拉斯哥昏迷量表（GCS），按分值 3～15 分为三种状况。该量表一直在不断改进以适应婴儿及儿童，与成人主要的差异在于对语言的反应（表 5-1）。

表 5-1　格拉斯哥及儿童昏迷量表

成人格拉斯哥评分检查项目	儿童格拉斯哥评分检查项目	得分
睁眼		
自发性	自发性	4
支配	语言	3
疼痛	疼痛	2
无	无	1
动作反应		
跟随指令	自发	6
局部疼痛	撤回性触摸	5
撤回性疼痛	撤回性疼痛	4
异常屈曲（去皮质）	异常屈曲	3
异常伸展（去大脑）	异常伸展	2
无反应	无反应	1
语言反应		
定向	含糊不清，与年龄相适应	5
混淆	多话	
胡言	易怒	4
无法理解	叫喊	3
无反应	呻吟	2
	无反应	1

病理生理

一般来说，患者脑组织弥散性的损伤会导致精神状态改变。没有创伤史的患者，最常见的原因是新陈代谢异常、中毒、感染，如脑膜炎及脑炎。昏迷一旦发生，其潜在的疾病就会使大脑半球或上行网状激活系统损伤、功能下降，后者横跨脑干可通过脑桥、中脑、间脑，维持机体觉醒状态。组织损伤、感染、新陈代谢异常、中毒或不当的脑灌注均可导致昏迷。新陈代谢异常、感染和中毒倾向于播散性对称性的损害，如意识混乱，常发生于其他异常如运动能力减退之前。 在实验模型可表现出组织损伤导致灶性病变的过程。幕上损害产生灶性病变在喙－尾模型取得进展，而脑干功能障碍导致的幕下损害紧随猝发昏迷、脑神经瘫痪及呼吸障碍。昏迷原因见表 5-2，表 5-3。

表 5-2 记忆“元音字母”的精神改变病因

记忆方法	分类	原因
A	辱骂（abuse）	头部创伤性休克
E	癫痫（epilepsy） 及抽搐的其他原因	高血钠 低血钙 低血糖 低血钠 癫痫发作后 癫痫持续状态
	内分泌（endocrine）	Addison 病 甲状腺功能亢进 甲状腺功能减低 先天性新陈代谢缺陷
	电解质紊乱 （electrolyte disorders）	高血钙 高血钠 低血钠
I	感染（infection）	脑脓肿 脑炎 脑膜炎 败血症 硬膜下积脓
	肠套叠（intussusception）	神经症状
O	过量（overdose）	乙醇 一氧化碳 铅 麻醉药 水杨酸 镇静药
U	尿毒症（uremia） （及其他新陈代谢原因）	溶血性尿毒综合征 肝性脑病 低氧 肾衰竭 Reye 综合征
T	创伤（trauma）	虐待儿童 头部创伤 出血
	肿瘤（tumor）	
I	胰岛素相关问题 （insulin-related problems）	糖尿病酮症酸中毒 高血糖 低血糖 酮症低血糖 非酮症低血糖
P	精神性（psychogenic）	排除诊断
S	休克（shock）	过敏性 心源性 出血性 低血容量 神经源性 败血症
	脑卒中（stroke） （及其他中枢神经系统损伤）	动静脉畸形 出血
	分流相关疾病 （shunt-related）	脑积水 分流障碍

表 5-3 免疫接种昏迷的特点

百白破	流感嗜血杆菌
脱水	低氧 低体温
中毒	肠套叠
创伤	脑瘤
脊髓灰质炎疫苗	麻疹
隐藏的创伤（虐待儿童），过量服药	脑膜炎
癫痫发作后	新陈代谢
脑室－腹腔分流术的问题	Reye 综合征
脊灰灭活疫苗	肝素 B
感染	体温过高
缺氧后	电解质，内分泌
病毒性脑炎	精神性
	出血

病史

询问精神状态改变的患者病史时应聚焦于改变之前的事件，包括头痛、发热性疾病、创伤及服药史。相关症状如发热、呕吐、腹泻或呼吸困难均为基本的线索。重要的病史包括糖尿病、突发失调（患者或其家属）或潜在的心脏疾病。类似症状之前的病史可以提示潜在的新陈代谢异常，如遗传代谢性缺陷。

体格检查

体格检查的主要目的是评估神经损害的程度及寻找导致患者精神状态改变的原因。需特别关注包括体温在内的生命体征。许多系统性疾病导致中枢神经系统功能障碍与基础状态有关，并与生理参数相关。相反，主要的中枢神经系统病理变化常影响心脏和呼吸状态。在检查完成之前必须评估及管理气道、呼吸和循环。精神状态改变的患者主要的体格检查参数概述于表 5-4。

表 5-4 精神改变的患者常规体格检查参数

机体部位	手法	发现
头	触诊 囟门触诊（婴儿）	血肿，骨折 紧张，凹陷，搏动 （颅内压的反应）
眼	状态 瞳孔反射 基本检查	正常，脱水 缩小，散大 视盘水肿，视网膜水肿

续表

机体部位	手法	发现
耳	常规检查	出血，脑脊液流出
鼻	常规检查	出血，脑脊液流出
颈	触诊 听诊	柔软，痉挛，强直 杂音
呼吸	嗅气味	糖尿病酮症酸中毒：水果味 肝性脑病：腐味 尿毒症：尿臭味
皮肤	常规检查	黄疸，瘀斑，紫癜
胸	听诊	呼吸异常的表现
腹	触诊	肝脾大，肿物，肠套叠体征

主要的系统评估要求对患者精神状态进行准确的描述，便于为疾病变化过程的比较提供标准。对脑神经和运动功能进行评估可发现潜在的局灶性病变，并可提示弥散性病变。特别是精神状态严重抑制的患者，根据疼痛刺激可以评估四肢的反应。测试二头肌、三头肌、髌骨和阿基里斯反射可评估力量和对称性。巴宾斯基征阳性提示上运动神经元损伤。昏迷患者大脑病变的区域可以根据相应的体格检查进行定位（表 5-5）。

表 5-5　头部体格检查的区域定位

发现	描述	意义
患者姿势	去皮质，手臂弯曲，腿伸直	双侧大脑功能障碍，脑干功能完整
	去大脑，手足末端伸直和内旋转（自然反应或检查痛苦导致）	中脑损伤，中毒或新陈代谢疾病
	单侧去大脑姿势	脑疝
	弛缓性瘫痪	大脑半球及脑干沉浸性损害
呼吸模式	持续性换气过度	代谢性酸中毒代偿：如酮症酸中毒和水杨酸中毒，中脑或低位脑桥损害
	Cheyne–Stokes（呼吸急促后的窒息）	双侧大脑半球异常，脑干功能完整，即将形成颞叶疝
	呼吸紊乱（不规则的频率和深度）	延髓上部或脑桥损害
	呼吸不规则	延髓损害
瞳孔	缩小，有反应 针尖样，无反应 中点，固定 单侧瞳孔散大（昏迷时） 双侧瞳孔固定	头部被动左右动
眼移动反应	角膜反射（用一小片棉花触摸角膜）	正常：闭 / 眨双眼 双侧缺失：脑桥病变、中毒、代谢紊乱或瘫痪

诊断试验

所有精神状态改变的患者均应床旁监测血糖。其他有用的试验包括全血细胞计数和分类、血小板、电解质、血钙、肾功能和尿液分析。在某些病例，应检测动脉血气和血氨。如患者有服毒史，与检测血液毒物（如乙醇含量）相同，可行尿液药物筛选。其他实验室检查应个体化，但应包括肝功能检测、甲状腺功能或碳氧血红蛋白浓度。怀疑有先天性代谢缺陷的婴儿常通过异常血气检测结果、血糖水平、乳酸和血氨检测来诊断。如果怀疑有感染性疾病，应行血、尿和脑脊液培养。腰椎穿刺应在排除颅内压增高后考虑。

如考虑有外伤应行颈椎影像学检查。如体格检查提示有组织损伤、疝形成或颅内压增高，应行 CT 扫描。尽管 MRI 可以为昏迷的病因提供更多的信息，但 CT 扫描可以快速确定需要紧急干预的威胁生命的状况。脑电图可以有效诊断癫痫和代谢、感染性疾病，但不属于急诊的常规程序，除非用于确定电休克治疗时的癫痫持续状态。

治疗

在急诊管理精神状态改变的患者时最重要的是稳定气道、呼吸和循环。精神状态改变的患者丧失气道反射及有吸入危险者应行气管插管。气管插管还应用于颅内压增高的患者。所有的患者均应给氧，如有低血糖应给予 0.5～1.0g/kg 的葡萄糖。如果怀疑有吸入，应给予 0.1～2mg/kg 的纳洛酮试验。如怀疑感染，应给予抗生素（头孢曲松钠 100mg/kg，万古霉素 15mg/kg 及阿昔洛韦 20mg/kg）。低血压患者应给予晶体液复苏。对颅内压可能增高的患者应注意液体的滴速，过于激进的补液方案会使脑疝形成。但低血压必须纠正，因为它会导致大脑灌注不足和局部缺血。

高血压可继发于颅内压增高，但也可见于高血压脑病。如果病因是后者，应使血压缓慢下降。目标是 2～6h 内舒张压降至 100～110mmHg，或者最高值大于正常值的 25%。

过度换气可导致大脑动脉收缩，持续较长时间会使颅内压增高导致脑疝形成。如果没有证据表明即将形成脑疝，最好不要将二氧化碳分压降至 35mmHg 以下，因为会导致脑血管的强力收缩和脑缺血。将头部抬高于床面 30°也可能有效。有的病例需监测颅内压，此时应与神经外科医师交流。甘露醇或呋塞米对严重颅内压增高的患者可能有辅助治疗作用，但必须避免低血压。高渗盐水（3%）有益于降低脑外伤及糖尿病酮症酸中毒患儿增高的颅内压，但精确的剂量尚不清楚。支持治疗包括维持正常体温、控制惊厥、纠正酸中毒及电解质异常。在急诊科进一步的治疗还可包括抗生素或解毒剂。

处置

有明显精神状态改变的患儿最好留置于重症监护室。对病情缓解的患儿，允许离开监护室的原因大部分由于其基础病因。

特殊注意事项

需特别指出，儿科患者精神状态改变及昏迷有某些特殊的原因，但不常见，但对儿科医师来说都是严重和危急的问题。

■ 铅中毒性脑病

严重的铅中毒导致的脑病目前较少见，在患儿出现严重的精神状态改变或昏迷时需进行鉴别诊断。持续增高的颅内压及抽搐与铅中毒性脑病相关。中毒患者常有异食史及显著的腹痛、便秘或脑病发生前的呕吐。铅中毒性脑病的评估和管理需与毒理学专家交流和会诊。

■ 肠套叠

肠套叠是一种3岁以下儿童很常见的急腹症。尽管它通常表现为间歇性腹痛和呕吐，但精神方面可表现出昏睡—缓和的意识抑制状态。患者总的表现可类似休克，此时应考虑突发败血症。在某些患者，腹部检查可扪及包块，肛查时血红素阳性或出现果酱样粪便。肠套叠将在本书第48章进行详细的探讨。

■ Reye综合征

Reye综合征表现为脑病、肝酶升高及肝的微脂肪改变。目前已很少诊断。这归功于先天性新陈代谢性疾病诊断的进步（特别是中链酰基辅酶A脱氢酶缺乏）。

■ 先天性代谢缺陷

大部分的先天性代谢性缺陷在生命早期即出现呕吐、抽搐及精神异常。这些病变在本书第79章探讨。

■ 低血糖

某些精神状态改变的患者应考虑低血糖。进一步讨论见本书第79章。

■ 先天性肾上腺皮质增生症

先天性肾上腺皮质增生症的患儿由于皮质醇的缺乏可导致低血糖。出现以下综合症状如昏睡、呕吐、脱水及精神状态改变时应考虑该疾病。进一步的讨论见本书第77章。

（党红星 译）

第6章　胸　　痛

（原著　Wendy C. Matsuno）

要点

- 在急诊科，胸痛患儿的就诊率占急诊患者的3～6/1000。
- 在多数病例中，胸痛的病因是良性的。
- 胸痛的鉴别诊断繁多，然而，详细的病史问询及体格检查通常可以免除某些辅助检查。

胸痛是一种不舒适的症状，以致父母通常会带孩子来急诊科进一步检查。在儿科，胸痛患者占急诊病例的 3～6/1000。

在多数病例中，胸痛的病因呈良性，然而胸痛常十分痛苦，以致 27%～30% 的儿童辍学。

临床表现

儿科胸痛患者的临床表现各异。胸痛好发于10～12 岁儿童，无明显性别差异。年幼儿童的胸痛多起源于心肺疾病，然而年长儿的胸痛则精神因素多见。多数患儿的胸痛病程呈急性或亚急性起病。慢性胸痛的患儿（病程>6 个月）常表现为特发性或精神性胸痛。

儿童常难以定位或描述其胸痛。就算儿童可以定位其胸痛部位（如右胸、左胸或近胸骨处），也不能明确指示某个特殊的诊断或诊断分类。疼痛的性质（如锐痛、钝痛或酸痛）同样也不能指示某个明确的诊断。

鉴别诊断

儿童胸痛的鉴别诊断多种多样（表 6-1）。

表 6-1　胸痛的鉴别诊断

诊断分类	诊断疾病
心脏因素	心肌梗死或缺血
	心肌炎
	心包炎

续表

诊断分类	诊断疾病
心脏因素	结构异常
	心律失常
肺部因素	支气管哮喘急性发作
	肺炎（伴有或不伴有胸腔积液）
	气胸
	纵隔气肿
	血胸
	肺栓塞
胃肠因素	胃食管反流病
	食管异物
肌肉、骨骼因素	肋骨骨折
	肌肉劳损
	肋软骨炎
	痛性非化脓性肋软骨肿胀（Tietze 综合征）
	滑脱性肋骨综合征
	心前区捕捉综合征（Texidor twinge）
精神因素	焦虑
	抑郁
	应激
特发性	无明确的器官或精神性因素

■ 心脏因素

心脏原因所致胸痛占儿科急诊患者的 4%～5%。心肌梗死在儿科罕见，但是曾有文献报道，在健康青少年中有发生。健康青少年的心肌梗死常表现为典型的胸骨后剧烈疼痛，可放射至左臂及下颌。然而，值得注意的是，儿童胸痛的部位、严重程度并不局限于心肌梗死和心源性胸痛。伴有儿童先天性心脏病、获得性心脏病（如川崎病）、药物滥用（如可卡因）病史的患儿发生心肌缺血的风险大大增高，因此详细的病史采集和体格检查尤为重要。

心包炎和心肌炎也常常引起胸痛。尽管心肌炎通常起病隐匿，但两种疾病均有发热、胸痛表现。心包炎性胸痛常表现为尖锐的胸骨后疼痛，前倾体位可缓解。体格检查可发现患儿心音遥远，可闻及心包摩擦音及充血性心力衰竭的体征。心肌炎的患儿通常症状不典型，包括胸痛、呼吸困难、头晕、恶心、呕吐及活动耐力下降。体格检查可发现奔马律、充血性心力衰竭的体征及与容量负荷不相关的心动过速。相关病史问询及体格检查提示住院医师考虑心肌炎和心包炎。

心血管结构异常也可以引起胸痛。肥厚型心肌病患儿通常伴有用力时胸痛加重的病史。主动脉狭窄、肺动脉狭窄、冠状动脉异常、二尖瓣脱垂的患儿，根据其严重程度的不同，可导致心肌和乳头肌缺血。针对这些患儿行详细的病史问询和体格检查可以发现与病变相关的典型心脏杂音。

心律失常同样可以导致儿童胸痛。室性心动过速表现为短暂、尖锐的疼痛，或者心悸。室上性心动过速通常表现为心搏急促。体格检查往往提示医师室上性心动过速的可能。

■ 肺部因素

在儿科，肺源性胸痛占急诊患儿的12.5%～19%。有哮喘或气道高反应性病史的患儿，医师应该注意评估可能继发于支气管哮喘急性发作的胸痛。支气管痉挛和持续性咳嗽可能引起胸壁肌肉过度收缩，也是引起胸痛的常见原因。

伴或不伴有胸腔积液的肺炎也可以引起胸痛。其表现通常包括发热、气促、上呼吸道症状。体格检查可发现呼吸音减弱或啰音。

急性胸痛伴进行性呼吸窘迫的患儿，应该怀疑自发性气胸或纵隔气肿。这类患儿常体型瘦高，表现为一侧突发胸痛。支气管哮喘、马方综合征（Marfan综合征）或囊性纤维化也是气胸的高危因素。体格检查可发现患侧呼吸音减低及取决于病变程度的捻发音。有创伤病史的患儿应该警惕血胸。

肺栓塞在儿科很罕见，然而青少年表现有呼吸困难、胸膜炎性胸痛、咯血、低热时应该考虑此病。肺栓塞的高危因素包括使用避孕药、新近发生的流产、长时间制动、遗传性高凝状态疾病、中心置管及严重创伤特别是下肢的创伤。

■ 胃肠道因素

儿童胃肠道因素所致胸痛占急诊患儿的3%～4%。胃食管反流病表现为胸骨后烧灼痛。上腹部压痛、与进食有关的疼痛常提示胸痛起源于胃肠道。

异物摄入停留在食管也可引起胸痛。患儿是否有吞咽困难取决于异物停留的位置。

■ 肌肉、骨骼因素

儿童肌肉、骨骼因素起源的胸痛占急诊患儿的32.5%～43%。胸部创伤所致骨折、挫伤可表现为胸痛。过度使用或牵拉胸壁肌肉可能引起肌肉劳损。

肋软骨炎的典型表现为触诊肋软骨关节时引发的胸痛。肋软骨炎的病因不清楚，但是目前多认为是良性、炎症性疾病。与肋软骨炎一样，痛性非化脓性肋软骨肿胀（Tietze syndrome）也表现为肋软骨关节受累，但是常伴随红肿热痛。同样，痛性非化脓性肋软骨肿胀也是一种自限性的炎症性疾病。

滑脱性肋骨综合征常发生在浮肋。患儿常表现为尖锐、间歇性疼痛，持续几分钟后变为钝痛。这类患儿通常有创伤病史及随运动加重的疼痛。疼痛由肋骨前端滑脱后，牵拉邻近肋间神经所致。钩形手法诱发胸痛可辅助诊断此病，即嘱患者健侧卧位，检查者在患者肋缘下，以弯成钩形的手指向前方牵拉肋缘，阳性表现为疼痛和“咔嗒”响。

心前区捕捉综合征（Texidor twinge）是一种良性病变，表现为局限于左胸的短暂的锐痛，无其他部位放射痛。运动、坐位休息可诱发疼痛。其病因不明，现认为与壁层胸膜、肋间神经、心脏支撑韧带被牵拉有关。

胸壁疼痛累及某一皮节时应怀疑带状疱疹感染。该病不是肌肉骨骼病变，但值得一提的是，患儿的疼痛常先于皮损出现。

辅助检查

胸痛患儿的诊断性评估包括详尽的病史和体格检查，同时进一步辅助检查也十分必要（图6-1）。

胸片是一项有价值的辅助检查。在胸片上，心脏疾病常表现为心影增大、充血性心力衰竭导致的肺水肿征象（图6-2）；胸片还可提示肺部疾病如肺炎、胸腔积液、气胸、血胸和纵隔气肿；也可显影高密度的食管异物。超声心动图可提示心包积液和胸壁反常运动。

除了肋骨、胸骨骨折外，多数起源于肌肉骨骼因素的胸痛在胸片上不能显示。在儿科，不是所有胸痛患儿都有必须做胸片，但是怀疑有前述某种疾病时应该完善胸片检查。

怀疑有心脏病史和体格检查异常的患儿应该完

善心电图检查。儿童心肌梗死在常规心电图上表现为 Q 波时限大于 35ms、ST 段抬高≥2mm 及长 QT 间期（>440ms）。心电图可提示心脏结构或传导异常。心肌炎和心包炎同样在心电图上也有特征性改变。

实验室检查有助于确诊胸痛的病因。白细胞计数增高提示感染，如肺炎。D- 二聚体降低可排除中危患儿发生肺栓塞的可能性。肌钙蛋白的水平可辅助诊断儿童心肌坏死。

处理

病因不同，胸痛的治疗迥异。恰当的治疗应该在急诊科专业医师的咨询和指导下开始。心源性胸痛应该咨询心内科医师。根据患者和疾病的严重程度不同，有的患者需要急诊处理，有的可以在门诊治疗。

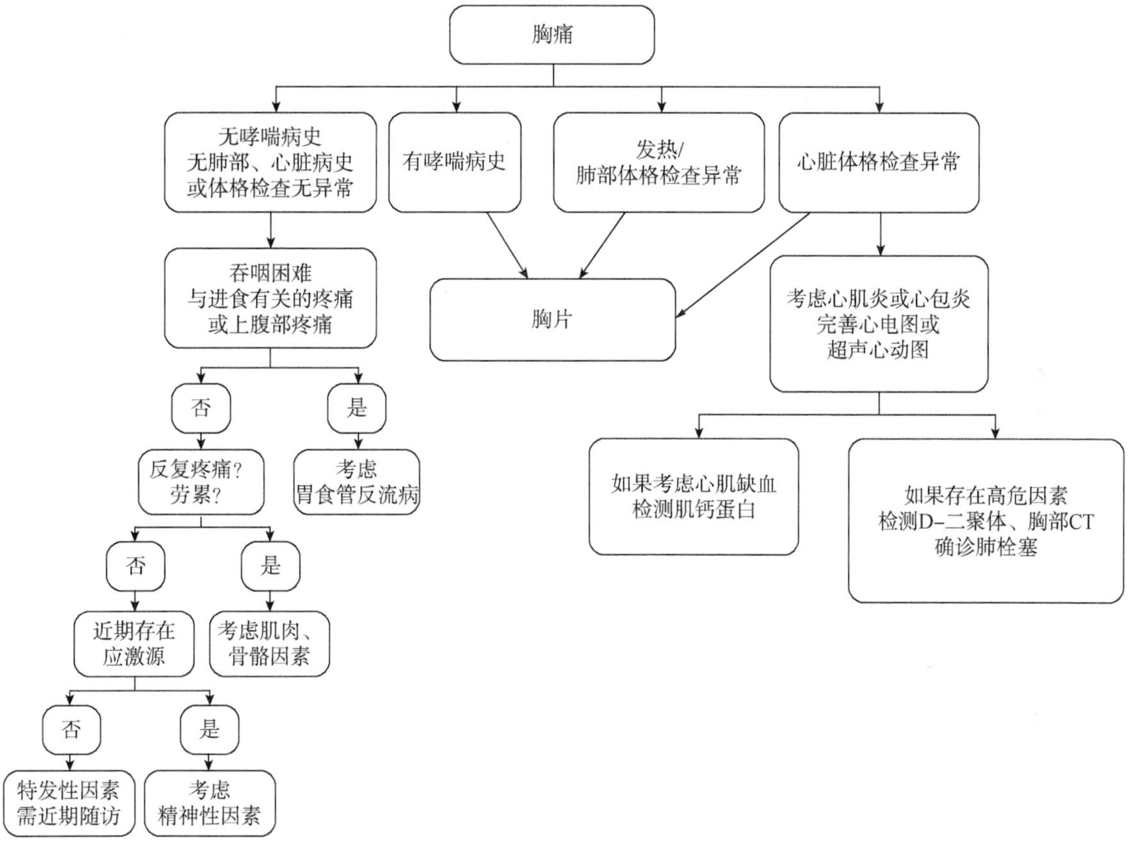

图 6-1 胸痛的诊断流程

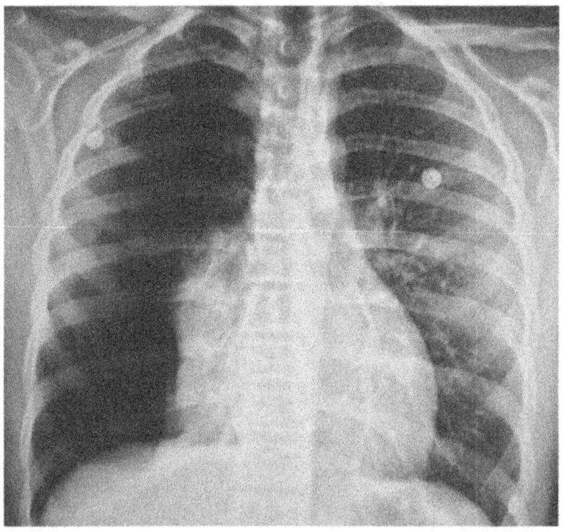

图 6-2 气胸（右侧）患儿有急性胸痛发作病史

肺部因素所致胸痛如支气管哮喘、肺炎应采取标准化药物治疗。根据损伤程度和患者状态不同，气胸和血胸需要及时胸腔穿刺或胸腔闭式引流。肺栓塞的患儿治疗同成人，即住院抗凝治疗。

胃肠道因素所致胸痛通常可以门诊治疗。胃食管反流的患儿首选药物治疗，随后消化科或儿科门诊随访。食管异物通常可以通过胃肠道排泄，但是如果考虑食管异物的大小或其他因素不能通过消化道时，可行食管异物取出。

肌肉骨骼因素所致胸痛常可以通过休息缓解或非甾体抗炎药治疗。滑脱性肋骨综合征应该教育患儿避免对抗性运动。局部神经阻滞和糖皮质激素注射治疗也有一定疗效。另外，可采取外科手术去除肋骨前端和肋软骨，但这种治疗方式通常在药物治疗无效时才采取。心前区捕捉综合征是一种自限性疾病，加强患者教育和支持治疗即可。

精神因素所致胸痛常需要在儿科或精神科门诊随访治疗。如果焦虑、抑郁、应激程度重，应联合采取心理咨询和药物治疗。

特发性胸痛的患儿不需要特殊治疗，但是必须随访。同时还应该告知患儿父母或亲人紧急情况下的随访建议。

（党红星　译）

第7章 婴儿哭闹

（原著 Joan M. Mavrinac）

要点

- 婴儿哭闹可能提示饥饿、被忽视、需要换尿布或悲伤、疼痛。
- 婴儿与父母交流异常或者哭闹不止应该视为疾病状态，除非证实由其他原因所致。
- 如果不能明确哭闹原因，至少应密切观察1～2h。在观察期间，如果婴儿哭闹渐缓，首诊医师制订近期随访计划后可准许出院；如果哭闹持续，住院医师应进一步详细检查患儿。
- 评估婴儿哭闹通常会忽略以下几点，包括未脱衣服，未检查口咽部，未考虑儿童虐待和未制订近期随访计划。

概述

在急诊科，评估急性哭闹的婴儿具有挑战性，临床医师不能匆忙通过询问病史和体格检查明确病因。相反应该尽力仔细寻找线索，这些线索可能对诊断用处不大。同时还应观察婴儿、完善一系列检查，直到病因明确或婴儿恢复到正常状态。幸运的是，通过详尽的病史采集、全面的体格检查、特定的诊断性检测及急诊留察，多数哭闹、易怒的婴儿可以得到明确诊断。

婴儿正常哭闹类型和肠绞痛

为了阐明急性、难以解释的哭闹病因，了解正常婴儿哭闹类型及肠绞痛的定义十分重要。哭闹是婴幼儿正常精神运动、心理社会发育的一部分，也是婴幼儿交流的一种方式。婴幼儿哭闹可能提示饥饿、被忽视、换尿布或悲伤、疼痛。

有文献描述婴儿正常哭闹类型，婴儿出生后第一年，哭闹呈递增模式，2个月龄达高峰，以后逐渐减弱。在出生后第6周，每日哭闹的高峰时间可能长达2～3h，以后随着其他交流方式的建立而逐渐减少，如微笑。有报道称，婴儿哭闹时间在出生后第14周可减至1h。

肠绞痛常发生于出生后前3个月，表现为慢性哭闹综合征。其病因不明。在健康婴儿中，肠绞痛始于出生后第3周。其哭闹每日大于3h，每周大于3d，至少持续3周（3S原则）。在肠绞痛发作时，婴儿双腿屈曲、面部涨红并且伴有肛门排气。肠绞痛常发生在傍晚，于3～4个月龄缓解。肠绞痛是一种排他性诊断，只有通过详细的病史采集、体格检查及后述进一步检查后才能诊断。值得注意的是，婴儿持续性哭闹是儿童虐待的高危因素。

肠绞痛的治疗

肠绞痛是常见的、良性的自限性疾病，其治疗重点是教育患儿父母正确认识该疾病。二甲硅油是目前广泛使用的药物，但是少有证据支持其疗效。同时也鲜有证据支持其他治疗方式。

目前推荐饮食转换（水解蛋白配方、大豆配方、哺乳母亲低免疫原性饮食），以及包裹、摇晃或按摩婴儿腹部。苯巴比妥、双环胺、乙醇因其存在潜在副作用而不能用于婴儿。另外，有证据支持使用蔗糖也有一定效果。

哭闹、易怒婴儿的治疗

哭闹还可能提示有潜在的疾病。婴儿哭闹的强度、持续时间通常会使父母认为他们很疼痛，因此常被送往急诊科。临床医师必须识别良性哭闹和有严重病因的哭闹，重要的是不能漏诊有严重病因的哭闹，因为其可能导致难以预料的危重病或死亡。临床医师应该在急诊科重症留观区评估面色差、病情重的婴儿，同时详细询问其病史，完善体格检查，当即采取诊断性干预措施。本文重点讲述那些面色好的哭闹婴儿。尽管鉴别诊断繁多，但是对多数病例，详细的病史采集、细致的体格检查及正规的保守治疗措施可缩小鉴别诊断范围。

病史

正如William Osler先生警示的那样，倾听患者，患者会告诉你诊断。

注意倾听父母的病史叙述，因为诊断线索就隐藏其中。病史应该包含哪儿部分呢？哭闹应该被视为一种症状，病史询问应该围绕该症状进行：什么时候开始？发生于一天中的什么时候？持续时间？诱发因素？有无受伤史？有无缓解因素？哭闹的声音怎么样，高亢或微弱？有无伴随症状如发热、呕吐、腹泻或便秘、咳嗽、鼻塞？是否接触过患者？哭闹的周期？是否反复发作？

既往史：①围生期和出生史，母亲是否感染疱疹、巨细胞病毒或有胎膜早破病史？母亲是否感染B组溶血性链球菌？母亲有无用药史或药物滥用史？如果是母乳喂养的婴儿，还应询问母亲的用药史和咖啡因服用史。新生儿期是否健康？②预防接种史，有无接种疫苗？③生长发育史，体重增长是否正常？发育是否正常？（见第1章）

哭闹与喂养的关系

如果哭闹只与喂养相关，应该考虑口咽部疾病如龈口炎、疱疹性咽峡炎，甚至口腔烧伤。如果哭闹仅与排便有关，应该考虑肛裂。在进食过程中或进食后，婴儿颈部和背部呈弓形，应该考虑胃食管反流或食管炎。牛奶蛋白过敏的哭闹婴儿可表现为呕吐或大便带血、有黏液。如果粪便带血，还应该考虑感染性肠炎。

系统回顾

询问婴儿的活动情况。婴儿哭闹之外的表现怎么样？是否发热？哭闹发作前婴儿与父母的交流是否正常？婴儿喂养及排泄情况，前者包括喂养史、用药史、可能的毒物摄入史；后者包括呕吐、腹泻、便秘、血便或小便的改变。

体格检查

“医学的整个重点在于观察，但是学会用眼睛去看、耳朵去听、手指去感受需要很长的时间；好的开始并成为一个合格的医师是我们要做的一切。”

■ 生命体征

体温：体温不稳、发热、低体温可能提示败血症。脉搏、心动过速可能提示败血症、脱水、贫血，室上性心动过速或者中毒。心动过缓可能提示败血症、低氧血症或中毒。观察呼吸时应该注意呼吸频率、节律、有无肋间隙凹陷。毛细血管再灌注可用于评估体液量及灌注情况。血氧饱和度可监测低氧血症、呼吸窘迫。体重是婴儿的重要生命体征，正常的体重增长是婴儿健康的标志。急性疾病，尤其是在新生儿阶段、生后第1个月，可能会导致婴儿体重增长停滞。

■ 观察

临床医师应该注意观察婴儿的皮肤颜色、呼吸节律（特别注意有无三凹征）、对刺激的反应性、与父母的交流情况。父母交流不当是导致婴儿哭闹的重要原因。如果婴儿有“矛盾性”易怒（抱起婴儿时哭闹没有减弱反而增加），应该考虑脑膜炎、腹膜刺激征或骨折。注意哭闹的音调很重要，可帮助临床医师确定正确的评估方向。如果婴儿哭闹音调高，应该考虑有疾病，除非证实由其他原因所致。如果婴儿面色欠佳，病史采集、体格检查及复苏应该同时进行（图7-1）。

■ 体格检查

首先，在父母怀抱中的婴儿，体格检查可以通过观察实现。临床医师应首选非侵入性检查（眼底镜检查、耳镜检查、口咽部检查、外生殖器检查及肛门指检），次选侵入性检查。检查时应该让婴儿仰卧于检查台并完全暴露婴儿，包括尿布，随后完成四肢运动（不对称性运动可能提示骨折）、腹部及外生殖器检查。检查外生殖器包括睾丸是否对称（睾丸扭转）、异常包块（疝）（彩图1）。

检查婴儿全身皮肤情况。隐藏于衣服里面的毛发止血带（彩图2）可能提示儿童虐待（罕见的淤伤类型）。一篇回顾性研究报道称，在急诊科，不伴有发热、与父母因素无关的持续哭闹婴儿，通过体格检查可以诊断41%的病例，并且能够为另外13%的病例提供确诊线索。详细的体格检查应该集中在引起婴儿持续性哭闹的原因上（表7-1）。

鉴别诊断

婴儿哭闹的鉴别诊断多种多样（表7-1）。如果详细的病史采集和细致的体格检查不能提供线索还应该考虑完善另外两种辅助检查和两种实验室筛查。首先，角膜荧光染色可以排除角膜擦伤。如果这是引起哭闹的原因，眼部局部麻醉药可让婴儿停止哭闹。另一个则是粪便检查。对婴儿而言，从直肠温度计或尿布中获得的粪便样本行粪便检测是最佳的。如果粪便检测阳性，可能提示牛奶蛋白过敏、肛裂或感染性肠炎。尿常规和尿培养两种筛查试验则可发现隐匿性尿路感染。

表 7-1　面色好的婴儿急性哭闹的原因

五官因素	中耳炎；角膜擦伤；眼内异物（如睫毛）；口咽部损伤或创伤；上腭或腭垂烧伤
心脏因素	室上性心动过速
胃肠道因素	肠套叠（早期）；胃食管反流病；牛奶过敏；便秘
泌尿生殖器因素	尿路感染；嵌顿性疝；睾丸扭转
肌肉骨骼因素	骨折（意外或人为的、不常见原因如成骨不全）；骨或关节感染
皮肤因素	毛发止血带（手指或足趾、阴茎、阴蒂）；烧伤
毒物 / 代谢或其他	电解质紊乱：低钠血症，高钠血症，低钙血症，高钙血症
排除诊断	免疫反应；肠绞痛

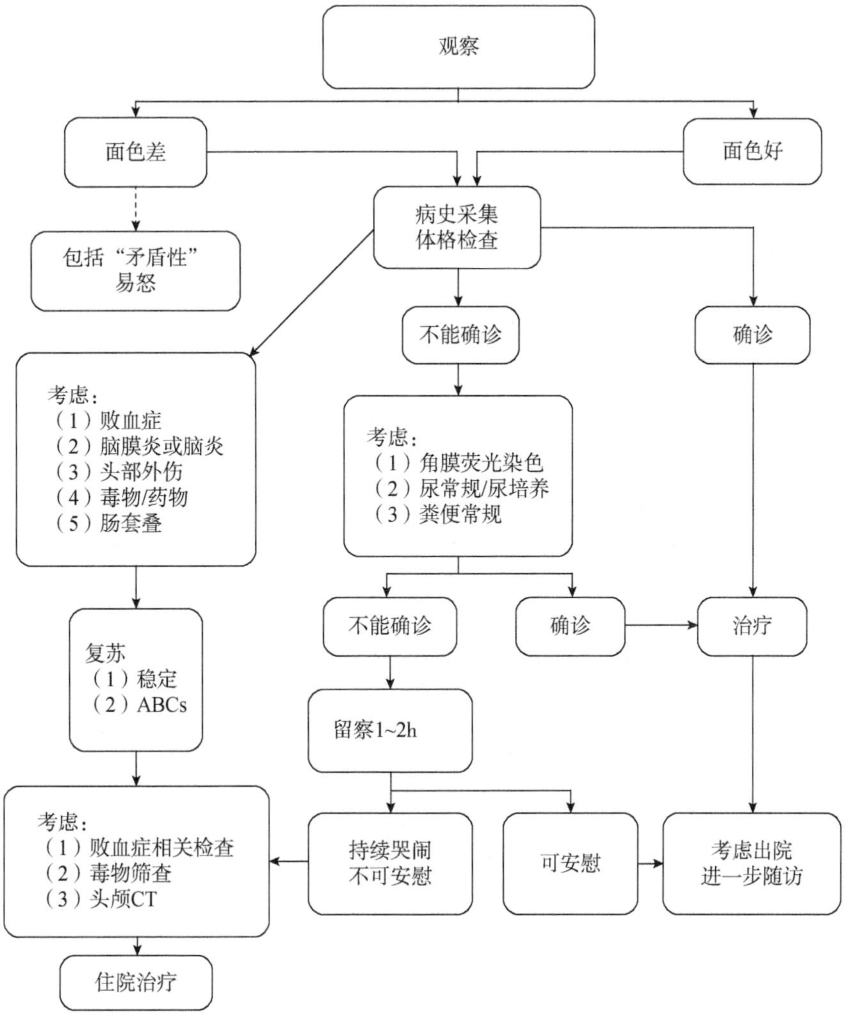

图 7-1　婴儿哭闹诊断流程

如果仍不能明确诊断，有必要让婴儿在急诊科留观至少 1～2h。在留观期间，重新询问病史和体格检查对明确诊断有重要意义。留观后，如果婴儿哭闹渐缓，首诊医师制订近期随访计划后可准许出院，并应该与初诊医师保持联系。另一方面，留观后，如果面色好的婴儿持续哭闹，临床医师应该进一步全面检查（败血症筛查、毒物筛选、头颅 CT 或骨骼检查）及收治入院进一步观察。

（党红星　译）

第8章 头部轻伤

（原著 Prashant Mahajan）

要点

- 头部外伤是儿科急诊常见疾病，但临床上严重的头部外伤却并不常见。
- 临床上在对儿童头部轻伤进行诊断时无须参考头颅 CT 结果。
- 脑震荡可以对大脑功能造成短暂的、一过性的损害。
- 对于脑震荡的患儿，急诊医师不仅要建议其充分休息（包括身体及精神），还要充分告知该患儿需要密切随访。

定义

我们经常在文献中看到脑震荡、头部轻伤、轻度的头部闭合性损伤、轻度的创伤性脑损伤（mild closed-head injury，mTBI）等词语，这些看似相近词语的区别如下。头部轻伤是使用最广泛的术语，主要指颅脑的创伤和头颅外伤。轻度的头部闭合性损伤指不涉及穿透颅骨和硬脑膜的损伤，经常和 mTBI 交替使用，但 mTBI 意味着存在脑实质的损伤，表现为短暂的意识丧失（LOC）、定向力障碍、呕吐等，其伤后 30min 的格拉斯哥昏迷评分（GCS）为 13～15 分。中度的脑损伤患者 GCS 通常为 9～12 分，≤8 分则为严重脑损伤。流行病学显示，小于 2 岁的儿童是头部轻伤的高危人群，临床评估却十分困难，患儿受伤后通常无明显症状，但轻微的损伤却可造成颅骨的骨折。对于 2 岁及 2 岁以上的儿童，一些专家认为诊断头部轻伤的标准为 GCS 15 分，然而有些则认为只要 GCS≥13 分即可。表 8-1 列出了不同专家组对于头部轻伤与 mTBI 的诊断标准。脑震荡与 mTBI 意思基本相同，但 mTBI 的定义更广，且其诊断更多需要依据 GCS，并且涉及大脑的结构与功能，而脑震荡则更像是 mTBI 的一个分支，主要是大脑功能的损害，GCS 对其诊断意义不大，更多关于脑震荡的内容将在本章末进行讨论。

表 8-1 头部轻伤和轻度的创伤性脑损伤的定义

组织	术语	标准
美国国会的轻度创伤性脑损伤康复医学委员会（1993）	轻度的创伤性脑损伤	创伤性的生理干扰 至少有以下一个： • LOC＜30min • 记忆的丢失或精神状态的改变（PTA＜24h） • 短暂的局灶性神经损伤（30min 后 GCS 13～15 分）
美国儿科学会（1999）	轻度的头部闭合性损伤	初步检查精神状态正常 • 没有异常或局灶的神经系统发现 • 没有颅骨骨折证据 • LOC＜1min • 可能有惊厥、呕吐或其他症状（如头痛、昏睡）
世界卫生组织轻度的创伤性脑损伤合作中心（2004）	轻度的创伤性脑损伤	外力导致大脑机械性损伤，出现以下一个或几个症状： • 意识混乱或者定向力障碍 • LOC＜30min • PTA＜24h • 神经系统短暂异常，局部体征，惊厥及无须外科干预的颅内损害（30min 后 GCS 13～15 分）

注：LOC, loss of consciousness，意识丧失；GCS, Glasgow Coma scale，格拉斯哥昏迷量表；PTA, post-tranmatic amnesia，创伤后遗忘。

流行病学

美国每年有大概接近 170 万的 TBIs 患者，其中 80.7% 是门急诊患者，16.3% 是住院患者，死亡的患者占 3%。疾病预防与控制中心（CDC）的统计显示，2002～2006 年与 TBIs 相关的门急诊患者增至 14.4%，住院患者为 19.5%。CDC 在 0～14 岁的儿童中的统计显示，这一年龄段中与 TBI 相关的门急诊患者接近 50 万人，住院患者 35 136 人，死亡人数为 2174 人，该统计发现这三项数据中男性均占有较高比例。故总结出大多数头颅受伤的儿童的共同特点：低龄，男性，伤势较轻。CDC 在 2006～2009 年的统计显示，在 14 岁及以下患儿的急诊病例中，与跌倒有关的 TBI 上升了 62%。并估计美国每年因为体育或娱乐意外的脑震荡患者有接近 380 万，但统计显示，在 2000～2008 年，有儿童参与的体育或娱乐活动人数从 4000 万上升至 6000 万。如此巨大的人口基数，加上大多数患儿的受伤程度较轻微不易发现，所以真实的数据可能远不止于此。足球、篮球、摔跤、曲棍球、橄榄球、啦啦队和冰上曲棍球都是脑震荡高发的运动项目。而且在相同项目上，女性比男性更容易发生脑震荡，原因可能为与男性相比，女性的颈部的围度、力量均较小，当然其中也可能存在发表偏倚。

颅内损伤的发病率

因为各文献对 mTBI 的定义不同，加上选择与验证偏倚，所以头部轻伤真正的发病率很难得知，故以下数据仅供参考。在 2 岁及以上的神经系统查体正常的头部轻伤患儿中，头颅 CT 发现有 3%～7% 的患儿存在颅内损伤，有 0.1%～0.6% 的患儿需要神经外科介入。而在小于 2 岁的患儿中，有 3%～10% 的患儿有颅内损伤。

病因

在儿童中，跌倒是造成头部轻伤最主要的原因，其次是机动车事故、非机动车事故、爆炸、物理打击、运动造成的损伤等。大多数患者的病因都是单一的。有 523 043 名患者因为跌倒就诊于门急诊，而因此住院的有 62 334 人，但即便如此，造成大多数患儿死亡的原因却不是跌倒而是机动车事故。婴幼儿是头部创伤的高危人群，即使打击的力度很轻微，也容易造成严重的后果，故辨别那些正承受持续暴力伤害的患儿非常重要。

解剖学、病理生理和生物力学

婴幼儿的头部与身体的其他部分相比，较成人更大、更重，而颈部却较短、较弱、较灵活，所以暴力易在头部产生较大的动量，大大增加了头颅受伤的可能性。在婴儿阶段，未闭合的囟门和骨缝能够有效地缓解颅内压力的增高，不完整的髓鞘使大脑拥有更大的可塑性，但这些却更容易造成颅骨与硬膜之间、脑与脑血管之间的形变，从而增加出血风险。大多数头颅损伤是由于加速 / 减速或旋转剪切所产生的牵引力导致的。当压力集中在硬膜外或硬膜下腔时，因为儿童颅骨较柔软，故有向内弯曲的趋势，而压力点周围则向外弯曲，该点附近的区域可能会发生骨折。但是除非脑损伤造成明显的占位效应，婴幼儿单纯的颅骨骨折不会使精神状态有较明显的改变。研究表明，脑震荡是一种短暂的，功能性的，伴有细胞损害的大脑损伤，包括神经元突然的去极化，兴奋性神经递质的释放，离子的转变，糖代谢的改变，大脑血流动力学的改变，以及轴突功能的损伤，任意一种改变都会提高大脑的受损易感性，在此期间，患儿可能出现头痛或者意识混乱。而若在大脑完全恢复之前给予了二次打击，可能造成大脑血管自我调节障碍，从而导致血管神经性麻痹，脑组织肿胀，颅内压增高，最终导致死亡（二次受击综合征）。研究表明，在单因素的影响下，大脑的易感状态会持续 3～5d，但是通常在 1 周内恢复。在轻度损伤的患者中，可能出现脑震荡综合征，出现行为、认知及人格、情感的改变，从而给学习、工作、生活带来不利影响。同时发现，因为头部外伤头痛的运动员，7d 后神经认知分数较差，这可能与恢复不完全有关。慢性认知障碍同样也可能发生在看似损伤程度较轻微的运动员身上，这可能是由于损伤加重或加速了特定大脑区域的神经退行性变。但脑震荡的临床症状（包括意识混乱、健忘、头痛、注意力缺陷、定向力障碍、运动不协调等）通常较短暂。

处理

儿童头部轻伤的评估与管理目标：掌握详细的病史，进行全面的体格检查，准确辨别出 TBI 相关的急诊疾病（如硬外膜血肿），严密的随访（如脑震荡），避免不必要的影像学检查。

评估

呼吸道的通畅及血流动力学的稳定对于头部创伤的患者十分重要。低血压和酸中毒可以使原发性损伤进一步加剧，从而导致二次伤害。在儿童中，单纯的头皮裂伤都可能导致低血压的发生，其对大脑自动调节的危害甚至超过了高血压，为了防止低血压的发生，早期的液体复苏十分重要。同时，再次强调辨别儿童是否正在遭受持续的打击十分重要。

病史

一份详细的病史应该包含疾病的时间和自然过程，尤其是跌落的高度和强度的影响。在低龄婴儿中，要警惕任何与儿童生长发育标志不同步的因素，因为这是一个非偶然性因素的高发年龄组。有些疾病也许因症状隐匿而不易发现。病史因素暗示着包括高风险机制的颅内损伤，包括惊厥、昏迷、短暂意识丧失、典型的头痛、呕吐和出现颅内出血的高风险预兆，如动静脉畸形和凝血障碍。损伤机制有以下几种。

- 严重型（机动车撞击或翻转导致乘客死亡；机动车撞上没有保护措施的行人或非机动车；2 岁以上患者从 1.5m 以上高度落下，或 2 岁以下患者从 1m 以上高度落下；头部被高速运动物体撞击）。
- 轻微型（水平地面上跌倒，或者撞到固定的物体）。
- 中间型（除上述两型之外的情况）。

据报道，短暂的意识丧失在小于 2 岁的儿童中约占 5%，而大于 2 岁的儿童中高达 13%。但是，在有短暂的单独的意识丧失且没有其他症状和体征的轻微创伤性脑损伤的风险是非常低的。头痛是一个很常见的主诉，据报道高达 45% 的儿童有头痛。对于还不会说话的儿童，易怒可能就是他们不舒服的表现，如头痛。尽管大多数呕吐会继发于头部创伤，但仍有约 14% 的只有一次呕吐史的儿童没有颅内损伤。然而，任何有呕吐病史的头部创伤，都会大大增加创伤性脑损伤严重程度的风险。许多较小规模的研究中，大范围的创伤后即刻抽搐的发生率为 3%～8%，而在较大规模的研究中，这个发生率大幅度降低，仅≤0.6%。研究表明，儿童中会发生短暂的异常包括皮质盲、急性意识紊乱、创伤导致的类似于偏头疼的现象，轻微头部创伤导致的脑卒中等。

体格检查

一份详细的神经体格检查和 GCS 评分是必需的。检查内容包括是否有头皮线性血肿，尤其是颞部及枕部；触诊时需注意有无捻发音或按压凹陷感；对于小婴儿，注意囟门是否饱满；是否有血液及脑脊液从鼻、耳漏出；眼眶有无瘀斑（熊猫征），茎突后有无瘀斑（Battle 征）；有无鼓膜后积血及其他颅底骨折指征。为了检查所有的脑神经是否完整，要注意儿童有无典型的姿势。然后，观察儿童运动，检查四肢是否正常；观察儿童是否保护头部，如果能自由地转动头部，那么颈部损伤的可能性就不大。触诊颈部时需注意颈部有无断离、水肿及捻发音。应注意儿童颅骨骨折通常会继发于轻微创伤性脑损伤，尤其是小于 2 岁的儿童，最常见的是线性颅骨骨折，有 15%～30% 会同时有颅内损伤。多数颅骨骨折的病例伴有头皮血肿，但是多数头皮血肿不会同时有颅骨骨折。在 1 岁以下婴儿中，头皮血肿大小的增加和位于顶部或颞部的头皮血肿，多提示颅骨骨折的可能性更高。

神经影像学检查适应证

CT 是紧急诊断创伤性颅脑损伤可选择的影像学检查。尽管在 CT 扫描中只有少于 10% 的患儿有轻微头部创伤导致的创伤性颅脑损伤，且只有少于 1% 的病例需要神经外科干预，但在美国，用于评估儿童头部创伤的 CT 检查在 1995～2008 年增加了 5 倍。儿童在 CT 扫描时大脑可能会因为射线辐射导致癌变，概率为 1/（1000～5000）。日常的颅骨扫描不会控制射线量，尤其是 CT 扫描时。颅骨扫描用于骨骼检查，或者是排除其他损伤，或者是偶尔筛选出 3～24 个月龄的有头皮血肿的无症状的患儿，以及只有在儿科放射科医师需要提供解释的时候才会进行。如果要显示颅骨裂缝，则应该选择头部 CT。

没有一个单个临床特点可以可靠地提示轻微头部创伤的患儿需要神经影像学检查。因此，研究者们试图建立临床诊断标准来判断疾病的风险高低。最近有研究总结了 14 种判定方法，认为 PECARN 是最好的，因为它得到了大量支持者的推导和验证，且在临床重症颅内损伤中拥有最高的灵敏度及较高的特异度。前 3 个最为常用的方法是 PECARN、CATCH、CHALICE（表 8-2）。这些方法都是不一样的，它们最初的目标也不同：PECARN 旨在诊断低风险的创伤性颅脑损伤，而 CATCH、CHALICE 旨在诊断高风险的创伤性颅脑损伤。综合先前观察的证据后，PECARN 的研究建议对患者应用低风险标准判断患者情况的观察方式来代替头颅 CT，这样可以使临床医师在不漏诊临床重要的颅内损伤的前提下避免大量的儿童为评估微小颅内损伤而进行头颅 CT 检查。这个决议清楚且相对容易执行。一份全面检查总结了关于评估儿童轻微创伤性颅脑损伤的近期佐证（表 8-3）。它可以帮助临床医师决定是否需要进行 CT 检查。

需神经外科诊断治疗的适应证：CT 扫描可见的大脑损伤；抑郁、眩晕等表现或者广泛性的颅骨分离骨折；或者患者临床病情恶化。有以下任何症状均需入院：CT 扫描上可见的大脑损伤；抑郁或者颅骨骨折；持久而显著的精神状态改变，尽管头颅 CT 正常；不间断的呕吐；疑似自我伤害；需要入院的颅外损伤，或无可信赖的照顾人，或不能回院治疗者。大多数只患有单独的轻微颅脑损伤的儿童可以在急诊部进行评估及短期观察后出院。

表 8-2　轻度的创伤性脑损伤的诊断

项目	标准	特点
英国： 前瞻性的多中心研究提供了一个用 CT 扫描检测头部创伤的高危患儿的筛选标准 在英国有 22 000 患儿参与调查（GCS 评分 3～15 分且小于 16 岁的儿童） 临床重要的创伤性颅脑损伤定义：因创伤性颅脑损伤死亡，且需经神经外科干预，CT 扫描发现颅脑损伤征象	CT 扫描指征： 病史：意识丧失持续时间＞5min 嗜睡 头部创伤后呕吐超过 3 次 怀疑有非意外损伤 头部创伤后癫痫，且既往无癫痫史 有颅骨骨折征象（如熊猫征，Battle 征，耳鼻流血流液等） 有神经病学体征（如运动，感觉，协调性及神经反射等） 小于 1 岁的孩子有＞5cm 的外伤 机制：高速公路的交通事故（包括速度＞40m/h 的事故） ＞3m 的高处跌落 被高速物体击中 如果没有上述情况，那么患者颅内损伤的可能性就很低	金标准对临床实际颅脑损伤的诊断： 灵敏度 98%（95%CI：96%～100%） 特异度 87%（95%CI：86%～87%）
加拿大： 判断需要 CT 扫描的高风险的轻微型创伤性颅脑损伤 初步情况：需要神经病学干预 次要情况：3866 患者参与调查	包括以下条件： GCS 评分 13～15 分，意识障碍，失忆，定向障碍，顽固性呕吐，或易怒（小于 2 岁的孩子）	金标准对存在 1/4 的高风险因素且需要神经病学干预的脑损伤的诊断： 灵敏度 100%（95%CI：86%～100%） 特异度 70%（95%CI：69%～72%）
美国： 判断不需要 CT 扫描的低风险临床重要的创伤性颅脑损伤 标准：年龄＜18 岁，且创伤颅脑损伤＜24h 临床重要的创伤性颅脑损伤定义：因创伤性颅脑损伤死亡，且需经神经外科干预。因颅脑损伤气管插管＞24h，CT 检测后住院＞2 晚 42 412 患者参与调查	＜2 岁患者中没有典型临床症状的颅脑损伤的诊断： 精神状况正常； 没有非额部的头皮血肿 没有意识障碍≥5s 没有严重的损伤机制 没有明显的颅骨骨折 没有遗传性疾病 ＞2 岁患者中没有重症临床症状的颅脑损伤的诊断： 精神状况正常 无意识障碍 无呕吐史 无严重的损伤机制 无临床典型的颅底骨折 无严重头痛	金标准对创伤性颅脑损伤低风险的诊断： ＜2 岁患儿： 灵敏度 100%（95%CI：86%～100%） 特异度 54%（95%CI：53%～55%） 阴性预测值 100%（95%CI：99.7%～100%） ＞2 岁患儿： 灵敏度 97%（95%CI：89%～99.6%） 特异度 60%（95%CI：58.6%～61%） 阴性预测值 99.9%（95%CI：99.8%～99.9%）

表 8-3 对轻微创伤性脑损伤的影像学建议及管理方案

	显影检查	观察或显影检查	不需要显影检查
<2 岁的患儿	有高风险的症状或体征： 1. 神经病学症状 2. 颅骨骨折，包括颅底骨折 3. 抑郁状态 4. 易怒 5. 囟门饱满 6. 顽固性呕吐 7. 癫痫 8. 意识障碍（尤其是持续数秒及与高风险损伤机制有关的意识障碍） 9. 怀疑有儿童虐待 10. 可能合并感染的颅内损伤	中等风险的症状或体征： 1. 呕吐 2. 不确定或很短暂的意识障碍 3. 昏睡或易怒病史，此时无此症状 4. 行为改变 5. 高风险损伤机制导致的损伤 6. 头皮血肿（尤其是非额部的头皮血肿） 7. 颅骨骨折超过 24h 8. 可能导致症状的其他创伤	低风险的症状或体征： 1. 精神状态正常 2. 无顶枕部或暂时性的头皮血肿 3. 无意识丧失 4. 无颅骨骨折证据 5. 行为正常 6. 无高风险损伤机制
临床重要的创伤性颅脑损伤的风险	有上述 1 条及以上标准的患者中发生率≥4%	符合上述至少一条标准的患者中发生率 0～1% 若仅有高风险创伤机制，则此概率为 0.3% 多发或症状体征加重，则应提高风险等级	<0.02%
≥2 岁的患儿	1. 有神经病学症状 2. 颅骨骨折，尤其是颅底骨折 3. 癫痫 4. 有精神状态改变 5. 意识丧失延长	1. 呕吐 2. 头痛 3. 可疑或短暂的意识丧失 高风险损伤机制导致的损伤患者 密切观察 4～6h 后选择头部 CT 检查的患者	1. 无神经病学症状 2. 无颅骨骨折证据 3. 无症状证实颅内出血风险增加 低风险患者应该具备以下所有标准： 1. 精神状态正常 2. 无意识丧失 3. 无呕吐 4. 无颅底骨折表现 5. 无严重头痛 6. 无高风险损伤机制
临床重要的创伤性颅脑损伤的风险		符合上述至少一条标准的患者中发生率 0～1% 若仅有高风险创伤机制，则此概率为 0.6% 多发或症状体征加重，则应提高风险等级	<0.05%

出院须知

经诊断为轻微颅脑损伤的儿童的监护者需接受适当的监护培训，儿童出院后需随访。唤醒儿童是不必要的。如发生以下任一情况需立即就医：持续或不断加剧的头痛，持续呕吐或伤后立即呕吐持续 4～6h，精神行为改变，步态不稳，笨拙，不协调或者惊厥。对于曾有轻微颅脑损伤后伴发短暂伤后惊厥史的儿童，如果头颅 CT 正常，可以不住院。

特殊情况

■ 脑震荡

2008 年的会议中，专家们一致提议，脑震荡定义为由创伤性生物力学暴力导致大脑受影响的复杂病理过程。在这个会议中决议：废除先前脑震荡的定义及严重性分级系统；数个个体化的康复评估措施也得到了肯定。脑震荡有 5 个共同的特征：①是由对头、面、颈或身体其他部位的直接打击引起的一个“脉冲”的力量传递到头部导致的；②会导致神经系统功能受到快速而短暂损害，这种损害是可逆的；③会导致神经病理性改变，但是急性临床症状主要是由于功能紊乱而不是器质性损害；④还会导致一套分级的临床症状，包含或者不包含意识丧失；⑤在标准化的神经影像学研究中无异常表现。脑震荡症状可表现为头痛、恶心或更加轻微的睡眠障碍，记忆障碍（表 8-4）。意识丧失在脑震荡患者中的发生率小于 10%。临床和认知症状的分辨通常遵循一个连续的过程；然而，值得注意的是，胡言乱语的症状有很小概率会持续很久。对身体强健的人诊断脑震荡是个特别的挑战，因为他们对脑震荡有较强抵抗力，症状的发生和他们对于即将来临的活动限制的反应比较延迟。

表 8-4　脑震荡的症状

身体	认知	情绪	睡眠
头痛	神情恍惚	易怒	困倦
恶心	情绪低落	悲伤	嗜睡
呕吐	精力集中障碍	情绪化	少睡
平衡障碍	记忆障碍	神经质	入睡困难
视力障碍	近事遗忘		
乏力	近事困顿		
对光敏感	回答问题慢		
对声音敏感	重复问题		
眩晕			
呆滞			

■　对脑震荡儿童或脑震荡少年运动员的急性期管理

一旦诊断脑震荡且符合出院标准，急诊医师应建议绝对卧床休息、且保持医疗随访。如果可能，可以在儿科运动损伤方面的医师或者其他有经验的和儿童脑震荡专科内科医师处就诊。对运动员而言，重新达到无障碍活动及重新从事体育的最好方式是在医师指导下逐步提升活动等级（表 8-5）。

表 8-5　康复指导

康复阶段	功能性练习	每步的目标
1. 无活动	完全的身体及意识休息	恢复
2. 轻度有氧运动	以最大心率的 70% 步行、游泳、原地骑车；无阻力锻炼	增加心率
3. 专业运动锻炼	专业运动锻炼但无头部影响	增加运动
4. 无触点运动	更加复杂运动，可以开始轻度阻力锻炼	锻炼、协调及认知负荷
5. 全接触练习	医疗间隙参与正常训练	恢复运动信心，教练团评估功能性技能
6. 恢复职业训练	正常职业训练	

■　二次损伤综合征

二次损伤综合征通常会导致致命的结果，是原发脑震荡康复前再次发生震荡性脑损伤。二次损伤甚至可以不直接发生在头部，有可能是一个减速伤。这可能会有一个短暂的功能正常的时间，继而在几分钟内功能衰竭死亡。可以确信的是，大脑二次损伤可以导致严重的脑血流自我调整缺失，进而导致大规模的脑水肿。

■　脑震荡后遗症

脑震荡后遗症以最初脑震荡相关症状的持续为特征。世界卫生组织要求伴有以下 3 条及 3 条以上的脑震荡后症状：头痛；头晕；乏力；易怒；精神集中障碍；记忆障碍；失眠；对压力、情绪兴奋，或对酒精的耐受力降低。最近有一种说法，脑震荡后遗症是脑震荡在认知、身体及情绪上的症状持续超过预计时限，即脑震荡后症状持续 1～6 周就可以做出诊断。长时间的脑震荡，尤其是反复震荡，可能会导致顽固的脑震荡后遗症、痴呆或帕金森症。

总结

尽管轻微的头部外伤极其常见，但是在儿童，严重的创伤性颅脑损伤却是少见的。详细的病史和体格检查，以及必要的 CT 检查对于疾病的评估和管理是非常重要的。大量对轻微型头部创伤的研究表明，用临床有效标准来辅助诊断及提高护理质量，对于避免做 CT 扫描是可行的。若患儿有脑震荡持续状态，急诊医师应该建议进行全面的身体和认知的检查，用以指导进一步医学干预措施，期望达到完全治愈。

（党红星　译）

第9章 皮疹

（原著 Gregory Garra）

要点

● 原发病变是最早出现的简单的病理改变。继发病变能反映疾病的进展。

● 皮疹的诊断主要取决于对原发病变的识别。其他特征如皮疹的分布、形态和颜色有助于缩小诊断范围。这些一般特征加上明确的病史和一些关键的临床特征通常可以得出一个皮肤病方面的具体诊断。

● 作为临床医师，必须认识并告知患者的是，有时最终诊断是难以缩小到某个单一的具体诊断上的。

● 急诊医师面临众多的皮肤病方面的问题。在任何情况下，都可能会遇到非常典型的荨麻疹或更加严重的中毒性表皮坏死松解症（TEN）。急诊医师不需要诊断出每种皮肤病，但要从那些严重的病例中区分出轻微的病例，从而找出需要紧急处理的情况。

病史

病史可以分为以下问题。

1. 是什么促使患者来求医？他们认为是什么原因引起的皮疹？

2. 病变最早出现在哪里？

3. 病变何时出现进展？进展过程中皮疹的改变有哪些？

4. 发病前有没有前驱症状？伴随症状有哪些？

5. 患者有什么感觉？是否感觉到痒、痛或刺痛？

6. 加重或者缓解因素有哪些？采用过哪些治疗方案？

7. 患者的一般健康状况如何？是否有过敏史？平时规律或者间断地服用哪些药物？

8. 患者暴露在什么样的环境中？包括职业（适用于青少年人群）、旅行、食物和接触的人群。

9. 患者是否有任何皮肤病相关的家族史？

体格检查

皮肤病学需要敏锐的观察力。皮肤病的诊断依赖于对皮肤的仔细检查。体格检查应该在光线好的地方进行。患者应适当暴露身体部位，以便评估所有皮疹的分布和外观情况。在对皮疹进行大范围的评估后，再对个别病变进行检查。触诊需了解皮疹的一致性和深度。这种系统性体格检查最重要的目的是描述原发病灶的形态。对于皮疹的全面描述应包括形态、颜色、外观和分布情况。

形态

可以通过形态来描述原发和继发病变的皮疹外观。原发病变是最早出现的简单病理改变。继发病变反映疾病的进展，如表皮脱落、感染或角质化。形态的描述是诊断皮肤病的必要条件。在某些情况下，皮疹的外观显而易见，所以能很快做出诊断（如单纯疱疹的水疱）。其他情况下，皮疹的外观可能会被擦伤、继发感染或因之前的治疗而改变。最重要的是要认识到，皮肤病可能随着时间的推移而改变。

■ 原发病变

斑疹：是局限性的、直径小于1cm的平坦的色素沉着，如灰叶斑、扁平痣和雀斑。斑疹可以成为全部或部分皮疹，或者是皮疹的早期阶段。

斑片：是局限性的、直径大于1cm的平坦的色素沉着，如白癜风、花斑癣。斑片可以成片出现在皮肤上。

丘疹：是局限性的、表浅的、坚实的、直径小于1cm的隆起性病变，如疣、寻常痣、蚊虫叮咬和传染性软疣。

斑块：是直径大于1cm的隆起的、扁平的、表浅的病变，如银屑病、玫瑰糠疹。

小水疱：是充满液体的、直径小于1cm的病变，如单纯疱疹和水痘。

大水疱：是充满液体的、直径大于1cm的病变，如葡萄球菌性烫伤样皮肤综合征和大疱性脓疱疮。

脓疱：是充满脓液的病变，如痤疮和毛囊炎。

结节：是深度小于1cm病变，它可能位于皮下、表皮上的或者表面。

肿块：是深度大于1cm的坚实病变，它可能位于皮下、表皮上或者表面。

瘀点：是小于 1cm 的、扁平的病变，由于血液和（或）色素沉着，其皮肤表面为圆形的红点，如药疹、落基山斑疹热。

紫癜：是直径大于 1cm 的可见的血液或色素聚集，如过敏性紫癜、特发性血小板减少性紫癜。

风团：是一过性的、水肿性的丘疹，或中央苍白、边缘粉红的斑块，或者外围的红斑，如荨麻疹和蚊虫叮咬。

■　继发病变

鳞屑：大量干燥的或者油性的角质从完好变化到敏感甚至粗糙，常表明表皮的病态变化过程。

结痂：干性渗出（血清、脓液或血液）。

抓痕：抓挠产生的点状或线状皮肤破损。

裂隙：皮肤上的线形裂缝或开裂，有锐利的边缘。

溃疡：由于表皮或真皮组织缺失导致的凹陷性损害。

瘢痕：结缔组织修复 / 替代形成的皮肤永久性损害。

苔藓样变：反复皮损导致的皮肤表皮增厚。

皮损的诊断要点

皮疹的出现可能伴有或者不伴许多皮肤损害。皮损的一般形态学特征指皮损是散在分布还是成片分布。有鉴别诊断意义的特征包括皮损的分布、形态、颜色等，可以帮助医师立即进行诊断。另外皮损的质地（如猩红热的砂纸样皮疹）或者其他异常情况如尼氏征阳性（推压皮肤水疱导致的表皮分离）可以帮助缩小诊断范围。

分布

许多皮肤疾病都有好发部位。皮疹可能是广泛分布的，也可能局限于某一特定部位（如痤疮 — 面部；真菌感染 — 腹股沟、足部、头皮；疥疮 — 指间隙、腕部）。大范围的皮疹可能对称分布（小儿丘疹性肢皮炎综合征或多形性红斑）或非对称性分布在全身不同部位（病毒疹）。彩图 3 说明了皮疹的一般分布形式。

形态

形态指的是皮损的大体形状或样式。有时候皮损形态是疾病的诊断关键点。皮损可能组成一组图案或形成一个特征性的形状（如体癣的拱形皮损）。某些特定的皮肤病表现为一个经典的皮损形态（如单纯疱疹的成片水疱）。彩图 4 列举了一些常见皮损形态。

■　一种系统性的方法

皮疹患者就诊给急诊医师带来挑战的现象并不少见。同其他疾病一样，系统的方法可以帮助医师缩小鉴别诊断的范围。这种方法主要在于对原发性皮损的认识。一旦确定了原发皮损，其他诊断的细节都应该被找出：继发病变、分布、形态。病史特点常有助于修正诊断。由于某些疾病临床表现的重叠性，临床医师必须认识到（并且告知患者），有时候某些病症很难给出一个明确诊断。一个常见的案例如下：一个发热患者伴有广泛融合的红色丘疹样皮疹，皮疹出现前 2d 服用过抗生素（病毒疹还是药疹？）。彩图 3，彩图 4，图 9-1～图 9-4 列举了一种基于原发皮损诊断皮疹的系统性方法。

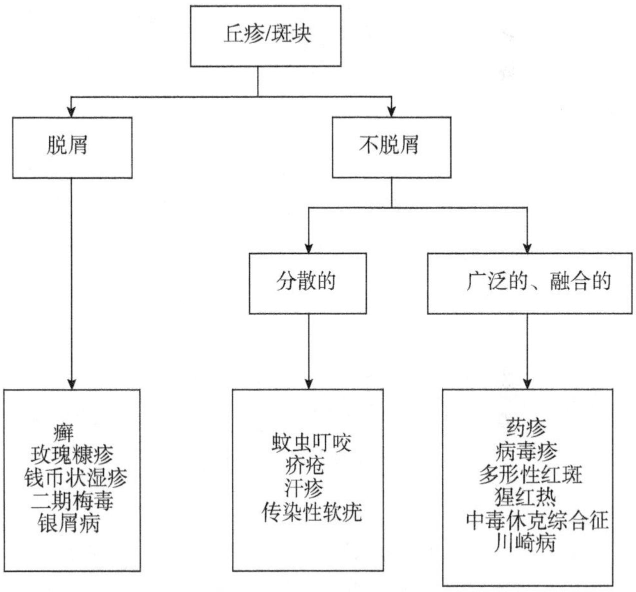

癣：环形的或匐行的，边界逐渐扩大，中央清楚
玫瑰糠疹：斑片四周为圈状边缘，沿主干分布，前驱斑
钱币状湿疹：钱币状，皮损中央不明显
二期梅毒：红褐色或黄色，广泛分布，传染性强
银屑病：边界清楚，银色的鳞片
蚊虫叮咬：成群的，不对称的，中央凹陷
疥疮：瘙痒，炎性丘疹，白色迂曲的隧道
汗疹：多样的，散在的，炎性丘疹
传染性软疣：脐形的，肉色的，圆拱形的，成群存在
药疹：突然出现的红疹，大片融合，伴有瘙痒
病毒疹：出现在发热或全身症状之前
多形性红斑：皮损类型多样，靶形损害，对称分布
猩红热：触诊似砂纸样，黏膜受累
中毒休克综合征：多系统受累
川崎病：诊断标准

图 9-1　丘疹 / 斑块的皮疹分类

■ 在儿童皮肤病中出现的一些突发情况

有些皮肤病有较高的发病率和潜在死亡率，这就需要及时做出诊断，并尽早给出最佳治疗方案。

- 中毒性表皮坏死松解症（TEN）和 Stevens-Johnson 综合征（SJS）。

这两种疾病典型的临床表现在出疹后的 1～3d，且都有黏膜受累。患者有感染中毒症状，且疾病发展迅速。皮损起初通常为斑疹，最终发展为水疱，可出现尼氏征。常见的一些药物可以导致这种情况，如磺胺类药物、氨基青霉素、喹诺酮类和头孢类药物。这种皮疹出现在使用药物的 1～3 周以后。

- 葡萄球菌烫伤样皮肤综合征

这是一种剥脱性皮炎，它主要的症状是皮疹从红斑逐渐发展为水疱，水疱破裂后留下疼痛的红色基底。特点是口周的渗出。尼氏征是其典型表现。

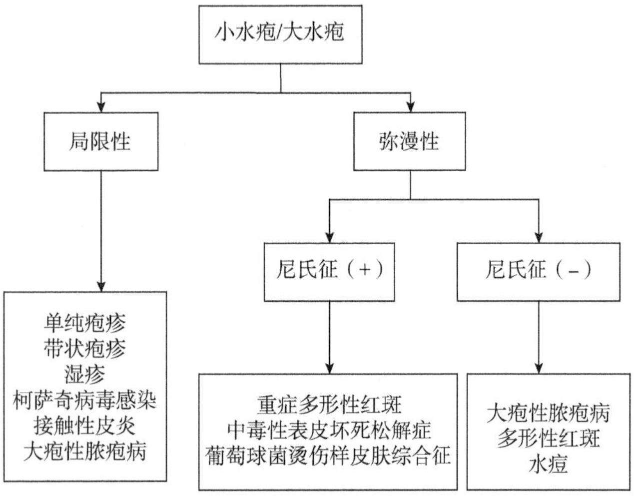

单纯疱疹：以红斑为基底的簇状小水疱
带状疱疹：沿神经分布的簇状小水疱
湿疹：特异性皮炎患儿出现的疱疹
柯萨奇病毒感染：累及手、足、口
大疱性脓疱病：疱易于破裂，澄清/浑浊的水疱，四周绕以红晕
接触性皮炎：线状的，有棱角的，几何外形的
大疱性脓疱病：有棱角的，在白色的基底上结痂（脓疱破溃时）
重症多形性红斑：皮肤黏膜的水疱病变，表皮剥脱，全身症状
中毒性表皮坏死松解症：广泛的水疱，表皮脱落大于 30%，通常与药物相关
葡萄球菌烫伤样皮肤综合征：发热，松弛性大疱，大块皮肤脱落
水痘：各期皮疹同时存在，伴瘙痒，依次出现

图 9-2 小水疱 / 大水疱的皮疹分类

- 中毒性休克综合征

它与葡萄球菌释放的外毒素相关，可以导致发热、头痛、意识状态改变、猩红热样的皮疹。胃肠道症状包括腹泻、呕吐，常伴有低血压。

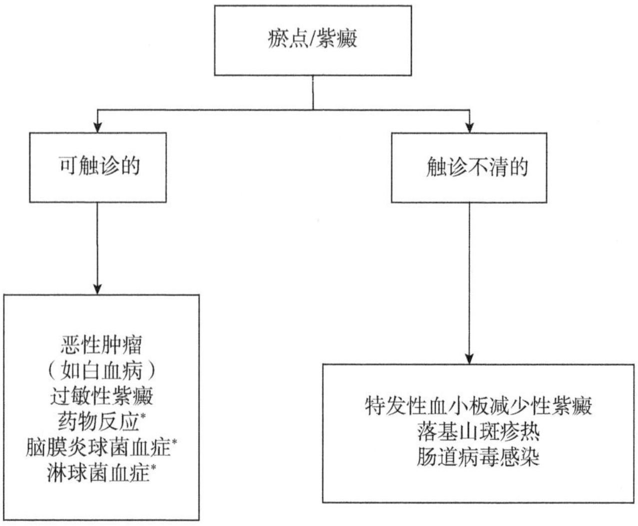

恶性肿瘤：有全身的症状和体征
过敏性紫癜：对称性的、肢端分布，腹痛或者关节痛
药物反应：非感染性的皮损，有用药史
脑膜炎球菌血症：流感样表现，进展迅速
淋球菌血症：紫色的脓疱，稀疏的，肢端分布，发热，关节痛
特发性血小板减少性紧癜：明显的皮肤黏膜出血
落基山斑疹热：发热，头痛，外周分布
肠道病毒感染：无中毒表现，有病毒感染的前驱症状

图 9-3 瘀点 / 紫癜的皮疹分类

* 可能出现可触及或不可触及的瘀点 / 紫癜

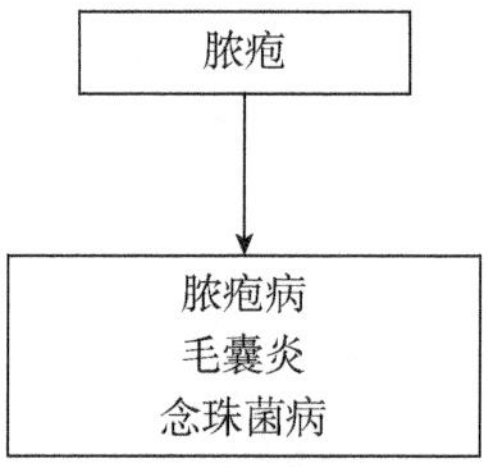

脓疱病：环形的，在白色的基底上结痂（当脓疱破溃）
毛囊炎：皮损贯穿毛发
念珠菌病：透亮的，大量的红斑，边界不清，呈卫星状分布

图 9-4 脓疱的皮疹分类

- 川崎病

这是一种好发于 5 岁以下儿童的血管炎性疾病。病初以发热为主要表现。最近修订的川崎病的诊断：不明原因的发热超过 5d，加次要诊断的至少 4 条：黏膜的改变包括咽部充血，口唇皲裂，或典型的草莓舌；皮疹可表现为多形性红斑，颈部淋巴结肿大，双眼结膜充血、手足水肿。川崎病没有特异性的实验室诊断方法，因此，川崎病的诊断主要是靠医师的临床经验。

- 脑膜炎球菌血症

以前医师很难区分感染脑膜炎球菌的患儿和其他

良性疾病的患者。脑膜感染常表现为头痛、发热、颈强直、恶心、呕吐、畏光及精神状态改变。脑膜炎球菌血症的特征性表现是突然发热伴典型瘀斑、紫癜样皮疹。另外低血压、肾上腺皮质功能减退及多器官功能衰竭也可以出现。

- 暴发性紫癜

这是一种突然发生的致命疾病。它是一种常见于败血症患者的出血性疾病。这种疾病的皮肤损害最终会导致外周血管出血及坏疽形成。其典型表现包括发热、低血压和弥散性血管内凝血。

总结

治疗儿科皮肤病患者虽然存在困难，然而，有了这个系统性的方法，医师可以更加迅速有效地进行诊断和治疗。

（党红星　译）

第10章 颈部包块

（原著　Jeffrey F. Linzer Sr.）

要点

- 大多数儿童颈部的包块为良性淋巴结疾病反应及淋巴结炎。
- 先天性颈部疾病在出生后 10 年内常仅表现为易感染及阻塞。
- 偶尔会有颈部包块与系统性疾病或肿瘤相关，如为锁骨上淋巴结肿大需要进一步检查。
- 影响气道的颈部包块需要立即干预。
- 当颈部淋巴结肿大的原因能根据病史和体格检查确定时，实验室检查则不是必须的。
- 正在生长的颈部包块停止发展 4～6 周后需至相关专家处做进一步的评估。

急诊医师常被邀请对婴儿或儿童颈部包块进行评估。这些颈部包块大多数属于病毒感染导致的良性反应性淋巴结肿大。41% 的婴儿出生后第 1 年之内均可触摸到明显的颈部结节。偶尔会有患者表现为不明病因的显著颈部包块。评估的关键在于区分属于需立即处理的病理性损害还是导致家长焦虑的良性疾病。存在或缺乏气道受累及确定损害的部位，可为临床评估提供直接的帮助（图 10-1）。

在身体其他部位健康的儿童中，炎症淋巴结病变是导致颈部包块最常见的原因，有报道显示其发生率为 28%～55%。先天性颈部损害，包括血管瘤非常常见；甲状腺囊肿占颈中部肿块的 70%；颈部侧面的前三角区常为腮裂炎或囊肿。

解剖学

颈部可以划分为两个分隔的区域或三角（彩图 5）。前三角由下颌骨、胸锁乳突肌、锁骨及由颏联合至胸骨上切迹的正中线组成。该区域包括的重要结构有喉、气管、食管、甲状腺和甲状旁腺、颈动脉鞘、舌骨上和舌骨下肌，此外还有数个淋巴结组，包括位于胸锁乳突肌之前的颈内静脉二腹肌淋巴结。后三角则定位于锁骨后、斜方肌旁、胸锁乳突肌正中。该区域的结构有锁骨下动静脉、臂丛颈神经根、副脊神经及一些淋巴群组。因为可帮助临床寻找感染的源头，所以理解淋巴引流的方向（图 10-2）很重要。舌后、扁桃体、鼻窦、鼻咽、喉头和咽部区域引流至深、浅颈前淋巴结。头皮前、耳道、耳廓及结膜淋巴引流至耳前淋巴结；颞叶和顶叶头皮区域淋巴引流至耳后淋巴结；后头皮区域淋巴引流至枕骨淋巴结，因此头皮感染如头癣感染、毛囊炎等可导致枕骨淋巴结肿大。结膜炎可导致耳前淋巴结肿大，当两者并存时称为眼－腺体综合征。颊部、鼻前部、舌及颊黏膜的感染引流至颌下淋巴结。右锁骨上淋巴结与纵隔淋巴管相通，但左锁骨上淋巴结与胸导管相通。颈筋膜平面可以为深颈部感染的扩散提供一定的屏障，根据与舌骨的位置关系，可将其分为三个区域：扁桃体周围、下颌下及咽旁间隙，在舌骨上；气管前筋膜在舌骨之下；咽后和椎骨前区域涉及整个颈部。

评估儿童颈部包块

颈部包块可分为四类：炎性、先天性、肿瘤性及外伤性（表 10-1）。是否有气道影响是该病首先应该确定的问题（表 10-2）。伴有喘鸣或声音嘶哑的患儿，具有喉或气管异常，如喉炎或细菌性气管炎，可能要求紧急的气道支持。这类患儿仰卧时可能会因咽后或纵隔肿瘤压迫气道使其闭塞，所以应使其处于舒适的体位，无须强迫仰卧。提供温暖湿润的氧气。由于发病是上呼吸道受压所致，所以支气管扩张药物能提供的帮助很小且不可靠。显著的呼吸困难和即将发生呼吸衰竭的患者可以考虑气管插管。气道完全阻塞的患者必须给予高级护理和关注，如插管非常困难，光纤的引导或许有帮助，但无论如何都需做好紧急环状软骨切开或气管切开术的准备。如立即切开，应考虑与相关专家紧急咨询磋商，促进气道管理技术及经验的提高。一旦气道稳定，应获取更加详细的病史和体格检查结果。病史应注明肿块发生的时间、进程及相关症状，如颈部疼痛、吞咽困难、喘鸣、流涎、咯血或发声困难。有无系统症状的发生，如发热、夜汗、疲乏、体重减轻。病史事件如与猫玩耍、出国游、进入疫区、食用未经高温消毒的牛奶或受到小的外伤，均可为寻找颈部包块的病因提供有价值的帮助。检查应注意包块的位置（区域）、体积、质地（坚硬、波动），活动度（活动、固定），此外还应该记录所有的表现，包括瘀斑、波动、皮下气肿或气道偏移。注意颈部的活动范围如偏向某个角度。

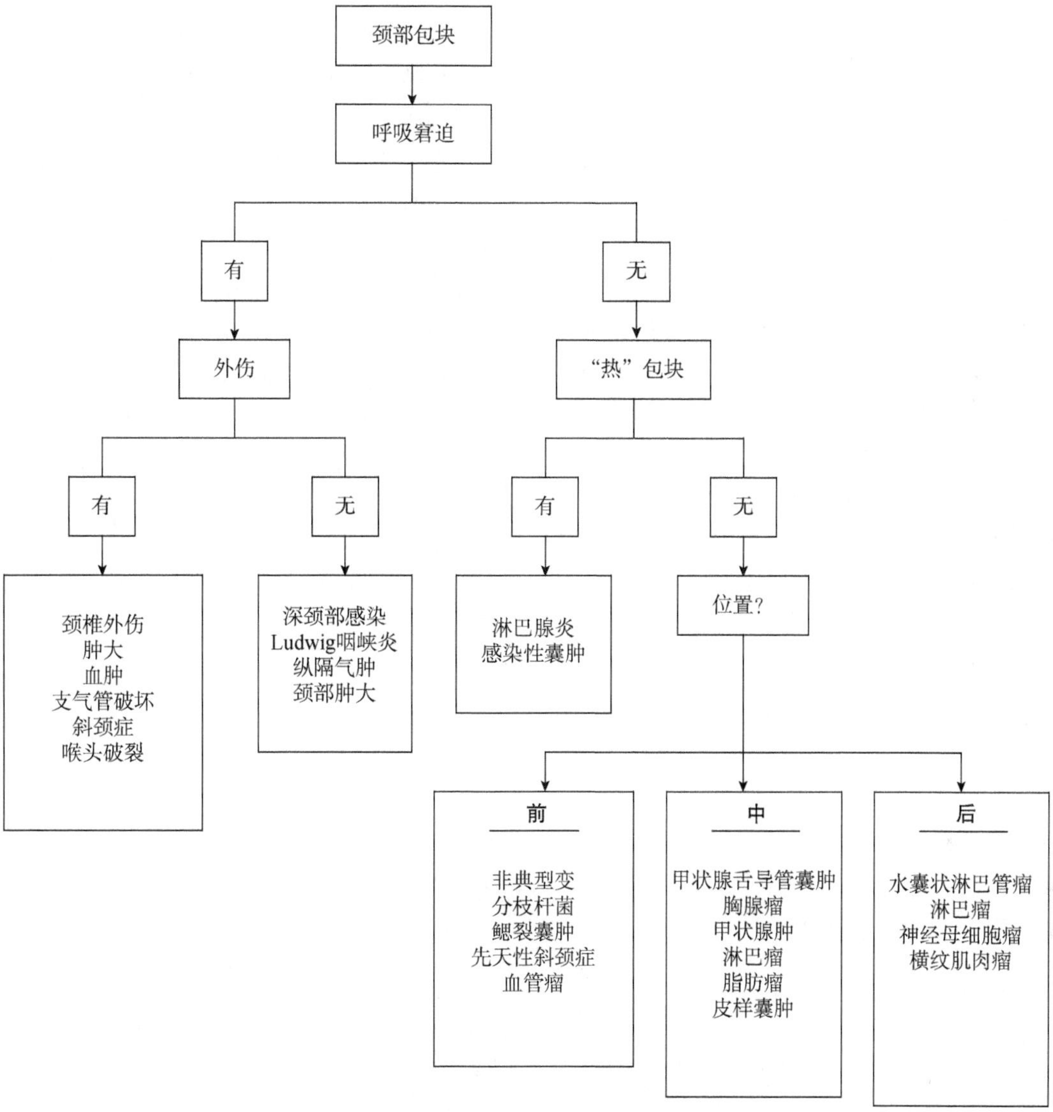

图 10-1　儿童颈部肿块管理

表 10-1　颈部肿块的鉴别诊断（根据不同的部位及病因）

	前三角	中线	后三角
炎性	各种原因导致的淋巴腺炎	淋巴腺炎	淋巴腺炎
	反应性腺病	甲状腺炎	涎腺炎
	腮腺炎	脓性颌下炎	
	非典型分枝杆菌		
先天性	鳃裂囊肿	甲状腺舌骨囊肿 皮样囊肿	水囊状淋巴管瘤
	先天性斜颈症		
肿瘤性	血管瘤	胸腺瘤	淋巴瘤
	神经源性肿瘤	淋巴瘤	转移病灶

续表

	前三角	中线	后三角
肿瘤性	涎腺肿瘤	脂肪瘤	神经母细胞瘤
		甲状腺肿	横纹肌肉瘤
外伤性	血肿	喉部骨折	血肿
	后天性斜颈症		后天性斜颈症

（经许可引自 Badawy MK: Pediatric neck masses. Clin Ped Emerg Med.2010; 11: 73–80; Douglas SA, Jennings S, Owen VMF, Elliott S, Parker D：Is ultrasound useful for evaluating paediatric inflammatory neck masses? Clin Otolaryngol. 2005; 30:526–529; Vural C, Gungor A, Comerci S. Accuracy of computerized tomography in deep neck infections in the pediatric population. Am J Otolaryngol. 2003; 24:143–148.）

表 10-2 威胁生命的颈部包块

外伤	炎性	先天性	肿瘤
来自气管及肺损伤的皮下气肿	深颈部感染	大的水囊状淋巴管瘤	霍奇金病及纵隔外展
大的血肿	脓性颌下炎		
	感染性囊肿		

鉴别诊断

双侧颈部淋巴结的病变常与病毒感染相关，单侧病变则常与细菌感染相关。先天性者通常表现为出生后较快发现的无痛性包块，但一些先天性损害直到1年以后才由于阻塞或感染导致体积增大而发现。血管瘤颜色为红色或紫色，平坦或稍隆起，可因压力而发白，在出生后的最初几个月快速生长，但是数月至数年后缓慢消退，甚至随着时间而逐渐消失。

在没有外伤的情况下，如患儿表现为吞咽困难、颈部僵硬、牙关紧闭、喘鸣或发音模糊，应考虑颈深部感染。尽管抗生素已广泛使用，但深颈部感染涉及咽后和咽旁区域，对生命有潜在威胁。这些感染起源于扁桃体炎、咽炎、鼻窦炎，通过颈部淋巴结扩散转移，常为多种微生物感染（包括需氧及厌氧菌），超过 2/3 将产生 β 内酰胺酶。深颈部坏死梭菌感染与勒米尔综合征（稽留热、柔软的胸锁乳突肌、颈内静脉血栓形成、转移性肺脓肿）相关。深颈部感染的并发症包括咽部自发性破裂、侧颈部的扩散，或浸入纵隔及椎骨前区域，导致吸入、气道障碍、大血管压迫及死亡。因此，怀疑有颈深部感染时应外科专家及早会诊。

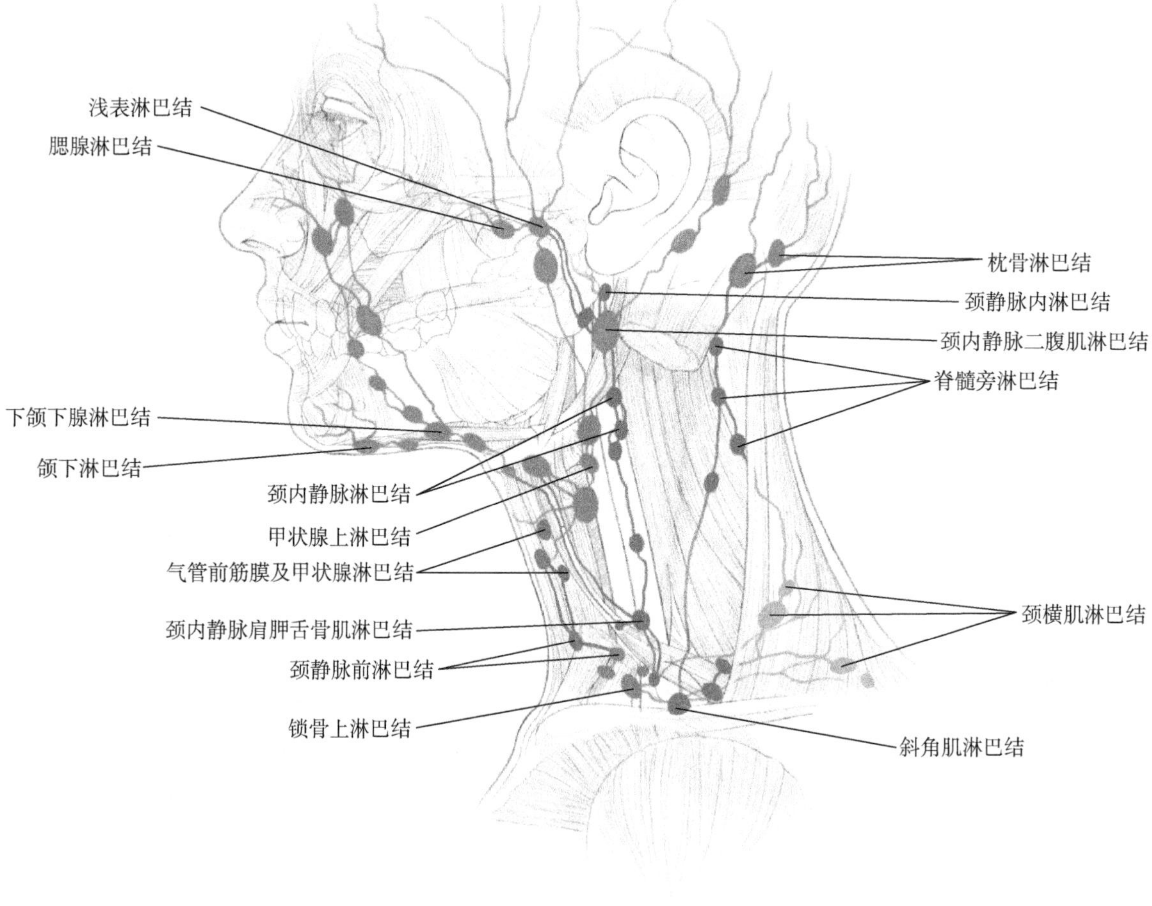

图 10-2 头颈部淋巴结

（经许可引自 Lawlwani, AK. Current Diagnosis & Treatment in Otolaryngology—Head and Neck Surgery. 3rd ed. www.accesssurgery.com. Copyright © The McGraw-Hill Companies, Inc., 2011. All rights reserved.）

急诊医师可能偶然发现患儿长有较硬、无波动、经过数日或数周缓慢增大、没有明显的来源及系统症状的颈部包块。这种包块的鉴别诊断很广泛，应考虑为非典型的分枝杆菌（如结核杆菌）感染、传染性单核细胞增多症、猫抓病、HIV 感染、结节病、放线菌病及弓形虫感染。如果这类患儿还没有得到治疗，应在密切随访其治疗反应的情况下给予系列恰当的口服抗生素。根据病史及体格检查进行辅助检查。包括血细胞计数、探查肺部浸润或纵隔疾病的胸部 X 线检查。若进行抗生素治疗后肿块仍然不变，应怀疑恶性肿瘤或其他少见的病因，必须转诊患者至传染病或耳鼻喉专科进行活组织检查。

非结核性分枝杆菌感染可表现为慢性颈部淋巴腺炎，常见于 1～5 岁儿童。细菌来自口腔和扁桃体黏膜的破口，然后侵入局部淋巴结。常表现为肿大、质地较韧的颌下淋巴结，柔软度小、淡红色（彩图 6），偶尔会有窦道形成。尽管一直以来该病均采用外科切除的方法进行治疗，但最近的研究显示单独的药物治疗有效。

韩瑟勒巴通菌引起的猫抓伤导致的疾病，是局部淋巴结病变的常见病因。可见腋下淋巴结肿大，偶见颈部、肱骨内上髁及腹股沟淋巴结感染。大多数患者近期有猫接触史。

应注意在预防接种的部位出现丘疹，1～2 周后开始变为发硬的红斑，覆盖在从感染部位引流的肿大淋巴结上。有 1/3 的患儿可出现系统症状如发热、不适。该病具有自限性，一般于 2～4 个月自行缓解，所有治疗的主要目的是缓解症状。但给予 5d 的大环内酯类抗生素可以帮助缩短病程。

对疾病症状严重的患儿，特别是有肝脾损伤、腺体疼痛或免疫受损的病例，应给予更大剂量的抗生素。抗生素种类的选择及治疗时间最好与感染性疾病专家协商。

其他易感部位是唾液腺或涎腺。其表现为下颌下腺或腮腺柔软的膨胀包块。有时会和腮腺炎一样双侧发病。大多数给予保守治疗，如水化、缓解疼痛、湿热敷及催涎药后缓解。有细菌感染的患儿应给予抗葡萄球菌、链球菌及厌氧菌的广谱抗生素。

甲状舌管囊肿发生于从舌的基底部经颈部正中至甲状腺的退化的甲状舌管（图 10-3）。这类囊肿会因上呼吸道感染而加重。支持其诊断的证据还有其中间部位，即凸出的舌头会产生回缩损害。该病大多数发生于 2～10 岁的儿童，但是有 1/3 的患儿直到 20 岁之后才会出现症状。感染在该病很常见，因为舌的基底部持续的流通为口腔细菌提供了机会。一旦感染得到控制，应行外科手术切除囊肿及其周围的病灶。

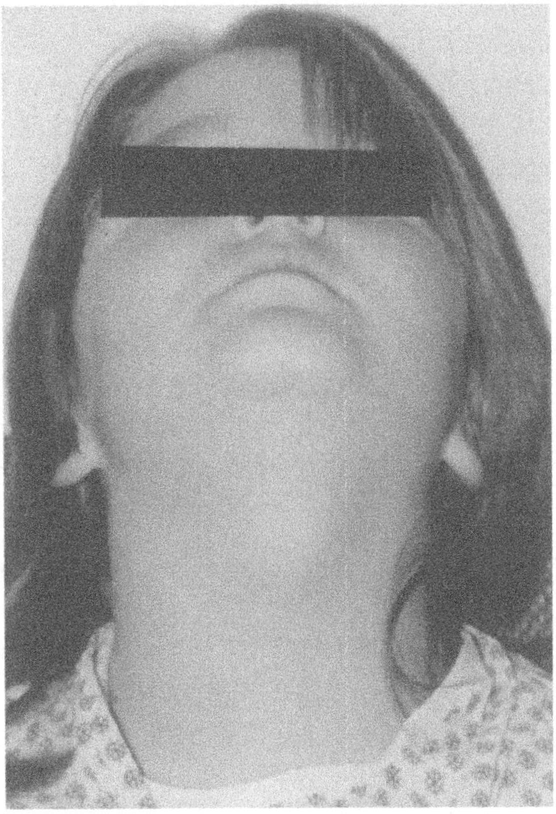

图 10-3　甲状舌管囊肿患者

淋巴囊肿的形成是由于原始淋巴导管未建立至静脉的排泄系统，通常表现为多隔的巨大包块，位于淋巴导管至大静脉的部位，如颈部、腋窝和纵隔。常发生于左侧颈部，因为胸导管在此汇入锁骨下静脉。大多数淋巴囊肿在出生时即被发现，然而有一些在出生 20 年后才由于感染而被发现。先天性颈部淋巴囊肿和特纳综合征有密切的联系。婴儿的淋巴囊肿可以从舌至纵隔膨胀性生长，少数病例可由于外伤、感染、出血迅速生长，对周围重要的组织结构形成压迫，导致呼吸窘迫。

鳃弓和裂的异常发育产生颈部的囊肿、鼻窦、瘘管或颈部皮赘。大部分的鳃裂产生自第二裂。这类无痛囊肿或窦道位于胸锁乳突肌的中下 1/3 前缘，可发生二次感染。臂状囊肿常发现于生后的起初 10 年，瘘管则发现得较早。

幼年的颈部外伤及其他各种类似状况可导致以胸锁乳突肌为主的肌肉痉挛。斜颈潜在的病因包括上呼吸道感染、颈部淋巴结炎、咽后脓肿、寰枢关节旋转脱位、少见的张力障碍或颅内及脊髓肿瘤。

先天性斜颈症通常发现于生后 2～8 周，表现为与颈部肿块方向一致的头倾及反向下巴。尽管可能与难产导致的胸锁乳突肌浸血相关，但该病的发病原因仍不清楚。显著的面部发育不全及不对称是中 1/3 受损胸锁乳突肌进行手术治疗的指征。

所有年龄组的锁骨上淋巴结肿大都必须给予特别关注并立即检查是否有潜在的恶变因素。颈部包块其他需要注意的恶变特征还包括不规则的边缘、质地硬、>3cm、周围组织粘连、其他相关全身症状。

头颈部恶性肿瘤约占儿童恶性肿瘤的 5%。80% 的儿童霍奇金病及 40% 的非霍奇金淋巴瘤表现为颈部包块。颈部横纹肌肉瘤的发病率次于眼眶，表现为快速增大、无痛的颈部包块，坚硬且固定。其他肿瘤包括神经母细胞瘤、皮肤和甲状腺恶性肿瘤淋巴转移。这些质地坚硬的肿块倾向于固定于基底层组织。

辅助检查

辅助检查通常不是必须的。快速增大及对标准抗生素治疗无反应，或已出现数周的包块需进行进一步实验室和放射检查。此外还需进行全血细胞计数及分类、红细胞沉降率（或 C 反应蛋白）检查。

颈部侧位片可快速评估患者是否具有潜在气道阻塞。胸片可以检测肺部浸润或怀疑有肺结核、肉瘤，或早期肺肿瘤导致的纵隔偏移。CT 取代超声检查成为对颈部包块进行的首要评估。它可避免对儿童颈部敏感组织的电离辐射，并且有很好的检测敏感性与特异性。CT 能获得深部组织结构及解剖层面比超声更好的影像，但对区分脓肿和蜂窝织炎效果较差。MRI 对深颈部包块的检测也很有效，特别是生长至头或脊椎的包块。但其缺点是幼儿必须镇静。

处置

当病史及体格检查指向良性病变时，急诊医师应安抚家长。大多数病因都是由于特殊感染导致的颈部淋巴结病变。对大多数病例而言目前均可进行病因治疗。有急性“热”淋巴结表现的患者应给予经验性抗生素治疗并密切随访。住院治疗的适应证包括口服抗生素治疗失败，病程继续进展、怀疑颈深部感染、全身中毒或呼吸窘迫。外科手术的指征包括包块持续存在超过 4 周、内科治疗期间继续增长、> 3cm、位于锁骨上区、提示恶性疾病的全身表现。

（党红星　译）

第11章 异 物

（原著 Milton Tenenbein）

要点

● 气管和食管异物临床分为三个阶段：急性期的咳嗽、窒息及异物感等不适；之后异物停留于某一部位，刺激性减小称为安静期，此时患者症状可明显减轻；然后由于异物阻塞和引起感染进入并发症期。

● 气管镜检查是诊断气管异物的金标准。

● 吞食一枚硬币后无症状或症状轻微，可以观察到8～16h，因为25%～30%的儿童硬币会自发地进入胃中。

● 去除鼻内异物的一个有效方法是给予鼻腔正压，如父母吹气或使用人工气囊。

● 灌洗是去除大多数外耳道异物的首选有效方法。这种方法一般不需要患儿主动合作。

● 如果电池卡在食管、鼻道或耳道无法移动，则需要紧急手术去除，以防穿孔和感染。

● 如果吞入2个或2个以上的稀土磁铁，或2个磁铁在两侧鼻孔，则需要紧急去除，因为附着在2个磁铁之间的组织有潜在的被侵蚀和穿孔的危险。

异物进入身体的儿童不一定是因为异物本身而在急诊科就诊。因为好奇，孩子可能将异物置入身体的各个孔道，异物可能会被吸入呼吸道，吞入消化道，卡在外耳道、鼻孔或眼睛中。有些异物如拉链、鱼钩、戒指、打结的毛发或线团可能会牢固地附着在身体的某个部位。纽扣电池和磁铁可能造成特殊伤害，将单独讨论。

气道异物

儿童气道异物是急诊科常见问题。常见于3岁以下儿童，10～24个月的年龄组发病率最高。绝大多数（80%～90%）是支气管异物，其余有喉及主气管异物。玩具气球和热狗引起的喉气管异物很可能会导致死亡。而最常见的支气管异物是坚果和种子。

喉或气管异物通常表现为特有的气道阻塞症状和体征，如咳嗽、喘鸣、呼吸困难、发绀及声音改变，如声音嘶哑、发声困难或失声。

典型的喉及气管异物是鱼骨、蛋壳和葡萄。这些异物需要立即去除。在急诊科可使用麦吉尔钳在直视下取出喉异物。气管异物的患儿需要紧急内镜下去除。

支气管异物有三个临床分期。初始阶段，异物嵌塞引起的窒息、呕吐、咳嗽、呼吸困难。之后是一个相对无症状的阶段（异物耐受期），这个阶段可能会持续数小时或数天。第三阶段为并发症阶段，因较长时间的气道梗阻和感染导致的症状，患儿可能出现肺炎、肺不张或肺脓肿。

异物的诊断通常是具有挑战性的。患儿的监护人常不知道事件的发生。监护人和临床医师可能意识不到患儿的症状和异物有关。体格检查结果可以从无阳性发现到单侧支气管通气或喘息。病史对异物吸入诊断的敏感度和特异性分别为75%～91%和10%～92%。体格检查对异物吸入诊断的敏感性和特异性分别为57%～86%和26%～72%。因为病史和体格检查的敏感度和特异性不令人满意，所以反复调查病因对诊断支气管异物起关键作用。

内镜检查是诊断支气管异物的黄金标准。因此，内镜检查是不可避免的。胸部X线片可能对能透射线的异物诊断没有帮助，除非是吸气条件下，但这在儿童比较困难。然而，80%～96%的气道异物是不透射线的。阻塞性肺气肿和空气积存是最常见的胸部X线片异常，占17%～69%。双肺不张占12%～41%，但有14%～37%的患儿胸部X线片是正常的。

对临床没有明显的异物吸入史的患者，胸透检查在吸气和呼气相（图11-1）有65%灵敏度。患者右侧支气管内异物，呼气相纵隔偏向左侧，并表现为右侧肺过度充气。透视如果发现纵隔偏移和膈肌运动减弱则同样支持异物的诊断。

胸部CT检查对儿童气道异物显示高灵敏度（94%）和特异性（95%）。检查时曝光时间（2～7s）和辐射也比较适度。由于支气管异物有慢性留存的风险，因此，CT检查阴性并不排除内镜检查的必要性。

对可疑气管异物的患儿主要防治呼吸困难和呼吸衰竭。如果患儿有明确的异物吸入史，如将异物放入口中，然后突然出现咳嗽、呕吐、窒息和单侧肺呼吸，应当立即进行胸透和内镜检查。如果吸入病史不太明显，可考虑做吸气和呼气相X线照片、透视或胸部CT检查。在大多数情况下，那些有口腔异物史和窒息发作的患儿应当转诊至内镜医师。

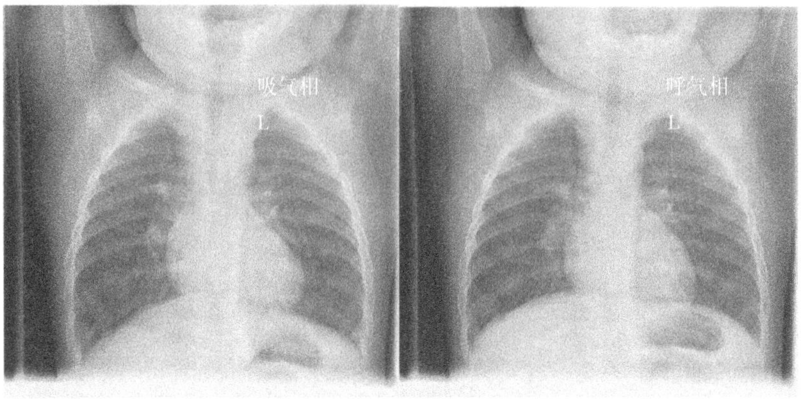

图 11-1 右侧肺部可疑异物导致空气阻塞的吸气、呼气相

食管异物

食入异物是急诊科的常见问题，食管异物的发生率是支气管异物的2倍。80%～90%的患儿异物可自动通过食管，只有10%～20%需要使用内镜取出，少于1%的患儿需要手术治疗。食管异物最多的是硬币，88%的患儿情况相似。硬币在食管常滞留在3个部位（图11-2），60%～70%在胸廓入口处，10%～20%在食管中段主动脉切迹水平，在食管下括约肌者约占20%。

食管异物，类似于支气管异物，临床表现可分为三个阶段：初始的症状通常比较突然和剧烈，包括哽噎、恶心、流涎、呕吐、吞咽疼痛、吞咽困难及胸痛。如果异物足够大，压迫气道可能产生阵发性咳嗽。症状随时间延长而减轻，类似于支气管异物长期存在。后期可导致食管穿孔和感染、气管食管瘘、主动脉食管瘘等。

大多数有异物摄入史的儿童因为异物进入胃并没有出现明显的症状。所以确定摄入异物当时是否有症状是非常重要的，如恶心、哽噎或明显不适。如果异物是不透明的并且足够大，或者可能滞留在食管（硬币大小），应当做颈部、胸部或腹部X线检查（图11-2）。在一项前瞻性研究中，30名吞入硬币的食管异物患儿中有9名在急诊科评估时没有症状。目前还不清楚这些患儿在摄入硬币时是否有症状。食管异物（硬币）在急诊科就诊时出现症状的敏感度为70%，特异性为77%，阳性预测值为81%，阴性预测值为65%。

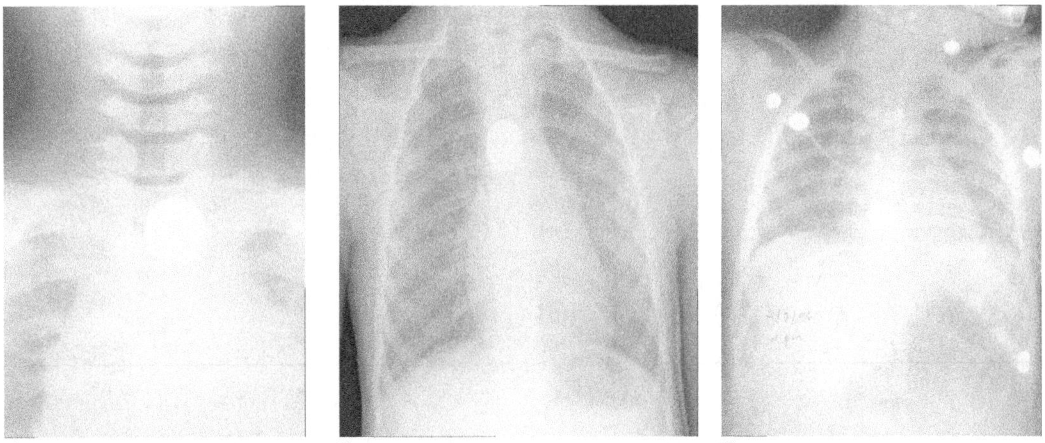

A B C

图 11-2 食管异物最常见的三个部位

A. 食管的胸部入口（60% ~ 70%）；B. 食管中段（10% ~ 20%）；C. 食管括约肌下部（20%）

（经许可引自 Shah BR, Lucchesi M: Atlas of Pediatric Emergency Medicine.McGraw-Hill, 2006.Binita R.Shah, MD 拍摄）

所有需要立即进行内镜下异物取出的患儿都有明显的症状，如呼吸困难、疼痛或无法吞咽口腔分泌物。对于食管硬币和轻度或无症状的儿童，可以观察 8～16h，25%～30% 的食管硬币可以自发进入胃内。经过观察，如果没有进入胃内，可在全身麻醉下行内镜检查。

另一种方法是使用带气囊的导尿管（Foley）在透视下取出食管异物。将患儿约束，放在倾斜的桌面上，不使用镇静或镇痛药。经鼻放置 Foley 导尿管（8～10F），在透视引导下通过异物远端后，将不透 X 线液体（3～5ml 钡剂）注入气囊，轻柔地拉动导尿管牵引异物进入口咽部，使患儿咳出或用手取出异物。在两个涉及 4688 名和 41 511 名患儿的大型研究中，分别发现有 88% 和 91% 成功率。除个别患儿出现鼻出血，无严重并发症发生。尽管成功率高，并发症发生率低，但这种技术经常遭到批评。主要原因是不能做到足够的可视化，可能遗漏潜在的病理性损伤，或遗漏其他异物，缺乏气道保护和存在异物取出过程中吸入气道的风险，并且造成患儿不适。所以麻醉下内镜取出仍是首选方法。食管硬币的另一个治疗方法是使用赫斯特食管扩张器进行食管探条扩张术。扩张器的插入深度是鼻尖到上腹部的测量距离。将患儿放在监护人的膝上，使用“熊抱”的方法来约束，不使用麻醉剂。扩张器经口插入食管，达到测量深度后，立即移除。然后立即做 X 线检查，以确认硬币位置。在一项 372 例患儿的研究中，成功率 95%，无明显并发症。

静脉使用胰高血糖素曾经被推荐为食管异物的治疗方法。然而，这种方法对小儿食管硬币在一项安慰剂对照试验中证明是无效的。

鼻腔异物

小儿鼻腔异物发生率很高。异物主要包括珠子、砂砾、塑料玩具、坚果、种子。大部分能被急诊医师去除，典型情况是 3～4 岁的孩子以鼻腔异物为主诉至急诊室，但多数没有症状。可能的症状是鼻部不适和呼吸困难。少见的情况是患儿的单侧鼻腔分泌物增加，但没有鼻腔异物史。

从鼻腔中取出异物的方法有几种。方法的选择取决于异物的类型及其在鼻孔的位置（表 11-1）。

有几种正压技术。父母吹气法需要父母把孩子的口密封，自己的口覆盖在孩子的口上，压闭正常鼻孔，用力向孩子口内吹气，以将异物从患侧鼻孔排出。据报道有 60% 的成功率。另一种正压方法是使用带阀门的复苏气囊。也有报道将氧气或空气连接到对侧正常鼻孔，通过施加正压力使异物从鼻孔排出。但也有报道因此造成面部皮下气肿和肺气压伤并发症者，应当注意避免。

可以用医用异物钳夹取软的、易夹取的异物。异物钳有多种，包括鳄口钳和传统镊子。坚硬的球形异物不适合用钳取。这种异物可以用 5～6 号 Foley 球囊导尿管取出。或者可以使用市售的普通设备——Katz 取出器。它由一个小口径球囊导管连接到一个注射器组成（图 11-3）。球囊导管抽取对后鼻腔异物特别有用。更靠前的异物也可以用一个直角或钩状探针或耳耵聍刮匙取出。鼻前部呈球形的异物还可以用涂有氰基丙烯酸酯胶的棉签末端粘住，然后取出，如果是金属异物，可以在棉签末端粘一小块磁铁，然后将异物吸引出来。

表 11-1　移除鼻或耳内异物的技术

异物类型	位置	方法
鼻内		
任何部位	前、后	正压（父母的口或气囊）
耳内		
任何部位	前、后	冲洗
鼻或耳		
软	前	手术钳（鳄鱼钳、刺状钳、传统手术钳）
硬	前、后	气囊 - 尖头导管（卡氏或福氏）
硬	前	牵引（直角或钩式的探针）
硬	前	氰基丙烯酸酯胶水
金属	前、后	磁石

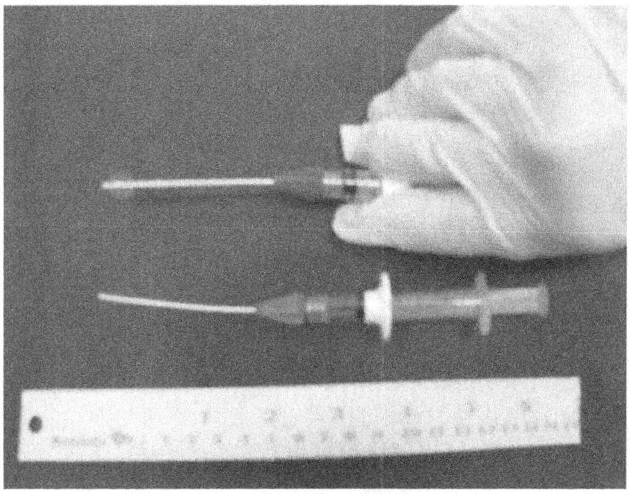

图 11-3　Katz 吸引器：移除鼻内异物（有或无膨胀球囊的情况下）

外耳道异物

儿童外耳道异物在急诊科非常常见。常见的异物有小珠子、卵石、纸及昆虫，大的物体肉眼明显可见，急诊医师即可取出，报道有80%的成功率。能否顺利取出取决于异物的体积、形状和质地、患者配合度、之前尝试移除异物带来的创伤、器具和术者经验。表11-2列举了移除失败的相关因素及其并发症。考虑到一些潜在的因素，可转诊至耳鼻喉医师处。

表11-2 外耳道异物移除失败的相关因素或并发症的产生过程

1. 球形或尖锐的外形
2. 异物位置：耳道最深处
3. 持续时间：＞24h
4. 患儿年龄：＜4岁，不配合
5. 病史：移除失败的历史

移除外耳道异物的技术可分为冲洗、机械抽风及抽吸。冲洗对外耳道是独有的，但机械抽风及抽吸在清除鼻部异物也同样适用（见表11-1）。这些技术的选择取决于异物的类型和部位。

冲洗是清除耳道异物的主要方法，但应除外有机异物如豌豆，因为可能会膨胀。鼓膜穿孔或造孔术禁止冲洗。因为冲洗术很少带来并发症，所以即使对不配合的患儿也可实施，也无须程序性镇静。设备包括60ml的注射器，一根静脉输入导管及一个收集流出液体的器皿。患者可坐可仰卧，水温应接近人体温度以避免头晕。将静脉导管置入外耳道进行冲洗，直至异物排出。始终使用耳镜检查以确保没有其他残留异物，或程序正确。以鼓膜颜色从粉红-红色作为冲洗的预期结果。

其他移除技术使用的器具包括带有指示功能，可进入腔道的器具及类似于鼻异物取出器具（见表11-1）。使用时最好使用耳鼻喉镜及充足的照明，如头灯。患者的配合非常关键，配合差者可给予程序性镇静。合并症与患者的配合及施术者的技术水平相关。最常见的并发症是由于管的摩擦或异物周围的组织受损造成的出血。

手术钳可以很容易地夹住位于外耳道前部的柔软物体。硬而圆的异物可以用直角钩或挖耳勺取出。尽管Katz抽吸器（见文章前部分）用于鼻内异物，但一些医师也将其选择性地用于取出耳道异物。其他取出硬球形异物的方法和鼻内异物相似，包括氰基丙烯酸酯黏合剂、磁石、抽吸。抽吸最好使用小口径、柔软的斜导尿管，Schuknecht异物移除器就是以此为目的设计的，其与扁桃体抽吸的原理相似，但更小，并具有一个漏斗状的开口，以利于适应球形异物的表面。

昆虫在移除前应先杀灭，可先缓慢注入矿物油或2%～4%的可卡因到外耳道，然后实施冲洗、抽吸及手术钳夹。

眼异物

眼表面异物的患者有异物触发的异物感、眼睑痉挛及流泪，但没有明显的眼部外伤史。如有眼部外伤史，眼内异物的存在是可能的。不管怎样，医师应该评估其眼球是否穿通。完整的眼部检查可达到此目的。眼内异物的患儿应立即转诊至眼科医师处。

对怀疑眼表面异物患儿的管理应非常明确。最好给予局部麻醉便于眼部的全面检查。翻开眼皮以检查上下穹窿。然后用荧光检查可导致患者症状或位于异物之后的角膜擦伤。

如果发现眼球外异物，可常规生理盐水冲洗，或使用顶端湿润的棉签拭擦。如果没有看到异物或没有角膜擦伤，通常直接将生理盐水从巩膜至角膜进行冲洗，上下眼皮应外翻以冲洗眼穹窿部。即使异物没有发现，用棉签彻底清洁眼结膜也利于缓解症状。

拉链

机体组织可被拉链困住，最常见的例子即包皮受损。爱丁堡一所儿童医院统计，这种伤害在4068例急诊儿童中只有1例。在大多数病例中，包皮位于拉链和滚动条的下方、绞在拉链的两齿之间。

1977年首次发现了一个简单的解决办法，即使用锋利的刀具将拉链中间的横条割断（图11-4），拉链断开、掉落并解除包皮受困。如果正好绞在拉链2个齿中间，在受困的包皮下方水平切断拉链即可。

这个办法一直被认为效果不好，可能是选择的切割器具不适合。还有一个办法是在拉链内水平插入一个双侧边缘平坦的螺丝刀，然后向水平面扭转。这样做的目的是增加拉链中间的缝隙宽度以解救包皮，但其扭转的牵引力可能会损伤包皮引起疼痛，因此可作为切割拉链横条失败后的方法。

鱼钩

鱼钩的倒刺是妨碍其取出的主要原因。一个简单的方法是局部麻醉后用一个针状的工具将鱼钩推前，然后用钢丝钳将倒刺夹断取出，剩下的倒刺和鱼钩即可从刺入部位取出（图 11-5）。

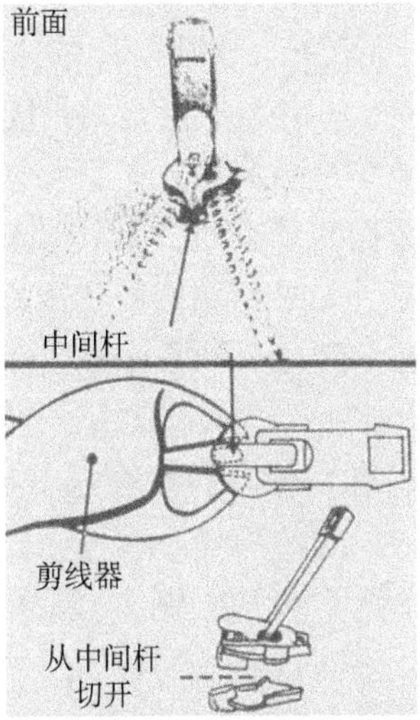

图 11-4　用于切断中间横条的拉链移除器

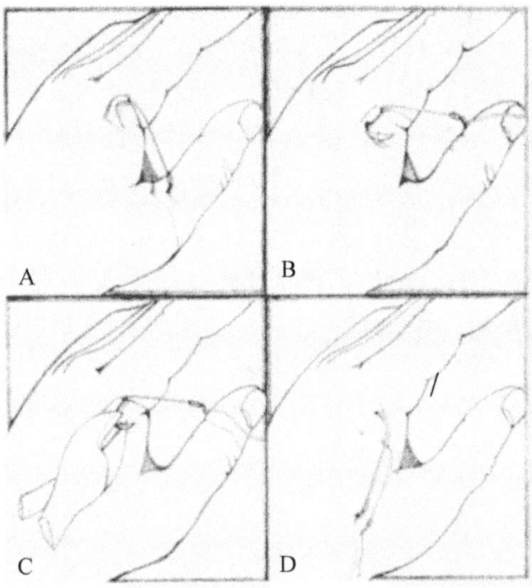

图 11-5　改进后的鱼钩移除器：切除倒钩的末端、从刺入口回缩其余部分

指环

儿童可能因指环深扣入手指无法脱出而就诊。在这种情况下家庭的急救如冰块或润滑油没有作用。就诊时受困的手指表现为典型的肿胀、脆弱、苍白。移除异物非常具有挑战性。有以下几个方法可以参考。可将绳子和乳胶手套的手指部分置于指环之下，然后向下用力牵拉。这种方法很痛苦并且常无法成功。商业性的指环切割器，包括手工和电动的，效果也不佳，但值得一试。坚固的骨头切割机一般比较有效。这些方法常需要程序性麻醉。

头发 - 线 - 止血带综合征

头发 - 线 - 止血带综合征是由于头发或线状物紧紧地缠绕患儿手指、足趾或生殖器。其病理机制最初为淋巴引流障碍导致的淋巴水肿和静脉回流受阻，最后发展为动脉灌注障碍。

患儿就诊时受困的手指表现为典型的肿胀、脆弱和苍白，以及缠绕边缘明显收缩。处理时首先应寻找头发或线的位置，如果能看到可直接切断，也有使用脱毛剂溶解毛发的报道。如果缠绕物检查不到或已经浸入皮下组织则需要立即转诊至外科。

纽扣电池

纽扣电池装置普遍存在于生活中。因此幼儿有很多机会可以玩耍并将它们放进身体的各个孔穴。这是一类很独特的异物，因为电池遇水后会分解出氢氧离子的电离产物，可能使组织受到腐蚀伤害。使用过的电池也有同样的危害。在胃肠内，氢氧离子的电离作用较小，且易于稀释。但如果置入或包埋于局部组织，造成的伤害会持续数小时。主要的部位有食管和外耳道。食管的纽扣电池有显著的发病率和潜在的死亡率。固定在机体任何部位的纽扣电池都需要紧急移除。

研究显示，几十年前大部分纽扣电池咽下后对胃肠道均没有伤害。这是因为从前的电池体积很小不至于停留在食管内。但是在过去的几十年随着体积更大的锂电池的广泛使用，这种情况发生了明显的改变。锂电池在功率（3.0V vs. 1.5V）和体积上均比从前的纽扣电池大得多，因此毫无意外地会搁置于食管内。这种电池的直径可达到 20mm 或更长。食管纽扣电池严重及潜在致命的并发症包括食管穿孔、纵隔炎、气管食管瘘、大动脉食管瘘导致的出血。

纽扣电池落入耳会导致鼓膜穿孔或损伤、外耳道上皮坏疽、听力损伤、听骨损伤及表面神经麻痹。鼻内纽扣电池会导致软骨炎、鼻中隔穿孔及鼻黏膜表面烧伤。

最近的关于管理食入纽扣电池的指南发布于 2010 年。关键在于所有的患儿均需立即行 X 线检查以定位异物。如果在食管内，立即行内镜取出。如果在胃内并导致相应的症状和体征，也倾向于立即将其移除。患儿具有食管异物的相应症状，但没有吞入电池的病史，这种情况也要考虑是否有食管电池的存在。食管硬币和纽扣电池的区别在于，后者在射线下呈双环状或光圈效应（图 11-6）。

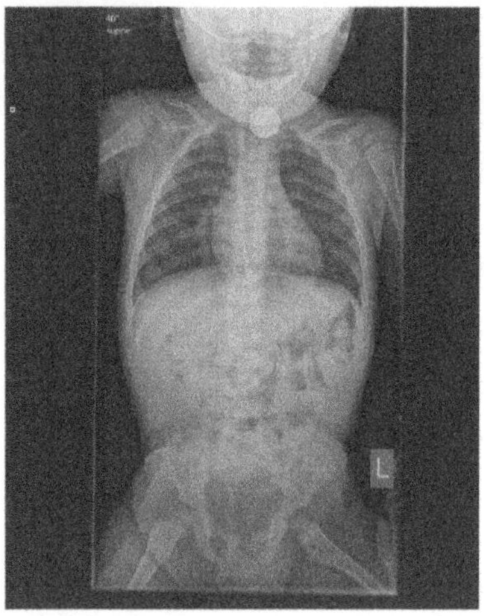

图 11-6 13 个月龄儿童，接近食管的纽扣电池。注意其区别于电池的双环状及光圈效应

患儿的鼻部或外耳道有纽扣电池滞留应立即转诊至耳鼻喉医师进行移除。如果放入的时间较短，少于 1～2h，急诊医师应尝试将其取出。

磁石

在过去的十年，管理欠缺成为儿童身体异物发病的重要原因。以咽下异物后导致的胃肠道损害及鼻内插入物导致的鼻中隔受损为例。前者常见于学龄前儿童，而后者常见于青春期前耳垂、鼻及舌头穿孔时使用的磁石，这种磁石是和钕铁相同的小稀土磁铁，其威力是一般磁石的 5～10 倍。常见于桌面玩偶、猜谜玩具及成人的减压器，其呈现典型的球形，直径小于 1.0cm。

发病是先后掉入组织内的至少 2 个磁石之间相互摩擦的结果。在消化道内，2 个磁石在毗邻的肠曲间相互粘贴，导致受夹的肠壁坏死、肠穿孔、瘘管形成、腹膜炎、小肠穿孔、肠扭转，如果发生短肠综合征将实施肠切除术，并且有死亡的可能。

鼻中隔的损伤是鼻翼穿孔佩戴装饰物的结果。这些装饰物位于鼻孔的外表面，但其稀土磁石做成的固定器位于鼻孔内。如果两端均受到压力，固定器将会脱位并相互粘在一起，导致鼻中隔受阻，数小时内即会腐蚀鼻中隔。

北美儿科、肝及营养科联合会曾确定超过 80 例以上由磁石异物导致的病变。检查手段包括内镜检查术（39 例）、外科手术（26 例）、肠穿孔（26 例）和肠切除（3 例），其内容公开发行于一本管理程序指南中。诊断的关键在于获得腹部 X 线表现及摄入稀土磁石的病史。可行侧位片检查以明确磁石的数量。如果明确只有一个磁石，可暂时出院，并与家长交流，以确定没有更多的磁石及其他金属物，如衣服金属纽扣或装饰物。行连续 X 线检查以明确异物的走向，如果发现有多个磁石吞入，应立即转诊，如果位于胃部，可行胃镜检查，位于肠内可转诊外科。

双侧鼻孔均有磁石异物时，移除比较困难。有研究建议使用带钩的非磁铁钝性探针。如果没有成功，立即转诊至耳鼻喉科。

（党红星 译）

第二部分

镇静、镇痛

第 12 章 程序性镇静与镇痛

（原著 Amy L. Baxter, Joe E. Wathen）

要点

- 持续监测氧饱和度和心率有助于识别镇静和缺氧最常见的危险因素。
- 由于有呼吸系统并发症的风险，应避免对小于 3 个月的婴儿使用氯胺酮。
- 对“喉痉挛切迹”施加压力或许可以纠正喉痉挛。
- 与氯胺酮相关的急性反应可能与患者治疗前的焦虑水平相关。
- 依托咪酯作为一种镇静药，其气道影响小，可以用于低血压患者。
- 药物的联合使用可能增加各自的副作用，如呼吸抑制。

对儿童疼痛症状和重要性的认识改变了生病和受伤的患者的管理。程序性镇静与镇痛（PSA）现在已成为儿科急诊管理的必要组成部分。镇静的广泛应用拓展了在 MRI 和 CT 扫描的患者中的应用。

镇静伴或不伴镇痛用于难以忍受、精细或伴有疼痛的操作过程中，并在操作中使患者保持足够的意识，抑制并保持呼吸。先前不当的名词“意识镇静”已经被四种程度的程序性镇静取代，镇静程度的升高也伴随着失去保护和心肺功能抑制风险的升高。抗焦虑或“最小镇静”损害协调和认知功能，但允许患者对语言刺激做出合适的反应。“中度镇静”保留对语言或光刺激的有目的的反应，但有较久的松弛。“深度镇静”的患者不易被唤醒，但持续的疼痛刺激会引起有目的的反应，而且不太会抑制通气功能。“全身麻醉”是疼痛刺激也不能诱发反应的状态，因此相应功能的缺失也会损害气道反射和心肺功能。

联合委员会和美国儿科学会认识到镇静是一个连续的过程；因此，安全和监护指南着眼于避免使患儿接受超过必要深度的镇静。安全指南包括了患者评估、个人和监护设备、出院标准和质量保证标准。掌握药物的专业知识是非常关键的，但是指南也允许各个医院的资格审查委员会设定个别要求。

患者评估

镇痛和镇静的使用是由患者主诉、病情状况、反应、治疗医师或家庭的偏好决定的。在中度或深度程序性镇静前，小儿应接受一次使用修正 SAMPLE 方法（表 12-1）的、详细的、与主诉相关的病史调查。除了气道梗阻因素如打鼾外，其他与不良事件相关或需要干预的因素包括喘鸣或复发性喘鸣、阻塞性睡眠呼吸暂停、病理性肥胖、症状性气喘、心脏疾病、胃食管反流、吞咽问题。

表 12-1 儿科镇静病例简史

- 症状 / 体征：呼吸道感染或梗阻、打鼾、睡眠呼吸暂停、喘鸣、心脏疾病、胃食管反流、吞咽困难
- 变应原：包括鸡蛋、大豆和乳胶
- 药物：尤其是阿片类药物、其他镇痛药物
- 既准史和镇静史：癫痫、家族或先前镇静问题
- 最后一餐、液体
- 导致需要镇静的问题：头外伤、前次镇静失败、医疗服务较差的经历

在急诊科需紧急镇静的患者，近期摄食已不为镇静禁忌。一个急诊临床实践指南将急迫性、镇静类型和近期状况考虑进合理禁食时间的制订中（图 12-1）。

标准风险患儿[a]				
3h 前经口摄入	程序紧迫性[b]			
	非常紧迫	紧迫	一般紧迫	不紧迫
无	各程度镇静	各程度镇静	各程度镇静	各程度镇静
仅液体	各程度镇静	各程度镇静	最多一般深度镇静	最多延长的中度镇静
点心	各程度镇静	最多一般深度镇静	最多分离性镇静；非延长的中度镇静	仅最低镇静
杂食或饭	各程度镇静	最多延长的中度镇静	仅最低镇静	仅最低镇静
高风险患儿[a]				
3h 前经口摄入	程序紧迫性[b]			
	非常紧迫	紧迫	一般紧迫	不紧迫
无	各程度镇静	各程度镇静	各程度镇静	各程度镇静
仅液体	各程度镇静	最多一般深度镇静	最多分离性镇静；非延长的中度镇静	仅最低镇静
点心	各程度镇静	最多分离性镇静；非延长的中度镇静	仅最低镇静	仅最低镇静
杂食或饭	各程度镇静	最多分离性镇静；非延长的中度镇静	仅最低镇静	仅最低镇静

增加的潜在误吸风险

PSA 目标深度和持续时间[c]
仅最低镇静
分离性镇静；一般或中等时间中度镇静
延长的中度镇静
一般深度镇静
中等或延长的深度镇静

一般：<10min
中等时间：10～20min
延长：>20min

图 12-1 急诊科 PSA 的目标深度和持续时间的限制主要是基于镇静前对误吸风险的评估

［经许可引自 Green SM, Roback M, Miner J, et al. Fasting and emergency department procedural sedation and analgesia: a consensus-based clinical practice advisory. Ann Emerg Med. 2007; 49（4）:454–461］

a. 高风险患儿指由单独或多位诊疗医师评估后认为临床情况较复杂、有下列一种或多种表现的患者：
- 可能因出现气道并发症使辅助通气困难或延长辅助通气（如短颈、小下腭 / 小颌畸形，舌肥大，气管软化，喉软骨软化病，困难插管史，气道或颈部先天性异常，睡眠呼吸暂停）
- 有食管反流倾向的因素（如增高的颅内压、食管病变、食管裂孔疝、消化性溃疡、胃炎、肠梗阻、食管气管瘘）
- 年龄的两端（如>70 岁或<6 个月）
- 有明确功能受限的严重系统性疾病（如 ASA 分级 3 级或更高）
- 有其他临床表现使急诊医师认为有超出一般的风险（如意识层次改变、外表虚弱）

b. 程序紧迫性
- 非常紧迫：如威胁生命的心律失常的复律，复位显著的成角骨折或伴软组织或血管损害的脱臼，难以忍受的疼痛
- 紧迫：污染伤口或裂伤的处理，动物或人的咬伤，脓肿切开或引流，骨折复位，髋关节复位，考虑脑膜炎的腰椎穿刺，关节穿刺，创伤后神经影像学检查
- 一般紧迫：如清洁伤口或裂伤的处理，肩关节复位，新发癫痫的神经影像学检查，异物清除术，性侵犯检查
- 不紧迫或选择性程序：如外耳道内非植入性异物，慢性植入性软组织异物，嵌甲

c. 程序性镇静与镇痛（PSA）的术语和定义：
- 最低镇静（抗焦虑）：药物诱导的患者对语言指令有正常反应的状态。尽管认知功能和协调性可能受损，但通气和心血管功能不受影响
- 中度镇静（旧称“有意识镇静”）：药物诱导的患儿意识水平降低但对语言指令有目的性反应的状态，语言指令可单独或伴光触觉刺激实施。对疼痛刺激的反射性回缩不认为是有目的性的反应。可自行维持通畅的气道并有足够的自主呼吸。可维持正常心血管功能
- 分离性镇静：一种由分离性药物氯胺酮诱导的恍惚、全身僵硬状态，特征为持久镇痛和遗忘，保留有保护性气道反射、自主呼吸，心肺功能稳定
- 深度镇静：药物诱导的意识水平降低且不易唤醒，但能对重复刺激或疼痛刺激做出目的性反应。自主维持通气功能的能力可能受损。患儿可能需要辅助呼吸才能维持气道通畅，自主呼吸可能不充分。心血管功能通常能维持稳定
- 一般麻醉：一种药物诱导的意识丧失、即使是疼痛刺激也不能使患儿保持清醒的状态。自主维持通气的能力多受损。患者通常需要辅助以维持通畅的气道，并可能由于减弱的自主呼吸或药物诱导的神经肌肉功能抑制而需要正压通气。心血管功能可能也受损

重要的指标包括基础血压水平、氧饱和度和体温，以及口咽、咽后部和胸部的初步检查应当记录。

因为儿童有相对更大的舌、反应性更高的扁桃体和腺样体，体位性呼吸困难在接受 PSA 的儿童中较成人

更易出现。更大的扁桃体或打鼾史或呼吸暂停史提示医师需在床旁备好鼻咽通气管。使用 Mallampati 评分或其他方法评价气道可以评估急诊插管的难易（彩图 7）。任何插管困难的患者，即那些有颅面部畸形、既往气管重建术史或寰枢椎不稳的患者，需进行细致的风险 - 收益评估和可能的全身麻醉会诊。

给每一位在急诊科接受 PSA 的患儿做美国麻醉师协会（ASA）分级。ASA1 或 ASA2 的患儿通常是健康的孩子，且是急诊科病房实施 PSA 的良好对象；ASA4 或 ASA5 的患儿最好在正规手术室或操作间内做 PSA。ASA3 的患儿可以依据疾病的性质和接诊医师的能力选择在急诊科病房或手术室接受 PSA。ASA 分级可能是主观的，低分的 ASA 分级不能代替相关的气道评估。

镇静用药之前，应当再次评估患儿，以确保他们的身体状况在首次检查后没有恶化。AAP 指南将此称为“暂停”，包括记录患儿姓名、操作和操作的理由。

设备

“SOAP ME”包括设备的所有方面在深度镇静中都应立即可得（表 12-2）。吸引器、氧气和监护设备都应被设定好并在镇静开始前放入房间内，气管切开包应当准备好而不要打开包装。在中度镇静前，带阀面罩应保持未打开的状态；但在深度镇静时就应提前打开以备使用。

使用辅助供氧具有争议，或许是因为早期在牙科诊所中与不良事件相关，牙科诊所中使用辅助供氧是常规操作。尽管批评者认为会造成低通气，但有辅助供氧的急诊室镇静研究表明，相比未提供氧气，氧气的供给有助于减少低氧血症发生。

表 12-2　深度镇静设备（SOAP ME）

- 吸引（S）：连接合适尺寸的吸引管并测试
- 氧气（O）：合适尺寸的面罩，有充足的氧气冲入麻醉袋
- 气道（A）：鼻咽、口咽管、喉罩、喉镜、镜叶、气管插管
- 药物（P）：高级生命支持药物和复苏药物
- 监护（M）：心脏、呼吸、氧饱和度及必要时 $ETCO_2$
- 设备（E）：适当的特殊设备（C 臂，除颤器）

患者监护

要求的监护程度取决于目标镇静深度和目标操作程序。最好的监护者应是一位训练有素、尽职的观察者，而这名观察者并没有参与操作，而且可以观察患儿的意识程度、对刺激的反应性、呼吸状况和灌注。因为急性疼痛而单独接受镇痛或最低镇静 / 抗焦虑的患儿通常不需额外监护。

分时段的单独小剂量的肠内给药通常用作最低镇静 / 抗焦虑。通常在各个医院的政策中已经设定好预计的镇静程度和同时给药的药物组合和剂量。对于严重骨折，0.1mg/kg 的吗啡不够时或是需要额外的静脉使用苯二氮䓬类药物时（如股骨骨折），需要监测最低脉搏血氧饱和度。

接受重度或深度镇静的患者需要持续监测心功能或脉搏血氧饱和度，间断监测血压和呼吸频率。通常在镇静实施前电子监护设备即应到位。在困难的情况下，应由经过适当训练的护士或医师检查并确保电器正常工作后再在床旁监护下实施 PSA。一个不停尖叫或持续晃动血压计袖带、血氧饱和度夹子、呼气末二氧化碳监测仪的儿童有喉痉挛或过度镇静的风险。在镇静前，如果患儿无法配合，监护仪可以在有基线后移去并在患儿入睡后重新安放。

深度镇静要求有一位专职人员来监护患儿。实施中度镇静时，操作医师需要 1 名可以时不时辅助操作的监护人员。操作医师应当熟悉监护设备，掌握呼吸抑制的症状和体征，并能够在出现呼吸暂停时予以有效的带阀面罩通气。

PSA 最常见的重要风险是呼吸抑制时的低氧血症。持续脉搏血氧饱和度监测可以提供持续的氧合状况评估和持续的心率显示。脉搏血氧饱和度监测或许不能反映低通气，尤其是在使用辅助供氧时。对儿童而言，监测动脉血 CO_2 分压很重要，故监护设备应能够持续监测呼气末 CO_2 分压（$ETCO_2$）。除了在血氧饱和度发生变化前就提供关于呼吸暂停和梗阻的信息，$ETCO_2$ 波形还能够显示每一次呼气，提供关于灌注、浅呼吸、咳嗽、苏醒或梗阻的不规律的呼吸信息。需要移出急诊科病房的患者应当有 $ETCO_2$ 分压监护。若患儿的呼吸功在床旁难以测定（如镇静肥胖并伴有臀肌脓肿的患儿采取俯卧位），$ETCO_2$ 分压测定也许有用。

开始监护和监护的持续时间应当由使用的药物和使用的方法决定。临床镇静监护也可取决于镇静的阶段。第一阶段的镇静是患者正在服用或已经服用了药物，正在走向临床最大效应的阶段。在这段时间，需要 1∶1 的临床监护。至少每位患儿应接受持续监护

至药效消散、药物峰过去和患儿的呼吸和精神状态已经达到基础水平时。这点对接受急性疼痛（如骨折复位）镇痛疗法的患儿至关重要。这些患儿发生低通气的最大风险可能发生在操作中疼痛刺激减退后。相反，起初极度烦躁和哭泣的孩子最终会耗竭体力，在镇静药效过后仍长时间昏睡。使用长效药物或逆转剂的患儿，应当监护至药物高峰过去后。每位患儿的监护时长应当个体化。

接受 PSA 的患儿出院条件：恢复了重要体征，精神和体格状态恢复到镇静前的基础水平后，以及能够独坐或在婴儿椅上能控制头的位置。护理指导：患儿使用了可改变精神状态的药物，因此需要特别注意，并限制高风险的活动内容。

具备训练有素的人员和齐全装备的急诊科病房在操作 PSA 时，并发症出现的概率很低，并无报道的吸入和死亡。对现行指南的实施进一步确保了医院镇静的安全。

用药途径：静脉给药，肌内注射，皮下注射，口服给药，黏膜给药

静脉给药（IV）使滴定药物对具体患者的反应有很大的灵活性，可能是使用滴定药物或使用深度镇静时推荐的方法。肌内注射（IM）和皮下注射（SQ）是可靠的给药途径，但应当在使用已知的剂量－反应关系的药物（如氯胺酮）时才用，以避免重复给药。口服给药（PO）应当用于有可预计反应的药物，或只有口服镇静起效后才能静脉操作的儿童（如强壮、好斗的孤独症患者）。由于吸收和起效的延迟，重复给药的时机常难以确定。

黏膜给药（TM）比口服给药起效更迅速，但使药物定量变得困难。镇痛、镇静药物如美索比妥、咪达唑仑和芬太尼已经成功地通过口腔、面颊、鼻腔、直肠黏膜实施黏膜给药。咪达唑仑经鼻腔雾化吸入是有效并耐受良好的黏膜给药方式，使其成为需要短时镇静情况下，如儿童单纯性裂伤修补术时理想的给药途径。急诊病房内儿童吸入 N_2O 和甲氧氟烷已有报道，并是一种安全和相对耐受的给药途径。这种途径的优点包括给药方便和无痛。缺点是需要专门设备和患者配合。

使用常规 PSA 药物的医师应当熟悉药物的使用指征、反应、相对禁忌证和可能的备选药物（表 12-3）。

表 12-3 常用儿科 PSA 药物

药物	途径	剂量（mg/kg）	典型最大剂量	起效时间（min）	持续时间	备注
			镇静镇痛类			
吗啡	静脉注射，肌内注射，皮下注射	0.1～0.15	8	5	2～4h	苯海拉明止痒
芬太尼	静脉注射， IN，肌内注射	0.001～0.002［1～2μg/(kg · dose)］ 0.010～0.015［10～15μg/(kg · dose)］	0.075 （75μg/dose）	1～2 30	20min	快速时产生僵直 联合咪达唑仑时增加呕吐发生概率，不推荐
氢吗啡酮	静脉注射	0.01～0.02	2	30	4～6h	
氢可酮	口服	0.2	10	30	4～6h	
可待因	口服	1～1.5	60	30	4～6h	有 15% 的患儿不能充分代谢
			镇静类			
咪达唑仑	静脉注射 IN 灌肠，口服	0.05～0.1 0.3～0.5 0.5～1	2 12	2 5～15 30	30min～2h 1～3h 60～90min	
戊巴比妥	静脉注射	2.0～6.0	200	2～5	2～4h	
硫喷妥钠	静脉注射 灌肠	3.0～5.0 15～40	500 1200	0.5 10～30	20min 60～90	插管剂量 17% 粪便排出
美索比妥	静脉注射 灌肠	1～3 18.0～25.0	100	1 6～20	20min 1～2h	

续表

药物	途径	剂量（mg/kg）	典型最大剂量	起效时间（min）	持续时间	备注
			镇静类			
水合氯醛	口服	50～75	1000	60～90	10～24h	出院后死亡，非急诊科药物
丙泊酚	静脉注射 输注	1～2 100μg/（kg · min）	75	0.5	20min 5min	鸡蛋 / 大豆过敏
依托咪酯	静脉注射	0.3	20	0.5	10min	感染时不得使用
			其他			
氯胺酮	静脉注射 肌内注射 口服	1.0～1.5 4～5 10	60 100 250	2 5 35	45～90min 1～2h 3h	
N_2O	吸入	30%～70%		1～2	1～2min	
苯海拉明	口服	1.0～1.5	50	15	2～4h	
右旋美托咪定	静脉注射输注 鼻腔 口腔	1～2μg/kg 至少 10min 1.5μg/（kg · h） 1μg/kg 4μg/kg		5～6 45 15	45～85min 90min 30min	高血压和心动过缓
奥氮平（Zydis）	口服	儿童常规剂量重复给药				既往精神病史
利培酮（M-Tabs）	口服	6 或更多，1mg		15		既往精神病史
齐拉西酮	肌内注射	10mg		15		既往精神病史
			逆转药物			
纳洛酮	静脉注射，肌内注射	0.1	2mg	2min	20min	
氟马西尼	静脉注射	0.01	0.2mg	2min	30min	

注：典型最大剂量是在大多数患儿身上的有效剂量。由于患儿反应不同，某些患儿需要更多的剂量，这时应当监测患儿以防万一。

浅镇静 / 抗焦虑

浅镇静 / 抗焦虑在急诊室中广泛用于使用局部麻醉药控制疼痛的裂伤修补术，或者是患者对无痛的操作（如 CT 扫描）感到焦虑时。此时应尽量使用非静脉方案。抗焦虑最常使用的催眠类药物——苯二氮䓬类药物，激动体内 γ - 氨基丁酸（GABA）受体，并可被竞争性拮抗剂氟马西尼拮抗。咪达唑仑是在急诊室内广泛用于程序性镇静的一种短效的苯二氮䓬类药物。通常单独口服咪达唑仑 0.5～1mg/kg 就会在 15～30min 内诱导镇静；而鼻腔给药 0.3～0.5mg/kg 在 5～15min 就会起效。在家中，鼻腔给药可能导致烧伤，且相比口服途径更有可能导致相反的作用及其后的兴奋（6%）。0.45～1mg/kg 的直肠给药在裂伤修补术中的有效性高达 93%，但引起的焦虑不安也高达 27%。静脉途径引起相反作用的比例为 1.4%，而这可以被氟马西尼拮抗。

在裂伤修补术中，口服咪达唑仑联合芬太尼更易导致呕吐，但口服氢可酮和咪达唑仑还未充分研究过。由于氢可酮的峰效应时间是 1.3h，故在分诊时就给药比在操作前给药更有效。

N_2O 是一种非激动阿片类受体的吸入性镇静镇痛药。它由氧 - 氧化亚氮混合物的形式给药，起效和持续时间皆需 2～3min。该药在体内不会代谢，仅由肺部呼气的形式排出。临床最低有效浓度为 30%N_2O：70% 氧气混合物，通常以缓慢吸入的方式到 50%：50% 的比例，或是由剂量依赖效应，吸入预混合的 50：50 的气体。当浅镇静 / 抗焦虑使用的浓度升高到 51%～70% 时，就认为是中度镇静，合并使用阿片类药物时就是深度镇静。老式的、为自我给药而设计的需求阀一氧化二氮系统在增加了连续流动系统（通过面罩或鼻罩）后可用于儿童。裂伤修补术中发现，通过带有清除剂的自由流系统给与 N_2O，比咪达唑仑或联合使用氮气与咪达唑仑更有效且有更好的照顾者的满意度。由于快速弥散，有腔内积气是 N_2O 的相对禁忌证（如颅腔积气、气胸），并可能引起中耳炎使患者耳痛。呕吐（10%～20% 的患者会有）可以通过降低 N_2O 的浓度改善。

中度镇静

浅镇静和中度镇静在临床上的区别非常细微，所以由来已久的指南通常武断地将药物种类和药物剂量作为“中度”的定义依据。传统上，不同计量的静脉用阿片类药物联合苯二氮䓬类药物被认为是中度镇静，在镇静期间患者充分保持对语言刺激的反应能力。在患者耐受有疼痛的操作前可能需要多次给药，然而，由于协同呼吸抑制效应，这种方式相比于深度镇静，不良事件的发生更加普遍。曾有一项研究比较了气道并发症的发生率，氯胺酮的并发症发生率是 6.1%，而使用芬太尼 / 咪达唑仑的并发症发生率是 19.3%。

氯胺酮是疼痛的急诊操作中最常使用的镇静药物。作为游离的镇痛药，氯胺酮可以通过阻断大脑皮质与边缘系统的联系而产生恍惚的精神状态。用药 2min 内，患儿就难以对重复的疼痛刺激做出反应。其安全性优于苯二氮䓬类与阿片类药物的联合使用，并且，在大剂量使用时，仍然留有自主呼吸驱动。诱导时，4～5mg/kg 肌内注射或 1.5mg/kg 静脉给药是有效的剂量。氯胺酮不应用于小于 3 个月的婴儿。氯胺酮有较弱的拟交感神经作用：减少支气管痉挛、提高循环血压，并可产生心动过速。氯胺酮会增加颅内压，因此应当避免用于有颅内压增高风险的儿童。曾报道过使用静脉快速弹丸式给药时出现一过性呼吸暂停的案例，因此注药时间应大于 60s。

氯胺酮增加了保护性气道反射，但也有 <1% 的病例出现一过性喉痉挛，更罕见的病例在肌内注射氯胺酮后出现了持续喉痉挛而需插管，但无心肺系统并发症。使用阿托品可以减轻过度分泌来显著降低镇静后呕吐的发生概率。

发生喉痉挛的低概率使我们从麻醉学数据中推断，上呼吸道感染、哮喘、分泌物是发生喉痉挛的危险因素。由于这些风险因素，产生一种有效的体位“喉痉挛台阶”（彩图 8），这时压力是向后和向前施加的。这种体位可以减轻解除声门上喉梗阻时推动茎突的疼痛和一种未知的生理反应。

氯胺酮的其他并发症包括神志改变，从意识不清的兴奋状态到轻度幻觉，到数小时的尖叫。在不同报道中，轻度兴奋的发生率约为 15%，极度兴奋的发生率＜2%。反应的发生似乎与儿童在操作前的焦虑水平相关，所以，操作前对焦虑的儿童使用苯二氮䓬类药物可能有帮助。使用氯胺酮后加用咪达唑仑并未显示能减少这些反应的发生，但能使 20% 呕吐的概率减半。

深度镇静

由于其镇静患者和诱导睡眠的能力，在这一级别推荐的药物仍然是镇静催眠药。这一级别的绝大多数药通过中枢神经系统神经元的 GABA 受体发挥作用。这一级别任何一种未达治疗剂量的药物均会在儿童身上出现去抑制现象，由此导致兴奋、不能控制的行为和喉痉挛风险增加。更多的镇静催眠药是使儿童抑制到昏昏欲睡的程度。

巴比妥类药物是儿科镇静的经典药物（如戊巴比妥、硫喷妥钠、美索比妥）。由于各自脂溶性和中枢神经系统穿透率不同，这一级别的药物产生的可预测镇静效力不同。出于对硫喷妥钠在死刑中应用的道德考虑，其生产已经永久性终止了，并广泛地被依托咪酯替代作为快速插管的诱导药物。而美索比妥在静脉使用时有与丙泊酚相似的起始过程和剂量，且对于接受 MRI 检查而又有丙泊酚禁忌证的患者可以持续静脉推注。两种药皆可在 30s 内快速穿过中枢神经系统并诱导充分的镇静。在标准诱导剂量时，呼吸抑制是静脉注射这些药物的显著特征，呼吸暂停也有可能发生。在接受诊断性影像检查的儿童镇静中，直肠给与 25～30mg/kg 的美索比妥被证明是有效的，一过性的气道不良反应率为 4%～10%。这种途径的吸收很迅速，接受这种方式给药的孩子的父母应当像孩子入睡一样坐下、保持姿势并被严密观察。

戊巴比妥是一种快速起效、药效较弱的镇静催眠药，其主要用于短时诊断检查的镇静。该药通过静脉或肌肉使用，产生的反应是可以预计的；在诊断检查中有效率达 97%。戊巴比妥比单独使用苯二氮䓬类有更好和更可靠的镇静效果，但在 CT 检查中其效果不如依托咪酯，并有更多的并发症。戊巴比妥产生愤怒的概率在这些患者中可高达 7%。大多数常规用 2～3 次将 6mg/kg 的剂量快速推注完，如一次剂量未能催眠就间隔 30s 再推注 1 次。巴比妥类的优点是不会造成使用部位灼伤，但可能造成痛觉过敏，故应避免用于有颞叶癫痫发作的患者。

丙泊酚是一种超短效的镇静催眠药，用于快速顺序插管（RSI）和 PSA。丙泊酚的作用机制尚不清楚，或许与 GABA 受体效应或直接神经元细胞膜激动有关。丙泊酚是一种高脂溶性物质，可以在 30s 内（1 次上臂 - 脑循环时间）产生临床效应，持续 6～8min。相对禁忌证为对鸡蛋或大豆严重过敏。对于快速的检查如 CT 或腰椎穿刺，近来研究认为，弹丸式注射 2mg/kg，以 1～2mg/kg 的剂量维持可以保证操作中的镇静状态。对于时间稍长的镇静（如 MRI），丙泊酚持续注入 100～150μg/（kg · min）再使用弹丸式注射优于间歇性弹丸式注射。急诊室研究认为，可在使用辅助阿片类药物后以 1mg/kg 的起始剂量使用丙泊酚。在急诊科医师报告的超过 25 000 例的急诊室镇静中，丙泊酚出现严重的、可逆性副作用率低（2.3%）。注射丙泊酚产生局部烧伤者，可以由注药前 1min 使用止血带和 1mg/kg 利多卡因 mini-bier block 缓解。疼痛对于年长儿来说不算大问题，尤其是用肘前静脉时。

气道事件是最常见的并发症，而这主要是由丙泊酚引起的重度声带松弛造成的。3% 在诱导前头部需要重新定位，采用双手托颌法。一项比较美索比妥和丙泊酚在成人中应用的研究发现，4/52 的美索比妥组使用简易带阀面罩，而丙泊酚组是 2/51。有良好灌注的低血压也很常见但不需要处理。一项研究持续静脉输注会导致收缩压平均变动 22mmHg，而在不穿上衣的儿童身上，这一数值为 21mmHg。

氧气供给似乎可以减少这些最常见的并发症发生的概率，减轻组织缺氧。尽管使用丙泊酚有较高的气道相关事件发生率，但若能遵守深度镇静指南且急诊室给药医师受过气道管理训练，严重不良反应较罕见。由于其起效快和疗效确切，丙泊酚在急诊室里颇受欢迎，由此，急诊室丙泊酚临床实践指南于 2007 年出版。

由于丙泊酚实际也可作为止吐药使用，其可以减轻氯胺酮的常见副作用。氯胺酮 / 丙泊酚可以 1∶1 比例混合在单个注射器中，或相继给药。这种混合已被证实充分有效：复苏时间短、不良反应少、满意度得分较高。丙泊酚的一个独特副作用是共鸣的钝化，尤其是心脏。患者对迷走神经刺激非常敏感，使得很少有心动过缓和死亡报道。阿托品应准备好，尽管对于心功能正常的儿童不常规使用。

依托咪酯是一种主要用于急诊插管诱导的咪唑类镇静催眠药。其心血管曲线平坦，并适用于低血压患者。0.3mg/kg 快速推注可在 30s 内达到镇静效果。与丙泊酚、巴比妥类、阿片 / 苯二氮䓬类联合剂相反，依托咪酯在儿童身上气道反应很少。

依托咪酯不会产生痛觉缺失，因此，在急诊室操作如骨折复位时需要使用阿片类药物。芬太尼联合依托咪酯可以产生有效的镇静效果、顺利完成操作和快速复苏（在儿童身上，从给药到离开的平均时间是 21min）。研究认为，在儿科有疼痛的操作中应起始给药 0.2～0.3mg/kg，不良反应有低氧血症和呼吸抑制，但无呼吸暂停的报道。

依托咪酯副作用包括注射时烧灼感和长达 22% 时间的肌痉挛。在成人中，快速推注或在给药前小剂量给与 0.015mg/kg 咪达唑仑可减少肌痉挛的发生。快速推注依托咪酯诱导的镇静消退很快，甚至快过丙泊酚，这或许会限制其在急诊室的使用。报道的 ICU 内延长使用导致的肾上腺抑制甚至可在使用单次剂量时暂时发生。近来对伴脑膜炎链球菌血症的 ICU 患者评估时发现，由依托咪酯诱导插管的患者死亡率高于其他镇静药物诱导的患者死亡率；因此，依托咪酯不应用于有潜在感染或重症患者。

右旋美托咪定，与可乐定相关，是一种中枢 α_2- 肾上腺素受体激动药，具有潜在镇静、镇痛、抗焦虑作用。该药可导致较弱的呼吸抑制。潜在的、可能限制急诊室使用的副作用包括低血压后的高血压和心动过缓，推注时间长于 10min 可减少这些副作用。右旋美托咪定与其他镇静药物不同，其对脑电图无干扰。复苏相对较缓，且右旋美托咪定的评估限于非侵袭性延长研究。对接受 CT 检查的儿童的研究发现，2μg/kg 注射超过 10min 是有效的，且在 62 名儿童中无气道不良事件。联合使用右旋美托咪定和氯胺酮的镇静满意度不如氯胺酮 / 丙泊酚，但口腔和鼻内给药途径或许会成为静脉不耐受儿童的未来用药方式。

非药物镇静和镇痛

由于短时注意力和对建议的易接受性，儿童非常适用于非药物镇静镇痛技术。通过亲密谈话、讲故事或视觉、接触刺激来分散儿童对疼痛性操作如局部浸润或静脉注射的注意力非常有效。耳机播放音乐或看视频可以更长时间占据儿童的注意力以利于更长时间的操作。

在新生儿中，极高浓度的含糖液被发现可以降低疼痛操作（如包皮环切术）时的注意力分数。这种镇痛方式的机制似乎与诱发中枢神经系统脑啡肽有关。1～2ml 的 50% 蔗糖溶液和沾有蔗糖的奶嘴已被证实可有效减少新生儿足跟采血和静脉穿刺时的哭闹。

PSA 药物选择

医院或诊所的政策允许接诊医师根据患儿情况在广泛的药物中更合适地选择正确的 PSA 药物。过度严格的急诊室用药处方或许会导致医师勉强使用不太理想的药物来完成操作，并增加了伤害和不良事件的概率。PSA 药物的选择也受儿童的期望效应影响（如对无痛性的诊断性操作的配合）。

不同药物的联合使用或许可以充分利用各个药物的优点。最常联合使用的短效镇静和短效麻醉药组合是芬太尼 / 咪达唑仑和芬太尼 / 丙泊酚。在使用时需要谨慎，因为不光期望的效应会出现，不良反应也会出现。在联合使用这些药物时，每种药物的初始剂量应低于这些药物单独使用时的剂量。使用镇静药物时联合局部麻醉剂也可以有效地控制患者。局部麻醉可以镇痛，镇静药能够抗焦虑并使患儿配合操作，如腰椎穿刺和裂伤修补术。不同药物及其临床效果列在图 12-2 中。

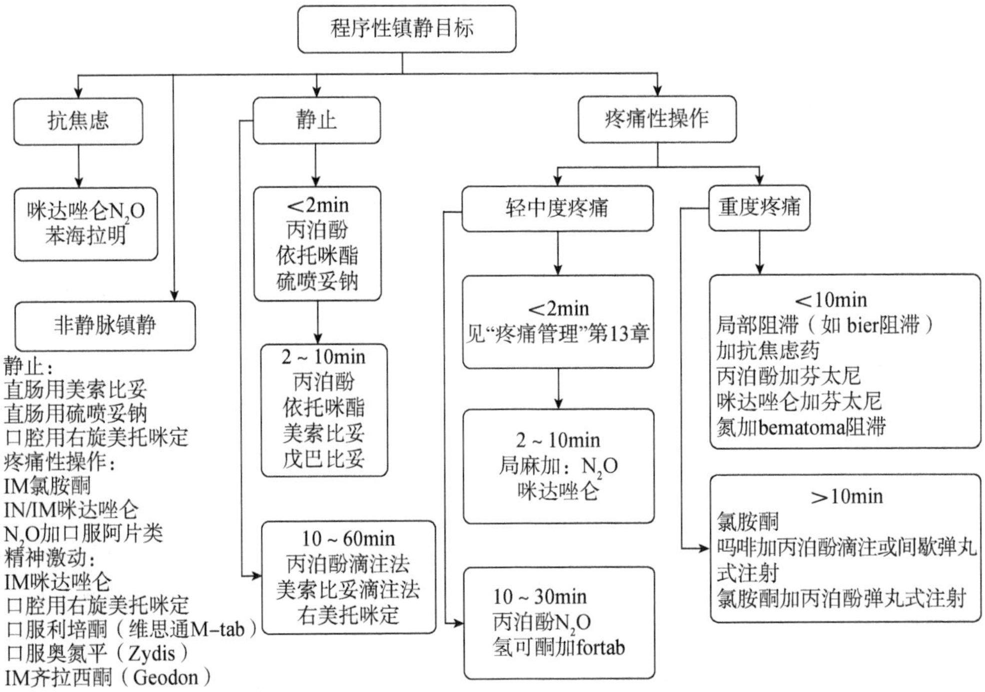

图 12-2 用药流程是按照前瞻性试验中药效降低的顺序排列的。在无证据时，流程应是有最少气道并发症的药物排在首位

有特殊医疗保健需求的儿童

一位急诊科医师需要为接受小操作的焦虑或患精神病的患者镇静。对已有精神疾病诊断（孤独症和精神分裂症）的患者可以考虑使用非典型抗精神病药的口服药片。这些药物已被证实比氟哌啶醇更有效，有更少的锥体外系副作用的风险。肌内注射咪达唑仑也被证实比肌内注射氟哌啶醇更有效、更安全。更新的抗精神病药如齐拉西酮肌内注射时 15min 就能产生镇静效果，但其只在成人中进行过大规模试验。对于儿科患者，可以选择多次给与同一口服镇静药。对于精神病患者，推荐初次给与低剂量并在 20min 后向精神科医师咨询后重复给药。对于有孤独症和其他行为障碍的儿童，无论是否提前口服，右美托咪定都被证实是一种高度有效的药物，尤其是在接受放射影像学检查时。

有潜在疾病的儿童，即通常称为有特殊医疗保健需求的儿童（CSHCN），可能要求 PSA 用于其相关的潜在疾病，以及同所有儿童相同的急性情况。通常，对潜在疾病，考虑到并发症，镇静药或镇痛药是不推荐使用的。而事实上，为避免过度的生理和精神压力，这些儿童是更为合适的 PSA 人群。

对这类人群的 PSA 方法与其他儿童是一样的，但在 PSA 药物的选择时必须同时考虑儿童的急性情况与潜在疾病。只要有可能，应当尝试协调镇静方案与儿童的用药计划（如在他们神经精神药物或抗癫痫药物后镇静）。伴有心血管系统疾病的儿童应当使用如芬太尼一类的药物，其对血压和心率的影响较小。对有呼吸系统疾病或伴上气道解剖异常的儿童最好使用局部麻醉药或有最小通气干扰的药物如氯胺酮。有肝或肾衰竭的儿童可能对巴比妥类或其他药物更敏感，这就需要更长的镇静后观察。应当进行麻醉学咨询，尤其是对于 ASA3 级或更高分级的患儿。

（许 峰 译）

第13章 疼痛管理

（原著 Amy L.Baxter, Lindsey L.Cohen, Corrie E.Chumpitazi）

要点

- 不经处理的疼痛在儿童会引起近期和远期的不良后果。
- 用 1：9 的碳酸氢钠和利多卡因混合皮内注射可减轻化学刺激引起的疼痛。
- 在安抚奶嘴上涂抹蔗糖可以减轻小婴儿在疼痛性操作时的疼痛。
- 对儿童而言，在骨折治疗时最痛的部分就是接受放射检查时。这种疼痛可以由早期对骨折部位的夹板固定来缓解。
- 疼痛管理的行为学方法包括练习放松、深呼吸、分散注意力和联想。

疼痛是患者就医的最常见的理由。尽管意识到疼痛的重要性，但在急诊室，儿童的疼痛处理仍不足。

儿科患者的镇痛不足

不经处理的疼痛在儿童会引起近期和远期的不良后果。例如，婴儿的疼痛可对神经元发育、痛阈和敏感性、应对方式、情感性、痛觉产生持久的负面影响。对相同的急诊主诉，儿童比成人使用的镇痛药物更少。实施这种“不充分镇痛”的理由是儿童未经历过或不记得疼痛、对年幼患者使用阿片类药物的担心和对儿童疼痛评估的困难。未经处理的疼痛会影响医学结果并会被前语言期儿童铭记。这些影响会随着年龄增长而被放大：青少年可能拒绝治疗，成人可能会拒绝献血，老年人可能由于害怕针刺痛而拒绝注射流感疫苗。有过负面医疗经历的儿童在静脉穿刺前表现出更高水平的焦虑，对操作配合度更低。进一步讲，就诊中高度的疼痛预示着未来就诊率降低和较差的医学随访。年长儿还会经历后遗症：未经处理的腰椎穿刺的疼痛增加了患儿对后续操作的疼痛反应。患者当前和长期的健康状况都受到镇痛不足的影响。

疼痛评估

在急诊室中，对疼痛的周期性评估，使用 Wong-Baker 脸谱疼痛评分法已成为常规。尽管在美国使用广泛，这种评分法仍有两点方法学上的不足：最左侧的笑脸在急诊室患儿是极少见；文化和具体思维偏差也能限制对泪脸的认可（图 13-1）。修正的脸谱疼痛评分法在世界范围内使用得更广泛，尤其是在经验性文献中（图 13-2）。其他选择包括垂直刻度的彩色 VAS 量表。倒三角形顶端宽的红色部分代表难以忍受的疼痛，底部窄的白色部分代表不痛。现在认为这种量表比标准 VAS 量表更易于操作，且避免了基于面部表情评分的最常见的问题：由于不高兴而非疼痛来选择更大的数字。

疼痛评估的价值需要经验支持，常规使用疼痛评分促进治疗。综合疼痛评估可以促进急诊室进行适当的疼痛管理。自我报告疼痛量表是首选；然而，3 岁以下儿童通常不能分辨疼痛的分级。学龄前儿童常缺乏诉说其疼痛或不适的语言和认知能力，因此发展出一些行为量表。东安大略儿童医院评分法（CHEOPS）和脸、腿、体位、哭闹、可安慰度（FLACC）评分法是两种普遍使用的评分法。FLACC 适用于重症和认知能力受损的儿童。

程序性疼痛管理

■ 静脉穿刺

美国儿科学会推荐，只要有可能，静脉穿刺时均应实行疼痛控制，并且许多模式在急诊室时间限制下仍有效。局部麻醉药（如普鲁卡因、利多卡因、丁卡因）阻滞钠的转运，增加了动作电位阈值使快痛冲动无法传导。所有局部麻醉剂都带有亲水和疏水基团，前者被完整皮肤的脂质层排斥。三种常用的用来通过皮肤屏障的麻醉制剂有局部麻醉药共溶混合物（EMLA）（Astra-Zeneca, Wilmington, DE），LMX-4（Eloquest, Ferndale, MI）和丁卡因（如 Ametop Gel, Smith & Nephew Healthcare, Hull, UK; Synera, Galen US, Inc; Endo Pharmaceuticals,

Malvern, PA)。

EMLA 是第一个也是研究得最多的表面麻醉剂：2.5% 普鲁卡因和 2.5% 利多卡因。有证据支持对于超过 45min 的操作采用静脉导管置入给药可以减轻疼痛。EMLA 有效时间可达 4h，浸透深度达 6mm。停止给药后麻木感可持续 1h。EMLA 可产生血管收缩，这在理论上可降低静脉穿刺成功率，但与研究结果相反。静脉穿刺成功率随 EMLA 留置时间延长而增加，在 2～3h 时成功率可达 92%。高铁血红蛋白血症是其罕见的副作用，多发生在缺乏代谢所必需的酶的未成熟婴儿。目前的推荐意见将 EMLA 的使用限制在至少 37 周胎龄的婴儿。一种发生率为 1%～2%、认为是毒性起源的紫癜性皮疹曾被报道，尤其在过敏体质的患者。

LMX-4（曾被称为 ELA-Max）将 4% 的利多卡因制剂注入脂质体中以利于快速吸收。其 30min 内起效，并在静脉穿刺的疼痛中与 EMLA 同样有效。药物的快速耗散使其在应用 40～60min 后麻醉效应逐渐消散。与安慰剂相比，LMX-4 提升了初次插管成功率（74% vs.55%），并降低了插管时间和疼痛评分。LMX-4 不需要处方也不伴有高铁血红蛋白血症的风险。一些设备可增强 LMX-4 的吸收使其起效更迅速，包括超声和激光。

丁卡因凝胶，曾称为阿美索卡因（Ametop Gel, Smith &Nephew Healthcare, Hull, UK），可单独或与利多卡因一起使用。4% 的制剂在 30～45min 内起效，持续 4～6h 且有效性与 EMLA 相似。

对于静脉穿刺，有丁卡因和利多卡因的混合剂（7%/7%）独立片的产品。在美国 Synera®（ZARS Pharma, Salt Lake City, UT）和欧盟 Rapydan ™（Souderton, PA），又被设计成儿童绷带的外观并推荐用于 3 岁及以上的儿童。独立片有一个加热装置可减少吸收时间并使局部血管舒张。经测试，这种混合剂在比 EMLA 和安慰剂少的时间里显示了良好的局部麻醉效应和疼痛控制。

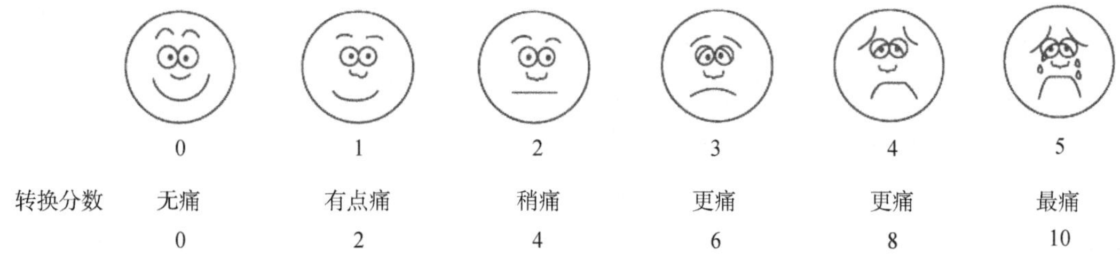

图 13-1　Wong-Baker 脸谱疼痛评分法

（经许可引自 Wong D.L. Essentials of Pediatric Nursing, 5th ed. Mosby-Year Book; 1997.）

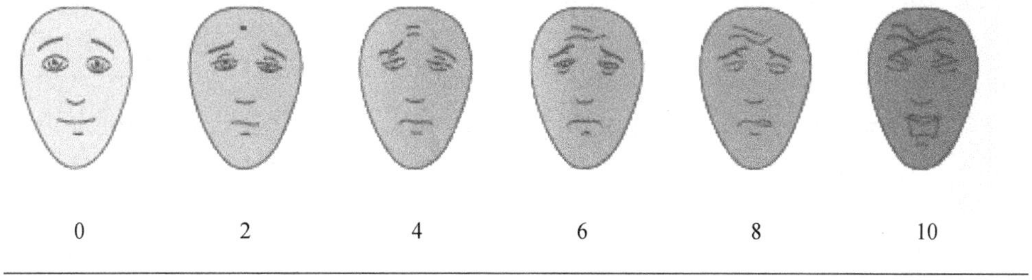

图 13-2　修订版脸谱疼痛评分。使用和翻译请访问 www.painsourcebook.ca

［经许可引自 Hicks CL, von Baeyer CL, Spafford PA, van Korlaar I, Goodenough B. The Faces Pain Scale-Revised: toward a common metric in pediatric pain measurement. Pain. 2001; 93（2）: 173–183.］

■ 利多卡因设备和技术

离子电渗疗法使用低电压的电流驱动带正电荷的利多卡因通过表皮。随着电流流向负极，利多卡因也由正极端被带到皮肤。这种电流对于某些儿童是有害的。使用时间是至少 10min。相反，在静脉穿刺前使用小号针头注射缓冲利多卡因操作迅速并耐受良好。这种方式一般价格不高，取决于医院对额外耗材的捆绑收费。

J-tip 注射器（National Medical Products, Irvine, CA）通过推注压缩 CO_2 将利多卡因注入皮下。研究

发现，在静脉插管时，J-tip 比 EMLA 膏疼痛更少。另外，对比于其他静脉插管时使用的表面麻醉药物，这种方法是最经济的。

■ 冷喷雾及振动装置

Buzzy®（MMJ Labs，Atlanta，GA）装置联合了冷喷雾及振动装置，将其放置于插管近端，这与冷喷涂相比，减少一半的疼痛并增加了静脉注射成功率。许多医院已经在针尖刺入部位使用挥发散热剂喷雾（Pain Ease，ethyl chloride，Gebauer，Cleveland，OH），但是冷喷雾会致血管收缩使插管困难。静脉穿刺的安慰剂随机对照试验得出了许多不同的结果。这种方法或许对 8 岁以上的儿童有效。使用挥发散热剂喷雾的初次插管成功率高于（85.0%）安慰剂组（62.5%）；且需要处理以防止 1 次插管失败的数量是 5（95% CI 3～32）。图 13-3 提供了一种在不同时间最佳的控制疼痛方法。

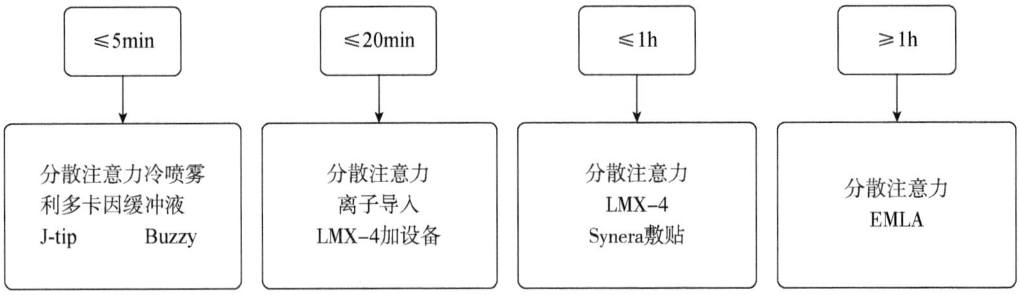

图 13-3 静脉穿刺的镇痛选择（按费用增加的顺序排列）

裂伤

开放性裂伤使得药物易于吸收，而与药物的亲酯性无关。首个用于血管收缩的丁卡因、可卡因（TAC）与肾上腺素的混合剂很有效，但由于有药物管制而供应困难。而利多卡因、肾上腺素和丁卡因（LET 或 LAT）有相等的药效，使得 LET 成为儿科外伤处理的标准用药。

在冲洗或修复前，可用少量浸有 LET 的棉球或与甲基纤维素混合的 LET 直接放在伤口处。这种溶液或凝胶可以用包扎带、带子或绷带固定。组织变白时会有麻木感，通常出现在 20min 后，去除药物后麻醉可持续约 21min。单独使用 LET 可充分控制 70%～90% 的儿科面部裂伤，并与传统注射利多卡因相比可减少 30min 的留观时间。

在肢体末端，LET 的有效性会降低（约 50%），但不会引起指（趾）端缺血。通过黏膜吸收是现在理论研究的热点，但避免对口腔裂伤使用 LET 的根本原因是由于黏膜变白而缺失了红色的边界标志。EMLA 曾用于裂伤修补但降低了麻木效应。在进行儿童裂伤修复时，氢可酮 / 对乙酰氨基酚联合 LET 可有效减轻疼痛。

■ 渗透

局部麻醉时，无论是否在利多卡因中加入肾上腺素，渗透液体所致组织破坏和利多卡因酸性 pH 都会增加疼痛。在成人，使用利多卡因时，用尽可能最小号的针头缓慢注射可减轻疼痛。在伤口内注射，而非通过附近的完整皮肤注射。可在渗透近端数厘米部位轻敲、抖动或振动来分散，由此减轻注射的疼痛。利多卡因本身的化学刺激可以通过在注射器中以 9∶1 的比例加入碳酸氢钠缓冲。注射器内预混药物通常可在非冷藏的环境中保存 1 周。将注射器加热至体温也比直接注射冷藏过的麻醉药舒服。

适当的情况下可考虑局部神经阻滞而非直接局部浸润麻醉。对于单纯手指裂伤，局部注射并不优于手指阻滞麻醉。对于足部裂伤、面部裂伤、手掌裂伤，可以考虑局部神经阻滞，但对于更小的裂伤，局部浸润麻醉可能疼痛更小。

脓肿

切开和引流可能需要程序性镇静以充分减轻疼痛。切开前在完整的皮肤上联合使用局部麻醉药和在圆形区域局部浸润利多卡因，疼痛从理论上讲可减至非口服镇痛药单用或合并使用 N_2O 就足够镇痛的程度。当脓腔内填满纱布时，将 LET 滴入纱布 20min，再去除浸湿的填充物边缘，以减轻去除过程的疼痛。放置 LMX-4 也可引起自发引流并减少程序性镇静的需求。

腰椎穿刺

常规使用药物干预来缓解婴儿腰椎穿刺疼痛在儿科急诊医师和研究者中，还不足 1/3。研究证实，使用局部麻醉药可提高腰穿成功率。在采血或收集小便前，LMX-4 的快速疗效使它成为检查脓毒症的一个可行方案，而 EMLA 却需要 1h 才起效。在需要急诊操作腰椎穿刺时，少至 0.1ml 的、安抚奶嘴上的口服蔗糖（如 Sweet-Ease，一种 24% 蔗糖和水的溶液）就可以为操作过程提供止痛效果。尽管也可用于 6 个月龄、接受较轻侵入性操作的婴儿，但蔗糖的效果最常被用在早产儿和小于 2 个月的婴儿身上。

对于年长儿，无论是否加用抗焦虑药，局部麻醉药即已足够。当一个儿童在病程中可能需要接受多次腰椎穿刺时，如白血病，初次就使用深度镇静增加了事后的恐惧和关于操作的创伤后应激。另外，提供最佳的疼痛控制将有助于避免痛觉过敏和对随后的腰椎穿刺增加疼痛反应。

EMLA 已被证实可用于年长儿腰椎穿刺镇痛。在 3 个月龄左右，局部麻醉药就不能充分渗透表皮以达最佳疼痛控制。浸润大量的缓冲利多卡因（约 1ml 每 10kg 体重，最大达 5ml）到操作部位可提供更好的疼痛缓解效果。短效阿片类（如芬太尼）可进一步提升操作的舒适性。

口腔炎

口腔炎，最常出现在儿科患者，常为自然性（如柯萨奇病毒或疱疹病毒）且具有自限性。在需要时，可口服镇痛药物，如布洛芬 10mg/kg，每 6 小时 1 次；也可鼓励充足的饮水。外用治疗方法常是试验性的，如 1∶1 混合氢氧化铝 / 氢氧化镁和苯海拉明或硫糖铝来覆盖溃疡。另外局部黏性利多卡因或苯佐卡因应避免用于年幼的儿童，因为其有从黏膜吸收或摄入中毒的风险。在严重的病例中，可能需要口服阿片类药物控制疼痛，并静脉使用液体以防脱水。

阴茎手术

中度或深度镇静，尤其是使用快速作用的药物如 N_2O，可能是包茎环切术的理想镇静方式。局部疼痛控制既可以是表面麻醉，也可以是区域阻滞麻醉。尿道口区域 LMX-4 作用 30min 与 EMLA 作用 45min 是等效的。应当避免药物滞留过久导致毒物吸收。

导尿术

对于接受导尿术的儿童，在导尿前可使用 2% 利多卡因凝胶并作用 1～2min。尽管在成年男性中可有效减轻疼痛，在儿童中的研究却是数量有限且结论模棱两可。尽管如此，使用添加利多卡因的润滑剂注入尿道可减轻婴儿导尿的痛苦。另外，使用 EMLA 后，耻骨上膀胱穿刺可被患者很好地耐受，并独立于患者年龄，相关的疼痛评分。N_2O 在急诊室内进行 VCUG 导尿中的应用可能有限。经鼻使用芬太尼的试验尚未证明可有效缓解导尿术的疼痛。

骨折与烧伤

骨折复位和烧伤清创术的完成通常需要程序性镇静，然而阿片类单一药物治疗可引起疼痛控制不足或镇静后的呼吸抑制。单一使用麻醉药物在初次操作时是适当的。常用的吗啡 0.1mg/kg 肠外初始剂量对极度痛苦的事件往往是不够的，0.15 mg/kg 可作为严重烧伤或移位的长骨骨折处理的初始剂量。如果静脉通道尚未建立，初始剂量的阿片类口服药物如氢可酮或羟考酮可能会加速疼痛缓解。经鼻用芬太尼 —— 对疼痛缓解，这种途径与静脉用吗啡同样有效 —— 起效更快但也可能增加呕吐。

骨折的处理中迅速固定能帮助疼痛缓解。初次 X 线检查是儿童急诊骨折处理中最痛苦的部分，因此建议在实施放射检查前可使用临时夹板固定和镇痛。随后，局部疼痛控制是骨折复位或四肢烧伤清创术的辅助选择之一。静脉局部麻醉是前臂骨折复位中最常用的一种技术。静脉穿刺处位于患侧，在用双血压袖带加压到 250mmHg 后输入利多卡因和生理盐水。5min 内，肢体末梢发绀并完全麻木，其后即可在无痛状态下操作。这对因进食而不能镇静的儿童是极佳的选择。短效抗焦虑药，不论 NPO 时间长短，都可以有效减轻患者目睹操作的焦虑。

与氯胺酮镇静相比，有研究评价使用 N_2O 的血肿部位局部麻醉效果更优。曾有描述股神经阻滞用于骨折疼痛的研究，但是这种方法要求有专门的培训才能有效地应用。程序性镇静最常用于某些明确的骨折复位治疗。

镇痛药物

单纯镇痛类药物包括对乙酰氨基酚与非甾体抗炎药（NSAIDs）。它们通常作为退热药并治疗轻微的四肢疼痛。术后对乙酰氨基酚直肠给药的负荷剂量需 40mg/kg 才能达到充分镇痛的血液浓度。后续疼痛缓解要求的直肠给药剂量为 20mg/kg。静脉用对乙酰氨基酚处理疼痛或发热在美国已成为可能，其药代动力学特征与口腔和直肠给药类似，为 15mg/kg。静脉用布洛芬正在美国进行试验，其主要的结果是，大多数研究中发热减少。酮咯酸，一种在美国最常用的肠外非甾体抗炎药，在前列腺素介导的条件下发挥药效，而使用于如胆道或肾绞痛的时候，虽然在其他疼痛的条件下其使用通常还需其他麻醉药物。此外，很多单纯镇痛药在口服联合治疗中也联合阿片类药物使用，以发挥协同效应。

合成与天然的麻醉性镇痛药皆通过刺激中枢神经系统中阿片类受体起效。各种药物药效的差异源于对这些结合位点的选择性不同。阿片类镇痛药产生剂量依赖性的中度镇静效果。尽管在标准剂量时临床表现并不明显，任何剂量都可引起心血管系统和呼吸系统的抑制。轻度不良反应包括由于组胺释放引起的恶心和短暂瘙痒或荨麻疹。纳洛酮或纳美芬这样的竞争性拮抗剂可以逆转过度镇静。

吗啡是一种经典的麻醉镇痛药，通常作为辅助镇痛被用来治疗中度至重度疼痛，也偶尔作为镇静催眠药。对有瘙痒史的患者，可使用苯海拉明或羟嗪处理。新生儿和小婴儿可能比大于6个月龄的患儿需要的每千克剂量低。大于此年龄段，小于11岁的儿童比成人代谢更快，且可能需要更加频繁地重复给药。早期经鼻或静脉用药可以使患者感觉更舒适，并提高创伤患者NPO的改善。

哌替啶与吗啡的临床特点相似。但与吗啡不同的是它被代谢为一种活性代谢物——去甲哌替啶，其血浆半衰期比母体化合物更长。更高血浆水平的去甲哌替啶可以导致癫痫发作，因此哌替啶不应用于在较长的时间内需要多次剂量麻醉药物的儿童。

氢吗啡酮是与吗啡和哌替啶类似的强效、合成麻醉性镇痛药，并常用于肾绞痛、腹痛或镰刀形红细胞贫血患者的疼痛常规处理。

枸橼酸芬太尼是一种合成的短效麻醉药，其药效约为吗啡的100倍。它具有起效快、药效可维持20min的特点，使其成为短暂疼痛性操作的理想药物。不同于其他麻醉药物，芬太尼对心血管的影响较小，使它可用于低血容量或有心脏问题的患者。胸壁强直是芬太尼一种独特的并发症，其发生于用药速度过快时（尤其是婴儿），可用纳洛酮拮抗，尽管可能需要气管内插管并致骨骼肌麻痹。芬太尼是唯一可通过黏膜途径发挥药效的麻醉药。过量使用和呕吐使之前可用的“棒棒糖”从市场中淘汰。经鼻使用标准静脉配方的芬太尼对于1岁的儿童也是安全的。黏膜雾化装置可能会帮助给药。新生儿和小婴儿应当减少剂量，因其对呼吸抑制的作用更敏感。

可待因、氢可酮和羟考酮是效果稍弱的麻醉镇痛药，通常联合单纯镇痛药如对乙酰氨基酚或布洛芬口服给药。可待因的代谢有种族差异。多达15%的亚洲患者和7%～10%的白色人种患者缺乏完成O-甲基化的能力，而这种甲基化可使可待因转化成活性吗啡类似物。因此，这些患者在使用可待因单纯镇痛时疼痛缓解时间较短，这也许可以解释在比较对乙酰氨基酚联合或不联合使用可待因的研究中缺乏疗效的可比性。尽管其他两种阿片类药物在结构上类似，但它们显然更易代谢为活性吗啡（表13-1）。

表13-1 儿科常用镇痛药物

药物	途径	剂量（mg/kg）	典型最大剂量[a]	持续时间	备注
镇静药物					
哌替啶	静脉给药，肌内注射	1.0～2.0	100mg/kg	3～4h	慢性累积风险
吗啡	静脉给药，肌内注射，皮下	0.1～0.15	10mg/kg	2～4h	强直窒息＜6个月龄小剂量
芬太尼	注射	0.001～0.002	0.05mg/kg	20min	强直窒息
	静脉给药，IN	0.005～0.010	0.05mg/kg	4～6min	
瑞芬太尼	黏膜给药	0.001	2mg/kg	4～6h	
氢吗啡酮	静脉给药	0.01～0.02	10mg/kg	4～6h	
氢可酮	静脉给药	0.2	60mg/kg	4～6h	
可待因	口服	1～1.5			
拮抗剂					
纳洛酮	静脉给药，肌内注射	0.1	2mg	20min	
氟马西尼	静脉给药	0.01	0.2mg	30min	

a. 典型最大剂量表示在绝大多数患者中有效的剂量。由于患者个体差异，某些患者可能需要大于此剂量的药物。若需大剂量使用，需监测患者生命体征。

儿科疼痛的行为学管理

多模式的疼痛管理可以改善预后，并在最佳疼痛控制的同时最大限度地减少药物引起的副作用。行为学措施往往包括应对技巧训练或在医疗活动准备和实施过程中帮助分散患儿注意力。措施包括分散注意力、引导式想象、催眠、放松技巧、生物反馈、经皮神经电刺激和针灸。

■ 准备（父母和孩子）

对较复杂的操作（如手术）或虽相对较小但对患者有创伤性的操作，应提前做好准备。操作当天的准备对一些较小的临床操作（如穿刺）应当是充分的，并可以在急诊室的环境下完成。准备包括视频、纸质介绍或其他可用到的辅助用品，并应与教育信息部门合作。允许家长及其子女提问可能会减轻他们的恐惧与不切实际的期望。内容应当清晰、准确，以一种非情绪化的方式表达并配合不同年龄的人群，应当包含详细操作步骤和孩子可能经受的身体感觉的细节。准备应包括应对技巧训练，如放松技巧（如深呼吸、渐进式肌肉放松）或分散注意力（如想象、看电影、解心理数学题）。父母的焦虑常预示其子女的医疗痛苦。

父母应当学会在疼痛性医疗操作中如何最好地协助。告知父母自责会增加疼痛反应，而充分的注意力分散或催眠会减少疼痛反应，这样或许会使他们提供恰当的支持。

■ 程序干预

在疼痛性医疗操作中实施的行为干预包括放松、赞美和其他适当行为的强化、想象和分散注意力。分散注意力的方法多种多样，包括电影、有吸引力的玩具、虚拟现实技术、音乐、气泡和短篇故事。科技的进步提供了应用交互式触摸屏和对物理操作应答功能的设备。行为学认为，分散注意力即将注意力从引起焦虑的刺激（如医疗设备）或与痛苦不相符的诱导行为上转移开来。理想的分散注意力的方法因人而异，但理想的方法应包含多感官模式（如视觉、听觉、触觉）并产生积极的、与疼痛不一致的情感，如笑。对没有父母辅导就不愿配合的儿童，应当考虑让父母安抚他们。尽管一项 Meta 分析认为，在不同性别和族裔群体中，分散注意力有相等的效果，但其对小于 7 岁的儿童是最有效的，当然对其他年龄段儿童也有效。在操作前、中、后都应当分散注意力。

■ 婴儿的行为学干预

数据显示，分散注意力的方法可能对 1～24 个月龄的儿童有效，但年龄较大的幼儿可能就不是那么有效了。对年幼婴儿的行为学干预包括蔗糖、非营养性吸吮、母乳喂养和皮肤接触（袋鼠式照顾）。剧烈疼痛性操作之前给予蔗糖水可降低新生儿和 4～6 个月龄婴儿的疼痛。通常通过浸入糖水的安抚奶嘴或直接用注射器将糖水注入口中的方式给予。

（许 峰 译）

第三部分

影　像　学

第 14 章　影像学检查

（原著　Wendy C. Matsuno）

要点

● 超声检查可用于诊断幽门狭窄、睾丸扭转、异位妊娠、卵巢扭转和阑尾炎。

● 当超声检查不能确诊而临床高度怀疑睾丸扭转或卵巢扭转时应该警惕。超声检查的敏感度和特异性在诊断上述疾病时仍有限。

● 肥胖患儿的超声诊断成功率有限。

● CT 扫描是一项很有价值的影像学工具，但应用在幼儿时应考虑到电离辐射暴露的危险性。

● 在急诊科磁共振成像（MRI）在脐带压迫或脑卒中等紧急情况时常作为备选检查。

概述

急诊医学的患者常有多种不同的主诉，影像学是解密众多症状和体征从而得到正确诊断的一种重要工具。本章就诊断性 X 线片及 CT 检查技术在最佳可视化影像选择和患者安全方面进行讨论。超声和 MRI 将另列章节讨论。

诊断性 X 线片（X-RAYS）

X 线平片摄影约占所有影像检查的 80%。X 线平片摄影获得的影像是通过 X 线完成的，X 线是一种称为光子的电磁能集合。电磁能以光速的不同频率通过。频率越高，拥有的能量越大。例如，相比低频率的可见光有 1eV 能量，高频率的 X 线光子则有 30keV 的能量。X 线含有大量的能量使原子电离，因此 X 线成为电离辐射的形式之一。

仅有接近 1% 的 X 线可完全透过患者到达胶片（彩图 9），其余 X 线则被吸收或反射。因为 X 线不能穿透某些特定的物体，X 线吸收可导致胶片呈白色影像。那些有高原子数的物体（如骨组织）可吸收 X 线而呈现白色影像。近 1/3 X 线可到达胶片称为一次 X 线，它们以直线直接透过患者，其余 X 线则被反射，这些射线与原子相遇后从其他方向被反射回来，在胶片上形成灰色影像，降低了影像的质量。为了去除反射 X 线常使用防散射滤线栅，它由混合射线可透条带的薄铅条构成。反射的 X 线被铅吸收，而一次 X 线则到达胶片。为了防止曝光过程的网格线产生，滤线栅常需要略微滑动，滤线栅的缺点在于可能滤掉过多 X 线而致穿透不足。修复此问题则需要更高的 X 线曝光。要想在最低辐射剂量下获得最好的影像，应该在减少 X 线散射和增加吸收两者之间保持平衡。

■ 安全考虑

X 线可致生物组织损害。常发生在 X 线被吸收或散射时，X 线与原子碰撞致电子发射或原子电离过程中。考虑到 X 线的损害性，常用铅板来保护人体不需照片的部位。由于铅具有高原子数的特性可避免 X 线穿透，使其成为良好的防护品。

■ 优点及局限性

放射诊断的优点在于能用相对低的辐射量得到快速的大面积影像。在急性病理状态时提供给急诊医师。在不能成功转运患者至放射科时，移动 X 线设备使床旁摄片成为可能。

X 线照片的局限在于，对于三维物体其仅能提供二维影像，因此常需要复合的视图影像资料。另一缺点在于射线可透的物体不能在胶片上成像（如塑料）。因此在异物诊断中 X 线的使用具有局限性（图 14-1）。

■ 诊断与流程

放射 X 线摄影是急诊科最常见的影像学检查。X 线摄片是诊断骨折的标准，也常用于评估胸腹部病变，同时也能为临床医师评估患者病因提供更多的信息（图 14-2）。

X 线摄影时无须相应流程，但 X 线透视时则需要。X 线透视检查与 X 线摄影检查相似，但 X 线透视检查在影像增强器辅助下，可使临床医师在屏幕上直接看见实时影像，但影像的成像质量较差，且患者常暴露在较大辐射量下。X 线透视检查常用于骨折复位或对照研究上。

电子断层扫描（CT）

CT是20世纪60年代后期由英国工程师杰弗里·豪斯菲尔德发明的。豪斯菲尔德认为，从不同角度获得的编译图像数据使得每一个物体的衰减特性均能被确定。通过计算机累积数据可形成横断层面影像。

美国每年约有6200万患者进行CT扫描检查，其中200万～400万为儿科患者。近10年来受检患者呈7～10倍的增长趋势。CT扫描应用快速增长的主要原因可能在于技术的可及性并得以不断改善。

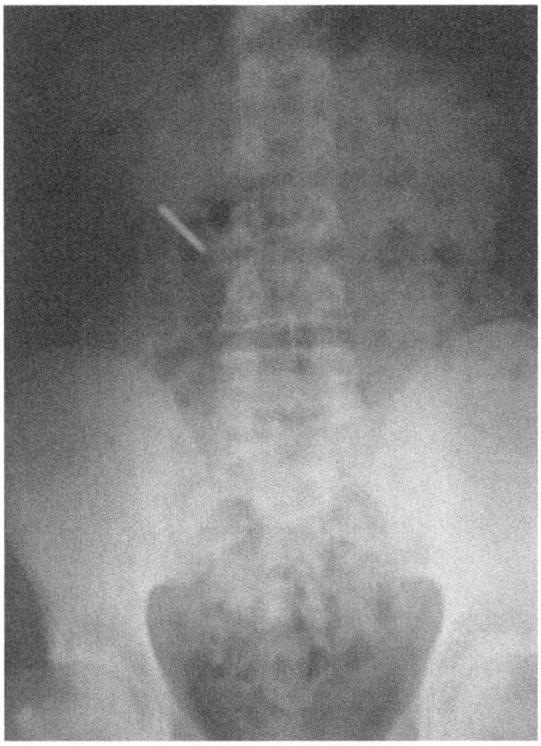

图14-1 X线摄影显示一个不透射线的异物。据称患者意外吞下螺丝起子

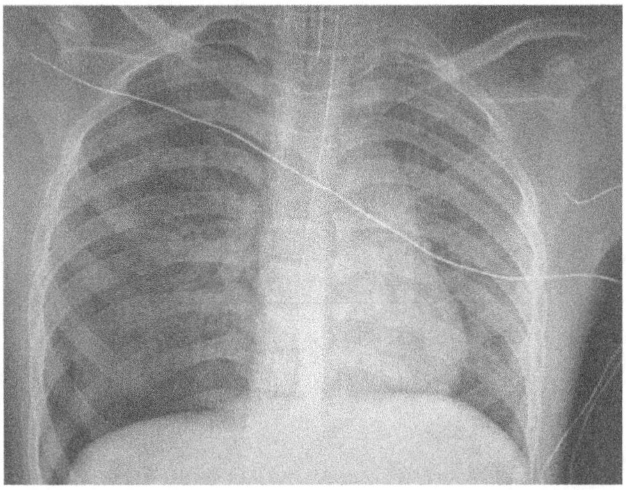

图14-2 创伤患者的X线检查。注意肋骨骨折和右侧气胸

■ 物理学及病理生理

CT扫描的基本原理与放射X线摄影类似，使具有不同密度的身体不同部位显影。患者平躺于检查台上并滑动进入CT检查机（彩图10），CT机上一个狭窄的窗口发射细的扇形X线光束，光束被位于患者正对面的X线探测仪接收而非被胶片接收。X线光源及X线探测仪同时围绕被检查患者旋转，从X线探测仪获得的信息经计算机处理后形成三维立体图像。

CT机进展体现在CT检查速度的提升。轴向CT扫描是指检查台间歇在X线光源及探测仪间旋转；螺旋CT发展于20世纪90年代，使得检查台能持续在检查期间移动患者；多控制器，也称多层CT，是指多排X线探测仪旋转，可同时进行多层扫描。而进一步减少CT扫描的检查时间仍是接下来改进的方向。

正如以上所述，X线是电离辐射的一种形式，电离辐射时原子或分子释放电子。水分子释放的羟自由基可致DNA条带断裂及碱基受损。X线也能电离DNA。在多数情况下，细胞能修复损伤的DNA，但DNA双链断裂很难被修复，修复过程中的错误修复可导致点突变、易位、基因融合，最终导致癌症发生。鉴于电离辐射可能导致的严重不良反应，放射学研究的安全性应当引起足够重视。

■ 安全性考虑

电离辐射除了人为来源外，自然环境也存在电离辐射，包括宇宙射线、地表岩石和山脉。美国人每年平均辐射量约为3mSv。人为来源的电离辐射主要包括诊断性X线及CT扫描产生。电离辐射可改变生物组织引发安全危害。

对于CT扫描的安全问题，首先需定义一些专用术语。吸收剂量是电离辐射给予器官的放射剂量。吸收剂量的单位为戈瑞（grays，Gy），1Gy是指每千克物质吸收1J的辐射能量。器官剂量代表器官的总体辐射量。有效剂量常用于非均质组织，如腹部CT时腹部不同器官的危险性评估。有效剂量综合考虑了每个器官接收的辐射量及特殊器官的辐射敏感度，单位为mSv。对X线而言，全身1mGy的照射剂量等同于1mSv的有效剂量。

CT扫描较放射X线摄影的器官辐射量明显增高。例如，前后位腹部平片时，胃接受的器官剂量约为0.25mGy，而腹部CT时胃的器官剂量高达50倍。FDA估计10mSv有效剂量（如腹部CT）可增加患者死于致命性肿瘤的概率达到1：2000。而接受腹部

CT 扫描的儿童肿瘤患者的死亡率高达 1：550。因电离诱发肿瘤的患者死亡风险是惊人的，但也应正确认识电离辐射在肿瘤死亡风险方面的作用，由于肿瘤死亡的高危因素是多方面的，其死亡率本身约为患者的 1/5。

相对于肿瘤总的高死亡率，CT 扫描增加其死亡率的作用显得微乎其微。但由于 CT 扫描的广泛使用，尤其在儿童患者，因此未来仍应关注 CT 扫描检查带来的不良后果。儿童患者较成人患者更易受 CT 扫描电离辐射的影响原因有三。第一，儿童的组织器官处于生长发育期，其辐射敏感性较成人高。当给予相同的辐射量，儿童器官对于电离作用更为敏感。第二，因为辐射暴露与肿瘤发生之间存在潜伏期，估计有较长预期寿命的儿童肿瘤发病较晚。白血病的潜伏期最短，为放射暴露后 2～5 年，而实体瘤的潜伏期较长，为 10～20 年。第三，当儿童患者做 CT 扫描时，常暴露在成人参数下，这些参数并不适用于儿童，因此使儿童患者对于电离辐射更敏感。

除肿瘤风险外，儿童脑部 CT 扫描还有认知损害方面的风险。尽管仍有争议，瑞典研究者发现婴儿随颅脑放射量增加，认知表现进行性降低。因此，婴儿发育中的脑组织较成人脑组织对于放射导致的损害更为敏感。

放射学家及 CT 技师应当在使用放射量时调整参数，以可合理达到的尽可能低的水平（as low as reasonably achievable，ALARA）获取适当的扫描。降低儿童的电离辐射也应当遵循 ALARA 原则。CT 参数调整应当个体化。为了减少 CT 辐射量，可能在扫描片上存在些许斑点影像，但常不会影响诊断的准确性。成人患者的辐射量减少 50%～90% 用于儿童患者不会影响到扫描的解读。医师详细陈述需要做 CT 扫描的原因才能有的放矢地调整好 CT 参数。其次，CT 检查同其他诊断性 X 线检查一样，是仅在必须时施行的检查。有时可以选择超声和 MRI 等影像学检查以避免不必要的电离辐射。在进行 X 线检查和 CT 扫描时，临床医师应当与患者及其父母就知情同意达成共识。

■ 优点及局限性

对急诊医师而言，CT 扫描较易进行。CT 最主要的优点在于它能迅速提供有用信息。由于 CT 扫描可快速进行，多数情况下不需要镇静治疗。

CT 的主要局限性在于显著的辐射暴露，尤其是儿童患者；其次，CT 解读多数情况下需要专业的放射医师；再次，CT 检查需要将患者转运至放射科，因而限制了其在非稳定状态患者的使用；最后，高质量的可视化结构影像常伴随着明显的副作用发生。约 5% 患者有轻度反应如恶心、呕吐、皮疹、金属味觉。0.1% 的患者有严重反应，如低血压、喉头水肿，甚至心搏骤停。由于可引起肾功能损害，因此禁用于肾衰竭或多发性骨髓瘤患者。

■ 诊断与流程

总之，应权衡优点、局限性、安全性与临床图像之间的问题，以确定最好的诊断检查方法。下面讨论常用的 CT 扫描问题。

阑尾炎诊断建立在临床检查基础之上。正如先前讨论，超声可用于阑尾炎的诊断且是第一位的诊断检查手段。当超声不能明确诊断时，腹部 CT 对阑尾炎的敏感性是 87%～100%，特异性是 83%～97%。

CT 扫描可为儿童创伤患者迅速提供较多信息。这些信息有助于判断是否需要即刻手术或免于外科手术。而且，气道干预会影响医师在临床上正确评估或监护患者，因此 CT 扫描可帮助医师诊断可疑的颅内或腹腔损伤。

对于不稳定的创伤患者，需要将患者转移到放射科，因而限制了 CT 检查的使用。患者还需由转运床搬至 CT 检查台，此过程也需耗费人力。患者病情不稳定需要立即外科手术时，腹部 CT 扫描也应当尽量避免。

总结

影像诊断对儿科急诊极为重要。X 线检查和 CT 扫描因其熟知度及可及性成为常用的首选检查手段。随着临床医师对 X 线检查和 CT 扫描电离辐射危险性的认知逐渐增强，以及其他非电离辐射方式的出现，未来可望有更多的影像诊断方法供选择。

（谭利平　译）

第15章　儿科床旁超声

（原著　Alexander Sasha Dubrovsky）

要点

- 创伤重点超声评估（focused assessment with sono-graphy in trauma，FAST）可以迅速识别低血压儿童危及生命的腹腔内出血。对于情况稳定的外伤患儿，连续创伤超声评估法可以提高腹腔内隐匿性损伤的识别，在减少CT使用的情况下，创伤超声评估法可能是一种有效的筛查工具。
- 儿科床旁超声（P-POCUS）可以更准确地识别皮肤和软组织感染是否需要切开引流。
- P-POCUS可提高建立儿童中心静脉通道的安全性和效率，同时可以改善外周血管通路穿刺困难患儿的首次穿刺成功率和效率。

概述

P-POCUS能使医师通过超声技术协助体格检查，并能更准确、有效、安全地救治急诊、外科及创伤相关的患儿。本章将对P-POCUS三大常见适应证如腹部和躯干创伤、皮肤和软组织感染、血管通路做简要介绍。

躯干创伤

FAST扫描能缩短手术时间、住院时间、CT使用、住院花费，同时改善成人创伤患者的发病率。对于病情持续不稳定的躯干创伤患儿，FAST能迅速识别和处置腹腔出血情况。另一方面，大多数腹腔内创伤的儿童不需要手术治疗，因此FAST具有其他作用。一些研究运用儿科FAST扫描比较其在诊断腹腔内出血、各种损伤及临床重要创伤的作用，难以达到结论一致，近15%具有显著隐匿性躯干创伤患者，一些学者认为达到创伤标准，然而也有学者认为没有达到标准。目前创伤诊断的金标准仍是CT扫描，如将FAST法结合其他的诊断检查，如体格检查、肝功能检查，持续FAST法运用于稳定外伤患儿，将显著提高临床重要的腹腔内损伤的识别。Holmes等认为临床诊断标准结合连续创伤超声评估法将提高诊断的敏感度和特异度。因此确保受伤儿童有适当的影像学检查，同时在不漏诊临床重要损伤的情况下，以使用最少量放射线暴露为目的。

FAST技术用低频曲线探头在儿科中的运用较成人更易操作，只需较小的尺寸即获得更高的组织回声。首先检查右上象限的肝肾区（Morison pouch），因在仰卧位时盆腔及腹腔左上象限的血液易流到该区域，所以，它是仅次于盆腔（最易检查到血液但量少）的易检查到血液的可靠部位。当有腹腔出血时，近85%病例可在该区域检查到血液。再扫描左上象限，通常要求操作者将探头放在偏后上方脾肾区域。因根据盆腔结构，男孩的膀胱直肠间隙，女孩的膀胱子宫和子宫直肠间隙血液易被发现。最后，检查腹部视角的心包膜，评估是否有心包积液，同时也能评估心脏是否搏动及有力以引导心肺复苏效果。通过查看以上间隙，可发现是否存在血液。楔形低回声区（黑色）在已知器官囊状高回声区（白色）之间不可见（图15-1A）或可见（图15-1B～图15-1D）。如果在右上象限和左上象限的膈上发现血液，那么血胸诊断明确。尽管图像的理解比较容易，但对于大多数初学者而言更困难的是图像采集。

仰卧位拍摄胸部X线片对气胸的检出率低，但扩展的创伤重点超声评估（eFAST）法能很好地排除此类气胸患者，通过将探头放在胸部双侧的第2、3肋间隙，观察肺移动、彗尾征（图15-2）。eFAST评估法被证实对气胸检出的敏感性为98%，而仰卧位胸片诊断气胸的敏感性为75%。近年来，许多学者建议将eFAST评估法用于主要的长骨检查，以便快速评估是否有长骨骨折从而指导治疗。

皮肤和软组织感染

临床中皮肤和软组织感染通常表现为红、肿、热、痛，蜂窝织炎和脓肿可形成硬结。波动感不常出现在脓肿而出现在蜂窝织炎，通常两者的共存会导致脓肿漏诊或不必要的有创操作。值得注意的是，有研究发现在临床中对脓肿引流的错误判断达到30%～50%。

医师很容易学会应用 P-POCUS 以协助诊断蜂窝织炎和脓肿。研究证实，它对蜂窝织炎和脓肿诊断敏感度为 90%～98%，特异性为 75%～79%，P-POCUS 的应用导致 20%～56% 成人患者和 14%～22% 儿科患者改变了治疗方案，包括已被证实脓肿需要切开引流，需要切开引流却发现是蜂窝织炎，以及发现其他诊断和试图切开畸形血管等危险情况。

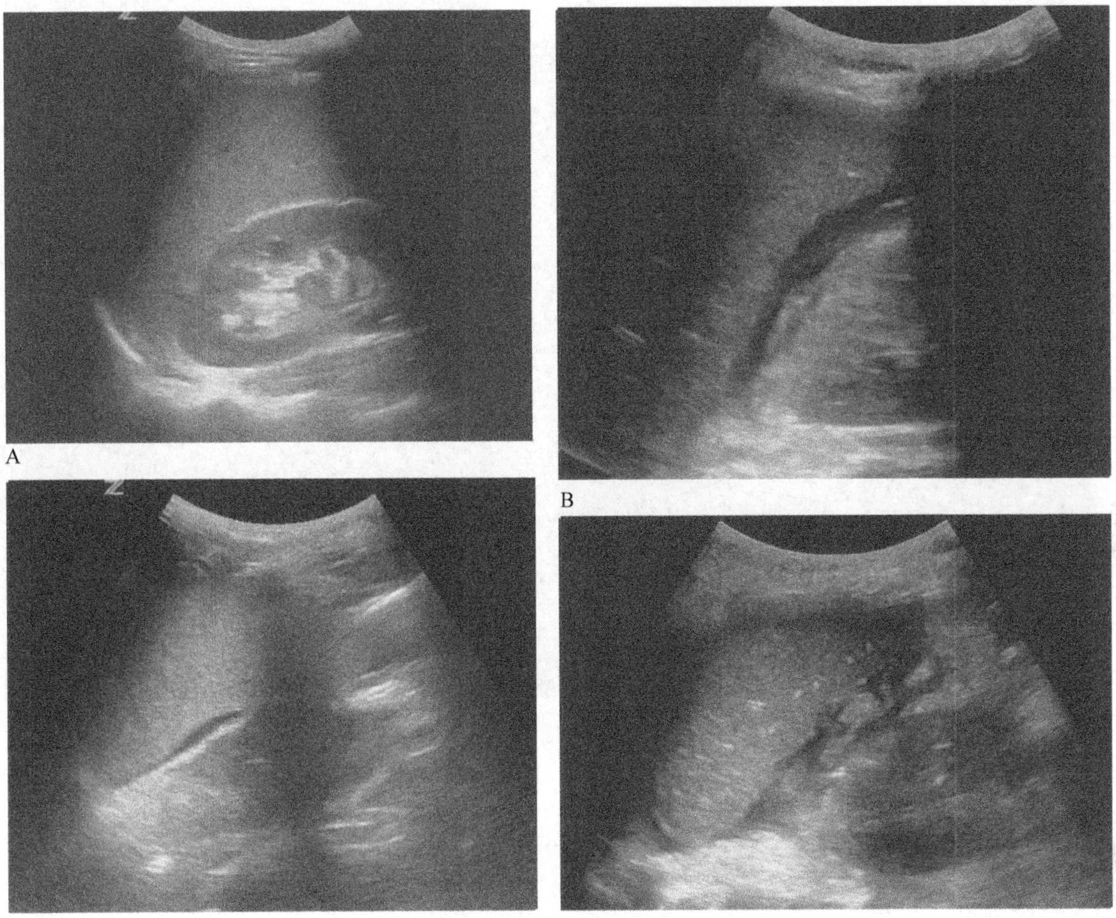

A　B　C　D

图 15-1　创伤超声评估

A. 正常的肝肾界面呈高回声（白色），腹内游离液体呈低回声或无回声黑色楔形影；B. 一位青少年与树相撞，发生脾撕裂伤；C. 一学龄儿童跌落在公园板凳边缘，发生脾和肾撕裂伤；D. 一位被犬攻击的婴儿心肺复苏后，12h 持续低血压，游离液体证实为复苏后综合征所致的腹水

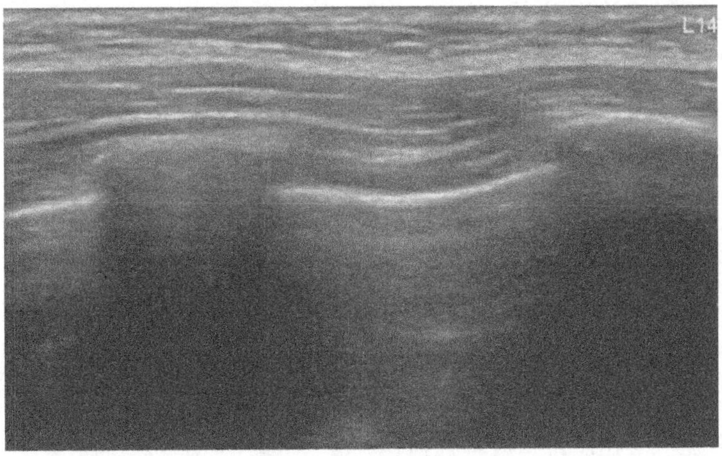

A

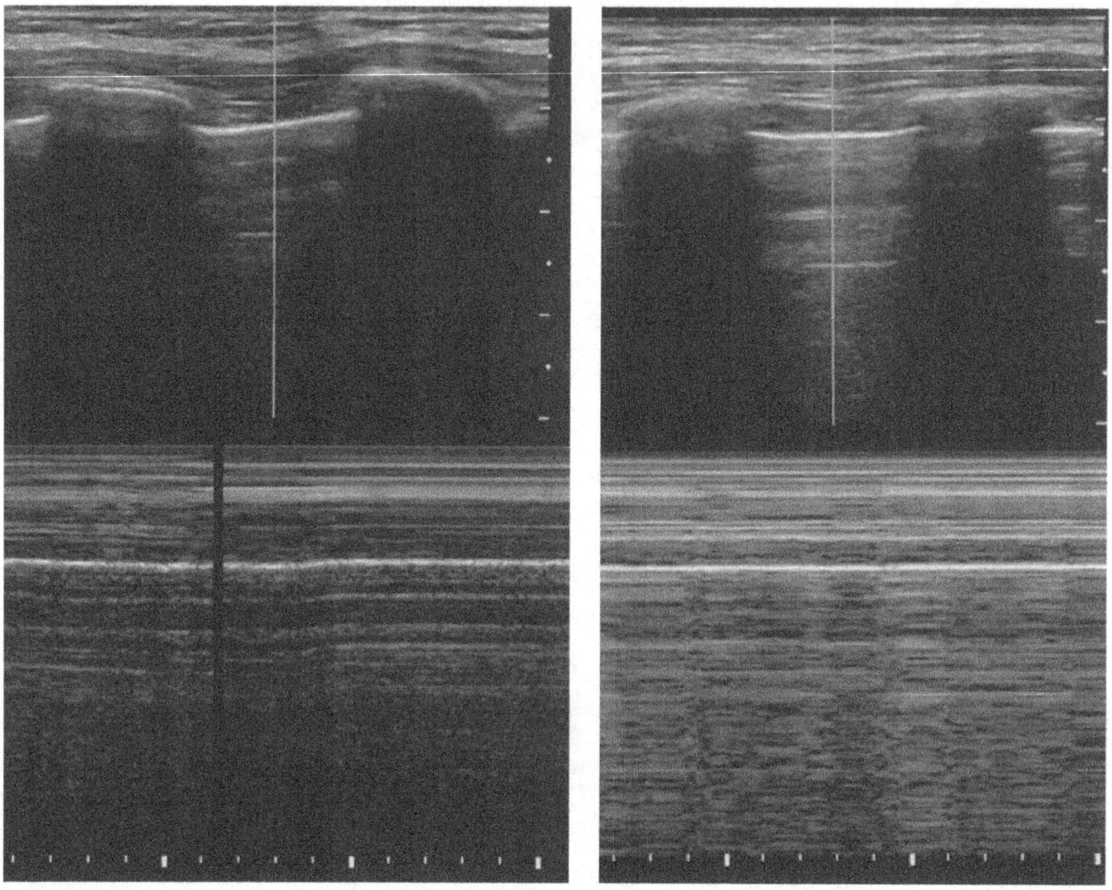

图 15-2 肺超声

A. 肋骨阴影之间的胸膜线影像。同时，胸膜线可正常显示肺滑动及彗尾征，如有气胸则无彗尾征且胸膜线静止不动。M 形揭示正常肺滑动的静态影像（B）及无正常肺滑动（C）的学龄男童躯干受伤轻微但存在气胸。正常肺滑动的“海岸征”，无正常肺滑动的“条码征”

当患儿有皮肤和软组织感染时，用高频线性探头在感染部位从两垂直的平面移动对该部位进行扫描。通过纵向和横向缓慢移动探头，将会获得感染部位的三维结构。与正常皮肤和软组织比较（图 15-3A），感染部位皮下组织增厚，皮下组织因炎性水肿而紊乱（因脂肪小叶间水肿呈鹅卵石征）（图 15-3B），脓液积聚时表现为无回声或低回声区伴脓肿边界不规则（图 15-3C，图 15-3D）。使用足够量的耦合剂并轻柔移动探头，最大限度地减轻患儿的不适，确保探头不压破表皮脓肿。当存在脓肿时可看到挤压征，即挤压该区域发现脓肿内液化的碎片移动。通过从两垂直平面扫描可以区别血管和脓肿，脓肿在两平面均呈圆形或卵圆形，而血管却呈圆形或不同切面纵向分布（彩图 11）。多普勒超声也能用于评估脓肿内液体的流动，正常情况下脓肿内不存在液体流动（图 15-4，插图），若存在液体流动则说明存在血管，或者在低回声区中心出现则提示淋巴管结构。最后，通过超声直视下或超声标注脓肿部位及深度可引导脓肿的穿刺抽吸和切开引流。

血管通路

血管穿刺困难是限制儿童复苏抢救成功的重要原因，虽然骨髓通路可以替代血管通路，也只是临时的。但 P-POCUS 可以提高外周和中心静脉置管的成功率。

通过使用高频线性探头，人们可以识别其需要血管和它与周围组织的关系，静脉可以被压扁，且无搏动，Valsalva 试验和体位改变可增加静脉血量。在实时引导下建立血管通路是首选方法，最理想的是单人操作，能更好地调整探头建立血管通路，如果操作者尚未掌握单独使用实时超声引导建立通路，即使静态示图或两人操作也较盲目穿刺好。

■ 中央静脉通路

当建立中央通道时，股静脉是最佳选择。因为它远离颈和胸部，对固定颈椎、建立气道、胸部按压等生命支持操作都不影响。传统的通过触压股动脉将针通过其内侧穿入股静脉的做法是不可靠的。通过超声引导下建立中心静脉通道，大量成人研究证明，其缩短穿刺时间，提高首次成功率，同时降低动脉穿刺并发症和静脉穿刺的失败率。Acronyms 研究显示，并非所有股静脉、股动脉、股神经（图 15-4A）都是由内向外依次排列。儿童中 12%～45% 存在股动脉与股静脉交叉，高达近 88% 儿童在蛙式体位时血管距腹股沟韧带仅 1cm（图 15-4B）。另一研究证实，在成人心肺复苏中利用超声引导下股静脉穿刺更快、更安全，他们特别指出心肺复苏时腹股沟处搏动感源自股静脉。

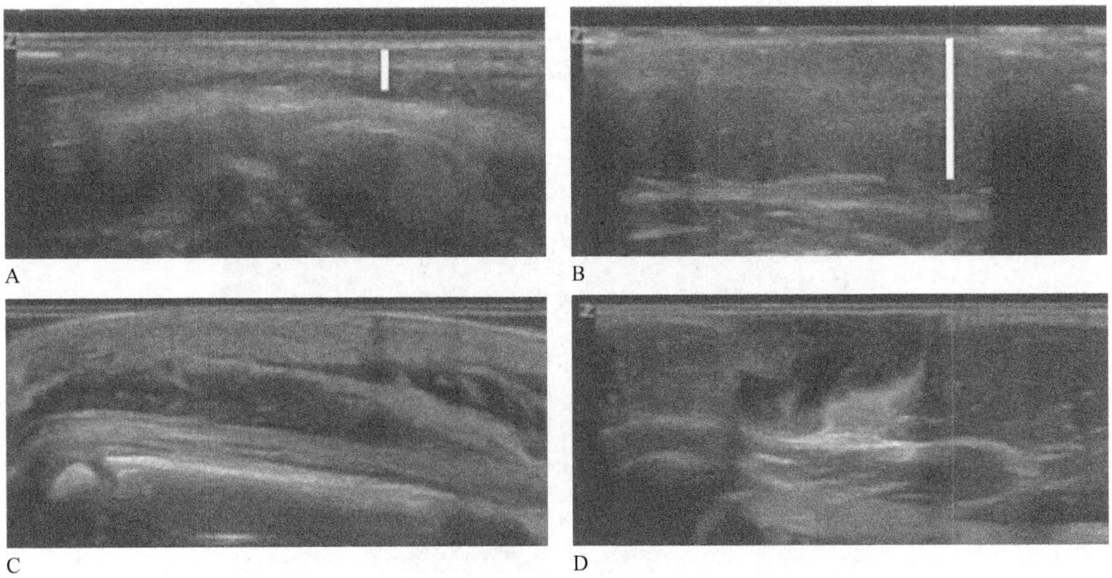

图 15-3　皮肤和软组织感染

A. 幼儿，早期蜂窝织炎。红肿硬结包绕正常的皮肤。超声显示增厚的软组织（B）。竖条表示皮下组织的厚度，正常（A）感染（B）区域。C. 幼儿，猫咬伤后 12h。掌骨见增厚的软组织，化脓、无回声、结构紊乱。培养出巴斯德菌。D. 婴儿，肌内接种结核活菌苗几周后，出现三角肌脓肿

■　外周静脉通路

外周静脉置管是儿童医院最常见和最痛苦的操作之一，通常也是急诊科患者疼痛的主要来源。床旁超声可以用于直视下引导外周静脉置管。迄今为止，各研究对此持不同的观点，然而，急诊科护士对外周静脉置管困难的成人行超声引导静脉置管，不仅提高置管成功率，并发症较少同时可提高患者的满意度。

一项研究将静脉通路置管困难患儿被随机分配至超声组，内科医师在超声引导下标示出穿刺静脉引导护士静脉置管，但研究数据显示双人协同操作并无显著的临床意义。随后 Doniger 等研究双人协同实时超声引导下静脉置管是否会提高儿童置管成功率。内科医师通过超声将静脉显现，引导护士静脉置管能缩短成功静脉置管的时间，减少皮肤穿刺次数。近来，单人实时超声引导在全身麻醉下对小于 3 岁且有静脉通路置管困难的患儿行静脉穿刺置管，超声引导使其穿刺时间缩短（快 7 倍），与传统静脉穿刺技术相比，其不仅减少皮肤穿刺次数，且有较高的首次成功率。一成人急诊科研究证实，超声引导下外周静脉置管技术的使用显著降低了急诊科中心静脉置管的数目，尤其是对非危重患者。另一研究同样证实，护士使用超声引导下静脉置管可显著提高患者的护理质量并减少内科医师对血管通路的介入。有关静脉通路置管困难患者在超声引导下静脉置管的 Meta 分析证实，超声引导可将静脉置管的成功率提高将近 2 倍多。

因外周静脉容易压塌，可通过使用足量的耦合剂达到最大限度地减小探头对外周静脉的压迫。大多数外周静脉距表皮 0.3～1.6cm，这都在超声引导下置管成功最适合的范围内（彩图 12）。同时血压腕带和止血带的使用也能增加静脉管径来提高置管成功的可能性。

未来展望

P-POCUS 技术将逐渐被儿科急诊科一线医师掌握，并将用于更多的领域。例如，P-POCUS 在肌肉骨骼的应用是最有前景的，其将成为医师对四肢创伤患儿病情评估的新设备。它能快速诊断小儿骨折，引

导移位的长骨性闭合复位治疗，也能对创伤和非创伤 情况的关节积液做出评估。

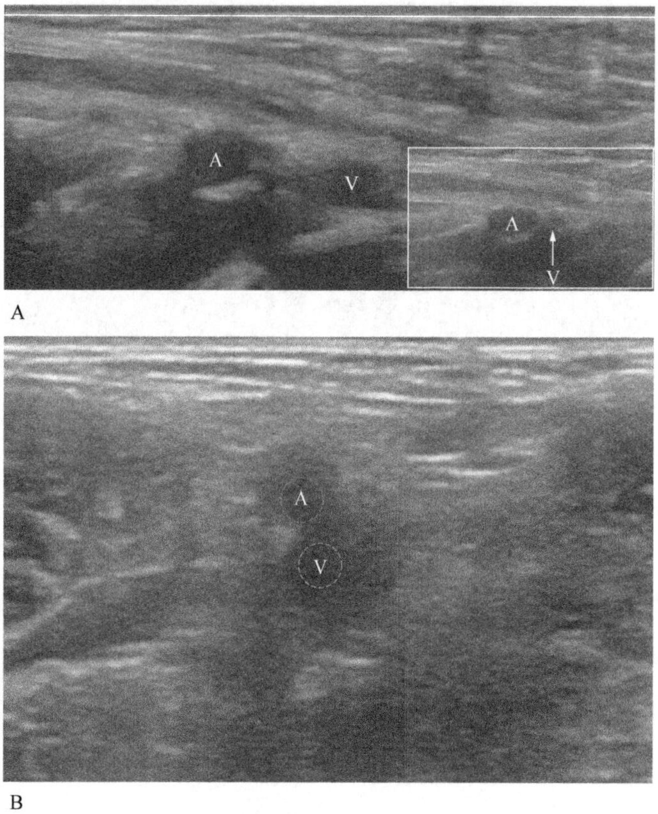

图 15-4 A. 婴儿常见的右侧腹股沟股静脉和股动脉的解剖关系，由内侧向外侧分布，插图显示股静脉具有压缩性而股动脉无；**B.** 学龄儿童，右侧腹股沟区影像，股动脉与股静脉重叠 **50%**

（谭利平 译）

第16章　磁共振成像

（原著　Jannet J. Lee-Jayaram）

要点

● 当前快速MRI技术的存在，使得在90s内评估分流障碍成为可能。

● CT发现缺血性脑卒中远滞后于弥散加权MRI，弥散加权MRI在缺血性脑卒中发生的第1个小时内可以检测到水肿。

● 美国放射学院推荐使用MRI来确诊疑患阑尾炎而超声未能明确诊断的妊娠妇女。

● 全身MRI较闪烁扫描在诊断转移性肿瘤的分期中具有较高的敏感度和特异性。它们的图像采集时间都为30～45min。

● 3.0T磁共振逐渐被广泛使用，同时较目前标准的1.5T磁共振其可以在更短的时间内获得更薄、更高分辨率的图像。

MRI基础

MRI利用外加磁场对各种原子核产生特定的影响，从而使体内不同组织显现具体的图像。MR机器内磁铁呈较大圆柱螺旋状，且磁铁被冷却介质包围，如液态氮，从而使磁铁成为超导磁体。计算机产生脉冲序列，收集数据，并将数据转化成相应的图像。MRI造影剂最具有代表性的是钆制剂属。MRI的主要优点是对各平面软组织有较好分辨率且对身体无电离辐射。随着对电离辐射危害认识的增加，包括增加肿瘤风险，对认知造成伤害，也促使MRI更多地用于儿科疾病的评价与管理。MRI是一个复杂的过程，通过组织在所用磁场中较小的兴奋刺激性差异而成像，不同于CT成像完全依赖于组织的密度梯度。MRI通过身体部位成像，运用不同序列以便分辨组织间的微小差异，为放射学者提供了更多的灵活性。伪影使CT对部分区域的图像分辨率差，如大脑的颅后窝，但MRI能很好分辨该区域的结构。

MRI的注意事项

尽管还没有关于暴露在现有医疗标准的MRI环境中生物学效应的相关报道。但是，考虑到机器产生的强大磁力，也应当有稍许的防范措施，如置入或嵌入带电的或铁磁性设备。当要做MR检查时，每个患者都应将类似以下设备或物品取掉，如首饰、发夹、金属织物等。同时周围的具有磁性的设备和器械都具有危险性，因为它们可能伤害患者和工作人员。大多数心肺复苏设备不能靠近MR磁场，临床生命体征不稳定的患者不宜做MRI。MRI的其他影响包括对组织加热，刺激周围神经，以及由补片等造成的热损伤和幽闭恐惧症。同CT使用的造影剂相比，MR造影剂通常很少产生副作用和过敏反应。但是有时MR造影剂的使用可能会引起一种罕见却致命的肾纤维化伴随严重肾衰竭，因此所有需要使用钆制剂属造影剂的患者，都需要在知情同意书中告知其造影剂使用可能引起的并发症。

当预约MRI时，需要同放射科医师先交流，以便选择最佳的脉冲序列。接下来只介绍几个脉冲序列且没有详细讲解，这是为了让非放射专业的急诊科学者有整体的认识。

大脑

快速MRI技术如快速自旋回波单激发T_2加权像在20s内完成，平面回波T_1加权像在90s内完成。这些技术能完成儿童大脑成像且不需要镇静。然而，在快速自旋单激发成像灰白质对比度差，在平面回波成像序列时颅底易形成伪影，由于这些不足，该技术还未用于脱髓鞘疾病、运动障碍、急性出血等疾病的诊断。

■ 脑积水

虽然CT是评价脑室－腹腔分流情况的常用方法，如果每年做2次CT扫描，坚持做20年，累积的放射线暴露将会使230人中就有1人发生致命性恶性肿瘤。减少此类患者CT扫描次数，可以显著减少他们因辐射暴露导致的相关疾病。使用快速扫描MRI技术，脑室的大小及其结构均能较好显示，但是其对导管分流和出血的检测不足。图16-1用快速自旋回波单激发T_2加权像在30s内完成，证实一7

岁男孩由于中脑水管硬化使脑脊液分流障碍致脑积水。一些机构已经将快速MRI技术列入怀疑分流障碍疾病的诊断流程中。因图像采集非常快，因此不需要镇静治疗。

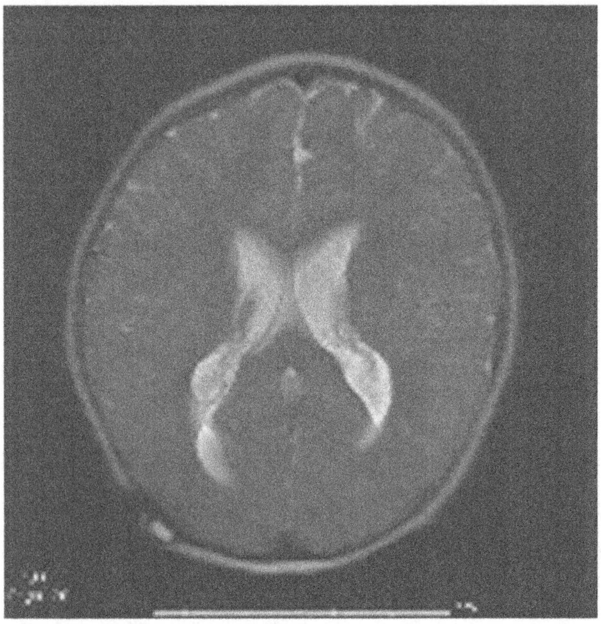

图16-1 T_2加权SSFSE序列30s成像。显示分流障碍致脑室扩大，7岁男孩，因中脑导水管硬化已行脑积水分流，临床表现为呕吐，头痛，昏睡

（Dr. Bogna Targonska许可使用）

■ 其他脑组织

在急诊科，MRI可能取代CT扫描来获得脑和其他部位的影像图像，美国放射学院2012年推出最新标准，在具有做MRI的条件下，对慢性头痛或头痛伴颅内压增高和神经系统体征的患儿，推荐MRI作为初步筛查方法。因CT具有检测急性出血的优越性，所以其仅被推荐为突发剧烈头痛怀疑脑血管破裂患者的首选方法。同标准的MR序列相比较，快速MR技术被认为能更好地检测出急性缺血、感染、脑水肿和肿瘤。但是这些快速序列对先天畸形，尤其是大脑皮质畸形和蛛网膜下腔出血的检测方面不如标准MR序列。同CT相比，这些快速技术能检测到38%的畸形，尤其在CT无法检测到的颅中窝和颅后窝畸形方面具有明显的优越性。CT扫描易遗漏的异常包括缺血/梗死、脑炎、乳突炎、血栓、脑实质出血、挫裂伤。标准MR序列在梯度回波T_2和液体衰减反转恢复序列时能较好地检测出亚急性出血，尤其是对缺血相关的解释。CT成像仍是诊断急性蛛网膜下腔出血的标准。通常用于急诊大脑成像，即使不考虑蛛网膜下腔出血，CT扫描也能对脑积水的治疗进行评估和监测。这些快速技术能充分检查出以上情况或至少能决定是否需要传统的MRI序列。

美国放射学院标准提出对共济失调的诊断首选MRI，但除外急性创伤造成的共济失调，因CT不能获得颅后窝图像。共济失调可由脑卒中、感染、脱髓鞘、退行性变、肿块引起。所有这些都能被MRI非常详细地辨别。随着之前提到的快速技术的问世，急诊科共济失调的患儿通过MRI能更灵敏地检测出病变所在区域。

■ 创伤性脑损伤

因CT具有检测急性出血（尤其是蛛网膜下腔出血）、骨折损伤以及随时可用的优越性，所以它仍然是用于评价创伤所致急性颅脑损伤和神经功能障碍的首选方法。然而，MRI却可用于评估那些稳定的、亚急性创伤的、非意外创伤的患儿。在病情稳定患儿中，无典型的急性创伤史和非局灶性神经系统体征依据，也不需要立即行神经外科干预，选择MRI更有利于病情。在评估脑实质损伤方面，MRI较CT更敏感，如脑挫伤、弥漫性轴索伤、水肿和早期缺血。MRI同样能更好地鉴别慢性硬膜下出血与良性积液，还能进一步明确不能被CT发现的靠近颅顶的少量硬膜下积液。由MR提供的额外影像学图像在证实施以伤害的情况下，可能影响法医物证，同时为创伤患儿的诊断和需要持续治疗提供依据。

■ 脑卒中

小儿脑卒中主要是因为动脉供血不足和出血，很少因静脉窦血栓所致。先天性发育异常、感染、血液系统异常、血管畸形、先天性心脏病、血液高凝状态与血管病变都是导致儿童动脉缺血性脑卒中发病的原因。大多数情况下镰刀形红细胞和先天性心脏病是导致儿童脑卒中发生的潜在病因。儿童缺血性脑卒中的临床表现非常不典型，如局灶性神经功能缺失、癫痫发作、精神状态的改变和头痛。CT对缺血性脑卒中的影像学诊断滞后于弥散加权MRI，弥散加权MRI可以在缺血发生后的30～45min提早检测因缺血导致早期细胞毒性水肿（图16-2，16岁棒球运动员，突然摔倒、右侧完全性偏瘫，失语）。脑部影像学图像显示，在检测静脉窦血栓CT不如MRI。标准序列加弥散加权序列可被用于检测急性缺血和减少运动伪影，而且图像获取在2min内就能完成。出血性脑卒中占儿童脑卒中的50%，通常突然发病伴随神经功能障碍，CT在诊断出血性脑卒中中具有优势（包括脑实质内出血和蛛网膜下腔出血）。然而，情况稳定的患儿早期 MRI 应在正常 CT 扫描后或直接做 MRI（若能立即进行 MRI）将会为诊断提供更多信息，尤其是对早期缺血的诊断。如果怀疑存在血管畸形也可以同时做磁共振血管造影。美国影像学院在脑血管疾病的标准方面一致推荐使用 MRI（有 MRI 的情况下）而不是 CT，除非怀疑蛛网膜下腔出血。虽然传统序列还不能可靠地识别蛛网膜下腔出血，但现在较多的研究证实，通过选择序列，如梯度回波序列 T_2 和液体衰减反转恢复序列，能提高对颅内出血和蛛网膜下腔出血的识别。

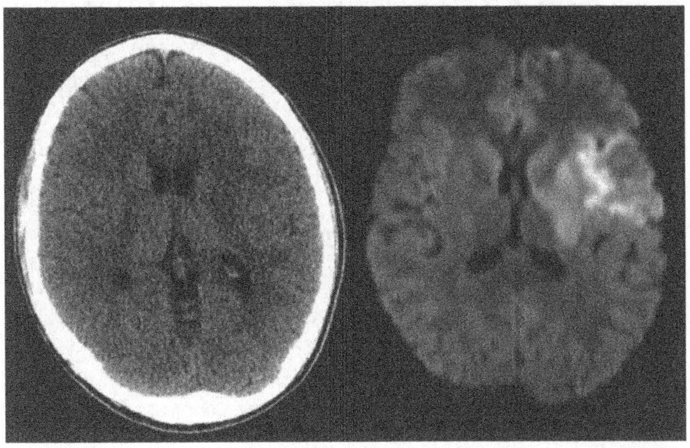

图 16-2　头部 CT 及对比 MRI DWI 序列成像。16 岁棒球运动员，诊断为中脑动脉缺血性发作，临床表现为突然跌倒、右侧偏瘫、失语。头部 CT 显示基本正常，而 MRI 加 DWI 成像显示左大脑中动脉分布的扩散限制

（Dr. Bogna Targonska 许可使用）

腹部和骨盆

现在 MRI 已被美国影像学院推荐为识别超声不能确诊、可疑妊娠期妇女阑尾炎的标准。即使没有使用口服造影剂，MRI 对阑尾炎识别的特异性和敏感度可以同 CT 扫描媲美。其他原因导致急性盆腔疼痛仍然可以由 MRI 辨别，如卵巢 / 附件扭转、盆腔炎、结肠炎。对于绝经前的女性盆腔疼痛，美国影像学院推荐 MRI 作为二线影像学检查，对不能明确诊断或因骨盆超声和多普勒技术限制导致诊断不明确者可使用 MRI 检查。MRI 对急性盆腔疼痛诊断的限制在于 MRI 不够普及和较长的扫描时间，扫描时长达 20～25min，然而，已有案例成功地将 MRI 作为诊断儿童阑尾炎唯一的影像学检查，并且只需要 4 个序列，无须使用镇静药和造影剂。完成这 4 个序列的采集平均需要 14min，但是对于配合时间小于 10min 的儿童也不会对完成检查造成影响。其对 5～17 岁儿童阑尾炎检测的敏感性约 98%，阴性预测值达 99%。一小型可行性研究通过使用 3T 磁共振，完成阑尾炎检查时间小于 9min，其敏感性和阴性预测值达 100%。MRI 能对 4～17 岁患儿成功获取图像且不需要镇静药和造影剂。这两项研究证实，MRI 在评估下腹部急性疼痛的可行性，而不需要 CT 检查。为消除 MRI 花费太高的顾虑可以先用更经济的超声检查，对于超声怀疑而不能确诊的患儿再使用 MRI 检查。同样的分级检查策略也可用于阑尾炎患儿。首先用超声检查，只有那些需要准确有效评估者才行 CT 扫描。MRI 较超声的优势在于影像图片获取和质量不受操作者影响，同时能更好地识别引起腹腔 / 盆腔交替疼痛的病因。

脊椎

儿童发生背部疼痛比我们之前想象得要普遍，通过大量的研究也很少明确疾病的类型。背部疼痛可能提示椎间盘炎、骨髓炎、肿瘤或者炎症改变，不同的临床状况需要加以分析。背部疼痛的病因不仅可以通过临床指导下的实验室检查，也可以通过影像学检查来获得。如果需要影像学检查诊断背部疼痛的病因，首选 X 线平片对病因进行初筛。如果需要进一步明确病因则最好选择 MRI，因它不仅能很好地评估以上提到的病理改变，对脊髓病变也能很好地诊断。虽然 CT 能很好地识别骨折，MRI 则能提供更多的其他原因导致的背部疼痛，如椎旁、椎管内容物，椎间盘病变、感染、先天畸形等。即使只是对所需要的局部进行扫描，由于获取影像耗时较长，所以低年龄儿童需要使用镇静药来确保完成检查。MRI 能更好地分辨骨结构的细节而 CT 却达不到，包括怀疑因应力性骨折引起的水肿。美国影像学院推荐使用 MRI 来筛查除外伤所致的神经功能障碍和脊髓病变，因为 MRI 能为脊髓病变提供重要的信息。由于在传统的 MRI 序列不能很好地显现骨皮质，所以在骨折辨别上 CT 较 MRI 更灵敏。

骨骼

在管理和评估肌肉骨骼感染患者时，影像学检查有助于确认临床诊断、临床分期、计划手术干预、监测治疗效果。只要明确感染部位或怀疑感染的部位，MRI 较闪烁成像在检测骨感染方面更有优势，但目前相关领域的研究仍知之甚少。一旦部位明确，MRI 可非常详细地显示出骨早期受累的表现，同时发现周围并发因素，如脓性肌炎和脓肿，而上述情况需要手术处理因而可能影响治疗方案。常规的X线片对疾病早期的诊断是没有用的，它不能证实骨骼的改变，直到症状出现后的7～10d，大多数甚至在第2周也不能显示出病变。闪烁成像使儿童遭受辐射同时特异性也非常低，常需要进一步影像学检查来明确诊断。现在将全身MRI用于转移肿瘤的分期，因为在临床实践中，MRI较闪烁成像具有更好的灵敏度和特异度。不难预料，全身MRI将用于更多的疾病诊断，包括不明原因的发热和多发性骨髓炎。MR同闪烁成像均需30～45min的图像获取时间。

3TMR

目前，临床上使用的标准MR机器是1.5TMR，由美国FDA在2000年批准。3TMR技术具有的优势是可以获得更薄的剖面，在更短的时间内获得高分辨率的图像。3TMR较1.5TMR在临床上的优势已被证实，如在增强造影、骨盆成像、血管和神经成像方面。同时扫描时间更短，也减少了镇静药的使用。

MR与急诊科

传统MR花费高，随时间推移结果不一致，扫描时间长，易受活动干扰形成伪影，这些都阻碍了MR在急诊科的使用。许多较小的儿童常需要在深度镇静状态下才能完成检查。成像时间更快能减少镇静药的使用，同时镇静药的改进也提高了MRI的可及性。

随着使用者对MRI日益扩展适应证的熟悉，急诊科对MRI的需求将会逐渐增加，而对CT扫描的使用将会日益减少。尽管由于各种形式放射检查的使用，导致电离辐射的暴露增加，MR在过去15年的使用仍增加了4倍。意识到儿童的特殊性，快速分裂的组织预计需要较长时间才可导致恶性肿瘤发生，临床医师仍应尽量减少儿童放射线的暴露。近年来，专业儿科中心CT使用率保持稳定，甚至有降低的趋势。随着技术的进步，可以预测这种趋势将蔓延到除儿科中心以外的、主要提供儿童护理的综合医院。

（谭利平　译）

第四部分

心肺复苏

第 17 章　气道管理

（原著　Loren G. Yamamoto）

要点

- 婴幼儿舌相对较大，舌根易后坠，昏迷时易导致上气道梗阻。口咽或鼻咽通气道能很好地解决这个问题。
- 复苏囊通气时，若通气过度，可导致胃胀气，限制肺的扩张。插胃管可解决这个问题。
- 自动充气复苏囊不按压不会输送氧气。
- 气管插管前给予镇静药或麻醉药时，要注意评估患儿是否为困难气道。
- 气管插管选择镇静药时，要注意三种特殊临床情况：头部创伤（颅内压增高）、哮喘和低血压。
- 气管导管位置的评价手段应包括呼气末 CO_2（$ETCO_2$）监测装置。

气道解剖

儿童气道状况的判定基于其解剖特点，图 17-1 为哮吼患儿颈部侧位 X 线片，患者的鼻（前侧）在右侧，枕部（后侧）在左侧，注意前凸的颈椎椎体。

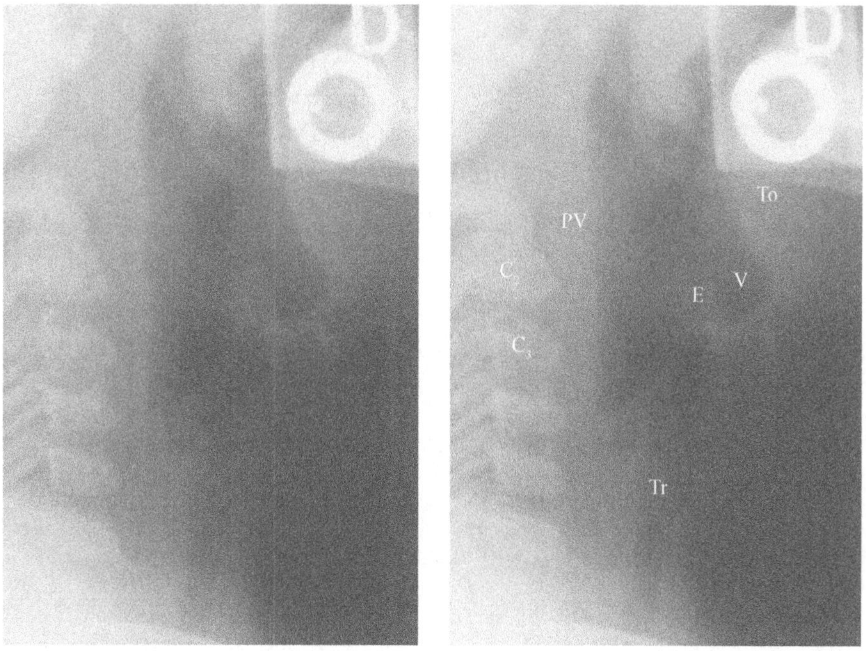

A　　　　B

图 17-1　A. 喉炎患儿颈侧位 **X** 线平片；**B.** 有标记的图 **17-1A**。确定以下结构：**To**，舌（后部），喉镜叶片滑过此部分可以观察气道；**V**，会厌谷，又称会厌前间隙，喉镜叶片可直接插入会厌谷提起会厌；**E**，会厌，儿童会厌质软呈卷叶状，并向前隆起似"Ω"，理解会厌这种三维结构有助于理解其影响学征象，这种征象取决于 **X** 线的角度，注意，重力可使会厌向后下方移动以覆盖气道开口；**Tr**，气管，**Tr** 的标签在气管的上方，气管上部和会厌之间的部分是喉部（包含声带），在这个特殊的 **X** 线影像，由于声门下水肿（喉炎或哮吼）气管变窄；**PV**，脊椎前软组织，也称为咽后软组织，因为它是咽部的后面，这个组织应该是大约半个椎体的宽度。C_2 和 C_3：颈椎椎体 C_2 和 C_3

［经许可引自 Boychuk RB. Drooling, stridor, and a barking cough: croup?? In: Yamamoto LG, Inaba AS, DiMauro R, eds. Radiology Cases in Pediatric Emergency Medicine.1994:1（10）.www.hawaii.edu/medicine/pediatrics/pemxray/v1c10.html.Accessed January 2, 2008.］

儿童气道的不同特点

与成人相比，儿童气道有不同的解剖生理特点，其中最重要的是气道的直径，同样程度的气道壁水肿，因儿童气道直径小，气道阻力成比例增加（彩图 13）。一些参考书引用 Poiseuille 公式来描述，气流阻力与气道半径的 4 次方成反比，但当呼吸窘迫时这个公式不适用，因 Poiseuille 公式来适用于气流是层流的情况，当呼吸窘迫时，层流不占主导地位，但气道阻力更大，危重患者机械通气时更加明显。

儿童的舌相对较大，仰卧位时舌根易后坠，阻塞上气道。有些患者舌特别大，增加了这种危险因素。小儿上气道最狭窄的部位在环状软骨（在声带下面），而成人最狭窄的部分在声门，这一点非常重要，有时气管导管（ETT）通过声门，但不能通过环状软骨，此时应该更换小一号导管。小儿喉位置靠前，会厌软、卷曲，气道相对较软，这些特点在气管软化和喉软化症的患者要特别注意。

认识与困难气道有关的状况

气道紧急情况可出现在正常气道急性病变过程中，也可出现在慢性气道病变逐渐恶化过程中。有些患儿因气道病变使其处于气道梗阻的高风险下，也有些患儿因气道条件，使气管插管和可视化更加困难，有些患儿两种情况都有。慢性气道状况包括唐氏综合征、Pierre-Robin 综合征，以及影响舌、下颌骨和颈部先天发育畸形。肿瘤、包块、肿胀和水肿（如烧伤、化学吸入、过敏反应）可导致气道不畅和困难插管。喉软化症和气管软化使小儿处于气道梗阻的高风险。头颈外伤、复合伤患儿需要固定颈椎，进行喉部可视化检查时可能比较困难。面部、口腔、颈部和气道结构的创伤可直接导致气道不通畅。喉炎、会厌炎、细菌性气管炎和咽后壁脓肿等感染可导致气道狭窄，严重会厌炎和细菌性气管炎可导致气道梗阻。中枢性感觉改变和给予镇静药物的患儿在仰卧位时可因口腔结构松弛和舌根后坠导致气道不畅。

临床评价

气体交换和气道梗阻的程度可通过观察、听诊和技术检查进行评估，但最好三者联合使用。

患者呼吸道梗阻时可能有明显异常的胸部运动与呼吸费力。胸部起伏正常表明良好的气体交换。如果患者戴氧气面罩，可看到每次呼吸后有雾气，这表明呼气充分（良好征象）。

患者呼吸道梗阻时可能有喉音。严重的阻塞时气流停止，可能无呼吸音，胸部听诊通常可以评估空气交换的程度。嘈杂的环境和肥胖或肌肉发达可致听诊困难。

用 $ETCO_2$ 监测来证实气体交换的程度是比较有用的。$ETCO_2$ 监测器常用在气管插管机械通气患者，但也可以放在患者的嘴或鼻部部分评估气体空气交换。比色 $ETCO_2$ 探测器用于此目的不太敏感。脉搏血氧仪不直接反映气体交换，但缺氧的存在表明气体交换可能很差。

气道管理

一个急救医师必须具备将患者从气道紧急状态抢救过来并维持氧合的能力。

开放气道的手法

大多数的气道开放策略将舌前移，以免阻塞气道。如果颈椎损伤需要固定，注意不要移动颈椎。图 17-2 显示通过推举下颌法开放气道。注意需要颈椎固定时一定不要移动颈椎。操作时拇指放在患儿的颧骨或上颌骨，同时用其他手指向上提下颌角（图 17-3）。仰头抬颏法的策略是相似的，但头部后仰，需要移动颈椎。如果移动颈椎没有禁忌，可采用下列不同的体位或方法保持气道开放。

1. 抬高患者的枕骨部（将一个厚毛巾放在患者枕骨的下面）头部后仰成嗅物位。这个体位使舌更加靠前，开放气道，增大喉镜检查和插管的视角。

2. 将一个毛巾卷放在患者的肩胛骨下，使头部后仰，舌后部上移，以开放气道。但头部过度后仰会导致气道受压。

3. 将患者置于侧卧位，脸微微向下，通过重力作用将舌前移。

4. 将患者置于俯卧位，通过重力作用使舌前移，并使分泌物易从口腔流出。喉镜检查不应采用这个体位，但复苏囊面罩通气（BMV）可以在这个体位进行操作。这个体位尤其适合会厌炎合并呼吸衰竭的患者，因仰卧位时，炎症肿胀的会厌会向后坠而阻塞气道。患者更适合“三脚架”位置（直立、前倾），会厌前移，避免阻塞气道，当患者疲劳和呼吸衰竭时，将患者置于俯卧位并利用重力使会厌前移，开放气道，并允许 BMV，可以通过双人共同操作来进行施救。

药物治疗

雾化肾上腺素可以改善喉炎及其他导致上呼吸道水肿情况下的气体交换，注意，0.5ml 2.25% 外消旋肾上腺素的标准剂量等于 5.5mg（5.5ml 1：1000）肾上腺素。雾化和全身给予激素还能减少由炎症引起的气道肿胀。在某些情况下，抗胆碱能药物（阿托品、异丙托铵溴）和沙丁胺醇可以降低气道阻力。

氧气管理

对于有自主呼吸的患者，可以通过鼻导管、面罩、非重复吸收面罩或者 Rusch bag and mask 供氧（彩图 14）。鼻导管和氧气面罩可以增加口鼻腔的氧浓度，通过提高氧流量来增加吸入氧分数。传统面罩有侧孔，吸气时大量空气进入面罩。非重复吸收面罩有一个充满纯氧的储气袋，当患者吸气时，从储气袋中吸入的是纯氧。Rusch bag and mask 是一个闭合回路，面罩是密封的，因此吸入氧浓度接近 100%。此外，持续气道正压通气（CPAP）和正压通气可以通过 Rusch bag and mask 进行通气。

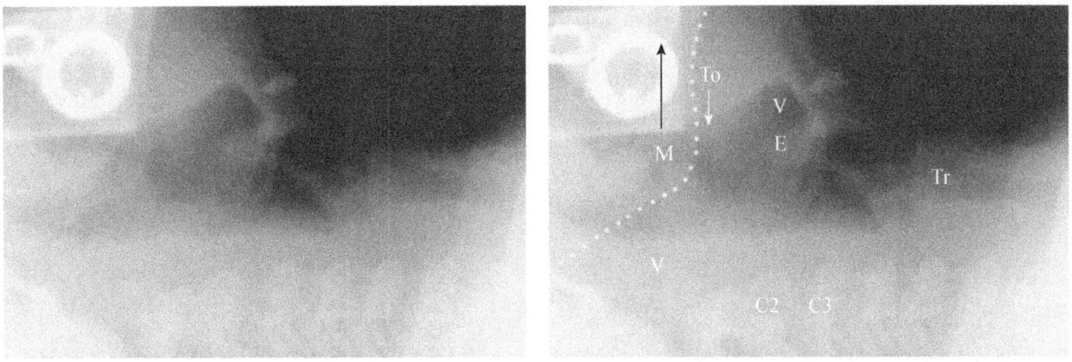

A　　　　　　　　　　B

图 17-2　A. 这是一张与 17-1A 相同的颈侧位 X 线平片，只是这张旋转成了仰卧位，鼻在上，枕骨在下。B. 注意：重力使舌向下（白色箭头）而使开放的气道变得狭窄。虚线是下颌骨的角度（M）。通过将下颌角推向前（此位置上方，黑色箭头），使舌前移（向上）从而开放气道

［经许可引自 Boychuk RB.Drooling, stridor, and a barking cough: croup？？ In: Yamamoto LG, Inaba AS, DiMauro R, eds. Radiology Cases in Pediatric Emergency Medicine. 1994;1（10）. www.hawaii.edu/medicine/pediatrics/pemxray/v1c10.html.］

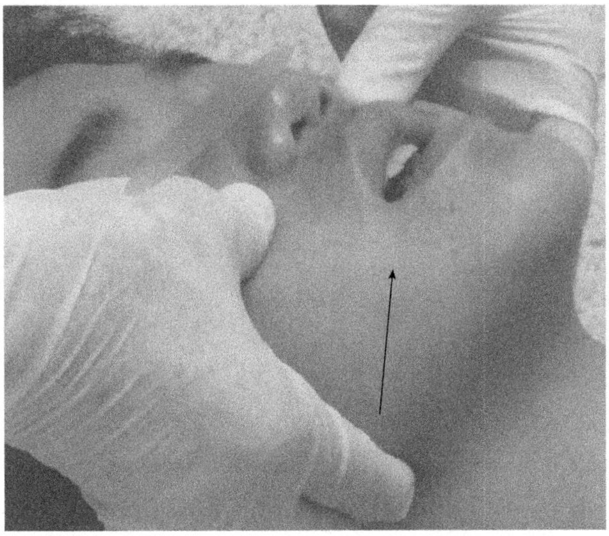

图 17-3　推举下颌法：将拇指放在颧骨或上颌骨上面，同时用其他手指向上提下颌角（黑色箭头）来开放气道，操作时不要移动颈椎

人工呼吸和 BMV

BMV 是一个至关重要的急救技能，必须熟练掌握。通气同时要保持气道开放位。双人急救技术相对要简单一些（彩图 15）。一个施救者双手用一个合适的面罩罩住患者的口和鼻，不要漏气，同时开放气道。另一个施救者挤压气囊提供正压通气，同时观察患儿胸廓的起伏。如果有第三个施救者，可以听诊胸部以确认气体交换情况或协助开放气道保证通气。

单人急救技术很难有效进行（彩图 16）。救助手用一只手的拇指和示指固定面罩，另外三个手指向上提下颌角，此为“E-C”法（CE 法），因为拇指和示指构成字母 C，而其他三个手指构成了字母 E。同时用这只手保证气道开放位。而另一只手用来挤压气囊。手较大的施救者可以直接用手挤压气囊，手小的救助者可以把气囊放在大腿挤压。

BMV 通气时会引起胃胀气，这会限制肺扩张，并有胃食管反流的危险。压迫环状软骨可以在一定程度上缓解胃胀气（注：现在不提倡这种方法）。通气时潮气量和压力过大会增加胸内压并阻碍静脉回流。

复苏气囊的类型

复苏气囊主要有两种不同类型。自动充气的气囊相对质硬（彩图 17）。Rusch 气囊（也称为麻醉气囊）较柔软，平时不用时是塌陷的，不能自动充气（彩图 14，彩图 18）。Ambu 气囊可以参考这两种类型的气囊。自动充气的气囊（彩图 17）不需要正压气体源。因为它自动充气，在没有氧气的情况下可利用空气给患者通气。如果气囊的尾部连有一个高流速氧气源，给患者通气的气体是空氧混合气体，氧浓度甚至达 100%。有的呼吸时，这种复苏气囊面罩不能直接给患者供氧，因为复苏气囊有一系列的单向阀，氧气是不自动通过气囊的，除非挤压气囊。

Rusch 气囊面罩（彩图 18）是一个闭环系统。氧气流入气囊并使它膨胀，挤压气囊气体通过连接端、面罩给患者通气。一个合适的面罩保持密封状态下没有外部空气进入，因此可以输送 100% 氧气。与自动充气的气囊不同的是，如果患者有自主呼吸，即使不挤压气囊，氧气也可以通过面罩进入患者肺部。Rusch 气囊面罩的另一个好处是它可以用于监测有自主呼吸患者的通气。如果面罩密封好，氧气流速合适，当患者吸气时，气囊会部分塌陷，当患者呼气时，气囊将会膨胀。明显的气囊运动可作为气体交换的指标。

这两种类型的气囊都可以给予呼气末正压（PEEP），这对于肺水肿和其他呼吸衰竭状态是非常有效的。Rusch 气囊面罩通过常规地增加气流量来提供 PEEP，在呼气期间，气囊始终是膨胀的（即在呼气相，产生一些 PEEP 作用）。大多 Rusch 气囊面罩有一个可控的漏气阀和压力表，测量吸气时或呼气时压力。对于自主呼吸的患者，还可以产生 CPAP 的作用。自动充气的复苏气囊在呼气时通常不提供 PEEP，如果接上 PEEP 的阀门就可以提供 PEEP（彩图 17）。这两种气囊都有各自的缺点和优点，要了解并正确使用这两种气囊。表 17-1 总结了它们的区别。

表 17-1 自动充气气囊和 Rusch 气囊的优缺点

	优点	缺点
自动充气气囊	不需要压缩气体源 气囊质硬，能承受更高的压力，特别是经气管插管通气时	需要按压气囊才能通气和给氧、不能产生 CPAP 样的作用 一般不能提供 PEEP，但是有 PEEP 阀时可以提供 PEEP
Rusch 气囊	自主呼吸时，可以不按压气囊，有 CPAP，PEEP 的作用 更易与压力计连接，有些还有内置压力计 可以用于监测有自主呼吸患者通气效果	需要压缩气体源 气囊较软，不能高压通气，特别是在气管插管通气时

喉罩通气是另一个气道管理装置。同其他气道设备一样，都应加以培训并熟练掌握。当气管内插管困难时，喉罩通气是一个可接受的选择，但在儿童相关并发症的发生率较高。

气管插管

气管插管是在喉镜直视下完成快速顺序插管（RSI）。其他气管插管技术包括经鼻盲插、经口盲插、通过光纤或可视喉镜引导下插管。这些技术在临床中应用并不广泛。急救医师应具备精湛的医疗技术，良好的专业知识，丰富的实践经验，才能在紧急情况下提高气管插管的成功率。在教学培训中心，要求严格按照操作程序进行，导师要全程进行监督和考核。

RSI 的操作程序：

1. 患者的评估、准备、复苏。
2. 术前用药法。
3. 充分氧合。
4. 环状软骨加压。
5. 肌松药。
6. 镇静药。
7. 气管插管。
8. 导管位置确认。

步骤 1：评估患者，必要时给予 BMV。患者评估包括确定是否需要气管插管和需要优先处理的紧急情况。通过胃管行胃肠减压有利于改善通气，但在使用 BMV 时，面罩不易密封。插胃管可致患者躁动，不利于有颈椎损伤的患者；也会干扰胃食管括约肌的功能，增加胃食管反流的风险。在大多数情况下，气管插管之后最好插胃管。临床评估应包括确定插胃管应该是在气管插管前还是气管插管后。准备工作包括气管插管过程中所必需的各项设备（吸引器、喉镜、通气设备、气管导管、确定气管导管位置的设备等），在进行 RSI 之前，需要把患者放在一个有利于操作的环境中。表 17-2 是 RSI 需要基本准备的物品。

步骤 2：术前用药要根据患者临床情况和医师的习惯。表 17-2 中包括阿托品和利多卡因。阿托品可减少口腔分泌物和降低喉镜操作时诱导的心动过缓的风险。利多卡因可能降低颅内压，这对于颅内压增高患者比较重要。

步骤 3：气管插管期间有一个短暂的窒息期，如果患者此期间能维持的足够的氧合是可以耐受的。气管插管之前应给予充分氧合。对于有自主呼吸的患者，通过非重复吸收面罩或 Rusch 气囊面罩给予高流量氧气（100% 的氧气），最大限度提高血红蛋白氧饱和度（可以通过脉搏血氧饱和仪来测定）。此外，它可以增加非血红蛋白的氧含量（血浆中溶解氧），虽然不能被脉搏血氧饱和仪测量，但是可以增加将近 20% 的氧含量。缺氧及自主呼吸功能不良的患者应在插管之前给予 BMV 通气（必要时加 PEEP），以最大限度地提高氧合。对于尽管给予上述急救措施仍持续缺氧的患者，虽然气管插管有病情恶化的风险。但必须尽快气管插管。这些情况在急诊室经常遇到。

表 17-2　RSI 的药物和剂量（mg/kg），气管导管尺寸和插管深度

年龄	2 个月	4 个月	1 岁	3 岁	5 岁	7 岁	9 岁	11 岁	12 岁	14 岁	16 岁	成人
平均体重（kg）	5	8	10	15	19	23	29	36	44	50	58	65
吸氧												
辅助用药（可选）												
阿托品（0.01～0.02mg/kg）（可与氯胺酮一起使用）	0.1	0.15	0.2	0.3	0.3	0.4	0.5	0.5	0.5	0.5	0.5	0.5
利多卡因（1.5mg/kg）：可降低颅内压	8	12	15	22	28	35	44	54	66	75	90	100
环状软骨加压（可选）												
镇静药												
低血压或脑创伤												
依托咪酯（0.3mg/kg）	1.5	2.4	3.0	4.5	6	7	9	11	13	15	17	20
哮喘持续状态												
氯胺酮（1～2mg/kg）	5～7	8～16	10～20	15～30	19～38	23～46	29～58	36～72	44～88	50～100	58～100	65～100
肌松药												
琥珀酰胆碱（1.0～1.5mg/kg）	8	12	15	25	30	40	50	55	60	65	70	80
罗库溴铵（0.6～1.0mg/kg）	4	6	9	12	15	20	25	30	40	45	50	60
气管插管（导管尺寸）	3.5	3.5	4	4.5	5.0	5.5	6.0	6.5	7.0	女性 7.0；男性 8.0		
导管深度（cm）	11	12	13	14	15	16	18	19	20	22	22	22
喉镜叶片尺寸	1	1	1	2	2	2	2	2	3	3	3	3-4

（经许可引自 Fuchs S，Yamamoto L, eds. APLS: the Pediatric Emergency Medicine Resource. 5th ed. Sudbury, MA: Jones and Bartlett Publishers; 2012.）

步骤 4：环状软骨加压使食管闭塞，降低了胃食管反流风险。还可以通过按压环状软骨使喉部后移，更容易暴露声门，以利于插管。虽然此法能降低胃食管反流的风险，但也不能防止呕吐。

步骤 5：选择肌松药是有争议的，两种常见的药物是琥珀酰胆碱和罗库溴铵。详细讨论两者的差别超出了本章的范围。最基本的差异是琥珀酰胆碱有一个较短的作用时间，但不良反应的风险较高，包括恶性高热和高钾血症；而罗库溴铵作用时间较长，但不良反应的风险较低。维库溴铵和潘库溴铵较琥珀酰胆碱起效慢。罗库溴铵的起效时间与琥珀酰胆碱相似。

RSI 可遵循 priming（预处理）and defasciculation（解除肌肉震颤）原则。很多专家推荐此原则，但延长了气管插的管操作时间。这个原则非常适合病情稳定患者麻醉时的气管插管，而对急诊科需要急诊插管患者可能不适用。priming 原则是在给予足量的罗库溴铵之前 1～2min 给予小剂量的罗库溴铵。priming 原则降低了足量罗库溴铵的起效时间，约几秒钟，但它会使 RSI 过程延长 1～2min。defasciculation 是指在给予琥珀酰胆碱之前 1～2min 给予小剂量罗库溴铵。通常，琥珀酰胆碱在肌松之前会导致肌束震颤，这与肌肉疼痛（对于肌病的患者）、运动障碍、高钾血症有关。对于需紧急气管插管的患者，因延长气管插管时间，priming and defasciculation 原则就没有什么益处。

步骤 6：镇静药的选择同样具有争议。本章不进行详细讨论。表 17-2 列出了镇静药的基本用法。临床选择镇静药时要考虑三种情况：头部创伤（或颅内压增高）、低血压、由哮喘引起的呼吸衰竭。硫喷妥钠有脑保护作用，但它有心肌抑制作用、降低血压，已不再使用。氯胺酮有升高血压和扩张支气管作用，但也会增高颅内压。依托咪酯有脑保护作用，副作用较少，被认为是一个较常用的RSI镇静药。苯二氮䓬类是温和的镇静药，它需要滴定（在RSI不可行），且插管时镇静深度往往不够。然而，该药副作用很少，常被一些医师用于RSI。丙泊酚也可用于RSI，但与其他药物相比，并没有明显的优势（表17-2）。有些情况下根本不使用镇静药。对于低血压或脓毒性休克的患者，镇静药应谨慎选择。在心血管应激的情况下，任何药物（包括苯二氮䓬类，氯胺酮和依托咪酯）都可导致病情的急性恶化，如心搏骤停，故镇静药的利弊必须结合临床充分考虑。

另一个争论是是否需要在肌松药之前给镇静药，或者镇静之前给予肌松药物。首先，给予肌松药可减少插管的时间。考虑到肌松药需要60～90s的时间来达到足够的麻痹（肌松），镇静药可以在这段时间中使用。给予镇静药（如表17-2中所示）可以避免患者产生逐渐瘫痪的感觉。在不同临床情况下有不同的优先顺序。先给予肌松药对于需要紧急气管插管的危重患者更有意义。而先给予镇静药对于需要气管插管，但有意识的或者是病情不是很危重的患者更加有意义。不管是先给镇静药还是肌松药，都需要"快速有序"地给予。

步骤7：对于儿童，气管导管的大小选择非常重要，通常引用的公式是4＋（年龄÷4），因此，一个6岁的儿童需要5.5ETT。新生儿导管应使用3.0或3.5ETT（早产儿的尺寸更小）。然而，按公式不一定完全准确。按照插管深度计算更加准确，或将表17-2张贴在复苏室会更适用。表17-2还有药物剂量、药物选择标准、ETT的深度。喉镜叶片的选择基于个人习惯。一般认为直叶片适合婴幼儿，而弯叶片适合较大的儿童。其实这两种类型的叶片都有各种型号，怎样选择根据个人习惯。气管插管时压迫环状软骨更易暴露喉部。强调一下，气道中最狭窄的部位在环状软骨（在软骨下方），有时ETT不能通过环状软骨狭窄段。ETT分为有囊和无囊导管。有囊的ETT能提供更好的气道保护，减少漏气，气道压力较高时有囊的ETT是非常有用的。与小的ETT相比，囊增加了ETT的尺寸，导管通过气道时较为困难。过去推荐9岁以上用有囊导管（6号ETT），小于9岁用无囊ETT。目前认为，有囊ETT可用于婴儿和儿童，但不用于新生儿。要注意监测导管气囊压力，保持囊压力低于20cmH$_2$O的水平。

步骤8：采用多种方法确认气管导管位置，其中一种为二氧化碳检测设备。大多数情况下，气管插管成功时，比色法ETCO$_2$监测仪在通气时会有明显的颜色改变（图17-4）。ETCO$_2$有不同的型号。当婴儿使用成人型ETCO$_2$时，ETCO$_2$是不会工作的，因为婴儿产生的CO$_2$容量不足以使其变色。此外，因为水蒸气饱和的缘故，许多ETCO$_2$可能最终出现故障。ETCO$_2$监测仪可以量化ETCO$_2$（与静脉或动脉PCO$_2$有关），它可以连续和不定期监测ETCO$_2$的实际波形。典型的方波波形说明气管插管成功，而非方波波形则说明导管不在气管内（图17-5）。

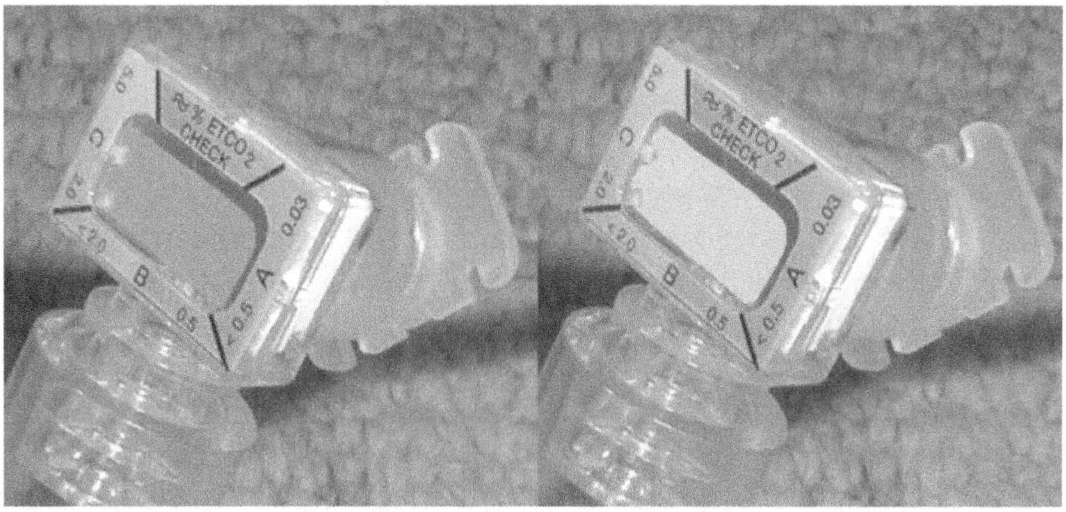

图17-4 ETCO$_2$监测仪：这个特殊的设备很小，新生儿专用。如果能探测到CO$_2$，颜色会从紫色变为黄色

（经许可引自Fuchs S, Yamamoto L, eds. APLS: the Pediatric Emergency Medicine Resource. 5th ed. Sudbury, MA: Jones and Bartlett Publishers; 2012.）

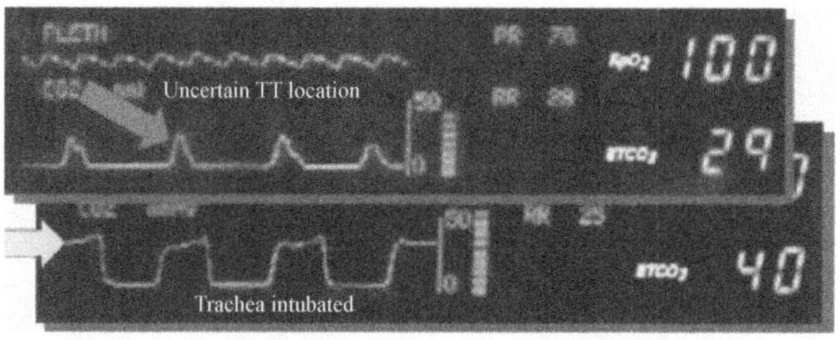

图 17-5　ETCO$_2$ 波形：顶部的曲线显示了一个脉搏血氧计的波形。上面的曲线显示了一个不规则高尖 ETCO$_2$ 波形（红色箭头），它不能确认气管插管成功。下面曲线（黄色箭头）显示了一个规则方波 ETCO$_2$ 波形，可证实气管插管成功

（经许可引自 Fuchs S, Yamamoto L, eds: APLS: the Pediatric Emergency Medicine Resource. 5th ed.Sudbury, MA: Jones and Bartlett Publishers; 2012.）

没有肺灌注时，不产生 ETCO$_2$。心肺复苏（CPR）效果不好时也没有 ETCO$_2$ 产生（假阴性，也就是气管插管成功，但是 ETCO$_2$ 没有产生）。在 CPR 期间，ETCO$_2$ 方波波形的出现证实了气管插管成功和肺灌注的恢复，说明胸外按压有效。

听诊可以证实双侧有无对称呼吸音，以及胃部有无呼吸音。观察胸廓起伏、导管内有无雾气、患者氧合改善情况。没有一个指标能够完全确定气管插管成功，要结合多个指标共同判断。食管探测球囊方法利用一个橡胶球囊与 ETT 连接（图 17-6）。如果挤压球囊后能迅速膨胀，那么说明导管在气管内或咽部。如果球囊充气缓慢，甚至不充气，则说明气管导管插入食管内。

如果气管导管位置仍不能确定，可以用喉镜直接观察确认。一旦气管插管成功，就要确认 ETT 的深度（插管时喉镜直接观察并根据表 17-2 来确认），然后固定导管，可以用胶布固定，也可以用专门固定导管的商业产品。胸部 X 线片可以确定 ETT 尖端的位置，它应该在气管分叉之上。根据需要调整 ETT 位置时，要小心仔细，不要拔出导管。

不能通气、不能插管的情况

这种情况需要在颈前部切开或穿刺建立气道。环甲软骨切开术（也称为环甲膜切开通气术）是选择之一。也可用一个大的静脉穿刺导管或专用快速气管导管行环甲膜穿刺。一个大的静脉穿刺导管刺破环甲膜向下进入气管。专用快速气管导管是较高级的，导管接口与 3.0 ETT 连接。导管接口要拧紧，不要打结，以免管道变窄。如果使用复苏气囊，需要用力挤压气囊以提供足够的潮气量（自动膨胀的气囊比 Rusch 气囊更适用）。喷射通气装置（图 17-7）可以通过静脉穿刺导管提供较大的潮气量。

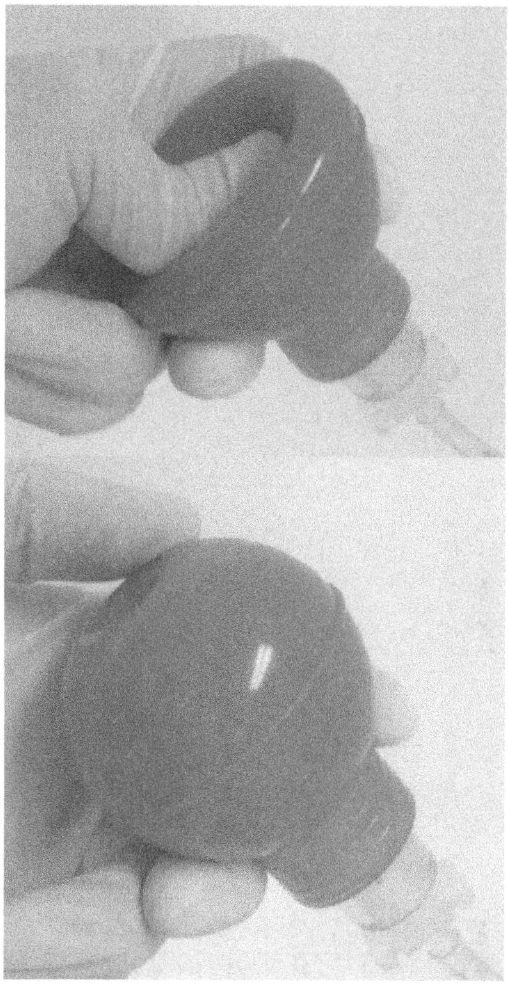

图 17-6　食管探测器装置：球囊与 ETT 相连接。如果气管插管成功，挤压球囊，应该迅速膨胀，如果缓慢膨胀，表明插管入了食管

如果复苏室备有一个快速气道套件会更好，因其提供气道的直径更大。环甲膜穿刺技术包括环甲膜穿刺、再用扩张器扩张和导丝引导，这与 Seldinger 血管穿刺技术相似。在建立紧急气道之前，应了解每个快速气道套件的规格。对于小婴儿，环甲膜位置不易确定，而确定环甲膜的位置是至关重要的。

紧急的气道切开手术如气管造口术或环甲软骨切开术有并发症可能，但在“困难气管插管，不能够通气”的情况下，这可能是建立人工气道，改善患者氧合的唯一选择。讨论具体操作程序已经超出了本章的范围。气道切开的相关设备应随时处于备用状态，并熟悉手术操作程序。

在操作过程中要避免爆炸燃烧。患者在手术过程中可能要高流量给氧，必须避免使用电刀，因为可能触发爆炸燃烧。

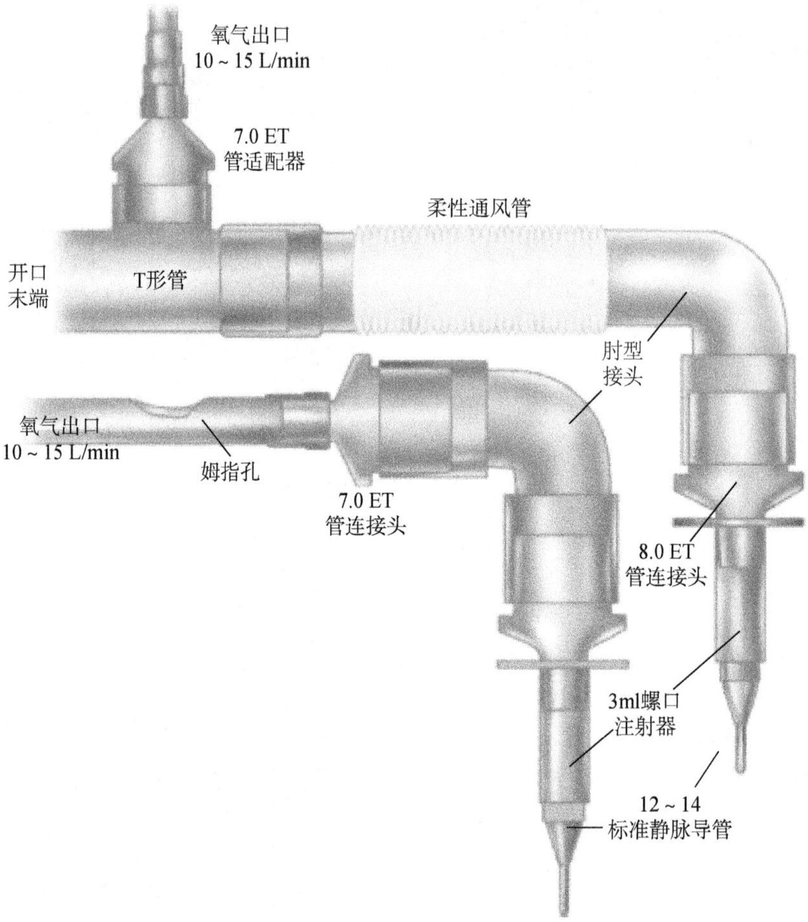

图 17-7 喷射通气装置可以通过 IV 导管通气。按住 open end 或 the thumbhole，高压氧气只能通过导管到气道。放开时就是被动呼气。图中显示了使用 3ml 注射器和 8.0ETT 连接头与 IV 导管连接。而 3.0 ETT 可以直接连接 IV 导管端口。但是 IV 导管端口没有螺纹，在高压力下接口处可能会断开

[经许可引自 Yamamoto LG: Rapid sequence anesthesia induction and advanced airway management in pediatric patients, Emerg Med Clin North Am. 1991; 9（3）:611–638.]

（刘成军 译）

第18章　呼吸衰竭

（原著　Lynette L. Young）

要点

● 呼吸衰竭是导致儿科患者心搏骤停最常见的原因。

● 早期发现呼吸窘迫并采取积极干预措施以预防呼吸衰竭的发生十分重要。

● 一旦发生呼吸衰竭，积极的干预措施可以给予患儿最好的生存机会，并减少神经系统后遗症的发生。

● 幼儿的生理储备较少，病情可以迅速恶化。

● 在危急情况下，急救医生的任务不仅仅是做出快速复苏管理的决策，同时还要考虑到与患儿年龄相关的解剖差异，选择合适的医疗设备（表18-1）和药物剂量来救治患儿。

表18-1　不同年龄患儿气管导管大小、深度与喉镜叶片的选择[ab]

年龄	尺寸（mm）	型号
气管导管		
新生儿	3.0	无囊
新生儿至6个月	3.0～3.5	有囊或无囊（新生儿不带囊）
6～18个月	3.5～4.0	有囊或无囊
18个月至3岁	4.0～4.5	有囊或无囊
3～5岁	4.5	有囊或无囊
5～6岁	5.0	有囊或无囊
6～8岁	5.5～6.0	有囊或无囊
8～10岁	6.0	有囊
10～12岁	6.0～6.5	有囊
12～14岁	6.5～7.0	有囊
喉镜叶片		
＜2.5kg	0	直叶片
新生儿至3个月	1.0	直叶片
3个月至3岁	1.5	直叶片
3～12岁	2.0	直叶片或弯叶片
青少年	3.0	直叶片或弯叶片

a. 无囊气管导管尺寸（mm）= 年龄 ÷4+4= 气管导管的内直径或者患者小指宽。

b. 有囊气管导管尺寸（mm）= 年龄 ÷4+3.5= 气管导管的内直径。插管深度（mm）= 气管导管内直径 ×3。

解剖学和生理

对一个出现呼吸窘迫的患儿进行评估时，应当考虑到患儿解剖学及生理学的差异。幼儿以鼻式呼吸为主，因此任何程度的鼻腔阻塞都可能导致呼吸困难。

与成人相比，小儿的胸壁柔软，肌肉发育不完全，横膈也较易疲劳。胃的扩张会限制横膈的活动，哮喘所致的残余容量增加、细支气管炎、气道异物均会引起潮气量减少，导致呼吸衰竭。相对较窄的下呼吸道更易发生黏液栓塞，导致通气血流灌注不匹配，如下呼吸道常见疾病哮喘和细支气管炎更容易发生。

婴幼儿可用于气体交换的实际面积相对有限。18个月幼儿的肺泡腔增加2倍，而3岁的儿童则增加3倍。有限的气体交换面积使婴幼儿依赖于通过提高呼吸速率以增加每分钟通气量和清除二氧化碳。因此呼吸急促在婴幼儿呼吸衰竭中非常常见。呼吸动度增强和呼吸频率增加会导致呼吸肌疲劳和呼吸衰竭，这尤其常见于代谢储备差的婴幼儿。小儿功能残气量比成人少，但耗氧量是成人的2倍，因此对于气管插管的婴幼儿而言，病情恶化时，氧饱和度降低比成人更快（见第17章婴儿与儿童的气道解剖差异）。

相关病史

最常见的是，一个既往有呼吸困难病史的患儿出现呼吸窘迫送到急诊室。家长可能注意到患儿有咳嗽、鼻翼扇动及行为上的改变。喂养困难往往也是小儿呼吸困难的一个征象。在年龄稍大的儿童中，可有喘息和活动减少表现。

了解既往病史对明确病因是非常必要的。有早产病史的婴儿往往要考虑支气管肺发育不良，临床表现为不同程度的缺氧、高碳酸血症、气道高反应性、易患呼吸道感染。人工喂养时易出汗的患儿可能存在不明原因的充血性心力衰竭。对于有哮喘病史的患儿，既往急性发作的频率和严重程度对哮喘紧急治疗和处理至关重要。有慢性咳嗽和反复肺炎病史往往提示患儿会存在一些基础疾病，如气道高反应性疾病、囊胞性肺纤维化或气道异物。呼吸系统的疾病也可由全身疾病引起。不费力呼吸增快可能是糖尿病酮症酸中毒和脓毒血症引起的，主要是为了代偿体内的代谢性酸中毒状态。

体格检查

简单的观察可以得到关于患儿呼吸窘迫严重程度的很多信息。精神状态是评估的首要因素。轻度呼吸困难婴幼儿的精神状态一般正常，而病情较重的患儿会变得焦虑易怒，常表现为烦躁不安，不能保持在一个舒适的体位。严重呼吸窘迫的年长儿表现为点头呼吸、不能平卧，而婴儿会表现得烦躁，不能进行眼神交流，也不会微笑。他们会拒绝喂奶，这是因为呼吸功增加会降低他们的吮吸能力。呼吸衰竭初期，患儿表现得比较烦躁，到了后期，则呈嗜睡和昏睡的状态，皮肤发绀是一个不好的征象。

观察胸廓起伏有助于判断呼吸窘迫的程度。呼吸窘迫的患儿呼吸频率都是增快的，但是呼吸频率与年龄相关，并且受当时各种临床医疗状况影响，应进行全面观察和评估。呼吸窘迫时可用呼吸辅助肌呼吸，可见三凹征，多见锁骨上窝和肋下凹陷。在很多严重病例中，可以见到鼻翼扇动。三凹征是呼吸窘迫严重的有力证据，不容许被忽视。

肺部听诊有助于确定病变部位。喉鸣多出现于吸气相，但当严重的气道梗阻时，吸气相和呼气相均可听见。喉鸣多提示上呼吸道病变，如喉炎、会咽炎或异物阻塞。明显的哮喘声音常提示下呼吸道阻塞。一些导致肺泡塌陷的下呼吸道疾病会伴随呻吟，这是由于在呼气相时声门提早关闭，增加气道压，防止肺泡进一步塌陷，保护功能残气量。呻吟最常见于婴儿，提示有严重的呼吸窘迫，不管是原发性肺疾病，还是全身性疾病如脓毒症所致。

除了观察患者外，胸部听诊可以补充更多的有效信息。首先可以评估气体交换。上呼吸道阻塞主要影响吸气，而下呼吸道阻塞主要影响呼气。如果患者出现呼吸费力和气体交换受限，那么他们处于呼吸衰竭的危险境地。

实验室检查

实验室检查在评估呼吸代偿程度时十分有用。经皮脉搏血氧仪能快速、无痛、可靠地监测患儿血氧饱和度。对于婴儿而言，通过体格检查不能得到全面的信息，而动脉血气不易采集，脉搏血氧仪对婴儿尤其适用。但是脉搏血氧仪仅能够提供一些关于肺生理的有限信息。血红蛋白解离曲线是反映血氧分压与血氧饱和度之间关系的曲线，只要 PO_2 低于 8.0kPa（60mmHg），可发生明显的低氧血症。脉搏血氧仪不能监测 $PaCO_2$ 和酸碱状态，因此要结合临床实际情况综合考虑，如哮喘、细支气管炎，可能存在二氧化碳潴留及呼吸性酸中毒。同样，脉搏血氧仪在一些情况下是不可靠的，如低灌注状态，一氧化碳中毒及高铁血红蛋白症。

对于中重度呼吸窘迫的患者，脉搏血氧仪不能代替血气分析。呼吸衰竭通常定义为 PO_2<60mmHg（尽管吸氧浓度 60%）或 $PaCO_2$>60mmHg。PO_2 和 $PaCO_2$ 的绝对值必须要结合患者的临床表现和肺的基本情况进行考虑。患者可能没有满足呼吸衰竭的严格标准，血气分析当时是正常的，但是呼吸肌逐渐疲劳最终不能维持呼吸也要诊断呼吸衰竭。相反，一个有着严重潜在肺部疾病的患者，如肺发育不良或者囊胞性肺纤维化，患者已适应高碳酸血症。在这些情况下，要结合临床考虑而不能仅靠实验室检查数据。一些严重肺病患儿的家长应该掌握一些经皮脉搏血氧仪和血气值基本知识。

辅助通气的指征

呼吸衰竭应给予辅助通气。辅助通气最常见的指征是呼吸窘迫的过程中出现呼吸肌疲劳。在这种情况下，血气分析常提示低氧血症（虽然已进行氧疗）及 PCO_2 的持续性上升。辅助通气的其他指征包括窒息、呼吸动度表浅，以及需要控制通气减少呼吸做功的情况：难治性的休克或者颅内压增高。对于有意识状态改变的患者，当气道不能维持正常时，也是辅助通气的指征，尽管肺功能可能是正常的。

低氧血症的基本治疗措施是氧疗。供氧可以通过鼻导管、简易面罩、非重复吸收面罩及氧气面罩，辅助通气首先要建立一个开放气道（见第 17 章气道管理）。

通气

有效的复苏囊面罩（BVM）通气对于婴幼儿是一个至关重要的急救技术（图 17-6，图 17-7）。已有研究证实，在院外儿科患者气管插管通气与 BVM 通气相比，生存率和神经系统后遗症的发生率并没有改善。2010 年美国心脏协会（AHA）指南推荐患儿院前急救（特别是比较短的转运时间）时先使用 BVM 通气。一个合适的面罩应该舒适地置于鼻梁到下巴之间。对于婴幼儿，圆形面罩比三角形面罩更加有效，因为它更加贴近患儿的脸型（见第 17 章婴幼儿 BVM 通气设备及技术的详细说明）。

高级气道管理

在大多数需要 BVM 通气的情况下，应气管插管给予足够的通气。气管插管前需要人员、药物及设备三方面的充分准备。

插管前充分吸氧，提供足够的氧气储备，以免在气管插管过程中出现缺氧损伤。对于有自主呼吸的患者，用非重复吸收面罩给予 3～5min 的 100% 纯氧可以为患儿提供 3～4min 足够的氧合，在气管插管前尽量缩短 BVM 通气时间以免胃胀气和误吸，用 100% 纯氧通气以提供足够的氧气储备。在气管插管时，环状软骨加压法不再作常规推荐（关于气管插管技术见第 17 章）。

对于小儿气管导管尺寸大小可根据年龄计算（表 18-1），当机械通气压力在 15～20cmH_2O 时，能听到漏气的声音，说明导管尺寸大小合适并且位置正确。如果没有听到漏气的声音，说明导管过粗。相反，如果漏气太多，潮气量不能保证。对于手术室和重症监护病房（ICU）的儿童，带囊气管导管是安全的，可以应用于婴儿和儿童。特别在一些特殊情况下，如肺顺应性较差、气道阻力高、声门漏气严重时，带囊气管导管是非常有效的。

气管导管位置能够通过观察到足够胸廓起伏和听诊双侧呼吸音来确定。不对称的呼吸音提示导管插得过深，可能插到右主支气管或左主支气管。从解剖上来讲，更容易插入右主支气管，右侧呼吸音明显增强。但是对于一些小婴儿，也可能插入左主支气管。当气管导管插入过深时，可以缓慢地拔出导管直到能听见双侧呼吸音。如果撤出导管后，双侧呼吸音仍不对称，可能发生了气胸。喉罩（LMA）是由一根导管和导管末端可充气或放气的椭圆罩组成。气管插管困难时可选择喉罩通气。操作时从口插入喉罩至咽部，感到阻力时停下，此时罩在会厌 / 气管开口处。充气后的罩形成密闭腔，气管与导管相通形成一个安全通道。喉罩通气已经被证实是院内及院外非常成功的气道管理装置。许多研究已经证明，LMA 通气对于儿科患者非常有效，但需要培训以掌握放置 LMA 的正确方法。对于有呕吐反应及有过度烦躁的儿童，喉罩通气是禁忌。当使用 LMA 通气时，误吸的风险必须考虑。当心搏骤停的患儿不能进行气管插管时，LMA 通气是一个选择，尽管没有这方面的资料来证实。食管 - 气管导管和喉管（king LT airway）是另外的两种气道管理装置。食管 - 气管导管有两种型号。较小的型号大于 10cm（4in），多数儿科患者不适用。而喉管有适用于儿科患者的型号［2 号适用于身高 90～115cm（35～45in）或者体重 12～25kg，2.5 号适用于身高 105～130cm（41～51in）或者体重在 25～35kg］。在仿真模拟研究中，儿科型号喉管放置比气管内插管更容易。

机械通气

对于需要转运或者送入 ICU 的急诊室气管插管患儿，偶尔需要进行机械通气。虽然全面讨论机械通气问题超出了本章的范围，但是正确使用这些机器是非常重要的。容量控制通气和压力控制通气是两种重要的机械通气模式，它们都可以通过正压输送气体以辅助患者通气，但两者在吸气相的终止的方式是不一样的。

容量控制模式在吸气相输送一个预先设定容量的气体，虽然气道阻力是不断变化的，但容量是恒定的，因此对于肺顺应性降低的患者是非常有效的。容量控制模式有产生气道高压而导致气压伤的风险，目前多用于儿童和较大的婴儿，潮气量通常为 8～10ml/kg。以往曾经使用大潮气量，但是使用 PEEP 来维持肺容量可以降低由于大潮气量所致的气压伤。呼吸频率设定量取决于患儿的年龄和临床情况。

压力控制模式在吸气相达到预设压力时吸气停止，因此可避免气压伤。该模式的特点是压力恒定，时间切换当达到预设的压力时转为呼吸。压力控制模式并不能代偿肺顺应性的变化，其潮气量是可变的。目前压力控制模式多用于新生儿和小婴儿，要以最小的吸气压力达到明显胸廓起伏和足够的通气量，当患儿通气时，要注意监测气道压力。

容量控制通气和压力控制通气都可使用 PEEP，它可以防止呼气时肺泡塌陷，并保持功能残气量。它们能够缓解通气 - 血流不匹配和低氧血症，这对于肺顺应性降低患儿非常重要。高 PEEP 的主要副作用是影响静脉回心血量和降低心排血量。在急诊室，PEEP 通常设置在 3～5cmH_2O。

尽管经皮脉搏血氧仪和 $ETCO_2$ 监测广泛应用，大多数使用呼吸机的患者仍要通过连续的血气分析来确定最佳机械通气参数。通过调整每分通气量、呼吸频率、潮气量来调节 pH 和 PCO_2，通过调节 FiO_2 和 PEEP 而控制 PO_2。

无创机械通气

无创机械通气可以提供呼吸支持，并且没有与气管插管相关的风险。有利于提高氧合、改善通气、减轻呼吸肌疲劳。其模式主要包括持续气道正压通气（CPAP），双水平气道正压通气（BIPAP）和经鼻高流量给氧。

CPAP 即整个呼吸周期持续气道正压，压力一般维持在 4～10cmH_2O。对于儿童，可以通过面罩正压通气，婴儿没有合适面罩，一般经鼻（双侧）正压通气。经鼻 CPAP 在早产儿、新生儿、婴儿应用十分成功，可以改善氧合并减少呼吸窘迫。毛细支气管炎的婴儿也可使用 CPAP 支持。

BiPAP 要调节吸气压力（IPAP）和呼气末正压（EPAP）。当使用 BiPAP 通气时，以低的初始压力开始，逐渐提高。IPAP 通常设置在 8～10cmH_2O，可逐渐增加到 16cmH_2O 或更高以减少呼吸功、降低呼吸频率及提高氧合。EPAP 目的是提高功能残气量，以 4～10cmH_2O 开始。成功使用 BiPAP 通气需要患者的合作及合适的面罩。一项对儿科急诊室中 83 例对于传统药物治疗无效的哮喘持续状态患儿给予 BiPAP 通气的回顾性研究发现，2～17 岁儿童中 88% 耐受 CPAP。所有患儿已计划收入 PICU，16 例（22%）病情好转，撤离了 CPAP，收入普通病房。对 PICU 中 20 例哮喘持续状态患儿除了常规标准治疗外给予 CPAP 通气，结果发现，CPAP 能够降低呼吸做功。对于哮喘持续状态的患者早期进行无创性气道正压通气是否有效，还需要大规模的临床调查研究。

湿化的高流量经鼻 CPAP 最初主要用于新生儿。近来临床上经鼻导管输送的加温湿化气体流量在婴幼儿中可达 8L/min，在青少年和成人中高达 40～50L/min。在急诊室对急性呼吸功能不全的儿科患者使用高流量经鼻 CPAP 是有益的，可降低气管插管概率。

儿科患者使用无创气道正压通气（NIPPV）的临床经验大多数来源于 PICU。对于患有阻塞性呼吸睡眠暂停和神经肌肉疾病的儿童在家也可使用 NIPPV。随着技术的更新及经验的累积，NIPPV 将被考虑应用于急诊室。NIPPV 也可用于哮喘、细支气管炎、溺水、肺囊性纤维化和神经肌肉疾病而导致呼吸窘迫的患儿。NIPPV 不能用于呼吸抑制、呕吐、低血压和心律失常的患者。临床病情缓解通常需要几个小时。在急诊室接受 NIPPV 通气的都是危重患儿，并需要密切监护以防止病情恶化。急救医师必须做好随时为患儿气管插管的准备。

致谢

感谢 Thomas J. Abramo 和 Michael Cowan 两位第 1 版及第 1 版本章的作者。

（刘成军 译）

第19章 休　　克

（原著　Jonathan K. Marr）

要点

- 除非排除休克，否则心动过速和皮肤苍白需按照休克来治疗。
- 代谢性酸中毒时通过增加呼吸频率来代偿。
- 小儿的低血压常预示可能发生心搏骤停。
- 引起休克最常见的原因为低血容量。
- 早期积极治疗对恢复氧供和组织灌注是很有必要的。
- 心源性休克时过度的液体复苏会加重病情，听诊可闻及湿啰音和奔马律，可触及肝脾大。

休克是氧供不足、不能满足机体组织细胞代谢需要的一种危重症。多种因素可影响氧的输送，包括心率、前负荷、心肌收缩力、后负荷、血红蛋白量、氧饱和度和溶解于血液中的氧（图19-1）。在疾病的进展过程中，机体会通过调节上述指标来进行代偿，超过机体代偿能力时，会引起器官功能的损害，甚至造成不可逆的器官功能衰竭或死亡。

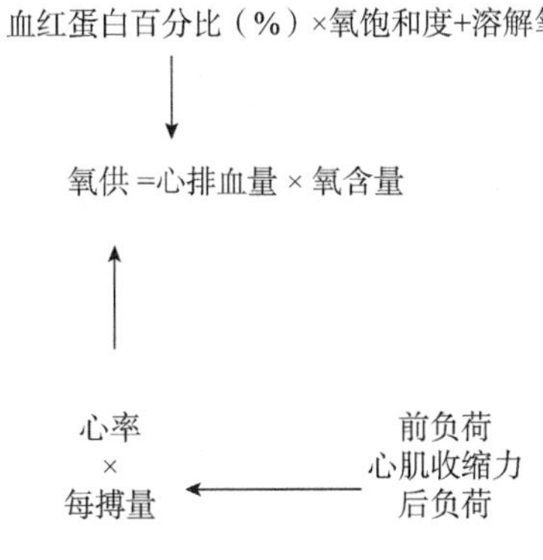

图19-1　影响氧供的因素

儿童在解剖和生理方面与成人都有所不同。婴幼儿的心排血量主要取决于心率，因每搏量相对恒定，而成人低心排血量多由每搏量减少引起。机体通过一系列代偿机制维持足够的组织氧供。首先，心排血量降低时，机体通过增加心率来维持心排血量，因此心率增快是休克首先出现的体征。在急诊室常见心动过速的原因除了休克外，还包括发热、疼痛、焦虑、缺氧、药物（如沙丁胺醇）。

另一个代偿机制是通过增加外周血管阻力，血液从皮肤、肠道、肾、肌肉等部位重新分布至重要器官，临床上表现为四肢末端冰凉、毛细血管充盈时间延长、尿量减少。同时，机体还可通过增加平滑肌张力使静脉回心血量增加来维持心排血量。

生理应激反应包括中央和外周交感神经系统的激活。儿茶酚胺分泌增多可增加心率和每搏量使心排血量增加、血压升高。胰高血糖素分泌也增加，促进糖原分解和糖异生作用使血糖增高。

休克是氧和能量供应不足的结果。在休克状态下，皮质醇和儿茶酚胺的含量为应激状态下的5～10倍。尿量减少以维持血容量。超生理剂量的皮质醇、儿茶酚胺和胰高血糖素等可导致高血糖症。然而有研究发现，在脓毒症中高血糖症对机体有潜在危害，对中性粒细胞的功能有影响，作为促凝剂，可诱导细胞凋亡，增加感染的风险，影响伤口愈合。

休克又可分为代偿性休克和低血压性（失代偿性）休克。代偿性休克时由于机体的代偿可使血压正常，但仍存在组织灌注不足。组织灌注不足可表现为心动过速，毛细血管充盈时间（CRT）延长，皮肤苍白，脉搏细弱等。一旦机体不能维持正常的收缩压，出现血压下降，随时可能出现心搏骤停的风险。随着病情进展，代偿性休克可转变为失代偿性休克。临床出现意识改变时，提示脑灌注不足。

根据病理生理学方面因素如前负荷、心肌收缩力、后负荷，休克还可分为4类，低血容量性休克、分布性休克、心源性休克、梗阻性休克（表19-1）。前负荷是在心脏收缩前的心室血容量，可通过中心静脉压（CVP）测量。新生儿的总血容量约有85ml/kg，婴幼儿约65ml/kg。分布于动脉、静脉、毛细血管的血容量分别为8%、70%、12%。心肌收缩力即心肌收缩的力量。后负荷即心室收缩时的阻力。这些因素共同影响着心脏每搏量。

低血容量性休克

低血容量是儿科引起休克最常见的原因。在第三世界，因腹泻和电解质紊乱所致的体液丢失是导致婴幼儿死亡的常见原因。其他导致低血容量性休克的原因包括创伤所致的急性失血、烧伤、糖尿病酮症酸中毒所致的渗透性利尿。

表 19-1 休克分类

影响每搏量的因素	休克分类	病因
前负荷	低血容量性休克	肠胃炎
		脱水
		创伤 / 血液丢失
	分布性休克	感染性休克
		过敏性休克
		神经源性休克
心肌收缩力	心源性休克	心肌炎
		充血性心力衰竭
		心肌病
		中毒
		钝挫伤
后负荷	梗阻性休克	心脏压塞
		气胸
		肺栓塞
		主动脉缩窄
		主动脉弓离断
		左心发育不全综合征

血容量的丢失可导致前负荷和每搏量减少，从而引起代偿性的心率增快。在创伤导致的急性失血中，血容量丢失的同时伴随血红蛋白量减少。心排血量和氧含量的减少可共同导致组织氧供的减少。此时，机体产生代偿，如儿茶酚胺的升高可加快心率、增强心肌收缩力、增大外周血管阻力，神经内分泌系统会促进水钠潴留。若不及时纠正血容量并改善机体氧供，会导致器官功能障碍、循环衰竭，甚至死亡。

分布性休克

分布性休克的特征是血液的不适当分布，导致器官和组织的灌注不足。分布性休克包括感染性休克，过敏性休克和神经源性休克。这三种休克的类型有共同的特点：静脉、毛细血管、动脉血管的张力和完整性都存在问题。值得一提的是，在分布性休克中心排血量是增高的，而其他类型的休克心排血量是减少的。

国际医学界一致定义脓毒症即为感染及感染所引起的临床表现（如发热、心动过速、呼吸急促、白细胞增多等）。严重脓毒症是指脓毒症同时伴有器官功能障碍或组织灌注不足（如低血压、低血氧、少尿、代谢性酸中毒、血小板减少等）。脓毒性休克定义为尽管给予充足的液体复苏，但仍不能纠正低血压。

脓毒症是感染微生物和宿主免疫、炎症、凝血反应之间相互作用的结果。目前研究认为，在脓毒症早期，主要表现为促炎症介质的升高，当脓毒症持续存在时，会逐渐转变为抗炎免疫抑制状态。

神经源性休克往往是由于急性脊髓损伤，引起支配血管和心脏的交感神经调节功能严重障碍所致。通常见于颈椎创伤，以及胸椎 T_6 以上的脊髓损伤，可导致血管张力丧失、血管扩张、周围血管阻力降低、低血压、心动过缓和心排血量降低。

过敏性休克为Ⅰ型超敏反应引起，通过释放大量介质导致血管通透性增加、支气管痉挛、血管舒张引起休克。导致儿童过敏的因素多为食物（如花生、坚果、贝类、鱼类、牛奶和鸡蛋等）、药物、膜翅目类昆虫（如黄蜂、蜜蜂、蚂蚁等）毒液蜇入、血液制品、乳胶、疫苗、放射造影剂。过敏性休克往往有两个或以上器官系统受到累及，但是可只表现为急性心血管或呼吸事件，或者仅有低血压的表现。靶器官包括皮肤（80%～90%）、呼吸道（70%）、胃肠道（30%～45%）、心血管（10%～45%）和中枢神经系统（10%～15%）。

心源性休克

心源性休克为心功能障碍所致的持续性低血压和组织灌注不足。心功能障碍与心肌收缩力差（如心肌炎、心肌病、脓毒症、心肌梗死、创伤、中毒等）、结构异常（如先天性心脏病等）、心脏节律紊乱（如心律失常）等有关。心源性休克的特点为低排高阻。

心肌纤维很特别，当它拉伸时可以增强心肌收缩力。因此回心血量即前负荷的增多可使心肌收缩力增强，从而使每搏量和心排血量增多。然而，当心肌纤维过度拉伸时，心肌收缩力下降，可导致心力衰竭的发生。异常的心肌收缩力可导致低心排血量和低血压。此时神经内分泌代偿反应导致心动过速、全身血管收缩、水潴留。这种代偿反应在心源性休克中是非常不利的，因为心动过速会增加心肌需氧量，从而使有氧代谢向无氧酵解转变，乳酸堆积。此外，血管收缩会增加心脏后负荷，导致心搏量下降和心排血量进一步降低。

梗阻性休克

由于急性血液循环梗阻导致心排血量下降，出现梗阻性休克。梗阻性休克包括心脏压塞、张力性气胸、导管依赖性先天性心脏病、肺栓塞等。梗阻可导致心排血量下降，导致代偿性心率加快和外周血管阻力增加。

心脏压塞是指液体或气体积存于心包腔内，使得心包腔内的压力增加，从而压迫心脏，造成静脉血液回流受阻，影响心室充盈，最终导致心排血量下降。其危险因素包括创伤、心脏手术、感染和炎症性疾病。

张力性气胸是指气体进行性地积存于胸膜腔内，使得胸膜腔内压由负压变为正压，压迫肺及纵隔结构至对侧胸腔，可导致呼吸衰竭和心脏血液回流受阻。其危险因素包括胸部穿透性损伤和正压通气。

宫腔内的胎儿血液循环不经过肺部，因为氧合血可通过胎盘从母体输送至胎儿。此时胎儿肺循环以通过动脉导管的右向左分流来保证全身灌注。胎儿出生后几周内发生动脉导管闭锁，在这个过渡期，一些导管依赖性心脏结构畸形即左心室流出道梗阻性病变，主要通过动脉导管给予全身的组织灌注，包括主动脉缩窄、主动脉弓离断、严重主动脉瓣狭窄、左心发育不全综合征等。动脉导管闭锁后，通过导管的血供消失，外周血管阻力增加，心搏量和心排血量也随之下降。因此，维持动脉导管的开放是患儿存活的关键。

肺栓塞是指由于血栓、脂肪、气体、羊水或导管碎片等造成的肺动脉部分或完全梗阻。肺栓塞在儿科不常见，其诱发因素包括留置的中心静脉导管、镰状细胞贫血、恶性肿瘤、结缔组织疾病、高凝状态（如抗凝血酶Ⅲ、蛋白 C、蛋白 S 缺乏等）。

休克识别

小儿生理与成人不同的是心排血量的进行性下降往往表现为心动过速。因此，代偿性休克的早期识别是非常必要的，可及时采取干预措施来预防其发展为失代偿性休克。低血压的出现是不良征象，预示可能发生心脏停搏（表 19-2）。

病史：询问患儿入急诊室前病史为明确病因提供重要线索。婴幼儿进行性呕吐和腹泻、小儿交通事故中发生的股骨骨折常可引起低血容量。青少年出现发热和紫癜、白血病患儿通过中央静脉导管给予诱导化疗后出现心动过速，均提示脓毒症发生的可能。同样，静脉注射造影剂或食用花生后数分钟内出现荨麻疹、呕吐、面部肿胀、呼吸困难等，提示可能出现了过敏性休克。创伤后出现心动过缓、弛缓性瘫痪、阴茎异常勃起，可能出现了脊髓损伤。钙剂和 β 受体阻断药对心肌有毒性作用，摄取过多会导致心源性休克。小儿在喂养时出现多汗、呼吸困难、体重不增、发绀等，常提示有心血管解剖畸形。但有时患儿的发病病因不很明确，特别是 2 周内的新生儿出现昏睡、喂养困难、组织灌注不良，可能是因为低血容量、低血糖症、脓毒症、先天性代谢异常或者是尚未确诊心脏病衰竭期引起。

体格检查：哭闹、受惊、发热的患儿会出现心动过速和呼吸急促。从一个可能即将发生休克的患儿发现一些细微的症状是很困难的。心动过速是循环不足患儿最敏感的体征。安静、无发热的患儿出现持续的心动过速反映患儿有代谢异常。呼吸急促有两种形式，不费力的呼吸急促和呼吸窘迫。不费力的呼吸急促又称“静态”呼吸急促，多为代谢性酸中毒引起的代偿性呼吸增快。而在严重脓毒症的早期，可有部分辅助呼吸肌参与呼吸。呼吸窘迫常提示有通气 / 血流比（V/Q）失调、低氧血症、肺水肿、心力衰竭及梗阻性休克。血压常用来鉴别代偿性和失代偿性休克。血压正常表示休克早期外周血管阻力升高。脉压增大、外周血管阻力降低，提示分布性休克。当发生失代偿时，出现低血压，常预示有心脏停搏的风险。组织灌注可作为评估心排血量的替代指标，当毛细血管充盈时间大于 2s 时，提示有心排血量的减少。发热患儿表现为肢端温暖、脉搏洪大、低血压，为暖休克；反之，发热患儿出现肢端厥冷、脉搏细弱、低血压为冷休克。其他提示灌注不良的指标还包括精神状态的改变，外周脉搏细弱，皮肤花纹。休克的诊断是非常困难的，所有的指标都需要仔细、反复观察，保证诊断正确。

实验室检查：虽然休克是一个临床诊断，但是实验室检查可帮助评估病情的严重程度。及时进行一些检查可帮助制订治疗策略，包括测量血糖、血钙、血气分析，可判断患儿是否有低血糖症、低钙血症及代谢性或呼吸性酸中毒。在创伤患儿中，连续测量血红蛋白可帮助诊断失血的严重程度，但有时也不一定完全准确。乳酸作为无氧酵解的生化指标，可预测心源性休克、创伤、感染性休克的死亡率，在尿毒症、糖尿病酮症酸中毒、酒精性酮症酸中毒，以及大量摄取阿司匹林、乙二醇、甲醛、三聚乙醛后，也会出现乳酸的增高。脓毒症常有白细胞增多，但是脓毒性休克时，中性粒细胞和淋巴细胞减少常提示感染非常严重，并且有免疫抑制。持续的肾低灌注，可导致肾小管上皮细胞的损伤，从而发生肾功能不全甚至衰竭。组织低灌注还可促进血管内凝血，导致凝血酶原时间（PT）和部分凝血活酶时间（PTT）延长。

表 19-2 儿科脓毒症总结 2008

分类	推荐	注意事项
抗生素	1h 内使用	
机械通气	无	禁止使用依托咪酯，其会产生肾上腺皮质功能抑制
液体复苏	晶体液	20ml/kg 滴注（cm^3=ml）
血管加压剂正性肌力药物	首选多巴胺	若多巴胺无效，可使用肾上腺素或去甲肾上腺素，若有低排高阻（↓CO，↑SVR），可使用多巴酚丁胺
治疗终点	心率正常范围内 毛细血管充盈时间＜2s 脉搏正常 肢端温暖 尿量＞1 ml/（kg · h） 精神状态正常	
激素	仅用于儿茶酚胺抵抗性休克，或证实有肾上腺皮质功能不全	肾上腺皮质功能不全高危因素：重症休克、紫癜、近期使用激素类药物治疗慢性疾病、垂体或肾上腺异常
活化蛋白 C	不推荐使用	
血糖控制	无	成人使用胰岛素有效；儿童没有证据支持
镇静 / 镇痛	推荐使用	禁止使用异丙酚
血液制品	无	成人血红蛋白＞7g/L；儿童数据有限
丙种球蛋白	在严重脓毒症中可使用	可降低新生儿或儿童感染性休克死亡率
体外膜肺（ECMO）	常规治疗无效时考虑使用	

（数据引自 Dellinger RP，Levy MM，Carlet JM，et al. Surviving sepsis campaign：international guidelines for management of severe sepsis and septic shock. Crit Care Med. 2008；36：296.）

治疗

早期积极的干预是治疗休克的关键。液体复苏前休克持续的时间越长，预后越差。制订积极有效的治疗方案，提高心排血量、改善组织灌注，恢复组织氧供。

氧含量主要由携氧载体（血红蛋白）和携带氧的血红蛋白百分比（血氧饱和度）决定。给予 100% 纯氧可提高血中的结合氧和溶解氧含量。必要时可通过气管插管建立安全的人工气道。通过气管插管和药物麻醉，可减少呼吸做功，减少氧需。但脓毒性休克时不推荐使用依托咪酯，因在成人和儿童中使用都可加重病情，甚至增加死亡的风险。对于 V/Q 异常的患儿，可使用持续正压通气（CPAP）和呼气末正压通气（PEEP）来纠正 V/Q 比值。纠正贫血也可改善机体的携氧能力。当一氧化碳和亚硝酸盐中毒时，可分别产生碳氧血红蛋白和高铁血红蛋白从而失去携氧能力，虽然较少见，但也是导致氧供减少的原因。氰化物和硫化氢中毒时，虽然有充足的氧供也可引起细胞缺氧。

在大多数情况下，液体复苏是提高心排血量的关键。充分液体复苏对充血性心力衰竭是禁忌的。脱水和血容量分布不均使建立血管通路有一定的难度。若建立静脉通路困难，建议尽早建立骨髓通路。最近的研究推荐使用晶体液而非胶体液进行液体复苏，但对于疟疾引起的感染性休克，胶体液优于晶体液，因其可减少死亡率。而且，如果临床没有肝大和肺部啰音等心力衰竭征象，可快速连续给予 20～60ml/kg 或更多的液体进行复苏，直到灌注恢复。在严重脓毒症时，因全身炎症反应综合征（SIRS）引起毛细血管渗漏可造成血容量分布不均和肺水肿。若是失血性休克，应及时输血治疗，一方面可恢复血管内容量，另一方面可提高循环血液的携氧能力。

在脓毒性休克中，治疗的速度和效果影响患者预后。成人脓毒性休克的早期目标导向治疗包括监测中心静脉血氧饱和度（$S_{cv}O_2$＞70%），平均动脉压＞65mmHg，CVP（8～12mmHg），血细胞比容＞30%。虽然在儿科领域的研究有限，但仍有两项研究支持早期目标导向治疗；毛细血管充盈时间（CRT）反映灌注情况，可作为反映心排血量的替代指标。

多个国际组织于 2004 年制定了关于成人和儿童严重脓毒症和脓毒性休克的治疗的国际指南，并于 2008 重新修订（图 19-2）。脓毒性休克的液体复苏的治疗终点包括心率正常、CRT＜2s、脉搏正常、肢端温暖、尿量＞1ml/（kg · h）、精神状态正常。其他关于儿科休克目标导向治疗的方法见图 19-3。这些治疗指南的实施可明显改善预后，难治性休克 28d 的死亡率降至 3%，住院期间死亡率降至 6%。

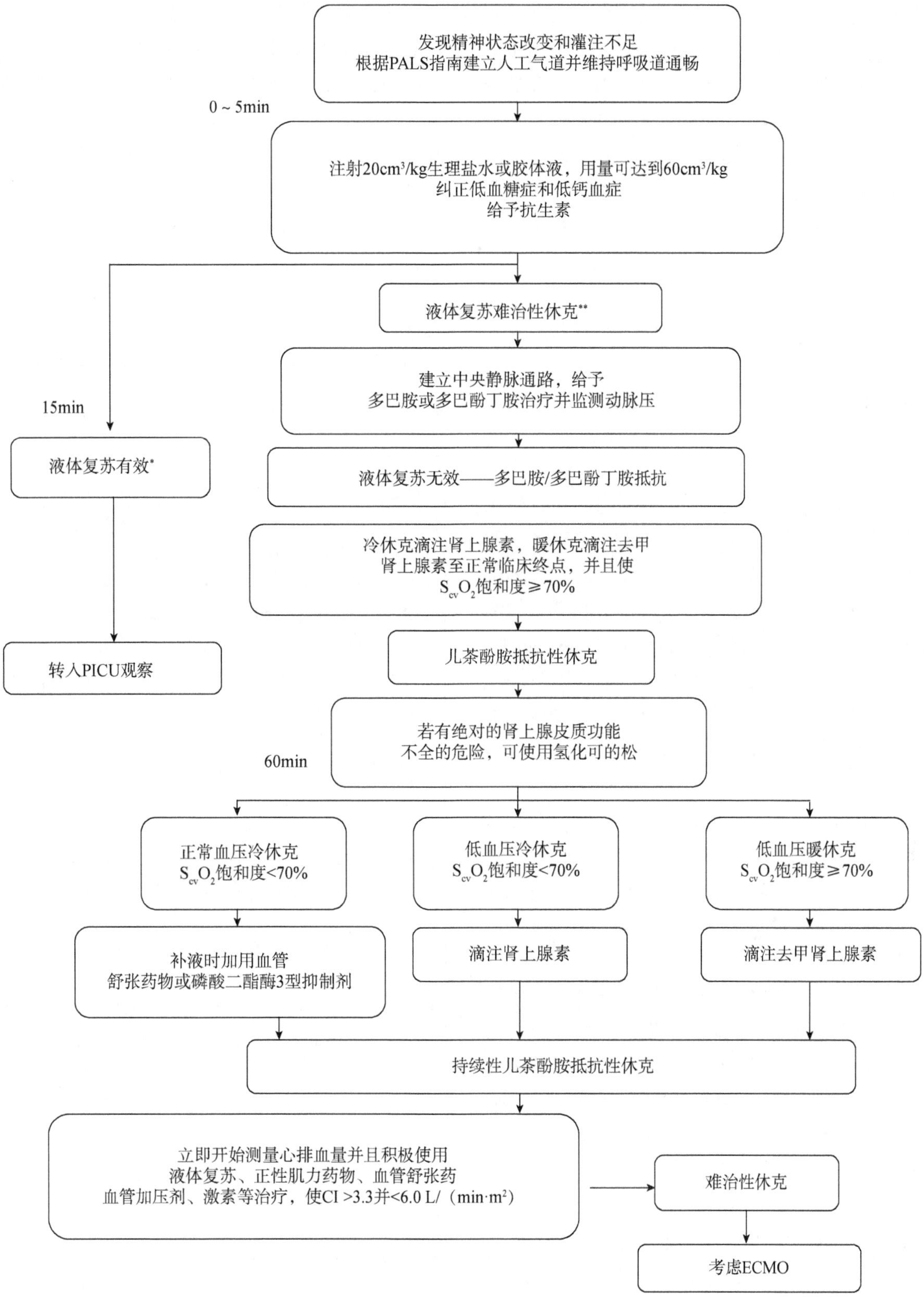

图 19-2 小儿感染性休克治疗方法

* 正常的血压和组织灌注恢复；** 低血压，毛细血管充盈时间延长，肢端厥冷；PALS, pediatric advanced life suppor，儿科高级生命支持；PICU, pediatric intensive care unit，儿科重症监护病房；CI, cardiac index，心脏指数；ECMO, extracorporeal membrane oxygenation，体外膜肺氧合

（经许可引自 Dellinger RP, Levy MM, Carlet JM, et al.Surviving sepsis campaign: international guidelines for management of severe sepsis and septic shock. Crit Care Med. 2008: 36: 296.）

推荐早期使用正性肌力药物，延迟使用会增加死亡率。无论是在成人还是儿童中，以 $S_{cv}O_2$>70% 的目标导向治疗可明显降低死亡率。机体约 40% 的心排血量用于支持呼吸做功，因此通过镇静和机械通气来进行循环支持，减少呼吸功。镇静有利于血流动力学的监测、体温的控制，还能减少耗氧量。在儿童中，当有近期使用激素类药物治疗、垂体或肾上腺异常、感染性休克、紫癜、肾上腺功能不全时可使用氢化可的松治疗。在儿童中不推荐使用重组人活化蛋白C，其可增加出血、截肢的风险，且不会降低患儿的死亡率。

在过敏性休克中，由于上呼吸道水肿有引起气道梗阻的风险，因此早期的气道干预是很有必要的。肾上腺素和给氧是过敏性休克最重要的治疗措施。液体复苏用来补充由于组胺释放引起的血管舒张导致的容量相对不足。于股前外侧肌内注射肾上腺素（1∶1000）是减少过敏性休克发病率和死亡率的关键，且优于皮下或三角肌内注射。肾上腺素通过激活 α 受体可促进血管收缩，减轻黏膜水肿。此外，肾上腺素还可通过激活 β 受体加快心率，增强心肌收缩力，同时引起支气管扩张，稳定与组胺释放相关的肥大细胞和嗜碱粒细胞。必要时可多次使用肾上腺素，当低血压持续存在时，可予以静脉持续滴注肾上腺素（1∶10 000）。其他治疗包括激素、H_1 和 H_2 受体阻断药、沙丁胺醇。在过敏发作过程中，由于 β 受体下调，会使肾上腺素的作用减弱。在这些患儿中，可使用胰高血糖素来纠正难治性支气管痉挛和低血压。儿童推荐剂量为 20～30μg/kg。

神经源性休克主要是由于失去了中枢神经系统的交感神经支配引起。由血管紧张度降低引起的低血压，用液体复苏往往不能纠正，但用 α 受体激动剂如肾上腺素和去甲肾上腺素治疗是有效。由于血管舒张，机体热量丢失增多，因此保暖也是必需的。交感神经兴奋传入不足可致心动过缓，也可用肾上腺素治疗。

心源性休克的治疗策略为增强心肌收缩力的同时降低外周血管阻力。过度的液体治疗会恶化心功能，并导致肺水肿。镇静、镇痛、肌松、气管插管等可减少机体需氧量。降低外周血管阻力可增加心搏量和心排血量。代谢性酸中毒时，pH<7.2 会造成心肌抑制，此时可予以碳酸氢钠纠正酸中毒。当出现容量超负荷时，可给予呋塞米。及早请儿科重症医学和心脏病学专家会诊也是必要的。

由张力性气胸和心脏压塞引起心排血量减少，应及时给予胸腔穿刺和心包穿刺进行减压。对于先天性左心室流出道梗阻的患儿，主要通过未闭的动脉导管进行全身灌注，使用前列腺素 E_1 保持动脉导管开放。其他干预措施包括辅助通气、正性肌力药物、超声心动图引导下治疗，以及纠正酸碱平衡和电解质紊乱（酸中毒、低钙血症、低血糖症）等。肺栓塞在儿童中较少见，有高危因素时可以出现，其治疗方法主要为肝素抗凝，并及时请儿科重症医学和血液病学专家会诊。

1. 及时发现休克类型
   a. 暖休克：低血压且可触及洪脉
   b. 代偿性冷休克：仅有外周脉搏减弱，中央脉搏正常（CRT>2s）
   c. 失代偿性冷休克：同时存在低血压和外周脉搏减弱
2. 立即将患儿转移至休克 / 创伤复苏室，并召集复苏团队
3. 给予鼻导管吸氧，并在 90s 内尝试建立外周静脉通路
4. 若 2 次建立外周静脉通路失败，考虑建立骨髓通路
5. 进行肝触诊和肺部听诊，观察是否有肝大和肺部啰音

6a. 若肝不大、肺部无湿啰音，15min 内可推注 20ml/kg 的生理盐水或 5% 白蛋白，可达 60ml/（kg · h），直到灌注改善、肝脏增大或肺部出现湿啰音。出血性休克液体复苏无效者，可给予 20ml/kg 浓缩红细胞（pRBCs）

6b. 若肝大，警惕心源性休克，并给予 10ml/kg 的等张晶体液。在所有新生儿中，使用前列腺素 E_1 来维持动脉导管开放

7. 若在液体复苏过程中，持续有 CRT>2s 和（或）低血压，可以骨髓内或静脉滴注肾上腺素 0.05μg/（kg · min）
8. 若有发生肾上腺功能不全的危险因素（先前使用过激素类药物、沃 - 弗综合征、垂体异常等），可予以氢化可的松，首剂 50mg/kg，后 2～50mg/（kg · d）速度静脉滴注
9. 若休克持续存在，应中心静脉置管持续，中心静脉导管置管时可给予阿托品（0.2mg/kg）和氯胺酮（2mg/kg）。若需要进行机械通气，气管插管时，可予以阿托品、氯胺酮、神经肌肉阻断剂（经验用药）麻醉诱导
10. 治疗目标
   a. CRT<3s（≤2s）
   b. 该年龄段的血压正常
   c. 休克指数改善（心率 / 收缩压）

图 19-3 儿科休克目标导向治疗

药物

在足够的液体复苏后休克仍未纠正可给予血管活性药物，用于激动心脏、肺、血管床上的肾上腺素受体。表 19-3 为相应组织的肾上腺素能受体激动后发

生的效应。

表 19-3　肾上腺素受体

受体	效应
α	末梢血管收缩（α_1） 瞳孔扩大（α_1） 胃肠道平滑肌舒张（α_1） 膀胱和肠道括约肌张力增加（α_1） 阻止内源性去甲肾上腺素释放（α_2）
β_1	加快心率 增强心肌收缩力
β_2	外周血管扩张 支气管扩张 膀胱、子宫、肠道平滑肌舒张

正性肌力药物通过激动 β_1 受体可加快心率，增强心肌收缩力，这些药物包括多巴胺、多巴酚丁胺、肾上腺素、去甲肾上腺素。而肾上腺素、去甲肾上腺素、去氧肾上腺素、血管加压素则可通过激动 α_1 受体增加外周血管阻力。磷酸二酯酶峰抑制剂如米力农、氨力农、依诺昔酮、己酮可可碱同时具有强心和舒张血管的功能。表 19-4 列出了儿科治疗休克常用的血管活性药物及其临床效应。

多巴胺是通过交感神经释放内源性去甲肾上腺素来激动 α_1 和 β_1 受体发挥临床作用的。年龄低于 6 个月的婴幼儿常对多巴胺反应较低。这种现象也见于机体儿茶酚胺耗竭年长儿和成人。年龄低于 2 岁的儿童常对多巴酚丁胺也不敏感。儿茶酚胺类药物可在数分钟内代谢，而磷酸二酯酶峰抑制剂代谢时间为数小时。当器官功能障碍出现时，可增加药物的代谢时间，但同时也增加了药物毒性的可能性。

表 19-4　血管活性药物

药物	剂量	机制	临床效应
多巴胺	2～20μg/（kg · min）	激动 β_1 受体 剂量＞10μg/（kg · min）时激动 α_1 受体	↑ HR 和心肌收缩力 ↑ SVR
肾上腺素	0.05～1μg/（kg · min）	剂量 0.05μg/（kg · min）时激动 β_1 受体 剂量＞0.3μg/（kg · min）时激动 α_1 受体	↑ HR 和心肌收缩力 ↑ SVR
去甲肾上腺素	0.05～1μg/（kg · min）	主要激动 α_1 受体 激动 β_1 受体	↑ SVR ↑ HR 和心肌收缩力
多巴酚丁胺	2～20μg/（kg · min）	激动 β_1 受体 激动 α_2 受体	↑ HR 和心肌收缩力 ↓ SVR
米力农	负荷剂量 50～75μg/kg 维持剂量 0.5～1μg/（kg · min）	通过抑制磷酸二酯酶增加 cAMP	↑心肌收缩力 舒张肺血管和动脉血管

HR（heart rate），心率；SVR（systemic vascular resistance），外周血管阻力；cAMP（cyclic AMP），环磷酸腺苷。

[经许可引自 Carcillo JA, Han K, Lin J, et al. Goal-directed management of pediatric shock in the emergency department. Clin Pediatr Emerg Med. 2007; 8（3）: 165–175.]

综上所述，有多种因素可导致小儿休克。早期识别并积极治疗是非常重要的。积极的液体复苏是增加前负荷和心排血量的关键。充分液体复苏后，使用正性肌力药物和血管加压药可进一步提高心排血量。休克的每个阶段都是不同的，需要采取相应的治疗方法。休克的发生发展是一个动态的过程，需要密切监测并及时调整治疗方案（表 19-5）。

（刘成军　译）

表 19-5　美国重症医学学院关于血流动力学的休克定义

冷或暖休克	组织灌注减少：精神状态的改变，CRT＞2s（冷休克），可触及洪脉（暖休克），肢端厥冷、皮肤花纹（冷休克），或尿量减少＜1ml/（kg·h）
液体复苏无效 / 多巴胺抵抗性休克	尽管使用≥60ml/kg 的液体复苏（液体量已足够）且多巴胺剂量达到 10μg/（kg · min），但休克持续存在
儿茶酚胺抵抗性休克	尽管使用肾上腺素或去甲肾上腺素等有直接作用的儿茶酚胺类药物，休克仍持续存在
难治性休克	尽管根据目标导向治疗使用正性肌力药物、血管加压药、血管扩张药、稳定内环境（血糖、血钙）、激素治疗（甲状腺素、糖皮质激素、胰岛素），休克仍不能纠正

[经许可引自 Brierley J, Carcillo JA, Choong K, et al. Clinical practice parameters for hemodynamic support of pediatric and neonatal septic shock: 2007 update from the American College of Critical Care Medicine. Crit Care Med. 2009; 37（2）: 666–688.]

第20章 心肺复苏

（原著 Alson S. Inaba）

要点

- 团队领导者必须确保高质量的心肺复苏（CPR）被应用到高级生命支持，从而确保复苏后有好的结果。
- 胸外按压要在通气之前启动，从而立即向心脏和大脑供血（2010AHA C-A-B 建议）。
- 当 2 个或 2 个以上的施救者对婴儿或儿童进行心肺复苏时，正确的按压通气比率是 15∶2（15 次按压紧随其后 2 次通气）。在所有其他情况下，按压通气比率是 30∶2。
- 每 2min 的 CRP 循环后停止按压重新评估病情。
- 自动体外除颤器（AEDs）现在可以安全有效地用于所有年龄段的婴儿和儿童。如果可能的话，对体重小于 25kg 的儿童使用儿童衰减器。
- 心室纤颤和无脉性室性心动过速患者在单次除颤治疗之后需立即进行 2min 心肺复苏以维持心肌灌注。
- 复苏带便于药物剂量和设备的选择。
- 骨髓道路途径（IO）可以作为静脉药物治疗用于任何年龄。
- 静脉或骨内途径给药优先于气管途径。
- 无脉性电活动（PEA）需要识别和纠正可逆的原因，最常见的是血容量减少。在任何儿童出现无脉性电活动时可考虑快速液体复苏。
- 胸外按压的质量可以通过连续监测 $ETCO_2$ 来监测。小于 10～15mmHg 表明可能在心肺复苏中低心排血量，而大于 10～15mmHg 提示在心肺复苏中有效的胸外按压。在胸外按压中 $ETCO_2$ 突然上升，提示自主循环恢复。
- 恢复自主循环后，应避免高氧再灌注损伤的风险。监测给氧浓度，使氧饱和度维持在 94%～99%。

由原发心律失常引起的心搏骤停在儿童中罕见。在儿科，没有早期识别而进展的呼吸困难和休克是引起心搏骤停最常见的病因。院外发生的心搏呼吸骤停的结局非常差，只有 4%～13% 的孩子存活出院。院内发生的（CPA）存活率是 27%～33%。早期识别儿童的呼吸窘迫和（或）代偿性休克（第 17、18、19 章）对于防止进展为心搏呼吸骤停至关重要。

序贯高质量的基本生命支持到高级生命支持的重要性

2010 年美国医院协会心肺复苏和高级生命支持的指南继续强调救援人员和卫生保健者高质量的心肺复苏（CPR）的重要性。2010 年，AHA 指南中有关心肺复苏的操作顺序的主要变化是“C-A-B”序列，即“按压－气道－通气”。这个新的指南强调在通气前首先开始胸外按压为心脑提供了更直接的灌注。即刻的胸外按压能够比开放气道和通气快得多。采用 C-A-B 方法，当按压通气比为 30∶2 时通气大约会被延迟 18s，而按压通气比 15∶2 延迟时间更短。

表 20-1 列出了高质量的胸外按压的 5 种必要元素。单人 CPR 施救者对任何年龄患者，按压和通气比均为 30∶2，当有两个施救者实施 CPR 时，婴儿和儿童的按压通气比为 15∶2。心肺复苏有效性的衡量是心脏按压后有明显的脉搏搏动。在 CPR 时过度的通气，可能不利于静脉回流到心脏而限制心排血量。2010 年高级生命支持的指南强调的重点列在表 20-2。

表 20-1 高质量的 CRP

进行胸外按压的五个关键部分：
1. 正确的按压部位 —— 在儿童为双乳头连线下方的胸骨上，而婴幼儿为乳头连线下一横指。当 2 位救护者对婴幼儿实施 CPR 时，可以采用双手环抱法，用拇指按压胸骨，环抱的手指挤压胸部
2. 用力按 —— 儿童按压深度至少为 2in（5cm），婴幼儿为 1.5in（3.8cm）（或者是胸骨前后径的 1/3）
3. 快速按 —— 按压频率至少 100 次 / 分 注意：如果您胸外按压的频率与 Bee Gee 组合的流行歌曲 song Stayin Alive 的节拍一致，说明按压频率正好为 100 次 / 分
4. 允许按压后胸骨充分复张，使下一个按压周期前心脏有充分的血液灌注
5. 胸外按压中断最小化；连续执行 2min 的心肺复苏再重新评估患者

表 20-2　2010 年高级生命支持的指南强调的重点

1. 心肺复苏的新 C-A-B 序列；在通气之前开始胸外按压可立即为心脏和大脑提供血液灌注
2. 婴幼儿心肺复苏的按压通气比例： 单人施救：30∶2 双人施救：15∶2 高级气道建立的 CPR：通气 8～10 次 / 分，按压至少 100 次 / 分 呼吸暂停但有脉搏：通气 12～20 次 / 分
3. 通过胸外按压期间触及明显脉搏搏动，评估和再评估胸外按压的质量
4. 减少胸外按压中断，干预措施和药物治疗放在 2min 不间断的心肺复苏术中
5. 避免 CPR 中过度的通气
6. 自动除颤仪现在可以安全有效地用于 1 岁以下儿童
7. 通过血管途径（IV 或 IO）的药物治疗高度优先于气管内给药
8. 心室纤颤（VF）和无脉性室性心动过速（PVT）的治疗是在高质量 CPR 的 2min 循环后立即除颤。第三次和随后的除颤的能量可能会增加至 4～10J/kg（不超过成人最大剂量）
9. 使用连续 $ETCO_2$ 监测评估胸外按压的有效性，检测胸外按压期间自主循环恢复

气道和通气

尽管无囊的气管导管历来用于儿科患者，在某些情况下，如肺顺应性差、高气道阻力或大声门出现的气漏，带囊的气管导管也可以安全地用于 8 岁以下儿童（新生儿除外）。囊内的压力必须监测保持＜20cmH_2O。

虽然喉罩（LMA）已被小儿麻醉医师广泛应用于手术室，目前没有足够的证据推荐儿童 LMA 在心脏骤停常规使用。然而，如心搏呼吸骤停患儿没有充分的通气和面罩给氧，如插管失败，LMA 仍然可以用于心肺复苏。

一旦高级气道建立，可通过临床评估和设备确认恰当的气管导管位置和充分通气。检查有无充分对称的胸廓起伏。采用比色法的 CO_2 探测器通常用于确认气管插管。用比色的 CO_2 探测器检测时会出现假阳性和假阴性情况。在 CPA 过程中，如果肺灌注低，尽管正确的气管插管，仍然可以导致呼出的 CO_2 不足，而探测器无法检测。成人尺寸的 CO_2 探测器用于婴儿可能出现假阴性。儿童在气管插管之前食用碳酸饮料，可能有足够的 CO_2 在胃内，即使气管插管到食管亦可产生颜色的变化。为避免这种假阳性的情况，在连接 CO_2 探测器设备之前给与 6 次通气，再来检查呼出的 CO_2。

在心肺复苏中，插管后给予每分钟 8～10 次通气。在 CPR 中过度通气可以阻碍静脉回流，故在实施 CPR 中可能影响心排量。

在复苏过程中，临床医师必须不断地重新评估通过气管导管是否有适当的通气。临床恶化可提示气道导管的并发症，可通过“DOPE”记忆法来快速、系统地评估。

D＝气管导管的脱落或者移位（插管到食管内或者进入右主气道）。

O＝气管导管的阻塞［管道弯折或内部被血液、黏液和（或）呕吐物阻塞］。

P＝气胸（张力性）。

E＝设备的失败［管道脱落，气管导管太小而漏气和（或）通气量不足］。

药物治疗的血管通路的优先顺序

静脉途径（IV）或骨髓途径（IO）都是复苏时药物管理的首选方法。尽管一些药物（如“L-A-N-E”＝利多卡因、阿托品、纳洛酮和肾上腺素）在复苏期间可以通过气管导管给药，但是通过气管导管给药后低血药浓度可能产生不利的短暂的 β 受体兴奋效应（低血压和降低冠状动脉灌注压）。在婴儿和年幼的儿童，首选的骨内注射部位是胫骨近端的中间平台位置（即胫骨粗隆下 2～3cm）。年长儿可选择的位置是胫骨远端（即离内踝中间 2～3cm 的位置）。在各个年龄段，可以通过静脉注射途径给药的任何药物也可以通过骨内注射途径给药。

■ 估计体重可方便药物管理

在儿科复苏中遇到的困难包括计算药物剂量和选择合适大小的设备（即气管导管和静脉导管大小，胸导管的尺寸），总是基于患儿的体重进行计算或选择。父母或医师有可能估计错重量。一个估算儿童体重的快速的方法是基于孩子的年龄（表 20-3）。

基于身高的体重估算条带（如布罗兹洛条带）也被高级生命支持推荐。它们还可以用于计算药物剂量和器材尺寸以减少潜在的错误。在最近的研究中，基于身高的估算条带的有效性再次被证实。一项早期的研究称基于身高的估算条带不能准确估计 1/3 以上儿童的实际重量。一部分重量估计错误是由于肥胖和消瘦的儿童增多。基于身高的评估系统再加上身材体质评估能够更准确地估计体重。

治疗心律失常的系统方法

系统治疗和处理儿童心律失常的方法，取决于以下 2 个关键的临床因素。

1. 患儿是否有脉搏搏动？

2. 如果有脉搏搏动，血流动力学是否稳定，心率是多少？

表 20-3 基于年龄的体重估计

足月儿 = 3～3.5kg
4～6 个月为出生体重的 2 倍
1 岁为出生体重的 3 倍（1 岁儿童≈10kg）
根据这个公式目标年龄是奇数年。从 1 岁 10kg 开始，每增加一个奇数年体重增加 5kg，直到年龄为 11 岁。11 岁后，每年增长的体重为 10kg，以此满足青春期快速生长的需要
年龄 = 体重
1 岁 = 10kg
3 岁 = 15kg
5 岁 = 20kg
7 岁 = 25kg
9 岁 = 30kg
11 岁 = 35kg
13 岁 = 45kg
15 岁 = 55kg
17 岁 = 65kg

所有的 2010 高级生命支持的心律失常治疗方法总结在图 20-1。存在心律失常的患者，如果有良好的灌注参数包括较强的远端脉搏搏动，较快的毛细血管再充盈及肢端温暖则不需要任何紧急干预，除非出现可能恶化成一个更严重的心律失常的情况。患儿如果心电图有传导异常的证据（即Ⅱ型传导阻滞，完全型传导阻滞，长 QT 间歇或异常传导，如 Wolff-Parkinson-White 综合征）可能提示需要紧急治疗。在婴儿，早期的心律失常可以表现为易激惹、嗜睡、食欲缺乏、苍白、呼吸窘迫或者心源性休克。在年长儿，可能存在胸痛、心悸、呼吸困难、晕厥。

急救医师面对的最常见的儿童心脏骤停是心脏停搏和心动过缓。心室纤颤（VF）和室性心动过速（VT）是不太常见的，然而，有些婴儿和儿童具有发展为各种心律失常的高风险（表 20-4）。

4 个无脉性心律失常将会在本章总结，基于其相似的治疗方法，临床上分为两大类：

1. 致休克的心律失常：心室纤颤和无脉性室性心动过速。

2. 非致休克的心律失常：心脏停搏，无脉性电活动（PEA）。

心室纤颤和无脉性室性心动过速需要在 CPR 后立即除颤。心脏停搏，无脉性电活动需要 CPR、肾上腺素和寻找可逆的病因。尽管存在心脏骤停，急诊医师还必须重视寻找潜在的病因或可能导致心脏停搏的病因。在 2010 年高级生命支持指导方针中强调的 11 种引起 CPA 的可逆的原因，可以记为“6Hs 和 5ts”（低血容量、低氧血症、低血糖、低体温，高 / 低钾血症，氢离子过量（酸中毒），张力性气胸，心脏压塞，毒素，肺血栓，心脏血栓）。另一个有用的方法可迅速记住，在儿科最常见的引起可逆性无脉性电活动的病因是“P-A-T_2-H_4”（表 20-5）。

表 20-4 具有发展为心律失常的高风险的临床事件

先天性心脏病（未纠正的缺损和术后并发症）
先天性完全性心脏阻滞（如孕产妇系统性红斑狼疮）
病毒性心肌炎
风湿性心脏病
川崎病冠状动脉介入
长 QT 综合征（家族或药物诱导）
异常的房室传导通路
心脏震荡
低氧血症
深低温
电解质紊乱（钾、钙、镁的紊乱）

表 20-5 可逆的儿童心肺骤停的原因“P-A-T_2-H_4”

面对一个无脉性电活动的儿童，用心搏骤停处理方法和“算法：
P= 气胸（pneu mothorax）
A= 酸中毒（acidosis）
T= 心脏压塞（tamponade）
T= 毒素（toxins）
H= 低血容量（hypovo lemia）（是引起儿科无脉性电活动的常见原因）
H= 低氧血症（hypoxemia）
H= 高 / 低钾血症（hyper/hypokalemia）
H= 低体温症（hypothermia）

注：儿童无脉性电活动的最常见原因是血容量减少。心肌缺血和肺血栓形成在儿童罕见。

2010 高级生命支持指南建议使用连续监测 $ETCO_2$ 来监控胸外按压的质量。$ETCO_2$＜10～15mm Hg 可能表明在 CPR 中低心排。$ETCO_2$＞10～15mmHg 提示在 CPR 中心脏按压充足。在胸外按压中 $ETCO_2$ 突然上升可能提示自主循环恢复。

阵发性室上性心动过速

阵发性室上性心动过速是婴儿和儿童最常见的心律失常。阵发性室上性心动过速婴儿通常表现为非特异性症状，如哭闹、嗜睡、呼吸急促、苍白和（或）

喂养困难。尽管婴儿普遍可耐受心率在 200～300 次 / 分的阵发性室上性心动过速发作，但如不及时治疗，仍可能形成充血性心力衰竭和（或）休克。年长儿的阵发性室上性心动过速通常会诉心悸、呼吸困难和（或）模糊的胸部不适。在儿童阵发性室上性心动过速，QRS 波最常为窄波。宽的 QRS 波比较少见，但是可能出现在先前存在束支传导阻滞或者有逆行传导现象的儿童。从最初的心房到心室的传导通过一个附加的通道，然后再通过房室从心室逆向传到心房。

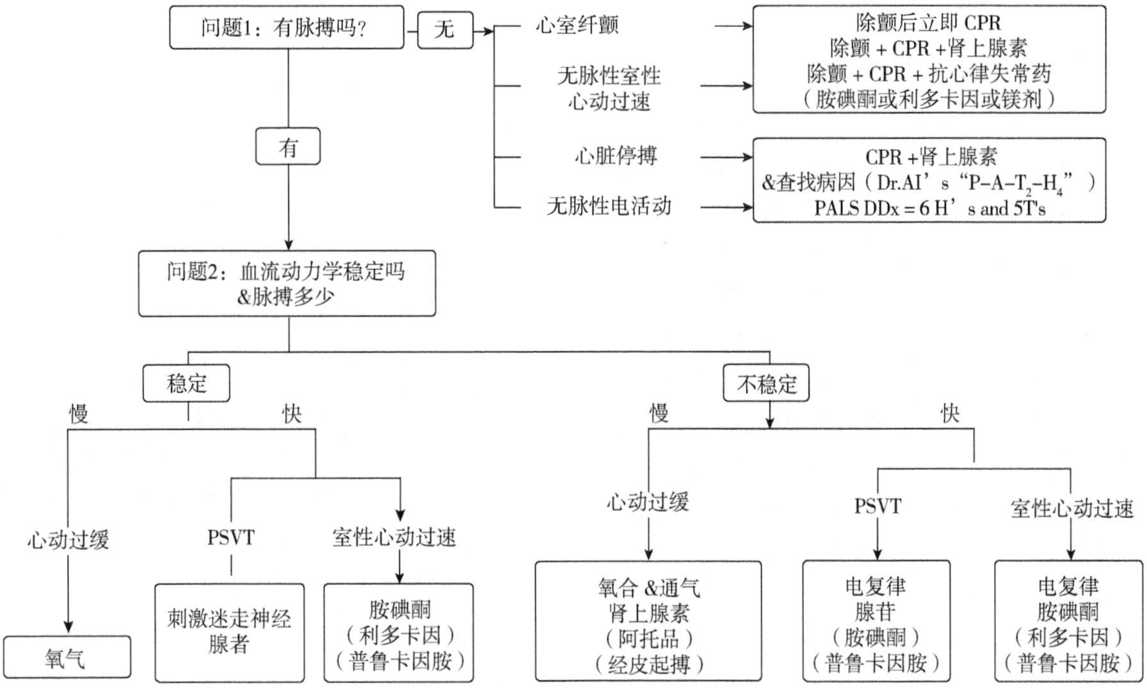

图 20-1　简化的小儿心律失常的处理方法

阵发性室上性心动过速的治疗取决于患儿的血流动力学稳定性和静脉通道是否可用（表 20-6，表 20-7）。在尝试任何治疗的时候应该记录一个连续的心电图。血液流动稳定的婴幼儿阵发性室上性心动过速可以首选在面部冰敷。一个装有碎冰和水混合的塑料袋或手术手套可以敷于婴儿的额头、眼睛、鼻梁 10～15s。必须注意避免在治疗中遮挡婴儿口鼻。除了其他迷走神经刺激方法以外（表 20-6），年长儿还可以把脸淹没在一盆冷水里面。迷走神经刺激和静脉注射腺苷治疗心律失常失败后，就需要咨询小儿心脏病医师、选择性电复律，和（或）其他药物如胺碘酮或普鲁卡因胺。维拉帕米应该避免应用于婴儿和年幼的儿童，因为在这个年龄段应用这个药物可能存在引起严重低血压和心力衰竭的高风险。任何具有明显血流动力学不稳定的阵发性室上性心动过速婴幼儿都应该立即复律。

症状性心动过缓

缓慢性心律失常是最常见的引起儿童心搏骤停、心律失常通常伴有严重的低氧血症、低血压、代谢性酸中毒。其他心动过缓的可逆性原因包括低体温、高钾血症、毒素和心脏传导阻滞。心动过缓在婴幼儿需提高警惕，因为他们在生理上不能通过增加每搏量来维持足够的心排血量。具有临床重要意义的心动过缓定义为低于正常年龄的心率并伴有全身低灌注的临床症状。如果绝对心率<60 次 / 分并具有脏器低灌注的临床症状即应立即启动胸外按压。

症状性心动过缓治疗的第一步是确保足够的氧疗和通气，因为缺氧是引起儿童心动过缓最常见的病因。给予足够的氧气和通气仍具有相应症状的患儿，需胸外按压和药物治疗心动过缓。虽然阿托品是治疗成年症状性心动过缓的一线药物，而对氧疗和改善通气无反应的儿童，肾上腺素仍是治疗症状性心动过缓的首选药物。因为肾上腺素的作用是降低缺氧和酸中毒，而确保足够的通气、氧合和胸外按压 - 灌注（表 20-6，表 20-7）。如果引起患儿心动过缓的病因是迷走神经张力增加，类胆碱的毒性和房室传导阻滞，阿托品可以优先于肾上腺素使用。其他病因包括体温过低、颅内压增高、心脏传导阻滞（先天性或获得性）、去神经支配的心脏——心脏移植术后，甲状腺功能减退、病窦综合征，以及各种药物和毒素，如地高辛、β 受体阻滞剂、钙通道阻滞剂和胆碱能毒性作用。需要尽早识别的有二度Ⅱ型房室传导阻滞、完全性的房室传导阻滞或病窦综合征。

室性心动过速（有脉性）

室性心动过速是一种罕见的小儿心律失常。大部分室性心动过速的患儿都有使他们易发展为 VT 的潜在病因，如心脏术后、心肌炎、心肌病和长 QT 综合征，电解质紊乱（高钾血症、低钙血症、低镁血症）和药物毒性（蒽环类抗抑郁药和可卡因）也必须考虑。对儿童的有脉性的室性心动过速治疗取决于血流动力学是否稳定（表 20-6，表 20-7）。尖端扭转型室性心动过速是一个特殊类型的多态室性心动过速，应予特殊考虑。长 QT 综合征、低镁血症、潜在的心脏缺陷、以及各种药物（蒽环类抗抑郁药和钙通道阻滞药）都是已知的引起尖端扭转型室性心动过速的原因。普鲁卡因胺和胺碘酮是治疗尖端扭转型室性心动过速的禁忌，因为这两个抗心律失常药物能延长 QT 间期，可导致尖端扭转型室性心动过速的进一步恶化。利多卡因可作为治疗室性心动过速的首选药物，是由于药物可引起 QT 间期的延长。

表 20-6　儿童心律失常治疗总结

心脏停搏和无脉性电活动：
- CPR（2min 循环后再评估）
- 肾上腺素（3～5min 重复）
- 治疗引起电机械分离的潜在病因

心室纤颤和无脉性室性心动过速：
- 2min 心肺复苏循环后立即除颤
- 2min 心肺复苏循环后立即除颤 + 肾上腺素（3～5min 重复）
- 2min 心肺复苏循环后立即除颤 +（胺碘酮或利多卡因或镁剂）

室性心动过速（有脉搏）：
- 不稳定：立即电复律
- 稳定：胺碘酮或利多卡因、普鲁卡因胺（注意：避免同时使用胺碘酮、普鲁卡因胺）

阵发性室上性心动过速：
- 不稳定：如果有立即可用的静脉通道，使用腺苷治疗并同时准备复律，以防腺苷治疗 PSVT 失败。如果静脉通路不可用，和（或）患者血流动力学不稳定，立即采用电复律
- 稳定：各种迷走神经刺激（Valsalva 动作，装有冰水的袋子盖于面部，吹闭塞的吸管，和（或）吹注射器的末端尝试把活塞吹出）。如果迷走神经刺激方法失败则选用腺苷

心动过缓
- 不稳定：确保足够的通气和氧合
  - CPR（2min 循环后再评估）
  - 肾上腺素
  - 如果怀疑迷走神经张力增高或胆碱能中毒则选用阿托品
  - 经胸壁心脏起搏
- 稳定：不需要紧急治疗

表 20-7　复苏药物——除颤和电复律剂量

肾上腺素
- IV 或 IO 剂量（SD、标准剂量）= 0.01mg/kg（等于 1：10000 肾上腺素溶液 0.1ml/kg）
  - ［“PEDS = SD”代表小儿肾上腺素剂量 = 滑动小数点。从患者的公斤体重开始，小数点向左边滑动一位来确定正确的 1：10 000 肾上腺素剂量（ml）。之后用注射肾上腺素的剂量（ml），向左滑动小数点一位来确定 1：10 000 肾上腺素正确量（mg 剂量）］
- ETT 剂量（高剂量）= 0.1mg/kg（等于 0.1ml/kg，1：1000 肾上腺素溶液）。高浓度的肾上腺素只建议在 ETT 是唯一可用的药物治疗途径

腺苷
- 首剂 = 0.1mg/kg IV/IO（最大 = 6mg/ 剂量）
- 第二剂和随后的剂量 = 0.2mg/kg IV/IO（最大 = 12mg/ 剂量）
- 注意：因为腺苷的半衰期极短，所有剂量必须迅速注射，并紧随其后予 10～20ml NS 冲管使药物迅速让进入中心循环。近端静脉优于远端静脉注射

胺碘酮（最大 = 300mg/ 剂）
- 心室纤颤和室性心动过速 = 5mg/kg 迅速 IV/IO 给药
- 稳定的室性心动过速 = 5mg/kg，IV/IO 慢慢给药超过 20min，以避免胺碘酮的低血压效应
- 阵发性室上性心动过速首次腺苷 = 5mg/kg，IV/IO 慢慢给药超过 20min，以避免胺碘酮的低血压效应
- 注意：避免同时使用其他可以延长 QT 间期的药物（如普鲁卡因胺）

利多卡因（不会像胺碘酮和普鲁卡因胺一样引起 QT 延长）：
- 1mg/kg IV/IO

阿托品
- 0.02mg/kg IV/IO（最小单次剂量为 0.1mg，避免反常的心动过缓）。最大单次剂量是儿童 0.5mg，青春期儿童 1mg。可以重复的总剂量是儿童 1mg，青春期儿童 2mg

续表

葡萄糖
0.5 g/kg IV/IO（表 20-8）
碳酸氢钠：
1mEq/kg IV/IO（严重代谢性酸中毒、高钾血症或环状抗抑郁药物中毒）
硫酸镁（最大 = 2g/ 剂量）：
25～50mg/kg（快速的静脉 / 骨内注射给药用于由尖端扭转型无脉性室性心动过速，缓慢给药超过 10～20min 用于尖端扭转引起的有脉性室性心动过速）
氯化钙溶液（10% = 100mg/ml）：
20mg/kg IV/IO（相当于 10% 溶液 0.2ml/kg）超过 30～60min
注意：当碳酸氢钙在紧急情况下被注入后每次需要用 NS 冲管，以避免在静脉内形成不溶性沉淀
普鲁卡因胺
15mg/kg IV/IO 注射超过 30～60min 用于稳定的室性心动过速和对腺苷无反应的 PSVT
除颤
首次 2J/kg，第二次加倍至 4 J/kg
第 3 次和后续除颤剂量可增加到 4～10J/kg（但不超过成人最大除颤剂量）
电复律法
从 0.5～1J/kg 开始可以增加到 2J/kg

■ 心室纤颤和无脉性室性心动过速（PVT）

心室纤颤和 PVT 以前极少发生在儿科心搏呼吸骤停病例。然而，在院内发生心搏呼吸骤停的早期研究，恶性心律失常出现在约 25% 的病例。心室纤颤和 PVT 也应该怀疑为心搏震荡猝死综合征和心脏骤停初始的致死性心律失常。心室纤颤和 PVT 的治疗方法在 2005 年高级生命支持的指南中修订。2010 年高级生命支持指南再次强调紧随 2min CPR 后立即给予除颤。一旦识别为心室纤颤或 PVT，应紧随 2min CPR 后立即给予除颤。心脏节律和脉搏检查仅在 2min CPR 后进行。尽管两相的除颤器单次电击除颤终止心室纤颤的可能性高，但由此产生的心律通常是没有灌注的心律，因此需要 CPR 以维持心脏和大脑的灌注，直到心脏正常收缩功能恢复。肾上腺素治疗是二线除颤策略（可以每隔 3～5min 重复）。抗心律失常药物（胺碘酮）治疗是三线除颤策略。自 2005 年高级生命支持指南以来，尽管所有治疗顺序（2min CPR 循环后立即除颤）和推荐药物（肾上腺素和抗心律失常药）用于恶性心律失常都没有改变，但 2010 年高级生命支持指南推荐第三次和其后的电击选用 4～10J/kg（不超过成人最大量）。

心脏停搏和无脉性电活动

心脏停搏是急诊室最常见的无脉性心搏骤停。在急诊室心脏停搏儿童的存活率是渺茫的。表 20-6 和表 20-7 总结了心脏停搏和无脉性电活动的治疗。在急诊室存在无脉性电活动的患儿的存活率略高于心脏停搏的患儿。引起无脉性电活动的根本原因必须明确，如果不纠正患儿将无法生存。由于严重的低血容量是最常见的儿童无脉性电活动的病因，因而应该考虑快速液体复苏。无脉性电活动的不同病因列在表 20-5 中。除了非常关注病史和查体，床边的 pH 测量、PaO_2、钾、游离钙和血细胞比容可以迅速协助急救医师排除引起无脉性电活动的各种病因。

心搏呼吸骤停的特殊病因和复苏后的注意事项

特殊情况下，如创伤、溺水、毒素和过敏反应都能引发儿童心搏骤停。这些特殊情况的具体的治疗都包含在本书的其他章节。虽然复苏后监护的具体细节超出了本章范围，但几个关键的点应该牢记。2010 年高级生命支持复苏后的指南强调的重点是避免高氧引起的再灌注损伤的风险。一旦自主循环恢复，监测给氧浓度，使血氧饱和度维持在 94%～99%。避免复苏后氧饱和度达 100%，因为 100% 的氧饱和度可能对应的 PaO_2 为 80～500mmHg。避免高热，积极治疗发热。考虑在复苏后的阶段使用血管活性药物，因为初始复苏后存活的患儿通常存在心力衰竭。避免复苏后常规使用过度换气，除非患者正呈现出即将发生脑疝的迹象。积极治疗复苏后恶性癫痫和寻找潜在病因，如低血糖和其他各种电解质紊乱。短暂的亚体温（32～34℃，12～24h）治疗可能使复苏后仍然昏迷的患者神经方面获益。葡萄糖是新生儿心肌新陈代谢的主要基质，未纠正的低血糖可以抑制新生儿心肌功能。快速简便计算和治疗低血糖的方法是静脉注射葡萄糖 0.5g/kg（表 20-8）。

表 20-8 艾尔博士的“夏威夷五点”规范治疗症状性低血糖症

静推 0.5g/kg 的葡萄糖将提高患者的血糖 60～100 mg/dl。如果给予首剂 0.5g/kg 葡萄糖患儿仍有症状，可能重复给予相同剂量。尽管在儿科，10% 葡萄糖是最常用的葡萄糖溶液，仍可用一个简单的方法来快速计算 0.5g/kg 葡萄糖，4 个可用溶液如下：
（葡萄糖溶液浓度的数字）×（相应的 ml/kg 的葡萄糖溶液）= 这个数字应该等于 50
（葡萄糖溶液浓度）×（ml/kg 的溶液）= 50：
5% × 10 ml/kg
10% × 5 ml/kg
25% × 2 ml/kg
50% × 1 ml/kg

注：给婴幼儿用药前，应先将 $D_{50}W$ 溶液稀释到较低浓度的溶液中

（杨　林　译）

第21章　新生儿心肺复苏

（原著　Paul J. Eakin）

要点

- 绝大多数新生儿对触觉和温度刺激有反应。很少需要高级生命支持。
- 新生儿复苏着重关注呼吸支持，而不像成人和年长儿复苏重在心脏支持。
- 足月健康新生儿可能需要10min或更长时间达到正常的宫外血氧饱和度。
- 推荐采用导管前的脉氧监测，因为皮肤颜色只是血氧饱和度的一个简单指标。
- 推荐使用空氧混合气体，从而减少暴露在100%高氧的风险，因其已越来越显示有毒性作用。
- 当羊水被胎粪污染时，不推荐在头娩出后对口鼻吸引。气道内的吸引仅用于分娩后婴儿无自主呼吸或呼吸窘迫，肌张力降低，或心率低于100次/分时。
- 对有经验的操作者，喉罩可用于足月儿或近足月儿辅助通气。
- 如果没有脉搏或者充分的正压通风（PPV）30s后心率仍低于60次/分，应开始胸外按压。
- 在复苏期间，胸外按压和通气的比例应该是3∶1，每分钟90次按压和30次通气。
- 推荐进行胸外按压采用两拇指环抱法。
- 在新生儿，最好的触摸脉搏的部位是脐带残端。
- 脐静脉是最好的静脉注射（Ⅳ）点。
- 只有等张晶体液或红细胞悬液用于初始容量复苏。
- 肾上腺素用于心搏停止或给予足够的通气和胸外按压30s后心率仍小于60次/分者。
- 新生儿静脉注射肾上腺素的剂量是1∶10 000溶液，0.1～0.3ml/kg。不推荐高剂量。
- 复苏后开始亚低温治疗，可改善足月新生儿缺血缺氧性脑病（HIE）的神经系统预后。

背景

每年有近400万名婴儿出生在美国，超过90%成功分娩（干预很少或没有）。约10%需要治疗，1%的新生儿需要复苏。因为婴儿的大量出生，急诊医师不可避免地将在急诊室面对需要进行复苏的新生儿。在任何紧急情况下，医学上，提前准备和预测在新生儿复苏起到关键的作用。新生儿一旦到达急诊室，人员和设备（表21-1）应尽快做好准备。当前美国心脏协会（AHA）指南建议，至少1个熟练的救护者应在产房参加每一个新生儿的出生，3个熟练的救护者在急诊室进行交接。

产妇风险因素

成功的新生儿复苏取决于提前预测、准备和对不能成功分娩的新生儿立即支持。产房外的分娩通常非常复杂，由于缺乏产前保健、创伤或早产，因而详细的病史采集对于指导预期复苏至关重要。分娩前的因素着重关注妊娠期、末次月经、多次妊娠和既往有胎儿或新生儿死亡的病史。妊娠糖尿病、高血压和产时发热都与围生期发病率增加有关。其他高危因素包括长时间胎膜早破（>18h）、产程延长（>24h）、胎粪污染、羊水感染、出血和脐带脱垂（表21-2）。

表21-1　新生儿复苏快速核查表

保暖	预热辐射台 温暖的毛巾或毛毯
气道清理	注射器 10F或12F的注射器，吸引压力80～100 mmHg的吸引导管 胎粪吸引器
听诊	听诊器
氧气	给氧（面罩、导管、氧气袋、复苏期） 气体流量5～10 L/min 供氧设备 脉氧仪探头 脉氧仪
通气	具有足月儿和早产儿面罩的正压通气设备 有功能的正压通气设备 连接到空气/氧气源（空氧混合机） 8F的胃管和20ml注射器

续表

气管插管	喉镜
	有明亮光线的 0 号和 1 号（0 大小可选的）叶片
	气管导管，尺寸 2.5、3.0、3.5、4.0
	插管导芯
	呼气末 CO_2 监测器
	喉罩气道（1 号）和 5ml 注射器
药物	1∶10 000 的肾上腺素和生理盐水
	供应常规药品和紧急药品
	脐静脉导管
	文档供应
体温调节	塑料袋或保鲜膜
	化学活性的取暖垫
	准备好的转运暖箱

（经许可引自 Textbook of Neonatal Resuscitation. American Heart Association and American Academy of Pediatrics. 6th ed. 2011.）

表 21-2 产妇的高危因素

产前因素	
妊娠糖尿病	胎儿水肿
妊娠期高血压或子痫前期	过期妊娠
慢性高血压	多胎妊娠
胎儿贫血或免疫性溶血性贫血	大小和孕周不符
曾有胎儿或新生儿死亡史	药物治疗，如镁
在第 2 次或第 3 次妊娠出血	肾上腺素激动剂
孕期感染	孕期药物滥用
产妇心脏、肾、肺、甲状腺或神经系统疾病	胎儿畸形或异常
羊水过多 / 羊水过少	胎动减少
胎膜早破	缺乏产前保健
	年龄超过 35 岁产妇
产时的因素	
急诊剖宫产	巨大儿
产钳辅助生产	使用全身麻醉
其他异常胎位之臀位	在分娩 4h 之内使用麻醉药品
早产	羊水胎粪污染
艰难产	脐带脱垂
绒毛膜羊膜炎	胎盘早剥
胎膜早破（分娩前＞18h）	前置胎盘
产程延长（＞24h）	重要的产时出血

（引自 Textbook of Neonatal Resuscitation. American Heart Association and American Academy of Pediatrics.6th ed. 2011.）

新生儿需要复苏

当前美国心脏协会新生儿复苏指南包括一个快速的观察性方法，它可以用来评估哪些新生儿不需要复苏。这个方法包括 3 个问题：

- 是否是足月妊娠的新生儿？
- 宝宝在呼吸或哭？
- 宝宝哭声有力吗？

如果所有问题的答案是肯定的，婴儿可能不需要高级复苏，应该允许其和母亲在一起并予继续观察。如果这些问题的答案都是否定的，那么可能需要复苏。采取的复苏策略应该是 AHA 描述的复苏流程图（图 21-1），包括稳定步骤，如通气、胸外按压和肾上腺素或扩容。密切监测心率、呼吸动度和肤色来决定升级复苏的等级。

评估新生儿

Apgar 评分是一种客观评估新生儿情况和应对复苏的方法。Apgar 评分是通常指定 1min，再 5min，根据婴儿的呼吸、心率（最好通过触诊脐评估）、皮肤颜色、肌张力和对刺激的反应（表 21-3）评分。如果 Apgar 评分小于 7 分，每 5min 再评分直到 20min。Apgar 评分不是用来决定是否需要复苏或指导复苏效果的依据，复苏不能因获取 Apgar 评分而延迟。新生儿 1min Apgar 评分＞7 分则除了干燥和刺激外几乎不需要复苏。婴儿持续低 Apgar 评分（＜3 分）10min 已经被证明具有较高的死亡率或中度 / 重度残疾。

表 21-3 Apgar 评分

体征	0 分	1 分	2 分
皮肤颜色	发绀，苍白	躯干红，指端发绀	全身红色
肌张力	没有，松弛	轻微弯曲	四肢活动好
心率（次 / 分）	0	＜100	＞100
呼吸	无	浅表，不规则	呼吸佳，规则
对刺激的反应（对鼻导管）	无反应	有些动作	哭闹，痛苦表情

注：计算 Apgar 评分是把所有项目的数字加起来。

（经许可引自 Textbook of Neonatal Resuscitation. American Heart Association and American Academy of Pediatrics. 6th ed. 2011.）

复苏

■ 放置新生儿

分娩后，新生儿应该用热毛巾擦干并仰卧放置在辐射暖箱。头部应该放到一个“嗅闻”的体位，使咽、喉、气管成直线，以确保气道畅通（彩图 19）。用吸引球和吸引器清洗口腔和鼻腔，如果有大量分泌物，需要把婴儿的头偏向一侧。口腔清洗应该优先于鼻腔吸引，因为在鼻吸过程中婴儿可能突然喘息，而在此之前确保口咽分泌物已经清理。要记住吸鼻之前吸口的一种方法就是口的英文“M”在鼻的字母“N”之前。当吸口和口咽后部时，不要吸引太积极或太深，因在某些情况下可能导致心动过缓或呼吸暂停。

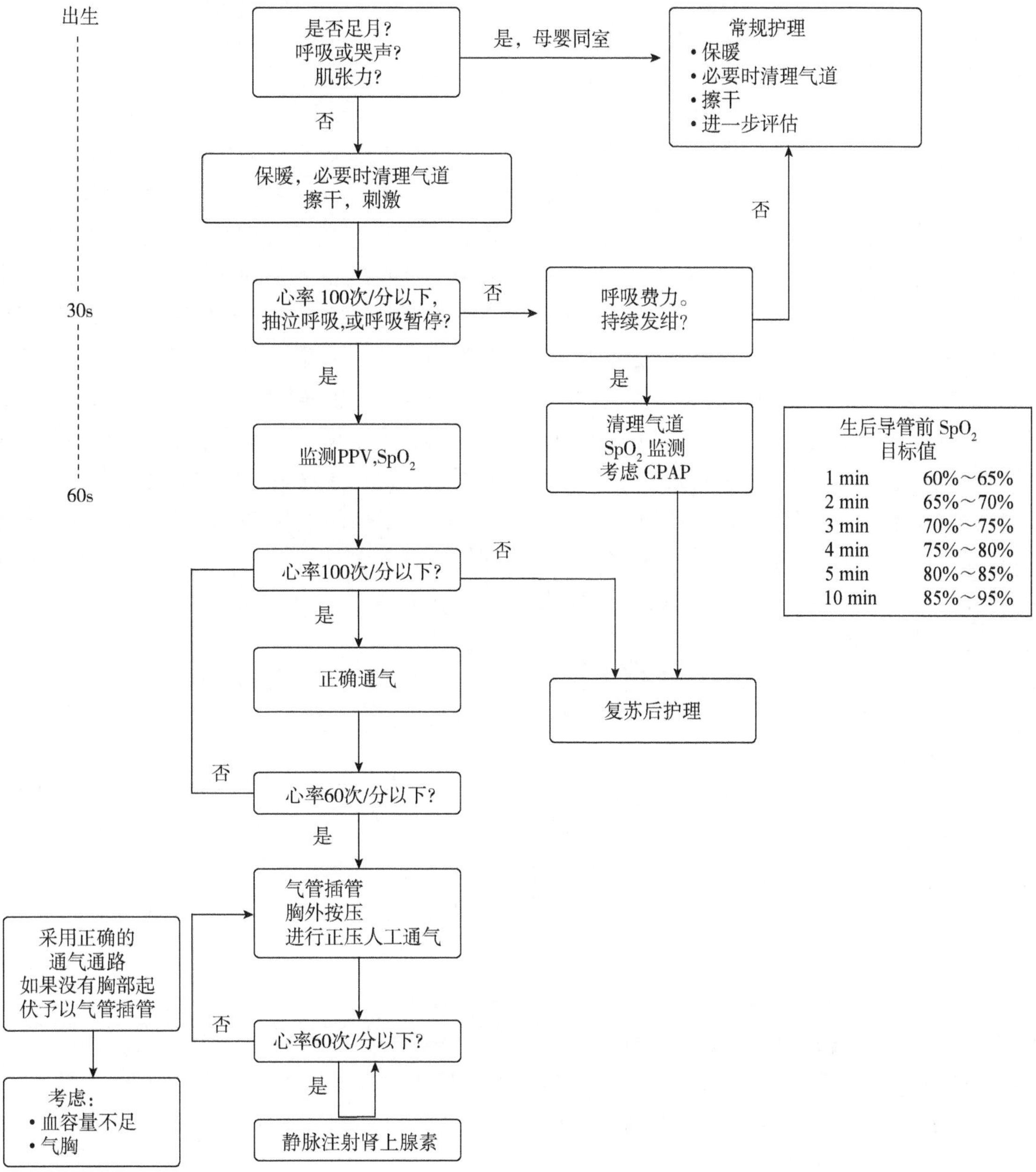

图 21-1　新生儿复苏流程图

（经许可引自 Textbook of Neonatal Resuscitation. American Heart Association and American Academy of Pediatrics. 6th ed. 2011.）

■ 温度控制

新生儿分娩后有低体温的风险，因其相应体重的体表面积大，蒸发散热大。体温过低会导致低血糖，耗氧量增加，严重者有呼吸衰竭和酸中毒。用温暖的毛巾小心擦干婴儿并放置在辐射暖箱即可避免。极低出生体重新生儿（＜1500g）尤其容易发生低体温，并且可能需要放置在塑料包裹里，以免蒸发散热。持续监测温度非常重要，因为高热也可以产生不良的影响，如使缺血性脑损伤恶化。

■ 刺激

对于健康的新生儿，擦干和吸引通常是足够的刺激，其可增加心率和呼吸动度就证明了这一点。如果婴儿没有足够的呼吸运动，摩擦新生儿的躯干和弹击足底可以刺激。如果新生儿对触觉刺激没有反应，需要做正压通气（PPV）。不要忽视喘气呼吸。喘气是一系列的深度、不规则或快速的呼吸运动，说明呼吸抑制或缺氧，需要给予相应的干预。

■ 氧气

如果婴儿没有充分呼吸、心率小于100次/分（最好通过触诊脐带根部来评估），正压通气应立即启动。对无自主呼吸的新生儿给氧或者继续触觉刺激是没有价值的，只会延误治疗。进行婴儿的皮肤颜色评估应该观察嘴唇、口和躯干，因为从发绀到红润的转变是反映氧合的快速指标。指端发绀，手和脚发绀，代表周围血管收缩，而不是给氧的指征。中心性发绀可能是进一步干预的指征，但由多因素影响，非常复杂。皮肤颜色往往是反映血氧饱和度（SpO_2）不可靠的指标，因为皮肤色素沉着使其很难判断。此外，研究表明，健康足月儿从子宫内的血氧饱和度60%到正常空气血氧饱和度90%只需要几分钟。因此，更新的AHA指南推荐如果中心性发绀持久存在，则采用导管前的血氧饱和度（血氧仪探头附在右手）。获得一个可靠的血氧信号可能需要几分钟时间，不会延迟复苏。一旦获得准确的血氧信号，可用空气/氧气混合器测定并调整氧气浓度从21%到100%（彩图20），使出生后在不同的时间达到目标值（表21-4）。足月儿应初始使用21%的氧气，基于脉氧值并根据需要增加氧浓度。证据表明，早产儿应在复苏开始给更高浓度氧气。给予100%纯氧并不推荐，尤其是早产儿，由于其有害的影响。如果没有中心性发绀，且血氧饱和度在90%以上，没有呼吸衰竭，可以间断给氧然后停止。如果氧饱和度不能维持，应该给予正压通气。

■ 通气

正常的新生儿在生后几秒钟内呼吸或自发地哭，第1分钟内建立正常的呼吸动度。如果婴儿窒息或喘息样呼吸，初始复苏后30s心率<100次/分，或充分给氧后仍有持续中心性发绀，需进行正压通气。新生儿肺通气是复苏的一个最重要的方面。通气通常使用球囊面罩或人工呼吸器（彩图21）。面罩必须密封在鼻子和嘴巴上，安全阀可能需要忽略，因为需要高的吸气峰压启动呼吸。峰压可能高达40cmH_2O，因为新生儿是充满液体的“坚硬”肺。初始呼吸后，液体将从肺排出，随后低压力可以启动。应给予能使胸廓充分扩张的压力，并避免医源性气胸。足月儿每次通气只需要10～25ml，故使用200～750ml容积的球囊。氧浓度应该使用前文介绍的测氧仪测定评估。成功的正压通气的最佳指标心率增加。一个改善正压通气的技术缩写是“MRSOPA”（表21-5）。有效的球囊面罩通气40～60次/分持续了30s，然后重新评估患儿。一旦心率>100次/分，患儿自主呼吸恢复，颜色和肌张力改善，可以停止辅助通气。如果心率仍然<100次/分，需要继续进行辅助通气。尽管给予辅助通气，但心率仍<60次/分时，必须启动胸外按压并考虑给予气管插管。

■ 气管插管

新生儿复苏中气管插管的指征包括反应不佳或不能提供充分的正压通气，需要气管内吸引或胸外按压，极度早产或怀疑膈疝。气管导管（ET）的大小取决于体重或新生儿的孕周（表21-6）。利用一个喉镜直叶片，使用0或1号叶片。成功的气管插管以双侧胸廓起伏、心率、皮肤颜色和肌张力改善为依据。即使在极低出生体重患儿使用呼气末二氧化碳监测可以帮助确认正确的气管导管位置。必须保证不能进管太深，否则将导致主支气管插管。大多数气管导管具有声带指示线使其放置在声带水平，则为合适的插管深度（彩图22）。一个粗略的插管深度公式如下：

插管深度至牙龈水平（cm）= 6 + 婴儿的体重（kg）^{2}。

在复苏期间插管应在30s内完成，因为婴儿在这个过程中没有通气。

表21-4 生后导管前的氧饱和度的目标值

1 min	60%～65%
2 min	65%～70%
3 min	70%～75%
4 min	75%～80%
5 min	80%～85%
10 min	85%～95%

（经许可引自Textbook of Neonatal Resuscitation. American Heart Association and American Academy of Pediatrics. 6th ed. 2011.）

表21-5 改善面罩正压通气的技术

	改善步骤	措施
M	面罩调整	确定面罩密闭在面部
R	气道重新定位	处于在“嗅闻”的体位
S	口鼻腔吸引	检查分泌物，如果存在给予吸引
O	打开口腔	使婴儿的口半张，并抬起下巴给予通气
P	压力增加	每隔几次呼吸逐渐增加压力，直到双肺呼吸能听到，且看到胸廓起伏
A	气道选择	考虑气管插管或喉罩通气

（经许可引自Textbook of Neonatal Resuscitation. American Heart Association and American Academy of Pediatrics. 6th ed. 2011.）

表 21-6　气管导管大小

导管大小（mm，内径）	体重（g）	孕周
2.5	<1000	<28
3.0	1000～2000	28～34
3.5	2000～3000	34～38
3.5～4.0	>3000	>38

（经许可引自 Textbook of Neonatal Resuscitation. American Heart Association and American Academy of Pediatrics. 6th ed. 2011.）

■ 喉罩

在足月儿或近足月儿，当球囊面罩通气或插管不成功时，可考虑喉罩（LMA）为婴儿进行辅助通气。应该采用 1 号 LMA，尽管是设计用于体重大于 2kg 新生儿，但被成功用于体重小至 1.5kg 的新生儿。LMA 应该只为有经验的医师使用。

■ 胸外按压

胸外按压在所有的复苏中很少使用，但在新生儿最关键。如果有效的正压通气 30s 后，心率仍<60 次 / 分需要开始。有两种不同的胸外按压方法（彩图 23），两指按压术和更有效的两拇指按压双手环抱术。在这里，两个拇指按压，其余的手指环抱婴儿背部作为支撑。比较推荐这种技术，因为它可提供更高的收缩峰值和冠状动脉灌注压（彩图 24）。胸外按压在胸骨中下 1/3 位置，按压深度为胸廓前后径的 1/3。按压和通气比为 3：1，通气和按压协调以避免同时进行。约每分钟 120 次动作（90 次按压和 30 次通气），相当于每秒 2 次动作。每 30 秒应该重新评估呼吸动度、颜色、脉搏和肌张力。当心率>60 次 / 分时可以停止胸外按压，当呼吸大于 40～60 次 / 分时，需要给予有效的通气。

■ 静脉注射

婴儿如果需要液体治疗或肾上腺素时，静脉通路就非常必要。脐静脉是首选的血管通路，因为它很容易识别，并足够大可以快速置管。脐静脉定位在脐部 11 或 12 点的位置，是一种薄壁结构。相反，脐动脉是两个厚壁结构，在 4～8 点钟的位置（很少有新生儿只有一个脐动脉）。用无菌法清洗脐带后，在距离皮肤 1～2cm 处垂直切断脐带。用 3F 或 5F 的脐带导管插入 2～4cm，直到血液易于从导管吸引（彩图 25）。应该避免导管插入太深，避免高渗液体进入肝的风险。

■ 药物

新生儿复苏很少需要药物。一个大型研究证明，15 000 个新生儿只有 0.15% 需要药物治疗。新生儿心动过缓通常是通气不足或缺氧，建立有效通气是复苏的重点。给予有效的通气和胸外按压后自主心率仍然<60 次 / 分，需要给予肾上腺素或扩容。

■ 肾上腺素

肾上腺素是婴儿复苏最重要的药物。使用指征是心搏停止或者尽管给予 100% 氧气的有效通气和胸外按压 30s 后，自主心率仍低于 60 次 / 分。推荐的静脉剂量是每剂 0.1～0.3ml/kg（0.01～0.03mg/kg）1：10 000 肾上腺素溶液。更高的静脉剂量不推荐，动物研究显示，肾上腺素剂量 0.1mg/kg 或更高时，可产生严重高血压，心肌功能降低，神经系统功能损害。尽管在静脉未建立前可以使用气管途径，静脉注射仍是首选途径。如果使用气管途径，应该考虑更高的剂量 0.5～1ml/kg（0.05～0.1mg/kg），但这些更高剂量的气管内给药的安全性没有充分确认。应迅速给予肾上腺素，每隔 3～5min 可以重复，并在给药期间再仔细评估病情。

■ 扩容

在新生儿复苏中扩容的指征是低血容量或低血容量性休克。一些可能导致低血容量性休克的因素包括胎盘早剥、前置胎盘、创伤、脐带撕脱或过早夹闭脐带。婴儿休克时表现为苍白、脉搏微弱、毛细血管再充盈延迟。通常，他们对充分的复苏反应差，并有持久的心动过缓。扩容量为 10ml/kg，给药超过 5～10min。低血容量的急性治疗是用生理盐水或乳酸林格液复苏，如果大量失血或对晶体液反应欠佳，应紧接着给予红细胞悬液。如果无法及时得到完整的交叉配型的血液，可以使用没有交叉配型的 O 型 Rh 阴性血。

■ 葡萄糖

低血糖通常存在于早产儿和糖尿病母亲婴儿。急性低血糖的症状包括神经过敏、惊厥和意识水平降低。有症状的或需要大量的葡萄糖复苏的婴儿应该给予血糖水平监测并补充葡萄糖，使血糖水平维持正常（>50mg/dl）。静脉注射葡萄糖的剂量是 2～4ml/kg10% 葡萄糖。应该避免更高的浓度，因为可能导致高渗透压和脑室出血的风险增加。糖速应该维持在 6～8mg/（kg · min），直到婴儿血糖稳定及建立哺乳。

■ 纳洛酮

纳洛酮是直接的麻醉药阻滞剂，用于逆转因麻醉导致的呼吸抑制。如果孕产妇在分娩 4h 内使用麻醉药品可以观察到呼吸抑制。当前纳洛酮推荐剂量为 0.1mg/kg 静脉或肌内注射，不推荐气管内给药。由于会发生严重急性戒断综合征和癫痫发作，纳洛酮不用于慢性毒品滥用或有美沙酮治疗病史的产妇。

特殊情况

■ 胎粪

约 13% 的活产婴儿出现羊水胎粪污染。少部分婴儿（5%～12%）形成胎粪吸入综合征，其严重程度从轻度呼吸窘迫到呼吸停止和持续肺动脉高压。过期产儿和有胎儿窘迫的婴儿，羊水胎粪污染的可能性更高。基于 2000 年的多中心研究，对羊水胎粪污染婴儿的治疗进行了很大程度的转变，研究表明，对于有活力的婴儿（有强有力的呼吸动度，心率>100 次 / 分和良好的肌张力）气管内抽吸胎粪是无用的。该建议不再推荐对于羊水胎粪污染的新生儿在头部娩出后常规产科吸引口咽、鼻咽。分娩后进一步治疗基于新生儿的活力，而不是根据胎粪。有活力的婴儿不需要气管内吸胎粪，气管内吸胎粪仅用于无活力的婴儿（无呼吸或呼吸抑制、心率<100 次 / 分和肌张力差）。这项技术使用喉镜使气管可视化，将管插进气管，然后吸引附在气管导管管壁的胎粪（图 21-2）。如果胎粪尤其厚或黏着，可能要多次尝试吸引和更换新导管。在操作时应密切监测新生儿的临床表现，如果严重呼吸抑制或心动过缓，应立即给予正压通气。

早产儿

早产儿（出生小于 37 周）由于其从生理上和对刺激反应上存在很多差异，在复苏中需要面临特殊挑战。肺部常发育不成熟，因此缺乏表面活性剂可能使通气非常困难。早产儿胸壁非常薄，肌肉少，当试图维持呼吸状态时，它们将迅速疲劳。通常，需要插管提供呼吸支持，并常规给予肺表面活性剂。早产儿尤其容易体温过低和冷应激，因他们的不成熟的皮肤和相对体重大的体表面积。必须非常小心，采用辐射加热器，温暖的毯子和塑料薄膜使热损失最小化。由于脑室内室管膜下生发基质极其脆弱，他们也很容易发生脑室内出血。应该避免血压、血容量和渗透压的迅速变化，将脑室内出血的风险降到最低。

医疗技术的发展使得早产儿生存能力的极限到达从未有过的水平。然而，决定是否继续复苏是一个非常复杂的问题，医学上和伦理上及当前所有信息都需要考虑。不幸的是，这通常对急诊医师来说没有选择。当一个婴儿出生时有自主心率和呼吸时，复苏都应该进行。如果连续和适当复苏 10min 后仍然没有生命的迹象（没有心跳或呼吸动度），可以考虑停止复苏。

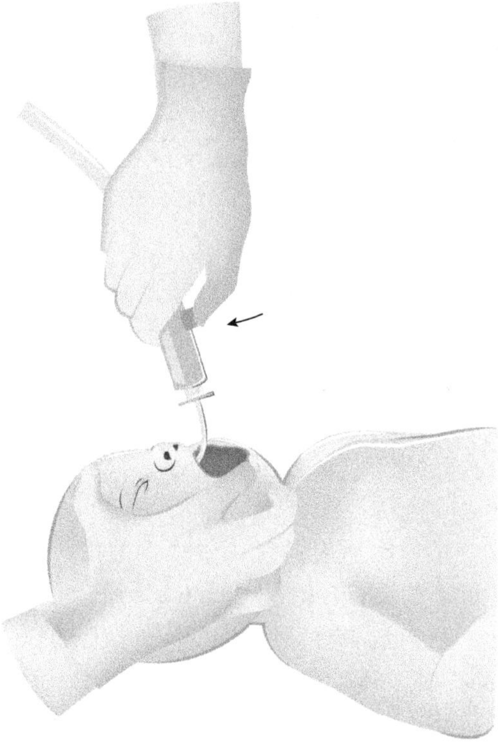

图 21-2 从气管吸胎粪

（经许可引自 Textbook of Neonatal Resuscitation. American Heart Association and American Academy of Pediatrics. 6th ed. 2011.）

膈疝

膈疝发生在膈膜（通常在左边）有缺损时，腹部内容进入胸腔引起肺的位移。这种婴儿表现为呼吸窘迫、发绀和舟状腹。应立即置胃管使胃的压力降低并给氧。给予气管插管或正压通气，球囊面罩通气因会导致胃胀气和呼吸受压而应避免使用。

气胸

据报道，气胸发生在 1%～2% 的足月新生儿，通常是无症状的。在新生儿复苏和正压通气的情况下，气胸可以迅速导致张力性气胸和潜在的致命心肺受压。早产儿和有胎粪吸入综合征的婴儿气胸风险更高。婴儿表现为呼吸急促、呻吟和心动过缓。随着张力性气胸进展，婴儿会表现为脉搏微弱和休克。通过听诊可能很难定位受压的肺，但胸片能协助诊断。如果怀疑气胸且有明显的呼吸窘迫，可以针穿刺减压。可以使用 20ml 无菌空针穿刺受压的肺区域，可以选择腋前线第 4 肋间或锁骨中线第 2 肋间，可以解除胸腔压力，而降低心肺受压。

■ 糖尿病母亲新生儿

糖耐量减低母亲新生儿暴露在血糖水平增高的子宫内，就会相应地增加胰岛素分泌，使婴儿容易发生多种并发症，包括低血糖、红细胞增多症、呼吸窘迫、产时窒息、出生缺陷和胎龄大。因为婴儿巨大，通常剖宫产是必要的。分娩后，新生儿需要密切监测低血糖和呼吸窘迫。

■ 亚低温治疗

对有缺血缺氧性脑病（HIE）的足月儿，最近的研究证明，亚低温治疗对神经系统有益。指南指出，这包括妊娠超过 36 周，有围生期缺氧证据的新生儿，能够在分娩后 6h 内开始亚低温治疗（体温 33.5～34.5℃）。必要时，这些条件可能影响向专业的新生儿中心的转运，应用更好的护理防止等待转运和转运途中体温过高。

（杨　林　译）

第五部分

创　　伤

第 22 章　创伤患儿的多元评估与管理

（原著　Mark R. Zonfrillo）

要点

- 在美国，外伤是导致儿童死亡的首要因素。
- 经口气管插管是保障气道安全最可靠的方法。
- 低血容量性休克由失血引起，血液占体重的 8%～9%。需要多种参数来确定血液丢失量和休克。
- 努力建立血管通路。
- 如果尝试建立静脉通路在 90s 后仍不能成功，骨内输液应作为输注晶体液的快速通道。
- 休克者应该快速给予首剂 20ml/kg 的晶体液。
- 儿童颈椎独特的特点使其易患无放射性骨骼损伤证据的韧带断裂和错位损伤。

外伤是美国儿童死亡的主要原因，几乎占儿童死亡的 40%。总体而言，儿童创伤的死亡率是成人死亡率的 1/3；然而，与成年人相似的损伤中，儿科病例的死亡率明显高于成人。80% 的儿童创伤死亡发生在现场或入院前。

仅死亡率数据无法揭示创伤的深刻影响。年龄小于 19 岁的儿童，外伤是急诊就诊的首要因素，90 00 000 人次就诊，超过 22 5000 人次收治入院，导致接近 870 亿美元的医疗健康和社会性费用。即使是很小的外伤也可能引起身体或认知功能的损害并影响创伤后的生活质量。因此，必须考虑到患儿及其家庭生理、情感和心理的需要。

外伤特征和儿童特异之处

儿童闭合性外伤占大多数，穿通性外伤仅占 10%～20%。男孩受伤的概率是女孩的 2 倍。机动车碰撞占所有儿童创伤死亡一半以上。其他的主要诱因为坠落、溺水、中毒和火灾相关性损害，每种损伤的相对发生率随年龄组别而变化（表 22-1）。

表 22-1　2010 年儿童致命外伤死亡的主要原因

<1 岁	1～4 岁	5～9 岁	10～14 岁
窒息	意外溺水	机动车交通事故	机动车交通事故
凶杀——非蓄意	意外机动车交通事故	溺水和淹没	自杀
凶杀——蓄意	凶杀——非蓄意	火灾和烫伤	意外溺水
机动车交通事故	火灾和烫伤	凶杀——枪伤	凶杀——枪伤

儿童创伤的解剖、生理和心理反应异于成人，必须理解这些差异才能给予儿童恰当的专业性治疗。损伤的动能可能作用于机体小片面积，但可以影响机体的大片区域。在儿童肌肉骨骼的顺应性更大，因此肌肉和皮下组织的保护功能更弱。儿童骨骼和周围组织增加的柔韧性和弹性能使外力传递至更深位置的内部结构。要经常考虑内部损伤的可能性，即使缺乏外部损伤的迹象。

儿童头部占身体的比例大于成人，头部外伤在儿童非常普遍。在儿童，头部也是热量丢失的主要部位。年幼儿童的头颅枕部更为突出，从出生直到约 10 岁枕部的突出将逐渐减少。当进行气管插管和气道开放时要考虑到这一情况。在出生时骨缝是开放的，然后逐渐闭合，在 18～24 个月龄时完全关闭。在外伤时，年幼婴儿的囟门膨隆提示出血所致颅内压增高。

年幼儿童的颈部更加短而且颈部支持着比成人相对重的头部重量，使得颈部在面对创伤和突然移动时特别容易受损。年幼儿童的颈部短且粗，导致难以评估颈静脉和气管位置。

最值得重视的是儿童和成人之间的关键差异在于气道。儿童喉部的位置更接近头部且前倾。另外，在儿童会厌倾斜近 45°，更加柔软，使插管的操作和可视化更加困难。不同于成人，成人声门是上气道最狭窄的结构，而环状软骨是儿童气道最狭窄的部分。

因为肋骨和软骨的柔韧性，使儿童胸腔更为柔韧，且覆盖的脂肪和肌肉较少。这使得很大一部分的钝性力量传导至其下的组织。在儿童膈肌的扩张性更强。儿童纵隔的移动性也非常强。因此，纵隔和腹腔器官易受突然的、大幅的冲击而遭受显而易见的严重损伤，如张力性气胸。

从出生直到约12岁膈肌几乎呈一个近乎水平的角度，然而在成人膈肌呈倾斜的角度。这一点造成腹部器官更暴露并且减少了肋骨和肌肉的保护。因此，看似微不足道的力量也可能会造成严重的内部伤害。

脾和肝处于胸腔下部且前倾的位置。即使儿童结缔组织和悬韧带的弹性和顺应性高于成人，理论上也可以保护这些器官，但是它们实际上更易受伤害，因为其增加了运动的冲击。

因为存在生长板和高顺应性，儿童长骨有别于成人（见第29章）。韧带比生长板更为强韧，使儿童易发生生长障碍，正如Salter-Harris分级系统。

儿科创伤系统

在儿童期早期、儿童期晚期和青春期损伤的机制和模式并不相同，由于解剖结构均未发育成熟而且正在发展中的生理功能，导致对严重外伤的反应均不相同，这又反过来需要专门的儿科救治资源。因此，在儿科医疗和创伤救治两方面具有专业知识和能力的儿童医院能满足受伤儿科患者的特殊需要，从而降低外伤相关的死亡率。应当将不同地理区域与儿童创伤中心建立联系，通过邀请参加、适当的领域分诊和最危重患儿的转运将不同区域整合到区域性创伤救治系统。当无法建立儿科创伤中心时，无论是独立的或隶属于一个成人创伤中心，这个角色应由儿科患者数最多的成人创伤中心来承担。

院前急救体系

创伤儿童的治疗包括气管内插管、静脉通路建立、固定制动和快速转运。在院外应尝试何种程序救治是有争议的，但在乡村急救体系可能要求更为积极的初始治疗，因为乡村比城市的转运时间更长。气管内插管的院前成功率取决于损伤的严重性、患者年龄和急救者的受教育水平，另外神经肌肉阻滞药可以帮助插管。在建立确切气道通气前，暂时性气道干预措施如皮囊－面罩通气或喉罩气道通气可能是有帮助的，以避免延误转运时间。

即使在最好的条件下，建立血管通路也是一个有难度的步骤，而且经常是延误危重患儿转运的原因。如果预测仅仅是一个短时间的转运，对无血管通路的创伤患儿进行转运是合理的。血管通路可尝试在转运途中建立以避免在现场的长时间滞留。如果在90s后仍无法建立静脉通路可采用骨髓腔输液（彩图26）作为晶体液输注的快速通道。在院前急救中骨髓通路可以快速和成功地建立。

对外伤儿童的初步评估和治疗指南

立即发现和处理威胁生命的外伤是最优先紧迫的任务（彩图27）。其次重要的是发现需要手术治疗的外伤。最后，检查无生命危险的伤情和开始专科具体治疗（表22-2）。已存在转运患者至一个创伤中心或激活一个内部创伤团队的公认标准（表22-3，表22-4）。

有基于体重的设备表或基于身高的参考工具（如Broselow表带）用来决定装备的大小和药物的剂量。

最初的检查和初步复苏通常在最初5～10min同步进行，集中在诊断和治疗危及生命的疾病。第二次检查将采用更彻底的体格检查和诊断性实验。这是一个解剖性的检查，要及时进行评估，需要检查从头到脚每一个部位。在这种方式下，危及生命的伤害比次要伤害更能得到快速确认。严重受伤的儿童需要持续性反复评估。在初次调查时需要每5min重复评估关键体征，在急诊室等候转运或手术干涉时每15min重复评估关键体征。

表22-2 儿科创伤患者的初始处理

1. 在到达现场前
准备好所有装备
动员创伤小组并寻求援助（呼吸治疗，护士，放射科技师）
准备好O型血备用
2. 最初5min
评估呼吸，氧合；人工通气（如有必要）
气管插管或获得手术气道（如果有必要）
保持颈椎固定
检查脉搏血氧饱和度
心脏和血压监测
检查呼气末二氧化碳
疑为张力性气胸时进行胸腔穿刺或闭式引流术
处理明显伤口：对外出血进行压迫止血
胸部伤口负压引流
3. 下一个5min
重新评估气道，通气，氧合，体温
评估意识水平/神经系统功能状态
评估灌注
液体容量复苏：晶体液20ml/kg（如有需要重复补液）

续表

- 考虑不匹配或 O 型血
- 送实验室标本：送血型和全血细胞计数
- 考虑电解质、转氨酶、凝血酶原时间（PT）、活化部分凝血活酶时间（PTT），脂肪酶
- 动脉血气，尿液分析
- 心包穿刺针、开胸手术、主动脉阻断（如有迹象）
- 鼻胃管，尿管

4. 下一个 10min/ 第二次调查
   - 评估气道、通气、氧合、灌注、神经功能状态和残疾
   - 评估头部、颈部、胸部、腹部、骨盆、神经系统检查和四肢
   - 胸腔闭式引流术，（如果需要）
   - 减少血管损害
   - 用药：破伤风类毒素，抗生素，止痛剂，镇静剂
   - 颈部，胸部和骨盆 X 线片
   - 心电图
   - 转运安排、入院和进入手术室或 ICU
5. 接下来 10min
   - 重新评价气道，通气，氧合，灌注，神经系统状态和残疾
   - 复苏文件记录，和亲属谈话
   - 骨折夹板固定，清理伤口
   - 超声，CT 扫描，静脉肾盂造影，腹膜灌洗（如有迹象）
   - 考虑应用更多的侵入性监测设备，中心静脉置管，动脉置管

表 22-3 创伤处理流程准则

- 创伤团队进入 ED
  - 生理
    - 心搏呼吸骤停
    - 呼吸骤停
    - 低血压
    - 神经系统衰竭（格拉斯哥评分<8 分）
    - 创伤评分<12 分
  - 解剖
    - 头部、胸部或腹部穿通伤
    - 面部 / 气管损伤伴潜在气道危险
    - >30% 体表面积（BSA）的烧伤；吸入性气道灼伤
    - 严重电击伤
- 创伤提醒
  - 机制
    - 从汽车内甩出
    - 解救时间>20min
    - 在车祸中有另外一名乘客死亡
    - 碰撞中撞击车辆>20 辆
    - 行人车祸时车辆速度>32km/h 或车速>56km/h 时乘客无束缚
    - 高处坠落（高度>6m）
    - 机动车从身上碾过
    - 闪电电击
  - 解剖
    - 膈肌上下部位严重损伤
    - 2 处或更多部位近端长骨骨折
    - 15%～30% 的体表面积（BSA）的烧伤（2/3 级）
    - 腕或踝关节近端肢体创伤性截肢
    - 躯干挤压伤
    - 脊髓损伤性瘫痪

表 22-4 转运儿科创伤患者接受三级监护治疗的原因

Ⅰ. 创伤的机制
- A. 高处坠落
  - 1. 患儿小于 14 岁时高坠高度>10 尺
  - 2. 从二楼或更高楼层坠落
- B. 机动车碰撞乘客
  - 1. 高强度机动车冲撞事故的证据
    - a. 破碎的挡风玻璃
    - b. 侵害乘客舱的证据
    - c. 弯曲的方向盘
  - 2. 无束缚的翻滚事件受害者
  - 3. 从车辆中甩出车外
  - 4. 同一乘客舱中有乘客死亡
  - 5. 救援脱离现场时间>20min
- C. 汽车碰撞行人时车速>32km/h 且受害者<15 岁
- D. 大面积烫伤
- E. 爆炸伤

Ⅱ. 生理
- A. 总创伤评分≤12 分
- B. 儿童创伤评分≤8 分
- C. 不稳定的重要体征（年龄相关）
- D. 气道、呼吸或循环受损或需要长时间通气
- E. 严重的神经系统功能受损（格拉斯哥昏迷评分≤8 分）

Ⅲ. 外伤
- A. 头部、颈部、胸部和腹部或腹股沟部穿通伤
- B.2 处及 2 处以上近端长骨骨折
- C. 腕或踝部近端创伤性截肢
- D. 脊髓损伤后神经系统功能损害的证据
- E. 连枷胸，大胸壁损伤，肺挫伤
- F. 头部穿通伤，开放性头部创伤或脑脊液漏
- G. 怀疑血管或心脏损伤
- H. 严重颌面损伤
- I. 凹陷性颅骨骨折

初步检查

初步检查包括气道评估，保护颈椎，保证呼吸和通气。接下来，评估循环状态和控制出血，再评估残疾状况（神经系统扫描检查）。其次是身体暴露和全面彻底检查。要通过保暖来避免低体温。初步调查和复苏同时进行。气道管理在这一章节会描述。生命体征随年龄而变化，应当有一个表或图来帮助评判（表 22-5）。

■ 气道

保持气道安全同时固定颈部。使用托下颌方法来开放气道和口咽部以清理碎片和分泌物。虽然儿童颈椎受伤不常见，但儿童是颈髓损伤的高风险人群。颈椎损伤不应除外，直到获得正常的检查和影像学显示清楚的颈椎序列以除外。

外伤患者气管插管的指征包括给无法通气的患儿进行皮囊 - 活瓣 - 面罩通气、长时间控制气道的需

要、昏迷患儿误吸的预防，严重颅脑损伤患者需要进行轻度过度通气。还应该考虑连枷胸合并肺挫伤患者，对液体治疗不敏感的休克患者和格拉斯哥昏迷评分≤8 分。

表 22-5 儿童生命体征

年龄	体重[a]（kg）	呼吸频率	心率	收缩压[b]
早产	2	55～65	120～180	40～60
足月新生儿	3	40～60	90～170	52～92
1 个月	4	30～50	110～180	60～104
6 个月至1 岁	8～10	25～35	120～140	65～125
2～4 岁	12～16	20～30	100～110	80～95
5～8 岁	18～26	4～20	90～100	85～100
8～12 岁	26～50	12～20	60～110	90～115
＞12 岁	＞40	12～16	60～100	100～130

a 体重估算：8+［2× 年龄（岁）］＝体重（kg）。
b 血压最小数值：70+［2× 年龄（岁）］＝收缩压；2/3× 收缩压＝舒张压。

经口气管插管是保证气道的最可靠手段。气管插管适当的尺寸为近似鼻孔直径或患儿第 5 指的直径（表 22-6）。紧急气管插管通常通过经口插管的方法来完成。当有面部创伤时不应该进行经鼻气管插管，仅仅可作为经口气管插管的一种替代方式。除了在急性受伤的患儿操作非常困难，经鼻气管插管存在相对禁忌证 —— 后咽部的锐角、额外插管操作的必要性和引起或增加咽部出血的概率。气管插管前应该准备充分，包括保证所有装备和药品齐全足以应对急性困难气道。这应该在受伤患儿到达前准备完毕。

表 22-6 儿科创伤装备大小型号

年龄	面罩大小	口腔气道	鼻腔气道	喉镜叶片	气管导管（mm）	Foley 导尿管	胃管（F）	吸引管	胸腔引流管	血管导管	骨穿针（G）
新生儿	婴儿	0		0	3～3.5	5～8	5 或 8	8	12～18	20～22	
6 个月	婴儿 / 儿童	1	12	1	3.5	8	8	8	14～20	20～22	17
1 岁	儿童（S）	1～2	12	1	4.0	8	10	8	14～24	20～22	17
3 岁	儿童（S）	2	16	2	4.5	10	10	10	16～28	18～22	15
5 岁	儿童（m）	3	16	2	5.0	10	10～12	10	20～32	18～20	15
6 岁	儿童（m）	3	16	2～3	5.5	10～12	12	10	20～32	18～20	
8 岁	Sm med	4	20	2～3	6.0	12	14	12	24～32	16～20	
12 岁	Med lg	4～5	24～28	3	6.5	12～16	14	12	28～36	16～20	
16 岁	Med lg	5	28～30	3～4	7.0～8.0	14～18	16～18	12～14	28～40	14～18	

（经许可引自 Schafermeyer RW.Pediatric trauma in advances in trauma. Emerg Med Clin North Am.1993; 11: 187–205.）

气管插管可能是维持一个安全气道所必需的手段。然而，患儿可能出现惊厥、情绪激动或躁动。气管插管可能会有困难因为气道可视化差，长时间的插管操作可导致颅内压上升、疼痛、心动过缓、反流和低氧血症。快速程序性诱导能很好地帮助气管插管操作和明显地减少副作用（见第 17 章）。

当不能完成经口或经鼻气管插管时，急诊医师必须能保证气道安全。以下有几种选项：

- 喉罩气道，尽管不能建立一个确切的气道，但可以暂时稳定患者。
- 环甲膜切开术对有严重中央性面部损伤或上气道损伤或不能成功建立经口气管插管的患者有重要作用。然而，它在儿童是困难和危险的。不建议在 10 岁以下的患儿中使用，并发症发生率高达 10%～40%。
- 气管切开术是耗时的，在急诊室操作有危险，并对医师手术技巧有要求。
- 经皮气管穿刺喷射通气（TTJV）是目前作为

首选的手术方法，因其可保证儿童紧急气道操作的安全。

在急诊室，经皮技术和 TTJV 比外科性环甲膜切开术有优势，因为它通过简单明了的技术完成，保证至少 45～60min 足够的通气，为建立确切人工高级气道获得时间。对于不能进行插管的患者起关键作用。

然而，TTJV 优于传统手术方法的优点没有得到科学证明，尽管从本质上看优势是显而易见的。一些专业技能和（或）实践是必需的，并不能保护气道免受误吸。并发症包括皮下气肿、出血和导管脱落。然而，还存在二氧化碳潴留问题，尽管有争议，这一问题是被夸大且相对次要，气道通路和氧合才是关键。TTJV 毫无疑问提供了拯救生命的临时通道，能保证 45min至2h 的时间，直到气管插管得以成功实现。

TTJV 的步骤如下：一个 14G 的血管导管或一个 TTJV 针连通一个内有 3ml 生理盐水的 5ml 注射器。用非优势手固定气管，在该位置准备好后，以 30°～45°穿刺环甲膜。要避免穿入气管后壁。位置通过是否抽吸出空气进行验证。将钢针从导管抽离，并用注射器确定位置。导管必须持举或固定，喷射通气管与氧气源连接。氧气源必须是直接连至墙上的高压起源，而不能通过一个调节阀。PSI（磅每平方英寸）可以在压力调整范围内调节。在儿童目前没有关于 PSI 设置的高质量研究指南。然而，参数可以由熟悉这一领域的实践操作者推荐。

在儿童，开始时必须采用低 PSI，操作者应该寻找有充分的胸廓扩张。PSI 应上调至有充分的胸部上抬，得到充分有效的潮气量。吸气：呼吸时间为 1：3 或 1：4（表 22-7）。

表 22-7　经气管喷射通气参数

	起始 psi	估计潮气量（ml）
成人	30～50	700～1000
8 岁至青少年	10～25	340～625
5～7 岁	5～10	240～340
<5 岁	5	100

■ 呼吸

有充分的自然空气可供呼吸以保持正常的氧饱和度和 CO_2 水平才是可接受的通气。必须强制性使用脉氧仪，应该使用呼气末 CO_2 监测来确定和监测气管内导管的位置。低氧血症可以表现为任何形式和程度的激惹、精神状态改变、发绀、终末器官功能衰竭，毛细血管充盈差，脉氧仪上氧饱和度下降。呼吸衰竭患儿必须立即开始正压通气（PPV）。

儿童通气不充分的体征包括呼吸急促、鼻翼扇动、呻吟、三凹征和喘息。通气功能受损的原因包括情绪抑郁、气道阻塞、肺部膨胀受限和肺部直接受损。胃膨隆所致肺膨胀受限多发生于年幼儿童，因为此类患儿的膈肌摆动限制。这一问题可以通过早期放置经口或经鼻胃管来解决。

通气不足开始时可用皮囊 - 阀门 - 面罩装置来改善通气。

在这一阶段的复苏中，需要立即发现和治疗张力性气胸或血气胸。张力性气胸的典型表现：呼吸音消失、患侧胸部膨隆、颈静脉怒张，在儿童罕见。在张力性气胸时儿童易发生纵隔移位，如有以下情形应该立即针刺减压：呼吸音减弱、难治性低血压、低氧血症或影像学证实的血气胸。大量血气胸可以出现呼吸音消失、患侧胸部叩诊呈浊音和低血压。颈静脉怒张可能因为低血容量而不出现。当引流量大于 15ml/kg 或胸导管引流超过 4ml/（kg · h）时应该考虑开胸手术。

对开放性气胸，放置一个覆盖的敷料（凡士林纱布或塑料片），敷料的三边以胶布固定，另一边开放作为震颤阀以减小发生张力性气胸的风险。胸腔闭式引流术可以等到初步调查完成后进行。

■ 循环

最初的循环评估和治疗包括发现和控制机体外部和内部的出血，评估灌注。用于液体输注和抽血化验的血管通路是附加目标。儿童的容量状态和灌注可以通过评估脉搏、皮肤颜色、毛细血管再充盈时间和血压测定来评判。可触及的外周脉搏与 80mmHg 以上的血压相关，可触及的中央脉搏提示血压大于 50～60mmHg。通过直接压迫来控制外部出血。应该避免应用肢体止血带或止血钳对流血血管进行止血。骨盆骨折正确的首先处理是应用盆腔外包裹固定。在成人，头低脚高位可能有助于在低灌注状态时维持中央循环。

在儿童创伤患者中无脉或心搏骤停预示不良预后。在穿通性胸部或腹部创伤患儿中，如果生命体征刚刚消失，急救开胸术可能会拯救生命。闭合性创伤所致心搏骤停患儿，死亡不可避免。在创伤性心搏骤停抢救复苏过程中，应按照标准的高级心脏生命支持抢救法，并给予血液制品。如果有胸部创伤或有减速所致损伤，如机动车碰撞或高处坠落，考虑心脏压塞的存在，这种情况在儿童非常少见。心脏超声可以作出诊断。可用贝克三联症（低血压、心音低钝和颈静脉扩张）进行评估。早期进行液体治疗，并可能需维持到进行心包穿刺术和抢救复苏性开胸手术。

快速建立能进行最大限度补液的血管通路。在儿童难以获得血管通路，因此一个已经建立的、功能良好的静脉通路通常是足够的。在损伤更严重的患儿要建立两条血管通路，使血液制品、液体和药物能够同时给予。在血管通路建立困难时，对于严重损伤的患儿可考虑建立一个或多个骨髓通路。任何液体、药物或血液制品可以使用这种通路输注。如果想要建立中心静脉通路，股静脉是最容易的位置，因为在儿童它的体表位置容易定位且相比其他部位操作相对简单。超声引导下放置中心静脉导管可以提高安全性，易于穿刺。

以 20ml/kg 的剂量进行液体复苏，需要时可重复给予直到灌注改善。这种剂量的液体输注时间应该超过 10min。因为创伤性休克由血液丢失引起，当血液丢失越来越明显且仅使用晶体液对液体补充不充分时应该给予红细胞悬液输注。低容量液体复苏策略正在评估中。在穿通性损伤中可能是合适的。但在头颅或脊髓损伤患儿中不要使用低容量策略。

■ 伤残

通过做一个快速神经系统检查来确定意识水平，以及瞳孔大小及对光反射来评估伤残。GCS 评分是一种更为定量的意识水平检查方法（表 22-8）。尽管近期发现它对创伤患儿整体预后的预测性不佳，但它对发现病情改善或恶化极有用。AVPU 系统（表 22-9）是一个可用于快速评估和随访精神状态改变的工具。

表 22-8 儿童格拉斯哥评分（GCS）

评分	0～1 岁	>1 岁	0～2 岁	2～5 岁	>5 岁
睁眼					
4	自发	自发			
3	声音刺激时	语言刺激时			
2	疼痛刺激时	疼痛刺激时			
1	刺激后无反应	刺激后无反应			
最佳运动反应					
6		服从命令动作			
5	因局部疼痛而动	因局部疼痛而动			
4	因疼痛而屈曲回缩	因疼痛而屈曲回缩			
3	因疼痛而呈屈曲反应	因疼痛而屈曲反应			
2	因疼痛而呈伸展反应	因疼痛而伸展反应			
1	无运动反应	无运动反应			
最佳语言反应					
5			微笑	适当的单词，短语	能定向说话
4			哭闹，可安慰	词语不当	不能定向
3			持续哭闹，尖叫	持续哭闹，尖叫	语言不当
2			呻吟，不安	呻吟	语言难以理解
1			无反应	无反应	无反应

注：每一类别的评分已经给出。患者的评分需相加使总评分为 3～15 分。评分<8 分提示严重神经系统损伤。

表 22-9 AVPU 法评估意识水平

A	清醒
V	语言刺激有反应
P	疼痛刺激有反应
U	无反应

■ 暴露

完全脱去患者衣物以便做彻底的评估。儿童体表面积与体重的比值大，因此要注意防止低体温。

复苏

在初步检查时同时进行复苏，但它分散在诊断和抢救中。

正如前文所谈论的要保证所有创伤患儿有足够的氧合和通气，建立血管通路。成功率最高的血管通路可在肘前隐窝或足踝部隐静脉获得（在内踝前）。静脉通路通常不易获得，难以置入合适大小的导管或因为低血容量而塌陷。在这种情况下，骨穿针穿入胫骨骨髓腔或建立股静脉中心导管是合理的救命方案。第三个方案是肘前静脉或大隐静脉在足踝或腹股沟处进行快速静脉切开。

进行血型、交叉配血和血液分析检查。要考虑血清电解质、肝转氨酶、凝血酶原时间（PT）和部分凝血活酶时间（PTT）、淀粉酶、脂肪酶和尿液分析。大量血液丢失、呼吸窘迫或有伴随中毒（如烧伤患者 CO 中毒）患者送检血气检查。对已有月经初潮的女性送检血清妊娠试验。

对休克进行评估，以确定器官灌注是否充分。创伤性休克通常是由于低血容量。要认识早期代偿性休克，此时有心动过速而无低血压，因为血压通过血管阻力和静脉张力得以维持。心源性休克和神经源性休克可能性小但仍需警惕。在严重创伤后几乎均发生低血容量性休克，由血液丢失引起（表 22-10）。儿童的血液容积占机体总重量 8%～9%。在儿童确定容量丢失和休克是有困难的，必须使用多项参数。急性失血阶段血细胞比容可能是正常的，孤立的血压并不是诊断休克的敏感指标，特别是在确定治疗的优先事项时。脉搏、呼吸频率和精神状态在评判休克早期阶段时是更为敏感的指标。

表 22-10　小儿失血性休克的治疗分类

	血液丢失占血容量百分比			
	最高致 15	15～30	30～40	≥40
脉率	正常	轻度心动过速	中度心动过速	重度心动过速
血压	正常或上升	降低	降低	降低
毛细血管再充盈时间	正常	阳性	阳性	阳性
呼吸频率	正常	轻度呼吸急促	中度呼吸急促	重度呼吸急促
尿量	1～2ml/（kg · h）	0.5～1.0 ml/（kg · h）	0.25～0.5 ml/（kg · h）	几乎没有
精神状态	轻微焦虑	轻度焦虑	焦虑和意识模糊	意识模糊和昏睡
液体输注（3∶1 法）	晶体液	晶体液	晶体液 + 血液制品	晶体液 + 血液制品

注：假定血容量为体重的 8%～9%（80～90ml/kg）。

儿童严重创伤后心源性休克非常少见，但也可因为心脏压迫或直接心脏挫伤而发生。减速损伤、穿通性胸部外伤或胸骨挫伤患者发生颈静脉扩张时应考虑存在心脏损伤可能。神经源性休克，通常继发于脊髓损伤，表现为无心动过速或血管收缩的低血压。孤立性头部损伤不会导致休克，除非婴儿有明显的脑出血，分布性或感染性休克不是创伤后立即考虑的问题，即使存在腹腔内污染。

生理盐水（NS）或乳酸林格液是儿童创伤患者补液的初始选择。液体替代可分为两个阶段：初始治疗和完全替代（表 22-11，表 22-12）。初始液体治疗应该是等张晶体溶液。尽快给予 20ml/kg 的初始剂量。最好通过使用三通管推注或快速输液器来完成，而不是试图通过输液泵或重力滴注来完成。20ml/kg 剂量的液体超过 10min 快速注入，之后重新评估患儿。如果有必要，重复补液 4 次。如果患儿持续不平稳，可以紧急输注 10～20ml/kg 红细胞悬液或全血。在使用晶体补充血液丢失时通常遵循 3∶1 的规则，即 300ml 的晶体液可补充 100ml 的血液丢失。如果最初的血红蛋白＜70g/L，应该立即输血，因为这一血红蛋白水平超过了机体的代偿机制并增加组织缺氧。

表 22-11　休克患者液体复苏的分级

	Ⅰ级	Ⅱ级	Ⅲ级	Ⅳ级
血液丢失 / 血容量	0～15%	15%～30%	30%～40%	40% 或更多
脉率	正常	轻度心动过速	中度心动过速	重度心动过速
血压	正常 / 升高	正常 / 降低	降低	降低
毛细血管	正常	阳性	阳性	阳性
呼吸频率	正常	轻度呼吸急促	中度呼吸急促	重度呼吸急促

续表

	Ⅰ级	Ⅱ级	Ⅲ级	Ⅳ级
尿量	1～2ml/（kg·h）	0.5～1.0 ml/（kg·h）	0.25～0.5 ml/（kg·h）	几乎没有
精神状态	轻微焦虑	轻度焦虑	焦虑和意识模糊	意识模糊和昏睡
液体治疗	晶体液	晶体液	晶体液＋血液制品	晶体液＋血液制品

表 22-12 休克液体复苏治疗指南

轻度休克（15%～25% 的血容量丢失）
- 初始补液量：
  - 20ml/kg 乳酸林格液或生理盐水
  - 如果没有改善重复给予 20ml/kg 乳酸林格液或生理盐水
- 总补液量：
  - 如果改善，数小时内以 5ml/（kg·h）输注乳酸林格液或生理盐水
  - 如果患儿病情保持平稳，将液体输注速度下调至维持量水平
- 容量恢复后维持液速度：
  - 10kg：100ml/（kg·24h）
  - 10～20kg：1000ml+50ml/（kg·24h）
  - 20kg：1500ml+20ml/（kg·24h）

中度休克（25%～40% 的血容量丢失）
- 初始补液量
  - 20ml/kg 乳酸林格液或生理盐水；如果没有改善立即重复给予
  - 如果没有好转，替代性治疗如下：
  - 再次给予 20～40ml/kg 乳酸林格液或生理盐水，或 10～20ml/kg 的红细胞悬液，或手术干预
  - 如果血红蛋白低于 70g/L，给予 10～20ml/kg 的红细胞悬液
- 总液体剂量
  - 如果改善，数小时内以 5ml/（kg·h）输注乳酸林格液或生理盐水
  - 如果患儿病情保持平稳，将液体输注的速度下调至维持量水平
  - 是否需要输血取决于临床反应和血细胞比容

重度休克（＞血容量丢失）
- 初始补液量：
  - 推注乳酸林格液或生理盐水，直到能获得胶体液
  - 推注红细胞悬液或全血
  - 手术
- 总液体剂量：
  - 输注丢失的特殊类型的血液成分

在复苏中要评价容量和灌注状态。如果儿童对静脉输液复苏无反应，考虑是否存在持续性出血和寻找难治性休克的其他因素，如张力性气胸或低氧血症。放置 Foley 导尿管，直观地监测尿量：大于 1 岁儿童 1ml/（kg·h），小于 1 岁儿童 2ml/（kg·h）。尿量可以帮助评估灌注和血管内状态。

尿道口或阴囊出血或直肠检查导致前列腺位置异常阻碍尿道插管，直到逆行尿道造影（RUG）显示尿道是完整的（见后文泌尿系统研究章节）。通过向部分插入的 Foley 导尿管灌注泛影葡胺来完成。如果存在筛板骨折，经口插胃管时，可能有血从耳、鼻和口流出。因此插胃管时小心有无骨折的可能性。

测量和监测患者体温。低体温必须避免或纠正。使用辐射保温装置，合理加热静脉输注液体，覆盖裸露的身体部分，提高室温。

这时可以进行影像检查，对照颈椎、胸部和骨盆片限制患者，直到开始复苏。

严重损伤儿童在早期评估时获得外科会诊非常重要。如果接到严重受伤的儿童来单位抢救的通知，应通知创伤外科值班的外科医师或联系转诊中心，以备危重创伤患儿早期转移。如果需要，准备一个转诊预案，并应该在此时激活（表 22-4）。

再次检查和精细护理

在初步调查中具有生命威胁的病情一旦稳定，需要及时、直接地对从头到足身体的每一个部位做评估。至少每 15min 1 次、持续性评估生命体征和初步调查时的非正常情况。再次调查包括过去史、从头到足仔细的体检、实验室检测、放射检查和问题识别。使用 AMPLE 过去史问询，判定损伤的机制、时间、现场状态、病情改变和患儿主述，包括过敏史、药物史、过去的医疗和手术史、最后的吃饭时间和受伤前的事件。在初步复苏时没有进行的实验室和放射性检查需要完成。在多数抢救中此时应该做出诊治的安排。

■ 头部

重新评估瞳孔大小和对光反射。对出血或穿通性损伤需做结膜和眼底检查。通过确定患者能否阅读、识别面孔、辨认运动和区分光与暗来评估视觉灵敏度。

触诊头骨和下颌寻找有无骨折或脱位。虽然比较少见，当出现帽状腱膜下或硬膜下出血时婴儿可以出现低血压。囟门未关闭的婴儿对颅内扩张性病变的耐受性更好，导致病情隐匿直到发生快速性失代偿。不同于成人，呕吐和意识状态改变，如遗忘，这些症状在儿童头部损伤时经常发生，并不一定提示颅内压增高。然而，持续性呕吐、进展性头痛、可触及的颅骨缺损或无法观察患者的精神状态（如患者正在去手术

室）是立即进行头颅 CT 检查的指征。如果气道是安全的，颌面部创伤是一个较低的优先等级，医师不应花费较多时间。

■ 颈椎

颈椎损伤在儿童并不常见。在低风险伤害，在急诊室通过正常体格检查、前后位、齿状突位和侧位颈椎 X 线片来明确有无损伤。在排除颈椎损伤之前，患者应该是清醒的、合作的、并没有其他令人分心的痛苦伤害，X 线片必须要显示全部 7 个颈椎椎体。能主动地进行运动的孩子，且无痉挛、疼痛和压痛，应积极伸展、旋转颈部。患者颈椎受损的高风险因素包括精神状态改变、局灶性神经功能缺损、颈部疼痛、颈部歪斜、躯干的实质性损伤、颈椎易损状态、高危险性机动车碰撞和跳水。应该考虑进行放射性检查，如 CT 以便立即评估骨折和急性损伤，MRI 对韧带和脊髓的评价更为详细。

小儿颈椎的特点导致其韧带断裂和错位伤，并且无骨损伤的影像学证据。脊柱的骨发育不完全，头部尺寸相对较大，且颈部软组织薄弱导致脊髓损伤时无放射影像异常（spinal cord injury without radiographic abnormality，SCIWORA）。X 线片阴性，但有感觉改变的患者并不能除外损伤，颈部保护应该持续直到进一步检查和影像学检查完成（见第 24 章）。

以下 4 种情况需具体对待：

- 当患儿因气道压迫需立即插管时，应立即气管插管而不应等待颈椎摄片而延迟。在多个研究中经口气管插管的安全性已被证实。
- 如果已行气管插管的患儿有颈椎损伤的高风险，头部 CT 检查时应该进行上颈椎的扫描。
- 盔状物固定的损伤患儿到达时并不需要立即进行气道干涉，在取掉盔状物前应进行下颈椎扫描。当在取下盔状物时应注意保持颈椎固定。
- 穿通性颈部损伤需要手术干预时，在前后位和侧位颈椎片上损伤的入口和出口应有不透明标记。

■ 胸部

受伤后需立即进行胸部暴露并目视诊胸部伤口。胸部伤口需要用无菌敷料覆盖。连枷胸应被夹板固定，但操作前患者可能需要气管插管。保持脊柱固定，翻转患者，寻找后背伤口。进行胸部听诊，评估气胸、血胸或心脏压塞。张力性气胸可能表现为对侧气管移位，颈静脉怒张和呼吸音减弱。然而，儿童胸部小有利于呼吸音传导，故听诊不是诊断气胸的敏感性指标。颈静脉怒张有时难以辨别，在评判张力性气胸时也不是一个敏感性指标。因此，一个血流动力学不稳定的儿童如果怀疑存在闭合性或穿通性胸部损伤，应该立即进行胸腔穿刺减压术。在胸腔穿刺术后应进行胸腔闭式引流术。引流应保留，直到儿童接受手术。

如果胸部显示纵隔增宽或上端突出，或其他迹象提示主动脉损伤或严重减速伤病史，应进行胸部血管造影检查。在特定情况下可能需要进行主动脉造影检查。尽管第 1 或第 2 肋骨骨折增加了血管损伤的可能性，但没有损伤也不能排除主动脉损伤。放射性检查出现肠源性空气透明影应考虑膈肌损伤的可能。腹部或下胸部任何穿通性损伤均有导致膈肌损伤的风险。

■ 腹部

在二次检查时，确定是否存在损伤是首要的，而确定腹部损伤的确切病因是次要的。腹膜后损伤通常难以确定，除非有高度怀疑的线索。腹部损伤的迹象包括腹壁挫伤、腹胀、腹部或肩部疼痛、腹膜刺激征和休克。腹部穿通伤通常需要立即手术干预。

腹部外伤的诊断和治疗存在争议。静脉造影 CT 检查，使用或不使用口服造影，可能是最敏感和有用的诊断方式（见影像检查章节）。腹膜灌洗（DPL）可为腹腔内损伤提供快速、客观的评估，特别是涉及肝、脾和肠管损伤时。在空腔黏性损伤时，它被认为比 CT 扫描更加敏感，特别是在因安全带固定而遭受减速伤的儿童（彩图 28）。但在诊断胰腺、十二指肠、泌尿生殖道、主动脉、下腔静脉和膈肌损伤时其敏感性比 CT 低很多。

创伤重点超声评估法（FAST）在儿童创伤诊断中的作用仍不确定。在儿童，FAST 可以发现腹腔内出血，但可能不足以据此决定治疗。然而，在低血压且对晶体液和红细胞悬液复苏治疗无理想反应的儿童，FAST 检查腹腔内有出血，应立即进行剖腹探查术。DPL 虽然在儿童应用极少，对低血压的受伤儿童可能有用，因为它对决定患者是否需要进行剖腹探查是有价值的。应考虑到进行 DPL 的患者需要紧急麻醉和非腹部手术如硬膜外血肿清除术或穿通性上胸部外伤手术治疗。

在儿童，通过防止 Foley 导尿管排空膀胱后，使用中线法到达脐上或脐下。如果最初的抽吸没有太多的血液，注入 10ml/kg 的乳酸林格液。当抽吸液中红细胞＞100 000/μl，白细胞＞500/μl，离心后血细胞比容＞2%，或存在胆汁、细菌或粪便时，抽吸液检查为阳性。当有骨盆骨折时最易出现假阳性。阳性

DPL＞100 000 红细胞可能是由于肝或脾撕裂，但这不是手术指征，因为非手术治疗对于许多实质器官损伤来说是可行的（见第 26 章）。

■ 骨盆

触诊骨盆突起部位观察有无疼痛或不稳定。检查会阴裂伤、血肿或活动性出血，并检查尿道口有无出血。骨盆骨折所致出血是非常严重的，而且很难控制，可导致致命性出血。如果存在严重骨盆骨折，必须进行静脉输注液体和血液制品以稳定患者病情。为了进一步减少出血直到进行精确手术治疗，使下肢和骨盆一起采用大绷带固定骨盆并进行骨盆悬吊或采用充气抗休克服装。早期使用血管造影栓塞出血血管可能是挽救生命的措施。

■ 会阴 / 直肠

会阴部应检查血肿、挫伤、撕裂伤和尿道出血。对于小儿外伤患者常规进行直肠检查是没有必要的，因为它通常不能提高对严重损伤的识别。然而，它于有可疑的腹部、骨盆或脊髓损伤的患者可能更有价值。当做检查时，要确定括约肌的张力、直肠的完整性、前列腺位置、是否存在骨盆骨折和粪便中是否存在血液。对于女性患者，在二次调查时也应该考虑阴道检查。

■ 肢体

检查所有肢体寻找畸形、挫伤、擦伤、完整的感觉、穿通伤、脉搏和灌注。脉搏的存在并不除外近端血管损伤或骨筋膜室综合征。触诊长骨四周，评估压痛、摩擦音或异常活动。如有可能应伸直严重扭曲的四肢，并使用夹板和牵引。开放性骨折和伤口应覆盖消毒敷料。检查软组织损伤是否有异物，冲洗减少污染，并清除坏死组织。注意检查手、腕部和足处骨折，因为它们经常会被遗忘直到患者苏醒时才发现。

■ 背部

检查背部，特别是在穿通伤时，寻找血肿，伤口的出口或入口或脊柱压痛。颈部固定时，需滚动翻转患者以进行检查。

■ 皮肤

检查挫伤、撕裂伤、烧伤、穿通伤伤口，瘀斑和虐待的迹象。

■ 神经系统

进行 GCS 评分，对运动、感觉和脑神经做更深入的评估。麻痹或瘫痪的存在表明存在严重神经损伤。相反，缺乏神经系统阳性发现并不能排除颈髓损伤的可能性，特别是患者有分散注意力的损伤和（或）疼痛时。

任何一个受伤的儿童均有暴露于高温或低温的风险。因为儿童的体表面积相对较大，在院前和（或）在急诊室可能发生低体温。低体温可能损害循环血流动力学和凝血、通过增加代谢需求而恶化为代谢性酸中毒，并增加外周血管阻力。通过使用头部保温装置、输入温暖液体和保温毯来降低低体温的可能性和风险性。

附加治疗和检查

提供破伤风类毒素和破伤风免疫球蛋白是必要的。根据二次体格检查和患者临床状态来决定进一步影像学或实验室检查。这也是安排其他诊断检查的时间。要考虑到创伤的社会心理学影响。一旦患儿的病情稳定，可允许父母在床旁陪伴。

烧伤

烧伤是年幼儿童意外死亡的常见原因，也可以增加多发伤的发病率。烧伤的处理原则和程序见第 137 章。

影像检查

严重闭合性创伤儿童需要立即完成三项基本放射性检查：前后位胸片、前后位骨盆片和颈椎射片。在小婴儿胸部 X 线片检查对于发现血胸和气胸比体格检查更为敏感。也可评估纵隔的宽度和肋骨骨折。骨盆骨折有很好的临床提示作用，80% 骨盆多发性骨折的患儿合并有腹部或泌尿生殖道损伤。恰当地进行颈椎 X 线片检查。在二次检查时，胸腰椎和肢体 X 线片要按指示完成。根据初次和二次检查的临床结果，进一步完成所需的影像学检查。

■ 头部 CT 检查

预测规则已经验证了哪些儿童有严重颅内损伤的可能性很低，这些儿童的头部损伤不需要进行 CT 检查（见第 23 章）。没有达到低风险标准的患者也可能不需要自动地接受一次 CT 检查；相反，决策者应考虑到是否具备进行神经影像学检查的相关因素。提示必须进行头颅 CT 检查的因素包括 GCS＜14 分、精神状态改变、头颅骨折的体征、严重意识丧失、复杂的医学状态如出血性体质（见第 23 章）。

■ 腹部 CT 扫描

提示进行腹部 CT 检查的因素包括血流动力学稳定的闭合性外伤患者具有腹腔内损伤的临床体征；＞20 个红细胞 / 高倍视野的血尿或有减速伤病史的患者

即使有轻微血尿；因令人担忧的创伤机制受伤并有神经损伤的存在。如果存在以下三种情况腹部 CT 检查的阳性发现率显著上升：肉眼血尿、安全带所致损伤、因攻击或虐待而受伤，阳性腹部结果包括疼痛、创伤评分＜12 分和显著神经系统受损（GCS＜10 分）。

一些创伤中心对创伤患者使用双对比造影检查。进行初步调查后，稀释的泛影葡胺（20ml/kg）在 CT 检查前 20min 通过胃管注入，并进行静脉造影。在 CT 扫描期间，Foley 导尿管应夹闭以评估膀胱，胃管应拉入食管以避免伪影（表 22-13）。其他的创伤中心仅进行静脉造影对比。

表 22-13　放射性检查的造影剂剂量

年龄（岁）	剂量
静脉：60% 泛影钠	
0～9	1ml/0.45kg，每次 50ml，
≥10	随后 CT 扫描时予 50～100ml 静脉输液
口服：1.5% 泛影钠（20ml～1L 液体口服或鼻饲）	
0～2	100ml
3～5	150～200ml
6～9	200～250ml
＞9	300～1000ml
成人	1000ml
口服：泛影葡胺，20ml/kg 通过鼻饲在扫描前 20min 给予	

CT 检查的一个局限性是对空腔器官的损伤（膀胱、肠穿孔或破裂）缺乏敏感性。如果 CT 发现腹水而脾或肝并没有明显损伤，应该考虑肠管、膀胱或血管的损伤。需要由外科医师完成频繁的复查或者考虑进行 DPL 检查。CT 检查有时会漏掉腹腔内游离气体或腰椎损伤的病例。因此，如果一个患者血流动力学稳定，考虑进行胸腰椎摄片（特别是侧位），腹部摄片寻找游离气体（如一旦排除颈椎损伤就要进行左侧卧位片）和膀胱造影。如果肠或膀胱损伤得以证实，应进行剖腹探查。

■ *超声检查*

在特定情况下或无法进行 CT 检查时，超声检查可以替代 CT 检查。超声可诊断肝、脾和肾损伤，并可评估腹水情况。超声检查并不能替代 CT 检查，除非操作者在儿童创伤检查方面非常富有经验。

■ *泌尿系统检查*

如果患者尿道口有明显的血迹，或因为可能存在的骨盆骨折而怀疑尿道的完整性，应该进行逆行尿道造影检查。通过已经插入尿道远端和部分性冲水膨胀（0.5～1.0ml 的生理盐水）的 Foley 导尿管注入造影剂。如果尿道没有损坏，导管可以用来先进行膀胱造影。

如果患者病情不稳定不能进行 CT 检查，可在急诊室进行 1 次静脉肾盂造影来评估肾脏血管状态。注射 2～4 ml/kg 的 50% 泛影葡胺钠（泛影钠），在 5min 后进行腹部 X 线片检查。这将确定 1 个或 2 个肾缺乏或存在血液供应，可具有显示输尿管扩张的功能。掌握血液供应状况是非常重要的，因为肾血管内膜撕裂伴闭塞或血管破裂必须立即分辨。肾热缺血时间约为 6h，在此期间可进行诊断、修补和避免无法弥补的损坏 —— 无血供肾。

损伤严重性判定

修订的创伤评分（表 22-14）最初用于快速评估、分诊、评估病情进展、预测预后和协助质量评估。它对于创伤患者的整体评估是有用的，但对单一器官的严重损伤不太敏感。对所有创伤患者来说，这是非常简单的计算方法。它使分诊协议标准化，并使不同组别的患者和机构能进行科学的比较。

儿童创伤评分（表 22-15）发展反映了儿童独特的损伤模式。它将年龄纳入到评分。

- 评分＞8 分：与 100% 存活相关。
- 评分＜8 分：应该将患者转移至儿童创伤中心。
- 评分＜0：100% 死亡。

表 22-14　经修订的创伤评分 [a]

修订的创伤评分	GCS	收缩压（mmHg）	呼吸频率评分（次 / 分）
4	13～15	＞89	10～20
3	9～12	76～89	＞29
2	6～8	50～75	6～9
1	4～5	1～49	1～5
0	3	0	0

a 为每个变量加上 0 ～ 4 分（范围 0 ～ 12）。得分超过 11 意味着潜在的重要创伤

Nayduch 等研究提示，创伤评分对总体预后有很好的预测价值，儿童创伤评分对恰当的急诊室治疗有很好的预测价值。但没有一个创伤评分对预测损伤或预后总体是可靠的。例如，Jaimovich 回顾了 305 名儿童创伤患者的长期功能性预后，发现目前的创伤评分体系缺乏效能，一些被预判为“无法治疗干预”的患者，可获得有意义的神经功能恢复。另外，Lieh-

Lai 等研究发现低 GCS 并不是总能预测严重创伤性脑损伤患者的转归，在没有缺氧侵害下，3～5 分的儿童能恢复独立功能。因此，创伤评分或儿童创伤评分能用于患者归类和预测预后，但是在预测功能性预后时要谨慎行事。

表 22-15 儿童创伤评分

变量	+2	+1	-1
气道	正常	可维持	不可维持
中枢神经系统	清醒	反应迟钝 / 意识丧失	昏迷 / 因疼痛而伸展反应
体重	＞20kg	10～20kg	＜10kg
收缩压	＞90mmHg	50～90mmHg	＜50mmHg
开放性伤口	无	轻微	严重
骨折	无	闭合性骨折	开放性或多发性骨折
皮肤损害	无	轻微	

注：每个变量分别赋予 +2、+1 或 -1 评分，然后相加（范围 -6～12 分），评分≥8 分提示可能存在严重创伤。

安排 / 转运

接收创伤受害者的机构应该随时有相应的配备人员和患者护理资源。然而，绝大多数严重受伤的儿童都没有被送到综合性创伤中心。在所有已制定 EMS 政策的医院，儿童可以和应该得到适当的照顾，这些机构能接收生命受威胁的患者。在没有小儿外科顾问医师的医院里，应该考虑早期将患儿转移至小儿创伤中心、成人创伤中心或儿童重症监护室。建立机构间转运和前瞻性安排协议的应急预案（表 22-4）。

似乎具有临床死亡表现的儿童应该被持续性抢救，因为他们有可能是器官捐献的候选人和受益人。如果考虑心、心 - 肺、肾、胰腺和肝移植，生前管理是保证器官活力的根本。这些相关考虑应在有相关资源设备的机构中得到最好的处理。对敏感父母的协商和支持是最重要的。在面对如此巨大的悲痛时器官捐献可以为受伤的家庭提供一些安慰和力量。当处理一个受伤的儿童时，医师必须公开地、清楚地与其家属进行沟通。通过整个医院的力量进行心理支持。安排、治疗决策和进度报告需要经常、简洁和快速地呈现。一旦情况许可，家长应被允许看到孩子和（或）能陪同。

致谢

特别感谢 Michael Gerardi，MD 撰写本章以前的版本。

（符跃强 译）

第23章　头部外伤

（原著　Kimberly S. Quayle）

要点

- 儿童发生头部创伤的主要原因为坠落。汽车碰撞、自行车事故、攻击及虐待可造成更为严重的创伤。
- 有精神状态改变、局灶性神经功能损害或者穿透伤等严重创伤的儿童，应该进行急诊头部CT检查，以供神经外科医师会诊参考。
- 对于头部严重创伤的患儿，应该预防和治疗低氧、缺血及颅内压增高。

在美国，创伤性脑损伤是儿童致残和死亡的重要原因。每年超过6000名患儿死于创伤性脑损伤，60 000名患儿需要住院治疗，另外630 000名患儿需要在急诊室接受治疗。在死于创伤的患儿中90%的患儿有脑损伤。在过去20年里，轻度创伤性脑损伤的住院治疗率明显下降，然而中度和重度损伤的住院率没有变化。儿童脑损伤可导致身体残疾、癫痫发作和发育延迟等病损。儿童头部损伤的主要诱因为坠落；然而，更严重的损伤常由汽车碰撞（儿童可能是乘员或行人），自行车事故、攻击及虐待引起，特别是在幼小婴儿。男孩比女孩更易遭受损伤；与其他年龄组比较，0～4岁的男孩因为头部损伤到急诊室接受治疗的比例最高。

病理生理

原发性脑损伤是由创伤性事件中的直接机械损伤造成的。继发性损害由低氧、缺血等代谢障碍或者颅内压增高引起。疾病转归取决于损伤的严重性。解剖特点、具体损伤性质和颅内压生理是决定儿童脑损伤病理生理的重要因素。

解剖

头皮是头的最外层结构，头皮下为帽状腱膜（彩图29）。而帽状腱膜下结构可能形成大血肿，特别是在婴幼儿。颅骨的内外板空间结构是分离的。颅骨下面是一层薄纤维膜，与其下面的相同、蛛网膜相比，薄纤维膜包含的血管比较少。硬膜下腔中的小静脉桥汇入硬膜窦。硬膜附件部分性地划分大脑区域。在中线的大脑镰把大脑分为左右半球。小脑幕通过开放脑干将颅前窝、颅中窝与颅后窝分开。脑脊液通过蛛网膜下腔包绕大脑。

在日常活动和发生微小创伤时，大脑的外部结构保护着大脑；然而当剧烈暴力或有急速运动发生时，这些结构可能发生损害。大脑穹窿沿颅骨基底的凹凸不平运动会损伤脑组织。当大脑水肿或血肿形成时，坚硬成熟的颅骨能导致脑组织损伤。随后发生的脑疝可引起关键结构的压迫、血管闭塞缺血或梗死。

在婴儿，因为开放的缝线和薄的颅骨，使其头骨能更灵活地吸收更大的冲击。另外，不完整的髓鞘化使大脑的可塑性更好。这种灵活性造成颅骨和硬脑膜间、脑血管和脑组织间更严重地扭曲，容易导致出血。相对于躯体，婴幼儿头部不成比例的大尺寸和重量，使头部损伤的易感性增加。

具体的伤害

头皮血管丰富，如果受伤，可能出现大出血。尤其是在婴儿和非常年幼的儿童，比较小的撕裂伤会引起影响血流动力学稳定的出血。对开放头皮伤口要仔细探寻，以确定颅骨是否完整、凹陷或有无异物。帽状腱膜下血肿的体征表现为创伤发生后数小时或数天内软组织过度肿胀，常与颅骨骨折相关。帽状腱膜下血肿可以持续几天到几周。

线状骨折常发生在撞击点。颅骨骨折表明头部的重大打击，颅骨骨折的儿童更可能伴随相关颅内损伤。然而没有颅骨骨折却不能排除颅内损伤的存在。生长性颅骨骨折是婴幼儿特有的损伤。小于2岁的颅骨骨折患儿存在硬膜撕裂时可发生生长性颅骨骨折。损伤后快速的脑组织生长可能与软脑膜囊肿的发展相关，后者是由于脑脊液或脑组织挤压通过硬脑膜缺损所致。因此，对于2岁以下颅骨骨折患儿需要定期随访以便及时发现生长性骨折。

颅底骨折虽然在颅底的任何位置均可发生，但是通常发生在颞骨岩部。临床体征可提示颅底骨折，如鼓室出血、脑脊液鼻漏、眶周瘀斑（浣熊眼）或耳后瘀斑（打斗标志）。影像学诊断往往需要详细的CT成像检查颞骨，单纯颅骨平片或常规头颅CT扫描通常不能发现颅底骨折。

与婴儿和初学走路的幼儿相比，年龄较大的儿童更易发生硬膜外血肿。大多数颅骨骨折发生在颞部与脑膜动脉出血结合处；其余血肿是静脉起源。硬膜外血肿可危及生命，但若及时诊断和手术治疗通常预后良好。体征和症状包括头痛、呕吐和精神状态改变，可进展为钩回疝的体征和症状，如瞳孔改变和偏瘫。经典表现为早期清醒，但随着出血的扩大，神志迅速恶化（图23-1）。

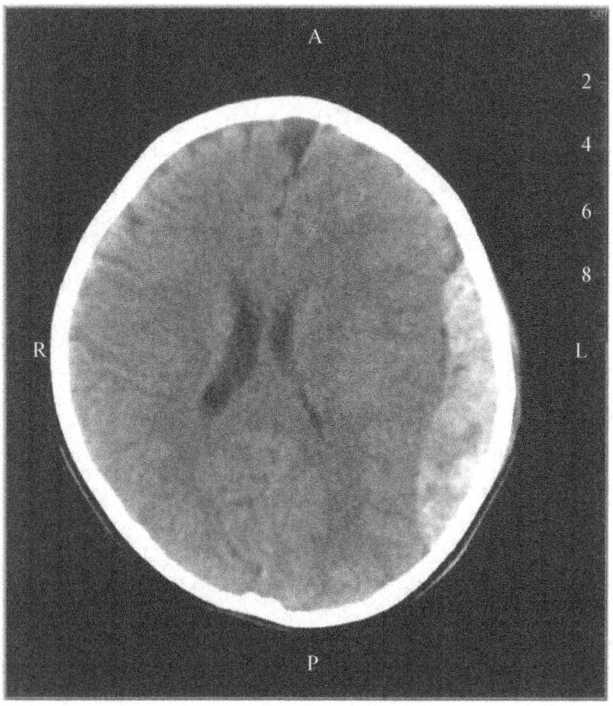

图23-1 中线移位硬膜外血肿

在儿童，急性硬膜下血肿比硬膜外血肿更常见。婴幼儿常见的急性大脑半球间硬膜下血肿通常由摇晃及虐待损伤所致。硬膜下血肿可导致桥静脉撕裂，常发生于大脑凸面。硬膜下血肿常与弥漫性脑损伤相关。与硬膜外出血相比，硬膜下血肿进展较缓慢，症状常包括烦躁、呕吐和精神状态的改变。

脑实质挫伤是脑组织挫伤或撕裂。颅骨的形状不规则，脑组织在颅骨移动时造成相应脑组织挫裂伤。损伤可发生在碰撞部位，而对冲性损伤发生在远离碰撞的部位。脑实质出血也可发生在剪切损伤或穿通伤处。它们往往和颅内血肿或颅骨骨折伴随发生。体征和症状可能包括意识水平下降、局灶性神经系统损害表现和癫痫发作。

尖锐物体穿刺或枪伤导致穿通伤。广泛的脑损伤常见，其严重性取决于损伤的部位和出血的程度。

脑震荡的定义为由创伤引起的一个快速发生的、短暂的神经功能障碍，伴或不伴有意识丧失。脑震荡在标准影像检查时无异常发现。脑震荡症状可自行消退，但是少数患者会进入症状持续期如脑震荡后遗症。症状可能包括失忆、呕吐、头痛、头晕、视力变化、不能保持身体平衡及认知障碍，情绪变化和异常睡眠模式。

与成人相比，弥漫性脑水肿在儿童更常见。水肿通常由剪切或加速-减速伤造成。可能会发生长期昏迷甚至死亡。

在婴儿和年幼儿童，非意外性创伤可导致硬膜下血肿、蛛网膜下腔出血、局限或弥漫性脑水肿的一系列病变（图23-2）。视网膜出血、肋骨骨折、长骨骨折和机体外部损伤等可能伴随出现。在婴儿，非意外性创伤可引起嗜睡、呕吐、烦躁、抽搐、呼吸暂停和严重意识改变等症状。

颅内压和脑疝综合征

颅内容积是不变的。约70%的体积是脑，20%是脑脊液和组织间液，10%是血液。如果这三种成分的任何一种成分的量增加，其他两种成分必须减少，否则可致颅内压增高。代偿的主要机制是一部分脑脊液进入椎管。一旦这种代偿机制达到极限，任何一点额外增加量都可导致颅内压水平异常增高（＞15～20mmHg），脑灌注将受损且脑组织会发生不可逆的缺血损伤。

颅内肿块或血肿将占据固定的颅内空间，压迫脑组织，减少脑血流灌注。在损伤的脑组织和胶质细胞将发生细胞毒性脑水肿并伴随液体的积聚。脑创伤后液体吸收的减少将导致间质性脑水肿。血管内皮细胞损伤和液体从血管内渗漏至血管周围脑组织将导致血管源性脑水肿。

尽管脑脊液可在椎管内代偿性重分布，但是脑脊液总量可能增加。随着脑和血容量的增加，脑室空间将会压缩，直到最终不能代偿性改变。此外，如果脑脊液的循环途径被水肿组织压迫，将发生脑脊液流动停止、脑室扩张，发生脑积水。

头部创伤患儿的脑血流量可能增加。脑血流的自动调节机制是复杂的，然而在头部创伤患儿，其脑血流经常是增加的，可能是因为丧失正常自动调节机制导致脑水肿发生的风险增加。低氧和低血压可能也会加重弥漫性脑水肿。弥漫性脑水肿的病因可能是多因素的，包括充血、兴奋性神经递质、亢进的炎症反应和血 - 脑屏障通透性增加。

弥漫性或局灶性增加的颅内压可能导致脑疝。扣带回疝（大脑镰下疝）是由于同侧大脑半球的扣带回在大脑镰的下缘向对侧疝出。小脑幕裂孔或钩回疝具有重要临床意义，是由于肿块或血肿压迫同侧的颞叶钩回通过大脑脚和小脑之间的空间所致（彩图 30）。这导致同侧动眼神经受压和同侧瞳孔扩张反应。大脑脚压迫引起对侧偏瘫。颅内压增加，可造成脑干受压，意识模糊。如果脑疝持续、脑干功能恶化，可导致呼吸停止或死亡。如果存在双侧损害或弥漫性水肿，钩回疝可能双侧发生。小脑扁桃体通过枕骨大孔形成的疝在儿童很少发生。这种疝造成的骨髓压迫可引起心动过缓、呼吸停止和死亡。

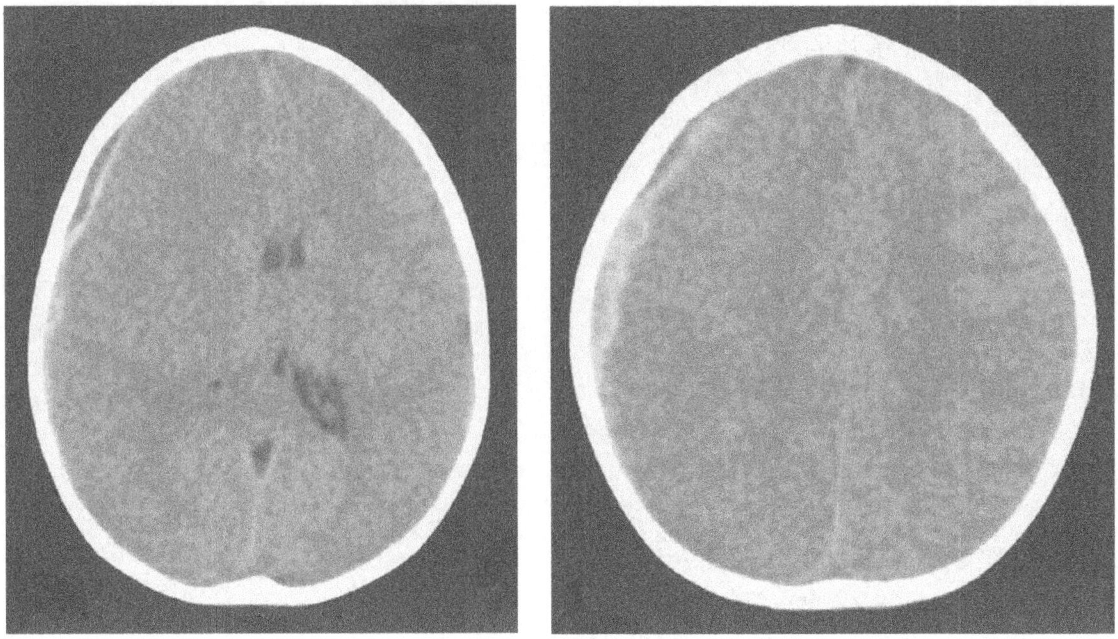

A　　B

图 23-2　一个非意外性头颅创伤患儿，CT 示右侧硬膜下血肿伴中线移位和右侧大脑半球水肿

评估

评估应从创伤的详细病史开始，包括损伤的机制、时间和损伤的定位。注意从损伤开始后每一个症状和体征的变化。既往史应当包括既往惊厥病史、神经系统异常、出血障碍和免疫状态。有以下表现时应考虑儿童虐待：有见证报告的虐待、损伤不能以一次性伤害解释、易变的或不一致的病史或者持续性前后矛盾的病史。

身体的评估从最基本的评估开始。气道被舌阻塞通常发生于严重头颅损害伴昏迷的儿童。通过体位、吸引、放置口咽气道或气管插管来建立气道。头部受伤的儿童需要保护颈椎，直到颈椎损伤被排除。行喉镜时需要人工保护颈椎。

一旦建立气道，通过观察胸部扩张、听诊呼吸音来评估通气，并评估发绀或呼吸窘迫。低通气者给予 100% 纯氧、皮囊面罩通气并采用快速程序技术进行气管插管。

对于颅内压轻度增高患者使用快速顺序诱导（RSI）技术进行插管，患者对操作的耐受性更好。对于可能存在胃膨胀的创伤患者，RSI 技术也可减轻发生误吸的风险。RSI 的总体步骤已在第 17 章介绍；然而，对于头部创伤患者而言，RSI 的使用需要注意一些特殊要点。

氯胺酮原则上在头部创伤患者中禁忌使用，因为使用后有可能会增加颅内压力，尽管近期的研究对这一观点有争议。此外，在颅脑外伤的患者中使用琥珀酰胆碱也是有争议的，它也可能会增加颅内压力。而罗库溴铵作为一种非去极化肌松药物，不增加颅内压力，可以选择使用，因为它的作用机制与琥珀酰胆碱相似，但作用持续时间比琥珀酰胆碱更长。RSI 插管技术在严重面部或喉部外伤、扭曲的面部及气道解剖患者中禁忌使用。这些条件可能会导致气管插管或面罩通气失败。

通过检查心率、外周脉搏和灌注来评价患者循环。控制任何危及生命的出血并维持血压，以保证有足够的脑灌注压。最初采用等渗液体来治疗低血压。低血容量性休克在孤立性头部外伤患者中罕见，尽管低血容量性休克在婴幼儿患者中少量发生。必须及时发现导致低血容量的其他因素。

经过快速 ABC（气道、呼吸、循环）评估，接下来主要评估神经功能障碍。确定意识水平并将患者分类为清醒、对语言刺激有反应、对疼痛刺激有反应或无反应（AVPU）。评估瞳孔反射。主要评判的部分是重新进行更为详细的第二次神经系统检查。检查头皮和触诊凹陷处。婴儿要评估前囟门。寻找颅底骨折的迹象。评估眼球运动、肌张力、自主运动和姿势。一个年龄较大的儿童应该可以听从检查者的要求移动四肢。触诊有压痛或畸形的颈部。注意任何刻板的姿势。去皮质化姿势表明大脑皮质、白质或基底核的损伤。

GCS 评分通常用来评估和随访头部外伤患者的意识水平。GSC 评分通过睁眼、最佳运动反应和最佳语言反应三方面来评估（表 23-1）。这一表格内容在婴幼儿中有使用限制，因为这一年龄范围的婴幼儿语言表达尚未发育成熟，因此对于这类患儿 GCS 评估内容做出了修改。对头部外伤婴幼儿的评估可能会有困难，尤其在评估精神状态和神经系统检查方面。

头部外伤患儿的神经系统状态应该按时重复评估，特别是意识水平和生命体征。重复评估的频率应当根据患儿的病情决定。

诊断性研究

对受伤严重的儿童，应当进行血常规、血型和交叉配血试验、电解质和凝血功能检测。如有必要可进行动脉血气分析、毒物筛查和血液中乙醇浓度检测。清醒患者伴有颈部疼痛或神经功能损伤和所有昏迷的患者都应该进行颈椎摄片检查。

对急性头颅外伤患者可选择进行头部 CT 扫描发现颅内病变。颅骨平片不被常规推荐；然而在某种临床状态下颅骨平片可以使用，如筛查婴幼儿大片头皮血肿、疑似非意外性创伤或者不易进行 CT 检查时。存在神志状态改变、局灶性神经功能损伤或穿通性损伤的严重外伤儿童应进行紧急头部 CT 检查并迅速请神经外科咨询。已知颅骨骨折或有基底骨折征象或凹陷性颅骨骨折的患儿也应进行头部 CT 检查。对于创伤性脑损伤、已存在损伤或持续神经系统功能异常患儿的随访检查，磁共振（MRI）已成为一个有价值的神经影像学检查方法。随着 MRI 进展，它能发现非常小的出血灶和精确定位弥漫性损伤。MRI 是能更精确地检测非意外性创伤的重要技术手段。然而，紧急情况下作为紧急处理，CT 仍是影像学检查的选择。

表 23-1 格拉斯哥昏迷评分

评分	成人 / 年长儿	不能讲话的婴儿	评分
睁眼（E）	自发	自发	4
	讲话 / 声音刺激时	讲话 / 语言刺激时	3
	疼痛刺激时	疼痛刺激时	2
	刺激后无反应	刺激后无反应	1
最佳运动反应（M）	服从命令动作	自发运动	6
	因局部疼痛而动	因接触而回缩	5
	因疼痛而回缩	因疼痛而屈曲回缩	4
	因疼痛而屈曲反应	因疼痛而异常屈曲	3
	因疼痛而伸展反应	因疼痛而呈伸展反应	2
	无运动反应	无运动反应	1
最佳语言反应（V）	能定向说话	适当的单词，短语	5
	不能定向	烦躁，哭闹	4
	语言不当	因疼痛而哭闹	3
	语言难以理解	因疼痛而呻吟	2
	无反应	无反应	1

注：E+M+V ＝ GCS（范围：3～15）。

最近出版的临床决策规则有助于治疗仅受轻微头部外伤，处于清醒状态、无神经系统检查定位病灶且受伤前身体健康的患儿。目前越来越关注放射暴露对发育大脑的影响，促进了轻微头部外伤治疗指南的发展。一项美国多中心前瞻性研究发现，精神状态正常、无意识丧失、无呕吐、不严重的损伤机制，没有颅底骨折迹象且无严重头痛是 2 岁及以上患儿的低风险预测因素。一项加拿大的前瞻性研究发现，高危险标准如下：受伤 2h 内 GCS 评分不能达到 15 分、开放性颅骨骨折可能、头痛加重、烦躁不安；另外还包括 3 个中等危险标准：大片头皮血肿、颅底骨折迹象和危险的损伤机制。临床医师可以使用这些预测因子作参考，决定对哪些儿童进行 CT 扫描。另外，临床医师可采取观察症状轻微患儿的病情改善或恶化。对于轻微损伤患儿，受伤后在急诊室观察与 CT 检查使用减少相关。

小于 2 岁的婴幼儿可能仅有轻微的征象，尽管临床上存在严重颅内损伤。已发表的指南对这个年龄段婴幼儿的轻度颅脑损伤的治疗做出了推荐。正常神志状态、除额部外没有头皮血肿、没有或小于 5s 的意识丧失、非严重损伤机制、无可触及的头颅骨折和活动正常的儿童，其存在颅内损伤的风险低。因为无法获得 CT 检查或需要镇静，而应进行头颅摄片，如果发现头颅骨折应迅速将患儿转移至可行头颅 CT 检查的机构。

患儿如果没有达到进行影像学检查的标准，可以在可靠照看人的陪伴下在家观察，如果出现病情发展、恶化或症状持续的情况，建议送儿童重新就诊。

治疗

头部创伤患儿的治疗目标是预防大脑的继发性损伤。必须预防低氧、缺血和颅内压增高。对于严重颅脑损伤或多系统损伤的儿童必须及时进行外科干预。

正如之前讨论的，严重头部创伤的患儿几乎都需要气管插管和控制性通气。GCS 评分≤8 分的患儿要进行气管插管。低氧可能恶化原发性损伤或引起继发性损伤。要避免高碳酸血症，因为它可增高颅内压。但是，持续的或严重低碳酸血症（PCO_2<30mmHg）和神经系统不良预后相关。通过检测动脉血气分析并相应调整通气参数设置，使动脉 PO_2 和 PCO_2 接近正常水平（35～40mmHg）是可行的，除非患儿存在潜在肺部疾病或损伤。无意识的患儿需使用呼气末 CO_2 监测。处理病情急性恶化可使用短时间的过度通气，但其他治疗可能更为合适。

在创伤性脑损伤患儿，低血压与不良预后相关。必须通过维持正常颅内压和正常平均动脉血压来维持大脑灌注。脑灌注压等于平均动脉压减去颅内压。低血压应给予等张液体治疗、血液制品和强心药物，以达到维持足够的平均动脉血压和脑灌注压的目的。

甘露醇常被用来维持最佳颅内压，通过减少血管内容积实现，但这有可能导致低血压而降低脑灌注压。使用剂量为 0.5～1g/kg，静脉输注。3% 高渗盐水已显示能有效降颅内压力，而且不会引起低血压。在颅内压增高时，可以使用 5～10ml/kg 的 3% 高渗盐水静脉输注。严重头颅外伤患儿可能发生抗利尿激素异常分泌综合征或尿崩症；因此，必须密切注意液体平衡和电解质状态。大脑损伤可能继发癫痫发作。大多数严重损伤的儿童可用抗惊厥药物以治疗活动性癫痫或作为预防用药。

严重大脑损伤的患儿应该在重症监护室监护治疗。颅内压监测可以用来发现颅内压力的急性改变，减少盲目性治疗，并可通过直接脑脊液引流降低颅内压力。脑氧合分析和经颅多普勒超声等高级神经功能监护的作用仍在研究中。患儿应保持头部抬高 30°的姿势。对于严重大脑损伤患儿，激素并不作为常规治疗。应使用镇静镇痛，以限制颅内压力的大幅波动。低温治疗的作用仍然存在争议。亚低温治疗（32～33℃）可以降低颅内压力，但快速复温可引起颅内压增加。目前积极的亚低温治疗在急救情况下并不推荐，亚低温治疗患儿应避免快速复温。儿童神经外科医师和重症监护医师需共同协作治疗中重度脑损伤患儿。对于不太严重患儿的治疗取决于其临床情况。如果患儿头颅 CT 检查正常但存在持续意识改变或因长时间呕吐需要静脉补液，应收治入院并通过连续神经系统检查观察患儿病情变化。怀疑受虐待的儿童应收治入院。

大多数轻微头部外伤的患儿可以在成年人的细心看护下安全的在家观察，应给予详细的建议，以便病情变化时返回医院。如果没有一位负责的照料者，要保证最初 24h 在院内观察。GCS14 分或 15 分且头颅 CT 正常的轻微头颅外伤患儿也可以在家观察，因为这些患儿需要进行潜在外科干预的可能性极小。在经过与神经外科医师讨论评估后，孤立性非凹陷性颅骨骨折且不伴有颅内损伤的患儿也可以在家观察。

症状性头颅外伤或孤立性非凹陷性颅骨骨折的患儿在到访急诊室后应由他们的首诊医师查看 24h。

大部分脑震荡患儿在家里观察是安全的。大多数脑震荡相关症状在 7～10d 后消失。直到所有症状消失后方能参加体育活动；但是即使患儿没有症状表现，也不能在脑震荡发生的当天参加体育活动。应通过逐渐增加活动量逐步达到正常活动水平；如果症状有所反复，应增加休息。基于计算机的神经认知评估越来越多地应用于诊治过程中。复发性脑震荡或症状持续的患儿应求助于富有脑震荡治疗经验的运动医疗、神经病学或神经外科学专家。

转归

20 年来，儿童创伤性脑损伤所致的致病率和致死率显著下降。然而，长期的认知和行为障碍在严重创伤性脑损伤患儿中普遍存在。以前认为婴幼儿在遭受严重脑损伤后可能有更好的恢复功能，然而近期研究提示与年长儿和成人比较，年幼患儿的预后更为不良。非意外创伤在这一年龄组中发生率高，且与不成比例的死亡数和神经认知障碍的高发生率相关。神经行为障碍的早期识别是严重头颅外伤患儿随访的重要组成部分。

（符跃强　译）

第24章 颈椎损伤

（原著　Julie Catherine Leonard，Jeffrey Russell Leonard）

要点

- 因创伤导致呼吸骤停的儿童有可疑的颈椎创伤存在，在进行快速经口气管插管时需保持颈椎的稳定。
- 因为解剖结构和生理功能上的差异，儿童与成人相比，上段颈椎及颈髓的损伤常无明显影像学改变。
- CT扫描对骨创伤敏感，而MRI检查对软组织损伤更敏感。
- 当怀疑颈椎创伤时，即使进行了颈椎固定，但并发症仍可能发生。所以应尽早对那些有颈椎创伤风险的儿童予以颈椎固定。

颈椎创伤后果严重，但儿童很少发生。急诊医师往往首先评估那些有颈椎创伤的患儿，他们必须迅速从那些没有颈椎创伤或扭伤的患儿中，区分那些有潜在神经功能损伤并进一步恶化的患儿。有时候，当遇到儿童气道状况不稳定或是危及生命的创伤时，在缺乏颈椎影像学检查的情况下，医师仍然可以做出一些决策。这些挑战引出一些具体问题。上述特殊情况的儿童是否有最高的颈椎创伤的风险？哪些儿童需要颈椎固定？怎样做才会最好？如何保护颈椎？

流行病学

颈椎损伤占儿童创伤的一小部分。而颈椎创伤的儿童当中只有不到1%接受过创伤评估，并且这其中只有1.5%的儿童在他们国家的儿童创伤中心注册登记。据估计17%的死亡率与儿童颈椎创伤有关，这个死亡率可能和60%小于8岁的儿童的死亡率一样高。高死亡风险很可能与幼儿容易发生较高位的上段颈椎损伤有关。

机动车辆碰撞是导致颈椎创伤最常见的原因。但年龄不同，发生的机制也不同，新生儿产伤可以出现颈椎创伤，特别是在臀位或产钳分娩时。非意外创伤的发生率在儿科人群中可能被低估了。运动伤害，行人被汽车撞伤和跌倒是造成年龄较大的儿童和青少年颈椎创伤最常见的原因；而暴力伤害，包括殴打和枪伤，多发生在青春期后期。

解剖生理学

虽然颈椎椎体的发育相对一致，但是颅颈交界区和上段颈椎的组成（枕部、寰椎和枢椎）仍有着显著的发育模式差异。认识到这点对鉴别是否是骨折还是正常发育的解剖结构相当重要，因为它们可能会出现几乎相同的影像学表现。

寰椎（C_1）有三个初级骨化中心：一个前弓和2个神经弓。前弓与神经弓之间有软骨与软骨的结合。到3岁时，神经弓相互融合形成C_1的后环。到7岁时，椎体软骨联合将融合。枢椎（C_2）将有4个骨化中心出现。到3岁时，C_2的神经弓在后方融合。到3～6岁时，C_2的神经弓与齿状突融合。然而，齿状突下软骨基质融合可能要到10～11岁。不在年龄范围内的齿状突底部的任何透亮影均被认为是异常的，需要考虑骨折的发生。C_2以下的椎骨（C_3～C_7）遵循相同的发育模式。三个初级骨化中心出现在每个阶段：由1个椎体和2个神经弓组成。在C_2以下的颈椎，神经弓融合要到3岁，而椎体与神经弓的融合要到3～6岁。到青春期，次级骨化中心出现在横突及棘突中，完全融合要到第3个十年。

与身体的其他部位比较，儿童头颈部占有相对较大的比例，其不成熟的颈部及椎旁肌肉，不发达的韧带，不完全骨化的骨，前楔形的椎体，无钩突，关节面浅，水平方向可运动等这些因素都可导致儿童颈椎过度活动。因为儿童颈椎运动的支点在C_2～C_3，所以儿童的上段颈椎更容易受损伤。随着脊柱的成熟及周围软组织的支持，到14岁时，颈椎运动的支点迁移到C_5～C_6，颈椎生物力学及损伤方面的表现和成人患者相似。

评估与处理

所有的创伤评估从ABC开始：气道、呼吸、循环。对于无意识或是严重创伤的儿童，气道梗阻是常见的原因，应迅速处理。无意识的儿童可能无法咳嗽或清除黏液、呕吐物、血液或其他杂物。脊柱的过度运动将加重潜在的颈椎创伤（图 24-1），应尽快使颈椎得到稳定。

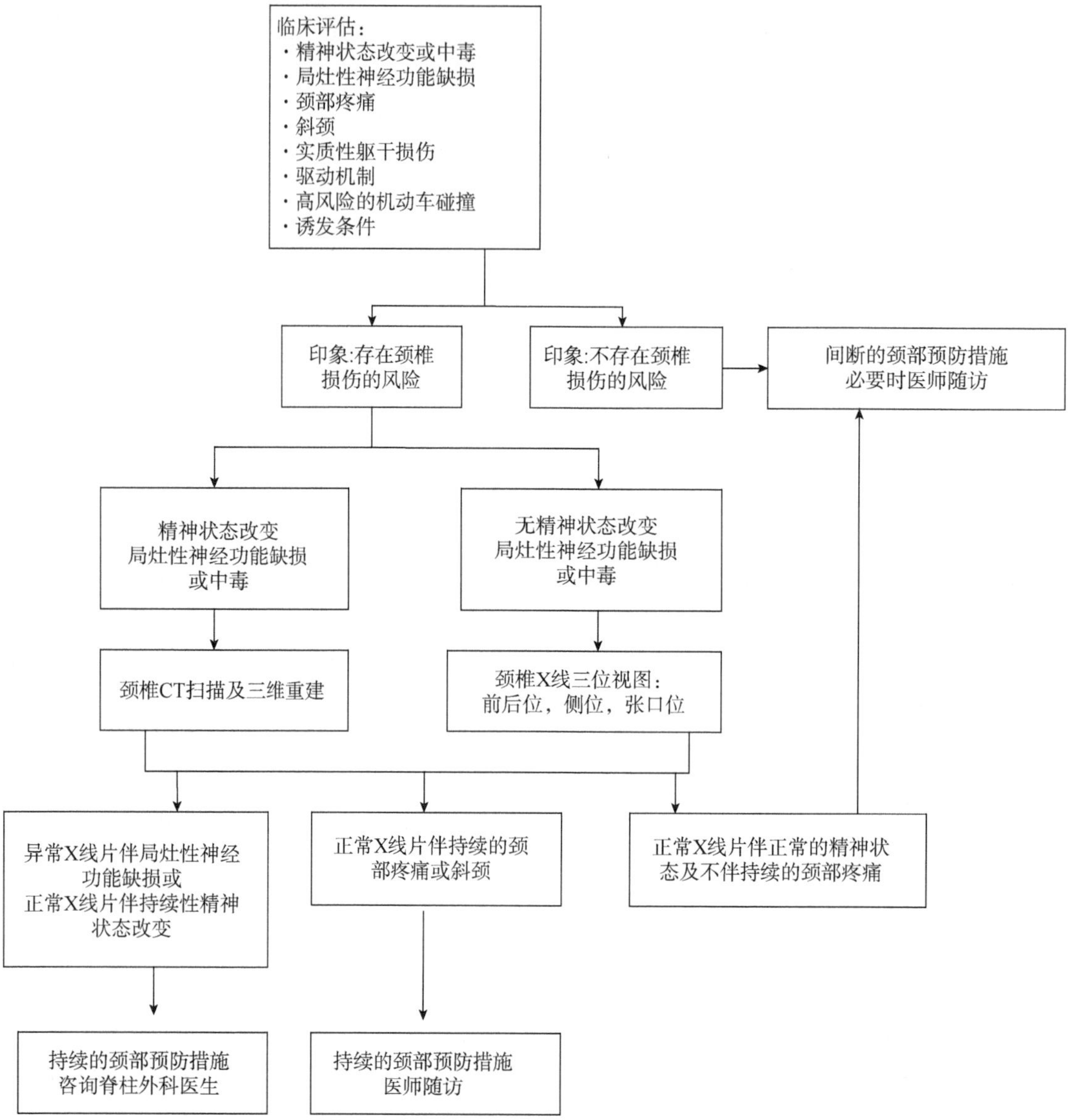

图 24-1　钝性创伤中颈椎损害处理流程图

由于膈肌活动的减少或肋间肌肉的麻痹，脊柱受伤的患儿可能有低通气的表现。提供氧气及辅助通气是必要的。虽然皮囊面罩技术将用于通气，但是长时间的应用将增加胃内容物吸入风险。当颈椎用矫形器固定时，在直接喉镜下进行气管插管比人工固定颈椎时行气管插管难 3 倍。手动式固定颈椎，并快速诱导，经口气管插管是在怀疑有颈椎损伤的儿童中实现气道稳定性的首选技术（彩图 31）。小儿经鼻盲探气管插管是不可靠的，因为这样操作存在技术上的困难。颈椎损伤明确前，急诊医师必须确保气道通畅，而且此项措施不应延误。

受伤的儿童出现低血压可能继发于低血容量或是脊髓休克。医师靠脉搏的变化区分这两者，在脊髓休克时脉搏是减慢的，而在低血容量时脉搏是增加的。足够的液体（晶体液、胶体和血液）可用于改善低血容量状况。在脊髓休克期，可能需要用到血管加压药，如多巴胺。如果在现场或是转运的过程中，遭遇极端的环境温度，脊柱休克患者对温度的变化可能比其他患者更敏感，可能需要加温保暖或降温散热。应当保护身体那些失去感觉的硬的、突出的区域，因为这些部位容易出现皮肤坏死，尤其在长距离转运过程中。

一旦患者的心肺状态稳定，应进行全面的体格和神经系统检查评估。检查患儿感觉，需要轻触摸和用力按压。如果患儿有意识或是足够大可以遵循指令动作，那么可以通过让他来处理一个项目或是将每个肢体从担架放下持续 5 个数的计数来评估是否有问题。婴幼儿意识判断需要更为复杂。“6P” 评价是有用的诊断方法，包括疼痛、位置、瘫痪、感觉异常、下垂和阴茎异常勃起。足够大能交流且有意识的患儿可能会诉说脊柱疼痛的具体位置。而伴有意识水平下降的头部损伤或是中毒可能导致对颈部疼痛的定位不可靠。患者的头部和颈部的定位可能提示脊柱损伤。头部的倾斜可能与 C_1 与 C_2 之间的旋转半脱位或是高位颈椎损伤有关。祈祷式的体位（双臂交叉在胸前）可能提示 C_4～C_6 区域的骨折。手脚的麻痹或是瘫痪经常提示脊柱的损伤。感觉异常、“如坐针毡” 的感觉、麻木或烧灼，可能与外周神经损伤相关；然而，这些症状发生时，可以作为潜在的脊柱损伤的指标。在颈部屈曲或是旋转时，一部分患者主诉短暂的电击样痛，或是从脊柱传导下来的触电感（Lhermitte 征）。Horner 综合征（眼睑下垂、瞳孔缩小）提示颈脊髓损伤。阴茎异常勃起目前只出现在 3%～5% 的脊柱损伤患者中，提示与交感神经系统的参与有关。弛缓性瘫痪的患者如果出现球海绵体肌反射缺失，预示预后不良。将一根手指插入直肠，然后挤压阴茎龟头或阴蒂核，可引起球海绵体肌反射。正常的反应是肛门括约肌的反射性收缩。同时有特征性脊髓综合征（表 24-1）。

在脊髓休克期，在弛缓性瘫痪病变水平以下，腱反射消失，交感神经张力降低及自主神经功能紊乱。感觉可能保留，但如果感觉不存在，则预后差。中央脊髓综合征常与扩展损伤有关，黄韧带可引起脊髓的环状收紧。脊髓前综合征与重度屈曲损伤有关，尤其是泪滴状骨折，骨折椎体的碎片从后向前挤压脊髓。

上肢的位置和功能不仅可提示颈髓损伤的存在，而且还可以提示损伤的平面。C_5 水平损伤时，患者可以弯曲肘部，但无法伸展；C_6～C_7 水平损伤时，患者肘部不仅可以弯曲也可以伸展。T_1 水平损伤时，患者手指和腕关节可以屈曲。

在创伤评估中，要确定儿童是否处于颈椎损伤的危险中，是否需要颈椎固定和影像学评估。成人已经制定了治疗颈椎损伤的临床标准。美国国家紧急情况 X 线利用研究协作组确定了五个临床筛选标准（后中线颈椎压痛，警觉改变，注意力转移，中毒和局灶性神经系统体征），这五个临床标准对颈椎损伤的判断有近 100% 的敏感度，同时与急诊医师的评判有良好的一致性。另外已有报道，加拿大颈椎损伤标准对判断伴有稳定颈椎损伤的成人敏感度接近 100%。加拿大的颈椎损伤标准基于临床、流行病学及损伤因素的作用机制。这些研究都没有集中在儿童。最近，一个大的多中心研究显示，有 540 例颈椎损伤的儿童入选，确定 8 个变量，然后预测哪些变量有导致颈椎损伤的风险（表 24-2）。当一个或多个因素出现时，这个模型对预测颈椎损伤有着 98% 的敏感性和 26% 的特异性。尽管这 8 个变量模型需要前瞻性细化，目前成人试验研究允许临床医师利用现有的发现去判断是否有颈椎损伤，直到找到进一步的临床证据，儿科研究模型也应与其保持一致性。

表 24-1　脊髓损伤综合征

脊髓休克
损伤平面以下迟缓性瘫痪
腱反射缺失
交感神经兴奋性减弱
自主神经功能失调（包括低血压）
部分感觉缺失；如果全部丧失 = 全脊髓横断性损伤（预后不良）
脊髓中央综合征
上肢功能的减弱及缺失
保留下肢功能
与伸展损伤相关联
脊髓半切综合征
半切
同侧缺损
运动功能
本体感觉
对侧感觉丧失
痛觉
温度觉
脊髓前角综合征
完全性瘫痪
丧失痛觉和温度觉
保留位置觉和振动觉
与严重的屈曲损伤有关

所有的创伤患者应该及时去除用于急救及院外转运的硬的长夹板。全脊柱固定被认为有一定副作用，可影响创伤患者的通气研究显示，在健康成人与儿童，全脊柱被固定状态下的用力肺活量（FVC）减少至不受限制的仰卧位时的用力肺活量（FVC）的 80%。全脊柱固定已有报道会引起明显的疼痛，这可能会远远超过固定的时间。另外，脊柱固定导致的疼痛可能与损伤导致的疼痛相混淆，可影响不必要的诊断评估。脊柱损伤患者，长期固定在一个

刚性长板上，有增加损伤后患压疮的风险。一旦损伤者经过临床及影像学上检查除外颈椎损伤的，颈托便可停止使用。

表 24-2 儿童颈椎损伤的相关因素分析

- 精神状态改变：GCS 评分<15 分，AVPU 衡量（警觉，声音，疼痛，无反应）<A，或中毒的证据
- 局灶性神经系统表现：感觉异常，感觉丧失，肌肉无力，或其他神经系统的发现与脊柱损伤一致（如阴茎异常勃起）
- 颈部疼痛：儿童主诉颈部疼痛
- 斜颈：斜颈，运动范围受限，或者在病史询问及体格检查中移动颈部有困难
- 实质性躯干损伤：胸腹部，包括锁骨，侧面，背面包括脊柱和骨盆（如肋骨骨折，内脏或器官损伤，骨盆骨折）
- 驱动：驱动机制
- 高风险的机动车辆碰撞：头部碰撞，翻滚，从车辆中弹出，或速度大于 89km/h
- 诱发条件：已知的诱发颈椎损伤的条件（唐氏综合征，短颈综合征，软骨发育异常，黏多糖贮积症，爱唐综合征，马方综合征，成骨不全症，腭裂 - 先天性多发性脱位综合征，类风湿关节炎，幼年强直性脊柱炎，肾性骨营养不良，佝偻病，颈椎损伤或颈椎手术史）

如果一个患儿有可能存在颈椎损伤的风险，请采取措施保持中立的颈椎固定位。在这个位置上，颈椎弯曲是前凸的，有最大的椎管直径。然而在现实中儿童保持这一体位是困难的。脊柱固定化体位研究提示，那些有不良习惯的患者，经常固定在非生理性位置。在 8 岁以下的儿童中，由于头部相对较大，仰卧位时无肩垫容易导致颈椎后凸畸形产生（彩图 32）。不过在成人，仰卧位易导致相对的颈椎前凸。在脊椎固定的创伤转运过程中，由于儿童头部与身体之比的正常变化导致了颈椎定位波动于中立位到 27°屈曲的范围内变化。因此，在儿童生长过程中，垫子可能需要放置于肩部或是枕区以保持颈椎中立位。

很多创伤儿童到达急诊室前，在院前急救时，颈椎已经被固定。婴幼儿及儿童需要颈托，尽管如此，在院外的处理当中这些设备是受限的。经常用布带或绷带经过前额和矫形器，包括刚性背板来完成固定。矫形器的类型取决于患者的年龄，受影响的水平，以及对运动的限制（弯曲、伸展、旋转等）。研究表明，一般可用的刚性颈托，如 Aspen，Miami J 和 Philadelphia，都能显著使颈部运动受到限制，但也有一些微妙的变化。颈托的最终选择，往往是基于可用性和脊柱外科医师的建议。

皮质类固醇激素在儿童脊髓损伤治疗中的应用尚存在争议。国家第二急性脊髓损伤研究中心人员报道，对于脊髓损伤的患者，可使用大剂量甲泼尼龙（30mg/kg）静脉滴注，随后以 5.4mg/（kg · h）的量持续 23h 治疗，如果在急性脊髓损伤 8h 内给予，与安慰剂或纳洛酮相比，可以改善神经功能恢复情况。但 13 岁以下的儿童被排除在研究之外。推测这些剂量的类固醇激素作用可以抑制氧自由基、诱导脂质过氧化。脂质过氧化认为可以介导细胞膜变性，可以影响其他组织。类固醇激素的保护作用包括能量代谢支持，预防外伤后脑缺血，逆转细胞内钙内流，防止神经纤维退化，抑制血管活性前列腺素 F_2、血栓素生成、延迟轴索退行性变。然而，尚没有临床试验证实此方案在儿童的疗效，但它仍然是一个可以接受的选择。最好遵循所在地区创伤中心的建议。

X 线平片分析

成人标准筛查系列由三个视图组成，水平线束侧位观（CTLV）、前后位（AP）和张口位（OM）。张口位视图用于观察 C_1、C_2、寰枢和寰枕关节。张口位视图在年幼儿很难实现，所以其应用的价值受到质疑。水成像替代后可将通过枕骨大孔的齿状突可视化。水平线束侧位观的评估如表 24-3 所示。在前后位上，对椎体纵向排列的对称性、面、柱和棘突进行评估。线性或压缩性骨折，以及进一步寻找更多微妙的指标如：错位、半脱位及位置关系紊乱的证据。在张口位视图上，需要对寰枢和寰枕关节是否对齐，C_1 和 C_2 的侧拱边缘是否对齐，以及齿状突与 C_1 侧拱的位置关系进行评估。这些骨的结构也需检查是否有骨折。

表 24-3 颈椎侧位的诊断标准

- 所有 7 个椎体均清晰可见，其中包括 C_7～T_1 连接
- 颈椎后线对齐，可以显示四条弧线，即前纵韧带线，后纵韧带线，关节突线和棘突基底部线
- 齿状突的空间距离为 4～5mm
- 所有椎体均无骨折，如果密度出现变化，提示压缩骨折或转移性病变可能
- 在单一空间里，椎骨及棘突间距离不会超过 11°
- 没有移动的棘突，如果有提示后纵韧带断裂
- 在 C_2 水平椎前软组织的距离少于 7mm，在 C_3、C_4 水平少于 5mm，值得注意的是，小于 2 岁的儿童中，如果不在吸气相时，空间可能会变宽
- 在寰枕关节区无错位

一项大的多中心前瞻性研究发现，用三位视图的平片系列来评估颈椎损伤的敏感度有 89.4%（95%

可信区间，86.9%～91.4%）。在这个队列中，损伤的正常影像学检查的阴性预测值是 99.9%（95% 可信区间，99.9%～100%）。绝大多数患者有了初步的影像学印象，如仍不能或不足以诊断（237 例患者有 436 处伤害），即需要进一步的影像学检查。一项大的多中心回顾性研究中，纳入 206 例颈椎损伤的患儿，其中颈椎 X 线摄影足以用来诊断颈椎损伤，敏感度是 90%（95% 可信区间，85%～94%），这与其他较小的儿童颈椎损伤回顾性研究是一致的。

在一些精神状态改变的患者中，经常出现以下情况：尽管 X 线片检查阴性或是不足显示颈椎损伤，但临床仍高度怀疑存在颈椎损伤，需要进行其他影像学检查。这些检查需要包括下颈椎的影像、弯曲及伸展的影像、仰卧位影像、薄片影像、CT 及 MRI 影像技术。特别是弯曲及伸展影像，要求将头部和颈部的位置离开中立的位置，这必须在谨慎的监护下进行。如果患者存在精神状态的改变或不能理解这种检查带来的益处，那么这种患者不建议做颈椎的应力成像检查。弯曲及伸展影像检查建议应用于神经功能完整的患者。但颈椎固定于中立位困难，伴颈部疼痛。在孩子精神状态改变的情况下，尽管有不完善的或是异常的平片三位影像，或是伴有局灶性神经系统表现的颈椎损伤，应该完善薄层 CT 扫描。MRI 检查可用于评估脊柱周围支撑的软组织及脊髓的情况。因此，当脊髓损伤已经出现，而 X 线片检查无异常时，MRI 检查可用于评估损伤程度及提供预后情况的相关信息。此外，MRI 检查可用于对那些持续性精神状态改变而血流动力学稳定的孩子进行颈椎损伤的评估。不过最近的一项大型研究表明，在昏迷患者中，其 CT 显示正常，而 MRI 可以显示韧带和软组织，然而这些损伤并不稳定，或者需要手术干预。

损伤类型

■ 寰枕关节脱位

累及颅颈交界区的损伤是严重的，而且常有致命的危险（图 24-2）。这部分损伤导致的较高死亡率对真实发病率的估算有困难。因为儿童颈椎的生物力学关系，儿童的颅颈部损伤风险在增加，特别是寰枕关节脱位（AOD）。数据报告表明，这种损伤的发生率超过成人中观察到的 2 倍（15% 比 6%）。导致寰枕关节脱位的原因包括机动车辆碰撞，或是其他高冲击创伤。结果导致了相对于上部颈椎，头部出现了过度运动而出现寰枕关节脱位。

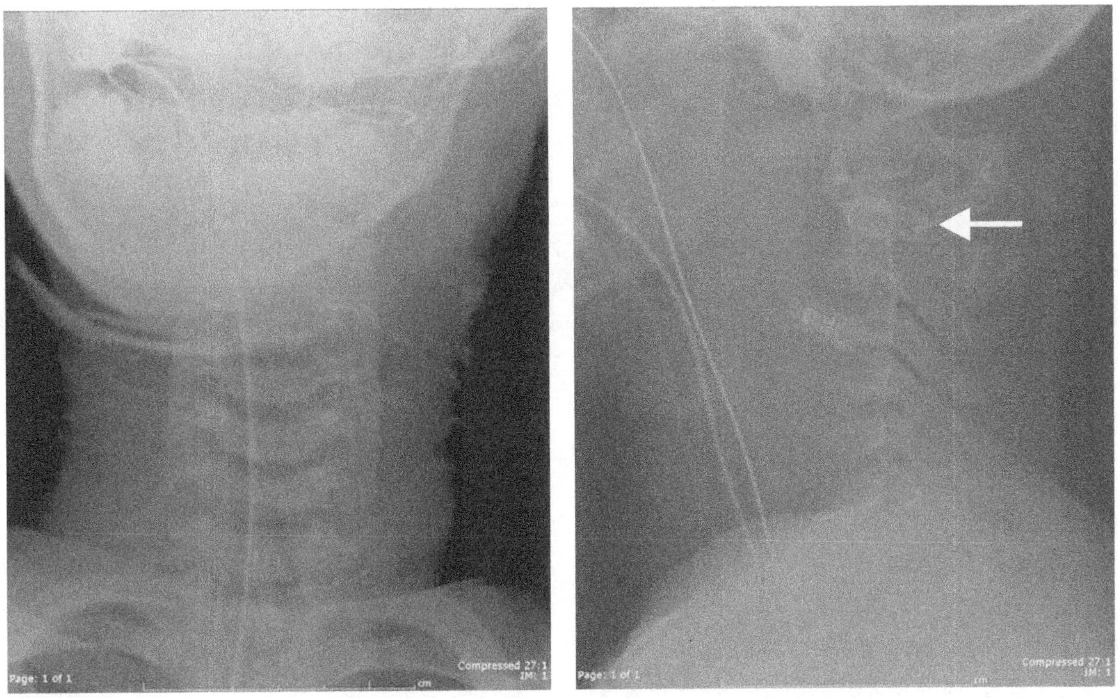

A　　B

图 24-2　10 岁患儿，未系安全带，在高速汽车碰撞中当场呼吸停止

A. 正位片显示 C_1 和 C_2 的侧块关系正常。C_1 侧块上方的透亮影提示寰枕关节脱位；B. 侧位片显示 C_1 相对于枕髁后脱位（箭头），这说明了 X 线平片鉴别寰枕关节脱位的困难性，医师应当仔细检查所有体位，重点关注颅颈交界区

■ 寰椎骨折

轴向暴力外伤引起的巨大压缩力导致寰椎爆裂

性骨折，称为 Jefferson 骨折（图 24-3）。在 Jefferson 骨折中神经损伤并不常见，因为在这个水平上椎管的直径较大，且骨折碎片倾向于从 C_1 环向外突出。真正的 Jefferson 骨折有 4 条骨折线，包括寰椎的前弓与后弓双侧各一条。Jefferson 骨折也可以指寰椎的两部分和三部分骨折。寰椎骨折一般是稳定的，但是严重压缩力造成的寰枢椎联合骨折或横韧带断裂引起颈椎不稳者除外。寰椎损伤首先行颈椎 X 线平片检查。在儿科患者，颈椎侧位 X 线平片显示寰齿间距（ADI）或许大于 5mm。ADI 值超过 5mm 提示横韧带断裂及颈椎不稳（图 24-4）。OM 线角度对评估横韧带稳定性很有帮助。根据 Spence 准则，C_1 侧块位于 C_2 上方超过 6.9mm 提示横韧带断裂。

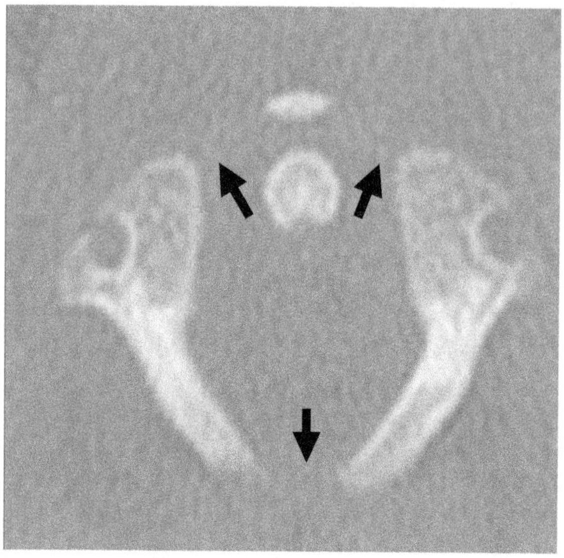

A

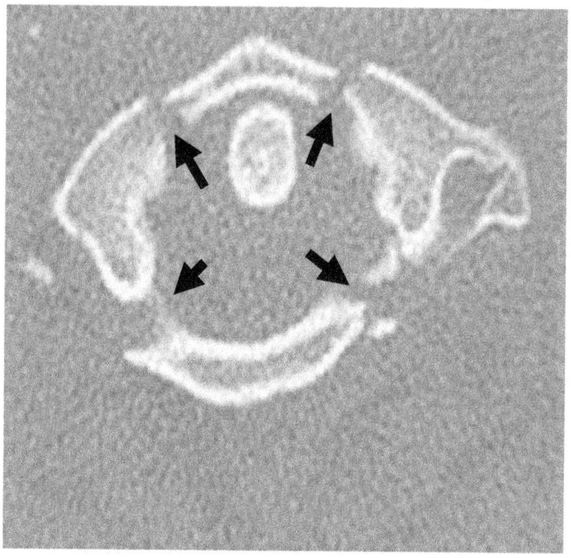

B

图 24-3　A. 一个 11 个月大的婴儿（男）轴位 CT 扫描显示，C_1 的正常解剖结构有 3 个开放的软骨结合（3 处箭头）；B. 一个 17 岁患儿头部受到猛烈撞击后，C_1 轴位 CT 扫描显示 Jefferson 骨折（4 处箭头）

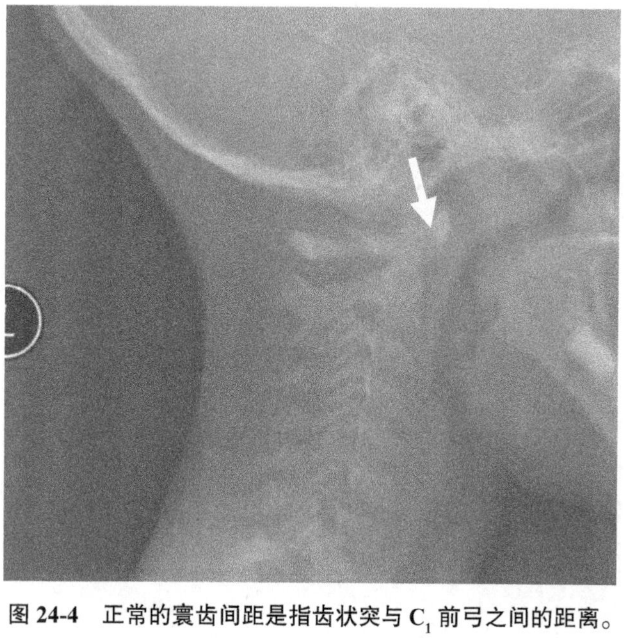

图 24-4　正常的寰齿间距是指齿状突与 C_1 前弓之间的距离。一位 4 岁坠落患儿的 X 线侧位平片显示 ADI 正常（箭头）

■　寰枢关节脱位

寰枢关节使颈椎能够做大幅度旋转和小幅度伸展运动。尽管寰枢关节使颈椎运动自如，但它的结构却使它容易受到外伤。高能碰撞机制，如机动车与行人碰撞，可能引起平移的寰枢关节半脱位。外伤性寰枢关节半脱位的发病率很难估计，因为这种情况死亡率太高。一些幸存者会有严重的头部损伤，还有一些有颈部疼痛，或者有脊髓病变或 C_2 感觉改变的轻微症状。外伤性寰枢关节半脱位最常见的症状是 C_1 相对于 C_2 前错，以及寰椎横韧带断裂。严重过伸性外伤导致 C_1 前弓或者齿状突骨折者，称为寰枢关节向后半脱位（伸直型齿状突骨折并寰枢关节半脱位）。

■　寰枢关节旋转损伤

寰枢关节旋转半脱位（AARS）发生在头颈部手术，或者食管、上呼吸道、颈椎病变，下颌转向对侧或颈部弯曲时。AARS 患者通常没有神经受损。C_2 神经根病或脊髓病变都很少见。儿童的韧带松弛，使儿童更容易发生 C_1 相对于 C_2 的旋转半脱位。某些病例可以发生寰枢关节旋转固定（AARF）。在这种情况下，颈部在旋转中固定，寰枢关节的脱位和关节面滑膜的阻碍都与 AARF 有关。剧烈的颈痛也阻碍这种症状的减轻。AARS/AARF 的诊断方法除了颈椎 X 线平片外，还有 CT 扫描。通常 X 线正位平片能提示外伤，要确定就需要 CT 扫描。如果不能确诊（由于儿童摆体位时不配合，生理性寰枢关节旋转经常出现），或者怀疑有 AARF，应行动态 CT 扫描（图 24-5）。在轻度麻醉后，可以取以下三种体位进行 CT 扫描，分别是休息位、中立位和对侧旋转位。这能判断 AARS/AARF 是由真正骨性卡顿引起的，还是由旋转时软组织的阻碍引起的。在给予头颈部石膏固定并且使用止痛药后，AARS/AARF 通常能解决。但是经过 1～2 周治疗后症状仍未减轻的患者，应行动态 CT 检查。

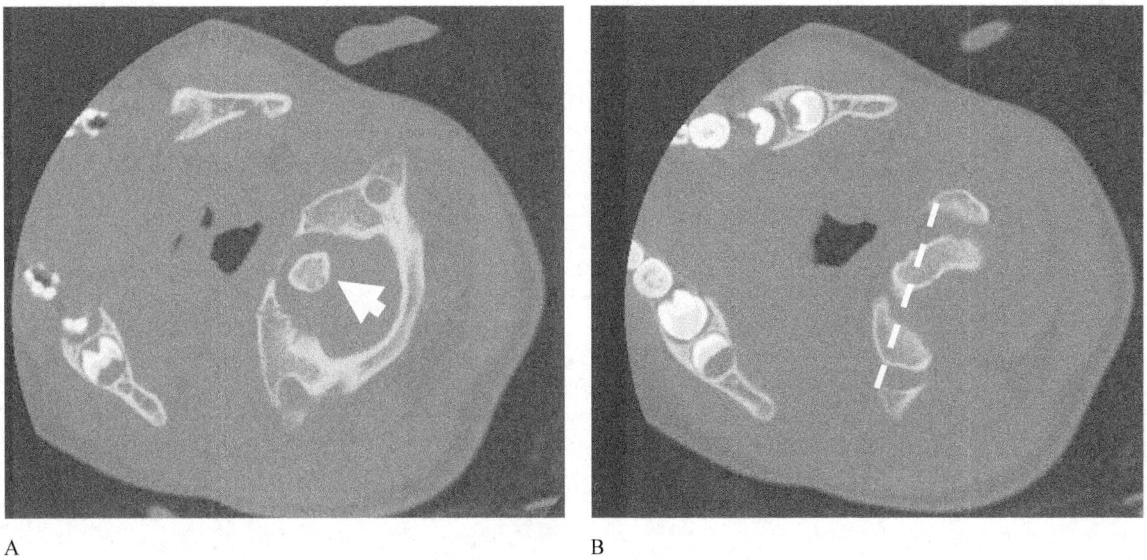

图 24-5　7 岁患儿，摔跤后出现“知更鸟畸形”，不伴有神经损伤症状。轴向计算机断层扫描成像（A 和 B）显示寰椎以齿状突为轴旋转（箭头），寰枢关节错位，造成 C_1 相对于 C_2 向前半脱位（虚线）

■ 枢椎骨折

在 7 岁以下的儿童，C_2 椎体 - 齿状突复合体最薄弱的环节是齿突下骨骺软骨，这使得齿状突骨折总是包括这一部位的骨折。骨折齿状突的严重移位可能引起神经受损，尽管这并不常见。如果没有骨折移位，很难把损伤和正常解剖结构区分开；然而，齿状突前方成角也很常见，这对鉴别骨骺分离有帮助（图 24-6）。这是由于头相对较大，而 C_2 软骨联

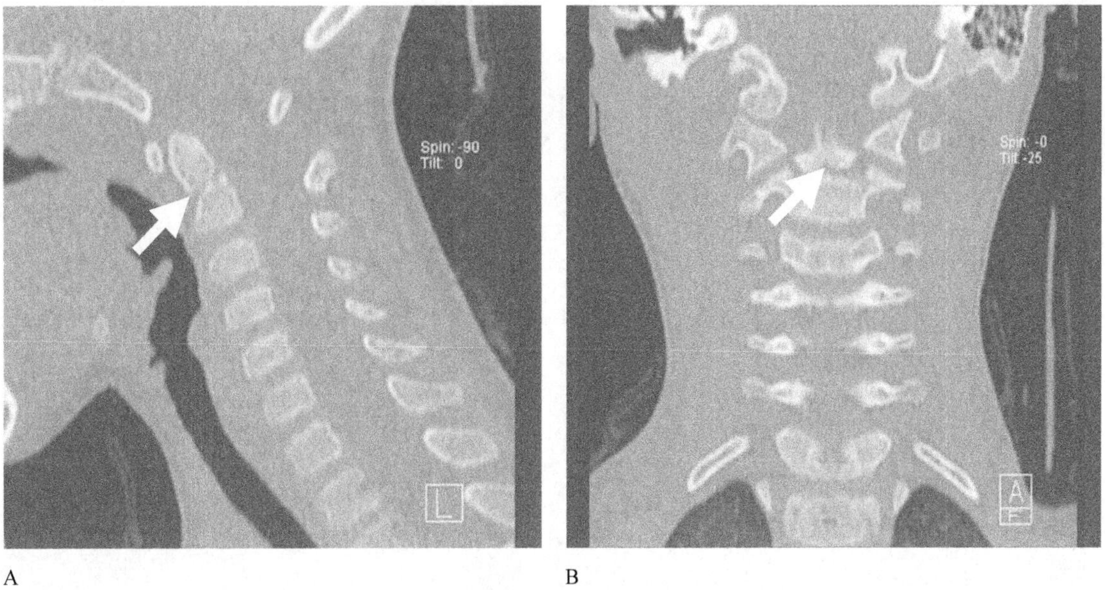

图 24-6　一个 4 岁儿童坠落后，颈椎矢状位（A）及冠状位（B）重建 CT 扫描显示 C_2 软骨联合分离（箭头）

合骨化不完全所致。软骨联合一般在7岁之前骨化，但是极少数到青春期依然未骨化。真正的齿突尖骨折可见于大龄儿童和青春期患者。最常见的损伤机制是实质性外力导致的屈曲（如机动车碰撞）。这样的骨折按照它们的部位不同进行分型。Ⅰ型齿状突骨折是齿状突尖部骨折，是由翼状韧带撕裂引起的。Ⅰ型骨折很少见，大多见于颅颈交界区不稳的损伤。Ⅱ型齿状突骨折是齿状突基底部骨折，为不稳定骨折。Ⅲ型齿状突骨折为C_2体部骨折，骨折碎片包括整个齿突尖和一部分C_2椎体（图24-7）。C_2双侧峡部骨折，或称为Hangman骨折，是由轴向负荷导致的过伸引起的。必须区分C_2/C_3半脱位和C_2/C_3假性半脱位，后者是儿科颈椎X线检查中一种常见的生理现象（图24-8）。

齿突小骨这个名词描述的是一块有光滑皮质边缘的骨性碎片，它位于C_2的近颅端，与过小的或发育不全的齿突相游离（图24-9）。它看起来像陈旧的、愈合的Ⅰ型或Ⅱ型齿状突骨折（图24-10）。过去人们认为，这是齿状突与C_2椎体不融合的一种先天性异常，而最近的证据倾向于认为这是骨折引起的。先天性韧带或骨发育不良（如莫尔丘综合征和唐氏综合征）及上呼吸道感染可能也与齿突小骨的形成有关。齿突小骨的临床意义取决于屈伸X线片，这种X线片能评估交叉韧带的稳定性。

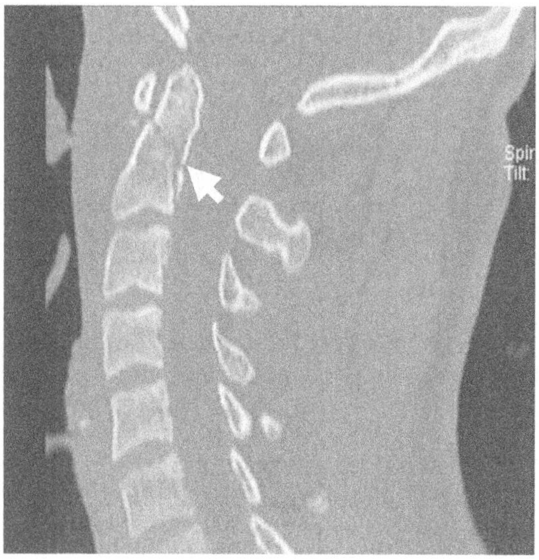

图24-7　一个17岁患者的矢状位重建CT扫描显示Ⅲ型齿状突骨折，从C_2椎体上骨折（箭头）

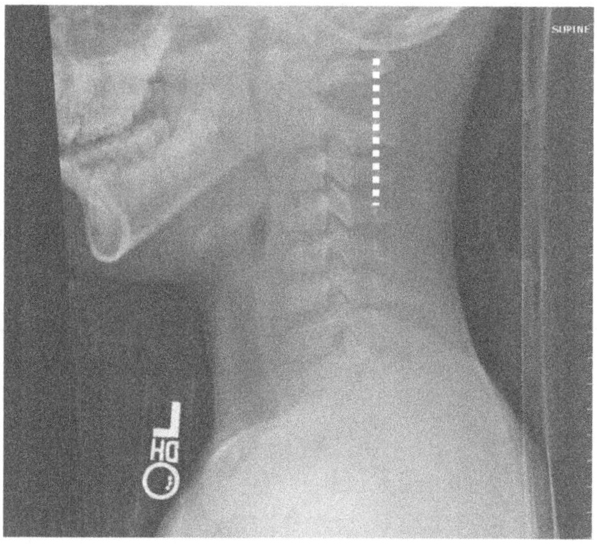

图24-8　一个8岁儿童，机动车车祸后被诊断为C_2/C_3假性半脱位。C_2/C_3有轻微的半脱位，但棘突椎板线对齐良好（虚线）

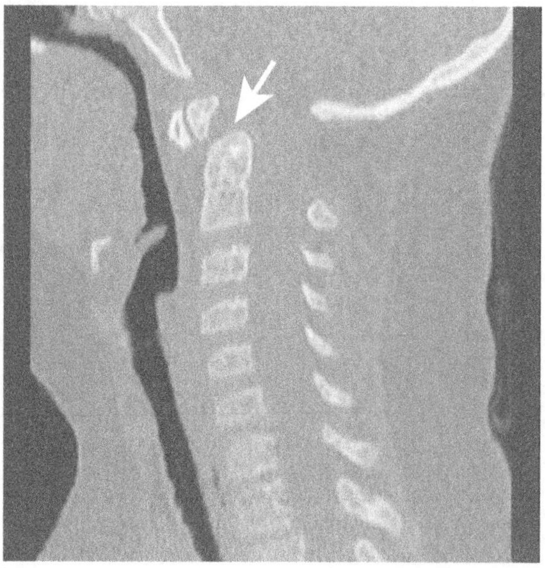

A

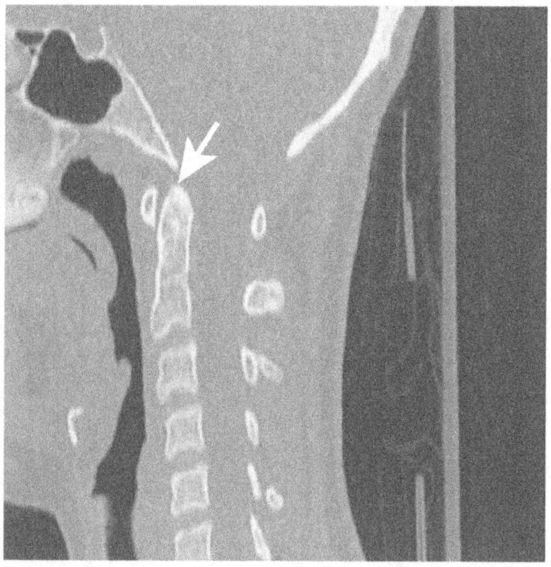

B

图24-9　**A.** 一位17岁患者，颈痛进行性加重。矢状位重建CT扫描显示齿突小骨，它与C_1的椎弓相对于C_2的椎体半脱位（箭头）。**B.** 一位14岁患者，机动车车祸后，矢状位重建CT扫描显示颈椎对齐正常，寰齿间距正常（箭头）

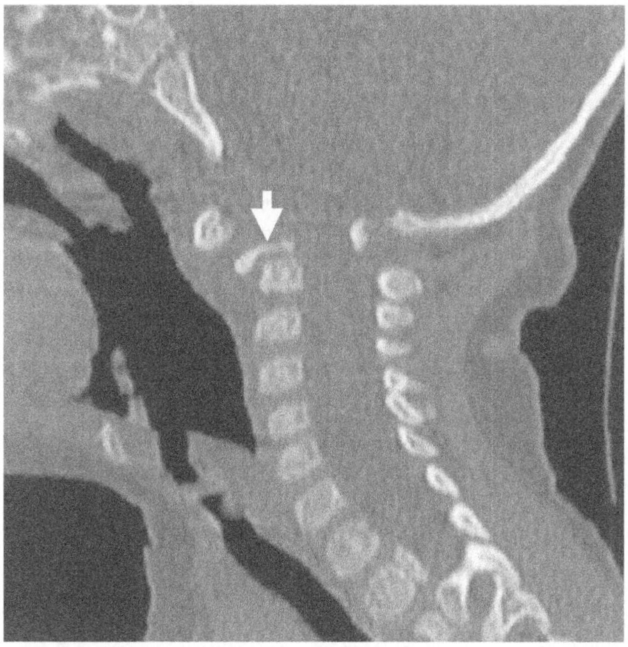

图 24-10　一位 13 个月大的患儿，矢状位重建 CT 扫描显示严重的寰椎畸形。C_2 前方的骨皮质碎片可能提示齿状突陈旧性骨折（箭头）

■　下颈椎损伤

下颈椎（C_3～C_7）的结构和生物力学体征相似，所以有成组损伤的可能性。在 8 岁以前，该部位的损伤不常见。垂直轴向负荷（如机动车碰撞、运动相关性损伤、高处坠落及跳入浅水）会引起椎体的压缩性或爆裂性骨折。一般认为，压缩性骨折是稳定的，通常不需要外科手术即能痊愈。而爆裂性骨折是不稳定的，并且骨碎片可能会进入椎管（图 24-11）。

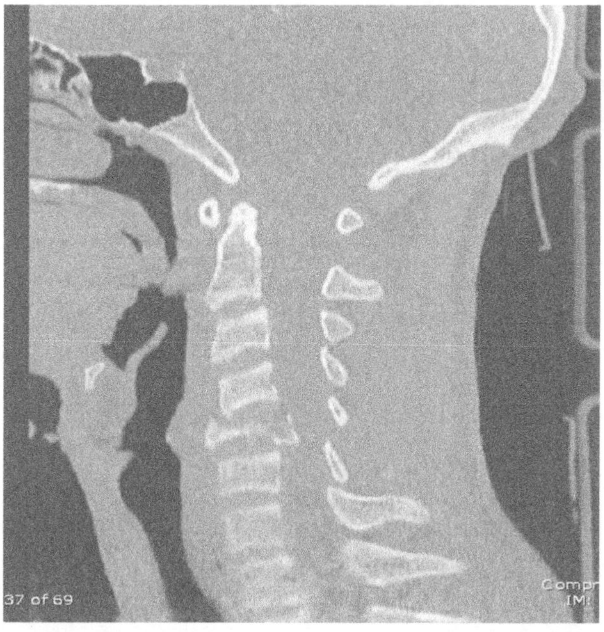

图 24-11　一位 15 岁患儿，踢足球时 C_5 爆裂性骨折，矢状位重建 CT 扫描如图所示。C_5 高度压缩超过 50%，骨碎片进入椎管

屈曲性外伤导致撕脱性骨折，其特征是在椎体的前下缘可以观察到小块泪滴样骨。泪滴样骨折包括关节面，前、后纵韧带和椎间盘的破坏，因此是不稳定的。屈伸 X 线和 MRI 检查能发现半脱位和韧带损伤，这能帮助临床医师区分单纯撕裂和真正的不稳定的泪滴样骨折。伴或不伴牵张力的过度屈曲可能导致关节面错位。伴有旋转的过度屈曲单侧关节面错位，而过度屈曲本身能引起双侧关节面损伤。不同程度的关节面错位用不同的术语来描述，包括栖息状态、跳跃状态、弹性弯曲状态或交锁状态（图 24-12）。

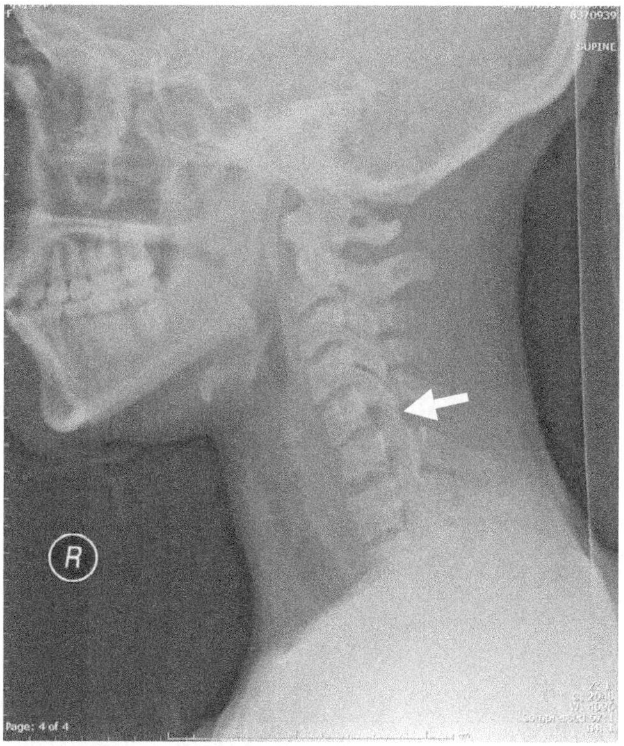

图 24-12　一位 15 岁患儿，系安全带，C_5/C_6 半脱位。X 线侧位平片显示单侧的栖息状态（箭头）

屈曲－牵张性外伤会导致不伴有骨折的韧带破坏，因此会引起颈椎不稳，而影像学检查显示正常。在中立体位的颈椎 X 线侧位平片上，半脱位或许很明显，但是屈伸位 X 线检查能看到运动变化，而这是中立体位可能漏掉的。后韧带破坏在 X 线侧位平片或矢状位 CT 扫描中可能表现为椎间距增大。屈曲过度或直接碰撞棘突会造成下颈椎棘突撕裂，常见于 C_7，称为铲土者骨折。侧块、横突或钩突骨折发生于侧向屈曲过度时。棘突、椎板和椎弓根骨折是由于伸展过度引起的。较轻的伸展过度之后再屈曲，会引起经典的“挥鞭样损伤”。

还有一种重要类型的骨折，只见于儿科患者。椎体终板与骨骺分离，称为骨骺骨折。明确诊断非常重要，因为骨骺骨折的某些亚型，尤其是儿童的Salter-Harris Ⅰ型，是不稳定的，需要手术治疗。

■ *无骨折脱位型脊髓损伤*

无骨折脱位型脊髓损伤（SCIWORA）通常指那些在X线平片（包括屈伸体位）、脊髓造影或CT扫描上无脊椎损伤的影像学证据的外伤性脊髓病变。据报道，在颈椎损伤的所有儿童中，SCIWORA的发生率为4%～66%。大多数患者在受伤之后都经历了一些一过性症状，从莱尔米特征到感觉异常、无力或麻痹。随着时间的推移，此病的神经病变表现多样。一些研究认为，在SCIWORA中，发病早期的神经检查对预测长期预后有重要作用。轻微损伤的患儿最终功能完全恢复。损伤越重，恢复程度越有限。SCIWORA发生的原因是儿童的脊柱本身活动范围较大，因此脊柱能发生一过性变形而不至于骨折或韧带破坏，而脊髓却受到了损伤。SCIWORA是一个排除性诊断，医师必须注意排除持续性韧带功能不全，以避免患者受到重的损伤。随着MRI在外伤性创伤患者的更广泛的应用，SCIWORA的定义和流行病学研究将会不断发展。

（*汤 磊 译*）

第25章 胸部创伤

（原著 Karen O'Connell）

要点

- 伴有胸部创伤的患儿需要快速评估和处理；充分了解儿童特异性解剖情况和致伤因素利于伤病的识别。
- 因为儿童肋骨有较好的柔韧性和支撑结构，故更容易发生无表面创伤体征的肺部挫伤。
- 在有血流动力学不稳定或者创伤继续严重恶化的情况下，胸腔穿刺和胸腔置管持续引流应立即完成。
- 儿童大动脉破裂的最常见部位是动脉韧带水平。
- 30%～40% 的胸部枪弹伤患儿常伴有腹部损伤。

流行病学和意义

创伤是 1～14 岁儿童高发病率和死亡率的最主要原因。胸部创伤相对较少发生，但仍占儿童外伤 5%～10%，是创作的重要死亡因素；其中致死率最高的包括心脏损伤、大血管损伤、血胸和肺撕裂伤。

钝挫伤是胸部创伤的最常见类型；然而穿通性创伤在青少年人群有持续上涨趋势。婴幼儿是被动性创伤的最常见人群，如车祸伤、高坠伤及非意外创伤。学龄儿童和青少年有运动相关胸部损伤的额外风险。青少年还有机动车辆撞击、极限运动、暴力及自杀等外伤风险。胸部最常见的创伤包括肺挫伤、气胸、血胸、血气胸和肋骨骨折。

当创伤导致心搏呼吸骤停时，不管是儿童还是成人，其存活概率都比较小。一项统计数据显示，创伤的整体死亡率约为 95%。然而，全国儿科创伤登记记录显示，儿童创伤死亡率远好于成人，儿童存活出院比例高达 25%。

当前有特定的儿童创伤研究中心，其中几项研究显示，儿童创伤中心及早评估和复苏能改善存活及功能性预后。其他研究显示，在成人创伤中心住院的患儿存活率没有差异。尽管各地区医疗条件存在差异，但在转运到有特定创伤救治条件单位之前，非特定创伤救治条件单位要对大部分创伤患儿进行最初的评估并稳定生命体征。因为儿童有特殊的解剖因素，即使看似轻度创伤也有恶化的风险。

创伤机制

■ 钝性胸部创伤

全国儿童创伤登记记录和创伤研究显示，80%～90% 的儿童胸部创伤是钝性创伤，而 10%～20% 为穿通性创伤。导致大部分钝性创伤的主要因素有车祸、高处坠落、自行车和行人撞击事件。损伤机制很重要，因为损伤类型的识别和其特殊机制相关。约一半的严重钝性胸部创伤有肋骨骨折和肺挫伤，其中约 20% 伴有气胸，10% 伴有血胸。

■ 穿通性胸外伤

虽然儿童穿通性损伤约仅占胸部创伤的 15%，但是其发生率在逐渐增加，尤其是枪弹伤。一项研究显示，胸部穿通性创伤更易发生在青少年（58%），且在这个年龄段行胸廓切开术概率也较高。钝性创伤和穿通性创伤的总体死亡率大体相当。外伤严重度评分超过 25 分和校正 pH 小于 7.3 的外伤患儿有较高的死亡率且需要外科干预的概率增加。死于穿通性胸外伤的患儿常有严重的失血性休克和心脏充盈压下降，且和潜在的大血管损伤、大量血胸、心脏压塞和（或）张力性气胸相关。在一些病例中，自体输血对严重失血性休克患儿有效。由滚珠轴承或颗粒武器所致的穿通性损伤通常被认为伤情轻微，但是在邻近关键部位损伤的患儿可能会危及生命，因为它能逃脱大量的诊断性检查，如 CT 扫描和血管造影。一篇有低速泵式气步枪引起穿通性胸外伤的 2 例患儿的病例报道提出，需要加强这种潜在严重外伤的意识，尽管 CT 扫描和血管造影均提示正常或轻微异常，但 2 例患儿均有纵隔血管损伤。其中 1 例患儿有经尸检确诊的心包内升主动脉损伤，于伤后 5d 突发死亡。另一例患儿经手术探查发现心包内有一个假性动脉瘤，经手术处理后完全康复。

伴有腹部损伤时应该警惕前胸第 6 肋骨水平下或后背肩胛骨水平下的穿通性胸外伤，这种情况下胸内可能会发现胃内容物等。30%～40% 的患者胸部枪弹伤常伴有腹部损伤。因此，遭受胸部创伤时不除外腹部损伤，尤其是存在腹部压痛或进行性腹膜炎时。

儿科解剖学和病理生理学

儿童胸部不同解剖部位的创伤所致病情严重程度有很大差异（表 25-1）。肋软骨较好的顺应性可以抵消部分冲击力，从而减少肋骨骨折，但是也增加了深部组织受伤的风险；甚至没有体表创伤体征，可能无瘀斑瘀点、无擦伤和压痛。

表 25-1 小儿解剖学和生理学

骨性结构的不完全骨化	较少的肺功能残气量
胸廓更好的柔韧性	纵隔结构更好的移动性
更加柔韧的韧带结构	有限的心脏储备；休克识别的延迟性
未充分发育的肌肉组织	每单位体重更高的耗氧量
窄而短的气管	
更易受压的气管	

胸部创伤的患儿有减少呼吸代偿的风险，且氧消耗增加，肺部功能残气量减少。因为存在水平位的肋骨和不成熟的肋间肌，婴幼儿以腹式呼吸为主。儿童纵隔结构含有较高的弹性蛋白，与成人比较更易移位，所以在加速、减速或旋转外力作用下更易受损。心排血量受损能导致气促和循环障碍，如张力性气胸。

影像学诊断

一般情况下，体格检查、受损机制和早期胸片可以引导患者的下一步检查和处理。由于 CT 检查质量、实用性的改善和对诊断准确性、可靠性的增强，使其在胸部创伤方面的应用增加。最近，在儿童方面的研究审议了 CT 扫描在病情初步评估中的应用。估计 CT 扫描辐射剂量高于普通胸片辐射剂量 100 倍。一项长达 4 年的研究报告显示，尽管医疗机构的 CT 扫描检查在增长，但基于 CT 检查发现的创伤类型和阳性率无变化。同样的研究提出需要急诊外科手术的少数患者在胸片和 CT 影像学上均有异常发现，这可以引导进一步检查或手术处理。他们认为胸片不会错过需要急诊外科干预的致命性外伤，并且仍可以作为初始筛查工具。在另一项伴有脑外伤的严重创伤患儿的研究中，约 42% 的患儿经过系统性 CT 扫描检查可以确定严重胸部损伤，其中大部分为肺挫伤并且大多未行起初的胸部平片筛查。这些胸部损伤常导致长时间气管插管、低氧血症和较差的预后。另一项研究比较了 CT 和胸片的实用性和成本效益，研究认为胸部螺旋 CT 扫描有较高的敏感性，并且在确诊胸部创伤方面比胸片检查更佳，然而胸片仍然可以在低成本下提供有价值的临床信息。

正因为胸片有更高的风险收益率，所以研究者们推荐在评估受损患儿时 CT 扫描应适当选择性使用，并且胸片不可以被 CT 影像完全代替。胸部 CT 扫描应该用于伴有多发创伤、严重颅脑创伤及高动力创伤机制的严重外伤患者。多中心循证医学研究表明，CT 扫描有助于儿童创伤诊治。

胸部创伤的处理

胸部创伤首先要识别并处理危及生命的创伤并稳定气道、呼吸、循环。儿童独特的解剖性质增加了胸部创伤气道受累、呼吸失代偿及随后低氧血症的风险。确保气道开放同时保护并固定颈椎是气道管理的关键。经面罩或口罩吸入 100% 纯氧确保充足的氧合；如有需要早期快速行气管插管并且维持适当分钟通气量（详见第 17 章）。

儿童胸部创伤的体征可能不显著，甚至包括重症创伤患者。呼吸可以表现为表浅而非困难。失血性休克相对降低不饱和血红蛋白含量，故可能无中枢性发绀表现。当呼吸表浅时，应监测呼气末二氧化碳以评估足够的通气量。对于非气管插管患者，应经鼻导管行"侧流"二氧化碳监测；对于气管插管患者，应行"同轴"呼气末二氧化碳分压监测来评估通气功能，以早发现、早处理。在稳定气道及呼吸后，应立即评估循环状态。当伴随大量体液流失时，为了维持合适的血压及灌注，患儿可以表现为代偿性的心动过速。当患儿血液丢失在 40%，会处于代偿性低容量性休克状态。开始用等张晶体溶液经两个大静脉通道进行液体复苏，如生理盐水或乳酸林格液。如果怀疑存在大血管损伤和失血性休克，应继续输注异体血或自体血进行液体复苏。在接下来的检查中，常发现胸部创伤的一些更精细病变。

诊断和治疗将依临床状态而不同。完善血常规检查判断贫血程度。完善胸片检查以评估血胸或气胸（图 25-1）。然而，如果患者存在低氧血症和（或）低血压临床症状或体征，这时可以在未完善胸片情况下立即治疗。胸腹部联合创伤要求特殊处理。如果腹部外伤必须外科手术处理，那么在全身麻醉前行胸腔穿刺处理胸外伤。首先处理腹部创伤，随后关闭腹腔；如果胸外伤受肠腔内容物污染，应行开胸术并进行清创。

为了利于儿童胸部创伤的早期诊断和改善其成本效益，应关注患者最佳治疗的研究。一项研究报道了儿童胸部创伤的预测因素，且制订了最大灵敏度和特异度的预测模型；他们记录了数项儿童胸部创伤的独立预测因子，以下因素相关性呈递减排列：胸部听诊异常发现，低血压，胸部外表异常表现，呼吸频率增快。胸部听诊异常发现是胸部创伤最佳预测因子。呼吸急促在肺挫伤经常发现。通过本预测模型的应用，无上述表现的患儿很少发现有临床意义的胸部创伤。

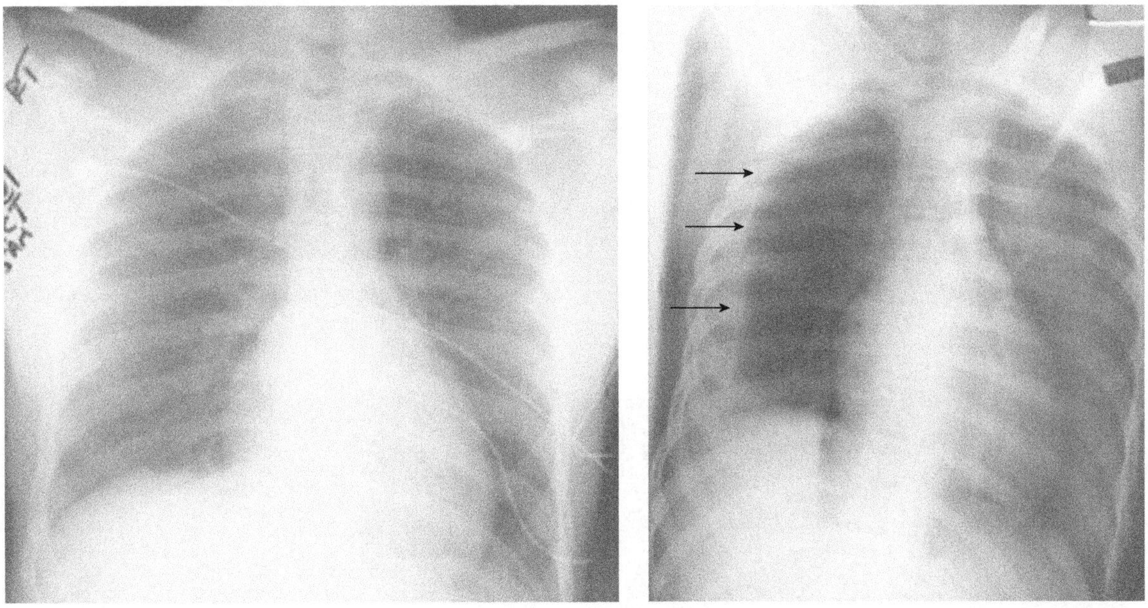

图 25-1　受汽车撞伤的 14 岁男孩的胸部正位片。虽然没有血胸的病征表现，临床上主要关注右侧膈面的抬升情况。右膈顶的横行位置表明有肺底液存在的可能（A）；随后的右侧卧位平片，显示有大量血胸（箭头所指）（B）

（经许可引自 Shah BR，Lucchesi M: Atlas of Pediatric Emergency Medicine.McGraw-Hill, 2006.Michael H. Siegel, MD 供图）

特定外伤及处理

■　肺部挫伤，撕裂伤和血肿

肺部损伤是儿童胸部创伤最常见类型，而肺挫伤是肺部损伤常见类型，尽管胸部外表很少有损伤标记。肺挫伤常由外力对胸壁的钝挫伤或高速的穿通伤引起，如枪弹伤。受损毛细血管渗血进入肺间质和肺泡腔，导致低氧血症和呼吸窘迫。肺泡腔出血、水肿和塌陷可导致氧合不充分，肺通气不足和气血比例失调。大部分肺挫伤可通过胸片检查，损伤面积较小则需完善胸部 CT。

高度怀疑肺挫伤者应早期确诊。初始症状有从轻到重度呼吸窘迫和（或）低氧血症不等。呼吸增快是低氧血症的主要生理性反应。呼吸急促然后减慢提示病情严重。长时间呼吸窘迫可导致呼吸疲劳和呼吸衰竭。对损伤机制的认识是肺挫伤早期唯一的临床指征。早期胸片可能不会显示经典的斑片状浸润影，体格检查可能不会发现肺实变的体征。在损伤的早期阶段，如果气血比例是正常的，那么异常的血气分析不可以作为诊断依据。然而，肺不张或气道堵塞，气血交换受损，出现低氧血症，损伤会更明显。治疗针对性地防止低氧血症和呼吸衰竭。大部分患者仅仅需要吸氧和严密监护。如果损伤造成肺顺应性下降，患者可能需要气管插管和高于 5cmH_2O 呼气末气道正压（PEEP）的机械通气。挫伤面积超过 30% 者常需要机械通气。为了避免肺不张加重，需采取额外措施，如限制补液量、尽早活动及疼痛控制。继发性肺炎的早发现、早治疗可以预防远期并发症的发生。通常肺挫伤会自愈，除非损伤是一个严重弥漫反应的复杂过程，如急性呼吸窘迫综合征（ARDS）。肺撕裂伤通常和穿通伤有关，可由肋骨骨折造成。肺实质撕裂伤由病史、体格检查和胸部影像学综合诊断。肺撕裂伤伴在胸片上常有一个空腔显影，在胸部 CT 上显示更明显。当撕裂伤伴有持续性出血或漏气时需行手术修补。肺血肿不常见，通常是一种自限性损伤，但少数可进展为肺脓肿。

■ 气胸

气胸常发生于自发性或创伤。自发性气胸常由肺泡或末梢小细支气管破裂造成，但是它能促进自我修复和愈合。气体数天后可自己吸收。大部分自发性气胸不需要面罩和（或）导管纯氧吸入。

约 1/3 儿童胸部创伤伴有气胸且部分气胸与其他损伤相关。气胸可加重患者病情。气体量少的单纯性气胸常无临床症状，有时在胸片上不显影（图 25-2，图 25-3）。然而，少量气胸也可以迅速进展为严重的张力性气胸。而张力性气胸可使纵隔移位，减少心脏充盈和输出量（图 25-4）。未经处理的张力性气胸可以迅速导致循环衰竭。

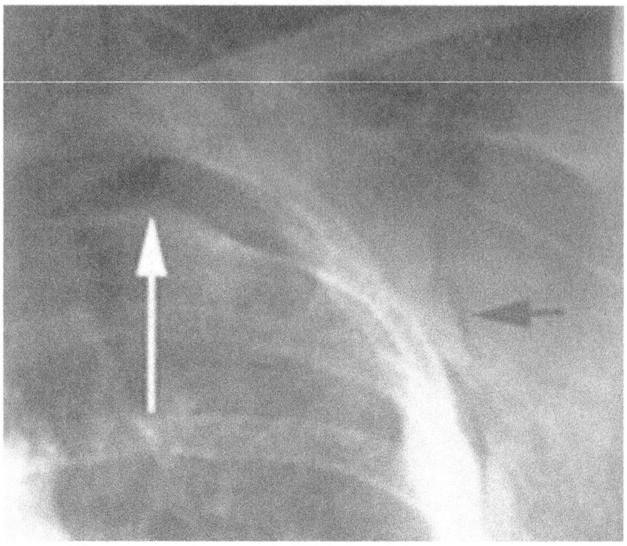

图 25-2 X 线胸片显示气胸（白色箭头）和皮下气肿（黑色箭头）；皮下气肿已进展到颈部

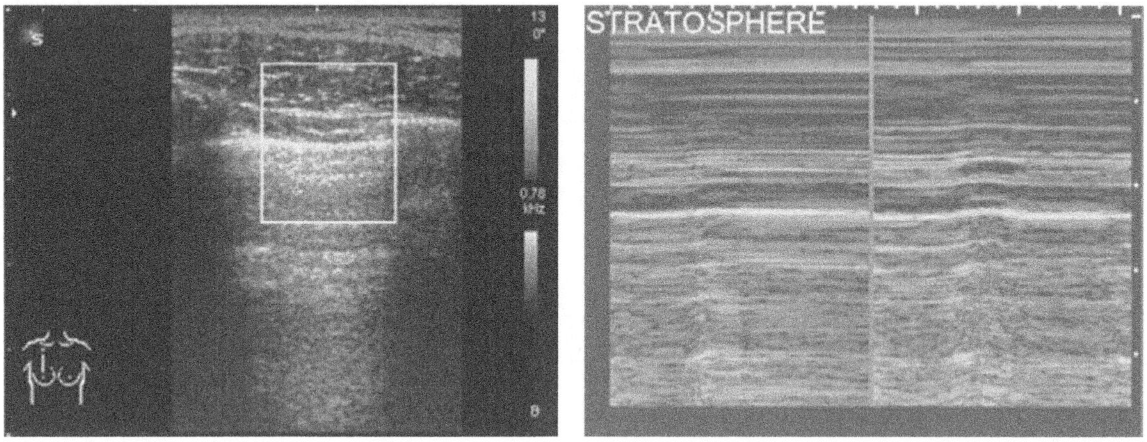

A　　B

图 25-3 超声：多普勒超声下的正常肺（A）和 M 型超声（B）显示无气胸（波浪征）

对于少量且单纯创伤性气胸，至少观察 6h，然后复查胸片。如果气胸量没有增加、没有潜在的实质性损伤，并且患者病情仍然稳定，那么患者可以出院并 24h 内返院再次评估。当大量气胸存在时可能会促使潜在并发症发生，尤其是患者已经气管插管或需要空中转运时，应该安置胸腔引流管，因为在空中转运过程中大气压的变化可以引起气胸量增加（详情请参阅下文的胸腔穿刺术和胸腔引流术部分）。

■ 张力性气胸

当肺或气道形成瘘时，就会产生张力性气胸，如只允许气体进入胸膜腔的单向活瓣形成。若大量气体进入胸膜腔，就会压迫纵隔向反方向移位，进而心脏及大血管随之受压移位。心功能失代偿导致血流动力学受影响和低氧血症。张力性气胸也可以由气压伤产生，因胸腔严重钝挫性压迫致声门突然关闭或促使肋骨骨折并穿破肺组织而产生张力性气胸。例如，戳伤类的外伤可以造成张力性气胸，因为穿破肺实质后并没有足够韧性的胸壁来自然解压。

张力性气胸可在临床上做出诊断。张力性气胸患者可表现有严重呼吸窘迫、患侧的呼吸音减低及出现共鸣音。从颈部到腹部或阴囊均可以出现皮下气肿。由压迫造成的气道移位、静脉回流受阻后颈静脉扩张、脉压减小，以及低血压将严重降低心排血量。如果张力性气胸没有迅速解压，将会发生循环衰竭。

怀疑张力性气胸患者应该尽早拍摄胸片。经胸腔穿刺后张力性气胸能够迅速缓解。针导管要求是活瓣或三通管，穿刺部位位于锁骨中线的第 2 肋间隙（详情请参阅下面的胸腔穿刺术章节）。在青少年和肥胖患者中，穿刺导管应足够长。儿童张力性气胸诊断的复杂性在于呼吸音体征的不典型，这使得临床诊断容易混淆。但是，如果患儿病情恶化，这种不确定性不应影响其经验性的起始处理。即使起始胸腔穿刺后其症状没有立即改善，也应该采用其他减压处理。最后的处理可选择留置适龄的胸导管进行穿刺引流血气胸（详情请参阅下面的胸腔引流术章节）。表25-2显示了创伤患者的适龄胸导管大小。

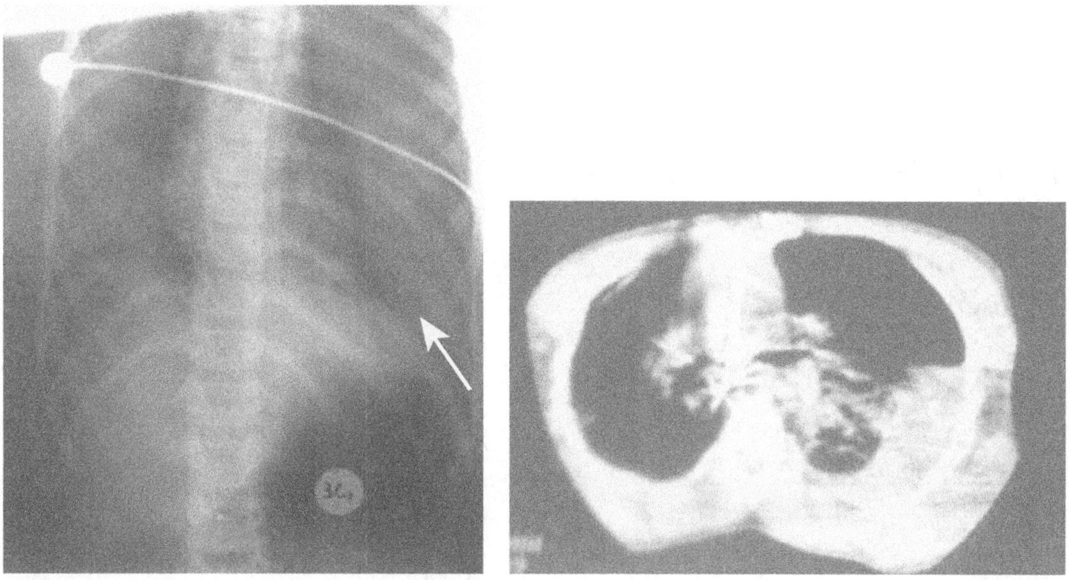

A B

图25-4 12岁男孩发生车祸伤的胸部X线平片。当患儿精神状态开始恶化时，在匆忙之中，完成了较差的平片检查。左侧肋膈角加深（白色箭头）。这是一个深沟征显示前部气胸的案例（A）；同例患儿的CT平扫清晰显示有前部气胸（B）

（经许可引自 Shah BR, Lucchesi M: Atlas of Pediatric Emergency Medicine.McGraw-Hill, 2006.Michael H. Siegel, MD 供图）

表25-2 胸导管尺寸

体重（kg）	胸导管（Fr）
<5	8～12
5～10	10～14
11～15	14～20
16～20	20～24
21～30	20～28
31～50	28～40
>50	32～40

■ 血胸和大量血胸

血胸和气胸的机制相似。肋骨骨折、穿通性创伤、胸部挤压伤或剪切伤都能导致主要血管损伤。儿童大量血胸比较少见，一般会出现在如高速机动车事故、高空坠落事故或高动力近距离的枪弹伤等重大事件中。钝挫伤和枪弹伤常导致肺实质和深部血管出血。戳伤更易导致肋间血管损伤出血。肋间血管、乳房内血管或肺实质损伤均可以导致严重出血，并且很难在胸片上清晰显影。至少10ml/kg的出血量才能被肉眼观察到。在创伤因素下任何异常体液聚集者都要怀疑出血可能。

其临床表现因疾病严重程度不同而不同，包括呼吸系统和循环系统表现。患侧胸部听诊呼吸音常减低且叩诊常呈浊音，伴或不伴有呼吸窘迫。气胸也可以表现出严重的呼吸窘迫。和张力性气胸一样，大量血胸也可以降低心排血量。

每侧胸腔可以容纳儿童血量的40%左右，大量血液丢失可以导致失代偿性失血性休克。有必要立即胸腔引流和持续观测血液流失量及速率。如果出血得不到控制或持续丢失，则最后需外科手术处理。开始使用晶体液行液体复苏且准备输血。危重患者要求直接输注O型Rh阴性血液，而大多数病情稳定患者可以等待交叉配血完成后输注同型血液。当决定需要直接输血时应该重视患者生命体征和胸导管引流量。病初血红蛋白含量和血细胞比容可能没有意义，因为血液仍在快速丢失且这些测试不能精确反映当前血容量。血胸的引流可以预防晚期并发症，如纤维化、脓胸、肺炎及败血症。聚集的血液充当了细菌的培养基，所以血胸应该被迅速引流。

怀疑大量血胸患者应留置胸腔引流管，其引流管口径应选择适当大小（约与肋间隙宽度相同）（详情请参阅下文的胸腔引流术章节）。也可以考虑使用胸腔引流管收集的自体输血，这种输血是最快速有效的。安置胸腔引流管后应尽快完善胸片检查明确引流管位置和肺的再膨胀情况。

在明确情况下，可以行紧急开胸手术止血。开胸手术通常由专业外科医生实施。开胸指征包括最初的引流血容量超过 10～15ml/kg 或持续血液丢失超过 2～4ml/（kg · h）。持续漏气导致需复杂的氧合和通气可能也是另一个开胸处理指征。

■ 开放性气胸

当胸壁受伤伤口产生双向气流时就可以形成开放性气胸。其大多与穿通性创伤相关，如枪弹伤。因为胸内负压消失且胸膜腔内压和大气压基本平衡，所以肺自然膨胀较困难。这种情况下气体交换较差，容易导致低氧血症和高碳酸血症，且吸气时双肺塌陷，常导致无效呼吸或胸腹矛盾呼吸。

开放性气胸的处理取决于胸壁伤口大小和呼吸状态。诸如小刀或枪弹伤之类的小外伤可以用无菌油纱覆盖封堵伤口和重新切口安置胸腔引流管。胸腔引流管的大小和安放位置取决于外伤的大小。总之，应该使用安置在旁边的且便于日后管理的大口径胸腔引流管，因为可能会出现潜在的血胸。较小的胸壁伤口经封闭处理后可以自然治愈，并且大部分不需要外科手术处理。

胸部伤口的院前处理包括放置三面油纱包裹伤口，然后用胸带包扎形成一个可以持续胸腔解压且排出伤口脏污的翼阀。这种方法在院内很快被替换为安置胸腔引流管和纱布包裹伤口。对于呼吸困难或胸壁伤口太大而不能包裹伤口（如爆炸性损伤）的患者需要气管插管及呼吸机通气支持。大伤口常需要紧急开胸手术以修复胸壁伤口及潜在外伤。

■ 气道创伤和支气管破裂

创伤性气道和（或）支气管破裂在儿童很少发生。在穿通性创伤中气道损伤比较常见；而高速的钝挫伤可以在气道上产生剪切力，进而产生气道撕裂。在挤压综合征患者中，严重的压缩力致声门突然关闭，这种情况下也可以破坏气管支气管。虽然气道创伤比较少见，但是这种创伤有较高的死亡率。1/3～1/2 的气道创伤患者于伤后 1h 内死亡。大部分受伤患者发生在远端气道或近端细支气管。如果受伤部位靠近下端气道，则空气可以经破裂的气道进入胸膜腔产生张力性气胸。气道创伤的诊断主要由临床表现和影像学检查综合判断（图 25-5）。症状范围从轻度呼吸窘迫到呼吸停止均可能发生。如果考虑气管 / 支气管破裂，则尽早完善支气管镜检查。胸部 CT 可以较明显呈现受伤情况及部位。治疗基于病灶特点、患者稳定性及是否伴有其他病灶的不同而各异。

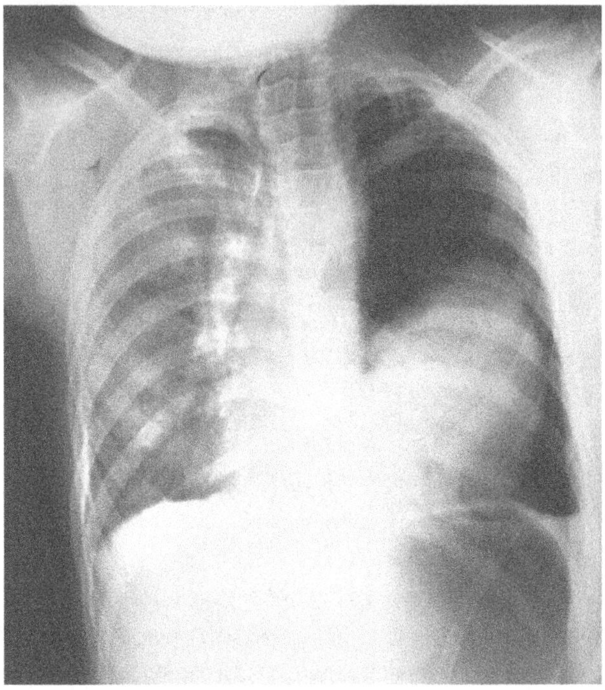

图 25-5　被汽车撞伤的 13 岁患儿。胸部 X 线正位片显示明显的左侧气胸，而左肺位置特殊。肺已经下降到胸廓支撑部位，而不是向肺门塌陷，即“降肺征”。这种病征在 X 线平片上很少被发现，而当存在时，即肺异常位置连同左侧气胸，高度暗示气管支气管树破裂，需随后的 CT 扫描明确

（经许可引自 Shah BR, Lucchesi M: Atlas of Pediatric Emergency Medicine.McGraw-Hill, 2006.Michael H. Siegel, MD 供图）

对怀疑气道损伤的患者，应避免气道内吸痰和其他无可视的气道干预。对于较小且较为远端的细支气管损伤者，可以做胸腔引流管处理和监测。对于严重气道损伤，尤其是气道断裂或气道周围血肿使气道解剖性移位时，建立气道比较困难。但需要气管插管时，尤其是对于没有完全撕裂的患者，光纤性辅助设备可以减少气管插管的进一步损伤。如果需要建立外科气道，则在气道破裂下方行气管造口术或环甲软骨切开术。如果已经建立了气道，但仍无法通气，则需要紧急开胸手术以修复或缓和破裂的气道。

■ 创伤性窒息

创伤性窒息是发生在儿童的一种独特损伤，归因于胸壁顺应性的增强和上下腔静脉瓣膜的缺乏。富有弹性的儿童胸廓受压致声门突然关闭，导致胸膜腔内压增加、大静脉或腔静脉受阻，以及压力传递到头颈毛细血管致其破裂。这种情况下导致头颈潮红、发绀、瘀斑瘀点，结膜下出血，面颈部水肿及极少数颅内出血。基于压力不同而临床表现各异。大部分患者可以表现为呼吸困难，精神状态改变和惊厥发作。约 1/3 的患者有意识丧失表现。因为视网膜出血及水肿可以导致暂时性或永久性视觉障碍。创伤性窒息的表现可以作为颅脑相关性创伤、肺挫裂伤及腹内创伤的一种表现。其治疗主要为支持性治疗和并发症的处理。

■ 创伤性食管破裂

创伤性食管破裂在儿童发生率极低。它常发生在严重上腹部钝挫伤患者，因其胃内容物被强烈射入食管导致环咽肌突然关闭而致食管破裂，最终胃内容物被挤入纵隔。临床表现包括疼痛和与明显严重损伤不成比例的休克。如果气胸患者胸导管引流出胃内容物或在整个呼吸周期有均匀且连续的漏气体征，则应考虑食管破裂可能。皮下气肿可以出现在颈部且在体格检查中易察觉。在心脏听诊中 Hamman 征是很有价值的"嘎吱嘎吱"的声音，尽管在儿童很少出现。胸片常显示纵隔气肿，这可以是唯一的诊断指标。含有水溶性对比剂的 X 线透视检查或内镜检查能确诊。需要紧急行纵隔引流术。随着广泛的食管破坏，需要暂时性的食管改道并延迟修复。如果未被正确认识，这种情况下尽管外科干预处理，也很快会进展为纵隔炎、脓毒症甚至死亡。

■ 创伤性膈疝

儿童创伤性膈疝可发生于胸部钝挫性创伤和穿通性创伤和（或）腹部创伤。其发生常和暴力性损伤相联系，可归因于腹内压增高。典型案例发生于腰式安全带情形，如在机动车事故中仅错误地系上腰式安全带的患儿可出现创伤性膈疝。儿童较小的骨盆决定了腰式安全带在腹部由下往上移位。作用于腹部的突发加速 / 减速外力可直接导致器官损伤或使强大的腹内压破坏隔肌。左侧膈疝在案例中占绝大部分。常伴发肝、脾和肠道等损伤。当穿通性外伤发生在乳头水平以下时，膈肌撕裂伤可能会发生。

因为很少有早期临床表现，创伤性膈疝的诊断常被延迟，据统计仅 50%～60% 的创伤性膈疝患者在急性期被确诊。出现呼吸系统症状不仅归因于疝本身，而且归因于腹腔内容物进入胸腔形成的疝囊压迫。肺功能因胸腔空间缩小限制和肺实质受压而减弱。临床表现可能包括上腹部及胸壁下部的钝挫伤和擦伤，但是膈疝可能会发生在没有任何外表异常体征的情况下。患侧呼吸音减弱或听到肠鸣音。胸片表现取决于疝气中腹部内容物状态（表 25-3）。高度怀疑时需要考虑该诊断。

表 25-3　创伤性膈疝在胸部影像中的表现

腹部内容物急性疝的胸部影像
胸腔内显示肠道或胃影
胸腔内出现鼻胃管
隔膜撕裂而腹部内容物延迟疝的胸部影像
无法解释的半膈抬升
未缓慢的急性胃膨胀
包裹性肺底血气胸
胸腔内出现鼻胃管

急性创伤性膈疝需要外科手术处理。然而，初始处理应该集中于充足的氧合、通气及稳定其他外伤。可通过安置鼻胃管着重减少胃内容物和气管插管确保足够通气。下一步，胸片可以明确其病理情况。某些患者可能需要胸部 X 线透视检查明确或者少数病例需要剖腹探查手术明确。

■ 肋骨骨折

儿童肋骨骨折不常见，由于儿童胸廓肋软骨有较好的顺应性。当胸部遭受直接打击或受前后位强烈挤压时，可以发生肋骨骨折。肋骨后侧位最易发生骨折。单纯性肋骨骨折很少导致死亡。然而，因为肋骨骨折需要强大的外力作用，其可以作为严重外伤的重要指征。对伴有肺挫裂伤、血胸及气胸的患者应详细评估病情。当存在第 1 肋骨骨折时，应考虑是否伴有锁骨骨折、头及颈部外伤、中枢及外周神经系统损伤和重要血管损伤。多发性肋骨骨折常伴有多系统器官损伤，以及存在较高的患病率及死亡率。靠下的肋骨骨折可能同时存在腹部损伤。即使不伴有腹部器官损伤，单纯肋骨骨折所引起的疼痛可能会影响腹部损伤的诊断。

在没有清楚病史的情况下，尤其是处在多发性肋骨骨折康复的各个阶段，应该怀疑儿童受虐待可能。约多达 30% 的受虐儿童会存在持续的肋骨骨折。当怀疑为受虐儿童时，应该立即上报至儿童防护机构和当地执法机关。

大部分肋骨骨折通过胸片筛查诊断。然而，在初次胸片中，多达 50% 的单纯性肋骨骨折可能不能被诊断。单纯性肋骨骨折有自限性并且常不需要额外处理。在多发性肋骨骨折或单纯性第 1 肋骨骨折患儿中，需要进一步行影像检查；胸部 CT 扫描或血管造影术对发现潜在损伤是有必要的。尽管现在存在正常神经血管检查技术，但是第 1 肋骨骨折有潜在隐匿性血管损伤的风险，迫使患者进行其他诊断和治疗。胸骨骨折和肋骨软骨分离在胸片检查中也不易被识别。然而在这些部位存在压痛、骨擦感或明显畸形时应考虑该病可能。

儿童简单的肋骨骨折可以很好耐受。其治疗包括减轻患者疼痛以优化患者呼吸。剧烈疼痛可以导致胸壁呆板和肺不张，肋间神经麻醉镇痛可以促进愈合。上述处理有助于预防肺不张和肺炎。伴有气胸或血胸患者应该尽快引流以达最佳肺功能状态。

■ 连枷胸

胸壁严重的钝挫性创伤可以造成同一肋骨 2 处或以上的骨折。当这种骨折发生在相邻的 2 支以上肋骨时，胸壁的完整性结构遭到破坏，就造成连枷胸的形成。肋骨的分离段形成反方向移动，故造成无效呼吸。患有巨大连枷胸的儿童存在呼吸衰竭的风险。

其症状和体征包括不同程度的呼吸窘迫和低氧血症，伴随着胸壁典型的矛盾呼吸运动。反复压痛、擦伤及骨擦感是常见表现。肌肉痉挛和呆板样呼吸使患儿病情看似稳定而使其诊断模糊。

胸片可明确诊断（图 25-6）且常显示有肺挫伤。治疗原则是防止低氧血症和呼吸衰竭，且取决于损伤程度和儿童的呼吸代偿能力。治疗过程中均需要充足的供氧和严密监护。肋间神经或硬膜外神经镇痛是较好的麻醉镇痛方法，因为很少有麻醉剂的呼吸抑制反应。存在矛盾呼吸的巨大连枷胸患者需要正压通气直到肋骨手术固定。

■ 脊柱损伤

脊椎损伤最常发生于机动车车祸和高坠伤。一项对伴有脊柱损伤的严重外伤儿童患者的研究显示，胸部外伤患者最易伴发脊柱损伤（89%），而紧随其后的是创伤性脑损伤（64%）。颈椎和胸椎应该制动直到其完全评估后排除损伤。

尽管 X 线平片显示正常，但临床上仍高度怀疑脊柱损伤者，CT 扫描检查可以检测出微小骨折。对于脊髓损伤、韧带损伤、急性或进行性神经功能损伤的患儿，可以完善 MRI 评估是否需手术，如脊髓压迫导致的硬膜外血肿。X 线平片正常的某些脊髓损伤患者已在第 24 章探讨。

■ 心血管系统损伤

儿童心脏和大血管损伤不常见，但一旦发生可增加死亡率。儿童心肌损伤可以单独发生，也可以伴随其他损伤。在穿通性损伤中，心脏压塞是最常见的损伤。创伤性主动脉破裂是最常见的大血管损伤，但是现仍然被低估，因为有超过 50% 患儿死于送往医院前。

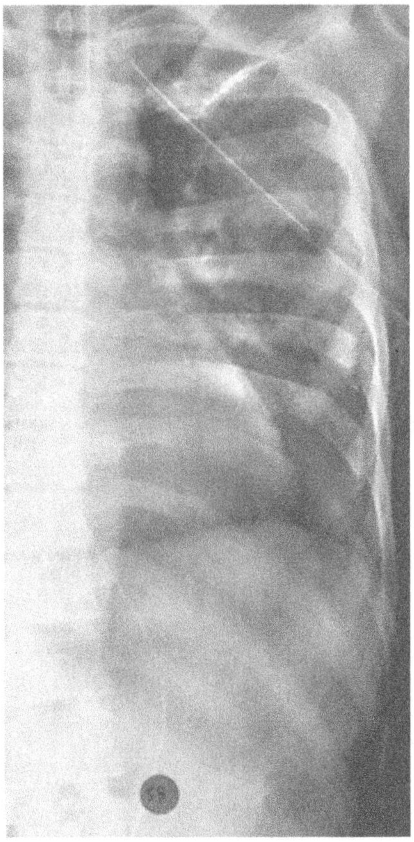

图 25-6 该图为某位青少年遭受严重胸部钝性创伤时的 X 线平片。注意第 4～10 肋骨的后肋骨骨折和第 4～8 肋骨的更多末梢骨折。该患者表现有胸部矛盾呼吸运动、皮下气肿的捻发音和需安置胸导管的气胸（平片上可见胸导管）

（经许可引自 Shah BR, Lucchesi M: Atlas of Pediatric Emergency Medicine.McGraw-Hill, 2006.Binita R, Shah, MD 供图）

■ 心肌挫裂伤

在诊断闭合性胸外伤中，心脏挫伤是最常见的意外损伤。全国儿科创伤登记记录估计有高达 5% 的胸部钝挫伤患儿存在心脏挫伤。一项研究中显示，胸部严重挫裂伤患儿可引起肺挫裂伤或肋骨骨折，并且有 43% 患儿存在心脏挫伤。心脏损伤最常归因于机动车事故和徒步外伤。在多系统创伤中，心肌损伤往往更严重。

损伤机制、临床检查结果及心脏特异评估的共同表现有助于心脏损伤诊断。患儿可能表现有严重的前胸压痛或少数有严重局部压痛。然而，有高达一半的心脏损伤患者没有胸痛并且大部分患儿没有创伤外部体征和异常心脏检查结果。心动过速是心肌损伤最敏感、最重要的体征。但是，疼痛和焦虑也可以使心跳加速，这种情况下使诊断更加复杂并且掩饰心脏挫伤表现。严重的心肌损伤患儿可能会出现心律失常、低血压及心力衰竭表现。异常心电图在患儿中并不常见。如果心电图检查作为单独诊断依据，则心电图表现正常的患儿就会被误诊。在一项研究中，43% 的胸部钝挫伤伴心脏挫伤患儿没有心电图异常表现。其诊断可以由心脏超声显示异常心功能、放射性核素血管造影术 /MUGA 异常表现和心肌酶学增高综合判断。有稳定性血流动力学和正常窦性心率的急诊患儿很少会有严重心脏后遗症。心脏特异酶学的增高，尤其是肌钙蛋白 I，是心脏挫伤的重要指标。心脏特异评估应该集中在超声心动图的心脏功能评估上。

心脏挫伤的治疗主要是支持治疗。怀疑心脏损伤患儿应该被收住院，以心电监护观察和连续心脏酶学监测。

■ 心脏压塞

心脏压塞是一种威胁生命的疾病。因液体（血液或浆液）填充心包腔而产生，造成静脉回流受阻导致等容量性休克和死亡。像穿刺伤和枪弹伤等这种穿通性损伤是心脏压塞最常见且最典型的病因，可以导致病情急剧恶化甚至死亡。甚至一个小的心包撕裂伤都可以导致危及生命的出血和心脏压塞。如不及时处理，这种损伤可以迅速导致低血压和无脉性电活动。

心脏压塞可以由临床做出诊断，但是需心脏超声明确诊断。心脏压塞的临床表现包括心前区伤口表现、心动过速、脉压减小及奇脉。Beck 三联征（心音遥远、低血压、颈静脉扩张）可能会出现，但不可以作为低血容量可靠的临床指标。

胸片显示典型的水壶样心影。心电图常显示极低电压的心动过速或显示冠状动脉撕裂造成的急性心肌梗死。

床旁超声心动图可以诊断，但要需要在等待超声心动图检查时尽早处理。治疗应基于可疑临床表现、病情恶化或心搏骤停。治疗包括开胸术、心包切开术和损伤的处理。虽然心包穿刺术作用有限，但是在病情稳定情况下其可以作为诊断和治疗手段。然而有较高的假阴性率，故阴性心包穿刺结果不一定排除心包积血。随着心包内快速出血，血液常成血栓样，这使得在没有胸廓切开术情况下很难解除压塞。心包穿刺术应该由受过急诊操作训练的人来完成。当患者病情迅速恶化且明确胸廓切开术不容易达到效果时，应该及时完成心包穿刺术。重复操作有必要，但是整个过程都应留置钢性或塑料留置针，直到开胸术完成。

在确切条件下，急性心包探查可以减轻心脏压塞并控制出血直到确切的治疗处理。直接夹紧损伤区域可以控制出血，然而，冠状动脉对压迫及压力改变特别敏感，且容易被损毁。

■ 创伤性大血管破裂

主动脉及大血管损伤在儿童中很少发现，常发生于钝挫伤患儿。创伤性血管损伤包括切开、裂口、内膜肿胀、闭塞及横向断裂。在快速减速情况下最常发生主动脉钝挫伤，见于高速行驶的汽车事故和高处坠落。比较活泼的儿童更常发生胸主动脉损伤，而较拘谨的儿童更常发生腹主动脉损伤。大血管破裂很少发生于儿童，因为他们的结缔组织含有较高的弹性蛋白。但是，患有马方综合征的儿童及成人或类似结缔组织病会更容易发生血管损伤性疾病，因为他们存在未交联胶原蛋白的本质劣势。

在钝挫伤患者中，胸主动脉损伤是最常见的大血管损伤。其破裂部位最常见于动脉韧带水平，儿科创伤性血管破裂中发生于该部位的血管损伤占 95%～99%。大血管损伤的发生率及死亡率较高。截瘫是该损伤存活者中最严重的并发症。

许多患儿还会伴随有胸部、腹部及中枢神经系统损伤。一项研究统计显示，最常见的并发损伤是腹部实质脏器损伤，约占 53%。这是大血管损伤重要的可疑高危因素，因为附加的脏器损伤可能会掩饰主动脉夹层的诊断。大血管损伤在没有外表体征证据的胸部损伤中也比较常见。

儿童大血管损伤的诊断较为困难。虽然胸片表现（表 25-4）有时不典型，但是它能增加对主动脉损伤的诊断。胸片上最常发现增宽的纵隔影和突出的主动脉弓影，但是这些均不能成为单独的确诊依据。胸部 CT 扫描可以更好地描述损伤情况，但是可能会遗漏小的病灶。在不间断失血案例中，诊断可由血管造影明确。怀疑主动脉破裂情况下，早期外科会诊行胸部心血管成像检查可明确诊断。确切的治疗是要立即手术处理。初始治疗应该直接按照创伤救治的 ABCs 流程处理，同时外科团队积极准备手术。同时伴有血气胸时应该留置胸腔引流管，除非存在急诊胸廓切开指征。

表 25-4 大动脉损伤的胸部影像表现

伴有主动脉弓闭锁的纵隔增宽表现
升主动脉扩张
气管向右偏离（由气管导管显示证明）
食管向右偏离（由鼻胃管显示证明）
第 1 和（或）第 2 肋骨骨折证据
根尖胸（肺尖出血，更常见于左侧）

与主动脉损伤比较，穿通性创伤及尖锐物体更容易造成腔静脉或肺血管损伤。对仅存在静脉血管损伤或肺血管损伤的患儿，即使伤情严重，经手术处理后存活率仍比较高。血管损伤应该注意胸部伤口及低血压。低血容量性休克常最先发生，容量复苏反对静脉出血缓慢的患儿有效。

操作技术

以下操作技术只有受培训医师才能进行操作，并且需要掌握操作指征。

■ 胸腔穿刺术

胸腔穿刺术是一项应急措施，但只能暂时缓解气胸症状。可以作为张力性气胸的诊断和治疗。当完成操作时，可听见气体流出声音，并且患儿血流动力学改善。如果开始胸腔穿刺没有改善症状，应调整适当位置再次穿刺。

操作时，嘱患儿于仰卧位且准备好无菌包。将一个大的留置针头接在装有2～3ml生理盐水的注射器上，然后插入患侧锁骨中线第2或第3肋间隙之间，同时保持注射器处于负压状态。针头要稍越过下一肋骨上缘进针，避免损伤肋间神经血管。这时张力性气胸自然释放气体。抽出的空气在吸气相时又可能返回胸腔，所以强调推进针头连接有负压注射器的重要性。当注射器中有气泡出现或针头有空气流出声音时，表面针头已经进入胸腔。这时针头进入阻力也减小。即使张力性气胸缓解，仍然应留置导管并且间断抽吸空气以防止空气反复积累。应尽快留置胸腔引流管，并连接伴有或不伴负压吸引器的水下密封装置。

■ 胸腔闭式引流

胸腔闭式引流指征有气胸、血胸或乳糜胸等（操作过程见彩图33）。此操作为有创性操作，故应准备无菌操作区域。根据患者体重选择适当大小的胸腔引流管（表25-2）。

胸腔闭式引流操作可引起疼痛。婴幼儿对疼痛表达能力差，故需在切口（插入点）局部麻醉及适当静脉镇静来控制疼痛。引流管安放位置应事先标记。空气引流管放置靠近前胸部；液体引流管放置靠近胸部后外侧。最合适的引流管插入位置是在腋前线至腋中线的第4或第5肋间隙位置。插入点应稍越过肋骨上缘，避免损伤肋间神经血管束。皮肤切口平行于肋间隙，该切口位置在引流管入胸腔位置下1～2个肋间隙，并足够大以允许胸腔引流管通过，然后用止血钳夹住，允许术者用手指探查。使用钝性分离器分离皮肤至肋间隙组织打开通道。然后使用止血钳的钝性尖部引导进入胸膜腔。当尖端突破进入胸腔，用止血钳适当扩大引流孔。止血钳夹住，且用手指作为引导将引流管插入胸腔，后用缝线缝合固定胸腔引流管，接伴有或没有负压吸引器的水下密封装置。最后完善胸片检查以明确引流管安放位置和肺复张程度。

心包穿刺术

当需要心包腔穿刺抽液时，需行心包穿刺术。急诊心包穿刺抽液可迅速挽救患者生命。这项操作的成功率高低不一，并且其并发症发生率高。其并发症常包括心律失常、气胸、心包积血和心室破裂。基于这些因素，当行急诊心包穿刺术处理心脏压塞时，需由技能熟练的人员完成。

心包穿刺前，应行心电监护、确保气道开放及建立静脉通道。患儿应该处于适当头高位和无菌环境中。如果条件允许，可超声引导。此外，对于清醒患儿，需要局部麻醉和适当镇静处理下完成这项操作。需要准备特殊器材，包括无菌洞巾、大口径留置针、注射器、三通管、接通心电监护的弹簧夹。对于婴幼儿及小龄儿童，可以用20号或相差1.5号左右的腰椎穿刺针和18～20号的导管针。对于较大儿童，应用18号或相差1.5号的腰椎穿刺针和16号的导管针。然后弹簧夹系于针头中心位置并连接一个胸导联行心电监护。当针头刺激到心肌时，可以检测出室性心律失常。进针插入点位于剑突下左侧1cm处。保持注射器负压的同时，进针方向朝着患者左肩胛骨尖端指向倾斜45°，可见心包液体或心包血液为止或者心电图有显著改变为止。对于成人或青少年患者，进针点位于左侧第5肋间隙的胸骨旁附近，先垂直于皮肤表面进针，然后再稍斜向胸骨进针。对于需要持续引流的患儿，则需要安置心包引流管。

■ 急诊胸廓切开术

当胸部创伤后突发心搏骤停时，有部分患儿可选择胸廓切开术，包括心室肌撕裂伤、心脏压塞、胸部大动脉损伤及肋间动脉损伤。急诊胸廓切开术取决于外伤机制和术前生命体征。创伤患儿复苏时行急诊胸廓切开术的预后一直是争论的焦点。成人创伤患者行急诊胸廓切开术的指征已有高质量的文献报道、有效的手术步骤和可供患者选择的成本费用。对于胸腹联合钝挫伤后突发心搏骤停的成人患者，其不是急诊胸廓切开术的手术指征。而急诊胸廓切开术可以改善穿通性创伤患者的存活率。在儿童也有不同的急诊胸廓切开术的成功率报道，其存活率范围为 0～26%。而穿通性胸部创伤儿科患者的手术存活率（5%～36%）稍好于胸部钝挫伤患儿（0～15%）。到达急诊的大部分患儿都没有生命体征且心搏骤停已超过 20min，其存活已不太可能。对于儿童急诊胸廓切开术，大量文献报告均支持下述观点：①胸腹部联合钝挫伤患儿，在现场已停止呼吸心搏，且到达急诊室后心功能已不可逆，其存活机会较小；已失去生命体征的穿通性创伤患儿，且到达急诊室心功能已不可逆；这两种情况均不利于行急诊胸廓切开术。②遭受穿通性或钝挫性胸部创伤患儿，若其还有生命体征迹象，尽管病情会进一步恶化，但是急诊胸廓切开术后行最全面的常规治疗可以有较高的存活机会。

法律实施

美国大部分州都要求报告戳伤、枪弹伤和攻击行为。虐待儿童法令也要求报告可疑的受虐行为。治疗儿科创伤疾病的同时，也要考虑向地方当局报告这些损伤情况并做好保护儿童服务工作。

总结

创伤在美国是导致儿童死亡和残疾的第一病因。虽然在儿童不常发生，但是胸部损伤是儿童创伤死亡的主要因素。因为存在这些因素，应该强调胸部损伤的娴熟处理。儿童胸部创伤的处理方法应遵循由美国心脏协会和创伤外科医师委员会制定的第 4 版指南。

（熊小雨 译）

第26章 腹部创伤

（原著 Shireen M.Atabaki）

要点

- 与腹部穿通性损伤相比，腹部闭合性损伤在儿童中的发生率更高，导致更为严重的损伤和死亡。
- 发生腹部闭合性损伤时，脾和肝是最容易受损的器官。而肝的损伤是导致死亡最常见的原因。
- CT检查能帮助诊断腹部外伤。然而腹部创伤时进行CT检查本身就有风险，必须谨慎地使用ALARA标准进行评估（尽可能低）。
- 十二指肠和近端空肠穿孔是最常见的肠管损伤，通常与皮带或自行车把手所致损伤相关。

创伤是导致儿童死亡最常见的原因。在美国，每年近200 000例次腹部创伤就诊于急诊室。严重腹部创伤占儿童创伤中心8%的收治患者量。仅有15%的腹部创伤需要手术治疗，其中绝大多数为穿通性创伤。

在儿童，腹部创伤是创伤的第三大致死原因，次于头部和胸部外伤。腹部钝伤在儿童较为普遍，与穿通性创伤相比，更易导致损害和死亡。穿通性腹部创伤占腹部创伤病例总数的15%，6%的穿通性腹部创伤患儿主要因穿通性创口而死亡。

儿童比成人更易受不同形式的外伤损害。机动车碰撞（motor vehicle collisions，MVCs）所致钝伤占腹部外伤的一半以上，而且是最致命的。在儿科年龄段中，青少年穿通性损伤的发生率增长尤其快。意外性刺伤在年龄小于13岁的儿童中经常发生，可能涉及剪刀或栅栏等不同物品。

儿科腹部创伤的处理需要急诊医师、创伤外科医师和小儿转诊中心的相互协调。立即稳定病情并将最严重的受伤患儿转移至适当的创伤中心会极大地改善预后。

损伤模式

■ 机动车碰撞

当汽车撞击儿童后，发生的多系统创伤常伴随腹部损伤（表26-1）。Waddell’s triad（彩图34）演示了儿童步行者的受伤模式，首先大腿受撞击，然后是胸部和腹部，最后是头部。除了注意Waddell’s triad头部和肢体外伤，不应忽视腹内脏器损伤，后者可能导致致命性出血。在机动车驾驶者靠右侧行驶的国家，儿童穿过马路时外伤最多发生于身体左侧，经常导致脾损伤。安全带综合征发生于安全带约束的患儿，受伤特点是安全带经过的腹部皮肤出现“安全带征”，表现为皮肤瘀斑、擦伤或红斑（彩图35，图26-1），腹部侧面出现Grey-Turner征，发生在10%的约束儿童中。这种损害的发生可能是因为不恰当的约束，当儿童在安全带下面向前滑动时，安全带上滑并压迫腹部所致。“安全带征”值得进一步评估，它与胃肠道损伤风险增加有关。

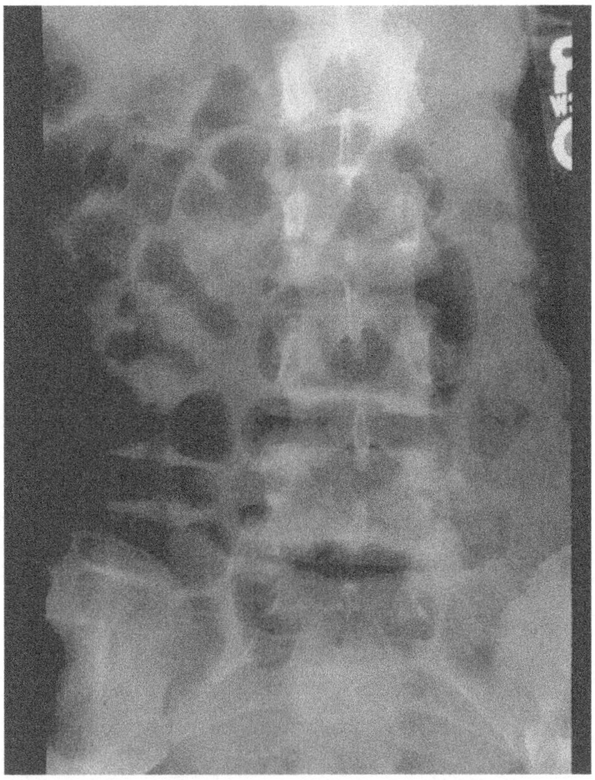

图26-1 腰椎的机会性骨折。因为不正确地使用固定腰带，当汽车碰撞时腰带骑跨和压迫儿童腹部所致

（Dr. James F. Holmes, Department of Emergency Medicine, University of California, Davis Medical Center 许可使用）

■ 自行车事故、运动损伤和跌倒

头部外伤依然是自行车事故的主要损伤，如果被车把碰撞或跌倒至地面则可能发生腹部创伤。车把所致的损伤（彩图 36）机制不详，因为大多数儿童撞击数小时至数天内并没有严重的损伤征象。症状发作的平均时间几乎为 24h，大约 1/3 的患儿此时已出院回家。因自行车车把受伤住院患儿往往病情严重，其平均住院时间超过 3 周。常伴有假性囊肿形成的外伤性胰腺炎是车把损伤最常见的损害，其他器官损伤依次为肾、脾、肝、十二指肠血肿，肠穿孔。请创伤外科医师会诊并仔细查看患儿是否存在车把损伤。因为一个着力点撞击腹部，运动相关性创伤产生典型的孤立性器官损伤。脾、肾和胃肠道特别容易受伤。跌倒很少造成严重孤立性腹部损伤，除非对腹部直接打击或通常高于身高两倍距离的高处坠落。

■ 儿童虐待

严重的腹部损伤约占儿童虐待伤害的 5%。因为送诊的延误、送诊者的遮掩和缺乏创伤相关的外部体征，近乎一半的此类患儿诊断困难。肝和脾的损伤通常伴有肋骨骨折。

病理生理学

某种解剖特点使儿童易患多发性而单一损伤。相对较大的固体器官、缺乏肌肉保护的腹部和细小易动的肋骨可导致严重腹部外伤和出血的风险增加。儿童具有即使在大出血情况下也能维持正常年龄血压和脉率的能力，因此腹内严重出血的诊断可能会延迟。损伤的外部体征、腹痛和肠鸣音消失很少能为手术决策提供线索。腹部膨隆可能是因为腹腔积血、腹膜炎或者最常见因为哭吵吞气引起的胃胀。腹部膨隆征象可能会使查体发现严重的腹部损伤或出血变得困难。严重的膨隆能导致呼吸急促，因为干扰了膈肌运动、胃排空或者控制心率的迷走神经抑制功能。在儿童，对心排血量降低的第一反应是增加心率；因此，在未识别的低血容量下迷走神经功能抑制可导致危险的循环衰竭。

表 26-1 不同外伤的损伤机制

Waddell's triad	安全带综合征	高处坠落
儿童行人机制	机动车碰撞约束	
股骨中段骨折	膈肌损伤	头部外伤
腹部损伤	十二指肠损伤	多发性长骨骨折
	实体器官损伤	
头部损伤	过度屈伸所致腰椎机会性骨折	胸壁损伤

治疗

■ 总体原则

在理想状态下，应由急救医师、创伤外科医师、麻醉医师和外科专科医师组成的团队评估和治疗腹部外伤。实际上，许多急救医师发现最初仅有他们来处理，必须采用系统全面的方法诊治受伤患儿，并迅速请示顾问医师。腹部钝伤很少需要外科干预，但是穿通性创伤往往需要外科处理。不过，所有病情不稳定的患儿均需要外科顾问的迅速会诊。

所有腹部创伤患者必须遵循创伤评估和抢救的基本原则。腹部的评估包括初次和再次检查。以下干预非常重要。

- 插入经鼻胃管或经口胃管进行胃肠减压并检查有无血液和胆汁。当怀疑存在头颅外伤或颅底骨折时经口插入胃管。
- 如果尿道没有血迹，放置导尿管检查有无出血和尿潴留。进行尿液分析检查。
- 完成直肠检查，查看有无出血、男性的前列腺位置，以及判断直肠张力。
- 须让患儿禁食，因为有手术或形成麻痹性肠梗阻的可能。
- 检查血型和交叉配血，血电解质、全血细胞计数，血清淀粉酶和肝转氨酶。

明确损伤机制十分重要，它可指导再次检查和预约特殊检查或程序。翻转患者检查躯干背面有无创口十分重要。应当注意外部的伤害如擦伤、切割伤、瘀斑和特征性标记，如轮胎和座椅安全带痕迹。

儿童对创伤和应激的反应相差很大。创伤患儿可能更难检查和显示在成人中常见的即将死亡的征象。病史有限且儿童对疼痛的反应难以评估。需要指定团队人员或父母、照料者在床边关心患儿的情感需要并安慰、帮助他们度过创伤评估和治疗的痛楚。过去十年，在创伤和儿科救治时许多儿科创伤中心已就家庭成员在场制定了政策。

■ 穿通性腹部创伤

儿童穿通性腹部外伤的诊断和治疗与成人相差不大，最初的治疗并不依赖于发现任何特定的损害。体积大的中空器官最易受伤，其他依次为肝、肾、脾和大血管。

在儿童，腹部上界为乳头，因此在乳头和腹股沟范围内的穿通性伤口涉及腹腔，应设定为污染可能。伤口位置、大小和可能的入口和出口轨迹能帮助发现潜在的损伤。外科评估、伤口清创和可能的探查，并使用广谱静脉抗菌药物治疗是必须的，但微小伤口可能并不需要全面的处理。在最低限度上，穿通性腹部创伤需要以下处理：放置经鼻或经口胃管；留置导尿管；正位和侧位（如果需要）胸部X线片；仰卧位、直立位和侧位腹部X线片检查；对深部穿刺伤和所有枪击伤患者进行静脉造影增强CT腹部扫描，除非临床情况不稳定和需要直接去手术室手术治疗。腹部枪击伤需要立即手术探查。枪击伤大多数进入腹腔并可直接或通过能量耗散间接损伤器官。枪击伤的高致病率和病死率与弹头和碎片破坏作用、血液的快速丢失、复杂的外科修复和术后并发症相关。

刺伤最大的危险是对血管的损伤。一般容易受损的血管包括主动脉、下腔静脉、门静脉和肝静脉。然而，刺伤仅有1/3的机会进入腹腔，进入腹腔后又仅有1/3的患者需要血管修复。

轻微刺伤者采用局部探查来除外腹膜穿透伤是可行的。如果患儿符合以下概况，可以考虑保守治疗。

- 观察12～24h无休克或腹膜炎征象。
- 胃、直肠或尿道没有出血。
- X线检查没有腹腔或腹膜后游离气体的证据。
- 没有需进行肠管或大网膜切除术的病史或证据。
- 外科顾问医师的严密观察。

■ 腹部钝伤

因为相关信息难以获得，儿童患者的孤立性腹部和多系统创伤均具有挑战性。其他系统的损伤可能会掩盖早期轻微的腹部征象，体格检查仅有55%～65%的准确率。轻度的损伤机制，如从0.6m高度摔倒至地面，也能导致伴随轻微症状的严重的损伤。因此要注意观察，并重复进行关键体征的检查和连续的腹部体格检查，这样可能会更加保险。实验室和放射检查可能是必要的，取决于临床状态、损伤机制和体格检查对损伤的初步判断。

胸部（仰卧位或最好有直立前后位加侧位）和仰卧位腹部和骨盆X线片能为腹部创伤的诊断提供重要线索（表26-2）。

■ 实验室评估（诊断性研究）

如果符合表26-3中任一实验室或体格检查的阳性结果，那么钝伤患儿有腹腔内损伤的高风险。这一评估中，血红蛋白和血细胞比容早期很少有用，但可作为基准与随后的处理进行比较可能有价值。然而，如果最初的血细胞比容低于30%并伴有进行性休克征象则提示严重出血。最初血细胞比容小于24%与高死亡率相关，应立即进行输血治疗。

经鼻胃管放置后仍持续存在腹胀，血流动力学不稳定且对液体复苏无快速反应，顽固性低血压或腹膜刺激征则要求立即由儿科腹部外伤经验丰富的外科医师进行外科干预。

表26-2 腹部创伤的影像学线索

胃外侧缘向内侧移位，经鼻胃管证实，提示脾破裂或出现血肿，扩大的脾将胃推向一侧
腰肌阴影或肾轮廓的消失和低位肋骨骨折提示肾创伤
胃短血管的出血使胃底黏膜出现锯齿状外观
放置经鼻胃管下，远端小肠相对缺乏气体提示十二指肠和近端空肠血肿
通过胃管注入空气可能会增加发现内脏穿孔气腹的机会

表26-3 临床表现来预测钝伤所致腹腔内损伤患儿

ALT＞125或AST＞200（U/L）
尿液分析＞5个红细胞/高倍视野
腹部压痛
血细胞比容＜30%
股骨骨折

■ 计算机断层扫描（CT）

CT扫描能清除干扰腹部外伤诊断的许多不利因素，并且是稳定创伤患者检查的标准流程。应与创伤外科医师协商是否进行特殊的检查，以避免对正确治疗造成不必要的延误。腹部和盆腔CT扫描的适应证如表26-4所列。CT扫描对评价肝、肾、脾、腹膜后损伤和在较小程度上对胃肠道损伤是有用的。CT扫描对发现胰腺损伤、膈肌损伤和肠穿孔不太敏感，要求对高度怀疑情况采用全面腹部检查以除外隐匿性损伤。

放射线暴露是CT检查最大的风险。腹部CT扫描给患者造成因放射线暴露风险所致癌症死亡的高风险，1～10岁时单一腹部CT扫描检查后患癌症死亡的风险分别为1/550和1/700。在实践中对腹部钝伤儿童进行CT扫描的不同随意性持续存在。必须通过制定有循证基础的指南来规范临床决策规则以减少临床医疗工作的随意性，减少非必须性的放射性暴露。儿科急救护理应用研究网（PECARN）近期发表了对发现腹内创伤极低风险儿童接受急性干预和可以排除CT检查的预测规则。

这一临床预测规则由患者病史和体格检查的七部分内容组成，临床医师容易操作。PECARN对腹腔内损伤的预测规则由超过 12 000 名儿童中分析得来，应用性能出色，阴性预测价值为 99.9%，敏感度为 97%；然而，外部验证的规则待定。临床预测规则包括以下七部分，其重要性依次下降。

- 无腹壁创伤或座位固定带征。
- GCS 评分＞13 分。
- 腹部无压痛。
- 无胸壁损伤的证据。
- 无腹痛的抱怨。
- 无下降的呼吸音。
- 无呕吐。

表 26-4　腹部创伤评估的技术比较

	腹部 CT 扫描	腹部超声
指征	相对平稳的患者 多发性创伤或大的胸部、头部或骨骼（骨盆）损伤 体格检查发现或损伤机制提示腹部损伤的可能 不能解释的低血压 血尿（肉眼或显微镜下＞20 个红细胞 / 高倍视野），神经系统损伤，脊髓损伤或精神状态改变妨碍全面腹部检查	可作为分诊和辅助体检的工具 胰腺损伤和腹水的评估（可能是血） 当无法进行 CT 检查时，也可以用来确定其他腹腔内损伤
优点	相对无创 高敏感度和特异性 同时评估多个器官系统	可以在床旁使用，在某些地区比 CT 更容易获得 可在床边做 FAST 检查，以评估腹腔积液或积血
缺点	放射性危险 在生后第 1 年行单独腹部 CT 扫描，余生患癌症死亡的可能性为 1/550 一般要求静脉注射造影剂，带或不带口服对比 时间延误	没有 CT 敏感

当 CT 检查结果为阴性时，让病情稳定的患儿回家可能是安全的，因为腹部 CT 检查对于发现腹内损伤具有很高的阴性预测价值。

传统观点认为，使用口服或静脉造影剂可以增加腹部 CT 扫描的敏感性。然而，在创伤时，口服造影剂很少使用，因为存在使用的技术难度、增加扫描前的等待时间、误吸的风险且因为经常性缺乏肠道造影剂而存在明显的使用限制。

■ 腹腔诊断性灌洗

在儿科患者，严密观察，全面体格检查，特别是腹部 CT 可避免腹腔灌洗。当其他方式不能获得或因其他损伤患儿必须进行全身麻醉时，诊断性腹腔灌洗仍是有用的。在这些情况下，DPL 可以经常在手术室操作。然而，DPL 的价值仍然存在疑问。在儿童，它没有器官特异性或损伤特异性，不能可靠地评价腹膜后损伤，而且肝或脾手术的决定并不取决于腹腔内积血量。另外，操作引起的空气和液体进入腹腔，而且操作导致的腹膜刺激使后续的体格和放射检查更为困难。

儿童的 DPL 技术类似于成人，尽管为了避开膀胱会开一个脐上小切口，而在年幼儿通常采用脐下切口。

■ 腹部超声

床旁超声更加容易获得，明显地减少了对 DPL 的需要。对于病情不稳定的患者作为一项分诊工作特别有用，可作为体格检查的辅助补充。正如这样，腹部超声最好是用于筛查需要立即干预的腹腔内损伤（如低血压状态）而非需要得到一个精确的诊断。当 CT 不能获得时腹部超声也是有用的，它最大的优点是发现腹腔内出血和胰腺损伤。总体上，儿童 CT 扫描在发现腹腔内损伤方面比超声更为敏感。另外，一个经验丰富的超声医师也可提高儿童腹部超声的敏感性。在儿童创伤患者，腹部超声对腹腔积血的检测敏感性为 66%～83%，超声检测阳性患者推荐进行 CT 扫描。

床旁超声检查已成为急诊核心医疗课程的一部分，经常教导采用 FAST 检查方法。FAST 检查评估腹部 6 个区域，其原则性目标是发现腹腔积血。无论超声结果如何，血流动力学不稳定的腹部外伤儿童需要开腹手术，而病情稳定的患儿即使存在腹腔器官损伤也经常采用非手术治疗。因此，超声对评估儿童腹部创伤的确切作用仍在探讨中。

特定外伤及处理

■ 实体器官

脾：在闭合性外伤，脾是经常受损的实体器官，在致死性外伤中仅次于肝。所有形式的穿通性外伤均可引起脾外伤，可以合并肝刺伤，从外部损害的征象往往难以确定潜在损伤的程度。常见于儿童的单核细胞增多症，可导致脾大，即使轻微影响也可导致脾破裂。在这种情况下，患者应该注意避免接触性运动或可能导致腹部撞击的任何活动，直到脾恢复正常大小，最短时间为 4～6 周。

尽管弥漫性腹部疼痛可能为表现症状，脾损伤的典型表现为左上腹部疼痛，放射至左肩部（Kehr

征），与体格检查可扪及的疼痛相关。左上腹部和（或）脾大的严重压痛应及时手术治疗，并考虑对其进行CT扫描。脾破裂可能导致休克和创伤后心搏骤停。持续性原因不明的白细胞增多或高淀粉酶血症也表明脾损伤。

腹部CT检查是诊断脾损伤的可选择性检查。在病情稳定患儿一旦确诊了脾外伤，治疗的重点是保护脾。在儿童，厚且有弹性的脾包膜及横向排列的裂口与血管平行常常导致出血自发停止，并且90%的患者可以非手术治疗。

保守治疗包括1或2级损伤患者最初数天在医院卧床休息，更高等级的损伤可以进行限制性活动。

目前的数据建议病情稳定的脾损伤患者3d内可以出院，8周内在身体活动中需限制抬举活动。

尽管脾伤口可以自发性修复，包膜下血肿可以在绝大多数病例中发生，延迟地自发性地破裂可以随时发生，但受伤后第3～5天最易发生。采用保守治疗时需要严密观察并经常检查。

发生低血压且对容量复苏没有反应的儿童需要手术治疗。在进行脾切除术的儿童，感染明显增加而且致死性败血症增加65倍，特别是含荚膜的微生物（肺炎链球菌、流感嗜血杆菌、脑膜炎奈瑟菌、金黄色葡萄球菌、大肠埃希菌）。任何经受部分或完全脾切除术的患者应该接种肺炎链球菌和流感嗜血杆菌疫苗，即使抗体反应可能是非持久的。

肝：在腹腔实体器官大出血和严重损伤中，肝名列第二，但肝损伤是致死性大出血最主要的原因。严重肝损伤的死亡率高达10%～20%。然而，大多数儿童肝损伤是轻微的，不易被发现，除非因为不正常肝酶学或影像学检查而不经意地发现。血清天冬氨酸转氨酶（AST）大于200U/L和丙氨酸转氨酶大于125U/L与腹腔内损伤相关（见表26-3）。CT扫描的应用对肝损伤有了革命性的改变，导致对肝损伤认识的增加。

损伤机制类似于脾外伤。症状主要依赖于损伤的程度，范围从非特异性弥漫性腹痛至创伤后心搏骤停。右上腹部严重的疼痛和（或）肝扩大应迅速请示外科顾问医师并行CT检查评估。肝外伤患儿但没有休克或对容量复苏有反应很少需要手术控制出血。然而，非手术治疗并非没有并发症。需要后期进行开腹手术的患者损伤后最初24h内输血需要量大于总血容量的50%，出血进入胆道并不少见。保守治疗包括细心监测关键生命体征、全面腹部检查和持续血细胞比容监测。

巨大的星状肝撕裂和包膜下血肿可以透过肝包膜，如不手术很少停止出血。直接缝合和引流可以治疗大多数肝裂伤。准备手术时，应恢复循环血容量，因为血凝块被清除的过程中，出血会迅速发生。

胰腺：在儿科闭合性损伤中胰腺很少严重受损，因为胰腺在上腹部很深的位置。然而，胰腺在脊柱前的固定位置，易受上腹部中央直接击打的影响，如自行车车把外伤（见彩图36）。胰腺外伤难以诊断，淀粉酶和脂肪酶增高的迹象可能在伤后72h呈现。

无严重胰腺损伤的外伤性胰腺炎最为常见，其次为胰腺血肿，胰腺或导管的断裂很少见。胰腺断裂经常在3～5d导致胰腺假性囊肿的形成，导致慢性间歇性发作的腹痛、恶心、呕吐和体重下降。在急性期，胰液渗漏进入较小的腹膜囊引起化学性腹膜炎和胰性腹水。上腹部疼痛放射至背部、腹部可触性包块伴或不伴急性腹膜炎或腹水、高淀粉酶血症等经典三联征在儿童很少发现。

在创伤早期，CT扫描能帮助发现严重胰腺损伤或胰腺水肿的证据，但对于确定治疗没有帮助。超声可能更有帮助，但也不太可能改变早期的管理。单纯的外伤性胰腺炎与其他种类胰腺炎伴肠麻痹的治疗方案相似，需放置经鼻胃管、静脉液体治疗和镇痛治疗。严重胰腺外伤往往需要手术引流并进行修补或切除部分胰腺。胰腺假性囊肿治疗包括外科引流术后6～8周的全胃肠外营养治疗。

■ 腹壁

腹壁肌肉包括前方的腹直肌、内斜肌、外斜肌和侧面的腹横肌，以及后方的竖脊肌（骶棘肌）肌肉群，腰方肌、下后锯肌和腰大肌（位于深和后方）任一肌肉都可以发生血肿，也可伴随脊柱和其他骨骼的损伤。在有出血风险的患者中，如血友病或使用华法林，腰大肌特别容易形成血肿。

触痛、青紫、肿胀或腹壁肿块可能提示血肿或挫伤。然而，某些类型的瘀斑（如“安全带征”）可预示腹腔内损伤和创伤后数小时可能发生的伤害。Grey-Turner征提示腹部或腰部的瘀斑可能代表腹膜后血肿。Cullen征是脐部周围蓝色变，可能代表腹腔内出血。腹壁损伤，除了大的伤口，通常是自限性的，更要注意的是潜在损伤，如前面章节所述。腹壁和更深部位的损伤很难区别，因此，低阈值的腹部CT扫描是必要的。

出院时应给予详细的建议。教导患者和照顾者注意查看呕吐、增加疼痛、腹胀、血尿和发热等情况。对任何严重腹壁外伤的患者 24h 内确保严密随诊以便再次检查。

■　空腔器官

在腹部闭合性外伤患儿中，中空内脏器官损伤的发生率为 1%～5%。在需要开腹手术的患儿，中空内脏损伤的发生率为 16%。十二指肠和近端空肠穿孔是最常见的，通常与安全带或自行车车把外伤相关。穿通性外伤的表现更为明显，更易显示损伤的早期迹象，如游离气体。

X 线片上没有游离气体的明确证据，在闭合性外伤时内脏穿孔的诊断有困难。触痛最初可能是局限的，6～12h 后慢慢加重，正是腹膜炎或肠梗阻发生的必要时间。对于这些外伤，腹部 CT 扫描没有特别的敏感性，重复的体格检查仍然是肠破裂最可靠的检查手段。在处理这些患者时应该早期进行外科会诊。一旦怀疑腹部穿孔，应该直接进行开腹手术修补损伤。大多数损伤以修补为主，然而结肠穿孔通常需要结肠造口分流术。

十二指肠或空肠内血肿可引起肠梗阻伴疼痛、胆汁性呕吐和胃胀等症状。可通过超声或上消化道造影明确诊断，检查能揭示“螺旋弹簧”征。这种情况很少需要手术治疗。但它能通过胆道口壶腹导致创伤性胰腺炎。处理为保守治疗和支持治疗，包括放置经鼻胃管和进行肠外营养 3 周。

当发生大片腹壁缺损，如一个大的刀刺伤或近距离枪伤时，要进行内脏切除术。肠管应采用盐水纱布浸湿来保持湿润，不能让肠管处于压迫状态，以防加重肠壁水肿。

总结

对有可疑腹部外伤患儿的评估和治疗富有挑战性。儿童的生理特性使关键体征和体格检查对严重伤害的预测性比成人低。因为，其他诊断线索如外伤机制和保持对常见伤害的高度怀疑是最重要的。如果考虑儿童有腹腔内损伤，可请创伤外科医师会诊或将患者转诊至创伤中心。认识到有帮助的诊断技术如腹部 CT 扫描及其禁忌都是重要的。最后，应该明智地确定治疗儿童创伤的医疗资源及进一步治疗需要。具有通过创伤治疗团队有效方式提供优质治疗的能力或迅速将患者转移至创伤中心，最大程度地抢救生命并限制病死率。

致谢

特别感谢 Wendy Ann Lucid 和 Todd Brian Taylor 为本章所做的贡献。

（符跃强　译）

第 27 章 泌尿生殖系统创伤

（原著 Joyce C. Arpilleda）

要点

- 所有遭受严重创伤和怀疑有泌尿生殖系统损伤的患者都应查尿常规。
- 在肾乳头和会阴之间的穿通伤需要复苏和仔细评估腹部和肾创伤。
- 肾创伤能够导致急性肾小管坏死，导致尿液外渗而引起肾衰竭、延迟性出血、感染、脓肿形成。
- 患儿以腹部创伤为主要表现同时出现肉眼血尿、尿道里有新鲜血液，并无法清除或从留置尿管里流出的尿较少，这时应考虑膀胱破裂。
- 生殖系统损伤必须考虑性虐待。

概述

腹部创伤的患者中 10% 会发生泌尿生殖道损伤。肾是泌尿系统最容易损伤的器官，其次是膀胱、尿道、输尿管，肾损伤常常发生于背部、侧腹部、胸廓下段和上腹部。和成人相比，儿童的肾更容易受损，因为儿童肋骨柔软、腹肌力量弱、肾占整个身体的比例相对于成人较大，肾周脂肪较少和先天畸形等因素使肾得到的保护更少。采用 CT 扫描对自身存在肾畸形的儿童进行筛选，筛选出的肾创伤是成人的 3～5 倍，这些畸形包括肾盂输尿管连接处狭窄、输尿管积水性肾病、马蹄肾等。存在先天性肾畸形的患儿血尿的表现和受创伤的严重程度不一致。钝挫伤占所有肾损伤的 80%～95%，机动车碰撞是导致钝挫伤的最常见原因。

血流动力学稳定的患者出现血尿并怀疑其存在泌尿系统损伤时，增强 CT 是检查评估的最好办法。如果不能进行 CT 扫描，可以选择静脉尿路造影。在创伤最初的评估和发现继发的膀胱和尿道损伤时，膀胱和尿道造影依然是一项很有用的技术。会阴损伤的患者应考虑到性和躯体虐待，如烧伤、前后矛盾的损伤机制、目前的损伤、患儿的病史等。

最初的评估和处理

像所有创伤一样，对泌尿生殖系统创伤的处理也是从创伤高级生命支持的基础开始。患者稳定之后，要对一些特殊的器官系统进行评估。肾可能是低血容量休克患者出血的主要源头，然而由单独的肾破裂导致的休克是不常见的，因为肾被一层紧密的筋膜包裹，这可以限制肾实质出血达全身血容量的 25% 或更少。大多数泌尿系统损伤是不具有生命危胁的，但是没有及时诊断和在治疗上的任何延迟都可以导致严重的死亡率。表 27-1 为泌尿生殖系统损伤的初步评估和处理。尿常规分析是血尿的最基本的筛选试验，如呈阳性，对其进行微观尿分析。血尿可能会在泌尿系统损伤中消失。表 27-2 列出了对远期泌尿系统评估的指征。泌尿系统损伤在正位盆部平片的征象：①腰大肌影消失提示腹膜后的积血；②脊柱侧凸时凹面为损伤面；③低位肋的横断性骨折。监测尿量排出（表 27-3）。

表 27-1 泌尿生殖系统损伤的初步评估和处理

1. 检查背部有无钝挫伤、穿通伤及内出血的征象
2. 会阴评估
   a. 挫伤和血肿
   b. 撕裂伤
   c. 尿道出血
   d. 在安放尿管前对直肠进行检查，如前列腺高位骑跨要怀疑尿道中断
3. 阴道评估
   a. 阴道穹积血
   b. 阴道撕裂伤

表 27-2 远期泌尿系统评估的指征

肉眼或显微血尿＞20RBCs/HPF
腹部或侧腰部疼痛，侧腰部是指从第 6 肋间到髂嵴的腋前线和腋后线之间的区域
血肿
包块
侧腰部瘀斑（Grey Turner 征）
脐周瘀斑（Cullen 征）
可以伤及泌尿生殖系统的穿通伤

表 27-3 不同年龄的尿量

年龄（岁）	尿量［ml/（kg·h）］
新生儿和婴儿（0～1）	2
幼儿（1～3）	1.5

续表

年龄（岁）	尿量［ml/（kg·h）］
青春前期（3～12）	1
青春期（＞12）	0.5

肾损伤

泌尿生殖系统钝挫伤常常发生在快速减速撞击时，肾在肾筋膜内相对较固定的位置被肋骨或脊椎挤压，可以导致肾挫裂伤或撕裂伤，血管蒂可以被拉伸，损伤的肾动脉或肾静脉会形成血栓。

超过 75%～95% 的肾创伤患者会表现出血尿。然而，肾盂输尿管连接处损伤，如肾蒂损伤时有 25%～50% 的患者不会表现出血尿。在肾穿通伤，肾血管或输尿管可能被严重损伤而不表现出血尿。背部或侧腰部挫裂伤、血肿或淤血应考虑肾存在损伤，需要行 CT 扫描或静脉尿路造影，血流动力学不稳定的患者要立即行外科手术。其他需对尿路进行评估的指征为肉眼或镜下血尿（＞20RBCs/HPF），以及：①腹部穿通伤；②收缩压低于 90mmHg；③其他钝挫伤导致的腹部内损伤；④快速减速损伤（如高速行驶的机动车碰撞，从高处坠落）。

对怀疑有肾损伤的患者，CT 扫描是最好的初步影像学检查。它可以显示出①肾实质组织损伤程度和肾周出血或肾周血肿；②尿液外溢；③肾蒂或肾血管损伤；④腹内组织结构的损伤。

FAST 检查不能鉴别血液和外溢的尿液和其他类型的与泌尿生殖系统创伤有关的液体。因此，在明确肾损伤时超声比 CT 敏感性差。

95% 的肾钝挫伤可以采用非手术方式治疗。肾钝挫伤的患儿如最初血流动力学不稳定，则需快速补充晶体液复苏，然后转入加强监护病房继续监测。大多数肾穿通伤伴尿液外溢和血流动力学不稳定，这通常需要外科手术。上尿路损伤很少见，包括由于减速撞击引起的肾动脉栓塞和肾蒂破裂。这些损伤通常表现为剧烈腹痛，有的不会出现血尿。静脉尿路造影、CT 扫描或肾动脉造影可以作为诊断的依据。

最新修订的肾损伤分类见彩图 37。美国创伤外科协会根据受伤的深度、损伤的血管和尿外溢的临床表现进行分级。Ⅰ级损伤占所有肾损伤的 80%。在钝挫伤后产生肾周血肿较肾包膜下血肿更常见。Ⅳ级损伤在 CT 扫描图像上可见肾周间隙外溢的浑浊尿影，修订后的Ⅳ级损伤包括所有的集合系统、肾盂损伤和动脉节段性损伤、静脉损伤。80% 的患者尿液外溢都会自己恢复，Ⅳ级损伤动脉节段性梗死常需要保守性治疗。在修订后的Ⅳ级损伤中肾盂输尿管连接处完全撕脱的特点为远端输尿管浑浊尿消失。修订后的Ⅴ级损伤限于主肾动脉和（或）肾静脉的损伤，包括撕裂伤、撕脱伤和血栓形成。除完全性肾盂输尿管破裂或血流动力学不稳定的患者，大多数Ⅳ级和Ⅴ级肾钝挫伤的患儿可以通过非手术的方式来处理。

肾蒂损伤占所有肾创伤的 5%，可能不会表现出血尿。肾钝挫伤导致的最常见的肾蒂损伤为肾动脉堵塞。创伤性肾坏死可以发生于任何时期，有时甚至在肾受伤后很长一段时间才发生。单独的肾静脉损伤不常见。创伤引起的肾静脉血栓形成常伴随肾动脉或肾实质的损伤。去血管化的肾在增强 CT 影像中不会表现出增强效应。

肾创伤的并发症有尿外溢、尿性囊肿、感染性尿性囊肿、继发出血、肾周脓肿、假性动脉瘤、高血压、动静脉瘘、肺部并发症、急性肾小管坏死性肾衰竭、慢性肾盂肾炎、肾积水、慢性肾结石和假性肾囊肿。这些并发症发生率为 3%～33%，尿外溢是最常见的并发症，常发生在属Ⅳ级损伤的肾实质损伤和肾盂输尿管连接处损伤。尿性囊肿为尿液的聚集，在所有肾损伤的患者中发生率为 1%～7%，流进腹膜腔内的尿液通常是由穿通伤导致的。继发出血在Ⅴ级损伤中比较常见，如为穿通性损伤多采用保守性治疗。继发性出血常由创伤性假性动脉瘤或动静脉瘘引起。创伤后肾性高血压一般出现在伤后 1 周到数十天，平均为创伤后 34 个月。较小的暴力就会使不规则肾（肾积水、肿瘤、马蹄肾或多囊肾）受损，伤后表现出不同程度的血尿。

肾钝挫伤需要根据其临床特点、CT 影像和肾损伤分级综合判断处理。病情稳定的儿童肾钝挫伤处理采用非手术方式保守治疗。在目前的文献报道里还没有很好的保守治疗方法。并发腹腔脏器损伤和肾血管损伤时需要外科手术干预，然而现在没有儿童肾钝挫伤前瞻性研究数据。

输尿管损伤

创伤性输尿管损伤很少见，占所有泌尿生殖系统损伤比例不到 1%。腰大肌和椎体保护近端输尿管，骨盆保护远端输尿管。穿通伤是最常见的损伤机制。但是，在钝挫伤时，儿童发生输尿管断裂比成人更常见。在躯体极度屈曲时输尿管会被拉伸，约 56% 输尿管损伤的患者是低张力的。约 75% 的患者会出现肉眼血尿或镜下血尿。如果输尿管完全横断或输尿管不连续，不会出现血尿。增强 CT 是检测尿外溢最好的影像学方法，具有很好的灵敏性。在第一次扫描腹部和盆部后，约在注射对比剂后的 10min 进行的第二次对集合系统的扫描是很重要的，可以检测是否存在尿外溢。

膀胱损伤

膀胱被骨盆保护，不容易发生损伤。然而，骨盆骨折的儿童约 10% 会发生膀胱损伤。在年龄较小的儿童，膀胱位于腹腔中，当膀胱充盈时更容易破裂。膀胱破裂时需要外科干预进行探查、修复、清创和引流。膀胱破裂死亡率较高，如诊断不及时会增加其死亡的可能性。患者出现肉眼血尿、尿道里有新鲜血液，并无法清除或从留置尿管里留出的尿较少，这时应考虑到膀胱破裂，这些是膀胱造影的指征。多层螺旋 CT 逐渐成为最佳的手段来明确膀胱损伤。

尿道损伤

创伤性尿道损伤约占骨盆骨折患者的 37%，损伤机制通常为钝挫伤。由于儿童骨盆可压缩性较好，所以在儿童尿道损伤比较少见。尿道损伤在女性少见，因为女性尿道活动性较好且周围无骨性结构。尿道损伤的 10%～29% 伴有膀胱损伤。引起尿道损伤的原因有骨盆骨折、骑跨伤和操作性尿道损伤。在置入尿管之前逆行尿道造影的指征如下所述。

1. 肉眼血尿。
2. 尿道口有血液。
3. 无法排尿。
4. 会阴或阴囊水肿和出现瘀斑。会阴“蝴蝶样血肿”为典型表现。
5. 在直肠指检时前列腺消失、高跨、浮动或积水。
6. 无法置入尿管。
7. 不稳定性骨盆骨折。

尿道断裂需要在耻骨上置入一根膀胱造瘘管。

直肠指检能够查到高跨的前列腺，这提示尿道断裂。在尿道钝挫伤时尿道口出现血或血尿是比直肠指检更好的筛选试验。

前骨盆骨折常常伴随着尿道损伤，尿道断裂分为尿生殖膈上（前）或尿生殖膈下（后）。后尿道损伤常伴随多系统损伤和骨盆骨折。骑跨伤能导致前尿道穿通伤和会阴损伤，如跌落到栅栏上，可能为一个独立的损伤。当尿道口出现血，或会阴或阴囊水肿和出现瘀斑时需考虑尿道撕裂伤，早期泌尿科会诊是必要的。

阴囊损伤

暴力使睾丸和髋骨耻骨支相对抗导致男性外生殖器损伤。常见损伤机制为骑自行车导致的骑跨伤，阴囊创伤引起的问题包括睾丸或睾丸附件扭转、睾丸脱位、附睾炎、阴囊积血、血肿、阴囊脓肿、积液和睾丸破裂。盆部平片可评估骑跨伤了解耻骨支骨折情况。阴囊创伤后应立即采用多普勒超声评估睾丸血肿、破裂、脱位、血流和扭转情况。尽快组织泌尿外科会诊，延误 4～6h 就会失去睾丸。如睾丸的这些情况被排除，患儿可以先回家，然后泌尿外科随访。阴囊托和冷包可能会对治疗有帮助。

直接创伤会使睾丸或附睾破裂，弹性白膜被撕裂导致生精组织挤出。这在儿童很少见。当患者反复的疼痛和伤后数小时到 3d 出现迟发性阴囊水肿时应怀疑睾丸或附睾破裂。建议早期行外科手术探查。并发症包括附睾睾丸炎伴随局部红肿、温暖、肿胀和发热。

当睾丸被外力强制地从阴囊向腹股沟、髋臼、会阴、阴茎、腹部区域牵拉或从阴囊撕裂处挤压时就会发生睾丸脱位。睾丸脱位很少见。创伤后发现一侧阴囊空虚时应考虑该诊断。症状包括阴囊疼痛、恶心和呕吐。组织泌尿外科会诊。

阴茎损伤

包皮环切术后并发症是阴茎损伤最常见的病因。其他损伤机制包括直接从马桶座上掉下、跌倒和运动损伤。包皮环扎和止血带损伤，大多数损伤比较轻，可以保守治疗。然而，大多数创伤伴随着泌尿生殖系统损伤。明显的阴茎损伤时建议做尿液分析，阴茎损伤时尿道损伤发生率高达 50%，常规推荐逆行尿道造影术检查。阴茎浅表处的撕裂伤可以像其他部位撕裂伤一样修复。包皮拉链式的损伤治疗包括采用刨刀或相似装置切掉滑动的连接处。在阴囊出现大量积血或白膜破裂时应行阴囊探查术。

阴茎断裂或海绵体破裂，阴茎勃起时遭遇钝挫伤是很少见的。最常见的损伤机制为勃起的阴茎被强制对抗坚硬的固体，如在性交时，耻骨。患者会听到碎裂声或爆裂声，然后出现疼痛、水肿、瘀斑、阴茎的畸形或偶尔触摸到海绵体的缺失。这种情况需要泌尿外科会诊。将阴囊彩超或海绵体造影作为体格检查的辅助措施，除了阴茎畸形或涉及尿道损伤外阴茎断裂可以采用保守治疗。一项研究表明，如果患者高度怀疑阴茎断裂应进行外科手术治疗。尿道损伤约占阴茎断裂患者的 1/3，因此，阴茎断裂时逆行尿道造影的指征为肉眼血尿，尿道口出现血并无法清除。

婴儿的止血带损伤可能表现出龟头炎、轻度包茎或阴茎蜂窝织炎。当冠状沟周围的毛发断落后进入阴茎干后可能会引起上述症状发生。治疗包括去除毛发和控制感染。如怀疑存在深部损伤应按泌尿外科的意见治疗。

外阴和阴道损伤

阴道撕裂伤可能由骨盆骨折碎片导致。在置入尿管前需要逆行尿道造影术确认尿道完整性，包括肉眼血尿、尿道口存在血液、排尿困难、会阴肿胀和瘀斑、无法置入尿管和骨盆不稳定性骨折。尿道中断需要一根耻骨上导管替代。女性会阴创伤常由钝挫伤引起，如骑跨伤。

儿童性虐待

医务人员必须对所有生殖系统创伤患儿评估其受性虐待的风险。美国儿科协会出版的关于儿童虐待和疏忽的出版物内容包括了患儿评估、定义的回顾、临床表现、病史采集纲要并建议进行体格检查、讨论实验室标本的意义、报道疑似病例指南、治疗、随访和法律问题。当采集的病史或损伤机制和受伤情况不一致时应考虑儿童性虐待。所有发育中的儿童如怀疑遭遇性虐待都应该及时请正规的律师介入。训练过的律师可以来自儿童宣传中心、警局或儿童保护机构。对怀疑遭遇性虐待的儿童做筛查性体格检查。

行急诊检查的理由包括以下几点。

1. 生殖器周围疼痛。

2. 生殖器出血或损伤。

3. 可疑的攻击可能发生在 72h 内，依据现在的法律，获得标本用于法律分析。

4. 为了儿童的健康和安全，医疗干预紧急介入是必须的。

5. 重大的行为和情绪问题，如自杀倾向。

体格检查包括如下内容：

1. 将患儿置于截石位。

2. 轻轻将大阴唇由检查者牵拉向侧方展开，检查小阴唇、前庭、处女膜和开放的阴道。

3. 在膝胸位时进行检查。

4. 如检查不能顺利进行或存在异常应向专家咨询。

5. 检查时避免对青春期前的儿童使用窥阴器。

6. 在对青春期儿童使用窥阴器前应肉眼识别生殖器解剖结构。

大多数已揭露了性虐待或性暴力的患者得到正常的体格检查结果。未发现生殖器异常不能排除性虐待。疾病预防与控制中心和美国儿科协会已出版了受性虐待的儿童被性传播疾病感染的评估指南。每个地区有自己收集法律证据的标准。美国儿科协会建议，应在犯罪嫌疑人实施性暴力的 72h 内收集法律证据。对体格检查和实验室检查发现的解读建议来自美国儿科协会儿童性虐待和忽略组织，Ray E. Helfer 组织（一个关于儿童性虐待的诊断和治疗的内科专家组成的荣誉组织）和康奈尔大学在儿童虐待方面的兴趣小组。疾病预防与控制中心和美国儿科协会已出版预防性传播疾病的药物剂量指南。孕酮即左炔诺孕酮已经证实是最有效和最小毒性的暴露后预防药物，它能有效避孕，需在性接触后 5d 内服用。患儿在受性虐待后会担忧病史隐私泄露，这就需要儿童保护机构的介入。

意外生殖器创伤可能和性虐待损伤相混淆。意外生殖器创伤可在儿童急诊科出现，大多数由于骑跨伤引起，典型的骑跨伤是阴唇粘连的消失、大阴唇和小阴唇撕裂、阴唇挫伤或血肿、会阴皮肤的损伤。阴唇粘连的消失和轻微擦伤也可发生在性虐待，阴道和处女膜的损伤不常见。

总结

有 3%～10% 的创伤患者存在泌尿生殖道的损伤，图 27-1～图 27-3 总结了泌尿生殖系统损伤的诊断程序。血尿是泌尿生殖系统创伤的标志，所有严重创伤的患者和轻微泌尿生殖系统损伤的患者应做尿液分析（图 27-1～图 27-3）。增强 CT 扫描是首选的影像学方法，通过显示损伤的深度和血管、集合系统提供精确的美国创伤外科协会分级。延迟影像对诊断尿外溢非常重要。伴随骨盆损伤和大量血尿的患者应行膀胱造影检查。骨盆骨折的患者应警惕尿道损伤。泌尿生殖道有惊人的自愈能力，如果尿液能够通畅流出不发生梗阻，很可能愈合发生。大多数肾损伤可以保守治疗。Ⅳ级、Ⅴ

级损伤或共存器官常需要外科手术干预。

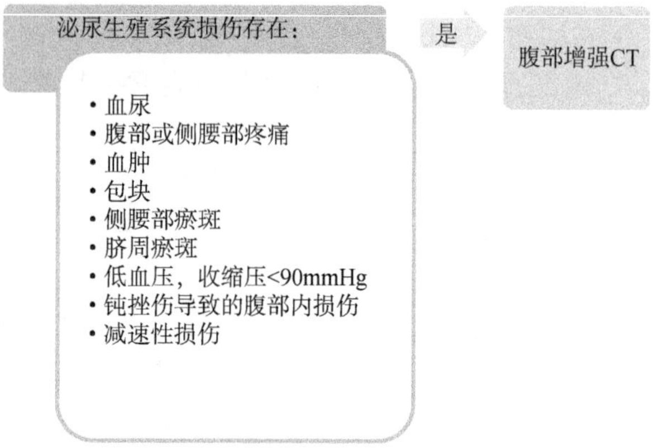

图 27-1　泌尿生殖系统损伤

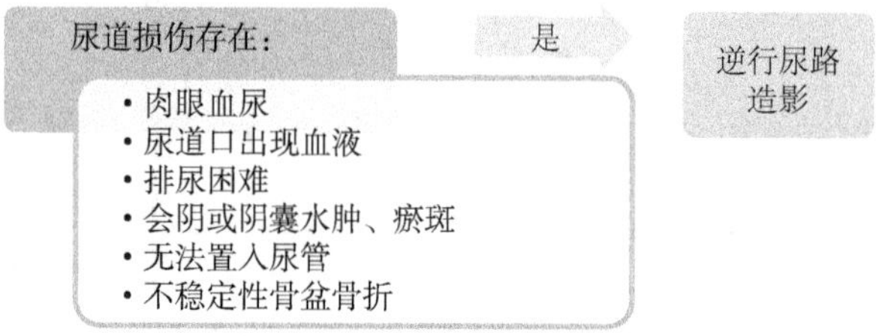

图 27-2　尿道损伤

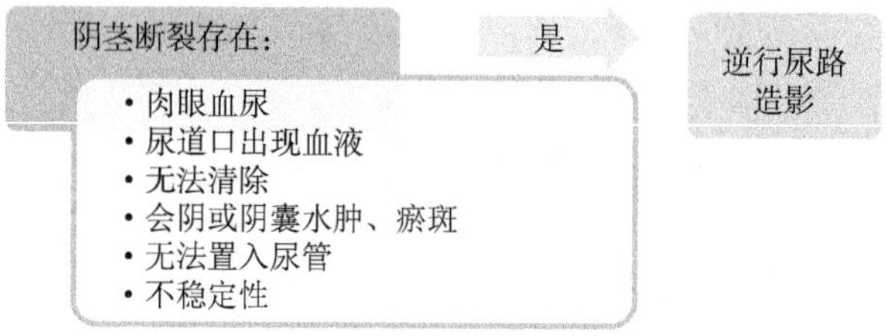

图 27-3　阴茎断裂

致谢

感谢 Hannes Schweiger 博士对手绘图片的帮助。

（汤　磊　译）

第28章　颌面部创伤

（原著　Stacy Reynolds, JoAnna York, Stephen A. Colucciello）

要点

- 儿童颌面部创伤容易导致软组织损伤。
- 高达55%的严重面部创伤的儿童同时伴随颅内损伤。
- 气道受损是颌面部创伤最紧急的并发症。
- CT能够精确描绘颌面部骨折并明确诊断。
- 创伤常会导致下颌骨发育畸形。
- 这些损伤对鼻和整个颌面部的发育有巨大的影响，及时处理鼻骨骨折显得格外重要。

在处于发育过程的儿童中，如面部骨折未处理或处理不当，将导致其永久的面部畸形。严重颌面部损伤的儿童，需要急诊科医师、儿科医师、普外科医师、颌面部创伤专家、放射科医师组成的团队合作进行处理。急诊专科医师必须判断病情并优先处理损伤、管理气道、稳定患者生命体征、阅读放射片，并组织恰当的多学科会诊。

发病率

儿童面部骨折占所有面部骨折的不到15%，面部骨折在5岁以下的儿童中的发生率不到1%。骨折类型反映出儿童独特的解剖特点，到15岁其就接近于成人。

正在成长的面部的某些特定的发育特点保护着儿童，使其面部不易骨折。这些特点包括面部占颅脑的比率低，骨有较好的弹性，气窦较少，更大的脂肪板，未萌生的牙齿增加下颌骨和上颌骨的稳定性。例如，下颌骨骨折很少发生在跌落和交通事故中，这就会增加非交通事故创伤引起下颌骨骨折的发生率，如从下给下颌骨一个直接暴力。总之，儿童较高的骨松质和骨皮质比率产生良好弹性，但会产生更多的不完全性和青枝骨折。

在全球范围，男孩面部骨折的发生率比女孩高，这是由于男孩会接触更多的具有危险性的体育运动和肢体冲突。对国际创伤数据库2001～2005年的数据研究发现，导致面部骨折最常见的原因为机动车碰撞（55.1%）、暴力（11.8%）和高处坠落（8.6%）。这个数据库显示面部骨折占住院患者的4.6%，并且25%的骨折需要手术干预。鼻骨和上颌骨骨折最常发生在0～1岁的婴幼儿，下颌骨骨折最常发生在15～18岁处于青春期的孩子。

骨折的方式常与年龄相关。在儿童早期阶段，头盖骨和面骨比率为8∶1是其颅骨尤为显著的特点，在成人这一比率仅为2.5∶1。发育中的面骨和数量有限的气窦能传递力量到颅低，这导致小年龄组的颅骨骨折发生率更高。成人颅骨中的含气窦可吸收能量，使颅骨不易骨折。然而，这些鼻旁窦使位于前方的面骨变得更脆弱。这可以帮助解释为什么LeForte骨折在儿童不常见，年龄小于2岁的儿童几乎不存在这类骨折。在青少年的早期，颌面部损伤的方式和频率开始接近成人。

这些窦的发育过程是可预见的，上颌窦气化在3岁，额窦开始气化在5岁。在上颌窦气化前眼眶底一般不会骨折，额窦要直到进入青春期后才会发育完全。

并发症和伴随损伤

儿童面部复杂的生长发育中心和外科修复的复杂性会导致一些特殊的并发症。长期后遗症包括创伤对面部生长中心的破坏，骨折的移位，手术修复时产生的医源性并发症和软组织瘢痕。面部创伤常常合并颅骨骨折和颅内损伤，这些骨折和损伤都是可预见的。多达47%面部骨折和55%严重面部创伤的儿童有颅内损伤，比成人的发生率高。尽管颞骨骨折很少发生，但其常伴随着下颌骨的骨折，继发于力量沿着下颌骨传递至颞骨。眼眶骨折会导致眼内损伤最终致盲，所以对这类患者必须进行仔细的眼科检查。在一项研究中，50%的儿童眼眶骨折伴随眼球损伤。其他合并的损伤包括软组织损伤，牙槽损伤，颈髓的损伤和迟发的脑血管事件。

急诊处理

面部中，低部位损伤导致气道梗阻或受限，这是面部创伤最严重的并发症。简单的办法，如压颏法、口咽吸引、口鼻气道，恰当时会立即见效。如果简易气道操作不成功，口咽管固定是必须的，因为较大的腺样体鼻气管导管对儿童有些困难，同时也应完全排除中面部的创伤，使导管进入颅底。很少情况下医师会进行气道切开。应避免对12岁以下的儿童进行环甲膜穿刺。但是，有研究者认为这对儿童没有大碍。急诊行气管切开很少会产生长期并发症，但是对专业能力的要求较高。在这种紧急况下经皮气管喷射通气可暂时救急（见第17章）。

鼻部和中面部创伤能在小于3个月龄的婴儿产生完全性气道梗阻。下颌骨骨折舌失去支撑或在口腔底部形成血肿，阻塞上呼吸道。医师可以通过手工、缝合、巾夹将口打开，把舌向前拉。

儿童产生颈髓损伤的可能性较低，儿童应保持前倾坐位。持续血流进咽部需要气管插管，如果持续严重的出血，需要用纱布填充止血并阻止自主吸气。

严重的鼻部出血会导致吸入，需立即压迫外鼻道。如果持续出血，考虑采用鼻咽部的填充。Foley导管能产生很好的干预效果。沿鼻底部置入导管，在鼻咽部向导管气囊充气。把它拉向前，然后在前面放一个填充物。

病史和体格检查

评估意识状态、受伤时间、受伤方式。通过追问这个儿童有无视力、面部感觉障碍，颌骨运动时是否疼痛的病史，评估患者颅内损伤的风险。

检查面部可以发现面部骨折的迹象，如水肿、淤血、畸形、面部不对称、牙关紧闭、牙床咬合不正。那些不容易发现的面部不对称可以通过从上向下检查患儿的头或从下往上检查面颊来发现。创伤后贝尔麻痹可以作为颞骨骨折的证据，对称的从颅顶向下到下颌骨触诊整个面部。

评估瞳孔对光反射，眼前房积血，结膜下出血，眼球突出，眼球内陷，完整的眼球运动。瞳孔高度不一致可以提示眼眶底骨折。将眼睑收回使眼球暴露，然后评估真实的视力。在眼周创伤中完整的眼球检查对排除眼球损伤十分重要（见第97章）。眼周淤血会在很多情形下发生，在创伤导致颅底骨折4～6h后会发生Raccoon眼，然而眼周区域创伤会导致直接擦伤。触诊整个眼眶边缘的柔软度和畸形，眼上部或下部感到麻木提示结膜处眶上神经或眶下神经损伤。内眦距增宽，眼睑的内眦之间的距离变大，内眦扁平常常容易导致鼻筛骨的损伤。在这种情况下，内眦韧带会被撕裂，下面的骨组织也会从鼻眶复合体剥离（彩图38）。眼和上颌部创伤性骨折与鼻旁窦或鼻腔相通后就会形成皮下气肿，当患儿吹气时就可以再发。

检查鼻翼是否存在软骨膜下血肿，检查耳道是否存在撕裂并有无脑脊液漏出。区别脑脊液和鼻腔分泌物、血液、耳分泌物的最好方法为β_2-转铁蛋白测定。β_2-转铁蛋白检测能确诊脑脊液漏，特异性接近100%、敏感度接近91%，是一项普遍应用的实验室检测。急诊科常通过检测葡萄糖浓度来鉴别，脑脊液中含有葡萄糖而黏液中没有。另外，把血和脑脊液滴在布上或滤纸上有双重环出现。

颅底骨折几小时后会出现乳突部淤血，称为battle征，如有鼓室积血，也会增加颅底骨折的可能。下颌突骨折可以引起鼓膜破裂。

同时仔细触诊颧骨检测颧弓是否平整，从口腔内触诊颧弓可以帮助检测细小的骨折移位。LeForte Ⅲ骨折导致脸中部变长，LeForte骨折也可以通过掌控上颌弓中部识别。抓住上颌弓的中部并试着移动中面部，LeForte分型根据在牵引下哪一结构向前移动。LeForte骨折将在下文详细叙述。

触诊鼻部察查有无捻发音和畸形，当存在水肿时会隐藏骨的解剖。检查鼻中隔有无血肿，可通过在鼻中隔突出的一个浅蓝色的包块识别，或通过对鼻中隔异常增宽的判断来识别（彩图39）。用棉拭子压住包块将检测出肿胀部分。

下眼眶和下牙槽神经的损伤会导致上下唇麻木，分别由于骨导管破裂或神经的直接挫伤。

了解患者颌部的运动情况，通过观察患者最大的运动范围。因为颌骨分离在儿童很少发生，偏离到一侧意味着同侧髁上骨折。上颌骨折导致颞颌关节损伤引起颌骨咬合困难，或是由于颧骨下陷影响上颌骨或咬肌。牙关紧闭或咬合不正也会发生于这一类损伤。在颌骨运动时对下颌骨髁上突触诊格外重要，将触诊手指外耳道，在儿童张或闭合口时感受颞颌关节的运动。

与成人不同，儿童硬腭可能会沿中线形成创伤性分离。为了发现这个损伤，医师必须给牙弓施加一个分离压力。抓住并操纵每颗牙齿评估其松紧，将松动的牙齿去除以免掉入气道，恒牙可以用生理盐水湿纱布保护。按住下颌骨给牙弓一个侧面和正中的压力，随后向下或向上给一个压力检测骨质疏松。嘱儿童咬紧压舌板，随后扭转压舌板如有下颌骨骨折将会使患儿产生疼痛并反射性地张口。

■ 面部撕裂伤

评估面部撕裂伤的关键是要明白皮肤与皮下重要结构的联系，上眼睑或下眼睑内侧 1/3 损伤会导致泪器破坏。在检查时将面神经和腮腺导管的走行记于心中（彩图 40），面神经损伤会使同侧面部麻痹。如果伤口中出现唾液或腮腺通道 Stensen 导管出现血液应怀疑腮腺导管撕裂，如果出现较深的伤口从耳屏直到上唇的中部容易导致腮腺导管损伤，面神经的面颊支也和这条线平行。如果面神经损伤位于眼角外侧垂直线后必须进行外科修复，如位于其前则无须外科修复。

影像学

获取面部影像学资料取决于损伤程度和患儿临床稳定性，对伴随颅内、胸部、腹部损伤的处理可以优先行面部影像学检查。现代 CT 扫描图像能提供中面部、颅脑、下颌骨髁上突十分详细的结构，并常增加儿童面部骨折诊断的准确性。CT 扫描可以使诊断儿科髁上骨折具有更高的准确性，并且比放射片更灵敏。特殊的 CT 扫描技术，如冠状面扫描、薄层扫描（1.5～3mm）和三维重建技术，帮助外科医师为复杂损伤制订诊疗计划。CT 扫描对眼眶骨折和评估眼眶内容物的情况十分有帮助。

特定外伤

■ 鼻骨骨折

鼻骨骨折是最常见的儿科面部骨折，占总数的 50%。在大多数情况下，外部压力可以控制出血。如果采用鼻腔填塞压迫止血，必须注意避免有中面部骨折或颅底骨折的患者因鼻腔填塞引起颅内移位的情况。"开书型"骨折是发生在儿童的一种十分严重的鼻骨骨折，鼻骨沿着位于中线的骨缝分开。

早期鼻内镜检查引起疼痛和水肿会使鼻骨骨折的诊断复杂化，儿童通常建议受伤 3～4d 后再进行反复检查。为使分离型鼻骨骨折更好地修复愈合，应在伤后 5～6d 内商讨制订治疗方案，超过这个时间，骨折碎片就开始生长愈合，对其进行修复就变得越来越困难。从最近的文献报告中可以看到，早期进行儿科鼻骨骨折复位是一项具有挑战的事情。对鼻骨生长中心未关闭正在发育的儿童采用外科重建修复这种方式依然具有争议。采用填充或夹板固定成解剖位进行闭合复位并进行止血。

鼻骨骨折会发生很多并发症，包括鼻部偏离、鼻脊隆起、鼻中隔偏曲阻塞呼吸、马鞍畸形。未治疗的鼻中隔血肿会导致中隔塌陷，由于中隔软骨坏死形成马鞍畸形。这些血肿可形成感染灶并导致中隔穿孔，但很少发生。一旦诊断为鼻中隔血肿，医师应先局部麻醉后用 11 号刀片沿着鼻骨底划过黏膜骨膜做一个 L 形的切口并垂直延伸这个切口，血肿通过这个切口引流（彩图 41）。接下来将鼻腔填充避免再次形成血肿，并且该患儿必须转诊到合适的专家继续治疗。及时处理鼻骨骨折和对鼻中隔血肿进行治疗具有重要的临床意义并符合医疗原则，因为这一类损伤对鼻和颌面部的生长发育具有深远的影响。

■ 眼眶骨折

爆裂性骨折是最常见的眼眶骨折，常发生于钝性物体撞击眼球后，常为球或拳头（彩图 42）。眶内压力突然增加，内容物通过眼眶减压，眶底最常见。爆裂性骨折能发生于眼眶内侧壁、顶壁甚至发生在蝶骨大翼，这会导致眼外肌包埋，引起复视。眼球突出或眼外肌受压迫时应立即急会诊，如果未能早期治疗，肌肉缺血坏死导致肌肉纤维化限制眼球的运动，最终造成永久的复视。在这种情况下，眼眶内容物需要外科释放，在爆裂区被异物和骨碎片覆盖。

可以采用体格检查和眼眶 CT 评估压迫程度。眼球内陷、眼球垂直异位、肌肉压迫症状为外科干预提供十分有用的提示。必须对眼部伴随损伤如眼前房出血、视网膜挫伤、晶状体脱位和角膜裂伤进行评估并记录实际的视力。

■ 额窦与眶上骨折

眶上骨折包括上眼眶边缘和眶顶。眼球外突和上睑下垂伴随眼不能向上看，眶上裂综合征表现为眼外肌麻痹、上睑下垂和三叉神经眼支麻木。眶尖综合征是眶上裂综合征合并视神经损伤，并会致盲。这些综合征需要外科急诊减压处理并立即多学科会诊商讨。

额窦前壁的线性无位移骨折可在门诊或住院部观察和用抗生素治疗。如果涉及眶后壁骨折，行 CT 扫描可以评估抑郁和潜在的脑损伤发生的可能。眶后壁的骨折应立即神经外科和颌面专科医师会诊商讨。

如不及时正确处理额窦骨折会引起严重的并发症，包括面部畸形、黏液性囊肿、隐匿性或延迟性脑脊液漏和脑膜炎。抗生素仍经常推荐在额窦骨折引起脑脊液漏时使用，但抗生素常不能预防脑膜炎的发生。在一些患者，骨折愈合后依然有很高的发生脑膜炎的风险。额窦骨折常伴随眼球损伤（约占 26%），应对患者进行眼部的评估。同时建议在患者稳定时对其颅底进行检查评估。

■ 上颌骨骨折

上颌骨骨折在低龄儿童中不常见，但是由于鼻旁窦逐渐发育成熟，随着年龄的增长发病率逐渐增高。导致儿童面部骨折需要很大的能量，所以我们必须警惕伴随损伤，尤其是颅内损伤。上颌骨骨折并发症包括牙齿咬合不正、牙齿丢失和上颌生长停止。

■ 颧骨骨折

颧骨复合体常常发生在眶下缘，通过颧额缝沿着颧颞结合处，骨折成三角形。内部碎片的移位会对下颌骨造成冲击，引起张口困难和牙关紧闭。颧弓经常单独发生骨折。如果颧骨复合体没有发生移位、引起复视或感觉缺失，可对患者予以暂时观察。粉碎性骨折需要采用开放性复位和内固定。

■ 鼻骨－筛骨－眼眶骨和 LeForte 骨折

LeForte 骨折和鼻骨－筛骨－眼眶骨骨折在儿童很少见。外力使鼻部骨结构向后移动到眶内，这样就会造成鼻骨－筛骨－眼眶骨骨折。鼻骨－筛骨－眼眶骨复合体连接面部上中 1/3。仔细的体格检查联合 CT 三维重建可以诊断这一类骨折。检查时，鼻骨－筛骨－眼眶骨塌陷会缩短眼裂，内眦距变宽和鼻变短，并且鼻有形成马鞍畸形的可能。CT 对诊断这类骨折具有很高的灵敏度和特异性。

伴随损伤包括眼眶和视神经的问题，同时泪液系统也会被破坏。

有鼻骨－筛骨－眼眶骨骨折或只有眶骨骨折的患者应禁止鼻通气。许多临床医师给予抗生素来预防常见的窦性病原体感染，如一代头孢、甲氧苄啶 / 磺胺甲噁唑、阿莫西林、红霉素在门诊中经常使用。但是依然没有足够的证据支持这种预防方式能减少并发症的发生。

LeForte 骨折的儿童需要住院治疗并对其伴随损伤仔细评估，颌面部专家应该加入治疗团队。LeForte Ⅰ是横向骨折，硬腭从翼突内侧板的下部分和鼻中隔分离。上切牙上的牵引力仅仅使硬腭和牙槽弓产生移动。LeForte Ⅱ型骨折或锥形骨折是上颌骨的中央和组成腭的其余颅面骨分离，上切牙的移动将使脸中央部分，包括鼻产生偏移。LeForte Ⅲ型，也称为颅面分离，面骨和剩下的颅脑骨分离。在这种骨折里整个面部包括眼眶缘下面和侧面发生整体移动。单纯的 LeForte 很少见，常混杂有其他类型骨折，可能在一边是 LeForte Ⅱ型骨折，在另一边却是 LeForte Ⅲ型。LeForte 骨折可能会导致中面部变长，上下齿咬合不正，眶周淤血，也有可能伴随颅底骨折。

■ 下颌骨骨折

下颌骨骨折是发生率第 2 的面部骨折，仅次于鼻骨骨折。由于这块骨是 U 形结构，常有多个骨折部位。打击力作用于下巴导致受力部位损伤或受力部周围损伤，而从侧面打击多导致受伤处或与其相对的另一侧的骨体和骨角骨折。最常见的损伤区域是骨节（70%），其次是骨体、骨角和骨联合部。

体格检查应对下颌损伤提高警惕，低龄儿童发生髁突骨折时表现为受伤侧的下巴偏离和牙关紧闭。下巴撕裂伤预示髁突损伤。颞颌关节脱位很少在这个年龄段发生。

面部 CT 扫描对怀疑有下颌骨骨折的患儿具有很高的精确性，CT 扫描和面部平片摄影提供的诊断精确率分别为 90% 和 73%。对年龄超过 16 岁的患者，口腔曲面断层 X 线摄影和正位下颌骨 X 线片可以得到合适的最初诊断。然而，会诊医师可能要求行面部 CT 扫描。下颌骨骨折需要根据年龄、牙列状态、骨折部位、骨折整体性和伴随损伤进行治疗。总体来讲，无分离和咬合不正的下颌骨骨折应进流质 / 软的食物，镇痛和禁止肢体活动并严密观察。分离型骨折需要复位和固定。

下颌骨骨折后常会引起面部发育暂停，最后导致严重的面部畸形、小颌畸形、关节强直、颞颌关节强直。5 岁前发生髁上突的粉碎性损伤很容易导致其发育暂停，而儿童后期髁上突骨折可以自行修复愈合。告知家长患儿有生长紊乱的可能，儿童年龄越小，发生并发症的可能越大。

■ 软组织损伤

坏死组织需行保守性清创术，冲洗软组织，将异物取出，把重要部位做好美容，如唇红缘、眉毛边缘。眉毛的再生是不确定的，所以不能将眉毛剃掉。耳郭的血肿必须清除以免留下永久的容貌缺陷，形成花椰菜耳。用穿刺针引流出外耳血肿，然后压迫防止再次形成血肿。

对腮腺导管和泪液系统撕裂的修复必须由专家进行，这类修复需使用支架来完成。尽管有出血风险，也不能盲目夹紧面部撕裂伤的内面，因为有损伤神经和腮腺管的风险，直接压迫可以控制出血。不管患儿是复合的还是口腔内的撕裂伤都需要对其进行镇静，保证其配合治疗。舌损伤时对舌进行控制，将大针放在舌尖，在缝合时收回。

当儿童嘴里含着铅笔跌倒时会使咽后壁形成穿通伤，此伤害会危胁颈动脉、脑神经。影像学检查，如彩色多普勒血流图、血管造影、CT 血管造影或 MRI 可以提示损伤部位。颈动脉或颈静脉迟发性栓塞也可能发生。

疼痛管理和麻醉

急性颌面部创伤导致的伤害常会有剧烈疼痛，局部麻醉或神经阻滞是最主要的镇痛方法，它能立即控制疼痛（颏神经、下牙槽神经和上眼眶神经）。有时需要在伤口局部进行程序性镇静。必要时可考虑进行胃肠或肠外全身镇痛。

总结

儿童颌面创伤导致的软组织损伤常比面部骨折更常见，当发生骨折时，可能会出现伴随损伤，尤其是颅内损伤。骨折愈合超过 2～3 周，并且必须在骨痂形成前进行修复。常采取保守治疗。

对骨折复位时间晚了可能会导致面容缺陷，另外也会引起生长暂停和牙列不齐，积极的气道管理、仔细检查排除伴随损伤，早期多学科会诊是儿童面部创伤急诊处理的关键。

（汤　磊　译）

第29章 骨损伤

（原著 Greg Canty）

要点

- 骨折在所有儿童外伤中占10%～15%。
- 骨折比扭伤及韧带损伤更常见，归因于相对薄弱的骺板或生长板。
- 骨骺损伤可能导致远期生长异常或生长停滞。
- 儿童影像诊断比成人更困难；因为骨骺在平片中具有可透光性且儿童有次级骨化中心。
- 大部分骨体生长部骨折（75%）是索尔特（Salter）Ⅱ型骨折。
- 多达50%的小婴儿（＜1岁）骨折归因于非意外性创伤。

骨折及运动性损伤是儿童急诊就诊的最常见原因之一。约一半儿童都在其童年经历过至少一次骨折，并且估计每年有高达25%的儿童经历这种损伤。儿童参与运动的年龄提前，使运动性损伤的发病率提高。研究表明，大部分损伤与坠落、娱乐活动、体育运动或车祸相关，但急诊医生还应该考虑到非意外性创伤的存在可能。儿童骨损伤的诊断具有挑战性，因为生长板的存在和X线显影困难。急诊就诊中指骨趾骨及跖骨骨折最容易被忽略。随着对儿童骨骼生长的认识增加，临床医师可以尽可能提高对疾病诊断的准确度，从而使儿童骨折得到更优化管理、更少的并发症和更好的预后。

未成熟和生长中的骨骼

与成熟骨骼比较，未成熟骨骼有许多鉴别特性。首先，生长骨具有多孔性且较柔韧，这种特性可以导致独特的骨折类型，如青枝骨折、带扣形骨折和塑性形变。这些特性决定了未成熟骨骼可以进一步弯曲变形和承受较强的压力。生长骨骼的多孔性决定了其更少粉碎性骨折和骨折裂缝不易延伸。

生长骨由一层厚且活跃的骨膜包绕。骨折时它不容易撕裂或剥离，所以很少发生移位性骨折。在骨折复位期间骨膜可以起到铰链的作用。活跃的骨膜层是儿童骨折愈合较快、较好且鲜有骨折不愈合的主要原因。

儿童放射影像最显著的特点是骺板或生长板对放射线可透性较强。这些可透性软骨在儿童及青少年期间逐渐形成骨化中心。当评估骨骼损伤时临床医师必须理解且认识每一个骨骼区域，尤其是骨骺生长板（彩图43）。

生长骨起始于和骨骺连接的结合面，是完全的新生软骨（除了股骨远端以外）；在骨骼发育的不同阶段开始骨化，并逐渐在X线影像上显影。如果骨化还未开始，部分软骨骨骺发生骨折时很少或基本无影像学的骨折证据。当影像学图片显示有骨折，其中包括骨骺骨折时，要警惕附着更大、可透亮的软骨区域病变。最常见的软骨损伤部位是股骨远端、髌骨、肱骨远端及桡骨头。

紧挨着骨骺的是生长板或骺板。生长板是一层透亮的不断生长薄膜层，位于骨骺和干骺端之间，被认为是生长骨最脆弱的部分，且弱于周围韧带。正因为如此，导致成人扭伤的外伤诱因常促使儿童生长板骨折的发生。在青少年时期，生长板逐渐闭合，并改变关节所承受的应力。在评估靠近生长板的损伤时，需要考虑生长板闭合的阶段。

干骺端处于生长板和骨干之间，并在X线平片上显影。干骺端是骨折的好发部位，包括圆环形骨折或带扣形骨折。骨干很少受损伤，但是可以有横形骨折及斜形骨折。

术语

为了能更好地与骨科医师交流，需要了解骨科术语（表29-1）。当描述一种外伤时，使用精准的解剖和形态术语来描述骨折很重要。当描述任何一种外伤时，一种好的做法就是始于年龄、性别、机制、部位、软组织损害程度，然后止于好的影像描述。如果包括骨骺，则使用Salter-Harris or Ogden分类系统描述（彩图44）。

涉及生长板的骨折

超过20%的儿童骨折包含骺板或生长板。经正确的认识及治疗后，大部分都可以很好地愈合。但同时需意识到增加的并发症风险，包括生长停滞、生长过度和畸形愈合。Salter 和 Harris 于 1963 年发表了一种实用的分类系统，该分类系统现今仍广泛使用于临床（表 29-2，彩图 44）。Salter-Harris（SH）分类依据大量的影像资料，包括可见的生长板、骨骺和干骺端。SH 分类系统对治疗和预后均有意义。还有其他分类系统，如 Ogden 分类（表 29-2，彩图 44），但不如 SH 分类应用广泛。

表 29-1　骨折术语

解剖位置
骨骺：各长骨关节端；出生时全为软骨（除了股骨远端）；随后有次级骨化中心发育且替代软骨
生长板：在骨骺和干骺端之间的软骨，负责骨骼纵向生长；损伤可以导致生长干扰或者生长停滞；骨骼最薄弱区域
干骺端：毗邻生长板的骨干边缘；代表新骨；在结构上是弱区
骨干：长骨主轴
骨突：非关节面的骨骼突出部位，是肌肉或者肌腱附着部位；不直接涉及纵向生长但是可促成骨骼外形轮廓；可承受显著的牵引力
骨折类型
撕脱性骨折：在肌腱或者韧带作用下形成的骨骼碎片
横形骨折：有垂直于骨骼长轴的骨折线
斜形骨折：通常与骨骼长轴形成约 30°的不稳定骨折
螺旋形骨折：旋转、斜形骨折（常因扭转形成）
粉碎形骨折：有 2 个以上骨折碎片的骨折
鞠躬形骨折（塑性形变）：没有彻底骨折的骨骼折弯；常见于尺骨或者腓骨
圆环形骨折（带扣形骨折）：含气孔骨骼的压迫，造成干骺端附近“带扣样”
青枝骨折：不完全骨折；骨骼过度弯曲后形成的紧边（凸面）形骨折，而压缩边（凹面）成塑性形变；是儿童最常见的骨折类型
病理性骨折：为异常、弱变骨骼的骨折（如肿瘤、骨髓炎、囊肿、遗传代谢性疾病等）
骨折描述
对齐：指的是一个片段对另一个片段的径线关系
移位：解剖位置上的骨折片段的偏离；涉及近端部分时对远端片段的描述；内翻移位朝着人体中线；外翻移位远离人体中线
成角：2 个骨折片段形成的角度；方向与远端片段移位相反
缩短：因肌肉收缩后骨折片段的重叠
旋转：指的是一个片段对另一个片段的旋转对线
蝶形片段：骨骼顶点的楔形片段，由对骨骼过度施加轴向力和成角力导致

表 29-2　生长板损伤分类及概述

分类类型	描述
	Salter-Harris 分类
Ⅰ型	通过生长板骨折后伴随骨骺和干骺端完全分离；如果骨膜完整，则很少有移位；有生长板压痛；常临床上可疑诊断，因为 X 线影像平片可能正常；有较好预后；通常由剪切力、扭转或者撕脱伤导致；需制动固定和推荐转诊于骨科医师
Ⅱ型	骨折随同生长板延伸到干骺端；有三角形干骺端碎片且伴随各种移位；是最常见的生长板损伤；除了股骨远端外有生长紊乱的低风险；闭合复位、制动固定及推荐随访骨科医师
Ⅲ型	骨折随同生长板延伸到骨骺和关节面；常发生于已部分闭合的生长板；常需要外科手术固定以维护关节面；生长紊乱、骨桥和创伤性关节炎的风险增加
Ⅳ型	骨折线始于关节面、穿过骨骺和生长板，进入干骺端；常需外科手术复位固定和维护关节面；存在生长紊乱、骨桥和创伤后关节炎的严重风险
Ⅴ型	生长板的压缩性骨折，其骨折既没延伸到骨骺也没延伸到干骺端；有轴向挤压产生；基于初始 X 线影像平片结果很难或不能诊断；根据损伤机制和生长停滞以回顾性诊断；有生长紊乱高风险
	附加的 Ogden 分类
Ⅵ型	生长板的周边剪切和形成周围分离结构；最常与割草机相关，但是也可以发生于运动损伤、脚踏车损伤及深部感染；有生长紊乱高风险
Ⅶ型	骨骺骨折；韧带撕脱部分骨骺而非撕裂；骨折可通过骨骺延伸到关节面，而没有延伸入生长板；非常少见

包含生长板的骨折大部分都属于 SH Ⅰ型或Ⅱ型，且可以用闭合复位术处理。SH Ⅲ型和Ⅳ型骨折累及生长板和关节面，通常需要外科手术干预（复位和固定）已达到最佳结局。SH Ⅲ型和Ⅳ型骨折更易导致生长失调，但需知道的是所有累及生长板的骨折均可导致生长畸形。SH Ⅴ型骨折包括生长板挤压性损伤且于初始影像学图像难以鉴别。SH Ⅴ型骨折常常直到出现生长停滞时才被发现。对怀疑有生长板骨折者，都要紧密随访，因为其并发症的风险较高。

临床评估

骨折评估前应确保患者无其他危及生命的损伤，情况相对稳定，因此处理危及生命的损伤先于一切。儿童患者的评估有疼痛、恐惧和生长发育阶段的干扰而较难进行。为了得到最好评估应予以适当的疼痛控制、适当安慰及获得患儿信任的情况下进行。

病史应由家属或者其他目击证人提供。关于事件时间、周围环境、损伤机制、作用力的方向及病前损伤情况等信息均对病情判断有帮助。对于任何病史和损伤不一致者均应该引起关注，因可能存在儿童虐待。

对严重受伤病变进行体格检查，评估其畸形或损毁情况。大部分专家推荐先检查邻近的未受伤区域，用以与严重损伤微对照。严重损伤患者应该严密检查其肿胀、畸形或开放性骨折的皮肤破裂情况。触诊损伤病变的上下关节并检查其活动范围。任何异常情况都应该注意，然后完善恰当的影像学检查。末梢神经及血管评估应该详细反复完成。骨筋膜室综合征的任何可能征象，如与体格检查不相称的疼痛或出现神经血管体征都需要确保紧急骨科医师会诊判断处理。

合适的影像平片至少需要2个方位摄影（正位和侧位）。这对观察损伤伤口的近端及远端关节也有帮助。在某些情况下损伤的斜位影像平片有价值，尤其是当初始平片摄影显示阴性，但仍坚持怀疑有损伤时。和正常平片比较是诊断伴有较强透视性生长板损伤的另一种方法。儿科X线平片检查应用较广泛，因为会有微小的异常的X线检查发现和大量的可疑性检查。曝光不充分的X线视图不能接受。

处理

急诊骨骼损伤的处理始于疼痛的控制，以让患者舒适和得到最佳评估。一旦疼痛控制且临床评估也完成，就有必要决定是否手术处理以稳定骨折（图29-1）。传统而言，大部分儿科骨折都需保守处理，行非手术处理是因为他们有很强的重建和愈合能力。大部分患者都是闭合复位术处理，或者让他们回家做适当固定。而在一些情况下需要手术处理，并且对SH Ⅲ型、Ⅳ型骨折、大部分胫骨骨折、所有股骨骨折、肱骨髁上骨折和显著移位的骨折都要请骨科医师会诊。如果存在神经血管损伤体征、骨筋膜室综合征或开放性骨折可能，需紧急请骨科医师会诊讨论。骨筋膜室综合征是常危害肢体的疾病，最常发生于前臂和小腿。早期症状包括与伤口不成比例的疼痛或在被动活动时有剧烈疼痛。一定不要等到晚期体征（如皮肤表面苍白、脉搏消失及感觉异常）出现时才通知骨科医师会诊讨论。急诊的开放性骨折需要清创、抗感染及完善破伤风预防接种，同时等待骨科医师会诊讨论。

非手术性骨折处理方式就是闭合复位术和固定。闭合复位术对移位或成角性骨折很有必要。复位术通常由骨科医师完成，但在某些医院也可由受过培训的急诊医师完成。在骨折复位中强烈推荐镇静镇痛。

一旦骨折复位或无移位，应该进行固定。骨折固定提供保护性作用，减少移位风险，并且可以提高患者的舒适性。大多数固定类型包括石膏固定、玻璃纤维固定或者医用夹板固定。在急诊科应避免管型（铸型）固定，因为急性损伤存在进行性肿胀的风险。夹板类型因成型程度、使用方便性和固定性能的不同而各异。悬带和绷带可用于锁骨、肩部和上臂肱骨损伤的固定。对于髁上、肘部、前臂及腕部损伤性骨折，可以使用后侧长手臂夹板固定，且保持肘部90°位置和手部活动良好情况。尺侧沟夹板最好用于第4、第5掌骨骨折固定。拇指穗状花序夹板用于手舟骨和拇指骨折固定。股骨远端、膝盖和大部分胫骨骨折需要长腿后夹板固定。踝关节和足部损伤常用后短肢夹板固定。对于可疑损伤或骨折，要包括损伤的近端和远端关节的固定。

最后，要给予骨骼损伤患者恰当的出院指导，并且要强调它们的重要性。出院指导包括夹板护理、回急诊处理指征、具体随访计划和门诊疼痛管理。抬高患肢和冰敷对控制疼痛和减轻肿胀很重要。对于末梢颜色改变、严重肿胀或疼痛显著增加等情况需再次急诊处理。随访计划应该清晰，1周内随访可以提高患儿愈合率。门诊疼痛控制也很重要且不应该忽略。骨折和重要损伤需要疼痛控制，并持续到骨科随访。恰当的出院指导可以优化患者护理，并减少不必要的返回急诊处理的事件的发生。

■ 非意外性骨折

非意外性创伤在儿科是主要问题，常存在骨科损伤。25%～50%的受虐儿童会存在不同类型骨折。在1岁以内婴儿，有1/3的骨折是非意外性的；而在1.5岁以内患儿，约1/9的骨折为非意外性的。骨折患儿越小，越应该怀疑受虐损伤的可能（表29-3）。最近证明显示最常见的受虐性骨折是横向骨折（图29-2）。最大的线索不是骨折类型，而是相矛盾的病史。存在与损伤类型、损伤程度或患儿的生长发育阶段相矛盾的任何病史都应该怀疑受虐的可能性。美国所有50个州的法律都要求医师向有关当局报告非意外性创伤事件，从而进行进一步调查。任何可疑非意外性创伤幼儿都需进行骨骼检查和住院进一步评估。骨骼检查应该包括手、脚、脊柱、骨盆及长骨。如果不做全面骨骼检查，则大量隐性骨折可能被错过。

■ 产伤性骨折

生后最初几周发现的骨折可能源于产伤。许多骨折都是意外发现的，源于胸片检查、某肢体不能活动或者父母关心的肿块的检查。产伤导致最常见的骨折为锁骨骨折，而股骨骨折和肱骨骨折也并非不常见。产伤愈合快，其愈合组织可见于分娩后2周内。如果生后2周内未发现愈合组织形成或者缺乏产伤病史，则需要进一步检查可能的非意外性创伤。

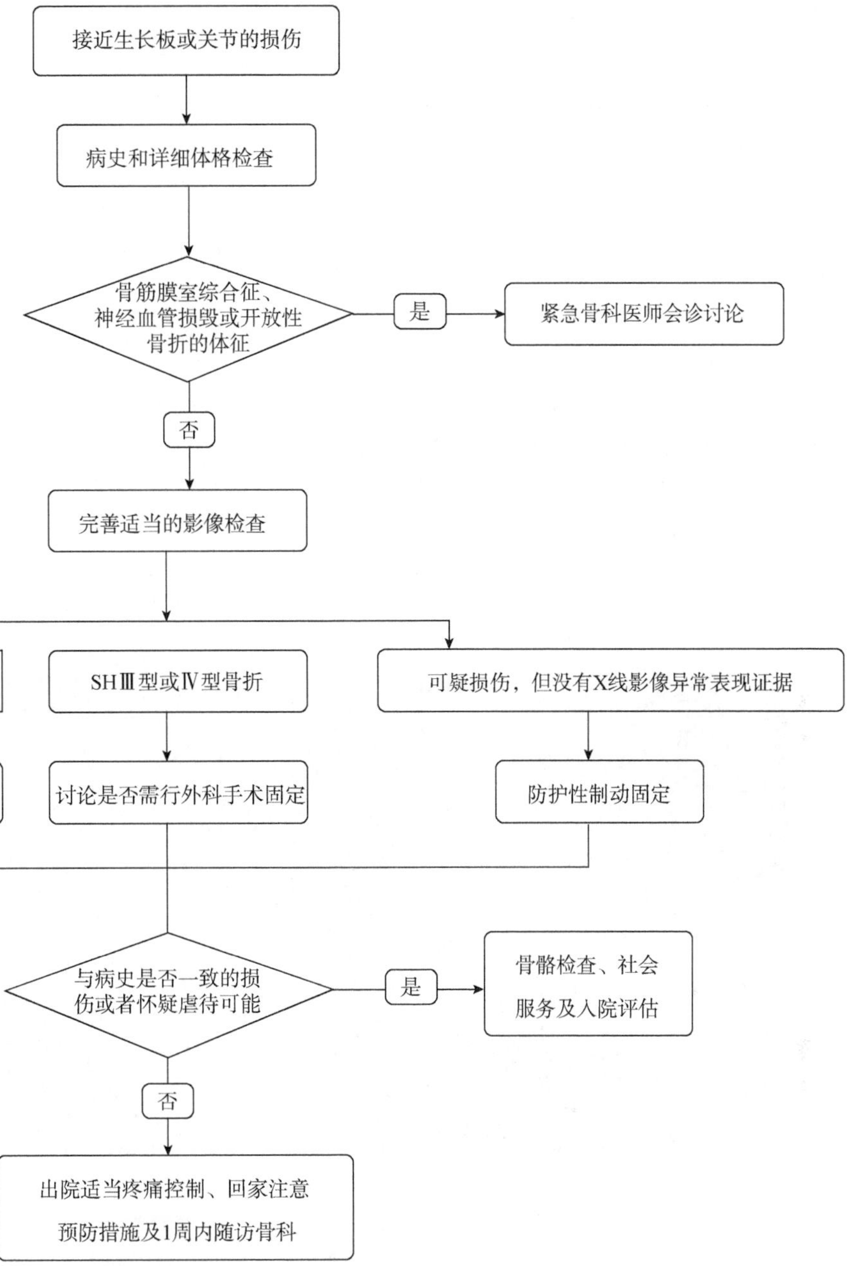

图 29-1　儿童生长板损伤的处理流程

■ 儿科运动性损伤

超过一半的儿童及青少年都参加过有组织的运动，并且更多的儿童及青少年喜欢参加非组织的个体运动，如滑板运动、自行车运动和极限运动。既往数据表明，超过 20% 的儿科损伤都与运动相关。这些运动性损伤包括骨折、脱臼、挫伤、扭伤、疲劳伤、撕裂伤及急诊科医师比较熟悉的其他损伤。大量运动相关性骨骼肌肉损伤将在下文进行讨论，而一些运动性损伤可以包含多系统损伤（腹部创伤、脑震荡及牙齿损伤等）会在本书的其他章节讨论。在青年运动当中，骨折非常常见。最近研究显示，10% 中学运动性损伤都包括骨折，甚至在更年轻的运动员损伤中骨折比例更大。青少年期间生长板开始闭合，而骨折和扭伤的发生可能取决于力量的大小。青少年更易发生独特的骨折类型，如常包括部分生长板闭合的 SH Ⅲ型和Ⅳ型骨折。当评估运动性损伤时，需要弄清骨骼生长的阶段，并牢记“越年轻的运动员，越可能发生骨折”。

■ 撕脱伤

撕脱性骨折对于青少年比较独特且大部分常发生于体育活动。当来自大肌肉群的强压作用于骨骼的薄弱区域（次级骨化中心或骨突）时，这种撕脱伤常会发生。当肌肉强烈收缩时肌腱能把骨突从骨骼中撕脱开。撕脱性骨折最常发生的部位有骨盆中的髂骨处、髂前下棘、髂前上棘或坐骨（图 29-3）。撕脱伤也可发生于胫骨结节、大转子、小转子和趾骨。膝盖处的独特撕脱伤是胫骨棘撕脱伤，在伸展过度时容易发生。撕脱性骨折通常采用非手术处理。如果存在显著撕脱伤或者关节内移位，则有必要手术处理。大部分骨盆撕脱性骨折需使用叉状架支撑处理且非承重 4～6 周。

脱臼

青少年以前很少发生脱臼，而随着身体成熟度增长和参加体育活动的联合作用导致青少年关节脱臼风险增加。最常见的关节脱臼是手掌的近端指间关节、膝部的髌股关节和肩部的盂肱关节。其他关节如臀部关节很少发生，而频繁运动或低耗能运动可导致这类关节脱臼发生。

表 29-3 非意外性创伤的影像表现

非常高的可疑指数
与病史相矛盾或者隐瞒病史的任何骨折
干骺端骨折（如“角部”骨折或“桶柄状”骨折）
肋骨骨折或脊柱棘突骨折
肱骨远端跨生长板骨折
在愈合的不同阶段骨折
可疑高指数
18 个月龄以下患儿的下肢骨折
复杂的颅骨骨折
多发性骨折
手或脚的骨折
少怀疑、可信的病史
锁骨骨折
线性颅骨骨折
产伤后的愈合性骨折

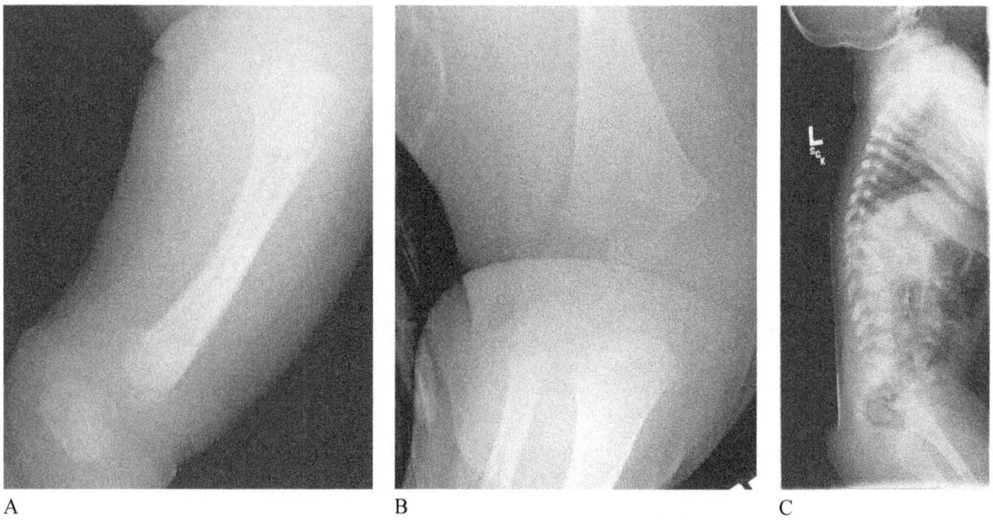

图 29-2 该图为非意外性骨折少有的经典类型

A. 胫骨远端的“桶柄状”骨折；B. 股骨远端“角部”骨折；C. 第 2 腰椎骨折

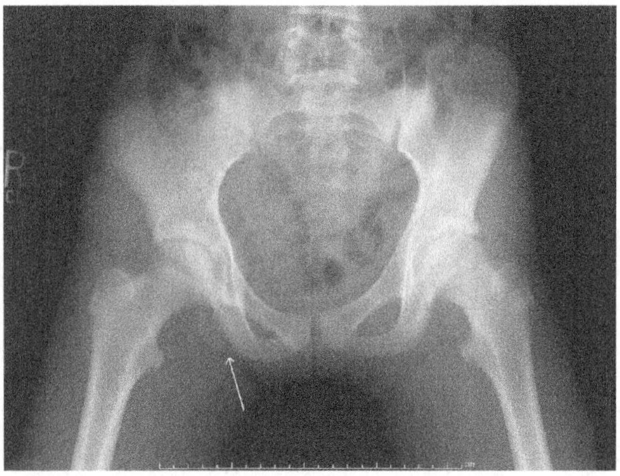

图 29-3 就诊于急诊的 13 岁女孩，在体操劈叉运动时，突感“砰”声后不能承重。影像平片显示坐骨撕脱伤

疑似脱臼的规范处理始于麻醉药品或局部麻醉的疼痛控制。如果时间允许，可预先完善影像平片检查。大关节复位，如盂肱关节或髌股关节，最好在常规镇静或局部麻醉下完成。最近一项关于成人肩关节脱位的关节内注射利多卡因麻醉和静脉麻醉镇痛对比研究显示，在操作成功率、疼痛控制或者复位失败率方面均没有显著区别；而关节内注射组有费用低、副作用少和恢复时间短的优点。

急诊医师要熟悉复位的多种操作技术，要确保轻柔操作以防止进一步损伤。复位后，所有脱臼均需详细神经血管检查且要求复位后影像平片检查以查找骨软骨损伤。软骨损伤常见部位包括关节窝边缘、肱骨近端、膝盖骨和股骨髁。一旦影像平片确认恰当复位，所有脱臼都需要固定 3～5d。患者应该警惕脱臼复发的风险。

扭伤和韧带损伤

随着青少年运动的成熟，扭伤（韧带损伤）的发生率在增长。因为青春期前儿童骨折发生率较高，故需谨防扭伤发生。踝关节扭伤是青少年最常见的运动性损伤，其中 90% 包括踝关节侧面韧带损伤，尤其是前距腓韧带和跟腓韧带。通过触诊和按压踝关节每一条韧带以判断是骨骼损伤还是韧带损伤是非常重要的。高位踝关节扭伤或者韧带联合扭伤也可以发生，但是前胫腓间隙部位会更疼。许多临床决策规则要求踝关节损伤行影像平片检查，并且研究表明其对学龄和以上儿童非常有效。

随着竞技体育中年轻运动员和女性运动员的增长，再加上对损伤认识的加深，前交叉韧带损伤也在增长。前交叉韧带损伤常因过度伸展或膝外翻后导致的急性创伤性膝关节积液就诊于急诊。在急诊，这些损伤没有紧急 MRI 检查指征，但是紧密随访急性创伤性膝关节积液很有必要。起始处理是用膝关节伸直固定器、压迫绷带、叉状架的暂时性防护，且轻柔运动和随访运动医学医师。

韧带损伤或扭伤被分成Ⅰ～Ⅲ级（表 29-4）。大部分Ⅰ级和Ⅱ级扭伤可防护性处理且可以容忍负重。Ⅲ级扭伤需要更严格固定制动且不能承重。院外要保证随访、康复训练和全范围关节活动练习。

表 29-4　韧带损伤分级

Ⅰ级	Ⅰ级扭伤为韧带拉伸，造成轻度肿胀和疼痛，伴随紧绷状态
Ⅱ级	Ⅱ级扭伤为局部撕破韧带，导致中度肿胀和疼痛，伴随压力测试有些松弛。尽管松弛度增加，Ⅱ级扭伤有明确的压力测试终点
Ⅲ级	Ⅲ级扭伤为韧带完全撕裂，有严重肿胀和疼痛，且压力测试明显松弛，无压力测试终点

过度使用综合征

过度使用综合征在年轻运动员中比较多见，由于整年的训练、重复运动、过度训练和不恰当的条件。急诊医师必须熟悉这些综合征，因为在每年的运动性损伤中有 260 万这样的急诊患者就诊，并且部分患者都是慢性病的急性发作。确诊过度使用综合征的关键点是一些受伤肢体的疼痛病史、运动类型、练习总量和发生疾病次数。疲劳性骨折是过度使用综合征的一个案例。疲劳性骨折最常见的压痛部位是胫骨前近端 1/3 点，而疲劳性骨折也可以发生在跖骨、股骨和肱骨。急诊科医师也应意识到椎骨脱离的存在，它是腰椎峡部的一种疲劳性骨折，也是年轻运动员腰背部疼痛的常见原因。椎骨脱离产生的后背痛常会扩展延伸。反复运动也可以导致骨骺分离性损伤，可发生于"少年棒球联盟"的肩膀。骨骺分离发生于可刺激生长板的反复投抛运动，表现为棒球投手或者头顶投手的肩痛。"少年棒球联盟"肘部也可以有类似的肘部疼痛且表现为反复投掷按压后的内上髁压痛。下肢其他常见的过度使用综合征包括 Osgood-Schlatter 疾病（胫骨结节压痛）、Sinding-Larsen-Johansson 综合征（髌骨远端压痛，常见于跳高运动员膝盖）、髌股关节疼痛综合征和胫骨内侧应力综合征（胫骨内侧远端 1/3 点弥漫性压痛，俗称"外胫夹"现象）。过度使用综合征最好的处理方式就是停止运动，并且在重新活动前要适当康复。

重返运动场

许多运动员有幸立即急诊就诊，这种情况下运动员可能会重返职业运动。急诊患者不能恰当地回答交流时，他们的暗示性交流需要被理解。骨骼肌肉损伤后为了能重返职业运动，运动员必须满足某些方面的条件，如关节活动度、功能水平、足够强壮和没有疼痛。在急诊就诊期间需与患者及家属强调随访和康复。

（熊小雨　译）

第30章 上肢损伤

（原著 Ann M.Dietrich，Lindsay Gould）

要点

- 有锁骨骨折的儿童可能表现为摔倒后拒绝活动手臂。
- 相比真正的肩关节脱位，儿童更容易发生 Salter-Harris Ⅱ型（即骨骺分离伴干骺端骨折）肱骨近端分离骨折。
- 肘部骨折的间接影像学征象包括出现后部脂肪垫、增大的前脂肪垫、异常的肱桡线或前肱骨线。
- 肱骨髁上骨折可并发急性和迟发性神经血管损伤，须立即请骨科会诊。
- 尺骨或桡骨骨折需摄 X 线片评估肘腕部情况以明确是否存在 Monteggia 骨折（孟氏骨折）或 Galeazzi 骨折（盖氏骨折）。
- 手在静息位，从示指到小指，以及从远端指间关节（DIP）到掌指关节（MCP）的弯曲度逐渐增加。偏离这一正常位置则提示肌腱断裂。
- X 线检查可能发现不了指骨末端 Salter-Harris Ⅰ型（即骨骺分离骨折）或Ⅱ型骨折。
- 成人腕骨骨折中最常见的是手舟骨骨折。

上肢损伤

由于儿童好奇的天性，他们在运动中更活跃，常有冒险举动，所以儿童很容易发生上肢损伤。男孩较女孩更易受伤，10～18 岁是最高发年龄段。本章将总结上肢和手损伤的诊断和治疗。

锁骨和肩锁关节

锁骨骨折是分娩过程中最常见的骨折，也是年长儿第四常见的骨折类型。绝大多数锁骨骨折发生于锁骨中段到远段 1/3 处（＞90%）。锁骨骨折的主要原因是间接暴力，即肩外侧直接受力。仅有约 10% 的锁骨中段骨折是由于直接暴力所致，这是锁骨骨折的间接机制如摔倒时伸开手臂，可导致不到 5% 的直接暴力锁骨骨折。年幼儿可出现不完全性骨折（青枝骨折或弯曲骨折）。

锁骨内侧骨折

锁骨内侧骨折在儿童很少见。锁骨内侧骨骺是最后关闭的骺板，直到 25 岁之前都有可能发生骺板损伤。与成人相比，儿童最常发生锁骨内侧骨骺向后移位的 Salter-Harris Ⅰ型或Ⅱ型骨折，伴或不伴骨骺分离，而成人则更常见胸锁（SC）关节脱位。区别锁骨内侧骨骺损伤和肩锁关节后脱位十分重要。虽然肩锁关节后脱位在儿童非常少见，但且常合并其他并发症，如臂丛神经损伤、气胸和纵隔结构压迫神经血管等。仅靠 X 线平片确诊锁骨内侧骨折是很困难的。如怀疑锁骨内侧骨折，建议行 CT 检查明确。治疗方法是切开复位和固定肩锁关节及肋锁韧带。

锁骨干骨折

锁骨中段骨折最常因外力作用于肩部所致。如果不能明确受伤史，那么唯一有助于诊断的病史可能是受伤后拒绝活动手臂。患者典型的表现是手臂活动减少或活动时疼痛。儿童则可能有锁骨中段压痛点、局部肿胀、骨擦音和皮肤隆起等表现。疑有锁骨中段骨折时可摄 X 线片明确诊断（图 30-1）。照两个位置 X 线片，一张前后位，一张拍摄向头侧倾斜 30°的斜位像。如检查发现锁骨骨折移位合并血管损伤，如锁骨下血管挫裂伤或受压，要立即请骨科和血管外科会诊。分娩过程中胎儿肩部受压常导致锁骨骨折。锁骨骨折是分娩时最常见的骨折。婴儿锁骨骨折可能没有症状，或者表现为假性瘫痪（表现为婴儿不能活动上臂，但是手和前臂能正常活动），几周后骨折部位丰富的骨痂形成才注意到骨折。6～12 个月内骨折可恢复正常。

无并发症的锁骨骨折多数预后良好，12～13 岁以下的儿童很少需要复位。儿童因为骨骼未发育成熟，愈合和重塑能力强，在发生有移位的锁骨骨折时出现畸形愈合的风险较低。虽然仍有争议，但越来越多的证据显示，对骨骼发育成熟的青少年，发生有移位的锁骨骨折时，手术固定有助于骨折愈合，早期恢复正常功能。开放性骨折、皮肤受损或者出现血管并发症者则需要手术治疗。

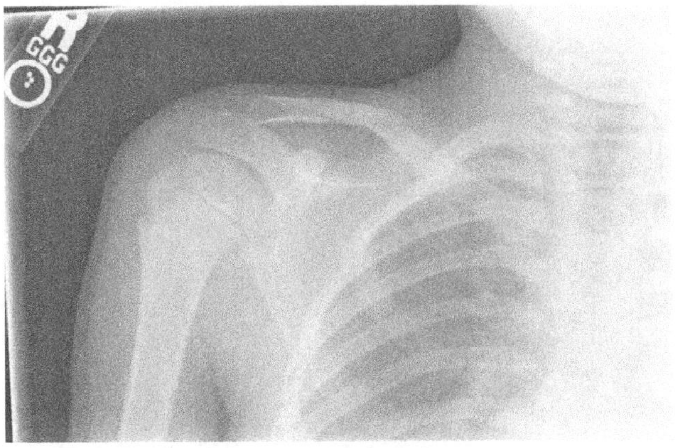

图 30-1　锁骨中段骨折

婴幼儿可以用吊带或者肩带，大孩子则需要吊带和绷带并加以固定。一些儿童可能觉得吊带比肩带或锁骨支具更舒适。以上骨折可能会很痛，因此足够的镇痛是很重要的。应告知患儿家长，约在伤后 1 个月骨折愈合后，骨折处会出现骨痂形成的隆起。

锁骨外侧损伤

年幼儿锁骨外侧直接损伤可导致干骺端骨折，在青少年及成人则可导致肩锁关节分离。16 岁以前肩锁关节分离十分少见。患儿通常表现为肩锁关节处压痛和组织肿胀。摄片会发现喙突和锁骨的间距增宽。不推荐使用 X 线加权成像。治疗方法主要采取保守治疗，用吊带加绷带固定或使用锁骨支具，很少需要手术治疗。

肩胛骨骨折

儿童和青少年肩胛骨骨折均十分罕见，通常伴发于暴力所致的更严重的损伤。肩胛骨侧位片（即经肩胛骨片）结合前后位肩部摄片可以评估肩胛骨正侧两个面的情况。腋侧位摄片可以区分喙突，显示并发的肩关节脱位。斜切位摄片有助于发现微小的肩胛骨体部骨折。

肩胛骨骨折的治疗与锁骨骨折类似。

肩关节脱位

在成人引起肩关节脱位的力度常可导致幼儿发生肱骨上端移位的 Salter-Harris Ⅱ型分离骨折。不到 2% 的肩关节脱位发生于 10 岁以下，20% 发生于 10～20 岁。在成人，肩关节前脱位较肩关节后脱位和下脱位更为常见。

肩关节前脱位时查体可发现肩关节正常的圆形轮廓消失，代之以方形外观。手臂轻微外展外旋，关节窝前面可触及肱骨头。摄片应包括肩部前后位（AP）片和肩胛侧位片或腋位片。在使用牵引和对抗牵引、肩胛骨操作或外旋操作来复位肩关节脱位时，要注意镇痛，让肌肉松弛。复位后要摄片以明确是否存在隐匿性骨折。复位后固定手臂 3～6 周，然后开始康复治疗。肩关节后脱位最常伴发于癫痫发作、电击伤或是足球比赛时队员冲撞后。手臂呈内收内旋状。肩关节前部异常平坦，肩胛盂后侧可触及移位的肱骨头。所有肩关节后脱位病例都应请骨科会诊处理。

肩关节脱位时可同时损伤腋神经和腋动脉。因此，复位前后均应评估三角肌的感觉。同时，还要评估远端脉搏及患者是否存在突起的腋窝血肿。其他并发症还包括肱骨大结节骨折、肩胛盂唇损伤、Hill-Sachs 畸形（常于肱骨头后外侧压缩骨折时发生）、肩袖损伤，以及习惯性脱位。体质较弱的年轻患者复发率较老年人更高，第一次发生脱位的年龄在 20 岁以下的患者，复发率高达 95%。这个年龄段的患者应尽早请骨科医师评估是否能做关节镜治疗。

肱骨骨折

■　肱骨近端骨折

肱骨近端骨骺的骨化中心在 6 个月龄时出现，肱骨大结节的骨化中心在 3 岁出现，肱骨小结节的骨化中心在 5 岁出现，女孩在 14～17 岁时骨骺线闭合，而男孩要延迟到 16～18 岁。约 80% 的肱骨的纵向生长发生在肱骨近端骨骺，因此，重塑潜能巨大。正常肱骨近端骨骺板常被误认为骨折，以健侧肩关节摄片来作对比有助于鉴别诊断。

肱骨近端骨折最常见 SH Ⅰ型和Ⅱ型骨折。Ⅰ型骨折和干骺端近端损伤，包括青枝骨折和环形骨折，常发生于 5～11 岁的儿童。11～15 岁的青少年肱骨近端骨折的主要类型是Ⅱ型骨折。因为有强韧的骨膜袖，大多数肱骨近端骨折不会发生移位，且很少发生 SH Ⅲ型、Ⅳ型和Ⅴ型骨折。

肱骨近端骨折的患者在骨折处有压痛点、组织肿胀或明显畸形。摄片时至少要照两个相互垂直的肱骨图像要包括锁骨近端和肩峰以明确是否存在相关损伤。

大多数肱骨近端骨折用吊带和绷带固定就可很好地治愈。是闭合复位还是手术治疗取决于患者的年龄、成角程度和移位情况。年龄越小，骨折愈合可能性越大。

■ 肱骨干骨折

大多数肱骨干骨折是直接暴力所致。由于骨折部位及其肌肉附着点不同，骨折端受肌肉牵拉对线不良可致不同程度移位。跌倒或用力扭转手臂时的扭力可引起螺旋骨折。3 岁以下幼儿的肱骨螺旋骨折均与意外伤害有关。

由于骨折后骨骼重塑和纵向生长更为旺盛，即使移位高达 15°～20°，重叠多达 2cm 的肱骨干中段骨折仍能愈合良好。幼儿可使用吊带和绷带固定，青少年则可使用 sugar-tong 夹板（糖钳夹板）固定。

肱骨中远 2/3 交界处骨折可损伤桡神经，早期评估运动和感觉功能以便治疗。急性桡神经麻痹预后良好，据报道，80%～100% 桡神经损伤不需要手术就可以恢复功能。

肘部损伤

肘部损伤的影像学表现是复杂的，因为肘部有众多骨骺和骨化中心，其各自出现和融合的年龄各不相同（表 30-1）。为了避免早期和晚期并发症的发生，需要对骨折碎片进行精确的解剖复位，又使治疗更加复杂化。

表 30-1 肘部生长中心：骨化开始的平均年龄

肱骨小头	1～2 岁
肱骨内上髁	4～6 岁
桡骨头	5～6 岁
尺骨鹰嘴	9～11 岁
肱骨滑车	9～10 岁
肱骨外上髁	10～12 岁

肘部充分的放射线检查评估应包括关节伸展状态的前后位（AP 位）片和肘关节弯曲呈直角时的真正标准的侧位片。在摄肘关节标准侧位片时，通常需给予足够的镇痛充分放松肘部，并应在接受 X 线检查前给药。在肘关节标准侧位片上，前脂肪垫位于尺骨冠突窝内，正常情况下前脂肪垫应该表现为冠突窝正前方的一个小透明影（图 30-2）。关节腔积液可以将前脂肪垫推离关节而表现为风帆样 —— 即“帆船征”。后脂肪垫位于鹰嘴窝深部，正常情况下是不可见。如果在肘部侧位片上看到后脂肪垫存在是不正常的，常提示关节囊内出血。这些异常的脂肪垫征是肱骨远端、尺骨近端或桡骨隐匿性骨折的影像学证据，仅在肘部弯曲 90°摄侧位片时才能发现（图 30-3）。

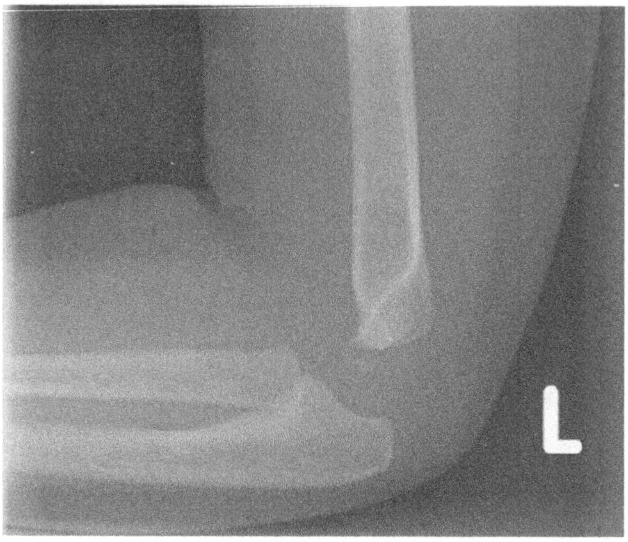

图 30-2 有薄前脂肪垫的正常肘关节

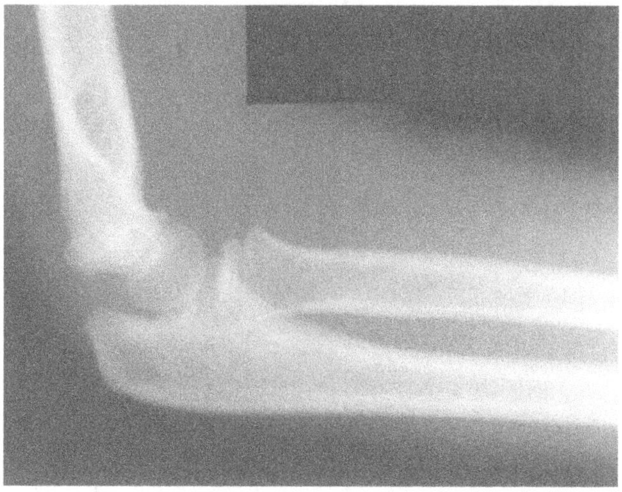

图 30-3 出现后脂肪垫征，意味着存在关节间隙出血

肘部影像学评估时有两条很有用的参考线，可以帮助确定隐匿性损伤。在肘部标准侧位片上，沿着肱骨远端前缘皮质画一条垂线，即前肱骨线，正常情况下此线要通过肱骨小头远端中 1/3。肱骨小头后脱位的影像学表现类似于隐匿性肱骨髁上骨折。在肘部标准侧位片上，穿过桡骨近端中心的轴线是肱桡线，无论屈曲或伸展的角度如何，该线必定将桡骨头一分为二，如不能，则提示存在隐匿性桡骨颈骨折或桡骨头脱位。关于解剖关系的任何问题都需要加摄健侧肘部 X 线片来进一步明确。

肱骨髁上骨折

在 3～10 岁儿童，肱骨髁上骨折占肘部骨折的 50%～60%。跌倒时手臂伸直导致肘部暴力性过伸是引起伴有肱骨远端干骺端损伤的肱骨髁上骨折常见的发病机制。尺骨鹰嘴因暴力插入鹰嘴窝，导致骨折远侧断端向后移位。查体发现骨折处有压痛、肿胀、畸形及功能障碍。为明确是否有并发损伤，详细的神经血管检查至关重要（表 30-2），需行前后位和侧位摄片（图 30-4）。斜位片有助于明确隐匿性骨折。

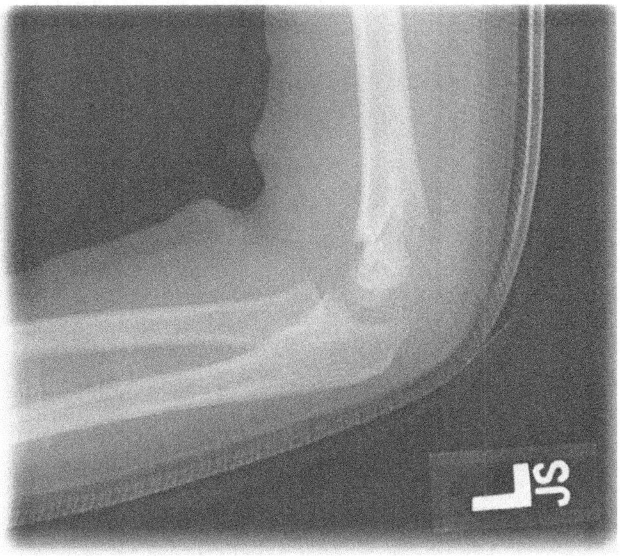

图 30-4　Ⅱ型肱骨髁上骨折，注意前肱骨线与肱骨小头前部相交

表 30-2　上肢神经检查指南

神经	肌肉	检查
运动功能		
桡神经	桡侧腕长伸肌	伸腕
尺神经	尺侧腕屈肌	屈腕和腕内收
正中神经	骨间肌	伸指
	桡侧腕屈肌	屈腕和腕外展
	指深屈肌	近指间关节手指屈曲
	拇对掌肌	拇指和小指对合
骨间前神经	指深屈肌	示指远端指骨屈曲
感觉		
神经	感觉	
桡神经	拇指和示指背侧	
尺神经	尺侧手掌和手背	
正中神经	桡侧手掌和拇指、示指、中指，环指桡侧	

Gartland 分型将肱骨髁上骨折分为三型（表 30-3）。近来，Leitch 建议在 Gartland 分型基础上增加Ⅳ型损伤分型。由于没有完整的骨膜铰链，Ⅳ型骨折在伸、屈运动时都不稳定。前肱骨线有助于确定是否存在Ⅰ型和Ⅱ型骨折（图 30-4）。肱骨髁上骨折早期常高发血管神经并发症（图 30-5）。肱动脉直接穿刺伤或撕裂伤很罕见，但可发生血管受压、挫伤或者骨折部位血管痉挛。如发现手指苍白发绀、毛细血管充盈延迟或不能扪及桡动脉搏动等有意义的指端缺血征象，需立即行骨折复位。如缺血情况仍无改善，需行手术探查。患者有发生前臂骨筋膜室综合征的风险，特别是那些同时有同侧前臂骨干骨折者。一旦忽略，可导致 Volkmann 缺血性肌挛缩畸形，引起手和腕部功能丧失。前臂疼痛，并伴有手指被动屈曲或伸展或指端麻木，是预示骨筋膜室综合征发生的早期征象。据报道，儿童肱骨髁上骨折发生神经损伤概率高达 11.3%，但其功能预后还不错。骨间前神经损伤是伸直型肱骨髁上骨折最常见的神经损伤，其后依次是正中神经、桡神经和尺神经损伤。肱骨髁上骨折的晚期并发症是肘内翻，肘部提携角发生改变。

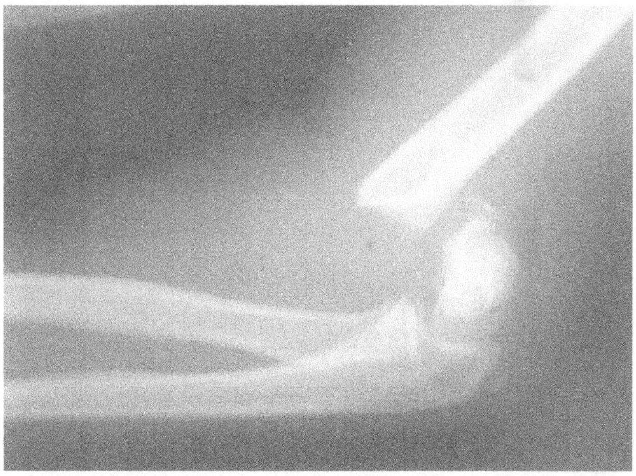

图 30-5　伴大量关节腔积液的粉碎性肱骨髁上骨折（Ⅲ型）

表 30-3　肱骨髁上骨折分型

Ⅰ型	无移位
Ⅱ型	轻度移位，骨折断端仍相连
Ⅲ型	完全移位，骨折断端分开

因肱骨髁上骨折可能存在严重并发症，要求准确诊断和骨科急会诊。旋转畸形和成角畸形必须仔细复位，以保护正常的肘部功能，防止循环障碍。Ⅰ型和部分Ⅱ型肱骨髁上骨折可用石膏固定，大多数Ⅱ型和所有Ⅲ、Ⅳ型肱骨髁上骨折均需手术复位及内固定。部分患儿术后需住院观察 12～24h 以便再评估肢端的血管神经情况。如果损伤超过 12h，则需切开复位内固定。

肱骨内髁及肱骨外髁骨折

累及关节面的肱骨外髁（小头）骨折占儿童肘部骨折的15%，且较其他儿童肘部骨折更易漏诊。高发年龄为6岁。损伤机制尚不清楚，目前认为常与跌倒时手臂伸直且前臂旋后或肘部屈曲有关。SH Ⅳ型骨折最常见。骨折断端可能发生移位和旋转，如果X线片观察到肱骨小头的骨化中心明显从滑车或肱桡线移位，可明确诊断。这些骨折均需积极治疗，避免骨不连、肘部失去活动性，肱骨外髁骺板停止生长导致肘外翻和尺神经迟缓性麻痹等并发症的发生。除非移位性骨折（移位<2mm）外，其他肱骨外髁骨折均需手术治疗。

肱骨内髁关节面骨折或滑车骨折较少见。由于该损伤的关节内特点（既是关节内骨折，又是骨骺损伤），因此这类骨折均需精确的解剖学复位（图30-6）。肱骨内髁骨折最常见的并发症是骨不连和尺神经失用症。

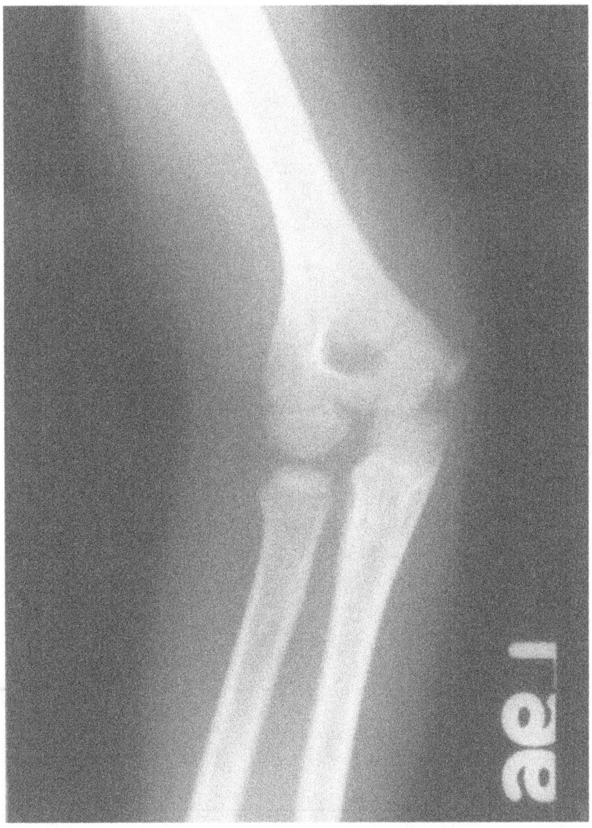

图30-6 5岁儿童肱骨内髁非移位性骨折

肱骨内上髁骨折

肱骨内上髁位于肱骨远端邻近关节面处。肱骨内上髁是一个牵引骨突，前臂屈肌附着于此处。肱骨内上髁骨折好发于7～15岁，4岁以下儿童少见。内上髁骨折可由摔倒时手腕和手指被迫过伸致内上髁撕脱所致。而绝大多数内上髁骨折，约有60%伴有肘关节脱位（图30-6）。内上髁可发生移位，影响复位或嵌入关节内。任何肘关节脱位复位后都必须确认内上髁位于关节外。前臂屈肌反复牵拉（青少年棒球肘）可能会引起更为隐匿的肱骨内上髁损伤。肱骨内上髁骨折同样不需手术治疗，但如果有严重移位、外翻不稳或尺神经功能障碍则需考虑手术。

肱骨远端骨骺分离骨折

肱骨远端骨骺分离骨折虽然并不常见，但由于其常与非意外创伤，如手臂剧烈扭转有关，此类骨折也是很重要的。如发现3岁以下的儿童发生此类骨折，需警惕虐待。该骨折也可伴发于产伤。3岁以上的儿童以肱骨髁上骨折为主，极少发生此类骨折。由于缺乏肱骨小头骨化中心，肱骨远端骨骺分离骨折难以与肘关节脱位区分开来。请骨科医师会诊行闭合复位可获得良好的愈合。

肘关节脱位

儿童很少发生肘关节脱位，因为大多数引起成人肘关节脱位的力量，在儿童往往导致骨折（图30-7）。青少年发生肘关节脱位，通常是跌倒时手臂伸直稍弯曲的结果。肘关节后脱位最常见。

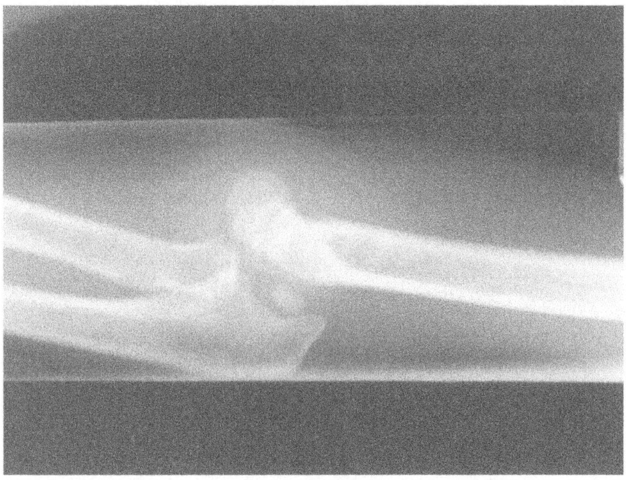

图30-7 肘关节前脱位伴肱骨内髁撕脱伤

肘关节脱位常合并骨折，包括肱骨内上髁、尺骨冠状突、桡骨头，或尺骨鹰嘴等部位骨折。周围软组织严重损伤也有发生，神经损伤较肱动脉损伤更为常见。尺神经功能有望恢复，但正中神经损伤的预后不容乐观。高达 7% 的儿童肘关节脱位并发血管受累。

大多数脱位可以在充分镇痛肌松后复位。将肘关节屈曲 60°～70°并置于前臂旋后位，由助手固定肱骨近端，操作者在手腕部纵向牵引。一旦复位成功，应将肘关节稍屈曲并固定，并重新评估血管神经情况。复位后摄 X 线片以确定肱骨内上髁位于关节外。

桡骨头半脱位

“保姆肘”或“牵拉肘”是婴幼儿常见的肘部损伤，常发生于 5 岁以下的孩子，发生机制是当突然轴向拉伸手腕或手时，前臂旋前造成桡骨头滑出环状韧带并嵌入桡骨头和肱骨小头之间。左侧桡骨头半脱位更为常见，因为大人主要用右手牵孩子。

患儿有手被牵拉的病史，但这一过程可能并没有人看到或者意识到。临床上表现为患儿看起来似乎并没有什么不适，但拒绝用患肢去拿东西。体格检查发现，前臂旋前，肘部稍屈曲或完全伸展，没有组织肿胀，仅有桡骨头处轻压痛。患儿抗拒所有的被动肢体活动，前臂旋前旋后时疼痛加剧。对明确有牵拉手臂病史的患儿，不需要行影像学检查。图 30-8 展示了判断是否需要在复位前行影像学检查的流程图。如果有组织肿胀或跌倒的病史，则需行影像学检查。保姆肘没有明显的组织肿胀。

复位方法有两种：旋前法和旋后法。旋后法：面向患儿，操作者一手拇指放在桡骨头处，另一手握住患儿手腕，牵引前臂做旋后动作，并屈曲肘关节。旋前法：患肢肘关节伸直，拇指置于桡骨头处，然后前臂旋前。当触到或者听到“砰”的声音提示复位成功。如果旋前法无效，应该尝试旋后法。旋前法疼痛更轻，有证据显示旋前法可能更有效。大多数时候，复位后 5～10min 内患儿可用患手取物。复位成功后冰敷可以加快恢复，不需进一步治疗。应告知家长要避免握住手腕牵拉儿童手臂的动作，并告知家长该病复发率高达 30%。

在患儿手臂恢复正常功能之前，尝试几种复位方法是有必要的。有时，在旋后和屈肘之前先行桡骨牵引是有必要的。如果半脱位已发生数小时，则需要更长的时间来观察手臂功能恢复情况。如果复位后手臂仍不能正常活动，需行影像学检查并考虑其他诊断，行外固定并立即请骨科跟进。

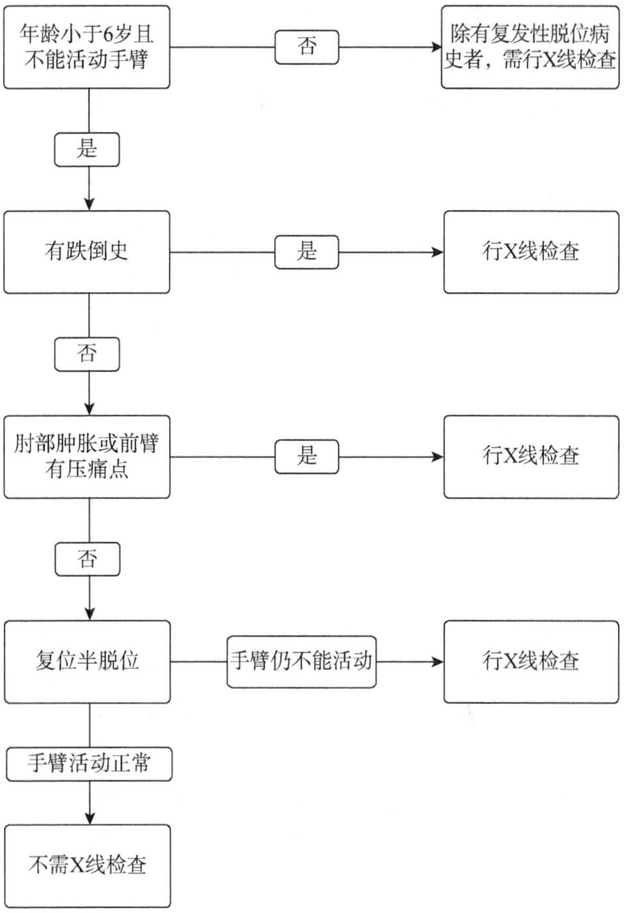

图 30-8　疑似桡骨头半脱位是否需要影像学检查的判断流程图

尺桡骨双骨折

尺桡骨骨折是儿童时期最常见的骨折。儿童所有骨折中 3/4 都累及前臂远端 1/3。虽然尺骨和桡骨可以单独发生骨折，但是必须对尺桡骨双骨折保持高度怀疑。造成骨骼损伤的冲击力可以传递给成对的另一只骨骼，并导致骨干弯曲、青枝骨折或远离骨折处的关节脱位。因此，前臂 X 线检查应包括手腕和肘部。大多数尺桡骨骨折可痊愈，无明显并发症。

近端桡骨和尺骨骨折

跌倒时手臂伸直、旋后，手掌外翻可导致桡骨头或桡骨颈骨折。因为桡骨头是软骨，直到 5 岁才开始骨化，所以发生在幼儿的大多数桡骨近端骨折常累及狭窄的桡骨颈干骺端。SH Ⅰ型和Ⅱ型桡骨颈骨折最常见。SH Ⅳ型桡骨头骨折可发生于年长儿。桡骨近端骨折可并发肘关节脱位，也常常伴有肱骨内上髁、尺骨鹰嘴、尺骨冠状突损伤。

异常脂肪垫征或 X 线片上异常肱桡线提示存在隐匿性桡骨头或桡骨颈骨折。移位很少或无移位的骨折可用后夹板在屈肘90°固定。并发症包括旋前旋后受限、骨化性肌炎。

鹰嘴骨折常伴发于其他肘部损伤，如桡骨头脱位、桡骨颈骨折、肱骨内上髁骨折。单纯的尺骨鹰嘴骨骺分离骨折罕见，通常与青春期和成骨不全有关。该骨折主要因暴力直接击打肘后部所致。骨折移位小于2mm者可以用后夹板固定。尽管有骨不连和尺神经失用症等并发症，但并不常见，骨折通常可以治愈。

尺桡骨骨干骨折

前臂骨干骨折最常见青枝骨折或者创伤性骨弯曲。尺骨和桡骨可同时发生青枝骨折或创伤性骨弯曲，或者其中一个发生青枝骨折而另一个发生创伤性骨弯曲（图30-9）。4岁以上儿童对弯曲损伤或塑性变形的重塑潜能最小。骨弯曲可限制手臂旋前旋后动作，并导致永久性肢体畸形。仅尺骨或桡骨发生骨折，骨折断端重叠，提示孟氏或盖氏骨折。尺骨近端骨折可合并桡骨头脱位（孟氏骨折）注意不要忽略。X线平片发现肱桡线异常提示并发桡骨头脱位（图30-10）。闭合复位术可成功治疗此骨折。桡骨中下1/3骨折合并下肱桡关节脱位称为盖氏骨折，在儿童极少见（图30-11）。

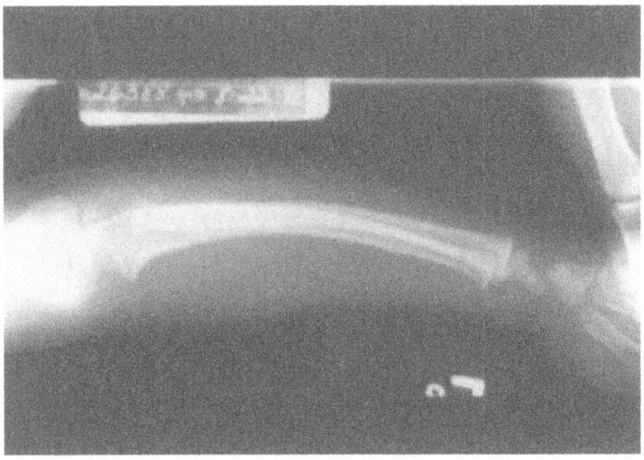

图30-9 尺桡骨骨干创伤性骨弯曲的X线表现

远端桡骨和尺骨骨折

桡骨和尺骨远端1/3骨折是6～12岁儿童最常见的骨骼损伤，常因跌倒时手掌撑地所致，在男孩高发年龄是12～14岁，女孩是10～12岁。治疗尺桡骨远端Torus骨折可采用可拆卸夹板固定（图30-12）。这些骨折很轻微。桡骨远端骺板处压痛而X线检查结果正常，常提示无移位的SH Ⅰ型损伤，需要夹板固定并在骨科随访。如果存在不能接受的成角畸形，桡骨远端青枝骨折和完全性骨折需要在急诊科行闭合复位。可接受的成角畸形的定义很大程度上取决于患儿的年龄、骨折部位和个体差异。

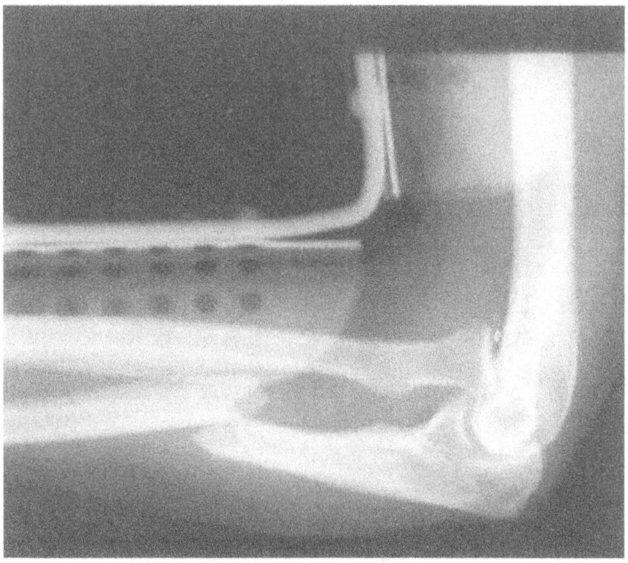

图30-10 尺骨近端骨折合并桡骨头脱位（孟氏骨折）。桡骨近端平分线未经过桡骨头

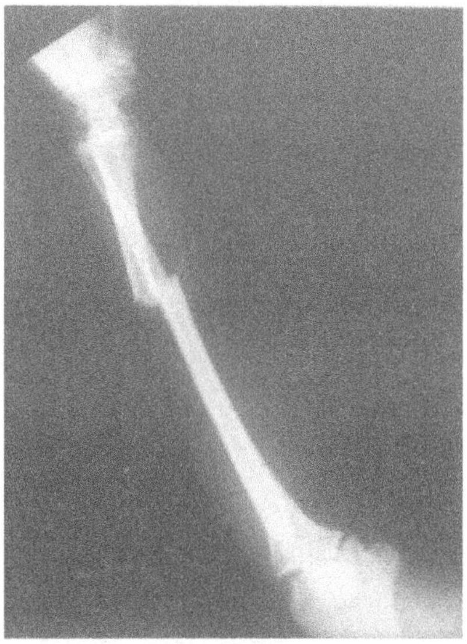

图30-11 16岁儿童的盖氏骨折

前臂骨折的成角重塑能力是很大的，但旋转重塑则不可能发生，旋转畸形必须被精确复位。骨骼强韧的骨膜套使骨不连罕有发生。并发症很少见，但任何前臂骨折都可出现血管受压和骨筋膜室综合征。

■ 手和手腕损伤

与成人相比，儿童很少发生手的骨折。幼儿手部骨折最常见的致伤机制是手抓住门框，关门导致远节指骨挤压伤。这类挤压伤约有 25% 可引起骨折，偶有截断伤和肌腱损伤。年龄大一些的儿童则常因体育运动受伤。各种运动所致损伤中，手和手腕损伤占 3%～9%。扭伤最常见，然后是挫伤和骨折。小儿手部骨折占整个小儿骨折的 5%～7%。这些骨折有时难以诊断，且可能伴有远期并发症。因此，早期正确的诊断和治疗十分重要。幸运的是，手部骨折愈合快，罕有肌腱和关节并发症，功能恢复显著。

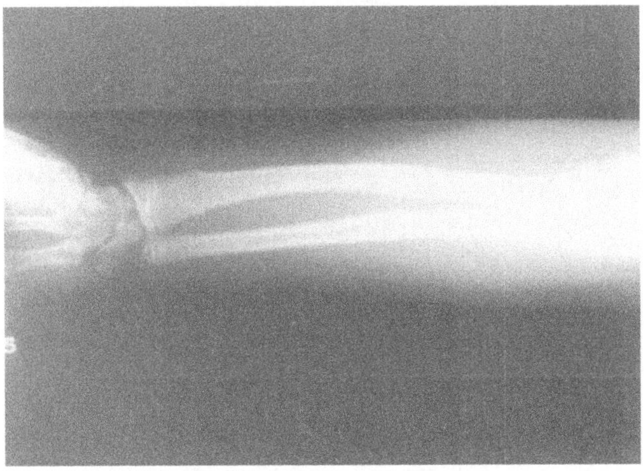

图 30-12　桡骨远端 Torus 骨折

体格检查

■　视诊

手部的体格检查从视诊开始。仔细观察撕脱伤、穿通伤的伤口、软组织肿胀情况、畸形和颜色。手的休息位应该表现为从示指到小指屈曲程度逐渐增加，从远端指间关节到掌指关节的关节屈曲程度逐渐增加。这种正常位置关系的中断意味着伸肌或屈肌肌腱挫裂伤。完全性屈肌腱挫裂伤可由于失去对伸肌的对抗而使手指伸直。完全性伸肌腱挫裂伤可因屈肌的作用使手指屈曲。

指骨或掌骨骨折所致的旋转畸形偶有发生。手指伸展时对位可以是正常的，但手指屈曲时就会出现明显对位异常。旋转畸形可引起明显外观异常及严重功能障碍，故应早诊断以避免永久残疾。明确是否存在旋转畸形的一个有效方法是让患者依次向掌侧屈曲手指，每一个手指都要聚到手掌同一处，即手舟骨茎突。有明显旋转畸形的患者的患指不能完成这个动作。另一方法是在手指屈曲状态比较双手手指甲平面，双手的甲板应该是平行且对称的，甲板的任何异常倾斜可提示旋转畸形。

■　触诊

触诊动作要轻柔。检查时将患者的手呈休息位放于舒适的平面上。方法是用指尖或铅笔末端的橡皮擦或棉签末端等物体来触诊，以发现压痛最明显的确切部位。指间关节桡侧或尺侧压痛最明显处提示侧韧带撕脱伤。指间关节掌侧压痛提示掌板损伤。拇指掌指关节尺侧压痛提示猎人拇指（拇指尺侧副韧带撕脱伤）。解剖学鼻烟窝的触痛可推断手舟骨骨折。

■　循环情况

循环情况可以通过观察皮肤颜色、毛细血管充盈时间和皮温充分评估。手发绀、水肿表明静脉回流障碍。手苍白或手指毛细血管充盈差提示动脉供血不足。多普勒超声或 Allen 试验可明确血供是否充足。轻微的动脉出血可采用压迫止血。但盲目地钳夹出血动脉可能还会损伤神经、动脉、肌腱和肌肉，造成更多的伤害。掌侧撕脱伤的动脉出血提示指神经撕脱伤，因为这些神经位于动脉浅面。

■　感觉

对合作的患儿进行感觉检查可以通过测试两点辨别觉完成。所有指神经都应测试。可以用回行针两头在手指长轴方向轻触指尖。正常的两点辨别觉是 3～5mm。对年龄太小或不肯合作的患儿，据报道有另外两种感觉测试方法：皮肤起皱现象消失和皮肤出汗功能消失。将手在温水中浸泡 30min，如果有指神经损伤，则不会出现皮肤起皱现象。皮肤出汗使指尖具有"黏滞性"，有赖于完整的交感神经支配。指神经损伤后，出汗功能消失，皮肤触感丝滑。可以用笔管等光滑物体在指尖上滑动来测试。有手指损伤的情况下，笔筒移动顺滑；而在正常手指，笔筒移动起来会有阻力。如前文所述，发现这些表现则要高度怀疑指神经损伤，有助于正确作出诊断。

■　运动

尺神经检查是通过按压第一背侧骨间肌肉时患儿示指外展对抗试验来完成的。正中神经检查是通过检查者按压位于大鱼际桡侧的拇短展肌肌腹时患儿拇指外展对抗试验。桡神经检查用手指和手腕背伸对抗试验来完成。骨间前神经（正中神经的一个分支）检查通过评估示指末节指骨屈曲情况来完成。

■　肌腱

对儿童进行手部肌腱损伤的检查尤为困难。儿童的疼痛、焦虑和不配合，以及肌腱部分性挫裂伤，如果不注意检查，很容易忽略。指深屈肌检查方法是固定近端指间关节和掌指关节，同时对抗阻力屈曲远端指间关节。拇长屈肌的检查方法是固定拇指的掌指关节，让患者屈曲指间关节。指浅屈肌的检查方法是固定掌指关节，让患者对抗阻力屈曲近端指间关节。因为无法固定指深屈肌，以上检查方法不适用于示指。检查示指，要让患者示指远端指间关节过伸对抗拇指的力量（拇指和示指捏合）。如果患者可以做到，说明指浅屈肌是完整的。有指浅屈肌挫裂伤的患者手指不能过伸远端指间关节，不能完成屈远端指间关节捏指的动作。桡侧腕屈肌的检查方法是屈腕并手腕对抗阻力偏向桡侧。尺侧腕屈肌的检查方法是屈腕并手腕对抗阻力偏向尺侧。

对年幼患儿的评估是很困难的，根据年龄、配合程度，还需要其他检查来判断肌腱功能。将肘部呈休息位放于桌面上，使手腕自然屈曲，可以发现手指呈伸展状。当手腕在背伸位放松，手指应呈正常屈曲状态。手指正常屈曲和伸展有赖于肌腱系统的完整。另一种评估屈肌腱的方法是使手指被动活动的前臂触诊法。通过按压或者挤压前臂掌面尺侧中远 1/3 交界处，可以引起手指屈曲，尤其是尺侧 3 个手指。拇长屈肌的检查方法类似，按压对着手掌中部的前臂远端。正常的拇长屈肌可以引起拇指指间关节屈曲。屈肌腱及其相应的功能如表 30-4 所示。伸肌腱的检查方法见表 30-5。请注意，伸肌腱被分成了 6 个不同的部分。

表 30-4 手和手腕的屈肌腱

肌腱	功能检查
指浅屈肌	保持掌指关节（MCP）伸直并使近端指间关节（PIP）屈曲
指深屈肌	保持 MCP 和 PIP 伸直并使远端指间关节（DIP）屈曲
桡侧腕屈肌	屈腕并外展
尺侧腕屈肌	屈腕并尺偏
指总伸肌	伸直掌指关节处的手指（即伸直第一指节）
拇长屈肌	保持掌指关节伸直，屈曲拇指并横过手掌
掌长肌	无特异性检查

表 30-5 手的伸肌腱

	肌腱	功能检查
1	拇长展肌 拇短伸肌	伸拇指和外展拇指 伸拇指和外展拇指
2	桡侧腕长伸肌和桡侧腕短伸肌	伸腕并握拳
3	拇长伸肌	当手掌平放于桌面上时，使拇指翘离桌面
4	指总伸肌 示指伸肌	伸直掌指关节处的手指 握拳时伸直掌指关节处的示指（即示指第 1 节）
5	小指伸肌	握拳时小指伸直
6	尺侧腕伸肌	伸腕并尺偏

■ 影像学检查

拍摄与标准前后位一致的手指斜位片和手侧位片。指骨和第 1 掌骨的骨骺位于近端，其余掌骨的骨骺位于远端。注意不要混淆副骨和骨折。在侧位片上，每一根手指要比相邻的手指更加屈曲以避免手指图像重叠。手舟骨位摄片拉长了手舟骨的轮廓，有助于识别骨折。

指骨骨折

■ 远节指骨

小儿远端指骨骨折可因挤压或过伸损伤造成。挤压伤很常见。在这些损伤中，软组织损伤比骨骼损伤更重要。伤口护理一定要仔细，甲床用可吸收线缝合，手指用夹板固定。有些学者建议更换甲襞中的甲板，但并没有证据显示有利于改善预后。粉碎性骨折常合并甲床损伤（图 30-13）。一些学者推荐对伴有甲床挫裂伤的粉碎性骨折患者预防性使用抗生素，但没有证据表明这样做会改善预后（见第 32 章）。

作用于指尖使手指过度屈曲的暴力可导致两种类型损伤（彩图 45）。青春期前的儿童，SH Ⅰ型或Ⅱ型骨折可合并槌状指畸形，其通常是因指伸肌腱从远节指骨基部撕裂所致。如果儿童有槌状指且不能伸直远节指骨，即使 X 线片不能明确，也要考虑存在上述骨折可能。在青少年，引起过度屈曲的暴力损伤，可导致有移位的 SH Ⅲ型骨折。这些损伤的治疗包括伤口护理、闭合复位和夹板固定于稍过伸位。如果骨折没有充分复位，则需开放复位、克氏针固定。

■ 中节和近节指骨

中节和近节指骨骨折通常发生在骨骺。这些骨折一般是 SH Ⅱ型骨折。掌指关节屈曲和手指内收减少了这些骨折的发生。手腕用尺侧沟形夹板固定，建议患者到骨科就诊。有移位的骨折常常需要克氏针固定。儿童很少见到指骨干骨折，这些骨折通常很少移位，夹板固定并建议骨科就诊即可。移位的指骨干或指骨颈骨折需要夹板固定并急诊转诊。

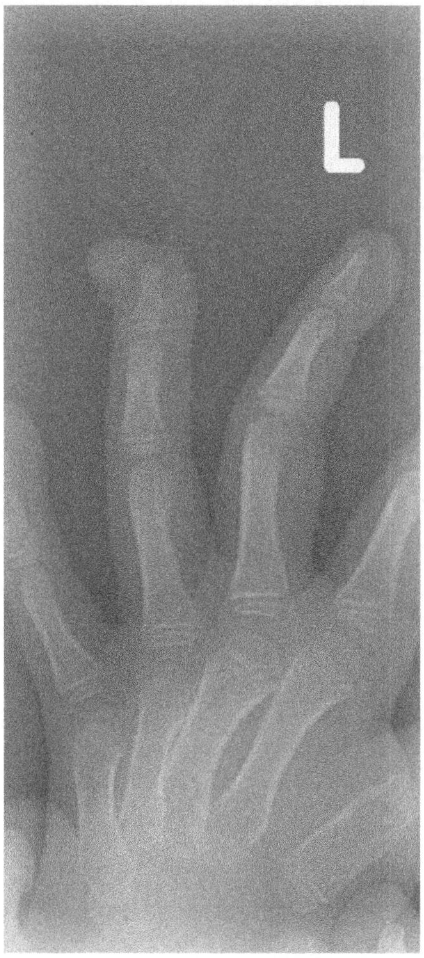

图 30-13　指尖部分截断伴粉碎性骨折

掌骨骨折

掌骨骨折可以发生于骨骺、骺板、掌骨颈、掌骨干或掌骨基底部。掌骨颈是最常见的骨折部位。拇指基底部移位的关节内掌骨骨折，相当于成人的 Bennett 骨折，在儿童很少见，这类骨折是不稳定的 SH Ⅲ型骨折，需开放复位及克氏针固定。其他掌骨骨折大多数是非移位性的，或仅有轻度移位，首选夹板固定治疗。移位性骨折通常需要闭合复位和夹板固定，偶尔也需要克氏针固定。

最常见的手部骨折是第 5 掌骨骨折，通常是由于用握紧的拳头击打人或硬物所致（拳击手骨折）。如果骨折有超过 30°～40°的成角，则需闭合复位。这类骨折需要在骨科医师指导下用尺侧沟形夹板固定。

腕骨骨折

儿童腕骨骨折极其罕见。腕骨周围的软骨起到了减震器的作用。因为腕骨骨折少见且早期 X 线片不易辨识，其诊断是很困难的。Nafie 报道 37% 的腕骨骨折在早期的 X 线片上不能被发现。在腕骨骨折中，手舟骨骨折最为常见。手舟骨的骨化中心要到 5～6 岁才出现。手舟骨骨折的高发年龄是青春期早期，常见的损伤机制是跌倒时手外展掌触地所致。体格检查可发现疼痛部位关节活动受限、软组织肿胀及解剖鼻烟窝处压痛。早期 X 线检查结果常是正常的。治疗上，在骨科医师指导下用短臂拇指人字夹板固定。因为儿童大多数损伤是撕脱伤或是经骨骼远端 1/3 的非移位性骨折而不是像成人一样的骨干中段骨折，儿童患者极少发生骨不连和缺血性坏死。其他腕骨骨折在儿童非常少见，治疗方法与成人相同，在骨科医师指导下用夹板固定。

脱位

■　远端指间关节

远端指间关节脱位多由导致指尖关节过伸的暴力引起。由于这个部位皮肤和骨骼结合紧密，这种脱位通常向背侧移位并且常是开放性的。复位方法并不复杂，复位时需反向牵引患指末节然后将手指屈曲。复位后检查手指的主动运动以确保伸肌和屈肌肌腱功能正常，并确保掌板未嵌入关节内。

■　近端指间关节

近端指间关节可以向背侧、掌侧、桡侧或尺侧发生脱位。背侧脱位最为常见。这些脱位的发生与过伸暴力伴随的轴向作用力有关。在矫正尺侧或桡侧脱位时，复位方法是轻微过伸手指并沿长轴方向牵引中节指骨，然后将手指置于稍弯曲位。检查主动运动的范围，并对侧副韧带和掌板做压力测试。手指置于夹板上固定近端指间关节（屈曲 20°～30°固定）和掌指关节（屈曲 60°～70°固定）。建议在骨科医师指导下操作。掌侧脱位罕见。由于近端指骨髁嵌入中心腱和侧韧带之间，可能导致掌侧脱位难以复位。这类脱位可导致伸肌腱中部撕裂，引起迟发性纽扣畸形，需骨科医师干预。

■　掌指关节脱位

掌指关节脱位有时可发生于儿科年龄组。与成人一样，拇指掌指关节脱位最常见（图 30-14），是因过伸暴力所致，常发生于跌倒时手掌背伸着地。脱位分为简单的可复位脱位和复杂的不可复位脱位。简单的可复位脱位，近节指骨在背侧与掌指关节90°成角。这种脱位可以轻微反向牵引复位。复位后评估关节稳定性，用夹板固定手指，对患者进行指导。复杂的不可复位性脱位损伤机制相同，但这种脱位，近节指骨呈刺刀样平行于掌骨，掌板嵌入两关节面之间，掌骨头可陷入手内在肌肉内。闭合复位难以实现，这种脱位仅能开放复位。有学者建议尝试轻柔的闭合复位。复位时忌用力牵引，避免变简单的可复位性脱位为复杂的不可复位性脱位。

■ 腕掌关节脱位

腕掌关节脱位在儿童很少见。此类损伤常由引起多发性脱位或多发性骨折脱位的暴力所致，需要立即请骨科会诊手术干预。

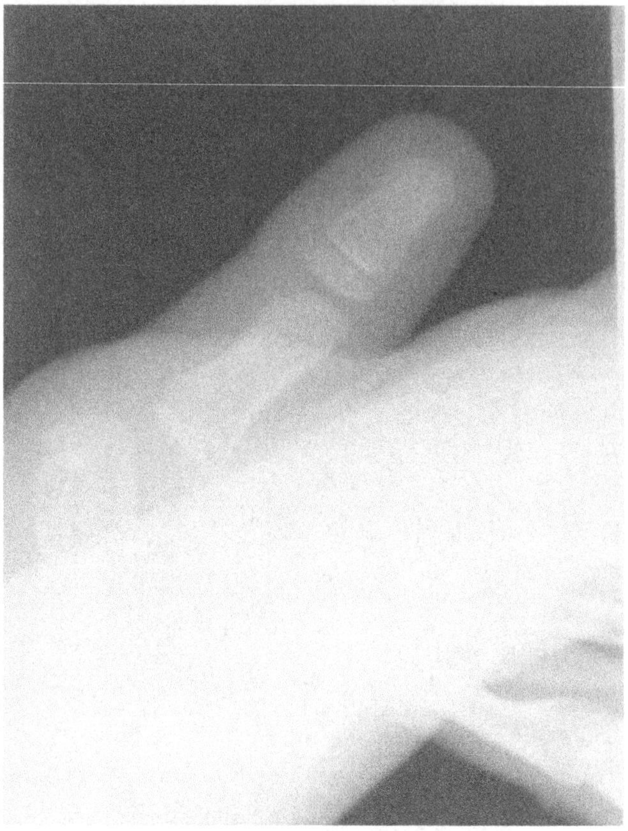

图 30-14 拇指腕掌关节脱位

（周　昉　译）

第31章　骨盆和下肢损伤

（原著　Greg Canty）

要点

- 髋关节脱位复位应在损伤后12h内进行。
- 股骨头骨骺滑脱是股骨头生长板的破裂。
- Legg-Calvé-Perthes病是一种特发性股骨头缺血性坏死。
- 无行走能力的婴儿或儿童发生螺旋形股骨骨折时，表明可能存在患儿受虐待。
- 股骨远端骨骺骨折可致下肢生长障碍。
- 在刚学会行走的患儿中，螺旋形胫骨骨干骨折也称toddler骨折。
- 距骨最常见的骨折在其颈部，强烈背屈时容易发生。这种损伤常因缺血性坏死变得复杂。
- 跖跗关节裂伤产生于第2跖骨基底部，后者能很好地保持中足稳定性。
- Jones骨折是第5跖骨基底部粗隆以远的跖骨颈骨折。

骨盆骨折

儿童骨盆因含有大量软骨且柔韧易曲折，所以能承受较大的压力而不致骨折。儿童骨盆骨折常因高强度的创伤，如机动车碰撞事故或高坠伤。导致骨盆骨折的猛烈外力常导致多系统创伤，可伴有内脏器官损害、肢体骨折及泌尿生殖器损伤。儿童骨盆骨折的发病率和死亡率比成人要低。儿童肥胖影响作用显示肥胖青年更可能遭受骨盆损伤，尤其是BMI≥95%者。

对急诊骨盆损伤患者来说，最紧迫的问题是明确和处理所有伴随损伤。骨盆骨折的分类取决于骨盆环或髋臼。骨盆环骨折分为稳定型和不稳定型。稳定型损伤包括骨盆环的单一断裂、耻骨联合分离和髂骨翼骨折。不稳定型损伤包括骨盆环有2个或以上断裂面（图31-1）或者伴有相关分支及耻骨联合骨折的骶髂关节脱位/骨折。稳定型骨折可以保守治疗，不稳定型骨折需要外固定或者切开复位术内固定以稳定骨骼损伤，同时相关损伤也需要更好的处理。

儿童髋臼骨折非常少见，可通过股骨头的外力传播导致。骨盆的“Y”形软骨汇合于髋臼，故常导致髋臼骨折（图31-2），如同骨盆环骨折，这些损伤常和高强度创伤有关。与骨盆环骨折相关的髋臼骨折要归为不稳定性骨折。许多髋臼骨折和髋关节脱位相关。在急诊髋关节脱位可以被发现；它在有症状之前可以自然复位。有时髋臼骨折也可以发生在低强度创伤情况下，如运动相关性髋关节脱位。

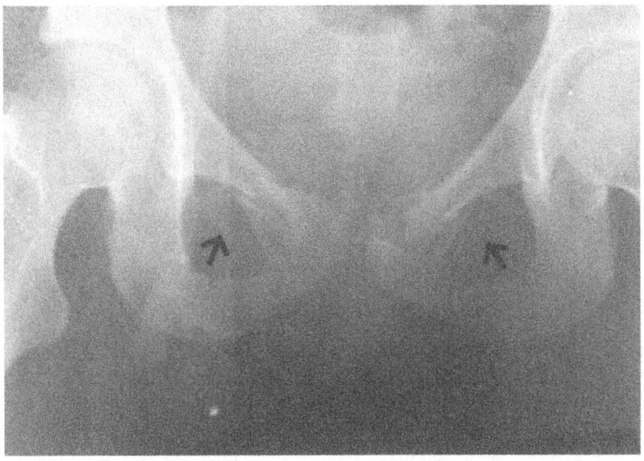

图31-1　双侧盆腔支的不稳定型骨折且是内脏损伤的高危因素

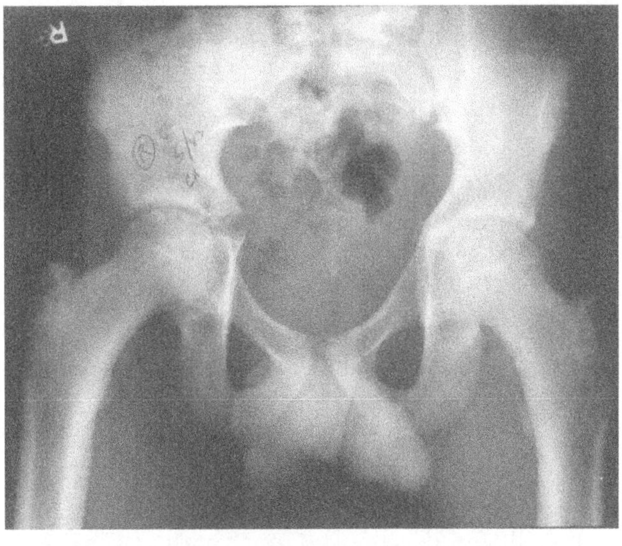

图31-2　右侧“Y”形软骨处的髋臼骨折，是骨骼畸形的高危因素。臀部CT扫描对评估关节稳定性有益处

评估骨盆损伤从病史和详细体格检查开始，如骨盆的不对称、瘀斑或者擦伤。按压髂骨或者直接按压耻骨联合产生的疼痛或捻发音表明骨盆环骨折或髋臼骨折可能。因为存在多系统创伤的可能，故应详细完善头部、腹部、泌尿生殖道和直肠的体格检查。部分创伤要求完善骨盆影像正位平片，如存在损伤高危因素、血尿或者在骨盆/生殖器/腹部的检查中存在疼痛、瘀斑及擦伤。如果需要侧位平片，则急性创伤中优先选择侧卧水平位片而非“蛙腿位”，因为后者可能进一步加大骨折移位风险。CT 扫描检查骨盆骨折比平片更敏感，因此只要存在腹腔骨盆平扫指征，应优先选用 CT。

儿童骨盆骨折通过保守及非手术治疗后可以有较好的效果。其发病率与多器官损伤程度及数量密切相关。急诊处理主要关注相关损伤的稳定和出血的控制。如果骨折是开放性且不稳定性骨折，或者其出血难以控制，则应紧急请骨科医师会诊协助。骨科医师可以安置外固定器以暂时稳定病情。不稳定性骨折的年幼患儿可以于住院支架床休养，而青少年患者常需行切开复位和内固定。骨盆稳定型骨折可以支架床治疗且 4～6 周不承重。

青少年骨盆撕脱性骨折较常见，常发生在骨盆骨突部位，因为这里肌肉附着于非成熟骨骼。撕脱性损伤常发生在青少年体育运动中（图 31-3），其病史常有突然剧烈性活动。发生常见撕脱伤的部位和其附着物有髂骨（阔筋膜）、髂前下棘（股直肌）、髂前上棘（缝匠肌）和坐骨（股后肌群）。存在相应病史和特定部位的压痛（如髂嵴、髂棘或坐骨）时，应怀疑撕脱伤可能。典型的撕脱性骨折可以很好治愈，以达到保护性承重 2～4 周逐渐步行和适当活动，可恢复。撕脱伤很少需要手术固定。

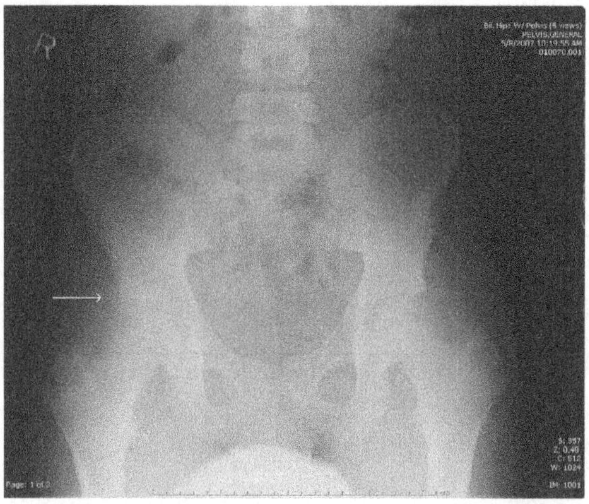

图 31-3 某位田径运动员的右侧髂前下棘撕脱性骨折，亦可见坐骨突起的旧伤

髋关节脱位

髋关节脱位在儿科很少发生，仅占脱位 5% 以下。不同于成人，儿童关节更松弛且未骨化的髋臼更浅，年幼儿髋关节脱位可以发生于高坠伤或运动性损伤，因此要高度警惕。青少年期间一旦髋臼加深及骨化，则需要更强大的外力才能发生髋关节脱位。是否有髋关节脱位在于股骨头存在于骨盆的位置，超过 90% 的髋关节脱位是后脱位，股骨近端骨折或髋关节脱位伴骨折比成人更少发生。

大部分髋关节脱位在急诊因就诊时腿缩短、屈髋内旋表现得严重不适。在有临床表现前就自然复位的髋关节脱位，其诊断面临困难，但应该考虑存在急性髋关节损伤的可能。仔细脉搏触诊及神经系统功能评估后，应完善骨盆正位 X 线平片检查。根据平片可发现关节间隙不对称或髋臼及股骨颈骨折的可能。任何可疑表现都要根据进一步的平片或者 CT 扫描检查以决定损伤程度。在急诊完成时或者闭合复位操作中可以常规使用镇静剂及肌肉松弛剂。后脱位复位的技巧包括在大腿轴向牵引前屈曲髋部和膝部成 90°。完全复位后，推荐完善髋部 CT 扫描以查看关节内骨折或碎片的可能。如果脱位不易复位，或者伴有股骨近端或者髋臼骨折时，切开复位并固定应成为首选。所有复位均应在损伤后 6h 内完成，以减少缺血性坏死和骨关节炎发生的风险。延迟复位可以使手术变得更加困难。脱位复位后至少 6 周内卧床休养、制动及严密随访。

股骨近端骨折

儿科股骨近端骨折非常少见，不到髋部周围骨折的 1%。股骨近端骨折常发生在骺板、股骨颈或者粗隆部位，其外力不同而发生部位不同。这些骨折是造成骺板过早闭合或者股骨头缺血性坏死的高危因素。此因素最大成因是跨骺板移位性骨折，其不同于股骨头骨骺滑脱，虽然它们在 X 线平片上显示相似；但其症状表现明显不同。跨生长板骨折主要发生在严重创伤的年幼儿；而股骨头骨骺滑脱常发生在肥胖青少年，时常不伴有严重创伤。任何股骨近端骨折在急诊都需要联系骨科医师会诊咨询，因为其有高发的并发症和外科手术固定的可能。

类似于骨盆，股骨近端也发生骨突部位的撕脱性骨折，因为有大量肌肉组群附着于大转子或小转子。进行体育活动青少年的髂腰肌可以猛烈收缩而撕脱于小转子；或者收缩腿部外展肌而撕脱大转子。就像骨盆撕脱伤，这些损伤常保守处理效果良好且逐渐承重超过 4 周。在少数情况下，有撕脱性碎片需要切开复位撤换及固定。

股骨干骨折

儿科大部分股骨骨折为股骨干骨折。股骨干骨折基于患者年龄而被分类和处理。股骨干骨折最常见的部位是中间 1/3 段，而近端 1/3 段和远端 1/3 段也可发生骨折。与成人股骨骨折不同，单纯股骨骨折的患儿很少伴有低血压或者休克。如果出现休克症状，需严密检查可能伴随的损伤。对于青少年，高强度创伤是通常原因，故需要严密评估内脏器官的损伤。

如果怀疑股骨骨折，需立即夹板固定腿部并进行必要复苏、末梢脉搏的评估和末梢神经检测。行 X 线平片检查前进行夹板固定和疼痛控制非常有帮助。要运行整个股骨的影像学检查，从髋部到膝部，查看伴随的脱位或者损伤。由于股骨骨折疼痛剧烈，患儿可能无法承受和局部疼痛，其他肢体骨折也是一样。在观察期间严密监测末梢脉搏和末梢神经功能，并且请骨科医师会诊咨询。入院以控制疼痛、监测和行最后处理。

还未能行走的婴儿发生股骨骨折应该提高警惕，尽管此创伤是一种非特殊骨折类型，无论骨折是螺旋形骨折或者是横形骨折。大部分专家都推荐骨骼检查，因骨骼检查为股骨骨折婴儿评估的一部分。幸运的是，在没有外科干预下，股骨骨折的年幼患儿都有极强的重塑和愈合能力；因此，行臀部人字形石膏固定或者帕氏吊带固定后，大部分都能很好愈合。

和徒步事件比较，年长幼儿和学龄前儿童发生于车祸事件导致股骨骨折在逐渐增加，而其股骨骨折也可以发生在正常活动后的坠落事件。若发生于高强度外力，要仔细查看是否伴随任何危及生命的损伤。一旦在急诊病情稳定，常用人字形石膏闭合复位固定，而在这个年龄段很少行手术固定处理。最近研究也表明，单腿髋部人字石膏固定优于双腿髋部人字石膏固定，而两者结局没有差异。

学龄儿童和青少年在高强度创伤中常发生股骨骨折，如机动车事故。这些患者中更大更强的肌肉组群增加了复位后肢体缩短及畸形愈合的风险，因此这些损伤需经外科处理，或是行髓内钉固定。大龄患者过去常需持续牵引数周，而现在大部分出现股骨骨折损伤后即很快行外科手术处理。

膝盖和髌骨骨折

与徒步事件比较，膝盖和髌骨损伤更常发生于运动性损伤、高处坠落伤及车祸伤。膝盖骨折更令人担忧，因为下肢长度的 2/3 都来自于股骨远端和胫骨近端的后缀生长。这是导致生长停滞或者畸形的高危因素。骨骼成熟阶段在损伤类型中起到很重要的作用。膝盖是一个铰链关节，其包含依附于生长骨的韧带。当膝盖受损时，其周围韧带或者生长板也可以受损，这取决于骨骼成熟度。这样增加了诊断及评估的难度。需要记住的是年龄越小的患儿越常发生骨折，而韧带损伤则在青少年较常见。

股骨远端生长板骨折比较罕见，而其发生并发症比较常见。股骨远端生长板骨折常由机动车事故或者运动诱发。SH Ⅱ型骨折是最常见的骨折类型，有时伴有干骺端碎片而很难被发现。这些损伤连同 SH Ⅲ型和 SH Ⅳ型骨折常需要复位和临时固定，以确保解剖连接定位并且减少随后关节炎或者生长延迟的风险。无移位的 SH Ⅰ型骨折可以有非承重的长腿后夹板制动固定，但是即使经过恰当的处理，大多数股骨远端骺板骨折仍然会经历生长紊乱。

胫骨近端骺板更少受损，因为远端嵌入骺板的侧副韧带增加了其解剖稳定性并且侧副韧带通过传递力量远离生长板这种方式可以提供保护作用。但是随着青少年的成熟，胫骨也会发生一些独特的损伤形式，归因于逐渐增加的肌肉重量并且附着于不成熟的骨骼。第一个独特的损伤类型为胫骨棘（胫骨粗隆或胫骨平台骨）的撕脱伤，因过伸或运动等力量破坏前交叉韧带。在一些儿童和青少年，强大的韧带扯离部分胫骨平台骨（图 31-4）。第二个独特的损伤类型为胫骨结节，常在爆炸或运动练习期间发生，青少年股四头肌强烈收缩牵拉胫骨结节导致撕脱伤。胫骨结节的这种撕脱伤可以延伸到胫骨骨骺或者一直到膝关节面，这主要取决于外力力量和骨骼的成熟阶段（图 31-5）。

儿童髌骨骨折比成人更少发生。生长中的髌骨有大量软骨组织覆盖，在面对直接创伤时可起到保护作用。大部分髌骨骨折的类型是因直接打击而形成的横贯性损伤（图 31-6）。髌骨骨折不应和非病理性的二分髌骨相混淆，后者在5%的人类中存在并且常在髌骨的外上侧角（图31-7）。尽管二者的影像学表现相似，但能够通过病史区分，因为髌骨骨折来自于急性外伤，而二分髌骨通常没有症状或者长期存在。青少年存在特有的损伤类型，称为“袖套”样骨折；当股四头肌强烈收缩时髌骨肌腱从髌骨下极撕脱出一小块类似“袖套”的骨片。这些撕脱的碎片起初显得很小，但是通常含有较大的一块可透过射线的软骨并且需要外科手术修复。

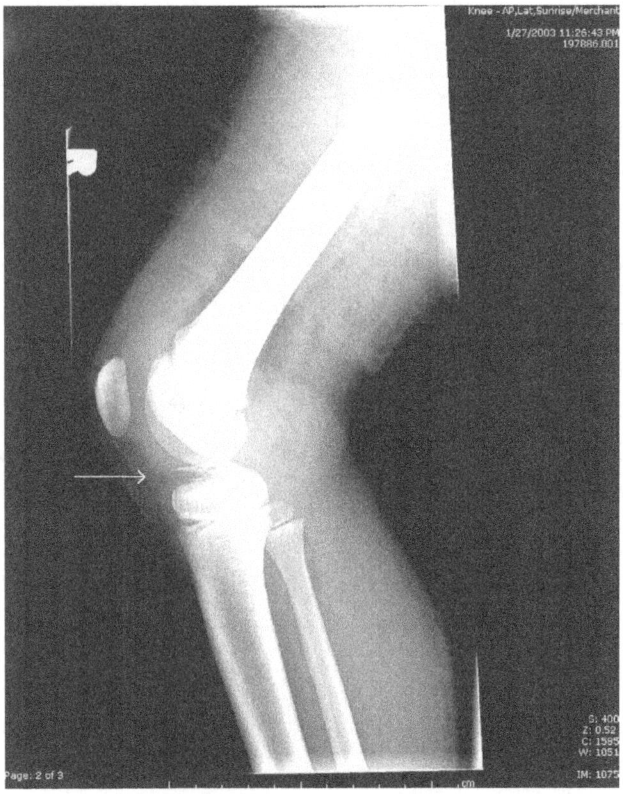

图31-4 年轻运动员伸展过度后的胫骨棘撕脱骨折

所有膝盖损伤评估建立在一个好的病史和明确的损伤机制之上。需要意识到生长板移位损伤、骨折及膝盖脱位都能损伤腘动脉，因此进行末梢脉搏评估很有必要。要分别单独触诊股骨、胫骨、髌骨、生长板和侧副韧带以确定压痛点。当指征明确时，应完善影像检查包括正位片、侧位片和髌骨视图位。尽管X线检查是阴性，但是任何有明显生长板压痛的患者或者有创伤性渗出者都需要制动固定、避免承重和严密骨科医师随访3～5d。急性创伤性渗出常为关节血肿并且有明显关节内病理表现，其病理表现范围可以从骨折到韧带撕裂或半月板损伤；这些损伤都需要被后续诊断。

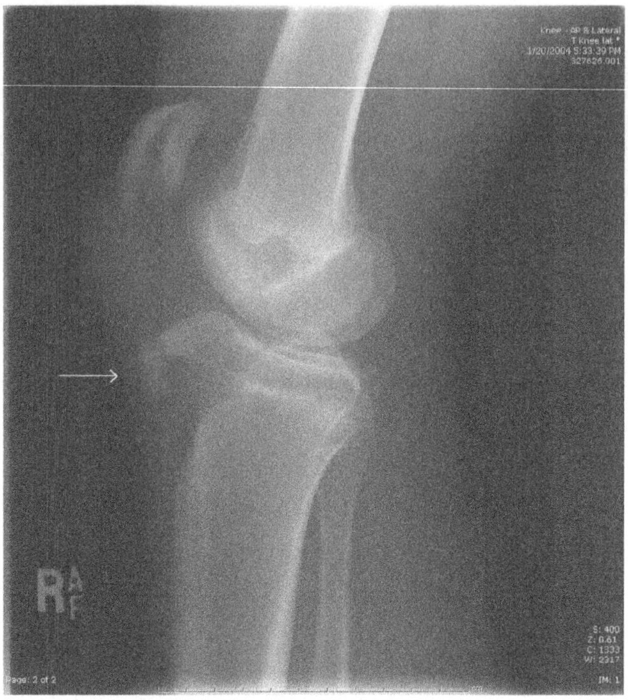

图31-5 某篮球运动员的胫骨结节撕脱性骨折，因存在关节内展，故需外科手术固定

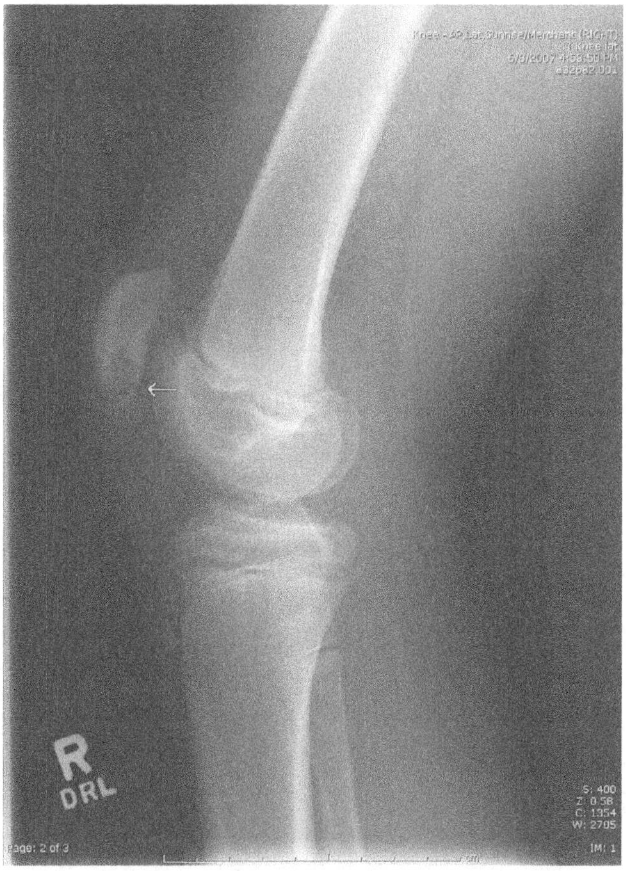

图31-6 膝盖着地后的髌骨横贯性骨折

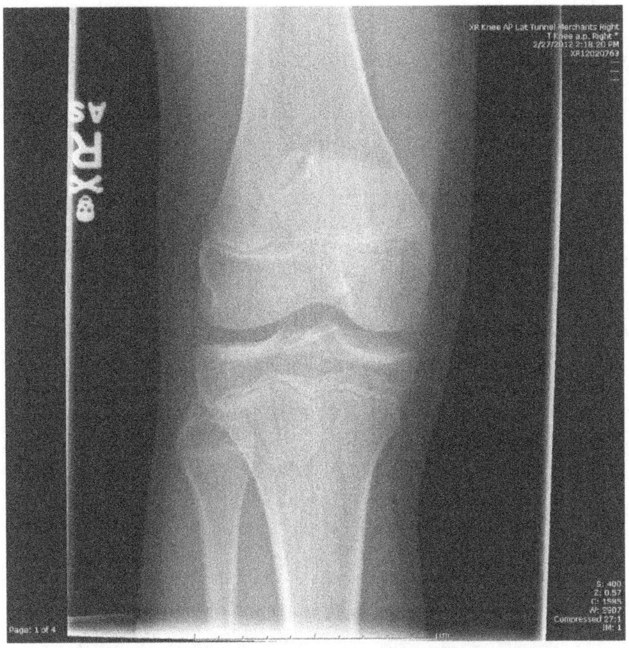

图 31-7　位于外上侧角的二分髌骨常与髌骨骨折相混淆，但它是一种骨化现象，并且存在少数的人群中

膝盖和髌骨脱位

股骨对胫骨膝关节脱位在儿童非常少见，其发生常归因于车祸。一旦发生就必须警惕急性创伤性膝盖渗出可能，因为存在腘动脉损伤（40%）和腓总神经损伤（33%）这些高危因素同时还有截肢危险。所有股骨对胫骨膝关节脱位均需要立即请骨科医师会诊咨询、镇静麻醉下复位和反复血管神经评估检查。

与股骨对胫骨脱位不同，髌骨脱位常发生于青少年并且常与体育运动相关。超过 90% 的髌骨脱位都是侧方移位，有膝关节伸展表现，并且大部分常常在入急诊前或者转运过程中自然复位。如果髌骨未复位，则必要时可以在镇静镇痛下行紧急复位。如果病史显示一个无支撑点的扭转运动，且体格检查有髌骨存在证据，则需要怀疑有已经自然复位的髌骨脱位可能。一旦髌骨复位，后续要进行恰当的影像检查和适当延期的制动固定。如果有较大的创伤性渗出表现，则推荐 1 周内随访；因为有些患者会存在来自髌骨或者股骨髁的软骨碎片，而这些碎片在起初的体格检查和 X 线检查中常不被发现。

胫腓骨骨折

胫腓骨非生长板骨折是儿童下肢常见的长骨骨折。仅次于前臂及肱骨髁上骨折。胫骨和腓骨同时骨折并不常见，除非在高外力作用下。单纯胫骨骨折通常由于较小旋转或者间接作用力所导致。单纯腓骨骨折比较少见，除非在直接作用力打击下。腓骨骨折可以包含于一些独特骨折类型，如胫骨骨折的塑性形变。同时也要谨防 X 线影像检查上的“单纯”腓骨近端骨折，因为其常和胫骨远端生长板骨折一起发生。大部分胫腓骨骨折都需要骨科医师参与；并且急诊行闭合复位处理，除非存在开放性伤口、粉碎性骨折或者明显移位等情况。在胫骨骨折中要警惕潜在的骨筋膜室综合征并且告知家人可能会存在日益加重的疼痛。

胫骨近端干骺端和骨干骨折（图 31-8）需要特别注意，因为存在骨筋膜室综合征和肢体缺血的高危因素。如果出现胫骨近端干骺端或者骨干移位性骨折，则胫动脉可能会被损毁或者断裂；因为它们沿着骨面运行，所以有骨筋膜室综合征或者下肢缺血的高危因素。胫骨近端干骺端和骨干骨折需要骨科医师会诊咨询，并且要反复神经血管检查。

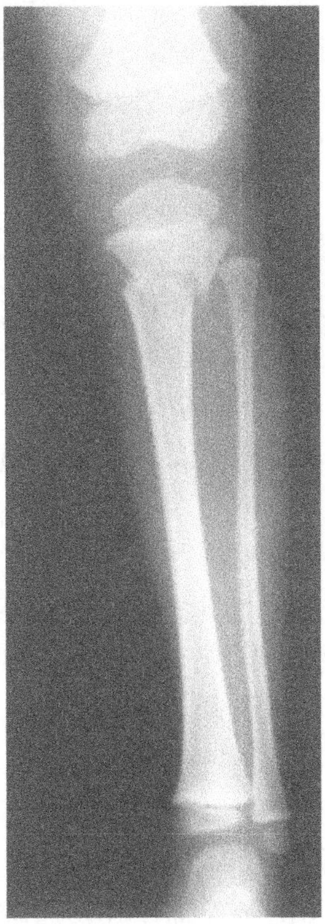

图 31-8　被车卡住后的胫骨近端干骺端骨折。这种损伤是骨筋膜室综合征的高危因素，因为存在胫动脉损伤可能。也是渐进性足外翻畸形的高危因素

需要注意胫骨干骺端青枝骨折，因为在愈合后通常有外翻畸形。起初 X 线平片显示可能不惹人注意，儿童甚至在没有复位的情况下，就制动固定。问题的发生归因于许多青枝骨折实际上处在稍微外翻位，这种情况很难愈合。麻醉下复位可以较好地处理胫骨干骺端青枝骨折。

Toddler 骨折是一种隐匿性胫骨骨折，常因幼儿跛行或者拒绝行走而就诊于急诊。可无明确外伤史或者在婴幼儿常未被察觉。体格检查应包括从臀部到足整个肢体的检查，但检查结果往往缺乏或有极轻的阳性体征。X 线平片检查应包括斜视图。如果怀疑有隐匿性 Toddler 骨折，则出院后要长期制动固定并且要骨科医师随访。隐匿性 Toddler 骨折在影像检查上表现更明显，因为可以看见新骨硬结的形成。拒绝行走的儿童存在其他症状，如发热、红斑或者伴随疾病时，要进行额外评估。

足踝骨折

足踝部损伤在急诊中很常见，其外力产生作用和成人十分相似。最大的区别就是存在不成熟生长板，这是骨骼的薄弱点且有韧带连接。而损伤机制却相反；在成人和大龄青少年常导致踝关节扭伤，而在更年轻患者常导致腓骨生长板骨折。在许多生长板骨折中，胫骨远端和腓骨生长板骨折发生率排第 3 位，仅次于指骨和桡骨远端骨折。伴有足踝损伤时，一定要严密检查足部，因为可能伴随其他骨折的发生。

足踝的内翻和外旋常导致腓骨远端生长板的 SH Ⅰ型或者 SH Ⅱ型骨折。SH Ⅰ型骨折是足踝最常见的骨折类型，但经常被忽略，因为 X 线平片可以显示无异常，其症状仅表现为轻微压痛及肿胀。如果胫骨远端或者腓骨生长板肿胀超过 1cm，则存在 SH Ⅰ型骨折。

腓骨远端的撕脱伤发生于类似的机制。单纯的腓骨远端骨折可通过拐杖、足踝镫夹板、步行靴或者空气箍处理，主要取决于损伤程度。腓骨移位性骨折比较少见但常伴有胫骨 SH Ⅲ型和 SH Ⅳ型骨折。当胫骨骨折复位时，腓骨移位性骨折可以自然复位；因此，若复位失败，则可以考虑外科手术固定。

最常见的胫骨远端生长板骨折类型是 SH Ⅱ型。损伤机制呈典型的足外翻。胫骨远端生长板骨折常伴有腓骨青枝骨折。典型的 SH Ⅱ型骨折在急诊要常规行镇静复位，然后使用长腿夹板固定。无移位性胫骨远端骨折比较少见，但在急诊可以使用箍筋夹板和后夹板的附加支持以制动固定。青少年胫骨远端生长板损伤存在一些挑战，因为其起始闭合于中部，延续到内侧，最后外侧部闭合。青少年的这种部分闭合过程导致两种独特的骨折类型，称为 SH Ⅲ型的“Tillaux”骨折和 SH Ⅳ型的三平面骨折，同外旋 / 内翻有相似机制。SH Ⅲ型“Tillaux”骨折约占胫骨远端骨折的 20%；当胫腓前韧带扯离部分外侧胫骨生长板时，则会发生 SH Ⅲ型“Tillaux”骨折（图 31-9）。SH Ⅳ型三平面骨折延伸于三平面，其横跨骨骺、生长板及干骺端（图 3-10）；但是仅仅占胫骨远端骨折的 1%。“Tillaux”骨折和三平面骨折都是关节内型骨折，并且外科手术固定要考虑维持关节面。CT 扫描有助于明确移位的精确量和指导有无外科干预的需要。

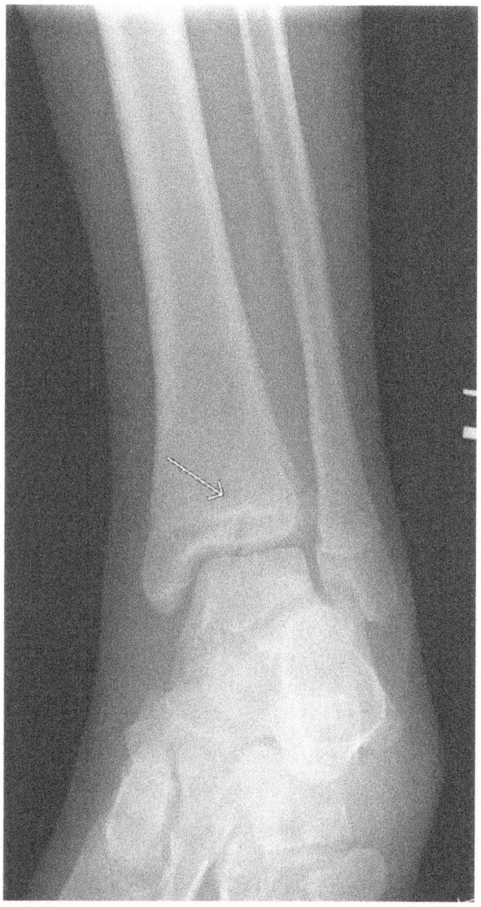

图 31-9 足踝的榫眼位视图显示了胫骨的 SH Ⅲ型骨折，常称作“Tillaux”骨折

通过对成人及儿童足踝损伤后在急诊获取的影像学图像的研究所形成的临床决策规则。流行的渥太华足踝规则已被证实（图 31-11）对临床检测儿科足踝骨折非常敏感，并且可以适用于学龄儿童和青少年。而需要当心学龄前患者活动，因发生生长板骨折的可能性很大。足踝的影像检查应包括至少三个位相，即正位、侧位及榫眼位，以得到足踝的较好视图和胫骨及腓骨的位置关系。急诊的关节内骨折、移位性骨折及开放性骨折都需要骨科医师会诊，因为很可能需要外科手术固定。精确复位非常重要，因为关系到承重和后续关节炎的风险。

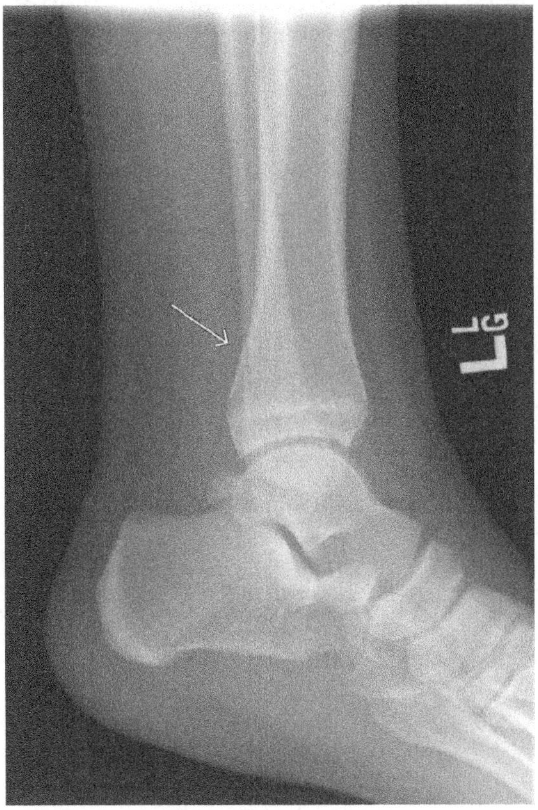

图 31-10　胫骨 SH Ⅳ型骨折的侧位图，也称为三平面骨折。这些骨折需要完善踝关节的 CT 扫描，以能更好地认识关节内损毁和碎片移位情况

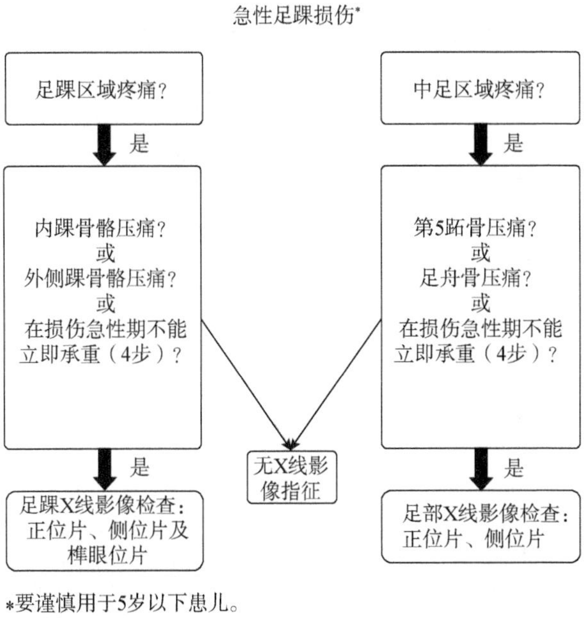

图 31-11　渥太华足踝规则用于成人和学龄儿童

足部骨折

足部骨折有许多诱因，包括直接撞击、踝关节倒转、扭转力、高处坠落及轴向载荷力。大部分足部骨折都在前足；而前足由跖骨和趾骨组成。处理都是典型的制动固定且大部分可以很好愈合。但是，有些损伤也需要外科手术固定；并且如果损伤未被识别，极少损伤可能会有并发症，如跖跗关节或后足骨折。

跖骨骨折占足部骨折的 61%，并且可以有明显的软组织肿胀。年幼儿童更可能因高坠伤出现第 1 跖骨骨折，而超过 5 岁儿童更可能因体育活动出现第 5 跖骨骨折。经检查后许多患者都被怀疑这种骨折。标准影像学检查应包含斜视图。第 1 和第 5 跖骨常都是孤立性骨折，但是要谨防出现第 2、第 3 或者第 4 跖骨的孤立性骨折，因为这些会有毗连骨折。著名的“Jones 骨折”在儿童不常见，其发生于第 5 跖骨的近端骨干区域。横断骨折和第 5 跖骨撕脱伤（彩图 46）比较常见。认识这些常见骨折和少见 Jones 损伤的差别很重要；因为结局可能会更好并且很少需要手术干预。如果跖骨骨折并发症出现，则经常为严重肿胀后的骨筋膜室综合征。大部分跖骨骨折可以用短夹板以得到有效的治疗；如果移位可以实施闭合复位；并且强调支持治疗以预防肿胀。

趾骨骨折也比较常见，但是处理比较简单。常由压痛和影像学检查而被识别。制动固定既可以用硬底鞋，也可以用短夹板；这主要取决于家庭偏好。SH Ⅱ型骨折可能需要复位，外科手术处理指征是踇趾的关节内骨折，并且伴有近端趾骨移位、开放性骨折、严重移位性骨折。

包括足舟骨的跗骨、楔骨和骰骨的中足骨折比较少见。这些骨折通常由对中足的直接创伤造成，并且察觉比较困难。它们最好由非承重后夹板处理并且需要随访，除非有显著移位。跗跖骨骨折 / 跖跗关节脱臼涉及中足，并且在儿童发生非常少见（彩图 47）。跖跗关节是整个跗跖骨结合点，这里的第 2 跖骨充当楔石作用，并且有强壮的韧带支撑连接。跖跗关节裂伤表现为中足肿胀、明显压痛及伴有跖跗关节脱臼时第 2 跖骨基底部的可疑骨折的影像学表现。用标准的 2 相位 X 线影像学检查来诊断跖跗关节损伤比较困难。如果怀疑跖跗关节损伤，可完善斜视图的放射影像检查。其损伤机制常是使足部跖屈或外展的强大外力造成。识别这种损伤很重要，因为通常需要外科手术固定。

包括距骨和跟骨的后足损伤在儿童比较少见。成人跟骨骨折常发生于高坠伤且常伴有椎骨骨折、对侧跟骨骨折和肾蒂损伤。这些伴随损伤也可以发生于儿童但是非常少见。跟骨影像检查很难描述；当怀疑此骨折时需要完善正位片、侧位片和轴向投影视图。某些损伤甚至需要斜视图或者 CT 扫描以明确诊断。利用侧位平片上的 Bohler 角可以察觉出青少年微妙的压缩性骨折；但是在幼儿损伤中，这种测量的可信度下降（彩图 48）。任何跟骨骨折患者都需要完善胸腰椎的正位和侧位平片检查以查找有无伴随椎体骨折。跟骨损伤时，疼痛和肿胀比较明显；急诊处理包含用笨重的后夹板以非承重固定。儿科跟骨骨折的非手术处理通常非常成功。

距骨的后足骨折也比较少见；外力强烈背屈后可出现典型的距骨颈部骨折。患者表现为前踝痛、肿胀和无法行走。常规影像平片检查可以明确诊断，但是偶尔 CT 扫描也可以明确。最近记录的距骨骨折为“滑雪板骨折”。距骨骨折发生于足踝背屈和后足内翻，常在滑雪中发生。有踝关节前外侧疼痛表现的滑雪者都要怀疑此病。除了移位性骨折，距骨骨折在急诊可以用后夹板行非承重制动固定和密切随访骨科医师。移位性骨折通常需要外科手术修复。所有距骨骨折都必须严密随访骨科医师，因为存在骨质坏死的风险。

（熊小雨 译）

第 32 章　软组织损伤和创伤修复

（原著　Brittany L. Murray，D.Matthew Sullivan）

要点

- 在评估轻伤儿童时，要排除是否存在需要优先处理的更为严重的、有时是隐匿性的损伤。
- 评估伤口的长度和深度、循环情况、运动和感觉功能，以及是否存在异物和污物。
- 局部麻醉剂可起到有效的麻醉作用，是处理儿童裂伤的必备品。
- 许多撕裂伤都适合使用无创方法闭合伤口。
- 夹板固定伤口要包括相邻关节，保持在功能位固定 7～10d。
- 抗生素适用于有严重免疫缺陷疾病者、存在伤口感染者，伤口处理延迟者（伤后 12～24h），以及某些特殊情况（口内伤口、手部伤口及猫咬伤）。
- 给予患儿及其父母详细的关于伤口护理和术后可能情况的护理指导。

挫裂伤和软组织损伤是急诊科最常见的儿童损伤。如果处理不当，这些损伤对患儿、父母及内科医师来说会很棘手。为了获得最佳的外观和功能，需要对伤口进行仔细护理和修复。现已有许多医疗技术可实现最佳满意度和临床效果。对此，深入了解伤口护理的基本原则十分必要。

皮肤和软组织

愈合伤口的外观和功能有些可通过伤口周围皮肤张力的大小来预估，但是个体内及个体间差异明显。最美观、恢复最好的伤口长轴位于最大静态皮肤张力方向，即沿着 Langer 线（图 32-1）。在急诊科对伤口进行检查是预测不合并混杂因素的伤口愈合后外观的一种可靠方法，例如，可以预测伤口发生感染或形成瘢痕疙瘩。动态皮肤张力（关节活动和肌肉收缩引起的张力）也可以影响瘢痕形成的程度和伤口愈合后的功能。经过关节横轴的伤口，因为瘢痕缺乏正常组织的弹性，可出现明显挛缩。

不幸的是，软组织损伤是意外事件，往往伤口长轴垂直于静态皮肤张力方向或平行于动态皮肤张力方向。因此，告知患儿及其父母可能出现的不良后果是很有必要的。

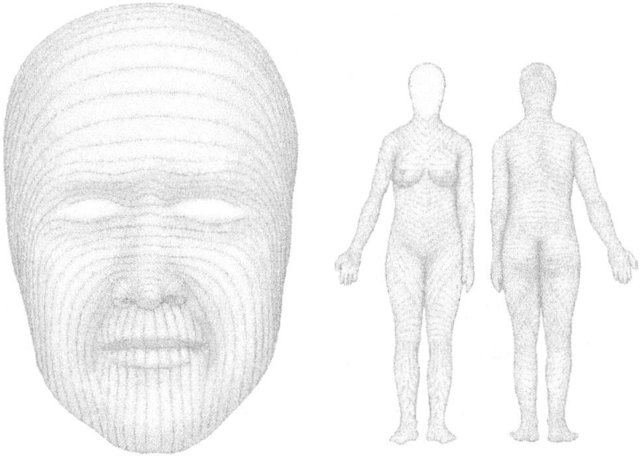

图 32-1　皮肤张力线

轻伤分类

■ 裂伤

裂伤是急诊科最常见的软组织损伤。面部、头皮和手是儿童最常见的受伤部位。相对于其他小伤口，撕裂伤通常需要更复杂的处理，本章将着重介绍如何评估和治疗裂伤。所有裂伤都可合并隐匿性损伤，需要彻底探查发现深部伤口。裂伤主要包括剪切伤、拉伸伤和压榨伤三类。

剪切伤是由尖锐物体所致，通常对邻近组织损伤较小，但可以引起神经、肌腱和血管损伤。剪切伤一般愈合最快，伤口感染发生率最低。

拉伸撕伤发生于应力引起皮肤撕裂时，常合并周围软组织损伤，这些裂伤形状不规则。

压榨伤因挤压损伤所致，伤口边缘不规则，常常呈星状，常合并邻近皮肤的明显损伤、皮下组织挫伤，且并发伤口感染的概率高于其他类型撕裂伤。

■ 擦伤

擦伤是皮肤的某层被刮掉或割掉。浅表的擦伤仅仅是皮肤角质层被撕掉，几乎没有或仅有少量出血。伤口愈合快。累及真皮层的较深擦伤容易出血，更容易出现感染、色素沉着及延迟愈合。

■ 挫裂伤和血肿

挫裂伤是由于暴力直接打击组织所致，常损伤深层结构。局部出血和水肿可引起损伤部位组织肿胀和疼痛，偶可导致继发性缺血性损伤。挫裂伤的治疗包括抬高患处、伤后 24～48h 间断冰敷，并仔细检查循环和神经功能。

血肿由淤血在相对或完全封闭的空间积聚而成。血肿必须被密切观察是否有感染征象，在某些情况下，血肿引流术有利于恢复。

院前急救

轻伤的院前急救包括控制出血并注意深部组织的损伤。控制出血可采用直接手压或加压包扎。如果用上述方法不能控制出血，可在患肢出血部位近端用膨胀的血压计袖带或止血带压迫止血，该方法可以安全使用，并能延长转运时间（至少 2h）。评估神经血管的情况。敷料湿敷。患儿、患儿父母及送患儿来就诊的人员的医疗档案都应在院前完成。

病史和体格检查

评估轻伤患儿时，首先排除需要优先处理的更严重的损伤。然后，将软组织损伤的治疗分为三部分：评估患者自身情况、伤口情况和术后护理。

病史采集内容包括受伤的时间和机制、全部受伤部位，以及伤口内是否可能有污物或异物。获得患者自身的详细病史，尤其要注意儿童的免疫状况、既往史、过敏史、正在使用的药物，以及送至急诊科之前院前急救采取的措施。当病史和受伤情况不一致时，一定要考虑非意外创伤。

评估伤口情况通过体格检查完成，包括评估伤口的长度和深度、循环情况、运动和感觉功能、是否存在异物或污物、深部组织是否受累（神经、肌腱、肌肉、韧带、血管、骨骼、关节和各种管道结构）等内容。感觉功能检查必须在麻醉前完成，而做其他检查应该给予充分麻醉。为避免患儿的恐惧、父母的焦虑，以及其他人的挫折感，在整个评估和治疗过程中，要始终保持平和从容、令人安心和诚实的态度。

感觉的检查方法是测量损伤远端的两点辨别觉。3 岁以下的患儿可以用适当的刺激来评估感觉和部分运动功能。正常的自主神经功能会产生正常出汗，失神经支配的手指不出汗，如果在放大镜下仍不能看见伤口，这可以作为损伤的线索。评估周围脉搏、皮肤温度、皮肤颜色和毛细血管充盈时间。检查肌腱、肌肉和损伤远端的韧带。对查体配合的年长儿，可分别测试这些结构的功能。而对于幼儿、查体不合作的患儿，必须依靠观察对称性、功能及探查伤口来完成检查。让平时照顾儿童生活的人一起来观察儿童玩耍时的情况，以评估是否存在可能累及深层运动结构的损伤。

治疗

■ 工具、手术缝线、外科订书钉、胶布和组织黏合剂

关闭伤口的方法取决于裂伤患者自身和伤口的情况。缝线、外科订书钉、医用胶带、闭合装置及组织黏合剂每一种的使用都有利有弊（表 32-1）。大多数伤口修复都可以用基本工具（彩图 49）和手套、个人防护设备、麻醉剂、冲洗工具等来完成。可供使用的缝针类型多样，制造商通常在每一个缝合包上标识与实物大小相等的缝针示意图和截面图。标准的急诊伤口修复常使用精细反角针，这类针有不同尺寸和曲度，并搭配不同缝线。

表 32-1 常见伤口缝合技术的优缺点

方法	优点	缺点
缝线	历史悠久 对合细致 拉伸强度最大 切口裂开率最低	需要拆线 需要麻醉 组织反应最重 花费最高 操作最慢 针刺风险最高
订书钉	操作速度快 组织反应低 花费低 针刺风险低	对合不够细致 可能干扰影像学检查
组织黏合剂	操作速度快 患者舒适 抗菌作用 不需拆线 花费低 低或无针刺风险	与缝线相比抗拉强度低 在张力高的部位容易裂开 不适用于手部
外科胶带	组织反应最低 感染率最低 操作速度快 患者舒适 花费低 无针刺风险	经常掉落 与缝线相比抗拉强度低 伤口裂开率高 需使用有毒辅料 不能用于有毛发的部位 不能打湿

缝线的选择是创伤修复中最基本的内容之一。每一种缝线都有其固有特性，适合于特定用途。最基本的选择是可吸收缝线和不可吸收缝线。从过去的使用经验来看，可吸收缝线用于缝合深部组织（非表皮），而不

可吸收缝线用于缝合外部组织（表皮）。近年来，有研究强烈建议使用可吸收缝线缝合表皮以减少复诊拆线的需要。因可吸收缝线在降解过程中可产生炎症反应，所以必须考虑可吸收缝线的美容效果。在无美容要求的重要部位（四肢、躯干）使用可吸收缝线已被研究证实并接受；有研究发现，与其他标准方法相比，对美容要求很高的部位（面部）使用可吸收缝合线具有很好的效果。每个伤口在一段时间内都需要一定的抗拉强度，因此需要了解每种类型缝线的特性（表 32-2）。

表 32-2　缝线类型和特点

类型和材质	性能
不可吸收性缝合线	
丝线	易于打结 可以打平结 由于编织方式，能形成安全的结 与其他不可吸收材料相比，组织反应及感染可能性更高
尼龙线	合成材料 组织反应性及感染可能性低 不能打平结 比丝线难于打结 因为缺少编织降低了结的安全性 每个结需要更多圈数
聚丙烯线	与尼龙缝线性能类似，比尼龙缝线稍容易打结
聚酯线	感染可能性比尼龙和聚丙烯缝线高，但低于丝线和棉线 易于打结，结的安全性高于尼龙和聚丙烯缝线
金属线	组织反应性和感染可能性低 难于打结 治疗期间患者有不适感
聚丁烯酯	拉伸强度相当于尼龙和聚丙烯缝线，感染可能性低 易于拉伸，利于缝合肿胀的伤口
可吸收性缝线	
普通肠线	可被巨噬细胞吞噬 最长可维持 7d 拉伸强度 组织反应性和感染可能性高
铬肠线	性能与普通肠线类似，但可维持拉伸强度到 2～3 周
快速吸收线	性能与普通肠线类似，但在 5～7d 内分解，因此不需要用剪刀拆线
聚羟基乙酸和聚乳酸羟基乙酸缝线	合成材料 组织反应性和感染可能性低于肠线 通过酶解吸收 编织线，结容易保持，但如果表面没有减少摩擦的涂层覆盖，通过组织时阻力大 拉伸强度逐渐减弱，可维持最长 4 周时间
聚对二氧环己酮缝线、聚葡糖酸酯缝线、聚卡普隆缝线和糖苷缝线	单尼龙线合成物（通过组织更顺滑） 组织反应性低于肠线 通过酶解吸收
三亚甲基碳酸酯缝线	到 28d，保留有不超过 60% 的拉伸强度

对某些伤口，外科订书钉是很好的缝线替代品。头皮、躯干和四肢锐性裂伤可用订书钉快速有效缝合。订书钉炎症反应轻，美容效果与缝线类似。订书钉不适用于星形或成角的伤口、手部伤口或身体凹陷部位的伤口。与缝线相比，订书钉的钉子更坚硬，可塑性相对较差（彩图 50）。使用订书钉缝合头皮时，应询问患者的睡眠位置偏好或考虑到患者住院期间卧床的体位。金属订书钉也不能透过射线，CT 扫描时可在图像上见到明显的伪影。只要考虑到在 MRI 检查过程中可能产生的热量，金属订书钉的磁共振成像（MRI）是安全的。可吸收皮内订书钉具有快速缝合伤口的优点，却没有 CT 扫描伪影或 MRI 热显影的缺点。

免缝胶带可作为闭合张力最小的小线样割伤的有效替代品（彩图 51）。胶带闭合伤口优于缝线之处在于患者不需再返回急诊科拆线。如果使用黏合剂，如安息香酊剂，胶带仍应保留数天。胶带也可用于局部较厚的皮肤伤口，以及伤口边缘对合整齐按分层方式闭合的伤口。胶带闭合作为一种合理的替代技术可用于修复多切向皮瓣。

组织黏合剂已使用多年，仍为快速修复儿科伤口的一种选择。黏合剂在伤口边缘的拉伸强度较小，因此适用于低张力伤口。黏合失败通常是对黏合剂使用的伤口类型选择不当所致。黏合剂不适用于活动度大的伤口（手指、跨关节伤口）。如果担心黏合剂强度不足，可考虑在伤口深部用可吸收缝线缝合以提供必要的强度，或避免完全使用黏合剂。如果在眼睛周围使用组织黏合剂，需用一块凡士林纱布作为屏障，防止黏合剂不慎滴入眼睛。如果眼睛不小心被粘住，仔细用洗甲水将黏合剂从睫毛上清除，不要剪掉睫毛。虽然组织黏合剂有防水和抗菌作用，但在使用组织黏合剂时，与其他任一伤口闭合方法相同，创面准备仍然非常重要。无论采用何种方法闭合伤口，都需注意确保有足够的麻醉、彻底的伤口冲洗和充分的伤口探查。在正确选择伤口闭合方式的前提下，无创性修复操作更快、痛苦更少、无须拆线，更能令患儿及其父母满意。

■ 镇痛、局部麻醉、神经阻滞和镇静

使用1%～2%含或不含肾上腺素的利多卡因局部浸润可充分麻醉大多数伤口。利多卡因起效快，作用时间持续1～2h。市售的含麻醉剂的肾上腺素稀释剂比传统麻醉剂更安全，其在终末动脉供血区的使用已被证实是安全的。如果伤口修复过程可能中断，可考虑使用长效麻醉剂，如布比卡因，以减少患者的重复注射。布比卡因作用温和，持续时间2～6h。注意不要超过每千克的推荐剂量使用局部麻醉剂。对于普通利多卡因和含有肾上腺素的利多卡因，推荐最大剂量分别是4.5mg/kg和7mg/kg。用碳酸氢盐按10∶1的稀释缓冲利多卡因，以及加热麻醉剂都可以减少注射疼痛。

冲洗伤口前应进行浸润麻醉；对于污染严重的伤口，无论如何均需要先冲洗掉明显的污物。浸润麻醉是用一个25～27号针头，将麻醉剂缓慢注入伤口边缘。

强烈建议在注射麻醉剂之前，在伤口上使用表面麻醉剂作为辅助治疗。利多卡因－肾上腺素－丁卡因（LAT）及丁卡因－肾上腺素－可卡因（TAC）外用麻醉剂对小儿面部和头皮裂伤可起到有效的麻醉作用。LAT效果可媲美TAC，又无可卡因并发症的风险。可以由患儿父母或照料者戴着手套，用海绵、纱布片或棉签沾满这些混合麻醉剂涂抹伤口。在浸润麻醉或擦洗伤口之前，用4%的利多卡因溶液涂抹伤口可获得短暂的麻醉。

对大的裂伤，以及如果进行局部浸润麻醉可能引起受伤部位解剖结构变形的裂伤，可采用局部神经阻滞麻醉，尤其适用于手指（足趾）麻醉、面部撕裂伤、足部伤口等。

年长儿处理伤口通常不需要适度镇静。然而，为了使伤口得到充分治疗，对过于不合作的儿童可考虑使用镇静药物如咪达唑仑、氧化亚氮或氯胺酮。在镇静过程中给予适当的心脏和呼吸监测。应密切监护患者，床旁备有呼吸支持设备，并准备速效拮抗剂（纳洛酮和氟马西尼）。当药效消失，患儿恢复正常意识时，方可出院。

对2岁以下的儿童，有时甚至是5、6岁的儿童，在伤口评估和治疗过程中可能需要某种形式的身体约束。可以用折叠的床单或市售的儿童约束板固定患儿。两种方法均未提供足够的头部固定。应仔细权衡通过身体约束获得操作时间效益与身体约束可能给患儿和（或）其父母带来的心理压力之间的利弊。对每个患儿选择药品约束和（或）身体约束，都需要与患儿父母就每种方式的风险/益处进行深入沟通。

■ 止血法

在伤口处理的各阶段，止血都是必要的，常用直接压迫10～20min止血。控制更严重出血的方法包括抬高患处、含肾上腺素的利多卡因浸润、可吸收明胶海绵填塞，伤口临时滴入外用止血药，以及直视下电凝或结扎出血血管。短期（小于30min）使用止血带有助于控制持续的、严重的或多部位的肢体远端失血。不要盲目缝合或钳夹血管，因有可能损伤邻近组织结构。

■ 消毒和擦洗

伤口冲洗和修复前要清洗伤口周围皮肤。可以使用各种抗菌消毒剂，包括聚维酮碘和氯己定。除非有严重污染，否则都应避免机械地擦洗伤口。虽然擦洗伤口可清除碎屑，但其增加了伤口感染的风险。如果决定进行擦洗，可使用细孔海绵以减少组织磨损。使用非离子型表面活性剂，以尽量减少组织毒性和炎症反应。

■ 剃毛

剃过毛发的伤口感染率明显增加，因此除非毛发影响操作，才予剃除。几乎所有伤口，甚至是头皮伤口都没有必要剃毛。用润滑凝胶打湿伤口区的头发可以使头发不干扰操作。不用剃掉眉毛，在伤口修复过程中，眉毛是用以判断是否对齐的有效标志，如果被剃掉，需要很长时间才能长回原样。

■ 冲洗

以5～8磅/平方英寸（5～8psi）压力用生理盐水冲洗伤口是去除细菌和碎屑的首选方法。用洗耳球低压冲洗伤口不能充分清除细菌和碎屑。用18～20号塑料导管或针头与一个30ml的注射器相连可做成简易冲洗装置，压力是6～8psi。市售的冲洗器比较方便，包括单向阀连接标准静脉（生理盐水）注射器的弹簧式注射器、带喷嘴的包装好的成品冲洗液及与标准液体注射容器相匹配的盖子。不管使用哪种冲洗装置，保持冲洗装置的头端位于伤口和完整皮肤上方5cm之间的位置。每厘米长或每平方厘米大小的伤口用50～100ml生理盐水冲洗，伤口越复杂，污染越重所需冲洗液越多。

常规用生理盐水作为冲洗液，生理盐水比较便宜，可减少细菌滋生，降低伤口感染率。但生理盐水没有杀菌作用，市售的聚维酮碘溶液有组织毒性，对降低伤口感染率无临床作用。将聚维酮碘稀释成 1% 浓度既可保持杀菌能力又不会损伤组织，但并未证实有临床效果。自来水比生理盐水便宜，没有组织毒性。对各种使用自来水冲洗的方法进行评价发现，只要冲洗压力维持在 5～8psi，自来水冲洗效果相当于生理盐水。

冲洗时水会四处飞溅，一些小装置可以将其控制在最小程度。市售的直接连接冲洗器的塑料防护罩可防止直视伤口冲洗时液体飞溅。将冲洗针穿过塑料药杯底部可制成便宜的简易塑料防护罩。

■ 评估异物

麻醉后对所有伤口进行探查，以确定损伤程度并清除异物。急诊内科医师常因未发现伤口异物被起诉。用钳子从伤口取出大块异物。尽可能将玻璃或金属等惰性异物取出（彩图 52）。有时需行 X 线检查精确定位异物，可以用不透射线的标记物如回形针固定在可疑部位的皮肤上来帮助判断。其他有助于定位异物的方法包括超声检查、CT 扫描和 MRI。如果嵌入的异物很小，不容易被清除，可以将其保留在原处并告知患儿及其父母该异物的存在。有机异物需要及时清除以防炎症反应和感染可能。如在急诊科不能清除这类异物，有必要请外科会诊急诊手术。不管检查结果如何或清除伤口异物的能力如何，都应告知患儿及其父母，在污染严重的伤口可能仍有污物残留。

■ 清创术

清创术对处理污染伤口或创面坏死组织是必要的。清创术能彻底清除伤口污物和坏死组织，增加伤口抗感染能力，缩短炎症反应时间；锐利且平整的伤口边缘更易愈合且更美观。如果清除了不规则伤口边缘的坏死组织，为避免伤口张力过大，需切除部分皮下组织。

■ 伤口一期缝合

用缝线、订书钉、胶带或组织黏合剂对受伤时间短（面部＜24h，身体其他部位＜12h）、相对清洁及坏死组织极少的伤口进行一期缝合。缝合之前先确定所有受伤组织的解剖层，如筋膜、皮下组织、肌肉、肌腱和皮肤等。缝合时要使每一层的边缘相对应，确保缝线在同一组织层进出，不能有重叠的组织层。恰当地分层缝合的裂伤通常不需要用大号或紧肤缝线来缝闭。然而，在手和足，深部缝合会增加感染风险，在这些部位应避免使用。

缝线的尺寸取决于伤口的组织拉伸强度。3-0 缝线用于缝合张力大的组织，如四肢筋膜；6-0 缝线适用于缝合张力小的组织，如面部皮下组织。

■ 埋藏缝合

深部（埋藏）缝合有 4 个主要功能，用于需要最佳美容效果的伤口。①这种缝合方式在拆除皮肤缝线或胶带后，还能为伤口提供 2～3 周的额外支持。②如果用于肌肉筋膜缝合，有助于保持深部组织或受累肌肉的正常功能。③通过减少潜在腔隙形成，减少血肿或脓肿的发生。④避免因深部组织愈合不良而导致损伤部位凹陷。

遗憾的是，深部缝合可导致神经、动脉和肌腱损伤，可增加感染风险。由于缝线是异物，即使在清洁伤口或轻度污染伤口，也要尽量少用深部缝合。缝合裂伤最常用的深部缝合法是埋藏缝合，进针和出针都在伤口底部，线结包埋在伤口内（彩图 53）。

水平褥式埋藏缝合缝线穿过真皮表皮接合处，线结位于真皮下。皮内缝合是缝针在表皮结合处连续穿行的埋藏缝合，主要用于缝合皮肤（彩图 54）。从距伤口一端 0.3～2cm 处的皮肤进针，在伤口另一端皮内出针，使缝线在伤口两侧皮下组织中交替穿行。每针的进针点应直接穿过前一出针点或在前一出针点的稍后方。缝合至伤口的末端，再次在真皮内进针，在远离伤口末端皮肤 0.3～2cm 处出针。确保皮肤没有起皱，然后用胶带将缝线线尾固定在伤口两端。如果用的是可吸收缝线，可在原处保留缝线，如果是不可吸收缝线，2～3 周后拆线。

■ 皮肤缝合

如果选择用缝线缝合表皮和真皮浅层，要在伤口两侧同样的宽度和深度进出针缝合。伤口美观的关键是使缝合的皮缘外翻，要实现这一点需要 90°进针，在某些情况下可以通过使用皮肤拉钩来实现。为了使皮缘外翻，除了恰当的技巧外，还可采用垂直褥式缝合法（彩图 55）。不同病例用于缝合伤口的缝线数量不同。缝合面部裂伤，针脚间距一般是 2～4mm，针眼距离伤口边缘 2～3mm。

单纯间断缝合：单纯间断缝合法常用于皮肤缝合（图 32-2）。缝合时使皮缘外翻，每缝一针单独打结。

虽然这种缝合方式比较费时，但其优点是如果有一针没有缝合好，其他缝线仍可保持伤口闭合。该缝合方式适用于缝合星形裂口、多形裂口及撕裂方向不一致的伤口，也有助于恢复皮肤标志性特征，获得最佳美容效果。

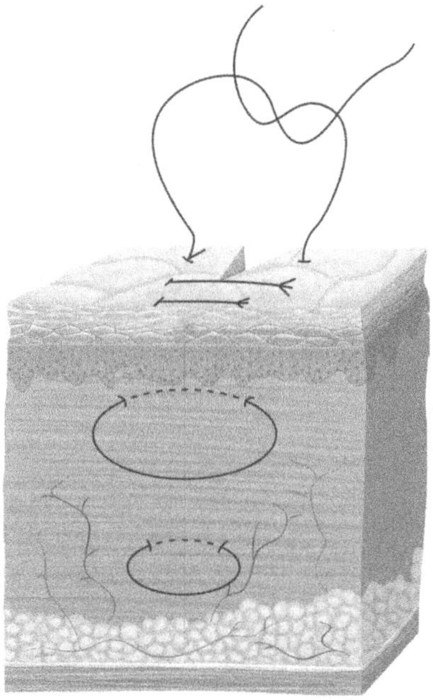

图 32-2 单纯间断缝合（同时有皮下埋藏缝合，见文内讨论）

连续缝合：连续缝合法非常适合用于小儿裂伤修复，原因如下（彩图 56），首先，缝合迅速；其次，容易拆线；第三，可以更有效地止血；最后，沿长轴缝线张力分布均匀。此种缝合方式不适用于关节，因为如果一处缝线断裂，整个伤口缝线都会散开。

开始单纯连续缝合时，在伤口一端固定缝线，只用未固定的剩余缝线缝合伤口。继续以绕圈方式缝合，确保缝针每次都垂直穿过伤口。每次出针后，将线环拉紧，使缝线张力均匀分布。缝合完毕，最后一个线环要超出伤口末端，将缝线线尾与最后一个线环打结固定。连续锁边缝合可减少线环滑动，适用于更不规则的伤口（彩图 57）。此种缝合方式，每一次缝针穿出皮肤时都要穿过前一个线环。但是，如果线环系得太紧，在皮肤上留下烙印，可增加组织瘢痕。

褥式缝合：水平褥式缝合法可用于单层缝合关闭有张力伤口（彩图 58）。它贴近皮肤边缘并让皮缘稍外翻，因为打结数减少了一半从而减少了缝合耗时。连续水平褥式缝合可用于皮肤松弛容易重叠或翻转的部位，如上睑（彩图 59）。半包埋水平褥式缝合（拐角缝合）用于缝合有成角皮瓣（V 形皮瓣）的复杂伤口（图 32-3）。缝针进出都要穿过皮瓣，线环从皮瓣的皮下组织穿过，最大限度保留了皮瓣尖端的血供。

垂直褥式缝合有助于皮缘外翻（见彩图 55），在身体皮下组织少的部位很有用。这种缝合方式开始时与单纯间断缝合相同，但在线环形成后，在距伤口边缘 1～2mm 处再进针和出针并打结。常用的方式是交替使用垂直褥式缝合和单纯间断缝合来缝合伤口。

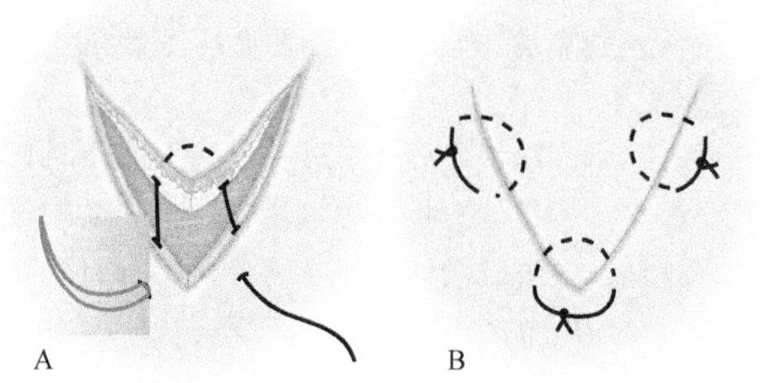

图 32-3 半包埋水平褥式缝合。这种缝合方式最大限度地减少了皮瓣尖端血管压迫（见文内讨论）

犬耳矫形术：当伤口边缘不能精确对合时，一侧或两侧会冒出多余的皮肤（犬耳）。犬耳可以用下面的方法来纠正（彩图 60）。首先，用皮肤拉钩把多余的皮肤提起来，并从伤口顶端朝向犬耳侧做斜形切口。然后游离皮瓣并放平，切除多余的三角形的皮肤，完成缝合。

■ 二期缝合

二期缝合可以通过肉芽形成和上皮再生使伤口愈合，常用来治疗溃疡、引流的脓腔、深部穿刺伤、陈旧或感染伤口及一些动物的咬伤。每天用盐水纱条填塞，直至肉芽组织长满潜在腔隙。

■ 延期（三期）缝合

延期缝合在伤口经过初步清洗、清创及适当包扎处理 3～5d 后实施。通过这种方法闭合污染太重无法一期缝合的伤口，而不会有明显的组织丢失或失活。在这个“观察等待”期使用抗生素是否有益缺乏相关研究。

■ 伤口敷料、引流和固定

缝线缝合和用订书钉缝合的伤口在湿润的环境中愈合最好。因此，用缝线或订书钉修复裂伤后，清除皮肤残血和聚维酮碘消毒，并涂上薄层抗生素软膏。如果抗生素软膏仅用于保持伤口周围湿润，则用非粘连性敷料代替，如用双层消毒纱布，或用绷带包扎，还可用密封或半密封敷料。如果有可能形成血肿，则加压包扎，注意避免压迫动脉、静脉和淋巴循环。

缝合伤口时很少用到引流术。作为异物，引流装置可以促进而不是防止感染。如果伤口感染风险高，应该尝试延期缝合，而不是放置引流。引流管对止血也无效，更好的止血方式是恰当的伤口修补、电凝及加压包扎。

夹板固定伤口要包括邻近的一个关节，并在功能位固定 7～10d。对儿童而言，较厚的包扎可以发挥夹板的作用，最大限度地减少伤口活动，以及防止患儿摆弄修复的伤口，这种方法尤其适用于手和足的伤口。

■ 使用抗生素和预防破伤风

如果给予适当的伤口护理，急诊科治疗的创伤中超过 95% 的伤口愈合良好，没有并发症。下面的情况应考虑使用抗生素。对伤口感染的患者应给予抗生素治疗。其他适应证是被粪便或唾液严重污染的伤口，这些伤口最好一开始就做二期缝合或延迟缝合。口腔内撕裂伤可短期（5d）使用青霉素，对伤口愈合有帮助。对伤及软骨、关节腔、肌腱或骨骼的高危伤口要考虑使用抗生素，尽管有反对意见，手部伤口还是建议用抗生素治疗。最后，对高危伤口（污染或坏死的伤口）应使用抗生素，尤其是有免疫缺陷的患者，如有镰状细胞贫血、糖尿病、使用激素的儿童或者淋巴瘤患儿。

抗生素的有效性取决于是否早期给药。无论以何种方式给药，在急诊科（最好是在受伤 3h 内）给第一剂。抗生素的选择取决于伤口类型，大多数感染是由敏感的葡萄球菌和链球菌引起的，使用青霉素、一代头孢菌素或青霉素过敏者使用红霉素有效。对耐甲氧西林的金黄色葡萄球菌感染者应针对病原菌给予抗生素，尤其是对那些常规治疗病情恶化或病情无好转的患者。粪便污染的伤口使用抗生素需要覆盖兼性微生物、大肠埃希菌和专性厌氧菌。合理的选择包括二代、三代头孢菌素，或联合使用克林霉素和氨基糖苷类抗生素。

哺乳动物咬伤伤口很复杂。既往研究表明，犬咬伤在免疫功能正常者风险低，通过细致的伤口护理、缝合、夹板固定、抬高患处并密切随访，这些伤口几乎都能良好愈合，无须使用抗生素。所有非犬类咬伤应短期使用抗生素。一般情况下，这类咬伤需要口服抗生素 3～5d，但并无明确的研究来证实这一疗程是否合适。

预防破伤风始于恰当的伤口护理。如果为破伤风易感伤口，确定患儿的免疫情况（图 32-4）。如果患儿没有免疫或部分免疫，或不知道他们的免疫情况，按无免疫状态治疗患儿。给予人破伤风免疫球蛋白（HTIG）250 U 肌内注射并完成或启动基础免疫。如果患儿已经完成基础免疫并接种了加强剂，则不需要注射 HTIG。

术后伤口护理和拆线

伤口的良好愈合部分取决于从急诊科离院后的伤口护理。因此，就伤口护理和预期会发生什么情况给予患儿及其父母详细的指导。告知患儿和家属，不管护理质量如何，所有伤口愈合都有瘢痕。伤口缝合后 6～12 个月内无法预测瘢痕的最终外观。告知患儿及家属伤口感染的可能性且这个可能性经常发生，还有，即便是治疗恰当，伤口内可能仍有异物残留。

由于撕裂的伤口在伤后 48h 内由上皮细胞桥接，因此受伤 2d 后伤口不易被细菌侵入。要求保持伤口清洁和敷料覆盖 24～48h。如果敷料被伤口渗液污染或浸湿，要更换敷料。打开敷料检查伤口有无感染征象，如红斑、疼痛、发热、脓性分泌物、水肿明显或提示淋巴管炎的红线。如果父母无法确定，应将患儿在伤后 2～3d 内送至急诊科复查伤口。如果没有感染征象，指导患儿或父母用肥皂和清水每天轻柔地清洗伤口以去除血痂和渗出物。通常在伤后第 1 周要用敷料覆盖保护伤口，每天换药。去除敷料后，应指导患者及其父母在瘢痕处使用防晒霜治疗 6 个月，以防止瘢痕色素沉着。

拆线时间要恰当，避免过早拆线使伤口裂开，避免过晚拆线引起线痕残留和缝线脓肿（表 32-3）。儿童伤口愈合和缝线痕迹形成都较成人迅速，因此拆线更早。拆线后，使用医用皮肤胶带固定，因为伤口收缩和瘢痕长大要持续到伤后数周。患者通常会问怎样做可以防止瘢痕形成，文献表明，市售的各种有效果的外用产品其共同作用原理都是机械摩擦作用。

表 32-3 身体不同部位软组织损伤修复

部位	缝合方式	拆线时间
头皮	用单纯间断缝合、垂直褥式缝合或水平褥式缝合全层止血；尽量恢复帽状腱膜，但最好用单层缝合	7～10d
耳廓（耳）	单纯间断缝合；塑模敷料包扎	4～6d
眉毛	分层缝合	4～5d

续表

部位	缝合方式	拆线时间
眼睑	水平褥式缝合	3～5d
唇	贯通性唇裂伤缝合三层（筋膜、肌肉、皮肤），其他缝二层	3～5d
口腔	单纯间断缝合或水平褥式缝合	7～8d 或用可吸收缝线
面	如果全层裂开，分层缝合	3～5d
颈部	双层缝合	4～6d
躯干	全层或分层缝合	7～12d
四肢	全层或分层缝合；夹板超过关节固定	10～14d（关节） 7～10d（其他部位）
手和足	单纯间断缝合或褥式缝合法全层缝合；夹板超过关节固定	10～14d（关节） 7～10d（其他部位）

续表

部位	缝合方式	拆线时间
甲床		使用可吸收缝线

特殊损伤的治疗

■ 擦伤

清洁伤口并用非粘连性敷料或涂有抗生素软膏的敷料覆盖，每日换药。类似于植皮供皮处的较深的擦伤，清洁后用细孔纱布覆盖。清除所有异物（如碎石、泥土或柏油）避免伤后感染或形成像文身一样的严重擦伤（道路皮疹）的伤口。麻醉用于擦伤清创是很困难的，大面积擦伤可能需要全身麻醉或程序化镇静以保证充分清创。对较小的擦伤，可以用 2% 利多卡因或 LAT 溶液表面麻醉，或者用神经阻滞麻醉。大面积深度擦伤的患儿应在伤后 2～3d 复检伤口以观察愈合情况。

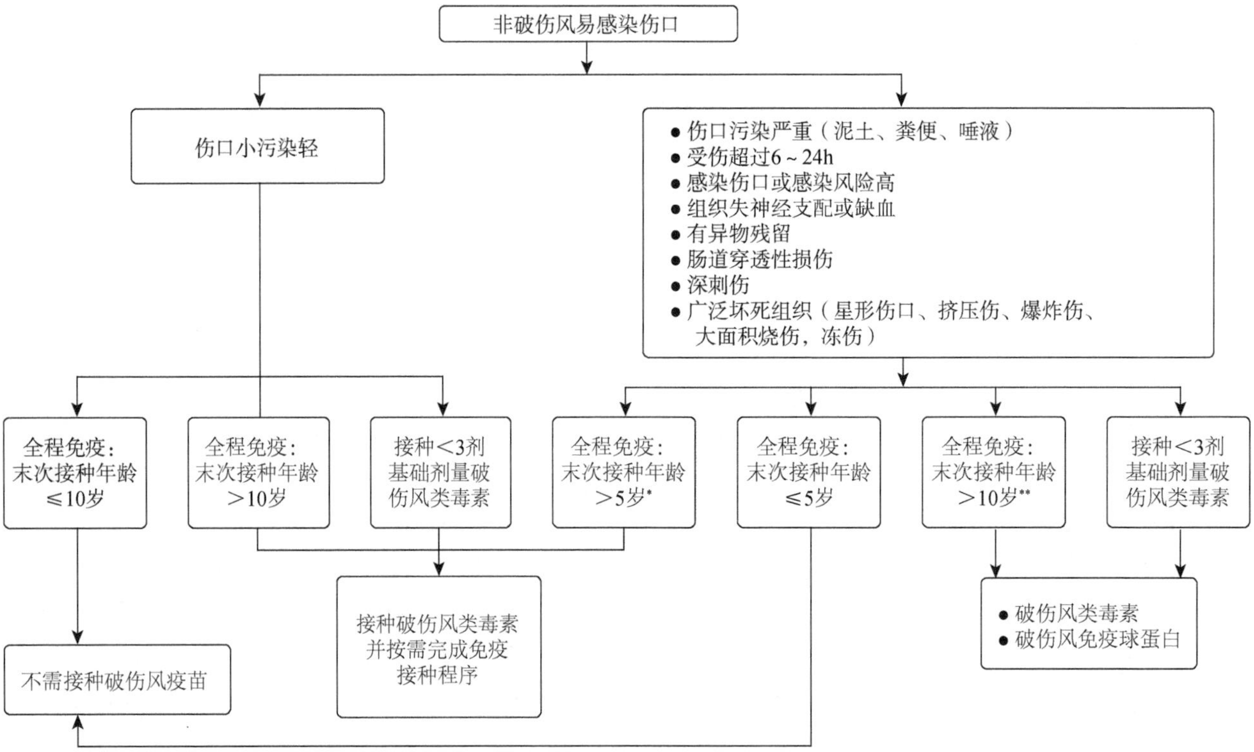

图 32-4　破伤风免疫接种指导

* ACEP 推荐
** ACS 推荐

■ 头皮裂伤

头皮有 5 个解剖层次：皮肤、浅筋膜、帽状腱膜、腱膜下疏松结缔组织及骨膜。头皮血供丰富，损伤后出血量多。常用的头皮止血方法有压迫止血、肾上腺素浸润及快速缝合止血。

帽状腱膜下结缔组织内有导静脉，穿过颅骨将颅骨静脉的血液引流至颅顶静脉窦。头皮损伤穿透帽状腱膜，细菌可以通过这些静脉播散，虽然极为罕见，但这类伤口感染可导致骨髓炎、脑膜炎或颅内脓肿。修复帽状腱膜裂伤不仅有助于控制出血，理论上还可以防止感染扩散。

虽然大多数累及多个组织层的裂伤应该逐层缝合，但头皮伤口最好将皮肤、皮下筋膜与帽状腱膜一起单层缝合。有学者建议单独用可吸收缝线缝合帽状腱膜，可以更接近正常结构，但可能会使异物进入伤口，从而增加感染概率。为了找到缝线线结的尾端，可能花费比平常更长的时间，用蓝色尼龙缝线可以使拆线变得容易。浅表性头皮裂伤处理方法同前述。

■ 前额裂伤

局限于眶上缘的撕裂伤可采用眶上神经和滑车上神经阻滞麻醉，从而避免局部浸润麻醉所致的组织变形。探查伤口明确是否合并颅底骨折和是否有异物存留。分层缝合前额伤口，从邻近额肌筋膜处开始缝合，然后继续分层缝合，注意对齐面部标识如额纹。

■ 眼睑裂伤

眼睑皮肤薄而柔软易于缝合（彩图 61）。但是急诊内科医师了解伤情后必须请眼科医师会诊。眼睑或眶周撕裂伤需要进行全面的眼部检查。同时，确保附着于睑板的上睑提肌及其肌腱是完好的，否则会造成上睑下垂。下眼睑内侧的裂伤常累及泪道，需要专业的眼科医师来修复。如果不需要会诊，用 6-0 缝线单层缝合眼睑伤口，注意避免皮肤内翻。

■ 耳裂伤

耳部损伤需要适宜的清洗，清除坏死组织，覆盖暴露的软骨避免发生软骨炎。外耳麻醉简单，在耳廓基底部局部浸润阻滞耳颞神经、耳大神经和枕神经。清洗伤口和清除坏死组织完成后，用 5-0 可吸收缝线穿过前后软骨膜修复类似的软骨。保持最小张力以防软骨裂开。最后，用 5-0 或 6-0 缝线缝合可见的耳表面，确保耳部标识如耳褶一致。不能暴露软骨。修复后，用敷料加压包扎耳，包括耳廓前后方都要覆盖。这样可以防止软骨膜下血肿形成，导致软骨坏死和继发畸形（菜花耳）。

■ 唇裂伤

儿科年龄组唇撕裂常见，需要注意保证良好的美容效果（彩图 62）。开始缝合之前要检查口腔黏膜和牙齿是否受伤。用局部浸润麻醉可能会使唇部标识不明显，因此可考虑对下唇撕裂伤用颏神经阻滞麻醉，对上唇撕裂伤用眶下神经阻滞麻醉。

麻醉后常规消毒和清洗伤口，从唇红缘进第一针。如果深部需要缝合，松开未打结的第一针并继续缝合深部。贯穿性唇裂伤需要三层缝合。用 4-0 或 5-0 可吸收缝线修复口轮匝肌。用 5-0 可吸收缝线缝合黏膜使裂口紧闭。最后，冲洗伤口外表面后，用 6-0 缝线缝合皮肤（彩图 63）。四层缝合包括皮下组织层缝合，有利于皮肤对合。贯穿性唇裂伤容易感染，预防性使用青霉素或红霉素 5d 可降低感染概率。

■ 指尖损伤

年幼儿常因门窗夹伤手指。儿童远端指尖损伤甚至离断伤恢复非常良好。远端指尖离断伤的治疗：首先是手指神经阻滞麻醉或局部浸润麻醉，然后适当的清洗并用抗生素软膏或非黏附性纱布包扎伤口，摄片时再用夹板或厚敷料固定保护。

远端手指离断伤的预后取决于指尖缺损多少。如果指甲和甲床完整，预后很好。如果指骨未受伤，而指甲和甲床受累，手指有可能缩短。远端指骨尤其是指甲基部的指骨损伤，预后最差。更近端的手指离断伤均需要请手外科医师会诊。

甲下血肿是由于指甲或趾甲下血液聚集形成，通常发生于直接打击后。如果指甲完整，血肿的压力可引起剧烈疼痛。如果血肿累及不超过 25%～50% 的甲床，要想办法给指甲钻孔引流。目前推荐使用电烙器，因其是最简单、最安全，引流甲下血肿痛苦最少的方法。钻孔前要清洗指甲，一旦血液经由指甲流出，立即移开烧灼器避免甲床损伤。如果甲下血肿累及＞50% 的甲床，哪一种处理方法最好仍有争议。权衡修复甲床基底部裂伤的需要，有人建议用拔甲术。然而，如果指甲和周围的甲襞是完整的，这种方法则受到质疑。甲床撕裂伤合并指甲断裂可用 6-0 可吸收缝线缝合（彩图 64）。最低限度清创，用非粘连性纱布包扎或用甲床修复后的指甲本身作支架支撑，避免甲周表皮和指甲上皮与甲床形成粘连。如果有远节指骨潜在性骨折，用夹板固定手指，开放性骨折要用抗生素。

手指甲或足趾甲外侧的甲周上皮容易被病菌侵犯形成皮肤脓肿。儿童时期手指和脚趾很容易受损，包括咬指甲、吸吮手指，受损后出现剧烈疼痛、肿胀、红斑及压痛的甲沟炎需要到急诊科治疗。对手指而言，不需要用多种方法治疗甲沟炎。常见的做法是，用 11 号刀片拔起或切开角质层（指甲和皮肤之间的连接），引流脓肿并冲洗。全身使用抗生素仅用于伴发蜂窝织炎或淋巴管炎时。足趾甲沟炎常由嵌甲引起。因此，为避免复发，要切除趾甲的内嵌部分。由于这是一个范围更广且更痛苦的操作，可考虑趾神经阻滞麻醉来保持适度镇静。

■ 足部穿刺伤

穿刺伤最常见于足部，引起严重病变的概率低。虽然罕见，良性伤口也可引起蜂窝织炎、足底间隙感染、脓肿、异物存留及骨髓炎（彩图 65）。治疗足部穿刺伤的合理方法是行 X 线照片明确有无骨骼受累、关节腔积气及不透光的异物。麻醉伤口并探查穿刺部位，清洗伤口，清除所有异物。预防性使用抗生素仍有争议，且不能保证对患者开始用药进行护理。但是，在存在感染表现时，应进行清创术，并给予广谱抗生素。因为穿刺伤通过网球鞋底或橡胶鞋底持续刺入，表面覆盖的主要是铜绿假单胞菌，这种病原菌也与穿刺后骨髓炎有关。伤后很快入院、身体情况正常、没有异物残留征象的患者可以出院，不需要带抗生素，48h 后来院再评估，患足不能承重，做好细致的伤口护理。

会诊指导

有以下情况需要请专科会诊：

- 超过接诊医师认识和能力范围的复杂或广泛的伤口。
- 大量组织缺失不能在急诊科修复的伤口。
- 肌腱、神经、关节或重要血管受累的伤口。
- 腮腺导管或泪管的撕裂伤。
- 眼睑睑板裂伤。
- 骨折部位的伤口。
- 涉及美容效果的面部撕裂伤。
- 内科医师不能确定的伤口。

（周 昉 译）

第六部分

呼 吸 急 症

第33章　上气道急症

（原著　Richard Cantor，Linnea Wittick Roy）

要点

- 呼吸系统急症在小儿患者中较为常见，其发病率较高，如果处理不当，可有相当高的死亡率。
- 临床医生务必掌握婴儿、儿童气道独特的解剖结构及生理学特点。
- 鼻前庭到声门下区（上气道）的病变均可引起吸气性喘鸣。
- 导致上气道梗阻最常见的原因有喉炎、会厌炎及气道异物。其他原因还有扁桃体周围脓肿、细菌性气管炎及咽后脓肿等。

上气道急症在小儿患者中较为常见，发病率及死亡率高。冷静、果断、慎重的处理是保证最佳治疗效果的有力前提。对发生呼吸窘迫的患儿进行准确的病情评估是治疗中最关键的一步。此外，对气道常见疾病的广泛了解，也有助于对这些患者进行正确的评估、治疗及处置。

病理生理学

小儿上气道狭小，呼吸阻力高，易发生阻塞。任何加重气道狭窄的因素均可导致小儿在呼吸时气道阻力成指数型增高，呼吸做功增加。小儿出现呼吸窘迫时，气道内会出现气体湍流，其气道阻力又会大大增加。

由于小婴儿主要靠鼻呼吸，任何程度鼻咽部的阻塞都可能导致呼吸做功明显增加。呼吸困难婴幼儿舌体相对较大，在意识障碍、肌张力减低的情况下易出现舌根后坠造成口咽部堵塞。压额抬颏法开放气道可保持气道通畅，同时可考虑放置口咽或鼻咽通气道。年长儿则常见扁桃体及腺样体肥大。由于气管软骨环尚未发育完全，小儿气道易受压坍塌，有颈部过伸上气道梗阻表现。

危险征象

呼吸功能的异常均有或轻或重的临床表现及体征。当呼吸做功不能维持正常的氧合及通气时，就会导致呼吸衰竭。

呼吸急促是患儿呼吸做功增加的常见表现，多由低氧血症和高碳酸血症所致，亦可能发生于代谢性酸中毒、疼痛或中枢神经系统损伤，同时患儿可伴有心动过速。

婴幼儿因呼吸做功增加、辅助呼吸肌参与呼吸，出现肋间、肋弓下及锁骨上窝凹陷（三凹征）和鼻翼扇动。

发生上气道梗阻时，患儿一般会采取一个舒适体位/代偿体位，以提供最充分的呼吸道解剖代偿，患儿在喘鸣时经常处于直立、前倾的体位，下颌前伸，以开放上气道。上气道梗阻患儿若出现张口呼吸，此时表明其存在吞咽困难致使无力吞咽口腔分泌物，或提示通气不足。尤其是躯干直立、前倾及伸开手臂支撑上胸部的“三脚架位”等特殊体位是上气道梗阻时的特殊表现。

发绀对于儿科患者是一个不良预兆，提示肺部氧合不足或心血管系统氧输送障碍。肺部疾病常导致中央性发绀而非周围性。若缺氧发绀继续发展，患儿可出现嗜睡。低氧血症最常见的症状和体征还包括烦躁、易激惹，在婴儿患者中也会出现喂养困难。

判断婴儿或儿童呼吸衰竭的最可靠的体征是无效呼吸和意识水平的改变。病情可能进展为呼吸衰竭的患儿，肺部听诊可发现呼吸音减低、呼吸减慢。虽然心动过缓可由迷走神经兴奋所致，但婴儿还可由于缺氧导致心动过缓，此时低氧血症必须得到及时纠正。

常规治疗原则

患儿重复出现呼吸困难时给予氧疗。可通过面罩吸氧（有或无再呼吸装置）、鼻导管吸氧及头罩给氧等多种方式。对以上吸氧装置有惧怕感的患儿可以让其在母亲怀抱中，直接使用吸氧管（调至最大氧流量）或将氧气管插入吸氧杯中吸氧。

针对呼吸困难，不同病因应施以不同治疗以改善患者的状况。对中度至重度呼吸窘迫的患儿应进行标准化治疗。提供足量氧气；让患儿采取舒适的体位，为患儿及父母营造一个舒适、和谐的环境。避免不必要的治疗程序带来的任何形式的伤害刺激，同时应保持常温环境及适宜湿度。并适时对呼吸窘迫的程度进行评估。

临床诊疗的评估与管理

喘鸣（上气道梗阻重要表现）是吸气时气流在狭窄气道中产生湍流的结果（图 33-1）。前庭到声门下区的任何一处部位的病变均可导致喘鸣鼻。在小婴儿，舌（巨舌症）、喉（喉软骨软化症）及气管（气管软化）等部位的先天性异常可导致慢性持续的喘鸣。

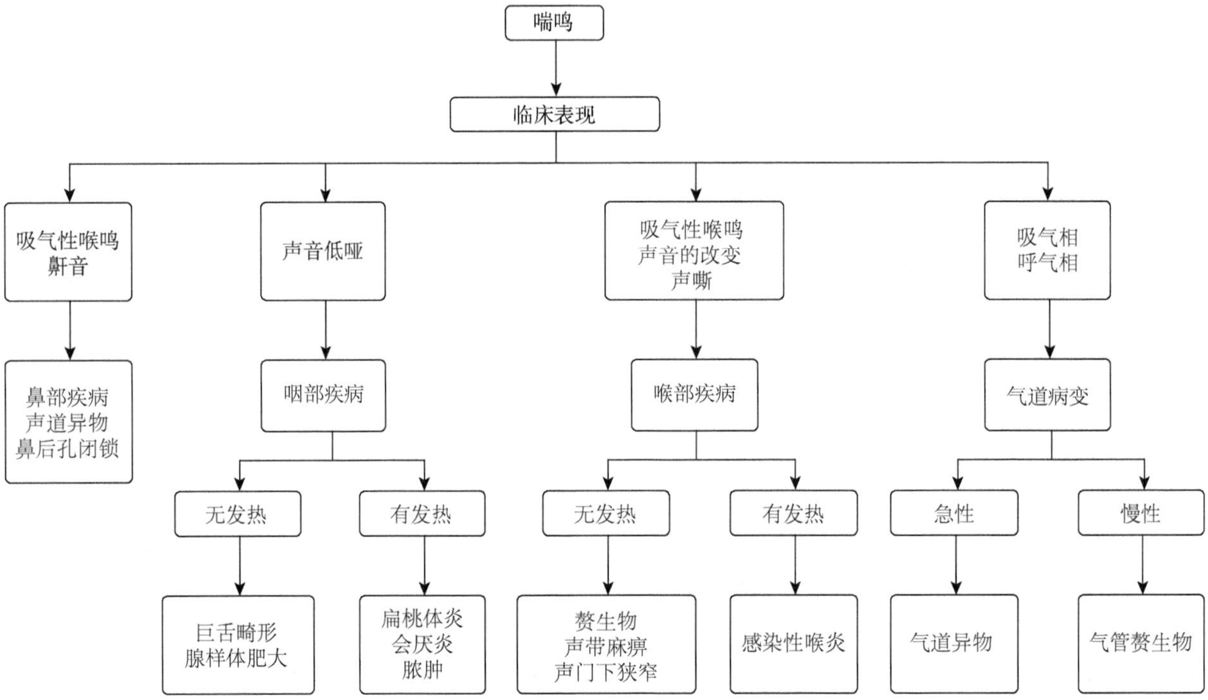

图 33-1 喘鸣的诊治思路

在急诊科（ED），急性上气道梗阻的最常见原因是感染性喉炎和气道异物。其他病因还包括细菌性气管炎、会厌炎、扁桃体周围脓肿和咽后脓肿（表 33-1，表 33-2）。

表 33-1 上气道疾病的特点

疾病	年龄	症状特征
严重扁桃体炎	学龄前 / 学龄儿童	渐进发展
扁桃体周围脓肿	大多大于 8 岁	突起发热，感染中毒症状，呼吸困难，一侧咽痛，语言含糊不清
咽后脓肿	3 岁以下婴幼儿	上呼吸道感染或咽炎后出现发热，感染中毒症状，表情痛苦
会厌炎	2～7 岁	突然高热，呼吸困难，吞咽困难，流涎
感染性喉炎	3 个月至3 岁	上呼吸道感染后出现喘鸣，犬吠样咳嗽
气道异物	婴儿晚期至 4 岁	窒息，呼吸衰竭
细菌性气管炎	2～7 岁	急性高热，呼吸困难，感染中毒症状，假膜形成

表 33-2 上气道急症的临床特征

	声门上病变（会厌炎 / 细菌性气管炎）	声门下病变（假膜性喉炎）
喘鸣	轻	明显
声音变化	口齿不清	嘶哑的

续表

	声门上病变（会厌炎 / 细菌性气管炎）	声门下病变（假膜性喉炎）
吞咽困难	+	-
采取舒适体位	+	-
犬吠样咳嗽	-	+
发热	++	+
感染中毒症状	++	-
张口困难	+	-

■ 感染性喉炎（病毒性喉气管支气管炎）

6 个月至3 岁的喉喘鸣伴发热的患儿，90% 为喉气管支气管炎（假膜性喉炎，格鲁布喉炎）。此时声门下区出现水肿及炎性渗出。常见病原有副流感病毒 1、2、3 型（最为常见），腺病毒，呼吸道合胞病毒（RSV）及流感病毒。秋冬季好发。

感染性喉炎患儿病初常表现为非特异性的上呼吸道感染症状，继之出现特征性的犬吠样咳嗽及轻重不一的吸气性喉鸣（轻者只在烦躁哭泣时闻及，重者安静时即可出现）。发热、体温可高达 39℃亦多见。但高热或有感染中毒症状时，临床医生应警惕其他疾病可能。体格检查可发现患儿有声嘶、鼻部症状及呼吸频率增快。症状可渐加重持续 3～5d，后病情逐渐缓解。绝大多数患儿可耐受，没有严重并发症发生；而小部分患者可能发展为上气道的完全阻塞。

目前，已有多种针对感染性喉炎进行定量或定性评估的标准。多数评估标准主要作研究之用，但有些可协助临床医生评估喉梗阻的严重程度（轻度、中度或重度，表 33-3）。

表 33-3　喉梗阻临床评估

轻度	中度	重度
偶有犬吠样咳嗽	频繁的犬吠样咳嗽	频繁的犬吠样咳嗽
安静时无喉喘鸣	安静时可闻及喉鸣	明显吸气及呼气相的喘鸣
轻或无三凹征	可见三凹征	明显三凹征
无激惹烦躁	轻度或无激惹烦躁	激惹烦躁

通常，感染性喉炎症状轻微时，患儿可在父母陪护下于门诊接受适当治疗。此类患儿仅有犬吠样咳嗽，轻度呼吸困难，以及活动、烦躁后才出现的喉鸣。由于感染性喉炎是一种自限性疾病，治疗主要是缓解症状，若患儿年龄大于 6 个月，充分雾化及补液治疗后，父母可提供良好看护可回家观察。归家前可给予适量地塞米松口服。可考虑冷雾化，尽管目前此方法治疗效果仍值得商榷。经典的方法还有让热蒸汽来充满浴室，家长们可以与患儿同坐于此浴室中，但时间一般不超过 30 分 / 次。在凉爽的夜晚，患儿坐在行驶的轿车中，稍开窗户，也会减轻患儿症状。通常对患儿进行 24h 随访，如果患儿症状恶化，应告知其家属及时再入院治疗。

中度喉梗阻患儿则需要积极的治疗和较长时间的观察。氧疗及肾上腺素雾化治疗可减轻其症状。将 0.5ml 肾上腺素溶于 2.5ml 生理盐水中配制成 0.25% 的肾上腺素液进行雾化，使用 10～30min 后作用达到高峰，维持时间为 2h。但肾上腺素并不能缩短病程。当 1～2h 药物代谢后，患儿可能会再次出现上气道梗阻表现。因此需重复使用肾上腺素雾化，直至喘鸣、喉梗阻表现消失。

糖皮质激素可减轻喉头水肿，缓解呼吸困难，并缩短病程及住院时间，并且减少肾上腺素雾化吸入治疗的次数。给予地塞米松 0.15～0.6mg/kg 一次口服或肌内注射，可以在 6h 内明显缓解症状。

在接受糖皮质激素和肾上腺素治疗后，经过 2h 的急诊室观察，若患儿呼吸及意识水平正常，安静时无喘鸣，则可出院返家。注意随访。

如果患儿出现严重的喉梗阻或血氧饱和度下降，需及时将患儿收入重症监护病房。可将患儿放于父母的怀中或双腿上，使患儿保持舒适体位。并尽快予吸氧及肾上腺素和糖皮质激素治疗。如怀疑细菌感染，则考虑使用抗生素。当患儿出现呼吸衰竭（嗜睡，呼吸困难，吸入氧浓度 100% 时 PaO_2＜70mmHg，或 $PaCO_2$＞60mmHg）时，应考虑选择性气管插管。通常此类上气道梗阻患儿不需立即插管治疗，但应密切观察病情进展。倘若必须在急诊行气管插管，由于喉部水肿，选择使用比根据年龄换算出的内径小 1mm

的气管导管。还有研究建议在治疗严重喉梗阻时，可使用氦氧混合气，但其确切效果尚未得到证实。

凭临床症状及体征便可对感染性喉炎做出诊断，一般不需要进一步检查。对于需鉴别会厌炎的患儿，可以进一步行直立侧位X线片检查，并密切观察患儿病情变化。X线片可能提示声门下狭窄所致的“塔尖征”，但通常不作为假膜性喉炎的诊断依据。

■ 会厌炎

会厌炎病情凶险，如处理不当可危及生命。全年及各年龄段均好发，既往最常见于2～5岁的儿童。现由于B型流感嗜血杆菌（*Haemophilus influenza* type B，HIB）疫苗的应用，年长儿和成人成为易患者。

会厌炎通常有急性发热、咽喉痛、吞咽困难及进行性的呼吸困难。患儿通常会直坐，张口呼吸，头部后仰、下颌前伸以保持一个舒适的体位。语言含混不清，可有轻微的喘鸣，感染中毒症状重。严重者可出现流涎。一些患儿可能没有呼吸道的症状，仅表现为明显的咽痛和吞咽困难，但无咽部或扁桃体的相应体征。咽炎或腭垂炎者更考虑会厌受累的可能。若按感染性喉炎而常规治疗无效的患者，也应警惕患儿是否患会厌炎而非假膜性喉炎的可能。

由于HIB疫苗的广泛应用，HIB引起的菌血症或会厌炎已少见，而肺炎链球菌金黄色葡萄球菌及A组溶血性链球菌导致的会厌炎则较普遍。但对于已接种或未接种人群，HIB感染仍不容忽视，其血培养阳性率为80%～90%。其他如创伤、烧伤，白血病及血管神经性水肿等非感染性因素也可导致会厌炎。

对于未能及时识别处理的会厌炎患者，常常发生气道阻塞和呼吸骤停。疲劳、吸痰及突发喉痉挛可加重患者通气障碍。此时应避免以下事件的发生以防止激惹患儿：与家长分开，强制改变舒适体位（避免卧位），令患儿惧怕的操作（直肠测温，抽血及X线片检查），以及可能引起呕吐的操作（强行压舌板检查口腔和吸痰）。

对此类患儿应做好在任何时间任何地点紧急插管和通气的准备。病情允许的情况下，拍摄颈部软组织的正位及侧位X线片。疑有肺炎者应行胸部X线检查。如上述检查使得患者明显烦躁或呼吸困难加重，应予以避免。通常，插管时可直接观察会厌的情况（彩图66），气道开放后应开始抗生素治疗。

在急诊科时，应避免对患儿有任何形式的激惹。采用患儿接受的供氧方式，并允许其采取舒适的体位。准备好球囊面罩、气管插管、环甲膜穿刺针、环甲膜切开术或气管造口术的手术用具，并通知相关专业人员，提醒急诊手术室做好准备。在手术室对患儿进行气管插管时观察会厌情况。若患儿突发呼吸停止，开放气道予球囊面罩通气（此方法通常有效），如上述方法无法开放通气，应行气管插管，无法插管者，应进行环甲膜穿刺或环甲膜切开术。已气管插管患者，应保证绝对镇静及约束并转移至ICU行进一步治疗和监护。给予头孢曲松静脉滴注治疗。

■ 细菌性气管炎

细菌性气管炎，也称为膜性气管炎。与会厌炎一样，细菌性气管炎也可导致完全性气道梗阻。细菌性气管炎时声门下的感染可导致声门下水肿、气管和支气管假膜形成。随着流感嗜血杆菌（*H.influenzae*）感染率的下降，这种以往少见的上呼吸道感染的发病率已超过会厌炎，成为上气道梗阻的重要病因之一，需引起急诊医师的重视。相较于喉炎及会厌炎，细菌性气管炎更易导致呼吸衰竭。细菌性气管炎最常见的致病菌包括金黄色葡萄球菌、肺炎链球菌、流感嗜血杆菌、假单胞菌属及莫拉菌。该病女子发年龄与感染性喉炎相同，平均年龄为3岁，主要流行于秋、冬季节，死亡率为18%～40%。因此早期及时诊断及处理十分必要，可发生如急性呼吸窘迫综合征、呼吸衰竭、休克和多器官功能衰竭、心搏呼吸骤停等严重并发症。

细菌性支气管炎患者常有1～2周的轻微上呼吸道感染的前驱症状，继之病情迅速恶化，出现呼吸窘迫、高热及感染中毒症状。患儿常有焦虑、嗜睡。体格检查可有喉鸣、呼吸急促、三凹征及犬吠样咳嗽等典型上气道梗阻表现。少数情况下，感染也会累及下呼吸道，出现喘息。由于假膜形成，颈部侧位X线片可见气管内壁参差不齐，声门下及气管狭窄。X线胸片检查可以显示许多患儿伴发肺炎。实验室检查可见白细胞增多及核左移。血培养对此类疾病的检查用处不大。经纤维支气管镜获取的气道分泌物的培养结果有助于指导该类患儿的治疗。

通常，呼吸功能急剧恶化的细菌性气管炎患儿需机械通气。插管时若见会厌结构正常、而声门下脓液、炎症及假膜形成可明确诊断。由于气管壁水肿，此类患儿插管时，所用气管导管直径应较平时所用减小1mm，吸痰以保持气道通畅，若吸痰困难，可行纤维支气管镜灌洗。治疗起始阶段可使用广谱抗生素并兼顾治疗金黄色葡萄球菌，如第三代头孢菌素头孢曲松钠及万古霉素联用，之后根据培养结果调整用药。金黄色葡萄球菌感染可发生中毒性休克。

■ 咽后脓肿

咽后脓肿好发于年龄＜ 3 岁的儿童，常继发于化脓性颈淋巴结炎。在年长儿常发生于穿透性外伤损及咽后壁时。常见的病原包括甲型溶血性链球菌和金黄色葡萄球菌（包括耐甲氧西林的金黄色葡萄球菌，methicillin-resistant *S. aureus*，MRSA）。患儿有高热、声嘶、吞咽困难、流涎，偶尔也会出现吸气性喘鸣。吞咽困难及流涎相较其他上气道梗阻表现更为常见。咽后脓肿的患儿常伴颈部淋巴结炎及张口困难，且有颈部僵硬或斜颈，易被误诊为脑膜炎。

对咽后壁脓肿务必保持高度警惕，临床观察到咽后壁的肿胀即可做出诊断。实验室检查提示白细胞计数等急性炎症反应指标增高。颈部侧位 X 线片检查可见：在第 2 颈椎水平，椎前软组织肿胀＞ 7mm，第 6 颈椎的水平，椎前软组织肿胀＞ 14mm；会厌及杓状会厌襞正常（图 33-2）。对疑似病例可行 CT 检查，可见软组织感染和脓肿形成。经验丰富的影像科医师可通过超声来发现脓肿。

疑似咽后脓肿患儿需耳鼻喉科专科会诊。有蜂窝织炎但尚未形成脓肿者，静脉使用抗生素治疗。有部分气道梗阻尚无呼吸衰竭的患儿仍需严密监护，保证所有设备和人员为备用状态（包括 PICU）。使用可覆盖常见病原的广谱抗生素。治疗初始阶段可经验性给予克林霉素及第三代头孢菌素联合治疗。后期脓肿形成后，可考虑手术切开引流。

■ 扁桃体周围脓肿

扁桃体周围脓肿好发于 8 岁以上的儿童，是头颈部最常见的深部感染。多因细菌性扁桃体炎反复发作时引起，有时，也可合并 EB 病毒感染。病原多样：包括 A 组链球菌（占多数）、消化链球菌属、梭杆菌属及其他口腔定植菌、包括厌氧菌等。

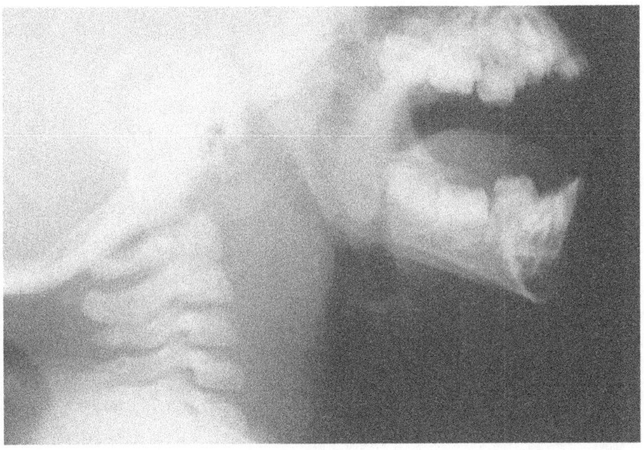

图 33-2　扁桃体周围脓肿颈部侧位 X 线片，椎前软组织肿胀

患儿表现为进行性吞咽困难、同侧耳痛，继而出现张口困难、语言不清及感染中毒症状。流涎较为常见。患儿发言含混不清。

患儿咽部充血，单侧扁桃体肿大可将软腭及腭垂挤向健侧。脓肿有波动感。常伴有反应性颈淋巴结肿大。严重的并发症有见报道，包括胸锁乳突肌痉挛及斜颈、筋膜炎、纵隔炎，颈内静脉血栓性静脉炎（Lemierre 综合征）及气道阻塞，但这些并发症并不常见。

扁桃体周围脓肿通过查体即可诊断。血常规可见白细胞计数升高。可行脓液、分泌物细菌培养及 EB 病毒相关血清学检测。如诊断仍有疑虑，可行颈部 CT 扫描以确定有无扁桃体周围脓肿的存在。有经验的临床医师在对患儿行适当的镇静镇痛后，可直接行穿刺抽脓。急诊行脓肿切开充分排脓后的患儿，经密切观察，无特殊者可令其出院，同时安排好随访工作，并使用适当的抗生素和镇痛药治疗。住院治疗的患儿注意补液及静脉使用抗生素治疗。

■ 气道异物

大多数异物吸入发生于＜ 5 岁的儿童，死亡患儿 65% 为＜ 1 岁的婴儿。常见的异物有食物（如花生、硬糖、小香肠）和家中常见的物品（如纽扣电池、硬币和弹珠）。症状轻者可仅为咳嗽，重者出现完全性上气道梗阻，轻重不一。临床医生需对怀疑气道异物的机体指征保持高度警惕，尤其是对无发热、症状突现的患儿。＞50% 的病例没有明确的异物吸入史或窒息史。在未确诊之前，患者呼吸道症状可反复多次、迁延不愈。一些慢性异物吸入的患儿可能表现为反复发作的肺炎或肺脓肿。

大多数患者会出现上气道梗阻症状。行鼻咽部至腹部（包括膈肌）的正侧位 X 线检查，以利于对是否存在异物及异物位置进行评估。还可行胸透了解吸气与呼气相情况。不能配合检查的小儿行双侧卧位 X 线检查。上述检查亦有助于可透射线气道异物的诊断，异物在气道中类似于球阀，患肺可出现过度充气或肺不张。X 线片正常的疑似病例仍需保持高度警惕。食管异物若位于胸廓入口或隆嵴水平，可压迫上气道从而出现气道梗阻的症状和体征。

气道异物可引起完全性或不完全性气道阻塞。婴儿若出现气道完全阻塞，可给予 5 次背部叩击和 5 次胸部快速按压。1 岁以上的儿童，则可反复行腹部快速按压。如不成功，可尝试用 Magill 钳于喉镜下直接钳取异物。如果仍然不成功，可于手术室给予球囊面罩充分通气后行支气管镜检，尝试将支气管镜插入右主支气管的异物附近，直至取出异物。

对于所有年龄的气道不完全阻塞（表现为可发声，有咳嗽）的患儿给予吸氧，将其置于一个舒适体位并避免伤害性刺激。评估气道情况，在手术室用硬质支气管镜取出异物。

总结

对儿科呼吸窘迫患者进行适当的处理是急诊医生的一项必备技能。本文就常见的上气道急症做一概述。标准的治疗干预措施将大大改善临床治疗效果。

（敖晓晓　译）

第 34 章　哮　　喘

（原著　Ronan o'Sullivan, Sinead M.O'Donnell, Kathleen M.Brown）

要点

- 哮喘是一类儿童期常见的慢性疾病，具有高死亡率和致残率。
- 现哮喘的定义为一类复杂的常见的呼吸道慢性炎性疾病，症状反复多变，表现为可逆性气流受限及气道高反应性。
- 有证据表明学龄前儿童的喘息应与较大儿童的典型的过敏性喘息区分对待。
- 沙丁胺醇仍然是哮喘急性发作的一线用药。使用定量吸入装置（metered dose inhalers, MDI）给药优于雾化给药。
- 加用 2～3 倍于沙丁胺醇药量的异丙托溴铵治疗能减少中重度儿科哮喘患者的入院率。
- 早期急诊采用糖皮质激素口服治疗有助于缓解哮喘急性发作，且可降低入院率。
- 口服地塞米松 1～2 剂与泼尼松 5d 口服疗法的效果相当。
- 常规支气管扩张剂效果不佳的中重度发作患儿可考虑使用硫酸镁。硫酸镁亦是危重症哮喘首选静脉用支气管扩张药。
- 给家长和患儿普及哮喘知识，包括哮喘急性发作时的应对措施，减少了急诊就诊率和入院率。

概述

哮喘是儿童最常见的慢性病之一。国际儿童哮喘及过敏性疾病研究会（The International Study of Asthma and Allergies in Childhood, ISAAC）发布了全球范围内哮喘的患病率，从印尼的 1.6% 至英国的 36.7% 高低不一。美国的哮喘患病率估计为 8.9%，即约有 710 万 18 岁以下的儿童受此疾病影响。总体上，哮喘患病率发达国家高于不发达国家，城市高于农村，多数患者于 5 岁前患病。

哮喘急性发作时常由急诊（EDs）首先进行处理，据 CDC 的报道，2008 年间约 775 000 名美国儿童因哮喘急性发作于急诊就诊，并由此耽误学业约 1440 万天。

病因 / 病理生理

哮喘曾被定义为一种间歇性发作、可逆的气道阻塞疾病，以及有急性发作特点的气道炎性疾病。最近，美国国家心脏、肺和血液研究所（National Heart Lung and Blood Institute, NHLBI）专家共识定义哮喘为一类复杂的常见的呼吸道慢性炎性疾病，症状反复多变，表现为可逆性气流受限及气道高反应性。这些因素相互影响并决定着哮喘临床表现的差异、病情严重程度及其对治疗的反应。

哮喘的主要病理生理学改变：气道高反应性，气道炎症及由此引起的黏膜水肿渗出增多。气道高反应性是指气道对于各种刺激物呈高度敏感状态，并由此导致气道狭窄。气道反应性的高低与哮喘病情轻重及用药选择密不可分。而气道炎症是造成气道阻塞、气道高反应性的主要机制。炎症引起的黏膜水肿渗出导致气道狭窄阻塞。

解剖结构及生理上的差异使儿童相较于成年人更容易发生气道阻塞甚至呼吸衰竭。气管支气管管腔相对狭小，气道阻力大。婴幼儿气道未发育完全，缺乏侧支通气，且主要是膈肌参与的腹式呼吸，呼吸肌肌力弱，易疲劳，若有明显腹胀，膈肌活动更加受限，导致通气降低。

临床表征

哮喘急性发作患儿通常先于急诊室就诊（图 34-1）。此时呼出气流受限，相较于简单症状观察，肺功能检查可以提供更加可靠的定性及定量的检测结果。但低龄儿难以实施肺功能检测。先获取重要病史及体格检查结果以指导治疗，并在治疗过程中完善补充病况信息。急性发作严重度的确定对于个体治疗非常重要，NHCBI 专家报告建议对哮喘急性发作行严重度分级（表 34-1，表 34-2）。数字化哮喘评分有助于哮喘病情及治疗效果的评估。可使用的评分包括小儿哮喘严重度评分（the pediatric asthma severity score, PASS）及儿科呼吸测评（the pediatric respiratory assessment measure, PRAM）。

简要的病情回顾：

- 发病时间及潜在的可能导致或触发急性发作的诱因。
- 症状的轻重，尤其是与之前发作时病情相比较。
- 急诊前的用药情况及治疗效果。
- 当前所有用药的剂量和用药时间，尤其是与哮喘相关的药物。
- 之前尤其是过去一年内因哮喘未预约看病次数、急诊就诊次数及住院情况。
- 之前因哮喘而引发的呼吸衰竭或者重症监护史。
- 其他潜在的并发症。

快速完成临床诊查后尽快治疗，明确发作的严重程度（表 34-2），大致评估病情：患儿一般情况、有无烦躁焦虑、体位、说话方式、有无失水体征及发绀。重要的症状体征有助于预后判断。发热在哮喘少见，但提示可能存在更为复杂的病情及基础疾病。心率增快可因缺氧所致。奇脉的是病情严重表现的观点现受到质疑。哮喘急性发作时呼吸频率通常增快，但重度哮喘因呼吸肌疲劳呼吸反而减慢。肺部听诊可闻及哮鸣音。哮鸣音由气流湍流所致，一般出现于呼气相，病情严重时可闻及双相哮鸣音。哮鸣音通常是局限性的，并随气道阻塞部位的改变而改变。如果气道阻塞严重，肺进气量减少，呼吸音明显减低。故而，哮鸣音的强弱并不是衡量气道阻塞程度的可靠指标。肺部听诊亦可发现弥漫或局限性的水泡音，或虽有剧烈咳嗽但肺部听诊却正常。哮喘时肺部水泡音常误以为合并肺炎。辅助呼吸肌参与做功是气道阻塞严重的表现。若合并气胸，常有呼吸音不对称、气管移位及皮下气肿。

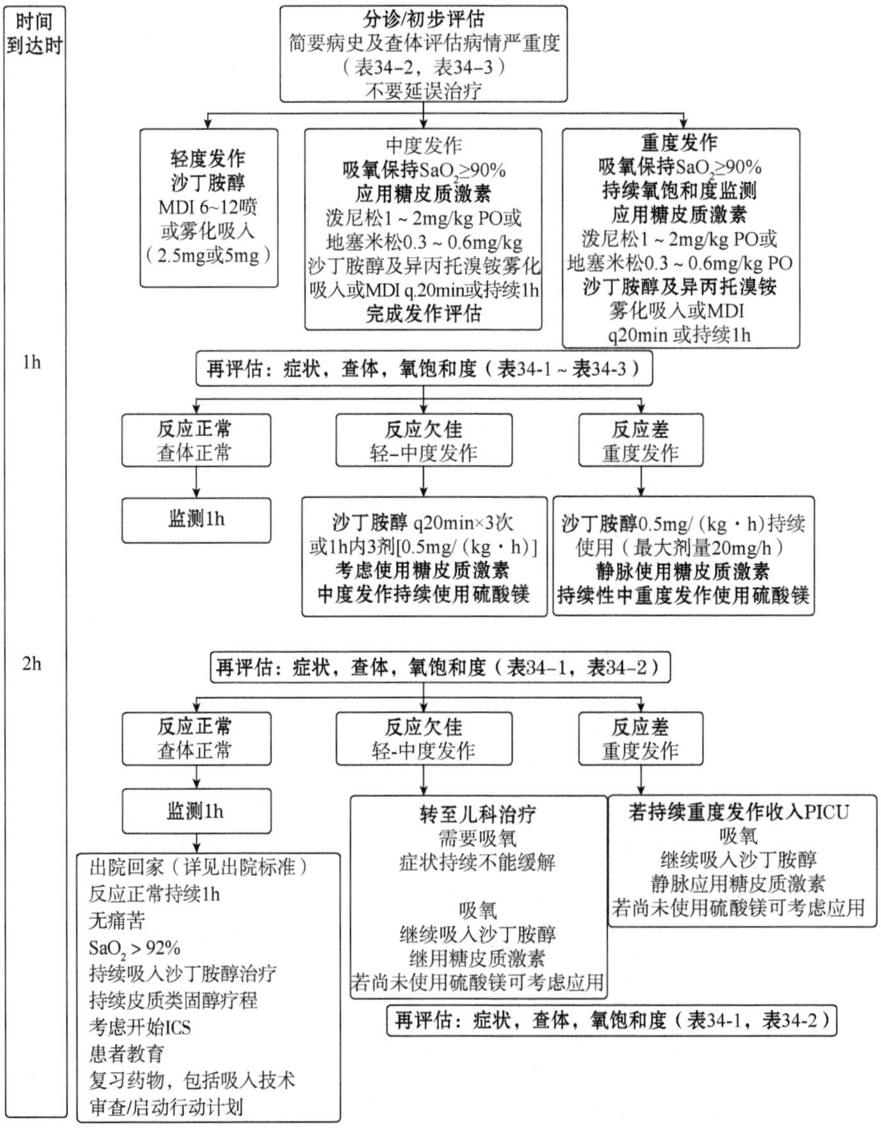

图 34-1　儿童哮喘急性发作的急诊处置

表 34-1　哮喘急性发作严重度分级

	症状及体征	初始 PEF（%）（或 FEV_1）	临床处置
轻度	只在活动时呼吸困难（幼儿表现为气促）	PEF≥70 预计值或本人最佳值百分数	家中治疗 SABA 吸入可缓解 可能需要短程口服糖皮质激素治疗
中度	呼吸困难导致日常活动受限	PEF 40 ～ 69 预计值或本人最佳值百分数	需就诊或急诊处理 SABA 持续吸入可缓解 口服糖皮质激素，某些症状可能持续至治疗后 1～2d
重度	安静时即有呼吸困难，说话时气短	PEF<40 预计值或本人最佳值百分数	需急诊处理及住院治疗 持续 SABA 吸入可部分缓解症状 口服糖皮质激素，某些症状会持续至开始治疗后 3d 辅助治疗
危重状态	难以说话，大汗淋漓	PEF<25 预计值或本人最佳值百分数	急诊处理，ICU 住院治疗 持续 SABA 吸入难以缓解症状 静脉注射糖皮质激素 辅助治疗

注：FEV_1，1 秒末用力呼气容积；ICU，重症监护病房；PEF，呼气峰流速；SABA，短效 β_2 受体激动药。

表 34-2　哮喘急性发作严重度评估

	轻度	中度	重度	危重
症状				
气短	走动时	休息时 （婴幼儿表现为哭声短促低弱、喂养困难）	休息时 （婴幼儿表现为拒食）	
体位	可平卧	喜坐位	前弓位	
讲话方式	言语成句	只言片语	仅能说单字	
精神意识	可有焦虑	常焦虑	常焦虑	神志不清
体征				
呼吸频率	增快	增快　常>30 次 / 分 不同年龄儿童呼吸频率标准 年龄　正常值 <2 个月　<60 次 / 分 2～12 个月　<50 次 / 分 1～5 岁　<40 次 / 分 6～8 岁　<30 次 / 分		
辅助呼吸肌活动及三凹征	通常无	常见	经常	胸腹反常运动
哮鸣音	散在、呼气末	响亮、弥漫	响亮、弥漫、双相	减弱甚至消失
脉搏	<100	100～120　>120 不同年龄儿童脉搏标准 年龄　正常值 2～12 个月　<160 次 / 分 1～2 岁　<120 次 / 分 2～8 岁　<110 次 / 分		减慢
奇脉	不存在 <10mmHg	可有 10～25mmHg	常有 成人>25mmHg 儿童 20～40mmHg	不存在 （提示呼吸肌疲劳）
呼吸功能评估				
PEF 占正常预计值或本人最佳值百分数	≥70%	40%～69% 或持续<2h	<40%	<25%
PaO_2（吸空气）				危重患者 PEF 并非必需指标
		≥60mmHg		
和（或）$PaCO_2$	正常		<60mmHg 发绀	
		<42mmHg		
SaO_2（吸空气，海平面）	< 42mmHg	90%～95%	≥42mmHg 呼吸衰竭	
			<90%	
	>95%			

实验室及影像学检查

哮喘急性发作时胸片检查通常难以提供有用的信息。但鉴于多种疾病均可有喘鸣表现，儿童第1次发生喘息时需行X线胸片检查（具体见后文鉴别诊断）。此外，需完善X线胸片的情况：怀疑肺渗出实变、气胸或临界呼吸衰竭时。X线胸片可有肺充气过度、支气管袖套征（肺间质病变）、下段肺不张等典型改变，但上述结果并不具备特异性（图34-2）。

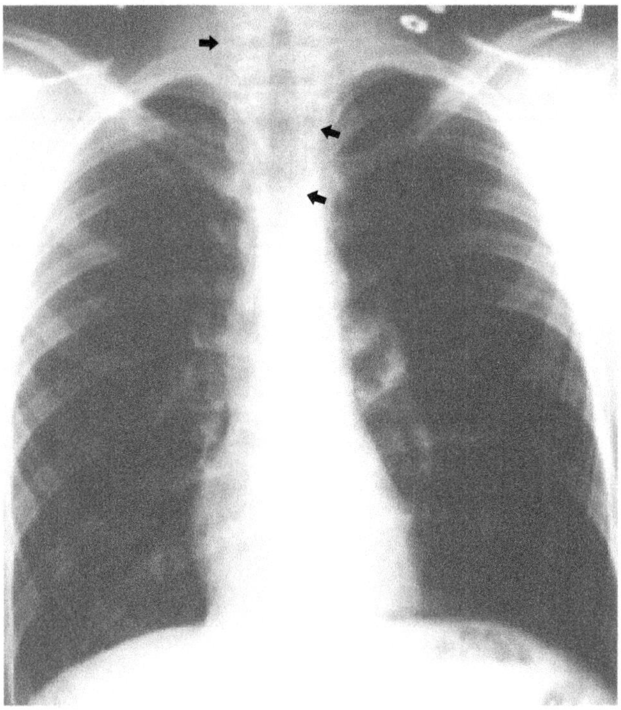

图34-2 哮喘急性发作患儿的X线片，肺充气过度，膈肌下移，纵隔积气

肺功能检测可用于评估患者呼吸困难的程度，但多数患儿很难配合。呼气峰流速（peak expiratory flow rate，PEFR）是最易测定的肺活量指标，＞5岁儿童应用此方法比较可靠，但PEFR对于＜8岁儿童哮喘严重度评估的有效性尚待考证。PEFR指标小于正常预计值或者患者本人最佳值30%～50%提示气道严重阻塞。

血氧监测是另一种有助于哮喘严重度评估的方法。血氧饱和度结果受肺通气血流比值失调、气道阻塞等因素影响，早期脉氧饱和度监测可评估病情的严重程度，但无法预测是否需要入院治疗。

血气分析在哮喘急性发作时也许有用，但并不是必须的。早期因通气血流比值失调可出现低氧血症，并且由于代偿性呼吸增快，PCO_2可降低。但随气道阻塞加重，肺泡过度充气而肺灌注减少导致CO_2潴留。因此哮喘急性发作时若PCO_2“正常”或者“轻微升高”提示有呼吸肌疲劳、即发生呼吸衰竭。低氧血症及高碳酸血症终将导致酸中毒。动脉血血气分析获取困难时静脉样品通常也可以接受。

鉴别诊断

哮喘是一种反复发作的可逆的气道疾病。肺功能（pulmonary function tests，PFTs）有助于确诊哮喘。但＜8岁的儿童难以在急诊室完成肺功能的检测。幼儿哮喘诊断往往基于临床表现。对于儿童哮喘的诊断需要考虑如下因素：反复发作的喘息间歇期无症状，特别是有家族哮喘病史，特应性体质，过敏性疾病等。个人的特应性、过敏性疾病病史亦支持哮喘的诊断。部分患儿早在6月龄前就有过初次喘息发作。无论是婴幼儿还是儿童，病毒感染是最常见的哮喘诱因。无论是哮喘患儿还是非哮喘患儿，第一次喘息发作时都有可能感染呼吸道合胞病毒（respiratory syncytial virus，RSV）或其他的病毒，以毛细支气管炎为表现。因此，就婴儿的喘息而言，难以区别是毛细支气管炎还是哮喘所致。而反复出现的喘息、持续性咳嗽尤其夜间咳嗽是判断婴幼儿哮喘的重要线索。

表34-3列举了其他可能造成婴幼儿喘息的病因。支气管肺发育不良（bronchopulmonary dysplasia，BPD）患儿通常有早产及机械通气病史。若喘息由先天性心脏病或其他心脏疾患所致，还可发现杵状指、发绀、肝大、心前区杂音、心尖抬举样搏动等临床表现。喘息与进食有关提示气管食管瘘、胃食管反流、反复误吸可能。气道异物多有突然呛咳的病史，听诊双肺呼吸音不对称，X线片可见局限性肺气肿。囊性纤维化患儿有杵状指、体重增长不满意、营养不良表现或者家族史。由上述原因造成的喘息不属于哮喘。并且应予以注意的是，即便之前被诊断为哮喘的患者，也有可能是其他原因导致的喘息。

表34-3 婴儿及儿童喘息的鉴别诊断

毛细支气管炎
气道异物
免疫缺陷
支气管扩张
原发性纤毛运动障碍
胃食道反流

续表

支气管肺发育不良
囊性纤维化
肺炎
过敏性疾病
气道外压迫
血管环
纵隔肿块
反复误吸
充血性心力衰竭

治疗

哮喘急性发作患者急诊就诊时应对其心肺功能进行评估。根据发作的严重程度及患儿对治疗的反应来选择治疗方案。表 34-4 总结了哮喘用药。所有哮喘急性发作患者均应吸氧。低氧血症会造成肺换气不足和酸中毒，进而导致肺血管收缩、肺动脉高压、右心衰竭。进食不足或呕吐可引起脱水，必要时需补液。然而因哮喘急性发作时可有抗利尿激素分泌增多、毛细血管通透性增加，应避免静脉补液过多造成肺水肿。如有证据表明合并细菌感染，可使用抗生素。然而，哮喘急性发作大多继发于病毒所致的上呼吸道感染，所以抗生素少有应用。

儿科哮喘治疗的目标：有效控制急性发作症状，预防反复急性发作，药物副作用最小化，减少急诊就诊及入院次数，优化长期管理。应用哮喘严重度评分指导有助于减少住院时间及医生的错误处置，利于患儿宣教，且不增加相关治疗费用。图 34-1 给出了哮喘急性发作严重度分级标准。

表 34-4　哮喘急性发作用药

药　　物	用药方式	剂　　量
β 肾上腺素能受体激动药		
沙丁胺醇溶液	雾化装置	0.15mg/kg（2.5～5mg），q15～20 min×3　可与异丙托溴铵联用 <35kg 7.5mg 沙丁胺醇 500μg 异丙托溴铵 >35kg 15mg 沙丁胺醇 1mg 异丙托溴铵
	持续雾化	0.3～0.6mg/（kg · h）最大 20mg/h
90μg/ 喷	MDI	4～8 喷 q20 min×3
肾上腺素（1 ∶ 1000 溶液）	SC	0.01mg/kg（最大 0.3mg）
特布他林（0.1%）	SC IV	0.01mg/kg（最大 0.3mg），q20min×3 负荷剂量：10μg/kg 0.4～6μg/（kg · min）
糖皮质激素		
甲泼尼龙	IV	2mg/kg（最大 125mg）
泼尼松 / 泼尼松龙	PO	急诊负荷剂量：2mg/kg 出院：1～2mg/（kg · d）（最大 60mg）×5d
磷酸地塞米松	PO	急诊：0.6mg/kg（最大 16mg） 出院：0.6mg/kg 24h 内
抗胆碱能类		
异丙托溴铵 500μg/2ml	雾化	200～500μg q20min×2～3 份（常与沙丁胺醇联用）
18μg/ 喷	MDI	若需要，4～8 喷
硫酸镁	IV	50～75mg/kg（最大 2.5g）至少 20min 完成注射
氯胺酮	IV	诱导气管插管：1～2mg/kg

■ β 肾上腺素受体激动药

短效肾上腺素能支气管扩张药是哮喘急性发作的一线用药，选择性作用于支气管平滑肌 β_2 肾上腺素受体，激活腺苷酸环化酶，上调细胞内 cAMP 水平。cAMP 促进钙离子与细胞膜结合，减少胞内钙离子浓度从而使支气管扩张（平滑肌舒张）并稳定肥大细胞（彩图 67）。肥大细胞的稳定可以减少组胺及其他炎性因子的释放。足量短效 β 肾上腺素受体激动药应用可以很快缓解支气管痉挛且无明显的药物副作用。

沙丁胺醇（舒喘灵）在美国是最常用的药物，是一种短效 β_2 受体激动药（short-acting β_2-agonist，SABA），常通过吸入给药，疗效与静脉或皮下注射给药相当，优于口服给药。有两种吸入用药方法。许多研究比较了定量吸入器（metered dose inhalers，MDIs）和雾化装置给药的效果，发现 MDIs 更便宜且方便，但是使用方法和使用技巧对儿童的要求较高，可考虑与储雾罐合用。<3 岁者加用面罩。控制哮喘急性发作时剂量为 0.5 喷 /kg，最大用药剂量每次 10～12 喷。推动在儿科哮喘中使用 MDI 替代喷射式雾化器的过程进展缓慢但是一直在进行，原因涉及成本、效率及安全性。

雾化器可产生大小不同的粒子，只有那些 1～5μm 大小的粒子被认为是有效的药物载体可到达下气道。MDI 中达标的粒子为 10%，雾化器中只有 1%～5%，其余的药物会弥散于室内空气中或溶解在口鼻黏膜上，抑或直接被吞咽。低流速及适当屏气能增加到达下气道的药量，建议氧流量为 6～7L/min。考虑到大多数的药物弥散于空气中，许多医师建议无论患儿大小均给予一个单位剂量（通常 2.5 或 5mg 舒喘灵加上 3ml 的 NS）。更大的雾化器容器允许多种药物的联合应用（如沙丁胺醇和异丙托溴铵），这样可以节约急诊医务人员的时间，也可避免中重度哮喘患者的治疗过程中出现用药中断。体重<35kg 患儿剂量为沙丁胺醇 7.5mg+500μg 异丙托溴铵。体重>35kg 的患者则为 15mg 沙丁胺醇 +1mg 异丙托溴铵，持续 1h 吸入。哮喘重度及危重度发作时沙丁胺醇持续吸入，初始雾化速率>3mg/（kg · h）安全有效。持续雾化一般起始剂量约 0.5mg/（kg · h），随需要上下调整。反复评估患儿病情以指导雾化频率及持续雾化的速率。

其他肾上腺素能激动剂

支气管扩张药静脉注射可能因其体内分布浓度更高从而起效更快。但相对于雾化给药，静脉注射肾上腺素能激动剂如沙丁胺醇的效果尚不明确。国际哮喘治疗指南推荐静脉注射为备选方案，主要用于对吸入 β 受体激动药及糖皮质激素等常规治疗不敏感的患儿。2001 年的一篇综述表明，少有证据支持静脉注射法优于现行的哮喘急性重度发作的治疗措施。更进一步的研究表明，无论是持续静脉滴注还是静脉推注给药，临床疗效并未提高，而副作用反而增加。特布他林（亦为一种 β_2 受体选择性激动剂）静脉注射对于成人或儿童的危重度哮喘均安全有效。然而，最近一项随机双盲安慰剂对照实验研究建议，医师应用特布他林静脉注射时应小心谨慎，并进一步衡量其有效性及安全性。

沙美特罗是长效 β_2 受体激动药（long-acting β_2-agonist，LABA），作用时间长但起效较沙丁胺醇慢，主要用于慢性重症哮喘治疗，可减少患者对 SABA 的需求，不适用于需频繁反复用药者或者急性哮喘发作。

左旋沙丁胺醇是沙丁胺醇的 R 型异构体。消旋结构可减少药物副作用，但尚无研究支持左旋沙丁胺醇副作用较沙丁胺醇小。

吸入肾上腺素相较于沙丁胺醇在治疗哮喘急性发作上没有任何的优势。肾上腺素也可皮下注射给药，但效果并不优于 β_2 受体激动药吸入，且副作用更大。肠道外给药（0.01ml/kg 最大剂量 0.3ml，1 ∶ 1000 溶液皮下注射）适用于哮喘危重度发作、潮气量不足而无法有效实施雾化的患儿。皮下注射特布他林（β_2 受体特异性激动药 0.01mg/kg，最大剂量 0.25mg），可替代肾上腺素皮下注射治疗。

β 肾上腺素受体激动药的副作用主要是拟交感神经作用，包括震颤、焦虑、恶心、头痛、呕吐、心动过速、心律失常、高血压及低血压。非拟交感神经副作用常见血氧饱和度的下降（因 V/Q 比值改变），而支气管痉挛这一副作用少见。代谢方面的副作用包括低钾血症、低磷血症、高血糖、乳酸酸中毒。以上的副作用与治疗剂量及给药途径相关，但少有患者需中断治疗。注意所有接受 β 肾上腺素受体激动药长期大剂量治疗或静脉注射治疗的患者应密切监测其血氧饱和度、心率、血压及血电解质。

■ 抗胆碱药

哮喘患者因胆碱能受体激活引起支气管痉挛，因此，抗胆碱药在哮喘的治疗中发挥着重要作用（图 34-3）。在深入了解胆碱能受体调节气道管径的机制后，对抗胆碱药治疗哮喘也有了新的认识，人工合成物黏膜吸收少，从而副作用小。与 β 肾上腺素受体激动药相比，抗胆碱药溴化异丙托品支气管扩张作用较弱、起效较慢，在哮喘急性发作时不作为一线用药。但将其给与 β 肾上腺素受激动药联合应用，可减少儿科患者的入院率。对学龄儿童哮喘的研究发现，治疗早期予溴化异丙托品与沙丁胺醇联合用药 2～3 次可大大提高疗效。2005 年一项综述提示，滥用抗胆碱药对<2 岁儿童喘息的治疗无益。抗胆碱药的副作用有口干和口腔金属味。

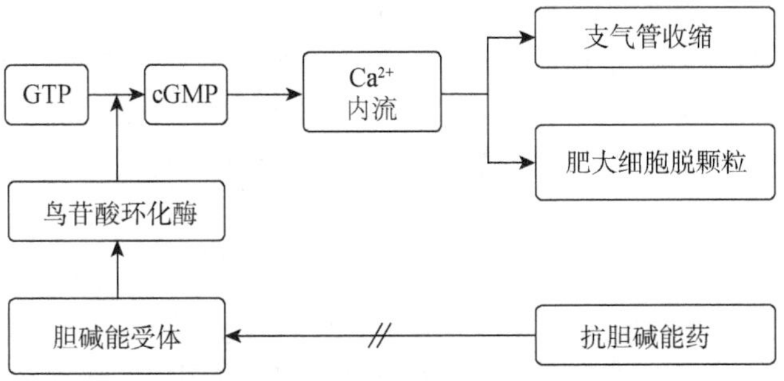

图 34-3　抗胆碱药作用机制

■　*糖皮质激素*

糖皮质激素治疗哮喘的相关研究很多。应用糖皮质激素可改善哮喘临床评分及肺功能，缩短病程，降低住院率，减少复发及 β 受体激动药的使用。研究证实，炎症在哮喘发病机制中有重要作用，推荐轻度哮喘亦使用糖皮质激素治疗。糖皮质激素通过多种调控机制改善哮喘患者的病情。此类药物可通过增加受体的数量及降低兴奋阈值来恢复 β 受体敏感性。通过激活磷脂酶抑制花生四烯酸代谢及抑制中性粒细胞的趋化作用发挥抗炎作用。糖皮质激素口服比静脉给药更易为儿童接受，方便、疗效相同。无法口服、需持续 β 受体激动药治疗或者有呼吸衰竭危险的病患推荐静脉用药。短期糖皮质激素治疗一般不会抑制肾上腺皮质功能。毒副作用的发生主要与使用周期的长短有关而与剂量大小无关，故在治疗中应足量用药，病情允许时及时停药。

早期应用糖皮质激素可改善患儿预后。近期一项研究结果显示，就诊 75min 内使用糖皮质激素可以有效地降低入院率、缩短治疗周期。泼尼松是最常用的糖皮质激素，剂量 1～2mg/（kg · d）连用 3～5d。泼尼松味苦，无论是药丸还是液体剂型，最常见的副作用为呕吐。对儿童及其看护人对泼尼松 5d 疗程依从性的研究发现，至少 7% 急诊就诊儿童并未按照要求用药。另一项研究结果表明，仅有 64% 的家长遵照处方规定时间用药。一些医生和学者试图寻找传统治疗的替代方法，开展了以地塞米松作为替代药品的临床试验。其中两项研究给予地塞米松首剂 0.6mg/kg，次日再给予 1 次相同剂量。3 项研究采用地塞米松肌内注射给药的方法。上述 7 项研究均发现，地塞米松与泼尼松的疗效相当。一项研究从复发率、用药后表现及入院率等方面深入比较了地塞米松和泼尼松的性价比，结果表明，使用地塞米松组急诊复诊率及住院次数减少，明显节约开支。亦有研究表明，哮喘急性发作时糖皮质激素吸入并无明显益处。

■　*硫酸镁*

对以上疗法没有反应的患儿，可考虑使用硫酸镁。Mg^{2+} 通过拮抗 Ca^{2+} 介导的平滑肌收缩而扩张支气管。一篇有争议的文章讨论了硫酸镁在哮喘急性发作患儿治疗中的积极作用。对各年龄哮喘患儿的系统回顾显示，硫酸镁静脉给药可降低哮喘危重度发作者住院率。沙丁胺醇及异丙托溴铵治疗无效的中重度哮喘急性发作患儿推荐 25～75mg/kg 静脉给药，给药时间＞ 20min。一项随机双盲安慰剂对照研究提示，硫酸镁雾化可显著减轻患儿哮喘严重度、缩短急性发作持续时间。最近一项精心设计的临床研究表明，相较于未使用硫酸镁的传统治疗，在治疗最初 1h 内给予硫酸镁静脉注射，哮喘危重度发作患者需机械通气的人数明显减少。哮喘急性危重度发作成年患者的随机双盲对照试验发现，硫酸镁静脉注射和雾化的疗效相当。

■　*其他药物*

茶碱类：曾经静脉注射茶碱类药物如氨茶碱在急性重症哮喘发作的治疗中发挥着重要的作用，然而现在并不推荐作为常规的治疗。一项随机试验显示，与静脉注射 β 受体激动药比较，应用氨茶碱并无确切的益处。2005 年的一篇综述总结发现，常规 β_2 受体激动剂及糖皮质激素治疗方案基础上加用氨茶碱，在 6h 内肺功能可得到改善，但未能减轻症状、缩短住院时间或减少雾化用药治疗。不推荐用于轻中度哮喘的治疗。

白三烯拮抗药：尚无证据支持白三烯拮抗药用于哮喘急性发作。一项多中心随机安慰剂对照研究发现，轻度哮喘急性发作早期使用孟鲁司特钠，可减轻症状、减少回访次数及上学缺勤时间。然而在中重度哮喘发作中并未发现类似结果。根据患儿年龄推荐用药剂量为 5～10mg。

氦氧混合气：常规哮喘治疗无效的患者吸入氦氧混合气可能有效。近期研究发现，应用氦氧混合气既无显著疗效但也未发生严重并发症。亦有新的证据显示对于严重气道阻塞可能有益。由于上述结果基于小样本的组间比较，结论值得商榷。

高渗盐水：高渗盐水治疗毛细支气管炎及囊性纤维化的研究较多，但最近才用于哮喘的治疗。近来一项随机双盲对照研究比较了沙丁胺醇高渗盐水（5%）联合雾化与沙丁胺醇生理盐水联合雾化的效果，结果发现对于学龄前儿童使用沙丁胺醇高渗盐水联合雾化能有效缩短住院时间和降低入院率。

■ 气管插管 / 机械通气

哮喘患者气管插管的指征：意识障碍、窒息、呼吸衰竭，治疗后 $PaCO_2$ 仍持续上升，PaO_2 <60mmHg，pH<7.2。由于气管插管不能解决小气道阻塞，因此插管后哮喘病情不会迅速改善。同时，气管插管、机械通气也会增加患者罹患严重并发症的可能。尽量选择患者适合的最大内径的气管导管以避免增加气道阻力。尽管哮喘时禁用镇静药，然而镇静或肌松剂的使用可防止患儿在气管插管中因挣扎造成的气压伤。采用改良快速诱导气管插管，麻醉剂氯胺酮有舒张支气管的作用，故而不失为插管用药的良好选择。肌松药琥珀酰胆碱可能会造成分泌物增多，但并非禁用。维库溴铵或罗库溴铵为许多医师推荐使用。插管后，患者需要持续镇静肌松来保证有效的通气。同时需要较长的呼气时间，避免因气道阻塞导致残气量增加。呼吸机亦有可能在前次呼气尚未完成的情况下就提供了第二次送气。内源性的 PEEP 造成胸膜腔内压升高使静脉回心血量减少，继而引发低血压。机械通气的哮喘患者应密切观察以防出现气胸和纵隔气肿。患者呼吸或血流动力学的突然改变，如若不能证明是其他原因所致，应警惕发生气胸。在呼吸机参数的设定上，应在保证氧合的前提下尽量降低峰压和 PEEP 值。

■ 学龄前儿童喘息面临的挑战

急诊医师长期面临的一个困境就是如何处理学龄前儿童的喘息，涉及临床评估困难、对哮喘治疗反应差异大，以及呼吸道合胞病毒、腺病毒等病毒感染导致喘息反复发作等诸多因素。此年龄段的喘息大多被诊断为毛细支气管炎。现已有大量证据发现学龄前儿童喘息与学龄儿童变应性哮喘在病理生理学上的差异。

对于反复喘息、年龄小于 2 周岁的幼儿，可给予支气管扩张药治疗。若 β 受体激动药吸入治疗无效，应重新考虑诊断及更改治疗方案。怀疑轻中度哮喘的婴儿患者，可考虑使用 MDI。不推荐婴儿口服 β 受体激动药，因其在改善临床症状及缩短住院时间上与安慰剂组相比没有明显优势。学龄前儿童口服糖皮质激素对改善间断性喘息并无帮助，仅考虑用于重症哮喘的治疗。

预后

尽管经过适当的急症处理，仍有 10%～25% 的哮喘急性发作患者需入院治疗。确定患者的去留是非常困难的，哮喘患儿需住院治疗的高危因素包括既往因哮喘住院、暴露于吸烟环境、母亲哮喘病史、明确的变应原及 1 岁前出现哮喘样症状。对于过敏性哮喘的儿童，接触变应原、感染病毒均会显著增加入院风险。

许多已发表的研究都试图建立入院治疗的客观标准，但是临床检查和评分系统很难界定何时需要住院治疗。这些评估也许有助于决定接受早期 1～2h 治疗后的患者是否仍需入院治疗。婴幼儿脉氧饱和度监测对评估哮喘发作的严重程度有用但不能预测是否需要住院治疗。但是若血氧饱和度<92%～94% 持续 1h，则需入院治疗。另一早期复发的预测指标为活动耐力下降。儿童在室内进行适当运动并应用脉氧仪监测。肺功能测定在儿童难以实施且并不具备足够的敏感性。迄今为止，尚无客观的入院治疗判定标准。

另一难题在于“降阶梯”治疗，尤其是 β 受体激动药的使用。急诊早期治疗多已建立标准化程序，但在急诊过渡到住院期间，以及随访过程中的用药调整，则缺乏循证依据，多依赖于主观及经验。

下述的风险因素被认为与死亡率相关：有插管史（最强的预测指标），过去的一年里有过 2 次以上的住院治疗经历，过去一年里有过 3 次以上的急诊就诊经历，全身性糖皮质激素的应用，缺氧发作，严重的夜间喘息，气压伤，自行停药，对病情严重度缺乏认识，医疗条件差及暴露于吸烟环境中。

哮喘急性发作患者经急诊处理病情缓解出院后，仍需继续使用 β 受体激动药及短程糖皮质激素治疗。足量激素应用≤5d，且一年内哮喘急性发作不超过 4 次，无须减量直接停药。糖皮质激素不会造成本身免疫功能正常的患者免疫抑制，亦不会影响生长发育及精神意识。给予 1～2 剂地塞米松有相同的疗效。鼓励中重度哮喘患者家中长期糖皮质激素吸入治疗。糖皮质激素口服的基础上吸入给药可有效减少复发。最新的 NHLBI 2007 指南主张哮喘急性发作期的治疗应以有效控制哮喘反复发作为目标：

- 密切随访 1～4 周。
- 详细的哮喘诊疗计划书，内容包括用药指导、哮喘症状加重时如何寻求进一步的治疗或增加用药量。
- 若需要，再次学习掌握吸入疗法技术。
- 考虑使用糖皮质激素吸入治疗。

最新的一项系统回顾发现，在急诊就诊过程中对儿童及其监护人进行哮喘知识的普及宣教将会减少未来的急诊就诊及住院次数，但其长期效益尚不明了。

对大多数哮喘患者而言，预后是好的，至少 50% 的患儿在成年后将不会再有任何哮喘症状。

（敖晓晓 译）

第 35 章 毛细支气管炎

（原著 Maneesha Agarwal）

要点

- 毛细支气管炎是一种自限性的，病毒感染引起的急性下呼吸道疾病，可导致小气道阻塞，此病几乎只发生在婴儿。
- 此病的临床特征是呼吸急促、三凹征及喘鸣，常有缺氧表现。
- 呼吸肌疲劳或窒息常导致呼吸衰竭，尤其常见于小婴儿及早产儿。
- 主要是对症支持治疗，支气管扩张药和糖皮质激素对病情无明显改善。
- 住院指征：需氧疗和静脉补液，持续的呼吸困难或呼吸衰竭，矫正胎龄<6 周，有严重的基础疾病。

毛细支气管炎（简称毛支）是一种下呼吸道的急性感染性疾病，其特征为小气道上皮细胞的急性炎症、水肿和坏死，黏液产生增多，支气管痉挛。以呼吸急促、三凹征、喘鸣为主要临床表现，常伴有低氧血症。此病几乎只发生在<2 岁的婴幼儿，在美国，是导致婴儿住院的首要原因，约占住院总数的 3%，每年约 150 000 例入院病例，并由此直接导致了逾 5 亿美元的年医疗费用。有证据表明，该病所致的入院率还在持续增加。本病发病具有季节性，冬春季多见。

病原学

毛细支气管炎最常见的病原为呼吸道合胞病毒（respiratory syncytial virus，RSV），70% 的病例由 RSV 感染所致，冬季尤甚。几乎所有 2 周岁儿童的 RSV 血清学检测均为阳性。RSV 感染后不会获得持久的免疫力，常有反复感染。多种其他病毒亦可引起毛细支气管炎，如鼻病毒、人博卡病毒、偏肺病毒、肠道病毒、冠状病毒、副流感病毒、腺病毒、流感病毒、腮腺炎病毒、小核糖核酸病毒及埃可病毒。腺病毒感染者病情较重。这些病毒引起的毛细支气管炎在病情轻重及发病季节上与 RSV 所致者有所差异。肺炎支原体及沙眼衣原体同样可导致毛细支气管炎，前者是学龄前儿童细支气管炎的主要病原。

病理生理

感染引起的炎症反应可导致支气管上皮细胞坏死、脱落及管腔阻塞。上皮纤毛细胞坏死后由无纤毛的立方细胞替代，缺少纤毛的上皮不能有效清除分泌物及坏死组织碎片。黏膜下层水肿、细支气管周围炎症细胞浸润、黏液栓塞及管腔内坏死组织堆积均可导致气管、细支气管的堵塞。由于肺各个部位阻塞程度不一，造成通气血流比值失调、低氧血症及代偿性肺气肿。若阻塞加剧，还可导致高碳酸血症。终末气道阻塞可引起气体陷闭、肺不张。通常 3～4d 上皮细胞将会从基底层中再生，但是纤毛上皮功能的恢复则需要 2 周左右。

腺病毒感染与一类特别严重、称为闭塞性细支气管炎的疾病相关。闭塞性细支气管炎时纤毛上皮细胞广泛炎症坏死，并被未分化的上皮细胞替代，修复的过程中，广泛的纤维化、瘢痕形成导致小气道闭塞。

临床表现

毛细支气管炎早期可有上呼吸道感染的前驱症状。流涕、低热、食欲缺乏，1～2d 后出现呼吸急促、呼吸费力。但在有些儿童，出现下呼吸道症状仅需数小时。通常，存在上呼吸道感染患者的接触史。呼吸费力导致患儿进食减少，呼吸急促和发热造成的不显性失水增加，均可引起脱水（图 35-1）。

由于通气血流比值失调导致低氧血症，呼吸代偿性增快，呼吸频率常 70～90 次 / 分以上。可见鼻翼扇动及三凹征。气道陷闭、肺充气过度可致呼吸表浅。查体可发现喘鸣、呼气相延长、肺部啰音。因肺气肿及胸腔扩张，肺部叩诊呈鼓音，肝、脾及横膈下移。严重者呼吸时可见胸腹反常运动。2/3 的毛细支气管炎患儿伴有发热。一般无感染中毒症状。

婴儿的呼吸负荷增加 6 倍时易造成呼吸肌疲劳。呼吸暂停可在疾病早期发生，甚至先于其他呼吸道症状出现。一般呼吸暂停发生率为 1%，而小婴儿、早产儿或有其他并发症的患儿呼吸暂停的发生率则高达

24%。

实验室及影像学检查

毛细支气管炎患儿多有缺氧，需监测其脉氧饱和度。严重气道阻塞患儿二氧化碳潴留，血气分析提示高碳酸血症，呼吸频率代偿性增加，多>60 次/分。

X 线胸片显示肺气肿，支气管周围炎，袖套征（支气管壁增厚）及节段性肺不张，难与普通肺炎相区别。虽然目前尚无确切证据表明 X 线胸片改变与病情严重程度有何相关性，但胸部 X 线检查可能有助于毛细支气管炎的鉴别诊断。全美儿科学会（the American Academy of Pediatrics，AAP）关于毛细支气管炎的实践指南指出，现有证据并不支持毛细支气管炎患儿常规行 X 线胸片检查。

实验室检查在毛细支气管炎的紧急处理中没有帮助也不具有指导意义。在发病高峰期 RSV 病毒学检测具有较高的预测价值。检测结果有助于防止医源性传播，但并不影响临床已诊断为毛细支气管炎的患儿的治疗方案及预后。血常规对毛细支气管炎的诊断及治疗没有价值。研究发现，毛细支气管炎发热患儿较非毛细支气管炎发热患儿发生细菌性感染的可能性更小。一项系统回顾发现，<90d 患儿尿路感染的发生率约为 3.3%，无脑膜炎病例，极少菌血症病例。毛细支气管炎病程中可能会发生中耳炎。

鉴别诊断

毛细支气管炎的鉴别诊断与哮喘相似。毛细支气管炎较难与婴幼儿哮喘相区别。支气管扩张剂有效并不能排除毛细支气管炎，因为部分毛细支气管炎患儿也可能有不同程度的支气管痉挛。尽管毛细支气管炎为婴儿的常见病，但需警惕其他可引起类似症状的疾病，如先天性心脏病、囊性纤维化、血管环及其他先天性异常。特别是婴幼儿有异物吸入的风险，必须予以重视。

治疗

治疗主要是对症。目前尚无行之有效的特效药。多数毛细支气管炎患儿存在不同程度的缺氧，需监测其血氧饱和度并给予氧疗。AAP 实践指南提出，既往健康患儿，若血氧饱和度持续<90% 为氧疗的指征。当 SPO_2≥90%、患儿进食可、无呼吸困难时可考虑停止氧疗。患者出现脱水症状且无法口服补液时就应采取静脉补液。正如之前描述，X 线片可能显示肺炎样改变，但抗生素治疗对于确诊毛细支气管炎的患者无益。

考虑到毛细支气管炎与哮喘的相似性及相关性，一些医师提议将糖皮质激素用于毛细支气管炎的治疗。尽管有研究声称糖皮质激素对毛细支气管炎的治疗有帮助，但是更多可靠的研究及大量的 Meta 分析却未能证实口服或吸入糖皮质激素有助于毛细支气管炎的治疗。

目前就毛细支气管炎患者是否应接受支气管扩张药治疗仍具争议。许多临床医师认为支气管扩张药可以改善毛细支气管炎的病情，一些研究也支持了这一观点。然而系统回顾发现，常规应用口服或吸入 β 受体激动剂及抗胆碱药对毛细支气管炎治疗没有帮助，显示虽临床评分有所改善，但减轻症状的效果可疑，氧合及入院率没有明显的差异。尽管缺乏支持证据，AAP 最新的毛细支气管炎治疗指南仍推荐了 α，β 受体激动药的详细使用方案。

一些学者认为毛细支气管炎患者使用肾上腺素雾化优于沙丁胺醇雾化，因肾上腺素激活 α 受体，其介导的血管收缩可减轻气道黏膜的水肿。早先的研究表明，肾上腺素雾化与沙丁胺醇雾化相比疗效上并无显著性差异。但最近的一项 Meta 分析则显示，肾上腺素雾化可降低住院率。另外一项高质量的研究发现肾上腺素与地塞米松联用可产生协同效应，住院率降低，住院时间缩短。但上述结论尚需进一步研究。

亦有研究探讨了高渗盐水雾化用于毛细支气管炎的治疗，高渗盐水可以增强纤毛的清除功能，其机制可能与通过渗透作用破坏黏液交联有关，同时还可减轻上皮细胞水肿及气道阻塞。虽有 Meta 分析显示该疗法可以缩短住院时间且无副作用，但缺乏确凿证据表明其可减少住院率。

近来还提出了许多其他治疗毛细支气管炎的方法，如应用孟鲁斯特钠，去氧肾上腺素滴鼻，胸部理疗及呋塞米吸入。并可酌情考虑使用利巴韦林及表面活性物质。

有 2%～5% 的毛细支气管炎患儿因呼吸衰竭需机械通气治疗。一些学者称，氦氧混合气及持续气道正压通气或可改善病情，但尚缺乏有效证据表明这样做可减少插管率。目前没有实施气管插管的绝对标准，建议指征为 PCO_2>60～65mmHg，反复的呼吸暂停，意识障碍及常规吸氧不能改善的低氧血症。一旦插管，毛细支气管炎患儿将出现与哮喘患儿相同的困境，因气道的陷闭、残气量增加，有气漏如气胸的风险。也有一些成功应用高频振荡通气及体外膜肺氧合技术来治疗严重且对传统疗法不敏感的毛细支气管炎患者的报道。

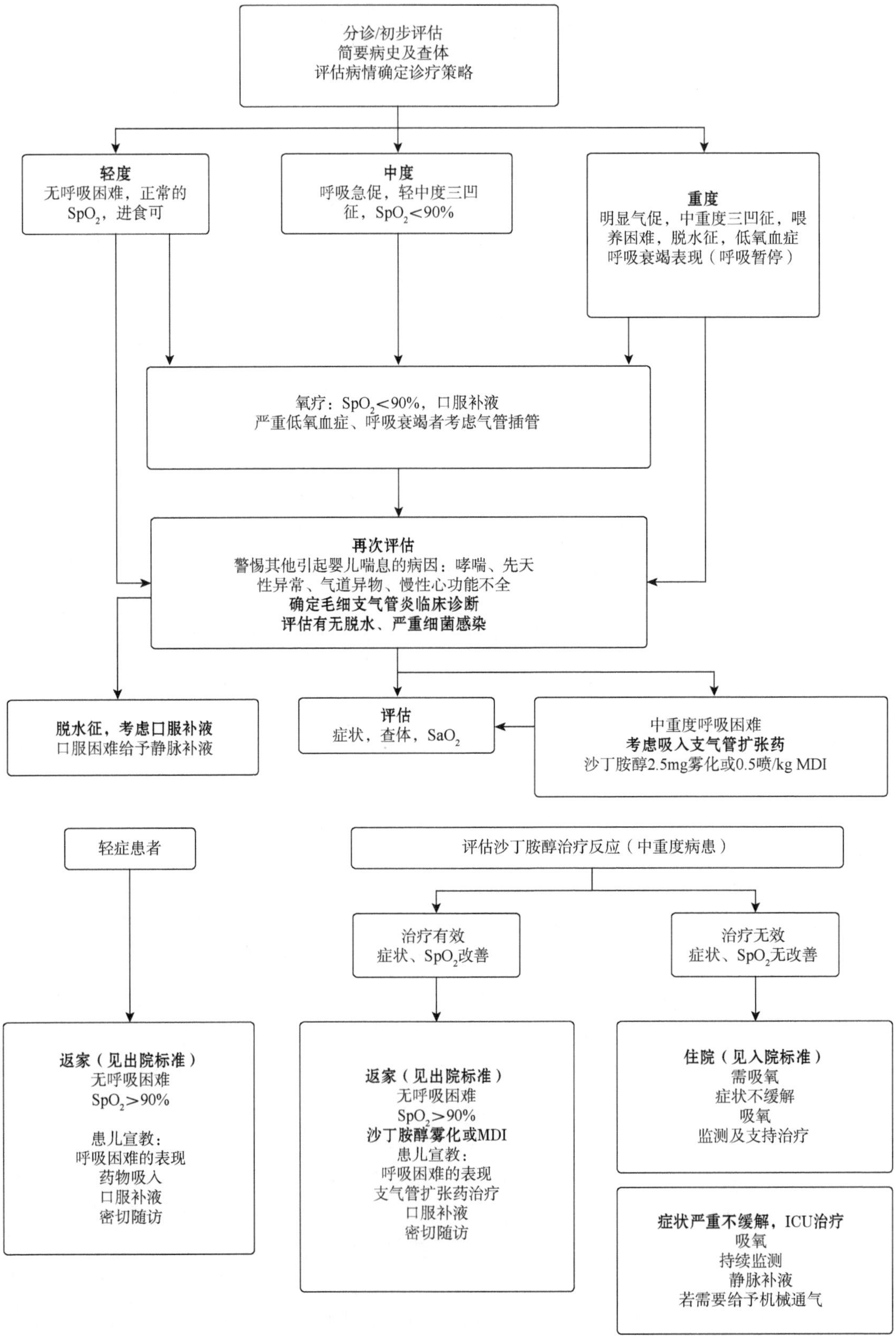

图 35-1 毛细支气管炎的治疗

预后

毛细支气管炎是一种急性的、自限性疾病，但后遗症状却可持续数周。决定是否入院治疗是较难的，一项研究表明，约 40% 的家长要求入院治疗，另 4% 的患儿急诊处理回家后又入院治疗。一项多中心研究发现，以下几个因素有助于预测是否可放心出院回家：年龄＞2 个月，无气管插管史及湿疹病史，呼吸频率正常（0～1.9 个月＜45 次 / 分，2～5.9 个月＜43 次 / 分，6～23.9 个月＜40 次 / 分），无或轻微的三凹征，初始血氧饱和度＞94%，第一个小时内只用过少量的沙丁胺醇及肾上腺激素，足够的口服入量。上述各个因素的重要性随年龄的变化可有些许不同。其他建议入院治疗的标准为年龄（校正胎龄）＜6 周，低氧血症，持续的呼吸困难。早产儿、先天性心脏病、支气管肺发育不良、潜在的肺疾病和（或）免疫缺陷患儿均应考虑住院治疗，这些患儿有较高的致死和致残的风险。出院后 24h 密切随访。有研究表明轻度缺氧患者可在家给予氧疗，但此尚需深入的研究。

由 RSV 引发的毛细支气管炎总体死亡率为 1%～3%。若存在先天性心脏病时死亡率高达 37%，对此类高危患儿采用帕利珠单抗预防 RSV 感染可显著降低其死亡率。高达 15%～30% 的患儿需入 ICU 病房给予机械通气治疗。50% 的 RSV 毛细支气管炎患儿可出现反复的喘息。目前已知的唯一会增加日后喘息风险的因素为家族哮喘病史或特应症病史。早期感染是否可影响哮喘的易感性，以及遗传因素在喘息性呼吸道疾病中的作用尚存在争议。闭塞性细支气管炎患者的预后很差，这些病患往往会发展为慢性肺部疾病。

（敖晓晓　译）

第36章 肺　　炎

（原著　Sharon E. Mace）

要点

● 感染性肺炎的病原体的主要预测因素是患者年龄，而经验性抗生素治疗应以最可能的病原体为依据。

● 婴儿和儿童肺炎的体征和症状可能是非特异性的。

肺炎是一种影响肺实质的炎症过程，通常由感染性病因引发。物理或化学因素为非感染性病因（表36-1）。各种各样的体征（如啰音）和症状（尤其是咳嗽和发热）可能是协助“临床”诊断肺炎的依据，虽然肺炎通常由异常X线胸片来确诊。无论是发生在婴儿、儿童还是成人，肺炎的临床表现都是高度可变的。它的范围可从轻微疾病到有显著发病率和死亡率的危及生命的疾病。鉴于大量微生物和其他因素可引发肺炎及诊断检测的局限性，肺炎的病因往往很难明确。然而，一系列临床、放射和辅助设备/实验室检查结果会提示可能的病原体，从而给出恰当的治疗（表36-2）。

流行病学/概述

急性上呼吸道感染是美国急诊科（ED）患儿就诊诊断疾病排名的第一位，占急诊科所有就诊患儿的11.6%。肺炎占约所有急性呼吸道感染的15%。急诊科有1.8%的患儿由于肺炎就诊，这些患者中有约21.4%住院治疗。

在美国，肺炎和流感是感染性疾病死亡的主要原因。在儿童中（不包括小于1岁的婴儿和青少年），呼吸系统疾病是住院的最常见原因。在1～4岁儿童中，呼吸系统疾病几乎占所有出院人数的38.4%，在5～9岁的儿童中占所有出院人数的26.8%。在世界范围内，急性呼吸系统疾病导致的死亡人数每年超过500万，每年有大约200万儿童死于肺炎。

表36-1　肺炎病因

感染性	非感染性
细菌性 ■ 常见 • “典型”：肺炎链球菌（肺炎球菌性肺炎） • “非典型”：肺炎支原体 衣原体属（旧称肺炎衣原体） ■ 不常见 • 典型：葡萄球菌，B组链球菌、李斯特菌、克雷伯菌 • 假单胞菌，嗜血杆菌（B型和非B型），卡他莫拉菌 • 非典型：军团杆菌，百日咳鲍特菌 病毒 ■ 常见 • 呼吸道合胞病毒 • 人偏肺病毒 • 副流感病毒 • 流感病毒 ■ 不常见 • 冠状病毒 • 腺病毒 • 鼻病毒 ■ 其他 • 真菌 • 立克次体 • 原虫	■ 物理因素导致的炎症 • 吸入（烟/有毒吸入剂）损伤/肺炎 • 类脂性肺炎 • 煤油肺炎 ■ 化学因素导致的炎症 • 药物（化疗药物：博来霉素；抗生素：呋喃妥因） • 放射性肺炎 ■ 医源性肺部疾病 • 移植物抗宿主病

注：虽然这并不是肺炎病因的完整列表，但给出了各种原因肺部感染/肺炎的概述。

表36-2　各种类型病原体肺炎的特点[a]

体征和症状	细菌性	病毒性	衣原体（婴儿无热肺炎）	支原体	结核
年龄	任何年龄段，尤其是新生儿	任何年龄段，尤其是幼儿/学龄前儿童	1～4个月（3～16周）	学龄儿童/青少年	大于4个月
起病	突发（<50%在URI后发生）	渐进的	渐进的	渐进的	通常是渐进的，但可能是急性的

续表

体征和症状	细菌性	病毒性	衣原体（婴儿无热肺炎）	支原体	结核
咳嗽	如果>10 岁，± 痰（如果<10 岁，无痰）	干咳	干咳可能是唯一症状	通常干咳	经常咳嗽有痰，有时咯血
其他体征	有时胸膜炎性胸痛	有时鼻炎、咽喉痛、皮疹	50% 有结膜炎（可能会先于或与肺炎同时出现）	有时咽喉痛、皮疹、大疱性中耳炎、头痛、肌痛	体重减轻、盗汗
外观	可能有中毒症状	无中毒症状	无中毒症状	无中毒症状	通常无中毒症状
发热	通常高热（>39° C）	通常低热	通常无发热	通常低热	可变的
肺部听诊	啰音、呼吸音降低	啰音，哮鸣音	啰音，哮鸣音	有时啰音	可变的
白细胞（WBC）	↑ WBC[b] ↑ 中性粒细胞[b] ↑ 杆状核细胞	正常或稍↑	正常或稍↑ 白细胞高达 15 000/mm³；可能有嗜酸粒细胞增多	↑ 淋巴细胞、非典型淋巴细胞增多	可变的
其他实验室检查	血培养	鼻灌洗液对明确 RSV 感染可能有帮助	鼻灌洗液可能有帮助	冷凝集素通常是阳性的，床边测试	痰、胃液、皮肤试验（PPD）
胸部 X 线片	实变 胸腔积液 如果肺大疱、胸腔积液，肺脓肿考虑金黄色葡萄球菌感染	充气过度 间质浸润	充气过度 间质浸润	可变的斑片状间质浸润是最常见的	可变的：肺门淋巴结肿大、浸润、空洞形成，肺尖原发病灶

a 各种类型肺炎的典型表现被列出。然而，即使已知特定病原体，该患者也可能有全部、一些或没有任何给定的特点。各种表现之间是有重叠的。这是一个一般性指南，但不是对任何特殊患者都绝对适用。

b 百日咳特有的表现有上升的白细胞数量，通常 15 000～40 000/mm³，且淋巴细胞显著增多，但婴儿可能无上述表现。

肺炎有非常高的发病率，并对患者及其家庭生活造成包括经济负担在内的重要影响，。在美国，每年有 1%～4% 的儿童（<5 岁的儿童 4%，5～9 岁的儿童 2%，>9 岁的儿童 1%）被诊断为肺炎。发病率为每 1000 名婴儿（<1 岁）中有 35～40 人，每 1000 名学龄前儿童（2～5 岁）中有 30～35 人，每 1000 名学龄儿童（5～9 岁）有 15 人，以及每 1000 名> 9 岁的儿童中有 6～12 人。对美国诊所、医院门诊和急诊科的一项近期研究发现，尽管在 2000 年引入了七价肺炎球菌联合疫苗，但 1994～2007 年儿科非住院社区获得性肺炎（CAP）的发病率并未显著改变。

1939～1996 年，由于多种因素影响，美国死于肺炎的儿童数量下降了 97%，这些因素包括抗生素的问世、疫苗的有效性和贫困儿童医疗状况的改善。不幸的是小儿肺炎全球发病率和死亡率仍居高不下，尤其是 5 岁以下的儿童。在世界范围内，肺炎是儿童的头号杀手，高于获得性免疫缺陷综合征、疟疾和麻疹引发的死亡总人数。每年肺炎在发展中国家的发病率几乎是发达国家的 19 倍。据世界卫生组织（WHO）估计，每年仅发展中国家就有 1.5 亿新发肺炎，在发达国家有 2100 万新发肺炎。

临床表现

儿童肺炎的临床表现非常多变，取决于许多因素，包括年龄、合并症、危险因素（表 36-3）、疾病严重程度和致病微生物。通常出现于成人和青少年肺炎的经典三联征：发热、咳嗽和啰音，很少出现于婴儿或幼儿。在初生婴儿中，非特异性体征和症状更为常见，如嗜睡、易激惹、呼吸暂停、呕吐、食欲差、仅发热或低体温及肌张力低，并且经常发生在脓毒症中。

同样的，婴儿往往缺乏肺炎的典型表现。他们可能出现非特异性的体征和症状，可表现“为不明原因的发热”、脓毒症或生命体征异常（发热、低体温、心动过缓、心动过速和气促），胃肠道症状（食欲缺乏、呕吐、腹泻和腹痛）或呻吟、昏睡和休克。患细菌性肺炎的婴儿可能会有发热伴呼吸困难，表现为气促、三凹征和缺氧；而患衣原体肺炎的婴儿可能无发热并仅以咳嗽为唯一症状，且体格检查正常。

患肺炎的幼儿通常有发热和咳嗽症状；胃肠不适症状如呕吐或腹痛很常见，但也可能是主要症状或主诉。较大的儿童和青少年的临床表现与成人相似，都伴有咳嗽，有时有胸痛（通常为胸膜炎性），而且通常有腹痛、头痛等全身症状。

虽然临床表现有很多重叠，但根据其临床特征将肺炎分为两类：典型和非典型肺炎。典型肺炎推测是由细菌感染引起，特点是突发发热、寒战、胸膜炎性胸痛、排痰性咳嗽、中毒表现和肺部查体出现啰音。非典型肺炎通常归因于病毒、支原体或衣原体感染，表现为缓慢出现的低热、干咳、全身乏力、头痛，查体发现哮鸣音和病毒性黏膜疹，以及伴鼻炎、咽炎、结膜炎的上呼吸道感染（URI）。然而，仅以临床表现为依据来确定病原体很困难。

临床表现通常可表明肺炎的严重程度和患者需要住院或门诊治疗。较之玩要自如无中毒症状、外观良好的婴儿，不进食或有呼吸窘迫的昏睡婴儿，更需要住院。任何患肺炎并伴有呼吸窘迫（如缺氧、发绀、呻吟、鼻翼扇动、三凹征）或精神状态改变（是否昏睡或易激惹、无法安抚或反应差）的婴儿或儿童都需要住院。患者如伴免疫抑制或慢性疾病（包括慢性肺部疾病、先天性心脏病和镰状细胞病）危险因素往往更容易患严重的危及生命的肺炎（表 36-3）。

患肺炎的儿童肺部听诊可能会听到啰音、呼吸音降低和哮鸣音，这些表现可能在肺部“正常”听诊时不存在。但由于吸气不足、通气不良、胸部各处无法定位的声音传导、嘈杂的上呼吸道声音等原因影响，婴儿或幼儿肺部可能听不到啰音。呼吸窘迫和呼吸功增加的体征、三凹征、呻吟、点头样呼吸或矛盾（跷跷板）呼吸可能发生于儿童肺炎患者，患儿也可能会出现由于吞咽空气引起的腹痛和（或）腹胀、肠梗阻或来自下叶肺炎的膈肌刺激。无脑膜感染的假性脑膜炎可能发生于上叶肺炎患儿。

与其他部位的邻近扩散或血源性传播一样，其他的体格检查结果可能在检测肺炎病因和诊断合并症（如免疫抑制、慢性疾病）时起作用。肺外的表现可能提示特殊的病原体感染：如衣原体结膜炎、链球菌或支原体咽炎、先发或共存的上呼吸道感染和细菌或病毒性皮肤皮疹。体格检查可揭示肺炎的并发症，如脱水、胸腔积液、呼吸衰竭甚至脓血症。

表 36-3 肺炎的高危因素 [a]

- 宿主
  - 早产
  - 营养不良
  - 慢性疾病
- 宿主：肺部疾病
- 急性
  - 上呼吸道感染（URI）[b]
  - 肺炎：化学 / 物理因素
- 慢性
  - 囊性纤维化
  - 支气管肺发育不良
  - 支气管扩张症
  - 肺纤维化
  - α_1- 抗胰蛋白酶疾病
  - 慢性阻塞性肺疾病
  - 肺炎
- 宿主：神经系统疾病（可能损害保护性反射和吞咽，并增加吸入风险）
- 肌肉疾病（肌无力）
  - 脑性瘫痪
  - 肌营养不良
  - 肌萎缩性脊髓侧索硬化症
- 中枢神经系统疾病
  - 多发性硬化
  - 脑血管意外（CVA）
- 宿主：全身性免疫抑制
- 恶性肿瘤
- 人类免疫缺陷病毒（HIV）
- 医源性
  - 药物：化疗药物、糖皮质激素、其他
  - 放射治疗
- 宿主：原发性免疫疾病
- 缺陷的白细胞（中性粒细胞、淋巴细胞）：在数量和（或）功能上
- 慢性肉芽肿病
- 中性粒细胞减少症
- 白细胞减少症
- 淋巴细胞减少症
- Chediak–Higashi 综合征
- 宿主：系统性疾病
- 先天性心脏病（CHD）（不是所有的，但主要是那些可能影响肺动脉血流量或引起充血性心力衰竭的 CHD）
- 充血性心力衰竭
- 肺水肿
- 宿主：气道梗阻
- 异物
- 肺肿瘤：原发性或转移性
- 宿主：吸入
- 胃食管反流
- 神经肌肉的和神经系统的疾病
- 气管食管瘘
- 宿主：解剖学异常
- 腭裂、气管食管瘘、隔离肺
- 宿主：医源性
- 直接进入呼吸道（绕过上呼吸道防御机制）
  - 插管
  - 气管造口术
  - 手术，侵入性肺部操作
- 反射损害
  - 药物：麻醉药、镇静药
  - 麻醉
- 环境
- 吸烟：家庭中二手烟
- 日常护理
- 拥挤的生活条件
- 低的社会经济地位
- 吸入污染物：家庭的木材燃烧炉、差的空气质量（烟雾），污染的环境
- 微生物：致病因子

a 给出了个体容易患肺炎的危险因素概述。这并不是一个概括所有危险因素的列表。

b 前期的上呼吸道感染破坏正常的上皮细胞屏障，损害黏液纤毛系统，改变上呼吸道正常菌群，并抑制细胞的防御机制。

肺炎的临床预测因素和临床决策规则

气促可能是小儿肺炎患者，尤其是婴幼儿患者，一个另外的独立表现。WHO 对气促的定义：婴儿＜2 个月，呼吸频率（RR）＞60 次 / 分；婴儿 2～12 个月，RR＞50 次 / 分；1～4 岁儿童，RR＞40 次 / 分；大于 5 岁的儿童，RR＞30 次 / 分。采用这个定义，在经 X 线胸片确诊社区获得性肺炎的患儿中有 50%～80% 有气促表现（74% 敏感度，76% 特异度）。一些研究指出有气促相对于无气促增加了患肺炎的可能性。

然而，来自同一机构的一个小组发表了多项研究表明，气促并不是婴幼儿患肺炎的预测因素。在另一项伴肺炎球菌肺炎的菌血症患儿的研究中，仅 19% 的患者出现气促。尽管这些报告相互矛盾，但没有气促已经被认为可能是排除肺炎的最好指标，且“气促仍然是发展中国家小儿肺炎最一致的临床表现”。

一个加拿大工作组提出了诊断小儿肺炎的循证指南。如不存在呼吸窘迫、气促、湿啰音和呼吸音减低，则可排除肺炎。在一个城市的急诊科，一项研究曾尝试在小儿患者中验证这些指南。但研究结果不乐观：肺炎诊断仅 45% 敏感度，66% 特异度，25% 阳性预测值，82% 阴性预测值。

在儿科急诊室另一项研究也试图确定肺炎预测因素，得到的结果是特异性很差（8%），但敏感度很好（98%）。与肺炎相关的有统计学意义的表现是既往发热史、发热、气促、呼吸音减低、湿啰音、呻吟和（或）三凹征。在预测肺炎方面，发热和气促有 93% 的敏感度。

气促是一个非特异性的体征，并且有很多原因可引起，如发热、疼痛、焦虑、肺炎以外的呼吸道疾病、心脏病，甚至代谢性疾病。因此，结果存在差异并不令人意外。心动过速也有很多原因，但高于儿童年龄和体温正常范围的显著心动过速可能提示肺炎。在另一项研究中指出，平均脉搏血氧饱和度并不是肺炎的一个预测因素。

一项比较住院儿童社区获得性肺炎病因学的研究着眼于多个变量。他们发现发热（＞38.4° C）和胸腔积液的存在在诊断细菌性肺炎方面有 79% 的敏感度和 59% 的特异度。对比细菌性肺炎（14%），哮鸣音常出现在病毒性或非典型肺炎中（41%）。在 <60d 的发热婴儿中，啰音、RR＞60 次 / 分和＞1500/mm^3 的杆状核细胞绝对值计数有 85% 敏感度和 59% 特异度预测 85% 的大叶性肺炎。发热＞39.0° C、年龄＜5 岁、WBC＞20000/mm^3 的白细胞增多在 26% 没有肺炎体征的大叶性肺炎患儿中检测到。

肺炎的危险因素

有很多因素增加个体对肺炎的易感性。任何抑制宿主防御机制的过程都易诱发肺炎。这些因素包括先天性（如食管气管瘘）或获得性［如人类免疫缺陷病毒（HIV）］，原发性肺部疾病（如支气管肺发育不良、慢性阻塞性肺疾病、囊性纤维化）和非肺部疾病（如肌营养不良、脑瘫或充血性心力衰竭）或全身性疾病（如肿瘤），甚至医源性（麻醉 / 镇静 / 药物或侵入性上呼吸道 / 肺和胸部操作）（表 36-3）。环境因素（如家中有吸烟者）也与呼吸道感染的发生率和严重程度增加相关。

也许最容易导致儿童肺炎的情况是前期的病毒性上呼吸道感染。这种病毒性上呼吸道感染通过破坏充当细胞屏障角色的正常呼吸上皮，改变上呼吸道原生菌群和损害黏液纤毛系统，甚至抑制吞噬作用，来抑制宿主正常的呼吸解剖和生理机制。

病理生理学

身体有多重宿主防御机制来保持下呼吸道（声带以下）无菌。通常微生物到达肺实质最多的方式是从上呼吸道吸入导致感染的颗粒。生物体从菌血症或从远处感染病灶进行血源性传播较少见。胸部外科手术后、侵入性胸部或上呼吸道操作后可能发生邻近扩散和医源性传播，但更少见。

呼吸道上皮细胞充当黏膜屏障的角色。黏液纤毛系统从气道清理包括微生物在内的异物。咳嗽是一个生理反射，也会从呼吸道清理异物。如果微生物到达肺实质，引流局部淋巴结的淋巴管和巨噬细胞负责清除微生物。

在细菌感染中，中性粒细胞迁移到肺部，而病毒和细胞内病原体（如分枝杆菌）被宿主的细胞介导免疫攻击。

分泌型免疫球蛋白，尤其是 IgA，增强细胞裂解及中和各种毒素和某些病毒。炎症细胞和体液的积累产生了肺炎的临床表现和影像学表现。

肺部感染发生时，中性粒细胞从肺毛细血管进入肺泡，通过两种机制杀死微生物：吞噬作用或中性粒细胞外陷阱（中性粒细胞胞外杀菌网络，NET）。微生物摄入后，中性粒细胞使用活性氧类、抗微生物蛋白和（或）降解酶来杀死摄入的微生物。中性粒细胞也拉出 NET，该网是一个包含抗微生物蛋白的染色质网状组织。NET 诱捕并杀死细胞外的微生物。病原体不断进化以逃脱身体的防御机制。例如，肺炎球菌擅长逃避肺上皮细胞的识别，可能是通过误导或避免肺上皮细胞上的模式识别受体实现的。肺炎链球菌也含有致病因子，肺炎球菌溶血素是一种孔形蛋白，使微生物杀死宿主细胞。入侵微生物的这些特性可以解释为什么中性粒细胞无法吞噬或杀死肺炎球菌。这些不同的过程反过来可激活导致炎症反应的补体系统。

尽管炎症对宿主防御机制至关重要，但它也可能导致对肺部的损伤。中性粒细胞产生的物质也杀死肺部细胞，破坏宿主组织。宿主的炎症反应导致细胞迁移和液体分泌，而它们会干扰肺泡－毛细血管膜的气体交换，导致非心源性肺水肿、呼吸窘迫 / 衰竭，并促成急性呼吸窘迫综合征（ARDS）。当呼吸道上皮细胞被感染时，宿主细胞可能被杀死，保护性纤毛活动被破坏，死亡细胞可能落入气道。这使气道变窄从而会引发过度充气和空气滞留，以及增加无效腔通气量。炎症反应和破坏的上皮细胞可能导致肺不张伴增加的肺内分流、透明膜形成和非心源性肺水肿。

病原学

临床医师通常不知道肺炎的致病微生物，至少在最初阶段不知道。肺炎特定病原体充其量只有约 1/3 的时间被测出，尽管这个比例可能随着未来更好的诊断手段的出现而上升。在近期研究中，广泛使用最先进的诊断测试，鉴定了 79%～85% 下呼吸道感染患儿的呼吸道病原体。然而，这是在扩大诊断医疗设备之后的住院患者中检测，包括细菌培养、病毒检测、直接荧光抗体（DFA）试验、聚合酶链反应试验和血清学检测；鼻咽拭子、血液及气管吸出物和（或）胸腔积液检测。这种广泛测试成本极高，很少能在临床实践中实现。

需要记住两个重要的注意事项。第一：检测出病原体并不一定意味着它是当前感染的病因。升高的急性血清学样本可能意味着既往感染，因此需要血清学配对样本。鼻部携带的一些微生物可能并不是引发肺炎的病原体。即使是“好”痰液和血液培养也可能微生物检出率很低，尤其是对于需要复杂营养的、很难生长的微生物。一些微生物需要特殊的培养材料和处理，可能需要几天或几周来生长。第二，病原体共存很常见，约有 41% 的时间，婴儿和儿童并发病毒和细菌感染。单独的病毒或细菌感染可能是共存感染的一部分或一个“旁观者”，并且不是肺炎的起因。

非典型肺炎

术语非典型肺炎出现于抗生素时代的开始，即 19 世纪 40 年代当磺胺和青霉素出现时。它指那些对这两类抗生素无反应并且常规测试（细菌革兰染色和培养）无法检测出生物体的肺炎病例。多年来，随着病毒学新领域的出现和其他诊断技术的提高，许多导致非典型肺炎的微生物已被确定。这些微生物包括病毒、肺炎支原体、衣原体属（曾称为肺炎衣原体）、军团菌和肺孢子菌等。目前，非典型肺炎的特点是难以通过常规革兰染色或痰液培养来确定病原体，且 X 线胸片表现显示为非肺叶的、斑片状或间质性改变。

小儿肺炎：最常见的病原体

小儿肺炎的常见病原体取决于患儿的年龄、合并症、免疫接种、日常护理和包括季节性变化 / 近期当地疾病暴发的流行病学因素。肺炎发病率有季节性变化，在北半球冬季达到最高峰。如果致病微生物不能确定，年龄是病原体的最好的预测因素（表 36-4）。

表 36-4 各年龄段的常见病原体 [a]

年龄（儿童）	最常见的病原体	特定微生物
新生儿（≤ 30d）	1. 细菌 2. 病毒	细菌 常见：B 组链球菌，革兰阴性肠道细菌（大肠埃希菌、克雷伯菌），单核细胞增生李斯特菌 不常见：葡萄球菌、流感嗜血杆菌（B 型）[b] 病毒 单纯疱疹病毒、巨细胞病毒、风疹病毒

续表

年龄（儿童）	最常见的病原组	特定微生物
婴儿（1～3 个月）	1. 非典型细菌 2. 病毒 3. 细菌	非典型的细菌 常见：“无热的肺炎”（沙眼衣原体） 病毒 常见：呼吸道合胞病毒（RSV） 不常见：副流感病毒、流感病毒、腺病毒 细菌 肺炎链球菌、流感嗜血杆菌（非 B 型）、流感嗜血杆菌（B 型）[b] 与新生儿细菌一样
婴儿 / 幼儿（3～24 个月）	1. 病毒 2. 细菌	病毒 常见：RSV、人类偏肺病毒、副流感病毒 不常见：腺病毒、鼻病毒、其他 细菌 常见：肺炎链球菌、流感嗜血杆菌（非 B 型） 不常见：卡他莫拉菌、肺炎支原体、A 组链球菌、金黄色葡萄球菌、流感嗜血杆菌 B 型[b]
幼童（学龄前，2～5 岁）	1. 病毒 2. 细菌 3. 非典型	病毒 常见：RSV、副流感病毒、流感病毒、腺病毒 细菌 常见：肺炎链球菌、流感嗜血杆菌（非 B 型） 不常见：流感嗜血杆菌（B 型）[b]、A 组链球菌，金黄色葡萄球菌，卡他莫拉菌 非典型 常见：肺炎支原体 不常见：衣原体属（肺炎衣原体）
学龄儿童和青少年（5～18 岁）	1. 非典型 2. 细菌 3. 病毒	非典型 常见：肺炎支原体 不常见：衣原体属（肺炎衣原体） 细菌 常见：肺炎链球菌 不常见：流感嗜血杆菌（非 B 型） 病毒 常见：流感病毒、腺病毒 不常见：鼻病毒，副流感病毒

a 给出了最可能的微生物（但并不是所有的可能性）列表。假定具有免疫能力的患者。
b 广泛的 Hib 疫苗接种后显著下降。

在所有年龄段的儿科患者中，肺炎链球菌是最常见的引起肺炎的细菌性病原体；而呼吸道合胞病毒（RSV）是最常见的病毒性病原体；肺炎支原体是引起非典型肺炎的最常见病原，而衣原体属排第二位。几项研究表明，如不考虑年龄因素，则患社区获得性肺炎非住院儿童中最常见的病原体是肺炎链球菌（17.5%～30%），病毒性病原体（20%～39%），肺炎支原体（7%～29.5%）和肺炎衣原体（6%～15%），其中 RSV 是最常见的病毒（21%～28%）。该结果与患社区获得性肺炎住院儿童的结果相似。在除新生儿外的所有年龄组，引发重症肺炎，需要入住重症监护病房的最常见病原体是肺炎链球菌、金黄色葡萄球菌、A 组链球菌、B 型流感嗜血杆菌、腺病毒和肺炎支原体。肺炎链球菌与其他病原体合并感染的现象很普遍：细菌 - 病毒（通常是与 RSV）或细菌 - 细菌（通常是肺炎支原体或肺炎衣原体）。

人类偏肺病毒最近被认定为出生后前几年呼吸道感染的主要病原体。其临床表现与 RSV 相似：59% 发生毛细支气管炎，18% 发生哮吼，14% 发生哮喘发作，8% 发生肺炎。它最常发生在冬季。受感染儿童的平均年龄是 11.6 个月。

肺炎球菌疫苗很可能改变各种病原体感染的相对频率，正如 Hib 疫苗引入广泛的免疫接种后所发生的。在 Hib 疫苗之前，B 型流感嗜血杆菌是引起肺炎的一个常见原因。在 Hib 疫苗广泛接种后，其他非 B 型流感嗜血杆菌病原体感染频率增加，Hib 感染急剧下降。

儿童各年龄段的肺炎

■ 新生儿

新生儿（出生到 1 个月）肺炎通常是由于临产和分娩期吸入的母体生殖器微生物引起。主要微生物是 B 组链球菌，其次是肠道革兰阴性杆菌，一般是大肠埃希菌和肺炎克雷伯菌。其他不太常见的病原微生物包括单核细胞增多性李斯特菌、其他链球菌（A 组和 β 溶血类）、金黄色葡萄球菌、百日咳杆菌、厌氧菌和病毒（多为单纯疱疹病毒、巨细胞病毒及风疹病毒）。

■ 婴儿：1～3 个月

4～8 周的婴儿仍可能由新生儿期的主要微生物引发肺炎；特别是 B 组链球菌、革兰阴性肠道细菌和单核细胞增多性李斯特菌。此外，病毒（尤其是 RSV 和副流感病毒）、肺炎衣原体（婴儿期无发热肺炎）和葡萄球菌可能是 1～3 个月婴儿患肺炎的原因。引发早期婴儿（4～12 周）和较大婴儿肺炎的主要微生物不同。对于 4～12 周的婴儿，主要病原体（以患病率为序）为沙眼衣原体、病毒（RSV 和副流感病毒）、肺炎链球菌和百日咳鲍特菌。

婴儿期无发热肺炎或非典型肺炎通常发生在 3～4 周到 16 周婴儿。典型表现是 1～4 个月大的婴儿无发热症状，一般情况好，却干咳明显。从鼻塞症状开始逐渐出现干咳症状。约 50% 的婴儿在出现呼吸道症状之前或同时有结膜炎表现。除可能有突发性的结膜炎和咳嗽以外婴儿看起来无中毒症状和体格检查正常；可能偶尔肺部会听到啰音；X 线胸片通常表现为间质性肺炎；而白细胞总数正常，但可能存在嗜酸粒细胞增多。

一般来说，衣原体肺炎是一种轻微的疾病，但咳嗽可能会干扰日常活动（如进食、睡眠）；且其导致严重的呼吸窘迫而出现气促、三凹征和缺氧。呼吸暂停也是小婴儿衣原体肺炎的一个主要关注问题。它也可以发生在其他原因引起的呼吸道感染（如 RSV 或百日咳鲍特菌），这也解释了为什么通常 6 个月以下婴儿需考虑入院，是否作为住院患者或送到观察室治疗。大环内酯类的红霉素、阿奇霉素或克拉霉素可用于治疗衣原体肺炎。阿奇霉素可能比红霉素或克拉霉素耐受性更好（如减少胃肠道副作用），虽然有关相南仍推荐用红霉素治疗衣原体肺炎。

■ 婴幼儿：3～24 个月

对于婴儿（3～12 个月）和幼儿（12～24 个月），病毒是导致肺炎最常见的病原体。这个年龄段的常见病毒是 RSV、人类偏肺病毒、副流感病毒；较少见腺病毒、鼻病毒和许多其他病毒。细菌性肺炎的最常见的病原体在这个年龄段是肺炎链球菌，流感嗜血杆菌（非 B 型）、卡他莫拉菌、肺炎支原体、A 组链球菌和金黄色葡萄球菌。因为 Hib 疫苗的广泛使用，包括 B 型流感嗜血杆菌肺炎在内的 B 型流感嗜血杆菌侵袭性疾病发生率急剧下降。

■ 幼童 / 学龄前儿童

病毒仍是这个年龄段肺炎最常见的原因。最常见的病毒病原体包括 RSV、副流感病毒、腺病毒、流感病毒；较少见的有腺病毒和鼻病毒。细菌病原体包括肺炎链球菌、B 型和非 B 型流感嗜血杆菌，紧随其后的是"非典型"肺炎支原体和肺炎衣原体；更少见的有金黄色葡萄球菌、A 组链球菌和卡他莫拉菌。Hib 疫苗不提供抵抗非 B 型流感嗜血杆菌的免疫力，这增加了非 B 型流感嗜血杆菌肺炎和其他病原感染的频率。

■ 学龄儿童和青少年

"非典型"细菌微生物：肺炎支原体和更少见的肺炎衣原体是这个年龄段引发肺炎的主要病原体，其次是肺炎链球菌和病毒（RSV、副流感病毒、流感病毒、腺病毒、鼻病毒）。在一般人群中，支原体肺炎可以解释约所有肺炎病例的 1/5。支原体肺炎发病率从学龄儿童（9%～16%）到青少年（16%～21%），再到大学生和新兵（高达 30%～50%）呈上升趋势。

■ 严重的、危及生命的肺炎

除新生儿外的儿科患者中，最常见的会导致严重的、危及生命的肺炎且需要入重症监护室治疗的微生物是肺炎链球菌、金黄色葡萄球菌、A 组链球菌、B 型流感嗜血杆菌、腺病毒和肺炎支原体。

特定病原体

■ 肺炎链球菌

肺炎链球菌是除新生儿外所有年龄段的患儿患细菌性肺炎最常见的原因。典型的表现是突然出现发热、寒战、咳嗽伴略微带血性痰（或在青少年和成年人中出现咯血）、胸膜炎性胸痛和呼吸困难。有功能性（如镰状细胞病）或解剖性无脾患者患肺炎球菌疾病的风险增加。推荐对高危儿童进行肺炎球菌联合疫苗 PCV7（沛儿）和 PPV23（纽莫法）常规接种。对于接种疫苗的 2 岁以下儿童，所有侵袭性肺炎球菌感染的发病率下降了 80%，而疫苗 / 疫苗相关血清型的发病率下降了约 90%。自 2000 年推荐在婴儿中进行常规 PCV7 接种以来，大龄儿童和成人的发病率也下降了。

■ 金黄色葡萄球菌

金黄色葡萄球菌感染是一种少见但进展快速的暴发性疾病。金黄色葡萄球菌肺炎可能最初没有肺外感染或继而有大于一个的肺外感染灶。患原发性金黄色葡萄球菌肺炎的患者有 20%～30% 血培养为阳性。45%～60% 的患者有胸腔积液和肺大疱。

■ 流感嗜血杆菌

包括肺炎在内的流感嗜血杆菌感染，在幼儿中最为普遍。肺外感染（如中耳炎、脑膜炎、心包炎和会厌炎）在 B 型流感嗜血杆菌肺炎患儿中常见。自 Hib 疫苗使用以来，B 型流感嗜血杆菌导致的患者感染有显著下降。然而，B 型流感嗜血杆菌仍然是一个重要的危及生命的病原体，且非 B 型流感嗜血杆菌肺炎是一个日益严重的威胁。

■ 肺炎支原体

一般来说，支原体肺炎的特点是低热和干咳。其他可能出现的症状包括头痛、肌痛、腹痛、呕吐。肺部查体可能有啰音或呼吸音降低，或可能是正常的。典型的实验室检测包括白细胞正常，转氨酶升高和冷凝集素试验阳性。包括脑膜脑炎、横贯性脊髓炎、吉兰－巴雷综合征和小脑共济失调在内的神经系统并发症发生在约 7% 的支原体肺炎患者中。

■ 呼吸道合胞病毒

呼吸道合胞病毒（RSV）肺炎是最常见的小儿病毒性肺炎，尤其是在婴儿期。虽然 RSV 感染最常引起毛细支气管炎，但 RSV 肺炎也可以发生和共存（大于 1/3 的患 RSV 毛细支气管炎的婴儿也患有肺炎）。RSV 感染的典型表现包括低热、上呼吸道感染症状、咳嗽、哮鸣音和（或）啰音；白细胞正常或伴淋巴细胞增多的轻微白细胞增多；胸部影像学表现多变，如空气支气管征，肺不张和（或）充气过度。

■ 新识别的病原体

人类偏肺病毒（hMPV）在 2001 年从患呼吸道疾病的幼儿中发现。这种病毒与 RSV 非常相似，人类是唯一宿主；它们影响相似的年龄群，并在相同的季节流行。5 岁以下儿童最容易感染 hMPV，在小于 2 岁的幼儿中，首次感染可能会很严重。通过血清学检验，基本上所有 5～10 岁儿童都被 hMPV 感染过。根据 PCR 鉴定，hMPV 引发 4%～7% 急性下呼吸道疾病（ALRI）和 5% 社区获得性肺炎。

人类博卡病毒（HBoV）于 2005 年被识别，而它的临床意义尚待确定。然而 PCR 检测表明，几乎所有学龄儿童都被 HboV 感染过。来自母亲的抗体可传给新生儿。HBoV 在下呼吸道疾病中的发病率是 3%～19%，混合感染为 19%～83%；而 HBoV 在小儿肺炎中的发病率是 5%～14%，混合感染为 69%～83%。

■ 肺炎的其他特定病原体和不常见病因

对于新生儿、新入院的患者和患有囊性纤维化的儿童应该考虑革兰阴性杆菌感染，包括假单胞菌。A 组链球菌可以引起从肺炎和脓胸到坏死性筋膜炎等的侵袭性疾病。继发厌氧菌的肺炎可能会出现在易致吸入性肺炎的情况下（如神经系统疾病或先天性异常）（表 36-4）。分枝杆菌感染应与肺炎进行鉴别诊断。结核病在 AIDS 患者和移民群体中应特别关注。

其他引发肺炎的不常见病原体与特定地理位置、动物接触或习惯有关。最近旅行过或居住在一个流行病地区可能表明肺炎继发于球孢子菌病（美国西南部），组织胞浆菌病（密西西比州 / 俄亥俄河谷）或汉坦病毒（美国西南部）。暴露于或接触受感染个人（群体），以及在病区旅行或居住可能为严重急性呼吸窘迫综合征（SARS）或肺结核（TB）提供线索。接触宠物或其他动物，以及职业或非职业暴露可能与某些特定肺炎相关（表 36-5）。

表 36-5 与肺炎不常见病因相关的因素

流行地区和（或）接触受感染的个人
严重急性呼吸窘迫综合征暴露于受感染的个人和（或）在流行地区
结核病暴露于受感染的个人和（或）在流行地区
位置
球孢子菌病：居住 / 最近前往美国西南部（圣华金河谷、南加州、新墨西哥州、亚利桑那州南部和西南德克萨斯）
组织胞浆菌病：密西西比 / 俄亥俄河谷
汉坦病毒：美国西南部（亚利桑那州、新墨西哥、内华达和犹他州）
类鼻疽：美国中部 / 南部、西印度群岛、澳大利亚、东南亚、关岛
被污染的环境
军团病：被污染的水源、空气冷却器（开放水源）
动物暴露
鹦鹉热：外来鸟类（鹦鹉、凤头鹦鹉等）、火鸡、鸽子
炭疽：牛、马、猪、动物皮革
布鲁菌病：未经高温消毒的乳制品、牛、山羊、猪
鼠疫：兔形目动物（松鼠、兔子、花栗鼠等），老鼠
汉坦病毒：啮齿动物分泌物、尿液、唾液、粪便
组织胞浆菌病：有鸟或蝙蝠粪便的土壤
钩端螺旋体病：被动物尿液污染的水，野生犬、猫、老鼠、牛、马、猪
巴斯德菌：杆菌感染的犬、猫
Q 热：受感染的动物分泌物或接触动物（牛、绵羊、山羊和其他家养动物）
兔热病：狩猎、诱捕、剥皮被感染的动物

实验室检查

并不是每一个疑似肺炎患者都需要进行实验室检查，如只有咳嗽且食欲好、没有痛苦、外观良好、无发热的患者。然而，对于一些患者，实验室检查可能有助于识别潜在疾病和潜在并发症。病毒性肺炎患者白细胞通常正常或轻度升高。白细胞正常是支原体肺炎或衣原体肺炎的特征。病毒性、衣原体或百日咳肺炎可能存在淋巴细胞增多。明显升高的白细胞总数和淋巴细胞增多是百日咳的特征（见第 37 章）。嗜酸粒细胞增多通常发生于寄生虫感染。

白细胞减少可能提示预后不良。白细胞增多（＞15 000 个细胞 /mm³）伴杆状核粒细胞增多通常存在于细菌性肺炎。显著增加的白细胞数量（＞25 000 个细胞 /mm³）高度提示细菌性病原体的存在，通常有菌血症和更高的并发症发生率。有一个不一致的报告表明，升高的白细胞＞15 000 个细胞 /mm³ 并不能区分病毒性或细菌性肺炎。在对急诊科发热儿童进行的一项研究表明，在 WBC＞20 000 个细胞 /mm³ 的急诊科发热患儿中，有 26% 的患儿在 X 线胸片检查中发现隐匿性肺炎。也可能有其他因素影响白细胞计数，如合并感染、症状出现时间或来急诊科之前的治疗。

急性期反应物，如红细胞沉降率（ESR）、C 反应蛋白（CRP）或血清降钙素原，不能作为区分社区获得性肺炎病毒和细菌病因的独立决定因素。据报道，住院婴儿和儿童肺炎患者血培养阳性率为 10%～15%，与成人急诊患者 7% 阳性率相比，儿科急诊患者为 6.5%。与非住院患者对比，住院患者的血培养阳性率更高，这可能反映了细菌性肺炎（如肺炎链球菌）在住院患者中有更高的发病率，而病毒性和非典型肺炎在门诊患者中发病率更高。虽然血培养检出率很低，且它们的应用受到一些质疑，但大多数建议在患者理解的基础上从有发热中毒症状的或有病容的住院患者身上进行血培养，而要求所有住院患者进行血培养（对比针对更危重的患者）既没有必要，也不经济。

痰培养的实用性有限，因为 10 岁以下的儿童很少产生痰液，很难获得未被口咽部菌群污染的高质量痰液。然而，痰液样本可能在选定的病例中有用并可用来确认肺结核。鼻咽和喉部细菌培养是无用的，而且可能因为口腔菌群的污染而带来令人误解的结果。

相反的，鼻咽和（或）喉部的病毒、百日咳鲍特菌和非典型病原（如支原体、衣原体）检测可能有助于识别引发肺炎的病原体。

快速病毒抗原检测 RSV、流感病毒和副流感病毒和荧光抗体检测百日咳鲍特菌、沙眼衣原体是可行的，并且有得出结果比培养快的优势。然而，对肺炎进行细菌抗原检测效用有限，因为其敏感度和特异性较差。血清学试验，通常包括急性和恢复期的血清，可能对诊断不明确或肺炎迁延不愈和治疗效果差的患者有帮助。

支原体肺炎患者有 70%～90% 出现冷凝集素试验阳性，但在幼儿中可能呈现阴性，且可能病毒感染时呈现阳性。床旁冷凝集素试验通过将几滴血放入蓝色凝管，然后将管放于冰水中 15～30s 来完成。絮片凝集过程随复温消失的是阳性反应。目前，军团菌肺炎诊断测试选择的是军团菌尿抗原，其在感染数周后仍保持阳性，但它只检测嗜肺军团菌，不能检测其他种类军团菌。结核皮试可能提示肺尖和（或）空洞肺结核，但这通常不在急诊科进行。

包括经气管吸引术、支气管肺泡灌洗、经皮穿刺、开胸肺活检或电视辅助胸腔镜手术（VATS）在内的侵入性诊断检测通常是对患严重疾病且对治疗无反应的患者进行，尤其是免疫力低下和气管插管的患者。

影像学评估

X 线胸片是非侵袭性、无痛、易获得、速效、相对便宜、辐射风险低（虽然并不是零）、可靠、能产生有价值信息的检查，大多数临床疑似肺炎的患者都采用这种检查。通过排除其他可能的感染和非感染因素的影响，胸片可以帮助有症状的患者做出诊断（表 36-6）。胸片对肺炎的诊断是至关重要的，可以提示可能的病原体，并对检测并发症如胸腔积液、脓肿或肺大疱很有价值。有特定类型肺炎特征的异常胸片，可以用于识别是否抗微生物治疗有效。外观良好的低危险儿童 / 婴儿可能不需要胸片检查，但有呼吸窘迫或低氧血症患者及住院患者应进行这项检查。

表 36-6　在 X 线胸片上与“肺炎”的因素

胸腺（婴儿）
乳房阴影
软组织阴影
吸气不足
穿透不足的照片

续表

照片上的非均匀网格
有疑问时，考虑重复拍胸片以获得更好的片子
如果可能是胸腔积液，考虑侧卧位照片
获得前凸位的视角如病变在肺上叶
如果存在异物考虑吸气和呼气位照片，可能表现为双侧充气不均和“空气潴留”

肺炎有三大类：大叶性肺炎（肺泡性），支气管肺炎（小叶性）和间质性肺炎（图 36-1）。细菌感染，尤其是肺炎链球菌和克雷伯菌，往往呈大叶性形态或实变，而支气管肺炎（小叶性）有小的毛茸浸润和支气管周纹理（斑片状或线状实变），通常是由于支原体和其他细菌，尤其是金黄色葡萄球菌和许多革兰阴性菌感染引起。最初，小叶性肺炎可能是节段性的，因为它起源于气道，而不是肺泡，但通常扩散到其他区域，并且可能是双侧的。急性间质性肺炎的特点是充气过度、支气管袖套征（增厚）和增加的肺纹理，并且可能有一个结节性外观。病毒性肺炎通常有间质性改变或双侧支气管肺泡或支气管旁浸润；然而，大叶性或节段性实变也会发生。

“圆”肺炎是一个大的孤立的实变的球形（圆）病变，通常由于肺炎链球菌引起。肺大疱、胸腔积液和（或）脓胸的存在提示金黄色葡萄球菌感染的可能。沙眼衣原体引发的肺炎通常表现为弥漫性肺泡或肺门周围间质浸润伴膨胀过度。传统的支原体肺炎表现为下叶条纹状或斑片状浸润，虽然在 10%～25% 的时间会出现包括肺叶浸润在内的不同表现形式。

研究证明，在放射科医生对关于肺炎的 X 线胸片阅片时，观察者间的一致性很差。此外，放射科医生在读年龄为 3～24 个月的发热儿童的胸片时，会受到来自治疗医生的信息的影响。总之，使用胸片区分病毒性和细菌性肺炎结果差异很大，敏感度为 42%～80%，特异度为 42%～100%。

有时候有肺炎临床症状和体征的患者可能 X 线胸片提示阴性，并在治疗后重复拍片可能有肺炎影像学表现。同样的，一个患者可能已经从肺炎中康复，并且在听诊时肺部无异常，但胸片仍显示肺炎，而胸片表现可能需要 6～8 周才能消退。

一项只有 16 位放射结果诊断为肺炎的患者的研究中，作者提出疑问：只是发热，但没有肺部疾病临床表现（如湿啰音、干啰音、哮鸣者、气促、呻吟、

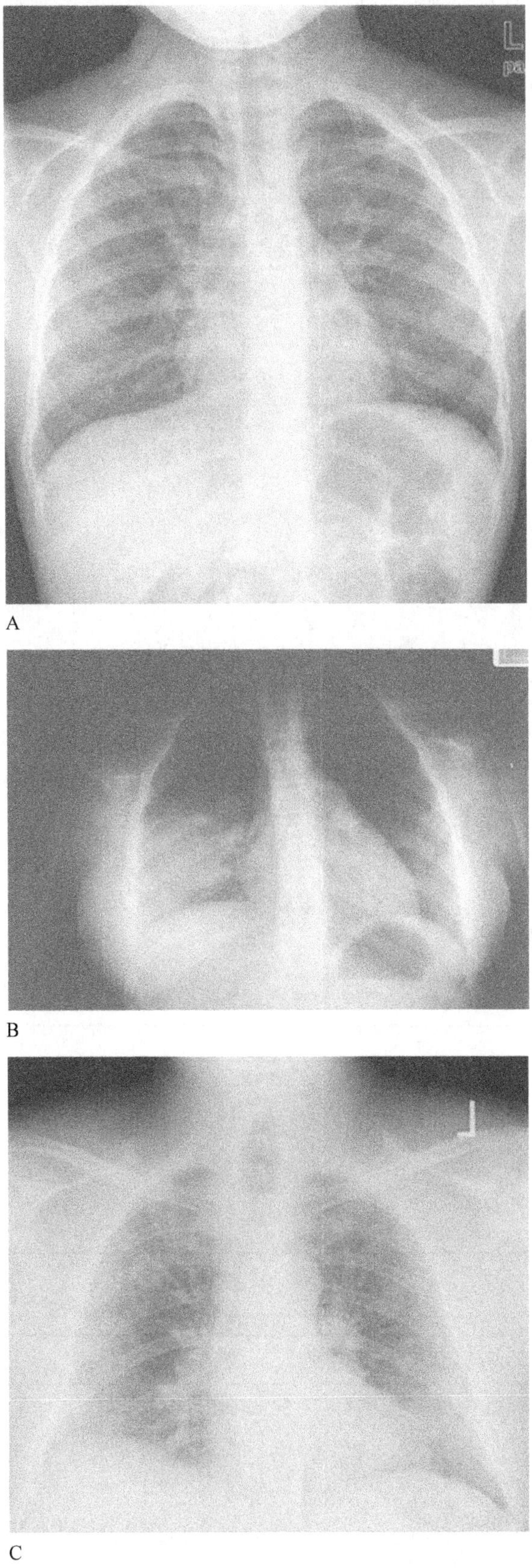

图 36-1　肺炎三种主要分类：A. 大叶（肺泡病变）双侧斑片状浸润；B. 支气管肺炎（小叶病变）— 注意右下肺叶上段的实变；C. 间质性病变 — 注意双侧网状结节性磨玻璃样阴影伴小肺容量，与普通间质性肺炎（UIP）在病理上一致

鼻翼扇动和咳嗽流涕）的婴儿是否需要拍X线胸片。这项研究因在主要方法学上的缺陷被指责。不幸的是，虽然这种使用与临床因素结合的方法可能会有阴性预测值，但它可能忽略许多肺炎病例。在一项研究中，28%血培养阳性的患菌血症肺炎链球菌肺炎患者没有任何呼吸道症状。在菌血症肺炎链球菌肺炎的一项研究中，81%的患者没有气促。在当时最好的阳性体格检查结果仅19%，可能会漏掉81%的菌血症肺炎患者。它也证明，小婴儿高热和白细胞增多可能患有隐匿性肺炎（26%），所以对这些患者有必要进行X线胸片检查。

总之，虽然放射照片可提示特定病原体感染，由于存在重叠，不可能仅仅通过胸片来做出细菌性或病毒性肺炎的诊断。然而，X线胸片可以增加有价值的信息，随同其他数据一起提示可能的病原体感染。对于有可疑X线胸片的部分患者，其他X线片可能有所帮助。计算机断层扫描（CT）很少用到，但对于复杂患者或诊断不确定的患者可能有用。

鉴别诊断

肺炎的鉴别诊断是多方面的，包括感染性和非感染性病因（表36-7）。一些患者的病史和体格检查，以及连同X线胸片一起进行的辅助检查（见表36-2）对于明确病因和开始合理的治疗（表36-8，表36-9）很重要。

表36-7 非感染因素的肺炎鉴别诊断[a]

肺部的
■ 先天性解剖异常
• 先天性叶性肺气肿
• 血管环
• 肺隔离症
• 囊性畸形
• 支气管源性囊肿
■ 影响肺部的风湿病/炎性疾病
• 结缔组织病：系统性红斑狼疮（狼疮性肺炎）、幼年型类风湿关节炎
■ 结节病
■ 血液/肿瘤疾病
• 镰状细胞血管阻塞危象
• 组织细胞增生症
• 肿瘤：原发性、转移性肿瘤
■ 血管
• 肺栓塞
• 肺梗死
• 脂肪栓塞
■ 吸入
• 异物
• 化学药品
■ 反复发生的吸入
• 神经肌肉障碍
• 胃食管反流
• 气管食管瘘
■ 心血管的
• 充血性心力衰竭
• 先天性心脏病
■ 慢性肺疾病
• 囊性纤维化
• 哮喘
• 肺纤维化
• 支气管扩张症
• 支气管肺发育不良（BPD）[婴幼儿慢性肺疾病（CLD）]
• α_1-抗胰蛋白酶疾病
■ 其他肺部疾病
• 胸腔积液
• 脓胸
• 急性呼吸窘迫综合征（ARDS）

[a] 以上包含的是一些临床上像肺炎和（或）照片像肺炎的疾病。

表36-8 肺炎的常见细菌病原和经验疗法[a]

年龄（儿童）	常见细菌病原体	经验疗法（非口服）	经验疗法（口服）
新生儿（≤30d）	B组链球菌 革兰阴性肠道细菌（大肠埃希菌、克雷伯菌） 单核细胞增多性李斯特菌	氨苄西林加第三代头孢菌素[b]（头孢噻肟） 或庆大霉素	住院[c]
婴儿（1～3月）	发热性肺炎（肺炎链球菌） 流感嗜血杆菌（非B型） 流感嗜血杆菌（B型） 无热肺炎（沙眼衣原体）	第三代头孢菌素 大环内酯类 阿奇霉素 克拉霉素 红霉素	住院[c] 大环内酯类 阿奇霉素 克拉霉素 红霉素

续表

年龄（儿童）	常见细菌病原体	经验疗法（非口服）	经验疗法（口服）
婴儿 / 幼儿 / 幼童 / 学龄前儿童（3 个月至5 岁）	肺炎链球菌 流感嗜血杆菌（非 B 型） A 组链球菌 沙眼衣原体（婴儿） 肺炎支原体（幼童）	第三代头孢菌素 大环内酯类 阿奇霉素 克拉霉素 红霉素	阿莫西林 - 克拉维酸钾
学龄儿童 / 青少年（＞ 5～18 岁）	肺炎链球菌 肺炎支原体	第三代头孢菌素 + 大环内酯类	大环内酯类
任何年龄危重症 /ICU 患者	葡萄球菌 任何以上细菌	万古霉素或克林霉素[d] 第三代头孢菌素 + 大环内酯类 + 万古霉素（或克林霉素）	住院[c] 住院[c]

a 该表是经验疗法的一个可能选择，可能因为未来细菌耐药和流行病学因素而改变。如果怀疑其他特定病原体，如革兰阴性细菌，可使用其他抗生素（如哌拉西林他唑巴坦）。

b 避免给新生儿使用头孢曲松，因为可能会出现高胆红素血症。

c 新生儿、1～3 个月婴儿，如是葡萄球菌肺炎或危重症患者推荐入院治疗。

d 如果由于耐药或过敏不能使用万古霉素和克林霉素，则可以考虑“抗葡萄球菌的西林”（萘夫西林、苯唑西林和甲氧西林）

表 36-9 注射用药物剂量（静脉注射 / 肌内注射）

氨基青霉素

■ 氨苄西林

- 25～50mg/kg q6h（如严重或危重，50～100 mg/kg q6h）
- 新生儿：25～50 mg/kg 每次给予 q6h，8h 或 12h 取决于产后日龄和体重
- 成人：1～2g，q4～6h
- 最大：12g，qd

氨基糖苷类

■ 庆大霉素

- 2.5mg/kg，q8h
- 新生儿：2.5mg/kg，每次给予 q8h，12h 或 24h，根据产后日龄和体重
- 成人：3～5mg/（kg · d）

第三代头孢菌素

■ 头孢噻肟

- 50mg/kg，q6h
- 新生儿：50mg/kg 每次给予 q6h，8h 或 12h 取决于产后日龄和体重
- 最大：2g 每次（年龄＞1 个月）

■ 头孢曲松

- 50mg/kg，q12h
- 新生儿：考虑到高胆红血素血症，使用另一个第三代头孢菌素
- 成人：1～2g，q12h 或 24h
- 最大：4g 每次

大环内酯类

■ 红霉素

- 10mg/kg，q6h（首选口服，应尽快替代静脉注射，避免肌内注射）
- 新生儿：10mg/kg 每次给予 q8h 或 12h 取决于产后日龄和体重
- 成人：1g，q6h
- 最大：500mg，每次或 2g/d

■ 阿奇霉素

- 10mg/kg 静脉注射第 1 天（首剂）然后 5mg/kg
- 成人：500mg
- 最大：500mg

■ 万古霉素

- 10mg/kg，q6h
- 新生儿：15mg/kg，每次给予 q6h，8h，12h 或 24h 取决于产后日龄和体重
- 成人：1g 每次
- 最大：1g 每次，4g/d

■ 克林霉素

- 10mg/kg，q6h
- 新生儿：5mg/kg 每次，给予 q6h，8h 或 12h，取决于产后日龄和体重
- 成人：1.2g 每次，q6h
- 最大：1.2g 每次，4.8g/ 每次

口服药物剂量

β 内酰胺酶抑制氨基青霉素

■ 阿莫西林 - 克拉维酸

- 40mg/kg，q12h（年龄 >3 个月）
- 成人：875mg，q12h

大环内酯类

■ 红霉素（与注射类药物相同）

■ 阿奇霉素（与注射类药物相同）

■ 克拉霉素

- 儿童：7.5mg · kg（每次），q12h
- 成人：500mg，q12h
- 最大：500mg 每次

注：住院患者应在急诊科给予上表所列出的药物首次剂量。该剂量是在假设肝肾功能正常情况下的剂量。剂量可根据临床情况进行调整。儿童或婴儿的剂量先列出来，然后是新生儿和成人的剂量。

社区获得性肺炎门诊治疗通常是7～10d（除了阿奇霉素是5d）。对于大环内酯类，阿奇霉素可能具有更好的耐受性（如减少胃肠道副作用），尽管红霉素便宜。阿奇霉素和克拉霉素不批准用于新生儿，但已用于婴儿治疗感染，如百日咳（见第37章）。避免肌内注射红霉素。首选口服红霉素，尽快从静脉注射转为口服。

处理

肺炎治疗的核心在支持治疗、抗生素合理使用，以及某些患者进行住院治疗。确定疾病的严重程度和入院治疗的需要（表36-10）。任何有精神状态改变、缺氧、呼吸窘迫或呼吸衰竭，或有重症肺炎的患者都应入院治疗。呼吸窘迫的表现包括发绀、低氧血症、三凹征、呻吟、鼻翼扇动、腹式（跷跷板）呼吸、点头样呼吸、精神状态改变、烦躁不安（继发于缺氧）、嗜睡（可能由于高碳酸血症）和生命体征异常，如心动过速、气促、心动过缓、呼吸过慢和呼吸暂停。对所有疑似肺炎患者进行脉搏血氧测量，并对低氧饱和度的患者提供氧气。几乎通用的建议是，一个原本健康的患肺炎儿童，如脉搏血氧测量<90%则应入院，大多数医生也会将脉搏血氧测量<93%的儿童收入院。

表36-10 入院指征——肺炎

- 新生儿（≤30d）
- 小婴儿（≤3～6个月）
- 无法耐受液体或药物
- 门诊治疗效果欠佳
- 社会心理问题（治疗依从性，随访）
- 合并症（支气管肺发育不良、镰状细胞病等）
- 呼吸窘迫
- 低氧血症
- 肺炎并发症（肺脓肿、脓胸、瘘管等）
- 菌血症
- 脓毒症
- 脱水
- 怀疑为特定的致命病原体（如卡氏肺孢菌，金黄色葡萄球菌）

支持治疗包括呼吸道管理、发热控制、保持液体平衡（可能需要静脉输液）和并发症治疗。呼吸道管理可能包括吸氧、吸痰、心电监测，针对哮鸣音采用支气管扩张药、湿化，以及在少数情况下气管插管和机械通气。呼吸暂停和（或）呼吸衰竭可能会骤然发生于小于6个月的婴儿，所以需要进行监测和住院观察。

肺炎并发症包括脱水、胸腔积液、脓胸、肺大疱、气胸、菌血症、脓毒症、休克、呼吸暂停和闭塞性细支气管炎。有些肺炎还可并发脑膜炎、会厌炎、化脓性关节炎、心包炎、软组织和皮肤感染及中耳炎。胸腔积液或脓胸的胸腔穿刺术可以是诊断性和治疗性的操作。一些胸腔积液（如干扰呼吸的大量积液）和任何脓胸都需要行胸导管引流。

一旦开始合理的抗生素治疗，除非发生并发症，大多数细菌性肺炎患者能迅速好转（1～2d退热和症状改善），虽然胸部影像异常可能需要6～8周以上才能消失。如未能好转或症状加重可能提示发生并发症或误诊，如其他感染（包括结核、真菌或寄生虫感染）、异物、其他肺疾病和潜在的全身性状况（如恶性肿瘤、AIDS、自身免疫病、免疫障碍）等原因。许多肺炎患者，包括大部分非典型肺炎（如病毒、支原体、肺炎衣原体）和一些细菌性肺炎的非免疫抑制的年长儿童，可能被作为门诊患者治疗。所有从急诊离开的小儿肺炎患者都应由他们的最初治疗者进行1～2d的密切随访。入院患者住院治疗的另一个选择是进入急诊观察室，尤其是临床阶段早期或很难评估肺炎严重程度，或有其他问题的患者。

经验治疗

由于特定病原体可能是未知的，所以经验治疗是常用方法，经验治疗的选择由以下因素决定：根据患者年龄最可能感染的病原体、住院治疗/病情严重程度的需要和流行病学因素（表36-8）。对于需要住院的患者，抗生素的首次给药应该在急诊科进行。新生儿应住院并使用两联抗生素，开始用氨苄西林针对李斯特菌和肠球菌，以及第三代头孢菌素（如头孢噻肟）或氨基糖苷类（如庆大霉素）择其一。类似的，通常建议小婴儿（1～3个月）住院治疗，因为其不成熟的免疫系统；肺炎通常是脓毒症的一部分，脓毒症的体征/症状不易察觉且为非特异性，而呼吸暂停和（或）呼吸衰竭等并发症可能发生。对于1～3个月大的婴儿，选择第三代头孢菌素，如果疑似无发热肺炎或百日咳，则应该选用大环内酯类或磺胺类药物。

对于较大的婴儿和学龄前儿童（3个月至5岁），选用第三代头孢菌素和大环内酯类治疗住院患者是一种经验性抗生素疗法，它将提供覆盖非典型病原（大环内酯类用于支原体和衣原体）的治疗，以及头孢曲松钠对其他细菌微生物的治疗，而门诊治疗选用阿莫西林-克拉维酸。对于学龄儿童和青少年（5～18岁），住院治疗可能用头孢曲松和大环内酯类，而门诊治疗可以单独使用大环内酯类（表 36-8）。

对于任何年龄段的患者，如果考虑金黄葡萄球菌肺炎，尤其是患者病情严重时，则添加一个抗葡萄球菌制剂，如万古霉素、克林霉素甚至萘夫西林 / 苯唑西林 / 甲氧西林（取决于耐药模式）。如果可能为耐甲氧西林金黄色葡萄球菌，则万古霉素是一种合理选择。在已知药物敏感性之前，克林霉素或一种“抗葡萄球菌的西林”（如苯唑西林、甲氧西林或萘夫西林）是针对万古霉素耐药的肠球菌的恰当的抗生素。

暴发性病毒性肺炎可能会在患儿中发生，尤其是免疫功能低下的患儿，此时可能需要经验性抗病毒治疗，如阿昔洛韦针对水痘肺炎、利巴韦林用于 RSV 肺炎高危患者、更昔洛韦用于巨细胞病毒肺炎、金刚烷胺用于流感，或泼尼松和齐多夫定用于患淋巴细胞间质性肺炎的 AIDS 患者。

总结

肺炎是婴儿和儿童最常见的疾病之一。其临床表现范围可从轻微疾病到严重威胁生命的疾病，治疗可包括从门诊治疗到急诊观察，再到住院治疗和重症监护。由于有大量微生物可以引起肺炎，且诊断检测具有局限性，在急诊科通常并不能明确特定病原体。然而，可以通过临床和辅助检查的数据推测最可能的病原体，并给出推荐的治疗。肺炎治疗包括支持治疗和常用的经验性抗生素疗法，该治疗的选择基于许多因素，如患者年龄、合并症、临床表现、辅助（放射和实验室）检查和流行病学。

（冉迎春　译）

第37章 百 日 咳

（原著 Sharon E. Mace）

要点

- 百日咳可以发生在任何年龄，但小于6个月的婴儿最易感。
- 卡他期的特点是上呼吸道感染症状，随后是以阵发、痉挛性咳嗽为特点的痉咳期。
- 淋巴细胞增多提示疾病的存在，但并不一定出现。
- 支持性治疗包括缺氧时给氧和脱水时静脉输液。大环内酯类可限制疾病的传播，早期用药是有效的。
- 入院的指征包括婴儿<6个月、缺氧和脱水。

概述

百日咳是一种急性、细菌性、高度传染性并有高发病率和死亡率的呼吸道感染，尤其是在婴儿中。美国在疫苗出现之前，百日咳是引起儿童（小于14岁）死亡的头号传染病，每年约10 000人死亡，并且比麻疹、脑膜炎、猩红热、白喉、脊髓灰质炎加起来造成的1岁内婴儿死亡总人数还多。随着百日咳疫苗的广泛使用，百日咳病例数大幅下降（>99%），在1976年达到最低点，随后发病率开始上升，并且自1989年起每2～5年发生百日咳流行。

据估计，每年有5000万～6000万人患百日咳，其中有30万到大于50万人死于百日咳。在发展中国家和疫苗接种率较低的国家，百日咳的发病率很高。在美国和欧洲，尽管疫苗广泛接种，百日咳发病率却一直在升高。每年美国青少年和成人百日咳病例数在60万左右。

在美国每隔几年就会发生百日咳大流行（如2005年、2010年和2012年），而2012年可能是近五六十年以来最大的暴发。这个疫苗可预防疾病的复苏主要归因于以下几个因素：①疾病认识的增强；②可检测百日咳鲍特菌的更有效的实验室检测方法出现；③百日咳鲍特菌基因修饰变化；④继发于疫苗效力降低的疫苗免疫失败；⑤由于宗教或其他原因未接受免疫接种。

免疫接种后，随着时间推移抗体效价下降。免疫力在疫苗接种后3～5年开始下降，在12年后免疫力已基本消失。值得注意的是，感染百日咳（自然疾病）和疫苗接种都不能获得对将来由于百日咳鲍特菌引起的再次感染或疾病的终身或完全免疫。全细胞菌苗、DTP疫苗比无细胞菌苗、DTaP和Tdap疫苗更有效，但有更多的副作用，所以目前美国使用（自1997年以来只使用）无细胞菌苗用以免疫接种。

传播和病理生理学

百日咳通过咳嗽时喷出的飞沫进行传播，具有高传染性，密切接触者的患病率高达90%～100%，学校接触为50%。患者在百日咳的卡他期和痉咳早期传染性最强。咳嗽的青少年和成年人是百日咳鲍特菌宿主，并且通常传染给婴儿和幼儿。在一项研究中，有76%～83%的概率是家庭成员将百日咳鲍特菌传染给婴儿。

百日咳鲍特菌对人类呼吸道上皮细胞有亲和性，并且不扩散到血液，而这可能是感染者不发热、无中毒症状且无菌血症的原因。它产生大量物质或毒素以增加它的毒性，包括百日咳毒素。

临床表现：典型表现

百日咳的临床定义是一种持续14d以上的急性咳嗽疾病，并有以下临床表现之一或更多：阵发性咳嗽、吸气性“吼声”或咳嗽后呕吐。百日咳的特征是剧烈的阵发、痉挛性咳嗽，由于部分声门关闭而大力吸气从而引起典型的“吼声”。

百日咳有3～12d的潜伏期，病程持续6～10周，根据临床特征分为3期：卡他期、痉咳期和恢复期。卡他期持续1～2周，包括非特异性上呼吸道感染（URI）的症状。如果出现发热，则为低热（表37-1）。

表 37-1　疾病的三个阶段

前驱期或卡他期症状：上呼吸道感染症状为 7～10d
痉咳期表现为阵发、痉挛性咳嗽持续 2～4 周
恢复期症状逐渐消失

下一阶段是痉咳期，表现为阵发、痉挛性咳嗽，夜间咳嗽频繁，并持续 1～6 周。患者会有 10～15 声连续速射样咳嗽，看起来焦虑、面色发红或发绀、凸眼伸舌，他们可能会发出吸气性“吼声”和出现咳嗽后呕吐。在恢复期，除婴儿外患者阵发性咳嗽的严重程度下降。

临床表现：非典型表现

很多患者没有典型体征和症状，而有非典型表现。典型百日咳最常发生在未行免疫接种儿童的初次感染，然而非典型百日咳在婴儿和成人中常见。

小婴儿，尤其是小于 3 个月的婴儿，通常没有典型的三期表现。卡他期可能未被识别或天数缩短。咳嗽和“吼声”可能不是突出表现，而表现为呼气呻吟和用力吸气的喘息。

婴儿可能会因为轻微的刺激触发窒息、喘息和呼吸暂停，这些刺激可能是声音或光，也可能是吮吸、伸展甚至吸痰。呼吸暂停可能是疾病的唯一表现。咳嗽可能在恢复期恶化，而不是逐渐好转。如其他（非百日咳）疾病触发间断的临床发作，则婴儿可能会有恢复期延长。小于 6 个月婴儿患百日咳的另一个表现是“沉默”发作。患儿表现为听不到声音的咳嗽或不呼吸，甚至可能变得无反应。

青少年和成人通常表现为长期的咳嗽，没有典型的“吼声”或明显的 3 个不同阶段；然而他们可能有亚临床的、轻微症状，甚至典型百日咳症状。年龄、既往疫苗接种史或感染、抗生素治疗和被动获得抗体等因素影响百日咳的临床表现。咳嗽 6d 以上的大学生，有 1/4（26%）经细菌培养被证明携带百日咳鲍特菌，而他们中没有人在临床上被诊断出来。相似的结果也出现在成人中，实验室检测出 20%～21% 百日咳鲍特菌发病率。体格检查发现的缺失、无发热或低热和无痰往往让医疗卫生从业者忽视百日咳的诊断。偶尔患百日咳的成人和青少年会在严重咳嗽发作时出现晕厥。

百日咳患者通常由于肺部查体正常而不被注意，除非出现合并肺炎。然而，严重的咳嗽可能导致结膜出血和瘀点、婴儿舌系带撕裂和皮下气肿。

鉴别诊断

任何主诉为咳嗽的个体均应考虑百日咳，尤其是如果他们没有以下体征或症状：肌痛、全身乏力、皮疹、黏膜疹、发热、气促，具有无哮鸣音、湿啰音或干啰音的“正常”肺部听诊；有“正常”X 线胸片。

对于有以下任一症状的婴儿，应考虑百日咳：喘息、呕吐、发绀、呼吸暂停或明显危及生命的事件并与婴儿猝死（ALTE）有关。对于大龄儿童，逐渐恶化的咳嗽 7～10d 的患儿和任何长期咳嗽的患儿都应进行鉴别诊断。百日咳青少年患者有大约 50% 会咳嗽 10 周或更久。

实际上，百日咳的意思是“剧烈咳嗽”，并称为 100d 的咳嗽。

许多其他呼吸道病原体也会引起长期、反复的咳嗽，包括其他鲍特菌属（如副百日咳杆菌、霍氏鲍特菌）、肺炎支原体、肺炎衣原体、腺病毒、博卡病毒和其他。咳嗽发作也与呼吸道疾病有关：哮喘和囊性纤维化；肺部感染：肺炎、毛细支气管炎、肺结核；真菌感染：球孢子菌属、组织胞浆菌病。咳嗽也可能与气道异物、鼻窦炎和胃食管反流有关。

RSV 和腺病毒合并感染常被关注。最近的一项研究指出，1/3 百日咳住院患儿（百日咳鲍特菌培养阳性）也同时并发 RSV 感染。

微生物学

百日咳鲍特菌属于细菌的鲍特菌属，为小的多形性需氧革兰阴性球杆菌。百日咳鲍特菌仅影响人类，没有已知的动物或环境宿主。副百日咳鲍特菌引发 2%～20% 的百日咳病例，与百日咳鲍特菌感染临床表现相似，但通常没那么严重。霍氏鲍特菌与人类和其他动物呼吸道感染相关，但没有进一步研究。支气管败血症鲍特菌被报道在免疫功能低下人群中引发严重呼吸道疾病，如 AIDS 患者；它是在动物中引发“犬舍咳”的重要微生物。

最近在百日咳两个疫区（法国和美国）有 20.3% 的样本发现霍氏鲍特菌，在美国还报道了百日咳鲍特菌和霍氏鲍特菌合并感染的暴发。但这是否是一个新趋势还有待观察。百日咳菌苗不能完全预防这些其他的鲍特菌，这也可能是“疫苗失败”的另一个原因。

百日咳确诊的实验室金标准是细菌培养，这种培养特异度高（95%），敏感度低（15%～45%），但能够做抗生素敏感性测试和DNA指纹分析。百日咳鲍特菌是一种需要特别加强的营养基（Bordet-Gengou或Regan-Lowe）的难养微生物，且营养基不是轻易可获得的，通常需要3～7d培养，如果患者接受了抗生素治疗或在痉咳期的后期，则很难培养出。如果使用鼻咽拭子，它们应该是藻酸钙、聚酯纤维或人造纤维，而不是棉签，因为棉花会抑制百日咳鲍特菌的生长。

使用百日咳鲍特菌和副百日咳鲍特菌特定抗体对鼻咽分泌物进行直接荧光抗体试验（DFA）可以在几个小时内产生结果，但敏感度和特异度低，并且可能与其他微生物有交叉反应。因此，它已被PCR检测取代，并且不再推荐。PRC检测比培养有更高的敏感度、特异度（>95%），出结果快（通常小于48h）。然而可能由于标示污染继发假阳性，这些方法不是经普遍标准化或验证的，而实验室需要经过适当培训的专门人员并采取适当的质量控制措施。一些专家推荐在感染期间同时做培养和PCR，约在症状开始的4周内（如卡他期的开始阶段）或咳嗽开始的3周内（如痉咳期开始）。

实验室试验和放射学研究

在婴幼儿，卡他期白细胞常常从15 000个细胞/mm³增加到40 000个细胞/mm³，甚至可能达到100 000个细胞/mm³。这是继发于正常小淋巴细胞的绝对淋巴细胞增多，而这不像病毒性疾病（如单核细胞增多症）中发现的大的非典型淋巴细胞，这可能成为疾病的线索。百日咳的淋巴细胞增多的线索可能在幼儿中仅有轻度升高，且该线索可能不会出现在青少年和成年人。

多形核白细胞增多意味着继发细菌感染或其他感染/疾病。极度的白细胞增多和（或）血小板增多与疾病严重程度增加和死亡相关。百日咳毒素引起白细胞功能障碍和组胺敏感性，此外还会刺激引起低血糖的胰岛素分泌导致低血糖。因此检查百日咳患者的血糖很重要。

X线胸片通常是正常的，尽管可能出现轻微异常，如增加的支气管周围袖套征或斑片状肺不张。肺实质的实变，特别是患者发热时，通常表明继发细菌感染。由于严重的阵发性咳嗽可能出现皮下气肿、纵隔气肿和气胸。

并发症

欧洲一项大的多中心研究发现，总的并发症发生率是6%，但24%发生于6个月以下的婴儿。呼吸暂停、肺炎、呼吸衰竭、因呕吐和喂食困难引起脱水/体重减轻是最常见的并发症。癫痫和死亡是百日咳的罕见并发症。

呼吸暂停是一种几乎完全发生于婴儿的并发症，特别是6个月以下的婴儿。加拿大的一项研究发现，近1/3（31%）的2岁以下的儿童并发呼吸暂停；而另一项研究发现，6个月以下婴儿呼吸暂停的发生率为16%。

患者可能会发生原发性或继发性肺炎。德国一项百日咳儿童和成人患者的研究指出，并发症的发生率为5.8%，其中肺炎是最常见的并发症，为29%，其次是呼吸暂停，为12.6%。在加拿大一项对2岁以下儿童进行的研究中，呼吸暂停的发生率为27.1%，肺炎为9.4%。美国CDC报道了类似的结果，从X线胸片来看，6个月以下的儿童的肺炎发生率为12%～13%。

呕吐很常见，从几项研究中引用的发生率为50%～53%。百日咳的神经系统并发症很少见，报道的新发作癫痫发生于1%～2%的儿童（<2岁）、脑病（可能是由于缺氧）发生于<1%的儿童。

百日咳的死亡率<1%，绝大多数死亡发生在<6个月的患儿，在一项研究中它占到86%。同样，6个月以下婴儿的住院率最高（达到80%），随后是6～11个月的婴儿（30%），青少年住院率最低（10%）。

增加死亡风险的因素（除了年龄小）是插管的肺炎、白细胞增多和肺炎为首发表现。由于百日咳婴儿可能出现致命性呼吸暂停，百日咳被认为是一种婴儿猝死的不常见原因。有学者建议，应对婴儿猝死综合征婴儿评估是否患百日咳，特别是婴儿和（或）家庭成员有咳嗽史时。

肥厚性幽门狭窄（HPS）和使用红霉素或阿奇霉素治疗百日咳之间的关联已被报道。由此建议任何在新生儿期给予大环内酯类治疗，并在1个月内有呕吐的小婴儿都应考虑HPS。

治疗

百日咳的治疗重点是支持治疗，包括避免触发阵发性咳嗽的诱因，如寒冷、剧烈活动甚至吸痰，以及住院进行密切监护。

入院的原因包括婴儿小于 6 个月；呼吸道并发症如呼吸暂停、发绀、肺炎或呼吸窘迫；或神经系统并发症包括癫痫或脑病；或由于呕吐和不能进食而脱水 / 体重减轻。安排患者进行呼吸道和分泌物隔离。监测呼吸频率、心率和血氧饱和度。一些患者可能需要静脉补液和（或）鼻饲。

抗菌疗法被推荐用于有临床诊断百日咳或实验室确诊百日咳的所有患者，即使没有症状。如果早期给予抗生素治疗能缩短病程和减轻症状。治疗结果不同很可能是由于治疗开始的时间和疾病的阶段。抗生素疗法也消除了鼻咽的携带病原，这对于 6 个月以下的婴儿非常重要。如果未经治疗，他们出现并发症的风险更大。

抗生素选择大环内酯类。三种大环内酯类，红霉素、克拉霉素和阿奇霉素都是有效的，尽管由于胃肠道副作用，红霉素耐受性可能不太好。然而可选用阿奇霉素。对于大环内酯类有禁忌或无法耐受副作用的患者，甲氧苄啶 - 磺胺甲噁唑（TMP-SMX）是一种可选的抗生素。TMP-SMX 在妊娠晚期禁用，因为其对胎儿和婴儿有潜在的胆红素置换和胆红素脑病风险。不推荐其他抗生素治疗，因为其在对抗百日咳鲍特菌时，杀菌活性不一致（β 内酰胺抗生素类，如头孢菌素、氨苄西林、阿莫西林），不能消除鼻咽携带病原（如氨苄西林、阿莫西林），或对儿童可能有不利影响（多西环素、氟喹诺酮类）。

根据红皮书（美国传染病儿科委员会）和 CDC 建议，1 个月以上和 6 个月以下的婴儿应该用大环内酯类抗生素进行治疗；虽然阿奇霉素和克拉霉素尚未经美国 FDA 批准用于小于 6 个月的婴儿。新大环内酯类似乎有更好的耐受性，并且比红霉素有更方便的给药方案，尽管红霉素更便宜。对于新生儿（年龄＜1 个月），红皮书和 CDC 均推荐阿奇霉素（副作用少，并没有合并特发性 HPS）（剂量见表 37-2）。

表 37-2　推荐口服剂量

	小于 6 个月婴儿	大于 6 个月婴儿和儿童	青少年和成人
阿奇霉素[a]	10mg/（kg · d），5d 小于 1 个月婴儿首选	第 1 天，10mg/kg 第 2～5 天，5mg/kg 最大 500mg/d	第 1 天，500mg 第 2～5 天，250mg
红霉素[b]	10mg/（kg · 次），qid，14d（＜1 月不选择该药）	10mg/kg，qid 最大 1～2g/d	500mg，qid，14d， 最大 2g/d
克拉霉素[c]	＜1 月不能使用 7.5 mg/kg，bid，如 1～5 个月，7d	7.5mg/kg，bid，7d	500mg，bid，7d

a 所有阿奇霉素剂量均以单次剂量给予 5d。

b 红霉素剂量，6 个月以下婴儿给予 14d，大于 6 个月的婴儿、儿童和成人给予 7～14d。红皮书列出了针对小于 1 个月婴儿的红霉素剂量。然而，对于小于 1 个月婴儿首选阿奇霉素，因为红霉素与发生特发性肥厚性幽门狭窄（HPS）的风险有关。

c 不推荐小于 1 个月的婴儿使用克拉霉素，对于所有年龄段的患者给予 7d（除了小于 1 个月的婴儿，不推荐对他们使用克拉霉素）。

对于不能服用大环内酯类的患者，可选用甲氧苄啶 - 磺胺甲噁唑（TMP-SMX）。对于小于 2 个月的婴儿禁用此药。对于 2 个月以上到青少年的患者，TMP 4mg/kg，bid，SMX 20mg/kg，bid，服用 14d。对于所有青少年和成人，TMP 160mg/kg，bid，SMX 800mg，bid，服用 14d。

预防

■ 暴露后预防

以治疗的相同剂量给予抗生素预防。当给原发病例咳嗽发病 21d 内的无症状接触者预防治疗后，可以防止症状的发展，但 21d 后给药的有效性无法确定。

建议所有密切接触者（不论免疫接种状态）进行抗生素预防，但不推荐对整个班级 / 学校进行普遍预防。密切接触者包括家庭成员和儿童保育员。在卫生保健机构，密切接触是指与有症状患者的分泌物（鼻、口腔或呼吸道）有直接接触或与有症状患者在 1m 内面对面暴露，或在同一密闭空间内与有症状患者近距离接触大于 1h。医院内的暴发流行通过对暴露的医护人员（HCWs）和患者进行抗生素预防来终止。

对于严重或复杂百日咳高危人群，推荐使用抗生素预防。高危患者包括年龄小的患儿（＜ 1 岁，尤其是＜ 4 个月），免疫缺陷患者，和（或）那些有重大合并疾病的患者（如慢性肺疾病、呼吸衰竭）。由于小婴儿有患该病的高风险，妊娠晚期女性也应给予暴露后预防。

接种疫苗

接种疫苗是非常有效的，预防严重疾病的有效率为 95%，轻微疾病为 64%。有两种类型的百日咳菌苗：全细胞菌苗和无细胞菌苗。无细胞菌苗反应原性更少、更昂贵，是美国使用的疫苗。全细胞菌苗有很多副作用，但广泛应用于发展中国家。红皮书和 CDC 建议对儿童和青少年进行 5 次的白喉、破伤风类毒素和无细胞百日咳疫苗（DTaP），接种分别在 2、4、6、15 和 18 个月及 4～6 岁进行。

随着近几年百日咳的再现，推荐青少年和成年人进行加强免疫（Tdap）接种，adacel 疫苗（用于 11～64 岁）或 boostrix 疫苗（用于大于 10 岁），二者择其一。最近免疫实践咨询委员会（ACIP）建议，大于 65 岁的患者可以接种 adacel 疫苗。先前接种过的个体进行加强免疫（Tdap）接种与将 DTaP 用以初次接种的不同之处在于，较之等量儿科的 DTaP（daptacel 疫苗 或 infantrix 疫苗），它包含更低量的白喉和百日咳类毒素。

其他预防措施

推荐对百日咳住院患者使用标准预防隔离和飞沫防护（1m 内戴面罩），直到有效治疗结束 5d 后或未治疗患者症状出现 3 周后。百日咳患者不应该回医疗卫生机构、托儿所或学校工作，直到抗生素治疗后 5d，而且应该远离婴儿 / 幼儿，特别是如果他们没有免疫接种。

总结

百日咳是一种百日咳鲍特菌引起的急性、高传染性呼吸道疾病。它是美国正在增加的唯一可用疫苗预防的疾病。对于幼儿，尤其是婴儿，百日咳是一种可危及生命的疾病。对青少年、成年和医护人员的百日咳预防接种提出了一些新的建议。对于任何年龄的咳嗽患者，尤其有严重或长期咳嗽者，都应进行百日咳的鉴别诊断。

（冉迎春　译）

第 38 章　囊性纤维化

（原著　Sabah F. Iqbal，Dinesh Pillai，Kathleen M. Brown，Bruce L. Klein）

要点

- 囊性纤维化（CF）是在美国白色人种中最常见的、限制寿命的常染色体隐性遗传病。
- 约每 3500 个新出生的白种人中就有 1 个 CF 患者，且在非白色人种中也有越来越多的患者被诊断（图 38-1）。
- 大多数 CF 患者有典型的三联征表现：慢性肺疾病，胰腺功能不全导致的吸收不良，汗液中钠和氯的浓度升高。
- CF 在临床表现、严重程度和病程上有相当大的个体差异。

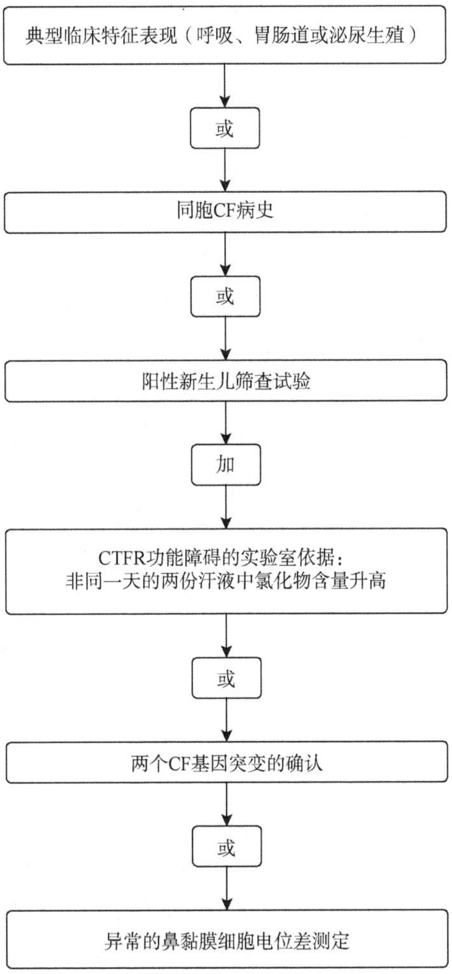

图 38-1　CF 的诊断标准

病因学 / 病理生理学

囊性纤维化（CF）是由编码囊性纤维化跨膜传导调节蛋白（CFTR）的基因突变造成的。这种蛋白质定位于上皮细胞膜，其功能通常是在 cAMP 的激活下调节氯通道，将氯（和水被动地）从细胞转运到相邻腔内。CFTR 也在将碳酸氢盐从细胞转运到腔中扮演了重要角色。CFTR 还与气道上皮细胞调节钠通道有关，帮助限制钠（和水）从腔中重吸收到细胞。在汗腺导管细胞，CFTR 将氯转运到相反方向，也就是说，从腔内进入细胞。这些机制有助于解释疾病的临床表现。

CFTR 基因位于染色体的长臂。引起 CF 最常见的 F508del 突变和大于 1500 个不太常见的突变已被确认。五类突变已被确定。表达 CFTR 基因的器官［特别是鼻窦、肺、胰腺、肝、胃肠（GI）道和生殖系统］受到突变影响。然而，基因型和临床表现之间的关系并不总是直接的。

这些 CFTR“缺陷”的最重要病理生理结果是减少黏液和大多数外分泌物中的水（连同相关电解质和其他异常情况）。黏液和外分泌物更黏稠，很难清除，导致气道和导管堵塞。在气道，这些黏液（可能还有其他）的异常情况诱发特有细菌微生物的慢性感染和炎症反应。准确来说，发生这种特异性感染的诱因尚未完全阐明。有各种假说被提出，其中一些在参考文献中进行了详述（表 38-1）。

表 38-1　诱发 CF 患者呼吸道感染的特征性生物因素推测

厌氧 / 微需氧的生长条件导致细菌黏液型的转变和抵抗
细菌清除率降低
上皮细胞膜 F508del CFTR 无法结合铜绿假单胞菌
腔内的氯离子浓度升高致“防御素类”失活
增加上皮细胞膜 asialoGMI 受体，导致铜绿假单胞菌和金黄色葡萄球菌结合增加
低浓度的细胞因子白细胞介素 -10
低浓度的脂氧素抑制中性粒细胞炎症

胰腺外分泌功能不全（导致胃肠道吸收不良和营养不良）是由到达胃肠道的胰液量少，以及它们的异常碳酸氢盐、酶和含水少引起。由于滞留的活化酶引起胰腺自身消化，胰腺内分泌功能不全（导致糖尿病），或者甚至急性胰腺炎最终接踵而至。CF 时的异常肠道黏液和胆道分泌物也导致吸收不良和各种 GI 及肝胆阻塞。由于汗腺导管细胞从汗液中转运出氯化物有缺陷，因而 CF 患者的汗液中通常氯（和钠）浓度升高。

临床表现

未经治疗的未确诊 CF 患者可能因为各种主诉来到急诊科。有发育停滞的慢性胃肠道病史和（或）呼吸系统问题是典型表现。对于有慢性腹泻、反复呼吸道感染（特别是有支气管扩张或杵状指）或非典型哮喘的患者都应考虑 CF。低蛋白血症和水肿可能会在有显著吸收不良的患者中发生。吸收不良会导致维生素缺乏，特别是脂溶性维生素。维生素 K 缺乏导致的出血和维生素 E 缺乏引起的神经系统异常和溶血性贫血已经被报道。有临床表现提示 CF 的患者应该寻求诊断评估。

已知 CF 患者到急诊室时通常有各种急性并发症，最常见的是呼吸道症状增加表现出的肺疾病恶化。肺疾病恶化被认为是由于更多的活动性气道感染引起，最小的 CF 患者是由金黄色葡萄球菌或流感嗜血杆菌引起的感染。然而最后铜绿假单胞菌成为最普遍的感染微生物。在慢性感染的 CF 患者中，铜绿假单胞菌往往发生变化，变得更有黏液性，能动性更差，很难用抗生素清除。洋葱伯霍尔德杆菌（原洋葱假单胞菌）在 CF 患者中是一个非常致命的微生物。非结核分枝杆菌感染可能发生并很难清除。耐甲氧西林金黄色葡萄球菌（MRSA）是 CF 患者呼吸道中新出现的病原体。因为耐甲氧西林金黄色葡萄球菌感染与死亡风险增高有关，所以应该积极治疗。

慢性呼吸道感染和炎症，以及反复的加重，会导致呼吸道破坏。类毛细支气管炎现象可能在初期出现，随后伴发支气管炎。接着发生病程延长、细支气管闭塞、细支气管扩张和支气管扩张。黏液栓塞和气道堵塞是 CF 的突出特征，导致肺不张、肺气肿和通气血流比值失调。

气胸（有时为张力性气胸）可能由破裂的肺气肿大疱引起，所有病情突然恶化的 CF 患者必须排除这种可能性。它在年龄较大的青少年和成年人或肺功能显著受损的患者中并不罕见，并可能常常复发。气胸是一个预后不良的指标，并与后来住院治疗、住院天数和 2 年死亡率增加相关。

CF 患者可能有咯血，特别是在病情加重期间。出血通常是轻微的，而非危险性的。大量咯血（急性出血＞240ml/d 或数天＞100ml/d）并不罕见，可能导致危及生命的窒息或低血压。它被认为由持续的气道炎症和侵蚀显著扩大的支气管动脉（其包含系统性压力）引起。像气胸一样，大量咯血在老年患者和那些有更严重肺损伤的患者中很普遍。痰培养发现金黄色葡萄球菌也与咯血风险增加有关。大量咯血是一个预后不良的指标，类似于气胸。

呕血发生少但必须与咯血区别。它通常是由于晚期肝硬化引发门静脉高压，继发出血性食管静脉曲张导致。

逐步恶化的肺疾病患者最终可能发生肺动脉高压和右心室肥大（肺源性心脏病）。呼吸系统病情的恶化可能突然发生充血性心力衰竭。随着时间的推移，大多数 CF 患者因并发于肺源性心脏病的呼吸衰竭而死亡。

CF 的急性胃肠道并发症包括胎粪性肠梗阻、远端肠梗阻综合征（DIOS）和直肠脱垂。胎粪性肠梗阻是新生儿期回肠末端被浓缩粪便堵塞引起。这些婴儿最常见的表现是出生后 24h 内没有排出胎粪；这可能发展为肠梗阻的症状与体征，甚至肠穿孔（有时发生在产前，图 38-2）。DIOS 发生于患 CF 的年龄较大的儿童，被定义为回盲区急性梗阻。DIOS 可能是完全性的，表现为呕吐胆汁，或者是不完全性的，出现腹痛和仅有腹胀。肠套叠、肠扭转和肠穿孔是 DIOS 的其他潜在相关后果。同样的，CF 患者常出现便秘和痉挛性腹痛。直肠脱垂与 CF 相关，在 3 岁以下儿童中最常见。

CF 患者通常会出现汗液氯和钠浓度升高，这让他们有典型的很咸的味道。汗液中盐和水分流失与相关的肾代偿，可导致急性或慢性电解质耗竭和脱水。这些最常发生在有肠胃炎和进食差的婴儿，或在炎热的夏季，尤其是在干旱气候。

接近成年的患者可能会出现额外的并发症，如 CF 相关糖尿病，这发生在多达 20% 的青少年和 40%～50% 的成年人中。CF 相关糖尿病主要是由于胰岛素不足导致，虽然胰岛素抗药性的波动水平也起到了一定作用，但通常仅与胰岛素有关。糖尿病酮症酸中毒很少见。其他并发症包括阻塞性胆道疾病（在成人多达

30%）和阻塞性精子缺乏（95% 青春期后的男性）。

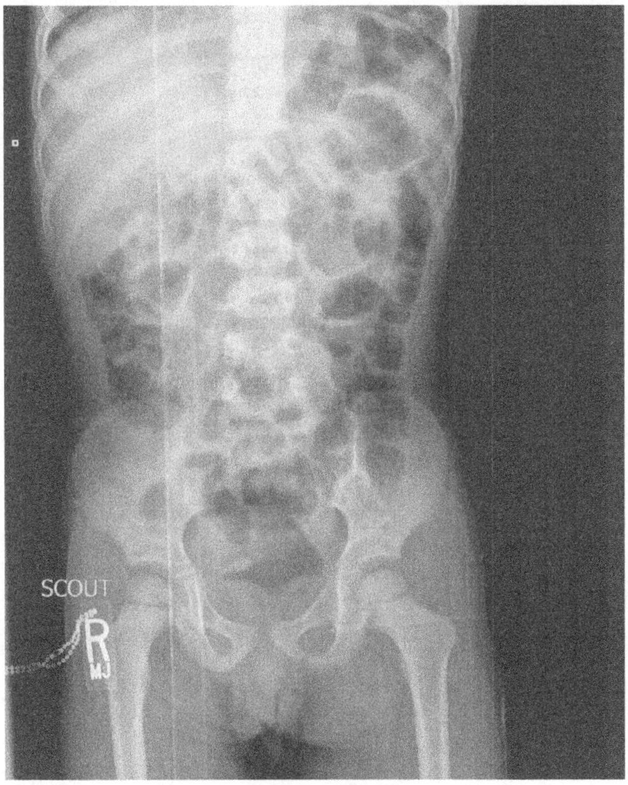

图 38-2　肠梗阻

实验室和影像学发现

现在美国全部 50 个州在新生儿筛查中检测 CF，因此大多数病例都能更早检测到，从而可能提高生存率。应该对所有疑诊的患者进行医疗评估。图 38-1 给出了诊断 CF 的推荐标准和测试。DNA 突变分析可用于患者和携带者检测。传统上，毛果芸香碱电离子导入法汗液试验已成为疑似 CF 患者诊断评估的一部分。这一测试测量汗液的氯浓度。浓度＞60mEq/L 被认为阳性；然而，这一临界值在诊断 CF 时并不是 100% 敏感的。值得注意的是，汗液测试很难精确执行，很耗时间，并且在急诊科不易进行。

在肺部疾病恶化期间，最初应通过测量脉搏血氧来获得血氧饱和度。血气分析仪测定在管理呼吸衰竭患者时是有用的，特别是那些既往有良好肺功能和急性呼吸困难的患者。病原学鉴定应包括痰培养，如果无法获得：可行咽部或喉部以下培养，从而指导抗生素治疗。

恶化期的胸部 X 线应该与最近期的进行对比。常见的胸部 X 线表现包括充气过度、弥漫性支气管周增厚、区域的肺不张和毛绒浸润。与 CF 患者的狭窄心影相反，肺源性心脏病患者有相对较大的心影，以及显著的肺血管。任何有肺功能突然恶化的患者均应考虑发生气胸，并行胸部 X 线检查。

胎粪性肠梗阻或 DIOS 患者在腹部 X 线片上有扩张的肠管。也可以看到在下腹有多泡的颗粒状密度影，代表了胎粪或粪块。

有显著咯血或呕血的患者，其血液需进行全血细胞计数、血型和交叉配血、凝血酶原时间检查。低血钠、低血钾、低氯性碱中毒是典型的电解质异常，可以作为诊断线索，特别是看到患者有其他结果提示 CF 时。

鉴别诊断

CF 可以与各种不同的疾病混淆。表 38-2 列出了非 CF 原因的一些有长期或反复性肺部症状。表 38-3 列出胰腺外分泌功能不全的其他原因。表 38-4 列出与汗液电解质浓度升高有关的其他状况。

表 38-2　非 CF 原因的一些长期或反复性肺部症状

哮喘
支气管肺发育不良
先天性支气管或肺部异常
异物
纤毛不动综合征
免疫缺陷疾病
胸内肿瘤

表 38-3　非 CF 原因的胰腺外分泌功能不全（在儿童中很少见）

Alagille 综合征
自身免疫性多发内分泌腺病 - 假丝酵母菌菌病 - 外胚层发育不良症
慢性胰腺炎
先天性胰腺发育不全
先天性风疹
十二指肠闭锁与狭窄
肠激酶缺乏症
孤立性胰酶缺乏症（淀粉酶、脂肪酶、共脂肪酶、脂肪酶 - 共脂肪酶、胰蛋白酶原）
Johanson-Blizzard 综合征
胰切除术后胰岛细胞增生症
Pearson 综合征
蛋白质 - 热量营养不良
Shwachman 综合征

表 38-4 与汗液电解质浓度升高有关的一些非 CF 状况

肾上腺功能减退	甲状旁腺功能减退
自主神经功能障碍	甲状腺功能减退
外胚层发育不良	营养不良
家族性胆汁淤积	Mauriac 综合征
岩藻糖贮积病	黏多糖病
葡萄糖 -6- 磷酸酶缺乏	有水肿的肾病
胰腺炎	
遗传性肾源性的尿崩症	假性醛固酮减少症
人类免疫缺陷病毒	

治疗

许多有关 CF 的决策都包含慢性治疗的内容。然而，有时急诊医师必须从治疗疾病的急性并发症开始，最常见的是肺疾病恶化（图 38-3）。治疗后者旨在缓解气道阻塞和治疗感染。根据脉搏血氧仪或动脉血气结果给氧。因为炎症及任何之前存在的结构性破坏，在 CF 中气道阻塞往往只有部分可逆。吸入 β_2 肾上腺素支气管扩张药往往在短期内有效，应该对那些临床有反应的患者应用。

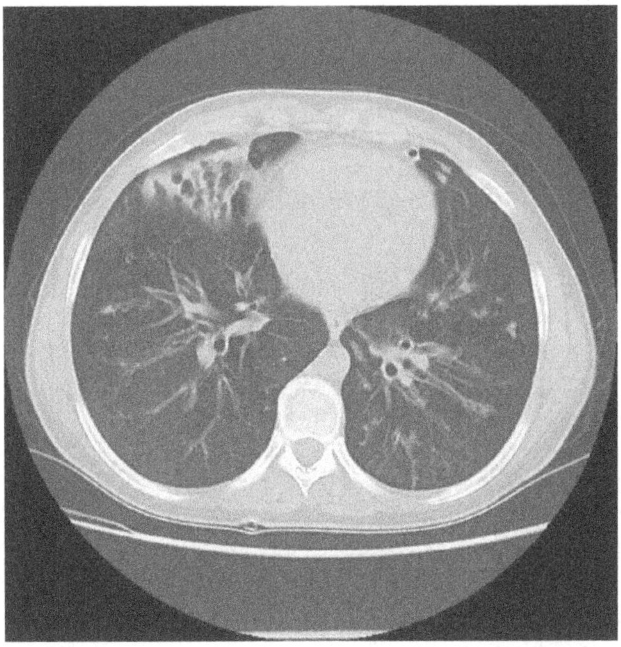

图 38-3 肺 CT 扫描

肺疾病恶化期进行抗菌治疗可使细菌负荷量下降和肺功能改善。之前的结果可以帮助指导抗生素的选择，直到最近的痰培养结果被告知。如果最近的结果不可用，经验治疗应针对 CF 患者中最常见的微生物：在婴幼儿中的金黄色葡萄球菌和流感嗜血杆菌，通常出现在儿童第一个 10 年末期的铜绿假单胞菌。由于铜绿假单胞菌导致 CF 患者疾病恶化，应给予联合抗生素治疗，因为用单个抗生素治疗可能有快速耐药性。吸入抗生素，特别是妥布霉素，对于感染铜绿假单胞菌的患者是安全有效的，并可以用于急性恶化期。对于大咯血患者，应考虑抗葡萄球菌的治疗。使用特殊抗生素的决定应该个性化，并应咨询患者的 CF 治疗专家。

阿法链道酶（重组人脱氧核糖核酸酶）是一种黏液溶解剂，通过雾化给药。它通过酶降解死亡中性粒细胞和气道黏液中其他细胞中的过量 DNA 来降低痰的黏度。阿法链道酶用于某些 CF 患者的长期治疗时能改善肺功能、降低肺疾病恶化患者的数量。虽然它通常用于慢性治疗，但在急性恶化期也可以继续使用。高张生理盐水雾化已被建议作为清除分泌物的一种可选方法。胸部物理治疗和体位引流技术作为清除 CF 患者分泌物的方法被广泛接受（尽管未被很好证明）；然而需要注意的是，专家一致建议对气胸患者禁止使用这些技术。

虽然仍在研究中，抗炎药物对某些 CF 患者的长期或急性期治疗可能是有益的。具有抗炎、抗菌功能的大环内酯类（如阿奇霉素）和大剂量布洛芬似乎很有应用前景。吸入类固醇通常用于长期治疗，但其使用是有争议的。一些 CF 治疗中心将静脉注射类固醇用于急性恶化期。然而，大多数患者不推荐长期口服类固醇药物。

在后前位胸部 X 线片上气胸范围＞ 10% 单侧胸时可能需要行管状胸廓造口术（通过胸管或胸腔闭式引流）来排空气。张力性气胸应该首先抽气（通过大孔径静脉注射管），其次是管状胸廓造口术。

咯血（＞10～60ml）是住院观察的一个指征，如果凝血酶原时间延长应给予维生素 K。输注浓缩红细胞、新鲜冷冻血浆等的指征与其他原因引起的出血一样。对于大量咯血，出血血管的结扎或栓塞可能是必要的。咯血和气胸可能是感染的征象，应考虑抗生素治疗。

除了根本的肺疾病治疗外，肺源性心脏病可能还需要氧气和利尿药治疗。在决定对呼吸衰竭的 CF 患者进行气管插管和机械通气时，ED 医生必须考虑基线肺功能、病程、患者和父母的期望。一般来说，如果患者既往有良好肺功能，而这一轮呼吸衰竭可能由急性损害如哮喘和肺炎促成，则可对其进行机械通气。然而，如果肺功能已经很差，尽管有积极的药物治疗，但一直在下降，则并不推荐机械通气。这是一个艰难的决定，当然这需要结合患者、父母和慢性期治疗医生的意见。最近，一些 CF 患者接受了双肺（或心肺）移植，虽然这需要进一步的研究来确定是否能真正延长生存时间。

对于胎粪性肠梗阻或 DIOS，应采用稀释的泛影葡胺（Gastrografin ®）灌肠来解除梗阻。肠穿孔或肠扭转，或者灌肠未能解除阻塞或减少肠套叠时则应进行手术。

显著脱水和电解质丢失的婴儿开始应先给予 20ml/kg 生理盐水推注；可能需要 1 次以上的推注。一旦有尿排出（在推注后），氯化钾应该被添加到液体中。应经常监测血清电解质来帮助指导液体疗法。

转归

现在更多的 CF 患者存活到成年，他们的中位累积存活超过 35 岁。改善存活的因素包括早期诊断、更好的营养、肺部感染的积极治疗、及时识别和治疗 CF 的众多限制寿命和危及生命的并发症。

（冉迎春　译）

第七部分

心血管急症

第 39 章　先天性心脏病

（原著　Timothy Horeczko, Kelly D. Young）

要点

- 导管依赖性先天性心脏病的典型表现是生后 1～2 周突然出现心源性休克，需要立刻输入前列腺素 E_1。
- 左向右分流先天性心脏病在生后 6 个月内出现的典型表现是充血性心力衰竭，需要立刻进行医疗干预，稳定病情。
- 主动脉缩窄可能存在高血压和高血压的并发症，且上肢血压高于下肢血压。
- 随着先天性心脏病纠治术后生存率的迅速提高，急诊医师应该认识先天性心脏病术后的常见并发症，如心律失常、残留病变或复发性病变、心内膜炎。
-

先天性心脏病（CHD）包含一大类疾病。急诊医师不仅要能认识和预处理未诊断的先天性心脏病，还要能够处理目前正快速增长的先天性心脏心术后幸存患儿的并发症。

流行病学

先天性心脏病在美国的发病率约 8‰，病变范围广泛，从轻微到严重；而这一数字不包括某些常见病变，如二叶式主动脉瓣（占人群的 1%～2%）或二尖瓣脱垂。总体来说，发病无性别差异，但就个别病变来说，可能存在男性或女性发病更多。绝大多数先天性心脏病患者是孤立发病的，导致发病的因素是多方面的。约有 10% 的患者与遗传有关。许多遗传综合征（如三染色体细胞，结缔组织病）和致畸因子（先天性风疹病毒感染）与特定的先天性心脏病高风险相关（表 39-1），大多数患者在婴儿期发病（图 39-1）。

表 39-1　和先天性心脏病有关的综合征

综合征	发病率	临床常见特征	相关先天性心脏病
唐氏综合征（21- 三体）	1/1000	声音低微，内眦赘皮，甲状腺功能减退，食管、十二指肠闭锁	房间隔缺损，室间隔缺损
克兰费尔特综合征（47XXY）	1/1000（男孩）	男子女性型乳房，性腺功能减退	二尖瓣脱垂，左室功能障碍
努南综合征（AD 或新突变）	1/1000 ～ 1/2500	蹼颈，双眼间距增宽，内眦赘皮，身材矮小，淋巴水肿，血质不调	肺动脉瓣畸形、肺动脉瓣狭窄、肥厚性心肌病
特纳综合征（Xo 综合征）	1/2000（女孩）	蹼颈、淋巴水肿、第二性征缺乏，肌肉骨骼和肾病变	二叶主动脉瓣、主动脉缩窄，继发性高血压
迪格奥尔格综合征（缺失，突变）	1/3000	低钙血症、免疫缺陷、甲状旁腺功能减退，胸腺发育不全	圆锥动脉干异常，主动脉弓中断，法洛四联症，永存动脉干，室间隔缺损
爱德华兹综合征（18 三体综合征）	1/3000（女孩 > >男孩）	眼缺损，鸡胸，双手紧握 / 双腿交叉，肾脏疾病	房间隔缺损，室间隔缺损，动脉导管未闭
马凡综合征（原纤蛋白突变）	1/5000（30% FamHx）	拱状腭，脊柱侧弯，晶状体异位，胸廓缺陷，高，瘦，手指、手臂、腿长	主动脉瘤、二尖瓣脱垂、患感染性心内膜炎风险高
三体综合征（13 三体）	1/10000	腭裂，双眼距近，多指（趾）畸形、脐膨出、癫痫、呼吸暂停	右位心，房间隔缺损，室间隔缺损，动脉导管未闭
威廉姆斯综合征（弹性蛋白缺失）	1 ： 20000	听力 / 视力问题，高血钙，囊性肾脏，憩室，猝死	主动脉瓣瓣上狭窄、肺动脉瓣狭窄、心室肥大
Holt-oram 综合征（心手综合征）	1 ： 100000	上肢骨骼发育不全，心脏传导阻滞	房间隔缺损，室间隔缺损
胎儿酒精综合征	0.2/1000 ～ 1.5/1000	小头畸型，人中平，身材矮小，发育迟缓，新生儿戒断综合征的风险	瓣膜缺陷（多种）、心肌病

续表

综合征	发病率	临床常见特征	相关先天性心脏病
锂暴露	治疗中 1 ： 10	过度紧张，甲状腺功能减退	三尖瓣下移畸形，房间隔缺损
风疹，先天的	主要出现在暴发期	耳聋，眼缺陷，“蓝莓松饼婴儿”，感染	房间隔缺损，室间隔缺损，肺动脉瓣狭窄，动脉导管未闭

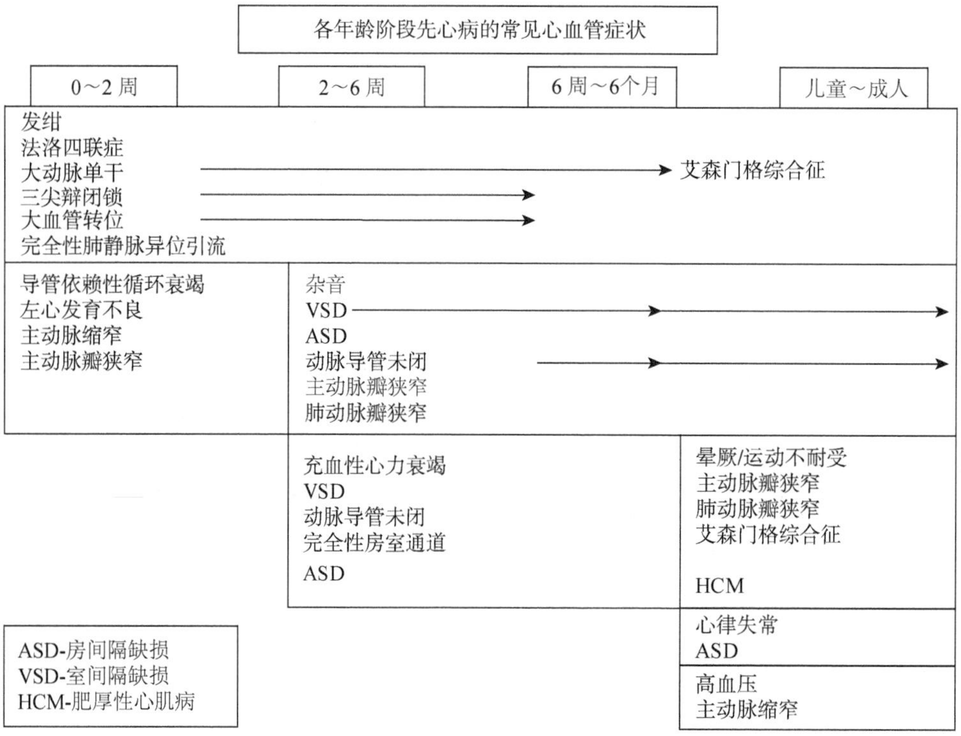

图 39-1 各年龄段先心病的常见心血管症状

生理学

■ 胎儿循环

含氧血通过脐静脉从胎盘进入胎儿（彩图 68）。约有一半血液绕开肝，通过静脉导管直接进入下腔静脉。大多数从下腔静脉来的血液通过卵圆孔进入左心房，绕开了右心和肺循环。与左心房的高含氧血在主动脉混合并灌注脑循环。脑循环中的低氧血流入上腔静脉，进入右心房、右心室和肺动脉。由于胎儿期的肺血管阻力高，大部分血液绕过肺循环经由动脉导管直接进入降主动脉。降主动脉血流量的 2/3 通过脐动脉进入胎盘，1/3 灌注胎儿的下半身。

■ 新生儿循环

在出生后的第一个小时，新生儿的肺小动脉扩张，肺血管阻力开始下降，导致肺血流增加（PBF）。从低阻力的胎盘循环分离导致全身血压增高，同时也导致通过动脉导管的血流减少。随着血中的氧分压增高，动脉导管的平滑肌收缩，导致其在出生后 15h 功能性关闭。在正常婴儿，出生后 2～3 周动脉导管变成动脉韧带。出生后 3 个月卵圆孔关闭。新生心肌在细胞水平摄取氧的效率不高，但它的基础氧需高，并且它不能随着氧需的增高而增加心肌收缩力。当需要更高的心排血量时，新生儿主要通过提高心率来增加心排血量。因此，小婴儿的心脏生理机制包括心排血量和心率、氧耗增加和心脏收缩储备较低。这一生理机制导致先天性心脏病患儿容易发生充血性心力衰竭（CHF）。另外，新生儿和小婴儿从胎儿循环过渡到新生儿循环可能较慢，仍然可能通过未闭的卵圆孔或动脉导管分流血液。这可能导致肺血管阻力仍然偏高（高氧减少阻力，低氧增加阻力），右心室占优势，在心电图（ECG）上表现为电轴右偏（RAD）。

评估

■ 病史

评估患儿的一般情况（包括生长、发育、呼吸道疾病的易感性）。妊娠期状况、生产史和家族史可能为特定的基因诊断或寻找致畸因子提供有价值的线索。要仔细寻找慢性充血性心力衰竭的症状：喂养困难，喂养时间超过一般婴儿，生长发育不良，吃奶时大汗淋漓，烦躁或嗜睡，哭声微弱，呼吸做功增加，呼吸困难，呼吸急促和咳嗽。询问发绀或缺氧发作的情况（在哭泣或运动中可能会更明显）。

尽管全面了解病史是必不可少的，但是意识到产前和围生期诊断先天性心脏病的局限性也是很重要的。某些明显的先天性心脏病可能无法通过产前超声被发现，也有某些产前诊断的先天性心脏病可能出生后不存在。虽然血氧饱和度监测被建议作为新生儿病房的筛选试验，但是它在检测各种先天性心脏病的敏感性不同。美国一项涉及 7962 名新生儿的研究显示，在生后诊断的 12 例危重先天性心脏病患儿中，没有一例是靠常规血氧饱和度监测诊断的。德国另一项更大的涉及 42 240 名新生儿的研究显示，依靠血氧饱和度监测诊断危重先天性心脏病的敏感度是 77.8%。

■ 体格检查

对于某些患者而言，评估从第一印象就开始了。儿童评估三角（PAT）被用来迅速评估病情的严重程度并确定生命支持的紧迫性。它的三个组成部分包括外观、呼吸做功和皮肤循环。在只能视诊和听诊的诊断室，PAT 将给医师提供强大的信息。这种快速的总体评估对那些临床症状无特异性、可能患有先天性心脏病的患儿特别有用。

检查生命体征包括患儿四个肢体的血压和脉搏的强弱。皮肤颜色和外观可能是重要的线索，将病变分为三类：

粉红色：充血性心力衰竭，左→右分流

蓝色：发绀型心脏病，右→左分流

灰色：流出道梗阻、低灌注和休克

如果临床有明显发绀，则血中有 3～5g/dl 的脱氧血红蛋白存在（相对应的氧饱和度为 80%～85%）。如果患儿贫血，发绀可能不容易识别。周围性发绀、肢端发绀和花斑可能在正常新生儿出现。甲床（查看有无杵状指）和黏膜是评估中心性发绀的最佳位置。听诊心脏杂音，包括 S1 和 S2 及其他特殊的心音。进入诊室时，若患儿安静而舒适，则在进行那些易使患儿产生不适的体格检查前先听诊心脏和肺部。

正常儿童常可以听到心脏杂音（表 39-2）。一般来说，正常的心脏杂音不会是舒张期杂音，收缩晚期杂音或全收缩期杂音。检查腹部，注意有无肝大，正常小婴儿的肝在右肋缘下 1～3cm 可被触及。检查患儿的其他生理缺陷（可能提示某种基因病或致畸综合征）。

表 39-2 生理性心脏杂音

杂音	年龄	杂音特点	位置	病因	鉴别诊断
Still’s 振动	大多发生在 2～6 岁，从婴儿到青少年阶段均可发生	I- Ⅲ VI 级收缩早期喷射性杂音，胸骨左缘前端，弦乐样	仰卧位时明显	可能是心室假腱索造成的	室间隔缺损的杂音更粗糙、刺耳
肺血流的杂音	儿童到青年	II- Ⅲ /VI 级收缩早中期渐强 - 渐弱杂音，第二肋间隙胸骨左上缘	仰卧位时明显，呼气时增强	肺流出道的血流	房间隔缺损有固定分裂第二心音；肺动脉瓣狭窄有较高的、较长的、喷射性杂音
周围肺动脉狭窄	新生儿到 1 岁	I-II/VI 级在肺动脉瓣区放射至腋下和背部的收缩早中期低调的喷射样杂音	病毒性呼吸道感染和心率低时增强，心动过速时减弱	婴儿周围肺动脉分支间的窄角形成的涡流	威廉姆斯综合征：有明显的肺动脉狭窄分支；先天性风疹有高调的、延伸超过第二心音的杂音；年龄较大的儿童
锁骨上动脉或头臂动脉	儿童到青年	锁骨上，放射至背部的收缩期突发的、短暂的，渐强 - 渐弱的低调的杂音	快速作肩部过伸时减弱	血流通过来自主动脉的头臂血管	特发性肥厚性主动脉瓣下狭窄：憋气（valsalva）时增强，快速蹲踞时温和 主动脉瓣狭窄：高调的、喷射性杂音
静脉哼鸣	儿童	柔和、低调、连续的嗡嗡杂音，从颈前到胸锁乳突肌侧方到锁骨下前胸部	当坐位、头远离杂音时杂音较强；当卧位或压迫颈静脉或头朝向杂音时，杂音减弱	颈内静脉和锁骨下静脉血流进入上腔静脉产生的涡流	动脉导管未闭有机械样杂音，而不是压迫性的洪脉
乳房杂音	妊娠期、哺乳期，青少年少见	收缩末到舒张期的高调杂音，在前胸部乳房处，可每日有变化		胸壁血管过多	动脉导管未闭有机械样杂音，但不是每天变化

■ 高氧试验

对于那些疑诊先天性心脏病的新生儿（缺乏现成的超声心动图），高氧试验是敏感度和特异度最高的检查。先抽取未用氧下的动脉血气（如果能耐受不用氧），几分钟后高流量用氧下再次抽取动脉血气。如果患儿在高流量用氧下（“100%”氧气），动脉血气氧分压＞33kPa，则可排除是发绀型先天性心脏病引起的低氧（高氧试验“通过”）。如果一个没有明显肺部疾病的患儿，高流量用氧后其动脉血气氧分压＜13kPa，提示有右向左分流，尤其是有发绀型先天性心脏病存在（高氧试验“未通过”）。高流量用氧后动脉血气氧分压13～33kPa，提示有心脏解剖结构异常，可能存在动静脉血心内混流。实际上，分别从动脉导管前（右上肢）或导管后（优选下肢）两个位置抽取血气，并仔细标记位置和吸入氧浓度，即可获得关于疾病可能诊断的有价值的信息，如差异性发绀。例如，右上肢的血氧水平明显高于右下肢，提示主动脉弓部梗阻。

无论用哪个部位抽取血气，怀疑先天性心脏病的所有新生儿（而不是仅仅有发绀者）均应进行高氧实验。脉搏血氧饱和度不能作为动脉血气的替代；因为一个吸入高流量氧并且脉搏血氧饱和度100%的患儿，其动脉氧分压可能是11～91kPa，所以脉搏血氧饱和度在判断高氧试验“通过或未通过”中不够敏感。最重要的是，一个未通过高氧试验的新生儿应该高度疑诊严重先天性心脏病并立即持续输入前列腺素E_1，直到明确解剖诊断。

■ 其他辅助检查

慢性发绀儿童通常有代偿性的红细胞增多症。发绀患儿的携氧能力将进一步通过贫血代偿。胸片（CXR）用于评估心脏肥大，心室腔扩大和肺血管。心电图（ECG）用于评估心脏传导和节律紊乱、心腔大小和少见的缺血性改变。查阅儿科手册，儿童的正常心电图随年龄差异变化很大，年龄和心腔大小间的差异看起来似乎惊人，但是一些基本的原则可以提供指导（表39-3，表39-4)。例如，成人和儿童心电图的一个显著区别是额外导联的加入，如右心室（RV）导联V3R或V4R（不常见的还有左心室后导联V7）。新生儿和婴幼儿天生电轴右偏（RAD），这可能会掩盖右心病变的典型表现；疑诊先天性心脏病时，额外导联V3R或V4R可提高右心房或右心室肥大的诊断准确率（图39-2）。

表 39-3 心电图各波群间期（s）

年龄	P-R 间期	QRS 间期	QTc 间期
0~7d	0.08~0.12	0.04~0.10	0.34~0.54
7~30d	0.08~0.12	0.04~0.07	0.30~0.50
1~3 个月	0.08~0.16	0.05~0.08	0.46~0.47
3~6 个月	0.08~0.12	0.05~0.08	0.35~0.46
6~12 个月	0.08~0.14	0.04~0.08	0.31~0.49
1~3 岁	0.08~0.16	0.04~0.08	0.34~0.43

表 39-4 不同年龄 QRS 轴

年龄	范围	平均值
1~7d	80~160	125
1~4 周	60~160	110
1~3 个月	40~120	80
3~6 个月	20~80	65
6~12 个月	0~100	65
1~3 岁	20~100	55

引自：Modified with permission from Hakim SN, Toepper WC. Cardiac disease. In: Rosen P, Barkin RM,eds. Emergency Medicine: Concepts and Clinical Practice II. St. Louis, MO: Mosby-Year Book; 1992.

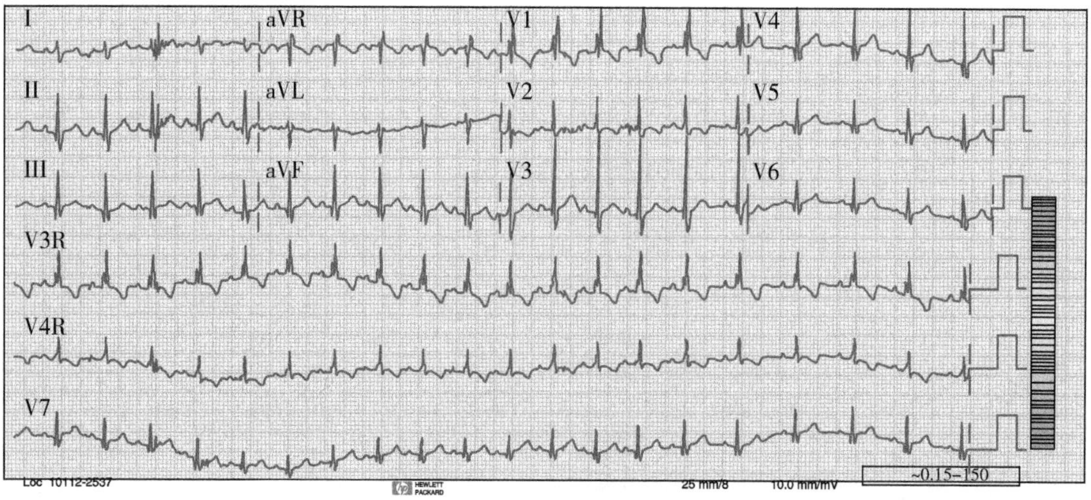

图 39-2 房间隔缺损患儿的心电图——右心室肥大

必须认识患病婴幼儿的窦性心动过缓。间隔可用于分析是药物作用还是长 Q-T 综合征。新生儿右心占优势的情况（如电轴右偏和右心室肥大）将在 3～4 岁逐渐向成人转变。右束支传导阻滞较常见，左束支传导阻滞较少见。缺血性改变少见且不同于成人改变。但是，Q 波 > 35ms，ST 段抬高超过 2mm 或室性心律失常（常伴随令人担忧的临床征象）可能预示心肌缺血。T 波改变，特别是 T 波倒置在儿童中是很常见的，很少预示心肌缺血（少年 T 波）。从出生后 1 周到青春期，V_1 导联的 T 波倒置；在这一年龄段 V1 导联的 T 波直立可能提示右心室肥大。

超声心动图能够明确诊断，但在急诊室（ED）常常不能完成。在等待超声心动图确诊的同时，对于危重患儿要采取适当地治疗。在成人，有时由急诊医师通过床旁超声来评估心肌收缩力和心室大小，但在儿童，这些方法还没有被验证。

分类

病变通常分为发绀型或非发绀型，进一步根据是否导管依赖（指依靠 PDA 把部分氧和血输送到体循环系统）还可细分。

发绀型先天性心脏病："The Six Terrible（Turquoise）Ts" 包括永存动脉干、大血管转位、肺静脉异位引流、法洛四联症、三尖瓣异常（三尖瓣闭锁、埃布斯坦畸形）和 "Tons"［"小心脏" - 左心发育不良综合征（HLHS），"中止的主动脉" - 主动脉中断（导管依赖性先心）］。

非发绀型先天性心脏病："PiCk A Very Powerful Approach to Acyanosis" 包括肺动脉狭窄，主动脉缩窄*，房间隔缺损，室间隔缺损，动脉导管未闭、主动脉瓣狭窄、房室间隔缺损（导管依赖性先心）。

■ 疾病概述

永存动脉干：指一个动脉单主干供应肺循环和体循环（彩图 69）。室间隔缺损通常存在。初期，发绀可能轻微或缺乏。出生的最初几天可闻及杂音，脉搏洪大，S2 单一。患儿可能存在慢性心功能不全的症状和反复肺部感染。X 线胸片显示心脏增大和肺血流增加。心电图显示左心室肥大（LVH），右心室肥大（RVH）或双心室肥大。

大血管转位（TGA）：是出生后 1 周内出现的最常见的发绀型先天性心脏病。右心室连接主动脉，而左心室连接肺动脉（彩图 70）。由于肺循环和体循环是平行的，动静脉血必须通过房间隔缺损（ASD）或卵圆孔未闭（PFO），室间隔缺损或动脉导管未闭混合以维持生命。症状包括出生后几天内即出现的发绀和气促；通常没有杂音。X 线胸片可能正常或呈"蛋形心"。心电图显示电轴右偏和右心室肥大，但也有可能在出生的前几天显示正常。如果肺循环和体循环的混合病变很小，患儿早期便会出现发绀。如果有一个大室间隔缺损存在，婴儿可能会在 2～6 周出现慢性心功能不全和发绀。

肺静脉异位引流（TAPVR）：临床症状多样，取决于它是完全或部分异位引流（一条或四条肺静脉异常连接在左心房外的其他地方，通常是右心房）及肺静脉的连接处（彩图 71）。发绀轻到中度，取决于右心循环和左心循环混合的程度。常常有轻微的心脏杂音，但 S2 广泛分裂。胸片可能显示"雪人"征，心电图可能显示右心室肥大，电轴右偏和右心房扩大。

法洛四联症（TOF）：是大于 4 岁的儿童中最常见的发绀型先天性心脏病。它包括右室流出道梗阻、继发性右心室肥厚、大室间隔缺损和主动脉骑跨（彩图 72）。患儿在胸骨左侧可闻及粗糙响亮的全收缩期杂音，常常伴有单一的 S2。X 线胸片显示靴形心（木履心），肺血流减少，右位主动脉弓（占约 25%）。心电图显示右心房扩大和右心室肥大。病变的严重程度取决于右室流出道的梗阻程度。

三尖瓣闭锁：必定伴有心房内的右到左分流（房间隔缺损或卵圆孔未闭）（彩图 73）。三尖瓣闭锁是罕见的，临床症状取决于是否存在室间隔缺损和右心室发育不良。埃布斯坦畸形是指三尖瓣异常移位进入右心室，病变的严重程度取决于异常移位的程度。

左心发育不良综合征（HLHS）：是一种罕见的畸形，右心室通过肺动脉灌注体、肺两循环（彩图 74）。体循环系统通过未闭动脉导管供血。处理的跨越度很大，根据父母的选择和供体的来源可选择放弃治疗、姑息手术或心脏移植。

肺动脉狭窄（PS）：常常没有任何症状，可能通过常规体检中闻及心脏杂音而被发现（彩图 75）。中、重度的肺动脉狭窄可能会有进行性加重的黄疸、晕厥、右心衰竭甚至猝死。左锁骨中线 2、3 肋间闻及的收缩期前喀喇音是肺动脉狭窄的典型心脏杂音。X 线胸片显示突出的肺动脉段和正常或偏少的肺血流。心电图可能正常或显示右心室肥大。

主动脉缩窄：占先天性心脏病的 10%。缩窄段最常位于左锁骨下动脉远端的主动脉。症状多样，包括导管依赖性心源性休克，婴儿期的慢性心功能不全及儿童期或成年后的高血压（彩图 76）。发病的中位年龄是 5～8 岁。上肢血压较下肢血压升高，股动脉搏动微弱或消失。患儿常有运动后的下肢疼痛。患儿可能有收缩期喷射样杂音，可由心尖区放射至肩胛部，也可能有主动脉瓣反流产生的舒张期杂音。部分患儿在胸骨上切迹可扪及震颤。X 线胸片最初是正常的，但随着侧支循环的建立，可能显示 3～8 肋骨后的凹槽。在病情危重婴幼儿，心电图显示左心室肥大。患病儿童可能有高血压的并发症，包括颅内出血。

房间隔缺损（ASD）：占先天性心脏病的 12%。许多患儿无症状，直至儿童期甚至成年都不能确诊。由于肺血流的增加，可在胸骨左侧听到柔和的收缩期杂音，S2 广泛分裂且固定（不随呼吸消失）（彩图 77）。X 线胸片显示右心室扩大和肺血流增加，心电图显示 V_1 导联呈 RSR′，常常有右束支传导阻滞和 PR 间期延长。

室间隔缺损（VSD）：是最常见的先天性心脏病。小型的室间隔缺损有很高的自发关闭率。胸骨左侧偏下可闻及全收缩期杂音。如果缺损巨大，出生后前 3 个月即会出现呼吸道症状和慢性心功能不全。随着肺血管阻力的下降，通过室间隔缺损的左向右分流增加（彩图 78）。X 线胸片可能正常或显示慢性心功能不全的征象。如果缺损巨大，心电图可能显示左心室肥大、右心室肥大和左心房增大。

动脉导管未闭（PDA）：在早产儿中的发病率是 8‰，足月儿是 2‰。出生后 2～5d，可首次在左侧第 2 肋间闻及连续的机器样杂音。在此之前，由于肺血管的阻力非常高，通过导管没有明显的分流。舒张期进入 PDA 的分流造成洪脉。小婴儿可能有充血性心力衰竭，也可能通过心肌肥大代偿，以后出现运动不耐受。X 线胸片显示肺血流增加，有时会有心脏扩大（彩图 79）。心电图正常或显示左心室肥大。早产儿经常用吲哚美辛来关闭动脉导管。

主动脉瓣狭窄（AS）：常与二叶式主动脉瓣畸形相关，可以是无症状的；但严重的主动脉瓣狭窄可以在小婴儿期表现为休克（彩图 80）。一旦出现症状，患儿表现为劳力性呼吸困难、易疲劳、腹痛、汗液增多和劳力性晕厥（表明为重度主动脉瓣狭窄）。在胸骨右上缘，可闻及收缩期喷射样杂音前的“咔嗒”音，传导至颈部。可能会有左心室震颤或抬举。X 线胸片可能正常，心电图显示左心室肥大。

房室间隔缺损或房室通道：常与 21- 三体综合征相关（彩图 81）。症状包括充血性心力衰竭、发育差和反复呼吸道感染。X 线胸片显示增加的肺血流和心脏扩大，心电图显示 PR 间期延长，右房扩大和（或）左房扩大及右心室肥大。电轴极左偏。

共同常见临床表现

比起记住大量的特异性表现，急诊医师应该重点关注少数几个共同表现：无特异性表现的患儿，导管依赖，充血性心力衰竭，低氧测试，年长儿的症状表现。这些情况需要紧急处理以避免进一步的呼吸困难和心搏骤停，在这类紧急情况的处理中，详细的临床表现往往是不需要了解的。

■ 无特异性表现的患儿

患儿主要分成两类：“H&P”患儿和“ABC”患儿，“H&P”患儿是典型的稳定患儿，病程呈慢性或亚急性，急诊医师有时间体检、测试、发现和诊断。“ABC”患儿存在紧急或极端情况，急诊医师诊断的同时必须进行急救。

婴幼儿是典型的“ABC”患儿，常常只能提供有限的疾病信息，但是需要紧急干预。由于先天性心脏病和其他威胁生命的疾病有很多相似之处，因此需要寻找系统的方法来记忆各种大量的疾病（图 39-3）。助记符“THE MISFITS”概述了广泛而多样的造成婴幼儿急重症的病因。

T— 创伤（意外或非意外）

H— 心脏疾病和低血容量

E— 内分泌（先天性肾上腺增生和甲状腺功能亢进）

M— 代谢（电解质紊乱）

I— 先天性代谢异常

S— 感染（脑膜炎、肺炎、肾盂肾炎）

F— 婴儿食品问题（浓度过高或过低）

I— 肠道疾病（肠套叠、坏死性小肠结肠炎、肠扭转）

T— 中毒

S— 癫痫

对于患病的婴幼儿，气道、呼吸和循环的评估和干预是最重要的，要密切关注心动过速和呼吸急促等生命体征，同时还要注意床旁血糖的测试，以及婴儿在检查和治疗过程中的保暖。即使有一个详细的鉴别诊断，也可能在孩子接受治疗后很长时间才能最终确诊，因为各类疾病（如脓毒症和先天性心脏病）的临床症状有明显的重叠。在这种情况下，覆盖所有常见病因的联合治疗（液体、抗生素和前列腺素 E_1）往往是恰当的。

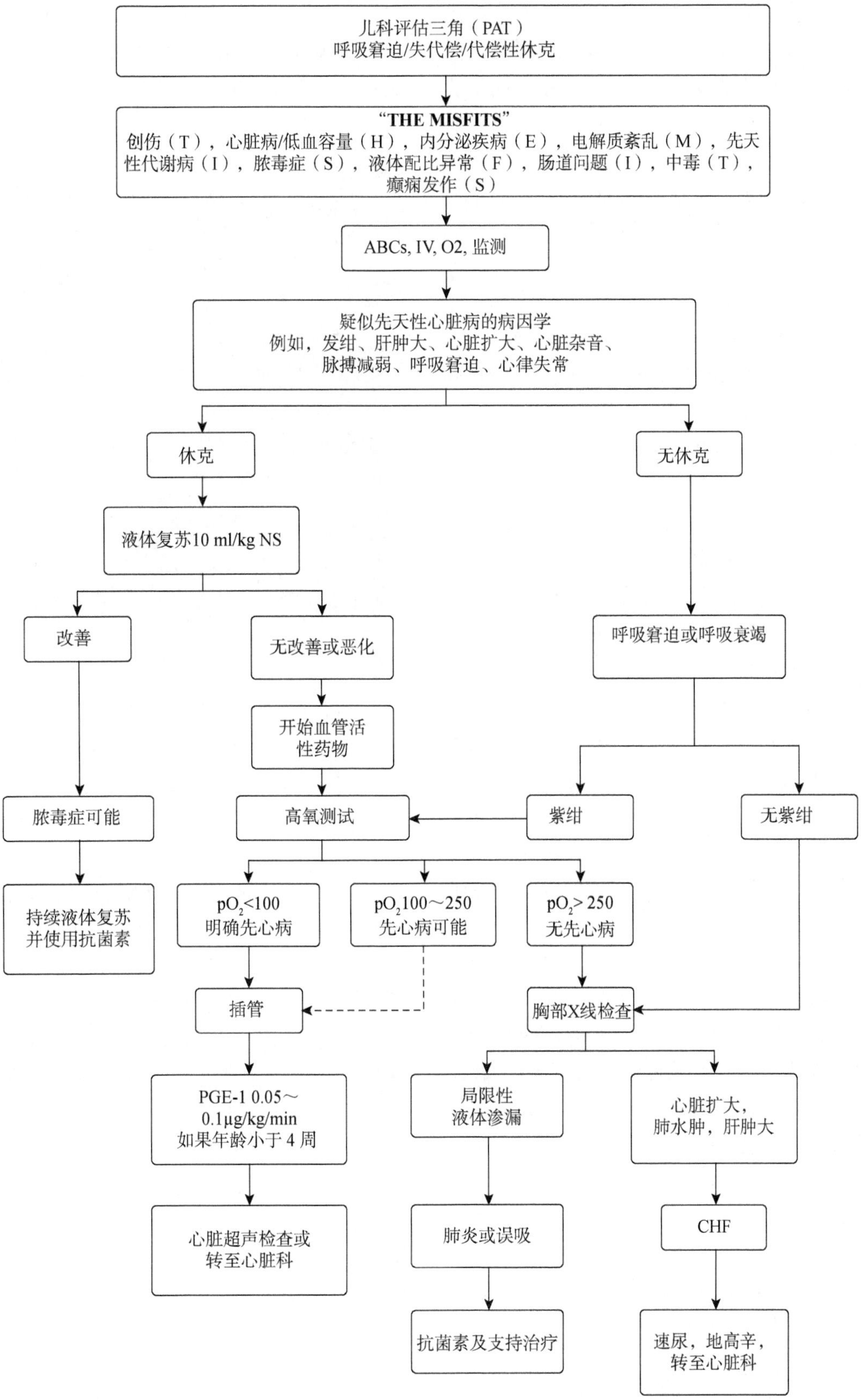

图 39-3　疑似心源性休克患儿的诊治流程

监护患病新生儿有一个重要守则，对于那些在出生的最初几周就出现发绀合并休克的新生儿，在其他诊断被证实前，首先考虑其存在导管依赖性系统分流可能。这类患儿的复苏依赖于保持动脉导管开放。在明确解剖学诊断之前即开始前列腺素 E_1 输入。

上述守则应该用急诊医学的基本原则来加以平

衡：进行干预并小心评估其效果。这一原则对所有患者都适用，对于危重的新生儿尤其重要。这样的原则可以提醒急诊医生可能的诊断方向，但是不影响临床的最终诊断。例如，某些先天性心脏病患儿用氧后病情可能恶化：患先天性心脏病的小婴儿可能已经存在肺动脉高压，这将导致肺血分流入体循环，从而维持适当的血压。而过度的氧合可使肺血管扩张，扩张到一定程度可能导致体循环向肺循环分流，导致持续低血压，氧疗后不但不能改善病情甚至有可能加重病情。但氧疗是患儿的基础治疗，急诊医师对用氧不能犹豫不决，因此，氧疗的这种少见的反作用提醒我们评估、干预、再评估的重要性。

■ 导管依赖和心源性休克

那些完全依赖动脉导管供应体循环或肺循环的先天性心脏病，当动脉导管关闭时（通常出现在出生后第 1 周），会出现急性发作的发绀、循环衰竭和休克。这类病变包括左心系统病变，如左心发育不良综合征、严重的主动脉缩窄、主动脉弓中断，右心系统病变如肺动脉闭锁或无混血（如室间隔缺损）的大血管转位。症状出现前，在新生儿室或家里无任何先天性心脏病的症状或体征。那些在出生后第一周突然出现循环衰竭和发绀，从而导致低灌注、低血压和严重酸中毒的婴幼儿应疑诊导管依赖相关心力衰竭。婴儿可能存活至出生后 2 周，但很少存活至出生后 4 周。

怀疑导管依赖性心源性休克的关键治疗是持续输注前列腺素 E_1，维持动脉导管开放。它的剂量是初始从 0.05～0.1μg/（kg · min）开始输注，随病情需要可增加至 0.2～0.4μg/（kg · min）。当 PaO_2 升高，可下调至最小维持剂量。通常的剂量是 0.01～0.4μg/(kg · min)。可能的副作用包括发热、呼吸暂停、低血压、皮疹、震颤、局灶性癫痫发作和心动过缓。尽管如此，前列腺素 E_1 仍然是治疗导管依赖性心源性休克的重要药物，应该在急诊室即开始输注。如果出现呼吸暂停，准备给予明确的气道支持，如果需要循环支持，给予正性肌力药物。其他导致休克的病因也必须考虑一并处理，如脓毒症。必须立即咨询小儿心脏病专家，并将患儿送往儿科或新生儿 ICU。

■ 充血性心力衰竭

儿童的充血性心力衰竭的病因及临床表现均不同于成人。临床常见的是一个患有左向右分流病变（室间隔缺损，动脉导管未闭，房室管畸形或者不常见的单纯房间隔缺损）的 2～6 个月的婴儿存在容量过负荷和充血性心力衰竭（图 39-4）。左心室流出道梗阻（如主动脉缩窄）导致的压力负荷过度也可能导致充血性心力衰竭。除了先天性心脏病外，其他导致充血性心力衰竭的病因还包含心肌功能障碍（如心肌病）和心律失常。

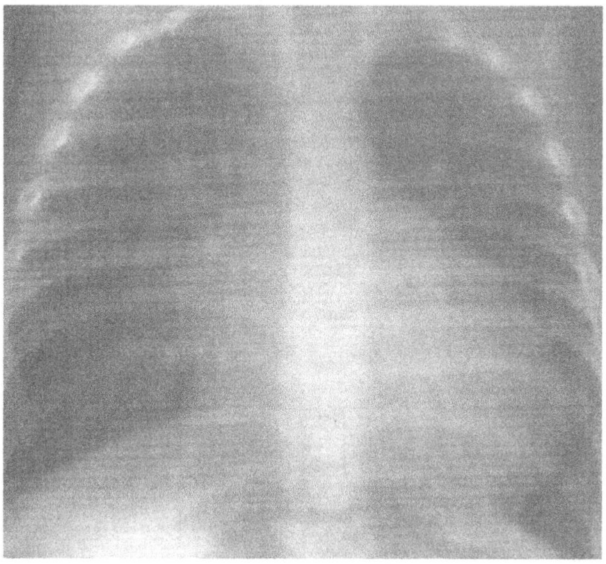

图 39-4 充血性心力衰竭

心力衰竭的症状是逐步出现的，可能不易发现，包括喂养困难（喂养时间延长）或者吃奶时汗多、生长发育落后、烦躁不安、嗜睡，或者哭声无力、呼吸做功增加、呼吸困难、呼吸急促、慢性咳嗽、或喘息、呼吸道感染频率增加。

体格检查可以发现呼吸急促、鼻翼扇动、呻吟者啰音（虽然一般比成人少）。也可能发现心动过速，奔马律，心前区明显且快速的心脏搏动，心脏杂音，外周脉搏减弱，毛细血管充盈时间延长，肝大（小儿充血性心力衰竭的主要标志）。颈静脉扩张和周围性水肿在成人充血性心力衰竭中常见，但在幼儿中罕见。如果出现水肿，最常见于眼睑、骶骨和腿部。儿科更常见的是肝淤血或者肝大。下腹部的肝触诊非常重要。胸部 X 线检查表现出心脏肥大（心胸比：婴儿>0.55，1 岁以上幼儿>0.5）及肺血流增多。当评估心脏肥大时，记住婴儿常有胸腺影覆盖在心影上；胸腺使纵隔影增宽，在侧位 X 线片上出现于心脏前方。心电图改变取决于病变自身的特异性。

治疗包括氧疗，维持氧饱和度在 95% 左右。过度氧疗可能会导致肺血管扩张和心力衰竭恶化。如果可能，尽量让患儿处于半卧位（类似于在婴儿车中）。限制水盐摄入是必要的，呋塞米以 1mg/kg 的剂量静脉给予。硝酸盐类药物不是儿童充血性心力衰竭的一线急救药物。儿童心脏专科医师建议治疗从地高辛开始。用量参考儿科药学手册中洋地黄类药物的剂量。患者可能需要镇静，但是需密切监测呼吸道及通气情况。准备好气管插管和机械通气支持。如果患者的呼吸状态允许，可以尝试经鼻的持续正压通气（CPAP）。如若患儿处于休克状态，液体治疗需谨慎（如果的确需要液体，液体量仅 5～10ml/kg），而肾上腺素、多巴胺或多巴酚丁胺等正性肌力药物支持更主张应用。米力农因其正性肌力和变时性而被心脏专科医师或儿科重症监护医师推荐添加到传统强心药中，希望其能扩张血管和降低心脏后负荷。米力农的负荷量为 50μg/kg，维持量为 0.25～1μg/（kg · min）。应评估全血细胞计数、血生化、钙离子水平、快速的床旁血糖和动脉血气。持续监测生命体征，包括血压、心脏节律、氧饱和度。

■ B 型脑钠肽的测定

在儿童，某些特殊的先天性心脏病变中，B 型脑钠肽（BNP）的作用很重要。传统意义上，BNP 被作为成人心房心室容量过负荷的间接评估指标，此外，它还可应用于急诊科，作为鉴别呼吸困难患儿病因的辅助筛查工具。从出生时胎儿向新生儿循环的生理过渡期开始 BNP 水平即开始攀升，出生后 3～4d 到达平台期，随后下降到婴儿期的恒定水平。由于脑钠肽不能透过胎盘，BNP 监测值反映的是新生儿自己的产生和清除。

由于患者年龄、检测手段、报告单位不同，以及心脏病变的特异性，BNP 的正常范围目前尚不清楚，还处于研究中。尽管如此，多项研究曾尝试提供儿童 BNP 的正常值（表 39-5）。目前还没有明确的儿童的 BNP 最佳阈值来支持或排除急性充血性心力衰竭的诊断。目前，BNP 的值可以被解释为与正常平均值一致或不一致。标准差作为参考，而不是诊断工具。另外，医师们还应注意不同检测机构的正常标准值。

表 39-5　儿科平均 BNP 值

研究	患者人数	年龄范围	所用试剂	平均 BNP 值（pg/ml）
Koch and Singer	12	0~1d	Biosite	231.6 SD 197.5
Koch and Singer	14	4~6d	Biosite	48.4 SD 49.1
Kunii et al.	11	1d	Shiono RIA	118.8 SD 83.2
Kunii et al.	11	7d	Shiono RIA	15.3 SD 7.8
Soldin et al.	50	<31d	Biosite	97.5th percentile:158

Biosite, San Diego, CA; Shiono RIA, Shionogi, Osaka, Japan.

与成人相同，儿童充血性心力衰竭的临床表现为诊断提供了足够的基础。单一的实验室检查不能代替代临床判断。然而，对于不能鉴别病因的呼吸困难患儿，BNP 水平筛查可以帮助鉴别病因，如果 BNP 水平极低，可以排除心源性呼吸困难的诊断，而 BNP 明显升高，则支持心源性呼吸困难的诊断。

对于诊断明确的儿童心肌病或先天性心脏病，目前有最新的证据表明其死亡率与 BNP 升高成正比。在一个大型的多中心研究的亚组分析中发现，病情稳定、血容量正常的心肌病或先天性心脏病出院患儿，如果其 BNP 值 > 140μg/ml，在 9 个月内死亡的可能性较其他患儿大 4 倍（危险比 3.69，95%CI：1.61～8.44）。虽然危重状态下 BNP 的准确数字目前还不清楚，但监测 BNP 有助于了解患者整体状态和轨迹，有帮助于患儿的管理、咨询和随访。

■ 缺氧发作

缺氧发作可能发生在法洛四联症和其他不常见的肺血减少的复杂性心脏病患儿，如三尖瓣闭锁。关于缺氧发作的诱因存在各种不同的理论。经典的理论是右室流出道肺动脉漏斗部突发的“痉挛”，导致右向左分流增多；虽然不能完全解释清楚，但是这一理论提供了一个有用的模型来理解缺氧发作的病理学。右向左分流的增多引起低氧血症、发绀和酸中毒，机体尝试通过代偿性的过度通气和降低外周血管阻力（SVR）来增加心排血量。但降低的外周血管阻力和增加的静脉回流将进一步导致右向左分流，从而导致持续分流和低氧的恶性循环。

缺氧发作最常见于＜ 2 岁的儿童，常常发生在晨起时、喂奶后、排便后和剧烈哭闹后外周血管阻力自然降低时。症状包括烦躁不安、易怒或嗜睡。体征包括突然加重的发绀和偶发的晕厥。气促是缺氧发作的主要体征。缺氧发作时左向右分流的杂音可能消失。缺氧发作可能发生在以前没有发绀的患者身上，可能是之前未诊断先天性心脏病患者的首要表现。缺氧发作必须与惊厥发作、充血性心力衰竭和呼吸道疾病相鉴别。不同的鉴别点包括先天性心脏病的病史、对氧疗无反应的顽固性发绀和同法洛四联症相一致的特征（图 39-5）。

治疗包括尽可能保持患儿安静，保持舒适的体位。避免不必要的疼痛或紧张。用氧，尽管它对分流所致的低氧血症没有多少影响。让患儿处于胸膝卧位（模拟下蹲动作）以增加外周血管阻力（年长儿可能有下蹲终止缺氧发作的病史）。传统的一线药物是吗啡，0.05～0.2mg/kg 静脉或肌内注射（尽管其确切的阻断缺氧发作的机制尚不明确）。生理盐水 10ml/kg 静脉推注（中和吗啡的扩血管作用和保证足够的前负荷）。氯胺酮可以用来缓解烦躁和增加外周血管阻力。如果怀疑或明确有代谢性酸中毒，碳酸氢钠的使用有助于打破血氧不足、酸中毒、低血压和低灌注的恶性循环。

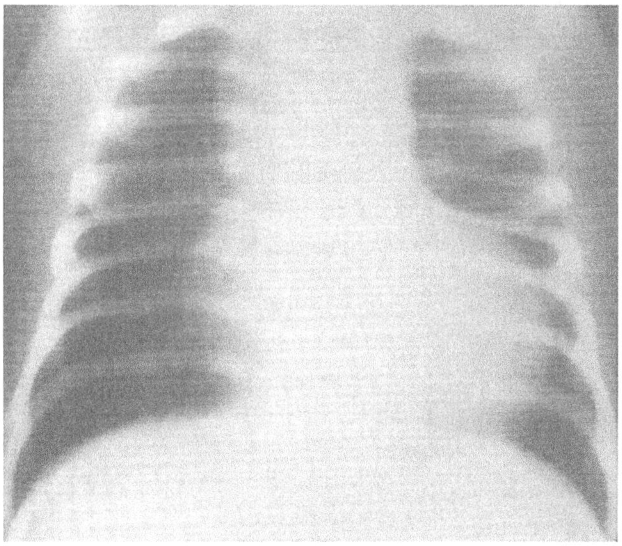

图 39-5 法洛四联症

氧饱和度改善、发绀减轻、气促缓解和安静提示患儿治疗成功。如果以上治疗均失败，可予普萘洛尔 0.1～0.25mg/kg（作用机制不明确）缓慢静脉推注，15min 后可以重复使用一次。可以使用去氧肾上腺素（α 受体激动药，增加外周血管阻力），5～20μg/kg 的剂量静脉滴注，如果必要，每 10～15min 可以重复给药。普萘洛尔和去氧肾上腺素一般需要与心脏专科医生协商使用。如果这些干预都失败，需要全身麻醉。

■ 年长儿和成人先天性心脏病的临床表现

临床表现不典型的先天性心脏病常常因在常规体检中发现心脏杂音而被发现。常见的疾病包括房间隔缺损，小室间隔缺损，动脉导管未闭，肺动脉瓣狭窄，主动脉瓣狭窄和主动脉缩窄。房间隔缺损患者也会因为固定的、分裂的第二心音而被发现。未行房间隔缺损修补术的成人患者可能出现房性心律失常，常见于 40 岁左右人群。动脉导管未闭和主动脉瓣狭窄患者常伴有劳力性呼吸困难和易疲累。严重的主动脉瓣狭窄患者可能发生晕厥。严重的肺动脉瓣狭窄患者可能发生劳力性发绀、右心衰竭或者晕厥。主动脉缩窄的患者通常在评估高血压时被发现（图 39-6）。他们可能出现高血压引起的症状，如头痛、颅内出血、头晕、心悸或者鼻出血等。偶尔，他们可能表现出因下肢血流灌注减少所致的跛行。

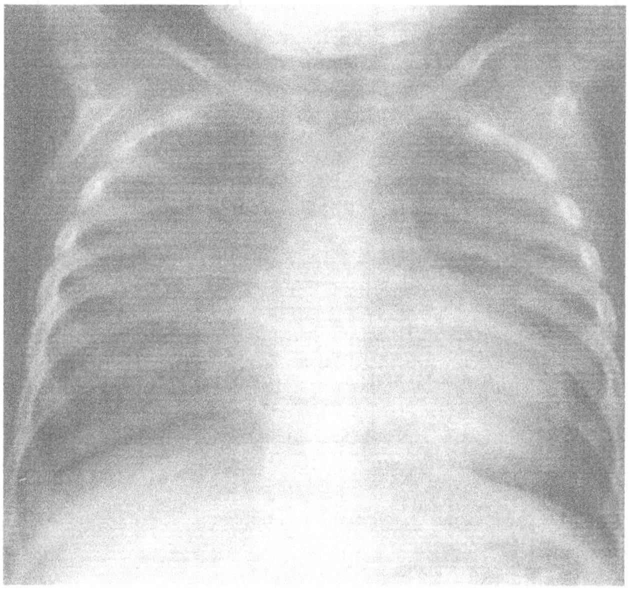

图 39-6 主动脉缩窄

■ 肥厚型心肌病

肥厚型心肌病（HCM）是一种因肌小节蛋白异常导致不同程度左心室肥厚的遗传性疾病，它在普通人群中发病率为 1 ∶ 500。肥厚型心脏病是一种原发性心肌病，而不是继发于高血压或者主动脉瓣狭窄的继发性的肌痛。肥厚型心脏病包括梗阻性肥厚型心肌病（HOCM）和特发性肥厚型主动脉瓣下狭窄（IHSS）。二者的区别在于流出道梗阻的程度和（或）不对称肥厚。其共同的特征是舒张功能不全，心排血量降低。

近 50% 的肥厚型心肌病的患者有相同的家族史。幼儿期可能没有症状，而其首要临床表现是心搏骤停。儿童和青少年可能有呼吸困难、心绞痛、疲累或者晕厥，特别是在强烈运动后。在胸骨左下缘或心尖处最易听到第一心音后逐渐增强的粗糙的收缩期杂音，同时可以听到伴随的第四心音。患者心动过速或做 Valsalva 动作（两者均降低心室容积，模仿运动状态）时该杂音更加明显。相反，下蹲、用力握拳或高抬下肢（增加静脉回流，增加心室容积），该杂音会减轻。体格检查时还可发现明显的心尖搏动和颈动脉搏动。

心电图显示左室肥厚和（或）宽的 Q 波。虽然运动员的心电图可能会有左心室肥厚表现，但这是由于训练引起的左心室壁厚度增加的正常生理改变，这种情况不需看急诊；对于有症状的患者，需超声心动图对左心室壁厚度进行测量（典型的运动员的左心室壁厚度＜ 12mm），从而排除肥厚型心肌病（肥厚型心肌病的左心室壁厚度＞ 16mm）。胸部 X 线检查可能正常或者显示心脏轻到中度增大。超声心动图是确诊的主要检查。

治疗策略包括 β 受体阻滞剂或钙通道阻滞剂治疗，肥厚肌肉切除术，自动复律除颤器置入。所有有心律失常和晕厥病史的患儿需住院检查，包括紧急的超声心动图和可能的电生理学检查。如果临床医师对一个无高危病史（如心律失常和晕厥）且目前无症状的患儿高度疑诊肥厚型心肌病，建议心脏病专家会诊。这种患儿在诊断明确之前应避免脱水和剧烈活动。

■ 右心室发育不良

右心室发育不良（ARVD）是一种右心室正常心肌被纤维脂肪组织逐渐替代而引起的疾病。确切的患病率目前尚不清楚，但是估计在一般人群中为 6/10 000，在地中海和美国南部上升至 44/10 000，而在遗传背景下，它的患病率可高达 50%。右心室发育不良在最常见的青年人心脏猝死病因中排第二位，仅次于肥厚型心肌病。

右心室发育不良的临床表现可以是心悸、晕厥甚至是心搏骤停。家族史可能有年轻亲属的心脏性猝死或不明原因的死亡病史。体格检查往往没有明显异常。心电图是重要的筛查工具：＞90% 的右心室发育不良的病例具有相同的心电图异常，如右束支传导阻滞或者右侧胸前区 QRS 间期延长（＞110ms）。右心室发育不良特异的心电图表现是 ε 波，该波是位于任意胸导联特别是 $V_1 \sim V_3$ 导联 QRS 波末端的向上偏转的波（图 39-7）。超声心动图可以明确诊断，心脏 MRI 也可用于确诊。

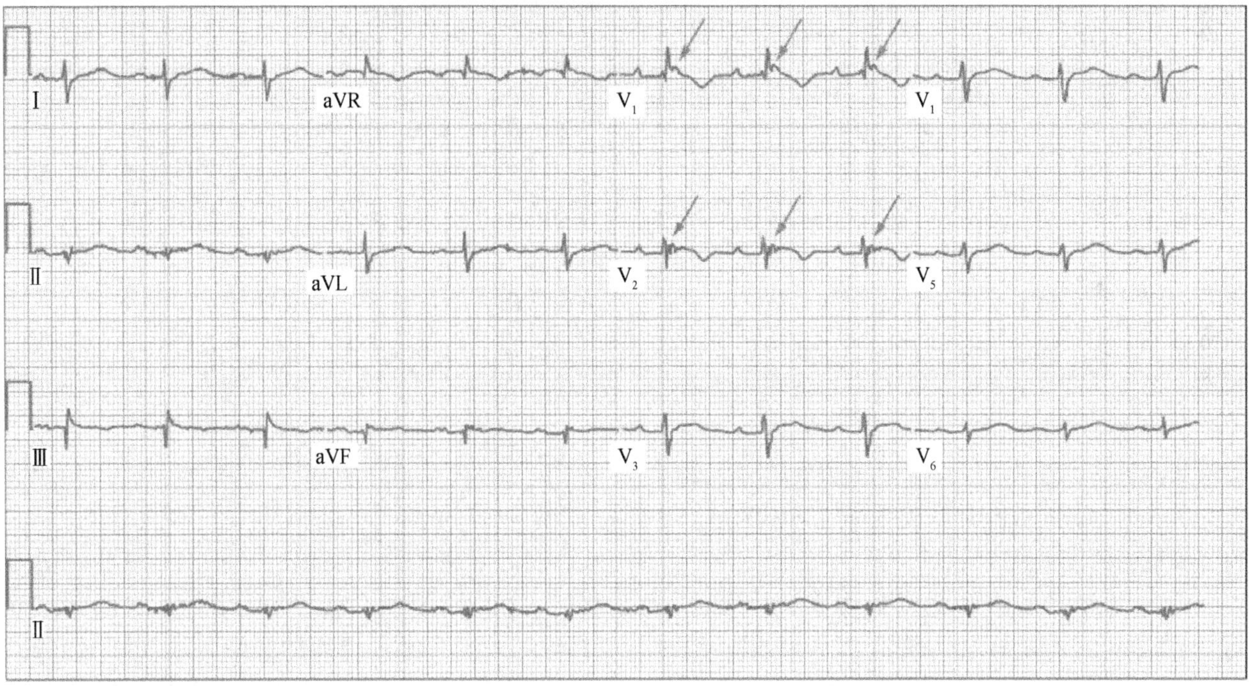

图 39-7　心律失常性右室发育不良。致心律失常性右心室钙化症患者的 ε 波（箭头）是这种情况的重要诊断特征

（经许可引自 Fuster V, Walsh RA, Harrington RA, Hurst’s the Heart, 13th edition. The McGraw-Hill Companies, Inc; 2011.）

右心室发育不良是一种进展性疾病，处理主要目标是防止致死性心律失常。治疗建议包括改变生活方式（禁止剧烈活动），抗心律失常药物，射频消融术，和（或）安装自动化心律转复除颤器。

■ 左心室致密化不全综合征

正常的胚胎发育中，心肌小梁的形成使得心肌在没有心外膜动脉血供的情况下快速扩大和生长，随后，心外膜脉管穿透心肌并使心肌血管化，最终，更厚实、更强壮的心肌细胞将替代海绵状心肌小梁。如果这个过程在胚胎的前 3 个月停止，疏松交织的海绵状肌纤维网状结构导致心肌变弱和左心室致密化不全综合征（LVNC）。

左心室致密化不全综合征可单独存在，也可与其他先天性心脏病同时存在。患者可能出现由于心律失常或心力衰竭引起的心悸或非特异性胸痛。虽然心电图没有特异性，但大多数（87%）可能有一些异常：

室内传导阻滞，左束支传导阻滞或者左心室肥厚。在更严重的病例中，典型的三联征是心力衰竭、室性心律失常和体循环栓塞（如卒中或肾梗死）。超声心动图可能不能确诊，心脏 MRI 则更多地应用于确诊该病。

虽然左心室致密化不全综合征是心悸或心律失常不常见的病因，但是它应被包括在青少年不明原因的晕厥、特别是伴有明显心力衰竭症状的鉴别诊断中。据报道，室性心律失常出现在 20% 以上的患者中，所以治疗上，大多数患者选择植入式心律转复除颤器（ICD）和可能的抗凝治疗。

■ 单独的冠状动脉异常

先天性冠状动脉病变是罕见的，在人群中所占比例小于 1%。在胎儿发育过程中，异常病变可能影响冠状动脉数量（重复动脉），冠状动脉起源（如起源于肺动脉干），解剖位置（如位于主动脉和肺动脉干间），冠状动脉终止部位异常（如瘘管形成）或者结构异常（冠状动脉的狭窄和闭锁）。几乎任何冠状动脉都可能受到影响。这些病变可能是孤立的单一冠状动脉异常或与其他先天性心脏缺陷相关。

根据病变的不同，患者可能幼年或成年早期起病。患有孤立性冠状动脉异常的新生儿可能表现出心绞痛的症状，如易激惹、阵发性出汗和（或）有症状的面色改变。大一点儿的婴幼儿可能伴有喂养差、呼吸困难、发育不良或者不明原因的苍白发作。喂养过程中的多汗是一个不良的征兆，同时反映出活动耐量的下降和内脏窃血综合征。年长儿和青壮年则表现为常见的缺血症状如心绞痛和呼吸困难。不幸的是，儿童的首次发病可能就是猝死。

一种罕见但严重的病变主要影响新生儿——左冠状动脉异常起源于肺动脉（ALCAPA），也称 Bland-White-Garland 综合征。大多数患儿在出生后的最初几个月即表现出非特异性的症状，如易激惹；这些患儿常常被误诊为肠绞痛。充血性心力衰竭的症状和体征（如呼吸急促，心动过速，以及随之而来的喂养困难和体重增长困难）可能接踵而至。体格检查上，患儿可能完全正常或表现出心力衰竭的体征。心电图可能表现出前外侧壁心肌梗死的征象，即侧壁深且宽的 Q 波和下壁 Q 波缺失。胸部 X 线可能与充血性心力衰竭的 X 线表现一致。多普勒血流超声心动图常用于确诊，尤其是发现左冠状动脉到肺动脉干的逆行血流时。

手术治疗对恢复血流是必要的。急诊室的治疗主要是支持治疗，包括密切关注容量状态和必要时小心谨慎地使用利尿药和硝酸盐。滴定氧气以达到治疗效果；100% 的氧气可能扩张肺血管，产生从右冠状动脉到肺动脉的窃血综合征。尽管孤立性冠状动脉病变是罕见的，但是该病在伴有不能解释的特定年龄的心绞痛儿童中应当被考虑。

■ 艾森门格综合征

不管是由于自我选择或是疾病未被识别，存在较大左向右分流且未纠正的患儿，将会因为增长的容量过负荷逐步发展成肺血管病变。当肺动脉高压继续加重，分流的方向将会转换为右向左，继而出现发绀。典型的病变发生在青春期到成人早期。患者可能自诉活动耐量降低，劳力性呼吸困难，咯血，房性心律失常所致心悸，以及由于慢性红细胞增多症所致的高黏血症的症状（视力障碍、疲劳、头痛、头晕、感觉异常，甚至脑血管意外）。感染栓子通过右向左分流可发生脑脓肿。体格检查时，由于左向右分流已消失，杂音可能不明显，而由于肺动脉高压，第二心音亢进。胸部 X 线片显示减少的肺血管（修剪模式），而心电图表现出右心室肥大。尽管除了心肺移植没有明确的治疗手段，患者仍应避免脱水、过度劳累、高原、血管舒张药和妊娠（与高死亡率相关的因素）。高黏滞血症的症状可以选择静脉切开和等血容量换血治疗。患者应该由心脏专科医师管理，尽可能地优化心脏功能。

先天性心脏病术后监护

■ 手术分类

根治术患者通常在术后恢复正常生活。房间隔缺损、室间隔缺损、动脉导管未闭、主动脉缩窄和 TGA（swith 手术）患儿的根治手术常常取得成功。而法洛四联症、房室管畸形和瓣膜梗阻常常会遗留术后残余病变，随后可能出现并发症（表 39-6）。肺动脉闭锁、永存动脉干和人工瓣膜置换术等应用修复材料的修补术需要随孩子年龄的增长或材料的退化更换修复材料。姑息手术可以改善患者的血流动力学，但是并没有恢复正常的心脏解剖结构。这些姑息手术（包括 Fontan 术）将会导致功能性单心室，而 TGA 的 Mustard 术和 Senning 术，常常会产生后期并发症。

表 39-6　择期心脏手术及其并发症

手术	心脏病变	并发症
房隔造口术（如，Rashkind 手术） 手术造口致心房内混血	左心发育不全综合征 TGA 三尖瓣闭锁	心律失常
改良 Blalock-Taussig 分流 体循环向肺循环分流手术；用体循环动脉血流增加肺血流	左心发育不良综合征 肺动脉瓣狭窄 法洛四联症 三尖瓣闭锁	感染性心内膜炎 反常栓塞 分流血栓形成 肺多血伴轻度充血性心力衰竭
Fontan 术，改良 Fontan 术 上腔静脉和肺动脉连接（Glenn 手术），然后右心房和下腔静脉连接。分离体、肺循环	左心发育不良综合征 三尖瓣闭锁	房性心律失常 心脏内血栓形成 动脉或静脉循环血栓栓塞 蛋白丢失性肠病
Glenn 术，改良 Glenn 术 上腔静脉向右肺动脉分流。步骤同 Fontan 术；姑息术	左心发育不良综合征 三尖瓣闭锁	同 Fontan 手术
心肺移植术 捐献者心脏被移植至受者完整的腔隙和 / 或大血管	左心发育不良综合征 肺动脉瓣闭锁	病毒、细菌或原虫感染，尤其是巨细胞病毒，卡氏肺囊虫肺炎；急性、亚急性或慢性排斥反应
Norwood 手术 完全血流重建，包括主动脉弓重建，改良 Blalock-Taussig 术，创建室间隔缺损；多期手术	左心发育不良综合征	肺多血伴低心排
法洛四联症的 Rastelli 手术 关闭室间隔缺损，通过自体移植或人工瓣膜重建右心室血流	法洛四联症	心律失常 感染性心内膜炎
Ross 术 肺动脉瓣自体移植替代主动脉瓣	主动脉瓣狭窄	心律失常 左室肥厚
房间隔、室间隔修补术 各种自体和合成材料的补片	ASD VSD	心律失常（ASD 修补术较 VSD 修补术更常见）
大动脉转位（TGA）修补术 多种：Jatene 的大动脉转位术，Mustard 术，TGA 的 Rastelli 术，Senning 术	TGA	室上性心动过速 病态窦房结综合征 三尖瓣反流
瓣膜切开术 通过气囊或者开放性手术打开狭窄的主动脉瓣或肺动脉（瓣）	主动脉瓣狭窄 肺动脉瓣狭窄	心律失常 感染性心内膜炎

CMV，巨细胞病毒；PCP，卡氏肺孢子虫，即卡氏肺

先天性心脏病及其手术程序存在极大的不同（表 39-6）。照顾这些患儿的关键是仔细检查和监测并发症，如心律失常、感染性心内膜炎和血栓栓塞。咨询心脏专科医师或初级护理师可能对疾病治疗及术后管理有所帮助。

■ *术后并发症*

心律失常是最常见的问题，可能伴有心悸、食欲下降、呕吐和活动耐量下降等症状。心律失常可能由于修补术直接引起，也可能是本来存在的潜在病变（如埃布斯坦畸形）或因药物治疗所致（如地高辛中毒）。阵发性室上性心动过速（SVT）是最常见的具有临床意义的心律失常，可见于心房切开术的病变（如 Senning 手术、Mustard 手术、Fontan 手术、房间隔缺损修补术和完全性肺静脉异位引流修补术）。由于窦房结病变而产生的心动过缓可见于 20% 的 Fontan 术后患者，而一度房室传导阻滞可能发生于房室管畸形修补术后。由于大部分手术经心房途径修补，发生于室间隔缺损或法洛四联症修补术后的室性心律失常罕见，而且其发生率会进一步降低。而室间隔缺损、法洛四联症和房室管畸形修补术后的右束支传导阻滞是常见的。孤立的和局灶性的室性期前收缩是良性的（预约 24h 动态心电监测），但是室性期前收缩如果频繁出现、耦合和多发，则需咨询心脏科医师。心脏分流术后的患者应评估其容量状态和呼吸做功。许多先天性心脏病的修补术包括一系列的分期修复手术，因为当患儿长到一个新的阶段时，在某些特定的时间，分流量可能显得太大或太小。分流量相对大的患儿可能出现肺血流量

增多和肺血管充血，此时下调吸入氧浓度可以促进肺动脉收缩，减少肺充血，反而改善了整体的肺功能和氧合。分流量相对太小的患儿可能导致肺动脉漏斗部的血管收缩，可以恶化患儿的氧合。这种患儿可能出现颈静脉怒张和肝大，而没有预期的应伴随的肺淤血出现。这些患儿可能出现进行性加重的发绀，在状况改善前需给予氧疗和反复评估。

肺血管分流术没有瓣膜（如自体静脉），它们被动回流入心脏。因发热、呕吐或腹泻引起的容量衰竭会对前负荷产生不利影响，进一步影响氧合。脱水是肺血管分流术血栓形成的主要危险因素，这一状况可能是致命的。对患儿容量状态的反复评估——避免过负荷和脱水——对先天性心脏病术后患者的护理是至关重要的。

由于不成功的修补术，过大而不适的修复材料，或者导管的狭窄，残留或复发病变可能以术后并发症的形式出现。再缩窄占修复术患者的10%。肺动脉瓣狭窄或主动脉瓣狭窄术后出现再狭窄是常见的，如主动脉瓣狭窄修补术后主动脉瓣关闭不全。再狭窄可能因为新出现的杂音或者活动耐量的改变而被发现。室间隔缺损修补术或动脉导管结扎术后出现补片边缘小缺损残留发生率为15%～25%，大多数在6～12个月自然闭合。

心内膜炎是先天性心脏病修补术前或术后最常见的并发症（表39-7）。该病在未手术纠治的先天性心脏病患者中每人每年的患病率是0.1%～0.2%，手术纠治后该比率降低到0.02%。未进行修补术的复杂型先天性心脏病患心内膜炎的风险最高，每人每年的患病率约1.5%。继发孔型的房间隔缺损属于低风险性病变，即使没有做修补，也不需要预防心内膜炎。无残留病变，修补成功的房间隔缺损、室间隔缺损、动脉导管未闭、主动脉缩窄和肺动脉瓣狭窄（不含机械瓣膜）患者和心脏移植术后或者心脏起搏器置入患者的状态也属于低风险，不需要预防心内膜炎。而主动脉瓣狭窄或法洛四联症修补术后和使用人工心脏瓣膜的患者处于高风险状态。在高危患者进行可能引起败血症的介入性操作，如牙科手术时，应该预防性使用抗生素。需要预防性使用抗生素的操作和抗感染治疗方案详见于表39-8，表39-9。

先天性心脏病患者其他常见的并发症：生长发育落后，药物相关性电解质紊乱，右向左分流患者脑血栓（医护人员在进行静脉穿刺时应特别小心，避免空气栓塞）和对呼吸道疾病的易感性。心脏病患者合并呼吸道合胞病毒感染时，治疗可能尤其困难。

表39-7 与心内膜炎预后不良相关的心脏状况

1. 心脏瓣膜修复手术中使用心脏瓣膜假体或假体材料
2. 既往感染性心内膜炎
3. 先天性心脏病[a]
   ①未行修补术的发绀型先天性心脏病，包括姑息的分流术和导管植入
   ②完全由假体材料或假体器官修复的先天性心脏病（在术后的6个月内），无论是手术或者导管介入安置的[b]
   ③先天性心脏病修补术后在修补部位或邻近修补部位有残余缺损的
4. 有心脏瓣膜病的心脏移植受体

a 除了上述列出的心脏状况，预防性使用抗生素不推荐用于其他的先天性心脏病；

b 预防性使用抗生素是合理的，因为假体材料内皮化发生于手术后的6个月内

表39-8 预防性使用抗生素的建议

所有牙科手术包括牙龈组织、牙的根尖区或者口腔黏膜穿孔的操作[a]
在对呼吸道、感染的皮肤或肌肉骨骼组织进行有创操作时，仅对高风险患者考虑预防性使用抗生素

a 下述操作不需预防性使用抗生素：通过非感染组织的常规麻醉操作，照牙科X线片，安装可摘局部义齿或正畸矫治器，正畸矫治器的调整，正畸托槽的安装，乳牙的脱落，嘴唇或口腔黏膜创伤的出血。

表39-9 感染性心内膜炎预防性使用抗生素方案

操作前30～60min单剂量			
临床情况	药物	成人	儿童
口服	阿莫西林	2g口服	50mg/kg口服
不能口服药物	头孢唑林 或头孢曲松钠	1g肌注或静脉注射	50mg/kg肌注或静脉注射
对青霉素或氨苄西林过敏—口服	头孢氨苄 或 克林霉素 或 阿奇霉素或克拉霉素	2g口服 600mg口服 500mg口服	50mg/kg口服 20mg/kg口服 15mg/kg口服
对青霉素或氨苄西林过敏—不能口服	头孢唑林或头孢曲松钠 或 克林霉素	1g肌注或静脉注射 600mg肌注或静脉注射	50mg/kg肌注或静脉注射 20mg/kg肌注或静脉注射

■ 心脏移植患者

终末期心力衰竭或不能手术的先天性心脏病患儿可进行心肺移植手术，在移植手术中患儿的心脏被捐献者的心脏替代。随着预后的改善（目前5年生存率达到65%），急诊科医师将来可能会频繁地遇到这类患者。心脏移植术后的患者有急性或慢性排异、移植

后淋巴细胞组织增生性疾病（PTLD）及与免疫抑制或免疫调节治疗相关感染性并发症的风险。与其他类型的移植相比，急性和慢性心脏排异现象不是根据术后时间定义的，是根据它们的临床表现定义的。急性排异具有独特的临床特征，是基于心功能不全或者组织学的诊断，提示了免疫抑制治疗的强烈反应。急性排异的症状多样，包括发热、肌肉痛、呕吐和休克。患儿伴有胸痛和（或）心电图改变（如 R 波波幅降低）（并不常见）。实验室检查（如心肌标志物）常不具有诊断性。超声心动图可能表现出舒张功能不全，但是它在早期不会出现。

急性心脏排异是一种暴发性的表现，慢性心脏排异是一个持续的过程，它主要包括了动脉粥样硬化性疾病的发展。活动耐量下降、疲劳和胸痛等缺血性症状可能出现。晕厥或者猝死可能是心律失常导致的。急性排异主要根据临床表现诊断。PTLD 与 EB 病毒感染相关，其最常发生于移植术后 1 年内，但是在之后多年不断发展。PTLD 是一种 B 淋巴细胞瘤，其引起全身尤其是腹部、胸部、脑部和颈部的包块。其症状包括类单核细胞增多症综合征：发热、淋巴结肿大和腹痛。其诊断主要根据病史的临床疑诊及与影像学检查一致的体格检查：分散的淋巴结样包块。

急诊医师应该评估心脏移植术后患者的一般情况、幸福指数、容量状态、潜在的急性或慢性排异现象和隐藏的可能感染。因为免疫抑制药他克莫司和环孢素的肾毒性可引起高钾血症、低磷酸盐血症、低镁血症、代谢性酸中毒，所以应积极处理这些患者的容量问题。通过心电图和实验室检查来评估可能的缺血、电解质紊乱。心电图常显示右束支传导阻滞、左心房扩大和右心室肥厚；在分析疾病时心电图的前后比较是至关重要的。窦性心动过缓、房性心动过速和室性心动过速等心律失常在这些人群中尤其普遍。胸部 X 线检查可能显示肺血管充血、浸润或类似 PTLD 的肺门包块。准予出院的患者应该面色红润、情况良好，容量状态正常，有明确的轻微的自限性疾病的患儿应密切随访。否则，医院应该降低标准，允许患儿继续观察和治疗。

■ *感染性心内膜炎的预防*

2007 年，美国心脏病协会（AHA）联合美国儿科学会（AAP）和美国传染病学会（IDSA）发布了预防感染性心内膜炎的修订指南。指南主要改变：简化及大大缩小了关于感染性心内膜炎的预防推荐，仅针对高风险患者提供预防治疗及手术推荐。单一抗生素的预防性用药不再应用于胃肠道及泌尿生殖器的手术中。委员会发现在高风险患者的呼吸道感染、皮肤感染或骨骼肌肉病变中预防性抗生素应用仍然是合理的（表 39-7～表 39-9）。

■ *门诊转诊*

为了稳定病情和（或）明确疾病，患有先天性心脏病相关并发症的患儿及在急诊科新诊断的患儿需要收治入院。目前，没有症状的儿童可能有疾病的高风险特征，包括与活动相关的症状，反复发作，需卧床休息，胸痛或心悸，猝死或儿童心脏疾病的家族史等。有以上一个或多个特征的儿童在儿科心脏病医师处就诊时要被收治住院。

然而，没有高危病史特点和正常心电图的儿童可能因症状和体征出现在急诊科而被迫进行快速门诊体检。只有不明原因的喂养困难的儿童可能会对他 / 她的初级保健医师提及。急诊科转诊的适宜的心脏病门诊患者包括其他方面正常而喂养时发汗、不明原因的明显杂音或活动不耐受的儿童。家长的疾病宣教是至关重要的，需要理解初级保健和（如果必要）专业随访的重要性，需要了解在急诊科进行预防性治疗的重要性。

总结

急诊医师应该着重于识别和处理先天性心脏病患者的一些常见临床表现，特别是导管相关的循环休克和充血性心力衰竭。在急诊室内无超声心动图，医师不能确诊特定的疾病，明确疾病的识别在正确的急救治疗中不是必需的。

（李　静　译）

第 40 章　充血性心力衰竭

（原著　Donna M. Moro-Sutherland）

要点

- 现病史和体格检查能够给我们提供线索，找到心力衰竭已知的或可能存在的病因。
- 正常体温下的异常生命体征可能提示心脏疾病。
- 心力衰竭引起的心动过速通常是单一的或持续的，对一般的常规治疗不敏感（如液体疗法、解热处理、镇痛药物等）。
- 婴幼儿出现呼吸急促、生长发育迟缓、喂养困难、肺部啰音、心动过速、心律失常、肝大等可能提示充血性心力衰竭。
- 年长儿童的新发心力衰竭可能没有典型的心力衰竭症状，可能仅表现出腹痛、恶心、呕吐，我们可能忽略真正的病因。
- 针对病因治疗，药物包括利尿药、血管扩张药、强心药和神经体液调节因子。

概述

心力衰竭是由于心室的收缩或舒张障碍所导致的临床综合症。心力衰竭可因心室泵衰竭、容量（前负荷）或压力（后负荷）负荷过大引起。在儿童，引起心力衰竭的病因有很多（表 40-1）。在婴幼儿，心力衰竭与心脏自身的解剖结构异常密切相关（如先天性心脏病），除此之外，呼吸道疾病、贫血、感染性疾病等病因也应该予以考虑并适当处理；在年长儿，心力衰竭的病因可能与解剖、代谢、感染和（或）环境因素等有关。

表 40-1　儿童充血性心力衰竭的病因

心脏泵功能正常	心脏泵功能异常
前负荷（容量负荷）	**心肌收缩力（心肌收缩力降低）**
左向右分流	原发性心肌病
室间隔缺损（VSD）	扩张型
动脉导管未闭(PDA)	肥厚型
动静脉瘘	限制型
房室间隔缺损	
三尖瓣下移畸形	
瓣膜功能不全	继发性心肌病
主动脉瓣反流（AR）	感染（心肌炎）
二尖瓣反流（MR）（如风湿热）	心肌梗死/心肌缺血（左冠状动脉起源于肺动脉）
肺动脉瓣反流	致心律失常性（完全性心脏传导阻滞伴心动过缓）、室上性心动过速、室性心动过速
	药物/毒物：地高辛，钙通道阻滞药/β 受体阻滞药，可卡因和其他兴奋剂，蒽环霉素
贫血：缺铁性，镰状红细胞	炎性：早期川崎病，系统性红斑狼疮
再生障碍性贫血	外伤：心脏压塞，心肌挫裂伤
医源性	
后负荷（体循环阻力/压力负荷增加）	代谢：电解质失衡
	甲状腺功能减退
先天性：主动脉缩窄，主动脉瓣狭窄，肺动脉瓣狭窄	其他：窒息，败血症，肾衰竭
高血压	

［经许可引自 Hsu DT, Pearson GD. Heart failure in children: part I: history, etiology, and pathophysiology. Circ Heart Fail. 2009; 2(1): 63–70.］

病理生理

心排血量由前负荷、后负荷、心肌收缩力和心率四个因素决定。左向右分流会增加心脏前负荷（充盈量）。当存在流出道梗阻或高血压时，主要增加后负荷（心室射血入动脉面对的阻力）。原发性心肌病变主要影响心肌收缩力。心率太慢可导致心排血量减少，心率过快，将降低舒张期充盈量。

在急性充血性心力衰竭中，大多数临床症状可由终末器官灌注不足解释。心力衰竭时，肾灌注不足，肾素/血管紧张素分泌增多，保钠保水，使得循环中的血容量增加。血管紧张素Ⅱ（一种强效的血管收缩剂）通过增加血管阻力，导致血压升高。缺氧使交感神经兴奋，增加心肌收缩力。而皮肤、骨骼肌的血液重分配至心脏、脑、肾等重要器官可改善生命功能。随着疾病的恶化，机体生理性的代偿机制无法继续维持。失代偿后将导致一系列的临床症状，如水钠潴留引起的水肿。交感神经兴奋将导致肾上腺素分泌增加和心动过速，从而导致舒张期充盈不足，而喂养中的大量出汗也继发于儿茶酚胺释放。皮肤的灌注不足，导致皮肤苍白和花斑。全身血管阻力增加，会增加心脏做功，导致心室肥大或扩张。瓣膜功能不全或心肌缺血缺氧会使心排血量进一步减少。

在慢性充血性心力衰竭，心肌供能衰竭、细胞毒性机制导致的坏死及凋亡的加速都可引起心肌细胞死亡。而心肌细胞的缺失将进一步导致心脏扩张，后负荷增加、心室壁张力增加及心肌收缩功能障碍。

急性心力衰竭可分为四类，临床医师可根据以下分类为心力衰竭患儿选择合适的治疗方案。

（1）温暖干燥（warm and dry）：代表无症状的心室功能障碍（正常的心室充盈压及充分的灌注）。这一期主要是预防疾病的进展。

（2）温暖湿润（warm and wet）：最常见表现为心室充盈压增高、肺水肿，但灌注良好。

（3）湿冷（cold and wet）：表现为心室充盈压持续升高，灌注不足，需要重症监护。

（4）干冷（cold and dry）：表现为正常的充盈压合并低灌注，需要积极治疗。

病史和体格检查

■ 病史

充血性心力衰竭在不同年龄的表现不同。在小婴儿，常见的是喂养方面的问题及营养状态（表 40-2）。体重不增、恶病质和营养不良可能是心功能不全的表现，生长发育迟缓可能意味着失代偿性心力衰竭。

表 40-2　疑诊充血性心力衰竭患儿问诊重点

婴幼儿	年长儿
喂养：喂养时气促，恶心、多汗，喂养时间延长	运动能力不足，运动耐量下降
体重：体重增加；体重增加缓慢，精神萎靡，营养不良，生长迟缓	易疲劳，较平时精神差，不适，头晕、晕厥、端坐呼吸、夜间阵发性呼吸困难、体重增加、体重减轻

在年长儿，活动耐力下降、易疲劳、呼吸急促、体重增加或减轻都是心力衰竭的重要表现。青少年可能表现为活动耐力下降、肢端循环差、易疲劳、头晕甚至晕厥。

年长儿还可能表现为腹痛、恶心、呕吐和厌食等，这些症状常常会使我们忽略真正的病因。对于婴儿和儿童，改良的心力衰竭 ROSS 评分系统有助于临床医生评估患儿疾病的严重程度（表 40-3）。

表 40-3　儿童的改良 ROSS 心力衰竭评分

分级	婴幼儿	年长儿
Ⅰ	无症状 体力活动不受限制	无明显症状 体力活动不受限制
Ⅱ	轻度呼吸急促或喂养时出汗 不影响生长发育	劳力性呼吸困难
Ⅲ	明显的呼吸急促或喂养时出汗、喂奶时间延长 不能茁壮成长	明显的劳力性呼吸困难 不能茁壮成长
Ⅳ	安静时气促、萎缩、呻吟、出汗	安静时气促、鼻翼扇动、三凹征、出汗

［经许可引自 Hsu DT, Pearson GD. Heart failure in children: part I: history,etiology,and pathophysiology. Circ Heart Fail. 2009;2(1):63–70.］

■ 既往史（治疗 / 手术）

既往的治疗和手术病史有助于确定心力衰竭的病因，包括近期的病毒感染、心脏病、风湿性心脏病、川崎病、甲状腺功能减退、恶性肿瘤 / 化疗病史及任何外科手术史，尤其是与心脏有关的手术。需要询问有无心肌病家族史，有无猝死和（或）晕厥史。

■ 体格检查

充血性心力衰竭的严重程度取决于临床症状，包括意识、呼吸及进食情况。充血性心力衰竭的首要表现常常是心动过速，这一点在怀疑有心力衰竭的婴儿中尤其重要。婴儿的心肌“僵硬”并且难于扩张，因此婴儿不能像年长儿那样提高每搏量，婴儿的代偿机制主要通过增加心率来实现。某些异常临床表现如不明原因的心动过速或正常体温下的呼吸急促提示有心脏疾病的可能。心力衰竭引起的心动过速通常是单一的或持续的，对一般的常规治疗不敏感（如液体疗法、解热处理、镇痛药物等）。左心衰通常会引起肺循环淤血，右心衰则会导致体循环淤血（表 40-4）。

表 40-4　儿童充血性心力衰竭的症状和体征

肺静脉淤血 （左向右分流、肺水肿、氧合不足）	全身静脉淤血 （右心灌注压增高）	心排血量降低 （心肌收缩力降低、心脏灌注减少）
呼吸急促	肝大	脉搏搏动减弱
哮鸣音（心源性哮喘）	腹水	毛细血管再充盈时间延长（肢端凉）
湿啰音	胸腔积液	易疲劳
鼻翼扇动或呻吟	外周性水肿	面色苍白
萎缩	体重增加	大汗淋漓

续表

肺静脉淤血（左向右分流、肺水肿、氧合不足）	全身静脉淤血（右心灌注压增高）	心排血量降低（心肌收缩力降低、心脏灌注减少）
咳嗽或胸闷	颈静脉怒张（JVD）（儿童少见）	体重增加缓慢（生长发育差）
喂养困难		头晕
激惹		意识障碍
		晕厥

体格检查应包括对静息时心动过速、呼吸急促、肝大、腹水、水肿及低灌注状态等指标的全面评估。面部及全身水肿是晚期表现。双足水肿及颈静脉怒张少见。心脏检查应重点关注心率、是否有奔马律、新的杂音及移位的 PMI、右心室搏动及灌注不足。病理性杂音或奔马律是充血性心力衰竭的特征性表现。

实验室检查

最初的实验室检查包括动脉或静脉血气分析、全血细胞计数及血红蛋白浓度、电解质、血钙、尿素氮、肌酐、乳酸、肝功能和尿常规。肺淤血和组织灌注不足通常会引起代谢性酸中毒合并呼吸性酸中毒。肾灌注不足和肾功能损害导致血肌酐升高和水潴留，继而引起低钠血症和低氯血症。由于明显的组织缺氧，血乳酸可增高。血红蛋白及血细胞比容同样需监测，因为贫血可引起高排型心力衰竭。还有一个重要指标是婴幼儿的钙离子水平（它们主要取决于循环中的钙离子水平），如果钙离子水平低下，充血性心力衰竭治疗困难。皮质醇水平也应监测，若降低，可考虑予激素治疗。

对心力衰竭患儿的神经激素水平的评估已逐渐开展。去甲肾上腺素、醛固酮、血管紧张素Ⅱ、垂体后叶素的水平升高与慢性充血性心力衰竭患者的预后不良有关。B 型脑钠肽（BNP）正在用于充血性心力衰竭的诊断和治疗。通过测量血清 BNP 来鉴别肺源性呼吸困难和心源性呼吸困难是有临床价值的。

BNP 的升高程度与心力衰竭程度成正比，与射血分数成反比。在儿童，BNP＞100pg/ml 被认为是异常的；100＜BNP＜500，是可疑心力衰竭；BNP＞500，则提示心力衰竭。

其他的提示心肌损害的生物学指标包括肌钙蛋白和 CK-MB。肌钙蛋白增高提示心肌炎而不是扩张型心肌病。CK-MB 增高见于心肌缺血和（或）心肌炎，且这一指标增高早于肌钙蛋白。

最后，炎症指标如 ESR 和 CRP 可以鉴别心肌炎与扩张型心肌病。另外，在评估一个新近诊断心肌病的住院患儿时，遗传因素、风湿因子、甲状腺素、肉毒碱、尿有机酸、血清氨基酸和病毒培养这些指标也应监测。

诊断

辅助检查包括 X 线胸片、心电图、超声心动图。

■ X 线胸片

X 线胸片有助于评估心脏的大小及肺淤血情况。它是评估容量超负荷的可靠指标。在婴幼儿，心胸比例大于 0.55，在年长儿，心胸比例大于 0.5，则提示心脏增大。然而，X 线胸片正常并不能排除心力衰竭的可能（图 40-1，图 40-2）。

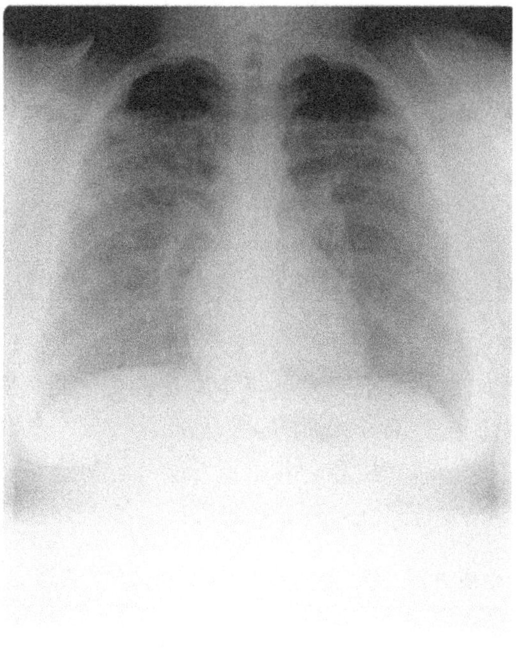

图 40-1 正常 X 线胸片

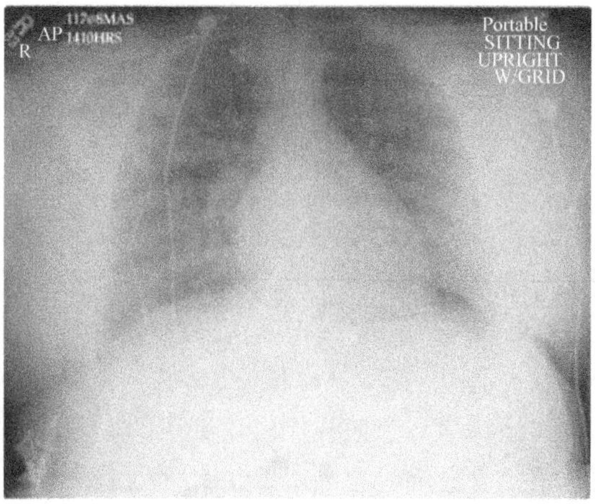

图 40-2 肺水肿

■ 心电图

心电图（ECG）显示非特异性的心房扩大、心室肥大、心脏张力改变、ST 段或 T 波改变。心电图可表现为窦性心动过速，合并或不合并低电压或 T 波倒置。随着心力衰竭的进展，可出现缓慢性或快速性心律失常。心肌梗死时可见到宽大的 Q 波及 ST-T 改变（图 40-3）。

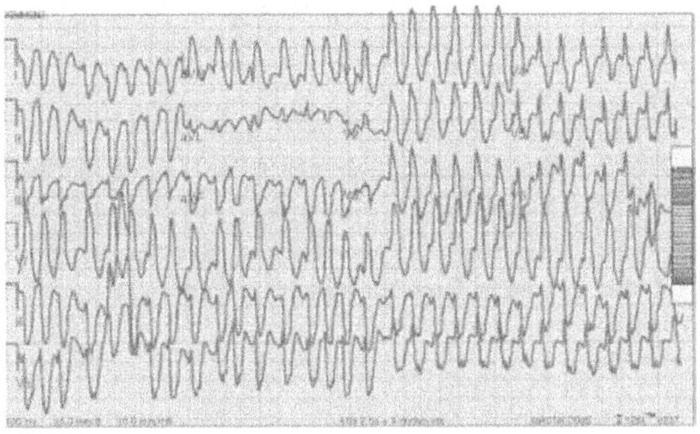

图 40-3　心电图：充血性心力衰竭患者的心动过速

■ 超声心动图

最快捷的评估心功能的方法是二维超声心动图（ECHO）。它可以用来评估先天性心脏病的解剖异常、心功能分度、分流情况及心排血量大小，ECHO 也有助于诊断心肌疾病，如肥厚心肌病、限制型心肌病、扩张型心肌病（其典型表现是左心室扩张而心功能降低）。另外，也常用于诊断心包积液。

治疗概述

心力衰竭的治疗是多方面的，是一个循序渐进的过程。儿科心脏病专家应该对患儿进行早期干预。在急诊室，我们的目标是能够识别急性充血性心力衰竭并开始干预，要始终记住 ABC 评估系统。目前急性心力衰竭的治疗侧重于以下几个方面：正性肌力药改善心功能，调整前、后负荷，积极寻找病因并针对病因治疗。找到病因后，必须对病因进行干预，如梗阻性疾病行介入治疗，输血纠正重度贫血，β 受体阻滞药纠正甲状腺危象，心脏压塞时行心包穿刺术。当病因不明时，采用经验性治疗，如控制心率，降低前负荷，改善后负荷和（或）心肌收缩力（图 40-4，表 40-5）。

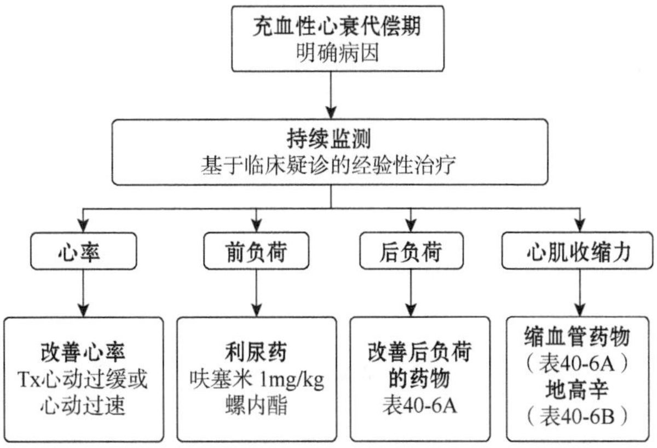

图 40-4　儿童代偿性（慢性）充血性心力衰竭的处理

表 40-5　儿童心力衰竭药物治疗指南

	超声心动图改变无临床症状（MRHFC Ⅰ级）	临床症状轻（MRHFC Ⅱ级）	临床症状中度（MRHFC Ⅲ级）	临床症状重（MRHFC Ⅳ级）	存在难于改善的临床症状
1	利尿药				
2	ACEI 类				
3		β 受体阻滞药			
4			醛固酮拮抗药		
5				强心剂 血管舒张药	
6					强心剂及机械支持

注：MRHFC，心衰的改良 ROSS 分级。

［经许可引自 Kantor, et al. Clinical practice: heart failure in children. Part Ⅱ :current maintenance therapy and new therapeutic approaches. Eur J Pediatr. 2010;169(4):403–410.］

■ 充血性心力衰竭的治疗

对于已知的心脏疾病，药物治疗直接针对充血性心力衰竭的病因。治疗包括利尿药、地高辛、ACEI 类、血管紧张素Ⅱ受体阻滞药（ARB）、醛固酮受体拮抗剂和 β 受体阻滞药这些药物应用（参照表 40-6A、B 特殊药物分类及剂量指南）。

表 40-6A　各类药物在儿童充血性心力衰竭中的应用

急性失代偿性心力衰竭		
药物	推荐剂量	说明
利尿药		
呋塞米（速尿）	新生儿：0.5～2mg/（kg · 剂），q12～24h 婴幼儿和儿童：0.5～2mg/（kg · 剂），q6～12h（最大剂量，40mg）	心排血量正常的充血性心力衰竭患儿首选 副作用：低钾血症、听力损害 对肾的影响：血管炎、间质性肾炎、一过性氮质血症

续表

急性失代偿性心力衰竭		
药物	推荐剂量	说明
ACEI 类(血管紧张素转化酶抑制药)		小于 5 岁充血性心力衰竭患儿的首选
卡托普利(改变心脏负荷药)	0.6～4mg/(kg·d),q8～12h(剂量和年龄相关)	副作用：中性粒细胞减少、咳嗽、蛋白尿
		大于 5 岁患儿的首选
依那普利(改变心脏负荷药)	0.1～0.6mg/(kg·d)，q12h(剂量和年龄相关)	副作用：低血压、血小板减少、肝功能损害
强心药与血管舒张药		
血管舒张药		
米力农	0.25～0.75μg/(kg · min)	增加心率、提高心肌收缩力、增加后负荷
磷酸二酯酶抑制药(正性肌力药)		在儿科应用广泛，安全性较高 需要中等强心剂的急性失代偿心力衰竭首选
奈西立肽 (血管舒张药)	负荷剂量：50μg/kg，IV 输注时间 >15min 0.01μg/(kg · min)维持， 每次增加 0.005μg/(kg · min)q3h [最大剂量 0.03μg/(kg · min)]	副作用：低血压、室上速、成人的肾毒性 不要超过最大输注速率，除非咨询过心脏专家
硝普钠 (改变心脏负荷药物)	0.5～10μg/(kg · min)	氰化物中毒
强心药		
肾上腺素 (β 肾上腺素能受体激动药)	0.01～0.05μg/(kg · min)	增加心率、提高心肌收缩力、增加后负荷，舒张血管
多巴胺	最大 0.05μg/(kg · min)	剂量依赖性：心动过速、致心律失常、增加心肌氧耗
去甲肾上腺素	2.5～5μg/(kg · min) 最大 0.05μg/(kg · min)	刺激肾、脑、肠系膜、肺血管的多巴胺受体 提高心率、提高心肌收缩力、增加后负荷 副作用：心动过速、心律失常、增加心肌氧耗量
(血管加压素)	0.1μg/(kg · min)	提高心率、提高心肌收缩力、增加后负荷 副作用：心动过缓、心律失常
β 受体阻滞药		
卡维地洛	剂量取决于年龄和体重 ＜62.5kg：0.1mg/(kg · d)，bid ＞62.5kg：6.25mg/dose，bid	每两周滴定剂量直至有效 收缩压正常的心力衰竭患儿首选
美托洛尔	剂量取决于年龄和体重 ＜50kg：0.5mg/(kg · d)，q12h ＞50kg：25mg/dose，q12h	根据效果滴定剂量 收缩压降低的心力衰竭患儿的首选
钙离子增敏剂		
左西孟旦	静脉推注：12μg/kg 静脉滴注：0.05～0.1μg/(kg · min)，持续 24～48h	在儿科应用经验尚不足 有研究表明在急性心力衰竭早期可提高心肌收缩力

[数据引自 Kantor, et al. Clinical practice: heart failure in children. Part Ⅱ: current maintenance therapy and new therapeutic approaches. Eur J Pediatr. 2010;169(4):403–410; Texas Children's Hospital Evidence Based Outcomes Center Acute Heart Failure Syndrome Clinical Guidelines.]

表 40-6B 各类药物在儿童充血性心力衰竭中的应用

心力衰竭的维持治疗		
药物	剂量	说明
醛固酮拮抗药		
螺内酯	1～4mg/(kg · d)，bid	与 ACEI 类同时应用时可能引起 K^+ 增高
血管紧张素Ⅱ受体拮抗药		
氯沙坦	0.5～1.5mg/(kg · d)	与 ACEI 类合用时可引起咳嗽，K^+ 增高，氮质血症

续表

心力衰竭的维持治疗		
药物	剂量	说明
其他 地高辛 （用于控制心率）	负荷剂量： <2 岁，17μg/（kg · dose）口服 0h、6h、12h <2 岁，12μg/（kg · dose）静脉 0h、6h、12h >2 岁，13μg/（kg · dose）口服 0h、6h、12h >2 岁，10μg/（kg · dose）静脉 0h、6h、12h 维持剂量： <2 岁，10μg/（kg · d） >2 岁，8μg/（kg · d） 根据年龄选择药物剂量，与某些药物合用应减 25%，有肾功能不全的应减半	

［数据引自 Kantor, et al. Clinical practice: heart failure in children. Part Ⅱ: current maintenance therapy and new therapeutic approaches. Eur J Pediatr. 2010;169(4):403–410; Texas Children's Hospital Evidence Based Outcomes Center Acute Heart Failure Syndrome Clinical Guidelines.］

首先用利尿药减轻水潴留，从而减少呼吸做功、减轻周围性水肿和腹水。地高辛有正性肌力作用和负性频率作用，可增强迷走神经张力。过去，地高辛作为儿童心力衰竭的常用药物，现在其已不是一线药物，但对于那些心功能不全，心力衰竭Ⅲ级的患者仍在使用。

ACEI 类药物可减轻心脏后负荷，它是一种血管扩张药，但它是通过影响神经激素机制来发挥作用的。在低排高阻型心力衰竭如高血压性心脏病，ACEI 类药物可降低后负荷从而发挥治疗作用。卡托普利和依那普利是最常用的 ACEI 类药物。禁忌证包括肾功能不全和右向左分流。在右向左分流的患儿，体循环是通过牺牲肺循环而增加的。

持续泵入静脉制剂（多巴胺）或联合制剂（多巴酚丁胺、米力农）可以改善心肌收缩力。磷酸二酯酶抑制药米力农作为一线药物已在临床广泛应用，它可以增加心肌收缩力，松弛血管平滑肌，在增加心排血量的同时不会增加心肌氧耗和后负荷。多巴酚丁胺由于会增加成人心力衰竭患者的病死率而被逐渐淘汰。

β 受体阻滞药在治疗慢性充血性心力衰竭中扮演重要角色。它可以上调细胞膜上的受体数量，从而增加心肌收缩力。如果决定开始长期的地高辛、ACEI 或 β 受体阻滞药应用，最好先与小儿心脏病专家或心脏专科医师讨论协商。充血性心力衰竭治疗药物的具体用法详见图 40-4 和图 40-5。

中 - 重度充血性心力衰竭患儿需要进入 ICU 监护或转入三级医院。为了改善氧合，提供呼气末正压（PEEP）（改善肺水肿）、气管插管可能是必需的。强心药的治疗包括米力农增加心肌收缩力、松弛血管平滑肌、增加心排血量同时不增加心肌氧耗和后负荷；多巴胺增加心肌收缩力，升高血压；肾上腺素升高血压。

在重症病例，如心肌炎合并心源性休克，衰竭的心脏不能克服增加的后负荷将血泵入体循环，血管扩张药（如硝普钠）有助于改善这一状况，它可以扩张小动脉和小静脉，易于滴定。

儿童充血性心力衰竭治疗的新进展

β_2 受体阻滞药逐渐在儿童心力衰竭治疗中广泛应用。卡维地洛是具有舒张血管作用的 β 肾上腺素受体阻滞药，在成人慢性充血性心力衰竭的治疗中有一定作用，近年来多中心儿科临床试验发现，卡维地洛可以改善心力衰竭症状和左心功能，从而提出卡维地洛可以作为治疗儿童心力衰竭的辅助药物。由于它潜在的副作用如低血压和负性肌力作用，卡维地洛需在使用利尿药、地高辛、ACEI 类药物控制病情稳定后，从小剂量开始使用。扩张型心肌病导致的充血性心力衰竭，应用卡维地洛最有可能受益。

在成人失代偿性充血性心力衰竭中应用奈西立肽，是一种更新的治疗观点。西立肽具有扩血管、利钠、利尿和神经激素的作用。然而，它的副作用也是不可忽视的，在近 5 年的研究中，儿科心脏专家得出了类似的结果：一部分患儿在利尿后症状改善的同时也出现了与剂量相关的低血压和无症状低钠血症。奈西立肽单独或联合其他药物输入，有可能成为儿童失代偿心力衰竭的备选用药。

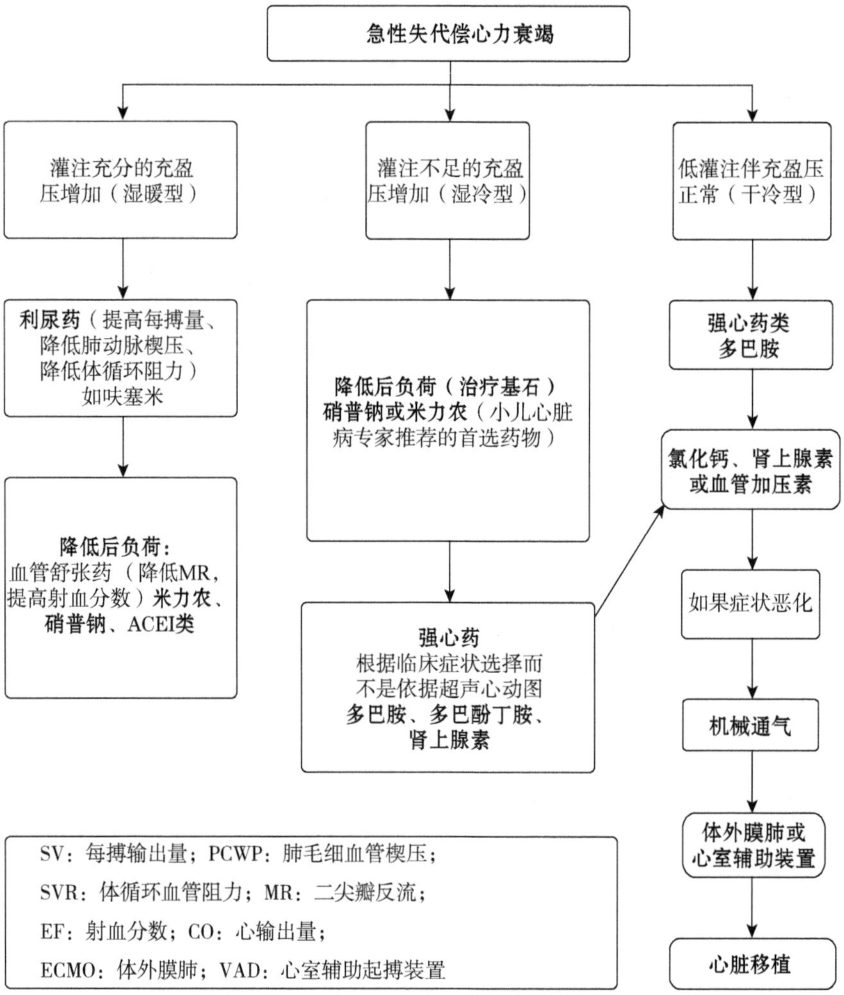

图 40-5 儿童急性失代偿性心力衰竭的处理

安体舒通/螺内酯（醛固酮拮抗药）用于成人慢性心力衰竭的治疗。有关螺内酯的随机评价研究（RALES）表明，对于那些有明显充血性心力衰竭症状的成年患者，在其治疗方案中加入螺内酯，可以降低其发病率和死亡率。目前还不知道螺内酯是否有利于儿童，然而临床上，一些儿科心脏病专家已广泛应用该药物治疗儿童充血性心力衰竭。

钙增敏剂左西孟旦是一种有很大发展前景的新型药物，它可以同时增加心肌收缩力和扩张血管，但不需增加钙离子水平且不会增加心肌氧耗。

其他的治疗包括体外膜肺（ECMO）和心室辅助装置（VADs），通常那些药物治疗无效的充血性心力衰竭的患儿，会选择此类方法。治疗的目标是延长患儿生命，等待心脏移植或控制感染症状。对于重症患儿，应尽早转运至有 ECMO 和 VAD 设备的医疗机构。

总结

任何年龄段的患者，直接的病史和体格检查能够为我们寻找已知或可能存在的失代偿性心力衰竭病因提供有价值的线索。记住！心动过速可能是唯一的体征。对于大多数心力衰竭患儿，腹痛可能是就诊的主诉和症状。目前治疗急性心力衰竭，主要是提高心肌收缩力、改善前负荷和后负荷，同时纠正病因。另外，随着医疗技术及设备的不断进步，药物治疗无效的心力衰竭患儿有希望通过 ECMO 等延长生命，等待心脏移植或控制感染症状。

（李 静 译）

第 41 章　炎性和感染性心脏病

（原著　William T. Tsai）

要点

- 年长儿的心包炎主要表现为胸痛。临床可能表现为胸膜的或固定的胸痛、发热、心动过速、胸膜摩擦音和心电图改变。
- 心动过速和疲劳可能是心肌炎的表现。这些患者应该送入儿科 ICU 密切监测并积极支持治疗。
- 疑似心肌炎的患者应做超声心动图。
- 处于危险中的心内膜炎的患者表现为不明原因的发热、肌痛、新的杂音及急性期的炎症反应物升高。

概述

心脏的炎症性疾病可能影响心包膜、心肌和心内膜。全心炎描述为心脏的各层炎症。炎症性心脏病可能是感染性的、非感染性的或者风湿性的，儿童就诊的主诉多样，包括胸痛、急性胃肠道症状、心血管衰竭症状，因而会做出不同的诊断。

本章将讨论出现在急诊室的儿童心包炎、心肌炎、心内膜炎的临床表现、诊断和治疗。

心包炎

心包炎经常会有良性的临床病程。典型的症状是胸膜炎、固定的胸痛、发热、呼吸困难或者腹痛。病因和心肌炎有重叠（表 41-1）。

心包炎体征包括心包摩擦音和心动过速。如果有大量的心包积液，医生可能听不到摩擦音，因为脏层和壁层胸膜不会接触产生摩擦音。随着积液量的增加，将会出现呼吸困难或者休克。在心脏压塞时，容易出现颈静脉扩张和肝大。由于心脏的每搏输出量降低，毛细血管再充盈时间延迟，尿量排出减少和血压降低将导致心排血量降低。奇脉（在吸气时收缩压明显降低）有可能出现。

表 41-1　心包炎的病因学

感染性
病毒：柯萨奇病毒，肠病毒，腺病毒，乙肝病毒，人类免疫缺陷病毒，EB 病毒，巨细胞病毒
细菌：肺炎双球菌，金黄色葡萄球菌，嗜血杆菌，肺炎链球菌，脑膜炎奈瑟菌
真菌：组织胞浆菌，球孢子菌，假丝酵母菌
其他：莱姆病，分枝杆菌
非感染性
风湿热
自身免疫病：幼年型类风湿关节炎，系统性红斑狼疮，急性风湿热
尿毒症
辐射
药物过敏
心包切开术后综合征
特发性

患者积液较少或者没有积液时，胸部 X 线可能正常。当有中等量或者大量的心包积液时，胸部 X 线可以看到心脏增大（图 41-1）。心电图示广泛的 ST-T 波改变，PR 缩短也可能存在。大量积液患者可见 QRS 振幅降低或电交替。超声心动图可以快速诊断积液的存在、积液量及位置。使用 2D 和多普勒超声还可以快速识别心脏压塞。

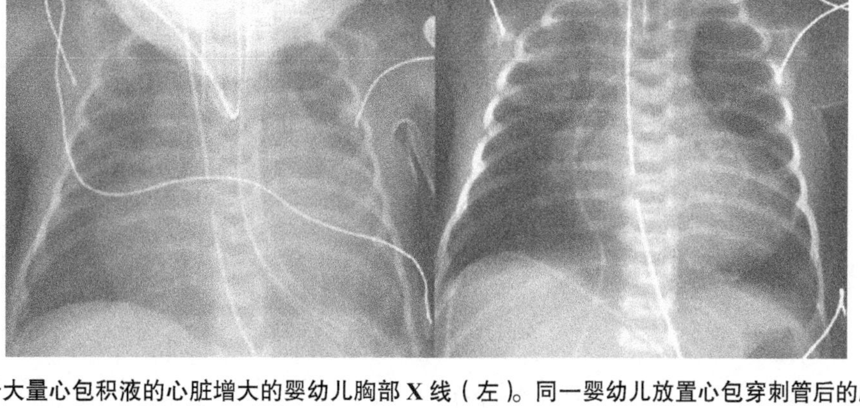

图 41-1　继发于大量心包积液的心脏增大的婴幼儿胸部 X 线（左）。同一婴幼儿放置心包穿刺管后的胸部 X 线（右）

治疗主要依据是否存在心包积液及积液程度。治疗通常是支持性的，包括抗炎治疗和心内科的会诊咨询。存在心包积液的儿童应考虑住院治疗。存在大量心包积液且血流动力学不稳定的患儿应获得紧急的心内科和重症监护医师会诊治疗。

对于心包炎和心包积液的儿童，一旦出现继发于心脏压塞的血流动力学不稳定，应该紧急采取心包穿刺术。尽管心包穿刺术可以挽救心脏压塞患儿的生命，但由于其可能的严重并发症和并发症的高发生率，要求实施心包穿刺术的医师拥有丰富的临床经验及专业知识，并且需在超声心动图的引导下进行手术操作（图 41-2）。

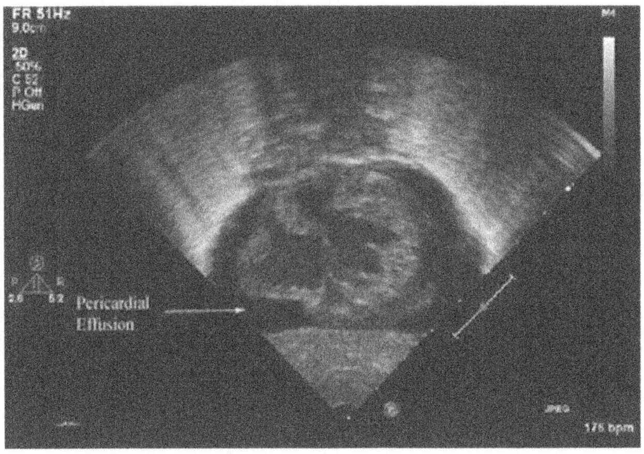

图 41-2 患者经肋下的超声心动图。左右心室外周可以看到大量心包积液

心肌炎

急性心肌炎在急诊科是严重但相对少见的疾病。在极短的时间内，其症状可从非特异性的呼吸道疾病症状发展为心血管崩溃和死亡。一部分患者表现为暴发性心肌炎，而另一部分患者则进展缓慢，经过一段时间发展为扩张型心肌病，并伴有慢性充血性心力衰竭。体征和症状可能明显指向心源性，但有些细微的和易于误诊的临床表现也需要临床医师对该病保持高度警惕。

因为患者存在亚临床感染，且明确诊断比较困难，美国的心肌炎发病率并不清楚。有 3%～40% 的猝死儿童和婴儿在尸检时发现有心肌炎。临床常常疑诊心肌炎，但很难确诊。最近，美国两个地区关于儿童心肌病发病率的调查表明，导致扩张型心肌病产生的心肌炎的发病率约为 0.2/100 000。

■ 病原学

在疑诊心肌炎的患者中，只有不到 1/3 可以明确病原。实验室检查包括随诊患者急性期和恢复期的特殊病毒滴度，观察组织和体液的病毒培养，利用 PCR 寻找病毒基因组。病原学中病毒最常见，但是病原也包括细菌、立克次体、真菌、寄生虫（表 41-1）。

■ 临床表现

因为症状和体征与其他常见疾病相似，心肌炎明确诊断可能比较困难。在临床上经常出现以下情况，一直到疾病末期，临床医师才意识到某些症状体征来源于心脏。临床表现可以是各系统的特异性的综合征（表 41-2）。总体来说，这些综合征的病理生理学包括了从逐渐发生的充血性心力衰竭到明显的心源性休克。患者可能会表现出心动过速和心律失常。

表 41-2 心肌炎综合征

呼吸系统	呼吸困难，撤回，喘息
消化道	呕吐、腹泻、腹痛
心脏	胸痛、心悸、充血性心力衰竭
低灌注	昏睡、晕厥、休克

该病的临床表现包括咳嗽、喘息、充血、发热或者呼吸急促。呼吸急促可能是为了代偿代谢性酸中毒。支气管痉挛对常规治疗反应较差提示可能是早期的心肌炎。危险信号包括患儿呼吸急促但是没有喘息或者缺乏诊断肺炎的证据。其他症状和体征包括与充血性心力衰竭相关的症状体征，喂养困难、发绀和呻吟。杂音、奔马律、湿啰音和心脏扩大可能提示该诊断（表 41-3）。对于那些经过积极治疗仍进一步恶化的支气管痉挛和高气道反应性患儿，应该考虑患有心肌炎。

表 41-3 心肌炎阳性体征

	N(%)
呼吸困难，呼吸急促	21 (68)
心动过速	18 (58)
嗜睡	12 (39)
肝大	11 (36)
心音异常	10 (32)
发热	9 (30)
低血压	7 (23)
面色苍白	6 (19)
外周水肿，发绀	5 (16)
发绀，低氧	3 (10)

继发于严重低灌注（心源性休克）的代谢性酸中毒是常见症状之一。代谢性酸中毒可以导致呼吸急促、萎靡和呻吟。因为病毒增殖和胃肠道低灌注可导致胃肠道症状加重。严重的酸中毒也可以影响精神状态并导致昏睡和昏迷。

■ 诊断

诊断需要保持对该病高度的警惕性。不幸的是，标准的实验室检查，放射学和心电图都不具有特异性。仅 42%～75% 的病例胸部 X 线呈阳性表现（图 41-3）。所有的患者都需要做心电图检查。心电图改变包括非特异性的 ST-T 波和电轴的改变。心脏传导阻滞和心肌梗死很少出现。

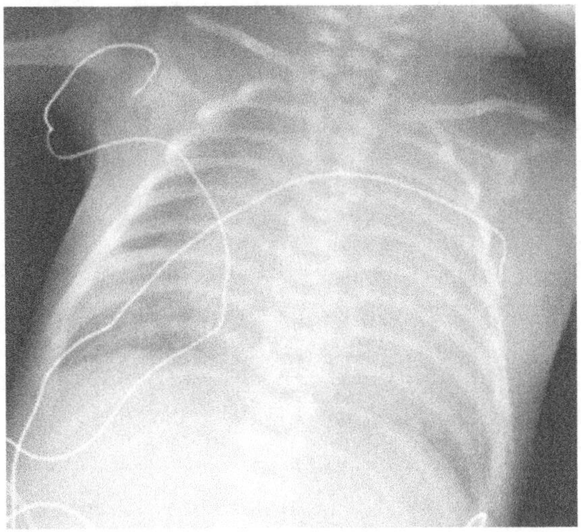

图 41-3 心肌炎患儿的胸部 X 线。注意与肺水肿一致的心脏肥大和血管充血

磷酸肌酸激酶、乳酸脱氢酶、肌钙蛋白和脑钠肽的升高缺乏特异性。炎症指标如红细胞沉降率和 C 反应蛋白也缺乏特异性。患有心肌炎的患者应该做超声心动图，可以发现心室舒张末期容积增加，左心室短轴缩短率减少，房室瓣反流，节段性室壁运动异常（图 41-4）。

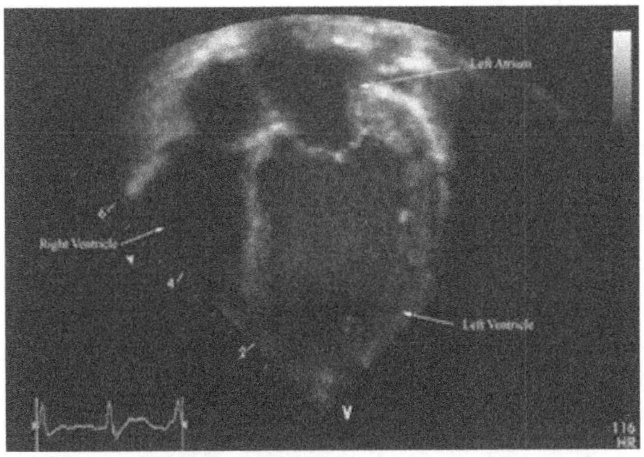

图 41-4 婴儿的心尖四腔心切面超声心动图，显示左心室扩大，射血分数为 28%

■ 治疗

由于会有心室异位节律和心源性休克的风险，患有急性心肌炎的儿童应该进入 PICU 做持续监测。PICU 如果能够根据需要提供侵入性机械心脏支持则更好。初始的处理包括治疗心源性休克和充血性心力衰竭。考虑使用有创血压监测。多巴胺、多巴酚丁胺、肾上腺素和米力农等强心支持可能是必须的。积极治疗心律失常可能会阻止猝死的发生。心脏传导阻滞提示需要经静脉起搏。需要对酸碱失衡、代谢异常和液体状况进行精心监测和支持治疗。当前的研究不支持糖皮质激素和其他免疫抑制剂的使用。静脉使用免疫球蛋白仍未被证实有益但却频繁使用。暴发性心肌炎的患者应该积极行体外膜肺（ECMO）支持，因为如果这些患者可以从心源性休克的早期阶段存活下来，他们的远期预后较好。最后，继发于心肌炎的终末期心肌病可能需要移植治疗。

心内膜炎

细菌性心内膜炎常见于先天性心脏病患儿、中心静脉置管患儿或有静脉吸毒史的青少年。感染可以通过龋齿、皮肤感染、侵入操作（呼吸道、胃肠道、泌尿生殖道）等途径入侵。最常见的病原菌是葡萄球菌和链球菌，而 HACEK 生物体［包括嗜血杆菌（Hemophilus），放线杆菌（Actinobacillus），心杆菌（Cardiobacterium），艾肯菌（Eikenella），金氏杆菌（Kingella）］和假丝酵母菌是机会致病菌。对于那些不明原因发热、虚弱、肌痛、关节痛的患儿，细菌性心内膜炎应高度疑诊。只有不到 50% 的病例会出现新的心脏杂音。其他表现包括继发于瓣膜功能不全的充血性心力衰竭、瘀点或新出现的的神经系统表现。成人心内膜炎的皮肤特异性表现如詹韦损害或奥斯勒结节在儿童中罕见。约有 90% 的病例可通过血培养明确病原。其他辅助诊断手段包括急性炎症反应物升高（如白细胞计数、红细胞沉降率）、贫血、血尿或栓塞形成。超声心电图检出赘生物的概率为 70% ～ 80%，但在复杂先天性心脏病的患儿可能会检测不出。

致病微生物的检出有利于特异性的抗生素治疗。但是，对于那些病情危重患儿，在咨询相关专家后即应开始广谱抗生素覆盖治疗。尽管使用了抗生素治疗，菌血症仍然会存在于某些患者身上。清除赘生物和使用瓣膜替换可能有利于控制病情。其他后遗症，如高风险的或复发的栓塞、严重的瓣膜损害、继发于栓塞的顽固性心律失常或心肌脓肿都可能发生。发生肺栓塞或脑栓塞取决于赘生物的位置和心脏内的分流。总体来说，心内膜炎的死亡率是6%～14%。

由于心内膜炎有很高的死亡率，因此预防非常重要。急诊医师在心内膜炎的预防中发挥着重要作用。心内膜炎预防的适应证是不断变化的。美国心脏协会更新了心脏疾病指南中的有关心内膜炎预防的内容。最新的指南建议心内膜炎的预防主要针对高风险和中等风险的患者。高风险包括人工心脏瓣膜、既往曾患细菌性心内膜炎、发绀型心脏畸形、体肺分流术、使用假体材料修复先天性心脏缺损。中等风险包括风湿性或获得性瓣膜功能障碍、肥厚型心肌病、二尖瓣脱垂伴反流或瓣膜增厚、其他复杂心脏畸形，也包括心脏移植患者。在单独存在的继发孔型房间隔缺损，无残余分流的房间隔缺损、室间隔缺损、动脉导管未闭修复术后6个月患儿，不建议预防心内膜炎。对于那些存在良性心脏杂音患儿，没有瓣膜功能障碍的既往川崎病患儿，没有瓣膜功能障碍的既往风湿热患儿，心脏起搏器及皮下除颤器置入患儿，也不建议预防心内膜炎。对于高危心脏疾病的患者建议所有牙科操作（包括处理牙龈组织或牙齿的根尖周区域或者口腔黏膜穿孔）应预防使用抗生素。常规的牙科手术不需要预防。涉及切口或活组织检查的侵入性呼吸道操作也推荐预防心内膜炎。另外，那些因为皮肤或肌肉骨骼组织感染而接受外科手术的患者也应该预防心内膜炎，应该使用药物积极预防葡萄球菌和β溶血链球菌感染。

急性风湿热

急性风湿热的心肌炎特征是瓣膜受累。本病约于A族链球菌感染后的2～3周急性起病。琼斯标准见表110-1。在典型的风湿性心脏病中，伴随关节炎后的心肌炎常常涉及心脏的三层结构。尽管早期的急性阶段可能是良性过程，但多年后仍可能出现瓣膜功能不全。二尖瓣功能不全是最常见的，其特点是全收缩期的高调的吹风样杂音，辐射到腋下。主动脉反流的杂音位于心底部，特点是舒张中晚期的高调吹风样杂音，辐射到颈部。其他的心脏体征还包括心动过速、奔马律、心包摩擦音、充血性心力衰竭。心电图可显示PR间期延长，传导阻滞，左心室肥大或者心脏节律异常。超声心动图在风湿性心脏病患者的随访中是非常有帮助的，另外它还可以在那些没有杂音和亚临床症状患者的评估中发挥作用。

急性期的治疗包括住院、卧床休息和后续的心脏康复。确诊后即开始使用大剂量的阿司匹林。青霉素、红霉素用于根除残余的链球菌。糖皮质激素的使用是有争议的，可能在治疗心肌炎或舞蹈病中有一定作用。急性风湿热患者的长期随访包括监测复发、预防心内膜炎和治疗慢性心力衰竭。如果患者没有早期的心脏症状，则不太可能出现晚期的瓣膜疾病。

（李 静 译）

第42章 心律失常

（原著　Stephanie J. Doniger）

要点

- 心律失常是根据心率、QRS宽度和临床稳定性来分类的。
- 新生儿窦性心动过缓需要积极的评估和治疗。
- 合并阵发性室上性心动过速的婴儿可能出现低心排血量和易激惹、喂养差、呼吸急促、发汗。
- 旁路途径是儿童阵发性室上性心动过速最常见的机制，但是在阵发性室上性心动过速发作时很难鉴别。地高辛可能引发室性心动过速，只能在儿科心脏专科医生的监督下使用。
- 与旁路途径疾病或肥厚型心肌病相关的心房颤动或心房扑动患儿由于其1∶1传导、室性心动过速和猝死，具有高风险性儿童心率和心律异常者很少见。最常见的心律失常是室上性心动过速。节律紊乱（如窦性心动过缓）可危及生命（尤其是新生儿）。

心脏结构异常儿童的心律失常比心脏结构正常者预后差。非心脏原因引起的心律失常应予以考虑，如缺氧、电解质失衡、毒素、炎性疾病及作用于心脏的药物（如地高辛或非处方感冒药）。初步评估应包括心电图。

年龄是心律失常患儿应该考虑的一个重要因素。年龄也是心律失常临床表现的影响因素。婴儿表现为喂养困难、呼吸急促、易激惹或者低心排血量。照顾者常常注意到他们的儿童“表现不正常”。年长儿常常表现为更特异的症状，如脑血流量减少所致晕厥，冠状动脉血流量减少致胸痛或心悸。三度房室传导阻滞的心室率可能适合一个2个月的儿童，但不能为一个12岁的儿童提供充足的心排血量。青少年参与竞技体育出现晕厥、心悸、胸痛时应该立即评估。表42-1和表42-2中列出了心率和血压正常范围。

表42-1　不同年龄的心率

年龄	心率（平均）（次/分）
0～3个月	80～205 (140)
3个月至2岁	75～190 (130)
2～10岁	60～140 (80)
>10岁	50～100 (75)

表42-2　不同年龄的收缩压和舒张压

年龄	收缩压（mmHg）	舒张压（mmHg）
0d	60～76	30～45
1～4d	67～84	35～53
1个月	73～94	36～56
3个月	78～103	44～65
6个月	82～105	46～68
1岁	67～104	20～60
2岁	70～106	25～65
7岁	79～115	38～78
15岁	93～131	45～85

心律失常的初始急救治疗依赖于三个因素：心率、QRS宽度和临床稳定性。治疗决策应基于12导联心电图，单导联的心电监护结果常会令人误判。心动过速患儿的快心率可能是室上性的。儿童对大多数心律失常的耐受性较好，为最终准确诊断提供了充足的时间。

慢心律

■ 窦性心动过缓

窦性心动过缓可能发生在严重基础疾病中，也可能是正常的生理变异，因此，每个患儿都必须特别对待。运动员常表现出心动过缓，这是正常的。导致心动过缓的危重病变包括缺氧、低血糖、甲状腺功能减退、低或高血钾、张力性气胸、心脏压塞、毒素、冠状动脉或肺动脉血栓形成、颅内压增高。钙通道阻滞药、β受体阻滞药或地高辛中毒也可以表现为窦性心动过缓。治疗潜在病因经常可以纠正心率。如果不清楚病因，在氧合和通气充足的情况下，不稳定的患者应该开始胸外按压。在最近的一个多中心的队列研究中发现，存在心动过缓和低灌注的儿科患者，于无脉前做胸外按压就更有可能存活并出院。应该使用肾上腺素（1 ： 10 000，0.01mg/kg IV/IO 或者 1 ： 1000，0.1mg/kg 气管给药）。肾上腺素的最大剂量是 1mg（IV）或 2.5mg（气管给药）。不再推荐静脉注射大剂量肾上腺素，除非有 β 受体阻滞剂过量。阿托品 0.02mg/kg(最小剂量 0.1mg) 用于治疗迷走神经兴奋引起的心动过缓或一度和二度房室传导阻滞。尤其值得注意的是，阿托品＜ 0.1mg 可能产生反常的心动过缓。因此，阿托品最小剂量为 0.1mg，儿童的最大剂量为 0.5mg，而青少年为 1.0mg。

■ 房室传导阻滞

完全性房室传导阻滞可以是先天性的或后天获得性的。与解剖结构异常相关的先天性传导阻滞（如房室通道）比母源性胶原血管疾病相关的传导阻滞预后差。在后者，母体抗体引起纤维化和传导系统的破坏。宫内疑诊的完全房室传导阻滞表现为胎儿持续心动过缓、羊水过多和充血性心力衰竭（CHF）。完全性房室传导阻滞典型的心率是 50～80 次 / 分。症状是心率依赖性的，大多数心率＞ 50 次 / 分的患儿很少有症状。另一种学说是，对于不稳定患者必须保证心率接近 80 次 / 分。由完全性房室传导阻滞引起的新生儿症状性心动过缓的治疗包括控制充血性心力衰竭、异丙肾上腺素和临时的经皮的、经胸廓的或脐静脉的心脏起搏。

后天获得性三度传导阻滞与心肌炎、心内膜炎、风湿热、心肌病、莱姆病或肿瘤相关。由于术中影像学的进步，术后传导阻滞现在已不常见。术后传导阻滞可能持续数年或手术后数年发生。不同于先天性三度传导阻滞，后天获得性三度传导阻滞的 QRS 通常是增宽的。除了晕厥患者必须立即起搏，两者的治疗是相似的。

■ 儿童起搏器

儿童心脏起搏器适应证与成人不同。最常见的适应证是有症状的心动过缓。偶然的、无症状但心率极低的儿童也需要起搏器。术后或获得性的房室传导阻滞需要永久性的起搏器。其他适应证包括长 Q-T 综合征（LQTS）和心脏抑制性晕厥持续＞ 10s。

成人心脏起搏器的发展促进了儿童心律失常的治疗进展。大多数永久的儿童心脏起搏器是经静脉的。心外膜的起搏器应用于早产儿和存在右向左分流者。起搏模式的选择取决于疾病。例如，窦房结疾病患儿需要心房起搏，不必心室起搏，因为房室传导是正常的。儿童先天性或后天性房室传导阻滞需要双腔起搏。单一的心室起搏常应用于年幼儿。大多数起搏器可以根据儿童的需要设定敏感度、起搏阈值、心房或心室水平抑制。另外，起搏可能被设定为运动检测或呼吸检测。

带起搏器的儿童有晕厥或心悸提示起搏器故障。X 线胸片可以显示导线断裂或移位。大多数故障都不是机械性的，只需要外部重新设定即可。如果问题无法解决，这个患者应该收入院。

儿童临时经静脉起搏器很少用到。大多数临时起搏是经皮的。非常不稳定的婴儿应该考虑心包穿刺经胸廓的心脏起搏。

快心率

■ 窦性心动过速

窦性心动过速定义是窦房结放电率高于同年龄儿的正常值。在早期的高级生命支持复苏指南中，认为窦性心动过速是心律失常的一种。然而，窦性心动过速是一种常见的、正常的临床表现，经常由良性的因素引起，如发热、脱水、痛苦和焦虑。窦性心动过速也可能与病理因素相关（如贫血、败血症、缺氧、甲状腺功能亢进、误食药物）。更严重的但不太常见的原因包括心脏压塞、张力性气胸、血栓栓塞。窦性心动过速主要是治疗潜在的致病因素。

■ 室上性心动过速

儿童最常见的心律失常是室上性心动过速（SVT）。SVT 是窄 QRS 波心动过速（QRS≤0.09s），其与窦性心动过速的区别：突然发病，心率＞ 220 次 / 分，缺乏正常的 P 波（图 42-1），在紧张时心率变化很小（如静脉切开）。儿童 SVT 的发病率估测是 1/（250～1000）。大多数儿科患者的预后很好。以前 SVT 的死亡率是很难确定的。但最近的一项研究报告，1755 例 SVT 总死亡率是 4%。只有 1% 的死亡患儿没有相关的解剖异常心脏病。＜ 1 个月的婴儿，解剖异常心脏病和心肌病的患者病死率高。

婴儿 SVT 的症状包括喂养困难、呼吸急促、易激惹。他们可能会出现不适或感染。约 50% 的症状出现在生后第一年，可能表现为充血性心力衰竭。婴儿常常在第 1 个 24h 出现临床表现。有两种可能机制：房室折返性心动过速或房室结折返性心动过速。年幼的儿童可能有旁路途径性心动过速，这在治疗选择上是非常重要的。

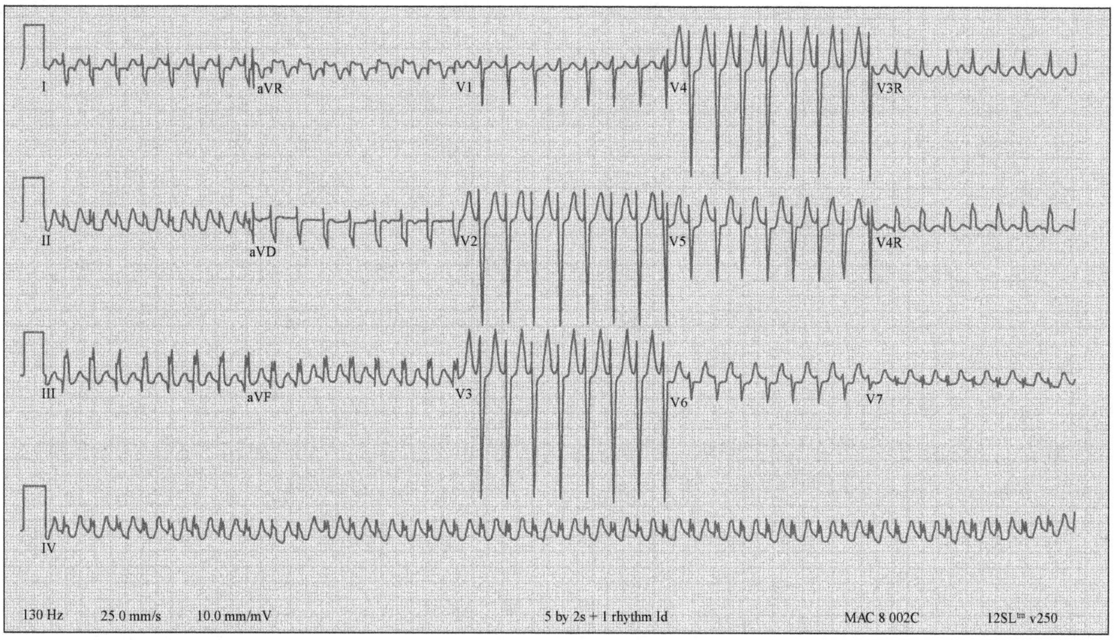

图 42-1　室上性心动过速伴随右心室肥大。这个 4 岁的男孩是先天性心脏病修复术术后患儿（Fontan 术）。通过多次腺苷治疗，转变成正常窦性心律

儿童最常见的是房室折返性心动过速或旁路途径性心动过速。SVT 通常是顺行传导，顺行的房室传导和逆行旁路途径传导（彩图 82）。窦性心律可以通过旁路途径传导，导致短的 PR 间期和出现 δ 波。这是预激综合征的特征。一些旁路途径在 SVT 发作时只逆行传导，称为“隐蔽的传导”，因为他们在体表心电图不明显。

其他机制（如房室结折返）在成人更常见，但在青少年 SVT 可能占 1/3。在房性期前收缩中，房室结的快通路因为较长的不应期而被阻断，仅允许沿着慢通路顺行传导，然后冲动传至快路径可启动折返。在 SVT 发作时区分 SVT 来源于房室结或旁路途径往往非常困难。Ⅱ、Ⅲ和 aVF 导联的 P 波倒置可能提示通过旁路途径的逆行传导，但这些 P 波常常隐藏在 QRS 波群。T 波高尖提示逆行 P 波。在房室结折返性 SVT，P 波基本上看不到。缺乏 δ 波的窦性节律并不能排除隐匿的旁路途径。来自父母的信息可能是有益的，在急诊科碰到首次发作的 STV 或者未做过心电图的患儿，往往很难诊断。

不稳定的 SVT 需使用同步电复律治疗，0.5～1 J/kg，根据需要可增加到 2 J/kg。稳定的 SVT 可刺激迷走神经。装有冰水混合物的袋子放在患儿鼻子和额头，每次 15～20s。另一种方法是让儿童吹一个堵塞的吸管。压眼球法和鼻胃管刺激呕吐不提倡。如果刺激迷走神经失败，推荐腺苷 0.1mg/kg，第二剂 0.2mg/kg。由于其半衰期短，腺苷应该在最靠近心脏的静脉注射。最近的病例报道提示，骨内通路应用腺苷是不可靠的。腺苷通过阻断房室结的腺苷受体和减慢传导终止房室结折返和旁路途径心动过速。因为腺苷的半衰期短，它具有相当宽的安全范围。短暂的副作用包括头痛、脸红和胸痛。如发生心律失常（如心房颤动、加速性室性心律、宽波群的心动过速）可能需要复苏。其他副作用包括支气管痉挛、呼吸暂停、心搏停止。腺苷可用于低血压患者，但使用茶碱的患者应避免。

洋地黄通常用于延长房室结传导和增加快、慢通道的耐受性。儿科心脏病医生治疗前应询问既往服用史，因为它可以促进旁路途径传导和室性心动过速（VT）；因此，它最好用在已知的、稳定的由房室结折返引起的 SVT。洋地黄通常要几小时才能有效，因此如果复律是必需的，有心室纤颤的危险。

维拉帕米不常规使用，主要用于大于 2～3 岁的儿童。婴儿使用会发生低血压、心血管衰竭和死亡，因为它可以引起心肌抑制、低血压、甚至心搏骤停。稳定且顽固的年长儿室上性心动过速可能对维拉帕米（0.1～0.3mg/kg 静脉缓注）有反应。氯化钙（10mg/kg）和静脉注射生理盐水可以用于治疗低血压。

β 受体阻滞药如普萘洛尔或艾司洛尔应小心使用，因为普萘洛尔可能引起低血压、心动过速或心室纤颤。如果上述措施失败或室上性心动过速复发，普鲁卡因胺可能是有效的。考虑是室性来源的窄 QRS 心动过速首选普鲁卡因胺。2009 年的高级生命支持指南，普鲁卡因胺被推荐用于难治性 SVT。用量是 15mg/kg，20～30min 静脉推注，注意低血压或 QRS 波群延长。普萘洛尔（0.1mg/kg 静脉注射）在预激综合征或其他旁路途径疾病是有效的。艾司洛尔的剂量是 0.1～0.5mg/kg（静脉注射 1min 以上），随后以 0.05mg/（kg · min）持续滴注（根据 PALS 指南）。另一个选择是胺碘酮（5mg/kg，注射时间应超过 20～60min）。胺碘酮不能与普鲁卡因胺联合使用，因为有难治性低血压和 QRS 间期延长的风险。β 受体阻滞药、钙通道拮抗药和地高辛不能用于宽 QRS 波的 SVT 或心房颤动 / 心房扑动（如预激综合征），因为这些药物可以增加旁路通道传导，诱发心室纤颤。

任何新发的 SVT 婴儿都应该住院治疗，并排除解剖异常性心脏病。婴儿可能有旁路途径，需要进一步治疗。即刻复发的患儿存在更高的风险发展成反复发作 SVT 或顽固性 SVT，可能需要手术消融。

心房扑动和心房颤动

心房扑动和心房颤动在儿童不常见，主要发生于有先天性心脏病、风湿热或扩张型心肌病的儿童。合并旁路途径或肥厚型心肌病的心房扑动或心房颤动患儿猝死的危险性很高。不稳定的患者使用 0.5 J/kg 复律。应用超过房扑速率 10～20 次 / 分的超速起搏也可能有效。电复律可能是唯一的选择。那些合并窦房结病变的长期心房疾病患者有心动过缓或心搏停止的风险。心脏起搏是必须的。如果选择药物治疗，咨询儿科心脏专科医生是有帮助的，因为药物选择将基于左心室功能及是否疑诊或确诊预激综合征而变化较大。伴有心房颤动或心房扑动的先天性心脏病患儿的远期预后可能取决于心房扑动的或颤动消除。

■ 室性期前收缩

婴幼儿和小年龄儿童室性期前收缩（PVCs）是很少见的。青春期的健康儿童可以出现单灶的室性期前收缩。患者通常无症状，体格检查、X 线胸片和心电图都正常。特殊形态（如多灶的 PVCs、成对或“R on T”现象）出现于无症状而且 Q-T 间期正常的儿童也需要紧急干预。持续的心电监测可以明确和量化 PVCs。在运动或应激后减少的 PVCs 是良性的，不需要治疗。患有心肌炎、心肌病、先天性心脏病，或心脏手术后出现的 PVCs 会有较大的风险，可能需要治疗。晕厥或运动诱发的 PVCs 也需要治疗。利多卡因、普鲁卡因胺或胺碘酮可能有效，其使用指南类似室性心动过速使用指南（见室性心动过速部分）。

■ 加速性心室自主心律

加速性心室自主心律（AIVR）是一种良性的儿童心律失常，表现如室性心动过速。心率很少超过 150 次 / 分。AIVR 从融合波逐渐开始，起源于自律性增高的心室异位节律点的单一形态的宽 QRS 波群。新患者诊断比较困难。AIVR 患者是稳定的。不稳定的宽 QRS 波心动过速不是 AIVR，应立即转复心律。AIVR 对药物治疗很少有反应，但是可以为与先天性心脏病矫治术后残留血流动力学异常预警。

■ 室性心动过速

室性心动过速（VT）在儿童中罕见而且容易与其他形式的心动过速混淆。VT 与 SVT 的区别是 VT 的 QRS 波宽，>0.09s（根据年龄）。在婴儿的 VT 可表现为窄 QRS 波（0.06s，图 42-2）。SVT 可以看到宽 QRS 波但是比较少见。顺行旁路途径传导会导致怪异的宽 QRS 波群，诱发室性心动过速。区别 VT 和 AIVR 是平均心率，VT 是 250 次 / 分，AIVR 是 150 次 / 分。房室分离，P 波和 QRS 波不相关也可以帮助区分 VT 和 SVT。

特发性 VT 偶尔可见于完全无症状的正常心脏结构的儿童。它通常不需要治疗。严重病因（如电解质失衡、毒素或心肌炎）应该考虑。病因还包括解剖异常性心脏病、肿瘤、心肌病或先天性长 QT 综合征。反复发作的运动性晕厥往往是因为 VT 发作。最初查体可能是阴性的。寻找有无小的心肌肿瘤、早期心肌病或隐匿性心肌炎是必要的。EPS 和活检对于指导治疗可能是必要的。

不管病因是什么，不稳定的宽 QRS 波心动过速应使用剂量 0.5～1 J/kg 的同步电复律。稳定的 VT 可使用胺碘酮（5mg/kg，静脉滴注>1h）。如果胺碘酮无效，可考虑使用利多卡因［1mg/kg 静脉推注，随后以 15～50μg/(kg · min) 输注］。此外，普鲁卡因胺用于不确定来源的宽 QRS 波群心动过速可能有效，因为它对房室结的上下均有效。初始剂量是 10～15mg/kg，30～45min 给予，随后以 20～80μg/（kg · min）的滴速维持。腺苷是安全的，对罕见的反常的 SVT 可能有效。当其他传统治疗失败后，VT 患儿在稳定的情况下可以考虑使用腺苷。

■ 心室纤颤

心室纤颤在儿科并不常见，但可危及生命。院外的心室纤随遗传背景和年龄不同而差异较大，婴儿和儿童心室纤颤并不常见（4%～5%），青少年发生要多一些（15%）。病因包括先天性心脏病修补术后、严重低氧血症、高钾血症、药物（洋地黄、奎尼丁、儿茶酚胺和麻醉药）、心肌炎、心肌梗死。心室纤颤的标志是混乱的不规则的心室收缩，这种收缩不能产生正常的有节律的循环。心电图显示快心率，各种大小不等和形状不一的的极不规则的心室颤动波。

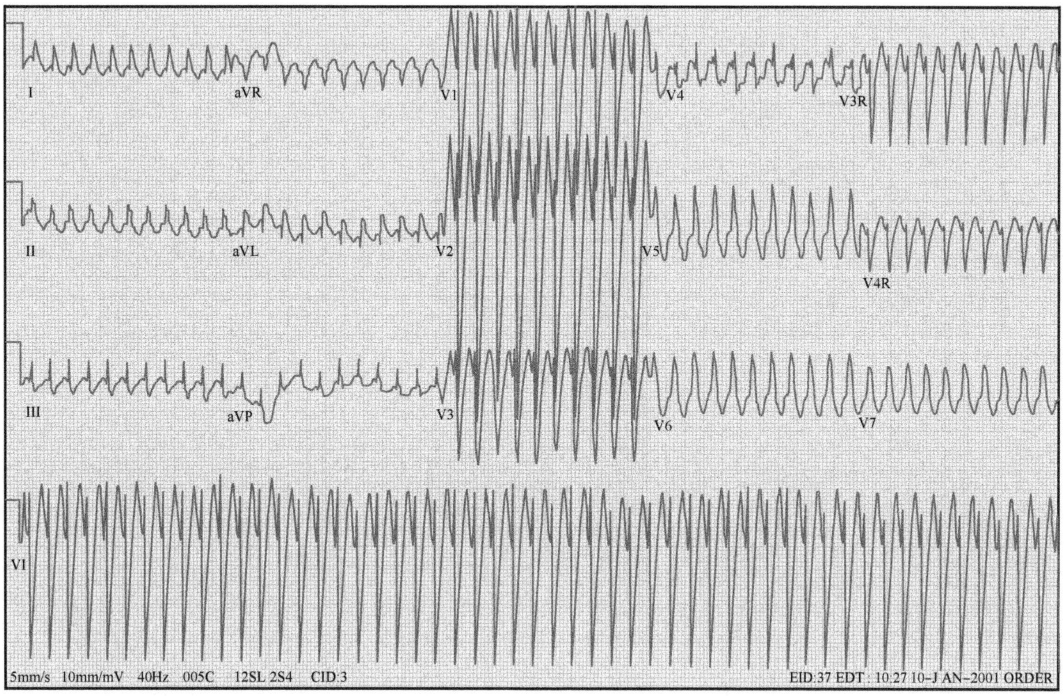

图 42-2　室性心动过速。此为典型的室性心动过速，心率约 300 次 / 分

对于无人目睹的心脏停搏患儿，在除颤之前立即进行心肺复苏是有益的。除颤之前给予心肺复苏使患儿的存活率从 4% 增加到 22%。大多数儿童心脏停搏继发于呼吸事件。因此，之前的儿童复苏专注于呼吸事件而不是成人复苏中常规重点强调的胸外按压和除颤。依据 2009 年的儿童高级生命支持指南，对于可除颤患者（心室纤颤，无脉性 VT）应该在 3min 内立即心脏按压和除颤。最近的一项研究表明，儿科住院医师并没有按照这些指南行胸外按压和除颤，他们除颤器操作也有错误，大概是因为他们对除颤器的实际操作缺乏经验。不管何种类型的除颤器，现在除颤的剂量都是 2 J/kg，随后的剂量是 4 J/kg。虽然儿童最优除颤剂量尚不清楚，但不推荐大于 4 J/kg 的除颤剂量。要注意不再推荐叠加的电击。推荐一次电击后紧随心肺复苏，主要是为了延长 3 次电击的时间。不要中断心肺复苏，直到已进行 5 个周期或 2min 的 CPR，用以检查脉搏和（或）心率（图 42-3）。更具体地说，心律失常可以根据心动过速流程图来分类治疗（图 42-4），有脉或无脉将决定从流程图的哪一侧起始治疗。

2009 年更新的 AHA 指南在极大程度上保持了药物剂量不变。给药不应该打断 CPR。最小化的中断胸外按压比及时给药更重要。胺碘酮是治疗无脉性心室纤颤的首选药物，因为它更有效。利多卡因只在胺碘酮无效时建议使用。需要注意的是，胺碘酮和普鲁卡因胺不能同时使用，因为将会导致严重低血压和 Q-T 间期延长。不推荐任何年龄段儿童使用大剂量肾上腺素（1 ∶ 1000 静脉注射），主要是因为使用者预后更差，特别是在窒息的病例。标准的推荐剂量为 0.01mg/kg，IV/IO，即 0.1ml/kg。尽管推荐的首选给药途径是静脉注射或骨内给药，但当其他途径无法建立时它也可通过气管内给药（0.1mg/kg 气管插管）。在某些特殊情况下（如 β 受体阻滞药过量），可以考虑使用大剂量肾上腺素。尖端扭转型室性心动过速应该给予 25～50mg/kg 的硫酸镁（最大 2g）。

在社区，自动体外除颤器（AED）可增加存活率。有充分的证据表明 AED 可以安全地用于那些年龄超过 1 岁的患者。突发的有目击的心脏停搏，使用 AED 是有效的。然而，如果无目击的心脏停搏，在使用 AED 前应该进行 5 个周期或 2min 的 CPR。在 1～8 岁的儿童，使用儿科 AED 电极板和电击能量。如果儿童的剂量没有效果，可以使用成人的剂量。

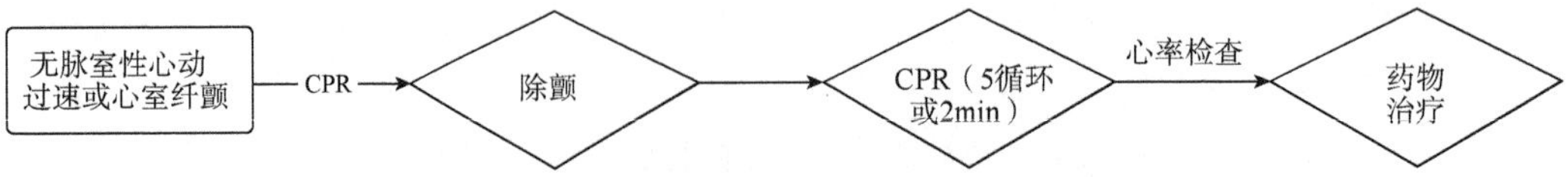

图 42-3 无脉性室颤和室速的复苏流程

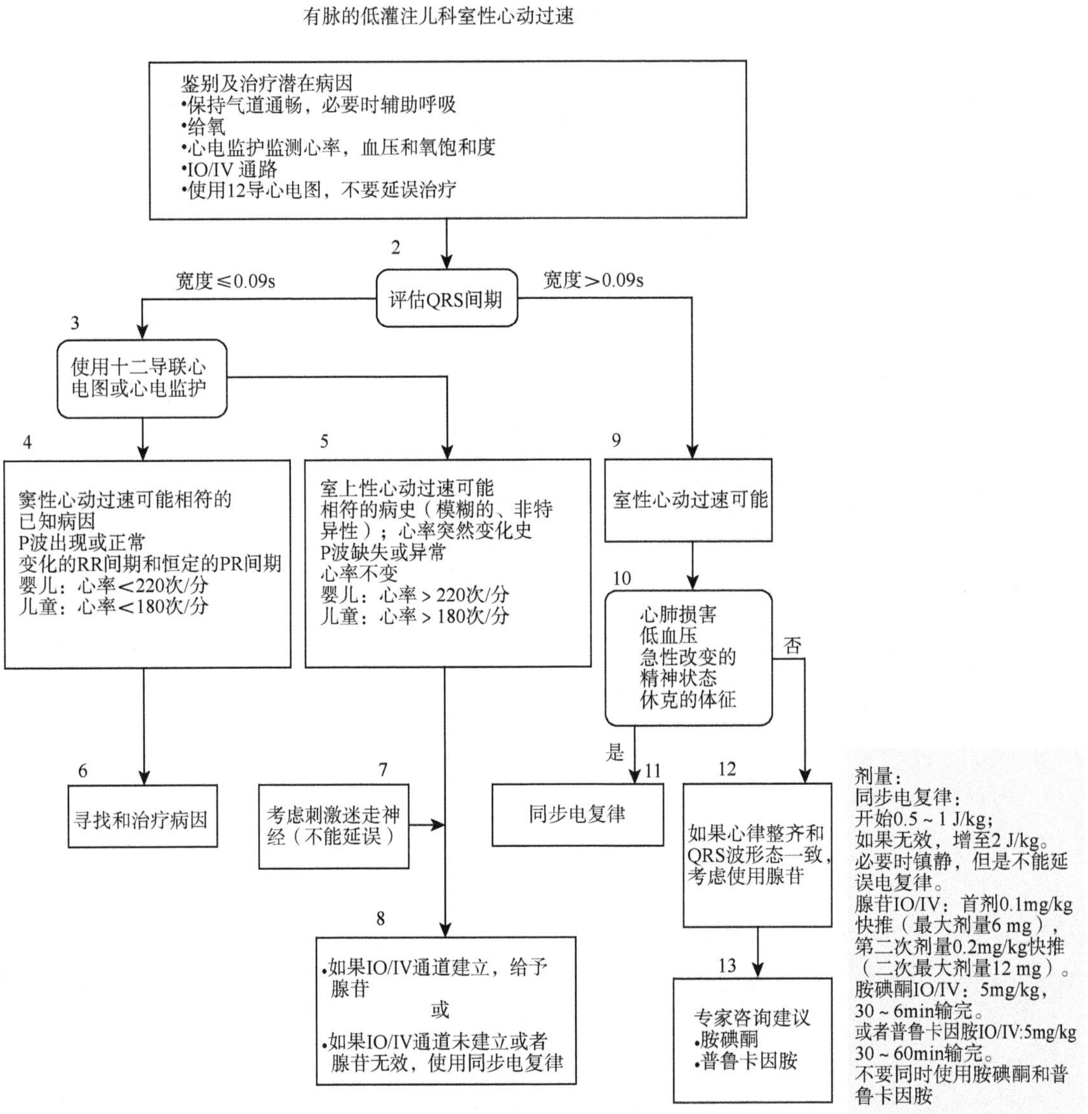

图 42-4 心动过速诊疗指南

［经许可引自 Kleinman ME, Chameides L, Schexnayder SM, et al: Part 14: pediatric advanced life support: 2010 American Heart Association Guidelines for Cardiopulmonary Resuscitation and Emergency Cardiovascular Care, Circulation. 2010 Nov 2;122(18 Suppl 3):S876–S908.］

与心律失常相关的其他心脏疾病

■ 长 Q-T 综合征（LQTS）

长 Q-T 综合征的发病率是 1/2000，在任何存在可能性病史（包括一级亲属是 LQTS 的携带者，晕厥、癫痫、猝死的家族史，兄弟姐妹有猝死的病史，不明原因的癫痫，不能解释的溺水）的患者中都应被考虑。其他危险因素包括婴儿先天性耳聋和心动过缓。Jervell 和 Lange-Nielsen 在 1957 年第一次描述了临床症状包括晕厥、猝死、耳聋的 LQTS。1963 年，Romano 描述听力正常的患者患有此综合征。先天性 LQTS 是一种遗传综合征，表现为阵发性室性心动过速和尖端扭转型室性心动过速。它可由于情绪激动被诱发或与压力相关，可以进展为心室纤颤和猝死。获得性的 QT 延长与药物（表 42-3）相关，神经性厌食、暴食症、电解质紊乱会增加心律失常发生率。儿童中先天性长 Q-T 综合征是最常见的。

表 42-3　延长 Q-T 间期的药物

抗心律失常药（IA 和Ⅲ）
止吐药（氟哌利多）
抗真菌药（酮康唑）
抗组胺药（阿司咪唑、特非那定）
抗菌药（红霉素、复方新诺明）
精神病药（氟哌啶醇、利培酮）
有机磷农药
吩噻嗪类（甲硫哒嗪）
促胃肠动力药（西沙必利）
三环类抗抑郁药（阿米替林）

目前并无固定的测量 Q-T 间期的方法，Q-T 间期的测量受到生理和代谢状态的影响，并表现出昼夜差异。为了计算正常生理状态下心率增加导致的 Q-T 间期缩短，矫正的 Q-T 间期的计算使用 Bazett 公式：$QT_c = QT / \sqrt{RR}$。为了最大的准确性，QT 和 RR 间隔应该是连续三次测量的平均值。目前一般定义 $QT_c \geqslant 460$ ms 作为 Q-T 间期延长，QT_c 的值在 440ms 和 470ms 之前说明是临界值，需要其他的评估。尽管心电图可以自动计算 QT 和 QT_c，但是由于计算机的计算常常是不准确的，所以对于那些有提示性病史的患者，需要人工计算 QT_c。如果疑诊 LQTS，但心电图不支持诊断，增加交感神经活动（如迷走神经刺激法）可能可以诱发异常心电图。这些异常包括 QT 间期延长，显著的 U 波，T 波改变和室性心律失常（图 42-5）。

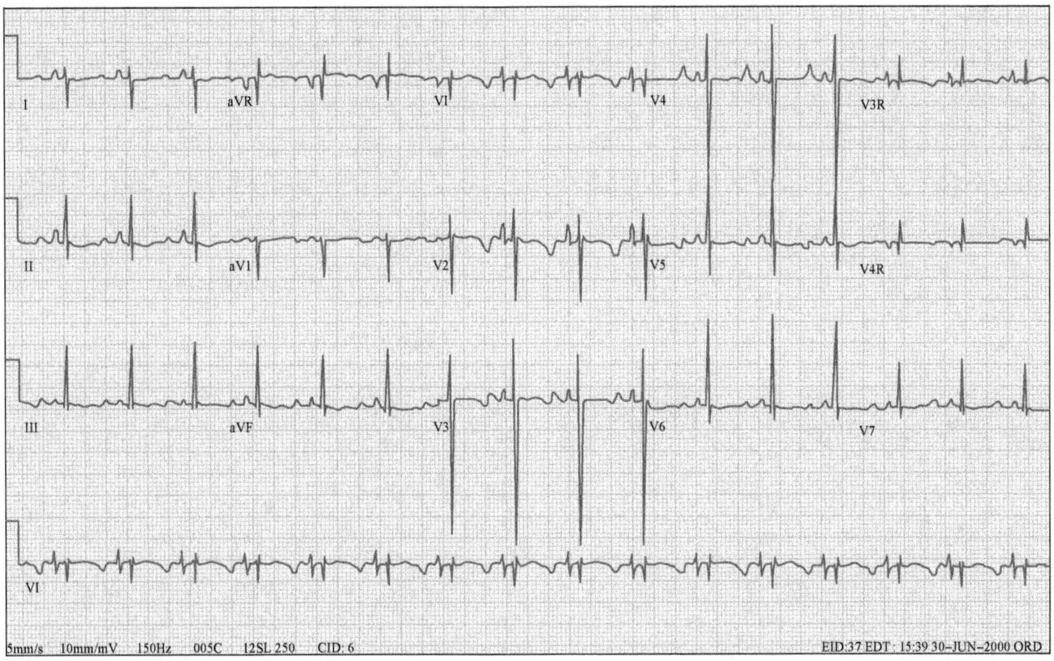

图 42-5　没有相关的心肌梗死的 Q-T 间期延长。使用 Bazett 公式计算的显著延长的 QT 间隔：QTc = Qt/（前 RR 间隔平方根）；QT_c = 0.452/（0.612 的平方根）；QT_c = 578 ms。值得注意的是，为提高准确需连续三次 QT 和 RR 间隔的平均值，每个小方格 =0.04ms

患有 LQTS 的患者应该紧急干预治疗。那些有多形性室性心动过速和不明原因的围绕等电位线连续扭转的室性心动过速患者应静脉滴注硫酸镁（25～50mg/kg，最大剂量 2g）。应立即获得血清电解质和毒理学筛查的结果。β 受体阻滞药可能有助于抑制儿茶酚胺亢进和进一步的心律失常。由于 Q-T 延长而引起的尖端扭转室性心动过速，病情可能会急剧恶化，而那些 Q-T 正常的尖端扭转室性心动过速病情可能会改善。反复发作的室性心动过速可能需要临时的经皮心室起搏。

任何有病史的患者，有症状的 Q-T 间期临界延长（440～470 ms）或证实的长 Q-T 综合征患者应转诊至心脏专科医师接受进一步的治疗。有趣的是，多达 1/3 的有晕厥前兆或晕厥的临界 Q-T_c 患者，其随访心电图是正常的，当然纳入标准仅限于那些有症状的或有心血管损害的患者。Holter 监测可能有助于捕获在静息心电图表现不明显的长 QT 间期。治疗的目标是减少心脏的交感神经活动（如药物或手术）。

β 受体阻滞药被推荐用于初始治疗，约有 60% 的患者能有效改善心律失常，同时可以使患者死亡率从未治疗的 71% 减少到治疗后的 6%。最常用的是普萘洛尔［2～4 mg/（kg · d），最大 60mg/d］和纳多洛尔［0.5～1 mg/（kg · d），最大 2.5 mg/kg · d］。严重哮喘患者对 β 受体阻滞药禁忌，可能需要选用心脏起搏。约有 20% 的患者对 β 受体阻滞药耐药，反复发作晕厥。替代疗法包括左颈胸的交感神经节截除术和置入自动心脏除颤器。

一旦患者诊断为 LQTS，家庭其他所有成员都应做心电图。不管年龄大小，所有患者均应限制竞技性体育运动，但不需要限制休闲运动。应教育患者避免触发因素，如某些药物、噪声、情绪紧张和脱水。因为发生心脏意外事件的风险高，家庭成员和亲密朋友应该学习心肺复苏，甚至考虑购买家用的 AED。

■ *术后心律失常*

先天性心脏病术后有 15%～48% 的儿童发展为术后心律失常。这在很大程度上是由于心肌缺血或损伤、儿茶酚胺水平较高和电解质紊乱。最常见的心律失常是异位性交界性心动过速（JET）。JET 可见窄的心动过速波，通常与房室分离同时发生。具体的机制尚不清楚，但有一种理论认为 JET 是因为手术中牵拉或损伤了房室结。JET 常见于右心室流出道修复术后或室间隔缺损关闭术后。它是自限性的心律失常，最近的一项研究报告显示，死亡率为 1.8%，低于之前报告的 5%～10%。推荐的抗心律失常药物是胺碘酮，主要是针对急性和长时间心脏抑制的患者。

■ *肥厚型心肌病*

肥厚性心肌病（HC）的特点是左心室非扩张性肥厚。症状包括胸痛、呼吸困难、晕厥或猝死。临床表现多样，一些患者无症状，成年人的最主要症状是继发于舒张期充盈不足的充血性心力衰竭。心律失常（包括心房颤动和室性心动过速）是猝死的主要原因。流出道梗阻罕见。由于取样偏差及侵入性的操作治疗，3% 的死亡率可能被高估，特别是在那些无症状的患者。然而，儿童肥厚型心肌病往往更严重，婴儿死亡率接近 6%。其他高危因素包括晚期确诊、左心室功能障碍和猝死家族史。肥厚型心肌病的患者出现心房颤动非常危险。ECG 可能会为诊断提供线索，在 Ⅰ 导联和 aVF 导联可见窄 Q 波，V_2 和 V_5 导联电压升高。

肥厚型心肌病的体征包括收缩期晚期杂音和自相矛盾的 S2 分裂。心电图示左心室或室隔肥大提示预后较差。超声心动图是确诊方法。治疗依赖临床表现。β 受体阻滞药是治疗充血性心力衰竭的主要方法，有效缓解呼吸困难、胸部疼痛。β 受体阻滞药对猝死率没有影响。应该控制心房颤动，因为它与快速心室率有关，而且可减少流出量。胺碘酮可能是有效的，但也可能和一些有症状患儿的猝死相关。推荐置入性除颤器，双腔起搏和为解除流出道梗阻而行的心肌切除术可能是必需的。

总结

幸运的是，儿童很少发生心律失常，保持稳定心率的时间更长。临床医师需要评估患者的稳定性、心律失常的类型并且选用适当的治疗方法。

（李 静 译）

第43章　儿童高血压

（原著　Emily C. MacNeill）

要点

- 高血压的定义是血压≥年龄和身高匹配的血压正常值的第90百分位。2级高血压（≥第99百分位）需要紧急的评估和治疗。
- 高血压的鉴别诊断需参考患儿的年龄；临床医师应该关注高血压的病因，评估患儿终末器官损伤的症状体征。
- 应该与随访患儿的内科医师共同制订初始的口服降压药。
- 高血压急诊的患儿应积极治疗，同时应联合儿童肾病专家或其他高血压专家共同治疗。

高血压在年幼的儿科患者中并不常见，但在青少年高血压变得越来越常见。如果高血压存在，必须迅速识别和治疗，以避免肾、心血管和神经系统的损害。在急诊科（ED），未满3岁的儿童不需要常规监测血压。高血压在肥胖青少年更常见，可能更像成人高血压或继发于其他病因。必须准确测量血压，同时评估前需再次确认异常血压值。血压的正常值随着年龄和身高变化而不同，并不是所有的血压升高都需要立即治疗。了解儿童高血压的病因和高血压儿童的逐步检查测试将确保患儿得到正确的治疗。

测量血压

儿童高血压的治疗首先需要精确测量血压。准确测量要求患者坐位并放松，选择合适大小的袖带。袖带太大，将产生错误的低血压；相反，袖带太小，将产生错误的高血压。袖带的宽度应该约是肩峰到鹰嘴中点的手臂长的40%。袖带的长度是手臂周长的80%～100%。许多急诊科使用的自动血压监测仪只要定期校准，监测所有年龄段的血压都是非常准确的。任何异常读数必须用手工血压计重复测量。此外，一个异常高的血压读数应该与双上肢和至少一个下肢的血压值相一致。

高血压定义

虽然近年来对定义儿童高血压有一些争论，但全国高血压教育课程（NHBPEP）在《诊断、评估和治疗儿童和青少年高血压第四次报告》中提出了以下的高血压定义：高血压是指收缩压（sBP）或舒张压（dBP）≥年龄和身高匹配的血压正常值的第95百分位。高血压前期是指血压在第90百分位和第95百分位之间（图43-1）。高血压可进一步分为两期：Ⅰ期高血压是收缩压或者舒张压在第95和第99百分位之间，Ⅱ期高血压是≥99百分位。因为血压正常值随年龄不同而不同，所以患者逗留急诊室期间急诊科医生很难识别高血压；这是不幸的，因此保证患者正确转诊是非常重要的。尽管所有时期的高血压都需要进一步评估，但是许多Ⅰ期高血压患者可以安全离开急诊科，只需密切随访。而Ⅱ期高血压患者需要紧急的评估和治疗。这一术语不同于高血压亚急症与高血压急症这两个模糊概念。高血压的亚急症描述了一种血压升高的状态，有可能导致终末器官损害而目前无任何损害的证据，另一方面，高血压急症是用来描述终末器官损害明显的状态。

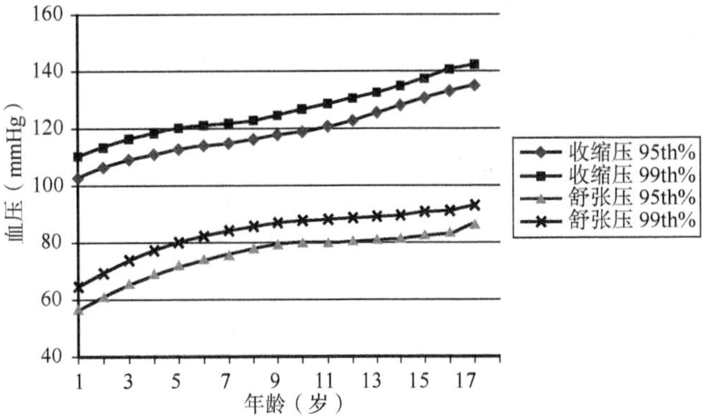

图43-1　不同年龄高血压值

［引自 Report on the Diagnosis, Evaluation, and Treatment of High Blood Pressure in Children and Adolescents from 2004. 数据引自 males at the 50th percentile for height. Females and smaller children will have slightly lower blood pressure thresholds.］

原发性高血压是成人血压升高最常见的原因，继发性高血压是少见的；但对于儿童情况却不是这样的。尽管儿童高血压的增加与多种因素有关（肥胖、尿酸水平，膳食钠的摄入量和遗传），但急诊医师必须尽力寻找引起儿科患者继发性高血压的原发疾病。这一点对于婴幼儿、Ⅱ期高血压儿童、合并其他疾病的儿童非常重要。急诊医师应明确原发性高血压患者与继发性高血压患者表现的不同。原发性高血压患者通常表现为Ⅰ期高血压，临床无症状或有轻微的症状，这些儿童通常比较大（青少年），有高血压家族史或心血管疾病，而且有体重指数升高。尽管这些患者可能不需治疗，但重要的是密切随访这些患者，处理不当会导致发病率和死亡率明显增加。继发性高血压患者常表现为Ⅱ期高血压，可能有更多明显的终末器官损害的迹象：脑病、癫痫、充血性心力衰竭、胸痛、血尿、水肿。

鉴别诊断

儿科患者继发性高血压病因的鉴别诊断有多种（表43-1）。正如许多其他儿科疾病，高血压的鉴别诊断依赖于患者的年龄。表43-2显示了不同年龄的高血压患者的最主要病因。在新生儿，高血压最常见的病因是肾血管栓塞/狭窄、主动脉缩窄和先天性肾脏畸形。在婴幼儿，肾实质异常引起的高血压少见，但肾实质异常却是学龄儿童高血压的最常见原因。在青少年，原发性高血压变得越来越普遍。

值得注意的是，在儿童中还有许多少见的导致高血压的疾病。内分泌异常，如甲状腺功能亢进、高皮质醇状态（内源性产生或外源性暴露）是十分危险的。重金属中毒也与高血压有关，有无接触某些物质（如铅）应该确认。

表43-1 儿童继发性高血压病因

肾	内分泌
肾小球肾炎	高皮质醇状态
阻塞性尿道病变	肾上腺功能障碍
溶血性尿毒症综合征	甲状旁腺功能亢进
肾肿瘤	甲状腺功能亢进
肾盂肾炎	心血管
急性肾衰竭	主动脉缩窄
先天性畸形	主动脉瓣关闭不全
肾血管病变	血管炎

续表

神经系统	毒素
创伤	口服避孕药
颅内压增高	类固醇（糖皮质激素和合成代谢类固醇）
吉兰-巴雷综合征	兴奋剂（苯丙胺，麻黄碱）
	重金属暴露
	环孢素

表43-2 不同年龄儿童高血压的常见病因

年龄	病因
婴幼儿	先天性肾脏疾病、主动脉缩窄、肾动脉或静脉血栓
学龄前期	肾实质疾病、主动脉缩窄、肾血管疾病
学龄期	肾实质疾病、继发性高血压、肾血管疾病
青少年期	继发性高血压、肾实质疾病

评估

■ 病史

关注儿童高血压的病因及疗效（如有）。首先，需要明确高血压药物的突然停服会导致血压病理性地增加。大量研究表明，小儿原发性高血压患者长期大量使用血管紧张素转化酶（ACE）抑制药、血管紧张素受体拮抗药（ARB）和钙通道阻滞药是安全的。虽然这些药物通常是安全的，但同成人一样，这些药物仍然具有潜在的并发症。完整的药物史（包括处方药和毒品）是非常重要的；口服避孕药和类固醇及可卡因和安非他命会引起血压升高。出生史则提示另外一些问题，如脐动脉置管术及慢性肺部疾病的危险因素造成高血压。肾疾病不仅是血压升高的原因还是血压升高的结果，因此，应该询问肾疾病的症状，特别是有无血尿、水肿、疲劳和近期的感染。内分泌的问题可能会导致除了高血压以外的症状，如脸红、心动过速和体重变化。尤为重要的是询问肥胖患者有无睡眠障碍，因为睡眠呼吸紊乱与高血压有关。

血压升高对儿科患者的影响可能是相当模糊的。肾可以在长期高压力下而少有症状。心血管和神经系统的症状较常见，可能会出现胸痛、劳力性呼吸困难、心悸。询问头痛、视力障碍病史，精神状态改变和癫痫发作是更严重的临床情况。

■ 体格检查

仔细寻找病因和高血压的影响。注意生命体征。血压测量应在两个上肢和至少一个下肢进行。下肢血压应该比上肢血压至少高 10～20mmHg，如果不是，提示可能有主动脉缩窄。心动过速表明高血压是内分泌源性，而心动过缓则提示颅内压增高和脑疝。评估生命体征后，最重要的体格检查是神经系统检查，尤其是在年幼儿童，精神状态改变是血压升高的病因也可是结果。应该做眼底检查以寻找颅内压增高及长期高血压的迹象。心血管系统的检查包括检查四肢的脉搏，评估杂音和奔马律，以及寻找心尖的位置。

其他体格检查可以提供重要的线索。扁桃体肥大可以引起睡眠障碍并导致高血压。应该注意心力衰竭的体征，如肺水肿、肝大。下肢或眶周的水肿提示有肾脏疾病。评估皮纹、脸红、痤疮、多毛症、黑棘皮症，这些都是内分泌异常的体征。年幼的儿童应该检查泌尿生殖器，以评估外阴性别不明。

■ 辅助检查

在急诊科必须完成两件事情：寻找病因和终末器官损害的初步检查；并决定儿童是否需要入院或可以平安地出院随访（图 43-2）。初步筛查的结果可以对后面的决定有帮助。对于每一个血压＞第 95 百分位的患者，急诊科决定处理前都应该检查心电图、血常规、基础代谢及尿常规和尿培养。在长期或严重的高血压病例，心电图表现为左心室肥大，同时心电图也是判定儿童是否需要紧急降血压的有效辅助检查。电解质可以评估盐皮质激素功能和血糖升高，在肥胖的情况下，诊断可以指向有原发性高血压的糖尿病。尿素氮和肌酐是非常重要的，急性肾衰竭和大量的肾实质和肾小球病变会导致高血压。应该做血常规，以便寻找贫血和感染的证据。

如果患儿因为高血压危象入院，要考虑其他的检查以明确病情，这些检查包括肾素水平、血浆和尿类固醇、血浆和尿儿茶酚胺、药物筛查、重金属水平。如果儿童有神经功能障碍的体征，强烈建议做头部CT。严重高血压患者需要做超声心动图，但如果儿童不是在危急状态下，而且既没有危重瓣膜病又没有主动脉缩窄，超声心动图可以作为住院患者评估的一部分。

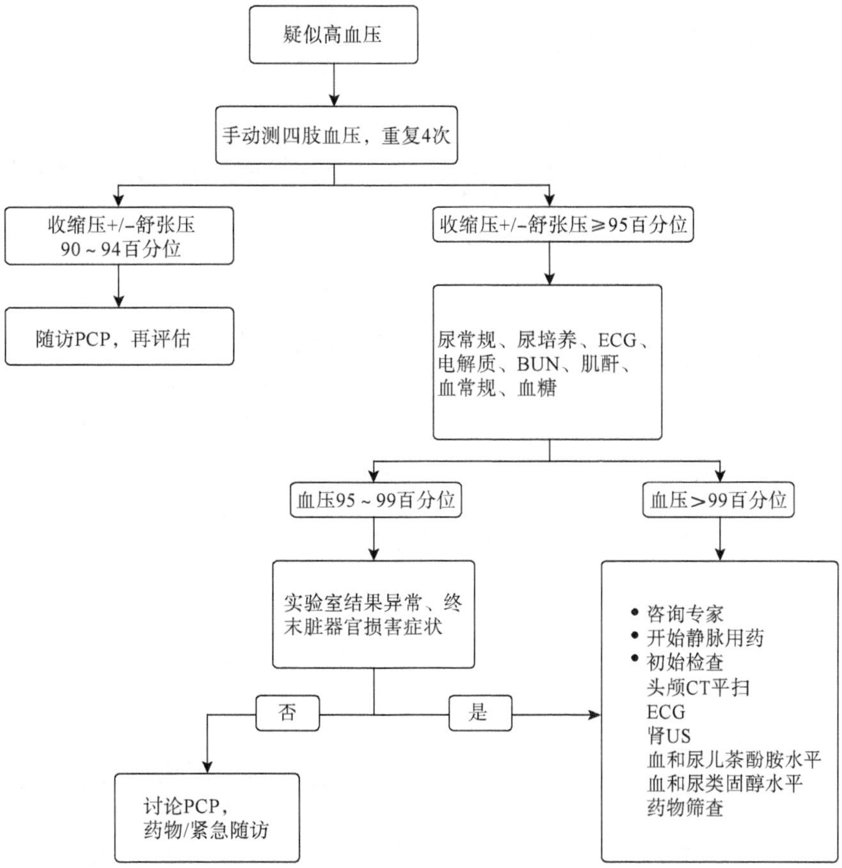

图 43-2　儿童高血压的评估方法

治疗

■ 目标

准确使用静脉降血压药治疗高血压危象对急诊医师是非常重要的。儿科患者的用药类似于成人；但是副作用和适应证不同。因此，重要的是不仅要知道使用哪个药物，还需要注意每个药物的剂量和副作用（表 43-3）。急诊医师也应一定程度地熟悉口服药物，包括很多患者会出现的副作用，而且有时这类药物的初始治疗可能需要急诊医师和专科医师联合决定（表 43-4）。

根据《诊断、评估和治疗儿童和青少年高血压第四次报告》，静脉用药主要用于治疗高血压危象。治疗的目标是相对缓慢地降低血压，以免重要器官低灌注。血压应该在第 1 个 8h 降低 25%；而在接下来的 24～48h 通过药物滴定使血压正常。没有终末器官损害证据的Ⅱ期儿童高血压可以开始口服降压药。

表 43-3 高血压的药物应用

途径	药物	剂量	起效时间	注意事项
持续静脉滴注	硝普钠	0.3～8μg/（kg · min）	数秒	可能使 ICP 升高
	拉贝洛尔	0.5～3mg/（kg · h）[a]	2～10min	哮喘禁用，先天性心脏病 / 心力衰竭避免使用
	艾司洛尔	50～300μg/（kg · min）[b]	数秒	哮喘避免使用
	尼卡地平	0.5～3.0μg/（kg · min）	2～5min	ICP 升高者慎用
静脉推注	肼屈嗪	0.1～0.5mg/（kg · 次）（最大 20g/ 次）	5～30min	可能导致反射性心动过速
	依那普利	5～10μg/（kg · 次）	15～60min	双侧肾动脉狭窄禁用

a 首剂 0.2～1mg/kg 推注，随后持续滴注 0.25～1.5mg/（kg · h）。拉贝洛尔也可以单剂 0.2～1 mg/kg（最大剂量 20mg）。
b 开始使用这种药物的负荷剂量是 100～500μg/kg。

表 43-4 治疗儿童高血压的口服药物

药品	起始剂量［mg/（kg·次）］	每日最大剂量（mg/kg）最大剂量（mg）	频率
ACEI			
卡托普利	0.3～0.5	6	tid
赖诺普利	0.07	0.6/40	qid
血管紧张素受体阻断药			
氯沙坦	0.7	1.4/100	qid
利尿药			
呋塞米	0.5	6	qid～bid
氢氯噻嗪	1	3/50	qid
螺内酯	1	3.3/100	qid～bid
钙离子通道阻滞药			
尼莫地平	0.25～0.5/d	3/120	qid～bid
β 受体阻滞药			
阿替洛尔	0.5～1	2/100	qid～bid
普萘洛尔	1～2	4/640	Bid～tid

降压药物

■ 硝普钠

硝普钠通过扩张动脉和静脉降低血压，可以显著增加毛细血管床的面积和降低全身血管阻力。它的快速降压效果使它对高血压危象非常有用。药物的半衰期短且容易滴定，事实上，停止硝普酸钠点滴几分钟内血压便会回到基线水平。此外，因为它不是负性肌力药，它是先天性心脏畸形患者降血压的理想选择。硝普钠的起始剂量是 0.3～0.5μg/（kg · min），最大量 10μg/（kg · min）。

硝普钠的副作用包括颅内压增高，所以对于颅脑损伤或高血压脑病患者，应谨慎使用。此外，硝普钠可通过红细胞代谢为氰化物，然后由肝代谢成硫氰酸，由肾排出，因此小儿长期和（或）高剂量使用可以导致氰化物中毒。长期应用硝普钠需要随访硫氰酸盐水平，使用约 48h 后应该停药。由于其代谢途径，肾功能不全或肝损伤的儿童应谨慎使用。

■ α 或 β 受体阻药

拉贝洛尔多年来一直用于治疗成人和儿童。它既是 α 受体也是 β 受体阻滞药；它通过松弛外周平滑肌降低血压，几乎不引起反射性心动过速或减少外周灌注。尽管它的效果好，但它也有一些缺点。它的半衰期比硝普钠长，为3～5h。因此，无法轻易逆转超出预期的血压下降。它可能会导致高血钾或低血糖。另外，由于它的β受体阻滞作用，哮喘或慢性肺疾病的儿童禁用，同时它也是负性肌力药，先天性心脏病的儿童不能使用。

艾司洛尔是一个选择性β受体阻滞药，心脏选择性更高，一些人建议将它应用于先天性心脏病患儿，特别是主动脉缩窄的患儿。

有一些选择性α受体阻滞药如哌唑嗪和可乐定，它们的优点是不引起支气管痉挛。可乐定的主要缺点是它需要口服给药，而一旦撤药会出现严重的高血压反弹。

■ 钙离子通道阻滞药

有两种钙离子通道阻断药可用于治疗儿童高血压：尼卡地平和硝苯地平。尼卡地平需要静脉注射，点滴时要小心，因为它起效快，半衰期短。另外，因为它有心脏活性，可以降低全身血管阻力（SVR），但不引起心率增加。关于儿童使用这种药物的文献及数据几乎没有，但有一些关于应用这种药物的案例报告发表，特别是在其他药物应用禁忌时。硝苯地平是一种液体胶囊样的口服制剂，仅在高血压危象使用。胶囊可以打开，当静脉给药有困难时，舌下含服可作为抢救儿童高血压危象的最后手段。使用该药物时应非常小心，因为它很难计量，可以导致血压过度下降。此外，它的半衰期短，可潜在地导致高血压反弹。应用其缓释剂可以更好地长期控制高血压。

■ ACE抑制药

这类药物可以抑制血管紧张素转化酶将肾素转化为血管紧张素。血管紧张素是一种有效的血管收缩剂，抑制ACE的效果是血管舒张和降低血压。这类药物有很多口服制剂，大量研究证明它在儿科患者是有效和安全的。本类药物的静脉制剂依那普利，理论上可以用于儿童高血压危象，尽管它在儿童高肾素状态才是最有效的。

■ 肼屈嗪

肼屈嗪可以通过单纯的扩张小动脉而降低血压，是以前用于快速降低血压的药物。它并不比硝普钠更高效，对血压的影响也难以预测，还会导致心动过速。目前有大量优于肼屈嗪的选择可用于降低血压，但是当静脉用药尚未准备好时，肼屈嗪的口服剂型可以作为有用选择。

■ 利尿药

利尿药可以通过减少血管内外的容积来降低血压。但不幸的是，一旦身体习惯于该药的效应，将会导致耐药性。最常用的药物包括髓襻类利尿药，噻嗪类利尿药和保钾利尿药，最初的使用是安全的。对于长时间服药的患者应评估这些药物的副作用（主要是电解质失衡）。髓襻类和噻嗪类利尿药都可以引起低血钾和高脂血症。髓襻类利尿药还可以导致高血钙，噻嗪类利尿药会导致高尿钙。

总结

随着儿童高血压发病率的增加，急诊医师识别和治疗病理性高血压是至关重要的。这需要了解儿童正常血压值和不同年龄高血压的鉴别诊断。虽然急诊科医师不需要明确高血压的最终诊断并治疗高血压，但急诊医师应承担以下责任：即初步筛查危及生命的高血压病因（如主动脉缩窄）和初步评估高血压引起的终末器官损害。患者可以作为住院患者或需长期门诊随访治疗的转诊患者被进一步分诊到合适的专科医师。急诊医师应该非常熟练地掌握高血压危象的治疗。

（李　静　译）

第44章 血栓栓塞性疾病

（原著 Lee S. Benjamin）

要点

- 儿童血栓栓塞性疾病的最大危险因素是留置中心静脉导管。
- 儿童和青少年肺栓塞的疾病模型与成人相似，然而诊断和治疗常是延迟的或不恰当的。
- 动脉血栓栓塞在新生儿和儿童心脏疾病中常见，可能是由于使用脐动脉导管、心脏导管、体外膜肺氧合循环及瓣膜病。
- 先用普通肝素（UH）或低分子量肝素（LMWH）强烈抗凝，继之以低分子量肝素或华法林长期抗凝。

儿童血栓栓塞事件 (TE) 越来越多，自 2001 年以来，三级儿童医院 TE 的诊断率上升了 70%。其发病呈双峰分布，新生儿和青少年的风险最高。动脉血栓栓塞（ATE）在新生儿和患心脏疾病儿童中常见，可能是由于使用脐动脉导管、心脏导管、体外膜肺及瓣膜病；但是，动脉血栓栓塞也被报道发生于年龄较大的儿童和青少年。动脉卒中将在第 57 章进一步讨论。

深静脉血栓（DVT）是最常见的静脉血栓（VTE），而由其造成的肺栓塞（PE）只有 8% 左右。中央静脉窦血栓形成（CVST）是一种罕见的疾病，可能是致命的，在幸存者会导致较高的后遗症。

动脉血栓栓塞

动脉血栓栓塞的发病率和死亡率高于静脉血栓栓塞。9%～22% 的缺血性卒中患儿没有被识别其发生动脉血栓栓塞的潜在危险因素。初始诊断具有一定难度，诊断卒中的中位时间在儿童约为 24h，在新生儿约为 88h，这可能是由于缺乏该诊断的初始疑诊。危重儿童中，96% 的动脉血栓栓塞与使用导管有关。非导管相关性动脉血栓栓塞发生在那些有潜在血液学危险因素的住院患者，本病的危险因素类似于静脉血栓形成的危险因素，包括器官移植和血管炎，如川崎病和大动脉炎等。动脉血栓栓塞的并发症包括死亡、卒中、肢体缺失和相关的远端器官的功能障碍。

深静脉血栓和肺栓塞

■ 危险因素

发生静脉血栓栓塞的危险因素呈现两种形式：先天性和后天获得性。遗传性血栓形成症如蛋白 C 和蛋白 S 缺乏、抗凝血酶缺乏症、狼疮抗凝药的存在被认为是高风险状态。先天危险因素也包括Ⅴ因子莱顿疾病，凝血酶原基因突变，Ⅷ因子增加、高同型半胱氨酸血症等。健康儿童有单个易血栓特质时血栓栓塞很少出现，但多个易血栓特质或额外增加后天性因素会使静脉血栓风险增加。先天性静脉畸形也是诱发深静脉血栓的危险因素。

后天获得性的危险因素有很多。静脉血栓形成的最常见的危险因素是放置中央静脉导管。在新生儿的血栓形成中，65%～90% 是导管相关的，而 64% 的非新生儿血栓和中心静脉导管相关。口服避孕药使血栓栓塞风险增加，美国 15～19 岁的女性约有 15% 使用口服避孕药，而苏格兰这一比例为 40.5%。一项有关青少年静脉血栓栓塞的研究中发现，患静脉血栓栓塞的女性约 75% 使用口服避孕药，但他们都有一个或多个额外的风险因素。其他常见的后天获得性危险因素在表 44-1 中列出。在疾病方面，红斑狼疮和先天性心脏病是重要的危险因素，但最相关的危险因素是肿瘤。急性白血病和肉瘤都是患静脉血栓栓塞的高危因素。与成人脑肿瘤静脉血栓栓塞的高发生率相反，儿童脑肿瘤临床静脉血栓发生率低于 1%。小儿创伤出现静脉血栓栓塞相当罕见，17 岁以下的儿童的发生率只有 0.06%。然而，最近的一个单中心研究报告，创伤后静脉血栓的发病率高达 6.2%，该研究中大多数儿童灌注差，制动并且有中心置管。静脉血栓栓塞的创伤性高危因素包括脊髓损伤、主血管损伤、年龄较大、置入中央导管、手术干预。肌肉骨骼感染（主要是社区获得性耐甲氧西林金黄色葡萄球菌骨髓炎）也与深静脉血栓形成、进展有关。而既往的深静脉血栓形成 / 血栓栓塞也是疾病复发的危险因素。

表 44-1 常见的引起血栓栓塞的危险因素

留置导管[a]	脱水
恶性肿瘤[a]	血管炎
血管畸形[a]	免疫抑制
口服避孕药[a]	肥胖
先天性心脏病	肝细胞 / 骨髓移植
妊娠	肝衰竭
感染	脱水
肾病综合征	高脂血症
糖尿病	镰状细胞性贫血
充血性心力衰竭	不移动
外科手术	烧伤
创伤[a]	

a 见正文。

■ 诊断

临床表现：诊断深静脉血栓形成 / 血栓栓塞的第一个挑战是临床疑诊。在很多儿童，深静脉血栓 / 肺栓塞并没有被怀疑，但却在一般的日常治疗中被发现。此外，如果患者既往没有出现过栓塞或未做过血栓形成倾向评估，我们不可能知道患者有潜在的遗传性的静脉血栓形成的危险因素。如果患者出现静脉血栓栓塞的体征或症状，彻底寻找发病诱因是必要的，包括获得静脉血栓的家族病史。

临床上，深静脉血栓形成表现为疼痛、肿胀和肢端红斑。鉴别诊断包括肌肉骨骼损伤、肿瘤、感染、动静脉畸形和囊性病变（包括下肢的贝克囊肿）。与成年人相比，儿童的深静脉血栓通常发生在上肢，与中心静脉导管的常见置管部位强烈相关。

肺栓塞的临床表现更加复杂。尽管成人肺栓塞已获得较深入研究，但仍有较大比例患者缺乏肺栓塞的特异性临床表现（胸膜炎性胸痛、气短、心动过速、呼吸急促、缺氧和深静脉血栓的症状体征）。目前还没有关于儿童肺栓塞的公认评估规则。

实验室检查：需要治疗的静脉血栓患者应该考虑完善基本的血常规、电解质、PT、PTT 及血栓类型和图像。抗 X a 活性是用来监测和调整普通肝素（UH）和低分子肝素（LMWH）的抗凝效果，但在最初的评估中无效。血清 D- 二聚体可以评估纤维蛋白分解产物，在成人中广泛应用，与低血栓形成倾向预测相结合，用于排除静脉血栓 / 肺栓塞，但它不能作为儿童静脉血栓 / 肺栓塞的筛查方法，因为 40% 的儿科患者的筛检阴性，但证明患有静脉血栓。一旦出现静脉血栓，D- 二聚体的水平持续增高可以预测发生后期事件和并发症的风险。经过急诊评估后，应该开始血栓形成倾向的筛查。

影像学：既往诊断深静脉血栓主要基于超声（US）或静脉造影，然而缺陷依然存在。由于技术简单和无创，超声是普遍接受的初始影像学评估。由于超声对下肢灵敏度高，因此是下肢血栓的典型诊断工具。超声对颈部和上肢也有一定效果，但灵敏度会下降 37%，因为上肢骨骼结构会阻碍锁骨下静脉、头臂静脉和上腔静脉。其他诊断深静脉血栓的影像学包括 CT 静脉造影、MR 静脉造影术、常规静脉造影和超声心动图。如果超声无法看到血栓，临床高度疑诊，深静脉血栓仍然要高度怀疑（图 44-1）。

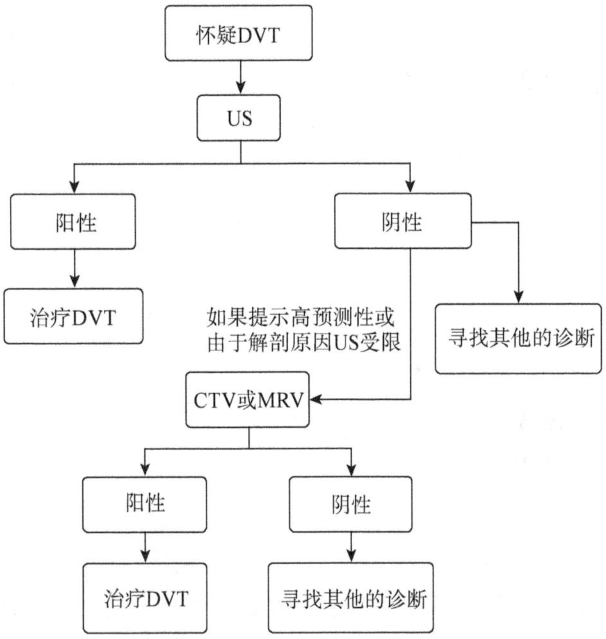

图 44-1 DVT 的诊断思路

DVT，深静脉血栓；US，超声；CTV，计算机 X 线断层照片造影术；MRV，磁共振静脉成像

影像学检查是肺栓塞的主要诊断方法。使用肺通气灌注扫描（V/Q）或 CT 成像可诊断肺栓塞。目前只有极少的涉及儿科的肺通气灌注扫描研究，报告显示其假阴性率非常低。阴性的肺通气灌注扫描或肺灌注扫描可以排除肺栓塞，而且患者的辐射暴露剂量明显小于 CT。因为大多数儿科患者缺乏慢性肺疾病史，因此肺灌注扫描阳性应确诊为肺栓塞。与成人相比，儿童和青少年肺通气灌注扫描不确定率较低；因此，如果胸片提示无重大疾病，患者血流动力学稳定，依从性好，作者认为，肺通气灌注扫描或仅仅肺灌注扫

描应该作为肺栓塞的初始高级影像学检查。如果是非诊断性研究，应该进一步完善 CT 成像，可提供其他有用的信息。肺血管造影也是一个选择（图 44-2）。MRI 用于评估混有其他结果的成人肺栓塞。MRI 在儿童中敏感性较差，不推荐一线使用。

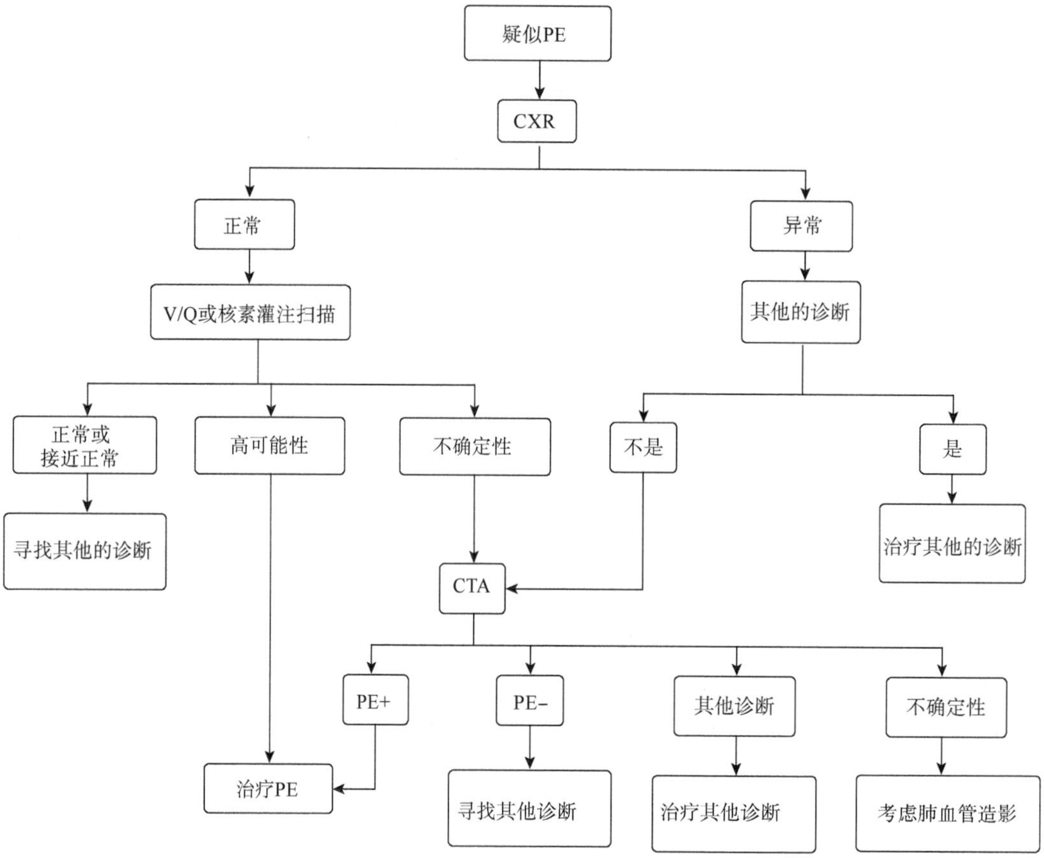

图 44-2 肺栓塞的诊治思路

PE, 肺栓塞；CXR, 胸片；V/Q，通气血流比；CTA, 计算机 X 线断层照片血管造影术

治疗：深静脉血栓 / 肺栓塞的主要治疗是抗凝，以防止血凝块的进一步形成，其治疗尽可能与儿科血液专科医师共同完成。治疗策略是先给予 UH 或 LMWH 强烈抗凝，随后以 LMWH 或维生素 K 拮抗剂长期抗凝治疗（根据临床情况选择）。儿童肝素剂量的研究尚不完善；然而，由于婴儿生理性抗凝血酶的水平低，婴儿似乎比大一些的儿童需要更高的每单位体重的肝素剂量。最近，美国胸科医师协会总结了抗血栓的文献，并推荐 UH 的初始剂量为 75～100U/kg，但同时也提出儿童数据有限。推荐肝素的维持剂量：1 岁以下 28 U/kg，1 岁以上 20 U/kg，青少年 18U/kg。LMWH 最初的治疗剂量随年龄而不同。以依诺肝素为例，建议给予剂量：如果超过 2 个月为 1mg/（kg·次），每 12 个小时 1 次，但是如果在 2 个月以下为 1.5mg/（kg·次），每 12 个小时 1 次。给药剂量困难的原因是多方面的，最近的研究表明，不同年龄组之间的差异很大，表明抗 X a 活性的监测对依诺肝素正确的抗凝治疗是至关重要的。

儿科患者溶栓剂是有效的，但大剂量有风险。研究最多的儿童溶栓药——组织纤溶酶原激活物（tPA）可以连续给予，用于治疗动脉血栓及广泛的深静脉血栓或大面积的肺栓塞。tPA 治疗的主要并发症发生在 40% 的接受较高剂量的系统性给药［0.1～0.5mg/（kg · h）］的患者。发生并发症的预测因素包括较高的剂量，tPA 治疗持续时间明显延长和使用 tPA 后纤维蛋白原水平大幅下降。低剂量持续滴入［0.03～0.06mg/（kg · h）］tPA 治疗儿童急性血栓是有效的，可见轻微出血，但危及生命的出血是罕见的。有报道成功的逐步递加方案，即从低剂量开始，根据需要逐步增加剂量。和肝素共同使用是必要的，因为 tPA 不抑制血凝块增加或改变高凝状态。局部导管的直接溶栓治疗（机械祛栓术）已被详细介绍推广。美国胸科医师协会要求，只有在有截肢或生命威胁时才用 tPA 溶栓，除非有丰富的局部导管直接溶栓治疗经验，否则溶栓的系统治疗要早于局部治疗。

外科手术是肺栓塞的另一种治疗方法。有学者报道了儿童的直接开放的血栓切除术和经导管的血栓取出术。下腔静脉过滤器已成功用于儿科患者，主要在有抗凝禁忌证时使用。

并发症：血栓栓塞并发症非常常见。由静脉血栓直接导致的死亡率为 2%～9%。18.5% 的患者血栓复发，63% 进展为栓塞后综合征（PTS），临床上表现为慢性肢端肿胀和疼痛，可能是由于深静脉血栓造成静脉瓣损害从而导致静脉瓣功能不全。高水平的 D-二聚体，深静脉血栓诊断和治疗延迟超过 48h，深静脉血栓的多次复发和狼疮抗凝药物的存在都会使发展为栓塞后综合征的风险增加。溶栓可能显著降低栓塞后综合征的进展。治疗的并发症 —— 肝素诱导性血小板减少症（HIT），据报道主要见于用 UH 抗凝治疗的儿童，但是也有使用 LMWH 抗凝的儿童发展为 HIT 的案例报告。

总之，深静脉血栓和肺栓塞在儿童中逐渐被普遍认识，常见的一般高危因素包括留置中心导管及遗传或获得性的诱发血栓疾病。临床医师必须保持对该诊断的高度疑诊，熟悉实验室检查和影像学技术的局限性，必须与儿科血液病专家一起开始适当的治疗。

中心静脉窦血栓栓塞

中心静脉窦血栓（CVST）是一种较少报道的静脉血栓，有高发病率和死亡率。接近 40% 发生于出生后的 1 个月。危险因素包括许多与静脉血栓相同的因素，显著的脱水、闭合性头部损伤、既往存在的颅脑病理学改变和感染性疾病（如中耳炎、乳突炎、鼻窦炎）都在疾病的发展中扮演着重要的角色。贫血（包括缺铁性贫血）也是一个潜在的高危因素。临床表现多样，从亚急性头痛、呕吐、意识水平降低到共济失调、偏瘫、局灶脑神经缺陷、惊厥和昏迷均可出现。诊断需要高度的疑诊和适当的神经影像学。尽管非增强 CT 可以看到矢状窦血栓的经典标志“空三角”，CT 或 MR 静脉造影仍是评估 CVST 最合适的方法，虽然并没有在儿童中对两者进行直接比较的文献。

治疗取决于病因及主要损害的治疗，如抗生素和手术治疗乳突炎、水化、止惊和开始抗凝治疗，即使存在小梗死导致的颅内出血（ICH）。尽管抗凝前的颅内出血预示着抗凝过程中大量颅内出血的风险增加，但这些患者的预后并没有更差。ACT 改善了总体预后，因此 ACCP 推荐没有明显颅内出血的 CVST 患者应该抗凝治疗。另有报道显示，机械血栓切除术可以用于治疗儿童 CVST。

幸存者通常神经系统完好无损，但许多人有神经功能缺失。非新生儿的癫痫发作和脑梗死提示预后较差。发生在横窦或乙状窦的血栓预后较好，然而，这一位置的血栓也增加假性脑瘤发生的可能性。在两个最初诊断脑内假瘤的小队列儿童研究中发现，12%～55% 的患者后续成像有 CVST。目前还不清楚 CVST 是否是假性脑瘤的病因，或者 CVST 是否是颅内压增高的一个主要结果。既往 CVST 患者再发静脉血栓者并不少见，而且通常是全身性的。

其他的深静脉血栓

其他可能遇到的深静脉血栓包括肾静脉、下腔静脉（IVC) 和右心房血栓。最初的临床表现包括腰部肿块、疼痛、血尿、血小板减少、高血压。下腔静脉血栓可能会出现双侧下肢肿胀、苍白、发绀或疼痛，与重大的长期疾病相关联。心脏血栓与导管故障和充血性心力衰竭相关。所有这些病理过程在留置导管的新生儿和婴儿最常见。而在健康青少年，口咽感染会导致 Lemierre 病、颈内静脉的血栓性静脉炎，它们的发病率和死亡率都很高。超声仍然是评估这些病理过程的标准影像学方法（见第 96 章）。

（李　静　译）

第八部分

非创伤性外科急症

第 45 章　迟发性新生儿外科急症

（原著　Curt Stankovic, Prashant Mahajan）

要点

- 坏死性小肠结肠炎（NEC）可以发生于足月新生儿。
- 新生儿呕吐物颜色如果不是白色，应该认为是胆汁。
- 新生儿呕吐，尤其是胆汁性呕吐，应考虑肠旋转不良伴中肠扭转。
- 任何怀疑肠旋转不良伴中肠扭转的患儿均应急诊行上消化道造影对比观察小肠通过情况。
- 巨结肠患者可以表现为长期、渐进性便秘和生长缓慢。

这些外科急症在新生儿出院后虽然不常发生，但一旦出现往往容易危及生命，需要进行密切评估，稳定生命体征并紧急转诊给小儿外科医师。这三种外科急症为坏死性小肠结肠炎（NEC）、肠旋转不良伴中肠扭转与先天性巨结肠。

坏死性小肠结肠炎

坏死性小肠结肠炎（NEC）是最常见的胃肠道急症，也是新生儿期肠穿孔的最常见原因。常发生在早产儿和低出生体重儿，5%～15% 发生在足月婴儿。足月儿甚至可能比早产儿有更多的诱发风险因素（表 45-1）。绝大多数发生 NEC 的足月儿有一些潜在的疾病。90% 以上的 NEC 足月儿在病程前 4d 中进展比早产儿更迅速。据报道 NEC 患儿死亡率高达 12%～30%。NEC 的诊断依据为三级分类系统。第Ⅰ期可疑 NEC；Ⅱ期为确诊 NEC，Ⅲ期是进展期 NEC（表 45-2）。

NEC 的发展是多因素的，肠道血流量减少，同时肠内摄食及结肠细菌，导致黏膜炎症和溃疡。肠黏膜屏障受损使细菌移位，导致肠穿孔、坏死，并发展为脓毒症。

表 45-1　足月新生儿发生坏死性小肠结肠炎的危险因素

续表

配方奶喂养（纯配方奶喂养的风险最高）
发绀型先天性心脏病
胎儿宫内生长迟缓
围生期窒息
腹裂畸形
红细胞增多症
低血糖
脓毒症
低血压
换血
脐血管导管置入术

表 45-2　对坏死性小肠结肠炎分期系统

分期特征
Ⅰ可疑 NEC 的临床特点，表现（胆汁性呕吐，便血，肠梗阻）
Ⅱ确诊 NEC，影像学证实
Ⅲ进展期 NEC，全身中毒症状，表现（休克，脓毒症，腹膜炎，DIC）

■ 体征和症状

疾病早期的临床表现是非特异性的，所以，如果婴儿出现喂养不耐受，活动减少，呕吐及腹泻，应该高度怀疑。腹胀是常见的表现，但在轻度或疾病早期，检查可能不典型。常可迅速发展为腹膜炎、胆汁性呕吐、腹痛和血便或粪隐血阳性，疾病后期腹壁可出现红斑或瘀斑。虽然一些患者经过自我的修复和抗争，仍可能发展为 DIC、休克、呼吸衰竭的迹象，最终死亡。

■ 诊断和评估

NEC 的诊断可通过腹部 X 线检查证实，通常可见到肠壁内含气（肠壁囊样积气症）或门静脉积气（图 45-1）。在腹腔内找到游离气体表明已发生穿孔。如发现前哨肠袢则提示肠坏死。超声可作为一种辅助检查，帮助管理入住重症监护病房的患者。

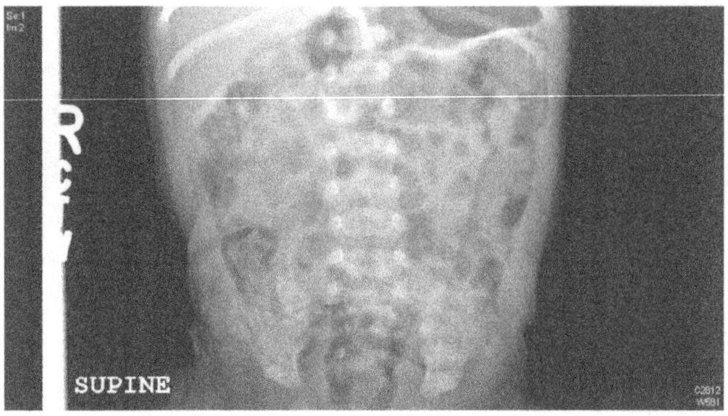

图 45-1　一个 2 周龄唐氏综合征的婴儿因为直肠出血于急诊就诊。X 线检查显示弥漫性线性积气，提示坏死性小肠结肠炎

严重的病例需要进行血液检测来判断疾病的并发症，如电解质紊乱、凝血因子消耗或脓毒症。在这些婴儿中，脓毒症可能导致白细胞减少；血小板减少则提示可能发生 DIC。败血症及休克可能发生血糖波动及血气异常。约 30% 的 NEC 患儿血培养阳性。

■ 治疗

急诊室初始评价的重点是确定有无肠穿孔、腹膜炎、休克及败血症。需要积极针对这些并发症进行治疗，甚至可以挽救生命。休克、DIC 的管理详见第 19 章和第 105 章。疑似 NEC 的婴儿应该用广谱抗生素治疗。稳定生命体征，紧急入住重症监护病房和申请儿科外科医师会诊。给予经鼻胃管胃肠减压、禁食，以及持续的静脉补液和平衡电解质等支持治疗。

肠旋转不良伴中肠扭转

肠旋转不良是胚胎时期完成胃肠道旋转过程中失败造成的。这可能会导致肠道的一部分窄蒂悬空。这个狭窄的支撑基础存在扭转风险，造成肠道和供血血管扭曲，从而导致梗阻，最终缺血。肠旋转不良伴中肠扭转通常会影响原本健康的新生儿，50% 患儿生后第一周出现症状，75% 在 1 个月内出现症状。肠旋转不良的活产婴儿发生率为 1/6000，男婴为女婴的 2 倍。确诊的中位年龄为 2 个月。而平均年龄为 3 岁。尸检证据显示肠旋转不良发生率高达 1%。

■ 症状和体征

通常起病急、伴胆汁样呕吐物及急腹征。其中胆汁性呕吐是新生儿外科急症，因为它是肠扭转患儿最常见的主诉。新生儿出现非白色呕吐物除外其他证据应该考虑胆汁，有些患者可能出现剧烈的、阵发性哭闹或拒奶。随病情的演变，出现反复呕吐、腹胀明显、易激惹进而代谢性酸中毒和休克。后期可出现腹部瘀斑、呕血、黑便及肠坏死。

许多婴儿表现不典型。肠旋转不良伴中肠扭转由于非特异的症状，包括喂养不耐受、阵发性腹痛或腹胀、便秘、生长迟缓，可能几个月甚至几年都很难确诊。

超过 2 个月的婴儿常表现为非特异性的主诉，如喂养不耐受，一过性的和慢性腹痛，间歇性呕吐，慢性腹泻，吸收不良。这些症状被认为是由于间歇性的或部分淋巴管和静脉阻塞造成。非胆汁性呕吐是新生儿第二大常见的主诉，也是其他非新生儿最主要的症状。

■ 诊断评估

腹部 X 线片是疑似中肠扭转的重要诊断方式。婴儿胆汁性呕吐或怀疑扭转应接受急诊上消化道（UGI）造影观察小肠情况（图 45-2）。放射科医生即时为临床医生提供反馈。

腹部 X 线检查是不可靠的，一般用来确定腹腔游离气体或远端肠梗阻（图 45-2）。

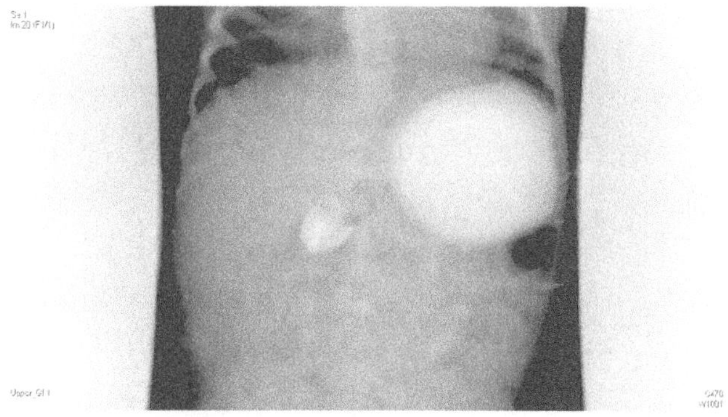

图 45-2　既往体健的 2 周龄婴儿因为胆汁性呕吐于急诊就诊。UGI 造影延迟对比可见近端十二指肠，十二指肠空肠未见连接。这提示中肠旋转不良

■ 处理

临床可疑的肠扭转患者应积极处置，如静脉输液、镇痛、胃肠减压，并使用广谱抗生素。休克和脓毒症的管理详见第 19 章和第 105 章。血液检查项目前文 NEC 治疗中已列出。建议早期甚至明确诊断之前请外科会诊，尽早行剖腹探查。同时安排入住重症监护室。而慢性患者应该全面完善实验室检查，包括电解质，肝功能和白蛋白水平，因为这些患者普遍存在蛋白质 – 热量营养不良。

与年龄无关，可有发生灾难性后果的风险，中肠扭曲导致肠系膜血管受累者迅速引起腹膜炎，败血症或死亡。所以积极治疗，及时摄片及外科会诊可改善预后。

先天性巨结肠

先天性巨结肠是结肠先天性副交感神经节细胞缺失造成的。因此，无神经节部分结肠无法松弛，导致功能性梗阻。无神经节肠段起始于直肠括约肌并就近延伸，短段巨结肠比长段更常见，一般不超过乙状结肠。长段巨结肠长度不一，有的累及整个大肠，甚至累及部分小肠。超短段巨结肠症是最不常见的类型，病变局限于肛门括约肌且无神经节段长度小于 4cm。

该病在活产婴儿发生率为 1/5000，男孩、亚裔或西班牙裔美国人比较常见。29% 的先天性巨结肠患儿合并其他先天异常，最常见的为 21- 三体综合征（表 45-3）。常继发小肠结肠炎而发病或死亡。10%～30% 的患者术前发生小肠结肠炎，诊断延迟者更常见。

表 45-3　先天性巨结肠症相关症

唐氏综合征
先天性耳聋
脑积水
膀胱憩室
梅克尔憩室
肛门闭锁
室间隔缺损
肾缺如
Waardenburg 综合征

■ 症状与体征

症状与病变结肠的长度有关。特殊的患者可能罕发于急性剧烈腹泻事件而导致功能性肠梗阻。症状可表现为长期慢性进行性便秘甚至完全梗阻。70%～90% 的先天性巨结肠新生儿在出生后 24h 内无胎粪排出。如果新生儿期未能明确诊断，大多数会出现喂养困难、排便困难、腹部进行性膨隆。那些发生肠梗阻或小肠结肠炎者一般在出生后第 1 周即症状明显。年长儿可能有复发性粪便嵌塞，生长迟缓，低蛋白血症，营养不良，偶见于功能性肠梗阻而发生剧烈腹泻事件。先天性巨结肠必须与年长儿功能性便秘进行鉴别。体格检查发现，肛门指检通过紧张的肛门括约肌后直肠空虚，有大量气体及稀便随手指拔出而排出。先天性巨结肠小肠结肠炎患儿最初出现腹胀，恶臭的水样便，嗜睡和喂养困难。发展到发热、脱水、呕吐、便血。随着病情的发展，肠上皮炎症进一步侵蚀并最终穿孔（图 45-3）。

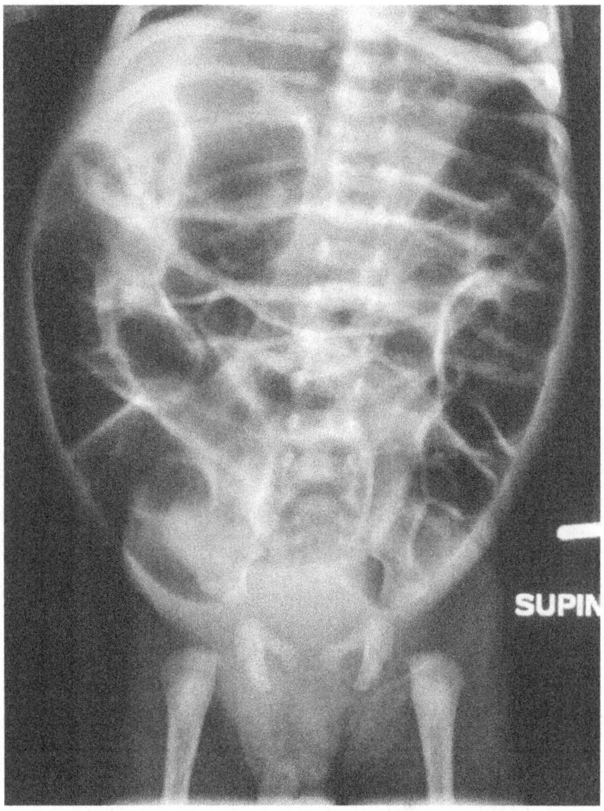

图 45-3　18 日龄的婴儿出现腹胀，排便减少且伴随一次非胆汁性呕吐。X 线片显示直肠含气少及显著的肠扩张，提示小肠远端梗阻。活检证实先天性巨结肠的诊断

■ 诊断评估和治疗

怀疑儿童有先天性巨结肠，如果不是急症，应该建议小儿外科、消化科医师处就诊，进一步评估或治疗。重点检查为灌肠造影、直肠活检。

合并小肠结肠炎者需要住院治疗，旨在防止和阻止疾病的进展。那些明显的败血症或休克处理方法同坏死性小肠结肠炎的方案。

先天性巨结肠可手术矫正以期为大多数患儿恢复近似正常胃肠功能。然而，部分患者发生一些术后远期并发症。有 2.5%～13% 的患儿存在持久便秘或大便失禁。这可能是手术后数月仍求助急诊的原因。

（姚震亚　译）

第46章 幽门狭窄

（原著 Ronald I. Paul）

要点

- 幽门狭窄最常发生的年龄为出生后第5～6周。
- 最常见的症状是渐进性的非胆汁性呕吐。
- 典型电解质失衡是低钠血症及代谢性碱中毒。
- 确诊检查是超声检查和部分上消化道造影检查。
- 治疗方法是幽门肌切开术。

幽门狭窄，也称为肥厚型幽门狭窄，是新生儿幽门环形肌肥厚，导致胃排空障碍。它通常在出生后数周发病。最常见的发病年龄是出生后5～6周，在出生后2～31周均有可能发病。尽管早产儿发病可能晚于足月儿（分别为出生后6周、5周），如果从纠正胎龄（40周与45周）开始计算的话，早产儿发病早于足月儿。有报道，在西方国家统计每1000名新生儿中有3名发生此病，亚洲儿童发病率较低，在中国台湾地区，新生儿发病率为0.3‰～0.5‰。最近有报道在美国和几个欧洲国家幽门狭窄的发生率下降的同时，婴儿猝死综合征的发病率也在下降，这些都可能与提倡正确的仰卧睡姿有关。随着幽门狭窄在兄妹和单卵双生或异卵双生双胞胎的发病率的增加，遗传因素越来越受到重视，目前还不清楚双胞胎发病率的增加是否与遗传或环境因素有关。基因测试正在进行进一步研究，已经确定了一些潜在的发病基因。男性发病率是女性的4～5倍，早产儿的发生率增加。有报道多为第一胎发病，这可能与很多家庭只有一个孩子有关。环境与机械因素是潜在因素。母乳喂养的新生儿幽门狭窄的发生率要明显低于牛奶喂养或混合喂养新生儿。早期使用红霉素，可以使新生儿幽门狭窄的发病率增加8倍。红霉素是促胃动素受体激动药，从而使胃和幽门收缩增加。新生儿通过母乳获得红霉素也可能增加幽门狭窄发生的风险，但并没有数据证明这一点。尽管有阿奇霉素治疗的新生儿发生幽门狭窄个案报道，其他大环内酯类抗生素是否也会增加幽门狭窄的发病风险尚不清楚。

体征和症状

诊断幽门狭窄的关键仍然是全面的病史和体格检查，超声检查确诊。对反复呕吐的新生儿应该考虑本病。确诊前症状持续的平均时间是8d；然而，症状持续的时间一般是1d至13周。喷射性呕吐、可触及的腹部橄榄样肿物、胃肠型是幽门狭窄典型的临床表现，几乎所有的病例报道都出现喷射性呕吐，进食即吐。婴儿不会有厌食症，而是有饥饿感。他们一般情况与脱水的程度有关，根据症状持续时间，范围从正常到严重脱水。在数十年前，大部分病例右上腹部可触及橄榄样肿物，但是现在已不常见，在最近的一项研究中只有13%的病例出现，这可能与早期诊断有关。在疾病晚期和脱水的新生儿可能见到胃蠕动波，但最近研究报道只有25%的病例出现。虽然大部分患儿为不含胆汁的呕吐，但是一小部分患儿出现胆汁性呕吐和呕血。

诊断

电解质和血气分析可能会出现低钠血症和代谢性碱中毒。最近有研究报道，和过去相比，实验室检查表现越来越不典型，幽门狭窄患儿出现脱水者占23%，出现代谢性碱中毒者只有21%，而这与可触及的橄榄样肿物减少相似。患儿总的钾离子普遍减少，尽管血清钾离子水平正常。

幽门狭窄可通过超声或上消化道造影对比检查来确诊。超声检查证实为首选的影像诊断方法。在文献中有一个超声诊断范围标准，其中包括幽门肌厚度大于3～4mm，幽门长度大于15～19mm（图46-1）。附加标准包括胃潴留。肌肉厚度和长度都与年龄和体重有关。年龄小的患儿不能达到超声检查的诊断标准，也许可以通过临床诊断。有报道急诊医师和外科医师的床旁超声检查可用来帮助诊断幽门狭窄。由于幽门狭窄的发展是一个渐进的过程，如果症状持续存在，最初的超声检查阴性的患儿可能需要复查超声。

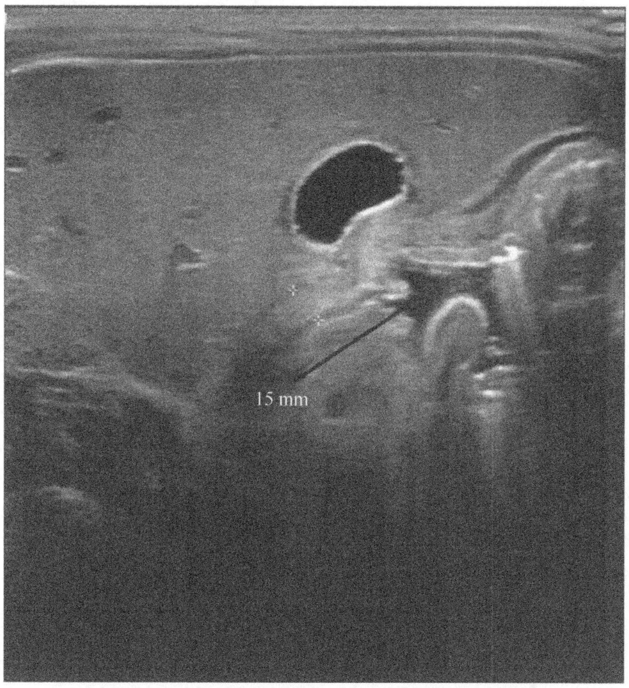

图 46-1　超声下见肥厚幽门肌长约 15mm

虽然在大部分医学中心，上消化道造影不是幽门狭窄的确诊检查，但是那些没有娴熟的超声医师的单位，或者用于评估其他诊断等情况，仍然可以使用上消化道造影。该检查通过观察造影剂通过狭窄和阻塞幽门的情况来确诊。上消化道造影的两个经典影像包括幽门肌肥厚导致的“线样征”，肥厚的幽门肌压迫胃窦，显示“肩征”(图 46-2)。为了更准确地观察胃排出造影剂的情况，患儿必须禁食数小时或者通过胃管抽出胃内容物。虽然和超声检查相比，消化道造影检查是侵袭性检查，有呕吐及误吸的可能性，但是上消化道造影对诊断幽门狭窄是有帮助的。它涉及长时间的 X 线检查，辐射比超声检查大。如果考虑其他疾病，如胃十二指肠反流、胃旋转不良，上消化道造影对其诊断也有帮助。

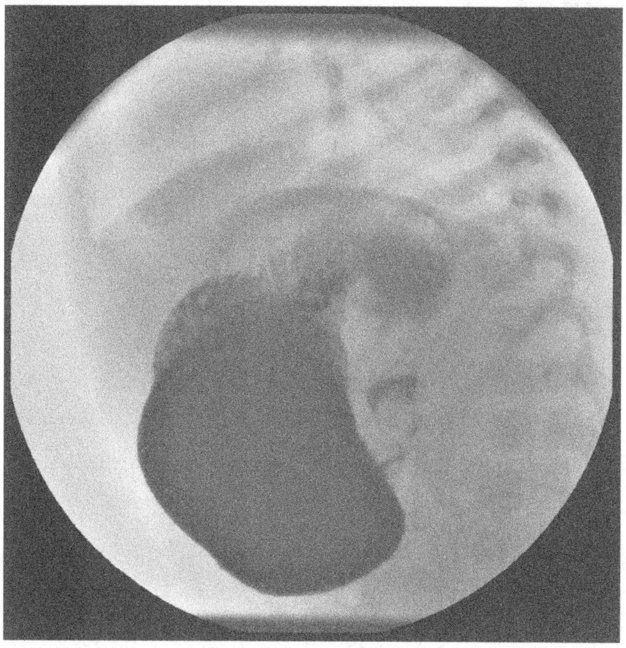

图 46-2　上消化道造影下幽门肥厚可见“线样征”

治疗

维持水、电解质平衡，并转诊到小儿外科行手术治疗。Conrad Ramstedt 在 1911 年第一次使用的幽门肌切开术至今仍然可以用来治疗幽门狭窄。最近，在一些医疗机构开始了腹腔镜幽门肌切开术，并获得了一些临床效果，包括缩短禁食时间。进行这两个手术方式的患儿，均在术后几小时内开始进食。

（姚震亚　译）

第47章 腹股沟疝

（原著 Jeffey F. Linzer Sr.）

要点

- 大多数腹股沟疝是无症状的，由儿科外科医师选择择期手术治疗。
- Taxis 手法复位是解除嵌顿疝的最好方法。
- 不能复位的腹股沟疝需要到外科医师急诊手术。

腹股沟疝是儿童最常见的先天性疾病之一。据报告，儿童发病率为 0.8%～4.4%，足月新生儿发病率为 3.5%～5%，男性发病率是女性的 10 倍。胎龄小于 36 周早产儿发病率接近 7%，胎龄小于 28 周或出生体重小于 1000g 婴儿发病率更高。其中 10% 在 1 岁之前可能成为嵌顿疝，6 个月内的风险最大。

解剖

腹股沟疝分为斜疝、直疝、股疝三种类型。先天性腹股沟斜疝是腹股沟疝最常见的类型，腹股沟斜疝的发病机制是腹腔内容物通过内环，然后穿过腹股沟管进入阴囊，直接原因是鞘状突未能完全关闭。腹股沟直疝在儿童罕见，小肠通过腹部肌肉薄弱点直接膨出不经过内环，股疝腹腔内容物直接进入股管而不进入阴囊或阴唇。

约妊娠第 3 个月时胎儿腹膜通过鞘状突进入腹股沟管。在男性，睾丸下降到阴囊的时期大概是妊娠第 7 个月，部位通常先左后右。鞘状突在 70% 左右的男性婴儿出生后 2 周中将部分保留，第 3 周前会消失，顺序也是先左后右。这解释了为什么腹股沟疝的绝大多数发生在右侧，右侧发生率约 60%，左侧发生率约 30%，双侧同时发生率 10% 左右。

女性鞘状突不深是由于卵巢在下降的过程中受卵巢韧带的限制。近腹股沟管的鞘状突扩张可能成为女性形成疝的途径，称为 Nuck 管，这可能会出现腹股沟斜疝。

鞘膜腔积液是一种像腹股沟疝而不是疝的疾病，其发病原因是鞘状突闭塞不完全，只允许液体通过。鞘状突管全程未闭形成睾丸（交通性）鞘膜积液，鞘状突在睾丸上级部已闭塞形成精索鞘膜积液（非交通性）。

症状和体征

1 岁以内患儿腹股沟疝最常见的表现为腹股沟区、阴囊或阴唇部位出现隆起肿物。哭闹、咳嗽、便秘会使隆起突出更加明显。尽管腹股沟疝通常没有症状，但是有家长说突然出现的隆起令其紧张。当该区域出现隆起时，孩子们自己也会注意到。

疝有时在体格检查时偶然被发现。体查者可能在腹股沟、阴囊或阴唇发现肿胀，当儿童放松或减轻腹腔压力时腹股沟可复性疝可通过腹股沟管回纳腹腔。触诊男性精索或女性的耻骨结节的鞘状突时有“丝绸手套征（两层丝绸互相摩擦的感觉）”。这是检查鞘状突的一个高度精确的方式（灵敏度 91%，特异度 97.3%）。检查男性患儿应包括伸缩的睾丸，而女性应注意检查输卵管或卵巢。

疝气和鞘膜积液的区别：鞘膜积液透光试验阳性而疝不会。此外，疝因腹股沟管与腹腔相通还纳后块状物缩小，而鞘膜积液无改变，B 超可帮助鉴别。

嵌顿疝

嵌顿疝为腹腔内容物进入疝囊后不能自行复位到腹股沟管上环而停留在疝囊内（彩图 83）。通常虽然大多数是小肠嵌顿，但是任何腹腔内容物都有嵌顿的风险。女性包括卵巢和输卵管。疝绞窄时血液供应下降。最初，淋巴管和静脉回流减少导致器官充血，最终动脉供血减少或停止。这最终会导致器官缺血、坏死、穿孔。血流量的减少也可以导致睾丸缺血性损伤。6 个月内儿童常见，5 岁后比较罕见。

嵌顿疝时儿童可能会哭闹不安、喂养困难、腹痛或呕吐。腹股沟或阴囊处有隆起包块、质地硬、推动度小、触痛明显。胆汁性呕吐、便血提示绞窄性梗阻，并可能出现发热、腹膜炎和脓毒症症状。其可能发生在嵌顿后 2h 内。

治疗

大多数疝会自发收缩或在患者疝囊部位予以轻度

压力即可回纳。应减少急诊嵌顿疝手术，除非有梗阻或腹膜炎体征。指南提及一种 Taxis 手法复位（彩图 84），其成功率达 75%～85%。在手法复位前，患儿应该充分镇静。目的除了为复位过程提供镇痛外，也降低儿童的抵抗，因为抵抗可提高腹腔压力使还原更困难或失败。

Taxis 复位方法要求医师轻轻地沿疝囊向下牵引，同时在腹股沟环上轻微地施加压力。通过拉长疝，然后通过腹股沟环回纳腹腔。如仅仅给疝囊施压，使环受压，可使疝囊隆起，并阻碍复位路径。

儿童腹股沟疝，尤其是婴儿，应转诊至小儿外科医师处。嵌顿疝手法复位成功患者应留观 24～48h 才能出院，因为有复发的风险。绞窄性疝应立即转诊到小儿外科医师处进行外科急症手术治疗。

（姚震亚　译）

第48章 肠 套 叠

（原著 Jay Pershad, Eunice Y. Huang）

要点

- 肠套叠是3岁内儿童肠梗阻的最常见原因。
- 利用空气或造影剂灌肠是临床上对肠套叠诊断性复位的方法。
- 通常利用超声诊断肠套叠，但急诊医师可以对临床症状明显的病例直接进行灌肠治疗。
- 肠套叠复位后的儿童在急诊科经过短时间观察后可直接回家。

病因和发病机制

肠套叠是指一段肠管嵌入相邻的远端肠管内，嵌入部分称为套入部，而远端肠管为鞘部。肠套叠是新生儿及6个月至3岁婴幼儿肠梗阻的常见原因，也是儿童早期最常见的急腹症。50%以上患儿1岁以内发病，80%的患儿2岁内发病。肠套叠在9周龄前婴儿中罕见，6～7个月龄婴儿发生率增加，每10万名婴儿中发生率约为60例。随着年龄增加至1岁，其发生率减半。非洲裔和拉美裔儿童发病率高于白种人。男孩发病率多于女孩，约为3 ∶ 2。

90%的肠套叠是特发性的（原发的），而10%继发性病例多为5岁以上儿童，且有导致肠套叠发生的器质性原因。与肠套叠相关的病理原因包括梅克尔憩室、肠息肉、肠淋巴瘤、肠重复畸形、腹型紫癜、囊性纤维化、良性错构瘤。小于3个月的儿童发生肠套叠是罕见的，但与病理变化高度相关。3岁以上儿童中梅克尔憩室、淋巴瘤和肠息肉是导致肠套叠常见的三大原因。Burkett淋巴瘤是引起年长儿（中位数为10岁）肠套叠的常见原因，多见于回结肠部位。病理原因导致的继发性肠套叠的病变部位不能透过放射线，常需要手术切除病变部位使肠道复位。

在特发性（原发性）病例中，有研究机制认为肠套叠与病毒感染引起末端回肠集合淋巴结增生相关。这与腺病毒感染导致肠套叠的文献报道相关。淋巴增生被认为是主要原因，回－结肠型肠套叠是最常见的，但回－回－结肠型，空－回肠型或结－结肠型套叠，也可能发生。

当套入部肠管进入鞘部，它附着的肠系膜、血液供应和淋巴引流受阻。套入部发生水肿和微循环障碍导致组织缺血。凹陷部肠管使管腔阻塞、肠壁水肿张力增加和组织坏死。如果没有及时诊治，可能继发肠缺血、肠坏死，严重者甚至并发穿孔和腹膜炎。

病史和体格检查

儿童常见表现为突然出现间歇性、规律性、剧烈腹部绞痛，哭闹不安，呕吐物可能含有胆汁。最初，患儿可能出现腹痛和缓解交替，但如果套叠肠管没有及时复位，将出现严重脱水和昏迷等中毒症状。突然发生规律性的哭闹不安应该考虑肠套叠。小于1岁的婴幼儿早期主要症状可能表现为嗜睡，还可能伴随瞳孔缩小和面色苍白。肠套叠的这一改变可能在后期出现或仅在早期阶段。精神状态的改变还可以伴随明显面色苍白，类似休克。曾有个案报道出现纳洛酮后瞬态效应。1岁内儿童最常见的临床表现是呕吐、烦躁不安及便血。

检查腹部时，可能无明显异常或仅轻微腹胀，触诊右下腹空虚（Dance征）。腹部肌卫征罕见，如果出现应警惕肠道功能失常。肠鸣音可正常、减少或消失。可能扪及腊肠形肿块。通常在早期，典型症状不明显且位置易变，通常位于右上腹或中腹部，但也可能在任何象限或直肠检查时发现。许多儿童在直肠检查时发现有血便或大便隐血，后期可见血性便和果酱样大便。其中果酱样大便，由血液、粪质和血管黏膜细胞分泌的大量黏液和脱落的黏膜组成。典型的腹痛、腹部包块和果酱样大便只发生在小于15%病例中。

诊断和治疗

超声检查能准确和快速诊断肠套叠。在超声检查前，腹部X线片是重要检查方法，其优势在于诊断肠套叠和除外灌肠禁忌证。腹部X线片如果正常一般不能排除肠套叠的诊断。然而，在至少两三个体位（仰卧位、侧卧位和俯卧位）摄片中发现盲肠含气的阴性预测值为 98%。影像学证据表明，有肠穿孔的患儿不能进行灌肠治疗，如气腹、腹水或肠壁积气。此外，完全性肠梗阻也是灌肠的相对禁忌证，因为发生吸入性肺炎、细菌易位和肠穿孔的风险高。

超声检查对于非特异症状、体检阴性或临床体征不典型的患者有更好的实用性。肠套叠的超声表现为横断面可见同心圆或靶环状（图 48-1），肠套叠的纵截面可见套管或假肾征。经验丰富的超声医师利用超声诊断肠套叠的敏感度和特异度为 100%。超声监视下行灌肠相比单独灌肠更有效。临床症状非常典型的情况下，可以直接进行灌肠治疗。螺旋 CT 也可以用来诊断可疑病例，由于辐射原因在儿童中不常用。

一旦确诊肠套叠，须立即开始进行紧急治疗。临床诊断无中毒症状，未脱水的肠套叠儿童应禁食，出现脱水患儿应接受快速晶体液扩容，其次保持水电解质平衡。鼻胃管可用于严重肠梗阻时减轻胃肠压力。对于无禁忌证患者，急诊医师可以咨询小儿外科医师和放射科医师后决定是否采用空气或造影剂灌肠复位。

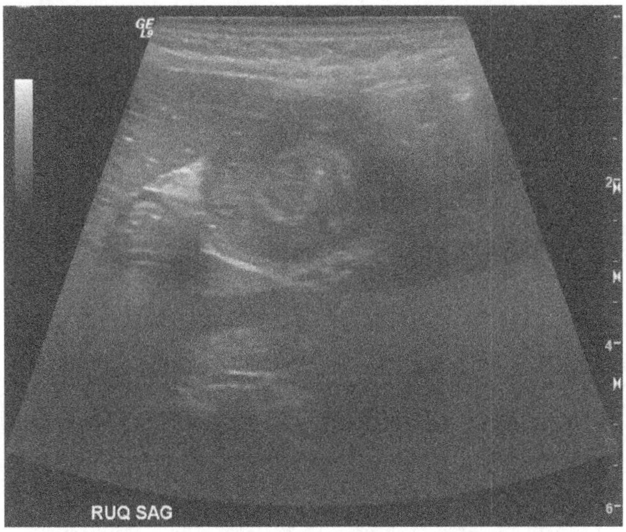

图 48-1　超声检查显示横切面肠套叠的特征性影像标志

空气或造影剂灌肠是一线治疗方法，成功率超过 85%。监测肠套叠复通情况常用 X 线透视检查（图 48-2），也可以超声监测。如果空气或造影剂灌肠失败，可以考虑反复尝试。如果使用非手术治疗复位不成功，则需要手术治疗。

如果患者症状持续时间长（1～2d 以上）或有腹膜炎征象，或临床医师高度怀疑有病理原因存在（如患者年龄超过 5 岁或超声检查发现病理性特征表现），应该考虑剖腹手术。这个过程允许手法复位，检查肠道，并切除坏死段或发生病理改变的部位。空气或造影剂灌肠失败时也需要进行开腹手术。

治疗成功后，高达 10% 肠套叠患者有复发的可能；一般发生在 72h 内，但其后偶尔也可能发生。传统观点认为，患者术后应该收住院继续留观，但一些学者认为只需要在急诊科进行短期观察。症状复发，应该迅速重复检查排除肠套叠的可能。多次复发应及时检查是否存在病理原因。

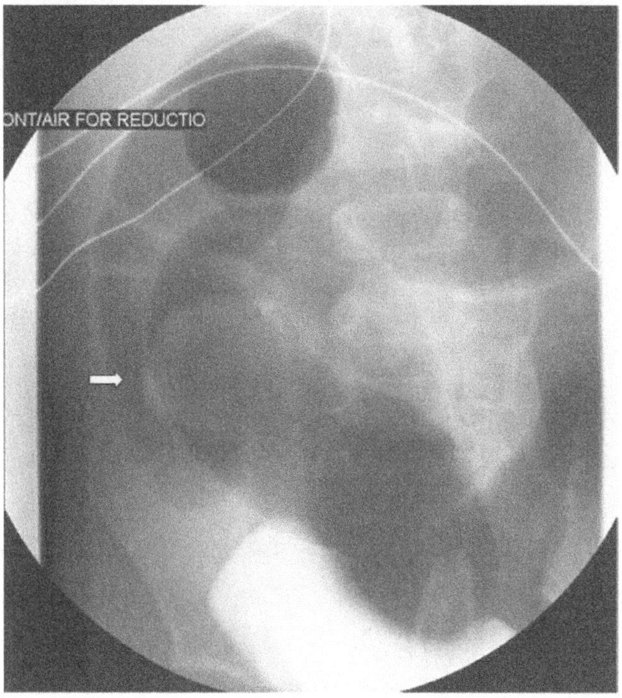

图 48-2　空气对比灌肠复位成功。箭头所示位置为肠套叠

（姚震亚　译）

第 49 章　梅克尔憩室

（原著 Jay Pershad, Eunice Y. Huang）

要点

- 梅克尔憩室经典表现为无痛性新鲜的直肠出血。
- 注射 ^{99m}Tc 标记的高锝酸盐进行核素扫描是诊断梅克尔憩室的首选影像学方法。

在儿童急诊科（ED），直肠出血是常见的就诊原因之一。一般情况下，便血的鉴别诊断可分为痛性或无痛性直肠出血。大量、无痛性的直肠出血提示特定部位局灶性病变。儿童这种无痛性直肠出血最常见的原因是梅克尔憩室、幼年结肠息肉。

梅克尔憩室发生在 2% 卵黄管持久残余的人群中。典型梅克尔憩室约 5cm（2in），位于回肠的肠系膜对侧缘，通常在回盲瓣约 60cm（2ft），即病变部位通常位于右下腹。超过 60% 的患者出现症状是在 2 岁以下，有两种类型的黏膜见于憩室，即胃黏膜和胰腺黏膜。梅克尔憩室这些研究结果通常被称为“多二原则”。

4%～35% 患者的症状与梅克尔憩室相关。在 4 岁以下的儿童中最常见的表现是继发于异位胃黏膜泌酸后无痛性的直肠出血。这将导致相邻的回肠黏膜溃疡及出血，临床上较常见的表现为便血，黑便少见。少见的表现包括梅克尔憩室炎（与阑尾炎相似），肠套叠引起肠梗阻，脐肠瘘，或附着于腹壁的纤维脐肠束带导致肠扭转，以及（罕见）异物滞留在憩室导致穿孔。

诊断和治疗

梅克尔憩室的治疗为血流动力学稳定后行手术切除。梅克尔憩室儿童，通常表现为消化道急性出血，直肠出血量大（＞30ml），可能需要输血。首选的影像学诊断方法是注射核医学 ^{99m}Tc 放射扫描（梅克尔扫描）。可在梅克尔憩室（图 49-1）和其他如肠重复畸形等部位发现异位胃黏膜。^{99m}Tc 核素扫描诊断和定位的正确率为 80%～90%。

假阳性结果可能与输尿管梗阻、炎性肿块如克罗恩病、脓肿、动静脉畸形或肠套叠有关。如果扫描结果阴性但又强烈怀疑梅克尔憩室出血不应推迟手术。^{99m}Tc 标记的红细胞扫描，称为血流扫描，帮助在出血间期或血流速较低（0.1～0.3 ml/min 和 500 ml/d）及内镜检测阴性的情况下确定病变。标记的红细胞可存在于血流中 5d，这样可以检测出间歇性出血。在极少数情况下，若梅克尔扫描结果阴性，但又强烈怀疑梅克尔憩室，我们可以考虑使用腹部 CT 扫描，血管造影，腹腔镜等检查。一旦确认，最终的治疗方法是切除病灶。

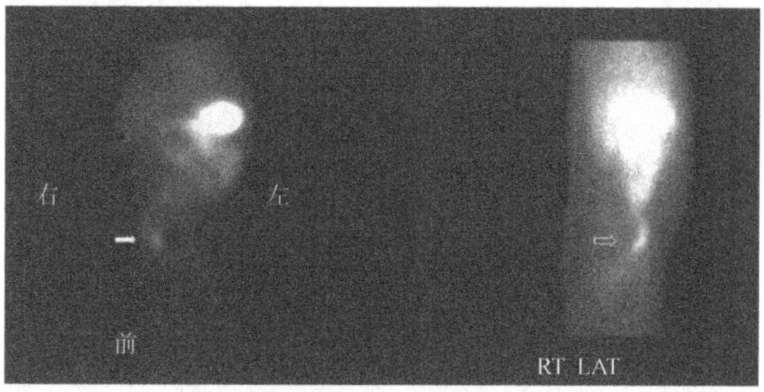

图 49-1　^{99m}Tc 扫描梅克尔憩室。实心箭头显示憩室在冠状面视图。空心箭头显示憩室在矢状面视图

无痛性直肠出血其他疾病可能有幼年结肠息肉和少见的血管瘤、静脉畸形、进行性上消化道出血。这些情况超出了急症室处置的范围。

（姚震亚　译）

第50章 阑 尾 炎

（原著 Lalit Bajaj）

要点

- 阑尾炎是儿童最常见的外科疾病。
- 小儿阑尾炎的症状是变化的，与许多其他疾病症状相似，如右下叶肺炎和胃肠炎，肠系膜淋巴结炎。
- 血液检验如白细胞计数、CRP 和 PCT 有助于诊断，但对于排除阑尾炎不十分可靠。
- 有明显临床表现的患儿不需要影像学支持。
- 超声是初筛项目，而 CT 为超声非确定性病例检查方法。
- 应该使用确定阑尾炎低风险临床决策规则，而避免儿童进行临床研究。

阑尾炎是儿童最常见的外科急症，但早期识别它往往是具有挑战性的。详细的病史、体格检查，加上影像学诊断的支撑是诊断阑尾炎的主要依据。

人一生阑尾炎的患病风险约为 8%，男性略高于女性。3 岁以下，穿孔率接近 100%，可能发生症状延迟表现，也有可能与一些更常见的疾病如胃肠炎的症状类似致使漏诊。在青春期，穿孔率降低为约 15%。阑尾炎在初夏肠道感染率高的时候尤为普遍。

婴儿的阑尾类似于漏斗状，2 岁后变为管状。阑尾炎多源于阑尾石、异物、寄生虫或淋巴卵泡增生而形成的管腔堵塞。这将导致持续的炎症、黏液形成，并最终穿孔而导致腹膜炎或脓肿形成。穿孔率为 25%～40%。

阑尾炎漏诊是儿科诉讼最常见的原因。阑尾炎早期漏诊率约为 28%。对这些患者最常见的误诊为胃肠炎、便秘、尿路感染。

病史

病史是诊断急性阑尾炎的关键部分，因为不同年龄段临床特点不同。3 岁以下儿童阑尾炎的诊断极具挑战性。因为这个阶段的儿童不会表达自己的病史，相比年龄大的孩子，其临床过程往往表现比较迅速且不典型。年幼的儿童通常表现为呕吐及烦躁不安，并且与其他诊断有明显的重叠。腹痛不易从病史引出，因此，患者较少像大龄儿童那样表现为局限性右下腹疼痛。因为他们常诊断为穿孔性阑尾炎，伴有高热、频繁胆汁性呕吐和肠梗阻。

随着儿童语言能力增强，以及阑尾解剖特点的变化，病史的特征变得更为可靠，然而典型症状如脐周疼痛、恶心和疼痛转移到右下腹对于儿童而言并不是很多，据报道，约发生在仅 1/3 的患者。相对于成年人，儿童更容易出现呕吐，然后腹痛。腹泻是一种常见的症状，而不应该被认为是胃肠炎。大一点的儿童经常出现厌食，以及走路、咳嗽或跳跃时疼痛。

放射性下腹痛的假性阑尾炎也很常见，询问呼吸道和泌尿生殖系统症状也是很重要的。一个经典的例子就是右下叶肺炎引起的腹部疼痛酷似阑尾炎。

体格检查

阑尾炎早期常表现为低热，但是没有低热也不能排除阑尾炎。心动过速是一种非特异性表现，尽管大多数儿童表现为疼痛和发热。它对于评估儿童的血液灌注和呼吸状态非常重要，是判定代偿性或非代偿性休克的证据。典型症状为右下腹压痛、呕吐和发热，儿童特别是低龄儿童表现得不如成人那么典型。评价步态是评估腹膜刺激的较温和方法。如果疼痛，他们走路会弯腰驼背，或者根本无法行走。有陌生人焦虑症的幼儿很难进行检查。如果可能，在照料者的臂弯里检查这些儿童是最好的，并应特别注意在这个年龄段的腹部检查如触诊的反应，紧张度或腹胀。随着儿童长大会用语言表达，对腹膜刺激的临床测试（表 50-1）变得有意义。在检查过程中引出咳嗽、跳跃或步行时的疼痛，更增加了阑尾炎的可能性。

表 50-1 床旁腹膜刺激征检查（阑尾炎）

• 麦氏征：右下腹压痛
• 结肠充气征：从左下腹到右下腹反跳痛
• 腰大肌试验：在膝关节伸直，大腿的被动伸展的疼痛
• 闭孔内肌试验：使右髋和右大腿屈曲后膝关节内旋

胸肺检查如有肺下叶湿啰音提示为肺炎。生殖器也应检查，睾丸扭曲和疝气可出现类似于阑尾炎的腹部疼痛。直肠检查一般没有必要，最好避免。

病史的提示和一系列的身体检查通常足以判定是否要直接进行手术，而无须进一步检查。这由外科医师决定，各单位可能依据不同。多学科治疗指南通常可以减少变异，最新证据显示，现在的指南是减少辅助检查。

临床研究

临床医师经常对疑似阑尾炎儿童进行实验室检查，需进行尿检来判断是否感染，但脓尿不能排除阑尾炎的诊断。白细胞（WBC）数量升高对于诊断阑尾炎时特异度及敏感度较低。白细胞敏感度随着症状持续时间较长及穿孔而提高。然而一些诊断指南发现，正常水平或较低的白细胞值有助于筛选那些低风险急性阑尾炎的儿童。

■ 影像诊断

X 线检查对诊断阑尾炎的作用有限，除非能看到明显阑尾石。如果一系列的检查结果显示一致，很多外科医师会直接进行手术而无须进一步影像检查。

在检查阑尾炎时，超声（图 50-1）尽管比 CT 的敏感度和特异度低，但超声是影像学诊断的首选模式，基于放射暴露的缘故。其合并评价敏感度和特异度报告分别为 88% 和 94%。然而，更多最新的报告并没有显示出如此高的敏感度。随着时间的推移，用超声鉴别阑尾炎的能力也提高了，发病数小时后敏感度为 61%。随着症状的持续，敏感度是变化的，早期约 80%，随着疾病的发展，敏感度可上升至接近 100%。因此，操作者的经验和症状持续的时间影响超声检测结果。儿童在病程早期应该采取的策略是观察，系列检查，反复的超声诊断或 CT 诊断。如果超声不能断定，就采用 CT。

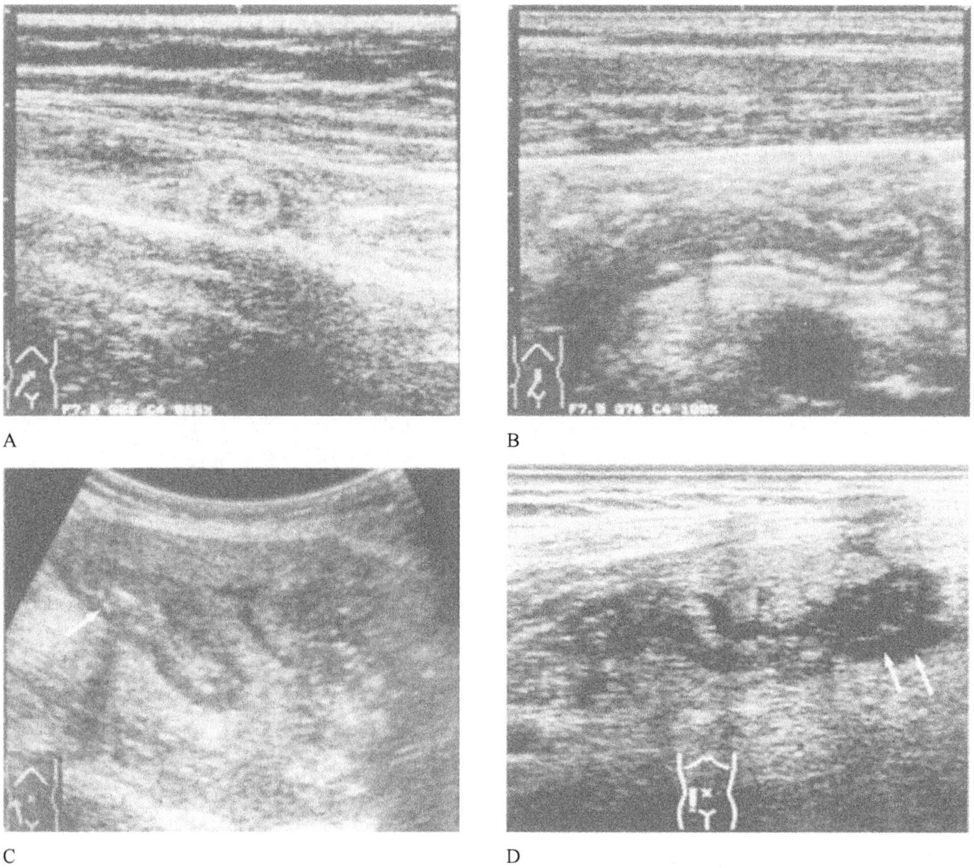

图 50-1 急性阑尾炎

图示为一例肿胀的的阑尾炎。A. 横截面视图（7.5MHz）；B. 纵截面（7.5MHz），阑尾壁层肿大是急性阑尾炎的早期阶段；C. 箭头所指阑尾石伴无回声区（5MHz）；D. 阑尾尖端壁层由于坏疽出现局部回声缺失（9MHz）

CT（图 50-2）的敏感度和特异度在病程中期高达 90%。根据协会特定指南，选择 CT 对比，并未明显影响试验特征。必须与他们的放射医师咨询的是，要确保显影所需的最低电离辐射水平。磁共振成像目前正在研究中，非镇静超快速 MRI 是另一个极具前途的低辐射成像模式。

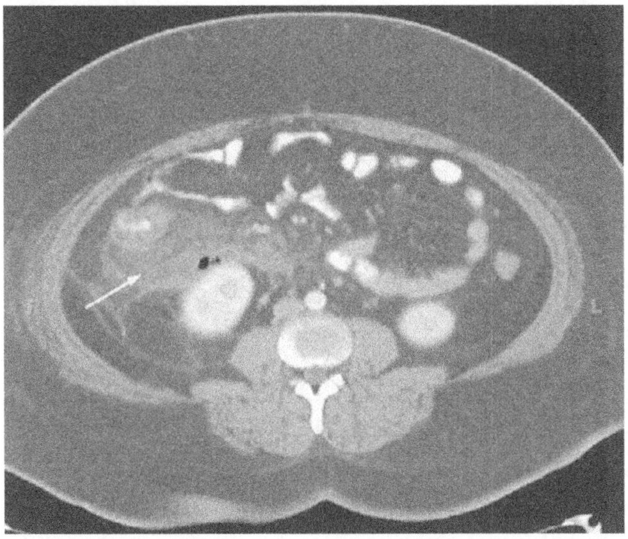

图 50-2　急性阑尾炎患儿口服和静脉注射造影剂 CT 对比扫描。有壁层增厚的阑尾，阑尾粘连（箭头）

■ 评分系统和临床决策规则

近年来，涌现出不少小儿阑尾炎的评分系统及临床决策共识的研究和尝试。最常用的评分系统是 Alvarado 评分系统和 Samuel 评分系统。研究组的初步数据是有前途的，但随后的研究显示了不同的结果。评分的极限存在多种原因，阑尾炎和非阑尾炎患儿的评分不难。毫无疑问，这些评分系统对于临床特殊患者是不可靠的。

临床预测规则不断发展，但确诊仍具有挑战性。Kharbanda 等前瞻性描述了晚期预测标准：中性粒细胞数 $6.75\times10^3/\mu l$ 或更低，以及右下腹压痛不明显，或绝对中性粒细胞数量 6.75×103/μl 或更低，以及右下腹压痛，但行走、跳跃或咳嗽无腹痛。这种细化规则的敏感度为 98.1%，特异度为 23.7%，阴性预测值为 95.3%。

没有任何评分系统或临床预测指标可以完全排除或确诊阑尾炎，除一小部分接受阴性阑尾切除术的儿童。然而，这个数据为执业医师提供了一些策略，从而避免了直接影像学检测方式，尤其是 CT 扫描，并且关注低风险患者。

治疗

治疗包括液体复苏，疼痛控制和抗生素治疗。心动过速，毛细血管充盈延迟和其他器官灌注不足的表现，如精神状态改变和少尿应立即静脉输液。呕吐患者，食物摄入不足者，或长期尿量减少者，应该开始由静脉输液治疗。患者在就诊期间建议禁食，保持足够的血管内血容量是必不可少的。

疼痛控制一直是有争议的问题，它可以掩盖阑尾炎的诊断。然而，让疑似阑尾炎患者遭受疼痛也是不可接受的。最近的文献支持，阿片类药物镇痛的做法并不会掩盖阑尾炎的诊断。4 个对于儿童的随机临床试验显示出阿片类药物有减轻疼痛的预期效果，但没有影响诊断精度降低弊端。然而，阑尾炎误诊、阑尾炎穿孔、阑尾切除术及阴性阑尾切除术，小儿阑尾炎切除术前的观察，这些比率在是否使用阿片类药物的情况下几乎相同。这强烈支持就诊断精度而言非有害处理。用适当剂量的吗啡或芬太尼镇痛应在急诊医师评估患者之后或者正在等待外科会诊之时，与外科手术团队和临床护理人员的良好沟通对于促进这些患者的护理是很有帮助的。

在未穿孔的阑尾炎术前使用抗生素治疗一直是有争议的。大多数研究表明，术前使用抗生素治疗者，术后感染性并发症会降低。疑似阑尾炎穿孔术前抗生素使用争议较少。各种方案可供选择，但往往与医院偏好有关。美国外科协会的一项系统评价推荐头孢曲松和甲硝唑为最合理的组合。

（姚震亚　译）

第九部分

神经系统急症

第51章 晕 厥

（原著 George T. Koburov）

要点

- 大多数儿童晕厥是神经心源性/血管迷走性引起。
- Valsalva操作能引起晕厥。
- 长Q-T综合征是儿童晕厥的一种罕见但很重要的病因。
- 直立倾斜试验可确诊神经心源性晕厥。

晕厥是指突然发作的短暂意识丧失和肌张力降低或消失。在儿科急诊中晕厥所占的比例小于1%，但有15%～50%的儿童在18岁前会经历一次晕厥发作。儿童晕厥一般是良性的，但其可能是严重疾病的表现，需仔细评估。成人晕厥往往源于恶性心律失常，但是在儿童，神经源性晕厥更为常见（所以归于本章节讨论）。儿童晕厥往往不需太多检查，但详细病史、体格检查、心电图（ECG）检查是必须的。

病理生理

不同类型的晕厥发病机制不同（表51-1），大部分病例由短暂大脑缺氧和低血糖引起。也可由于一些危险因素，如血流阻塞或心律失常致使心排血量不足，或者一些良性因素如直立性低血压，代谢原因如低血糖也应警惕潜在风险造成（如糖尿病），过度通气导致低碳酸血症和脑血管收缩等均可引起晕厥。

表51-1 晕厥原因

神经心源性/血管减压性/血管迷走性
直立性低血压
环境因素
交感神经抑制
情境性晕厥
反射性晕厥（苍白型屏气发作）
心源性晕厥
心律失常
阵发性室上性心动过速
心房扑动
预激综合征
室性心动过速
心室纤颤

续表

传导阻滞
房室传导阻滞
长Q-T综合征
短Q-T综合征
Brugada综合征
病态窦房结综合征
致心律失常型右心室发育不良（ARVD）
阻塞性病变
主动脉瓣狭窄
肺动脉瓣狭窄
特发性肥厚型主动脉瓣狭窄
肥厚型心肌病
二尖瓣狭窄
主动脉缩窄
法洛四联症
左侧冠状动脉异位起源
肿瘤
其他
心肌炎
心包炎
心脏压塞
心肌病
肺动脉高压
非心源性因素
代谢紊乱
低血糖
低钙血症
低镁血症
中毒
癫痫发作
心因性晕厥
过度通气
癔症

［经许可引自Chaves-Carbello E. Syncope and paroxysmal disorders other than epilepsy. In: Swaiman KF, Ashwal S, Ferriero DM, eds. Pediatric Neurology, Principles and Practice.4th ed. Philadelphia, PA: Mosby/Elsevier; 2006:1209–1223; Coleman B, Salerno JC. Causes of syncope in children and adolescents. In: Rose BD, ed. UpToDate. Waltham, MA: UpToDate; 2007; and Strieper MG. Distinguishing benign syncope from life-threatening cardiac causes of syncope. Semin Pediatr Neurol. 2005;12:32–38］

病史

首先需确定患者是否有意识丧失，患者容易把急性头晕、眩晕和意识丧失混淆，既往体健患者常有近似晕厥现象而不是真正晕厥，不清楚是否影响工作，对于那些确实失去意识的患者，起病前可有头晕、恶心、视野改变、体位改变过快、情绪激动、呼吸困难、心悸、外伤等。伴劳累、心悸、胸痛、气短时需警惕心源性晕厥。详细询问既往是否有晕厥、服用降压药、先天性心脏病等病史；家族成员是否有心脏病病史，家族是否有儿童或年轻人有猝死病史；询问其他病史，警惕代谢紊乱，如糖尿病或尿崩症。

既往有意识丧失病史的患儿，需考虑癫痫发作可能。与晕厥不同，癫痫发作通常伴随着某种形式的肌肉抽搐或惊厥，通常持续一段时间，发作期间患者有困惑、迷惑，或者其他心理状态的变化，常持续在5min以上。晕厥患儿癫痫发作少见，但严重晕厥患儿或反射性缺氧发作患儿中仍可发生，晕厥恢复后患者心理状态一般正常。

体格检查

体格检查的重点是患者血流动力学是否稳定，尤其注意生命体征，特别是脉搏和血压，可以进行如下试验：患者体位改变从仰卧到坐位，或坐位到站立，如收缩压下降20mmHg或心率上升（20次/分），试验结果为阳性。如果患者有反复发作性晕厥，试验为阳性。

所有患者均应仔细进行心脏检查。检查脉搏规律。心脏听诊有杂音表示可能存在先天性心脏病，尤其是主动脉瓣狭窄（收缩期杂音），心包摩擦音或颈动脉杂音。外周脉搏同样重要，脉搏减弱时需测量四肢血压，警惕主动脉缩窄。

仔细评估患者的心理状态，针对不同年龄进行针对性的神经系统检查，任何异常情况均应注意并进一步检查。

实验室检查

晕厥患者行何种实验室检查很大程度上是由病史和体格检查决定的（图51-1）。禁食或糖尿病史的患者，需行血糖测定；存在肤色苍白或出血史时，需进行血红蛋白测定；如果怀疑有心律失常，需进行血清钾、钙、镁等电解质测量；其他包括动脉血气、毒理学筛查，某些情况下可能需行妊娠试验。

所有晕厥病史患者，均需行12导联心电图，可能存在传导阻滞或心律失常。长Q-T综合征及短Q-T综合征都是小儿晕厥的原因，故需准确测定Q-T间期。同时需警惕其他病变，如缓慢性心律失常，房室传导阻滞，预激综合征，致心律失常性右心室发育不良，V_1～V_3导联ST段抬高，Brugada综合征，左心室肥厚或心肌顺应性改变（肥厚型心肌病），如果存在异常，或者怀疑心脏异常，需进一步完善检查，包括24h动态心电图、循环功能监测，必要时请内科医师协助诊疗。

晕厥病因不同，检查也不相同，完善EEG检查可明确是否为癫痫发作；直立倾斜试验有助于诊断神经心源性晕厥，直立倾斜试验常用于反复发作的不明原因的晕厥、先兆晕厥、运动诱发性晕厥及晕厥造成损伤的患者。

晕厥的具体病因

■ 神经源性（自主神经，血管减压性，血管迷走性）晕厥

儿童最常见的晕厥是神经源性晕厥（血管减压性或血管迷走性晕厥）。体位改变、疼痛、情绪变动时，由于血管扩张，外周阻力降低，使血压降低，心动过缓，致脑血流量降低（Bezold-Jarisch反射），表现为短暂的意识丧失。常由体位改变、疼痛、情绪应激诱发。研究表明，血管舒张、血压和心率的变化是由交感神经功能减退引起的，而不是增加副交感神经（迷走神经）兴奋性所致。血容量减少、贫血或药物等均可引起直立性低血压，也可能因为血管减压反应的矛盾反应。心内科专科医师可通过直立倾斜试验明确诊断，直立倾斜试验阳性反应包括心率先快后慢、晕厥。如果晕厥频繁发生，可能需要药物治疗。

环境因素，如长时间站立、炎热、疲劳、拥挤、饥饿等可以诱发晕厥。情绪应激或者近期病史也可以诱发。患者晕厥之前可有如下表现：视物模糊、眩晕、恶心、面色苍白，通常称为先兆晕厥，仰卧可改善患者的症状，虽然患者仍感觉头晕。

情境性晕厥是指在一定的情境下发生的晕厥，其共同点是都有类似Valsalva动作，包括咳嗽、排尿、梳头、跳水、举重、打喷嚏。颈动脉窦性晕厥，其发生与头部转动或压迫颈动脉窦有关，可在剃须或衣领过紧时发生。

屏气发作是另外一种反射性晕厥，屏气发作的发病年龄为6～18个月，根据发病颜面颜色改变不同可分为以下两型。

- 苍白型屏气发作是反射性晕厥的一种。苍白型屏气发作性晕厥通常由轻微外伤（通常是头部）、疼痛、恐惧引起，临床表现为先有喘气和哭泣，随后

表现安静，肌张力降低和意识丧失，最后皮肤苍白，严重患儿可能发生肌阵挛和大小便失禁，多数患儿意识丧失时间不超过 1min，但也有患儿可能数小时后仍不能恢复意识。

- 发绀型屏气发作性晕厥通常由愤怒或沮丧诱发，患儿先哭闹不安，随后安静，伴呼吸暂停、发绀，最后意识丧失、肌张力减低，通常在 1min 内恢复。

■ 直立性低血压和体位性心动过速综合征

两种疾病的共同临床表现为从卧位到直立时心率明显增快。直立性低血压（OI）：直立试验直立位 5min 内心率增加 30 次 / 分。体位性心动过速综合征（POTS）：患者在直立试验或直立倾斜试验（HUT）的 10min 内心率增加≥30 次 / 分或心率最大值≥120 次 / 分，且不伴血压下降现象。最近研究表明，对于儿童和青少年（12～19 岁），上述标准应提高到 10min 内心率增加≥40 次 / 分。女性更常见（80%），与病毒感染有关。典型症状包括心动过速、头晕、视物模糊、震颤、头痛、疲劳，常发生在患者站立时或站立 5～30min 后。POTS 诊断：反复发作时间不少于 6 个月（表 51-2）；病因不明，疑似因血容量不足、脑血流量失调致直立性低血压；1～3 岁时发作最频繁。症状反复发作可引起衰弱，与慢性疲劳综合征有关。治疗上多种方法结合，包括补液、食盐、有氧运动、必要时给予药物治疗。

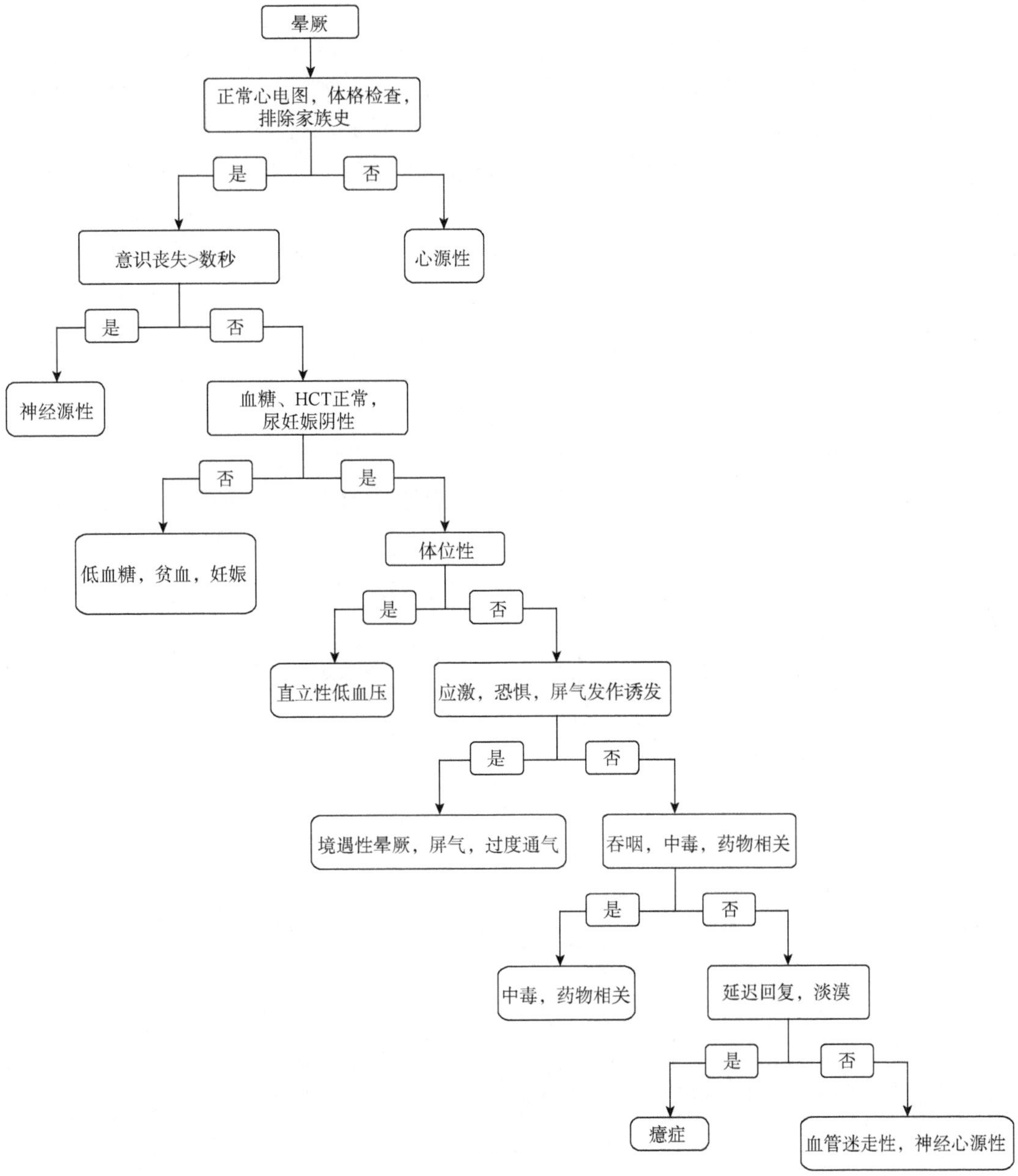

图 51-1　晕厥患者的诊断流程

表 51-2 体位性心动过速综合征诊断标准

1. 心率增加≥30 次 / 分（从卧位到直立持续时间 5～30min）
2. 平卧时缓解
3. 症状持续≥6 个月
4. 直立时血浆中去甲肾上腺素≥600pg/ml（≥3.5nm）
5. 无其他引起直立性低血压或心动过速因素（如活动性出血、急性脱水、药物）

［经许可引自 Raj SR. The postural tachycardia syndrome（POT S）: pathophysiology,diagnosis & management. Indian Pacing Electrophysiol J. 2006;6（2）:84–99.］

■ 心源性晕厥

心源性晕厥严重威胁患儿生命，需要仔细鉴别。引起心源性晕厥的基础疾病包括心律失常、传导阻滞、发绀或其他心脏病因。心率过快或过慢均会导致心排血量减少，脑灌注下降。主要包括阵发性室上性心动过速（SVT）、房性心动过速、预激综合征、心房颤动、室性心动过速、心室纤颤、传导异常、传导阻滞、病态窦房结综合征（可发生于心脏手术后）、长 Q-T 综合征、先天性短 Q-T 综合征、Brugada 综合征）。

■ 长 Q-T 综合征

长 Q-T 综合征是指心肌复极失调，易致多形性室性心动过速（尖端扭转型室性心动过速）（图 51-2）。分为先天性和后天性两种。先天性：Romano–Ward 综合征，为常染色体显性遗传；Lange–Nielsen 综合征：为常染色体隐性遗传，其与神经性耳聋有关。后天获得性：电解质紊乱如低钾、低镁，药物（奎尼丁，普鲁卡因胺），结合药物（红霉素或酮康唑与特非那定）。随着年龄和性别的不同，长 Q-T 的标准也不同，男性：QT_c＞450ms，女性：QT_c＞460ms，用 Bazett 公式：$QT_c = QT/\sqrt{RR}$（RR 是 RR 间期）。治疗：β 受体阻滞药，置入式除颤器，避免使用使 Q-T 延长的药物。

■ 先天性短 Q-T 综合征

先天性短 QT 综合征指 QT 间期≤0.30ms，可引起心脏猝死、晕厥、心房颤动。

■ Brugada 综合征

Brugada 综合征为常染色体显性遗传疾病，年轻男性常见，心电图特征：V_1～V_3 导联 ST 段抬高（≥2mm），可致多形性室性心动过速，增加心脏猝死风险；有报道平均死亡年龄 40 岁。发热是该病的重要的急性并发症，不论男女，儿童时期需常规筛查。

■ 致心律失常型右心室发育不良 / 心肌病

致心律失常型右心室发育不良（ARVD）有以下特征：室性心动过速、心室发育畸形、心肌纤维化、心肌脂肪变性。心脏性猝死平均年龄 30 岁，室性期前收缩（PVC）、晕厥、左束支传导阻滞，室性心动过速可预测心脏猝死的可能性。ARVD 诊断主要依据心电图（Epsilon 波在 QRS）、心脏结构、心功能三个方面的表现。

上述疾病需完善 12 导联心电图检查协助诊断；疾病间断发作时，可行 24h 动态心电图监测，同时联系专科医师指导诊疗。

阻塞性病变影响心排血量和脑血流量，导致晕厥。主要有先天性病变如主动脉瓣狭窄，肺动脉狭

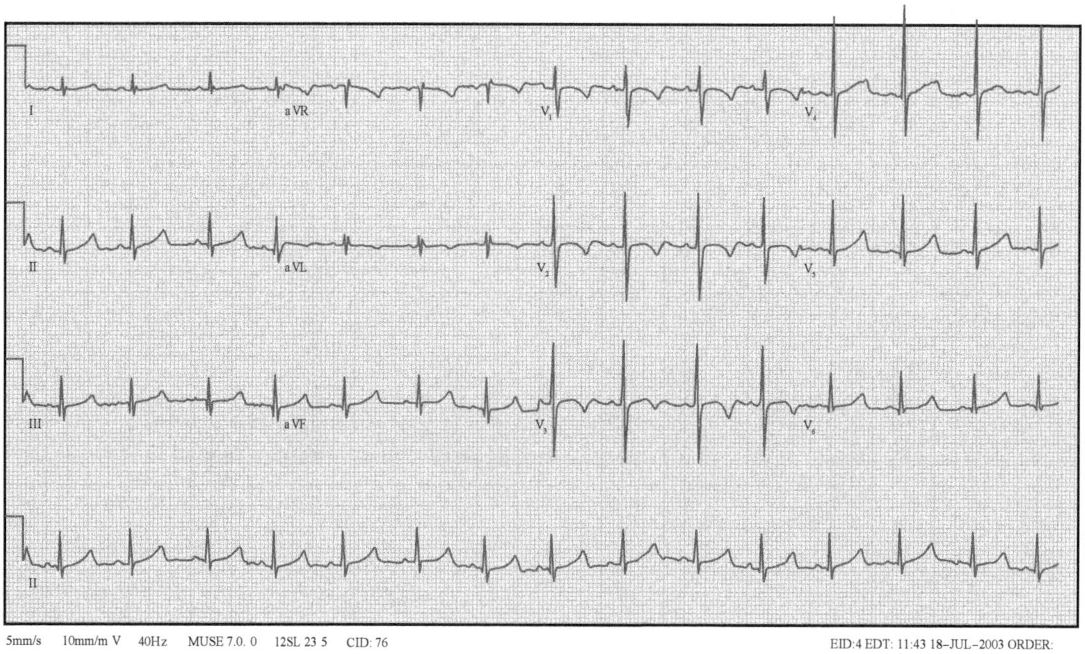

图 51-2 长 Q-T 综合征

窄，特发性肥厚性主动脉瓣下狭窄（IHSS），肥厚型心肌病，二尖瓣狭窄，主动脉缩窄，法洛四联症，左冠状动脉起源异常，大血管异位。法洛四联症、大动脉转位，主动脉狭窄等心脏手术后的患儿存在心律失常的风险。胸痛、运动诱发性晕厥、心脏杂音，提示存在左室流出道梗阻，如特发性肥厚型主动脉瓣下狭窄、主动脉瓣狭窄。在法洛四联症、三尖瓣闭锁、艾森门格综合征患儿中，肺血管阻力增加，导致心脏右向左分流及发绀或可合并晕厥。

可完善心电图、胸片、超声心动图，必要时心内科会诊。

■ 肥厚型心肌病

肥厚型心肌病为常染色体显性遗传病，特点是左心室非对称性无扩张性肥大。运动是青少年肥厚型心肌病常见死亡诱因，晕厥是其猝死的主要危险因素。引起晕厥和猝死的因素包括运动反射性缓慢性心律失常、室性心律失常、严重流出道梗阻、血压下降。目前置入式除颤器已用于治疗这种疾病。

后天获得性病变包括心脏肿瘤、继发性心肌炎，心包炎，心脏压塞，心肌病、肺动脉高压。原发性肺动脉高压可导致劳力性呼吸困难、心排血量减少致晕厥，12导联心电图、X线胸片异常提示心脏病变。

■ 非心源性晕厥

非心脏原因晕厥主要包括神经系统、代谢、心理、中毒因素。伴意识丧失时，需考虑癫痫发作，尤其伴随肌张力增高、强直阵挛性运动时。卧位时晕厥发生，需诊断癫痫发作。依据晕厥发作的病因进行诊断分型。

低血糖可引起晕厥：发生意识丧失前先出现意识模糊和虚弱，也可能出现冷汗。低钙血症和低镁血症也可引起心律失常，从而发生晕厥。

过度通气和癔症可引起心因性晕厥，过度通气导致低碳酸血症，脑血管收缩，脑血流量减少，出现气短、胸闷，发生晕厥前有手指、嘴唇麻木。癔病性晕厥发生时有类似意识丧失表现，摔倒但不会出现受伤及无心率、血压、肤色改变，据此可考虑诊断为癔症发作，发作后恢复时间长，晕厥后淡漠，该病的症状与神经心源性晕厥相似，但其病理生理学机制不明。

处方药、OTC类药物、滥用药物可导致药物性晕厥。药物滥用如可卡因可导致晕厥及严重心律失常；大麻、乙醇、阿片类药物都会导致意识丧失。药物吸入可致室性心动过速和死亡。降压药、噻嗪类、钙通道阻滞药、硝酸盐、巴比妥类药物可阻断血压应激性升高；β受体阻滞药、洋地黄类药物可降低全身血管阻力和心率，诱发晕厥。某些新型抗组胺药和大环内酯类或酮康唑同时使用时可引起Q-T间期延长和尖端扭转型心动过速。

治疗

大部分病例不需要特殊治疗。明确晕厥发作的病因和频率，低血糖需补糖。如有贫血或低血压，需在查明病因时给予静脉液体补充。怀疑有心脏因素，基于紧急情况，选择住院或门诊诊疗，适时评估病情。体位性晕厥患儿给予β受体阻滞药或盐皮质激素治疗前需进行直立倾斜试验。疑有神经系统疾病，可请神经内科会诊是否与抗惊厥药物治疗。如果急诊检查为阴性，需考虑神经源性因素和单纯性晕厥，可给予安慰治疗。避免接触致病因素可预防晕厥发生，出现晕厥先兆时，坐位或仰卧位能预防晕厥发生。

■ 处置

大多数晕厥患者可直接从急诊科出院并予随访。如考虑需进行紧急评估的心源性晕厥，需住院治疗，明确是否有心律失常（室上性心动过速、心房扑动、室性心动过速、心室纤颤），传导异常（三度房室阻滞、病窦综合征），或新近诊断的或者严重的阻塞性病变（主动脉瓣狭窄、肺动脉狭窄、IHSS）；如患者因为药物引起心律失常，需要住院观察。至少观察一个半衰期，疑似心源性晕厥患者应避免运动或劳力性活动，直到心内科医师排除后。

发绀型晕厥患者，如有神经系统检查异常，体位性晕厥对于液体治疗无效，未见其他明确病因也应该住院治疗。

（姚震亚　译）

第52章 癫痫发作

（原著 George T. Koburov）

要点

- 在美国，癫痫发作是儿童最常见的神经系统疾病。
- 癫痫是指 2 次或 2 次以上的无明显诱因（无发热、外伤等）导致的癫痫发作。
- 虽然有 1/10 的人在他们的一生中都会经历癫痫发作，但在病因及最佳的治疗方式方面仍知之甚少。

癫痫发作是美国儿童最常见的神经系统疾病。癫痫发作是指大脑神经元异常过度的阵发性放电。癫痫是指 2 次或 2 次以上的无明显诱因（如发热、外伤等）导致的癫痫发作。虽然有 1/10 的人在他们的一生中都会经历癫痫发作，但对病因及最佳的治疗方法仍知之甚少。因此，对于急救医学医师、工作人员及癫痫发作儿童的家庭而言，癫痫发作是一件棘手并令人深思的事件。

分类

我们关于癫痫发作的病因和病理生理学知之甚少，并且临床表现多种多样。这些症状可能包括行为、意识、感觉、运动或自主神经功能的改变。有些癫痫发作是非常微妙的，被称之为广义上的身体意识的丧失，即白日梦的极端。癫痫及癫痫发作的国际分类创立于 1989 年，是目前仍在沿用的经典分类标准（表 52-1）。2009 年，国际抗癫痫联盟（ILAE）公布了修改后的癫痫发作及癫痫的相关术语。分类对于急诊室（ED）的急性管理不是特别的实用，并且没有很好的指导意义，但是对于神经学专家们决定是否需要抗惊厥治疗是很有意义的。

表 52-1 癫痫发作的国际分类

Ⅰ局限性发作
■ 单纯局灶性发作（不伴意识障碍）
• 运动性发作
• 感觉性发作
• 自主神经性发作
• 精神症状性发作
■ 复杂局灶性发作（伴意识障碍）
• 单纯局灶性发作继发意识障碍
• 发作起始即有意识障碍
■ 局灶性发作继发全面性发作
• 单纯局限继发全身性发作
• 复杂局限继发全身性发作
• 局限性继发全身性发作
Ⅱ全面性发作
• 典型失神发作（以前称之为小发作）
• 肌阵挛发作
• 阵挛性发作
• 强直性发作
• 强直 - 阵挛发作（以前称之为大发作）
• 失张力发作（跌倒发作）

在儿童，有几种特有的发作类型。这些包括良性中央发作、青少年肌阵挛性癫痫及婴儿痉挛症。它们通常可以通过其特有的表现被诊断，并且可以避免一些诊断所需要做的评估。

婴儿痉挛（West 综合征）常发生于 4～18 个月男性婴儿。绝大多数患儿伴有发育障碍，并且死亡率很高。婴儿痉挛表现为头部、躯干及四肢的突发性强制性痉挛。脑电图（EEG）表现为节律高度失常。最佳的治疗是使用大剂量的促肾上腺皮质激素。

儿童良性外侧裂癫痫发生于 3～13 岁，发生高峰为 5～10 岁。它是一种常染色体显性遗传性疾病。发作多出现在睡眠期。典型的发作表现为面部、唇、舌的抽动，可伴有该部位的感觉异常、构音障碍及流涎。这些发作持续不超过 2min，孩子意识常不丧失，或有可能继发于全身性发作，常出现在睡眠期。癫痫发作通常是罕见的，但他们可能继发于全身性发作。避免睡眠剥夺可以显著降低发作的频率。这些发作通常在青春期时停止发作，除非发作非常频繁，否则不需要治疗。少数患者可能出现认知 / 学习功能障碍，则有进一步治疗的必要。通常根据病史中的脑电图即可诊断。典型的临床表现和特征性脑电图即可诊断，不需要做 CT 或 MRI 检查。

青少年肌阵挛性癫痫是一种常染色体显性遗传的特点性疾病，常出现在青春期早期，通常是 12～18 岁。一般发生于情绪激动的时候。通常是由睡眠不足、压力、荷尔蒙改变或其他原因引起的。脑电图可以协助诊断，丙戊酸钠是首选药物，左乙拉西坦和唑尼沙胺可作为替代药物。

急性发作患者的管理

患者出现急性发作时评估的临床症状在到达急诊室时可能不再发生。初步评估包括简单定向的病史询问及体格检查。在此基础上，已经能够判断患者是否出现了癫痫发作。如果发作仍在持续，我们的主要目的是实施基本生命支持并且阻止任何癫痫发作的发生。

癫痫样发作不同于真正的癫痫发作，这些突发事件是具有挑战性的，常可见于屏气发作、假性癫痫发作、晕厥、胃食管反流、抽动症及睡眠相关运动综合征。鉴别这些很大程度上取决于详细而全面的病史。晕厥发生之前通常有视物模糊或看到黑斑、头晕 / 头晕目眩、面色苍白等。胃食管反流是哭闹时体位发生变化导致的，没有定向的神经功能障碍，并且与进食有关。屏气发作通常发生于激烈的哭闹后，旋即呼吸突然停止于呼气相，然后出现意识障碍。患儿可能出现发绀并伴有大汗。婴儿苍白型屏气发作通常可能有头部的轻微外伤、意识障碍、呼吸暂停并且出现面色苍白及四肢无力。可能进展为广泛性的肌张力增高，并出现尿失禁，而不会出现后遗症。而假性癫痫发作时，患者会出现双眼紧闭，回避疼痛刺激，没有发作后期表现。睡眠相关运动综合征可以被语言及身体上的刺激后清醒过来。运动缺失也可以跟失神发作相鉴别。

病史

病史应该包括神经系统发育异常、发育迟缓、精神疾病及已经明确诱因的癫痫发作。这一急性起病的事件在发生之前可能会有一些诱因。例如，发热性疾病、近期创伤或者是被正在服用多种药物的奶奶照顾，如头晕和（或）目眩可能是偏头痛或者晕厥的前驱症状，应该引起重视。癫痫发作的精确描述包括运动功能（焦点）、意识水平、大小便失禁、发作时间长短及发作后的状态都非常重要。既往有过发作的患者，任何有别于“经典癫痫发作”的表现都应被引起重视。有些患者仅仅表现为简单的精神状态改变或者可能是“非抽搐持续状态”，这一点需要引起重视。另外，一些运动动作是非常微妙的，在急性发作时很难被监护人识别，并且检查人员也很容易忽视掉这些细微的变化。

体格检查

简单定向初步的体格检查应当包涵基础检查，并且能全面了解其生命体征。通常情况下，在急性发作以后会出现一段时间的呼吸抑制，这可能需要吸氧。有时候，可能需要面罩给氧来进行呼吸支持。如果监护人或医务人员给予了抗惊厥药物，这种短暂的呼吸抑制发生的可能性会增加。确保气道通畅需要视具体情况而定。随后，需要进行神经系统的检查，需要确认患者是癫痫持续状态还是癫痫后表现。家属特别是反复发作患者的家属，可以协助医务人员进行鉴别区分。系统而详细的体格检查可以发现创伤、中枢神经系统感染（脑膜炎）、畸形或局灶性神经功能缺陷。有新观点指出，应及时行影像学检查关注颅内压的变化情况。某些皮肤的表现可能会使人考虑神经纤维瘤病、结节性硬化症或其他的神经营养障碍。如果描述不符合患者的基本情况，就需要重新进行评估。如果患者在观察期间无法恢复基本情况，则需要进行进一步的评估或住院观察。监护人可能会告诉我们“约翰尼通常睡 8h”。以前没有发作过的患者应该这样假设，如果患者在 1h 以内没有恢复正常，那我们需要进行进一步的观察与评估来确认。如果癫痫持续状态或者非惊厥性癫痫持续状态（NCSE）有任何问题，都可以使用脑电图来指导进一步的治疗。

实验室检查

如果院前没有进行血糖评估的患者都需要进行床旁血糖检测。如果正在服用抗癫痫药物的患者需要对其进行药物水平监测。如果怀疑有药物滥用的患者，应对其进行毒理学筛查。如果患者情况已经稳定或者没有其他的危险因素，一般不需要紧急的实验室检查。

超过 6 个月的患儿，一般是特发性及热性惊厥占主导地位，而年幼的儿童往往有一些其他的潜在性病变。低于 6 个月的呈现癫痫持续状态或者长时间精神状态改变的患儿需更多的实验室检测评估方法。一般来说，这些实验室检查包括电解质测定，如钙、镁，肝功能测定，血氨水平，血常规，动脉或者静脉血气分析。其他的检查可能包括酸碱度、铅水平及遗传代谢检查等。这些额外的检查也许对于癫痫发作患者来说意义不大，但对于神经科医师却很有意义。实验室检查对于这一类的患者来说是很有益的，血钠和血钙异常是非常常见的。相比之下，相关研究显示，对于

6个月以内的无热惊厥的患儿脑脊液相关数据并没有太多的诊断意义。

热性惊厥的患者（见相关章节）应该寻找其发热的原因。如果体格检查不能确认的可以通过实验室检查进一步明确。如患儿具有脑膜刺激征或者其他颅内感染（CNS）的表现都应该进行腰椎穿刺（LP）。确认安全就该执行。最近修订的一些建议里面提出应“常规”进行腰椎穿刺。建议提出，在6个月至1岁的患儿出现单纯的热性惊厥时需强烈建议行腰椎穿刺。最新的数据和实践参数表明建议未接种B型流感嗜血杆菌疫苗及肺炎球菌疫苗的孩子进行腰椎穿刺检查。另外，数据显示，第一次复杂性癫痫发作患儿较少进行腰椎穿刺操作，且建议谨慎进行检查。

影像学检查

急诊神经影像学研究显示，在癫痫发作急性期其意义不大。这些检查应该应用于具有局灶性神经系统症状或局灶性癫痫发作的既往有外伤史或者可疑外伤的、剧烈头痛、出血性疾病、恶性肿瘤、脑积水及6个月以内的患者。对于有脑卒中风险的患者（如镰状细胞病）也是有益的。值得一提的是，对于低于6个月的患儿，合并临床相关的影像学改变是比较常见的。

研究者认为，有必要对最近诊断癫痫的患者提供一个影像学检查。然而，对于一个进行了常规检查并没有相关风险的儿童来说，它的价值是比较低的。这些患者通常在门诊或者初级保健医师的权衡下于门诊完善MRI检查。MRI检查对于发现可能诱发癫痫发作的解剖学异常具有更好的灵敏性。这也避免了CT检查所具有的辐射风险。另外，9%的CT扫描不能发现先天性畸形，如蛛网膜囊肿。因此，增加了家属不必要的紧张，最后可能还是会进一步完善MRI检查。

脑电图

脑电图对于首次出现无热惊厥的患者是非常有价值的工具，能够提供重要的诊断依据。如果有持续癫痫发作可能的患者，有必要进行急诊的脑电图检查。有意识改变但没有抽搐发生的高度怀疑的患者需要完善脑电图检查。如果是假性发作的话，脑电图检查也是很有价值的。

治疗

急性的持续发作患儿是需要及时进行治疗的。首先是观察患者的生命体征，同时规划抗癫痫药物（AED）的使用计划。需进行氧疗及摆正体位。应根据实际情况进行呼吸支持。鼻导管给氧可帮助开放气道。应建立静脉通道，如果有困难，应进行骨内置管。如果是低血糖，应补充葡萄糖或使用胰高血糖素。如果怀疑是药物过量导致时应该使用纳诺酮或者其他解毒剂。对于新生儿及婴幼儿无法缓解的癫痫发作需使用吡哆醇（维生素B_6）。

在入院之前已经得到抗癫痫药物治疗是很常见的。抗癫痫药物可以通过静脉、肌内、鼻腔、口腔和直肠给药。

有治疗癫痫的各种长效抗癫痫药物。对于一个既往神经正常且没有精神病史的患儿来说，第一次无故发作后进行治疗是不正常的。对于反复发作或者有其他因素导致患儿复发风险增加的癫痫患儿（如青少年肌阵挛癫痫），需要考虑咨询儿科神经学专家。目前对于第一次确诊的癫痫还没有最佳的抗癫痫药物治疗方案。我们需要根据不同的发作类型、发病年龄及其使用药物来选用不同的抗癫痫药物。大部分的药物需要进一步的实验实评估其安全范围及相关的不良反应。

出院去向

大多数第一次无明显诱因发作的患者都不会考虑住院。他们很少进行评估诊断并且没有进行规律的抗癫痫治疗。应该与其监护人及初级保健医师商讨既往是否发生类似情况以决定接下来的处置。对于住院患者需结合门诊治疗。

对于首次发作的患者，家长都会有疑虑并且不敢把患儿带回家。尽管在12个月内癫痫复发的可能性只有24%，没有证据表明不及时治疗癫痫能增加患儿进一步发展的风险。事实上，有超过50%的患儿在首次无明显诱因出现发作后存在过度治疗的情况。使用药物也是有风险的，可以提醒家长过去的这么多年才发作了一次，并且患者会在进一步评估之前肯定会再次发作。如果持续发作超过5min，需考虑使用地西泮直肠给药。患儿出院时有必要对其父母进行安全说明及健康教育。这些包括不能独自洗澡或者游泳，不能攀岩或者类似的活动，如果患者需要驾驶，则需要等到这样做安全并且合法以后才可以。另外，在国外有些州的规定中，医师需要报告癫痫患者的驾驶年龄。

对于家属来说有些不错的资源，如癫痫网站（epilepsy.com）及癫痫基金会（epilepsy foundation.

org）等。

首次无明显诱因发作患者需考虑住院的因素包括：

①生命体征不稳定；

②神经系统新发异常；

③监护人 / 父母具有严重的焦虑症；

④发作时间延长；

⑤令人担忧的社会行为；

⑥年龄低于 6 个月；

⑦急救延迟。

由于创伤、摄入导致的癫痫发作或在急诊室评估时有异常发现的患者最好是能够住院治疗。

高热惊厥

热性惊厥是儿童最常见的惊厥类型。根据定义，热性惊厥伴有发热，体温超过 38℃，并且不伴有神经系统感染，年龄在 6 个月至 5 岁。有 2%～5% 的儿童都会经历热性惊厥。热性惊厥发生率最高的时间是 2 岁以前，发热性疾病的首日，体温超过 39℃。热性惊厥大部分都会有家族史。如果父母双方中有一方有热性惊厥病史，那么儿童发生热性惊厥的风险高达 80%。具有家族史的患儿其复发的风险及在婴儿期首次发生热性惊厥的风险也更高，整体的复发风险大致是 30%。

热性惊厥可以分为单纯型热性惊厥和复杂型热性惊厥。单纯型热性惊厥定义为全身性发作持续不超过 15min，并且在 24h 内不复发。复杂型热性惊厥有以下几个特征：持续时间长，有局部病灶并且反复发作。除此之外，复杂型热性惊厥似乎并没有明显的病理相关性，除了复发的风险高。

大多数情况下，热性惊厥并不需要诊断性评估，除了床旁血糖。除非有遗传代谢及创伤等诱因，评估应该着重放在发热的原因上。对于大部分儿童来说，癫痫发作都是由于病毒感染或者无明显诱因。接种百白破 24h 以内及麻腮风疫苗 7～10d 后出现疫苗相关痫性发作也非常常见。腰椎穿刺的指征已经做了修改，如果怀疑有神经系统感染，6～12 个月有免疫缺陷的患儿或者使用过抗生素而掩盖脑膜炎症状和体征的情况需要完善腰椎穿刺。相反，无热惊厥不需要考虑行脑电图检查。虽然无明显诱因的局灶性发作常常存在影像学改变，但是伴有局灶性发作的复杂型热性惊厥并没有明显的颅内病变的风险。因此，对于复杂型热性惊厥及单纯型热性惊厥，影像学检查都不是必需的。

高热惊厥通常是需要治疗的。如果患儿持续发作超过 5min，则需要使用苯二氮䓬类药物治疗（此在癫痫持续状态中讨论）。另外，应该予以解热药及安慰措施。如果确定是细菌感染，则需要使用抗生素。然而，不幸的是，解热药不能防止热性惊厥的复发。对于反复发作的热性惊厥患者，连续或间断地给予抗癫痫药物能减少热性惊厥的复发。然而，由于其药物的不良反应又不建议常规使用。在发热性疾病病程中，可以由患者的初级保健医师 / 神经学医师决定其间歇性治疗方案。

如同所有的癫痫发作一样，一个重大的挑战是减轻父母的焦虑。父母的安慰及教育与高热惊厥的发作程度相关，应该着重强调其低风险的复发率及发病率。应将重点放在如何通过使用解热药物使孩子更舒服。

新生儿惊厥

这种癫痫发作发生在出生后的 28d 内，大部分发生在出生后不久。这些大部分发生在 NICU/ 住院部，一般由围生期窒息、神经损伤（感染、创伤、梗死及先天性异常）、代谢异常（电解质失衡、先天性代谢异常、低血糖、维生素 B_6 缺乏、酸中毒等）导致。新生儿癫痫不同于大年龄儿童及成人。一般比较轻微，往往容易被医务工作者忽视。

良性的新生儿惊厥及家族性新生儿惊厥往往发生在出生后的 5d 内。虽然预后很好，但也有 15% 将进展为癫痫。

病史应该包括产前 / 妊娠史（已知的问题、孕产妇药物使用）、生产史（阿普加评分、性传播性疾病包括疱疹）及产后史。对孩子进行全面的评估包括实验室检查及影像学检查。这些包括血糖、电解质、血镁、肝功能、血钙、毒理学评估、血常规、尿常规、TORCH、脑脊液检查等。代谢障碍的研究包括血清氨基酸、血氨、乳酸及丙酮酸与尿有机酸分析等。

与其他癫痫的治疗原则是一致的，评估及稳定生命体征。识别并防治可逆性的病因如低血糖。如果存在感染，需经验性使用氨苄西林和头孢噻肟或氨苄西林和庆大霉素等抗生素治疗。病史中有病毒感染或者脑脊液结果显示有疱疹病毒感染时可考虑使用阿昔洛韦治疗。抗惊厥疗法，首选苯巴比妥（20mg/kg），其次选择苯妥英钠（20mg/kg）。对于难治性癫痫发作，可选用地西泮及吡哆醇治疗。对于苯巴比妥及苯妥英钠疗效欠佳的患儿，咪达唑仑能取得较好的疗效。

咪达唑仑首剂 0.15mg/kg，随后开始持续泵入 1μg/（kg · min），或者由 0.5～1μg/（kg · min）逐渐增加计量，每 2 分钟观察记录癫痫控制的脑电波情况，最大剂量为 18μg/（kg · min）。

癫痫持续状态

传统意义的癫痫持续状态是指一直持续发作或者发作以后没有完全恢复意识超过 30min。现在定义演变为癫痫持续发作超过 5min 即可定义为癫痫持续状态，也可以称之为“即将癫痫持续状态”，但这仍然是积极给予抗癫痫治疗的一个阈值（“即将”这个词是为了传递其紧迫性及危险性）。这种改变是由于认识到了接下来的两点：①癫痫持续发作超过 5min 则不可能自发的停止；②在随后的 15～30min 神经元开始出现损伤。所以，很显然从治疗的角度来看，应该在出现神经元损伤之前进行适当的抗癫痫治疗。

抗惊厥的治疗措施多种多样，主要治疗目的是停止临床发作及脑电波活动。在评估和稳定生命体征的同时，应该考虑可逆性原因（低血糖，如果怀疑感染给予抗生素治疗）并及时进行治疗。在制订了计划后应立即开始实施抗癫痫治疗，并且需要注意药物的不良反应，如低通气或呼吸暂停。

癫痫持续状态的一线药物是苯二氮䓬类。在对患者进行抗癫痫治疗前，应该考虑在入院前所进行的一切抗癫痫治疗。最近有证据表明，在院前肌内注射咪达唑仑较静脉注射劳拉西泮能更好地终止癫痫发作。这并不是药物本身的反应，而是在急性发作时在儿童建立静脉通道会延迟其治疗。因此，更多的癫痫患者可能不会通过选择静脉治疗。有证据表明，静脉治疗能更快地终止癫痫发作。如果静脉给药实在困难，骨内给药起效也比较迅速。劳拉西泮是首选药物，因为其半衰期长，比较安全。最近一项研究表明，初始剂量为 0.1mg/kg，最大剂量为 4mg，比 0.05mg/kg 疗效较好。如果需要第二次使用药物，那么 0.05mg/kg 的剂量会更合适，以免镇静过度。如果没有使用权限，则使用 0.2mg/kg 的咪达唑仑肌内注射，最大剂量为 10mg。如果没有建立静脉通道或者有肌内注射咪达唑仑的禁忌，则可以选择直肠灌注地西泮。此外，通过使用 2 次恰当剂量的苯二氮䓬类药物，别期望再次使用药物来终止癫痫发作。这可能是“受体疲劳”的结果。如果使用超过 2 次，其呼吸抑制的风险也相对增高，因此我们应该调整其他治疗方案。

如果苯二氮䓬类不能终止发作，大部分学者主张接下来使用磷苯妥英钠 / 苯妥英钠或丙戊酸钠。磷苯妥英钠相对于苯妥英钠来说在管理的安全性和起效速度上更有优势。另外，磷苯妥英钠可以通过肌内注射给药。20mg/kg 磷苯妥英钠骨髓注射 / 静脉注射 / 肌内注射等价于 20mg/kg 苯妥英钠静脉注射。

一般预计 5min 内可以起效。丙戊酸钠剂量是 20～40mg/kg，静脉注射。起效迅速并且对呼吸的抑制作用最小。

苯巴比妥是控制新生儿惊厥的首选药物，负荷量为 20mg/kg，但是对心脏和呼吸都有比较大的抑制作用。这些不良反应较苯二氮䓬类药物更加严重。

使用两次苯二氮䓬类药物治疗的难治性癫痫持续状态的患者仍然需要另外的抗惊厥治疗，应该采取其他措施。目前在最佳药物这一点上还没有达成共识。如果气道还没有开放，应该要保持气道通畅，因为这些药物对心脏及呼吸都会有影响，如通气不足及低血压。通常选用戊巴比妥诱导可能的“苯巴比妥昏迷”。也有人使用丙泊酚、氯胺酮、左乙拉西坦、地西泮、咪达唑仑等。如果这些药物都没有用，一般会选用麻醉剂。吡哆醇作为可以逆转维生素 B_6 缺乏症的药物也可以考虑使用，尤其是低于 1 岁的患儿。

当务之急是相关机构及医务人员应该对于他们终止癫痫持续状态的方案有一个清楚的认识。最好是在儿科神经学工作者机构与潜在的转运目的地之间有很好的合作。这应该包括院前管理相关内容及有可能转入上级医院的护理计划等。应该进行尽早、主动及逐步的方式终止临床及脑电活动的癫痫发作。

（姚震亚 译）

第53章 共济失调

（原著 Susan Fuchs）

要求

- 共济失调是由多种损伤导致的，包括周围神经、脊髓、小脑和脑半球损伤。最常见的病因是药物中毒，尤其是乙醇、巴比妥、苯妥英钠。
- 小脑功能障碍表现为眼球震颤、走路蹒跚、宽基步态和颠摇。此外，应进行轻触觉、针刺觉、位置觉及振动觉等感官检查，因为下肢感觉障碍可能会引起共济失调。
- 对于急性共济失调患者，病史和体格检查的重点在于排除急性传染病，如脑膜炎或脑炎及其他导致颅内压增高的功能障碍，如出血、肿瘤及中毒。
- 年龄小于6岁儿童共济失调的常见原因是急性小脑性共济失调，这是一种经常发生在病毒感染两周后的并发症。共济失调发病隐匿，虽然也会发生辨距不良、眼球震颤、构音障碍，但是主要影响步态。
- 在儿童中，最常见的间歇性共济失调的原因是偏头痛，这涉及基底动脉，共济失调相关症状包括视物模糊、视野缺损、眩晕、头痛。
- 慢性、渐进性共济失调起病隐匿，进展缓慢可以持续数周至数月。鉴别诊断包括颅内肿瘤、脑积水和遗传性疾病。
- 在不到6岁儿童的身上同时出现了共济失调、头痛、烦躁，这就是颅内肿瘤的特点。
- 遗传性共济失调的原因包括脊髓小脑性共济失调，其中有超过30种。弗里德里希的共济失调是常见的常染色体隐性遗传性共济失调，通常发生于10岁之前。它的特点是共济失调、眼球震颤、构音障碍、脊柱侧后凸畸形、心肌病和深反射消失。
- 渐进性共济失调患者需要在急诊科（ED）进行一个全面的评估。所有患者都要评估颅内压增高的迹象，因为某些情况下可以严重到足以导致发生海马钩回疝的可能。

共济失调是一种意向性运动障碍，以平衡和协调受损为特征。这通常是由于小脑障碍，它不同程度地影响躯干或四肢。严重的躯干共济失调有时称为蹒跚。影响四肢的共济失调会导致宽基步态或造成测距不准，这是肢体超出目标的趋势，伴随后期的动作试图纠正之前超出的部分。

共济失调最好的分类为急性、不定期/间歇或慢性/渐进性。急性共济失调通常是后天获得的，而慢性、渐进性一般是由先天性畸形、遗传性或退行性疾病引起的，虽然脑肿瘤也能导致渐进性症状。

病理生理

共济失调由多种病变引起，包括周围神经、脊髓、小脑和大脑半球的损伤。小脑的损伤可影响单侧半球，从而导致同侧肢体肌张力减退、震颤和辨距障碍，同时也会出现寡言。关于行走，这些患者往往转向病变侧。小脑蚓部中线病变引起躯干共济失调、步态蹒跚、构音障碍、步态异常等病变。脊髓损伤患者闭眼站立时可引起共济失调，这是Romberg阳性的体征（本体感觉试验），小脑性共济失调患者无论眼睁闭都是阳性。

代谢和全身性疾病也可引起共济失调。其中，最常见的病因是药物中毒，尤其是乙醇、巴比妥类药物或抗癫痫药物。

评价

真正的共济失调必须与类似表现的神经系统疾病相鉴别。前庭紊乱能引起眩晕、感觉异常运动或旋转，可引起严重的步态障碍、恶心、呕吐。眩晕常伴有眼球震颤。肌病可能与共济失调及周围神经病变混淆。通过体检，肌病的特点是肌肉无力，而周围神经病变伴有反射降低。舞蹈病是一种不自主运动和协调障碍。它区别于共济失调的是，舞蹈病常发生在休息时，而共济失调是在刻意运动中表现的。

体格检查

生命体征和系统身体检查是必需的。任何异常，如心动过缓、高血压和呼吸不规则（库欣三联征）应认定为颅内压增高的迹象，立即用面罩通气的同时准备快速诱导插管。

小脑功能障碍表现为眼球震颤、颠摇、宽基步态、步态蹒跚、言语异常。特定的神经系统的测试包括：

- 指鼻试验（闭眼）（寻找意向性震颤）。
- 触摸鼻子，点检查者的手指；测距不准时随意运动不协调，导致不及或越过目标（当肢体肌力和感觉完整时，小脑测试完整）。
- 跟－胫试验（当肢体肌力和感觉完整时小脑测试完整）。
- 手部快速轮替动作困难称为轮替运动障碍（测试小脑功能）。
- 竞走（向病变半球侧倾斜，转向一个方向）。
- 踵趾步态（一字步）（向病变半球侧倾斜，转向一个方向）。
- 绕圈走（向病变半球侧倾斜，转向一个方向）。

此外，轻触觉、针刺觉，位置觉和震动感觉的感官检查应该进行，因为下肢感觉障碍可引起共济失调。

其他的结果包括眼部检查如眼球震颤、视性眼阵挛（神经母细胞瘤）或视盘水肿；颈部发现脑膜刺激征（中枢神经系统感染）或同侧头部倾斜（颅后窝肿瘤）；耳部检查包括中耳炎和听力损失（迷路炎）。

就诊断而言，一般把共济失调归类为急性、间歇性或慢性、渐进性病程（表 53-1）。

表 53-1 共济失调的病因

急性
感染后 / 免疫介导的
急性小脑性
婴儿肌阵挛性脑病（阵挛或肌阵挛）
Guillain–Barré/ Miller Fisher 综合征
蜱性麻痹
急性脱髓鞘性脑脊髓炎（ADEM）
创伤后
血肿
占位
椎基底动脉夹层
感染
脑膜炎
脑炎
多发性神经炎
颅后窝肿瘤
中毒
乙醇
抗癫痫药物
苯二氮䓬类
三环类抗抑郁药
镇静催眠药
吸入剂
一氧化碳
铅
间歇 / 周期性
偏头痛和变异型偏头痛
癫痫发作
多发性硬化症
代谢性 / 先天性缺陷
鸟氨酸循环缺陷
氨基酸代谢障碍
有机酸代谢障碍
复发性遗传性共济失调
慢性 / 进展性
肿瘤
脓肿
遗传疾病（先天性或代谢性障碍、贮积病、脊髓小脑性共济失调）
脑积水
小脑畸形、发育不全、Chiari 畸形和 Dandy-Walker 囊肿

诊断测试

根据病史和体格检查来进行相应检查，检查床旁血糖除外低血糖。如急性共济失调的主要原因是中毒，应进行滥用药物尿检，特定药物（苯巴比妥、苯妥英钠、卡马西平、乙醇）或毒素（铅、一氧化碳）的血清浓度检查可能也是必要的。这些患者意识的改变或局灶性神经系统表现应该有影像学表现。首选进行 MRI 检查，因为它比 CT 检查能更好显示颅后窝肿瘤，而且它对于脑卒中、脱髓鞘疾病和脑炎有诊断价值。CT 检查通常更方便快捷，可以用来判断外伤、颅内出血、肿瘤。如果考虑有颅内压增高，应该在脑脊液穿刺检查前做。如担心感染常规行脑脊液检测，也适用于其他病因的共济失调，如吉兰－巴雷综合征（Guillain-Barré 综合征）和急性脱髓鞘性脑脊髓炎（ADEM）。

急性共济失调

急性共济失调一般 24h 内发病，常见病因为药物中毒和感染。急性代谢异常如低血糖也可能出现，尽管常常伴有多系统表现。

急性共济失调的患者，通过病史和体格检查，重点排除急性传染病的病因，如脑膜炎或脑炎，近期感染或免疫接种，导致颅内压增高的病变如创伤、出血、肿瘤及中毒。

中枢神经系统感染通常表现为发热、头痛，通常伴有精神状态的变化。体格检查可发现颈抵抗阳性。引起颅内压增高的病变与头痛、呕吐有关，可发现视盘水肿。

如发生小脑出血，出现共济失调非常突然。而颅后窝肿瘤通常病程较长。脑血管疾病如脑卒中，也可以导致急性共济失调。这些常发生在高凝状态和镰状细胞病患者中。药物摄入相关性共济失调很有可能发生于长期抗癫痫治疗的患者，尤其是刚学步的孩子最常见。头部外伤后由于小脑出血或颅底骨折可出现急性共济失调。

急性感染（脑膜炎、脑炎、小脑脓肿）导致的共济失调患者均需完善腰椎穿刺。应当谨记的是，行腰椎穿刺之前，须进行计算机断层脑部扫描（CT）排除颅内压增高。当可疑毒物摄入时，需进行毒理学检查。尿检对于药物滥用有帮助，而血清水平对于特异性毒素，如抗癫痫药物、铅、一氧化碳和乙醇有诊断意义。

特别值得一提的是，急性共济失调的原因在儿童人群中几乎是独一无二的。Guillain-Barré 综合征可出现共济失调，相关的研究显示 Miller-Fisher 变异综合征区别于急性小脑性共济失调的是反射消失、眼外肌麻痹。许多儿童疾病和免疫接种可能启动自身免疫，从而导致急性小脑性共济失调、急性播散性脑脊髓炎或脑干脑炎。

■ 急性小脑性共济失调

6 岁以下儿童共济失调的常见原因是急性小脑性共济失调。共济失调发病隐匿，尽管辨距障碍、眼球震颤、构音障碍可能发生，但主要影响步态。受感染的孩子不发热，并有正常的意识水平。急性小脑性共济失调被认为是一种病毒感染并发现象，经常发生于感染后 2 周。已有报道称水痘病毒、流感病毒、腮腺炎病毒、EB 病毒、埃可病毒 6 型、柯萨奇 B 病毒和其他病毒感染后发生共济失调。突发性步态异常，开始时更严重，往往躯干较肢体影响更明显。不过这种自限性疾病通常预后良好，在大多数情况下，2～3 周能恢复。虽然临床上使用类固醇激素和静脉注射免疫球蛋白，但缺乏特异性治疗方案。总之，急性小脑性共济失调是一种排他性诊断。

■ 婴儿肌阵挛性脑病（视性眼阵挛或肌阵挛）

婴儿肌阵挛性脑病（多肌阵挛或视性眼阵挛）是急性共济失调的另一个原因。该综合征发生于 6 个月至 3 岁儿童，与隐匿性神经母细胞瘤有关。

该病需要与急性小脑性共济失调相鉴别的是伴随阵挛（快速、无序共轭眼球运动），常发生多肌阵挛（四肢、躯干或头部严重肌阵挛），也可能发生烦躁、呕吐。急诊科（ED）应在完成诊断测试，包括胸部和腹部 CT 或 MRI 检查，尿香草扁桃酸（VMA）和高香草酸（HVA）检测。神经母细胞瘤的治疗应咨询儿科肿瘤学家。

■ 急性弥漫性脑脊髓炎

这是一个表现为共济失调的多灶性免疫介导性脑病，伴意识水平的改变和神经功能障碍。常伴随癫痫发作、脑神经病变、偏瘫、感觉障碍和横贯性脊髓炎。下列发现有助于鉴别 ADEM 与急性小脑性共济失调，如患者可有发热、头痛和脑膜刺激征。它通常从病毒性疾病或接种疫苗后的恢复期间开始发病。而如果反复发作应该警惕多发性硬化症。

■ 肿瘤

60% 儿童颅内肿瘤发生在脑干或小脑。颅后窝肿瘤通常进展缓慢，可出现共济失调、头痛、呕吐。然而，梗阻或肿瘤内出血导致脑积水可引起突发症状和失代偿。最常见的颅后窝肿瘤是小脑星形细胞瘤、脑干胶质瘤、室管膜瘤、原始性神经外胚层肿瘤和髓母细胞瘤。

■ Guillain-Barré/ Miller-Fisher 综合征

这是发生在急性感染或免疫接种后的急性脱髓鞘多神经根神经病。虽然它主要是影响运动神经而造成无力，但 15% 患者小脑感觉输入丧失可导致感觉性共济失调。共济失调和无力表现为起病数天内进行性加重。Miller-Fisher 综合征是 Guillain-Barré 综合征的亚型，可发生共济失调、反射丧失及眼肌麻痹。它发生在感染后第 5～10 天，尤其是感染空肠弯曲菌。诊断检测包括腰椎穿刺发现细胞蛋白分离现象和对于 Miller-Fisher 亚型的抗 GQ1b 抗体。疑似这些综合征患者应收住院接受进一步检查和监护，因为病情可能随时变化进展。肌电图和神经传导的检查对于 Guillain-Barré 综合征的诊断是有帮助的，可以发现特异性异常。它对于诊断 Miller-Fisher 综合征没有太多的用处，但也有异常表现。

■ 间歇 / 周期性共济失调

间歇 / 周期性共济失调通常是急性发作，在本质上是相似的。在儿童中，间歇性共济失调最常见的原因是偏头痛，包括基底动脉。除了共济失调，还伴随视物模糊、视野缺损、眩晕、头痛等症状。第一次经历基底动脉型偏头痛患儿，需要除外其他可能如急性感染、毒物摄入或肿物病灶。

复杂局灶性癫痫发作也可引起间歇性共济失调，但往往与意识改变有关，可能有特性的运动表现。

先天的代谢缺陷可导致间歇性共济失调，较少见。这些包括糖尿症、Hartnup病、尿素循环缺陷（瓜氨酸血症、鸟氨酸氨甲酰转移酶缺乏症和精氨酰琥珀酸尿症）、多种羧化酶缺乏症（生物素酰胺酶缺乏症和异戊酸血症）、丙酮酸脱羧酶、丙酮酸脱氢酶缺乏症。

间歇性共济失调患者如果诊断不明，可能不需要在急诊室进行影像学或实验室评估。怀疑有癫痫发作的患者可进行脑电图（EEG）检查。那些疑似先天性代谢性疾病的少数未确诊的患儿应推荐至儿科遗传学家或内分泌专家处。

慢性、渐进性共济失调

慢性、渐进性共济失调发病隐蔽且进展缓慢，可持续数周至数月。鉴别诊断包括脑肿瘤、脑积水和遗传性疾病。

9岁内儿童如出现共济失调、头痛、易激惹及呕吐是小脑肿瘤的特征。小脑星形细胞瘤位于小脑半球，引起同侧肢体共济失调、头痛和复视，学龄期儿童最常发生。脑干胶质瘤出现共济失调往往伴随着脑神经麻痹或痉挛。髓母细胞瘤表现为头痛、呕吐和步态不稳。在某些病例中，颅后窝肿瘤起病较急。

先天或后天的脑积水都可引起共济失调，病程后期，可以发生严重颅内压增高，出现头痛和呕吐。

遗传性共济失调类型多样，包括先天性代谢障碍（常染色体隐性遗传）、退行性共济失调（常染色体显性和隐性遗传、X连锁遗传及线粒体遗传）。

一些先天性代谢障碍导致间歇性共济失调，而其他疾病造成渐进性共济失调。这些贮积病往往发病较晚，但现在很多都是可以治疗的。这包括雷夫叙姆病和巴－科综合征（血β脂蛋白血缺乏症及维生素A缺乏症），通过饮食治疗（饮食中分别控制植烷酸和添加维生素E）。肝豆状核变性由于铜的积累出现共济失调，治疗用螯合剂如D-青霉胺。高剂量的维生素E用以治疗维生素E缺乏导致的共济失调。亚急性坏死性脑病（亚急性坏死性脑脊髓病）包括发育迟缓或精神运动发育落后及共济失调、肌张力障碍、癫痫发作和乳酸性酸中毒，目前认为病因是线粒体病。

其他遗传性共济失调的原因包括常染色体显性遗传性脊髓小脑性共济失调，其中多达30种类型。这些都有小脑性共济失调特征，多数疾病有特异性体征如眼肌麻痹、锥体外系症状或癫痫发作，而诊断主要依赖染色体分析。弗里德里希共济失调是最常见的常染色体隐性遗传性共济失调，通常10岁前发病。它的特点是缓慢渐进性共济失调、构音障碍、眼球震颤、深腱反射消失、脊柱侧后凸畸形、心肌病、乏力、振动、位置感减弱和糖耐量异常。共济失调性毛细血管扩张症出现共济失调是在出生后的第一年，接着就有眼球运动异常（眼球运动不能）。毛细血管扩张症患者一般3～5岁发病，最初发生于球结膜，然后是脸、耳朵、鼻子，大多数孩子有免疫缺陷效率和反复肺部感染，诊断依据是甲胚蛋白水平升高。

先天性脑畸形也可引起小脑共济失调，包括小脑萎缩或发育不全、Dandy-Walker囊肿、Chiari畸形（Chiari Ⅰ型畸形：小脑扁桃体下端疝出枕骨大孔；Chiari Ⅱ型畸形：继续向下移位至脊髓，合并腰骶部脊髓脊膜膨出）。

渐进性共济失调患者需要在急诊科（ED）进行一个全面的评估。所有患者都要评估颅内压增高的迹象，因为某些情况下可以严重到足以导致海马钩回疝可能。有颅内占位性病变或脑积水迹象的患者需进行大脑CT或MRI检查。这些患者大部分需紧急接受脑室分流。疑有遗传疾病的患者需推荐至儿科遗传学家处进行进一步的评估和具体的诊断（图53-1）。

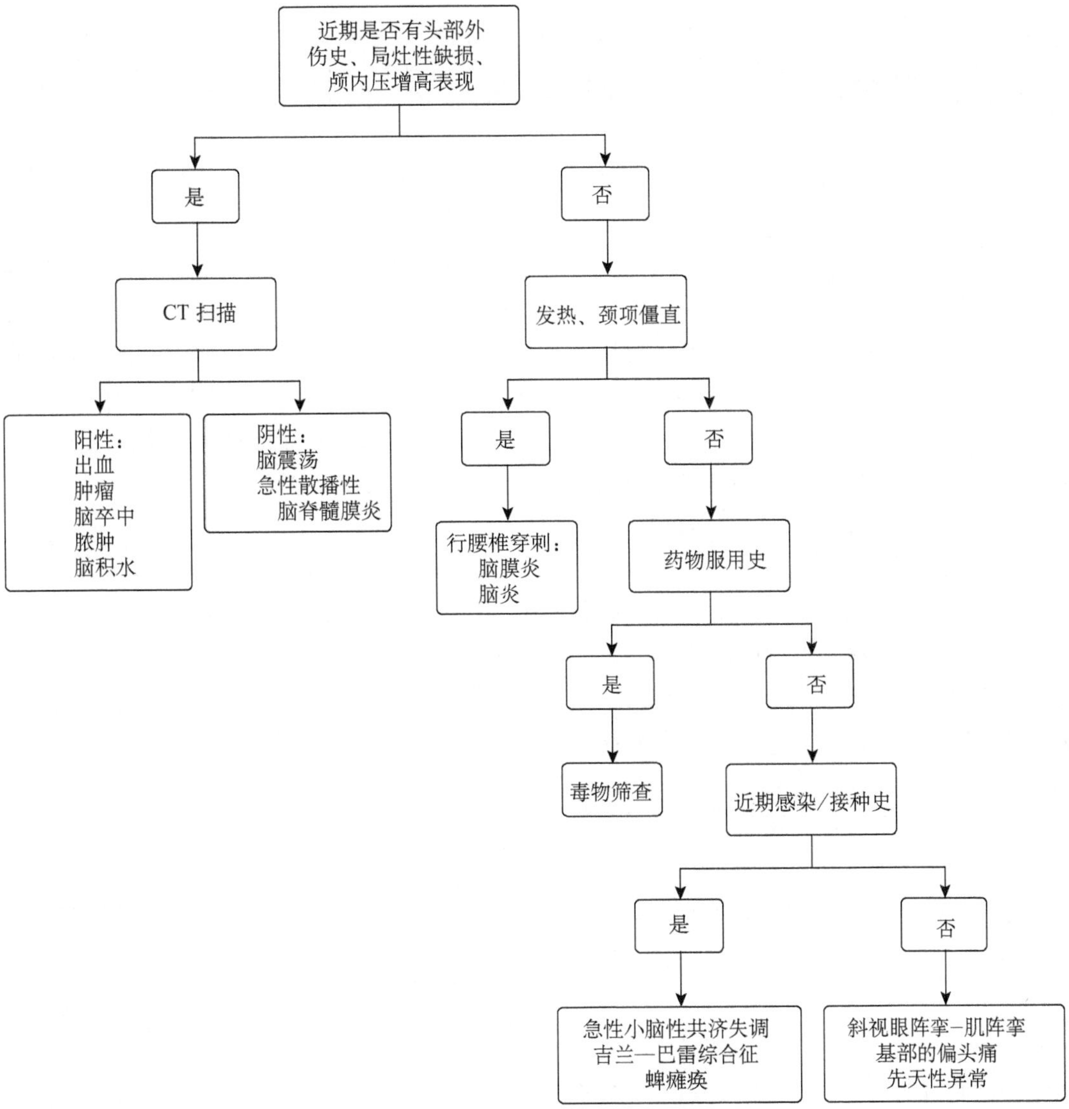

图 53-1　急性共济失调的评估

（姚震亚　译）

第54章 肌 无 力

（原著 Susan Fuchs）

要点

- 上运动神经元疾病所致的肌无力为对侧肌无力。下运动神经元所致的肌无力是对称性的，一般为神经元所支配的肌肉群。
- 延髓受累往往有脑神经受损的表现，面部肌肉无力，如咀嚼、吞咽功能障碍，上下运动神经元疾病均可以导致延髓受累。
- 神经元疾病是导致远端肌无力的主要病因，早期表现主要为皮肤感觉异常、生理反射减弱。
- 肌肉性疾病常见原因为炎症及先天性的，炎症性肌病表现为病变肌肉受累，常表现为肌肉疼痛。
- 吉兰－巴雷综合征早期表现为远端指（趾）感觉异常、非特异性的肌肉疼痛、病情进展后出现肌无力及导致行走平衡障碍。
- 婴儿肉毒杆菌中毒为肠道梭状肉毒杆菌感染繁殖，多为地域性发病，早期症状不典型，部分表现为便秘。

肌无力为非特异性症状，身体大部分及特定区域都可能受累，如四肢，患者的主诉为虚弱、不愿行走、运动笨拙、肠道及膀胱功能障碍，婴儿症状更加不典型，可能仅仅表现为嗜睡、喂养困难、竖头不稳，缓慢进展病程提示可能为先天性疾病。病程时好时坏，病程进展期间可能表现为瘫痪。本章主要介绍神经肌肉疾病所致的肌无力。

病理生理

肌无力病因学不同、病变部位不同所致的病理生理过程是不一样的：

- 肌麻痹是部分或全部肌无力。
- 截瘫是身体下部分瘫痪。
- 四肢瘫是手足四肢瘫痪，常见于脊髓损伤。
- 偏瘫是肢体一侧瘫痪，常见于颅脑损伤。

神经肌肉疾病分为上运动神经元疾病及下运动神经元疾病。上运动神经元起源于大脑皮质运动索，在皮质脊髓层交叉，终止于脊髓前角细胞。上运动神经元疾病包括大脑皮质及脊髓病变，导致不对称瘫痪，一般导致对侧瘫痪，表现为反射亢进、肌张力增高、无肌肉萎缩及肌肉震颤；下运动神经元疾病导致的对称性瘫痪，包括特定的肌肉群，表现为肌张力下降、反射减弱、肌肉震颤及肌肉萎缩，取决于病程为急性还是慢性（表54-1）。

表54-1 上、下运动神经元受损表现

上运动神经元受损
• 非对称性肌无力
• 肌张力增高
• 无肌萎缩
• 反射亢进
下运动神经元受损
• 对称性肌无力
• 肌张力降低
• 肌萎缩
• 反射减弱

延髓肌肉受累表现为脑神经损伤，面部肌肉无力，咀嚼、吞咽功能障碍，上、下运动神经元疾病均可导致延髓受累。肌无力患者首先要定位是神经源性的还是肌源性的。早期神经源性的肌无力主要表现为远端肌无力，感觉异常，远端感觉异常呈袜套样分布。肌源性的肌无力多见于肌肉炎症，多有肌肉疼痛，神经反射是减弱的。先天性肌无力常表现为婴儿出生时肌张力低下，年长儿则病情迁延隐匿，时好时坏。

诊断

■ *病史*

病程为急性或者为慢性起病对于诊断是非常重要的，其次病灶为远端病变还是近端病变，进展快慢主要取决于发病时间，急性起病为数分钟到数小时，亚急性为数小时至数天，慢性则发病时间更长。急性起病的肌无力多半为脊髓病变或者脊髓及大脑的供血血管受累，亚急性肌无力多为炎症、感染、肿瘤、中毒。慢性进展的肌无力多半为先天性的疾病。病史采集包括询问患儿家长近期患儿是否有行走障碍，能否上下楼梯，能否从坐着的姿势变换站的姿势，生长发育的大运动发育障碍意味着退行性病变。肌无力的起始症状包括发热、头痛、颈背痛、肠道及膀胱功能障碍、创伤，家族史提示遗传性先天性病变，药物、重金属接触史提示中毒性引起的肌无力。详细的病史询问包括围生期的损伤。详细的疫苗接种史询问提示疫苗相关性所致的肌无力。

体格检查

体格检查包括精神状态的评估，体位，步态和年长儿是否能够独立的爬上检查桌及坐立。生命体征的评估非常重要，包括呼吸频率及呼吸做功的评估，肌无力患儿都有潜在呼吸衰竭的风险。血压及脉搏亦需检查，因为一些肌无力疾病如吉兰－巴雷综合征会有异常血压。是否有躯体外观畸形，如驼背、脊柱侧弯、脊柱前凸，面部表情缺失、下颚松弛、眼睑下垂提示肌无力可能，注意有无肌肉萎缩、震颤及肥大。

神经系统检查包括瞳孔反射、大小的评估，基底核及可视区的评估。面部肌肉力量的评估包括鼓腮动作及抵抗挤压试验，年长儿可以评估肌力水平（表 54-2），婴幼儿不配合检查者可以评估肌张力程度及双腿支撑力。将婴儿俯卧放置时，正常婴儿背部笔直，四肢屈曲，头部可抬起，年长儿可命令使用足趾及足跟走路，不能使用足跟行走的患儿可能存在椎管内病变。足尖行走患儿可见于上运动神经元病变所致的足痉挛。

表 54-2 肌力评估表

0 级	无任何反应
1 级	有肌肉收缩反应
2 级	可在水平面上运动
3 级	可垂直运动但不能对抗阻力
4 级	可垂直运动并对抗阻力，但力量较弱
5 级	完全正常

深反射包括膝反射、踝反射、腕关节反射、肘腕关节反射。反射亢进及阵挛提示上运动神经元病变；缺失或者减弱提示下运动神经元病变。其他一些反射包括角膜反射、腹壁反射、提睾反射。感觉评估包括触摸、痛觉、位置感、震动、温度感知。触摸及痛觉可以通过触摸柔软、坚硬的物体表面辨别。位置觉可通过检查者触摸患儿的手指及足趾询问患儿触摸的具体位置。温度觉可通过触摸冰冷的听诊器或者温水、冷水检查。震动觉可通过震动的音叉放置患儿的足趾处感知。

触觉及震动觉神经在脊髓处是不交叉的，但是痛觉及温度觉神经在脊髓处是交叉的，一侧的触觉及震动觉障碍、对侧的痛觉、温度觉障碍提示病变在脊髓处。一侧的感觉障碍提示病变在上运动神经元。指套样感觉障碍提示病变为周围神经病变。

■ 实验室检查

实验室检查取决于初步诊断，通常来讲，血细胞计数、电解质（镁、钙、磷酸盐）检测是必要的，血清肌酸肌酶数值有非特异性，持续增高的酶值提示肌肉炎性病变的活动期，显著异常的肌酶值提示可能为先天性肌病。肌红蛋白尿提示是否存在中毒性疾病可能。

对可疑脊髓病变患者需要行 MRI 检查是最佳的选择。无条件医院可进行 CT 检查。对于颅脑疾病患儿亦需行颅脑影像学检查，必要时需行腰椎穿刺。

对于下运动神经元病变，肌电图检查可以鉴别病变为神经源性还是肌源性，必要时需进行肌肉或组织病检。

引起肌无力的特定疾病

■ 吉兰－巴雷综合征

最常见类型为急性炎症性脱髓鞘性多发性神经病（AIDP），也是最常见的引起肌无力的原因。发病机制与潜伏感染引发外周神经根脱髓鞘病变有关，弯曲杆菌属感染为最常见的感染原因，占吉兰－巴雷综合征总病例的 30%，其他感染常见于巨细胞病毒感染、EB 病毒感染、单纯疱疹感染、支原体、衣原体及甲型、乙型肝炎病毒感染。弯曲菌感染所致的吉兰－巴雷综合征还可以导致轴索变性，首发症状为感觉异常呈指套样分布，有非特异性肌肉疼痛，大腿肌肉多见，肌痛在肌无力之后出现，多为对称性及远心段肌肉群，从而导致行走及平衡功能障碍，深反射多正常，但是跖反射往往是减弱的，神经受累可导致血压异常，肠道及膀胱功能紊乱，实验室检查为非特异性，腰椎穿刺常有蛋白－细胞分离。肌电图显示传导受阻，神经发电速率下降。

治疗上吉兰－巴雷主要以支持治疗为主。呼吸功能受累者需呼吸支持。约 20% 的患者需呼吸机支持。呼吸肌受累则提示预后差。需维持患者电解质、液体平衡，检测心率、心律、血压变化及营养支持。静脉注射免疫球蛋白（IVIG）应用可以缩短病程。血浆置换治疗对于吉兰－巴雷综合征尚无定论。

还有一些不典型的吉兰－巴雷综合征如 Miller-Fisher 综合征，表现为眼肌麻痹、反射减弱、共济失调三联征。急性运动轴索神经病变多见于中国人发病，主要为运动神经受累，轴索病变，与弯曲杆菌属感染有关。急性运动感觉轴突神经病变主要累及感觉神经，病程长，预后不良。

■ 急性播散性脑脊髓炎

该病的主要病因为病毒或者细菌感染，也可继发于疫苗接种。主要临床症状表现为发热、脑病（意识障碍、易激惹、昏睡）、头痛及神经系统病变：表现为小脑共济失调、偏瘫、脊髓功能障碍等神经病变。诊断主要是MRI检查表现为脑白质多病灶、双向高信号改变，脊髓病变灰质区域亦有改变。脑脊液检查可见于白细胞计数及蛋白质含量升高，若脑脊液蛋白质含量升高建议同时使用糖皮质激素、抗生素及更昔洛韦，直至脑脊液培养结果出来。糖皮质激素使用应持续4～6周并逐渐减停。激素效果差的患者可考虑使用IVIG及血浆置换疗法。急性播散性脑脊髓炎病情可迁移反复，出现新的症状及头颅MRI改变，糖皮质激素减量的过程中病情可能会反复甚至加重。

儿童多发性硬化症主要定义为反复发作的神经脱髓鞘病变，病程需持续4周以上，多见于10岁以上儿童。头颅MRI检查主要表现为脑白质区域需有9处以上病变信号、3处以上脑室周围异常信号，或者幕下或近皮质区域有病变信号。

临床孤立综合征是第一例被发现的去髓鞘病变，不伴发热及脑病，伴有临床视神经炎、横向骨髓炎、脑干、小脑、大脑半球功能障碍。

横向骨髓炎为急性节段性脊髓功能不全综合征。患者初期主要有感觉功能障碍及远端肢体肌无力表现。病情进展迅速可先后出现背部疼痛、肌无力进行性加重、截瘫、尿潴留及一系列的感觉障碍。大部分累及至胸椎段。疾病早期可表现为软瘫及神经反射减弱，后期可能出现肌张力增高，脊髓炎需与脊髓占位性病变相鉴别，如脊髓脓肿及出血。MRI表现为脊髓有异常信号病灶，T_2加权像信号增强。多数患者都会留有后遗症。

德维克病为横断性脊髓炎合并视神经炎。诊断主要是可检测出NMO-IgG抗体及MRI显示3段以上的脊髓广泛受累。

■ 蜱麻痹

该病是一种革蜱释放神经毒素所致的肌麻痹，革蜱释放的神经毒素可以阻止乙酰胆碱在神经接头的释放，被雄性革蜱叮咬数天后出现感觉异常、疲倦、虚弱，进而发展成为共济失调、行走困难。体格检查感觉认知正常，深反射正常。一些患者可能出现面瘫和延髓肌肉瘫痪，甚至单侧肢体瘫痪。如果蜱虫不及时清除可能会导致死亡。治疗上及时清除蜱虫后数小时症状可缓解治愈。

■ 肉毒杆菌中毒

梭状菌属感染可以引起三种神经病变。肉毒杆菌释放肉毒毒素可导致一系列的中毒症状。其机制主要抑制神经肌肉接头的钙离子介导的乙酰胆碱释放。摄入肉毒杆菌污染的食物可导致肉毒杆菌中毒。除了神经系统症状外还包括腹泻、呕吐等消化道症状。视物模糊、构音困难、复视会伴随四肢乏力一同出现。口腔黏膜干燥，深反射消失或减弱。伤口接触被肉毒杆菌污染的土壤亦会导致肉毒杆菌中毒。

婴幼儿肉毒杆菌感染是由肠道肉毒杆菌繁殖移位造成的，其释放的肉毒毒素可全身性吸收。其病因可能是婴儿摄入了被肉毒杆菌污染的蜂蜜，有群居性，可能是附近建筑物土壤含有肉毒杆菌。婴儿肉毒杆菌中毒年龄从1个月至1岁不等。典型症状为便秘，还可以表现为眼睑下垂、吸吮无力、全身麻痹、腺体（眼泪、唾液）分泌减少、肌张力减低，自主神经功能紊乱可能导致心率、血压不稳定，进行性呼吸功能衰竭需及时呼吸支持治疗。确诊需从患儿大便中分离出肉毒杆菌，但实验需数天的时间才能确诊。一旦怀疑肉毒杆菌中毒，需立即给予肌内注射肉毒杆菌抗毒素，可以使用肌电图，但该检查无特异性。

■ 重症肌无力

重症肌无力是一种自身免疫性疾病，典型症状为易疲劳。发病机制为体内有抗乙酰胆碱受体抗体，影响神经肌肉接头神经递质传导。该病为儿童最常见的神经肌肉传导障碍疾病，主要累及脑神经支配的横纹肌肉群。其诊断方法主要为口服抗胆碱酯酶药物后症状可明显缓解。一过性的婴儿肌无力多见于其母亲患有重症肌无力。母亲体内的抗乙酰胆碱酯酶受体抗体通过胎盘传给胎儿导致其发病。有10%～20%患有重症肌无力的母亲其婴儿发病。发病婴儿表现为哭声微弱、吸吮无力、眼睑下垂、全身无力、肌张力减低甚至呼吸窘迫。婴儿出生后数小时甚至3d发病。治疗上主要是使用新斯的明和溴吡斯的明。持续时间为4～6周甚至更久。青少年重症肌无力症状与成人类似，大概10岁左右起病，多见于男性患儿，主要表现为眼睑下垂、眼肌麻痹、面肌瘫痪，可能会导致构音和吞咽障碍，75%的患儿可进展为延髓麻痹。对称性肌麻痹多见，主要累及近端肌肉群。该病进行性恶化，有时候疲劳和压力可诱发加重。症状有晨轻幕重的特点。特异性诊断检查为肌电图及血浆检出胆碱酯酶受体抗体。治疗使用抗胆碱酯酶药物。无效病例需使用免疫抑制药、IVIG、皮质醇激素、血浆置换术甚至进行胸腺切除。红霉素等大环内酯类抗生素、氨基糖苷类抗生素、肌松剂、麻醉剂会使症状加重，应避免使用。重症肌无力严重并发症为肌无力危象，表现为吞咽障碍、呼吸功能不全，诱因为感染、手术、自行减药停药。一些药物的使用如氨基糖苷类抗生素、眼科用药、镁剂、抗心律失常药物都可以使病情恶化。一旦发生重症肌无力危象，患者需入住ICU进行重症监护，必要时及早进行气管插管。重症肌无力患者摄入过量的抗胆碱酯酶药物后可能会出现胆碱能危象，胆碱能危象和肌无力危象症状区分比较困难，共同表现为进行性的肌无力加重。胆碱能危象患者还会出现呕吐、腹泻、多涎。使用阿托品及格隆溴铵可以保持呼吸机患者的呼吸道分泌物减少。胆碱能危象和肌无力危象临床上非常难以区分，一旦出现肌无力加重，需马上住院进一步观察病情。

■ 贝尔麻痹

贝尔麻痹导致一侧面部肌肉瘫痪。严重病例可导致整个面部肌肉瘫痪。本病的主要病理为第Ⅶ对脑神经的水肿和炎症。该神经从颞骨穿出支配面部神经，为外周神经，且为运动、感觉神经并供给面部神经营养。支配泪腺及唾液腺的分泌及前2/3的舌部。该病为特发性的，可能与单纯疱疹病毒感染、莱姆病、耳炎、颞骨损伤有关。症状初为耳痛，随后逐渐出现面瘫。特征性的症状为张口无力、患侧闭眼不能、泪液分泌及味觉受损，张口困难可导致进食障碍。该病为外周神经病变，与中枢性面瘫截然不同。贝尔麻痹影响一侧额部肌肉，而中枢神经受损时，整个额部肌肉运动不会受到影响。因为额部运动受两侧的大脑半球共同支配。轻型贝尔麻痹的患者不需要进行实验室检测。如果患儿患有区域性的莱姆病，实验室检测是有意义的。怀疑有乳突炎症时需行CT检查。大部分贝尔麻痹的患者预后良好，恢复时间为2～4周，部分可能需6～14周。类固醇激素建议在病程早期使用，使用时间持续约1周。患侧闭眼不能的患者需使用眼药水保持角膜湿润，必要时使用眼罩，儿童患者需咨询眼科医师。

■ 外周神经病变

外周神经病变多数为先天性或获得性。其主要症状为远端对称性的感觉障碍和灼烧感。如果病程呈急性发作，应考虑中毒可能（砒霜、汞、铅、铊、鱼蚌类毒素及磷酸盐）。

■ 肌病

肌病在儿童中发病少见。多数为先天性疾病。

■ 肌营养不良

肌营养不良为进行性肌肉变性。临床上各种肌营养不良与发病年龄、遗传类型、肌肉受累程度、疾病进展、预后大不相同。Duchenne肌营养不良最为常见，为性染色体X连锁的隐性遗传病，该病会导致肌营养蛋白缺失。4岁左右患儿症状显现，主要累及腰肌、臀肌。典型症状表现为Gower征（起身需四肢支撑俯卧爬起）及腓肠肌肥大。进行性肌力减退，病情进展后会出现脊柱前凸及侧弯。膈肌及肋间肌受累会出现呼吸功能受累。呼吸支持可以延长生存时间。但肺部感染及呼吸功能不全是主要的死亡原因。大部分的患儿会有不同程度的心肌病和心功能不全。青春期患儿心肌纤维化会导致左心功能不全、心律失常、心力衰竭甚至猝死。每天口服泼尼松可以改善运动、减少肌肉、维持呼吸功能。

■ 周期性瘫痪

周期性瘫痪是代谢紊乱引起的肌无力。多半为遗传性的常染色体遗传，也有获得性的，主要机制为骨骼肌的钾、钠、钙交换的离子通道病变。周期性低钾麻痹与甲状腺疾病、心律失常（安德森综合征）、离子通道基因变异所致血钾低而所致的肌无力。多在10多岁、20左右发病。诱因多为兴奋、寒冷、运动后休息、摄入高糖类低纤维食物，也可以继发于甲状腺功能亢进、过量胰岛素、肾小管酸中毒、滥用腹泻药，麻痹性肌无力通常从远端扩散至近端。持续时间为6～12h。肌麻痹的发作频率随着年龄的增长而减少。血钾水平通常在发作期间低于正常水平。治疗上发作期间需口服补钾，严重症状需静脉给钾。长期治疗时要低钠低糖类饮食，注意补充钾剂，口服乙酰唑胺可以减少发作频率。

其余三种周期性瘫痪也是常染色体遗传病，10岁左右首次发作，寒冷、劳累及口服排钾剂可能诱发发作。肌麻痹发作迅速，持续时间比低钾周期性瘫痪更短，肌痛在发病伊始就开始显现，从近心端扩散至远心端。部分患者有肌强直发作。该病血钾高于正常水平，口服葡萄糖可以迅速治愈。治疗上使用葡萄糖及胰岛素可以迅速治愈。一些严重病例需要静脉使用葡萄糖酸钙，口服氢氯噻嗪、乙酰唑胺及雾化吸入沙丁胺醇也有效。

■ 炎性肌病

病毒感染性肌炎：为引起儿童肌无力的常见病因。继发于流感病毒或其他病毒感染性疾病。除了肌痛之外还有发热及其他感染性症状。肌肉触痛，肌酶升高，有肌红蛋白尿则提示严重并发症的发生——横纹肌溶解。多数肌炎为自限性疾病，治疗上主要以对症支持处理：卧床休息、水化、使用非甾体抗炎药物如对乙酰氨基酚。

旋毛虫病：该病通常是摄入了没有完全熟透的含有旋毛虫的肉类（猪肉多见），大部分人摄食后无任何症状。但肌肉受累后可出现全身炎症反应综合征，伴有发热、头痛、非特异性肌痛、腹痛、肌无力，持续时间为2～12d。肌痛和肌无力可在病程第3周加重。其他并发症包括心肌炎和颅内感染。确诊试验在病程第3～4周时可在患者血浆内检测到特异性寄生虫抗体。多数患者实验室检测肌酶及嗜酸粒细胞升高。治疗上给予赛本咪唑驱虫治疗及使用泼尼松预防幼虫蚴变性引起的赫克斯海默反应。

化脓性肌炎：该病为肌肉单个或者多发脓肿。多见于免疫系统缺陷患者。病原菌多见于耐甲氧西林金葡菌感染。其他病原菌有链球菌、大肠埃希菌、耶尔森菌、军团菌，患儿常见症状有发热、肌痛、肌肉压痛，B超、CT、MRI检查可见脓肿，治疗上包括静脉用抗生素及脓肿引流。

■ 脊髓灰质炎

尽管脊髓灰质炎非常罕见，但仍有散发病例，病毒侵犯脊髓前角细胞，导致不对称的瘫痪。近端肌肉受累多见。神经系统反射减弱甚至消失，患儿有颈项强直、肌紧张、发热。小于1岁的患儿可能出现背部肌肉痉挛，延髓受累时可导致呼吸功能受累，循环及自主神经功能紊乱，需呼吸支持。脑脊液检查白细胞计数增高，以单核细胞分类为主，蛋白质含量可能正常或者轻微升高。

西尼河病毒感染：该病毒为一种RNA病毒。属于以库蚊属为传播媒介的传染性疾病，多发生在美国本土。多数患者为隐性感染，严重病患多见于年老及年幼患者。临床症状包括发热、头痛、恶心、呕吐、脑膜刺激征，肌无力通常是不对称的，有时候会累及面部肌肉，实验室检查时特异性病毒抗体IgM或者PCR持续升高可诊断。

预后

疾病预后和残疾严重程度与病因相关，呼吸功能受累的患者可能需要入院进一步密切观察和治疗。

（罗 兰 译）

第55章 头 痛

（原著 Susan Fuchs）

要点

- 大部分孩子的头痛是良性的。
- 头痛可分类为原发性或继发性。
- 小儿脑瘤性头痛与神经系统相关的表现为视盘水肿、共济失调、行为改变、神志改变状态和乏力。
- 假性脑瘤即使没有肿块的时候也可引起头痛。

儿童头痛是常见的。多达 90% 的儿童在 18 岁前体验过头痛。虽然通常不是由严重的疾病导致的，头痛有时是威胁生命的疾病表现。急诊医师的责任是区分哪些是良性的，哪些是有严重发病率或死亡率疾病的自限性头痛。

头痛可分为原发性头痛或继发性头痛。原发性头痛包括偏头痛、紧张性头痛和丛集性头痛，定义于国际头痛协会和国际头痛疾病分类的定义标准。继发性头痛必须根据病史和体格检查来识别病因。这些包括头部或颈部外伤，感染（流感、病毒感染、脑膜炎、脑脓肿、脑炎），血管疾病如出血或脑卒中，非血管性颅内疾病如颅内压增高或赘生物，或药物或毒素如一氧化碳、可卡因、药物中毒。

面部疼痛、鼻旁窦、眼睛和牙齿问题也可能导致头痛。一些精神疾病患者会抱怨头痛。大脑本身对疼痛不敏感，但对疼痛敏感的结构存在于皮肤、肌肉、血管窦、颅内血管、脑膜。疼痛敏感区域的炎症、扩张、刺激和位移可导致头痛。

评估

头痛评估包括头痛病史的信息。基于该信息，头痛可分为急性（突然，第一次），急性和复发性（偶发），慢性进行性（持续恶化）或慢性不恶化。帮助确定头痛病因的方法见表 55-1。

表 55-1 头痛的病因

急性局部	急性，全身性	急性，复发	慢性，进行性	慢性，非进行性
中耳炎、病毒感染：感冒	系统感染：感冒、脑膜炎	偏头痛	特发性颅内高血压	紧张性头痛
创伤	高血压		占位性病变（肿瘤、脓肿、出血、脑积水）	精神（抑郁症，学校恐怖症）
牙齿脓肿，颞下颌关节	出血			
第一次偏头痛	劳累 第一次偏头痛			

应该获得以下信息：发病年龄，频率和持续时间（分钟、天），发病时间（白天、晚上、仅仅上学日），部位（额叶部、颞部、枕部），疼痛性质（刺伤、压力、冲击），头痛改变的频率，相关症状（恶心 / 呕吐、畏光），警示标志或光环（模糊视觉、眩晕、恶心、乏力），促发因素（压力、咳嗽、某些食物），缓解因素（睡眠），近期创伤，学校或家庭环境的改变，在家里的治疗效果和家人偏头痛史。

体格检查评估包括整体外观，血压和体温，身高，体重，头围。眼睛可评估眼外神经麻痹或眼球震颤。检眼镜检查评估视盘水肿的可能性。头部检查评估颞下颌关节和鼻旁窦。颈部听诊杂音将表明有动静脉畸形，评估脑膜炎或颈抵抗的存在。皮肤检查的是咖啡牛乳斑，神经纤维瘤和灰叶斑病。神经系统检查包括肌力测试、深腱反射、龙贝格测试、测试步态、小脑测试、布鲁津斯基征和凯尔尼格征。

医师主要关心是否存在颅内病变。其危险因素包括睡眠相关性头痛，无偏头痛、呕吐家族史，无视觉症状，头痛加重（更严重、更频繁），头痛变化类型，头痛少于 6 个月，混乱，完全枕部头痛和相关联的异常神经检查。小儿脑瘤性头痛相关发现包括视盘水肿、共济失调、行为改变、精神状态改变、乏力。其他不可忽视的危及生命的头痛原因包括细菌性脑膜炎、眼眶或脑脓肿、病毒性脑炎、脑积水、颅内出血、高血压性脑病和一氧化碳中毒。

实验室研究

实验室研究应该基于所述可疑的头痛病因而进行。如果血压升高，电解质、血尿素氮、肌酐和尿液分析是合适的。如果一个孩子感冒发热，应完善皮质醇结合球蛋白检查，血培养和脑脊液（CSF）检查，如果适合应做腰椎穿刺。

神经影像学

当出现颅内压增高、局灶性症状、神经系统检查异常、癫痫发作、皮损提示神经皮肤综合征、近期头部外伤、逐渐加重的意识障碍时应进行影像学检查（图 55-1）。虽然 CT 通常足以看到占位性病变、出血、脑积水和脓肿，但 MRI 可以证明鞍区病变、一些小的颅后窝病变、白质异常和先天性异常。然而，MRI 可能无法立即完善，且检查时往往要求孩子服用镇静药。

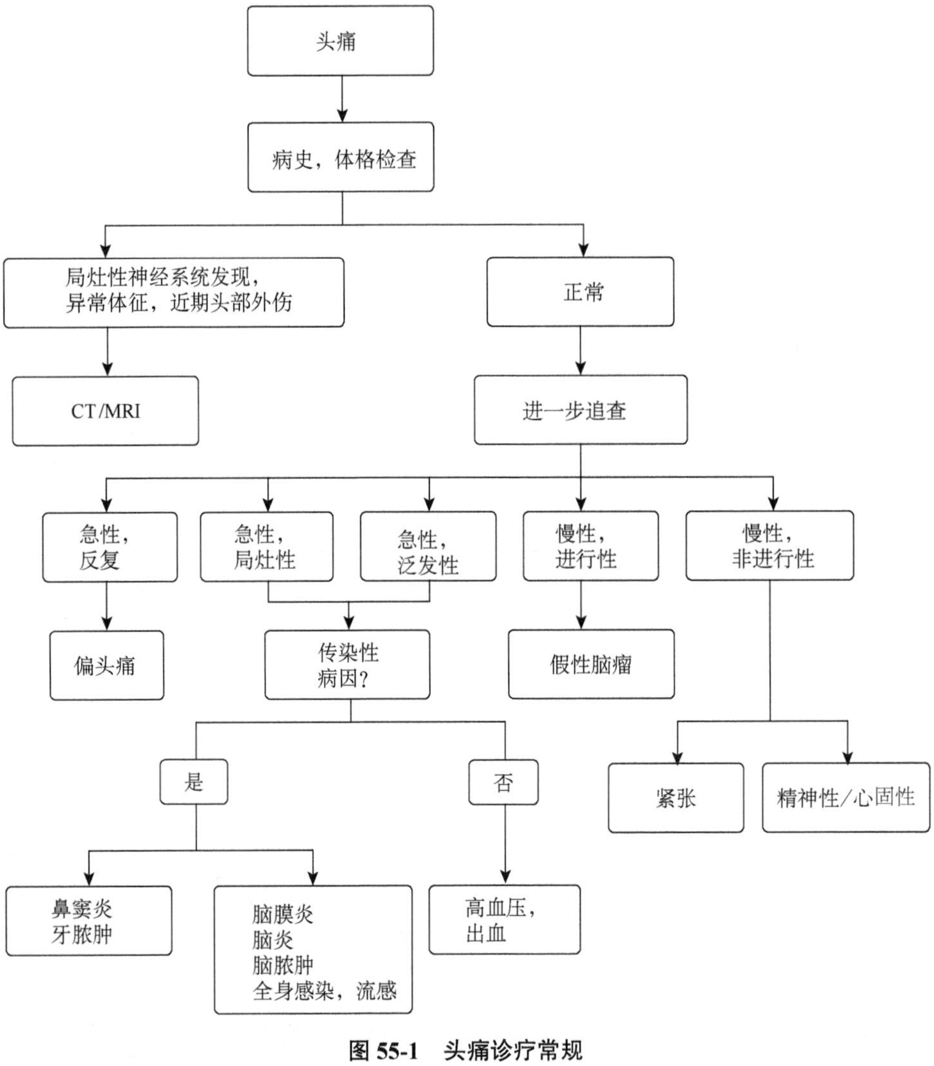

图 55-1 头痛诊疗常规

美国神经病学学院和儿童神经学协会为评估儿童和青少年经常性头痛开发了实践参数。他们指出，常规神经影像学检查不建议使用于经常性头痛和神经系统检查正常的儿童。神经学检查异常、颅内压增高、意识改变和（或）抽搐发作的头痛儿童应该考虑行神经影像学检查。对于最近发生剧烈头痛，头痛的类型或功能的改变提示神经系统功能障碍的患儿应该考虑行神经影像学检查。

腰椎穿刺

疑似患有脑膜炎/脑炎的孩子需要腰椎穿刺（LP）。如果担心有蛛网膜下腔出血，当 CT 检查尚无定论时腰椎穿刺可以诊断。此外，如果考虑特发性颅内压增高（假性脑瘤），腰椎穿刺时开口处压力＞20cmH_2O，脑脊液检查正常可诊断。

原发性头痛

原发性头痛的特征见表 55-2。

■ 偏头痛

偏头痛是反复发作头痛的一个例子。平均发病年龄男性为 7.2 岁，女性为 10.9 岁，但 3～7 岁患病儿童的发病率增加了 3%，11～15 岁儿童增加了

8%～23%。在低龄组儿童中，男性比女性更多，但高年龄组是相反的。头痛往往是单侧搏动或跳动，持续 1～48h，经常合并有恶心呕吐，睡眠时可缓解。年轻患者的症状包括苍白、呕吐和运动量降低。偏头痛有遗传倾向，大多数患者有阳性家族史。

表 55-2　原发性头痛的特点

症状	偏头痛	紧张性	丛集性
部位	单 >> 双	双侧	常为单侧，额区、眶周
特点	逐渐起病加剧，搏动性	压力，紧张，可轻可重	开始急骤，逐渐加剧，持续剧烈疼痛
患者表现	喜暗，喜静	可动可静	活跃的
持续时间	1~72h	不固定	15min~3h
其他症状	恶心、呕吐、畏光、畏声	无	同侧眼泪流，眼红，鼻塞，出汗，Horner 综合征

存在多种偏头痛的病理生理学理论。这是与颅内外关联的主神经元的过程具有遗传倾向的变化有关。

三叉神经释放的物质 P 逆行刺激降钙素产生的肽和其他血管活性多肽引起疼痛和血管舒张（神经源性炎症）。莱奥皮质扩散性抑制使神经元和神经胶质除极导致偏头痛，激活三叉神经传入，并改变血脑屏障通透性，从而导致头痛。

偏头痛的分类包括有先兆偏头痛、无先兆偏头痛，童年时期的症状通常是偏头痛的前兆（腹部偏头痛、童年良性阵发性眩晕、周期性呕吐）。IHS 分类中儿科无先兆偏头痛者占 60%～85%，包括以下内容：

（A）至少五次发作满足标准 B～D。

（B）头痛发作持续 1～72h。

（C）头痛至少具备以下两项：双侧或单侧（额叶 / 颞叶，但不包括枕部），头痛的性质，中度至重度强度的常规体力活动如散步时加剧。

（D）头痛期间至少有一项以下的情况：恶心和（或）呕吐、畏光、畏声和可从行为推断。

儿科有先兆的偏头痛发生在 15%～30% 的患者。诊断标准如下：

（A）至少两次发作符合标准 B～D。

（B）至少有以下中的一项特征：完全可逆视觉症状，如闪烁不定的灯光或斑点；完全可逆感觉症状，如针刺或麻木，或者完全可逆的局部语音障碍。乏力不是标准。

（C）至少有以下中的两项：同侧视觉症状或单方面感觉症状，至少一个先兆症状持续≥5min 或不同的先兆症状在连续≥5min 发生，每种症状持续时间≥5min 和≤60min。

（D）症状是不能归因于其他疾病。

基底型偏头痛是有先兆偏头痛的子组，占儿童期偏头痛的 3%～19%，头痛常常在枕部。因此，基底动脉型偏头痛必须满足先兆偏头痛的标准，但伴随着两个或更多个以下的症状：眩晕、共济失调、复视、耳鸣、听觉过敏、构音障碍、双侧感觉异常、意识水平下降、听力下降。

偏瘫偏头痛有运动无力或偏瘫。它是家族性常染色体显性遗传且有钙通道基因的突变。

童年的周期性综合征是常见的前兆偏头痛，包括童年的良性阵发性眩晕、周期性呕吐、腹型偏头痛。良性阵发性眩晕发生在 2～6 岁儿童，包括突然、短暂的共济失调发作和忽快忽慢，孩子在没有帮助时不能够直立。没有意识丧失，但眼球震颤、面色苍白经常发生。发作持续数分钟，然后孩子能完全恢复。

周期性呕吐综合征是反复发作的持续数小时至数天的严重呕吐。治疗包括静脉输注葡萄糖、止吐药物及镇静药物。

腹型偏头痛是腹痛反复发作持续 1～72h，通常疼痛定位模糊，在腹中线或脐周。可伴有恶心、呕吐、厌食或苍白，但是没有发热或腹泻。

■ *治疗*

信心、耐心和家长的教育是第一步。患者应对头痛保持记录，以查看是否有任何诱因。其包括情绪紧张、焦虑、月经、饥饿、睡眠不足及环境因素，如灯过于明亮、大声喧哗和香水。某些如含有酪胺（干酪）、亚硝酸钠（热狗，熏肉）或味精（中国食品）的食物，含咖啡因的饮料，巧克力、奶酪、柑橘类水果和某些药物（如口服避孕药、抗高血压药物、西咪替丁和 H_2 受体阻滞剂）能促发偏头痛。急诊室治疗偏头痛包括镇痛和治疗相关的症状，如急性发作时的恶心。镇痛药如对乙酰氨基酚（15mg/kg）、布洛芬（10mg/kg）或萘普生（5mg/kg）往往有效。如果孩子不能耐受口服 NSAID 类药物，可以静脉注射酮咯酸。

曲坦类药物是血清素受体激动剂，能抑制血管活性肽的释放，促进血管收缩，阻断疼痛的途径。可惜的是大部分都没有被批准用于儿科，所以虽然研究和使用，这样做是偏离标准的。舒马普坦是一种选择性的 5- 羟色胺激动剂，可给予皮下注射（6mg）（虽然

FDA 未批准用于<16 岁儿童）或对于年龄较大的超过 12 岁的儿童作为鼻喷雾剂。鼻佐米也被用于在年龄较大的儿童。口服舒马已被成功地用于青少年。

对于 10 岁以上的偏头痛急诊室就诊患儿，双氢甲磺酸酯（DHE）0.25～1.0mg 3min 内静脉注射可能有用，特别是鉴于已使用止吐药，如昂丹司琼、异丙嗪、甲氧氯普胺或丙氯拉嗪。

预防性治疗包括赛庚啶、β 受体阻滞剂（普萘洛尔）、抗抑郁药（阿米替林、去甲替林）、抗惊厥药（托吡酯、加巴喷丁、丙戊酸、左乙拉西坦）和钙通道阻滞药（加洛帕米），但对这些药物在儿童和青少年中使用缺乏确凿的数据。放松疗法、生物反馈、认知疗法/压力管理、针灸和与补充剂如核黄素（维生素 B_2）、镁饮食措施、褪黑激素或辅酶 Q10 可能有一些用处。那些经常头痛和那些对治疗效果差的患儿应该改为与神经学家协商后的药物进行预防治疗。

■ 紧张性头痛

紧张性头痛（以前称为肌肉收缩或压力性头痛）往往是慢性的和非进行性的，疼痛描述为带状、双侧或广泛的。可不伴有恶心。头痛可以持续 30min 至数天，可伴有畏光、畏声，但不随体力活动而加重。紧张性头痛有三种亚型：不频繁发作，一个月少于 1d；频繁发作，一个月发生 1～14d；慢性，一个月发生超过 15d。

紧张性头痛病理生理不明，但可能因疼痛途径的高度敏感性。

紧张性头痛通常依靠临床诊断，鉴别诊断包括感染、颅内压增高、小脑扁桃体下疝畸形、镇痛药反弹性头痛和慢性鼻窦炎。值得注意的是，紧张性头痛儿童的体格检查和神经系统检查是正常的。

紧张性头痛的一般治疗是情感支持和给予温和的镇痛药，如对乙酰氨基酚和布洛芬。这不是器质性问题，建议患者避免诱因（如压力）是治疗的重要组成部分。行为技术，如生物反馈和放松练习可能有用。

■ 丛集性头痛

丛集性头痛罕见于 10 岁以下儿童。头痛发生在额部或眶周区，呈单侧，常常开始在眼部后面或周围，并且总是发生在同一侧。头痛持续 15min～3h，伴随同侧眼睛流泪，眼睛发红和同侧鼻塞，面颊会泛红发热。患者在头痛的同侧可出现霍纳综合征——瞳孔缩小、眼睑下垂、面部无汗。头痛趋于发生在同一集群中每一天的同一个时间。患者因为疼痛无法躺下或休息。8～10L/min 的纯氧治疗无效。复发者可给予泼尼松（1mg/kg）治疗 5d，此后 2 周逐渐减量。

继发性头痛

■ 脑肿瘤和脑积水

头痛躺着时变得更加剧，咳嗽、打喷嚏或用力大便时出现然后消失，提示颅内压增高。头痛与原发病导致的颅内压增高呈正相关。往往眼底检查时发现视盘水肿。完整的神经系统检查可能会发现其他异常，如小脑肿瘤时有共济失调或脑积水、脑神经异常。这些疾病通过 CT 或 MRI 检查鉴别，如果发现积水或肿瘤可采取适当的治疗。

■ 特发性颅内高压（假性脑瘤）

特发性颅内高压或假性脑瘤是没有相关的肿块或其他明显致颅内压增高病因的颅内压增高征。它导致脑脊液重吸收障碍。而很多情况下是特发性，它与肥胖、妊娠、高剂量的维生素 A、避孕药、维 A 酸、四环素、感染（包括乳突炎和中耳炎）、内分泌疾病、系统性红斑狼疮及类固醇的停药有关。患者头痛且诉视物模糊或复视。物理检查发现视野缺损、视盘水肿及展神经（第Ⅵ对脑神经）麻痹。神经影像学检查，最好是 MRI 检查以排除其他颅内压增高的原因。腰椎穿刺时侧卧位应将双腿伸直，并且压力>20cmH_2O，蛋白质、葡萄糖、细胞计数正常。治疗包括原发病治疗，连续腰椎穿刺缓解急性症状，乙酰唑胺 15mg/kg，每天 4 次以减少脑脊液的形成。

■ 高血压脑病

血压严重升高可引起头痛，如果不及时治疗可导致脑病和惊厥发作。当患者有严重的头痛且舒张压大于同年龄的第 95 百分位数时应该怀疑该病。年幼的孩子，高血压通常继发于某些急性疾病，如肾小球肾炎，也可见于已知的高血压急性发作。严重的情况下，高血压可导致心脏及神经系统功能障碍。其他可导致颅内高压的疾病也可引起高血压，因此，排除这些疾病很重要，如主动脉缩窄，所以应检查四肢血压。

急诊室内的急性治疗应该根据完整的体格检查、高血压的程度和既往高血压病史个体化开展。脑病和惊厥发作的患者需迅速使用药物如硝普钠降低血压。根据患者血压的控制和全面的评估决定是否入院。

■ 急性出血

孩子出现突然发作的剧烈头痛，有或无颈部或背部疼痛，可能提示颅内出血。患者神志可从正常到昏迷，伴或不伴惊厥发作。自发性颅内出血通常由动脉瘤破裂或动静脉畸形导致，也可见于凝血功能相关的疾病。其诊断和治疗在第 57 章“脑血管综合征”中有进一步的讨论。

■ 脑膜炎 / 脑炎 / 脑脓肿

头痛发热和颈项强直的关联意味着感染，如细菌性脑膜炎、脑炎或脑脓肿。脑脓肿可导致眼眶蜂窝织炎扩展为鼻窦炎，或小儿先天性心脏病引起右向左分流。病毒性脑炎可有轻度颈项强直伴随着行为的改变、发热、头痛。特殊病因应考虑包括单纯疱疹和西尼罗河病毒。如果体格检查无局灶性发现或无颅内压增高征象，可行腰椎穿刺帮助诊断，行脑脊液培养，细胞计数，蛋白质、葡萄糖含量测定等检查。如有局灶性神经系统异常体征或无颅内压增高，可能为脑脓肿，行腰椎穿刺之前需完善头颅 CT 平扫及加强扫描或 MRI 检查，避免潜在脑疝。神经系统检查、血电解质和血流动力学检查需要进行密切监测。抗生素对于细菌性脑膜炎和脑脓肿是必需的，单纯疱疹病毒感染时使用阿昔洛韦进行治疗。

其他病因的头痛

该组疾病包括起病于颅外，但可直接或间接致头痛。其包括鼻窦炎、中耳炎、龋齿或脓肿、咽炎、颞下颌关节异常，脑震荡后或创伤后综合征和眼科问题，如屈光不正或散光。它也可包括全身性感染，如感冒或咽部链球菌感染。毒物接触，尤其是一氧化碳，也可引起头痛。

精神病 / 心因性头痛

精神病相关性或心因性头痛往往是慢性和非进行性的，其特点是主诉模糊和非特异性的症状。压力、调节反应、转化反应、抑郁症和癔症均可导致，是一个排他性诊断。

（罗　兰　译）

第56章 脑 积 水

（原著 Susan Fuchs）

要求

- 脑积水是指脑脊液（CSF）的过量积累。大多数起因于先天性或后天性的CSF从大脑到椎管内的回流障碍。
- 婴幼儿脑积水的诊断往往在常规体检时发现头围与年龄不成比例的增大或颅缝分裂。
- 年长儿脑积水通常会抱怨头痛，这往往是渐进性的，早晨的时候更糟糕，使患者从睡眠中醒来，躺下或紧张时更加明显。
- 当务之急是在脑疝发生之前治疗病情不稳定的患者。格拉斯哥昏迷评分<8分的昏迷患者，或者那些在紧急情况下恶化需要气管插管快速诱导机械通气并保持PCO_2在35mmHg的患者。如果有这些征象如瞳孔不等大、瞳孔固定散大，体位、轻度过度通气有一个短期的帮助作用。
- 如果一个患者插管和机械通气后精神反应状态无改善，可能甘露醇或呋塞米的利尿治疗有益。
- 患者病情稳定以后，完善头颅CT或MRI检查以确定病变并明确治疗方案。

脑积水是指CSF的过量积累。这可以发生于脑脊液流出受阻、吸收的减少或过量的生产。大多数（70%）的CSF是由脉络丛产生，并由蛛网膜绒毛和肉芽吸收。流动方向是从侧脑室经室间孔至第三脑室。它然后经中脑水管流入第四脑室和经第四脑室的正中孔与外侧孔流入脑及脊髓的蛛网膜下隙。脑脊液通过覆盖在大脑和软脑膜表面的蛛网膜绒毛吸收，穿过脑室室管膜和脊髓蛛网膜下隙。虽然基于过量脑脊液收集的部位，有几种方法来进行脑积水分类，在急诊室最关注的是确定病因并制订适当的治疗方案。

大多数脑积水是因为先天性或后天性CSF从大脑到椎管内流出受阻。先天性畸形包括Arnold-Chiari畸形，这是脑干的向下延伸位移到第四脑室和Dandy-Walker畸形，这是颅后窝囊肿引起第四脑室出口路氏孔与马氏孔的梗阻。神经管缺陷如椎间孔脊髓脊膜膨出（脊柱裂）通常会导致Chiari畸形致脑积水、第四脑室的阻塞或西尔维于渡槽狭窄（狭窄导水管）。宫内感染如弓形虫病、风疹、巨细胞病毒、疱疹和梅毒可通过脑室系统室管膜炎症导致脑积水，并导致脑脊液流动受阻。早产新生儿脑室出血也可导致脑积水。超出新生儿期，后天脑积水最常见的原因是肿块，其中包括肿瘤、囊肿和脓肿。脑积水其他的后天获得原因是脑膜炎、脑炎、脑血管畸形、颅内出血。

临床表现

脑积水的临床表现取决于患者年龄及其发展的速度。婴幼儿脑积水经常在体检时发现头围与年龄不成比的增大或缝线分裂。婴儿没有融合的缝线允许颅骨扩张和压力释放。当颅缝扩张到极限后，颅内压力开始急剧上升，婴儿可能会出现烦躁不安、拒食或其他行为改变。当颅内压严重升高，婴幼儿出现呕吐和嗜睡时，它可以提示脑疝即将发生。除了缝线分裂外，体格检查还可发现前囟膨隆及头皮静脉曲张。第Ⅲ对脑神经的功能障碍可能会导致眼睛向上看困难或"落日征"。大头娃娃也可能发生，特别是水管狭窄或第三脑室囊肿。

年龄较大的脑积水儿童通常会诉头痛，往往呈渐进性，晨起明显，使患者从睡眠中醒来，躺下或使劲时会加剧。患儿可能伴有视力障碍，导致患者异常的笨拙。可能发生步态障碍，特别是运动失调，这是儿童颅后窝肿瘤的特征。和婴幼儿一样，呕吐成为年长儿颅内压开始严重升高的表现。视盘水肿是晚期表现，少见于婴幼儿，但它意味着颅内压严重增高。

管理

在急诊室，脑积水患儿管理的主要目标是评估和控制颅内高压。患者可能相对稳定或濒临危险。高血压、心动过缓、异常的呼吸节律是颅内压增高的晚期迹象。特异性症状体征取决于大脑受累的部位。小脑幕疝可导致第Ⅲ对脑神经受压，出现同侧瞳孔扩张和对侧偏瘫。头痛和颈部僵硬、瞳孔固定、散大是小脑扁桃体通过枕骨大孔形成疝的症状。一侧下肢功能障碍提示大脑镰下疝。当双侧大脑半球被压缩发生脑疝时导致意识水平下降、瞳孔收缩和潮式呼吸。

当务之急是尽早稳定患者并预防脑疝发生。意识障碍严重、格拉斯哥昏迷评分<8 分，或在急诊室病情恶化的患儿需气管插管。插管之前，复苏囊加压给氧使 PCO_2 达到 35mmHg 可使脑血管收缩降低颅内压以防止脑疝发生。如果有瞳孔不等大、瞳孔固定放大或抽搐等症状，轻度过度通气短期内有用。插管后继续机械通气，保持氧合和血压在正常值。利尿剂甘露醇（0.25～1g/kg）或呋塞米（1mg/kg）的治疗可能有利于机械通气后神志无改善的患者。床头抬高 30°是有利的。

患者稳定后，完善头颅 CT 或 MRI 检查以确定病变并计划彻底治疗。对于脑脊液流出受阻的脑积水患儿，可由神经外科医师从脑室插入导管分流。最常见的部位是腹膜腔（VP），虽然右心房（VA）和胸膜也使用（图 56-1 和图 56-2）。如果颅内压增高的原因是由于外伤导致脑出血或脑水肿，治疗还应包括神经外科医师放置颅内压力监控设备。在紧急情况下，可执行经皮脑室打孔。

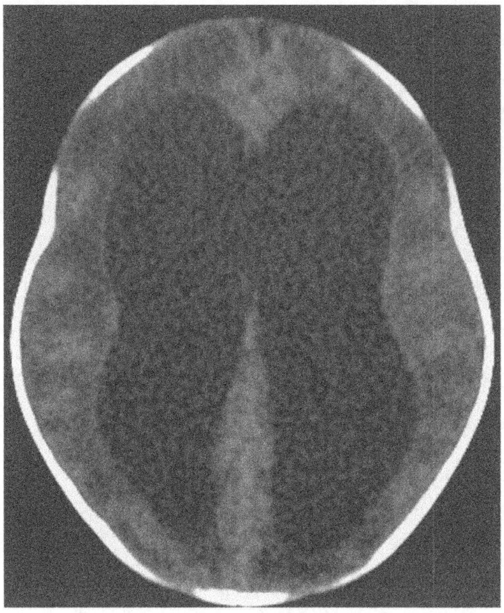

图 56-1　导水管狭窄所致脑积水

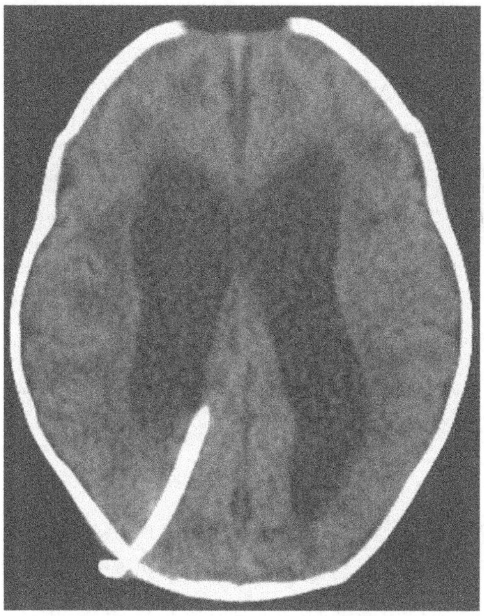

图 56-2　脑室 - 腹腔分流术后脑积水

（罗　兰　译）

第 57 章　脑血管综合征

（原著　Susan Fuchs）

要点

- 缺血性脑卒中与脑溢血脑卒中易发群体为儿童。每年全美儿童中每 10 万人便有 2.9 人患脑溢血脑卒中，2.8 人患缺血性脑卒中。
- 缺血性脑卒中的诱因是动脉血管闭塞，血栓栓塞［动脉性缺血性脑卒中（简称 AIS）］、静脉窦闭塞或脑静脉闭塞（窦静脉血栓形成）等情况也经常会引起缺血性脑卒中。
- 有复杂先天性心脏病、人工心瓣、近期心脏手术或 ECMO（体外膜肺氧合）史的患者，疑似出现栓塞现象。有 25% 的贫血患者会引发脑血管病症。
- 带有弥散成像的磁共振成像（MRI）更易感知和检测到小梗死、脑干与小脑梗死及出血性梗死；且比 CT 扫描更易检测到急性缺血。
- 计算机断层扫描（CT）可显示出肿瘤、大出血或脓肿等现象，可能会显示出灰 / 白分化丢失及高密度三角征（上矢状窦后部的高密度血栓），但可能检测不出急性出血。
- 磁共振血管造影（MRA）可在执行 MRI 的同时完成，以实现脑动脉血液流通成像。MRI 也可与磁共振静脉成像（MRV）同时使用，以诊断窦静脉血栓形成。
- 疑似有脑溢血脑卒中及 CT 扫描结果呈阴性的病患，表明有腰椎穿刺需要。尤其是有小量蛛网膜下腔出血的患者，CT 扫描无法查到出血现象。
- 急诊科的主要职能是稳定病患的呼吸系统和心血管状态，尤其是血压。在发生缺血性梗死的情况下应避免血压迅速递减，因其会令脑缺血现象进一步恶化。若血压过低，需谨慎使用液体复苏和强心剂。
- 应密切监控血糖变化。低血糖可能会导致脑卒中症状恶化。高血糖又会令梗死面积扩大。
- 特异性治疗主要针对的是脑卒中病因，如矫正凝血异常、抗感染、抗癫痫药物及血肿疏通手术等。有贫血病征的病患，交换输血会造成缺血性脑卒中。

与成年人群体的缺血性脑卒中和脑溢血脑卒中概率相比，此类病症在儿童群体中并不算多见。在美儿童中，每年每 10 万人中有 2.9 人患脑溢血脑卒中，2.8 人患缺血性脑卒中。缺血性脑卒中可归类为动脉性缺血性脑卒中（AIS）和脑窦静脉血栓形成（CSVT）。儿童群体中造成动脉性缺血性脑卒中的成因是血栓栓塞。静脉窦闭塞或脑静脉闭塞会造成 CSVT。许多缺血性脑卒中和脑出血脑卒中多发于新生儿期，两类脑卒中症状同样也会发生在年长儿童及青少年身上。因此，本章节将着重探究从出生第 29 天到青少年阶段的症状。AIS 病征随年龄而变，大脑区域受局部缺血影响。其中，包括局部神经功能研究结果，如轻偏瘫、脑神经麻痹、视野缺损及失语症，或出现癫痫症状。CSVT 可能会与弥漫性神经症状和癫痫同时出现，而病症会随年龄和病因而变。婴幼儿出现癫痫或昏睡症状，而年长的儿童会伴有头痛、呕吐、意识不清、癫痫、视盘水肿和局灶性神经功能缺损。因血管破裂导致的脑卒中归类为失血性。两大类型分别为脑内出血和蛛网膜下腔出血。出血性脑卒中病征包括剧烈头痛、意识水平降低、呕吐、局灶性神经症状及痉挛。

动脉血液循环至脑部是通过前颈动脉和后椎与基底动脉实现的，其通过交通动脉链接并形成动脉环。脑动脉可能因动脉管壁、栓子或是凝血状态受损而形成血栓。当脑组织缺乏血液供应时会引发局部缺血、缺氧及能量与糖类储备损耗，同时出现梗死。神经元损伤的程度与局部缺血的严重性和时间长度、侧支循环有效性及大脑代谢需求有关。

儿童群体中，各风险因素与 90% 的 AIS 相关，且包括心脏疾病、血栓前状态、动脉病、血管炎、急性头部和颈部感染创伤、代谢紊乱、烟雾病、慢性医疗疾病（贫血、缺铁和癌症）及内在中央线等。在某些情况下的已定义的无风险因素；反之，在其他情况下可能确实存在多重风险因素。这与成人群体形成鲜明对比，在成年人群体中动脉硬化是 AIS 的主要风险因素，同时还包括高血压、吸烟、糖尿病及血胆脂醇过多的风险因素。

窦静脉血栓形成起因是血栓性静脉炎、血浓缩或是凝血功能异常。鼻窦阻塞或是其他脑血管阻塞将导致静脉血压上升，血脑屏障被破坏，从而引发血管性水肿。血压持续上升的同时会出现脑水肿，脑血流灌注下降。在某些情况下，血管渗漏和梗死将形成出血性症状。此外，在矢状窦的窦静脉血栓形成后，或是存在静脉窦高血压，有形成交通性脑积水的风险。这是因为吸收了脑脊液的蛛网膜粒失去本身功能。

与 CSVT 相关的风险因素包括凝血障碍、脱水、全身感染、中耳炎、乳突炎、鼻窦炎、血液系统异常、药物、心脏疾病、癌症和孕期并发症。引发 AIS 和 CSVT 的基础疾病分别在表 57-1 和表 57-2 中列出。

表 57-1　缺血性脑卒中的诱发条件

强心剂
先天性心脏病［s/p 房坦手术，体外膜肺氧合（ECMO）］
风湿性心脏病
细菌性心内膜炎
心律失常
心肌症
心肌炎
人工心瓣
心室隔膜缺损 / 心房中隔缺损
卵圆孔未闭
后天凝血状态
狼疮抗凝物
抗心磷脂抗体
蛋白 S 缺乏症
蛋白 C 缺乏症
抗凝血酶Ⅲ缺乏
血纤溶酶原缺乏症
脂蛋白（a）异常妊娠
妊娠
留置导管
感染
脑膜炎
脑炎
咽炎
坏死性筋膜炎
先天性凝血障碍
因子Ⅴ莱顿基因缺陷
凝血酶原基因 *G20210A* 突变
亚甲基四氢叶酸还原酶（*MTHFR* 突变）
抗凝血酶Ⅲ缺乏
动脉病
幼年期局灶脑缺血动脉病
烟雾病
发水痘后血管病
放射后血管病变
镰状细胞动脉病
动脉剥离
瞬态脑动脉病
创伤
头部伤害
颈部损伤
口内创伤
虐待儿童
系统性疾病
全身性红斑狼疮
结节性多动脉炎
肾病综合征炎性肠病
大动脉炎
皮肌炎
风湿性关节炎
糖尿病
药物
可卡因
口服避孕药
抗肿瘤药物（如 L- 天冬酰胺酶）
类固醇
LSD（麦角酸二乙基酰胺）
苯丙胺
血液系统异常
贫血
白血病
缺铁性贫血
红细胞增多症
血小板增多
血栓性血小板减少性紫癜
特发性血小板减少性紫癜
代谢紊乱
皮下注射高胱氨酸尿
线粒体脑肌病
高脂血症
伴有皮质下动脉病与脑白质病的脑常染色体显性遗传病
神经皮肤综合征
Ⅰ型神经纤维瘤病
韦伯综合征
结节性硬化
遗传性疾病
埃莱尔 - 当洛综合征
法布瑞症
血管痉挛障碍
偏头痛

表 57-2　CSVT 风险因素

败血症病原体
中耳炎
乳突炎
鼻窦炎
雷米尔症候群
咽炎
咽旁感染
脑膜炎
留置中央线
血液高凝
蛋白 S 缺乏症
蛋白 C 缺乏症

续表

抗磷脂抗体
抗凝血酶Ⅲ缺乏
因子 V 莱顿基因缺陷
凝血素 G20 210A 基因突变
高同型半胱氨酸血症
脱水
全身感染
全身性红斑狼疮
肾病综合征
炎性肠病
血液病
贫血病
缺铁性贫血
红细胞增多症
心脏疾病
发绀型心脏病
术后修复
药物
口服避孕药
L- 天冬酰胺酶
皮质类固醇
恶性疾病（与治疗）
白血病（L- 天冬酰胺酶）
脑瘤
头部和颈部创伤
妊娠

出血性脑卒中还涵盖全脑血管破裂，渗血至脑实质、蛛网膜下隙或脑室系统等问题。出血位定义了脑卒中的两大类型为脑内 / 脑实质或蛛网膜下隙的出血病症，并推断出病理生理学、风险因素和临床表现。

当动脉或静脉破裂，并渗血入脑内区域或脑实质时将出现脑内出血现象。血脑屏障受损，由此导致脑水肿；血肿变大时会造成占位效应。儿童群体中最大的风险因素是头部创伤，然后出现动脉瘤和血管畸形。

蛛网膜下腔出血的起因是动脉瘤破裂（通常动脉环的近端动脉）或动静脉畸形（AVM）。后遗反应包括缺血性脑梗死，因蛛网膜下隙中的血液造成脑动脉血管痉挛和脑积水所致。风险因素包括与血管畸形、动脉瘤、贫血和高血压相关的各种病症。出血性脑卒中偶尔与系统性疾病和凝血障碍有关联。这些情况全部归纳到表 57-3。

表 57-3 出血性脑卒中诱发条件

血管畸形
动脉瘤
动静脉畸形
海绵状静脉畸形
凝血功能障碍

续表

血友病
弥散性血管内凝血
特发性血小板减少性紫癜
维生素 K 缺乏
抗凝治疗
白血病
因素缺陷
系统性疾病
高血压
贫血
多囊性肾病
药物
苯丙胺
苯丙醇胺
可卡因
头部创伤
虐待儿童
脑肿瘤
感染
心内膜炎
脑膜炎
单纯性疱疹
水痘
先天性综合征
埃勒斯 - 当洛斯综合征
多发性神经纤维瘤
结节状硬化症

诊断

■ 病史

脑卒中的表征与症状取决于脑卒中类型与病患年纪。AIS 常是速发症状。因此，病历中鲜有记载有关发病前的征兆。患者会突然癫痫发作或是局灶性神经功能问题，尤其是会出现偏瘫。患者可能已有反复头痛、短暂性脑缺血发作或病灶性癫痫的病史，但这些病症无法提供特异性诊断说明，且经常混淆实际病症。AIS 若涉及大血管则可能表现出意识不清和多重局灶性神经缺陷。因代谢失调引起的脑卒中可能伴有情景或进行性发展。产前 AIS 症状要等 4～8 个月发展成轻偏瘫才会体现出来。

一个患有 CSVT 的大龄儿童可能会表现出缓慢的进展体征，如发热、呕吐或头痛。婴幼儿则会出现头皮静脉扩张、眼睑肿胀及大前囟等症状。

一个患有出血性脑卒中的大龄儿童可能有剧烈头痛的病史，尤其是在蛛网膜下腔出血或颈痛的情况下更是如此。大出血往往会导致突发性意识不清或可能出现痉挛；而小量出血则可能引发细微局灶性神经功能问题症状，包括脑神经麻痹。

心脏病病史，尤其是有复杂先天性心脏病、人工心瓣或近期接受过心脏外科手术的患者疑似出现栓塞现象的可能性较高。存有留置导管也是形成血栓的风险因素。伴有发热、头痛等症状需尤为关注引发脑膜炎发生的可能性。全身感染，如支原体、落基山斑疹热及其他感染症状均与脑梗死相关，归因于脑血管血栓性静脉炎。近期出现喉咙、扁桃体或咽旁感染会导致颈静脉血栓性静脉炎（雷米尔症候群）。需关注近期出现的水痘感染，因为水痘发作后血管病（也称为瞬态脑动脉病）可包含基底核梗死和大动脉狭窄。遗传性凝血障碍，如缺乏蛋白质 C、蛋白质 S、抗凝血酶Ⅲ和血纤维蛋白溶酶原，或是出现因子Ⅴ突变、脂蛋白（a）、抗心磷脂抗体或抗凝剂等情况，将导致血栓栓塞。贫血病史极易被诱发，因为有 25% 的患者会发展出脑血管的问题。带有全身性红斑狼疮及其他形态的血管炎，如结节性多动脉炎、混合性结缔组织病或是大动脉炎等病症者，全部与动脉缺血性溃疡和窦静脉血栓形成有关。

带有血栓形成效果的症状代谢紊乱，如纯合子高胱氨酸尿（高同型半胱氨酸血症），会导致动脉血栓形成和静脉血栓形成。

法布瑞症（α-半乳糖苷酶 A 缺陷）会导致腔隙性梗死，而高脂血症也与儿童脑卒中有关。MELAS 综合征（线粒体性肌病、脑病、乳酸血症、类似脑卒中发作）的起因是线粒体病症，伴有恶心、呕吐、头痛、痉挛和轻偏瘫等症状，可首先处理这些病症，但最终仍然会出现持续性障碍和皮质性盲。皮神经疾病，如多发性神经纤维瘤、韦伯综合征及结节状硬化，所有病症均与缺血性脑卒中和脑出血脑卒中有关。

创伤性病史是非常重要的，且能表明出血灶。口内创伤会接受颈动脉解剖，而出现颈部创伤会引起椎动脉受损。近期有头部或颈部创伤也会引发 AIS。

儿童接受过胶质瘤、垂体腺瘤或鞍上肿瘤放射会进展为放射后血管炎。

特别是青少年群体非法药品使用受到质疑，尤其是可卡因。其他问题则指向检测表 57-1～表 57-3 中记录的潜在病因之一。

■ 身体检查

稳定病患的病情是绝对优先考虑的问题，因为幼儿群体中在脑卒中期间或之后可能会引发癫痫症状。完整的生命特征包括体温和血压。若疑似有外伤，那么需固定头部和颈部。全面检查包括听诊颅腔、眼睛和颈动脉杂音，并仔细听诊心脏杂音、瞳孔反应及视野。若涉及到大脑半球，且与脑干无关，那么双眼可能有病变。检查皮肤出血点、咖啡牛奶斑、纤维神经瘤或毛细管扩张症。

神经功能评估包括确定无力程度、脑神经功能障碍和涉及四肢的程度。若牵扯到面部肌肉和舌头，则存有构音障碍；又与基底神经核、丘脑或大脑半球有关，则会导致失语症。由于有失语症的可能，评估感觉障碍可能略有难度。

有些疾病易与脑卒中发生混淆，其中包括复杂性偏头痛、部分性癫痫、托德麻痹、脑肿瘤、脑脓肿和硬脑膜下血肿。在引起疑似脑卒中的过程中多数疾病可被诊断出来（图 57-1）。

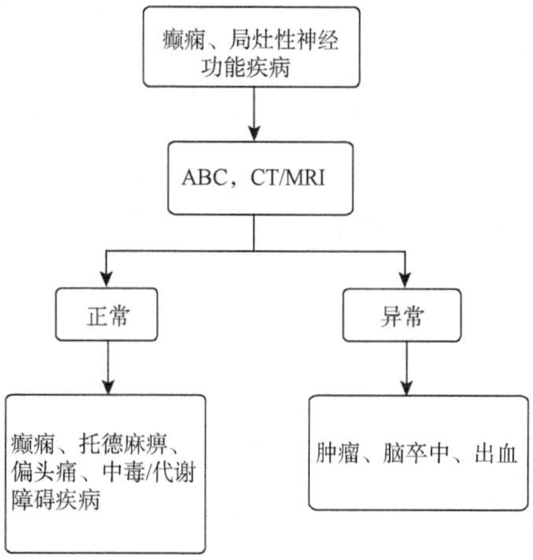

图 57-1　脑卒中的差异性诊断

■ 诊断评价

基础实验室研究包括全部血细胞数差别，血小板计数及凝固研究（PT、激活 PPT、INR、纤维蛋白原和 D- 二聚体）。若可能出现贫血，那么已表现出镰状红细胞和血红蛋白电泳。凝固深入研究也表明疑似有其他凝血障碍，如蛋白质 S 或蛋白质 C 及抗凝血酶Ⅲ缺陷。其他研究应包括电解质、血尿素氮、肌酸酐、红细胞沉降率和 C 反应蛋白，并通过验尿检测红细胞或蛋白质，女性则需要进行妊娠尿检。评估凝固性过高 / 血栓前状态研究项包括反核抗体、蛋白质 S、蛋白质 C、因子Ⅴ莱顿突变、凝血素 20210A、抗凝血酶Ⅲ活性、脂蛋白（a）、抗体 2 糖蛋白 -1 抗体、同型半胱氨酸浓度、抗心磷脂抗体（IgG 和 IgM）及狼疮抗凝物。若有发热症状，血培养、尿培养及脑脊液培养已在研究中表明。血液和脑脊液水痘带状疱疹病毒滴度、疱疹、EB 病毒、肠病毒和细小病毒可能会有帮助。若疑似有代谢障碍，血乳酸、丙酮酸盐、肉毒碱和血清氨基酸已有序出现，尿液被送往有机酸。若疑似有使用可卡因的情况，那么应有尿液毒理筛查。每个疑似有潜在心脏疾病的儿童应接受心电图和超声波心动图检查。

影像学研究提供的信息有助于区分缺血性形成的出血性脑卒中。带有扩散加权成像的MRI比CT扫描更易检测到小梗死，脑干与小脑梗死及出血性梗死等症状更易引起急性缺氧缺血。CT扫描可以显示出肿瘤、大出血、脓肿，可能会显示出灰/白分化丢失及高密度三角征（上矢状窦后部的高密度血栓）。CT扫描可能无法检测到小型急性出血。在目前40%的CSVT病例中，CT扫描运作正常，所以在这些情况下，MRI也是首选研究。MRA与血管造影术相关联，可在执行MRI的同时完成，以实现脑动脉血液流通成像。MRI也可与磁共振静脉成像（MRV）同时使用，以诊断CSVT。血栓可视化与流动特征缺失提供了诊断法（图57-2）。鉴于MRV和MRA的实用性，显现颅内外血管的脑血管造影术不常用到。疑似有脑出血脑卒中及CT扫描结果呈阴性的患者，以及无颅内压增高现象的患者，已表明有腰椎穿刺。尤其是有小量蛛网膜下腔出血的患者，CT扫描无法查到出血现象。采用CSF评估无创伤性腰椎穿刺时的红细胞状态，表明出血情况。尤其是CSF采集过程中血液状态不明确的时候。某些情况下，CSF可能出现黄变，其也符合出血症状。

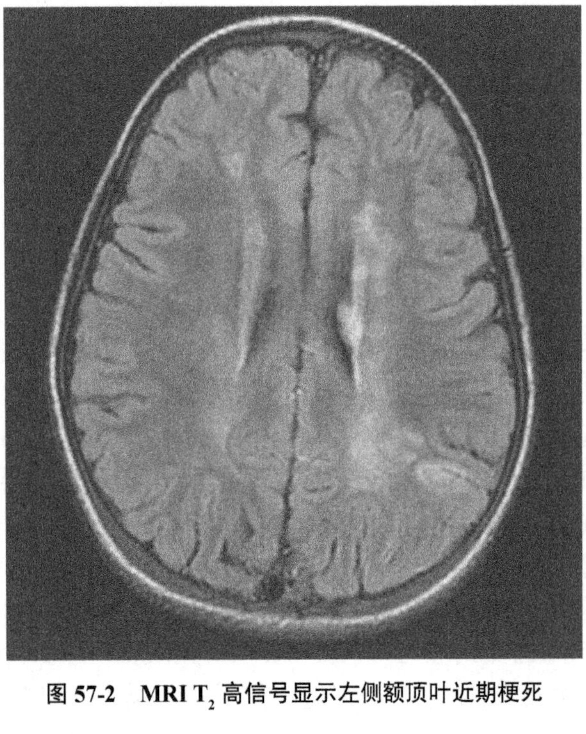

图57-2　MRI T_2高信号显示左侧额顶叶近期梗死

治疗

急诊科的主要功能是稳定病患的呼吸道和心血管状态，尤其是血压。在发生缺血性梗死的情况下应避免血压迅速递减，因其会令脑缺血现象进一步恶化。若血压过低，需谨慎使用液体复苏和强心剂。若有临界形成疝的征兆，需输注甘露醇（超过20min静脉注射0.25～1g/kg）及控制通气。应密切监控血糖变化。低血糖可能会导致脑卒中症状恶化。高血糖又会令梗死面积扩大。维持正常体温也是相当重要的，因为高热将使缺血性脑损伤恶化。患者应以抬头1°～15°的姿势卧床以控制AIS病情。

特异性治疗主要针对的是脑卒中病因，如矫正凝血异常、传染病抗生素、抗癫痫药物及血肿疏通手术等。有贫血病征的患者中，已表明水合作用和交换输血减少血红蛋白S至＜30%（参见第104章）。美国胸内科医师学会（ACCP）近期发明了最新的循证临床实践指南。ACCP建议带有/未带有肝素的血栓前状态、低分子肝素（LMWH）或使用阿司匹林到解剖或栓子病因的AIS儿童排除在治疗范围外。治疗应排在使用阿司匹林2年之后。那些因栓子病因而患有AIS的患者，治疗包含至少为期3个月的LMWH抗凝或维生素K拮抗剂治疗。美国心脏协会提到LMWH或UFH的运用，而皇家医师学院提出了使用阿司匹林进行初治的见解。

鉴于感染、控制癫痫和颅内压增高，CSVT治疗包括针对病例使用水合作用和抗生素。针对那些明显无颅内出血的患者进行UFH或LMWH初始抗凝治疗，再做3个月的LMWH或维生素K拮抗剂治疗。而对于那些患有CSVT和出血症状的患者，使用UFH或LMWH进行治疗，并密切监控血栓形成5～7d。

建议

患有脑卒中的儿童移到重症监护环境，从而密切观察血压、流体状态、体温、血糖、神经功能和抗血栓形成治疗。

结果/不利条件

患有AIS的儿童的整体死亡率约为3%。那些有大脑中动脉供血区AIS的病患，且每搏量＞10%颅内容量和意识不清首发症状均是不良结果的预测器。复发风险在6%～40%；出现血管病变或动脉病变是重要的危险因素，因为血管异常儿童的脑卒中复发率为 66%，血管成像正常的儿童不会再复发脑卒中。

对于 CSVT 来说，其结果取决于病因，但死亡率在 4%～20% 浮动，复发率为 17%。有效预防贫血儿童再次脑卒中复发的方法包括慢性输血治疗和措施以防止铁超载。

特殊条件

■ *烟雾病*

烟雾病的特征是侧支循环血管网异常，该病症由动脉环中大型脑动脉递进狭窄和闭塞引起。血管造影片上出现“一股烟”的影像是因侧支循环血管所致。此病病因未明，但在亚洲和日本人口中有相对较高的发病率，10% 的患者有病例家族史。儿童中，局部缺血更常见，如 TIA 或脑卒中，而不是出血性脑卒中。出血性脑卒中常出现在成年人病患当中。烟雾病包括典型的血管造影模式，也是仅次于其他病因，如 21-三体综合征、贫血、头颅放射、1 型多发性神经纤维瘤、自身免疫病、结缔组织病和其他神经皮肤疾病。

脑动脉病

在患有 AIS 的儿童当中，脑动脉病占有 64%。归到此类病症的有儿童局部脑动脉病变（FCA）、烟雾病、水痘后血管病、主动脉夹层和血管炎。局部脑动脉病变是狭窄症，并不是因特异性诊断结果而定，其成因未明，可能与近期的病毒性疾病有关。

瞬态脑血管病的特征是动脉环近端血管中末端颈动脉单侧病灶或局限性狭窄。在 6 个月中可能解决这些病变或使用稳定。其导致内囊或基底神经核梗死。平均发作年龄为 5 岁，病因被认为是滤过性毒菌引起的，12 个月内先有水痘时，其被称为水痘后血管病。

（罗　兰　译）

第十部分

传染病急症

第 58 章　脑膜炎及其他中枢神经系统感染

（原著　Lise E. Nigrovic, Steven Lelyveld）

要点

- 在疫苗普遍应用的时代，大多数儿童患有无菌性脑膜炎，而不是细菌性脑膜炎。肠道病毒是一年一度夏季高峰最主要的病原体。在流行地区，莱姆病脑膜炎已经变得越来越普遍。
- 当那些最有可能是细菌性脑膜炎感染的病原菌患者在等待细菌培养结果的同时常常会经验性使用抗生素治疗。
- 已经被确认的临床决策则可用于确认儿童感染细菌性脑膜炎和流行地区的莱姆病脑膜炎。

脑膜炎

脑膜炎是指大脑脑脊液的感染，而脑炎是一种脑组织自身的感染。大多数脑膜炎病原菌通过血行播散进入脑脊液。不可思议的是，还有一些病原菌可以通过机械破坏（如颅骨基底部的骨折）或者是从局部感染灶直接迁延（如耳、乳突、窦道或轨道）进入脑脊液。一旦血脑屏障被破坏，自然防御机制就很难阻止微生物在脑脊液中的繁殖。美国在过去的 10 年中，由于抵抗流感嗜血杆菌 B 型（1990 年）、肺炎链球菌（2000 年 7 价；2010 年 12 价）和脑膜炎奈瑟菌（2005 年）的高效疫苗被广泛应用，18 岁以下儿童细菌性脑膜炎的发病率下降了约 1/3。在年龄超过 2 个月的儿童，其优势细菌病原菌是肺炎链球菌和脑膜炎奈瑟菌，而小婴儿的优势菌群则是 B 群链球菌和大肠埃希菌。

体征

脑膜炎患儿年龄越小，症状和体征就越不典型。新生儿和小婴儿很有可能表现为发热、拒食、烦躁不安或是精神萎靡。患有脑膜炎的大龄儿童则可能出现“经典”的症状和脑膜炎体征，包括头痛、畏光、颈强直、神志异常、前囟饱满、恶心及呕吐。布鲁津斯基征（即屈颈使臀部和膝盖不由自主地弯曲），凯尔尼格征（即髋关节屈曲后腿无法完全伸直）是脑膜刺激征后期的标志。最新的研究工作表明，这些特征在确诊细菌性脑膜炎方面准确率较低。因为在感染早期阶段，脑膜炎可能与胃肠炎、肠套叠、呼吸道感染（如肺炎）或颈深部间隙感染（如咽后脓肿或颈淋巴腺炎）混淆。对于那些精神状态改变，脑炎、脑出血、脓肿或中毒的儿童也必须加以考虑。

管理

疑似患有脑膜炎但表现不稳定的患者，其初始管理必须着眼于确保气道、呼吸和心血管的稳定。氧的供应必须是持续的（参见第 19 章）。如果颅内压增高的迹象加重，临床医师应将患者的头颅轻轻地抬高并控制患者过度通气（目标是使 $PaCO_2$ 达到 30～35mmHg）。对初始治疗反应迟钝的儿童使用甘露醇后可能会见效（剂量为 0.25～1g/kg）。由脑膜炎引起的癫痫，可由迅速起效的苯二氮䓬类控制外再加适当的二线药物治疗（参见第 52 章）。如果发生低血糖（定义为血糖低于 40mg/dl），则患儿需要静脉输注葡萄糖并随时监测血糖。

如果表现不稳定的疑似脑膜炎的患儿，腰椎穿刺应被延迟。虽然早期服用抗生素可能会阻止微生物的生长，以致影响脑脊液培养结果，但是应尽早给予适量的抗生素。值得注意的是，在约 50% 的细菌性脑膜炎患儿中，细菌病原体可从血培养中分离并且对于抗生素的使用时间及类型的选择均有帮助。

表现稳定的疑似脑膜炎的患者应进行验血和诊断性腰椎穿刺，尤其是那些细菌感染风险较高的儿童（如新生儿、免疫功能缺陷及与确诊为细菌性脑膜炎病例密切接触的患儿），最初的实验数据评估应包括全血细胞计数、外周血葡萄糖及脑脊液白细胞、红细胞计数，葡萄糖、蛋白质、革兰染色。没有感染细菌性脑膜炎的儿童，脑脊液葡萄糖值大约是外周葡萄糖值的 60%，血培养和脑脊液培养也可鉴别。

正常脑脊液参数与年龄有关（表 58-1）。腰椎穿刺造成的创伤经常发生，特别是对年幼的孩子，这可能是脑脊液细胞计数复杂化的解释。校正公式设计正确的脑脊液白细胞为脑脊液红细胞的存在。无论是以

500 ： 1 为标准或是实际外周红细胞数值：白细胞比有一个可以应用。外周血的引入提高了脑脊液蛋白质含量约 1.1mg/ml（1000 个 /mm³）。

表 58-1 根据患者年龄的脑脊液参数的正常值的范围

脑脊液参数	0～4 周	4～8 周	大于 8 周
白细胞数值	0～19 个 /mm³	0～9 个 /mm³	0～9 个 /mm³
葡萄糖	30～60mg/dl（平均 52）	40～70 mg/dl（平均 52）	50～80mg/dl
脑脊液与外周血葡萄糖之比	60%	60%	60%
蛋白质	60～100mg/dl	50～80mg/dl	15～45mg/dl

对于脑脊液淋巴细胞异常增多的儿童，额外的检查应取决于临床情况。当细菌性脑膜炎的可能性不大时，肠道病毒聚合酶链反应检测可以确认病毒感染。该检查既可以缩短就诊时间，又可以缩短使用抗生素的时间。新的肠道病毒测试可以在数小时内知道结果，因此可以指导脑脊液淋巴细胞异常增多的儿童而做出决策。而对于小年龄的婴儿，则可以考虑行单纯疱疹病毒聚合酶链反应的检测。莱姆病的流行地区为东北、中西部和大西洋，莱姆病的血清学应常规检查。由于它的灵敏度低，临床医师不应该行脑脊液莱姆病原体的聚合酶链反应检测。

■ 细菌性脑膜炎和无菌性脑膜炎的鉴别

细菌培养需要数天才能确定细菌的病理，可靠地排除细菌感染。脑膜炎的预测：如细菌性脑膜炎评分（表 58-2），结合所表现的症状和体征计算细菌性脑膜炎的风险。六项高风险中没有一项符合的儿童，预测其是细菌性脑膜炎的风险非常低。在许多已经出版的研究论文中，细菌性脑膜炎评分已经被证实有较高程度的诊断准确性：灵敏度为 99.3%（95% 置信区间为 98.7%～99.7%），特异度为 62.1%（95% 置信区间为 60.5%～63.7%），阴性预测值为 99.5%（95% 置信区间为 99.3%～99.9%）。

表 58-2 细菌性脑膜炎的高危标准

脑脊液革兰染色阳性
脑脊液中性粒细胞计数≥1000 个 /mm³
脑脊液蛋白质≥80mg/dl
外周血中性粒细胞≥10 000 个 /mm³
之前呈现的癫痫发作

■ 预防性应用抗生素

在诊断性行腰椎穿刺术前预防性应用抗生素可能导致细菌培养阴性。培养成无菌的时间取决于对脑膜炎奈瑟球菌的细菌病原体的即时消毒灭菌，但肺炎链球菌和 B 组链球菌培养阳性需要数小时。确诊为细菌性脑膜炎的患儿，抗生素的预防应用降低了脑脊液中的蛋白质含量但提高了脑脊液中的葡萄糖含量。因此，脑膜炎的预测规则不适用于预防性应用抗生素的儿童。

■ 鉴别莱姆病和无菌性脑膜炎

在莱姆病流行地区如东北部、大西洋中部和中西部，脑脊液淋巴细胞异常增多的孩子，虽然患细菌性脑膜炎的风险低，但仍可能有莱姆病脑膜炎。莱姆病脑膜炎的治疗原则是注射 3～4 周的抗生素。“7s”是先前验证的临床决策规则来区分莱姆病感染性关节炎（表 58-3），“7s”中的三项高危标准没有一项符合的小孩，临床预测患莱姆病关节炎的风险较低：敏感度为 96%（95% 置信区间为 90%～99%），特异度为 41%（95% 置信区间为 36%～47%，阴性预测值为 91%（95% 置信区间为 86%～94%）。对于莱姆病脑膜炎，应用已经被验证的临床准则，可潜在减少不必要的住院和在等待莱姆病血清学结果的低危患者的抗生素的治疗。

表 58-3 7s 法则：识别低危患儿

莱姆脑膜炎高危因素
≥头痛≥ 7d
单核细胞≥ 70%
第Ⅶ对或其他脑神经麻痹

脑炎

脑炎是指延伸到脑组织可与脑脊液感染相关的感染（脑膜脑炎）。最常见的脑炎是由病毒感染引起的（如肠道病毒、单纯疱疹病毒、狂犬病毒、东部和西部马脑炎病毒、西尼罗河病毒）。体征和症状包括意识状态改变、局灶性神经功能缺损、共济失调、失语或局灶性癫痫发作及一些与脑膜炎相关的症状。

最初的实验数据评估应包括外周血白细胞、脑脊液细胞计数和生化检查。通常情况下，患儿会有轻度的以淋巴细胞为主的脑脊液淋巴细胞异常增多症。脑脊液可送至恰当的病毒研究所研究。如果怀疑是疱疹性脑膜炎（如既往孕产妇有过感染史诞下的小婴儿），脑脊液疱疹病毒聚合酶链反应检测可以确诊，一旦确诊，脑电图可显示为癫痫发作或波幅弥漫性降低。

■ *治疗*

对于疑似患有细菌性脑膜炎的患儿，根据患者的年龄，早期的抗生素治疗由占主导地位的微生物直接决定。新生儿一般用氨苄西林的初始治疗剂量（100mg/kg）和一种氨基糖苷类抗生素（如庆大霉素，2.5mg/kg）联合应用。婴幼儿和儿童普遍用第三代头孢菌素治疗（头孢曲松钠 100mg/kg，1 次 / 天或头孢噻肟 50mg/kg，3 次 / 天）。如果这种微生物已知是肺炎链球菌或是看到脑脊液革兰染色后提示革兰阳性球菌感染，使用万古霉素（15 mg/kg，2 次 / 天），并可以经验性地增加剂量来抗肺炎链球菌感染。细菌病原体在分离及敏感性试验之后，抗生素的覆盖率和持续时间可以确定。

治疗病毒性脑膜炎在很大程度上是支持性的，包括水化、发热和疼痛的控制。当考虑疱疹病毒感染时，可经验性地使用阿昔洛韦治疗。虽然病毒感染是非常罕见的，但是单纯疱疹病毒会导致病情严重，死亡率较高。当患儿的脑脊液疱疹病毒聚合酶链反应试验阴性时，可停止使用阿昔洛韦。

在给予抗生素治疗之前，由流感嗜血杆菌引起的脑膜炎使用地塞米松（0.15mg/kg，静脉输注）后，其抗炎作用可显著降低听力损失和其他神经系统后遗症。临床试验和数据分析表明，地塞米松疗法相比于其他药物可以提高细菌性脑膜炎患者的预后，但证据还不确凿。对于肺炎链球菌感染引起的脑膜炎，可以考虑使用地塞米松治疗，但在经验性使用类固醇治疗细菌性脑膜炎这方面还未达成共识。皮质类固醇可考虑用来减轻脑炎相关的大脑炎症。

后遗症

绝大多数无菌性脑膜炎患儿都是自限性疾病，不留有后遗症。细菌性脑膜炎患儿的死亡率已明显恒定在 7% 左右。此外，20%～30% 的细菌性脑膜炎幸存者将留有一些长期的后遗症，包括轻度学习缺陷、感音神经性听力损失、发热发作和更严重的神经功能缺损（如精神发育迟滞和失明）。

（罗　兰　译）

第 59 章　免疫低下患者的评估与管理

（原著　Andrea T. Cruz）

要点

- 发热对于免疫功能低下的儿童是一种临床急症。及时评估和抗生素使用可以减少发病率和死亡率。
- 长期使用糖皮质激素的患儿发热时可能需要负荷量激素。
- B 细胞免疫缺陷患儿有感染封闭式病原体的风险。T 细胞缺陷的儿童可能会出现慢性或严重的病毒感染、肺孢子菌肺炎和反复细菌感染。噬菌细胞缺陷儿童表现为反复化脓性细菌引起的感染。补体缺陷儿童表现为封闭式和化脓性病原体。
- 青少年出现发热、不适、淋巴结病、咽炎、口腔溃疡和斑丘疹时需怀疑急性 HIV 感染。

由于原发性免疫缺陷检测水平的提高，免疫功能不全的儿童数量在急诊科明显增加（表 59-1），并且确诊后存活率增加。本章主要集中于免疫功能不全儿童的感染并发症。这些也可参见第 20 章“血液与肿瘤急症”。

表 59-1　美国最常见的免疫缺陷和免疫功能低下

疾病	发病率	免疫缺陷	最常见的机会性感染	内容
原发性免疫缺陷				
联合免疫缺陷	1/500 000～1/50 000	B 细胞、T 细胞	腺病毒、CMV、EBV、HSV、流行性感冒、麻疹	淋巴组织缺失
共济失调毛细血管扩张症	1/100 000～1/40 000	B 细胞、T 细胞	复发性窦肺感染、支气管扩张	恶性肿瘤概率高
Wiskott-Aldrich 综合征	1/100 000	B 细胞、T 细胞	荚膜生物体（如肺炎球菌、脑膜炎球菌、流感嗜血杆菌）、巨细胞病毒、软疣、VZV	与淋巴瘤和自身免疫疾病有关，湿疹、血小板减少症
常见变异型免疫缺陷病	1/25 000	B 细胞	窦肺感染、慢性肠胃炎，包括贾第虫病	免疫反应低下，淋巴组织过分生长
无丙种球蛋白血症	1/340 000	B 细胞	荚膜细菌（肺炎球菌、B 组链球菌、流感病毒，假单胞菌、克雷伯菌、脑膜炎球菌、链球菌。复发性耳炎、鼻窦炎、肺炎最常见，感染、败血症、骨髓炎、关节炎也有	缺乏扁桃腺体，外周淋巴结肿大
IgA 缺乏症	1/333	B 细胞	复发性窦肺感染，荚膜细菌（肺炎球菌，脑膜炎球菌、克雷伯杆菌属、假单胞菌、流感嗜血杆菌）；贾第虫和其他胃肠道感染	速发型血液过敏反应或丙种球蛋白静脉注射过敏
迪格奥尔格综合征	1/5000	T 细胞	窦肺感染。低于 1% 的免疫抑制（SCID-like）	低钙血症、胸腺发育不良
高 IgE 血症	未知	巨噬细胞	皮肤和肺的葡萄球菌及真菌感染，侵入性肺孢子菌肺炎、曲霉菌和诺卡菌也有报道	表皮粗糙、湿疹、牙成骨不全。血清 IgE＞ 2000 IU/ml
淋巴细胞黏附不足	1/100 000	巨噬细胞	皮肤、黏膜的反复感染；牙周炎	脐带延迟分离，白细胞增多、化脓
慢性肉芽肿疾病	1/500 000～1/220 000	巨噬细胞	过氧化氢酶阳性菌、白喉、李斯特菌、诺卡菌、葡萄球菌、TB、多重革兰阴性菌、曲霉菌、隐球菌	直肠旁脓肿和入侵沙雷菌

续表

疾病	发病率	免疫缺陷	最常见的机会性感染	内容
Chédiak-Higashi	未知	巨噬细胞	葡萄球菌、过氧化氢酶阳性菌（见上表）	先天性中性粒细胞减少；白化病、进行性神经疾病（帕金森病）
无脾（功能上，解剖）	1/5000～1/30	巨噬细胞	荚膜生物体（肺炎球菌、脑膜炎球菌、B 组链球菌、沙门菌，假单胞菌、克雷伯菌、流感嗜血杆菌）	请参阅第 20 部分“血液急症和肿瘤急症”
Shwachman-Diamond	1/75 000	巨噬细胞	下呼吸道感染、牙齿脓肿、复发性中耳炎	先天性中性粒细胞减少、胰腺发育不良、骨骼异常、恶性肿瘤的风险增加
获得性免疫缺陷				
HIV	4/100 000	T 细胞	见表 59-4	15～19 岁青少年是高风险人群
化疗	15/100 000	B 细胞、T 细胞	参见第 108 章肿瘤急症	恶性肿瘤所致的不同的程度和持续时间的免疫抑制
骨髓移植	可变量	B 细胞、T 细胞	见表 59-2	自体和同种异体移植有区别
实体器官移植	可变量	B 细胞、T 细胞	见表 59-2	不同的移植器官的免疫抑制水平不同，移植后的时间不同

注：CMV，巨细胞病毒；EBV，EB 病毒；HSV，单纯疱疹病毒；VZV，水痘－带状疱疹病毒；TB，结核分枝杆菌；HIV，人类免疫缺陷病毒。

实体器官移植受者

某些感染更常见于实体器官移植（SOT）后的不同时期（表 59-2）。病原体可来自于捐赠者，免疫抑制、术后感染、由于免疫抑制而新发的机会性感染（OIs）均可造成本体菌群重新激活或恶化（表 59-3）。

表 59-2　以时间作为函数移植受者自移植后最常见的感染

移植	0～1 个月	1～6 个月	>6 个月
实体器官	捐献者带入感染 病毒：CMV、EBV、HHV-6、HIV、HSV，淋巴细胞脉络丛脑膜炎，狂犬病病毒、VZV、西尼罗河病毒 真菌：曲霉属真菌、念珠菌，球孢子菌病、隐球菌组织胞浆病 细菌：菌血症（沙门菌和多个其他病原体）、脑膜炎球菌、NTM、梅毒、TB	病毒：腺病毒、巨细胞病毒、EBV、HSV、流感病毒，水痘－带状疱疹病毒、肝炎病毒、BK 病毒（在肾移植中后者为主）	病毒：CMV（中枢神经系统、视网膜炎、结肠炎）、EBV（导致移植后淋巴组织障碍、PTLD）、HSV（CNS）、多瘤病毒（导致侵袭性多病灶的脑白质病）
	寄生虫 / 原虫生物：巴贝西虫病、疟疾、类圆线虫属、弓形虫	真菌：隐球菌，肺孢子菌肺炎	真菌：曲霉菌、毛霉菌属
	移植前在捐献者和受者的反复感染：丙型肝炎、乙型肝炎，肺曲霉病	细菌：诺卡菌属细菌，梭状芽孢杆菌，结核	细菌：病原体引起社区获得性肺炎，诺卡菌属
	术后感染性并发症[a]：伤口感染、VAP、泌尿道感染、CVC 感染、移植组织的重复感染、梭状芽孢杆菌感染	寄生 / 原生动物：类圆线虫属，弓形虫，恰加斯病	
	0～3 周	3 周～3 个月	>3 个月
骨髓 / 干细胞	移植前受者的反复感染：金黄色葡萄球菌、肺炎球菌、革兰阴性肠道曲霉菌，念珠菌、腺病毒、流感、RSV	病毒：腺病毒、巨细胞病毒、HHV-6、流感、RSV 真菌：曲霉属真菌、肺孢子菌肺炎 细菌：金黄色葡萄球菌、肺炎球菌、革兰阴性肠球菌	病毒：腺病毒、CMV，EBV，HHV-6，流感、RSV、水痘－带状疱疹病毒 真菌：曲霉属真菌、肺孢子菌肺炎 细菌：荚膜细菌（肺炎球菌、脑膜炎球菌、假单胞菌、流感嗜血杆菌、金黄色葡萄球菌）

续表

	0～3 周	3 周～3 个月	>3 个月
骨髓干细胞		寄生 / 原生动物：隐孢子虫、贾第鞭毛虫	寄生 / 原生动物：隐孢子虫、贾第鞭毛虫

注：CMV，巨细胞病毒；HHV，人类疱疹病毒；HIV，人类免疫缺陷病毒；HSV，单纯疱疹病毒；NTM，非结核分枝杆菌；TB，结核分枝杆菌；CNS，中枢神经系统；VAP，呼吸机相关性肺炎；URI，尿路感染；CVC，中央静脉导管；RSV，呼吸道合胞病毒。

a 很有可能是因为病原菌耐药

表 59-3 免疫缺陷儿童最常见病原体不同的临床表现、诊断及治疗 [a]

病原体	症状	诊断	治疗	注意点
细菌（多种病原体）	发热、寒战、休克	血培养	广谱抗生素	以事前培养结果指导经验性治疗
肺炎（多种病原体）	发热、咳嗽、呼吸困难	X 线检查、血培养、病毒检查	广谱抗生素	细菌及病毒检测均重要
大肠埃希菌	发热，黏液及血便的腹泻	大便毒素检测	甲硝唑，口服万古霉素作为第二选择	1/3 的婴儿无症状
结核分枝杆菌	发热、发冷、咳嗽、体重减轻，盗汗和咯血在儿童不常见	培养、PCR、结核皮试、IGRA	异烟肼、利福平、吡嗪酰胺、乙胺丁醇	婴儿很少培养阳性，疑似病例需做出诊断
非结核分枝杆菌	会导致肺，皮肤和软组织，淋巴结疾病，为传播性疾病	培养	根据物种不同进行选择	根据疾病有不同的定植，有挑战性
诺卡菌	正常宿主的皮肤淋巴结疾病；免疫功能低下儿童可发生在肺、中枢神经系统和皮肤	培养，细菌为易抗酸的	甲氧苄啶－磺胺甲噁唑；中枢神经系统或其他威胁生命的疾病可添加阿米卡星	实验室需要培养数周，允许独立病原体被孤立
曲霉菌	肺、鼻窦、中枢神经系统或皮肤，与血栓形成相关	培养、银染色，活检标本	两性霉素	肺部 CT 可见光环
孢子菌	发热、胸痛、呼吸困难、体重减轻；皮肤和关节痛可能是儿童的唯一迹象	血清学检查，培养	两性霉素	旅行史很重要：在美国西南地区流行
隐球菌	独立的脑膜炎症状；可看到骨骼和皮肤结节	血清和脑脊液抗原，培养	两性霉素＋氟胞嘧啶	可有少量脑脊液细胞增多
组织胞浆菌	发热、胸痛、呼吸困难、体重减轻、结节性红斑	血清学检查、培养、尿抗原	两性霉素	抗原检测肺组织胞浆菌病，免疫功能受损者可能不敏感
耶氏肺孢子虫	亚急性表示发热、干咳、呼吸困难，常见缺氧表现	银染色，X 线胸片	甲氧苄啶－磺胺甲噁唑	LDH 常升高；X 线胸片显示弥漫性网状结构
腺病毒	出血性膀胱炎、肺炎、肝炎、结膜炎、结肠炎	病毒培养，快速检验但灵敏度差	传播性疾病予以西多福韦	初始感染后病毒可隐藏数月
BK 病毒	尿路感染症状，出血性膀胱炎	培养	支持治疗	与慢性肾衰竭有关
巨细胞病毒	肺炎、结肠炎、视网膜炎、肝炎	PCR、抗原血症血清学检查	更昔洛韦	像所有的疱疹病毒一样，巨细胞病毒可在潜伏期再激活
EB 病毒	发热、流感样疾病、吉兰－巴雷综合征、PTLD、脑膜脑炎、嗜血综合征	PCR、血清学检查	支持治疗	PTLD 可见铁蛋白升高；可见原发或继发感染
单纯疱疹病毒	严重的皮肤表现、湿疹、疱疹，传播性 HSV 少见	培养、PCR	阿昔洛韦	不同中枢神经系统表现：脑膜脑炎面神经炎，上行性脊髓炎
流行性感冒病毒	正常宿主比流感更严重的症状	病毒培养、快速检测、PCR	奥司他韦	恶性肿瘤和血红蛋白病的住院儿童有较高概率
细小病毒	发热、皮疹，再生障碍性危象，偶参与其他细胞系	血清学检测	支持	血红蛋白病儿童病情危重

续表

病原体	症状	诊断	治疗	注意点
水痘-带状疱疹病毒	可见出血性 VZV，带状疱疹可重新激活	直接荧光抗体（DFA）测试	阿昔洛韦（对 HSV 不是作为有效治疗）	免疫功能不全儿童有非典型水痘表现
巴贝西虫病	发热、寒战、头痛、倦怠、苍白（类似疟疾）	外周血片可见十字征	奎宁＋克林霉素	无脾患者易患寄生虫病
隐孢子虫	血丝便、水样腹泻（持续数周）、腹痛、体重下降；免疫功能不全患者可发生在肺、胆道，为传播疾病	大便抗原检测	硝唑尼特	间歇性排放，需要收集数份粪便样本
贾第鞭毛虫	带血丝的水样腹泻、腹痛、腹肌紧张，胃肠胀气	大便抗原检测	硝唑尼特	体液免疫缺陷更常见
疟疾	发热、寒战、头痛、倦怠、苍白	厚、薄血片	奎宁＋克林霉素	恶性疟原虫的发病率和死亡率高于其他疟原虫物种
类圆线虫属	肺浸润、败血症、脑膜炎（从易位的整个肠道革兰阴性肠道）	大便可见幼虫	伊维菌素或噻苯唑	组织迁移阶段有嗜酸粒细胞增多；免疫缺陷者可自体接种
弓形虫	脑炎、肺炎、传播性疾病	血清学检测	乙嘧啶＋磺胺嘧啶	免疫功能不全者 IgM 反应低下

注：PCR，聚合酶链反应；IGRA，γ 干扰素释放试验；LDH，乳酸脱氢酶；PTLD，移植后淋巴组织障碍。

a 最常见的机会性感染在儿童感染 HIV 的情况将在表 59-4 中介绍。

典型或非典型病原体引发的复发性肺炎［如腺病毒、巨细胞病毒（CMV）］均可见于肺移植后。泌尿系统感染可见于约 50% 的肾移植儿童，通常为大肠埃希菌和克雷伯菌。BK 病毒和其他多瘤病毒可致肾移植受者出现血尿、脓尿，可以与慢性肾衰竭和移植物功能缺失有关。结肠炎可由病毒性病原体［巨细胞病毒、单纯疱疹病毒（HSV）］导致，小肠移植受者体内也可见梭状芽孢杆菌。移植器官的细菌感染少见于心脏及肝移植受者。

移植后的血流感染（BSI）可继发于 CVC 相关感染、免疫抑制或肠壁瘘的转移。在肺移植中，BSI 最常发生于实体器官移植后第 1 个月，病原体有凝固酶阴性的葡萄球菌、铜绿假单胞菌和念珠菌属。BSI 也常见于心脏移植后早期，革兰阴性菌较革兰阳性菌占优势，真菌、厌氧菌或隐球菌的 BSI＜10%。肝移植受者患胆管炎的风险更高，被革兰阳性菌、革兰阴性菌和厌氧性病原体覆盖。

病毒感染可导致实体器官移植后发病、死亡和移植器官功能缺失。移植后最常见的病毒感染是 CMV。移植后期予以缬更昔洛韦或更昔洛韦治疗并不能防止所有移植后感染。流感在移植受者中也有较高的发病率和死亡率，甚至可见移植器官功能缺失。快速病毒测试灵敏度差，因此在流感季节不管快速测试结果如何，都应给予经验治疗。腺病毒可引起出血性膀胱炎、肺炎、肝炎、结肠炎。移植后最可怕的病毒是 EB 病毒（EBV），可导致特异性病理改变（肝炎、肺炎、结肠炎、骨髓功能障碍）或移植后淋巴增生性疾病（PTLD）。移植受者患恶性肿瘤的风险比一般人高 5～10 倍，最常见于 EB 病毒相关性恶性疾病，包括嗜血综合征、淋巴瘤、平滑肌肉瘤。PTLD 症状是千变万化的，包括全身症状、孤立或传播性的淋巴结病，扁桃体肥大、喉咙痛、呕吐、腹泻、胃肠道出血或器官衰竭。实体器官移植受者的肠套叠可触发于 PTLD，发生肠套叠的关键是胃肠道的淋巴增生。患儿也可见血细胞减少、铁蛋白和三酰甘油升高。

免疫功能不全儿童出现移植受者的机会性感染包括许多其他病原体（表 59-2 和表 59-3）。这些可能包括可预防疾病的疫苗，如果孩子无法在移植前接种疫苗获得。尽管卡氏肺囊虫肺炎（PCP）与艾滋病病毒感染有关，在一个大系列里移植受者占到近 40% 的卡氏肺囊虫肺炎病例。最后，接受实体器官移植的患儿患自身免疫性疾病的风险更高。

对于发热的实体器官移植儿童，感染性疾病的最初评价包括全血细胞计数、血培养（外周血和所有的腔隙血），快速病毒测试、X 线胸片和化学测试。应根据移植的种类、免疫抑制的程度、移植后的时间进行评估（表 59-2），还包括移植前血清、移植后感染结果使用广谱抗生素。第三代头孢菌素或半合成抗假单胞菌青霉素（如哌拉西林他唑巴坦）适用。

后者尤其适用于肝移植受者，此类患者患胆管炎的风险增高。

原发性免疫缺陷（PI）

PI 涉及各种免疫反应应答中单独或联合免疫缺陷。最常见的 PI 包括 B 细胞缺陷、最普通的器官有荚膜细菌，也可见于无脾患者。机会性感染开始于母亲抗体在胎儿中逐渐递减，包括菌血症和上下呼吸道疾病。T 细胞免疫缺陷表现为长期或严重的病毒感染、卡氏肺囊虫肺炎、分枝杆菌和真菌。T 细胞缺陷可减弱患者的抗体反应，使这些孩子患 B 细胞缺陷相同的细菌病原体感染风险增高。补体系统作用于病原体的表面抗原，通过吞噬作用进行破坏。最著名的补体缺陷病是补体级联终端部分（C5～C9），可诱发脑膜炎球菌病。巨噬细胞缺陷与侵入性疾病有关，这类患者很小年龄就有金黄色葡萄球菌、沙雷菌属，假单胞菌、曲霉菌和念珠菌感染。任何患者患侵入性沙雷菌感染不管是否初次感染，均应怀疑巨噬细胞缺陷。

PI 患病率较低且有天然的异源性，所以很难描述感染的病因。住院患者最常见的原因为胃肠炎（鞭毛虫、念珠菌和沙门菌）和肺炎。

初步诊断评估包括全血细胞计数、血培养、快速病毒研究（或 PCR），胸部 X 线片。腹泻的儿童，粪便白细胞、大便细菌和病毒培养、梭状芽孢杆菌，隐孢子虫 / 贾第虫抗原检测均应完善。隐孢子虫病也要作为 PI 患者胆管炎的鉴别诊断。如果考虑肺孢子菌肺炎，乳酸脱氢酶（LDH）升高可能是早期的支持依据。如果可行 PCR，对肺孢子菌肺炎有负性预测价值。根据之前的培养结果即 PI 每类分离出的最常见的细菌使用广谱抗生素。患者的预防性治疗可能有助于缩小鉴别诊断范围和抗生素的选择。例如，一个正在接受青霉素预防性治疗的儿童，临床表现为肺炎，不能按经验性治疗给予氨苄西林，其可增加耐药的风险。

HIV

HIV 感染儿童可能因急性 HIV 感染、未确诊 HIV 的机会性感染（表 59-4）或明确的疾病就诊于急诊室。来急诊室的青少年表现为发热、咽炎、口腔溃疡和浸润性淋巴结病，均应考虑诊断急性 HIV 感染。单核细胞增多症常发生于感染后 4～8 周，窗口期血清学阴性。诊断可由聚合酶链反应（PCR）确定。全血细胞数可能表现为白细胞减少症、淋巴细胞减少、血小板减少症。长期存在病毒的患者可以预先诊断，如他们未能茁壮成长、慢性腹泻或反复上下呼吸道感染。检查的发现可能包括无痛性腮腺肿大、脾大、浸润性淋巴结病、恶病质。机会性感染的类型与 CD4 细胞计数有关（表 59-4）。

表 59-4 最常见的机会性感染在儿童感染 HIV 的情况

CD4 细胞计数[a]			疾病	症状	诊断	治疗
<12 个月	1～5 岁	>5 岁				
≥1500	≥1000	≥500	复发 URI、鼻窦炎或 AOM	[b]	[b]	[b]
			淋巴结病	无触痛，>0.5cm	N/A	N/A（由于病毒渗透）
			腮腺炎	无触痛，双侧	N/A	N/A（由于病毒渗透）
			肝脾大	无触痛	N/A	N/A（由于病毒渗透）
750～1499	500～999	200～499	CD4 计数高的 OIs 如下：			
			念珠菌病	[b] 更严重和持续时间更长；念珠菌病牵涉下呼吸道或食管时要考虑 AIDS 相关疾病	培养	氟康唑
			卡波西肉瘤	皮肤和口腔无触痛的紫色皮肤损伤	活检	ART
<750	<500	<200	CD4 计数高的 OIs 如下：			
			结核	[b] 常见于肺外	抗酸培养，结核菌素皮肤试验	异烟肼、利福平、吡嗪酰胺、乙胺丁醇
			肺孢子菌肺炎	发热、呼吸困难、血氧不足		甲氧苄啶－磺胺甲噁唑

续表

CD4 细胞计数[a]	疾病	症状	诊断	治疗
	组织胞浆病、球孢子菌病	发热、呼吸困难、胸痛、体重下降		两性霉素
	浸润性多部位的脑白质病	意识障碍、癫痫、行动困难	影像学检查、病史	无
	弓形虫病	发热、抽搐、意识障碍、肌无力	血清学	甲氧苄啶－磺胺甲噁唑
	慢性隐孢子虫病	慢性水样腹泻、体重下降、呕吐	粪便抗原检测	硝唑尼特
	隐球菌感染	发热、头痛、颈部僵硬、记忆减退	培养、抗原检测	两性霉素＋氟胞嘧啶
		由艾滋病诱发的肺外隐球菌感染		
	CMV（CNS、视网膜炎）	发热、视觉变化、头痛、腹痛、腹泻	培养、PCR、抗原血症	更昔洛韦
	鸟型结核菌	发热、盗汗、咳嗽、腹痛、呼吸困难	培养	阿奇霉素、利福平、乙胺丁醇

注：URI，上呼吸道感染；AOM，急性中耳炎；N/A，不适用；OIs，机会性感染；AIDS，获得性免疫缺陷综合征；ART，抗反转录病毒治疗；CMV，巨细胞病毒；CNS，中枢神经系统。

a 小婴儿 CD4 计数基数比年龄更大的儿童高。学龄儿童 CD4 细胞计数与成人相同。

b 与正常宿主一样。

对于已经接受抗反转录病毒治疗（ART）的儿童，其最近的 CD4 细胞计数、抗反转录病毒药物依从性、是否预防性使用药物治疗均可助于缩小鉴别诊断，具有良好的依从性，机会性感染较罕见，但是这些儿童可能存在 ART 的不良反应。最常见的不良反应是核苷反转录酶抑制剂（NRTI）的肝毒性、骨髓抑制和过敏反应。非 NRTI 与肝毒性和皮疹有关。蛋白酶抑制剂与肝毒性、高血糖、皮疹、脂肪分布不均相关。

HIV 患儿出现机会性感染，有呼吸道症状和（或）X 线肺部浸润时，均需考虑肺孢子菌肺炎。肺孢子菌肺炎可引起亚急性肺炎、安静呼吸急促、低氧血症。典型的影像学表现为弥漫性网状结节。血清 LDH 通常非常高。早期大剂量磺胺甲噁唑能挽救他们的生命。患者室内空气下 PaO_2＜70mmHg 应该考虑应用糖皮质激素。

（罗　兰　译）

第 60 章 中毒性休克综合征

（原著 Eiman Abdulrahman, Shabnam Jain）

要点

- 中毒性休克综合征（TSS）是一种急性、由毒素介导的疾病，其特征是发热、皮疹红斑、低血压、多器官受累和脱屑。
- 在大多数情况下，中毒性休克综合征与金黄色葡萄球菌相关。然而，A 组链球菌（GAS）可引起类似的疾病被称为链球菌性中毒性休克综合征（STSS）。
- 现有报道中毒性休克综合征在月经期和非月经期发生率几乎相同。非月经相关性中毒性休克综合征诱发因素是手术和非手术创伤、烧伤及产后条件；链球菌性中毒性休克综合征诱发因素是水痘、非甾体抗炎药使用、深层次的 A 组链球菌感染。
- 链球菌性中毒性休克综合征患者可有严重的疼痛和皮肤受累，其受累程度与感觉过敏不成比例。
- 主要取决于及时识别、鉴定并去除传染源。此外，抗生素及血流动力学的支持是必不可少。
- 克林霉素已被推荐为中毒性休克综合征和链球菌性中毒性休克综合征首选抗生素（青霉素为 A 组链球菌首选）。
- 同许多常见疾病一样，当地发现任何患者有不明原因的发热、皮疹，并有中毒程度不成比例，应考虑中毒性休克综合征。

引言

中毒性休克综合征（TSS）是一种罕见的急性发热性疾病，特征是发热、弥漫性红皮病（即后来剥脱）、呕吐、腹痛、腹泻、肌痛和非特异性神经系统异常。它可以迅速进展为低血压、多器官功能衰竭和死亡。

最早介绍中毒性休克综合征是在 1978 年感染了金黄色葡萄球菌的 7 个儿童，在 1980 年，流行病学指出与妇女在经期连续使用卫生棉相关。从市场和其他公共健康干预高吸收性卫生棉条的退出，月经相关性 TSS 的发生率从 1986 年的 13.7/10 万人下降为 1980 年的 0.3/10 万人。非月经 TSS 已经描述在儿童和成人有不同的临床方案，自 1987 年以来，类似一个中毒性休克综合征归属于葡萄球菌并已报道由于高度侵入链球菌感染。一些研究报道称，成人侵入型 STSS 比儿童常见。疾病控制与预防中心（CDC）使用“STSS”用以区分链球菌引起的 TSS 相对于葡萄球菌感染引起的 TSS。

由于中毒性休克综合征（TSS）和链球菌性中毒性休克综合征（STSS）都是综合征，从发现的一些临床表现做出诊断（表 60-1 和表 60-2 用于 CDC 病例定义），在中毒性休克综合征中，稀有病例和有难度定义的原因是缺乏医学文献的报道和具体的前瞻性研究。此外，自 1986 年以来，没有持续主动监测人群用以评估对中毒性休克综合征前瞻性研究的发病率和疾病负担。

表 60-1 中毒性休克综合征：CDC 病例定义

发热	体温≥38.9℃
皮疹	弥漫性黄斑红皮
脱屑	1～2 周发病后，尤其是在手掌和足底
低血压	成人收缩压≤90mmHg 和收缩压小于第 5 百分位年龄在年龄小于 16 岁；直立性低血压、晕厥或眩晕
参与≥3 以下器官系统的临床或实验室指标异常：	
胃肠道	呕吐或腹泻
肌肉	严重肌痛或肌酸磷酸激酶大于正常的 2 倍
黏膜	阴道、结膜或口咽充血
肾	BUN 或血清肌酐大于正常 2 倍或脓尿（每高倍视野≥5 白细胞）在无尿路感染情况下
血液	血小板＜100 000/mm^3
肝脏	总胆红素，ALT 或 AST 大于正常 2 倍
中枢神经系统	神志不清或意识改变，而没有局灶性神经系统症状、发热和低血压时
如果测试可获得以下阴性结果：	
阴性	血液、咽喉或脑脊液培养
阴性	血清学试验的落基山斑疹热、钩端螺旋体病或麻疹

表 60-2 链球菌性中毒性休克综合征：CDC 病例定义

与疾病相关或住院的第一个 48h 内发生的下列临床表现	
低血压	成人收缩压≤90mmHg 和收缩压小于第 5 百分位年龄在年龄小于 16 岁
两个或更多个以下的参与：	
肾脏	在成人肌酐≥2mg/L 或大于等于上限的 2 倍限制年龄，或大于过度增加 2 倍底线
凝血功能	血小板计数≤100 000/mm³ 或 DIC、低纤维蛋白原水平、纤维蛋白降解产物存在
肝脏	总胆红素，ALT 或 AST≥正常的 2 倍或更高比超过基线 2 倍
急性呼吸窘迫综合征	起病急，在没有心力衰竭情况下弥漫性肺浸润和低氧血症，弥漫性毛细血管渗漏（水肿、积液、低蛋白血症）
皮疹	广义红皮、脱屑
软组织坏死	坏死性筋膜炎、肌炎、坏疽
检验结果	A 组链球菌分离

病因和发病机制

中毒性休克综合征（TSS）的发病机制被认为是相关毒素的产生，被称为 TSS 毒素 -1（TSST-1）和金黄色葡萄球菌肠毒素（SE）。它很可能涉及一个以上的毒素。这些毒素被认为是超抗原，这是一组蛋白质，它们可以过分激活免疫系统及绕过在通常的抗原介导的免疫应答的某些步骤，部分效果造成巨大的 T 细胞刺激和压倒性的免疫级联用细胞因子，损伤所有最终器官。常规的抗原呈递激活大约 0.01% 的宿主 T 细胞群体，而对超抗原结合激活高达 20%～30% 的宿主 T 细胞。在大多数情况下中毒性休克综合征（TSS）由凝固酶阳性的金黄色葡萄球菌引起，虽然最近凝固酶阴性菌株已分离，但它通常由定植部位发展而不是感染的部位，曾有报道称 TSST-1 与耐甲氧西林金黄色葡萄球菌（MRSA）相关，因此在中毒性休克综合征（TSS）患者中考虑 MRSA 和打击是很重要的。

链球菌性中毒性休克综合征（STSS）是由侵入的 A 组链球菌（GAS）产生的肠毒素引起的，它最常出现水痘和在以往健康的儿童和（或）在使用非甾体抗炎药（NSAID）中，链球菌性中毒性休克综合征（STSS）的感染伤口比中毒性休克综合征（TSS）感染伤口更深，如腹部钝性外伤感染。宿主的免疫系统和病原体之间的相互作用在产生毒素的金黄色葡萄球菌确定哪些患者定植或感染中起主要作用或化脓性链球菌继续发展 TSS。

当超抗原都与细胞接触，它们会做出各种反应：激活血管平滑肌细胞导致血管舒张和低血压，活化皮肤细胞会导致皮疹，消化道活化细胞导致腹泻，激活肌细胞会导致疼痛和抽搐。中毒性休克综合征（TSS）的病理生理学方面是大量的血管舒张和血清蛋白与液体的快速运动。

从血管内至血管外空间，这些导致少尿、低血压、水肿和低中心静脉压。多个系统功能障碍见于 TSS 迅速引起休克或可以是毒素对受累器官的实质细胞（多个）的直接影响。

流行病学

CDC 报告 TSS 的年发病率在下降，可能与卫生棉条使用相关的风险意识增强有关。此外，积极的支持治疗，如早期目标液体复苏可能防止 TSS 的严重表现的下降及做好各项 CDC 诊断标准的病例数。大约有 50% 的 TSS 的案件都与卫生棉条使用相关，而另 50% 发生于儿童、男性、非月经期妇女。非月经期病例发生在各种各样临床环境中，但主要是与产后或皮肤 / 皮下有关的金黄色葡萄球菌感染。诱发因素包括相对较小的体表面积烧伤、擦伤、脓肿、鼻腔填塞、手术伤口并感染。在英国，据估计 3%～13% 的烧伤孩子最后发展为 TSS。TSS 在儿童的具有相对低的体表面积烧伤更为常见，虽然儿童轻微的金黄色葡萄球菌感染发生率高于成人，但 TSS 儿童的发病率和死亡率较低。研究表明，TSS 患者对 TSST-1 不产生显著抗体反应，因此 TSS 显著复发率为（30%）。复发病例是温和的，并出现在原发病 3 个月内，总的死亡率为 5%。STSS 的发生率与侵入性 GAS 疾病的发病率存在一致性，这会在有些地方有所变化，如地理位置和发生集聚性。

临床表现

TSS 和 STSS 的特点都是急性疾病伴发热，低血压和多系统器官受累（包括肾衰竭）。因为在早期阶段从其他儿童疾病区分这可能是困难的，CDC 建立了临床诊断标准，可能并不适用于儿童。因此，在 1990 年提出用于儿童诊断标准（表 60-3）。

表 60-3 TSS 在儿童的诊断标准

发热≥39℃
皮疹
腹泻 ± 呕吐
易怒
淋巴细胞

有不明原因的发热、皮疹，并有中毒外观的任何患者应考虑 TSS。月经相关的 TSS 患者通常在月经的第 3 天和第 5 天之间存在。对于儿童，有可能是一个突发性高热，超过 38.9℃（寒战）、呕吐、腹泻、肌痛、头晕和皮疹扩散。其他症状和体征可能包括头痛、关节痛、咽喉痛、腹痛、颈部僵硬与体位性眩晕或晕厥。腹泻（其可以是黏稠样和水样）和呕吐发生在大约 50% 的病例。

体格检查发现低血压或直立性血压压力的变化。在急性期，持续 24～48h，则患者可出现烦躁、神志不清或迟钝。彩图 85 可见结膜和阴道的充血，月经有关的 TSS 可出现外生殖器水肿、阴道黏膜红斑、很少脓性宫颈分泌物和双侧附件压痛。

彩图 86 皮肤结果可以作为一个严重的红皮病和黏膜红斑的诊断依据。

在医院住院期间第 5～10 天，广泛的瘙痒斑丘疹在大约 25% 的患者中发生。皮疹是弥漫且苍白的，它褪去 3d 内，之后是在皮肤发生广义脱屑，剥落在脚底、手指、脚趾和手掌。非特异性的，但经常发现异常的实验室数值反映了多系统受累的 TSS。白细胞增多，经常看到增加在不成熟的形式。淋巴细胞已被报告为以确认诊断的有用方式。血小板计数可以是降低的。氮质血症和异常尿沉淀被认为具有发展为急性肾衰竭。肝功能检查多表现肝酶和胆红素升高一些。电解质异常变化，并可以包括低钠血症、严重低血压，也可酸中毒。凝血研究是正常或轻度异常，未经治疗的患者可能显示出凝血功能障碍的临床证据。血液、咽喉和脑脊液检查可能是有用的。阴道的检查也应该做，以及可识别任何感染。85% 以上的月经相关 TSS 患者的子宫颈或阴道分泌物培养出金黄色葡萄球菌。大多数上述试验恢复正常在发病后 7～10d。

轻度发作 TSS 更难以诊断。出现发热、头痛、咽痛、腹泻、呕吐的任意组合，体位性头晕、晕厥或在月经的妇女肌痛应提高 TSS 的可能性。金黄色葡萄球菌的存在不是诊断，因为非 TSST-1 生产的金黄色葡萄球菌可能是从 10% 健康妇女子宫颈或阴道中培养出来。然而，发热性疾病期间存在脱屑，应提示临床医师能够获得培养物为金黄色葡萄球菌。其他实验室数据不反映多系统受累的轻症病例。因此，支持轻度 TSS 诊断将取决于从手掌、足掌、趾和指的典型脱屑。

STSS 表现为突然发生休克和任何器官衰竭中的链球菌感染的存在。幼稚的红皮是最 STSS 的暗示症状。这突然出现的过敏似乎与皮肤受累的程度不成比例。这些患者应该评估气坏死性筋膜炎。STTS 相比葡萄球菌的 TSS，通常与病灶组织感染有关，菌血症与更多的暴发性过程有关且导致死亡率较高。

STSS 的初期表现可能并不明显；这些最可能发生于大多数儿童，包括水痘、皮肤受伤及本地化或异常严重触痛、在感染闭合性损伤部位。

鉴别诊断

其他一些全身性疾病伴发热、皮疹、腹泻、肌痛及多系统受累，像 TSS。川崎病特征还见于发热、结膜充血、黏膜红斑和脱屑，但缺乏弥漫性肌痛、呕吐、腹痛、腹泻、氮质血症、血小板减少和打击，伴随着 TSS。金黄色葡萄球菌猩红热和 TSS 是由产生毒素的葡萄球菌所引起的。病理标本或血清学证据剥离毒素区分这两个疾病。猩红热链球菌发热是罕见于 10 岁以上。猩红热的“砂纸”疹与 TSS 的黄斑皮疹或看到的 STSS 红皮病不同。

在脓毒病综合征（一度被称为感染性休克），炎症和免疫反应发生在没有超抗原时。 低血压在败血症和 TSS 中常见。因此，初始治疗是一样的。然而，与 TSS 相关的外观皮疹和实验室检查异常将区分这些疾病。

其他情况下，如落基山斑疹热、钩端螺旋体病、脑膜炎球菌血症、Stevens-Johnson 综合征和葡萄球菌烫伤样皮肤综合征，可能类似于 TSS。

治疗

治疗取决于早期诊断，它的目的是阻断毒素和去除细菌可能合成更多的毒素，以及阻断对主要器官系统的影响。早期识别疫源是非常关键的，重点是必须保持干燥，及时除去异物（如鼻腔填塞或保留棉球），自身组织的保留。抗生素治疗是必不可少的，从急性发作开始，但也是重要的根除生物体而降低复发率。传统上，β 内酰胺酶性抗葡萄球菌抗生素，如苯唑西林或萘夫西林，一直为推荐的治疗。但是，由于最近的社区相关 MRSA，克林霉素或万古霉素作为首选。虽然未经证实疗效，消除鼻携带的细菌可以考虑匹罗星或利福平。 对于 STSS 治疗，建议联合青霉素和克林霉素治疗且静脉注射。克林霉素、青霉素的作用在于抑制细菌的复制和可能会减少毒素的产生。

初始肠道抗生素覆盖 GAS 和金黄色葡萄球菌感染应都是因为相似 TSS 和 STSS 的临床表现来制定

的。因此，克林霉素通常为 TSS 和 STSS 的首选（除青霉素为 GAS）。

辅助治疗中和毒素包括静脉注射免疫球蛋白（IVIG）或新鲜冷冻血浆，要么提供被动免疫力与超抗原的抗体结合。然而，免疫球蛋白的疗效尚未确定。

其余治疗取决于严重性和症状程度。最重要的初始治疗是低血容量性休克的适当的连续监测管理。如果发生急性呼吸窘迫综合征时，机械通气将成为必要。皮质类固醇可以减少机体炎症反应，没有对结果有决定性影响。

一些学者建议所有发热和红皮病的患者住院时至少 24h 密切监测。多数患者住院后 48h 内体温、血压正常。在数天之内红斑消失、肌肉疼痛和无力在 7～10d 缓解。

复发

50% 以上的患者未使用 β 内酰胺酶抗生素治疗会产生复发。大多数复发发生在首次发作后第 2 个月，在月经的当天发生率高。在大多数患者中，首次发作是最严重的。对于非月经性 TSS 病例复发是罕见的。

（罗　兰　译）

第 61 章　软组织感染

（原著　Coburn H. Allen, Sujit S. Iyer, Donna M. Moro-Sutherland）

要点

- 3 岁以下的儿童最常发生细菌性（感染性）关节炎，金黄色葡萄球菌在各个年龄组中是产生细菌关节炎的主要原因。
- 患有蜂窝织炎的儿童常常会出现髌前滑囊炎（感染性），并常常伴随有局部创伤。儿童将会出现局部感染的症状，同时保留有关节功能。治疗主要集中于局部抽吸和引流，抗生素的目标靶点是金黄色葡萄球菌。
- 患有关节盘炎的儿童，最长出现的症状是异常步态或下背痛。临床症状的改善伴随着早期抗炎性药物的使用，同时抗生素的目标靶点是金黄色葡萄球菌和金格杆菌。
- 传染性腱鞘炎的临床表现沿着腱鞘，从被动疼痛延长为轻微疼痛。管理方式包括外科手术和抗生素疗法。
- 在经历了一段时间的菌血症之后，一般会出现骨髓炎，表现症状为发热，并逐步增加骨痛或跛行。金黄色葡萄球菌是造成儿童急性血源性骨髓炎最常见的原因。然而，金格杆菌在患有骨关节感染病的学龄儿童中也正逐步被鉴定。

脓毒性关节炎

关节感染最常见由细菌引起，但是它很可能由其他病原造成（如真菌或滤过性毒菌）。术语脓毒性关节炎包含细菌性关节炎、化脓性关节炎、化脓性膝关节炎、脓性关节炎和关节积脓。它最常发生在童年时期，3 岁以下的儿童最常受到影响，男孩往往比女孩更容易受到影响［男女比例为（1.2～2）：1］，至少有 80% 累及膝关节、臀部和踝关节，且臀部和膝关节最常受到影响。髋关节感染的早期诊断和治疗在保护功能方面是至关重要的。延迟治疗增大了发生并发症的风险，包括股骨头骺的骨坏死、骨髓炎、软骨溶解、全身脓毒病和继发性骨关节病。

■ 病理生理

正常关节包含有少量的滑液，这种滑液是黏性的、清澈的，且通常是非细胞的。微生物可以通过血源性播散（大部分情况下是这样）、直接接种或连续感染点的延伸来进入关节间隙中，这就是骨髓炎。滑液中含量较高的血流量和基膜的不足促使细菌在细菌发作期间就进入到关节间隙中。宿主细胞应对细菌内毒素释放出细胞因子，这种细胞因子能刺激蛋白水解酶的释放和增加白细胞，从而破坏滑膜与胶原蛋白基质和软骨合成。革兰阳性生物体是最常见的致病微生物，尤其是金黄色葡萄球菌（表 61-1，考虑其他生物体）。

表 61-1　脓毒性关节炎中最常见的微生物

微生物	种类	年龄	评论 / 并发症
革兰阳性			
金黄色葡萄球菌	MSSA 或者 CA-MRSA	全部年龄组	CA-MRSA 不断在上升，这可能与静脉血栓形成和肺病有关 骨坏死 生长停滞
链球菌	A 组溶血性链球菌感染（GAS、化脓性链球菌） 肺炎双球菌（肺炎球菌） B 组链球菌感染（GBS）	5 岁以上 2 岁以下 3 个月以下	生长肺炎球菌关节炎的大龄儿童患有疾病 大部分情况与关节外的感染相关
革兰阴性			
种类	年龄	评论 / 并发症	
革兰阴性			
金格杆菌	2～3 岁	幼儿革兰阴性菌性关节炎的主要原因 该微生物培养是重要的，因为在幼儿的骨关节感染中是重要的病原体	

续表

种类	年龄	评论 / 并发症
淋病奈瑟菌	新生儿	非特异性前驱症状：喂食情况差、过敏性和发热 臀部下方的关节涉及其中（膝关节、踝关节和跖骨）
	性活跃青少年	以播散性传染病的表现出现 发热、皮疹、腱鞘炎或带有最低关节渗出液的小关节关节炎； 女性：在初潮之后会出现数天
脑膜炎奈瑟菌		反应性关节炎数天后转变为疾病 可能是由上呼吸道感染所造成的，不仅涉及一个关节并且与斑状丘疹相关
沙门菌		在患有链状细胞疾病和相关血红蛋白病的儿童中最常见

注：MSSA，甲氧西林敏感金黄色葡萄球菌；MRSA，抗甲氧西林金黄色葡萄球菌。

■ 病史和体格检查

脓毒性膝关节炎和踝关节炎通常在触诊时会诊断为肿胀、红肿、发热和关节脆弱等现象。主动和被动的活动范围通常会逐渐下降，且会出现疼痛感。疼痛感随着囊内压力的发展（如股骨头部压缩为髋臼）而有所增加，当我们怀疑臀部存在有特定的脓毒性关节炎时，通常会在臀部和四肢方面出现非创伤性的连续疼痛，且出现发热和过敏性等症状（表 61-2）。

严重症状并不总是意味着患有严重的疾病；毒性滑膜炎会让臀部不断疼痛，但确是良性的且具有限制的条件（参见第 110 章）。在急诊科不能承受重量的儿童直到确诊和开始治疗之后才能出院。

表 61-2　脓毒性关节炎的征象和症状

年龄	迹象和症状	PE
新生儿和 3 个月以内的婴儿	敏感性 过敏性、恐惧、喂食情况差、发热和（或）不明原因发热	位置偏爱（保持腿部曲折，带有轻微外展外旋） 缺乏使用有关的肢体“假麻痹” 换尿布时觉得不舒服（大腿或臀部的肿胀区域） +/- 肢体肿胀
大龄儿童和青少年	带有保健运动症状的发热（不舒服、食欲缺乏、过敏性和心动过速） 臀部或骶髂关节：疼痛感可能会涉及邻体结构	参与关节的肿胀和敏感性 患有主动或被动 ROM 的疼痛 下肢：四肢、拒绝走路或受重 臀部：可能涉及膝痛 骶髂关节炎：疑似阑尾炎、盆腔肿瘤或 UTI

■ 诊断性评估

怀疑患有脓毒性关节炎儿童的实验室评估包括具有差异性的全部血细胞数（CBC）、急性期反应物［红细胞沉降率（ESR）、C 反应蛋白（CRP）］和血培养（BC）。关节穿刺术为革兰染色剂提供了滑液、培养物（药敏试验的好氧和厌氧）和带有差异性的白细胞（WBC）计数，并且也可以通过减压关节间隙来释放疼痛感（参见第 108 章）。

对于臀部牵连来说，射线照片在“蛙式位”的儿童中获得（股骨外部旋转、曲折和外展）（参见第 108 章），脓毒性关节炎的早期射线照相术检查结果包括扩大关节间隙、半脱位和软组织肿胀，而之后的检查结果包括骨骺的腐蚀和邻近软骨下骨的腐蚀（说明并发的骨髓炎）。超声波可以用来指导诊断性穿刺，虽然缺乏直观液体，但也具有较高的阴性预测值。液体的声像图表现（即无回音区 vs. 回波）与感染不存在一一对应的关系，但是超声波可以识别软骨结构。MRI 对关节液的早期检测具有高度敏感性，且可以证明邻近骨骼和软组织的异常情况、软骨破坏的程度和共存的骨髓炎或骨髓炎相关的肿胀。这不应当作脓毒性关节炎的首要诊断方式，而往往会被视为细菌性关节炎、初始引流或受影响关节吸气 48h 的适当抗菌疗法之后未能产生相应反应的那些患者。

■ 瞬态 / 毒性滑膜炎

瞬态 / 毒性滑膜炎与脓毒性关节炎形成对照，它是自我分解的，且设法应对支持疗法，同时还是鉴别诊断中最流行的疾病过程（参见第 100 章）。模型中最初描述的 4 个预测因子将毒性滑膜炎与脓毒性关节炎区分开来，这 4 个预测因子是发热、非承重，红细胞沉降率至少 40mm/h 及 12 000 个 /mm^3 以上的白细胞计数的历史记录。2006 年，凯尔德等将 CRP>2mg/dl 添加到预测模型中（表 61-3）。预测模型可以运用于脓毒性关节炎高患病率的高危人群中（即三级医疗中心），但是它的性能可以运用于以社区为基础的 ED 中，其中患病率及其表现是不同的。

表 61-3 区分脓毒性关节炎和毒性滑膜炎的预测因子

诊断性测试	测试实验室
具有区别的 CBC[a]	＞12 000 个 /m³
CRP[a]	＞2mg/dl（平均值 9.5mg/dl）
ESR[a]	＞40mm/h（平均 55mm/h）
BC	40% 以上
滑液 [a]	
WBC	＞50 000 个 /μl（＞90% 中性粒细胞）
革兰染色剂	40%～50% 可能是阴性的，因为滑液具有制菌特性
培养基	50%～60% 的溶液中

注：非绝对阈值，且必须和临床症状一起使用。

a 包括发热和非承重作为 CBC、CRP 和 ESR 的预测因子，在 95% 的患者中发现有脓毒性关节炎的 5 个预测因子。

■ 治疗和预后

抗生素的提前交付受到了广泛的支持，感染的微生物证据往往是不可能的，等待培养物不应该延迟治疗。Ⅳ抗生素的时间在 2～6 周变化，且当体征和症状出现改善时，生长证据支持缩短这种养生法并且转变为口服抗生素（表 61-4）。

表 61-4 诊断和治疗

	瞬态滑膜炎（TS）	脓毒性关节炎（SA）
年龄	3～8 岁，平均年龄 6 岁	新生儿；3～6 岁
男性：女性	2 ： 1	1.2 ： 1
发热	＜38.5℃	一般＞38.5℃

续表

	瞬态滑膜炎（TS）	脓毒性关节炎（SA）
病史	症状＞1 周，逐步开始 单边臀部或腹股沟痛 一些患者大腿或膝部疼痛，最终的 URI 在 32%～50%	婴儿：过敏性、喂食情况差、处理或换尿布时觉得不舒服 儿童：全身发热的症状（心神不安、喂食情况差、过敏性和心动过速） 疼痛可能与邻体结构相关
体格检查	ROM 的轻微限制；大于外展和内旋转 患有被动 ROM 的疼痛 +/- 触诊敏感性 +/- 减痛步态 1/3 的患者无限制性	臀部的局部弯曲和外旋转 标记疼痛和 ROM 局限性 +/- 不对称臀部褶皱、臀部或生殖器肿胀 婴儿：假麻痹
预后	优秀	取决于诊断
复发率	4%～15%	
治疗	良性、非甾体抗炎药（NSAID）	2～3 周静脉注射抗生素 [a]/ 口服抗生素

a. 如果与骨髓炎相关，时间为 6 周。

外科引流和抗菌疗法是治疗疗法的基础，治疗包括关节间隙的消毒和解压、去除炎性碎片以缓解疼痛和防止畸形或功能后遗症。引流可以通过针吸或手术（关节切开术）来实现。延迟引流增加了出现不良后果的可能性，增强的关节内压力可以将血液供给向股骨头妥协，从而导致出现缺血性坏死。抗生素使用 5～10d 后，患者临床症状胡要改善，对门诊患者完成抗生素疗法（表 61-5）[48～72h 无发热，局部现象和感染症状显著减少，WBC 正常，而 CRP 和（或）ESR 下降]。

虽然进行了抗菌处理，炎性过程仍可能会被延

表 61-5 静脉注射抗菌药物治疗

年龄	微生物	静脉注射抗生素选择	T_x 时长	治疗注意事项
出生后 3 个月	金黄色葡萄球菌（MSSA 和 MRSA） 链球菌 革兰氏阴性杆菌 淋病奈瑟菌	萘夫西林、新青二或万古霉素及庆大霉素或头孢噻肟	3 周	婴儿在新生儿重症监护室时，使用万古霉素，或关注 MRSA 或凝固酶阴性的葡萄球菌 淋病奈瑟菌：静脉注射头孢噻肟 婴儿＜1 个月：仅限于静脉注射治疗
3 个月以上	金黄色葡萄球菌（MSSA 和 MRSA） A 组链球菌群感染 肺炎链球菌	萘夫西林、克林霉素或万古霉素	3 周的葡萄球菌；2～3 周其他菌	CA-MRSA：克林霉素或万古霉素，如果出现恶心现象：使用万古霉素 第二代或第三代头孢菌素
	金格杆菌 流感嗜血杆菌（流感嗜血杆菌疫苗）	头孢唑啉 头孢噻肟、头孢曲松钠或头孢呋辛	2～3 周	非免疫儿童＜在高危险区域 2 岁以下 性活跃的青少年
	淋病奈瑟菌 沙门菌 肠道革兰氏阴性菌	头孢曲松钠或头孢噻肟 头孢曲松钠或头孢噻肟 头孢噻肟、头孢曲松钠或头孢他啶及氨基糖苷类	2～3 周	镰状细胞疾病 近期胃肠道手术或复杂尿路感染 假单胞菌

长，从而造成了恢复延迟和残余的关节损伤，地塞米松的随机化试验（抗菌药物开始使用 4d 加用地塞米松），证明治疗 12 个月之后，局部和全身炎症反应持续时间较短，急性期反应物的持续时间较短，IV 治疗和住院的持续时间较短，剩余功能障碍的风险降低（2%vs.26%）。

髌前滑囊炎（脓毒性）

滑囊是囊状构造，这种构造可以保护骨骼隆起并且为肌肉、肌腱和皮肤提供缓冲以进行对照，并轻易地避过骨骼。髌前滑囊是表面的黏液囊，该黏液囊位于膝盖骨和皮肤之间，此黏液囊炎会重复发生，该检查将会集中于传染性（脓毒性）的黏液囊炎，那些反复进行下跪且具有外伤的人具有更高的危险（如幼儿、运动员和经常要跪下的职业，如女管家、水管工和园艺大师）。

髌前滑囊直接位于皮肤下方，表面磨损和接种会轻易接触到囊内细菌，周围的蜂窝织炎是一个危险因子。极少数的情况下，髌前黏液囊炎可能从外源中传播菌血症，金黄色葡萄球菌在培养物抽吸中被发现是最常见的病原体（75% 以上），酿脓链球菌在小儿科病例中是第二大常被报告的微生物。

■ 临床表现

最常见的症状包括黏液囊中心的急性局部泛红、发热和过敏，无痛的关节运动在该疾病与脓毒性关节炎方面是重要的，发热出现在大多数患者身上，许多患者可能同时发生蜂窝织炎或出现创伤迹象。我们需要注意刺伤，这种刺伤常因异物造成的可能性比较大。

■ 管理

我们建议在大部分情况下进行液体抽吸，因为波动的膝盖骨区域是常见的调查结果。因为它的表面位置，针吸或表面切开引流往往结合抗葡萄球菌和链球菌抗生素进行充分的治疗。培养物应当是抽吸液体。患者直接进行抗生素治疗，在可能具有外来物保留的外伤情况下有必要进行更多的外伤探索。BC 在产生毒性的患者身上更容易产生毒性，其中可能会出现潜在的骨髓炎，静脉注射抗生素在严重局部炎症或潜在免疫功能不全的情况下是唯一的必要，这种免疫功能不全易受慢性感染。具有持续全身症状、疼痛或进行限制性关节活动的患者被怀疑患有潜在的骨髓炎或者脓毒性关节炎，且他们可能需要进行外科治疗，以进行诊断和治疗。

■ 辅助检查

抽液伴行革兰染色和培养对诊断和诊疗最为有用。积液的白细胞计数低于感染关节中所发现的白细胞计数。当怀疑骨头外伤时，射线照片是有用的，超声波可以描绘积液边界，且有助于识别一些异物，但往往不能在感染和未感染的黏液囊炎中进行区分。MRI 应当为病例进行保留，其中骨髓炎的可能性最高。外围的白细胞计数、ESR 和 CRP 往往不需要为简单的髌前黏液囊炎进行治疗。

腱鞘炎

腱鞘炎是一种炎症，且随后腱及其包络鞘出现了纤维变性，通常涉及上肢，尤其是手。非传染性的原因是过度使用、直接外伤和（或）全身性疾病。“扳机指”或狭窄腱鞘炎是过度使用造成的损伤，且最长出现在示指或拇指上。传染性的原因是病原体参与到滑膜中，从而造成了炎性过程，并且混乱了正常的腱功能。

传染性腱鞘炎（不如非传染性的腱鞘炎常见）通过以下方式进行发展：①带有直接接种的外伤（即穿刺或咬伤、裂伤）；②邻近感染软组织造成的连续传染；③血源播散（表 61-6）。当细菌感染进入到滑膜中时，它在内部脏层和滑膜传播的整个滑膜隔间的外部周缘层之间造成了炎性过程（不仅仅是非传染类型的摩擦点上）。屈肌腱鞘炎中，腱被韧带结构所覆盖，这些结构充当了滑轮来促进运动。在传染的情况下，屈肌腱和滑膜被困在隔室脓中，这可以快速地促进腱鞘的断裂和坏死。筋膜室综合征和组织坏死可能起因于腱鞘炎传染到了周围的软组织中。相比之下，大多数的伸指肌腱缺乏韧带结构，从而使得我们很难将这些传染病和简单的软组织传染病区别开来。

表 61-6　造成传染性腱鞘炎创伤和连续传播的传染机制与微生物

创伤与邻近传染		
人咬伤	多种微生物“拳头握紧损伤”	金黄色葡萄球菌 链球菌 艾肯菌属（1/3 病例） 拟杆菌属类
狗咬伤	多种微生物 90% 的动物是咬伤手 50% 的儿童是 12 岁以下	金黄色酿脓葡萄球菌 草绿色链球菌 多杀巴斯德菌 拟杆菌属类

续表

猫咬伤	多种微生物 不如狗咬伤常见 50% 被深度传染	D 型多杀性巴氏杆菌 金黄色葡萄球菌 草绿色链球菌
荆棘或木本植物	真菌	梭菌属
Ⅳ药物使用	皮肤和口腔菌丛	艾肯菌属
新鲜水或咸水	非结核性分枝杆菌	海鱼分枝杆菌
血缘播散		
性活跃的患者	腱鞘炎、水疱脓疱损伤和无多发性关节炎的多发性关节痛	淋病奈瑟菌
橡胶包块上覆盖了腱鞘炎 唯一适度的情况，无发热或泛红现象	分枝杆菌	结核分枝杆菌
无免疫的患者		
考虑常见和不常见的病原体	常见的病原体 不常见的病原体	葡萄球菌 链球菌 隐球菌、组织胞浆菌属

■ 病史和体检

在非传染性的腱鞘炎中，运动带来的疼痛会位于最大摩擦和（或）腱的节点上，这可能有助于进行检查。

屈肌腱鞘炎是屈肌腱鞘的感染物，四个典型的迹象（指的是 Kanavel 的迹象）包括：①曲折静态姿势；②屈肌腱鞘的敏感性；③梭形肿胀；④被动延伸造成的疼痛，该过程具有快速破坏手指功能的能力且被认为是一种骨科的突发事件。

■ 诊断性评估

具有差异性、ESR 和 CRP 的 CBC 可能有助于说明传染性和非传染性的原因，利用已知或怀疑的脓性腱鞘炎和全身症状和（或）迹象（发热、寒战或低血压），我们应当考虑 TB 测试，尤其是对患有“似沼泽”形式的腱结核患者，这些患者常见的是分枝杆菌肺结核。如果考虑到幼年型类风湿关节炎，抗核抗体（ANA）小组和类风湿因子（RF）应当被绘制出来。如果出现了抽吸，样本应当发送给革兰染色剂和培养物中。在大多数的情况下，抽吸和（或）活组织检查是诊断性和治疗目的所必需的。

普通的射线照片将不会诊断患有腱鞘炎，而是在考虑到额外的调查结果时（如异物或骨折）才是有用的。超声波可能识别增强的腱或滑膜，但是它的敏感性和准确性取决于技术人员。增强的腱、受影响的时长和滑膜在 MRI 中可以发现，且如果临床结果是模棱两可的情况下，会出现特别的放射性研究。

■ 治疗

非传染性腱鞘炎最初与以下事物进行处理：①中止过度活动；②固定受影响的腱；③非甾体抗炎药；④冰敷。当处理了最初的不舒适之后，逐渐进行活动和活性伸展，以减少长期僵硬。糖皮质激素促进增强腱的分解，且我们认为 60% 以上的患者局部僵硬，长达 4～6 周，无须进行任何治疗。

传染性腱鞘炎会以内科和（或）外科手术的方式来进行治疗（表 61-7），这主要取决于初期的抗生素选择，外科减压被认为是进取或适度的病例。当炎症恶化时，抗生素渗透到腱和滑膜中的能力有限，从而迫使进行外科干预。外科医师会诊是很重要的，尤其是在高危险区域，因为感染分段处理对预后有意义（表 61-8）。

表 61-7 传染性腱鞘炎的抗生素疗法

机制 / 描述	微生物	经验性治疗
人咬伤	金黄色葡萄球菌 链球菌 侵蚀艾肯菌 拟杆菌属类	通过手术探查结合冲洗和清创术 保持创伤开放裸露 24h，然后再进行核对 预防破伤风 万古霉素 / 克林霉素和氨苄西林 / 舒巴坦
猫咬伤	D 型多杀性巴氏杆菌 金黄色葡萄球菌 草绿色链球菌	清创术、充分冲洗和抗生素覆盖 青霉素和克林霉素
犬咬伤	金黄色葡萄球菌 草绿色链球菌 D 型多杀性巴氏杆菌 拟杆菌属类	所有无活性组织的紧急识别和即刻清创术 如果必要的话，会有狂犬病 克林霉素和氨苄西林 / 舒巴坦
荆棘或木本植物	梭菌属类	青霉素
UV 药物使用	艾肯菌属	青霉素
新鲜水或咸水	*M.Marinum*	乙胺丁醇和利福平
性活跃的患者	淋病奈瑟菌	PCN 或头孢曲松钠
橡胶包块上覆盖了腱鞘炎 唯一适度的情况，无发热或泛红现象	结核分枝杆菌	活组织检查和使用乙胺丁醇与利福平

续表

机制/描述	微生物	经验性治疗
免疫力低下的患者	葡萄球菌	万古霉素/克林霉素
	链球菌	万古霉素/克林霉素
	隐球菌	两性霉素B、氟胞嘧啶、氟康唑
	荚膜组织胞浆菌	两性霉素B、氟胞嘧啶、氟康唑

表61-8　基于米雄分类的传染性腱鞘炎治疗

阶段	描述	治疗
1	带有渗出性发炎腱鞘的扩张	导管冲洗
2	带有化脓性发炎腱鞘的扩张	最低微创和（或）留置导管冲洗
3	脓毒性坏死和腱鞘与周围韧带结构的破坏	大量公开的清创术和可能截肢

虽然早期进行了适当的抗生素治疗、手术引流和冲洗，许多患有传染性腱鞘炎的患者开发了减少的移动范围、刚度、软组织坏死或者更糟糕的情况和手指截肢。动物实验将局部进行的皮质类固醇及抗生素一起在化脓性屈肌腱鞘炎中进行使用，以证明受影响腱的改善范围。此外，局部使用的抗生素显示了改善活动范围的附加利益。如果这种治疗对人体是有效的，那么未来将确定需要进行相关研究。

急性血源性骨髓炎

急性血源性骨髓炎（AHO）在儿童的骨骼感染中是最常见的类型，急性骨髓炎传统上被解释为所具有的症状不超过2周，而亚急性骨髓炎和慢性骨髓炎被用来描述进行延时诊断的儿童或者未完全对治疗进行响应的那些人。像其他肌骨骼传染病一样，在血流传染考虑到组织接种时，会发生AHO。AHO通常是长骨的干骺端区域，其中发生在该区域的慢性血流受影响。一旦被确定，细菌开始破坏骨骼，蔓延到周围组织中，并且会成为持续菌血症的病灶，从而导致了脓毒病和多病灶疾病。如果早期未识别和积极管理，AHO可能会进展成慢性甚至造成骨骼坏死需外科清创。

然而，儿童AHO比起成年人极少见，更倾向于男孩，近年来的创伤和某种并存病，如镰状细胞贫血（沙门菌）、金格杆菌AHO和脓毒性关节炎往往会发生在幼儿身上，尤其是进行日托的学龄儿童。长骨累及是最常见的，且大多数情况下发生在股骨、胫骨和肱骨上。有趣的是，与金黄色葡萄球菌相比，非典型病原体（革兰阴性菌、肺结核、厌氧菌、猫抓病和真菌）似乎对“非典型”骨骼具有偏好（即椎骨、骨盆和其他立方形、不规则或扁骨）。

■　*临床表现*

儿童AHO的典型表现是发热，且连续出现跛行或剧痛，然而病灶敏感性（尤其是干骺端）可能是唯一阳性表现，临床上区别疼痛位置的能力在新生儿和幼儿中被削弱，发热、泛红和肿胀是不断变化的，但是移动范围通常是冗余的，除非邻近关节也出现了感染。大部分的情况涉及单一骨骼，然而多病灶骨骼疾病增强了毒性，这在近年来已经可以被观察到，因为大多数的情况涉及邻近关节和肌肉。然而，对称骨骼或初始骨干疾病很少患有AHO，并且警告临床医师注意非传染性过程。

患有AHO的大多数儿童有正常的白细胞计数，大约具有1/3或1/2的阳性血培养并且几乎所有CA-MRSA中具有提高的炎症性标记。参与骨骼的X线片在表征中通常是正常的（80%），但是周围水肿的外围海拔可能存在有微妙的迹象。

■　*鉴别诊断*

AHO可能与其他肌骨骼传染病一起发生（尤其是肌炎和脓毒性关节炎），而且可能会具有相似性。儿童也可能真正具有无关的损伤或骨疾病（即破裂和无血管性坏死）及单独的传染病（病毒性或细菌性），这样会混淆事物。风湿病过程可能会模拟AHO包括少数关节炎的幼年特发性关节炎、风湿性发热、慢性复发的骨髓炎及Hennoch-Schoenlein紫癜的早期阶段，患有血红蛋白病的儿童局部缺血造成的骨骼疼痛可能很难和AHO区分开来。

■　*治疗*

美国传染病协会和美国儿科学会及小儿科传染性疾病协会一起编写的指导方针为小儿骨骼和关节传染性的治疗提供了建议。

通常，患有AHO的儿童将会表现出带有脓毒病的急性病，但儿童能够足够稳定地让临床医师使用发展性评估和治疗策略，考虑到AHO所需要的抗生素治疗的延长特性（长骨通常是4～6周），它主要集中于最大化微生物学的诊断形成了短暂延长的建议，抗生素是合乎情理的，同时在情况稳定的儿童身上获得了适当的血液和组织培养物。

在ED中可能患有AHO的儿童的初步评估包括获得CBC、ESR、CRP和一个或多个BC，虽然这在AHO中通常是正常的，参与骨骼的X线片（或幼儿的整个肢体不能将疼痛局部化）被推荐，以排除非传染性原因的可能性，并且确认亚急性或慢性骨髓炎。骨科医师的前期咨询是有用的，尤其是在关节参与其中且需要抽吸或开放引流的情况下，或者使用抗生素延期不能调整为适合临床条件的情况下。

AHO 的确认越来越需通过获得的 MRI 而进行，MRI 具有非常高的诊断敏感度与特异度。如果参与的区域是不确定的（如不能走路的发热儿童），骨骼扫描在局部化疾病时是有效的。

在大量出现急性病或脓毒性的儿童中，用途广泛的肠胃外抗生素旨在包括基于年龄和风险因子的最常见的病原体，一旦获得了 BC，就要开始进行抗生素治疗。通常，抗生素的管理在可行并获得组织培养的情况下会被延迟。儿童最近的研究表明了金格杆菌和金黄色葡萄球菌所造成的骨关节传染病的类似比例，从而导致一些专家建议给抗葡萄球菌覆盖范围中添加第三代头孢菌素。所选择的康生尿素应当由具有抵抗力的局部模式来告知，尤其是在考虑 MRSA 和 MSSA 比例及所有金黄色葡萄球菌菌株中克林霉素的抵抗力。一般来说，我们会提供万古霉素、克林霉素或抗葡萄球菌的青霉素（萘夫西林或新青二）。第三代头孢菌素可能会被添加在高风险患者身上涵盖革兰阴性的微生物（即患有血红蛋白病的儿童或者冒有金氏菌属风险的幼儿）。

AHO 在儿童很少出现复发的情况，且可能在相同的骨骼上出现复发（慢性骨髓炎）的情况，或者在未识别（和未排放）的多病灶骨髓炎中复发。

除了新的抗生素之外，AHO 治疗的改善包括针对患有物种特性核糖体基因的儿童的前途无量的诊断工具：物种特性核糖体基因（16s rDNA）3，4，18 的聚合酶链反应测试。此外，金黄色葡萄球菌疫苗连续进行，且更多地理解抗原和细菌的正常寄主反应。

关节盘炎

虽然早期的文献假设了关节盘炎的外伤或炎症性病因学，大部分的当前观点支持该原因低估了传染性脊椎炎，因为临床症状的适度表现，所以这可能有诊断不足的病例，病例分析显示了初学走路孩子的峰值，且对青少年来说，该值会被提前。

活组织检查对于确定诊断来说是不必要的，且 BC 往往是阴性的。同样的，大多数的病例分析报告没有单一的病原体为主要原因，然而在进行活组织检查的研究中，金黄色葡萄球菌被发现是最显著的致病病原生物，紧接着是金格杆菌。识别病原体的可能性增加了患有共存化脓性脊椎炎的患者，若干研究显示丰富和吻合的儿童椎体终板的血液供给使得它们受限于传染，而不会在骨骼中继续进行，这进一步由成年人中增加的骨骼破坏和骨髓炎的比例所支持。

■ 临床表现

初学走路的孩子往往表现出步态的异常情况，包括跛行和拒绝走路或爬行，较大的儿童往往抱怨背痛及身体会前倾。症状也模拟了其他病理学，包括脑膜炎（过敏性）、腹痛、肌肉劣势和很少的神经功能缺陷。发热几乎普遍不出现或为低热，陈述中亚急性的症状在确定诊断之前会持续 2～3 周有患病表现和高热的患者具有脊椎骨髓炎的高度可疑性。

■ 治疗

因为缺乏定义细菌性病原体的决定性研究和改善辅助性与支持性护理的较大百分比，所以存在有不足的研究来支持最适宜的治疗。因此，治疗必须集中于抗炎药物、固定化和抗生素的结合使用。在过去的 20 年里，一系列的病例分析集中于早期的抗生素和抗炎药物，且支持早期的静脉注射抗生素更有可能造成症状的快速缓解，且会有出现复发的较低可能性。早期的抗生素治疗以金黄色葡萄球菌和金格杆菌为目标，以及结合抗葡萄球菌和第三代头孢菌素一起使用，固定化在疼痛控制疾病的早期阶段中可能是最常使用的。

■ 辅助研究

外围白细胞计数和 ESR 趋向于最低限度地被提高，但是为非特异性的，BC 在怀疑识别病原体及比例较大的情况下，非手术治疗的分辨率比例较高，普通射线照片可能确定右侧临床现象的诊断，射线照片在疾病过程的早期，不具有很大的可靠性，且大部分中心考虑 MRI 是诊断的黄金法则。

（刘 潇 译）

第62章　川崎病

（原著　Anthony Cooley）

要点

- 川崎病（KD）的主要病理特征是一种急性血管炎，它会影响身体任何地方的微血管（小动脉、小静脉和毛细血管）。
- 因为没有能确定病症的实验室研究结果，该病的临床诊断是建立在存在发热及至少满足五项临床特征中的四项（结膜充血，口咽部红斑，颈淋巴结肿大，手和脚红斑、肿胀和皮疹）。
- 多达20%的儿童患有不完全KD，即只满足两项传统诊断标准。这些孩子的CRP增高或者ESR增快时应引起怀疑并建议咨询当地的专家。
- 筛检试验阳性的急性传染病可能确定合并感染、带菌状态或病毒脱落，但不排除诊断KD。
- 所有患有川崎病的患者应住院治疗并进行静脉注射免疫球蛋白（IVIG）管理、阿司匹林治疗和心功能评估。
- 在美国儿童中，川崎病总体死亡率占0.1%～0.2%，死亡的高峰期在患儿发病发热后的15～45d。患者在发病发热后的最初8～10d接受治疗会得到最好的预后。

川崎病或黏膜皮肤淋巴结综合征是一种急性、自我局限的系统性血管炎，病因不明。KD是造成美国和日本的儿童后天性心脏病的主要原因。典型疾病的诊断是基于临床标准；没有特定的实验室检验结果。这种血管炎几乎影响了身体的各个器官系统。一线的治疗方式是静脉注射免疫球蛋白，以将罹患冠状动脉瘤的风险从25%降低到5%。

病因及发病机制

虽然病因不明，据推测，KD可有遗传易感性，是个体对一些不明微生物做出的独特反应。另外，KD可能是对已知的微生物制剂做出的一种原因不明的免疫响应。环境毒素已经提出，但从来没有被证明在其中的作用。本综合征的主要病理特征是一种急性、非特异性血管炎，它会影响微血管（动脉、静脉和毛细血管）。几乎所有的器官系统都受影响。在心脏方面，血管炎的结果会导致20%～25%的未经治疗的患者形成冠状动脉瘤。

案例通常常年可见，特别是在冬季和春季。发病高峰常见于18～24月龄的儿童，80%～85%的案例发生在5岁以下儿童。其中，亚洲和太平洋岛裔儿童最常见，男性比女性更常见（1.5 ∶ 1）。

表62-1　川崎病诊断标准

持续发热天数≥5d
至少有以下四项发现：
双侧球结膜充血无渗出物
口咽黏膜改变
包括充血、嘴唇干裂、口腔黏膜、咽腔充血
“草莓舌”
外周肢体改变
包括红斑、急性期手足的水肿；在恢复期甲周区和普遍的脱屑
躯干皮疹多形性
通常是红斑，但也可能是脓疱
急性非化脓性颈部淋巴结肿大
通常≥1.5cm
研究结果不能被其他一些已知的疾病过程解释

临床表现

KD的诊断标准：持续发热5d和五项其他体检结果中存在四项及发热（表62-1）。

- 结膜充血无分泌物（彩图87）。
- 唇和咽红斑无渗出（彩图88）。
- 颈部淋巴结肿大≥1.5cm。
- 手足肿胀和红斑。
- 皮疹。

要确诊不需要所有症状同时出现。当至少四个标准存在时，大多数专家将在发热的第4天做出患有KD的诊断。不能确诊和治疗的KD得到了越来越多的关注，特别是对于婴儿。不完全KD的病例越来越多地被确诊。高达20%的患有冠状动脉瘤的儿童不符合KD的经典定义。因此，在儿童发热5d和至少满足两项经典标准时应考虑患者患有不完全KD。一个逐步的方法可以做出诊断（图62-1）。第一，考虑急性反应物（C 反应蛋白或红细胞沉淀率）的增高。如果存在，那么补充实验室指标及超声心动图的结果表明存在着疾病和需要进行治疗。持续发热 7d 以上的 6 个月以下的婴儿可包括在该范围中，即使没有任何物理征象。

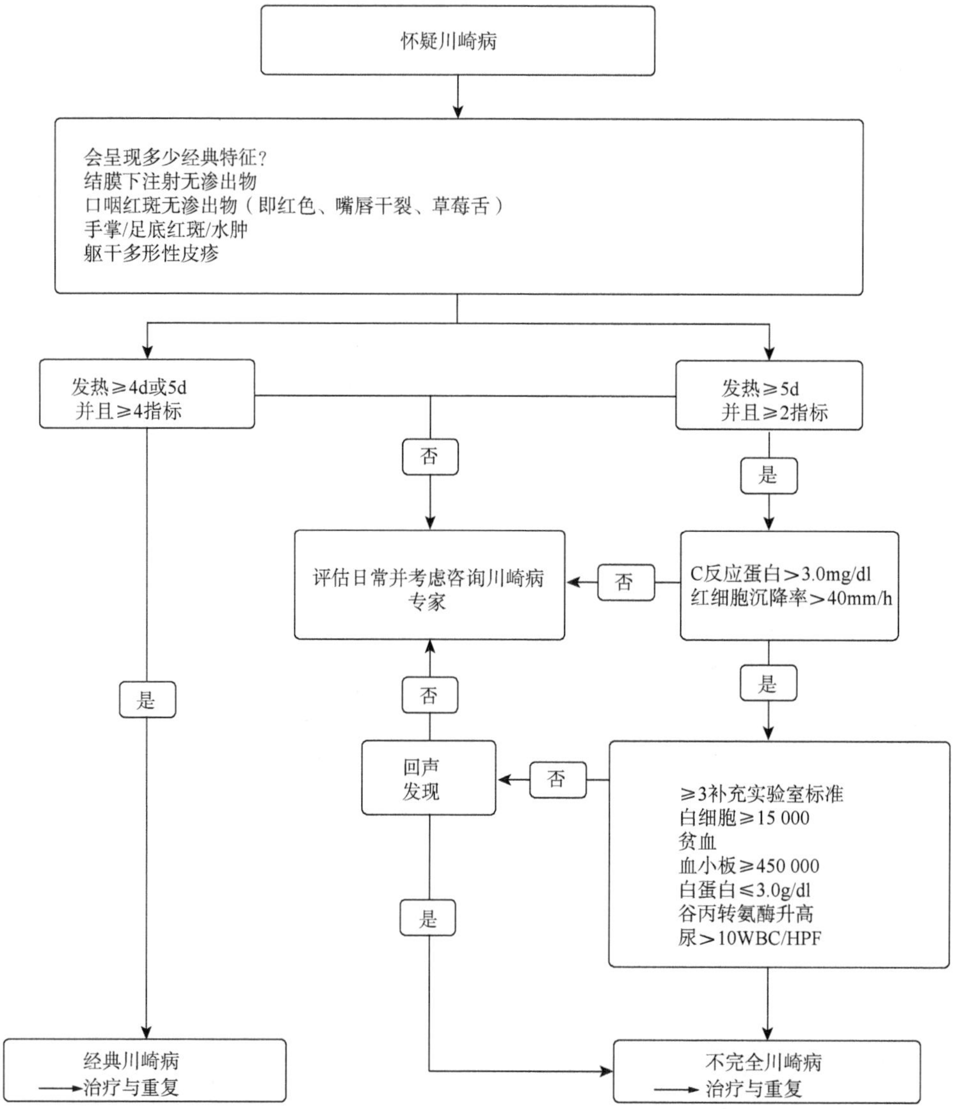

图 62-1 川崎病的诊断方法

川崎病的分期

■ 急性期或发热期

急性期持续 7～15d，这是当大多数诊断临床特征发生的时期。发热定义这个阶段将持续 7～15d（平均 12d），通常情况下患者即使用了解热药也是高热不退，并伴有烦躁易怒。

所有的物理征象都是血管炎造成的。球结膜炎是双边、非渗出的，含有异组织边缘。它可以持续数周。皮肤的变化可能包括嘴唇开裂并伴有鲜红色红斑、草莓舌、口腔黏膜充血。咽可能出现红斑，但没有渗出物，不会出现囊泡。

颈部淋巴结是早期特征，至少是目前研究发现的一贯特征。节点可能不突出，但它们应该至少是直径 1.5cm 并被认为是疾病的一部分。颈前链的出现是最常见的，可能是单侧。肺的淋巴瘤是非化脓性和可能迅速消失的。

皮肤的变化通常伴随整个急性期发热，然后逐渐消退。这些皮疹是红色、多形性，可能是麻疹样、斑丘疹、猩红热样或脓疱；然而不形成水疱。皮疹可能实际上在一个孩子身上的不同部位的特征是不同的，在大多数儿童身上都会出现。它主要出现在躯干，也可能是在突起的尿布区。

在发病后的数天内肢体发生变化。手和足的任何部分可能会水肿。手掌和足掌可能会变成红色。

还有很多其他的辅助功能和 KD 交替表现。几乎所有系统的介入可能发生（参见“其他并发症”）。虽然不被认为是诊断标准，关节痛和关节炎、尿道炎、胃肠道疾病、葡萄膜炎和脑膜炎是最常见的表现，有助于支持诊断。

■ 亚急性期

亚急性期持续 2～4 周，以热退和血小板计数升高作为开始。并以血小板计数恢复到接近正常水平作为结束。

这一阶段是以脱屑为主，可能开始于热退之前。脱皮是 KD 的共同特征。值得注意的是，首先出现在甲周区，在手指甲和足趾甲下面剥落。它也可能出现在突出的尿布区。

血小板增多症是急性期的另一个恒定特征，血小板计数在 500 000～3 000 000/mm³。在疾病的第 1 周血栓细胞很少见，在第 2 周出现，在第 3 周达到高峰，并在无并发症疾病后的 1 个月逐渐回归正常。

在亚急性期，并发症如冠状动脉瘤和胆囊积液开始发展（尽管冠状动脉瘤在急性期也可能发展）。

■ 恢复期

X 线恢复期可能持续数月至数年。有些冠状动脉疾病在这一阶段最先被发现。在这个阶段中可能会出现冠状动脉疾病的逐渐减退。

辅助数据

实验室结果在 KD 是非特异性的。全血细胞计数常显示白细胞计数升高、左移，也可能出现轻度溶血性贫血。在亚急性期血小板计数会升高，但在急性期是正常现象。急性期反应物（C 反应蛋白、红细胞沉降率）明显升高。尿液分析显示尿道炎和（或）肾炎会造成湿度的脓尿。因为导管化标本会错过尿道炎和只检测出肾炎，尿液收集的样品应为无效或袋装标本。胆红素尿可能作为胆囊积液的早期征兆出现。

X 线胸片显示肺浸润或心脏肥大。心电图显示心律失常，延长 P-R 间期、Q-T 间期（QTc），非特异性 ST-T 波改变。二维超声心动图可以显示冠状动脉扩张或动脉瘤、心包积液或减少收缩。

鉴别诊断

鉴别诊断是广泛的，因为其临床表现的非特异性（表 62-2）。大多数的病毒疹可以在基于临床或流行病学，预期结果的情况下，或免疫状况之下被消除。A 组 β 链球菌或葡萄球菌感染通常可以通过不能隔离特定的生物被排除。中毒性休克综合征和立克次体病通常继发血小板减少而非血小板增多症。当试图对一种感染性病因进行正筛试验的基础上排除 KD 的诊断时应该谨慎，因为感染的阳性筛查试验可以识别伴随感染、带菌状态或病毒性疾病麻疹（风疹）病毒脱落。约有 1/3 的 KD 患儿已被证明具有实验室证实的感染。

表 62-2　川崎病的鉴别诊断

病毒性疾病
麻疹（风疹）
风疹
EB 病毒感染
腺病毒感染
肠道病毒感染
细菌感染
脓毒性休克综合征
猩红热
立克次体病
落基山斑点热
钩端螺旋体病
风湿性疾病
青少年特发性关节炎
系统性红斑狼疮
急性风湿热
药物 / 毒素反应
血清病
Stevens–Johnson 综合征
过敏症（红皮病）

并发症

■ 心血管

川崎病最严重的表现是心脏疾病，占长期的发病率和死亡率的绝大多数。在美国 KD 已超过风湿热成为儿童后天性心脏病的主要原因。川崎病不经治疗，有 20%～25% 的风险概率发展为冠状动脉瘤。治疗后，这种风险下降到 5%。患了冠状动脉瘤，有心脏猝死或心肌梗死发生的可能。死亡的高峰期出现在第 1d 和发热之后的 15～45d。

KD 的全身血管炎影响冠状动脉正如它影响所有血管一样。最初，有大量的中性粒细胞，它被单核细胞、淋巴细胞和浆细胞迅速的取代。受影响的血管要遭受平滑肌细胞的分离和弹性层的破坏。总体来说，这会导致动脉瘤形成。冠状动脉瘤通常出现在疾病的第 1 周后，第 4 周之前，第 6 周后出现的很罕见。

心脏听诊常在心前区可闻及、心动过速、奔马律和血流杂音（伴有贫血）。心电图的变化可以看出，包括发病第1周的低电压，ST段压低及P-R间期延长，Q-T间期延长，以及ST段在第2周和第3周升高。

超声心动图是划定冠状动脉瘤最灵敏的技术，做出诊断时就应当进行检查，但不应为了等着做超声心动图而延误治疗。心肌炎很常见，患者可能会因此降低左心功能。在冠状动脉介入发展风险较高的患者可根据临床症状和体征确定（表62-3）。

表62-3　川崎病患儿心脏后遗症发生发展的危险因素

男性
年龄＜1岁或＞8岁
持续性发热（＞10d）
外周血白细胞杆状核粒细胞增多症
血红蛋白＜10g/dl
血小板计数＜350 000/μl
红细胞沉降率＞101mm/h
心电图异常

川崎病早期死亡的最常见原因是心脏后遗症，死亡的高峰期发生在持续发热的15～45d。极度升高的血小板数和血凝过快使得患有冠状动脉血管炎的儿童有形成冠状动脉血栓和心肌梗死的风险。晚期死亡常见于冠状动脉闭塞性疾病、动脉瘤破裂后数年发病或心脏的小血管病。

■ 其他并发症

尿道炎很常见，70%的患者都有。无菌脓尿的特点是显微镜下有白血细胞但缺乏尿液白细胞酯酶。之后的试验呈阴性是因为尿道炎是由单核细胞和淋巴细胞浸润引起的。

15%的患者会出现胆囊水肿（急性胆囊结石性扩张）。柔软的右上腹出现可触诊的肿块。血清胆红素升高，超声诊断可确诊。即使胆囊没有出现问题，儿童可能因为内脏血管炎而出现腹痛、呕吐或腹泻。

25%～50%的患者出现了葡萄膜炎。10%～20%的患者关节出现了疼痛或发展为关节炎。可能出现听力丧失或无菌性脑膜炎。

治疗

所有患者确诊为KD应该住院治疗。

- 静脉注射免疫球蛋白管理。
- 阿司匹林治疗。
- 心脏评估。

常规检测包括全血细胞计数、红细胞沉淀率、C反应蛋白、肝轮廓、尿检、心电图和超声心动图。

静脉注射免疫球蛋白已显示在疾病的急性期，冠状动脉瘤的发生率从25%降低到5%。静脉注射免疫球蛋白的剂量是2g/kg注入超过8～12h为一个单一的剂量。发热第8天之前给予注射丙种球蛋白能减少心脏后遗症的风险。然而，静脉注射免疫球蛋白应提供给任何一个患有KD的患者，并且有持续发热或有持续炎症迹象的动脉瘤患者。

在治疗KD的过程中阿司匹林扮演着两种不同的作用。高剂量阿司匹林（100mg/kg，每天分为4个剂量）是用于抗炎。高剂量治疗的持续时间从退热后的48h到病情的第14天，这取决于治疗中心。随后使用低剂量阿司匹林（每天3～5mg/kg，作为一天的剂量）的抗血小板作用；这会持续至少6～8周，直到冠状动脉异常得到了解决。

10%的孩子会有难治性疾病，在完成静脉注射免疫球蛋白之后持续发热36h。大多数人进行第2剂量的静脉注射免疫球蛋白注射。对于那些注射了第2次剂量的免疫球蛋白都还很难治的患者，关于如何最好地治疗他们的数据信息非常有限。进行第3个剂量的免疫球蛋白注射，大剂量糖皮质激素和肿瘤坏死因子抑制剂已经被一些中心的专家们所应用。

预后

患者在接受治疗之后的最初8～10d的状况通常很好。

大多数动脉瘤在治疗后的第1年内会消退并且没有明显的后遗症。在5%患有冠状动脉瘤的患者中，1%会继续发展为巨大动脉瘤，其余的能逐渐消退。即使在动脉瘤逐渐消退的患者中，也会存在日后生活中关于心脏风险的讨论。患者可能有更大的风险患上动脉粥样硬化。此外，一些患者有可能会持续出现纤维化血管壁。所有曾有过川崎病病史者应定期去心脏病专家处进行复查。

美国儿童川崎病综合死亡率为1：1000或2：1000。1岁以下的婴幼儿死亡率更高。

（刘　潇　译）

第 63 章 流　感

（原著　Karen C. Hayani, Arthur L. Frank）

要点

• 在温带地区，每年冬季都会发生流感，但新病株有可能会引起罕见且严重的世界范围内的流行病。

• 流感通过被感染的飞沫和喷雾的吸入（从咳嗽或打喷嚏的人）或通过直接接触受污染的动物或对象进行传播。

• 病毒传染前 24h 临床疾病发作，可以持续 1～2 周。

• 青少年和成人最常见的症状包括发热、咳嗽、头痛、喉咙痛和心神不安。儿童可能会出现非典型症状，包括下呼吸道症状。婴儿可能会出现发热和窒息。

• 在患者的下呼吸道症状中，可能很难区分原发性流感肺炎和继发性细菌性肺炎（包括临床诊断和放射诊断）。

• 大多数流感感染都是自限性的，只需要进行支持性护理；然而，当儿童处于严重的和复杂的感染风险中时（如免疫功能不全或伴随着潜在的心肺疾病），健全儿童有严重症状，或儿童处在特殊环境中（如免疫功能不全的家庭成员）时可以考虑使用抗病毒药物。

• 如果需要使用抗病毒药物，他们应该在症状开始 24～48h 使用并连用 5d。有证据显示它们可以缩短症状的持续时间，但目前还不太清楚它们是否能够防止严重的并发症，如病毒或继发性细菌性肺炎。

• 该疾病控制与预防中心（CDC）的网站，www.cdc.gov，会定期更新并提供给家长和患者一些信息及提供给医师一些建议（如免疫和抗病毒药物信息）。

流感的命名起源于 15 世纪的意大利，意味着影响。它认为疾病起因于占星的不利影响。流感感染症状通常称为“流感”。流感会影响任何年龄的人。

病毒是正黏病毒科的一员，它的形状通常呈球体或卵圆形，直径为 80～120nm（图 63-1 和彩图 89）。甲型和乙型流感有 8 个基因片段，而丙型流感有 7 个基因片段。基因组被一个包膜环绕着，由一个脂质二重层组成，里面嵌入了矩阵蛋白 M1（甲型和乙型流感）和 M2（只存在甲型流感中）。M1 蛋白位于包膜内表面并为病毒提供稳定性，而 M2 蛋白作为一个离子通道，促进宿主溶酶体中的病毒脱壳。包膜中充满了糖蛋白，里面有约 80% 的血凝素（HA）和大约 20% 的神经氨酸酶（NA）。HA 是绑定到宿主唾液酸糖上病毒分子，使病毒能够附着于宿主上皮细胞。当发生附着后，内吞作用的过程允许病毒进入细胞。HA 是宿主免疫反应的主要刺激物。NA 参与了来自宿主细胞的新形成的病毒粒子的释放，它可以减少感染性病毒颗粒的聚合。HA 和 NA 糖蛋白确定病毒的毒株。在这些抗原中的微小变化被称为抗原漂移，通常发生在一个年度基础上。这些糖蛋白的重大变化称为抗原转变，这可能导致全球性的大流行。抗原漂移和转变是流感传播的重要因素，因为新菌株能够逃避宿主的免疫系统，甚至在接触过不同的流感病株后也无法识别病毒（表 63-1）。

表 63-1　与流感相关的术语

术语	说明
流感	病毒单链的正黏病毒科，包膜，RNA 病毒分段基因组（7 段或 8 段）
主要血清类型	由血凝素（HA）和神经氨酸酶（NA）表面糖蛋白测定的 A、B 和 C
菌株（变异株）	被世界卫生组织（WHO）命名为系统主要类型（A、B 或 C） 原产地的地理区域 隔离数量 隔离年度 HA、NA 血清型（是否是甲型流感） 例如：（2012～2013 年的疫苗株） 甲型流感 / 加州 /7/2009（H1N1） 甲型流感 / 维多利亚 /361/2011（H3N2） 流感 B/ 威斯康星州 /1/2011
HA	表面糖蛋白 宿主上皮细胞中的唾液酸受体的附着 宿主的中和响应主要由识别 HA 的能力来测定 甲型流感有 16 个不同的 HA（指定为 H1H16）
NA	表面糖蛋白 分裂宿主细胞膜唾液酸，使颗粒得到释放 防止病毒聚合，从而促进传染性 宿主免疫反应的目标 甲型流感有 9 个不同的 NA（指定为 N1～N9） NA 抑制剂包括奥司他韦和扎那米韦

续表

术语	说明
基质蛋白1(M1)	位于内表面的蛋白在病毒囊膜中为病毒提供了稳定
基质蛋白2(M2)	位于甲型流感包膜中的蛋白质只形成了一个离子通道 促进病毒的脱壳 M2 抑制剂包括金刚烷胺和金刚烷乙胺（只能有效对抗甲型流感）
抗原漂移	HA 和 NA 中的微小变化 源自随机的、频繁的基因突变 发生在两个甲型和乙型流感中 导致季节年度流行病
抗原转移	在 HA 和 NA 中的重大变化 源自于稀有遗传事件：当一个动物菌株发生变异并能够感染人类宿主，或当一个人类菌株具有一个动物菌株（重组）的基因 只发生在甲型流感中 导致大的，全球的流行病 因为人类缺乏免疫力产生了大的流行病
流行	每年都会发生 由于抗原漂移 季节性（在温带气候中为 11 月至次年 3 月） 由一种或两种主要血清型造成
瘟疫	很少发生，只是在偶尔的时间间隔（多年）中出现 由于抗原转移

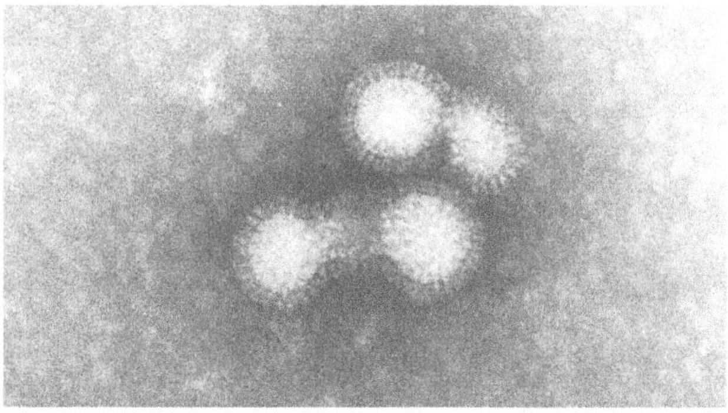

图 63-1 流感病毒的电子显微镜照片

（经许可引自 Longo DA, Harrison TR. Harrison's Principles of Internal Medicine. 18th ed. New York: McGraw-Hill. 2012.）

流行病学和传播

流感可能是除了感冒外最常见的呼吸道感染。流感病毒出现在全世界范围中，但许多人类病毒的起源可以追溯到亚洲，直到 2009 年起源于墨西哥的 H1N1（pH1N1）病菌的出现。人际传播、密切接触、航空旅行和候鸟迁徙都对病毒的全球传播起到了作用。在美国，人们即使每年都进行大规模免疫接种活动，仍有成千上万的人感染了流感毒株。在温带地区，冬季的流感发病率增加，并且在拥挤的室内更容易在人与人之间传播。病毒通常通过吸入感染的飞沫或通过来自咳嗽或打喷嚏而产生的气雾传播，但也可以通过直接接触受感染的动物或污染物传播。一旦感染病毒，通常会在 24h 前开始出现症状。在幼儿和免疫功能低下的患者身上的病毒脱离可能会持续很久。每年的流行病往往归因于两种主要菌株的同时流行。自 1977 年以来，甲型流感病株 H1N1 和 H3N2 型已经出现，任何一种类型都可以在任何一年中产生巨大影响。例如，在 2009～2010 年，超过 99% 的隔离是由于 2009 年甲型流感（H1N1）病毒，但在随后的季度中（2010～2011 年），这一毒株只占了 34%，甲型流感（H3N2）则是主要菌株。此外，甲型和乙型流感病毒都可以和其他病毒同时传播，如 RSV 或副流感病毒感染。当同时感染人类和动物流感病毒时，基因组的分段特性允许病毒间的重组并出现新血清型与 HA 或 NA 糖蛋白。由于人群缺乏免疫力，会导致在世界范围内的大范围流行。

病理生理

当吸入流感病毒时，它会进入呼吸道上皮细胞，导致纤毛功能丧失，减少黏液生产并产生脱屑。这个损坏的呼吸道内衬是继发细菌感染的一个潜在的侵入门户。全身感染可以引起各种临床并发症。体液免疫球蛋白 G 的宿主响应与一个黏膜免疫球蛋白 A 抗体一同响应病毒 HA 和 NA 抗原。细胞毒性 T 淋巴细胞也起到了一定的作用。宿主防御包括白细胞介素 6 和 α 干扰素的生产，这导致许多流感的系统性临床症状。

临床表现

流感的潜伏期是 2～4d，并且随病毒毒株和宿主因素，如年龄和基础条件而变化。症状出现是急性的并且通常伴随发热、寒战、头痛、喉咙痛、干咳、肌痛，也可能发生中耳炎和结膜炎。它可以影响呼吸道的任何部分，尽管上呼吸道症状最为常见。可能会出现义膜性喉炎、支气管炎、肺炎等。肺炎可由自身病毒或由继发性细菌感染产生，并且两个难以区分。在年龄较大的儿童中，急性小腿疼痛和无法行走可能表明一个良性的和自限性的肌炎，往往伴随着乙型流感。年幼的孩子可能会出现发热（排除脓毒症）或可能伴有胃肠道症状，如呕吐、腹痛、腹泻。婴儿可能会出现呼吸暂停。流感很少会引起心肌炎、癫痫、脑病、脑炎、横向脊髓炎或吉兰－巴雷综合征。在日本，由于流感非常严重，有年幼儿童由于流感引起了急性坏死性脑病的报道。它会迅速发展为癫痫和昏迷。在流感感染期间产生瑞氏综合征可使用阿司匹林，但这种综合征的发病率随着乙酰氨基酚或布洛芬的广泛应用而大大降低。由于并发症，包括继发细菌感染，通常会产生死亡。据美国疾病控制与预防中心报告，在 2006 年 12 月至 2007 年 1 月，患流感和社区获得性耐甲氧西林金黄色葡萄球菌（CA-MRSA）肺炎的儿童的死亡人数增加。在 2009～2010 年甲型 H1N1 流感大流行期间，导致甲型流感（pH1N1）死亡的风险因素是脑炎、心肌炎和早期诊断的肺部 CA-MRSA 感染。

鉴别诊断和临床管理

流感的临床表现与其他呼吸道病毒重叠（表 63-2），尤其是 RSV 和人类偏肺病毒，经常于同一季节在社区群落中传播。图 63-2 总结了一个婴儿和儿童的管理方法，它可能出现在流感的诊所或急诊室中。

表 63-2 在流感的鉴别诊断中需要考虑的呼吸道病毒（附带临床技巧）

甲型流感 —— 普通流感（如 H1N1 和 H3N2）
各种各样可能产生严重系统性疾病的症状
甲型流感 —— 禽流感（如 H5N1 病毒）
通常通过鸟接触，但未来具有人类传播的风险
甲型流感 —— 猪流感
特定的猪接触史
甲型流感 ——2009 年大流行流感
由于 pH1N1
乙型流感
学龄儿童是主要感染群
会导致良性肌炎
丙型流感
罕见的并无临床意义
副流感病毒 1、2 和 3
不同于流感季节（在温带气候中的春季和秋季）
在入院的婴幼儿身上具有非特异性的发热性疾病（副流感病毒 3）
假膜性喉炎（副流感病毒 1 和 2）
呼吸道合胞病毒（RSV）
季节性重叠与流感（温带气候的冬季）
大量的住院婴儿有着毛细支气管炎
早产儿每月可能会接受预防单克隆抗 -RSV 抗体
传播特别是通过污染物传播
人偏肺病毒（hMPV）
临床和流行病学与 RSV 相似，但病例数更小
腺病毒
广泛的临床严重程度（感冒到致命的传播感染）
急性肺炎可能是最初的临床表现
冠状病毒（Co-V）
严重急性呼吸系统综合征（SARS-CoV）
可能产生严重威胁生命的疾病
前往过“非典”疫区
非 SARS-CoV
一般轻微的上呼吸道感染
博卡
最近由分子检测发现
临床表现还不清楚，但可能伴随着轻微的呼吸道疾病

实验室和影像学结果

在温带气候的冬季期间，根据历史和体格检查，许多孩子在诊所或急诊室被诊断为“病毒综合征”。在许多情况下，症状是轻微的，仅靠支持性护理即可，没有必要进行诊断测试。当患者是婴儿，伴随着潜在的疾病或有严重的症状时，使用一个与流感或其他呼吸病毒相关的特异性诊断是有用的。特异性识别也有助于确定流感和其他社区病毒的的流行病学。表 63-3 列出了实验室检测最常用的特性。通常，鼻咽样本、抽吸或灌洗液要优于喉部样本，并且要尽可能在起病初 24～72h 获得。这些标本可以用于病毒培养或快速流感诊断测试，它可以通过免疫法检测流感病毒核蛋白。这些快速检测通常具有商业价值，但随着病毒新菌株的不断发现，这些检测因部分依赖于样本中病毒抗原的浓度而出现敏感度的变化（40%～80%）。在鼻咽样本中完成的甲型或乙型流感的聚合酶链反应（PCR）检测是最敏感的和最具体的，通常作为扩展板的一部分，但不得广泛使用。常规实验室检测，如 CBC，通常不需要，但它可能有助于检测患者下呼吸道症状。在流感和其他病毒中经常可以观察到＜5000/mm³ 的白细胞，并且主要的多形核细胞的白细胞计数升高主要表明了一个继发性细菌感染。血清学并不是非常有用的，但对于回顾诊断可能是有帮助的。X 线胸片也不是一个必做项，但如果有下呼吸道疾病的嫌疑，它可能有助于区分病毒和继发性细菌性肺炎。

表 63-3 流感病毒感染的实验室检测

快速抗原检测
在鼻咽样本中完成
可以在市场上买到并常用于急诊室和诊所
变量的敏感性（取决于样本中的病毒抗原浓度）
快速得到结果（15～30min）
检测甲型和乙型流感的聚合酶链反应（PCR）
在鼻咽分泌物中完成

续表

PCR 面板的常用部分可能包括副流感病毒、呼吸道合胞病毒（RSV）和人类偏肺病毒（hMPV）高灵敏性和特异性
快速得出结果（6～8h）
病毒培养（被认为是黄金标准）
在鼻咽样本中完成
在 2～6d 中进行病毒隔离
全血细胞计数（CBC）和微分
通常不是有用的，非特异性的
如果有其他原因，可能会有显示轻度白细胞、淋巴细胞的优势
血清学
通常对急性感染没有帮助
可以有助于进行回顾性诊断，但只在急性期和恢复期的血清（分离至少 2 周）中进行

治疗

大多数流感感染只需要支持疗法。这包括液体、休息、布洛芬和对乙酰氨基酚的治疗。阿司匹林（水杨酸酯）不应用于呼吸道病毒感染的儿童身上，因为它面临着一个瑞氏综合征的风险。如果一个孩子已经服用阿司匹林（如川崎病），应立即停止。不推荐使用市面上销售的减充血剂，尤其是用于 2 岁以下儿童，因为这些可能是有害的。一些抗病毒药物被批准用于儿童（表 63-4）。这些抗病毒药物并不是常用的，然而当儿童处于严重的和复杂的感染风险中时（如免疫功能不全或伴随着潜在的心肺疾病），健全儿童有严重症状，或儿童处在特殊环境中（如免疫功能不全的家庭成员）时可以使用此类药物。在症状开始 24～48h，金刚烷（金刚烷胺和金刚烷乙胺）和 NA 抑制剂（奥司他韦和扎那米韦）将缩短病程，但对儿童的流感并发症的预防几乎无据可查。例如，在 2006 年 1 月，美国疾病控制与预防中心建议，金刚烷胺和金刚烷乙胺都不能用于治疗或预防措施。从那时起，奥司他韦已成为药物的选择，并且在 2010～2011 年，只有 1.3% 的流感隔离测试对磷酸奥司他韦胶囊有抵抗作用。然而，每年都会发生波动，如在 2008 年 2 月，8% 的美国甲型流感（H1N1）隔离具有奥司他韦耐药性。因此，在危及生命的流感疾病的情况下，应考虑使用两种抗病毒药物。此外，如果有继发性细菌性肺炎的嫌疑，医师应该意识到当选择经验性抗生素诊疗时，在他们的社区中会流行 CA-MRSA。

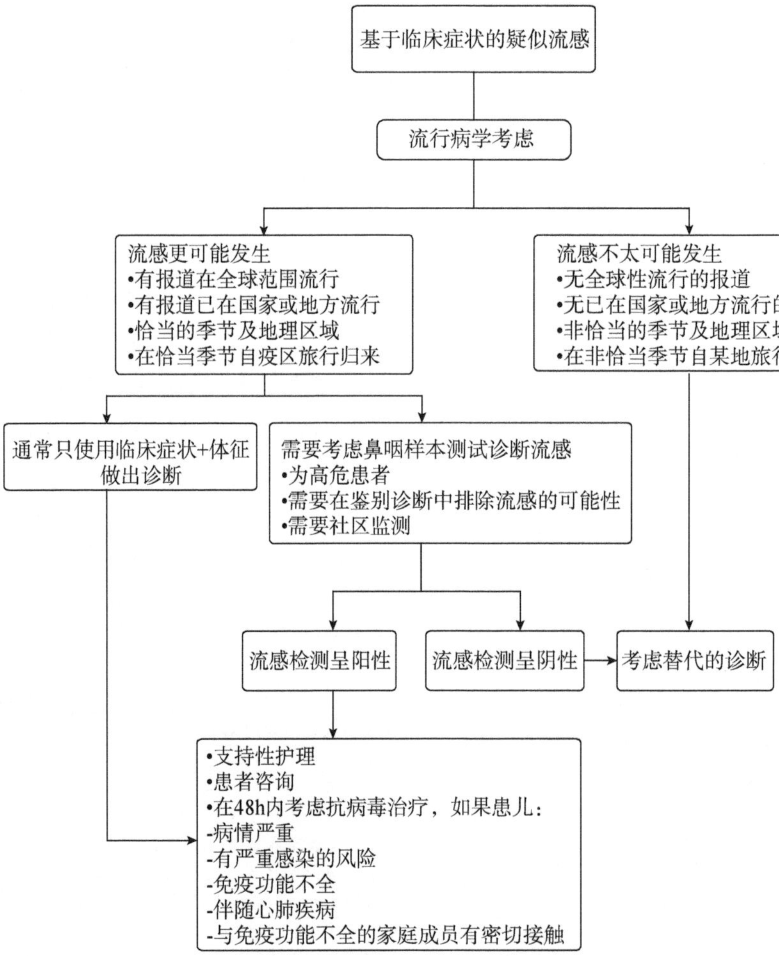

图 63-2 对疑似流感的儿童的管理

表 63-4 用于预防和治疗流感的抗病毒药物 [a]

通用名称	品牌名称（美国）	药物类型	有效抵抗的流感类型	给药途径	批准用于治疗	批准的预防措施	不良反应作用或预防措施
金刚烷胺	Symmetrel	金刚烷（抑制 M 2 蛋白）	只用于甲型	口服	>1 岁，但是由于阻力，目前不推荐在美国使用	>1 岁，但是由于阻力，目前不推荐在美国使用	低血压、水肿头晕、头痛、混乱网状青斑、恶心、呕吐、尿潴留
金刚烷乙胺	Flumadine	金刚烷（抑制 M 2 蛋白）	只用于甲型	口服	>13 岁，但是由于阻力，目前不推荐在美国使用	>1 岁，但是由于阻力，目前不推荐在美国使用	低血压、头晕、恶心、呕吐、尿潴留
奥司他韦	Tamiflu	神经氨酸酶（NA）抑制剂	甲型和 B 型	口服	任何年龄	>3 个月	不稳定型心绞痛、心律失常、头晕、头痛、皮疹、糖尿病恶化、恶心、呕吐、贫血、肝炎、结膜炎、神经精神病学的影响 [b]
扎那米韦	Relenza	神经氨酸酶（NA）抑制剂	甲型和 B 型	吸入	>7 岁	>5 岁	支气管痉挛、过敏反应

a 多年来专家们一直在研究利巴韦林在流感病毒感染中的应用，但尽管最初取得了积极的结果，但在实践中并没有得到显著临床效益。利巴韦林目前不建议预防或治疗流感病毒

b 截至 2007 年 11 月，需警惕奥司他韦的神经精神异常。小部分市场营销报告（主要来自日本）提出因为谵妄和异常行为导致受伤甚至致命的后果。这些事件主要发生在儿科病人身上，常为突发性，可迅速解决

预防：免疫接种和预防治疗

流感疫苗在每年夏天都会重新制定，这取决于在冬天的 3 个最有可能进行传播的菌株的预测得出。每年的 3 价灭活（TIV）和减毒活（LAIV）流感疫苗都基于相同的菌株，通常包括两个甲型流感病毒和乙型流感病毒。通常，一些菌株是新的，有一些与前几年的疫苗重叠。例如，2012～2013 年的流感疫苗配方含有甲型流感 / 加州 / 7/2009（H1N1）病毒，这是重复以前的疫苗，并且具有两个新品种：A/ 维多利亚 /361/2011（H3N2）和乙型流感 / 威斯康星州 /1/2010。在某些情况下，流感的预防还包括抗病毒药物预防。各个年龄组批准的药物预防概述在表 63-4 中已叙述。CDC 建议，当接种疫苗和预防经常变化时，应咨询 CDC 网站。网站上的有关流感的其他有用的最新信息如表 63-5 所示。

表 63-5 有用的网站

美国疾病控制与预防中心（CDC）包括免疫实践咨询委员会（ACIP）——www.cdc.gov
美国儿科学会（AAP）包括红书委员会（传染病委员会）——www.aap.org
世界卫生组织（WHO）——www.who.org
美国传染病学会（IDSA）——www.idsociety.org
儿科感染性疾病协会（PIDS）——www.pids.org
美国急诊医学学院（AAEM）——www.aaem.org
国家免疫接种信息网络（NNII）——www.immunizationinfo.org
这些网站定期更新，可以提供：患者和家长讲义（易下载）
卫生保健专业人员和工作人员的教育材料（海报、小册子）
免疫和抗病毒药物的建议
流感流行病学最近趋势、抗病毒药物的耐药模式等
即将开展的健康保健专业人员的会议、讲座和研讨会
联系电话号码和电子邮件地址

（刘　潇　译）

第 64 章　蜱传播的传染病

（原著　Andrea T. Cruz）

要点

- 由于户外活动和未注意到蜱虫附着，孩子患蜱传播传染病的风险比成人要高。
- 在美国最常见的蜱传播传染病是莱姆病，通常沿着大西洋海岸和中西部地区传播。
- 早期莱姆病的最常见局部症状是游走性红斑（EM）皮疹，发生在被咬伤后的 2 周内，此时抗体反应仍是负面的。
- 早期莱姆病的传播发生在约 15% 的被蜱叮咬的儿童身上。最常见的症状是多发性 EM 病灶；其他表现形式可以包括面神经或其他脑神经麻痹和淋巴细胞性脑膜炎。少数儿童会患心肌炎。
- 晚期莱姆病可以被看作是未经治疗的早期莱姆病的并发症。最常见的症状是大型联合关节炎复发；神经病变和少数的脑膜脑炎。
- 抗生素疗法的选择、路线和持续时间取决于孩子的年龄、莱姆病的阶段和感染的位置。在治疗慢性莱姆病上没有令人信服的证据，并且目前的文献都不支持治疗时间超过 4 周。
- 落基山斑疹热（RMSF）是一个立克次体病，在东南部和中南中西部最常见，其特征是发热、头痛、皮疹。皮疹开始是一个斑状丘疹，然后变为瘀斑，并开始在手腕、足踝和身体各部位传播。
- 未经治疗的 RMSF 可造成多器官系统衰竭和死亡，所以对于患有疑似 RMSF 的孩子，在没有确认血清时需要进行多西环素的经验性治疗。
- 埃立克体病毒的传染分为两种形式：人类单核细胞的埃立克体（HME）和人类粒细胞性无形体病（HMA）。这两个实体造成了非常相似的发热、皮疹、肌痛和头痛的症状，尽管 HME 会比 HMA 造成更严重的症状，但它们都用多西环素进行治疗。
- 兔热病可由接触蜱或兔子及其他小型哺乳动物进行传播。在一些患者身上可以看见一些症状，包括眼、淋巴和咽。这时可以选择使用一种氨基糖苷类进行治疗。
- 巴贝西虫病由儿童身上的疟疾病引起；这种疾病在无脾的儿童身上是最严重的。诊断（外周血涂片）和治疗（克林霉素 + 奎宁）与疟疾是一样的。

蜱虫可以传播给儿童许多疾病，其中包括细菌（莱姆病、RMSF、埃立克体病、兔热病）、原生动物（巴贝西虫病）和病毒性病原体（科罗拉多壁虱热）。当儿童身上有着不明原因的高热或皮肤病时，蜱传播病原体的怀疑指标非常高：一个孩子在外玩耍或进行其他活动时，可能使得他们有着比成年人更高的接触蜱虫的风险；孩子在患上蜱传播传染病时可能比成年人病得更严重。

蜱虫季节有着地域变化（表 64-1），但大多数蜱传播疾病发生在 4～10 月份。蜱传播疾病可能会出现在温暖地区的一年四季或暖冬后。蜱虫在疾病传播前通常需要依附长达 48h。因此，如果一个孩子将蜱虫轻易地打落，那么不太可能导致疾病。蜱虫往往以幼虫或蛹的形式进行附着，当它们非常小时，检测是很困难的。在美国几乎所有传播疾病的蜱虫是硬蜱虫（背上覆盖着坚硬的骨骼）。在雄性蜱虫中，它覆盖了整个背部，而雌性只是覆盖了前方。蜱虫物种的外观知识（见彩图 90）可以帮助缩小鉴别诊断范围。

表 64-1　在美国蜱传播疾病的分布

疾病	媒介	脊椎动物的疾病宿主	在美国的分布
巴贝西虫病（田鼠巴贝虫）	硬蜱虫	鼠、牛	新英格兰、大西洋州五大湖地区的中西部
科罗拉多壁虱热	矩头蜱属蜱虫	啮齿类动物、豪猪	犹他州、怀俄明州和科罗拉多州、蒙大拿州
人类粒细胞边虫病（反刍兽亲吞噬细胞边虫）	硬蜱虫	犬、啮齿类动物	新英格兰、大湖地区中西部、加利福尼亚州北部
人类单核细胞埃立克体病（查非埃立克体）	矩头蜱属花蜱虫	犬	东南、南中部和中西部各州
莱姆病（伯氏疏螺旋体）	硬蜱虫	鹿、啮齿类动物、浣熊	新英格兰、大西洋中部各州、五大湖地区中西部，某些情况下沿着西海岸（太平洋硬蜱）

续表

疾病	媒介	脊椎动物的疾病宿主	在美国的分布
Q 热病（伯纳特立克次体）	矩头蜱属蜱虫	牛、山羊、绵羊	在全球范围内。美国超过 50% 的病例来自 7 州：加利福尼亚州、科罗拉多州、伊利诺伊州、肯塔基州、密苏里州、田纳西州、德克萨斯州
落基山斑疹热（立氏立克次体）	矩头蜱属蜱虫	无	东南部、南部中西部；美国超过 50% 的病例来自俄克拉何马州、田纳西州、阿肯色州
兔热病（土拉弗朗西斯菌）	矩头蜱属，花蜱虫	兔子、野兔、草原犬、臭鼬、浣熊、啮齿类动物	中西部地区南部，西部各部，但是散发病例报告遍及美国大陆

这里存在几种蜱虫的预防策略：环境控制如在院子四周喷洒药物；宠物美容和使用局部药物来迅速清除附着的蜱虫；将长裤塞进袜子并穿着长袖衬衫，穿着容易发现黑色蜱虫的浅色衣服。化学防治包括用氯菊酯喷雾喷涂衣服（一般持续 5～10min 机洗）及皮肤涂抹避蚊胺。氯菊酯比避蚊胺更有效。在高度流行区玩耍的孩子，应在玩耍后检查身上是否粘有蜱虫。特定区域检查包括下肢和任何受制于衣服（腰）或背包（腋窝）的地方。

如果遇到蜱虫，应使用黏性利多卡因来杀死蜱虫并提供局部麻醉。将尖头镊子平行于皮肤并夹住其头部。用一个均匀压力将蜱虫向上拉。扭曲或颠簸都可能导致口器折断和剩余部分嵌入皮肤。如果嘴部仍保留在皮肤上，应该用水湿润该皮肤面积，但解剖口器是不必要的。父母不应对蜱虫施以高温或其他刺激物，激怒了蜱虫往往会导致呕吐和（或）腹泻，增加疾病传播的风险。

在美国有几种常见的蜱传播疾病（见下文），而其他则有很低的盛行率如科罗拉多蜱传热和 Q 热病（包含在表 64-2 和表 64-3 中，图 64-1 为区分蜱传播疾病的算法）。

表 64-2　蜱传播疾病的潜伏期、症状和诊断

疾　病	潜伏期	症　状	诊　断
巴贝西虫病	1～4 周	发热、寒战、肌痛、恶心、头痛、干咳嗽，在无脾患者身上有更严重的黄疸疾病或慢性心、肝或肺部疾病	薄厚吉姆萨涂片 / 瑞氏染色（营养体看起来像一个马耳他十字） 贫血、低触珠蛋白、乳酸脱氢酶升高和网织红细胞计数；血小板减少症是常见的
科罗拉多壁虱热	3～7d	双相热（3～4d，然后无热 1～3d，然后再次发热 2～3d），头痛、畏光、肌痛、恶心、呕吐；并发症：脑膜脑炎、出血热	血清 辅助：白细胞减少、血小板减少，肝氨基转移酶和肌酸激酶升高
人类粒细胞性无形体病	5～10d	发热、寒战、头痛、不适、肌痛、皮疹；并发症：ARDS，脑膜脑炎（淋巴细胞，脑脊液细胞增多）、DIC、肾衰竭	血清或 PCR 交叉性反应与埃里希体病共存 辅助：白细胞减少、血小板减少、肝氨基转移酶升高
人类单核细胞埃立克体病	5～10d	发热、寒战、头痛、不适、肌痛、皮疹；并发症：ARDS、脑膜脑炎（淋巴细胞，脑脊液细胞增多）、DIC、肾衰竭，埃立克体病毒传染往往比无形体病导致更严重的疾病表现	血清或 PCR 交叉性反应与埃里希体病共存 辅助：白细胞减少，血小板减少，肝氨基转移酶升高
莱姆病	3～30d	阶段 1：在叮咬部位的游走性红斑（EM）、发热、不适、肌痛、关节痛、局部腺病 阶段 2：多发性 EM、脑神经麻痹、脑膜炎、脑炎、头痛、AV、心肌炎、关节炎 阶段 3：更多的慢性神经（脑病）和关节炎（难治的关节痛）疼痛症状	对阶段 1 的莱姆病来说，临床诊断比血清诊断好（阶段 1 中的治疗可以削弱抗体反应） 后期疾病中，对关节炎和脑膜炎或脑炎进行血清、PCR 诊断
Q 热病	2～3 周	发热、头痛、不适、肌痛、咳嗽、胸痛、肠胃炎 并发症：肺炎、肝炎、心肌炎、脑膜脑炎 慢性 Q 热发生在 1% 的严重患者中（在妊娠或免疫功能低下的患者身上有更高的疾病风险），症状可能包括心内膜炎、肝炎、动脉瘤	血清或 PCR 考虑到实验室工作人员风险，未进行培育

续表

疾 病	潜伏期	症 状	诊 断
落基山斑疹热	2～14d	“经典”三联征：发热、皮疹和少数儿童的头痛，还可能会有肌痛、呕吐、腹痛、畏光 在发热 2～5d 后起皮疹：最初在手腕和足踝上的红斑疹变白，然后集中传播并成为瘀点	血清需要 7～10d 成为阳性 不要等待确诊后才启动治疗 辅助：贫血、血小板减少、低钠血症、肝氨基转移酶升高、胆红素和肌酸激酶增多
兔热病	3～5d	突然出现发热、寒战、肌痛、头痛症状 存在：溃疡腺体、腺体、眼腺、口咽和水疱性皮肤损伤 并发症：肺兔热病	血清（可以与布鲁菌、军团菌进行交叉反应）

注：ARDS，急性呼吸窘迫综合征；DIC，弥散性血管内凝血；PCR，聚合酶链反应。

表 64-3 其他蜱传播疾病的治疗

疾病	首要治疗	替代治疗	说明
巴贝西虫病	克林霉素 + 奎宁，7～10d	阿托伐醌 + 阿奇霉素	考虑为血流动力学不稳定和（或）那些寄生虫血症>10% 的患者交换输血
科罗拉多壁虱热	支持性护理	—	通常是自限性疾病；每年在美国大约有 10 例
人类粒细胞性无形体病	多西环素 ×7d 最低或直到无热 ×3d	—	72h 内未能回应应该建议进行另一种治疗
人类单核细胞埃立克体病	多西环素 ×7d 最低或直到无热 ×3d	—	72h 内未能回应应该建议进行另一种治疗
Q 热病	多西环素 ×10～14d	氟喹诺酮、氯霉素	通常是一种自限性的疾病；心内膜炎需要长期（18 个月）的治疗
落基山斑疹热	多西环素 ×7～10d 或者保持无热至少 3d	氯霉素	多西环素是无关年龄的很好的治疗选择，也可以治疗埃立克体病
兔热病	氨基糖苷类 ×10d（延长肺兔热病或严重疾病的疗程）	氟喹诺酮类、多西环素、氯霉素	对 β 内酰胺有抵抗力（青霉素、头孢菌素）

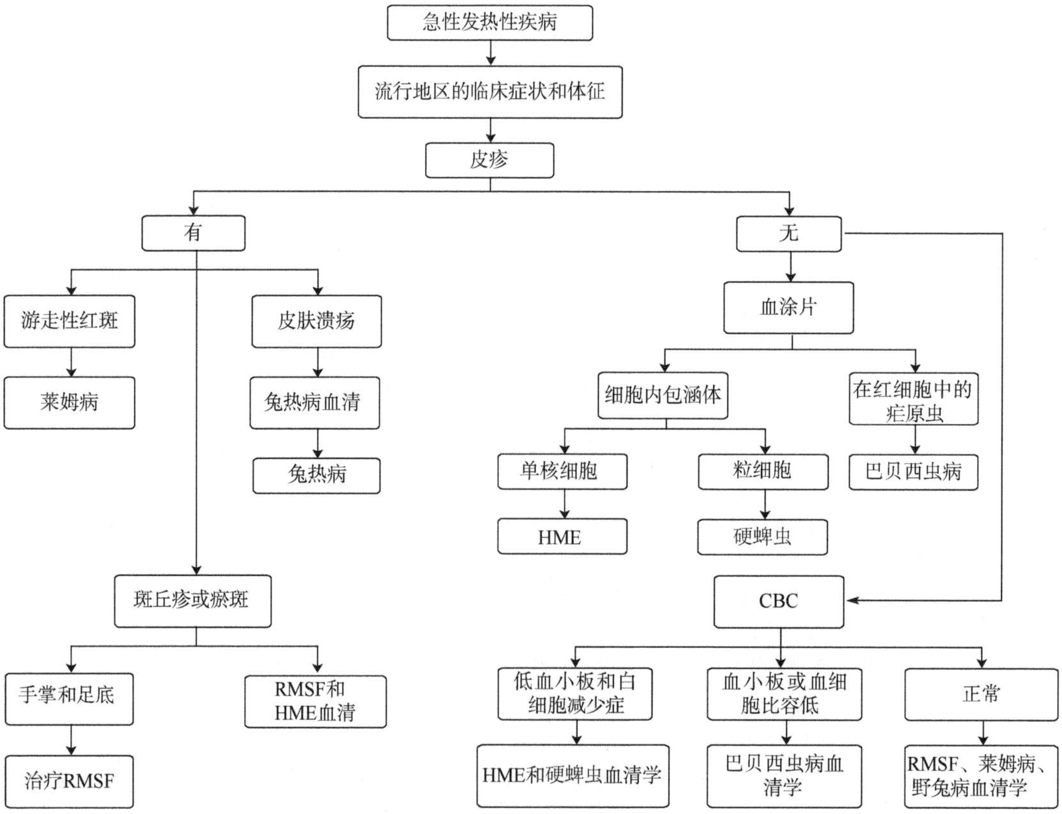

图 64-1 区分蜱传播疾病的算法

应该将该算法作为常见临床症状和体征的一般指南，不应该被用于最后的诊断

莱姆病

莱姆病由一个包柔氏螺旋体引起并且通过硬蜱属的硬壳虫进行传播；这些蜱虫可以传播巴贝西虫病和无形体病，偶尔也会导致一个孩子同时患有多种蜱传播疾病。在新英格兰的一项蜱虫监测研究中，超过 50% 的硬蜱虫感染了螺旋体，63% 携带至少一个病原体，8% 有两个病原体。蜱虫通常需要 24～48h 来传播莱姆病。莱姆病是美国最常见的蜱传播疾病，1992～2006 年报道了将近 250 000 例病例；而 2014 年报道了 30 000 例病例。在新英格兰的发病率最高（表 64-1），人口膨胀使人类与鹿得到了更多接触，鹿是莱姆病的主要宿主。年龄分布有两个峰值，分别是 5～9 岁和 55～59 岁。

莱姆病的临床期和治疗阶段分别描述于表 64-2 和表 64-4。早期局部疾病的最常见表现是 EM。EM 通常在蜱虫感染后 7～10d 出现。在早期局部莱姆病中常见的全身症状包括发热、头痛、肌痛和阴性血清。

莱姆病感染的第二阶段是早期传播性疾病，特点是由螺旋体传播所导致的多器官疾病。这个阶段包括多发性 EM 病灶、关节痛、肌痛、头痛、结膜炎、脑神经麻痹（特别是面神经麻痹）和淋巴细胞性脑膜炎或脑膜脑炎。心肌炎表现为房室传导阻滞，但在儿童身上是罕见的。诊断采用血清诊断（表 64-2）。早期传播莱姆病的治疗（表 64-3）不会加速症状，而是会停止症状，避免进展到后期莱姆病。

后期莱姆病涉及大型联合关节炎复发、神经螺旋体病（周围神经病变、神经根病、感觉异常或脑病）和心肌炎（房室传导阻滞、心包炎、心肌炎、心率加快、充血性心力衰竭、交界区心律和 QT 间期延长）。莱姆病关节炎通常对四肢关节影响最大，特别是膝盖。关节疼痛通常与肿胀程度不成比例。关节炎通常发生初始接种的数个月后，持续 1～2 周并有可能复发。

莱姆病的治疗取决于儿童的年龄、莱姆病的阶段和器官系统的参与（表 64-4）。8 岁以下儿童通常用阿莫西林代替多西环素。早期局部莱姆关节炎的治疗会削弱抗体反应（假阴性）。各种症状归因于“慢性莱姆病”的存在。这导致许多患者接受了长期的口服或肠外治疗。没有令人信服的数据来支持慢性莱姆病的存在，也没有数据支持超过 4 周的疗程。

表 64-4　莱姆病的治疗

阶段	位置	药物	剂量	持续时间
早期定位	—	<8 岁：阿莫西林、头孢呋辛	阿莫西林：50 mg/kg 每天 3 次（最多 1.5g/d）	14～21d
	—	≥8 岁：多西环素	头孢呋辛：15mg/kg（最多 1g/d）	14～21d
早期和晚期疾病传播	多发性游走性红斑[a]	相同的口服疗法来进行早期定位	相同的口服疗法来进行早期定位	21d
	面部麻痹	相同的口服疗法来进行早期定位	相同的口服疗法来进行早期定位	21～28d
	关节炎	相同的口服疗法来进行早期定位	相同的口服疗法来进行早期定位	28d
	关节炎持续（>2 个月或复发）	头孢曲松钠肌内注射或静脉注射 青霉素静脉注射 相同的口服疗法来进行早期定位	头孢曲松钠 75～100mg/（kg·d）（最多 2g/d） 青霉素 50 000U/kg（最多 2000 万 U/d）	14～28d 14～28d
	心肌炎	头孢曲松钠或青霉素	头孢曲松钠 75～100mg/（kg·d）（最多 2g/d） 青霉素 50 000U/kg（最多 2000 万 U/d）	
	脑膜炎和（或）脑炎	头孢曲松钠（静脉注射）或青霉素	头孢曲松钠 75～100mg/（kg·d）（最多 2g/d） 青霉素 50 000U/kg（最多 2000 万 U/d）	14～28d

a 治疗不会影响面部麻痹的解决，但它的目的是预防晚期疾病。

在莱姆病高发地区中的蜱虫叮咬后的暴露预防被证明是有效的。一些专家已经将单剂量（200mg）多西环素推荐给 8 岁或 8 岁以上疑为吮足血的鹿蜱叮咬过 3d 的儿童或是虽在莱姆病高发但近 3d 内已开始预防性清除蜱的地区被叮咬超过 3d 的儿童中使用。年龄、喂养时间、护理及时性，以及家庭（或者 ED 医师）能够准确地识别蜱虫物种都为预防设置了障碍。

落基山斑疹热

落基山斑疹热由立克次体病原体引起并通过矩头蝉属的硬蜱虫进行传播；这些蜱虫也可以传播埃立克体病毒传染、Q热和兔热病。蜱虫通常需要6～8h来传播病原体。落基山斑疹热与其名称不符，实际上在东南部和南部/中西部更常见（表64-1），在2010年发生于阿肯色州、密苏里州、北卡罗来纳州、俄克拉何马州和田纳西州的近2000例报道中占60%。10岁以下儿童的落基山斑疹热发病率最高，占死亡人数的15%。5～9岁儿童、老年人、免疫功能低下的患者和美国印第安人的RMS致命率最高。

落基山斑疹热症状通常出现蜱接触后7d；约50%的患者有蜱虫叮咬史。落基山斑疹热感染的初始阶段的特点是突然出现发热、不适、严重头痛，伴随非特异性的流感样症状，因此在这个阶段可能误诊为病毒性综合征。第3天只有3%的患者出现落基山斑疹热的经典三联征（发热、皮疹、头痛），它通常在前两周内出现在大部分患者身上。皮疹通常出现2～5d，尽管10%的孩子可能不会发展成皮疹。落基山斑疹热通常始于手腕和足踝上的红斑并且沿着手臂、腿传播。手掌和足底包括在其中。第1周结束时，35%～60%的患者发展出现瘀点。有些患者可能出现神经系统症状，如假性脑膜炎、精神状态改变、失忆、昏迷、癫痫发作、脑神经麻痹、中央耳聋和皮质盲。其他不太常见的症状包括结膜炎、眶周的外围水肿、充血性心力衰竭、心律失常、心肌炎、休克、肝大和黄疸。

落基山斑疹热的早期诊断是很困难的，因为其症状和体征通常是非特异性的。不存在快速测试并且抗体的形成一般需要7～10d。在这段时间有50%的患者因为落基山斑疹热死亡。辅助实验室的支持可能包括低钠血症（如大多数血管炎）和血小板减少。由于高死亡率（若不及时治疗20%死亡，如果治疗5%死亡），在疑似落基山斑疹热时就应该开始进行经验抗生素治疗。多西环素是一种无关儿童年龄的很好的治疗选择（表64-3）。在患有致命疾病的儿童身上，它可能是一种合理的对抗脑膜炎奈瑟菌的抗生素。

埃立克体病和无形体病

这里有两种病原体，HME归因于查菲埃立克体或伊氏埃立克体，硬蜱虫归因于嗜吞噬细胞无形体，它们统称为埃立克体病（称为无皮疹落基山斑疹热）。患者是由革兰阴性球菌引起的。埃立克体病通过硬蜱虫（HGA）或矩头蝉属/花蜱虫（HME）传播，因此发生在不同地区（表64-1）。2010年报道有750例HME和1760例HGA。

这些疾病被认为在症状、诊断和治疗方面具有重合性。HGA和HME都可以引起发热、发冷和肌痛。皮疹（从斑丘疹变为瘀斑）和更严重的疾病（包括肺炎、脑膜炎或休克）在HME中更常见。尽管确诊视急性和恢复血清学而定（表64-2），但辅助实验室的研究结果也可能包括全血细胞减少症、肝氨基转移酶升高和低钠血症。在周边血液涂片上的桑葚胚的识别是不敏感的。多西环素是治疗这两种疾病的首选，不论患者年龄多大（表64-3）。这也可以治疗落基山斑疹热。HGA患儿应进行莱姆病或巴贝西虫病评估，如果HGA无法解释全部，因为硬蜱属也传播这些病原体。

兔热病

兔热病是由革兰阴性杆菌土拉弗朗西斯菌引起的，可以通过狗或硬蜱（矩头蝉属）、孤星蜱虫（花蜱类）、兔形目动物（家兔、野兔）或其他小型哺乳动物进行传播。接触包括抚摸动物皮肤、吃未煮熟的肉类或无意中运送动物尸体。带菌者随季节发生变化，如蜱虫疾病在夏天更常见，兔传播疾病在冬天更为常见。值得注意的是，细菌非常耐寒，可以在冷冻的兔子尸体上继续生存好几年。1990～2000年，美国44个州中有将近1400例病例报道；4个州占了一半（阿肯色州、密苏里州、南达科塔州和俄克拉荷马州）。患者有一个双峰年龄分布。峰值在5～9岁儿童和老年人中。

已经确定了6种类型的兔热病：结肠腺体型、腺体型、眼腺型、口咽型、肺型和伤寒型。结肠腺体型在儿童身上最常见，特点是在蜱虫叮咬后的丘疹病变愈合缓慢，紧随其后的是局部节点有着痛苦的炎症；后者可能会自发破裂。眼腺型兔热病包括严重的结膜炎和耳前淋巴结病；眼腺型兔热病的差别包括腺病毒感染和帕里诺综合征的其他原因。口咽型兔热病可能呈现为渗出性咽炎与痛苦的宫颈腺病。伤寒型兔热病表现为腹痛和肠胃炎症状。而肺型兔热病可以表现为发热、胸痛和胸内淋巴结病。肺型兔热病死亡率可以高达60%。

通过研究发现，兔热病是非特异性的，可观察到白细胞增多、脓尿、肝氨基转移酶升高。土拉菌很难在血液或组织培养中进行隔离，并且很可能危害到实验室工作人员。因此，兔热病通常是由急性和康复的血清学检查进行诊断的（表 64-2）。目前氨基糖苷类是兔热病的一线治疗药物，二线治疗由多西环素、氟喹诺酮类或氯霉素（表 64-3）药物组成。

巴贝西虫病

巴贝西虫病是由原生动物引起的，由硬蜱虫进行传播。在 2011 年报道的 1100 例病例中，有 97% 发生在 7 个州：康涅狄格州、马萨诸塞州、明尼苏达州、新泽西、纽约、罗得岛州和威斯康星州。主要宿主物种是白足鼠。与其他蜱传播疾病不同，巴贝西虫病在成人中更常见，在病例中只有不到 4% 的患者是儿童。对巴贝西虫病的输血相关性和经胎盘传播进行了描述。

巴贝西虫病表现为流感样疾病，如发热、寒战、肌痛、头痛、腹痛。与流感不同，其症状可能会持续数周、数月。检查结果可能包括肝脾大，而辅助检查可能显示贫血和溶血、血小板减少、肝氨基转移酶升高、血尿素氮与肌酐升高。无脾患者往往有一个高级别（＞10%）的红细胞感染，所以他们身上的疾病会更严重。

明确诊断（表 64-2）是基于出现在外围涂片的马耳他十字的识别。前者允许估计寄生虫血症的程度，而薄涂片可进行生物识别（表 64-3）。与治理疟疾一样，使用克林霉素和奎宁（或奎尼丁）。奎宁和奎尼丁可引起 QT 间期的延长，基线和连续心电图监测是合理的。无脾患者，寄生虫血症超过 10% 的患者或终末器官的功能不全的患者应考虑交换输血。

（刘　潇　译）

第 65 章 普通寄生虫感染

（原著 Alisa McQueen,Steven Lelyveld）

要点

- 几乎所有器官均有感染寄生虫的风险，其症状因受感染系统的不同而异。某些寄生疾病在首次感染后数月甚至数年才开始出现症状。
- 能感染人类的线虫中最大也最常见的是蛔虫，据估计世界范围内有 10 亿例的蛔虫感染。治疗方案为阿苯达唑（一次口服 400mg）或伊维菌素（一次口服 150～200μg/kg）。
- 蠕形住肠线虫（蛲虫）感染能发生于不同年龄与社会经济水平的个体中，其最常见的表现为幼儿及小孩的肛周瘙痒。儿童晨起时使用透明胶带粘面擦拭肛周皮肤并置于低倍镜下观察，可见蛲虫卵，但是需要多次取样。
- 毛首鞭形线虫（鞭虫）主要生活于盲肠并能引起吸收不良症状、腹痛、出血性腹泻和发热，但通常无症状。大量鞭虫寄生可能导致肛门脱垂及贫血等类结肠炎表现。
- 钩虫，美洲板口线虫与十二指肠钩虫是人类最常见传染病之一。钩虫感染的特征是铁缺乏导致的小细胞低色素性贫血。
- 鸟类吸虫、眼点毛毕吸虫系由迁徙性鸟类带到美国南部的淡水湖。其尾蚴可致皮炎，称为游泳者瘙痒症。

寄生虫病随处可见。尽管世界范围内卫生环境的改善和新药物的出现及医疗人员敏锐的洞察力，任何时候世界人口中仍有 1/4～1/2 患有寄生虫感染。儿童正常成长过程中口头的探索行为使其成为易受寄生虫感染的危险群体。旅行、迁徙、国际贸易中的进口及数量不断增加的免疫缺陷宿主等都导致疾病的增加（参见第 59 章“免疫低下患者的评估与管理”及第 66 章“旅行相关感染”）。本文主要描述美国特有的寄生性疾病。致病的三种主要寄生虫组包括蠕虫、原虫和节肢动物。致病蠕虫的三种主要亚组包括线虫（蛔虫）、绦虫（扁形虫）及吸虫（蛭虫）。

病史中需要关注的重要因素在表 65-1 中列出。几乎所有的器官系统均有可能感染，其症状因受累系统不同而异。这些不同的且常无特异性的症状使得寄生虫感染疾病及使得多数就诊急诊科（ED）患者的鉴别诊断（表 65-2）更加困难。症状取决于寄生虫所处其生命周期的阶段。

表 65-1 儿童及青少年可疑寄生虫感染病史采集要点

野营
目的地是否卫生，是否有清洁的水源，是否温暖
获取食物和准备方法
接触宠物和其他动物，包括家养和野生动物
参与日间护理
生活在狭小环境中
药物滥用
性虐待
输血

表 65-2 寄生虫病的症状

症状	可能原因
腹痛	蛔虫、华支睾吸虫、裂头绦虫、内阿米巴、片吸虫、贾第鞭毛虫、钩虫、绦虫、血吸虫
贫血	绦虫、钩虫、疟原虫
结膜 / 角膜炎	丝虫（盘尾丝虫）、绦虫、旋毛虫、Trypanosoma
腹泻	变形虫属、阿米巴、肝片吸虫、姜片虫、贾第鞭毛虫、膜壳绦虫、杜氏利什曼原虫、结肠小袋纤毛虫、日本血吸虫、粪小杆线虫、猪带绦虫、旋毛虫、鞭虫
水肿	姜片吸虫、丝虫（锥虫、旋毛虫、班氏丝虫）
嗜酸粒细胞增多症	蛔虫、肝片吸虫、龙蒿、*W.* 班氏丝虫种丝虫、马来丝虫、卫氏并殖吸虫、华支睾吸虫、布氏姜片虫、猪带绦虫、血吸虫粪、蛔虫、鞭虫、旋毛虫
发热	巴贝斯虫、阿米巴、蛔虫、丝虫、吸虫纲、吸虫（*W.* 丝虫）、冬虫夏草、贾第虫、杜氏利什曼原虫、*L.* 疟原虫物种、弓蛔虫、鞭虫、锥虫
咯血	细粒棘球绦虫、并殖吸虫
肝大	吸虫、杜氏利什曼原虫、疟原虫、血吸虫、绦虫

续表

症状	可能原因
肠梗阻	蛔虫、绦虫、吸虫、线虫
黄疸	吸虫
脑膜炎	阿米巴原虫、疟疾（恶性疟原虫）、原发性阿米巴脑膜脑炎、锥虫、蛔虫、旋毛虫
心肌病	猪带绦虫、旋毛虫、锥虫（克氏锥虫）
恶心、呕吐	阿米巴原虫、贾第虫、蛔虫、鞭虫、带绦虫、旋毛虫
肺炎	蛔虫、丝虫、（*W.* 丝虫，*B.* 马来丝虫）、吸虫、粪类圆线虫旋毛虫
皮肤瘙痒	变形虫属、蛲虫、丝虫、鞭虫
癫痫发作	微小膜壳绦虫，旋毛虫、绦虫（绦虫细粒棘球绦虫、吸虫、囊虫）
皮肤溃疡	龙线虫、杜氏利什曼原虫、锥虫
脾大	巴贝斯虫、疟原虫、弓形虫
荨麻疹	肝片吸虫、蛔虫、线虫、旋毛虫、龙线虫
喘息	粪类圆线虫、蛔虫、犬弓首蛔虫

线虫类

■ 蛔虫病

蛔虫是能感染人类的线虫中最大最常见的一种，据估计世界范围内有 10 亿例蛔虫感染，致死原因主要是肠梗阻。虽然蛔虫病最常见于热带及亚热带气候地区，但在美国亦有相关病例报道。蛔虫病最多见于幼儿园及低年级儿童中。这类线虫可从 45～65μm 长度的卵长到 30cm 长（见彩图 91）。产在粪便中的虫卵经过 3 周的发育完成。消化道侵入的虫卵在小肠中孵化。幼虫穿透肠黏膜进入血供并迁徙至肺部。当幼虫穿透肺泡并迁徙至支气管树并被吞噬时，可出现气短、咯血、嗜酸粒细胞增多、发热及吕弗勒肺炎等。成熟蛔虫能在人类小肠中自由存活多达一年时间并在粪便中产卵。此阶段的蛔虫感染通常无症状，但有时候亦可出现胃肠道反应，包括疼痛、蛋白质吸收不良、胆道与肠道梗阻及阑尾炎。

虽然粪便找虫卵是诊断标准，但血清凝集试验及絮状沉淀试验亦有参考意义。阿苯达唑（单次口服 400mg）、甲苯咪唑（口服 3d，每天 100mg 或一次性口服 500mg）或伊维菌素（一次口服 150～200μg/kg）均可治疗蛔虫感染。成人与儿童的治疗剂量均相同，虽然伊维菌素被证明仅在体重 15kg 或以上儿童中有效。哌嗪盐（50～75mg，2d）被推荐使用于合并肠道或胆道梗阻的蛔虫病，因其使蛔虫的排除速度相对加快。当同时患多种寄生虫感染时，应首先考虑治疗蛔虫感染，反之可造成大量寄生虫残体的排除进而引起梗阻。特定地区可预防性驱虫治疗。

■ 蛲虫病

蠕形住肠线虫（蛲虫）在美国各地均有出现，广泛影响不同年龄层及社会经济水平的个体。其最常见的表现为幼儿及小孩的肛周瘙痒。椭圆形的虫卵大小为 25～50μm。经吸入或食入的虫卵在盲肠和升结肠之间孵化，成虫后长度在 3～10mm。成年蛲虫可生存并繁衍 1～2 个月。妊娠的雌虫通常在清晨移行至肛门口并产下胚胎卵（见彩图 92）。当宿主察觉到时，成虫便移行回体内，便产生肛门瘙痒、排尿困难、遗尿及阴道炎。搔抓及手口接触行为导致宿主的再感染，且此过程反复循环。盆腔腹膜及女性生殖道的息肉均有可能出现。

儿童晨起时用透明胶带粘面擦拭肛周皮肤并置于低倍镜下观察（见彩图 92），通常具有诊断意义，但可能需要多次重复取样才能查见虫卵。治疗方案是使用阿苯达唑，400mg 口服，噻吩嘧啶（11mg/kg）或者甲苯达唑（100mg）。每种药物均为单次给药，重复 2 周以阻止蛲虫繁衍。

■ 毛首鞭形线虫

毛首鞭形线虫（鞭虫）见于南部阿巴拉契亚边路、路易斯安那州西南部及其他温暖的乡村地区。其生命周期与蛲虫相似。鞭虫卵的大小及结构与蛲虫相似，但其两段各有一圆帽（见彩图 93）。成年鞭虫与蛲虫相似，其一端带有鞭状突起物（见彩图 93）。成年鞭虫主要生长于盲肠并可导致消化不良症状、腹痛、出血性腹泻及发热，但通常无表现。寄生虫负担可引起肠炎样的改变及直肠脱垂，并与贫血、认知功能障碍等有关。治疗方案是使用阿苯达唑（400mg，每天 1 次，共 3d）或甲苯达唑（100mg，第天 3 次，共 3d）。在重流行区域可考虑社区控制。

■ 毛线虫病

美国随处可见旋毛虫病，在东北部及中大西洋地区的流行率呈上升趋势。虽然每年仅有报道不足 100 例临床病例，但 4% 死亡患者的尸检中在横膈膜中发现旋毛虫包囊。现今的控制措施包括制定相关法案管理食用猪的喂养（如吃剩的食物如何处理后用于喂猪及推荐家庭食用肉类的方法）。

消化酶使定居于十二指肠和空肠的包蚴重新释放

并成长，2d内便可发育完成并交配。雌虫产下的幼虫穿透黏膜后经血行传播并移行至横纹肌、心脏、肺部及脑。宿主的防御系统分别在幼虫定居组织产生验证反应。虽然经典的旋毛虫感染三联征为发热、肌肉痛及眶周水肿，但亦可出现肺炎、心肌炎、脑膜炎及癫痫等表现。

绝大多数病例表现轻微并可自愈。病史、体格检查及肌酶的升高和嗜酸粒细胞增多等均提示需要进一步检查。血清学检查可在CDC完成。肌肉活检具有确诊意义。阿司匹林及类固醇药物可在发病初用于控制炎症反应症状。甲苯咪唑（200～400mg，第天3次，使用3d后改为400～500mg继续10d）或阿苯达唑（400mg，每天2次，使用8～14d）可推荐用于严重旋毛虫病，但对于已形成的包囊可能无效。

■ 钩虫

在北纬36°和南纬30°之间地区发现美洲板口线虫和十二指肠钩虫并成为一种人类最具传染性的疾病，据估计其感染者数量达到10亿人。在土壤中孵育的虫卵释放出约275μm长的杆状幼虫，幼虫以细菌与有机物残体为生（见彩图94）。早期幼虫以折叠方式生存，并蜕皮，可存活数周时间。被触到时，幼虫钻入皮肤内，引起瘙痒（钩虫瘙痒），血液侵袭、肺部转移及消化道吸收，像蛔虫。虽然可有多种临床表现，但钩虫感染的特征表现仍是铁缺乏引起的小细胞低色素性贫血。每只成年钩虫每天可吸食0.05ml血液。慢性感染钩虫的儿童可出现特征性的俗称萎黄病的黄绿性苍白。虽然钩虫在猫和狗体内多见（巴西钩口线虫），但其也能引起蛇纹状的皮肤钩虫移行症（见彩图95）。封边中查见虫卵为确诊标准。推荐用药为阿苯达唑（400mg，每天3次，2～3d），甲苯达唑（100mg，每天2次，共3d）或噻吩嘧啶（11mg/kg至最多1g，每天3次，共3d）。皮肤幼虫移行症通常为自限性疾病，但局部使用10%噻苯达唑、伊维菌素（口服150～200μg）或阿苯达唑（400mg，每天3次，共3d）可促进恢复。

■ 粪类圆线虫病

粪类圆线虫（线虫）见于阿巴拉契亚南部、土耳其及田纳西州地区。类似于钩虫，线虫通过皮肤侵入，引起瘙痒和皮肤幼虫移行症。幼虫移行时引起肺部及胃肠道症状。人类是线虫的终末宿主。宿主的免疫反应能阻止进行中的自体感染，但在免疫缺陷患者及老年人中可引发致命感染。获得性免疫缺陷综合征（艾滋病）患者中线虫感染的增加通过粪线虫感染病例的增加表现出来，因其他原因导致免疫缺陷的患者中感染的人数亦在持续增加，原因包括如器官移植等。在粪便，痰液或十二指肠抽取液中发现粪线虫可最终确诊。治疗推荐使用伊维菌素（200μg×2）。亦可使用阿苯达唑（400mg，每天3次，共7d）或噻苯哒唑［50mg/（kg·d），每天3次，最多3g/d使用2d］。多发的粪肠球菌病的治疗可能需要将疗程延长至2周（详见第59章“免疫低下患者的评估与管理”）。

吸虫病（吸虫）

极少有吸虫能在美国引发流行，但有一种例外引起了儿科急诊医师的特别关注：鸟类吸虫、眼点毛毕吸虫。通过候鸟传播至美国北部的淡水湖，其尾蚴能引起皮炎，被称为“游泳皮痒症”。宿主防御系统产生的这种强烈反应可通过温度及止痒药缓解。严重患者可使用噻苯唑乳膏治疗。

绦虫类（扁平虫和绦虫）

绦虫类能利用其吊钩或吸盘（头节）而固定于宿主肠道中，并在彼处长出分段的体节。每段体节都能产生相当数量的虫卵，并能和末节一同从粪便排出，而后被中间宿主摄入。虫卵孵化成幼虫，有囊尾蚴（带有单个液体包囊头节的幼虫）、似囊尾蚴（带有单个头节的幼虫）、多头蚴（葡萄样子囊内部包含多头节的幼虫）或棘球蚴囊（成熟囊中含有大量未成熟囊），这些取决于种族的不同。

当这些幼虫引起占位性病变或者造成炎症反应时出现症状。当中间宿主被终末宿主食入后，幼虫黏附于终末宿主小肠中就此开始其生命周期循环。美国出现的绦虫感染临床症状绝大多数有这4种引起：猪肉绦虫、牛肉绦虫、裂头绦虫、细粒棘球绦虫。猪带绦虫（猪肉绦虫）和牛带绦虫（牛肉绦虫）的感染通常无临床症状且常在父母带着一个体节来急诊科要求鉴定时确诊（见彩图96）。患者通常有吃生肉史。患者偶尔会有胃肠道症状。当猪带绦虫进入囊尾蚴期，其可移行至心脏、脑、乳腺、眼部、皮肤及起其他实质性器官。感染后数年有时可出现皮下结节、视野缺损、局部神经症状、急性精神异常及梗阻性脑积水。X线片检查可见钙化囊肿，囊肿在CT检查中表现为钙化环（见下文脑囊虫病）。似带裂头绦虫（鱼带绦虫）发病率随着食用生鱼的流行而增高。因为似带裂头绦虫吸收维生素 B_{12} 的数量比一般绦虫多 50 倍，所以其能导致恶性贫血。

在农业国家中可发现细粒棘球绦虫（羊绦虫）。大多数报道的病例来自美国东南部。包虫囊形成后产生相关症状（见彩图 97）。治疗绦虫多使用吡喹酮（一次 5～25mg/kg）。包虫感染和囊虫病对阿苯达唑反应最佳［15mg/（kg · d），每天 3 次，共 28d］。

原虫

■ 阿米巴（溶组织内阿米巴）

溶组织内阿米巴是一种水生单细胞生物，可导致阿米巴病。大雨后在卫生设施欠完善的流行地区的密切限制人群中可发现阿米巴。除了可通过污染饮用水外，阿米巴亦可通过直接接触在人类中传播，包括性接触和哺乳。多数无症状携带者中阿米巴潜伏于盲肠和大肠。严重的溶组织内阿米巴感染者产生肠炎样改变。这类患者可表现为恶心、呕吐、腹胀、腹痛、出血性腹泻及无嗜酸粒细胞浸润的白细胞增多症。阿米巴原虫生活于烧瓶样溃疡的基底部。感染严重时，直视下可见溃疡病基础上正常组织的假息肉。溶组织内阿米巴有侵入血液的倾向，导致肝（图 65-1）、肺及乳腺的脓肿。确诊需通过粪便样本及结肠镜活检组织。甲硝唑［35～50mg/（kg · d），分 3 次共 10d］联合双碘喹啉［40mg/（kg · d），分为 3 次共 20d］可用于根除此类感染。

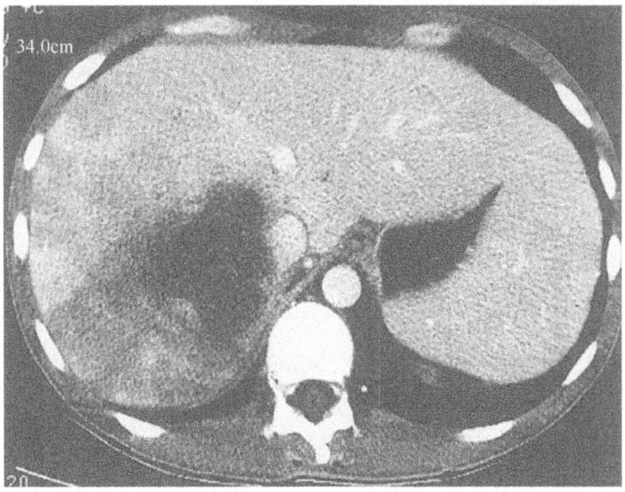

图 65-1　腹部 CT 下肝右叶巨大阿米巴脓肿

■ 贾第鞭毛虫病

蓝氏贾第鞭毛虫在十二指肠及近端小肠这类相对碱性区域生长迅速（见彩图 98）。食用污染水或有其他粪口接触行为可导致感染。本病常见于日间照料中心患者：有旅游者、免疫缺陷儿童及囊性纤维化患者，还与肝脏或胰腺疾病有关。常见表现包括肠胃气胀、非血性腹泻或便秘、腹胀及腹痛。发热、体重减轻和肥胖，糖类及维生素吸收不良亦可发生。虽然粪便中可能含有包囊，但仍时常需要粪便浓缩后一系列的虫卵及寄生虫镜检以确诊。商业化的粪便免疫分析亦是可行的。推荐使用甲硝唑［（15mg/（kg · d），分为 3 次共 5d）］治疗。

（刘　潇　译）

第 66 章　旅行相关感染

（原著　Andrea T. Cruz）

要点

- 国外旅行归来，导致儿童发热最常见的原因是非特异性病毒性疾病。
- 必须考虑发热的原因（如疟疾）或有呼吸困难和需要监护风险的发热病因（如登革热）。
- 诊断与鉴别诊断需考虑到旅行前预防性的免疫接种史和预防药物、旅游地点，在国外进行的活动，返程日期，体检结果（包括严重程度和持续时间）和对相应区域最常见病原体的了解。
- 拜访朋友和亲戚有相当大的旅游感染风险（VRFs），这些家庭往往在旅行前不寻求医疗帮助。
- 对于任何从一个疟疾流行地区返回发热的孩子需行厚薄涂片检查有无疟疾。阴性的涂片不能排除疟疾，如果临床高度怀疑疟疾感染，每 6～12 小时重复涂片 1 次。
- 疟疾往往是经验性治疗，常常使用氯喹。治疗儿童更强寄生虫血症包括输血（或换血）和注射用制剂的结合。这些可能除了奎尼丁或奎宁，还包括克林霉素。
- 伤寒在旅行者中非常常见（特别是来自南亚次大陆和亚洲），并不一定有腹泻。菌血症可能非常普遍。抗生素耐药性在伤寒沙门菌分离株不断增加，微生物学的确认很重要。
- 登革热范围正在逐渐扩大，现在美国南部的部分区域也有发生。这是一个两相的疾病，最初表现为非特异性的发热性疾病有或没有一个病毒疹。数天之后，出现相应的毛细管渗漏出血性表现，持续 2～3d。采取对症支持性治疗。
- 评估从国外旅行回来之后儿童腹泻情况。虽然抗菌疗法（通常大环内酯类）可以减少症状持续时间、疾病严重程度和家庭内 2 次传播，但最重要的治疗是液体复苏。

最近一次国际旅行后，急诊室成为治疗生病儿童的一个常见场所。至少有三个类别儿科的旅行者：旅游后回家、国际收养或刚移民的儿童。治疗情况、疾病的严重程度、症状出现的时间（周末、假期）和社区转诊模式可能导致上述儿童来到急诊室。

人们去拜访亲戚朋友前往往忽略寻求旅行建议，预计回来时儿童的免疫力能持续。免疫力减弱、某些感染有效的长期免疫形成失败（如疟疾）、缺乏预防策略导致很多儿童生病。例如，在休斯敦地区，儿童疟疾最大风险因素为前往尼日利亚的 VRFs，少数儿童得到了足够的疟疾预防。

同样重要的是急诊室人员识别不同区域的被认为是“当地”地方病（表 66-1），在部分美国地区流行可能引起旅行性感染。家庭如果频繁旅行或不需要太多旅行时间（如狩猎旅行），可能忽视了访问一个特定区域前获得建议，但从传染病的定义角度来看不是距离，而是任何活动的地方一个人接触一组不是他（她）日常生活暴露的微生物菌群。非哺乳类带菌者不同的疾病在表 66-2 中列出。

概念化旅行者发热的一种方法是将疾病细分为三个类别（表 66-3）。第一类是美国特有的疾病，因此旅游史可转移注意力。返程旅行者发热最常见的原因是非特异性病毒疾病或肠胃炎。其分类包括可疫苗接种预防疾病，如甲肝、流感或麻疹。后者特别容易传播，许多美国地区疫苗接种率低可能导致在易感人群中迅速传播。VRFs 比其他组更容易获得可接种疫苗预防的疾病。其他分类是在国家其他区域的疾病（如巴贝西虫病、莱姆关节炎）。最后一个分类是性传播感染（性病）（如急性 HIV 感染），应该从海外归来的青少年中鉴别诊断（参见第 88 章“性传播疾病”）。

表 66-1　传染性疾病的地理分布 [a]

地区	疾病及致病菌
中美洲和南美洲	阿米巴病、炭疽、布鲁菌、弯曲杆菌恰加斯病、霍乱、游走性皮肤幼虫病、囊虫病、棘球绦虫、丝虫病、甲型和乙型肝炎、出血热病毒、利什曼病（内脏、皮肤）、疟疾、类鼻疽、盘尾丝虫病、鼠疫、狂犬病 [b]、类圆线虫属、破伤风、伤寒、非伤寒类沙门菌、黄热病

续表

地区	疾病及致病菌
加勒比海	霍乱、游走性皮肤幼虫病、登革热、白喉、丝虫病、利什曼病（皮肤）、疟疾、类鼻疽、伤寒、非伤寒类沙门菌
西欧	布鲁菌、利什曼病（内脏）、莱姆病、脑膜炎球菌、蜱传播的脑炎
东欧和苏联	炭疽、布鲁菌、白喉、棘球绦虫、乙型肝炎、丙型肝炎、脊髓灰质炎、蜱传播的脑炎
地中海	布鲁菌、棘球绦虫、甲型肝炎、乙型肝炎、丙型肝炎、莱姆病、立克次体病
中东和北非	炭疽、布鲁菌、棘球绦虫、丝虫病、利什曼病（皮肤、内脏）、盘尾丝虫病、立克次体病、中东呼吸综合征
撒哈拉以南非洲	非洲被蜱虫叮咬后发热、阿米巴病、炭疽、布鲁菌、基孔肯雅病、霍乱、游走性皮肤幼虫病、囊虫病、登革热、棘球绦虫、丝虫病、出血热病毒、甲型肝炎、乙型肝炎、丙型肝炎、利什曼病（内脏）、疟疾、脑膜炎球菌、盘尾丝虫病、瘟疫、小儿麻痹症、狂犬病[b]、血吸虫病、破伤风、锥虫病、伤寒和非伤寒类沙门菌、黄热病
亚洲和南亚次大陆	阿米巴病、血管圆线虫病、炭疽、布鲁菌、基孔肯雅热、游走性皮肤幼虫病、囊虫病、登革热、棘球绦虫、丝虫病、甲型肝炎、乙型肝炎、丙型肝炎、日本脑炎、利什曼病（内脏）、疟疾、类鼻疽、鼠疫、狂犬病[b]、血吸虫病、破伤风、蜱传播的脑炎、结核、伤寒
澳大利亚和新西兰	棘球绦虫、丙型肝炎、莱姆病、类鼻疽、落基山斑疹热、类圆线虫属兔热病
太平洋岛屿	血管圆线虫病、登革热、丝虫病、甲型肝炎、乙型肝炎、丙型肝炎、日本脑炎、疟疾

a　疾病只在这些地区流行和通常在这些地区发现，没有包括全球分布的疾病（如结核病、钩端螺旋体病、流行性感冒）。
b　从其他动物获得的犬类狂犬病，狂犬病存在除南极洲以外的所有大陆。

表 66-2　非哺乳携带或作为宿主的传染病[a]

携带者或宿主	疾　病
蚊子	虫媒病毒的脑炎（东部马脑炎、丝虫病、日本脑炎、拉克罗斯脑炎、圣路易斯脑炎、西尼罗河病毒）、登革热、疟疾、裂谷热、黄热病
苍蝇	丝虫病（黑蝇）、利什曼病（白蛉）、蝇蛆病（蝇的幼虫感染）、盘尾丝虫病（河盲症、黑蝇）、非洲锥虫病（采采蝇）
跳蚤	巴尔通体、小鼠斑疹伤寒、鼠疫
虱子	巴尔通体属昆塔纳、回归热（回归热螺旋体）、普氏立克次体（流行性斑疹伤寒）
其他昆虫	锥蝽（接吻虫）恰加斯病、咬蚊虫（丝虫病）
寄生虫	丝虫病、盘尾丝虫病（河盲症）
蜱虫	无形体病、巴贝西虫病、克里米亚 - 刚果出血热、埃立克体病毒传染、莱姆病、落基山斑疹热和其他立克次体病、蜱传播的脑炎、兔热病
蜗牛	管圆线虫病、血吸虫病
鸟	流感、发热、裂谷热、西尼罗河病毒

a　带菌者和宿主可以考虑从收集病史的角度综合看，缩小鉴别诊断范围，然而带菌者和宿主物种病原体不同生命周期扮演着不同的角色，预防策略可能不同。

表 66-3　旅游疾病

类别	疾病	地域性	潜伏期	病史	症状
美国特有的州	非特异性病毒疾病	没有，除了一些季节相关的呼吸道病毒	可变因素，通常 3～10d	询问流感、麻疹、水痘免疫接种	多变的

续表

类别	疾病	地域性	潜伏期	病史	症状
	急性腹泻	极少的	1～10d	询问具体的活动（远足、露营）鞭毛虫、隐孢子虫、食物（冰）肠病原体、甲型肝炎免疫状态和艰难梭状芽孢杆菌抗生素的使用，尤其对大些的儿童	血性或非血性腹泻；不适、发热、脱水，特别是年幼的儿童
	巴贝西虫病（果氏巴贝虫）	东北部、中西部	1～4周	5～10个月更常见；接触蜱虫（壁虱、莱姆病的带菌者）或老鼠（白足鼠主要携带），一般认为需要＞48h才能有效传播疾病	发热、寒战、肌痛、恶心、头痛、非生产性的咳嗽，无脾患者其他免疫功能不全或慢性心、肝或肺部疾病患者更加严重
	莱姆病（包柔螺旋体）	东北部、中部州，中西部，太平洋沿岸	3～30d	更常见的春夏各月；后期接触蜱虫（肩突硬蜱也是巴贝西虫病的带菌者）或鹿（白尾鹿是主要储层），一般认为蜱虫需要＞48h才能有效传播疾病	阶段1：咬伤部位游走性红斑（EM）、发热、不适、肌痛、关节痛、淋巴结肿大 阶段2：多发游走性红斑、脑神经麻痹、脑膜炎、头痛、动静脉栓塞、心肌炎、关节炎 阶段3：更多的慢性神经（脑病）和关节炎的（难以忍受的关节疼痛）症状
	汉坦病毒	西南部；其他焦点在巴西、阿根廷、智利、中国	2～4周	暴露于啮齿类动物（排泄物），尤其是室内	发热、恶心、休克、腹痛；结膜、中枢神经系统或胃肠道出血发生在1/3的患者中。肾衰竭或呼吸窘迫综合征可能导致死亡
	小鼠斑疹伤寒（伤寒立克次体）	德州墨西哥湾沿岸、加利福尼亚州；还看到在非洲东南亚、地中海	1～2周	老鼠跳蚤是带菌者；储存：啮齿类动物。在郊区，家猫、负鼠和猫跳蚤维持生命周期	20%～80%有发热、头痛、皮疹（瘙痒、斑丘疹从躯干开始和逐渐向外周手掌/足底生长）、关节痛、咳嗽、肝大、G-6-PD患者有更严重疾病的风险
	落基山斑疹热（立克次体）	东南部、南部、中西部；超过50%的病例来自俄克拉何马州、田纳西州、阿肯色州	2～14d	接触蜱虫（革蜱属：犬、硬蜱）；至少要4～6h才能传播疾病	少数的孩子有"经典"三联征：发热、皮疹、头痛。还可能会看到肌痛、呕吐、腹部疼痛、畏光 发热后2～5d出现皮疹：最初红肿的红斑的斑疹出现在手腕和足踝，然后扩散，形成瘀斑
几乎都是输入的	阿米巴病（痢疾阿米巴）	西方/拉丁美洲、南亚、非洲南部	2d至4个月，但可能潜伏多年	询问旅行时水源	许多患者可能无症状，但应防止侵袭性疾病 结肠炎：腹部绞痛，体重下降，水样或血性腹泻肝脓肿：发热、咳嗽、右上腹部疼痛、肩痛（在成人更常见）
	基孔肯雅热（囊膜病毒）	非洲、印度、东南亚	1～12d	伊蚊；排除在同一地区其他疾病后诊断	发热、头痛、肌痛、急性和慢性关节痛（对称、多关节的影响），皮疹（发红、瘀斑、红皮病或脱屑；通常持续2～3d，手掌/足底没有），儿童癫痫和神经并发症更常见
	霍乱（霍乱弧菌）	大多数情况下，在非洲、南亚次大陆、东南亚；灾后疫情常见（海地）	2～5d	询问在一个国家旅行时是否饮用过未经处理的水，吃过未煮熟的或生的食物（特别是海鲜）	大多数感染症状或轻度胃肠炎严重病例：无痛、无血，米汤样便，低血容量性休克
	O157：H7大肠埃希菌	在全球范围内，大多数美国西南部、西部和东北部各州	3～9d	是否有吃未煮熟的牛肉和各种蔬菜	腹泻1～5d后有血便；严重的腹痛，通常有无热的溶血性尿毒症综合征（HUS）

续表

类别	疾病	地域性	潜伏期	病史	症状
	除了登革热以外的出血热（如埃博拉、马尔堡）	埃博拉病毒：非洲中部和西部 马尔堡：西非 拉沙：西非 也出现在南美洲（如阿根廷、玻利维亚、委内瑞拉出血热）	2～21d	动物暴露：蝙蝠（马尔堡）、啮齿类动物（拉沙，南美洲出血热）；接触血液制品	发热、肌痛、头痛、呕吐、腹泻、腹部或胸部疼痛，精神状态的变化。皮疹在第 5 天开始（通常在躯干），从最初的红斑出血点至弥散性血管内凝血的发展
	利什曼病（利什曼虫物种，原生动物）	90% 的病例在孟加拉国、巴西、埃塞俄比亚、印度、尼泊尔和苏丹，但是在 70 个国家流行	皮肤数周至数月，内脏和黏膜数月至数年	由白蛉传播，家犬和流浪犬是宿主	皮肤（80% 的旅行者）：丘疹发展到结节然后溃疡（最常见于脸、四肢）；无痛，但局部破坏性内脏（如黑热病）：发热、体重减轻、肝脾大 鼻子和口周黏膜溃疡，非常局部的破坏和毁损
	疟疾（疟原虫物种，最重要的是恶性疟原虫）	中美洲和南美洲北部，撒哈拉以南的非洲，东南亚和南亚次大陆	7～30d	带菌者 = 疟蚊（在黄昏和晚上觅食），询问特定旅游的区域（于美国疾病控制与预防中心网站），问儿童旅行是否需预防疟疾	发热、呕吐、头痛、腹痛、不适、黄疸、肝脾大从疟疾流行地区返回的儿童发热时应考虑其为疟疾的可能，直到确诊
	狂犬病（弹状病毒）	大多数病例发生在非洲、亚洲和南亚次大陆	1～3 个月（咬到末梢的潜伏期更长）	在美国由于高免疫接种率，如在犬、猫、浣熊、臭鼬、狐狸及其国内其他携带者，蝙蝠成为最常见的宿主。在国际上，虽然有各种哺乳动物是携带者，但犬是最常见的	神经性疼痛开始于感染处伤口，然后出现发热和头痛，进而改变精神状态、幻觉、恐水、恐风
	血吸虫（裂体吸虫、曼氏、血内生物、日本血吸虫）	85% 的病例在非洲；其他在中东、东南亚	2 周至 3 个月（急性形式），数个月至数年（慢性形式）	在污染淡水游泳、洗澡、涉水；接触感染的宿主钉螺	急性感染如片山综合征：发热、头痛、肌痛、腹泻、咳嗽、肝脾大疼痛 慢性感染血吸虫是由血吸虫卵引起的宿主免疫反应，虫卵沉积在器官，引起嗜酸粒细胞性肉芽肿反应，这可能导致肝纤维化、膀胱钙化和血尿
	类圆线虫属（一种线虫）	拉丁美洲，也流行于东南亚、撒哈拉以南非洲	3～4 周	免疫功能不全寄主有感染的高风险，特点是大量的蠕虫（特别是在肺部），或者蠕虫在异常的位置（如大脑），或两者兼而有之	皮肤：移行，凸起的荨麻疹样皮疹（幼虫卡伦牌），最常见的包括肛周的地区和躯干 胃肠道：厌食、恶心、呕吐、腹胀、腹痛 肺：咳嗽、气促
	伤寒（血清型伤寒）	发病最高的是南亚次大陆；也有亚洲，非洲撒哈拉沙漠以南地区，南美洲西部	1～4 周	询问供水（他们是否口服了伤寒疫苗）	发热、寒战、头痛、不适、腹痛、厌食症，瞬态玫瑰斑点（红斑、白斑）、惶惑不安、抽搐（更常见在学龄前儿童）。并发症包括胃肠道出血或穿孔或伤寒脑病
	黄热病（黄）	中央南美，非洲中部	3～16d	传播媒介：伊蚊（清早和晚上）	大多数患者无症状。最常见的症状：突发性发热、寒战、头痛、背痛、肌痛、虚弱。15% 发展为严重疾病：黄疸、弥散性血管内凝血、多器官功能衰竭

续表

类别	疾病	地域性	潜伏期	病史	症状
感染在美国，但在国际上更为常见	弯曲杆菌（空肠）	在世界范围内，在美国最常见的细菌性腹泻的原因之一	1～11d（通常2～4d）	污染或未煮熟的食物（特别是家禽）或水，接触受感染的动物（特别是小猫或小狗）	腹泻（通常是血性），腹部绞痛，发热，1/1000会导致吉兰-巴雷综合征；较少有反应性关节炎或虹膜炎
	囊虫病（有钩绦虫）	中美洲和南美洲，撒哈拉以南的非洲，南亚次大陆和东南亚	数月至数年	猪肉消费；素食者和不吃猪肉者可以从粪污染鸡蛋获得感染	脑囊尾蚴引起抽搐发作（平均直径1～2cm），如果有眼部病变视力受损，巨大囊肿在肌肉可引起肌肉假性肥大
	登革热	中美洲和南美洲，加勒比地区、东南亚；在美国，佛罗里达，德克萨斯州南部有病例报道	4～10d	传播媒介：伊蚊（清早和晚上）	阶段1：发热、头痛、肌痛、一过性皮疹，轻微的出血表现 阶段2：系统性血管与胸腔积液泄漏，腹水、低血压，出血性表现最常见 阶段3：恢复阶段开始于阶段2后的2～3d，可以看到痒的斑丘疹的皮疹
	钩端螺旋体病（螺旋菌，一些病原种类）	全球分布，热带气候发病率高	2～28d	接触受污染的水（询问游泳、漂流、划船）或接触尿液或其他体液的啮齿类动物，牛、狗、山羊、马、负鼠、浣熊、啮齿类动物、猪、羊 洪水后可引起暴发流行	发热、寒战、头痛、眼球后疼痛、肌痛、呕吐、腹痛、黄疸、结膜充血、皮疹
	伤寒沙门菌	在美国最常见的细菌食源性感染的原因	12～36h	许多动物水库（爬行动物、家禽、猪、牛）；询问污染或未煮熟的食物	发热、腹泻（可能是血便），腹部绞痛、呕吐 一小部分感染后可能出现反应性关节炎和虹膜炎
	志贺菌病（福氏志贺菌病）	全球	12h～7d（通常1～3d）	除了旅行，也可能出现在托儿所	发热、腹泻（可能是血腥），腹部绞痛，呕吐 一小部分感染后可能出现反应性关节炎和虹膜炎
	肺结核（分枝杆菌结核病）	全世界范围内，但90%的在发展中国家 美国超过50%的病例在纽约、加利福尼亚州、得克萨斯州，佛罗里达州	数周至数月（早产儿和免疫功能不全的儿童）	询问是否有结核病接触史（家庭很少自愿这样做）和感染结核的风险：无家可归，先前被监禁，HIV阳性，既往治疗结核的情况	发热、不适、咳嗽、咯血、盗汗罕见的儿童 最常见的肺外疾病：淋巴结病和脑膜炎

第二类疾病反映美国输入性疾病（如疟疾、黄热病、大部分伤寒和一部分痢疾）。根据病史旅游和活动位置结合国内引起发热的重要原因。这些症状可以和美国常见疾病重叠（如肠胃炎）或儿童可能会出现发热但没有当地的迹象。

第三类是国内外都有的疾病（如结核病、伤寒沙门菌和一些目前发生在美国的疾病，如登革热）。根据孩子所在地区，这些疾病可能或多或少地存在。最后，还有一些传染病的潜伏期很长，儿童不太可能因最近的一次旅行中出现的症状去急诊科（如老年、儿童和青少年结核病）。

病史和体格检查

病史询问：是否使用预防性药物，旅行之前是否使用疫苗，活动内容、地区和旅行持续时间和返程的时间。

简单询问出发前是不是使用药物是不够的，还应该具体询问依从性。例如，一个儿童可能是服用氯喹后前往一个疟原虫存在的区域。一些抗疟预防药物是每日服用，而另一些是每周服用，可能导致较低的依从性。最后，大多数抗疟药物目的是到达开始之前服用，离开后继续发挥最大功效。

旅行前免疫接种史也很重要（表 66-4）。由于成本问题，许多疫苗可预防的疾病并不在世界卫生组织的扩大免疫规划内。在一些国家，因为政治或基础设施的准入限制，疫苗可预防的疾病比其他国家更常见。选择推迟免疫家庭的孩子很可能患上国际病，群体免疫效果可能不存在。对于伤寒免疫，询问儿童是否得到更有效的口服或肌内注射减毒活疫苗。最后，从流感的角度来看，注意病毒季节性及越接近赤道越少，美国暑假期间，儿童去撒哈拉以南非洲地区旅游意味着旅行期间孩子进入冬季呼吸道病毒季节。

表 66-4　国际常见可用疫苗预防的疾病

疾病	推荐	儿童疫苗的评价
霍乱	不再推荐	接受霍乱疫苗并不是任何一个国家的要求
白喉、百日咳、破伤风	我们经常感染，EPI 的一部分	EPI 不包括支持者百日咳
甲型肝炎	通常在美国	年龄＜12 个月，禁用 6 个月 2 次分开注射 ＜12 个月需要预防，建议使用免疫球蛋白（如果暴露持续，每个月使用，共 5 个月，直到年龄满 12 个月） 暴露后预防（暴露＜2 周），如果婴儿＞12 个月使用甲型肝炎疫苗和免疫球蛋白
乙型肝炎	我们经常感染，EPI 的一部分	用于暴露前后预防
流行性感冒	常规	流感季节因地区而异，夏天在北半球，冬天在南半球
日本脑炎	如果短期(＜1 个月)计划前往流行地区，参加户外活动或住的住宿没有屏幕的窗口和蚊帐	减毒活疫苗 儿童＜1 岁禁用 3 次时间超过 30d
麻疹、腮腺炎、风疹	通常在美国；腮腺炎不包含在 EPI	减毒活疫苗也可以在暴露后 72h 内预防
脑膜炎球菌	经常感染，不是 EPI 的一部分	虽然四价结合疫苗（脑膜炎疫苗）经常推荐 11～18 岁儿童接种，脑膜炎球菌的风险增加时 2～10 岁儿童也可接种：儿童旅行或居住在流行的国家，艾滋病病毒感染儿童或无脾或末端补体缺陷或备解素不足者，或者在疫情暴发的情况下
小儿麻痹症	经常在美国和国际上发生	美国使用灭活脊髓灰质炎疫苗，国外儿童接受口服脊髓灰质炎疫苗，这是一个减毒活疫苗，使更大群体得到免疫，但有携带野生型病毒的风险
狂犬病	推荐接种疫苗人群为实验室工人，洞穴、动物管理和野生动物工作者，任何与蝙蝠有关的工作者，游客参观狂犬病流行地区，提取疫苗和 RIG 有可能在一定程度上暴露，推荐高危风险者接种（结合 RIG）	暴露前预防：3 次接种时间超过 21d 接触后预防：4 次接种时间超过 14d+RIG 如果暴露前已预防的孩子将需要第 0 天和第 3 天重复接种；不需要 RIG
伤寒	旅行者与长时间暴露于流行地区可能受污染的食物	口服减毒活疫苗：≥6 岁、免疫活性的，4 次接种时间超过 1 周，1 周产生免疫 肌内注射灭活疫苗：≥2 岁，接种 1 次、4 周开始产生免疫
水痘	经常在美国，不是 EPI 的一部分	减毒活疫苗 也可以在＞12 月龄，暴露后 72h 内预防
黄热病	≥9 个月的人旅行或生活在撒哈拉以南的非洲或南美洲地区黄热病流行 一些国家要求接种黄热病疫苗才能够进入这个国家	减毒活疫苗 年龄≥9 个月 接种 1 次（皮下） 儿童＜6 个月禁用（因为神经毒性的风险增加），原发性免疫缺陷、胸腺疾病与免疫功能异常（如肌无力型），或者使用免疫抑制剂

注：EPI，扩大免疫计划；RIG，狂犬病免疫球蛋白。

询问旅游的地区也是非常重要的。农村地区供水可能没有城市地区可靠，与家人住在一起的游客比住酒店的游客可能更少接触到饮用水。在高海拔地区旅行的人疟疾的风险更低，因为按蚊在高海拔不常见。旅行中进行的活动可以帮助评估风险暴露于特定的携带者。许多肠道病原体是水源性的，在皮艇和椽子中更常见。

根据疾病潜伏期，旅行时间和返回日期可以帮助分析某种疾病的风险（表 66-5），值得注意的是，旅行者的预防与旅行持续时间是双峰分布的。许多旅行者在一个国家只停留数天，可能不会采取预防措施。如果停留数周至数月可能会抗疟疾预防，但旅行更长的持续时间可能导致延迟或从不预防治疗。

表 66-5 潜伏期为选定的传染病

潜伏期	传染病
短期（<2 周）	炭疽，基孔肯雅热，腹泻疾病，汉坦病毒和其他出血热病毒，流感和其他病毒性呼吸道疾病、钩端螺旋体病、莱姆病、疟疾、小鼠斑疹伤寒、瘟疫、立克次体病、伤寒、病毒性出血热
中期（2～6 周）	巴贝西虫病、布鲁菌病，汉坦病毒和其他出血热病毒疾病，利什曼病、钩端螺旋体病、莱姆病、疟疾、狂犬病、立克次体病、血吸虫病、类圆线虫病、伤寒、病毒性肝炎等
长期（>6 周）	阿米巴病、囊虫病、肠道病原体（原生动物寄生虫），利什曼病、狂犬病、血吸虫病、肺结核、病毒性肝炎

所选疾病最常见的检查结果在表 66-3 中列出。淋巴结肿大、肝脾大、皮疹、神经或肌肉骨骼疼痛等临床表现可能使临床医师能够缩小地方病的鉴别诊断。

实验室评价

没有标准的实验室方法来评估一个从国外返回发热的孩子。在某种程度上，是根据临床表现、发热时间、主要症状进行评估。表 66-3 提供了用于识别特定疾病的诊断测试。

值得注意的是，寄生虫组织迁移的阶段嗜酸粒细胞增多（>500/mm^3）。例如，病原体留肠道内没有相关的嗜酸粒细胞增多。嗜酸粒细胞增多可能是存在蛔虫（类圆线虫属弓蛔虫）、绦虫、丝虫病、血吸虫病、棘球绦虫或肺 / 肝吸虫。其他寄生虫病参见第 65 章。

特定疾病

疾病的潜伏期和返程者最常见的症状见表 66-3，诊断和治疗方法见表 66-6。疟疾、登革热和伤寒在下面专门描述，所有的疾病可报告相关卫生部门。

表 66-6 旅途的诊断检测和治疗感染

类别	疾病	急诊实验室检查	最后诊断	治疗
美国特有的	美国非特异性的病毒性疾病	血清学检测麻疹、水痘；快速流感检验	血清学检测麻疹、水痘；快速流感检验	对症支持治疗
	急性腹泻	白细胞计数、愈创木脂，大便培养[a]；隐孢子虫、贾第鞭毛虫抗原检测	大便培养	根据病原菌采取相应的治疗
	巴贝西虫病（*B. microti*）	厚薄涂片染色 / 赖特染色 贫血、低蛋白、乳酸脱氢酶升高，网织红细胞计数和血小板减少是常见的	找到滋养体 间接免疫荧光法测定抗体检测	轻中度：阿托伐醌 + 阿奇霉素或克林霉素 +7～10d 奎宁 如果寄生虫血症（特别是无脾患者）≥10%，严重贫血，或肝肾或肺损害，应该考虑交换输血
	莱姆病（螺旋体）	阶段 1 莱姆：诊断依据临床和血清学 后期：血清学、PCR 诊断关节炎和脑膜炎或脑炎	血清学（警告：莱姆关节炎的早期治疗可以钝化抗体反应）	阶段 1：如超过 8 岁，用多西环素；如果≤8 岁，给予阿莫西林共 2～3 周 神经系统（急性、慢性）：第三代头孢菌素，用 2～4 周 心：一度房室传导阻滞：口服治疗 2～3 周 二度 / 三度房室传导阻滞：第三代头孢菌素，用 2～3 周

续表

类别	疾病	急诊实验室检查	最后诊断	治疗
	汉坦病毒	血清学检测，PCR 辅助：血小板减少症，代谢性酸中毒，肌酐升高，肝氨基转移酶升高，由于实验室人员风险风险高，不推荐培养	血清学（应该被送到 CDC）	支持治疗
	斑疹伤寒	血清学 辅助检查：贫血、白细胞减少或增多、血小板减少、肝氨基转移酶升高、低蛋白血症、低钠血症	血清学间接荧光抗体试验通常在症状第 1 周末阳性	选用多西环素（年龄不限）治疗，通常为 3～7d
	落基山斑点热(立克次体)	不要等待确诊后才开始治疗 辅助检查：贫血、血小板减少、低钠血症、肝氨基转移酶升高、胆红素升高、肌酸激酶升高	血清学检查（7～10d 出现阳性），但能与其他出现交叉反应	选用多西环素（不论年龄）治疗到体温正常后 2～3d（至少 5～7d）
几乎全部输入	阿米巴病（阿米巴）	大便（有利于诊断结肠炎）或血清（有利于诊断肝脓肿）抗原的血清学检测（较好的肝脓肿） 辅助检查：白细胞增多、贫血、ALT 升高 腹部影像学检查帮助鉴别化脓性脓肿，细粒棘球绦虫和恶性肿瘤	显微镜检测大便虫卵或抗原检测（粪便或血清学检查血清）	无创或无症状的疾病：巴龙霉素（称为胶囊） 结肠炎：甲硝唑：甲硝唑 + 巴龙霉素或另一种胶囊
	基孔肯雅热（病毒）	通常是一个临床诊断：发热 + 严重关节痛 / 关节炎 + 旅行或居住在流行区发病 15d 内 + 病毒学证据（见下文）	在早期阶段血清学采取 PCR 检测：IgM 2～7d 可以检测（通常持续<3～4 个月）	支持治疗，非甾体抗炎药，小部分实验发现利巴韦林和氯喹可能的好处，但这些都还没有得到大的试验验证
	霍乱（群霍乱弧菌）	用含盐的培养基行大便培养（TCBS） 辅助检查：可以看到低血糖，低血钾及其他电解质紊乱，继发脱水	大便培养	液体复苏 抗生素（氟喹诺酮类，四环素）降低疾病严重程度和持续时间，对防止二次传播非常重要
	大肠埃希菌 O157：H7	[a] 传统的大便培养	大便培养	支持治疗
	登革热以外的出血热（如埃博拉、马尔堡）	血清学 辅助检查：血小板减少症，弥散性血管内凝血	血清学（学科交叉反应但在同一类的其他虫媒病毒）	支持治疗 拉沙热：如果前 7d 给予利巴韦林效果好
	利什曼病（利什曼原虫，原生动物）	从骨髓查找病原菌，如果没有其他血清学诊断测试 脏器辅助检测：骨髓抑制、肝氨基转移酶升高、低蛋白血症、高丙种球蛋白血症	从骨髓、脾穿刺找到病原菌 血清学检测不适用从皮肤侵入	咨询 CDC 标准治疗包括五价锑钠、葡萄糖酸锑钠，两性霉素也可使用
	疟疾（疟原虫，最重要的是恶性疟原虫）	厚、薄涂片 贫血、血小板减少症、低血糖、代谢性酸中毒，血肌酐、胆红素和血清氨基转移酶升高。获得和检测 G-6-PD 类型及水平（治疗前需要知道病原菌的状态，休眠子伯氨喹治疗，间日疟原虫的虫卵形式） [b] 如果高度怀疑疟疾，不要因为初始涂片阴性终止治疗，于 12～24h 简单重复涂片 [b] 疟疾流行地区，低级原虫可能不能解释所有的孩子的症状	厚涂片：量化原虫的级别 薄涂片：允许一个红细胞形态；存在>1 环的形式提出恶性疟原虫 最重要的是诊断引起全球大部分死亡的恶性疟原虫	查询 CDC 网站保留的寄生虫对氯喹的敏感性 恶性疟原虫： 阿托伐醌 / 氯胍（是一种抗疟药）×3d 或 蒿甲醚 - 本芴醇（复方蒿甲醚）×3d 或 奎宁 +（克林霉素或多西环素）×7d 或 甲氟喹（甲氟喹）×2 剂量 严重 / 复杂的疟疾：奎宁 + 克林霉素 ×7d 换血考虑脑型疟疾原虫血症 间日虐 / 卵圆孔：阿托伐醌 / 氯胍 + 伯氨喹

续表

类别	疾病	急诊实验室检查	最后诊断	治疗
	狂犬病（狂犬病病毒）	血清学 最小值的辅助测试，除了排除其他原因引起的脑膜脑炎	血清学 小脑或脑脊液找到 Negri 小体	支持性治疗，但一旦发病提示预后不良
	血吸虫病（曼氏血吸虫，*S.Y.hematobium*，日本血吸虫）	查找粪便（曼氏血吸虫卵）或尿液（*S. hematobium*）中虫卵 嗜酸粒细胞增多症	查找虫卵 血清学没有区分急性和慢性感染	吡喹酮（最有效的抗成虫、幼虫阶段，所以经常需要 3～4 个月后再治疗）
	类圆线虫属	粪便中检测到的幼虫（往往需要获得多份粪便样本） 酶联免疫吸附法，性能变量 辅助检查：嗜酸粒细胞增多症（只有当寄生虫侵入组织）	粪便中找到幼虫	WHO 选择伊维菌素治疗，也可用甲苯咪唑 治疗过程中注意患者发生过敏反应
	伤寒（伤寒沙门菌血清型）	血培养，骨髓培养（开始治疗以后长时间都呈阳性）；大便培养 30% 阳性 血清学检查不推荐（与其他血清型沙门菌的血清学交叉反应）	血培养	氟喹诺酮类药物是治疗的首选（所有年龄） 替代品：第三代头孢类抗生素、阿奇霉素 糖皮质激素治疗伤寒相关休克或脑病
	黄热病（黄病毒）	血清学 辅助检查：血小板减少，PT、PTT 升高，高胆红素血症，肝氨基转移酶持续升高	血清学 接受黄热病疫苗患者可以 IgM 升高数年；可以与其他黄病毒交叉反应	支持治疗 避免使用非甾体抗炎药
在美国可以看到的感染，但在国际上更常见	空肠弯曲菌	大便培养	大便培养	液体疗法 阿奇霉素或红霉素，3～5d
	囊虫病（有钩绦虫）	脑脊液血清学，特征影像：低密度囊肿与明确的边缘；可以看到水肿的寄生虫死亡 辅助检查：脑脊液嗜酸粒细胞增多症	脑脊液血清学（与细粒棘球绦虫有血清学交叉反应）	囊肿治疗的效用是有争议的，可以引起急性炎症，阿苯达唑或吡喹酮与类固醇可使用
	登革热	PCR 是所有阶段的最佳方式 辅助检查： 阶段 1：血小板减少、白细胞减少、肝氨基转移酶升高 阶段 2：DIC、低蛋白血症、严重的血小板减少症 阶段 3：没有特异性的实验室结果		支持治疗，液体复苏
	钩端螺旋体病（螺旋体，几种病原的种类）	PCR 或免疫组化染色（培养不敏感，缓慢） 辅助检查：可见到脑脊液淋巴细胞增多，蛋白质的压力增加，肝氨基转移酶、胆红素升高；尿液呈现脓尿，尿蛋白；血尿；肌酐升高，肌酸激酶和淀粉酶升高	PCR 是敏感的，即使已开始治疗，仍然是阳性，血清学检查（显微镜凝集试验，MAT）如果送血培养，需要通知实验室 2～4 个月 粪便培养	青霉素或氨苄西林严重疾病 多西环素、阿莫西林、多西环素轻微的疾病，也推荐用于预防 需要监测开始治疗后的吉海反应
	沙门菌，非伤寒沙门菌	常规粪便培养	粪便培养	如果需要治疗菌血症，选用头孢曲松或阿奇霉素，小于 3 个月，免疫损害宿主（包括儿童血红蛋白病）

续表

类别	疾病	急诊实验室检查	最后诊断	治疗
	志贺菌（福氏志贺菌、痢疾杆菌）	常规粪便培养 辅助检查：白细胞增多、杆状核粒细胞增多症是常见的	粪便培养	液体复苏 阿奇霉素或头孢曲松 3d
	肺结核	呼吸道标本（咳出或吸出的痰、胃液）抗酸培养；如果怀疑肺外结核则应取相应部位标本行抗酸培养 辅助检查：结核菌素皮肤试验，γ干扰素释放试验（IGRA），X 线胸片检查 HIV	大多数孩子培养阴性，诊断基于①临床和影像一致；②流行病学链接源的情况下；③免疫学证据结核病（皮肤测试、IGRA），排除其他诊断	联合用药治疗（异烟肼、利福平、乙胺丁醇、吡嗪酰胺） 通过直接观察治疗管理 咨询儿科肺结核专家是必要的 美国儿童罕见诊断

PCR，聚合酶链反应；CDC，疾病控制与预防中心；CSF，脑脊液；DIC，弥散性血管内凝血；TB，结核；MAT，显微镜凝集试验；ALT，谷丙转氨酶。

a 在大多数设备上大便培养检测大肠埃希菌 O157：H7、志贺菌、沙门菌和空肠弯曲菌。

b“虫媒病毒”是指节肢动物传播的病毒，是一种流行病，不是一个分类。虫媒病毒包括数个家族，包括黄病毒、披膜病毒、甲病毒等。

■ 疟疾

发热的孩子从疟疾流行区返回需鉴别诊断恶性疟原虫。因为这种疾病发病率和死亡率在年幼的孩子中最高，因此需要快速诊断。在疟疾流行区，发热就需要考虑到疟疾，直到证明是其他疾病。然而，低感染率不应排除其他传染病。疟疾地区经常有大量的伤寒或其他可治疗的感染重叠（表 66-1）。在一个儿童有疟疾症状而没有旅行的病史可能表示感染了巴贝西虫病（表 66-3 和表 66-6）。

疟疾的评价是基于吉姆萨和 Wright 染色厚薄涂片。辅助的实验室检查包括血细胞计数检测有无贫血、血小板减少，血糖、电解质、血型、交叉反应、葡萄糖 -6- 磷酸脱氢酶（G-6-PD）缺乏症。厚涂片评估疟原虫血症的程度（计数每 100 个红细胞中寄生虫感染的红细胞数）但不能单独评估疾病的严重程度，疾病程度可以评估并发症的风险和潜在的干预措施。2% 以上最常见恶性疟原虫，较少为其他物种。2%～5% 的与死亡率的增加有关，10% 以上的可与缺血性损伤相关，需要考虑换血（在这个水平上）。

薄涂片能够区分疟疾物种，因为某些地区（如西非）流行的物种超过一种。恶性疟原虫是造成儿童死亡的最常见的物种，其特点是在红细胞的印戒形式，是唯一的疟疾物种具有足够高水平的原虫，一个红细胞可能不止显示一个环。如果临床高度怀疑疟疾，血涂片阴性也不应停止经验治疗。儿童们可能会有短暂的原虫血症，所以如果初始涂片阴性，应每 6～12 小时重复收集标本（采集标本达 72h 并不少见）。收集血涂片的最佳时间是在寒战发作时。一旦开始治疗，应反复检查血涂片以监测治疗反应。快速诊断方法是检测疟原虫蛋白；这些都能区分恶性疟原虫，但不能区分其他 3 个物种。聚合酶链反应（PCR）比血涂片更敏感（独立的且与用户无关），但并不是在所有情况下都可用。

从国外回来的儿童任何程度的感染发热都应处理。许多地区的轻度疟疾患者在门诊治疗，因为有持续的溶血和电解质紊乱风险，经济发达的国家应考虑住院治疗。年幼儿和本身有贫血的患儿（包括血红蛋白病）更严重。镰状细胞杂合状态对发展中国家的疟疾症状起保护作用；由于溶血相关心力衰竭和电解质紊乱，镰状细胞纯合状态导致死亡率增加。疟原虫间日疟原虫（南美洲北部、中南美洲、撒哈拉以南非洲、南亚次大陆和东南亚）和卵形疟原虫（西非、东南亚、太平洋岛屿）在这些地区所特有，儿童可通过伯氨喹消除潜伏（休眠体）的形式。伯氨喹会导致儿童 G-6-PD 缺乏，因此大量溶血，这个实验室应该被应用到任何一个被认为是疟疾的儿童中，因为疟原虫种类的分布有相当大的重叠。任何孩子接受奎尼丁（奎宁在美国不常使用）应该接受心电图监测，因奎尼丁可能延长 QT 间期。儿童高水平的原虫、重度贫血、精神状态改变、呼吸窘迫、肾衰竭、需要换血治疗的患儿应入住儿科重症监护病房密切监测。

■ 登革热

2 周内从热带或亚热带地区返回的任何患者都要注意鉴别诊断登革热，即使该地区不是传统认为的登革热流行区（由于从其分布范围变广）。登革热的诊断是重要的流行病学原因（疾病扩大到美国南部）和监测潜在的并发症，而不是因为特定的治疗方案。发热、皮疹、肌肉关节痛使登革病毒综合征或可与其他立克次体病混淆。有四型登革热，顺序与两个不同血清型的感染和严重疾病有关，包括出血性并发症。

潜伏期为 3～7d，可以分为 3 个不同的临床阶段。第 1 期为发热期，在这个阶段孩子有发热（或高热）、呕吐、关节疼痛，并可能有一过性的斑丘疹。出血的表现不一，实验室的研究结果表明轻度血小板减少和白细胞减少症，有时肝氨基转移酶升高。这个阶段通常持续 3～7d，大多数患者不进展到下一期。儿童第 1 期需鉴别巨细胞病毒和 EB 病毒感染。第 2 期，儿童和青少年比老年人常见，其特征是毛细血管渗漏。临床和影像学可能表现为浆膜炎，低蛋白血症所致的腹水和胸腔积液，弥散性血管内凝血，表现为黏膜出血或瘀斑。最初孩子可以保持血压正常，但脉压缩小在儿童失代偿性休克是常见的。一旦发生低血压，用液体复苏。休克的预后因素包括严重的腹痛，持续性呕吐，轻度肝大，黏膜出血、血液浓缩，精神状态改变。难治性血小板减少（通常＜20 000/mm^3）常予以输血治疗。第 3 期自发性恢复期。第 3 期开始于第 2 期后 2～3d。它的特点是快速的临床和实验室改变。可以看出皮疹的形态变化，恢复期伴瘙痒性血管炎性皮疹、脱皮（超过 1～2 周）。

实验室评估应包括血常规，电解质，血尿素氮（BUN）、肌酐（评估肾衰竭），血型筛查，肝氨基转移酶，凝血酶原时间，部分凝血活酶时间，纤维蛋白原，D- 二聚体和纤维蛋白裂解产物。第 2 期治疗复杂是因为患者的血管渗漏引起液体超负荷高风险。严重贫血的患者需要输血治疗。没有令人信服的数据证明登革热患者输注血小板有效。在登革热的消耗性凝血病似乎难以通过输血纠正。对登革热没有特异性的抗病毒药物。

■ 伤寒

沙门菌血清型伤寒（伤寒）可能造成局部（腹泻）或浸润性疾病（肠穿孔、败血症、脑膜炎、骨髓炎）。对当地疾病患者的治疗决定取决于他们侵袭性疾病的风险。美国儿科学会建议 3 个月以内婴儿治疗沙门菌肠炎，任何年龄免疫抑制宿主（如血红蛋白病患者）疾病、慢性胃肠道（GI）疾病和全身性疾病。携带者或患者通过粪 - 口传播沙门菌，国外更常见，南亚次大陆患病率特别高。相比之下，非伤寒沙门菌通常从受污染的家禽或其他非人类的动物获得，美国很常见。

学龄前儿童可有非特异性发热，无胃肠道表现。在年龄较大的儿童和成人，流感样症状后出现全腹痛。体格检查可能发现轻度肝脾大。相对缓脉既不常见也无特殊的发现，在少数患者中出现一过性玫瑰疹（斑丘疹皮损苍白红斑直径 <1cm）。伤寒的并发症包括休克、脑膜炎、肺炎（原发性沙门菌肺炎或继发性肺炎细菌感染）、胃肠穿孔或出血。

治疗包括液体复苏，儿童有侵袭性证据或在局部胃肠炎风险（表 66-3）时及时使用抗生素。抗生素的经验性治疗复杂，近年来随着抗生素耐药性的增加，使一部分可用的抗生素在发展中国家无效。中东、非洲、亚洲多药耐药菌株已被报道。随机试验表明，使用氟喹诺酮类药物使退热时间缩短，复发率降低，与其他常用抗菌药物如磺胺甲噁唑相比，可降低粪便的传播。许多专家推荐一线氟喹诺酮类药物在所有年龄使用。儿童选择使用第三代头孢菌素类和大环内酯类，18 岁以下儿童未被批准氟喹诺酮类药物用于此病。此外，皮质类固醇证明可以减少中枢神经系统症状和液体难治性休克患者的发病率与死亡率。

腹泻病

除非特异性发热疾病外，返程后旅客另一个最常见的就医原因是腹泻病。一个旅行者细菌感染的风险远远高于没有旅行史的人。旅行者或任何儿童细菌性痢疾［下消化道炎症，其特征是存在血和（或）黏液］应进行粪便细菌检查。

目前疾病的病史应该包括如果腹泻是无痛（如霍乱）或有痛的（如弯曲杆菌），存在的全身症状如发热等，粪便特性（如泡沫、血腥、黏液）。检查结果应评估脱水程度，存在额外的肠道疾病或全身性毒性、腹部压痛，出现肝脾大、肾衰竭、贫血或溶血性尿毒综合征患者容量超负荷（HUS）。粪便的检查要包括大便白细胞、大便隐血、大便培养和隐孢子虫与贾第虫抗原检测。了解粪便的知识非常重要，因为其他寄生虫的评价可能需要与微生物学实验室讨论。在许多机构，检测虫卵和寄生虫默认的是隐孢子虫和贾第鞭毛虫抗原测试（美国最常见的生物体）。配套的实验室评估可能包括全血细胞计数、血培养、血尿素氮和肌酐，如果怀疑 HUS，做外周血涂片。

治疗包括液体复苏，儿童有严重的脱水，评估是否存在电解质紊乱和（或）低血糖。抗生素可减少某些病原菌（志贺菌、空肠弯曲菌，在某些情况下，非伤寒沙门菌、霍乱和侵袭性大肠埃希菌肠毒素）症状持续时间和在粪便中排出（从而减少家庭内二次传播），降低发病率 / 死亡率。了解抗生素治疗不利的情况（如产志贺毒素大肠埃希菌，有数据表明抗生素的使用增加 HUS 风险）也是非常重要的。大环内酯类能覆盖大多数病原菌，考虑到头孢菌素类和青霉素类的耐药性，如果经验性治疗，一线抗生素是阿奇霉素。这一策略通常是旅行医学诊所用于指导家庭旅行之前的预防用药，痢疾的经验性治疗效益风险应根据患儿的情况评估。以下腹泻病必须向卫生部门上报：霍乱、贾第虫病、非伤寒沙门菌病、产志贺毒素大肠埃希菌病和志贺菌病。

总结

评价返程旅行者的发热可能是具有挑战性的。不仅要询问旅行，还包括旅行的细节（位置在国家，活动）、旅行日期，这样可以缩小鉴别诊断范围。诊断评估应该包括具体的风险因素，体格检查结果（包括毒性）和病程。可治疗的病因如疟疾，具有较高的发病率和死亡率的病因应首先考虑。大量的在线资源（图 66-1）可以用来扩大鉴别诊断，指导诊断和危险分层，评估那些不同地区回来的孩子。

网络资源

- •Centers for Disease Control and Prevention Yellow Book: wwwnc.cdc.gov/travel/page/yellowbook-2012-home.htm
- •World Health Organization: International Travel and Health: http://www.who.int/ith/en/
- •Centers for Disease Control and Prevention and American Committee on Immunization Practices (ACIP):Immunization Recommendations: http://www.cdc.gov/vaccines/pubs/ACIP-list.htm#hepa
- •Centers for Disease Control and Prevention: Treatment of Malaria: www.cdc.gov/malaria/resources/pdf/treatmenttable.pdf

图 66-1　旅行健康在线资源

（段　蔚　译）

第十一部分

免疫急症

第 67 章　普通过敏的表现

（原著　Paul J. Eakin）

要点

- 过敏相关性疾病的发生很普遍，经常会出现在急诊科（ED）。
- 过敏性结膜炎和过敏性鼻炎的诊断常常会被漏诊或延诊。
- 过敏性结膜炎和过敏性鼻炎的并发症包括哮喘、鼻窦炎、中耳炎、睡眠障碍。

背景

过敏性疾病在美国非常常见，其在重症监护病房的发生率也很高。40% 的儿童在他童年的某一阶段均发生过过敏。过敏性疾病在发达国家更常见，而且近期研究表明，其发生率戏剧般的上升。儿童过敏性疾病有一系列疾病谱，但最常见的是哮喘（参见第 34 章）、荨麻疹、过敏性鼻炎（AR）、过敏性结膜炎（AC）。在这篇文章中，我们将重点讲诉荨麻疹、过敏性鼻炎、过敏性结膜炎。

病理生理

总体来讲，过敏反应主要是机体免疫系统对日常接触的抗原过强的免疫反应。最严重的反应是全身性过敏反应，包括多器官系统受累（参见第 68 章）。过敏原主要是指能触发过敏反应的抗原，主要是一些蛋白质，虽然部分为糖类和药物。抗原刺激易感个体产生特应性 IgE 抗体，并黏附于定居在黏膜和靠近静脉的黏膜下层、皮肤组织的巨细胞表面。当特异性 IgE 和过敏原连接时，会导致巨噬细胞脱颗粒并释放组胺、前列腺素、白介素和其他的炎性介质来诱发支气管哮喘的发生（见彩图 99）。在组织水平则会导致毛细血管渗透性升高、血管扩张、黏膜水肿、黏液分泌、感觉神经兴奋。

过敏性鼻炎（AR）

在美国，高达 40% 的儿童患有过敏性鼻炎，使过敏性鼻炎成为最常见的慢性疾病。基于这个疾病如此常见，政府在这个表面看起来是良性疾病上的经济投入却令人吃惊。AR 是一种由 IgE 介导的疾病，但后期反应中组织内嗜酸粒细胞增多，主要表现为鼻塞。AR 常常和其他一些过敏性反应同时发生，如过敏性结膜炎、鼻窦炎、哮喘及中耳炎。患有轻度到重度过敏性鼻炎的患儿，在睡眠状态、日常生活和学校生活各个方面受到影响。哮喘和过敏性鼻炎关系密切，尤其是过敏性体质者。对过敏性鼻炎的治疗研究已表明能缓解支气管痉挛和哮喘的急性发作。

■ 诊断

急诊室过敏性鼻炎的诊断主要是依据临床表现，即鼻塞、流涕、打喷嚏和瘙痒。这些表现在病毒感染所致的上呼吸道感染中也会出现，但持续时间短。如果这些症状持续时间长达 10d 以上或反复发生时，那么这个患儿就需要考虑过敏性鼻炎了。其他引起鼻部症状的主要有异物、腺体增生和息肉。体格检查的阳性体征包括“过敏性发光体”（下眼睑变黑），“过敏性敬礼”（频繁的需要用手掌推鼻子以保证鼻子的通畅）（见彩图 100），“过敏性褶线”（一条横过鼻梁的横线）。因为鼻塞，患儿往往通过张口呼吸。

■ 治疗

过敏性鼻炎的首要治疗主要包括移除患者周边可能引起过敏的物品，包括过敏可能性极大的物品，如花粉。抗组胺药是治疗轻症、间断发作的 AR 的主要一线药物，对缓解流鼻涕、打喷嚏和瘙痒效果极好。二代抗组胺药更受欢迎，因为它里面含有更少的镇静成分，起效更快，作用更持久。抗组胺药鼻内给药也有效，但味道苦且效果较激素鼻内给药效果差。抗胆碱能药鼻内给药能减轻流鼻涕这个症状。激素鼻内给药联合抗组胺药物口服给药是治疗严重、持续过敏性鼻炎的主要治疗方法。其他的治疗包括短效的减轻鼻充血剂和白三烯合剂。

变态反应性结膜炎（AC）

AC 也是儿童常见的一种过敏性疾病，占过敏性疾病的 30%。它可以单独发生，但更多的是与过敏性鼻炎一起发生，主要是因为眼睛的血管丰富及眼睛和过敏原直接接触。AC 中 75% 的患儿合并有过敏性鼻炎，在这些患者中，眼睛病变的严重程度和过敏性鼻炎的程度一致。AC 有两种表现形式，一种是季节性过敏性结膜炎（SAC）（见彩图 101），另一种是常年型过敏性结膜炎（PAC），而且 PAC 往往和过敏性鼻炎同时发生。SAC 主要由花粉诱发，但也可以由真菌孢子诱发。PAC 则由常年存在的过敏原诱发。AC 很少由食物过敏原诱发。AC 几种不常见的形式有春季角膜结膜炎（VKC）、特异性角膜结膜炎（AKC）及巨乳头状结膜炎（GPC）。VKC 不是由 IgE 介导的，但较其他类型更易在季节性过敏、特应性皮炎和哮喘中发生。男孩更常见，而且如果累及角膜可能影响视力。临床上，上睑板可出现奇痒和巨乳头状突起（见彩图 102）。AKC 主要和特应性皮炎并发，影响下睑板。患者可并发眼睑湿疹，若角膜受累同时可影响视力。GPC 常见于长期配戴隐形眼镜者，尤其夜间仍配戴者。其表现为瘙痒、液分泌、上睑膜出现巨乳头状突起（见彩图 103）。

■ 诊断

需要和 AC 进行鉴别的疾病主要包括非特异性结膜炎、异物感、鼻泪管堵塞、角膜损伤和葡萄膜炎。非特异性结膜炎由病毒或细菌感染引起，表现为单侧结膜炎。常常还会表现为刺眼、异物感。AC 最主要的临床表现是双眼受累、双眼瘙痒、流泪甚至会累及鼻子。眼睛过敏往往有助于临床诊断。

■ 治疗

眼睛过敏的基本治疗原则是避免过敏原的接触和冷敷。首先，治疗期间，配戴隐形眼镜者应避免继续配戴。其次，可使用抗组胺药、肥大细胞稳定剂、抗炎药物和局部糖皮质激素的使用。表 67-1 列出了眼科过敏性结膜炎的部分常用药物。在患有鼻炎的患者中，鼻内激素的滴入可缓解眼睛的症状。局部糖皮质激素的使用非常有效，但是必须要遵照眼科医师的医嘱。严重的，持续的 SAC、PAC 使用免疫疗法非常有效。

表 67-1 眼用药物治疗过敏性结膜炎

过敏性结膜炎的局部治疗			
药物	分类	剂量	备注
盐酸氮斯	抗组胺药	＞3 岁，1 滴，每天 2 次	
二福马酸依美斯汀	抗组胺药	＞3 岁，1 滴，每天 2 次	
盐酸左卡巴斯汀	抗组胺药	＞12 岁，1 滴，每天 2～4 次	
萘甲唑啉 / 非尼拉敏	抗组胺药 / 血管收缩药	＞6 岁，1～2 滴，每天 4 次	
色甘酸钠	肥大细胞稳定剂	＞4 岁，1～2 滴，每 4～6 小时 1 次	可用于治疗 GPC 和结膜炎
洛草氨酸氨丁三醇	肥大细胞稳定剂	＞2 岁，1～2 滴，每天 4 次	可用于治疗结膜炎
哌罗来斯	肥大细胞稳定剂	＞3 岁，1～2 滴，每天 4 次	
酮替芬富马酸盐	肥大细胞稳定剂 / 抗组胺药	＞3 岁，1 滴，每天 2 次	
奥洛他定	肥大细胞稳定剂 / 抗组胺药	＞3 岁，1～2 滴，每天 2 次	
酮咯酸氨丁三醇	非甾体抗炎药	＞3 岁，1 滴，每天 4 次	如果阿司匹林 / 非甾体抗炎药敏感，要避免

荨麻疹

荨麻疹和血管神经性水肿非常常见，＞20% 的人在其一生中都遭受过。根据发病时间的长短进行分型，急性荨麻疹发病时间＜6 周，慢性荨麻疹发病时间＞6 周。急性荨麻疹主要表现为红色风团或丘疹，伴有瘙痒和水肿（见彩图 104、彩图 105）。急性荨麻疹主要好发于躯干和四肢，起病迅速，新发的荨麻疹在数小时后就可以消退。和荨麻疹一样，血管神经性水肿也由 IgE 介导，只是范围侵及真皮和皮下组织。血管神经性水肿好发于颜面部、嘴唇、舌头、口腔、外生殖器和手足。诱发儿童血管神经性水肿急性发作的诱因主要包括感染、药物、食物。婴幼儿易导致血管神经性水肿的常见食物是鸡蛋、牛奶、大豆、花生和小麦。年长儿主要是鱼、海产品、坚果和花生。病毒感染主要是引起儿童血管神经性水肿。慢性荨麻疹最常见的病因是特发性的，常常伴发血管神经性水肿。当然，儿童还有一些不常见的物理性荨麻疹，可能是由压力，运动，接触水、冷空气所致，甚至部分不常见的原因是日光接触。

■ 鉴别诊断

急性瘙痒性皮疹的鉴别诊断主要包括特异性皮

炎、接触性皮炎、昆虫叮咬和药物性皮疹等。较成人来说，儿童慢性荨麻疹不常见。慢性荨麻疹的鉴别诊断主要包括甲状腺疾病、肥大细胞增多症、恶性肿瘤、系统性红斑狼疮，类风湿关节炎等。遗传性血管神经性水肿可导致慢性、间断性的血管神经性水肿，但是不在这一篇章中讨论。

■ 诊断

急性荨麻疹主要依据临床表现进行诊断，但慢性荨麻疹需综合考虑实验室检查结果。主要包括全血细胞计数、红细胞沉降率、尿液的检查、甲状腺抗体检测和肝功能的检测等。

■ 治疗

急性荨麻疹表现为自限性过程，予以抗组胺药物和避免接触已知的过敏原即可。第一代或第二代抗组胺药物均有效。若使用第一代 H_1 受体拮抗剂后症状仍未缓解，可考虑使用第二代 H_1 受体拮抗剂如雷尼替丁，而且往往会有效。物理性荨麻疹主要通过避免接触过敏原配合抗组胺药物的使用。慢性荨麻疹可使用无镇静作用的抗组胺药物，但较其他类型可能需要更大剂量。抗白三烯药物联合抗组胺药物的使用将会有效。若经上述处理，风团仍未消退，可考虑短程口服激素。对于难治性病例需向过敏症专科医师求助，必要时可考虑使用免疫调节剂。

（段　蔚　译）

第68章 过敏反应

（原著　Jessica Barber, E. Bradshaw Bunney）

要点

- 超过50%的过敏反应是特发性的，因此高度怀疑的患儿需要诊断。
- 可以迅速发生气道狭窄。
- 肾上腺素是治疗中度至重度过敏反应的一线用药。
- 在严重的过敏性休克中，如果已经给予2~3次扩容后仍有低血压存在，可予以肾上腺素静脉滴注。

过敏反应是一种严重的可能危及生命的过敏症，其特点是皮肤或黏膜改变，包括痒的皮疹、荨麻疹、血管性水肿、呼吸窘迫与气道水肿、支气管痉挛和（或）心血管收缩，会导致分布性休克。它发生在接触过敏原后的数分钟或数小时内。速发型过敏反应在美国的发病率为0.05%～2%；这可能低估了，因为可能存在误诊和漏诊。食物是速发型过敏反应的主要因素，患病率正在增加。在美国，速发型过敏反应的食物过敏每年导致约150人死亡。症状出现得越迅速，越有可能会威胁生命。50%过敏反应无法确定诱发因素，因此急救医师必须有较高水平识别症状和采取适当的治疗。哮喘是一个与过敏相关且有助于更快的诊断。

病理生理

过敏是一种免疫反应，初始接触过敏原后产生特异性IgE抗体。IgE抗体驻留在嗜碱粒细胞和肥大细胞的细胞膜上。再次接触过敏原时，过敏原结合嗜碱粒细胞和肥大细胞上的IgE，刺激多种介质的释放，包括组胺、白三烯C_4、前列腺素D_2、类胰蛋白酶。这些介质导致呼吸道分泌物的产生和释放，增加支气管平滑肌张力，降低血管平滑肌张力，增加毛细血管通透性。类过敏性反应涉及类似的释放介质没有免疫系统的参与。皮试过敏是一种过敏反应的一个例子。

过敏原

食物是过敏的头号原因。90%以上与食品有关的过敏性反应是由坚果和贝类引起的。牛奶和鸡蛋是引起婴儿过敏反应最常见的原因。一旦发现食物引起的过敏反应，深入教育父母和孩子是必要的，以避免再次接触。虽然医院因食物过敏住院的患者增加，但死亡人数一直保持稳定。

昆虫叮咬是局部过敏反应的常见原因，也可引起过敏反应。根据疾病控制与预防中心报道，美国每年有90～100人死于昆虫叮咬引起的过敏反应。

药物过敏很常见。最常见的药物有阿司匹林、非甾体抗炎药和β内酰胺类抗生素，药物静脉给药引起的过敏反应和过敏症状更快速。过去10年，药物过敏死亡率增加了300%。

乳胶过敏正在成为引起儿童过敏反应的一个越来越普遍的原因。接触手套、止血带或导尿管均可导致发病。Chui发现，儿科乳胶过敏的危险因素包括脊柱裂、出生后第一年手术、多次手术、泌尿生殖器畸形和遗传性过敏症。遗传性过敏症对常见的蛋白质产生IgE抗原，并且可以导致花粉热，对灰尘和草花粉过敏、哮喘。

家长经常担心儿童接种疫苗后有引起过敏性反应的风险；拉热内斯最近公布了疫苗接种后过敏反应的仍然是罕见的，没有任何人死亡。

概述

通常过敏反应分为轻度、中度、重度。轻微的过敏反应主要是皮肤和黏膜表现。这些包括发红、脸红、荨麻疹、瘙痒和血管性水肿。此外，轻度过敏反应会产生一些喘息或喉炎和轻度心动过速，无气管及心血管收缩。中度过敏反应具有相同的皮肤表现以外，还有呼吸困难、干咳、喘鸣、头晕、心动过速。严重过敏反应表现为呼吸窘迫及心血管表现，如低血压和心动过速。中度至重度过敏反应常伴随着胃肠道症状如呕吐、腹泻、腹部绞痛。

过敏反应出现症状发生于从接触过敏原的数分钟到数小时后，因此过敏原的接触会助于严重过敏的诊断。然而，50%的过敏反应是特发性的，诊断往往需要根据症状表现，而不是关于过敏原的信息。

因此，根据低血压及呼吸窘迫在临床考虑过敏是至关重要的。

荨麻疹的皮疹特征使得诊断变得更加容易。然而，如果因为临床医师关注患者的危急症状，可能没有查看皮疹情况。另外，20% 的儿童过敏反应将没有皮疹。

虽然大多数过敏患者会有低血压及心动过速，昆虫叮咬可引起低血压及相对心动过缓。心动过缓的原因不明。

辅助检查

一般情况下，实验室检查或影像学检查将不会有助于诊断过敏。有学者主张诊断不明时采用类胰蛋白酶序列测量，研究表明过敏可引起类胰蛋白酶增加。这对确认诊断更有用，1～2h 达到峰值。

治疗

所有危重患儿治疗开始于建立气道。气道严重的黏膜水肿可能难以保证气道通畅。因此，应立即气管插管以降低呼吸骤停的风险。临床医师在气管插管失败时考虑其他气道技术，他们可能需要采用如环甲膜切开术和射流吹入。氧饱和度监测能显示有呼吸道症状的患者是否缺氧。用于治疗过敏性疾病的药物见表 68-1。

表 68-1　用于治疗过敏性反应的药物

肾上腺素	0.01ml/kg	1 ∶ 1000	肌内注射或皮下注射	每 15 分钟可重复使用
	0.01ml/kg	1 ∶ 10 000	静脉注射	每 15 分钟可重复使用
沙丁胺醇	0.03～0.05ml/kg	0.5% 溶液	雾化吸入	每 15 分钟可重复使用
苯海拉明	1～2mg/kg		口服或静脉注射或肌内注射	每 4～6 小时可重复使用
西咪替丁	5～10mg/kg		口服或静脉注射或肌内注射	每 6 小时可重复使用
甲泼尼龙	1～2mg/kg		静脉注射或肌内注射	每 6 小时可重复使用

肾上腺素是治疗中度或重度过敏反应的主要药物。剂量为 0.01ml/kg 1 ∶ 1000 肌内注射或每 15 分钟皮下注射或 0.01ml/kg 1 ∶ 10 000 静脉注射。最近的研究表明，肌内注射的吸收优于皮下注射。吸入肾上腺素已被证明不能达到需要治疗过敏反应的血清肾上腺素水平，不应在急诊室或送往医院之前使用。重要的是，记住儿童中度、严重过敏反应是没有使用肾上腺素禁忌的。最近的研究发现，尽管肾上腺素是过敏的一线用药，但儿科中度、重度过敏反应估计只有 24%～57% 的儿童使用肾上腺素。没能快速注射肾上腺素已被确认为是导致过敏反应死亡的主要因素。支气管痉挛可以吸入 β 受体激动剂，但是几乎没有证据支持这一点。

静脉输液是治疗过敏患者低血压的主要手段。血管平滑肌的松弛和毛细血管通透性增加导致相当大的第三空间液体积累，从而导致液体分布异常。在 10～20min 静脉输晶体液 20ml/kg，有可能会多次给药。如果低血压持续下去，那么可以考虑予以肾上腺素或多巴胺持续静脉滴注。

H_1 抗组胺药如苯海拉明常用于治疗过敏反应，尤其是组胺相关皮疹和瘙痒，但不能代替肾上腺素作为一线药物治疗中度到重度的过敏反应。一些学者主张不使用苯海拉明，除非真正的轻症病例，因为镇静作用可能导致降低识别症状和过敏反应复杂化迹象，尤其是在婴幼儿和儿童中。

H_2 抗组胺药，如西咪替丁，已被用于治疗过敏的基于理论的疗效，但还没有被证明是有效的。一些研究表明，H_1 和 H_2 抗组胺药联合使用可能比单独使用效果好。类固醇激素，如甲泼尼龙，基于其抗炎特性，已经被用于防止症状复发或迟发反应，但这方面的证据不足，不能作为治疗过敏反应的一线药物。

如果可能的话，去除过敏原。过敏患儿应该保持卧位或头低足高的位置，直到症状完全解决。有证据表明，突然变化的体位，如从躺到坐或站，与过敏患儿死亡相关。

特殊情况

运动诱发过敏反应的特点最初是症状轻微，可引起体温升高；症状可以进一步影响呼吸和血管。食品依赖运动诱发的过敏性反应（FDEIA）特点的过敏性反应过程中或后不久，运动之前有坚果食物的摄入。单独运动和单独吃食物将不触发过敏反应。运动可以包括轻度或剧烈的有氧活动。5%～15% 运动相关的过敏反应可引起 FDEIA。FDEIA 相关的最常见的食物是小麦、大豆、桃子和贝类。

麻醉药物导致的过敏反应罕见。在一项研究中，最常见的原因是麻醉过敏的麻痹剂如胆碱和罗库溴铵。

建议

一般来说，严重的过敏反应包括血压降低的患儿应该住进加护病房。有呼吸道症状完全缓解的患儿应至少观察4～6h无迟发反应时才能出院。如复发，应告知患儿再次入院。首次过敏的患者应该被称为过敏症。

在医院外发生过敏反应时可立即使用自动注射肾上腺素器，它们是一次性使用，并有两种剂量，0.3mg和0.15mg。许多学者主张儿童使用小剂量。过敏症专家提出的一般指导方针是0.15mg剂量用于体重10～25kg的儿童，0.3mg剂量用于体重超过25kg的儿童。虽然0.3mg剂量为推荐剂量的1.2倍，一些学者推荐这种剂量，因为积极治疗速发型过敏反应的好处大于肾上腺素在健康儿童用药过量的潜在风险。这些因运动诱发的过敏反应，特发性过敏反应，因昆虫蜇伤引起全身性荨麻疹，食物过敏而存在呼吸或心血管问题的患者应备有自动注射肾上腺素器。

（段 蔚 译）

第十二部分

胃肠道急症

第69章　腹　痛

（原著　Katherine M.Bakes,Mariah Bellinger）

要点

- 如果患者反映腹痛，常规检查应包含外生殖器。
- 卵巢或睾丸扭转是引起腹痛的主要原因之一，不可忽视。
- 婴幼儿如出现间歇性腹痛并伴随呕吐，常可能为肠套叠所引起。

腹痛约占总体出诊率和病情诱发率的1/10，须广泛鉴别。更严重疾病的与良性且自限性的病情表现相似。最常见的引起腹痛的外科及内科病因如下文所示，包括男性及女性生殖系统疾病所引起的腹痛。

病史及检查

腹痛可分为内脏性腹痛和躯体性腹痛。内脏性疼痛仅局部发生且难以描述，甚至存在于大龄儿童中；躯体性疼痛感觉强烈，易于描述。某些疼痛症候群，如腹痛，可能是多种临床问题引起的表面征象。护理人员与仔细的医学检查的有效结合可为儿童患者的病情诊断提供大量病情信息。对于老年患者，他们可能会对护理人员隐瞒某些引起病情的信息，如提供具体的性史。总的来说，正式的问题适用于儿童阶段的患者，不考虑患者的年龄。提问时使用开放性问答多于是非题。

建立初步鉴别诊断，包括腹部情况、系统性疾病及疼痛症候群相关诊断信息。不同器官的传入神经可共享主要代谢途径，源于某一器官的病痛可经这些途径，像刺激物一样影响另一器官。经典案例是右下肺叶肺炎引起下腹部近似阑尾炎疼痛。相反，腹部内部的病情可能引起其他部位疼痛，如肩膀疼痛可能为肝脏刺激（右肩）和脾破裂（左肩）引起，肾结石引起腹股沟疼痛等。表69-1列举了除腹部原因以外引起腹痛的系统病因。

考虑到引起腹痛的可能病因，必须考虑到与年龄相关的疾病（表69-2）。传统的床边检查可能因婴儿和低龄儿童的害怕而受到限制，应采用观察法。当婴儿坐在父母膝盖上时，仔细视诊、听诊、触诊、叩诊腹部，包括生殖器及会阴检查，因为须考虑到嵌顿性腹股沟斜疝或者睾丸扭转的可能性。如果患儿出现严重的陌生人焦虑情形，应在其熟睡之后检查腹部或者选择性要求其父母边触诊患者腹部边观察儿童患者的疼痛反应。

表69-1　引起腹痛的腹部原因以外的病因

- 哮喘
- 肺炎
- 心脏病
- 接触、摄入毒物或用药过量
- 血管疾病
- 糖尿病酮症酸中毒
- 被黑寡妇毒蛛咬伤
- 溶血性尿毒症
- 先天性代谢缺陷病
- 败血症
- 癫痫／偏头痛
- 过敏性紫癜
- 单核细胞增多症
- 咽炎

表69-2　新生儿及婴儿腹痛紧急症状

年龄	疾病	临床表现
新生儿	肠旋转不良及肠扭转	胆汁性呕吐
	坏死性小肠结肠炎	呕吐、腹胀
	脐炎	脐部红肿
	先天性巨结肠	腹胀、腹泻
婴儿	肥厚性幽门狭窄	喷射型胆汁性呕吐
	嵌顿性腹股沟疝	腹股沟包块、呕吐
	梅克尔憩室	直肠出血
	肠套叠	呕吐、阵发性腹痛、精神不振
	阑尾炎	呕吐、厌食、厌烦

尽管广泛鉴别对于腹痛诊断十分重要，但必须谨记：患者的主诉症状才是真正的“疼痛”；使用镇痛药不会掩盖腹痛潜在的严重原因，虽然没有治疗疼痛会影响患者及家属满意度。对于婴儿来说，延迟疼痛

治疗会改变其未来的疼痛过程，可能引起终身后果。

诊断检查

临床怀疑直接集中于实验检测和影像诊断。表 69-3 表明辅助实验检测有助于鉴别腹痛病因。

超声、腹部平片及计算机体层摄影（CT）是腹痛最常见的影像检查。

必须承认电离辐射的潜在影响，尤其对抵抗力较弱的低龄儿童和婴儿可能具有长期影响。

表 69-3 腹痛的实验室检查

- 血液性 / 感染性 / 炎症性 —— 全血细胞计数鉴别、红细胞沉降率、血培养
- 胰腺炎 —— 淀粉酶、脂肪酶
- 特异性胆汁胆管酶 —— γ -glutyl 转移酶
- 肝损伤 —— 谷丙转氨酶、谷草转氨酶
  - 肝功能检测 —— 蛋白质组分、凝血酶原时间、部分活化凝血激酶时间、碱性磷酸酶、胆红素、葡萄糖
- 肾 —— 电解质、血尿素、尿常规、尿培养

做过一次单独腹部 CT 后，终身癌症的患病率大约为 1/1000，因为比起其他部分（如脑部）CT 辐射，腹部 CT 具有更高的辐射风险。在一系列影像过程中，平片往往是首要环节。符合要求的影像可显示出游离气体的存在，其效果将影响进一步影像观察。由于可能患上造影剂肾病的风险，CT 扫描需慎重使用，尤其是面向肌酐水平高的患者。超声波检测具有仪器便携性及没有电离辐射的优点。表 69-4 列举了可通过超声波检测的诊断情形。更多影像方式的具体说明请参见第 20 章。

表 69-4 选用超声波作为首次影像检测的病症

- 阑尾炎
- 胆总管结石病
- 肠套叠
- 妊娠、异位妊娠
- 肾结石
- 卵巢 / 睾丸扭转
- 腹部损伤

梗阻

肠梗阻表现为疝气、持续性腹痛，常伴随胆汁型呕吐。由于梗阻可能导致幼儿烦躁不安和痛哭不止。

■ 肠旋转不良

中肠未能逆时针旋转阻碍了腹内肠的正常蠕动方向，其中盲肠向右下 1/4 处蠕动，导致子宫内出现肠旋转不良；肠蠕动缠绕，形成肠扭转，最终导致肠缺血。大多数肠旋转不良的病例发生在出生后 1 周内，80% 是新生儿。男女性患肠旋转不良的概率是 2 ： 1。新生儿胆汁型呕吐应被认为是潜在的外科急症；然而即使没有出现胆汁型呕吐，厌食、反复呕吐、腹胀或发育不良的婴儿也必须视为诊断人群。20% 患肠旋转不良的婴儿将常规行腹部影像学检查，部分影像结果可能显示出显著胃扩张和双泡征。超声波也是检测肠系膜上动脉和血管位置的重要影像工具，但上消化道检查被认为是明确诊断的金标准。一旦确诊，给予患者鼻胃管治疗并请外科医师急会诊。

■ 肠套叠

肠套叠是幼儿 2 岁前患肠梗阻的最常见病因，常发生于部分肠体脱垂进入另一部分肠体的情形。这类重叠最易发生于回结肠区。肠体脱垂时，相连的肠系膜被拉长，肠体部位血流受阻。一般其所导致的缺血会引起间歇性绞痛，可能伴随昏睡及嗜睡症状，其他标志及症状包括腹胀、直肠出血和呕吐。感到肠蠕动导致的疼痛时，部分患者会向腹部屈腿。可诱发肠套叠的疾病如阑尾、脂肪瘤、肠息肉、过敏性紫癜伴随黏膜下血肿、扩张的集合淋巴结及梅克尔憩室。对于年龄较大的肠套叠患者应给予特殊照顾，如 2～5 岁患者的诱发疾病的出现概率逐渐增大。

尽管常规影像无法排除肠套叠症状，但可显示腹腔右侧肿块的脂肪样低密度影的透明轮廓，称为“靶征”，或结肠腔内新月形气体，即是肠套叠的轮廓尖端，称为“新月征”。超声波是初次影像检测的最佳方式，可显示直径 3～5cm 的靶形或圆圈形肿块。空气灌肠是可选择的治疗方式之一。对于肠套叠无法缓解的患者，须使用外科手术治疗。如果空气灌肠治疗成功且症状得到缓解，患儿立即进食，能耐受经口进食后可出院。

■ 嵌顿疝

嵌顿疝常由肠下垂通过露出的腹股沟管引起；幼儿可能不会有腹痛症状，而是极度厌食。小儿嵌顿疝发病率为 6%～18%，发病期集中于出生后前 2 周内。及时诊断和治疗可避免外科手术治疗。超声波是鉴别嵌顿疝于其他肿块如脓肿、肿瘤或囊肿的有效工具。由于可能导致肠缺血和肠穿孔的危险，通过传统治疗方式（冰敷、特伦德伦伯格卧位或者按摩）无法复原

的疝应进行外科手术治疗。对于通过选择性外科恢复紧急治疗得到缓解的嵌顿疝幼儿患者，如无临床症状且恢复日常饮食后可出院。

■ 幽门狭窄

新生儿患肥厚性幽门狭窄的概率为 1.5‰～4‰。在新生儿中患病率达 30%，其中男性新生儿患病率是女性的 4～6 倍。虽然肥厚性幽门狭窄的病因尚不清楚，但研究表明大环内酯类暴露可能引起此症。患者多为 3～6 周新生儿，伴随喷射型非胆汁呕吐。部分幼儿患者可能有腹泻症状，称为“饥饿粪便”，可能会被误诊为肠胃炎。通过传统“橄榄法”可触诊沿肝脏边缘右上方 1/4 处、剑状软骨和肚脐间 1/3 处。低血钾、低氯血症性碱中毒可通过基本代谢面板检测。诊断型超声波可显示出一块厚实的幽门肌肉（3.5～4mm）和大于 16mm 的幽门环。如果超声波结论不明显，上消化道检测可显示出一道狭窄的“线状征”。一旦确诊为幽门狭窄，为患者静脉输液并继续使用维持液，且须进行外科医师会诊。不可对患者使用鼻胃管，否则会加重患者的代谢性碱中毒。

腹膜刺激征

■ 阑尾炎

急性阑尾炎典型症状为呕吐、厌食、发热。首先表现为脐周疼痛，然后转移至右下腹。表 69-5 回顾了阑尾炎和腹膜刺激体征。婴幼儿阑尾炎诊断困难，但不到 2% 的所有小儿有阑尾切除术，在那些年龄小于 12 个月的婴幼儿的发病率为 0.4%。通常开始做超声检查，虽然有依赖性，但是对于腹壁薄的儿童准确度非常高，特别是用于鉴别诊断女性卵巢扭转。CT 用于诊断或确诊脓肿形成及持续症状存在（详见第 50 章“阑尾炎”）。

表 69-5 腹膜刺激征（阑尾炎）的临床表现

- 麦氏征：右下腹反跳痛
- Rosving 征：从左下腹部到右下腹部反跳痛
- 腰大肌征：左侧卧位将右下肢向后过伸，引起右下腹痛为阳性
- 闭孔征：臀部弯曲 90°，右膝外侧位

■ 自发性腹膜炎

自发性或原发性腹膜炎往往在疾病的过程中出现，如肾病综合征，这可能由于相对免疫缺陷。抗生素治疗应针对典型的致病微生物，包括变形链球菌和革兰阴性杆菌，其他的病原菌须考虑患者进行腹膜透析留置的导管。

■ 坏死性小肠结肠炎

坏死性小肠结肠炎（NEC）在早产儿中最常见；虽然主要诊断在新生儿重症监护室（NICU），但婴儿出来后仍可发生 NEC。婴儿出现喂养困难或呕吐、大便带血或由于腹痛烦躁不安。在急诊室进行复苏，并在急诊室接受外科手术，禁食和肠外使用抗生素。一些婴儿需要手术切除坏死的小肠（通常是病变区域），有出现并发症短肠综合征的风险。

■ 先天性巨结肠

先天性巨结肠疾病的特点是结肠部分缺乏副交感神经节，在移动粪便通过结肠的肠蠕动无效。尽管出生后可能发生大便异常，先天性巨结肠的诊断可能会延迟，这些患者有发展为中毒性巨结肠风险。当远端直肠病变，直肠指检可能是诊断，揭示了缺乏直肠音。诊断可能包括钡灌肠表现出一种“过渡区”直肠测压，或抽吸活检的直肠和结肠；抗生素和肠减压术可能使患儿测试之前病情稳定。

非手术的腹痛原因

■ 急性胃肠炎

呕吐，伴或不伴腹泻，经常伴随腹痛的主诉。手术导致腹部疼痛和其他疾病导致胃肠炎，如糖尿病酮症酸中毒，脱水、酮症，链球菌性咽炎，肺炎和泌尿道感染（UTI），必须首先被排除在外。当诊断为急性胃肠炎，治疗主要是补液和纠正电解质紊乱，最好采用口服补液。

■ 糖尿病酮症酸中毒

5 岁以下儿童第 1 次诊断为糖尿病时普遍存在糖尿病酮症酸中毒（DKA）。DKA 表现为尿频、腹痛、呕吐、嗜睡、呼吸急促。呼吸急促（代偿性呼吸性碱中毒）是由于酮症和脱水可伴有腹痛，可能是临床诊断 DKA 的唯一线索。一旦诊断 DKA，纠正代谢紊乱和胰岛素治疗，并提供电解质补充和液体复苏。不分次给予胰岛素，而持续静脉输注 0.1U/（kg · h）。

■ 脱水、酮症

儿科住院患者中约 5% 的为脱水，美国每年有 300 多人死亡。婴幼儿脱水和酮症可引起腹痛和呕吐。脱水量最准确的评估方法是通过体重百分比计算损失量（表 69-6）。严重脱水引起电解质紊乱；纠正高钠血症应避免医源性脑水肿。

表 69-6 估计脱水程度

脱水程度	轻度	中度	重度
	婴儿 ≤5%	婴儿 6%～10%	婴儿>10%～15%
	儿童≤3%	儿童 4%～6%	儿童>6%～10%
临床状态	躁动	嗜睡	昏睡或反应迟钝
血压	正常	正常	降低
心率	正常	增加 / 弱	快速 / 微弱
毛细管充盈	正常	2s	>3s
皮肤肿胀	正常	皮肤回弹变缓	皮肤回弹>2s
眼睛	正常	轻微凹陷	眼球凹陷
		眼球缩小	
		水肿	
口腔黏膜	湿润	干燥	干 / 口渴
尿量	正常	减少	无尿

■ 链球菌性咽炎

链球菌性咽炎在年龄 5～15 岁的儿童中最常见，链球菌感染后患肾小球肾炎和风湿热。虽然咽炎的典型症状包括喉咙痛、发热、全身不适，儿童常见的症状为发热、腹痛、呕吐。猩红热可能发生链球菌性咽炎，表现为“砂纸”红斑皮疹。治疗方案包括青霉素类、头孢菌素类、大环内酯类。

■ 尿路感染

孩子腹部不适的一个常见原因是尿路感染，临床表现为发热、恶心、呕吐、腹痛，并伴随尿频、尿急、尿痛。口服抗生素是治疗无中毒症状儿童的方式。患儿能够接受口服的摄入量。在 3 个月以下的婴儿及有全身性症状者（详见第 84 章）推荐考虑使用肠外抗生素治疗。

■ 便秘

便秘是儿童腹部绞痛最常见的原因，并与显著的行为叠加。疼痛可能会影响儿童的日常生活和工作，引起恶心和呕吐。一些患者会出现复发性尿路感染继发于膀胱受压和不完全排空尿液。长期便秘患者可发展为大便失禁或稀便从周围远端结肠和直肠泄漏。

■ 出血和腹痛

在第 72 章中详细讨论了与出血相关的腹痛。婴幼儿大便干结可引起肛裂、大便带血丝。一个更严重的疾病过程是溶血性尿毒综合征（HUS），有贫血、血小板减少、肾衰竭。可能先有腹部疼痛与血腥腹泻的前驱症状。它的病原体通常是大肠埃希菌 O157：H7。HUS 需要积极液体复苏治疗的溶血性贫血和凝血功能障碍。过敏性紫癜（HSP）也可以出现腹痛、关节痛及便血。

■ 胆道疾病

随着儿童肥胖的增加，胆结石发病率在儿科中变得越来越高，特别是西班牙裔起源的儿童，估计患病率高达 4%。一些儿童胆囊疾病风险高，包括持续的溶血病，如镰状细胞贫血的患者。胆囊疾病在儿科仍然不太常见，没有最佳治疗的证据，但初始痛可选择非甾体抗炎药和阿片类药物（请参见第 73 章“肝脏和胆囊疾病”）。

■ 胰腺炎

虽然在儿科人群中少见，但胰腺炎的发病率似乎随着不断肥胖率的增加而不断增加。高脂饮食后患者可出现腹部疼痛辐射至背部（请参见第 74 章“胰腺炎”）。

■ 肝炎

黄疸和腹痛可能是肝炎的第一表现，病因是感染、药物暴露（尤其是对乙酰氨基酚）、全身性疾病或内在的肝脏和胆道疾病。请参见第 73 章中详细的肝炎讨论。

■ 肾结石

肾绞痛通常表现为严重的单侧腰部疼痛的急性发作。虽然既往认为在儿童中罕见，但在儿童中的发病率逐渐增加，特别是在美国南部地区被称为“石带。”儿科肾结石住院人数从 1/7600～1/1000。虽然缺乏对儿童肾结石的研究，但非甾体抗炎药和阿片类药物被推荐用于急诊科。

■ 炎症性肠炎

炎症性肠病（IBD）是一类病因不明、反复急诊腹痛的疾病。IBD 的疼痛是模糊的，可能伴有黑粪或血便（请参见第 75 章“炎性肠病”）。

妇科腹痛原因

青春期女性腹部疼痛的原因增多，诊断就更加复杂了。卵巢囊肿和肿瘤可引起或不引起卵巢扭转。青春期后的女性可能出现痛经或子宫内膜异位症疼痛。盆腔炎表现为下腹部疼痛、颈部运动压痛，伴或不伴发热。任何初潮后女性腹痛考虑正常或异位妊娠。

男性生殖器问题引起腹部疼痛

急性阴囊或睾丸疼痛常表现为腹痛，生殖器的仔细评估是必不可少的（请参见第 85 章“男性生殖系统疾病”）。

（段 蔚 译）

第 70 章　呕吐、腹泻和胃肠炎

（原著　Simon J. Lucio）

要点

- 呕吐和腹泻、急性传染性胃肠炎仍然是儿童期发病和死亡最常见的病因之一，特别在贫穷国家。
- 新生儿胆汁型呕吐需考虑肠梗阻，特别是有无肠扭转及肠旋转不良。
- 危及生命的呕吐的原因包括肠梗阻、颅内高压、糖尿病酮症酸中毒、先天性代谢异常。
- 危及生命的腹泻的原因包括中毒性巨结肠和大肠埃希菌 O157 感染。
- 大多数脱水的胃肠炎患者现在可以用含低浓度的葡萄糖和钠口服补液盐治疗。
- 大多急性胃肠炎是病毒感染，可自愈或仅需极少干预，无须使用抗生素治疗。
- 昂丹司琼可促进口服补液盐（ORT）吸收，减少静脉治疗。
- 轮状病毒是全世界最常见的感染性腹泻病且是发展中国家最容易导致婴儿死亡的原因。
- 抗轮状病毒的新疫苗是安全有效的，减少了轮状病毒肠炎的发病率和死亡率。
- 发达国家细菌性胃肠炎最常见原因为空肠弯曲菌，旅行可能是腹泻的原因之一。

呕吐

胃内容物的大力回流导致呕吐。大多数急性感染可导致短时间内频繁呕吐。儿童呕吐的最常见原因是急性胃肠炎。呕吐史应注重疾病的持续时间、发作频率、呕吐物的颜色特征、腹痛情况，任何诱发因素包括创伤、最近的疾病和药物史。长期或间歇性呕吐意味着基础解剖病变。2～6 周的婴儿呕吐应考虑为幽门狭窄。胆汁性呕吐应怀疑肠梗阻、肠旋转不良或肠扭转。持续、严重的呕吐或腹痛可能是腹膜炎。呕血通常包括 Treitz 韧带近端的病变。呕吐伴有头痛或精神状态的改变可能是颅内压增高，可能出现颅缝裂开和（或）前囟增大。先天性代谢异常（通常发生在婴儿期）、糖尿病酮症酸中毒、尿毒症和（或）低钠血症还可出现呕吐、精神状态改变（表 70-1）。

表 70-1　一些危及生命的呕吐原因

颅内压增高
肠梗阻（嵌顿疝、肠套叠、肠旋转不良、肠粘连）
先天性代谢缺陷
糖尿病酮症酸中毒
中毒
Reye 综合征

腹泻

腹泻是指频繁的稀便或稀水样便，每天 3 次或以上。小儿腹泻最常见的原因是急性感染性胃肠炎。对于腹泻史应重点针对肠道运动的特点（持续时间、频率和是否存在血或黏液）、旅行史、脱水情况和相关的体征与症状。腹泻的一般分类：分泌性腹泻的特点往往是毒素介导的肠道液体分泌增加或吸收减少。炎症性腹泻是肠道黏膜的损伤。渗透性腹泻时，液体丢失与肠腔随高渗透压有关。肠道蠕动增加也可引起腹泻。在发达国家，大多数急性胃肠道是由病毒感染导致频繁的水样便，含血或黏液的大便可能是细菌或炎症性疾病。Frank 直肠出血提示解剖病变，如肠套叠、梅克尔憩室或幼年性息肉。迁延性腹泻提示患者吸收不良综合征或炎症性肠病。中毒性巨结肠可能有腹泻史和改变精神状态。先天性巨结肠症可能有便秘、呕吐和似乎矛盾的腹泻病史，这是由近端扩张段黏膜溃疡引起。体格检查发现明显的粪便在整个腹部而直肠空虚。严重的腹泻伴随着快速的液体和电解质的损失者可导致休克和精神状态改变。霍乱是典型的例子，虽然其他病毒如轮状病毒也可导致。表 70-2 中列出的一些导致腹泻的因素。

表 70-2　危及生命的腹泻原因

中毒性巨结肠（先天性巨结肠、溃疡性结肠炎）
大肠埃希菌 O157（溶血性尿毒症综合征）
假膜性肠炎（抗生素相关性腹泻）

胃肠炎

在世界范围内，急性传染性胃肠炎仍然是最常见的一种健康问题，每年大约导致 180 万儿童死亡。在发展中国家仍是一种常见的死亡原因，特别是年幼、营养不良的儿童。在营养不良的儿童中，肠胃炎也是一个主要原因。便宜的口服补液有助于减少全世界腹泻疾病的死亡率。在美国，急性胃肠炎导致大量的急诊和住院治疗，特别是 5 岁以下的儿童，每年可导致 300 人死亡。急性感染性胃肠炎是最常见的呕吐或腹泻原因，通常以最小的干预解决。诊断胃肠炎之前，其他伴呕吐或腹泻可能危及生命的疾病必须被排除在外，必须深入地进行体格检查以排除。

病因

在美国冬季为高峰期，肠胃炎大多数情况下是由病毒感染引起的。轮状病毒感染全球腹泻是最常见的原因，是发展中国家婴儿死亡最主要的原因。95% 的美国儿童 5 岁前有轮状病毒感染。轮状病毒占腹泻 40% 的门诊患者和 30%～70% 的肠胃炎住院患者。通过接触污染环境表面、密切人与人之间的接触传播，只需要低剂量就可引起感染。无症状者大便带病毒大概持续 3 周。腹泻之前通常是呕吐，典型的症状为稀便、水样便、大便次数增多、恶臭，偶尔伴黏液或血液。腹泻为渗透性和分泌性，导致每天 8～20 次水样便。可能有发热，症状通常持续 3～7d。

其他与急性感染性胃肠炎相关的病毒包括腺病毒血清型、诺瓦克病毒类病毒、嵌环病毒、星状病毒。诺如病毒是食源性疾病暴发的重要原因。感染通常持续 12～48h，特点是发热、呕吐、肌痛和不适。轮状病毒和腺病毒主要感染小于 3 岁的儿童。

与发达国家相比，发展中国家腹泻细菌感染率更高。产肠毒素细菌包括大肠埃希菌、产气荚膜梭状芽孢杆菌、霍乱弧菌，弧菌分泌毒素引起腹泻。志贺菌、沙门菌、空肠弯曲菌、耶尔森菌种、邻单胞菌种与小肠和（或）大肠炎性改变有关。难辨梭状芽孢杆菌、抗生素相关性腹泻也是毒素介导的。有趣的是，婴幼儿感染艰难梭菌的比例高，但很少发病。与腹泻相关的无侵袭性的寄生虫包括贾第鞭毛虫和隐孢子虫，贾第虫属在托儿所流行，引起急性腹泻和慢性腹泻。最小感染剂量低至 10～100 囊孢。如不治疗，个人可以携带囊孢数月。痢疾阿米巴是一种侵入性寄生，引起的腹泻发生于热带地区的雨季。

病理生理

在急性感染性胃肠炎、腹泻时肠道输出超过胃肠道吸收液体的能力。病毒直接损害小肠绒毛造成的糖类吸收不良和渗透性腹泻。轮状病毒还可能分泌造成分泌性腹泻的肠毒素。细菌通过各种机制造成腹泻。

产肠毒素大肠埃希菌是旅行者最常见的腹泻原因，也是全球儿童细菌性腹泻的最常见原因，但在美国是不常见的。它感染小肠造成无创性水样腹泻主要通过两种毒素引起。肠致病性大肠埃希菌是发展中国家婴幼儿腹泻的重要原因，尤其是腹泻持续 2 周以上；腹泻发生的机制尚不清楚。

肠出血性大肠埃希菌 O157 导致侵袭性出血性结肠炎，传染源是牛或羊。这是通过摄入获得未煮熟的肉、未经高温消毒的牛奶或通过其他感染者传播。病情从水样大便而进展为严重出血性腹泻和严重的腹部疼痛。溶血性尿毒症综合征发生于 5%～10% 的情况下，特点是血小板减少、溶血性贫血和少尿。

志贺菌感染可引起发热和大量水样便，暴露于 10 个生物后可引起侵袭性腹泻。结肠上皮细胞被侵袭引起肠道溃疡，中性粒细胞浸润导致血性腹泻，除婴幼儿腹泻可血性。通常是通过人与人接触传播。腹泻病可以引起精神状态改变，但通常没有生命危险。志贺菌分泌多种毒素，包括志贺毒素，引起溶血性尿毒症综合征。志贺菌感染也与小儿高热惊厥有关。

沙门菌是引起自限性、非侵袭性腹泻的常见原因。它通常存在于受污染的食物（鸡蛋、肉类、家禽）中或其他农场动物、宠物龟身上。1 岁以下的婴儿、镰状细胞贫血患者、免疫力低下的患者有感染 *S.* 肠炎菌血症的风险。伤寒杆菌和甲型副伤寒仅感染人类，并能够导致严重的血液传播疾病，特别是对婴儿和儿童，并仍然是世界许多地方死亡的常见原因。在发达国家，空肠弯曲菌是细菌性胃肠炎最常见的腹泻原因，也是旅行性腹泻的原因。传播通过食用受污染的食物或水、人与人接触、和宠物接触的人。感染引起的炎性肠炎表现是多样的，有腹痛、流感样综合征、腹泻、咳嗽和血便。空肠弯曲菌也和吉兰 – 巴雷综合征相关。

诊断评估

■ 体格检查

呕吐或腹泻患者的体格检查应集中于排除危及生命的疾病和确定如果诊断确实是胃肠炎，评估患者的心理状态是健康检查的一个重要方面。嗜睡或烦躁不安可能表明严重脱水或代谢紊乱或解剖病变。一旦确诊为胃肠炎，要对患者的脱水程度进行评估（表 70-3）。儿童有明显的呕吐和腹泻时将有液体和电解质的缺乏。身体水分丢失根据体重百分比计算：体重的 3%～5% 的失水量为轻度脱水，5%～10% 为中度脱水，大于 10% 为严重脱水。脱水百分比通常是估计值，因为患者的基线体重可能不知道。患者的疾病严重程度不仅取决于体液的不足，而且还取决于它发生的速度。缓慢的液体丢失由水从细胞内和细胞间隙转移到血管内，维持血流的灌注。严重腹泻的严重液体丢失，尤其是婴幼儿，可导致低血容量性休克或死亡。小婴儿的脱水程度往往难以评估，有多种方法评估脱水程度。目前的重点是简化评估脱水的程度，轻度和中度脱水可以归为一组。主要调查结果显示，明显的脱水包括毛细血管再充盈延迟、皮肤弹性及呼吸异常。其他重要体征包括室性心动过速、黏膜干燥、哭时无泪，评估精神状态的重要性不能被夸大。世界卫生组织（WHO）和儿童基金会治疗儿童腹泻的指南可在互联网上查询。

表 70-3　脱水评估

下列指标达到两点：	严重脱水
昏睡或昏迷	
眼睛凹陷	
不能喝水或喝得少	
皮肤的回弹很慢	
下列指标达到两点：	部分脱水
烦躁不安	
眼睛凹陷	
喜饮水，口渴	
皮肤的回弹变慢	
没有足够的征象分类部分或严重脱水	无脱水

■ 诊断

通常在急诊科中大多数儿童的胃肠炎不需要实验室检查，因为检查很少有助于评估和治疗。当中度或重度脱水时，可以检查血清电解质。但是，患者的脱水状态通常可以通过体格检查确定。大多数患者有明显的腹泻和血清碳酸氢盐降低。低血糖可伴随显著脱水或精神状态改变，并给予床边血糖监测。血性腹泻或迁延性腹泻的患者应考虑行大便样本培养，找虫卵/寄生虫卵。粪便中找到白细胞表明结肠炎的侵袭性感染的存在，但试验的敏感性较差，无法辨别病因。小于 1 岁的有菌血症风险的婴儿和儿童，疑似沙门菌感染的镰状细胞贫血患者、免疫力低下的患者应进行血培养。轮状病毒抗原可通过酶免疫分析法和乳胶凝集法检测粪便，但假阴性率较高。如果患者疑似为大肠埃希菌 O157 感染或溶血性尿毒症综合征时，应检查血常规、血小板计数、电解质、尿素氮、肌酐。

■ 治疗

口服补液疗法（ORT）是对绝大多数腹泻引起的脱水治疗有效的方法。ORT 已拯救世界上数百万人的性命。如果可以采用静脉治疗的情况下，ORT 未充分利用。钠和葡萄糖分子的耦合传输在肠刷状缘伴随着自由水运输是 ORT 治疗的机制。各种口服溶液（ORS）是可用的。最近的指南从世界卫生组织和联合国儿童基金会建议减少口服溶液钠（65～75mEq/L）和葡萄糖（75mmol/L）的浓度。渗透压降低促进高渗溶液吸收效果，缩短腹泻和静脉输液所需要的时间。在大多数情况下，补液可以不引起低钠血症或高钠血症的风险。

治疗婴幼儿的少量脱水是为了维持营养和防止脱水。补液可通过增加液体的摄入或通过体积 10ml/kg 每次大便和（或）2ml/kg 每次呕吐给予 ORS。继续喂养或增加母乳喂养，腹泻会增加。一般不应限制饮食。如果目前有呕吐，考虑限制摄入的液体（各种品牌的口服电解质补液盐，译者著）和清淡饮食（面包、饼干、大米、清汤），直至呕吐停止数小时后，然后逐步过渡到正常饮食。

轻度至中度脱水的患者超过 2～4h 持续丢失液体应补充 50～100ml/kg 口服补液盐。静脉通路困难患儿或吞咽困难的婴儿，鼻饲给予口服补液盐是安全的、有效的，中度脱水患者需要在急诊室静脉补液数小时。

休克或严重脱水的患者需要静脉注射治疗。20ml/kg 生理盐水或乳酸林格液初始剂量是迅速给药，可反复进行，直到灌注恢复。一旦恢复灌注，补水可通过持续静脉滴注或 ORT。静脉注射治疗包括估计累计损伤量及继续丢失量。静脉补液将进一步在第十四部分“液体、电解质、酸碱异常”中讨论。

■ 辅助治疗

持续的呕吐可以限制或延迟口服补液。研究表明，昂丹司琼有利于儿童的持续呕吐治疗，并减少了静脉补液治疗。昂丹司琼剂量是 0.15mg/kg，但婴儿和儿童的一般剂量为体重 8～15kg 给予 2mg，15～30kg 给予 4mg，大于 30kg 给予 6～8mg。

发展中国家普遍锌缺乏。大量研究表明，锌能减少 5 岁以下儿童腹泻的严重程度和持续时间，减少 2 个月腹泻的发病率。世界卫生组织推荐腹泻的儿童补锌为 10～20mg/d，10～14d。保持腹泻患儿的营养是非常重要的，尤其是营养不良的儿童。如果患者可以忍受喂养不呕吐，应尽快恢复母乳喂养和（或）饮食。没有足够的证据支持急性腹泻患者改为无乳糖配方。最好避免含糖高负荷的液体，如可乐、苹果汁，因为可以增加肠道渗透负荷、加重腹泻。益生菌用于治疗腹泻多年，但研究表明它对轻型、自限性腹泻作用有限。除了传统的治疗，一些证据表明乳酸菌可以用于抗生素相关艰难梭菌腹泻的治疗。大部分腹泻病不需要抗生素治疗或大便培养。患者血性腹泻可能由于潜在的病毒性疾病，如轮状病毒，或自限性的细菌性疾病如非伤寒沙门菌。在 1 岁以下的儿童中，有发热性和中毒性的或有持续性腹泻的儿童，应考虑大便培养。根据培养和药敏试验将指导抗生素治疗（表 70-3 和表 70-4）。

止泻剂，包括凝胶和高岭土，没有疗效。腹痛剧烈儿童可服用复方地芬诺酯（止泻灵），特别是志贺菌感染。

预防

胃肠炎的预防靠从根本上改善卫生习惯。注意洗手和改善肉类、家禽和蛋制品的处理，在发达国家产生了深远的影响。在发展中国家，许多障碍都是因为卫生习惯，包括缺乏可饮用的水、未能煮沸水及卫生措施不够。缺乏水管设施的发展中国家，使用厕所是一个重要的公共健康目标。

对于几个最常见病因的疫苗已经使用或正在开发。1998 年，轮状病毒疫苗经许可一年之内被撤销，因为它有增加肠套叠的风险。从那时起，两个针对轮状病毒的疫苗已经研制出来，目前正在使用。2006 年在美国，这些新疫苗明显地降低了轮状病毒性肠炎的发病率和死亡率。与接种疫苗前相比，住院、急诊和腹泻门诊量均减少。

亚洲流行的伤寒沙门菌，特别是年幼儿童致命疾病的主要原因。批准使用于 2 岁以上儿童的双疫苗（口服和其他注射）证明是安全有效的，口服霍乱疫苗已被开发，对降低疾病的发病率和严重程度有效，志贺菌、弯曲杆菌和产肠毒素大肠埃希菌的疫苗在不同开发阶段。

表 70-4 常见胃肠道感染的治疗

病因	抗生素	替代治疗	评论
霍乱	成人：多西环素	红霉素	
	四环素		
	儿童：四环素		
痢疾杆菌	成人和儿童：	甲氧苄啶/磺胺甲噁唑	细菌性痢疾的治疗建议：
	环丙沙星	氨苄西林	常用抗生素的耐药性增加
	左氧氟沙星	阿奇霉素 头孢曲松钠	
		匹美西林	
贾第虫病	成人和儿童：甲硝唑	替硝唑 阿苯达唑 甲苯咪唑	阿苯达唑和甲苯咪唑对儿童有效，也能治疗其他寄生虫感染
阿米巴痢疾（痢疾）	成人和儿童：	替硝唑	
	甲硝唑		
弯曲杆菌	成人和儿童：	红霉素	大多数情况下，有自限性，不需要治疗，在严重的情况下，缩短
	阿奇霉素	环丙沙星	持续时间的症状
产毒素型大肠埃希菌	左氧氟沙星	阿奇霉素	经验性治疗；大多数情况是自限性的
	环丙沙星	甲氧苄啶/磺胺甲噁唑	
非伤寒沙门菌	环丙沙星	阿奇霉素	治疗建议为患侵袭性疾病的风险：
		甲氧苄啶/磺胺甲噁唑 氨苄西林	婴儿年龄小于 3 岁，患者有镰状细胞、艾滋病病毒或其他形式的免疫抑制
		头孢噻肟	
		头孢曲松钠	
大肠埃希菌 O157	没有		治疗与 ABX 可能引发或加剧的溶血性尿毒症综合征（有争议）

致谢

衷心感谢 Dr. William R. Ahrens。

（段 蔚 译）

第 71 章　胃肠道出血

（原著　Patrick J. Maloney, Katherine M. Bakes）

要点

- 咯血患者咽后的检查可以显示后鼻出血的原因。
- Apt-Downey 测试可以区分吞下的母体外周血和新生儿的胃肠道出血。
- 血管畸形是一种罕见但严重的造成上、下消化道出血的原因。
- 黑粪通常表明近端出血，便血通常见于远端结肠和直肠出血。

消化道出血的一般途径

虽然胃肠道（GI）出血在儿童中确切的发病率未知，但是呕血、便血和黑粪症状普遍发生，经常引起父母、儿童和急诊科医护人员对诊疗的焦虑。在健康儿童中，大多数胃肠道出血量少，且多为自限性的，但偶尔可以危及生命。

虽然大多数儿童是稳定的，但是胃肠道出血患儿仍可能存在危重症和血流动力学不稳定，需要快速稳定的现象。儿科评估三角形的使用使床边评估变得快速便利。

一旦儿童的呼吸道、呼吸和循环的稳定得到证实，就需要进一步获得病史和完整的直接二级管理的体格检查。关于出血的颜色（红色、咖啡色、黑色或焦油色），时间和量（血丝、一匙的量、一杯的量）至关重要，尽管通常难以准确评估。相关症状如腹痛、呕吐、发热、腹泻还有粪便形态可能有助于诊断。一些曾确诊的、与胃肠道出血相关的疾病，如凝血病、肝脏或肠道疾病、或最近的手术，有助于诊疗。用药史包括处方药物和非处方药物，如非甾体抗炎药、糖皮质激素、抗凝剂，这些众所周知的情况会增加出血的风险。还要考虑疏忽或误食处方药的密切接触者。

体格检查很难看见胃肠道出血的来源。然而，除了最初的评估，集中系统的检查可以显示关键诊断结果。检查鼻和咽等胃肠外出血来源如鼻出血、口咽部外伤出血或扁桃体摘除后出血。寻找肝脏疾病的线索包括黄疸、肝脾大、腹水。瘀伤或瘀点可能暗示潜在的凝血障碍或血小板障碍。在疑似直肠出血的患者中，仔细检查会阴、直肠、肛门裂缝和肛门、痔疮，尿布疹剥落的皮肤、身体或性虐待的迹象。

直接根据孩子的血流动力学稳定、病史和体格检查的诊断进行评估和治疗。一般情况好、出血量少、自限的胃肠道出血患者只需要少量诊断检查。如果血液有任何问题，需要采用愈创木脂进行测试。看似明显的血便或呕吐物，可能是因为误食红色的食用色素、药物（如头孢地尼和利福平）、食品（如甜菜）而不是出血。水杨酸铋、补铁、菠菜、甘草、小红莓和其他食品都可以使粪便变黑，会被误认为是黑粪。红肉或含有过氧化物酶的水果和蔬菜如花椰菜、萝卜等消化后，行愈创木脂测试可能呈假阳性。

胃肠外出血的来源也很重要，如鼻出血、咯血、尿血或经血，常误认为是胃肠道出血。新生儿二次摄入孕妇的血可以表现为呕血或黑粪症。当临床需要区分孕产妇和婴儿的血液时，需要利用 Apt-Downey 测试，在这个测试中，成人血红蛋白在碱性环境中会变成棕色。胃肠道出血中，血细胞比容可评估贫血程度。然而，由于急性失血优先丢失晶体液，不会立即导致血细胞比容下降，还需要行串行血细胞比容测量。对危及生命的胃肠道出血患者进行血小板计数和凝血功能检查。如果有大量或持续失血，进行血型鉴定和抗体筛选（如果血流动力学不稳定且很紧急需进行交叉配血试验）。

洗胃可以帮助识别上消化道出血及帮助评估持续出血量。然而，洗胃在实际的管理中很少有益，并且伴随着明显的不适和吸入风险。反复、持续或大量胃肠出血的患者可能需要紧急专业的内镜检查。

上消化道出血

上消化道出血的经典定义是发生近端十二指肠悬韧带，也可能起源于食管、胃、十二指肠，不同年龄常见原因不同（表 71-1）。虽然呕血是上消化道出血的典型表现，有 75% 的直肠出血儿童因快速流血和快速肠转运时间也有上消化道出血表现。上消化道出血比下消化道出血死亡率更高，区别两者很重要。

表 71-1 上消化道出血的原因（年龄因素）

年龄	少量	大量
新生儿	胃炎	摄取母体血
	应激性溃疡	缺乏维生素 K
	食管炎	动静脉畸形
		出血失调 /DIC
婴儿	胃炎	消化性溃疡
	食管炎	动静脉畸形
	食管黏膜撕裂症	
儿童	胃炎	食管静脉曲张
	食管炎	消化性溃疡
	异物	动静脉畸形
	食管黏膜撕裂症	

■ 食管

食管的炎性疾病会导致黏膜刺激和随后的出血。胃食管反流性食管炎是最常见的原因，可能会出现反流、腹部或胸部疼痛、咳嗽、拒食（参见第 72 章“胃食管反流”的详细综述）。食管感染念珠菌、巨细胞病毒和疱疹病毒通常发生在免疫功能低下的孩子，呈现严重胸部或腹部疼痛、发热、吞咽困难、吞咽痛，如果出血发生，它通常是体积比较小的。许多反流性食管炎患者可以根据生活方式改变以经验为主的治疗及使用 H_2 受体拮抗剂［雷尼替丁 5～10mg/（kg · d），分为每天 2～3 次，最大剂量 300mg/d 或法莫替丁 1～2mg/（kg · d），分为每天 2 次，最大剂量 80mg/d］或质子泵抑制剂（PPI）（埃索美拉唑 10～20mg，每天 2 次；兰索拉唑 7.5～30mg，每天 1～2 次；奥美拉唑 10～20mg，每天 1 次；泮托拉唑 0.5～1mg/kg，每天 1 次，最大剂量 20mg），但儿童食管感染往往需要进一步评估，并根据他们症状的严重程度进行住院治疗。

食管黏膜撕裂伤（食管黏膜撕裂症）发生在患者反复恶心、呕吐或阵发性咳嗽时，通常发生在胃食管交界处或胃的贲门处。腹痛通常是最小的，出血是自限性的，体积相对较小。大多数患者被止吐药和酸抑制成功治愈。

有已知肝脏疾病和门静脉高压的儿童食管静脉曲张、凝血障碍、明显的胃肠道出血的风险高（见彩图 106）。尽管 50% 的患者是自限性的，但是静脉曲张破裂出血的死亡率高达 8%。这些患者可能需要盒装的红细胞、血小板悬液输注或用新鲜冷冻血浆（10～15ml/kg）和维生素 K（5mg，无生命危险的出血用皮下注射，有生命危险的用静脉注射）修正凝血功能障碍。在严重的情况下内镜提供诊断及硬化治疗疗法或显带。用奥曲肽静脉注射进行药物治疗［负荷剂量 12μg/kg 静脉注射，最大剂量 50μg；维持输液 1～2μg/（kg · h）静脉注射，最大剂量 50μg/h 或垂体后叶素（开始剂量 0.002U/（kg · min）静脉注射；可能滴注至最大剂量 0.01U/（kg · min）］可以控制门静脉脉高压患儿的静脉曲张破裂出血，单独或结合内镜治疗。

食管黏膜撕裂症（食管黏膜撕裂伤）发生在患者反复恶心、呕吐或阵发性咳嗽时，发生部位通常在胃食管交界处或胃的贲门。腹痛通常是最小的，出血是自限性的，体积相对较小。大多数患者被止吐药和酸抑制成功治愈。

■ 胃 / 十二指肠

胃炎和消化性溃疡是上消化道出血的常见病因（见彩图 107）。药物如非甾体抗炎药、糖皮质激素和铁会增加患者胃和十二指肠黏膜炎症的风险。幽门螺杆菌感染是常见的导致健康儿童患胃和十二指肠溃疡的病因。重病的儿童容易发展为压力性胃炎，因此预防性的酸抑制治疗是至关重要的。胃炎或溃疡患者常表现为上腹部的左上象限或腹部疼痛，吃东西后疼痛会缓解。咯血和黑粪症通常是自限性的，尽管可以大量甚至威胁生命，尤其在溃疡和穿孔的情况下。

虽然诊断幽门螺杆菌感染的金标准是内镜活检，但是像幽门螺杆菌免疫球蛋白 G 血清学和粪便抗原检测这样的无创检测是可靠的，灵敏度也高。可以用抑酸剂（PPI：埃索美拉唑 10mg，分为一天 2 次；兰索拉唑 7.5～30mg，分为一天或 2 次；奥美拉唑 10～20mg，一天 1 次；泮托拉唑 0.5～1mg/kg，一天 1 次，最大剂量 20mg）治疗胃炎和消化性溃疡及密切跟踪，直至显示出血量最小且自限。如果确认感染幽门螺杆菌就启动抗菌治疗。有 3 种常见的一线治疗方案，虽然没有任何一个方案的优越性达成共识：①标准 PPI 剂量＋克拉霉素 15mg/（kg · d），分为一天 2 次，最大剂量 1g/d，以及阿莫西林 40mg/（kg · d），分为一天 2 次，持续 10～14d；②标准 PPI 剂量＋克拉霉素 15mg/（kg · d），分为一天 2 次，最大剂量 1g/d，以及甲硝唑 15～20mg/（kg · d），分为一天 2 次，最大剂量 1g/d，持续 10～14d；③水杨酸亚铋 252～524mg，分为一天 4 次＋甲硝唑 15～20mg/（kg · d），分为一天 2 次，最大剂量 1g/d ＋阿莫西林 40mg/（kg · d），分为一天 2 次，最大剂量 1g/d，持续 10～14d。通常有严重或持续的症状需要做内镜检查。

血管畸形是一种罕见的但会引起胃肠道出血的重要原因，可能出现在胃肠道的任何地方。通常表现为无痛、大量和复发出血，此外没有其他症状。内镜检查可识别和治疗可能的近端或远端病变。血管病变在内镜下不可见，计算机断层扫描（CT）或磁共振成像可能更有用。对于缓慢然而持续的出血（至少 0.1ml/min），放射性核素标记的红细胞扫描具有诊断意义。虽然在儿童难以执行，血管造影可能检测快速出血（12ml/min），并确定栓塞的血管。杜氏畸形，胃中可见上消化道黏膜下血管，其上没有溃疡覆盖，能引起大量出血；因为这些病变倾向于收缩，因此内镜检查可能看不到。

有窒息、原因不明的咳嗽、吞咽困难或拒食史的儿童保持高水平的怀疑异物导致胃肠道出血。纽扣电池是需要特别关注的，因为侵蚀和严重的食管黏膜损伤可能只发生在消化后的短短 2h。尽管一些物体通过普通放射显影术是可见的，然而许多异物在图像上是透明的，需要如 CT 扫描或内镜等进一步检查。

下消化道出血

下消化出血可以发生在 Treitz 韧带远端的任何地方，包括小肠、结肠、直肠和肛门等，表现为黑粪症或便血。下消化道出血的原因与年龄有关（表 71-2）。虽然血便是常见症状，包括儿科急救总体的 0.3%，但大多数原因是相对良性的和自限的。然而，实际出血来源可能很难被识别。黑粪症通常暗示近端出血，常在长期持续胃肠道出血后发生，将导致血红蛋白的分解。少量便血一般来源于远端结肠或肛门，如果出血较快，大量的直肠出血可来源于胃肠道病变的任何地方。

表 71-2　下消化道出血的原因（年龄因素）

年龄	少量	大量
新生儿	坏死性小肠结肠炎	摄取母体血
	肛裂	弥散性血管内凝血
	肠扭转	动静脉畸形
	肠重复	
婴儿	过敏性结肠炎	Meckel 憩室
	小肠结肠炎	动静脉畸形
	结节性淋巴样增生	
	肠重复	
	肠套叠	
	肛裂	
	直肠脱垂	
儿童	炎症性肠病	幼年性息肉
	痔疮	Meckel 憩室
	过敏性紫癜	动静脉畸形
	中毒性巨结肠	
	小肠结肠炎	

■　小肠

儿童下消化道出血的常见原因是感染性小肠结肠炎。小肠结肠炎可发生于所有年龄段儿童，可导致腹痛、发热、血便。常见的与腹泻带血有关的病原体包括沙门菌、志贺杆菌、弯曲杆菌、耶尔森菌、大肠埃希菌、梭状芽孢杆菌和痢疾变形虫。尽管大多数小肠结肠炎是自限性的，溶血性尿毒症综合征等并发症发生的概率很小。因此，患传染性肠炎和腹泻带血的儿童可能需要密切随访并进行额外的测试。可以通过粪培养或抗原检测来进行诊断。大多数患感染性小肠结肠炎的儿童不需要特殊治疗，避免抗蠕动剂的使用。抗菌治疗可能使某些病例恶化，仅建议确诊为志贺杆菌、弯曲杆菌、梭状芽孢杆菌或大肠阿米巴小肠结肠炎的患者及非常年幼或是免疫功能不全的儿童和那些有脓毒败血症或脓毒性休克的患者使用。

坏死性小肠结肠炎（NEC）是一种罕见但严重的新生儿下消化道出血的病因。虽然它是重症监护室中早产新生儿最常见的，新生儿可能被送入急诊室。有早产史、严重的出生时缺氧或发绀性先天性心脏病的婴幼儿通常会发生肠道血流灌注不足。患有 NEC 的婴儿表现为嗜睡、腹胀、呕吐和血便。腹部影像学上可能显示肠道循环膨胀、肠壁内积气或肠道穿孔。治疗方法包括再灌注、肠道休息、广谱抗生素和紧急手术会诊。

先天性巨结肠的患儿会发展为中毒性巨结肠，可表现为急性腹胀、发热、暴发性腹泻、便血、腹痛。

中毒性巨结肠可能是先天性巨结肠症的早期表现，但也可能发生于手术切除无神经节细胞段之后，特别是那些患有长节段疾病或唐氏综合征的儿童。可以在腹部平面放射显影上看到气 - 液水平的肠道扩张，经常使用肠切断标志（在骨盆边缘突然切断扩张的肠道，图 71-1）。治疗方法包括肠减压、水化，应用广谱抗生素。

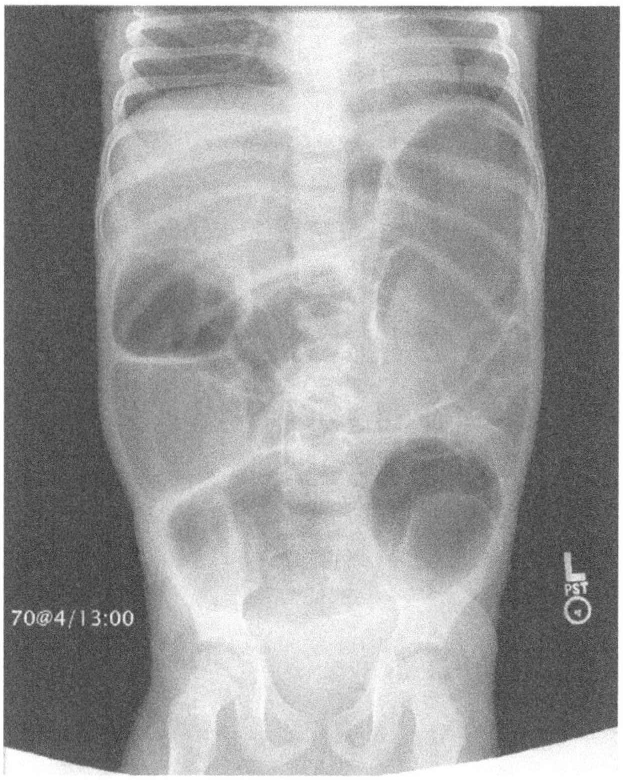

图 71-1 中毒性巨结肠患儿的肠切断标志

这个儿童之前接受了无神经节细胞肠段切除术。注意大量的肠道膨胀（经 Vanderbilt 大学医学中心儿科急诊学 Thomas J. Abramo 博士授权使用）

肠阻塞性疾病也会导致下消化道出血，通常是少量的、继发性的局部缺血。肠套叠是肠道阻塞最常见的原因，通常发生在 2 岁以下的儿童。典型的表现是间歇性绞痛性腹部疼痛和呕吐，有些儿童表现为非特异性疾病、萎靡不振或是精神状态的改变。肠套叠可以发生在肠道的任何地方，但最常见的是在回盲部。在右下象限或升结肠、横结肠的任意地方可以触及一个圆柱形腹部肿块，这取决于肠的伸缩程度。肠套叠出血的经典描述为“葡萄干果冻”样，尽管这种现象只存在于约 10% 的确诊为肠套叠的病例中。来源于肠局部缺血的便血是一个晚期的、预后较差的表现。出血通常只能由愈创木脂测试出来，粪便中无血并不能排除肠套叠。腹部影像学检查可显示一个典型的“目标信号”或右下象限缺乏肠道气体，但也可能是正常的。超声检查是一个更敏感并具有特异性的诊断肠套叠的方法，同时它有避免电离辐射的优点。随着超声检查所扮演的角色越来越重要，空气对照灌肠不太常用于初步诊断，但对简单的肠套叠来说，空气对照灌肠仍是首选的治疗方式。由于可能发生无法减轻肠套叠、肠穿孔伴气膜紧张等并发症，因此需要外科咨询有效性。

肠扭转还可以表现为肠道局部缺血导致的直肠出血，常见于新生儿先天性肠扭转不良；典型的表现为胆汁性呕吐、腹胀、厌食。腹部影像学可能显示腹部气体的缺失，即“双泡沫现象”，这是一种扩张的胃和十二指肠中的气体聚集。上消化道的对比研究是诊断的选择之一。液体复苏、抗生素和紧急手术减少肠扭结是保护肠道生存能力的重要手段。肠重复也会导致肠套叠、肠扭结或肠重复性扩张来源的肠缺血和出血。

Meckel 憩室是胚胎发育期间脐肠系膜管道的不完全闭塞导致的，是造成其他无症状性小肠出血的常见原因。“二法则”描述了 Meckel 憩室的典型特征：2 英寸（1 英寸 = 2.54cm）长，发生在回盲瓣 2 英尺（1 英尺 = 30.48cm）范围内，约占 2% 的人口。如果憩室包含异位胃黏膜，则会发生溃疡和大量出血（通常无痛）。用含锝 -99m 的高锝酸盐进行放射性核素扫描，或用一个优先与胃黏膜结合的放射性同位素进行“Meckel 扫描”可以辅助诊断。治疗方法涉及医疗复苏，如果血细胞均数不稳定的话，进行手术会诊和肠切除。

幼年性息肉是一种新生儿时期以外的胃肠道出血的常见原因。出血通常无痛、可复发和少量。大多数儿童的息肉是单独的、良性的，并且常发生在左结肠、直肠乙状结肠区域。可通过直接可视化内镜进行诊断，它还能做治疗性切除（见彩图 108）。

肠道炎性疾病会导致下消化道出血。多达 15% 的婴儿有 IgE 介导的乳蛋白过敏性结肠炎，这造成了 20% 的 1 岁以下儿童的直肠出血。这些婴儿通常看上去不错，但可能表现为体重低、贫血、新陈代谢紊乱或不能健康成长。大多数婴儿在排除任何已知的过敏原之后接受经验性治疗。豆制品也应该被排除，因为 60% 的豆制品能与动物蛋白发生交叉反应。即使修改了膳食，血便仍可以持续数周。

炎症性肠病（IBD）、溃疡性结肠炎和克罗恩病最常发生在青少年中，能导致腹部痉挛性疼痛、频繁的血便、里急后重、体重降低（见彩图 109）。溃疡性结肠炎仅累及结肠，克罗恩病则可累及胃肠道的任何部分。实验室检测可显示贫血、血小板增多或升高的 ESR；明确诊断必须通过结肠镜活检。治疗方法包括抗炎和免疫抑制药物，很少采用外科切除。

过敏性紫癜（HSP）是一种可累及整个消化道的免疫介导的血管炎症。可有腹痛、呕吐、血便的消化道症状。尽管出血通常是由黏膜出血所致，但病灶可以作为肠套叠发展与肠局部缺血来源的潜在性肠道出血的主导点。HSP 在临床诊断上具有挑战性，特别是胃肠道症状出现在能确诊的皮肤紫癜变化之前的时候。虽然目前并没有在治疗方面达成共识，但糖皮质激素可改善胃肠道症状。

蛋白质过敏或感染导致的结肠淋巴结增生可能导致无症状的、少量的出血。这在婴儿和儿童中更常见。这些炎性斑块在其他无症状患儿中表现为粪便中混有血斑。结肠镜检查可诊断淋巴结增生，且不需要任何特异性治疗（见彩图 110）。

■ 直肠或肛门

直肠和肛门的良性病变会导致明显的下消化道出血。肛门裂缝是婴儿直肠出血的最常见原因，表现为粪便的外面带有鲜红色的血液，通常由一过性疼痛和硬便所致。痔疮能导致排便痛和流血，并不常见于儿童，但可发生在青少年长期便秘后。可通过物理学检查进行诊断，通过膳食修改和使用大便软化剂来进行定向治疗。便秘的儿童易发生直肠脱垂，这可能会导致限制性直肠出血（见彩图 111）。仅通过病史进行诊断，可发现脱出的肠段经常自主缩小。如果一个孩子表现为直肠脱垂，应使用稳定的恒压使其缩小，否则必须进行外科咨询，并使用大便软化剂使复发率最小化（聚乙二醇 0.5～1g/kg，每天 3 次，最多 17g/d，最多使用 8 周）。性虐待损伤也可能表现为直肠出血。

（袁远宏　译）

第72章 胃食管反流

（原著 Megan Carns, Marla J. Friedman）

要点

- 2/3 的 1 岁大的婴儿会发生胃食管反流（gastroesophageal reflux，GER）。
- 严重的胃食管反流性疾病（gastroesophageal reflux disease，GERD）可能包括吸入性肺炎和急性危及生命的事件（acute life-threatening events，ALTE）。
- 胃食管反流是有神经功能缺损和吞咽功能障碍的患儿最常见的并发症。

胃食管反流（GER）是所有年龄段儿童最常见的食管疾病，也是儿科急诊中常见的疾病。当食管下括约肌（LES）瞬时松弛时，胃内容物即可进入食管，这是正常生理现象。虽然 GER 的病理生理学机制在婴儿、儿童和成人之间很相似，但其症状和临床表现差异较大（表 72-1）。

婴儿胃食管反流

GER 在新生儿中很常见，在 6 个月大的健康婴儿中 GER 的发生率高达 60%。婴儿好发 GER 的原因有很多，包括 LES 的不成熟、腹腔内食管过短、食物主要以液体食物为主等因素。随着婴儿 LES 的成熟，食物逐渐以固体食物为主，一般 1 岁的时候 GER 即会消失。只有 5% 的婴儿在 1 岁以后还会出现反流的症状。

婴儿胃食管反流的临床表现

大部分婴儿都具有生理性的反流，我们称之为"快乐的吐奶宝宝"（happy spitters）。这些婴儿通常在喂养母乳或者配方奶粉后会吐出少量的奶，一般不会对婴儿造成不良影响。他们适当的增加体重，往往在 12 个月大的时候此症状就会消失。

很少一部分的婴儿会出现反流的并发症，称之为胃食管反流性疾病（GERD）。GERD 的症状包括反胃与呕吐、失眠、烦躁、喂食困难和（或）抵抗，且不能正常生长。大多数患儿都会有上述一种或多种症状。

表 72-1 胃食管反流常见症状

婴儿	大龄儿童和青少年
反胃	腹痛
厌食反应	消化不良
过度哭泣	胸痛
易怒	吞咽困难
身体呈弓形	慢性咳嗽
睡眠障碍	哮喘
咳嗽、哮喘、喘鸣	鼻窦炎
窒息或明显的危及生命的事件	

重症型婴儿胃食管反流可能发展为 Sandifer 综合征（痉挛性扭转性肌张力障碍），其特点是角弓反张和烦躁。刻板的伸展和拱形动作可能会被误认为是癫痫发作。过度哭闹和拱形动作是由痛苦的反流造成的，通常是由在喂食过程中或者喂食后短时间内胃酸进入食管所引起。有上述症状的患儿很多都无法正常生长。

GER 也可能引起婴儿呼吸系统症状，包括慢性咳嗽、支气管痉挛、喘鸣和哮喘，严重者还可发生吸入性肺炎。婴儿 GER 也可能表现为一种急性危及生命的事件（ALTE），伴随呼吸困难和发绀，这由反流造成的喉痉挛、支气管痉挛引起。

婴儿胃食管反流的鉴别诊断

在评估婴儿的反流症状的主要难点是区分真实的呕吐回流。回流通常发生在喂食过程中或喂食不久后，且与肌肉收缩无关；而呕吐时，腹部和胸壁肌肉收缩强行把胃内容物挤到食管中且通过口腔排出体外。然而，这种差异对婴儿而言很难区别开，考虑为呕吐时应该结合一些其他诊断指标。有些症状则可能需要进一步检查或者咨询相关专家，如呕吐胆汁、胃肠道出血、体重下降、腹泻、腹胀、吞咽困难、脾大或肝大及合并癫痫。其他诊断可能包括牛奶蛋白过敏、食物过敏、嗜酸粒细胞食管炎、食管狭窄、食管蹼、食管裂孔疝、幽门狭窄（图 72-1）、肠梗阻（旋

转 / 扭转）、异物食入、感染、先天性代谢紊乱和颅内压增高（表 72-2）。

婴儿胃食管反流的评估

婴儿 GER 多数病例可通过病史和体格检查结果确诊。在急诊科，一般不会做大量的检查除非怀疑有组织或代谢异常。上消化道造影（UGI）不是 GER 的特异性检查，但可以诊断解剖结构异常，包括血管环，食管蹼，肠道梗阻、狭窄，食管裂孔疝，幽门狭窄，肠旋转不良。食管 pH 监测，测量胃酸反流事件的持续时间和频率是 GER 诊断的金标准，并可在门诊进行。

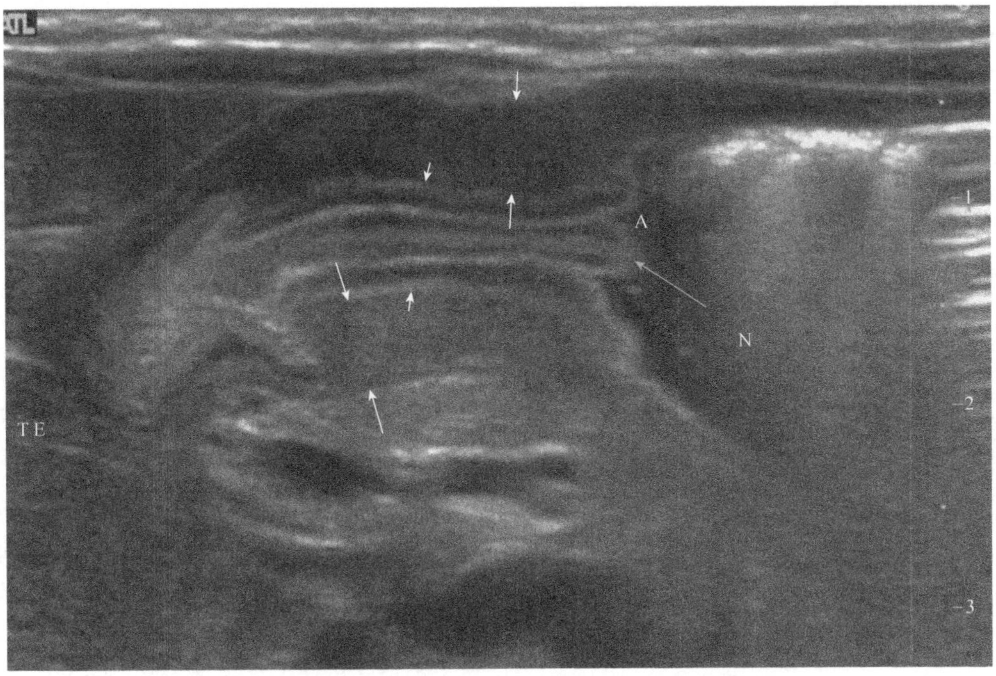

图 72-1　2 月龄婴儿呕吐，腹部超声图像显示幽门肌肉增厚与幽门狭窄

（经许可引自 Knoop K：The Atlas of Emergency Medicine，3rd ed. McGraw-Hill Professional；2009.）

表 72-2　婴儿呕吐的鉴别诊断

阻碍	神经疾病
幽门狭窄	脑积水
食管蹼	硬膜下血肿
十二指肠蹼 / 闭锁	过敏
肠扭转不良	
肠套叠	
感染	
败血症	牛奶蛋白过敏
尿路感染	食物过敏
脑膜炎	
中耳炎	
中毒 / 新陈代谢	其他
先天性代谢异常	过食
尿素循环障碍	咳后呕吐
铅中毒	

婴儿胃食管反流的治疗

■ *非手术治疗*

非手术治疗是治疗轻度婴儿反流的首选方法。只需对常规喂食进行简单的改变，如少量多次、反复打嗝、喂食时或喂食后保持直立体位可减少反流发生的频率。黏稠的谷类食物也可能减少反流，相对增加婴儿的睡眠时间。

■ *抑酸治疗*

如果上诉措施都无效，症状一直持续，则使用 H_2 受体拮抗剂进行抑酸治疗是必要的。H_2 受体拮抗剂是通过阻断壁细胞上的组胺受体来减少胃酸分泌，因其卓越的安全性，是治疗婴儿 GER 的一线药物。H_2 受体拮抗剂如雷尼替丁（5～10mg/kg/d）和法莫替丁（1～2mg/kg/d）已经成功用于治疗婴儿和儿童的胃食管反流。质子泵抑制剂（PPI）是高效的抗反流药物，通过抑制 H^+-K^+-ATP 酶减少胃酸分泌。虽然 PPI 是治疗婴儿 GER 的常用药，但这个年龄组临床试验研究非常有限。兰索拉唑是批准用于大于1岁的儿童，剂量为15mg/d。奥美拉唑可用于2岁以上的儿童，剂量为10mg/d。PPI目前没有被FDA批准用于1岁以下的婴幼儿。对于难治性病例，如果允许使用“没有被临床试验认可的药物”，剂量应从1mg/（kg·d）逐渐增加至2mg/（kg·d）。

■ 促胃肠动力药

促胃肠动力药如甲氧氯普胺已被用于治疗婴儿GER，但最近几年它们的使用有所下降。没有足够的证据支持它们用于治疗GER，他们不应作为一线药物。这些药物还有副作用，如异常反应，应该在专家的监督下使用。

儿童和青少年胃食管反流

■ 临床表现

西方成人GERD的患病率为10%～20%。虽然小儿GER的发生率并没有得到系统的研究；但有证据表明，小儿GER的发生率可能在上升。

在年龄较大的儿童，GER可能出现上腹痛、消化不良、胸部疼痛、吞咽困难、体重下降和呕吐。也可能有食管外症状包括慢性咳嗽、牙侵蚀症、喉炎和喘鸣。患有哮喘的儿童，GER可能诱发支气管痉挛和喘息。

儿童和青少年胃食管反流的鉴别诊断

有慢性呕吐症状的大龄儿童诊断考虑包括颅内压增高、反刍、暴食症和肠梗阻。有上腹部疼痛和吞咽困难的儿童的鉴别诊断应包括消化性溃疡、贲门失弛缓症、食管裂孔疝、食管狭窄、感染性食管炎、嗜酸粒细胞性食管炎。

儿童和青少年胃食管反流的评估

相比于婴儿，大多数GER大龄儿童病例可以通过病史和体格检查诊断。典型的GER，根据经验，为期4周抑酸治疗是最简单和明确的测试。PPI治疗GER通常在1～2周起效。如果症状改善，治疗可延长2～3个月。如果症状复发，则有必要与小儿胃肠专家会诊。当怀疑是解剖结构异常时，则需进行UGI、钡餐或超声检查。进一步的检查包括食管pH监测、多通道腔内阻抗监测和上消化道内镜检查，如果有必要则可在门诊进行。内镜被认为是诊断黏膜损伤和食管炎的金标准，因其可以帮助诊断长期反流的后遗症如食管狭窄和巴雷特食管。

儿童反流可能有食管和食管外GERD的并发症（表72-3）。并发症是最常见于有神经或神经肌肉功能障碍和吞咽功能障碍的儿童。其他危险因素包括早产、食管闭锁、遗传性疾病、先天性膈疝、慢性肺部疾病、囊性纤维化、硬皮病、肥胖和胃食管反流病家族史。

表72-3 胃食管反流的并发症

食管并发症	肺部并发症	耳鼻喉并发症
糜烂性食管炎	窒息或危及生命的事件	鼻窦炎
食管狭窄	慢性咳嗽	中耳炎
巴雷特食管	哮喘	喉头炎
腺癌	吸入性肺炎	牙侵蚀

儿童和青少年胃食管反流的治疗

小儿GER治疗的目标是消除症状、促黏膜愈合、预防并发症和维持病情缓解。治疗方案包括改变生活方式的保守治疗、药物治疗和手术治疗。

■ 非手术治疗

饮食和生活方式的改变可能有助于减轻大龄儿童及青少年的GER症状。简单的饮食变化即可减轻体重，如避免咖啡因、巧克力、碳酸饮料、脂肪和辛辣的食物，且柑橘类水果可以减少症状发生的频率。减少饮酒和吸烟也证明能减轻反流症状。

■ 药物治疗

对于轻度或罕见的小儿GER症状，抗酸剂和H_2受体拮抗剂即可治疗。H_2受体拮抗剂由于其良好的安全性被认为是小儿GER的一线治疗药物，但PPI很快成为治疗大龄儿童及青少年GER药物的主流。H_2受体拮抗剂如雷尼替丁（150mg，每天2次）和法莫替丁（20mg，每天2次）已成功地应用于大龄儿童和青少年。儿童PPI剂量取决于体重：儿童体重>30kg，兰索拉唑剂量为30mg/d（15mg/d，如果小于30kg）。儿童体重大于20kg，奥美拉唑的剂量是20mg/d（10mg/d，如果小于20kg）。大量的随机对照试验已经表明，在治疗食管炎和维持缓解成人症状方面，PPI优于H_2受体拮抗剂。但PPI用于儿童的疗效和安全性的数据非常少；然而，案例研究已经证明这个年龄组使用PPI后，症状和内镜检查均有所改善。研究提示儿童使用PPI安全和有效。

■ 手术治疗

抗反流手术适用于重度GERD、没有更好的非手术治疗方法和有严重反流并发症的患儿。最常见的抗反流手术是胃底折叠手术，胃的底部是可以部分或者完全裹在胃食管交界处的上方。这套术式能够增加LES的压力并重建His角，拉紧膈脚并拉长食管腹腔内部分。它不改善胃动力障碍或者胃排空时间。因其有较高的失败率和并发症，应在进行手术前对患者的病因进行彻底检查。手术前，应尝试其他的治疗方式，患者回流症状的原因也应彻底检查。

致谢

作者对这一章节之前的作者Jamie N. Deis和Thomas J. Abramo表示诚挚的感谢，感谢他们对这一工作的付出！

（袁远宏　译）

第 73 章　肝脏和胆囊疾病

（原著　Madhu D. Hardasmalani）

要点

- 出生后 24 小时内出现黄疸为病理性黄疸。
- 尿路感染可以与发病后一周的高游离胆红素血症相关。
- 高结合胆红素血症在任何年龄都是不正常的，考虑溶血性疾病与新生儿期外的高游离胆红素血症。
- 任何经过了手术矫正的胆道闭锁，伴有发热和黄疸都应怀疑急性胆管炎。

高胆红素血症

血红蛋白从红细胞中释放被分解成血红素，并减少游离（间接）胆红素与血清白蛋白结合。游离胆红素在肝脏中转化为水溶性结合（直接）胆红素并作为胆汁储存在胆囊中。胆汁被释放到肠，以协助消化和胆固醇代谢及脂质和脂溶性维生素的吸收。高胆红素血症可能由游离胆红素或结合胆红素当中之一的水平上升所致。导致红细胞的破坏或减少红细胞与胆红素结合的条件均可导致高游离胆红素血症。所有导致肝或胆囊分泌减少的因素都会导致高结合胆红素血症。

患者的年龄和高胆红素血症的类型，无论是直接的或间接的，都是确定病因和治疗的重要因素。

新生儿高游离胆红素血症

在生后第 1 周，间接 / 游离高胆红素血症最常见的原因是生理性黄疸、母乳性黄疸和溶血性黄疸。

生理性新生儿黄疸在第 2 天或第 3 天变得可见，第 4 天出现变化，并在生活的第 7 天下降。生理性黄疸是由于胆红素产量紧跟着胎儿肝中有限的与胆汁结合的红细胞的下降而增加。在足月婴儿中，6%～7% 的间接胆红素水平比 12.9mg/dl 更高，但不足 3% 的婴儿胆红素水平大于 15mg/dl。

母乳性黄疸是新生儿高游离性胆红素血症的常见原因。机制为 β- 葡糖醛酸糖苷和母乳中的非酯化脂肪酸能抑制帮助形成结合型胆红素的酶。出生后的 2～3 周是胆红素水平高峰期，可能从 3 周～2 个月保持上升趋势，然后停止。

产伤导致脑血肿，青紫导致过多的红细胞破裂，并且母婴血型不合，如 Rh/ABO 血型不合可造成红细胞的过度破坏，导致高胆红素血症。红细胞酶缺陷，如 G-6-PD 和丙酮酸激酶缺乏缩短了红细胞寿命，引起溶血。感染可损害肝结合功能，导致高游离胆红素血症。肝摄取和结合障碍，如吉尔伯特综合征和克里格勒 - 纳贾尔综合征也会导致高游离胆红素血症。在幽门狭窄的婴幼儿中，10%～25% 的婴儿由于结合功能下降出现黄疸，手术能够迅速矫正。内分泌失调，如先天性甲状腺功能减退，导致结合功能下降而引起黄疸（图 73-1）。

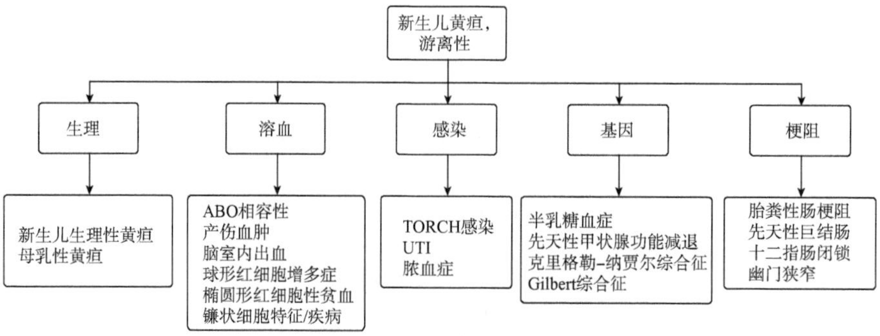

图 73-1　新生儿高游离胆红素血症

新生儿高游离胆红素血症

病史中，如果可能，应获得包括有指征的产前和围生期产妇的血型。家族史应包括肝病调查、代谢异常或溶血性贫血。新生儿黄疸伴嗜睡，发热 / 低温和厌食现象，提示医师患儿存在败血症的可能。一周龄后，尿路感染与高游离胆红素血症有关。除了巩膜黄疸，肝脾大、脑血肿和大面积瘀斑再仔细进行体格检查的基础上确诊。

■ 辅助检查

最初的研究包括总胆红素和直接胆红素以明确诊断。如果怀疑有溶血或贫血，应该做一个完整的血细胞计数和网织红细胞计数，直接的抗体检测、血型鉴定、血清白蛋白和针对还原性物质的尿检。对于 G-6-PD 的检查应在怀疑是特定的种族或地理来源时考虑。如果怀疑有严重的细菌感染，应迅速进行全套的败血症处理，并及时予以抗生素治疗。

■ 治疗和并发症

在治疗中，胆红素水平、实足年龄、孕周与患者的临床状态都是应该考虑的因素。其目的是为了防止核黄疸，核黄疸是由胆红素在脑中，主要在基底核的沉积导致的。核黄疸与长期协调损伤，听力和学习障碍早期症状（如厌食、嗜睡，随之而来的角弓反张、惊厥）甚至死亡相关。有黄疸的新生儿需充足的水分和肠道喂养，促进胆红素排泄。当胆红素显著升高时，光疗或换血可以被验证。在美国儿科学会的网页上，其指南中允许对 35 周以上孕龄婴儿开展光疗。要记住，早产儿和那些有显著合并症的患者在治疗时要维持在较低的胆红素水平，这是很重要的。

对于母乳喂养的黄疸婴儿，应该劝阻其中断母乳喂养。在这些婴儿坚持母乳喂养的同时应考虑光疗，确保患儿得到充足的水分。

考虑到核黄疸、神经毒性和脑病的危险，当胆红素水平＞20mg/dl 时必须考虑换血。仔细监测是必要的，特别是在电解质或酸碱平衡紊乱和感染的情况下。

新生儿高结合胆红素血症

高直接胆红素血症的定义是直接胆红素浓度＞2mg/dl，或者是直接胆红素浓度高于总胆红素浓度的 20%。新生儿高结合胆红素血症都是不正常的，并且提示肝胆功能障碍。新生儿发生高结合胆红素血症最常见的诱因是胆道闭锁、肝外胆道梗阻、新生儿肝炎和代谢性疾病。新生儿肝炎有多种病因，包括病毒、细菌和特发性肝炎在内，并且与全静脉营养相关。TORCH 感染（弓形虫病、风疹巨细胞病毒、乙型肝炎或 HIV）是最常见的感染原因。尿路感染也可以造成新生儿的高结合胆红素血症。新生儿肝炎表现为长时间黄疸、呕吐和厌食。症状通常在出生的前数周显现，但也可能延迟至 2～3 个月才显现。体格检查可能显示除黄疸外的肝大、精神状态改变及出血倾向。α_1 抗胰蛋白酶缺乏是急性和慢性肝病最常见的遗传因素，也是最常见的导致肝移植的遗传病的诱因。在大孩子中，患者的主诉有很大的不同，范围包括不显著的症状，从新生儿原发性肝炎到门静脉高压。诊断基础是 α_1 抗胰蛋白酶（Pi）的表型和肝组织活检。

■ 诊断和辅助检查

患者的病史需要包括详细的产前和围生期病史。家族史应该包括儿童期肝病表现和代谢疾病。父母应该被问及是否有大便苍白，这让人怀疑其胆汁淤积。体格检查可能发现巩膜黄疸或肝脾大（图 73-2）。

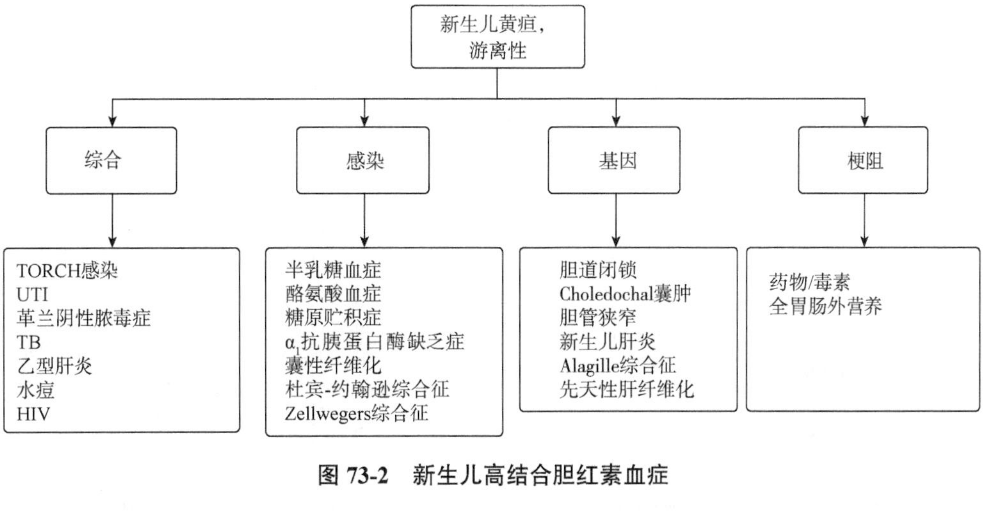

图 73-2 新生儿高结合胆红素血症

诊断和鉴别病理病因很有必要。最初的研究应该包括全血细胞和血小板计数，凝集实验，肝功能表达图和化学嵌板。应该考虑针对囊性纤维化的 TORCH 滴度检测、甲状腺功能测试、α_1 抗胰蛋白酶检测和汗液测试。为了尿检和培养，也为了检测还原物质应该获得尿液。应进行右上象限的超声诊断来识别解剖异常，如胆总管囊肿。

■ *治疗和并发症*

大多数有高直接胆红素血症的新生儿需要院内管理和咨询，并需要做小儿纤维胃镜。患者应该被严密监视以防发生并发症，尤其是凝血障碍和胆汁淤积。

新生儿期以外的高胆红素血症

在儿童期和青少年时期，高游离胆红素血症是最常见的由溶血导致胆汁产生过量而引发的病症。其包括镰状细胞病、遗传性球形红细胞增多症和 G-6-PD 缺乏症。如果溶血不明显，一定要考虑肝损伤。肝细胞损伤的原因包括病毒和毒品有关的肝炎。虽然自身免疫性肝炎和 Wilson 病是不太常见的导致黄疸的原因，但是这些也需要考虑。

新生儿期以外的高结合胆红素血症是由胆道阻塞或肝细胞损伤引起的。胆道阻塞最常见的原因是胆结石、肿瘤或胆总管囊肿。

肝炎

甲肝和乙肝疫苗在儿童期有显著降低肝炎发病率的作用。大部分有病毒性肝炎的儿童只有最小的和不典型的症状出现；然而，作为暴露后预防法，为一些变种建立诊断和病因是很重要的。

■ *诊断和辅助检查*

儿童期，肝炎的非典型临床症状的先兆包括全身乏力、食欲缺乏、恶心、呕吐、低热、上腹或右上腹痛，继而是急性发作的巩膜黄染和黄疸。体格检查显示溶血倾向。此外，有高达 50% 的病例中出现了轻度脾大。额外的肝部症状和体征，如关节炎、关节痛，皮疹可能在某些情况下与乙型肝炎有关。黄疸症状通常持续 1～4 周。

AST/ALT 指标升高对肝细胞损伤具有诊断学意义。结合胆红素水平上升提示肝病。5 岁以上的患者应该检测其血清铜蓝蛋白水平以排除 Wilson 病。肝功能的预测指标可能不正常，包括血氨、凝血时间、血糖。甲型肝炎、乙型肝炎、丙型肝炎、巨细胞肝炎和 EB 病毒肝炎应该进行血清检测，作为进一步检查的提示。表 73-1 回顾了不同类型的病毒性肝炎的症状、范围、风险和管理。

■ *治疗*

治疗是支持性护理。大多数患者可以在家治疗。住院指征包括脱水，直接胆红素水平高于 20mg/dl，肝氨基转移酶水平高于 3000U/L，或者凝血时间异常。

暴发性肝衰竭

暴发性肝衰竭是一种重要肝功能丧失的急性或者慢性事件，导致高胆红素血症、低血糖、凝血功能障碍、低蛋白血症和脑病。未接受肝移植的急性暴发性肝衰竭患者死亡率接近 60%～80%。

暴发性肝衰竭的原因包括感染、代谢紊乱、缺血、恶性肿瘤和毒素暴露。在新生儿中，人们认为有感染（如 HSV）或是代谢病（如 Wilson 病）来源。在儿童中，暴发性肝衰竭是病毒性肝炎或中毒（蘑菇）或药物暴露（对乙酰氨基酚、抗惊厥药）的最常见并发症。

表 73-1 病毒性肝炎的特征及管理

肝炎	传播方式	症状	实验室	疫苗可用	慢性肝炎	危险因素	治疗	暴露后预防
甲型	粪 - 口	流感样，发热，黄疸，全身乏力，自限	总 HAV 抗体，抗 HAVIgM 抗体；IgM 抗体	是	否	与感染密切接触的人、家庭或与儿童接触的人，保健中心，国际旅游，一个公认的暴发，同性恋，静脉注射毒品的使用	支持治疗，没有治疗急性感染	肌内注射免疫球蛋白于 2 周暴露后
乙型	血液、体液传播，性传播，静脉注射毒品传播	亚急性疾病与非特异性症状，肝炎，黄疸，暴发性肝炎	乙肝表面抗原，乙肝 e 抗原，HBV 脱氧核糖核酸	是	是	未知产妇乙肝表面抗原状况在出生时共用针具，母婴传播，多重性合作伙伴，职业暴露于血液、监禁	支持治疗，没有治疗急性感染	婴儿：乙肝免疫球蛋白；否则乙肝疫苗＋乙肝免疫球蛋白或单独乙肝疫苗

续表

肝炎	传播方式	症状	实验室	疫苗可用	慢性肝炎	危险因素	治疗	暴露后预防
丙型	暴露于丙型肝炎病毒血液感染患者如静脉吸毒，文身，穿孔，或有多个性伴侣	类似甲肝和乙肝，有轻度发病，无症状，20% 的患者有黄疸	抗 HCV IgG 抗体，丙型肝炎病毒脱氧核糖核酸	否	是	当前 / 以静脉吸毒者，血液 / 血制品输注者 1992 年以前，囚犯，长期血液透析患者	支持治疗，没有治疗急性感染	无
丁型	仅当急性或慢性 HBV 合并感染存在；血，性接触，静脉用药	导致患者轻度症状的乙肝病毒发展到严重的疾病	IgM 抗体，抗 HDV	否	-	HBV 合并感染	支持治疗，没有治疗急性感染	乙肝疫苗
戊型	粪 - 口，通常为野外 / 国内发现动物	黄疸、发热、腹痛、关节痛	抗 HEV IgG 抗体，抗 HEV IgM 抗体	否	否	前往流行国家	支持治疗，没有治疗急性感染	无

肝衰竭有一个不常见但却很严重的病因是 Reye 综合征。Reye 综合征发生在病毒性疾病（最常见的是乙型流感）之后，伴随呕吐和急性肝功能异常、脑病和脑水肿。使用阿司匹林预先治疗与 Reye 综合征有关。特点是氨基转移酶和血氨水平升高。凝血时间比对照值延长了 50% 还多。高直接胆红素血症很少超过 2mg/dl。管理是支持性的。脑水肿所致的颅内压增高是死亡和发病的主要原因。

■ 诊断和辅助检查

通过病史，大多数患者没有先前存在的肝病和显著的医疗史。大多数患者没有特异性的并发症，包括恶心、呕吐、厌食和腹痛，特别右上腹疼痛。在衰竭过程中，黄疸渐渐发展，也是引起医学注意的症状。一旦发生凝血障碍，就可能出现淤伤和流血。出血可能会很严重，尤其是当其发生在由门静脉高压导致的胃和食管静脉曲张中时。患者也可能有典型的呼吸气味，如肝病性口臭。脑病与肝功能异常严格相关并且会从单纯的疲劳、嗜睡继而无意识，直至脑水肿和颅内压增高。

凝血障碍是肝病的第一指征。凝血时间延长提示即将发生肝衰竭。氨基转移酶和胆红素水平在一开始就升高。然而，作为活体肝细胞数量的指标，胆红素水平持续上升的同时，血清氨基转移酶水平下降。其他肝功能异常的指标，如低白蛋白血症和高氨血症也很常见。低血糖是常见并发症，必须严密监测血糖。肝肾综合征在病例中的发生率为 75%，监测肾功能和尿排出量是有必要的。肝活检显示肝细胞斑片状融合坏死，没有肝再生。

■ 治疗

治疗往往是以 ICU 中的密切监测为基础的。持续监测下列数据是必要的：凝血、氨、血糖、总胆红素、完整的血细胞计数和血清电解质。静脉注射葡萄糖对持续性低血糖的治疗是必要的。腹水的控制可通过直接静脉穿刺术或 25% 的白蛋白静脉给予进行处理。必须密切关注患者任何脑病的迹象。在继发于脑水肿的颅内压增高的情况下，应考虑使用颅内压力监测、机械通气、甘露醇。凝血障碍的控制可通过使用维生素 K 来处理。

预后基于肝衰竭的根本原因和肝性脑病的时期。预后不良与下列因素相关：

1. 黄疸至少出现于脑病发病前 5d。
2. PT 超过 50s。
3. 血清胆红素＞17.5mg/dl。

虽然肝脏是可以再生的，在暴发性肝衰竭中，严重和广泛的肝脏损害无法再生。

胆道疾病

出现在婴儿期的胆道畸形包括胆道闭锁，胆总管囊肿，与潜在的危及生命的与两者都相关的疾病，即急性胆道炎。儿童急性胆道疾病包括胆石症、胆囊炎和胆囊积液。

■ 胆道闭锁

新生儿时期的胆道闭锁是外科治疗胆汁淤积和结合性高胆红素血症最常见的原因。它在欧裔美国人中的发生率为 1∶18 000～1∶10 000，具有较高的发病率。在亚裔美国人中，尤其是亚裔美国女性，这种疾病的特点是肝外胆道闭锁造成了胆汁流动的阻塞。虽然病因尚不清楚，理论表明胆道闭锁是由胆汁脓疱的系统的先天性畸形所致。然而，巨细胞病毒也与之相关。

诊断和辅助检查：直接高胆红素血症是胆道闭锁的结果，通常发生在2～3周龄的儿童。父母会报告粪便颜色是浅黄色、灰色，还是无胆色的。肝大发生较早，体格检查时肝质地较硬。脾大常见，并提示肝硬化。高度怀疑是诊断的关键，因为诊断如果延迟到2月龄以后，不可见的胆汁性肝硬化开始发展。

最初的实验室研究可以提示高结合胆红素血症。如果诊断被延误，会发生其他由肝损伤或营养不良导致的血清学异常。胆管树的影像，通过核医学肝胆研究（DISIDA）扫描，可以确定这里是否有阻塞，并能帮助定义异常。肝活检是在超过90%病例中决定性的诊断检查；然而，术中胆道造影明确显示肝外胆道通畅。

治疗：一旦开始怀疑，手术介入对于明确诊断和治疗是必要的。手术是肝门肠吻合术（Kasai手术）。早期手术介入是势在必行的，因为如果在3月龄前手术，成功率和获得最大利益具有时间依赖性。如果没有矫正，2/3的患者会发展为肝衰竭。支持治疗包括热量和营养的补充，包括脂溶性维生素（维生素A、维生素D、维生素E、维生素K）和乌索脱氧胆酸。

■ 胆总管囊肿

胆总管囊肿是先天性胆管畸形。囊肿扩张累及肝内或肝外胆管树，或者都累及。亚洲国家的发生率高于西方国家。发病率为1‰的日本有50个病例被观察。并发症包括胆管炎、胰腺炎及肝细胞损伤。胆管癌是最危险的并发症，发生率为5%～28%。

诊断和辅助检查：婴儿的典型表现是高结合胆红素血症，无胆色粪和肝大。儿童诊断在婴儿典型表现之后还有间歇性胆道梗阻或胰腺炎反复发作。

高胆红素血症，可能与胰腺炎有关的血清淀粉酶和脂酶升高可以通过肝功能检测发现。腹部超声是首选检查。腹部CT和MRI检查帮助发现解剖损伤和周围结构。

治疗：提及儿科外科医师和肠胃病。手术切除整个囊肿是可选的治疗方案之一。

急性胆管炎是与手术纠正胆道闭锁或移除单刀囊肿有关的并发症。典型表现包括发热三联征、右上腹压痛和黄疸恶化。常见血清氨基转移酶升高和胆红素升高伴随白细胞增多。迅速识别和使用抗生素是必需的，因其与该病的发生率和死亡率相关。

■ 胆囊炎胆石症

急性胆囊炎是小儿比较少见的情况。它是一个典型的胆石症并发症。小儿胆石症通常与镰状细胞病和球形红细胞增多症之类的溶血性贫血有关。胆结石也可能是腹部手术、败血症、坏死性小肠结肠炎、肠外营养或囊性纤维化和克罗恩病等能提高胆盐的肝肠循环的疾病。青少年中，胆石症多见于女性，可继发于肥胖、口服避孕药或妊娠。

非结石性胆囊炎或胆囊发炎但无结石的患儿比与沙门菌、志贺菌等肠道细菌感染、病毒感染和寄生虫感染（如贾第虫病）的胆石症患儿更普遍。

诊断和辅助检查：出现绞痛性腹部疼痛的患者通常发生在右上象限或上腹部。疼痛可以辐射到右肩或背部，常伴有呕吐。胆囊炎常表现为发热三联征、右上腹疼痛和白细胞增多。

腹部超声是诊断胆囊疾病的常用检查，因为它是无创性的，且易于使用。超声检测能发现结石、胆囊壁增厚、沉淀物和扩张的胆管。实验室检测通常是非特异性的。白细胞增多见于胆囊炎。血清胆红素水平可能会增加，但通常不超过4mg/dl。血清氨基转移酶可轻度升高。

治疗：胆石症治疗包括口服给药、静脉补液和疼痛控制。反应良好的患者可以当作门诊患者来管理，给予口服药物及手术随访。发热胆囊炎患者需要住院和静脉注射抗生素，常使用氨苄西林和庆大霉素，加克林霉素或甲硝唑。胆囊炎的并发症包括胆囊穿孔、胆汁性腹膜炎、胰腺炎、败血症、脓肿或瘘的形成。

■ 胆囊积液

胆囊积液是一种导致无胆结石性胆囊扩张的急性传染性过程。偶尔也会作为病毒性肠胃炎、川崎病、链球菌性咽炎、肠系膜淋巴结炎或肾病综合征的并发症出现。患者表现为腹痛、肝酶升高，也可能为肝大。可利用超声检查进行诊断。当根本原因被治愈之后，这种情况也会随之消除。非甾体抗炎药可以用于控制疼痛。

（袁远宏 译）

第74章　胰腺炎

（原著　Javaid A. Shad）

要点

- 胰腺炎最常见的病因是创伤、系统性疾病、胰腺胆道系统的结构异常、药物、感染和特发性原因。
- 最常见的症状是腹痛、恶心和烦躁。
- 淀粉酶和脂肪含量在出生时较低，随后数月缓慢增加。
- 治疗的主要方法是通过液体复苏、疼痛控制和营养支持提供支持护理。
- 兰森评分、格拉斯哥评分和小儿急性胰腺炎严重程度评分系统对预测儿童急性胰腺炎严重程度的能力有限。
- 约25%儿童急性胰腺炎会出现并发症，但不到6%的病例发展到多器官功能障碍。
- 据报道，儿童胰腺炎的死亡率为4%～10%。
- 高钙血症、高三酰甘油血症、结构异常和基因突变可引起复发性胰腺炎。
- 慢性胰腺炎往往表现为急性胰腺炎后反复腹痛。

胰腺炎

胰腺炎被定义为发生在胰腺实质的炎症。其是可逆过程，特征性地出现急性炎症细胞、间质水肿、不同程度的细胞坏死凋亡和胰腺内出血。

■ 病因

胰腺炎有多种可能原因的疾病过程（表74-1）。最常见的病因是创伤、系统性疾病、胰腺胆道系统的结构异常、药物、感染和特发性原因。

表74-1　重症胰腺炎病因学

外伤	机动车事故
	自行车车把伤害
	虐待儿童
	逆行胰胆管造影术后

续表

系统性疾病	败血症/休克
	溶血性尿毒症综合征
	过敏性紫癜
	川崎病
	系统性红斑狼疮
	镰状细胞病
	克罗恩病
	Reye综合征
胰胆系统结构异常	环状胰腺
	胰腺分裂
	胆管囊肿
	胆管囊状扩张
	胆结石
药物治疗	镇痛药：对乙酰氨基酚、水杨酸盐类、舒林酸、吲哚美辛
	抗癫痫药：苯妥英钠、丙戊酸钠
	抗菌药物：四环素、红霉素、磺胺类药物、甲氧苄啶磺胺甲噁唑合剂、异烟肼、甲硝唑、呋喃妥因
	化疗药物：左旋天冬酰胺酶、阿糖胞苷
	利尿药：呋塞米、噻嗪类
	毒品：苯丙胺类、可卡因、海洛因
	免疫调节剂：柳氮磺胺砒啶、氨基水杨酸药物、6-巯基嘌呤、咪唑硫嘌呤、糖皮质激素
感染	流行性腮腺炎
	麻疹
	甲型肝炎病毒
	乙型肝炎病毒
	戊型肝炎病毒
	甲型流感
	轮状病毒
	水痘

续表

感染	腺病毒
	柯萨奇病毒
	EB 病毒
	巨细胞病毒
	肺炎支原体
	卡他莫拉菌
	支原体
	蛔虫病
毒素	硼酸
	乙醇和甲醇
	杀虫剂
	蝎蜇伤
新陈代谢	高脂血症
	高钙血症
	糖尿病酮酸症
	尿毒症
其他	遗传因素
	自发性
	肝移植手术后
	外科手术后

- 创伤

钝性外伤是儿童胰腺炎最常见的原因，占病例的 10%～40%。机动车事故、运动伤病、意外跌落、儿童受到虐待是绝大多数病例的原因。但是，应该指出的是在创伤患者中，淀粉酶水平可能会因肠穿孔升高。

- 系统性疾病

最常见的与胰腺炎相关的全身性疾病是败血症、休克、溶血性尿毒症综合征和系统性红斑狼疮。在 3 岁以下儿童中，胰腺炎往往与这些系统性疾病之一相关。

- 结构 / 胆道疾病

5%～10% 的人被发现具有结构上的缺陷，如胰腺分裂（背部和腹部的胰腺导管没有汇合），但目前还不清楚这是否也会导致胰腺炎。胆管中发现胆结石或沉淀物也可导致胰腺炎。

- 药物

几种药物已被证明与胰腺炎有关。最常见的药物是丙戊酸钠、门冬酰胺酶、硫唑嘌呤、泼尼松和 6-巯基嘌呤。对于药物诱导的胰腺炎发展没有明确的机制。大多数药物被划入是由于观察到的药物和胰腺炎之间的药效关系。

- 感染

约 10% 的患者被观察到有感染性原因。与胰腺炎有关的感染性原因包括腮腺炎病毒、甲型肝炎病毒、轮状病毒、戊型肝炎病毒和水痘。其他的感染包括腺病毒、柯萨奇病毒、支原体肺炎和卡他莫拉菌。

- 代谢

代谢原因是罕见的，其仅发生在 1%～5% 的病例中。这包括糖尿病酮症酸中毒、高三酰甘油血症和高钙血症。

- 遗传

遗传原因出现在 2%～8% 的病例中。突变最常发现在阳离子胰蛋白酶原基因、胰分泌胰蛋白酶抑制剂基因和囊性纤维化跨膜传导调节基因。惠特科姆写的最近的一篇综述阐述了由于遗传缺陷导致保护机制丧失的细节。但遗传因素参与特发性急性胰腺炎的发病机制的程度仍有待明确。

- 特发性原因

特发性胰腺炎患者占 13%～34%。然而，这些患者中的部分可能有不明感染、药物、毒素或与创伤有关的病因。

病理生理

急性胰腺炎的病理生理学机制仍不清楚。药物、代谢紊乱和感染都可发生腺泡细胞的损伤。在胰腺胰蛋白酶原过早活化生成胰蛋白酶时可发生导管流阻塞（结构的）或反馈控制障碍（遗传性的），这会导致免疫活跃和炎症反应。

诊断评估

胰腺炎根据临床表现，实验室和影像学检测进行诊断。当儿童满足两个以上下列三种参数才能诊断为急性胰腺炎：腹痛，淀粉酶或脂酶升高至正常水平上限的 3 倍以上，通过腹部横断面成像如超声、计算机断层（CT）扫描或磁共振成像（MRI）进行验证。

■ 症状

在儿科急性胰腺炎的研究中，80%～95% 的病例出现了腹部疼痛。疼痛的最常见的位置是上腹部

（62%～89% 的病例）。然而，有时疼痛是弥漫性的，位于下腹部，有时可放射到背部。对年幼的儿童，烦躁和发热往往呈现非特异性。第二个最常见的症状是恶心或呕吐，据报道发生在 40%～80% 的患者。其他症状可出现发热和黄疸。

■　体征

体征往往是多种多样的。儿童往往是一动不动且对运动感到不舒服。也可出现心动过速、发热、弥漫的腹部压痛、肠鸣消失等体征。其他的如呼吸困难和上腹肿块（假性囊肿形成）也可出现。很少会出现有青紫色痕迹的出血性胰腺炎（Grey-Turner 迹象）或脐周青紫色区域（Cullen 迹象）。

■　实验室检测

血清淀粉酶和脂肪酶升高是胰腺炎最常见的生化决定因素。在儿科研究中，诊断胰腺炎的淀粉酶试验的灵敏度为 50%～90%。另外，血清淀粉酶升高也可能来自非胰来源如唾液腺和肠，或因为肾清除率的降低。此外，新生儿的总淀粉酶和胰淀粉同工酶水平是非常低的。8～18 个月后总的淀粉酶水平达到成人正常值，10～15 个月后胰淀粉同工酶水平达到成人正常值。

脂肪酶含量在出生时也较低，并通过 12 个月缓慢增加。肠道疾病时脂肪酶水平也会升高。胰腺炎时，脂肪酶持续升高的时间长于淀粉酶水平升高。无论是淀粉酶还是脂肪酶都与胰腺炎的严重程度无关。因此，建议对儿童疑似胰腺炎病例推荐同时测定淀粉酶和脂肪酶两个指标。对儿童淀粉酶和脂肪酶提高的灵敏度为 94%。目前正在研究血清阳离子胰蛋白酶原和胰蛋白酶原激活肽作为胰腺炎的可能的标志物。

由于血液浓缩和血容量不足，白细胞计数（WBC）和血细胞比容常常升高。在急性胰腺炎时，可见低钙血症和高血糖。

■　影像学

影像学检查可以证实胰腺炎的诊断，有利于查明原因，并评估并发症。推荐超声作为最初的影像学检查。水肿肿大的胰腺或胰腺回声降低可表明胰腺炎，但其灵敏度仅为 33%～67%。然而，它也可以来评估胆结石、积液，胰胆管引流系统畸形的可能性或是可以用来寻找急腹症的其他原因（如阑尾炎、肠套叠、肠扭转）。

通过 CT 造影与对照比较可以评估胰腺炎的严重程度，但由于放射线照射，建议仅用于复杂病例或诊断不明的病例。MRI 是无创无辐射的，但对于儿童胰腺炎其数据是有限的。内镜逆行胰胆管造影（ERCP）和内镜超声（EUS）正越来越广的被使用，且体验的形式也在增加。

■　严重性评估

对成年人，临床量表如兰森评分和格拉斯哥评分都可用于评估急性胰腺炎 48h 后的严重程度和预后。不幸的是，这些对儿童都显示出较低的灵敏度和阴性的预测值。一个 PAPS 评分系统可被用于预测急性胰腺炎的严重程度和主要并发症，但这种对预测儿童严重程度能力也有限。然而，统计回归分析表明入院白细胞计数、钙水平和 BUN 水平是评估胰腺炎严重程度的重要因素，应被考虑用于未来评分系统。

治疗

治疗的主要方法是通过输液、疼痛控制和营养支持提供支持型辅助。适当的抗生素治疗是针对潜在的感染，并仔细考虑胰腺坏死患者。然而，在儿童胰腺炎一般不建议预防性使用抗生素。

■　输液

充分的静脉补液是一个重要的急性胰腺炎的治疗方法。虽然目前建议在早期进行积极的输液治疗，但最佳的输液速度、类型及输液量却没有相关资料。输液的目的在于维持尿量的同时保护胰腺。

■　营养

营养已经成为一种治疗胰腺炎的重要方式。几个大的随机对照和 Meta 分析表明肠内喂养可明显减少成人急性胰腺炎的并发症，但在儿童中作用有限。尽管缺乏数据，但大多数作者推荐在急性胰腺炎发病 1～2d 对儿童患者空肠喂养高蛋白、低脂肪的食物。但除非患者不能耐受肠内喂养，一般不推荐进行全胃肠外营养（TPN）。

并发症

约 25% 的急性胰腺炎患儿出现并发症，但只有小于 6% 儿童发展为多器官功能障碍。早期并发症包括休克、急性呼吸窘迫综合征、肺炎、肺积液或肾衰竭。晚期并发症发病于急性胰腺炎数天到数周后。慢性并发症包括胰腺坏死、假性囊肿形成。其中，假性囊肿发生比较罕见，通常发生在创伤患者并经常自愈。

预后

儿童胰腺炎的死亡率在 4%～10%。但实际情况可能并不这么严重。因为胰腺炎常见于创伤和全身性疾病。这些患者往往死于自身的创伤和全身性疾病，而不是胰腺炎及其并发症。

反复发作

大约10%的儿童会出现急性胰腺炎反复发作。高钙血症、高三酰甘油血症和胰腺结构异常与反复发作密切相关。如果发现患者患有这些疾病，则应该积极治疗防止胰腺炎复发和反复发作。除此之外，遗传因素也应该被考虑，目前常进行PRSS1、SPINK1和CFTR的突变检测。

慢性胰腺炎

慢性胰腺炎是一种进展性不可逆的胰腺炎症性疾病。慢性炎性细胞的纤维化与浸润可导致外分泌或内分泌衰竭。这往往呈现类似急性胰腺炎并有反复发作性腹痛。其病因类似于急性胰腺炎，梗阻性和遗传因素是慢性胰腺炎最常见的原因。但其还常伴有吸收不良、消瘦、生长不良及糖尿病的发展。初步实验室检测包括全血细胞计数、电解质、肝功能检查、淀粉酶、脂肪酶等。进一步的检查包括粪便脂肪检测、基因检测及胰腺功能检测。并且影像学检查可用于辅助诊断，包括腹部X线检查、超声检查、CT扫描、磁共振胰胆管造影（MRCP）、ERCP和EUS。儿童患者的胰腺治疗数据比较有限并往往是旨在治疗慢性持续性疼痛。如果需要，可采用内镜干预和手术治疗，可以提供足够的胰腺导管引流。

（袁远宏　译）

第75章 炎性肠病

（原著　Emily Rose, Ilene Claudius）

要点

- 20%～30% 的炎性肠病（IBD）病例在童年即得到诊断。
- 儿童 IBD 的主要症状是肠道外症状，尤其是生长延迟。
- 艰难梭状芽孢杆菌的合并感染使全世界增加了约 200 万例炎性肠病。

炎性肠病常见于西方国家和北半球国家，在白种人和犹太人种中发病率较高。20%～30% 的 IBD 患者发病于童年时期。溃疡性结肠炎（UC）的儿童发病率为（0.5～4.3）/100 000，克罗恩病（CD）的儿童发病率为（0.2～8.5）/100 000。溃疡性结肠炎的发病率保持稳定，而儿科克罗恩病的发病率有所上升。UC 和 CD 在 0～8 岁儿童中发病概率相等，而较大的孩子中 CD 更常见。

■ 病理生理

炎性肠病具体的病理生理学原因尚不明确，可能是环境因素、遗传因素和免疫因素的综合作用。环境诱导因素可能下调基因易感宿主对肠道菌群的免疫反应。与健康人相比，IBD 患者体内共生细菌数量较少而黏膜相关细菌数量较多。肠道通透性增加和食源性细菌感染诱发了一些炎性肠病病例。

炎性肠病的致病因素是多方面的，但目前已发现较多危险因素。有 IBD 家族史的个体有 8～10 倍的风险，一级亲属的 IBD 发病率可高达 40%。在患有家族性地中海热的犹太家族中 IBD 尤为严重。小儿炎性肠病有更强的遗传相关性，可能是因为儿童尚较少暴露于环境因素。感染也与炎性肠病有关。梭状芽孢杆菌感染可以是一个诱发或加剧的因素。已证实人类在患由沙门菌或弯曲杆菌引起的急性肠胃炎后患炎性肠病的风险增加。肠胃炎发作后第一年危险性最强，并在 15 年内保持高风险。其他环境危险因素包括吸烟（在 CD 中，吸烟预防 UC）、配方奶喂养、高动物蛋白饮食、职业、教育、环境、压力。

■ 临床症状

儿童 IBD 患者的典型表现和症状是结肠炎。疾病通常是亚急性的，伴有会引起出血的腹痛和腹泻。发热、疲劳、贫血、体重减轻也是 IBD 的常见症状。症状可表现为持续性的（≥4 周）或复发的（6 个月内发病次数≥2）。儿童病变早期肠外表现（EIM）的发生率是 6%，而据文献报道总发病率为 25%～35%。细菌、寄生虫或病毒的重复感染可导致 IBD 的复发。难辨梭状芽孢杆菌和巨细胞病毒（CMV）是最常见和最棘手的问题。

■ 未定型结肠炎

幼儿 IBD 患者（<8 岁）患有局限性的结肠疾病的可能性更大。通常因为 UC 或 CD 最初诊断较困难，患儿被诊断为具有未定型结肠炎（IC）。IC 尚无明确定义，因此 IC 见于各种患者。3%～30 % 的儿童 IBD 患者被报道患有 IC。

■ 溃疡性结肠炎

UC 限于结肠并涉及黏膜表面。通常表现为从直肠开始的连续病变。黏膜易碎且可自发性出血。严重病变时，病变穿透肌层，而溃疡可能很少发生。成人病变常常会涉及直肠，儿童则无此情况。目前，44%～49% 的儿童 UC 患者患有直肠乙状结肠疾病，36%～41% 疾病在左侧，14%～27% 为全结肠炎。与成年人相比，儿童 UC 患者更加严重。80%～90% 的儿童目前患有或发展为全结肠炎（与成年人的 40%～50% 对比）。与成年人相比，儿童患者从诊断到第一次手术的时间更短。一项研究表明，在诊断 10 年后，40% 的儿童期发病 UC 患者接受全结肠切除术，而接受全结肠切除术的成年期发病 UC 患者仅 20%。在大多数患者，其临床病程为发作期与缓解期交替出现，少数患者持续性发病。总体而言，疾病活动度随时间的推移呈下降趋势。

■ 克罗恩病

CD 的特点是胃肠道的透壁性炎症。正常黏膜被病变节段包围（跳跃病变）。在儿童和成人中，CD 最常见的病变部位均为末段回肠和右结肠。尽管多达 2/3 的 CD 患儿有上消化道病变，年幼儿童仍以结肠病变为主。CD最常见的症状包括腹痛、腹泻、直肠出血和体重减轻。CD通常起病隐匿，患者有不适感和轻微的腹部不适。早期肠外表现（EIM）是主要的临床表现，甚至可能出现在儿童胃肠道症状之前。生长和性发育延迟，也可能发生在肠道症状之前。因此，诊断延迟数月是很常见的。小儿CD的临床过程通常比成人更严重。其病程是不可预知的复发性加重的症状，连续活动性疾病少见。溃疡可能向深部侵袭发展为脓肿、瘘管、狭窄和粘连性肠梗阻等并发症。导致肠梗阻和结肠受累的小肠疾病常出现出血。症状和解剖损伤的发生之间没有直接的相关性。小部分回肠炎患者可引起严重的腹部疼痛和疲劳，而狭窄和瘘则可能数年无症状。

体格检查

儿科IBD的体格检查的变化很大程度上取决于胃肠道病变部位和严重程度。口腔溃疡可能在CD中出现。CD和UC的腹部压痛均可为轻度、局部或弥漫性的。在严重的急性结肠炎、中毒性巨结肠或肠穿孔中，腹部可能僵硬或腹膜粘连。CD可出现可触及的肿块及肛周病变，如肛瘘、肛门脓肿或裂隙等。常出现便血。

■ 肠外表现

25%～35%的儿童IBD患者出现EIM（表75-1），最普遍的表现是生长停滞。营养不足、慢性类固醇的使用、身体活动减少都导致了生长延迟。高达46%的儿童在以上症状出现前表现出生长速度减缓。肛周受累的CD患者有更高的概率出现EIM。与未发生EIM的患者相比较，出现过一处EIM的患者出现更多EIM的概率更高。

表75-1 小儿炎性肠病的肠外表现

肠外表现	注解
关节炎	7%～25%的发病率。非侵蚀性，非对称性；大关节——髋关节、膝关节、腕关节
结节性红斑	5%～10%的发病率，随着炎性肠病的治疗而治愈
肾结石	5%的发病率，继发于钙吸收障碍和草酸吸收
骨质疏松	钙吸收障碍、营养不良、皮质内固醇的使用都会导致
生长迟缓	可能会导致身材矮小、延迟性发育，可能只是炎性肠病诊断前症状
虹膜炎/葡萄膜炎	畏光、红眼、视力变化

续表

肠外表现	注解
口腔炎/阿弗他溃疡	可能会随着IBD的治疗而改善
坏疽性脓皮病	发病率小于1%；在成人中更加普遍
贫血	典型的红细胞性贫血；继发于慢性疾病和大便失血
腹部	胆结石、胰腺炎、原发性硬化性胆管炎（可能会导致单管瘢痕和肝硬化）
不明原因发热	很小可能是唯一症状

诊断检查

■ 实验室检查

通常实验室测试结果不能排除IBD诊断。常见的异常包括贫血、血小板增多症、ESR/CRP升高（特别是在CD）和AST与ALT轻度升高。IBD患儿由于营养不良通常表现出低白蛋白。实验室检测的结果可能更注重更严重的疾病，针对IBD的血清学检测面板的灵敏度和特异性较差。在美国使用最广泛的诊断面板是IBD Serology 7 panel®。酵母抗体（ASCA）和抗中性粒细胞核周抗体（pANCA）是专门分别针对CD和UC的。大便常出现血和白细胞。病情急剧恶化时，应培养血性腹泻患儿大便，评估沙门菌、志贺菌、耶尔森菌、弯曲杆菌、难辨梭状芽孢杆菌、贾第鞭毛虫、埃希菌、阿米巴和结核杆菌。难辨梭状芽孢杆菌在儿童中的发病率高于成人，且通常与病情严重程度相关。

影像学

■ IBD的影像学诊断

内镜：通常CD和UC之间的内镜结果有重叠。儿童UC和CD均常见弥漫性结肠受累且都可能有胃溃疡。

克罗恩病：大多数CD有回肠炎症。非坏死性肉芽肿能确诊CD，但只有50%～60%的患者出现该症状。可观察到鹅卵石样病变（黏膜溃疡与正常肠段交错）、肠壁水肿、肠管狭窄或阻塞、肠外瘘。肠道常出现不连续区域，相对保肛。

溃疡性结肠炎：通常，弥漫性和连续性炎症始于直肠延伸至结肠。儿童UC的早期，可能出现片状病变和直肠相对保留等非典型症状。高达75%的儿童UC患者可出现上消化道疾病的非特异性炎症。10%

发生全结肠炎的 UC 患者可发生回流性回肠炎。常出现假息肉（局限性再生黏膜溃疡区域）。

■ 其他诊断方法

上消化道小肠钡餐检查是评估上胃肠道 IBD 的传统方法。目前超声尚未用于 IBD 筛查，但在未来可能发挥更大的作用。活动期 IBD 可见肠血供丰富和肠管增厚。可以评估积液、脓肿甚至可能可视化。超声识别终端回肠疾病比近端小肠结肠病变效果更好。现在的先进技术可以使用口服、直肠甚至静脉注射对比剂提高扫描质量。超声不会使一个孩子暴露于辐射下，相对便宜和方便。CT 口服造影评价肠壁和管腔，并可以确定脓肿。在儿科 MRI 检查的应用越来越常见，是用于诊断 IBD 行之有效的技术，因为它避免了危险的辐射。可视内镜是 FDA 批准的用于年龄大于 10 岁的人群用以评估 CD 严重程度的工具，但小儿胃肠道医师已经发现它有助于诊断体重约 11.5kg 儿童的病情，并发症发生率小，并可避免辐射，不用镇静药或全身麻醉。

■ 急诊影像

在急诊室一般进行腹部试验作为初始检测 IBD 的严重并发症。这可能显示肠梗阻水平，自由空气流动暗示有穿孔和中毒性巨结肠。中毒性巨结肠的特征是结肠扩张和异常黏膜轮廓，通常在横结肠最明显。年龄较大的儿童和成年人的中毒性巨结肠常伴有急性扩张的横结肠，大于 5～6cm，皱襞消失严重，以及有加重的结肠炎，但临床表现更为重要。对于小于 10 岁的年幼孩子，横结肠直径大于 4cm 提示中毒性巨结肠。在急性发作期，超声可检测肠系膜炎性改变、淋巴结肿大、脓肿，在紧急情况下判断是否有急性腹膜穿孔时，CT 可能是必要的（图 75-1）。

■ 治疗

IBD 治疗的总体目标是诱导缓解和减少发病。维护药物用于针对急性发作所需的额外的药物干预。由于缺乏针对儿童的高质量的研究，尚难以评估各治疗方法的疗效。目前公布的数据（包括研究方法论问题）通常为队列研究。患者接受专门元素配方的肠内营养（经口、鼻管或胃造口管）已被证明能有效地诱导缓解儿童 IBD。这种疗法常见于加拿大和西欧，在美国较少使用。这一疗法通常难以持续，而专门肠内营养需要持续 6～8 周来诱导缓解病情。

药物

■ 局部治疗

口腔病变可涂外用泼尼松龙糖浆（5mg/5ml）或地塞米松（0.5mg/5ml）5ml 或 2 次 / 天用上述药物漱口。0.1% 曲安奈德可用于嘴唇（每天 2～4 次）。如果疾病局限于直肠，也可采用局部治疗。可使用直肠氢化可的松灌肠剂或泡沫剂，或局部 5- 氨基水杨酸（5-ASA）灌肠剂和栓剂。

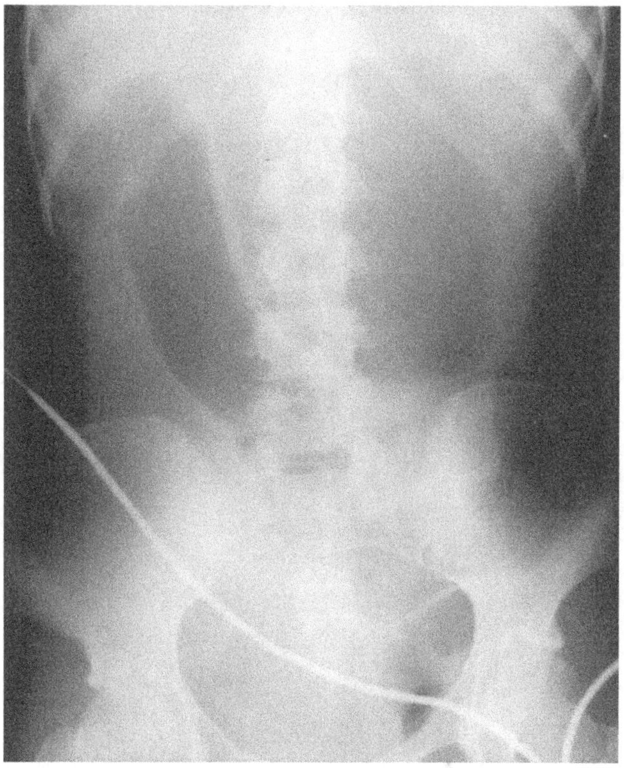

图 75-1　一个 14 岁男孩的中毒性巨结肠影像

在横结肠部位可以看到有很显著的扩张（为 5～6cm，暗示是中毒性巨结肠），而且已经失去了袋状折叠（Dr. Frank Sinatra 授权使用）

■ 糖皮质激素

在小儿 CD 和 UC 中，糖皮质激素用于诱导缓解但不用于维持。类固醇使用 2～4 周，然后逐渐减少，使用时间最好少于 4 个月以减少副作用和生长障碍。病情较轻时口服糖皮质激素［泼尼松 1～1.5mg/（kg · d)，最多为 40～60mg］。布地奈德效果较差但其不利影响较少（由于其基本通过肝脏代谢，降低了全身效应）。如果患者在 1～2 周对口服糖皮质激素反应迟钝，口服糖皮质激素升级到静脉注射类固醇激素（甲泼尼龙 1mg/kg，每 12h 一次，每天最多 60mg）。通常严重的疾病才使用静脉注射类固醇（参见以下 ED 治疗）。

■ 氨基水杨酸

5-ASA 用于诱导缓解和维持小儿 IBD，虽然目前尚无儿童随机对照试验发表。实例包括柳氮磺胺吡啶、美沙拉嗪、奥沙拉嗪和巴柳氮。5-ASA 制剂抑制结肠合成炎性前列腺素和白三烯。使用5-ASA制剂的最初数周常可能轻微加重腹泻，而结肠炎的初始恶化症状（腹痛、腹泻、直肠出血）包含的不良反应最常见发生于美沙拉嗪。这些患者通常被称为对5-ASA制剂"过敏"。5-ASA药物在急性加重期疗效甚微，且在发病期间应停用。

■ 免疫调节剂

免疫调节剂（巯嘌呤、硫唑嘌呤、甲氨蝶呤）：巯嘌呤和硫唑嘌呤在诱导缓解UC和维持缓解小儿CD显示疗效。巯嘌呤和硫唑嘌呤已被证明诱导缓解70%～80%的激素依赖性CD，但可能需要持续使用2～4个月。甲氨蝶呤能更快地起效，但只在一些小试验中应用于儿童。

■ 生物制剂（英夫利昔单抗、环孢素、他克莫司）

英夫利昔单抗（最常用）是针对细胞因子TNF-α的嵌合单克隆抗体。它用于诱导和维持缓解抵抗类固醇和免疫调节剂的IBD。其治愈率高，但患者可能需要接受重复治疗和较长的治疗周。15%～25%的患者可出现输液反应。初始症状包括过敏性喉痉挛、急促的呼吸、急性胸部不适、血流动力学不稳定和易怒。延迟症状在输液后2～14d出现，包括发热、关节炎/关节痛、肌痛、萎靡不振、荨麻疹样皮疹。术前用药不能防止初始输液反应的出现，但可能降低后续反应。反应通常由肾上腺素、抗组胺药、糖皮质激素和减少输注速率调控。长期副作用也与使用英夫利昔单抗有关。免疫抑制剂可能导致败血症、机会感染、淋巴瘤。可能发生由药物引起的狼疮。

■ 抗生素

除非有患感染性结肠炎的潜在风险，否则在急性结肠炎中不使用抗生素。

■ 急诊科护理——紧急抢救与管理

重症急性发病有每天血便超过6次，腹部疼痛/腹胀、发热、心动过速和实验室检查炎症变化。IBD引起的炎症反应可能导致低热。约5%的成人IBD患者出现中毒性巨结肠，但儿童不常见。这是一种外科急症，与穿孔，脓毒症、电解质异常和出血的风险增加相关。腹痛加剧提示临床医师中毒性巨结肠和（或）穿孔的可能性。症状可能被使用皮质类固醇掩盖。肠穿孔在UC中比CD中更为常见，且与中毒性巨结肠相关。急性发作需要静脉输液和一般静脉注射类固醇。大剂量类固醇激素（甲泼尼龙每次1mg/kg，每12h一次，最多30mg）是最常用的抢救手段。实验室评估应包括一个完整的血细胞计数、电解质、C反应蛋白、红细胞沉降率、白蛋白和肝酶与功能测试。输血可能是必要的。对于严重的结肠炎患者，血液和粪便培养应包含难辨梭状芽孢杆菌检查以评估并发感染。5%～25%的UC发作患者有难辨梭状芽孢杆菌，且其预后较差。激素抵抗疾病往往需要内镜评估CMV感染。疑似传染性结肠炎，中毒性巨结肠或穿孔是抗生素的适应证。由于阿片类药物与中毒性巨结肠的发病增加相关，因此不鼓励其常规使用。这是疼痛控制治疗的一个困境。有报道称苯二氮䓬类药物可用于治疗里急后重，小剂量氯胺酮可用于疼痛控制。严重的疾病或并发症可能需要手术干预。成人试验显示，UC发作严重的患者，67%对静脉注射类固醇激素有疗效，29%需要行结肠切除术。

■ 手术治疗

手术治疗是针对药物治疗不敏感的情况，或是出现一些并发症如脓肿、瘘管和狭窄，手术治疗也针对急性突发状况，如无法控制的出血、肠穿孔、中毒性巨结肠。总体而言，3/4的IBD都会出现需要手术治疗的并发症。UC局限于结肠时，采用结肠切除可以基本治愈。医疗管理首先是最大限度的（参见手术并发症），儿童手术的风险有女性性征，表现出生长缓慢、低蛋白血症迹象、瘘管、脓肿等并发症或是狭窄形成。内镜下球囊扩张术和类固醇注射可以作为手术的替代治疗，成功率高，害处少，但存在穿孔这一并发症情况。

■ 手术并发症

总之，儿童出现手术并发症的概率是13%～55%。早期手术后并发症包括创口感染、裂开、缺血和吻合口漏。晚期并发症包括憩室炎和瘘管形成。初次手术后或是数年后可能发生肠梗阻，部分患者（10%）手术后（5～10年）会出现CD。

■ 憩室炎

回肠憩室炎发生率为7%～44%，大多数患者术后首先会出现这个症状，症状包括腹泻急性发作（大于每天30次），尿急、尿失禁、直肠出血、腹部绞痛和恢复期结直肠切除后患者不适。内镜检查显示结肠黏膜出血、溃疡、黏膜粘连。EIM结肠炎常复发和癌变。治疗包括的抗生素常是甲硝唑及类固醇灌肠。多数病例可在72h内康复。慢性憩室炎不常发生，慢性肠炎的病因是未知的，但理论包括缺血、细菌过度生长、免疫异常、复发性肠上皮化生。

■ IBD 慢性并发症

总体而言，在 IBD 中，年龄大的患者死亡率会有 0.5% 的上升。性别并无差异。

癌症：IBD 患者的癌变风险在过去 30 年里整体下降了，但在 25 岁前发病的男性患者的癌变率上升了。14 岁前发病的 UC 儿童患者癌变率在 20 年和 35 年后分别是 5% 和 40%。在诊断为结肠癌后 10 年内死亡率为 8%。有 18 岁以下的儿童患有结肠癌。此外，CD 会将小肠癌的记录提升 40 倍。UC 和原发性硬化性胆管炎预示着高风险的大肠癌变率。

药物治疗：IBD 不同的药物有不同的并发症和死亡率。免疫损害各级生理单位会增加弥散性和机会感染的风险。使用类固醇会掩盖中毒性巨结肠和穿孔的一些症状表现，这会增加死亡率和发病率。使用硫唑嘌呤和巯嘌呤会增加非黑色素皮肤癌的风险，并且会增加淋巴瘤的免疫调节。一种致命的淋巴瘤，肝脾 T 细胞瘤与硫唑嘌呤和巯嘌呤有关，但与英夫利昔单抗无关。

血栓栓塞风险：IBD 是静脉血栓栓塞的一个重要危险因素，这种风险背后的病理生理学并没有完全弄清楚。可能与多方面因素和获得性因素有关，如手术、动员、固定、脱水、中心静脉滞留。

生长：儿科 IBD 需要考虑儿童的成长和发展。IBD 的影响包括营养不良、生长缓慢、青春期延迟、身材矮小。在 IBD 发病过程中，促炎细胞因子在全身或生长水平通过各种机制产生有害的影响。

心理社会效应：心理社会效应对 IBD 患儿有重要复杂的影响。害怕陌生人，对分离的焦虑，害怕失去爱和认可，害怕失去对身体机能的控制，对痛苦和耻辱的恐惧等是常见的问题。高达 25% 的青少年 IBD 患者抑郁。社会支持，教育和缓解压力的技能在照顾 IBD 患儿时非常重要。

其他

过早的亚临床动脉粥样硬化可能在儿童 IBD 患者中出现。早期有报道，会出现内皮功能障碍，类似于狼疮和类风湿关节炎（表 75-2，图 75-2）。

表 75-2　炎性肠病的鉴别诊断

感染性结肠炎
便秘
胃食管反流
消化性溃疡
胆囊炎
卵巢扭转
尿路感染
阑尾炎
肠系膜腺炎
肠套叠
痔疮
肛裂
厌食
艾滋病
肠道易激综合征
动静脉畸形
白塞病
乳糖不耐受症
乳糜泻

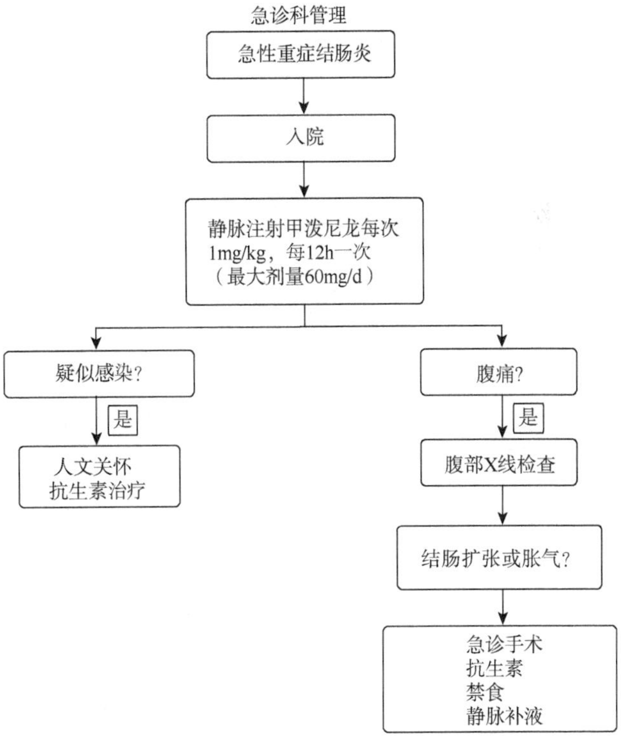

图 75-2　IBD 的急诊科诊疗流程

（袁远宏　译）

第十三部分

内分泌急症

第76章　糖尿病和低血糖

（原著　Nicholas Furtado）

要点

- 糖尿病酮症酸中毒（DKA）是一个由胰岛素绝对或相对缺乏所造成的复杂的内分泌状况。它的特点是高血糖、脱水、酮症、代谢性酸中毒。
- DKA 通常为慢性病急性发作。
- 定义 DKA 的生化标准包括以下：
  - 高血糖：血糖＞200mg/dl。
  - 静脉 pH＜7.3 或 HCO_3^-＜15mmol/L。
  - 酮血症和酮尿。
- 2 型糖尿病可出现高渗性非酮症性昏迷（HHS），其定义包括：
  - 血浆葡萄糖浓度＞600mg/dl。
  - 动脉 pH＞7.30。
  - 血清 HCO_3^-＞15mmol/L。
  - 无或轻度酮尿和酮血症。
  - 血清渗透性≥320mOsm/kg。
  - 昏睡或者昏迷。

DKA 的治疗包括快速评估、纠正患者的液体和电解质紊乱及根据病理生理过程进行胰岛素治疗。

最初的液体复苏是 1～2h 内静脉输注生理盐水 20ml/kg。给予第一剂之后，重新评估患者的心血管状态，必要时给予第二剂。

因液体复苏会增加脑水肿的风险，故复苏前不必给予胰岛素。胰岛素输注剂量为 0.1U/（kg · h），小剂量胰岛素输注将持续到 DKA 纠正（pH＞7.3，HCO_3^-＞15mmol/L）。

血清钾提示正常或低血钾并有尿后开始补钾。通常剂量是 3～4mg/（kg · d），静脉输液时钾的浓度为 40mmol/L（0.3%），将氯化钾与 1/2 张液体混合输入。

DKA 患者脑水肿的发生率为 0.5%～0.9%，死亡率为 21%～24%。高危因素是低年龄、新发糖尿病者和持续 DKA。

新生儿和婴幼儿低血糖可能无症状或表现为非特异性症状。而年长儿的低血糖症状更典型，包括出汗、心率过速、震颤、焦虑、呼吸急促和无力。

■ 低血糖的治疗

- 新生儿予以 10% 葡萄糖溶液 2ml/kg（0.2g/kg）静脉注射，其后持续输注剂量速度为 6～9mg/（kg · min）。
- 儿童给予 10% 葡萄糖溶液 5ml/kg（0.5g/kg）静脉注射，其后持续输注剂量为 6～9mg/（kg · min）。
- 如无静脉通路，可给予胰高糖素 0.03mg/kg（最大值剂量 1mg）皮下注射。

初次低血糖患者在没有明显诱因时需怀疑中毒或误服降糖药，若发现持续存在的神经缺陷，需考虑长效胰岛素使用不恰当。

糖尿病酮症酸中毒

DKA 是胰岛素绝对或相对缺乏造成的一个复杂的内分泌症候群。它的特点是高血糖、脱水、酮症、代谢性酸中毒。

■ 流行病学

在美国 DKA 的年发病率为 4.6～8 人每 1000 名糖尿病患者。糖尿病是一种青少年时期最常见的疾病。儿童糖尿病 DKA 的发生率高达 25%。每年每 100 名儿童和青少年 1 型糖尿病患者中有 1～10 人发生 DKA。在儿童患者中，DKA 相关的死亡率达 70%。

■ 病理生理

DKA 时胰岛素缺乏和应激状态导致胰高血糖素、肾上腺素、皮质醇和生长激素水平增加，肝脏出现糖异生和肝糖原分解，外周组织发生蛋白质水解，脂肪组织发生脂类分解，形成了丙酮酸、β-羟基丁酸和乙酰乙酸。高血糖及酮症酸中毒引起高渗导致利尿，从而引起体液和电解质的损失。然后，酮血症和低灌注又共同导致阴离子间隙增高型代谢性酸中毒。

■ 诱发因素

各种原因均可导致 DKA。DKA 更常见于家庭贫穷的无法获得卫生保健的 5 岁以下儿童。青少年不规范使用胰岛素是导致 DKA 的主要原因。而青春期、少女、抑郁症儿童、饮食失调和那些使用短效胰岛素泵治疗的患者发生 DKA 的风险增加。

■ 临床表现

病史：DKA 通常为慢性病急性发作。症状包括疲劳和不适、恶心呕吐、腹痛、烦渴、多尿、多食、体重下降，有时伴有发热。

生理改变：包括精神状态改变，表现为无头部外伤病史的情况下出现嗜睡、进行性加重的意识障碍。患者通常会有心动过速，呼吸急促或深快，叹息样呼吸（Kussmaul 呼吸），血压正常或降低。儿童还可能出现低灌注、毛细血管充盈延迟及其他脱水的征象。儿童还可能出现嗜睡和虚弱，呼吸出现丙酮气味提示代谢性酸中毒。如果出现发热可能提示发生了感染。

实验室检查：初步实验室检查包括血常规、血清电解质、血糖、钙、磷、血清丙酮。患者可能出现血清淀粉酶非特异性升高。床旁动脉血气、血糖和尿酮有助于 DKA 的快速诊断。心电图可以出现 T 波的变化。

定义 DKA 的（生化）标准如下：血糖＞200mg/dl 的高血糖，静脉 pH＜7.3 或 HCO_3^-＜15mmol/L，酮血症和酮尿。DKA 可通过静脉血 pH 或 HCO_3^-将酸中毒的程度分为轻度、中度和重度。

- 轻度：pH ＜ 7.3 或 HCO_3^-＜ 15mmol/L。
- 中度：pH ＜ 7.2 或 HCO_3^-＜ 10mmol/L。
- 重度：pH ＜ 7.1 或 HCO_3^-＜ 5mmol/L。

在 2 型糖尿病中，HHS 可以发生。其定义如下：血浆葡萄糖浓度＞600mg/dl；动脉 pH＞7.30；血清碳酸氢＞15mmol/L；酮尿和酮血症缺失或轻微；血清渗透性≥320mOsm/kg；昏睡或昏迷。

■ 治疗

治疗 DKA 包括快速评估、纠正患者的液体和电解质紊乱及根据病理生理过程管理胰岛素治疗。评估包括给予一个快速的临床评估和床边检测来确诊。测量患者的重量，根据重量计算液体和电解质等药物治疗及评估脱水的水平。使用格拉斯哥昏迷评分评估意识水平。然后获得血液样本和建立外周静脉通道，并取得一份心电图。提供支持的措施包括对昏迷患者提供气道管理，对呼吸或循环衰竭和休克患者提供 100% 氧气治疗。保持良好的外周或中央静脉通道。连续心脏监测是用于评估 T 波的变化。

取得血样后尽快对伴有发热的 DKA 患者静脉注射抗生素。当血流动力学稳定时，患儿应被转到一个由重症监护专家和儿科内分泌学家共同组成的儿科重症监护室进行监护。

■ 液体复苏

一般 DKA 患儿体液丢失为体重的 5%～10%。由于脱水时血流动力学发生改变，常常难以准确估计患儿液体丢失量。中度脱水可按 5%～7% 计算补液量。重度脱水补液可按 7%～10% 计算。对于中度、重度脱水的患儿，尤其休克者，最先给予生理盐水 10～20ml/kg，于 1～2h 以内快速输注扩容，给予一剂后，重新评估患者的心血管状态，从而决定是否给予第二剂。脑水肿的发生率和液体复苏之间的关系目前并没有被证实。

给予液体复苏后，根据患者的脱水情况、血钠和患者的血流动力学状态继续给予 4～6h 生理盐水或平衡液补液。随后，剩下的液体应于 48h 内缓慢均衡输入，液体选择 1/2 张的含钠液，同时添加钾离子。

除了评估脱水情况以外，有效地计算渗透压可以指导液体和电解液治疗。高渗的患者，一些建议继续给予等渗的液体治疗，直到血浆渗透性下降低于 320mOsm/L。血浆渗透压的计算公式如下：

血浆渗透压（mOsm/L）=2×［血清 Na^+（mEq/L）］+血糖（mg/dl）/18

■ 胰岛素治疗

胰岛素相对或绝对缺乏和相关的激素水平增高从而导致高血糖和 DKA。最初的液体复苏有可能降低血糖，但是血糖的正常化和脂类分解抑制仍需要持续静脉注射低剂量胰岛素。这提供了缓慢、可靠和稳定的胰岛素吸收。液体复苏前给予胰岛素是不必要的，它可以增加脑水肿的风险。胰岛素的起始剂量为 0.1U/（kg · h），持续输注直到 DKA 纠正（pH＞7.3，HCO_3^-＞15mmol/L）。对胰岛素的敏感者有时输液速度可能要下调到 0.05U/（kg · h），而相反如果患者对初始剂量 0.1U/（kg · h）不敏感可能需要上调至 0.15～0.2U/（kg · h）来降低血清葡萄糖和纠正酮症。治疗的目标是降低血糖至 75～100mg/（dl · h）。当血糖降至 250mg/dl，可将 5% 葡萄糖添加到液体中注入。如果血糖下降显著，可能需要使用≥10% 的葡萄糖溶液。如果患者有中度到重度血酮，完全停止胰岛素输注是危险的，因为这可能使酮症酸中毒恶化。

在复苏的初期阶段，患儿可能是禁食的。随着病情的好转，口服液体可耐受时可开始口服摄入水。当随着血清葡萄糖正常，代谢性酸中毒改善及血酮减少，胰岛素持续输注停止，转为皮下胰岛素时，可开始口服摄入液体或固体物质。在停止滴注胰岛素前半小时应皮下注射常规胰岛素，从而预防高血糖反弹和酮症酸中毒。

如果无法实施低剂量静脉持续泵入胰岛素，可以使用皮下注射速效或短效胰岛素。随后的初始剂量为 0.3 U/（kg · h），随后 0.1U/（kg · h）或者每 2 小时 0.15～20U/kg 皮下注射胰岛素。如果 DKA 解除之前血糖降至<250mg/dl，即可以像以前一样开始静脉使用 5% 葡萄糖液。当 DKA 缓解，血糖<250mg/dl，则减少胰岛素至 0.05U/（kg · h），血糖保持在约 200mg/dl。

■ 血钾

DKA 儿童血钾丢失较为明显，血钾丢失 3～6mEq/（L · kg）。这些损失主要是细胞内钾，其原因主要为酸中毒时 K^+ 向细胞外转移，随尿排出；DKA 时进食差和呕吐，K^+ 的摄入不足；DKA 时应激状态下皮质醇分泌增加，促进排钾，造成体内总体钾缺乏；DKA 时渗透性利尿，促进了 K^+ 的排出。虽然有血钾的丢失，但最初检验时血清钾可以显示降低、正常或升高。开始胰岛素治疗后，K^+ 进入细胞而血钾会迅速下降，经过数小时的补液，低钾血症逐渐明显。血钾严重不足和过高均可能导致危及生命的心律失常，因此尽快确定患儿的血清钾浓度是至关重要的。另外，心电图可以用来作为患儿高钾或低钾的证据。每 2～4 小时检查一次血清钾水平。替代疗法开始后一旦血钾正常或低血钾，膀胱有尿时立即开始补钾。常用的补钾剂量是每天维持量的 2 倍（表 76-1）或每 24 小时提供 3～4mEq/kg，将氯化钾与 1/2 张盐水混合输入，钾浓度为 40mEq/L，使血钾维持在正常范围。推荐的最大补钾速度通常是 0.5mEq/（kg · h）。

表 76-1 DKA 患儿体液和电解质损失及正常儿童生理所需

	平均损失量（kg）	24h 生理需要量（kg）
水	70ml（30～100ml）	<10kg：100ml/（kg · 24h） 11～20kg：1000ml ＋（体重 -10）× 50ml/（kg · 24h） >20kg：1500ml ＋（体重 -20）× 20ml/（kg · 24h）
钠	6mEq（5～13mEq）	2～4mEq
钾	5mEq（3～6 mEq）	2～3mEq
氯	4mEq（3～9 mEq）	2～3mEq
磷	1.5～7.5mEq	3～6mEq

■ 血钠

DKA 的患儿渗透性利尿通常导致钠的损耗。在 DKA 中，高血糖和高脂血症可导致假性低钠血症。此外，渗透的改变使水流动到细胞外液导致稀释性低钠血症。因此，治疗期间应该评估血清钠的变化，校正血钠水平。校正血钠浓度的公式如下：

校正血清钠（mEq/L）= 测量 Na ＋ 0.016×（血清葡萄糖 -100）

纠正血钠水平时不允许下降速度超过每 24h 10～12mEq/L。如果存在显著的低钠血症，第一个 6～8h 纠钠选用生理盐水。在持续复苏阶段，血钠水平监测每 4h 进行一次，随着血糖下降，血钠水平也应该逐渐增加。持续液体复苏期间血钠仍降低可能表明体内水过多，可能有发展脑水肿的危险因素。如果发生这种情况，液体钠含量可能需要增加。

■ 血磷

DKA 时渗透性利尿将导致磷酸盐的损耗。临床上血磷酸盐过少会导致心脏功能受损和胰岛素抵抗。通常胰岛素治疗后可出现血磷降低，临床上液体治疗 24h 后如果仍禁食也可能发生显著的低磷血症。前瞻性研究未显示早期磷酸盐替代治疗有益。如果血清磷<2mEq/L，可以开始补磷。在磷酸盐替代治疗时，注意监测血清钙的变化，防止血钙过少。

■ 酸中毒

胰岛素治疗可以利用酮体生成碳酸氢盐逆转酸中毒；纠正低血容量可促进有机酸的排泄。对照试验表明使用碳酸氢钠临床没有受益。然而有证据表明碳酸氢盐的使用可加重中枢神经系统酸中毒和组织缺氧，可加重低钾血症和改变钙离子浓度而发生危险，还可增加血浆渗透压，因此应该谨慎的使用。严重的酸中毒（pH< 6.9 或 HCO_3^-<5mEq/L）及导致胰岛素抵抗和心律失常的高钾血症时，碳酸氢钠被认为是必要的，为 1～2mEq/（L · h）。

■ 并发症

DKA 的并发症包括补液不足、低血糖、高氯性酸中毒、低钾血症及脑水肿。低血糖是常见的，尤其是年轻的糖尿病患者。调整胰岛素输注和提供补充静脉与口服葡萄糖将成功纠正这个问题。

低钾血症常发生在开始治疗的数小时内，会导致心律失常。因此，在治疗 DKA 中心脏监测是至关重要的。正如上面所讨论的早期开始钾替代治疗。

DKA 患儿脑水肿发生率为 0.5%～0.9%，其中 21%～24% 者死亡。引起脑水肿的高危因素有补液量>4L/（m^2 · 24h）、低年龄、新发患儿及 DKA 状态持续不缓解。脑水肿潜在危险因素包括前 4h 补液量过大、重度DKA、碳酸氢钠治疗，就诊时血尿素氮高及补液的第1小时内即使用胰岛素。

脑水肿发生的警示信号如下：头痛、血压升高、心率减慢，氧饱和度下降，以及躁动、激惹、嗜睡、大小便失禁或特异的神经征象，如脑神经麻痹和瞳孔反应异常。

临床DKA脑水肿诊断标准主要依靠神经病学评估，其包括：

- 对痛觉刺激无反应（运动或语言反应）。
- 去皮质或去大脑强直。
- 脑神经麻痹（特别是第Ⅲ、第Ⅳ和第Ⅵ对脑神经）。
- 中枢性呼吸异常，如呻吟样、叹息样呼吸，气促和陈－施（潮式）呼吸。

■ 主要指标

- 意识状态有改变或意识状态不稳定。
- 与血容量或睡眠状态不相称的持续心率下降（下降20次/分）。
- 大小便失禁。

■ 次要指标

- 呕吐。
- 头痛。
- 嗜睡不易唤醒。
- 舒张压＞90mmHg。
- 年龄＜5岁。

符合1项诊断指标，2项主要指标或者1项主要指标加2项次要指标，则诊断脑水肿的敏感性达92%。

■ 治疗脑水肿

脑水肿的治疗包括限制液体入量，液体输入速度降低1/3。使用静脉注射甘露醇0.5～1g/kg，20min输入，如治疗无反应可于30min～2h后重复。甘露醇无效且血钠低者可给予3% NaCl 5～10ml/kg，30min输入。抬高床头，必要时呼吸支持，可考虑过度通气，保持PCO_2＜22mmHg。治疗脑水肿过程中，CT扫描应该给予排除其他原因如血栓形成或出血的存在。

■ 管理

新发DKA患儿应住院治疗，在那里有经过严格培训的儿科医师和（或）儿科内分泌专家可以咨询。严重酸中毒患儿最好在儿科重症监护室治疗，治疗中注意密切监测和反复血液采样。

长期患病的孩子，其意识水平下降，脑水肿发生的风险增加，故必须在儿科重症监护室内进行监护及治疗。然而，少数复发性和轻度的DKA患儿，若有良好的家庭支持，可能在急诊治疗，并出院后由医院内分泌专家门诊随访。

低血糖症

低血糖症在早期新生儿中是最常见的现象，出生后新生儿血糖水平存在生理性下降和恢复的过程；这可能反映了一个适应子宫外的生活过程。与成年人相比，禁食时因为较高的代谢率和较低糖原储备，婴儿和儿童更容易早期发生低血糖。反复和持续的低血糖可导致脑细胞能量失调，影响脑细胞代谢和发育，造成急性和长期神经系统损伤，引起神经系统后遗症。在较大年龄和青春期儿童，低血糖通常表现为胰岛素依赖型糖尿病积极治疗的并发症（表76-2）。

低血糖的临床表现是多种多样的，取决于年龄和患者的临床特点。

表76-2 低血糖的定义

年龄	血糖[a]（mg/dl）
3～24h	＜40
＞24h	＜45
婴儿（1个月～1岁）和儿童（＞1岁）	＜50

a 全血血糖值高10%～15%。

■ 病理生理

人体通过外源性食物摄入及人体激素的调控来维持体内血糖的平衡。胰岛素及其反调节激素（胰高血糖素、肾上腺素、皮质醇和生长激素）对肝、肌肉和脂肪组织的相互作用来控制血液中葡萄糖水平。当水平供应不足，低血糖发生（图76-1）时，葡萄糖是中枢神经系统（CNS）和其他大多数体内器官主要的能源供应者。因此，低血糖导致反调节激素水平急性增加引起自主神经症状、中枢神经系统功能障碍和后遗症。

■ 症状和体征

新生儿和婴幼儿可能无症状或轻度非特异性症状（表76-3和表76-4）。年长的孩子表现出更多经典低血糖的症状，包括出汗、心率过速、震颤、焦虑、呼吸急促和虚弱。神经低血糖症是一个因长期和严重的低血糖所导致的中枢神经系统损害的表现，可能会导致永久性的神经系统后遗症。

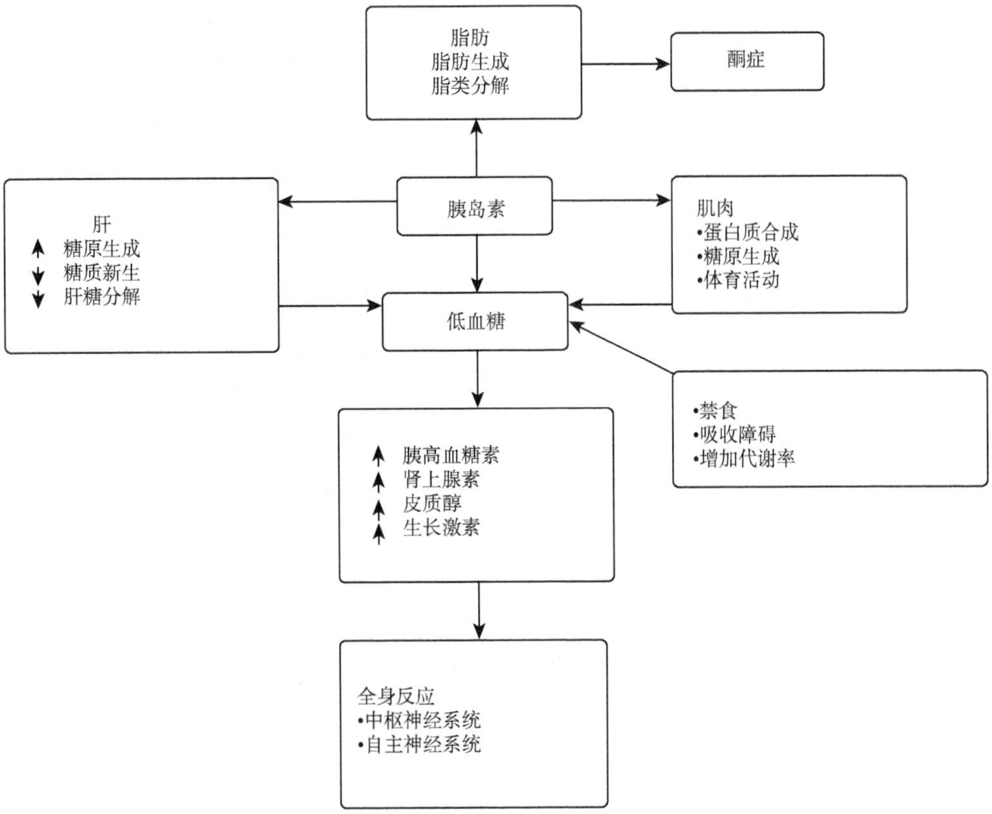

图 76-1　低血糖症的病理生理学

表 76-3　低血糖的症状

儿童低血糖的症状		
自主神经系统（急性）	中枢神经系统（长期）	婴儿
出汗	头痛	发绀
神经过敏、震颤	视力障碍	呼吸暂停
心动过速	嗜睡	拒食
焦虑	不安、易怒	神经过敏
虚弱	精神紊乱	肌肉阵挛性抽搐
恶心、呕吐	思维 / 语言障碍	体温过低
	抽搐	出汗
	人格改变	嗜睡
	永久性神经系统后遗症	

表 76-4　婴儿和儿童低血糖的病因

低血糖的病因		
酮体（－）	酮体（＋）	其他因素
血糖正常状态 钾离子通道基因突变	激素缺乏 全垂体功能减退症 孤立性生长激素缺乏症	氨基酸和有机酸代谢障碍 枫糖尿症

续表

低血糖的病因		
酮体（－）	酮体（＋）	其他因素
谷氨酸脱氢酶基因突变 葡糖激酶基因突变 B 细胞腺瘤 韦－伯综合征 胰岛素输注 脂肪酸氧化紊乱疾病 原发性肉碱缺乏症 肉碱运输缺陷 肉毒碱棕榈酰基转移酶缺乏症 长链、中链、短链脂肪酸酰基辅酶 a 脱氢酶缺乏症	ACTH 缺乏症 肾上腺皮质功能不全 胰高血糖素缺乏症 肾上腺皮质缺乏症 底物缺乏 酮症性低血糖 糖原贮积病 葡萄糖 -6 磷酸酶缺乏 1、6 葡糖苷酶缺乏 肝脏磷酸化酶缺乏 糖原合成酶缺乏 糖原异生障碍 果糖 1，6- 二磷酸酯酶缺乏 烯醇式丙酮酸羧基激酶缺乏 其他酶缺陷 半乳糖血症 果糖不耐受	丙酸血症 甲基丙二酸血症 酪氨酸代谢病 戊二酸尿症 3- 甲基－戊二酸尿症 药物毒性作用 水杨酸酯 乙醇 口服降糖药 胰岛素 β 受体阻滞剂 系统性疾病 脓毒症 吸收不良 营养不良 红细胞增多症

■ 诊断、评估

评估一个低血糖的婴儿或儿童应该包括详细的既往史，包括围生期病史、急性或复发的症状和体格检查。

询问围生期病史，包括出生体重和是否有孕期糖尿病。询问饮食与急性症状的关系：进食多久后出现症状或是否有饥饿感。回顾既往史和家族史：是否有类似症状及不明原因死亡者。还需询问患儿的生长发育史及是否存在有毒物质的摄入。询问发作前和发作时的症状。

体格检查包括体质形态的评估（矮身材、巨大儿）和巨舌、肝大、黄疸。评估是否有中度缺陷（单个中切牙缺失、唇裂/腭裂、小阴茎、隐睾）。由于肾上腺皮质功能不全患者出现皮肤色素沉着。观察患者的呼吸情况，是否存在过度换气（酸中毒）。

实验室检查包括床边快速血浆葡萄糖水平检测。收集血样完善复查血糖和其他重要的研究检测，如胰岛素、C 肽、生长激素、皮质醇、胰高血糖素水平，并获得床边尿酮的检测。

■ 治疗

维护正常的血浆葡萄糖水平（70～120mg/dl）是保护中枢神经系统功能所必需的（图 76-2）。

■ 提高足够的底物

如果患儿是清醒的，口服含葡萄糖 15g 的配方奶粉或果汁。如果患儿意识障碍，立即开始静脉输液同时留取血样。新生儿给予 10% 葡萄糖 2ml/kg（0.2g/kg）静脉注射，随后持续输入 6～9mg/（kg · min）。儿童给予 10% 葡萄糖在 5ml/kg（0.5g/kg）静脉注射，随后持续输注 6～9mg/（kg · min）。如果静脉通路为建立，那么给胰高血糖素 0.03mg/kg（最大剂量 1mg）皮下注射。如果既往史、体格检查和实验室检查均提示为一个特定的低血糖病因，那么给予下面的药物可能会适当。

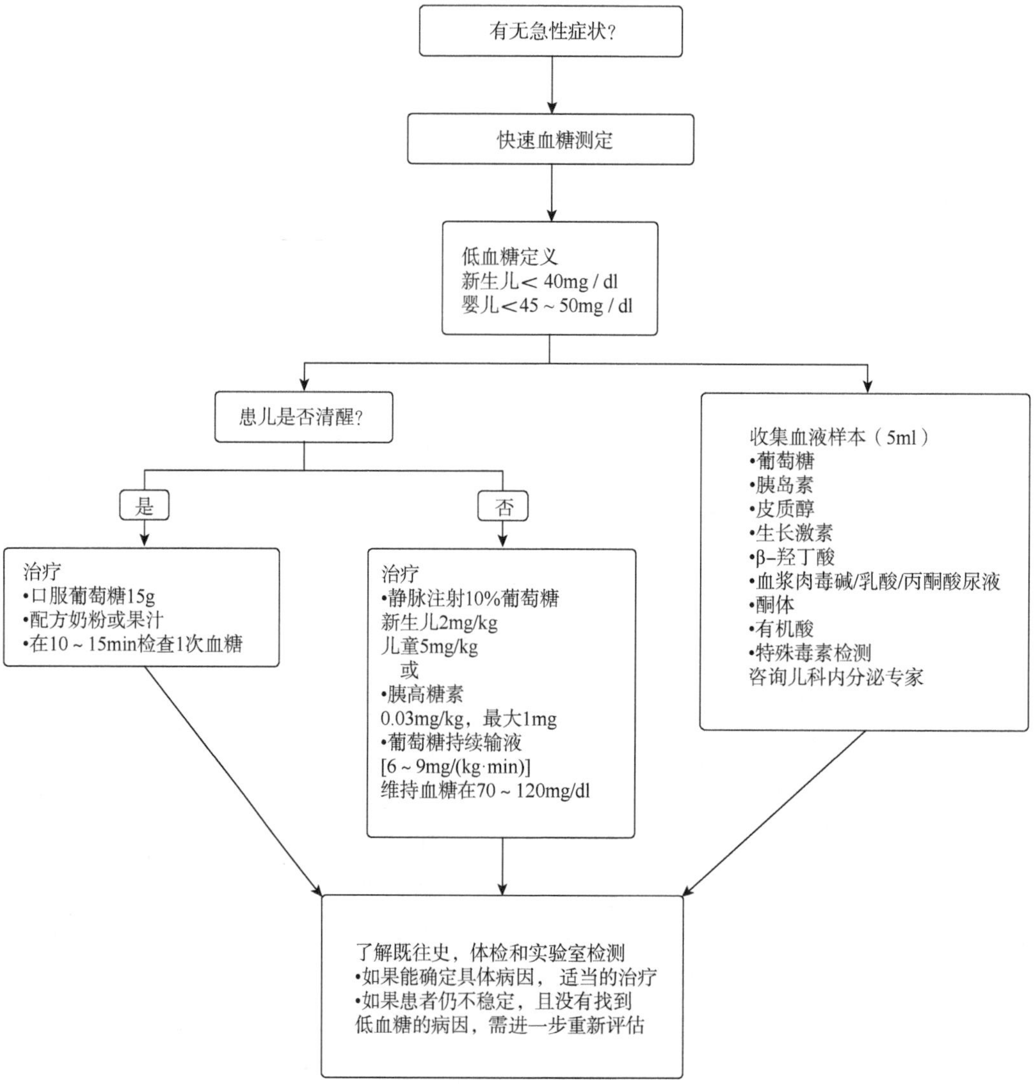

图 76-2 婴儿和儿童急性低血糖的处理

- 生长激素每次 0.1mg/kg，口服。
- 氢化可的松每次 5mg/kg，口服。
- 二氮嗪 10～20mg/（kg · d），口服。
- 生长抑素 2～4μg/（kg · d），分为 2～4 次，静脉注射。
- 肉碱 100mg/（kg · d）。

■ 管理

住院的患者在没有找到明显病因时需警惕有毒物质（口服降糖药）摄入，如果有持续的神经系统缺损需考虑是否使用长效胰岛素等原因。如果找到一个明确的病因给予高糖类膳食治疗，迅速逆转症状后可考虑出院。对于所有胰岛素依赖型糖尿病低血糖患者，出院需通过儿科内分泌专家同意，并适当调整患儿的家庭胰岛素剂量后方能出院。

（黄娇甜　译）

第 77 章　肾上腺皮质功能不全

（原著　Nicholas Furtado）

要点

- 肾上腺皮质功能不全（AI）由肾上腺皮质分泌糖皮质激素（皮质醇）及盐皮质激素（醛固酮）不足引起。
- 糖皮质激素不足使糖异生和肝糖原分解受损，引起空腹低血糖。
- 醛固酮缺乏影响肾和远端肾小管的钾、氢交换，引起渗透性利尿、低钠血症、低血容量、高钾血症、酸中毒和氮质血症。
- AI 可分为三种类型：肾上腺皮质功能衰竭、垂体病变、下丘脑病变。肾上腺皮质功能不全常由外源性激素突然停用引起，是肾上腺危象最常见的原因。
- 肾上腺皮质功能不全的临床症状通常是非特异性的，如疲劳、厌食、腹部疼痛、恶心、腹泻等，但它可以引起心血管疾病及休克。
- 婴儿原发性 AI 的最常见原因是先天性肾上腺皮质增生症（CAH）。
- 儿童原发性 AI 的获得性原因比先天性原因少。
- 获得 AI 主要由自身免疫性疾病、感染、出血、渗出、中毒等引起。
- 急诊处理包括快速补液，纠正低血糖、酸中毒、高钾血症和大剂量静脉注射氢化可的松（50～75mg/m^2）。

病理生理

先天性或后天性肾上腺功能障碍导致原发性肾上腺皮质功能不全。糖皮质激素不足引起糖异生和肝糖原分解障碍，降低血管对血管紧张素Ⅱ和去甲肾上腺素的敏感性，引起低血糖、心动过速、低血压。醛固酮缺乏导致钠潴留减少、渗透性利尿、低钠血症、低血容量、脱水。此外，它会导致远端肾小管氢钾交换，形成高钾血症、酸中毒。原发性肾上腺皮质功能不全导致雄激素缺乏，使青春期患儿外阴及第二性征不发育。此外，原发性肾上腺皮质功能不全、垂体前叶皮质激素负反馈缺乏使促肾上腺皮质激素和前阿黑皮素过度分泌，从而刺激皮肤色素沉着（图 77-1）。

■ *病原学与流行病学*

美国北部肾上腺皮质功能不全最常见的原因之一是在慢性病的治疗过程中突然停用糖皮质激素。糖皮质激素治疗 2～4 周后，常导致下丘脑－垂体轴的持续抑制，如果此时停止使用激素，会引起继发性肾上腺皮质功能不全。原发性 AI 的最常见原因是先天性肾上腺皮质增生症（CAH），其发生率在存活婴儿中为 1/18 000～1/10 000。在儿童肾上腺皮质功能不全的长期研究中，最常见的原因为原发性肾上腺皮质功能不全，而在这其中，大约有 72% 的患儿为 CAH。

CAH 是一组因肾上腺皮质激素合成途径中酶活性缺陷引起的疾病，最常见酶缺陷为 21- 羟化酶缺乏。CAH 的死亡率是普通人群的 5 倍。随着目前对新生儿的筛查有所改善。其他罕见形式的先天性原发性 AI 包括先天性肾上腺发育不良、肾上腺发育不全、分娩出血、家族性糖皮质激素缺乏症及“三联综合征”。“三联综合征”包括 AI、无泪、食管和贲门失弛缓症、肾上腺脑白质营养不良（ALD）（表 77-1）。

表 77-1　儿童肾上腺皮质功能不全的病因

原发性	继发性
先天性	先天性下丘脑功能障碍
先天性肾上腺增生	视－隔发育不良
先天性肾上腺发育不全	促肾上腺皮质激素释放激素缺乏
Allgrove 综合征（Triple A 综合征）	宫内获得性疾病
ACTH 抵抗	长期使用后突然停用激素
糖皮质激素抵抗	炎症性疾病
遗传代谢性疾病	创伤
肾上腺脑白质营养不良	放射
Zellweger 综合征	手术
Smith-Lemli-Opitz 综合征	肿瘤
沃尔曼综合征	浸润性疾病

续表

原发性	继发性
线粒体疾病	先天性垂体病变
Kearns-Sayre 综合征	再生障碍性贫血 / 发育不良
获得性疾病	多发性垂体前叶激素缺乏症
自身免疫性肾炎	获得性孤立性促性腺激素缺乏
孤立性肾炎	类固醇戒断综合征
自身免疫性多内分泌腺疾病	创伤
出血 / 栓塞	颅咽管瘤
创伤	辐射治疗
华 - 弗综合征	淋巴细胞性垂体炎
凝血异常	
药物引起	

续表

原发性	继发性
依托咪酯、酮康唑、利福平、苯妥英钠、甲羟孕酮、巴比妥类药物	
感染	
HIV、巨细胞病毒感染、结核病、芽生菌病、球孢子菌病、组织胞浆菌病	
浸润性疾病	
血色素沉着症、结节病、组织细胞增生症、淀粉样变性、肿瘤	

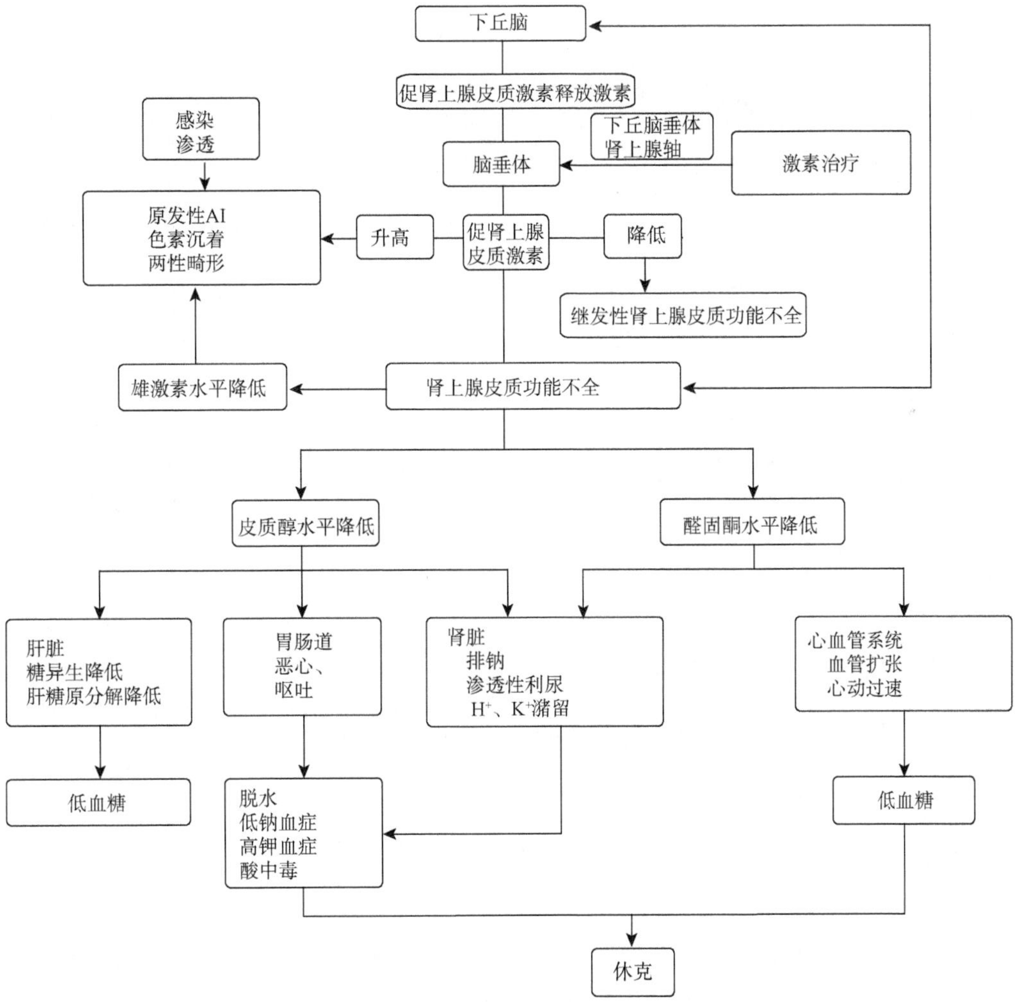

图 77-1　肾上腺皮质功能不全的病理生理

儿童原发性肾上腺皮质功能不全的获得性原因不太常见，主要由自身免疫性、感染性、渗透性、出血或肾上腺皮质功能障碍引起。肉芽肿形成、肾上腺退行性疾病、贮存性疾病也会导致获得性原发性 AI，如肺结核、组织胞浆菌病或溶酶体酸性脂肪酶缺乏（沃尔曼病）。获得性原发性 AI 最常见的原因是自身免疫性肾上腺炎，占 80%。在严重脓毒血症和脑膜炎球菌败血症患儿中，使用儿茶酚胺后休克仍难以纠正，血浆皮质醇水平下降预示急性肾上腺皮质功能不全。

继发性肾上腺皮质功能不全不是由糖皮质激素突然停药引起的，是指一切能影响垂体分泌促肾上腺皮质激素的因素引起的，如肿瘤、颅咽管瘤、感染、垂体浸润性疾病、淋巴细胞性垂体炎、头部外伤、颅内动脉瘤（表 77-1）。其中大部分与垂体激素分泌不足并存，并有垂体损伤史，MRI 提示下丘脑－垂体轴异常。

临床表现

AI 多表现为非特异性症状（表 77-2），容易误诊。急性肾上腺皮质功能不全或艾迪生病通常发生在合并有其他急性病、不合理的激素用药或长期糖皮质激素治疗中突然停药时，其临床表现为脱水、低血压、低血糖、感觉改变。低血糖通常发生于年幼儿童。

表 77-2 肾上腺皮质功能不全的症状和体征

皮质醇缺乏症（血清水平＜ 10g/dl）	醛固酮缺乏
乏力	低钠血症
消瘦	高钾血症
低血压	脱水
休克	酸中毒
胃肠道症状（恶心、呕吐、腹泻、腹痛）	CAH 中雄激素增多
色素沉着	男性化
低血糖	两性畸形（阴蒂增大、大阴唇粘连）
贫血	隐睾
嗜酸粒细胞增多症	
轻度低钠血症	
ACTH 水平升高（＞ 100pg/ml）	

AI 的阳性体征：脸、颈、手及平时易受摩擦的部位色素沉着，如手肘、膝盖、关节、颊黏膜、乳晕、瘢痕、痣（见彩图 112）。其他如白癜风、继发性自身免疫性黑素细胞破坏、慢性皮肤黏膜念珠菌病等为 I 型自身免疫性多内分泌腺疾病。

在没有糖皮质激素突然停药的情况下，继发性肾上腺皮质功能不全通常伴随垂体激素分泌不足，常有如下症状，如生长发育不良、青春期延迟、继发性甲状腺功能减退、尿崩症；在没有完善新生儿 CAH 筛查时可能出现两性畸形（见彩图 113）。

实验室检查

AI 的病理生理基础决定其临床表现及实验室检查（图 77-1），总结在表 77-2。血浆 ACTH 水平升高（＞100pg/ml）和血清皮质醇水平降低（＜10μg/dl）是原发性 AI 诊断标准。相关文献发现，AI 患者有低醛固酮水平，伴或不伴高钾血症、低钠血症。继发性 AI 患者血浆 ACTH 和皮质醇水平均降低。

鉴别诊断

急性 AI 必须同各种原因导致的低钠血症、高钾血症、酮症性低血糖、休克等鉴别（表 77-3）。

表 77-3 急性肾上腺皮质功能不全的鉴别诊断

低钠血症	高钾血症
饮水过多	肾病
精神性烦渴	创伤
水灌肠	烧伤
水化	医源性高钾
排水减少	低血糖
心力衰竭	生长激素缺乏症
肾衰竭	酮症性低血糖
肝衰竭	先天性糖代谢异常
SIADH（抗利尿激素分泌异常综合征）	休克
低钠	脓毒症
胃肠道损失	低血容量性休克、脱水
脑耗盐综合征	心源性休克
摄入减少	
肝病	
第三间隙	
烧伤	
创伤	
营养不良	

治疗

儿童出现不明原因的休克和低血糖，必须高度怀疑肾上腺危象。立即开放患儿气道并行心电监测，立即给予生理盐水及 5% 葡萄糖溶液补液。如果怀疑脓毒血症，完善病原学培养并给予抗生素治疗。如果既往没有 AI 病史，治疗之前，需完善 ACTH、皮质醇、醛固酮、血浆肾素活性检查，纠正低血糖、低钾血症，根据临床路径给予氢化可的松（图 77-2）。

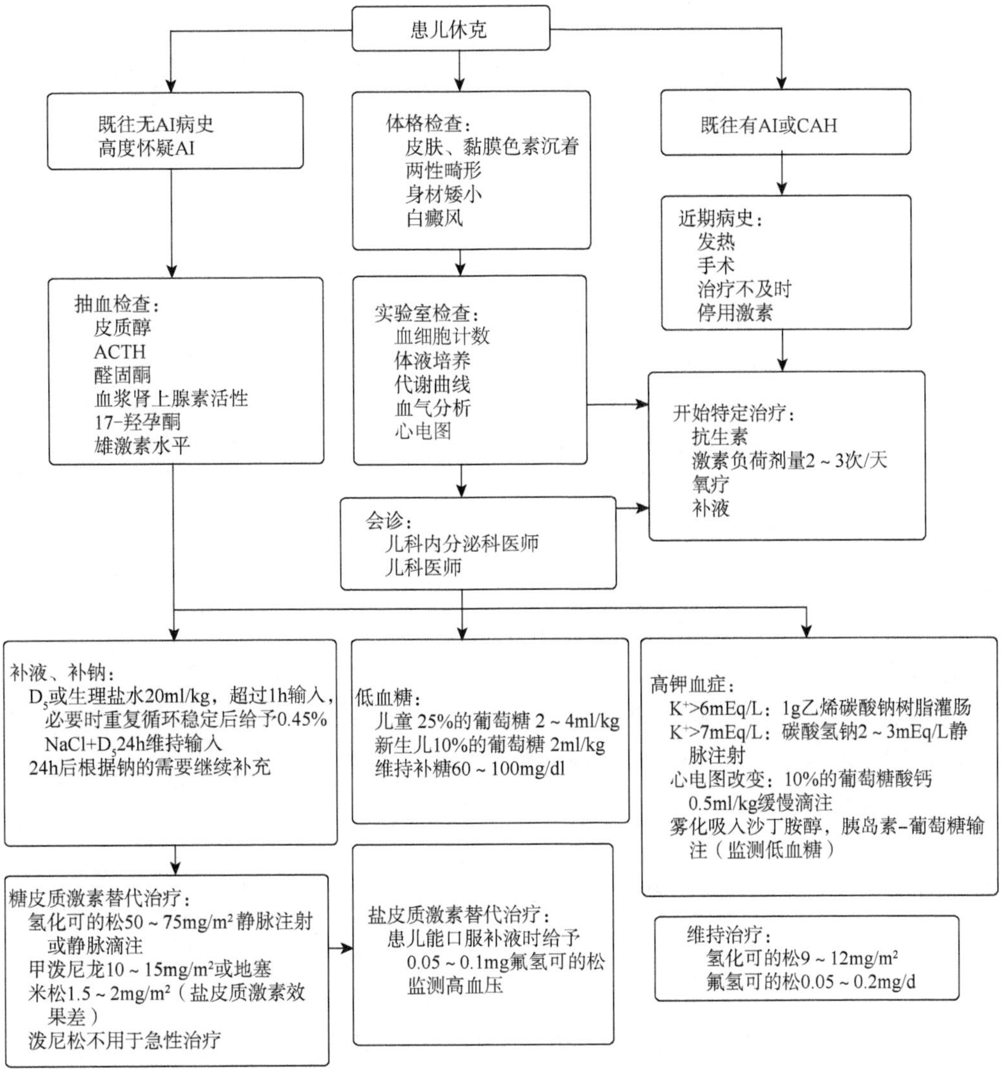

图 77-2　急性肾上腺皮质功能不全治疗的临床路径

处理

所有患者到急诊科处理急性肾上腺危象，并在 PICU 继续进行静脉补液和激素维持治疗。请儿科内分泌专家协助治疗，评价患者是否需住院及讨论下一步诊疗方案。症状轻微的 AI 患儿可到内分泌专科门诊治疗并随访。

（黄娇甜　译）

第78章 甲状腺疾病

（原著 Nicholas Furtado）

要点

- 导致儿童甲状腺功能亢进的常见疾病是 Graves 病。
- 甲状腺激素引起 β 肾上腺素能受体激动导致交感神经系统过度活跃的症状。
- 交感神经过度兴奋的临床表现是震颤、腱反射活跃、心动过速、室上性心动过速、血管杂音、心前区波动和脉压增宽。其他症状如心房颤动和心力衰竭（CHF）也可能出现。
- 感染、劳累、精神紧张、术前准备不充分、放射性碘治疗等应激因素的影响可诱发甲状腺危象。
- 甲状腺危象的表现为高热、心房颤动、心力衰竭、谵妄或意识改变、严重的胃肠道功能紊乱、黄疸和肝功能障碍。
- 治疗包括抗甲状腺药物丙硫氧嘧啶（PTU），剂量为 175mg/（m^2· d）或 4～6mg/（kg · d），每隔 6～8h 给药 1 次，或抗甲状腺药物治疗后 1h 开始启动碘治疗，使用 β 受体阻滞剂普萘洛尔 10～20mg 每 8～12h 给药 1 次。

甲状腺功能亢进是由甲状腺激素的生产和分泌增加导致的高代谢综合征。甲状腺危象指的是一种极端的状态即失代偿性甲状腺毒症，是甲状腺功能亢进需要紧急处理情况，可导致生命危险。

流行病学

导致儿童甲状腺功能亢进的常见疾病是 Graves 病。这种疾病在 11～15 岁儿童的发病率高达 1/5000，男女比例为 1 ∶ 5。儿童甲状腺功能亢进的发病率未知，5% 甲状腺毒症发生在童年，患 Graves 病的母亲其孩子在新生儿时发生甲状腺毒症的概率为 0.6%～10%。新生儿甲状腺毒症死亡率高达 20%。因为新生儿容易发生甲状腺危象，所以儿童甲状腺功能亢进多见于青少年（图 78-1）。

病理生理

甲状腺功能亢进由甲状腺激素分泌或合成过多导致。甲状腺功能亢进患者几乎多有血清甲状腺激素浓度的增加。在 Graves 病中，活化的 B 淋巴细胞产生对抗抗原的抗体并作用于甲状腺和眼外肌。促甲状腺激素受体自身抗体（TRAb）与 TSH 受体增加甲状腺激素产生。先天性甲状腺功能亢进，患 Graves 病的母亲其 TRAb 通过胎盘转移，刺激胎儿甲状腺引起甲状腺功能亢进或甲状腺毒症。

甲状腺激素在细胞水平上的作用包括加速能量、氨基酸、脂质的代谢和水及离子转换。甲状腺激素也可通过上调 β 肾上腺素能受体激活肾上腺素能从而引起交感神经系统过度兴奋的症状，包括高热。有些甲状腺功能亢进的患者没有明显的临床症状，当他因为甲状腺激素分泌过量发生甲状腺危象时才被发现。甲状腺危象，临床表现被认为是由过量的甲状腺激素解偶联氧化磷酸化后继发的疾病，导致脂解率增强、脂肪酸氧化，增加氧消耗，产热多，高热。引发甲状腺危象的具体因素如甲状腺手术，抗甲状腺药物戒断，放射性碘治疗，对较大甲状腺肿的触诊和碘造影剂的使用导致沉淀的甲状腺素释放。

病因

甲状腺功能亢进的原因根据甲状腺激素来源分为内源性和外源性（表 78-1）。最常见的引起儿童和成人甲状腺毒症的疾病是自身免疫性疾病及 Graves 疾病。5%～10% 的甲状腺毒症的原因是自身免疫性甲状腺炎或桥本甲状腺炎。少数患者由于甲状腺组织破坏可以表现为亚急性甲状腺炎，这通常由于病毒或肉芽肿性甲状腺，经典表现为甲状腺疼痛及具有自限性。儿童有时会出现有自主功能的甲状腺结节（有毒腺瘤）。结节性甲状腺肿导致甲状腺功能亢进在儿童不常见。甲状腺功能亢进症继发于 TSH 分泌的垂体肿瘤或甲状腺激素对先天性垂体腺瘤负反馈控制的影响是罕见的。葡萄胎妊娠者可能产生促甲状腺激素，必须考虑女性青春期甲状腺功能亢进。

管理好如造影剂等含碘药物在结节性甲状腺肿、桥本甲状腺炎、地方性甲状腺肿、结节性甲状腺肿和非毒性弥漫性甲状腺肿患者中的使用，其很少出现甲状腺功能亢进。最后，甲状腺功能亢进的发生由于故意或医源性导致过多的摄取三碘甲状腺原氨酸激素。

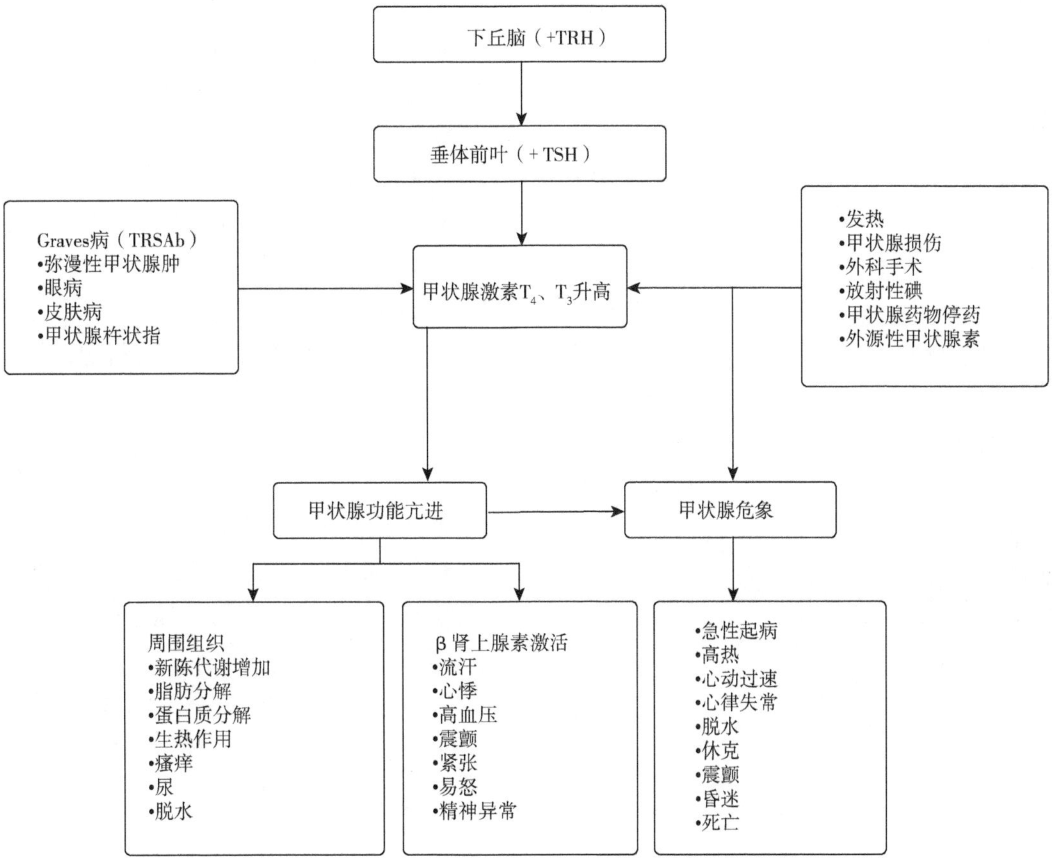

图 78-1　甲状腺功能亢进和甲状腺危象的病因与病理生理

表 78-1　甲状腺功能亢进的病因

内源性甲状腺激素增加	外源性甲状腺激素增加
自身免疫性甲状腺疾病	外源性甲状腺激素摄入
Graves 病（最常见原因）	甲状腺功能低下者甲状腺素替代治疗过度
桥本甲状腺炎	人为甲状腺功能亢进（Munchausen 综合征）
新生儿或先天性甲状腺功能亢进症	
自发甲状腺组织	
毒性腺瘤	
毒性多结节性甲状腺肿	
McCune–Albright 综合征	
TSH 介导的甲状腺功能亢进症	
TSH 生成垂体腺瘤	
人绒毛膜促性腺激素介导	
甲状腺功能亢进	
葡萄胎	
甲状腺功能亢进	
亚急性淋巴细胞性甲状腺肿	
胺碘酮（碘致甲状腺功能亢进）	
辐射性甲状腺炎	
触诊性甲状腺炎	

临床表现

甲状腺功能亢进儿童的临床症状有紧张、心悸、体重减轻、肌肉无力、疲劳。既往表现有发育迟缓和在学校的表现不积极。其他症状包括震颤、焦虑、出汗过多、怕热、情绪不稳。一种常见症状是胃肠道功能活跃表现为大便次数增多。食欲增加是一个经典的表现。然而，有一种冷淡状态，包括偶尔的食欲下降。

Graves 病的儿童的临床表现与成人相似，但是儿童的突眼症状通常较成人轻。交感神经过度兴奋和心脏兴奋是常见的。这些包括震颤、腱反射活跃、心动过速、室上性心动过速、血管杂音、心前区波动和脉压增宽。其他可能发生心脏房室传导障碍，如心房颤动、房室传导阻滞、窦房阻滞。由于心脏功能不能满足代谢需要和乳头肌功能障碍，导致二尖瓣脱垂，可能会出现充血性心力衰竭。除了新生儿和儿童心脏疾病，儿童甲状腺功能亢进是常见的引起慢性心力衰竭的原因。甲状腺危象常见症状是高热、心房颤动、心力衰竭、谵妄、意识模糊、胃肠道功能严重、肝功能异常及黄疸。既往史对疾病的诊断也很重要。

鉴别诊断

甲状腺功能亢进必须与导致心律失常（心房扑动、心房颤动、室性心动过速）的其他条件区分，这包括电解质紊乱、心脏病。甲状腺功能亢进患者出现二尖瓣脱垂伴室性心动过速可误诊为充血性心力衰竭和心脏瓣膜病。患者出现发热和中毒症状可能是败血症，也可能是诱发甲状腺危象的因素。用肾上腺素和抗胆碱能药物中毒也可能出现甲状腺功能亢进高代谢状态。在甲状腺危象中胃肠活动过度活跃需与急腹症相鉴别（表 78-2）。

表 78-2 甲状腺功能亢进和甲状腺危象的鉴别诊断

神经精神病	胃肠道
脑膜炎	肝衰竭
脑病	严重胃肠炎和严重脱水
精神病	其他
焦虑症、恐慌症	恶性高热
心血管	感染性休克
高血压	中毒
快速性心律失常（心房颤动、室上性心动过速）	肾上腺素能药物中毒
心脏瓣膜病	抗胆碱能药物中毒
充血性心力衰竭	

治疗

严重的甲状腺毒症或甲状腺危象的治疗目的在于防止甲状腺激素的进一步合成和分泌，对症支持治疗为减轻甲状腺激素过量引起的急性外周效应。

最初的实验室试验应包括总的和游离 T_4、T_3 和 TSH 水平的测量，以及一个完整的代谢检查。

在甲状腺危象发生前，对甲状腺激素合成的启动和持续进行封锁。

- PTU 175mg/（m²·d）或 4～6mg/（kg·d），每 6h 1 次或每 8h 1 次，或 200mg 每 4h 1 次。
- 甲巯咪唑 30mg，每 6h 1 次。

甲状腺激素释放的阻断剂

- 抗甲状腺药物开始使用后 1～3h 开始。
- 碘化钠 0.05mg，每 12h 1 次静脉输注。
- 鲁氏碘液（含碘 5%）3～5 滴口服，每 8h 1 次。
- 锂首剂 600mg 口服，然后口服 300mg，每 6h 1 次（不适用于充血性心力衰竭、肾衰竭、心律失常患者）。

抑制外周 T_4 和 T_3 转化

- 首次地塞米松 2mg 静脉输注，然后改 2mg 口服，每 6h 1 次。

β 肾上腺素能受体拮抗剂

- 在儿童和青少年中，每 8h 口服普萘洛尔 10～20mg。

解热处理

- 对乙酰氨基酚。
- 冰毯、冰袋。
- 必须避免使用水杨酸，因为他们可以取代甲状腺激素结合位点，有可能加剧代谢亢进状态。

液体疗法

- 首先使用生理盐水 20ml/kg，待复苏后计算液体丢失量，在接下来的 24h 或 48h 以生理盐水及 5% 葡萄糖各占 50% 补充液体。

心血管并发症

- 心律失常使用抗心律失常药，心力衰竭使用地高辛和利尿剂治疗。
- 在所有情况下，引起严重的甲状腺毒症的诱因必须被发现和治疗。

新生儿甲状腺功能亢进的治疗

新生儿甲状腺功能亢进通常是出生后的数天发病；偶尔可以推迟到数周发病，其特点是生长障碍、小头畸形、眼球突出、症状性心动过速、烦躁。新生儿甲状腺毒症通常因其母亲使用抗甲状腺药物时发生。

抗甲状腺治疗

- PTU 每次 5～10mg，每 8h 1 次。
- 碘滴（含钠或钾盐）每 8h 滴一滴。
- β 肾上腺素能受体阻滞药。
- 普萘洛尔 2mg/（kg·d），每 12h 1 次。

支持措施

- 治疗慢性充血性心力衰竭、心律失常、气道管理、补充体液和解热。

建议

治疗儿童甲状腺功能亢进应该采取儿科内分泌专家咨询。严重的甲状腺毒症、甲状腺危象和那些有心血管并发症如心律失常、心力衰竭、休克的患儿应进入儿科 ICU 进行治疗。

（黄娇甜　译）

第 79 章　先天性缺陷：代谢性疾病

（原著　George E. Hoganson）

要点

● 先天遗传代谢性疾病可表现为多种多样的疾病形式就诊于急诊科，具体如下：

- 选择性氨基酸代谢紊乱。
- 尿素循环缺陷。
- 糖类代谢紊乱。
- 有机酸代谢紊乱。
- 脂肪氧化缺陷。

● 各年龄段有其特定的遗传代谢性疾病，从新生儿至成年各有不同。

● 广泛的新生儿遗传代谢筛查使得急诊科就诊患者有明确的遗传代谢性疾病诊断。

● 遗传代谢性疾病的患儿可无明显病史和临床症状，只有当患儿罹患感染性疾病、胃肠炎、进食减少、饮食改变（蛋白质摄入增加、添加果糖）或锻炼时可导致疾病发作。

● 遗传代谢性疾病的临床症状包括呕吐、精神状态改变、昏睡、抽搐、肌张力低下和气促。

● 低血糖、高阴离子间隙（AG）性酸中毒、高血氨和酮症。

● 疑诊为遗传代谢性疾病的患儿可完善实验室检查，包括血糖、血氨、肝功能、肌酸激酶、电解质、血气、尿酸、尿液分析和尿中减少的物质分析。

遗传代谢性疾病或基因变异性疾病代表着一系列遗传决定性疾病，此类疾病多数为常染色体隐性遗传性疾病，通过 X 连锁隐性遗传。家族史中有相同症状者常提示某种遗传代谢性疾病。X 连锁隐性遗传代谢性疾病主要影响男性患儿，表现为母本家系遗传，如鸟氨酸氨甲酰基转移酶缺乏症主要导致男性患儿产生高氨血症。新生男婴不明原因的死亡可能提示此类疾病。绝大多数遗传代谢性疾病因常染色体隐性遗传常无家族史，但同胞有 25% 的可能性患病。反复患病或者发育迟滞常提示遗传代谢性疾病。表 79-1 列出了急诊科可能出现的几类遗传代谢性疾病。

表 79-1　遗传代谢性疾病举例

氨基酸代谢紊乱	有机酸血症	脂肪氧化缺陷	糖类代谢紊乱	线粒体代谢紊乱
枫糖尿症	异戊酸血症	中链酰辅酶 A 缺乏	Ⅰa、Ⅰb、Ⅲ、Ⅴ型糖原贮积症	丙酮酸盐代谢紊乱
Ⅰ型酪氨酸血症	甲基丙二酸血症	特长链酰辅酶 A 缺乏	遗传性果糖不耐受症	线粒体肌病
非急性代谢紊乱的苯丙酮尿症	丙酸血症	长链酰辅酶 A 缺乏	半乳糖血症	电子传递链缺陷
尿素循环缺陷	Ⅰ型戊二酸血症	Ⅰ型和Ⅱ型肉毒碱棕榈酰基转移酶缺乏 肉毒碱吸收紊乱 肉毒碱缺陷		
鸟氨酸转氨甲酰酶				
氨甲酰磷酸合成酶缺陷				
瓜氨酸血症				
精氨基琥珀酸血症				
氨甲酰磷酸合成酶缺陷				

临床表现

患有遗传代谢性疾病就诊于急诊的患儿可表现出潜在的代谢性缺陷，并影响其年龄、健康状况和营养状况。新生儿只有在严重的代谢紊乱导致代谢缺陷时方可表现出症状。新生儿可在无特殊医院治疗 1 周内表现出临床症状，许多有机酸血症、尿素循环障碍和枫糖尿症可表现为此种情况。当病情严重的新生儿快速发生代谢紊乱，其相关症状可在生后数小时至数天发生。尽管遗传代谢性疾病可在新生儿期表现出问题，但未出现相关问题者亦不能排除遗传代谢性疾病。

多数遗传代谢性疾病患儿症状与患者健康状况和营养状况有相关性。急性疾病过程如病毒感染常与代谢性疾病的代谢紊乱相关。当喂养间隔时间延长时，糖原贮积症患儿可表现出低血糖，分解代谢、糖原损耗及毒性产物产生增加是与此类现象相关。

饮食改变可突然加重其生物改变，如蛋白代谢障碍的患者在 1 岁过渡为牛奶饮食时因蛋白质过度摄入，其症状可加重，或遗传性果糖不耐受患儿摄入果糖或蔗糖时。

当患儿经历反复的过程如呕吐和脱水，即可发生间歇的代谢紊乱，患者通过有效治疗回归于基线健康状态，下次新的疾病状态诱发新的过程，此类患者生命最初 1 年内可健康生活，且疾病状态出现时间较晚。尽管遗传代谢性疾病具有多种临床症状、病史、病程，但实验室检查发现找到基因改变类型对就诊于急诊室的遗传代谢性疾病患儿具有重要作用。

遗传代谢性疾病的患儿可表现出呕吐、腹泻和热性疾病等相同临床症状，有以上情况，其严重程度和其他症状、实验室异常发现可提示遗传代谢性疾病的存在。例如，发现有特殊气味（有机酸血症和枫糖尿症）、严重代谢性酸中毒和酮症，结合病史或低血糖则提示遗传代谢性疾病。表 79-2 列出了遗传代谢性疾病的症状。有部分病例就诊于急诊室时可表现为危及生命的疾病状态，如昏迷、严重酸中毒、抽搐、心肌炎、低血糖、Reye 综合征和其他引起精神状态改变的情况（参见第 5 章）。在急诊室对遗传代谢性疾病的评估首先应由内科医师根据以上症状评估其中某种症状与问题之间的相关性。

表 79-2　遗传代谢性疾病表现或相关症状

	有机酸血症	脂质氧化异常	枫糖尿症	糖原贮积症	尿素循环障碍	氨基酸代谢障碍	酪氨酸血症	遗传性果糖不耐受	高胱氨酸尿症 / 钴胺素缺乏
低血糖伴酮症	×		×	×					
低血糖无酮症		×							
高 AG 酸中毒	×		×	×					
酮症	×		×						
呕吐	×		×		×				
抽搐	×		×	×	×	×			
精神改变 / 昏迷	×	×		×	×	×			
横纹肌溶解		×		×					
肌张力减退		×		×					
肝大	×	×		×					
肝衰竭		×					×	×	
心肌炎		×		×					
血小板减少	×								
血栓形成									×

诊断试验

评估第二步为明确需进行何种一般检查，本步骤十分重要，不仅为获取实验室资料帮助诊断，其潜在的更大作用为明确需要何种专科治疗。在尿素循环缺陷、有机酸代谢障碍和脂肪酸氧化缺陷患儿获取血氨水平检查结果诊断高氨血症十分重要。明确其中一种代谢异常需要特殊的生化检测，但并不是所有医院实验室均可完成。紧随急诊就诊和住院进行检查可以帮助推进有可疑症状的患儿明确诊断及指导患者医疗管理。

当可疑为遗传代谢性疾病时，一般的实验室检查可帮助诊断。表 79-3 列出了临床可应用的一般实验室检查。大多数情况下可完成的检查包括血糖、酸中毒状态、包括尿酮在内的尿液分析、全血细胞计数、肾功能和肝功能评估。附加试验也需要完成，如乳酸水平评估用于酸中毒评价，氨水平用于高氨血症的诊断，特别在患者出现显著精神症状时需完善。如果有显著肌病表现，有肌无力或肌肉痛，并获取 AST 或 ALT 及肌酸激酶结果，用于评估肌病过程和横纹肌溶解症。肌酸激酶在脂肪氧化缺陷患者中可升高。尿中血细胞检查表明红细胞计数正常的患儿可能表明有血红蛋白尿。在部分医院可进一步完善肌红蛋白检查以用于评估。

表 79-3 疑诊为遗传代谢性疾病患儿的一般实验室检查

血糖：低血糖症
血气分析：酸碱状态
综合的代谢状态：肾 / 肝 / 电解质异常
乳酸：乳酸性酸中毒
尿酸：有机酸水平升高 / 枫糖尿症 / 糖原贮积症
氨：尿素循环障碍所致高血氨、脂肪氧化障碍、有机酸血症
肌酸激酶：脂肪氧化障碍伴随横纹肌溶解症
尿分析：酮体尿、血尿、肌红蛋白尿
血肌红蛋白：横纹肌溶解增高
尿中减少的物质：果糖、半乳糖和血糖
全血细胞计数：白细胞降低、血小板降低

初步实验室检查通常围绕着就诊于急诊的患儿的症状进行。在某些情况下，完善的检查类型由患儿临床状态和初始实验室检查结果决定。图 79-1 列举了低血糖时需考虑的遗传代谢性疾病。低血糖不伴有酮症可能提示脂肪酸氧化缺陷，包括中链脂酰 -CoA 还原酶缺乏，如表现有酸中毒、低血糖和酮症则常提示为有机酸代谢异常。低血糖在第 76 章“糖尿病和低血糖”中进行了介绍。

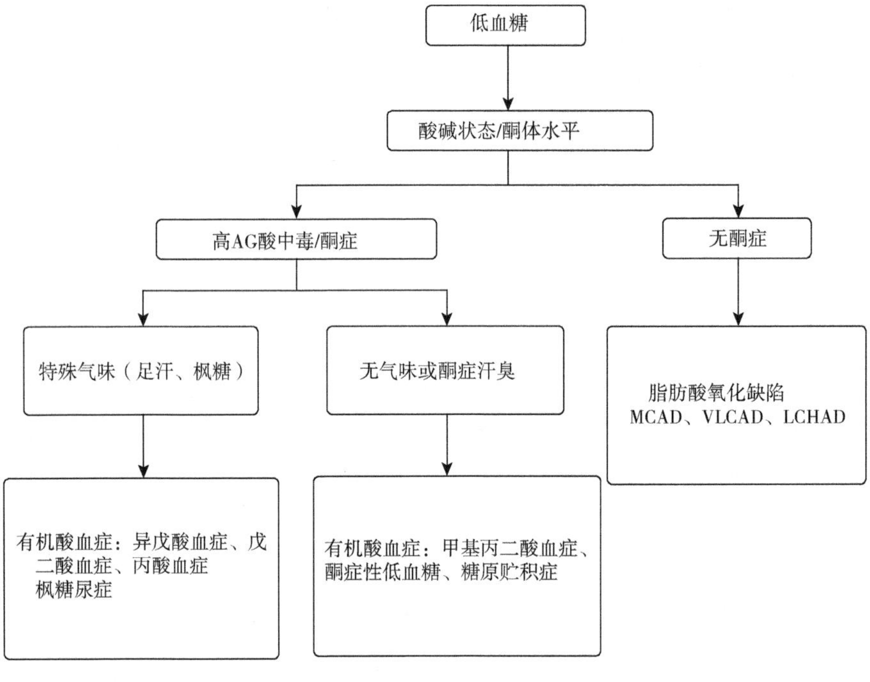

图 79-1 低血糖需考虑的遗传代谢性疾病

MCAD：中链脂酰 -CoA 还原酶缺乏；VLCAD：超长链脂酰 -CoA 还原酶缺乏；LCHAD：长链脂酰 -CoA 还原酶缺乏

识别各种复杂的因素可能对患者初始检查结果造成的影响十分重要，严重脱水伴有循环血量不足的患儿亦可表现出高乳酸血症。患者的实验室检查和对治疗反应的临床过程常被用来思考其异常改变由原发遗传代谢性疾病或继发原因导致。对有相关检验检查结果的患儿，处理时遵循一般建议。

表 79-4 列出了考虑有遗传代谢性疾病时一些特殊的基因检查。完善何种检查需咨询生化或临床遗传学专家及代谢性疾病专家。在某些情况下，疾病急性期生化基因检测结果可以对异常情况进行遗传代谢性

疾病诊断评估，有时只有在疾病急性期才能通过诊断试验明确诊断。

表 79-4　遗传代谢性疾病诊断和管理采用的生化基因检测

分析物选择
血浆氨基酸
尿有机酸
血肉碱水平
血酰基肉毒碱测定
决定酶
分子诊断
一般突变检测
基因测序

新生儿遗传代谢性疾病筛查和表现

遗传代谢性疾病通过串联质谱法进行新生儿筛查，一些相关的遗传代谢性疾病通过此方法可以在新生儿期获得诊断。使得可以在症状发生前对疾病进行诊断，促进各机构制订适宜的治疗计划。三种生化代谢紊乱通过此种技术进行筛查：氨基酸代谢紊乱、有机酸代谢紊乱和脂肪酸氧化缺陷。半乳糖血症亦被包含于新生儿测试板。需要重点指出的是，因一些生化标志物不能呈现或所有新生儿不能检测到代谢紊乱，一些代谢性疾病不能通过此筛查明确。进行遗传代谢筛查最适宜的地点为产科医院，并在出生后最初的 7d 内，但指南对何种疾病应用新生儿疾病筛查做出了推荐，并非对所有代谢紊乱性疾病进行测定，因此内科医师了解新生儿疾病筛查板包括哪些疾病，如何从新生儿和儿科患者中获取结果十分重要。这些信息通常不能在周末和晚上获取，但部分数据可以从出生医院或初诊医师处获取。新生儿疾病筛查行动表可以从美国遗传学会获取。该行动表帮助急诊内科医师和家庭处理新生儿疾病筛查阳性患儿。新生儿疾病筛查结果可以提供重要的信息帮助评估和治疗小婴儿，但即使正常的筛查结果亦不能排除遗传代谢性疾病的诊断。

某些情况下，新生儿疾病筛查结果不能在急诊就诊过程中获取，年龄为 2d ～ 2 周的新生儿最有可能发生此种情况。一部分有遗传代谢性疾病的新生儿其症状可变典型，故遗传代谢性疾病的可能性应该被考虑和评估。遗传代谢性疾病的主要症状和实验室检查在表 79-2 和表 79-3 中进行了回顾，但一般情况下，在新生儿阶段即可表现相应症状，典型病例如因 1- 磷酸半乳糖鸟苷酸转移酶缺乏所致的经典半乳糖血症。受影响的婴儿可在最初的数天或数周出现喂养困难、昏睡、脓毒症和肝功能异常所致的黄疸。肝酶水平升高，直接胆红素和尿中物质减少是常见的实验室检查结果。但即使有以上改变亦不能排除典型半乳糖血症的可能性。疑诊为半乳糖血症应移除饮食中半乳糖，评估并治疗相关的并发症如脓毒症、肝功能损伤和凝血缺陷。

一些通过新生儿遗传代谢筛查做出遗传代谢性疾病的早期诊断导致了不同形式的急诊室就诊过程。确诊了遗传代谢性疾病的患儿在疾病状态或者病情状态发生改变下通常由经治医师指导采取积极预防措施。这些指导措施包括治疗的指导意见通常被总结为《急诊手册》，该手册提供典型诊断、代谢紊乱所致的相关急性医疗问题及治疗推荐意见。急诊科医师评估患儿目前问题，执行推荐的评估和处理。某些情况下，患儿需要收入院给予持续的支持治疗，以防止发生更严重的代谢紊乱。在某些代谢紊乱时，静脉输入葡萄糖可防止并治疗代谢紊乱相关问题，如有机酸增高时血酮增高，脂肪酸氧化酶缺乏时低血糖。一般说来，有代谢紊乱的患儿应在代谢状态正常且能经口进食足够热量时才能离开急诊室。针对某些代谢异常，需要预防性使用药物。精氨酸和氨结合药物在尿素循环缺陷时可用于降低血氨水平。有显著代谢异常患者需要咨询代谢性疾病专家以确定最适当的治疗过程。

治疗

初治处理由患儿表现决定。如果诊断已明确，可针对特定的遗传代谢性疾病进行目标定向评估以明确与代谢性疾病相关的问题。临床和实验室资料评估可确定所需治疗。应执行一般的实验室检查（表 79-3）以评估患儿目前并发的临床问题。这些评估可使发生高血氨或横纹肌溶解症且需要进行深入评估和特殊治疗的病例得以发现。一般说来，因遗传代谢性疾病导致各种临床问题需要进行的处理分别于各章进行了介绍。有时需警惕多种临床问题并发的情况。比如，脂肪酸氧化酶缺陷患儿伴发脱水和低血糖时应进行液体疗法，输入高浓度葡萄糖以满足需要。向代谢性疾病专家如生化 / 临床遗传学家咨询，可以获得最适合的治疗和诊断评估建议。在生化和基因紊乱时可通过在线资源获得特殊信息进行基因回顾。

当发生严重的临床问题或并发症时应收入院，甚至可收入 PICU。收入院后需要解决急性疾病所致的临床问题，并阻止患者病情恶化。一般说来，有遗传代谢性疾病的急诊就诊患儿如果对处治处理反映良好，且在观察期内病情稳定，则可回家并维持原本的生活方式和饮食。但如果有临床证据表明此类问题可能复发，则应该收入院治疗。

（黄娇甜　译）

第十四部分

液体、电解质、酸碱异常

第80章　水、电解质平衡紊乱

（原著　Susan A. Kecskes）

要点

- 通过了解人体水的组成、分布和运动规律指导液体治疗。
- 液体分为三个部分：生理需要量、累积损失量、继续丢失量。
- 用等渗晶体液改善循环衰竭是液体疗法的第一步。

对急性起病的儿童初步评估包括对液体和电解质状况的评估。维持水、电解质平衡，需正确了解人体液体的分布组成和他们在不同年龄、不同疾病的变化。本章讨论液体疗法的生理基础及一些常见的方法。

■ 液体组成

液体总量（TBW）分为细胞内液和细胞外液，血浆和组织间液合称为细胞外液。液体分布的含量随着年龄增长而变化（图80-1）。TBW出生时大约占出生体重的79%，出生1年后液体量相当于成人体重比例的55%～60%。这主要涉及细胞外液（ECF）的下降。液体量变化的两个主要方面是出生后产尿和组织细胞的增长。此外，血容量由80mg/kg向成人的60ml/kg变化。当小孩1岁时，TBW大约占体重的60%，接近于成人的液体分布，细胞内液占1/3，细胞外液占2/3。体内水以盐、有机酸和蛋白质等复杂形式存在。随着体内确切的成分变化而变化（图80-2）。

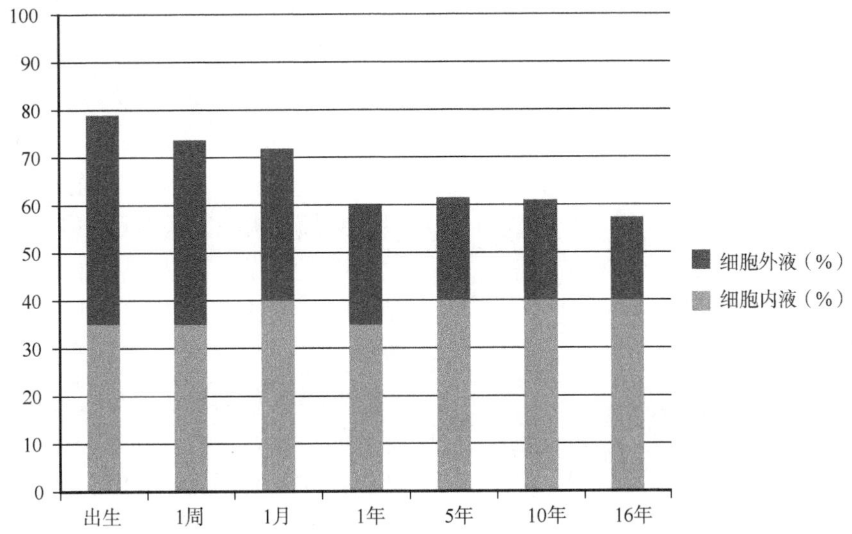

图80-1　不同年龄段全身液体量相对体重的分布

出生后的第一年全身液体量及细胞外液均有明显下降

■ 液体变化

细胞膜形成细胞内和细胞外之间的屏障（图80-3）。水可以自由地通过细胞屏障，但是电解质和蛋白质需要通过主动运输通过细胞膜。虽然细胞内外具体产生渗透压的物质不同，但是渗透压是相等的。水因渗透压的不同而通过细胞屏障。当钠离子负荷过重，细胞外渗透压升高，水通过渗透由细胞内移到细胞外；相反，当水中毒时，水从细胞外移到细胞内。

血管内皮细胞形成血管内外的屏障。水和电解质可以通过渗透通过，但不允许蛋白质通过。双力调节液体运动。静水压力指血管内流动的血液对血管壁的侧压力或压强，有利于水从血管内水到组织间隙。血液从微动脉通过毛细血管床时压力下降。胶体渗透压是血浆中的蛋白质所形成的渗透压，有利于水从组织间隙进入血管内。在正常情况下，血管内外的压力对水和电解质的平衡运动起相反作用。

这些因素指导给患者补液过程的液体选择。自由水的增加将按比例分布到三个不同组成。等渗晶体液分布在细胞外间隙。非等渗液将一般保持在血管内，当静水压力增加时，其分布到组织间隙内。

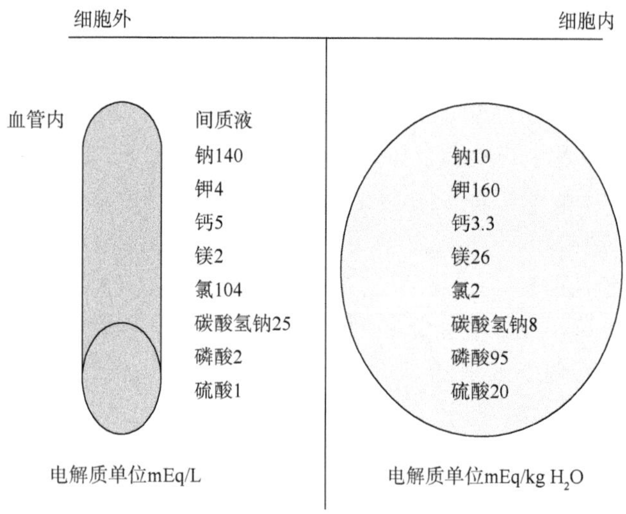

图 80-2　细胞内和细胞外电解液的组成

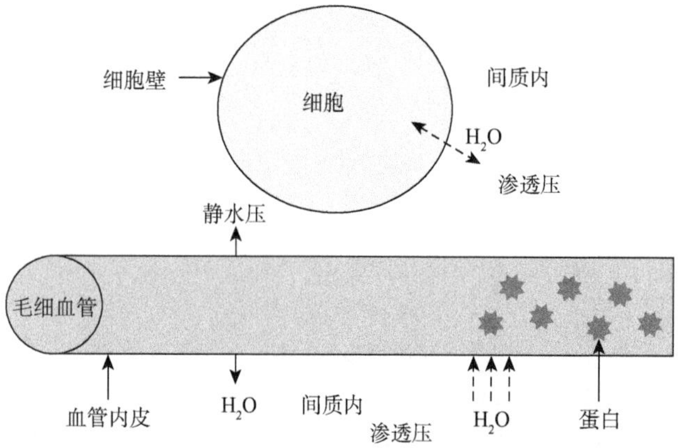

图 80-3　渗透压控制水在细胞壁之间的运动。膨胀压促进水保留于血管内。静水压促进水从血管内向间质内运动

■ *液体需求*

液体需求被分为三个部分：生理需要量、累积损失量、继续丢失量。

生理需要量：包括尿量、大便丢失及不显性失水，这些与体表面积成正比。由于婴儿和儿童每千克体表面积较高，他们需水量的比例也较高。有四种方法计算维持液（表 80-1）。肾衰竭患者维持液计算因包含非显性丢失加上置换的尿液。

表 80-1　四种方法计算儿童生理需要量

体表面积：1500ml/（m^2·d）	
100/50/20 法	
体重（kg）	液体量
0～10	100ml/（kg·d）
11～20	1000ml+（体重 -10）×50ml/（kg·d）
>20	1500ml+（体重 -20）×20ml/（kg·d）
4/2/1 法	
体重（kg）	液体量
0～10	4ml/kg/h
11～20	40ml/h+（体重 -10）×2ml/（kg·h）
>20	60ml/h+（体重 -20）×1ml/（kg·h）
显性 + 不显性失水计算法	
400～600ml/（m^2·d）+ 尿量（ml）+ 不显性失水（ml）	

续表

在婴幼儿补充维持液以 0.2% 氯化钠 20mEq/L 加适当的 KCl，较大的儿童与成人类似补充 0.45% 氯化钠 20mEq/L。然而，有越来越多的证据接受肠外液体的住院患者很容易发展为低钠血症。这可能与抗利尿激素（ADH）过量相关，可能在很多情况下出现低血容量、肺炎、哮喘、充血性心力衰竭（CHF）、脑膜炎和颅脑损伤。也有许多报道称外科术后医源性低钠血症的发病率与死亡率相关。因此，关于这个问题，专家在新生儿补充生理需要量时是否加糖仍存在争议。

儿科很多患者容易发生液体丢失，需要补液。最常见的是胃肠道疾病，包括呕吐和腹泻。液体障碍患者优先考虑的是恢复循环。首先确定患者的灌注是否充足（表 80-2）。通过对精神状态、尿量、皮肤特征、毛细血管充盈、生命体征进行评估。血清电解质，血尿素氮、肌酐、酸碱状态、尿常规、尿钠浓度可能对丢水评价是有用的。如果患者的灌注不足，应启动液体复苏，初始剂量为 20ml/kg 的等渗晶体［0.9% 氯化钠溶液或乳酸林格液（LR）］静脉注射不超过 20min 或更快，如果患者条件允许。患者需进行进一步液体补充直到灌注足够。儿科患者一般需要 60ml/kg 复苏液恢复灌注。如果需要的话，血液制品可能会替代一些晶体液。其他疗法，充分补液后患者未完全恢复可使用正性肌力药物及血管扩张剂。

表 80-2　脱水的症状及体征

	轻度（5% 体重）	中度（10% 体重）	重度（15% 体重）
精神状态	清醒	烦躁不安、萎靡	昏睡
皮肤弹性	可	稍差	极差
前囟	稍凹陷	凹陷	非常凹陷
眼	稍凹陷，有泪	凹陷，泪少	非常凹陷，无泪
黏膜	稍干	干燥	十分干燥
脉搏	正常	增快	明显增快、弱
CRT	＜2s	2～5s	＞5s
呼吸	正常	快	深、快
尿量	＞1ml/（kg · h）	＜1ml/（kg · h）	极少或无尿
血压	正常	稍低	降低

一旦循环稳定，需补充继续丢失量。脱水的幅度分为轻度（水损失＜ 5% TBW），中度（水损失 5%～10% TBW），重度（水损失＞10% TBW）。液体的丢失量也可以从身体的变化来估计（假设所有损失是由于液体损失）：等渗性脱水，补充丢失液体时应该减去复苏液，剩余液体在 24h 内补充。未补充的丢失液以低渗液体补充，采用静脉补充 0.45% 的生理盐水 20mEq/L 加适当钾或口服补充。补液方案的调整应根据患者的电解质情况来调整。

有些患者补充进行损失量包括正常的生理需要量（表 80-3）。持续呕吐和腹泻患者补液时需考虑存在继续损失量。体温超过 37.8℃时，体温每升高 1℃时，需水量增加 10%。补液时需计算第三方丢失量。该类液体的补充需根据液体丢失的具体成分补充。在肾功能正常患者中，补充成分接近人体标准溶液的液体可以维持水电解质的平衡。如果需要更高的精度，可以测量补充液电解质含量。

表 80-3　身体维持液

发热	＞37.8℃，每升高 1℃液体维持量增加 10%
呼吸急促	增加液体维持量 5%～10%
呕吐或胃丢失	使用含有 10mEq/L KCl 的 0.45% 的 NaCl
大便丢失	15mEq/L KCl ＋ LR 或者 0.45% NaCl ＋ 20mEq/L KCl ＋ 20mEq/L $NaHCO_3$
脑脊液	LR 或者 0.9% NaCl
胸腔积液、腹水、伤口引流液（浆液）	LR 或 0.9% NaCl；可能需要测量血清白蛋白，根据白蛋白水平必要时加用白蛋白
血液	≤25% 血量：LR 或 0.9% NaCl，同时评估血细胞比容和生理状态 ＞ 25% 血量：1/2～2/3 的全血。另外，使用 3 倍失血量的 LR 或 0.9% NaCl 灌输
第三间隙丢失	基于患者的生理状态使用 LR 或 0.9% NaCl

（黄娇甜　译）

第 81 章　低钠血症和高钠血症

（原著　Susan A. Kecskes）

要点

- 钠的浓度反映机体内钠和水。
- 抗利尿激素（ADH）是调控钠浓度的主要激素，它反映机体内高渗透浓度和血容量平衡的改变。
- 血钠高可能的原因：钠摄入过多，低血容量性高钠。
- 血钠过多一般应逐步纠正，避免并发脑水肿。
- 低钠血症的过度治疗可能导致渗透性脱髓鞘综合征。

钠

钠的浓度反映全身的钠和水，包括低钠血症和高钠血症，机体内钠可能高、低或正常。全身的水与全身钠决定了钠浓度。正常血钠浓度在细胞外为 135～145mmol/L。

血钠的主要调控激素是抗利尿激素。抗利尿激素是由刺激下丘脑垂体后叶的渗透压感受器、压力感受器及左侧中庭的容量受体分泌。抗利尿激素的释放导致肾小管的水吸收增加。嗅觉感受器检测增加渗透性，钠主要负责细胞外离子的渗透性。压力感受器及容量反应调节血容量，在这种情况下减少血管内的体积和渗透性（由于递减身体的水超过钠），嗅觉感受器受体数量将会覆盖，导致抗利尿激素分泌和保水性，尽管减少钠的浓度。

■ 高钠血症

高钠血症的定义为血钠＞150mmol/L，由于摄入的钠大于水或失水多于失钠（表 81-1）。钠过多通常与医源性有关，如稀释不足的婴儿配方奶粉、输入过多碳酸氢钠、静脉输入高渗性盐水。更多为低血容量性高钠，失水超过失钠。在儿科最常见的原因是腹泻和呕吐为症状的胃肠炎。其他原因包括不显性失水增加（如发热、辐射变暖设备的使用、烧伤）、糖尿病（渗透性利尿）、摄入水不足。

表 81-1　高钠的病因

钠摄入过多
婴儿配方奶粉稀释不足
过多的摄入碳酸氢钠
过多地使用高渗盐水
水的丢失
不显性失水增多
水的供给不足
糖尿病（渗透性利尿）
尿崩症
中枢性
- 脑瘤（颅咽管瘤）
- 头部外伤
- 缺氧缺血性脑损伤
肾性
- 先天性（X 连锁隐性）
- 肾脏疾病（肾发育不良、反流、多囊肾）

尿崩症（DI）是一种不常见的引起低血容量高钠血症，他的基本特征是 ADH 功能缺乏，增加渗透压和血容量不足也可导致水尿的损失。它可以通过产生和释放抗利尿激素不足引起（中枢性尿崩症）或终末器官对抗利尿激素反应迟钝引起（肾性尿崩症）。肿瘤和头部外伤引起的下丘脑－垂体损伤、缺氧缺血性脑损伤或神经外科手术可导致尿崩症。常见于接近脑死亡的儿童。肾性尿崩症是一种先天性（X 连锁隐性遗传疾病），由于抗利尿激素受体在肾小管缺陷和对抗利尿激素无法反应。可见于新生儿，如果没有识别出低渗性尿（渗透压＜150mOsm/L 或比重＜1.005），血清高渗透压（渗透压＞295mOsm/L），中枢性和肾性尿崩症所致高钠血症可能危及生命。紧急情况下可通过血管加压素来区别，中枢性尿崩症对抗利尿激素反应或肾性尿崩症对血管加压素反应缺乏。

当血钠升高，细胞外液呈高渗状态，为了维持渗透压水从细胞内移动到细胞外。在高钠血症减少血管内容量可相对于等渗及低渗状态使机体的水更缺乏。大脑通过增加葡萄糖、电解质、渗透物来增加水。这过程约在 48h 内发生。因此，在高钠血症时，细胞内空间相对体积减小，但大脑可保持其容量状态。

高钠血症的临床表现取决于患者的血容量状况。血钠过多，皮肤经常被描述如“面团”。在低血容量性高钠血症中，脱水的症状和体征突显，中枢神经系统受损。易怒、嗜睡可以进展为昏迷和惊厥发作，反射亢进和痉挛可能出现。实验室结果可能出现高血糖、低血钙。

如果存在循环衰竭，初始治疗的重点是纠正低血容量性高钠血症（图 81-1）。机体内水应逐步纠正，≥48h。由于液体进入大脑体积恢复，24h 内可发生脑水肿死亡。渐进纠正使大脑减少细胞外渗透物平衡。减少血钠率速度为 0.5～1.0mmol/（L · h）。高钠血症时间越长，纠正的速度应越慢。通常，纠正高钠血症时开始在循环稳定状态下用等渗晶体液，最后用低渗晶体液，如 D5 0.45% NaCl。通常，静脉注射液（即 0.9% 的 NaCl 一半和 0.45% 的 NaCl 一半）在校正过程中，钠以循序渐进的方式纠正，同时限制葡萄糖。维持液计算需考虑继续损失，监测电解质和渗透压来调整液体量。

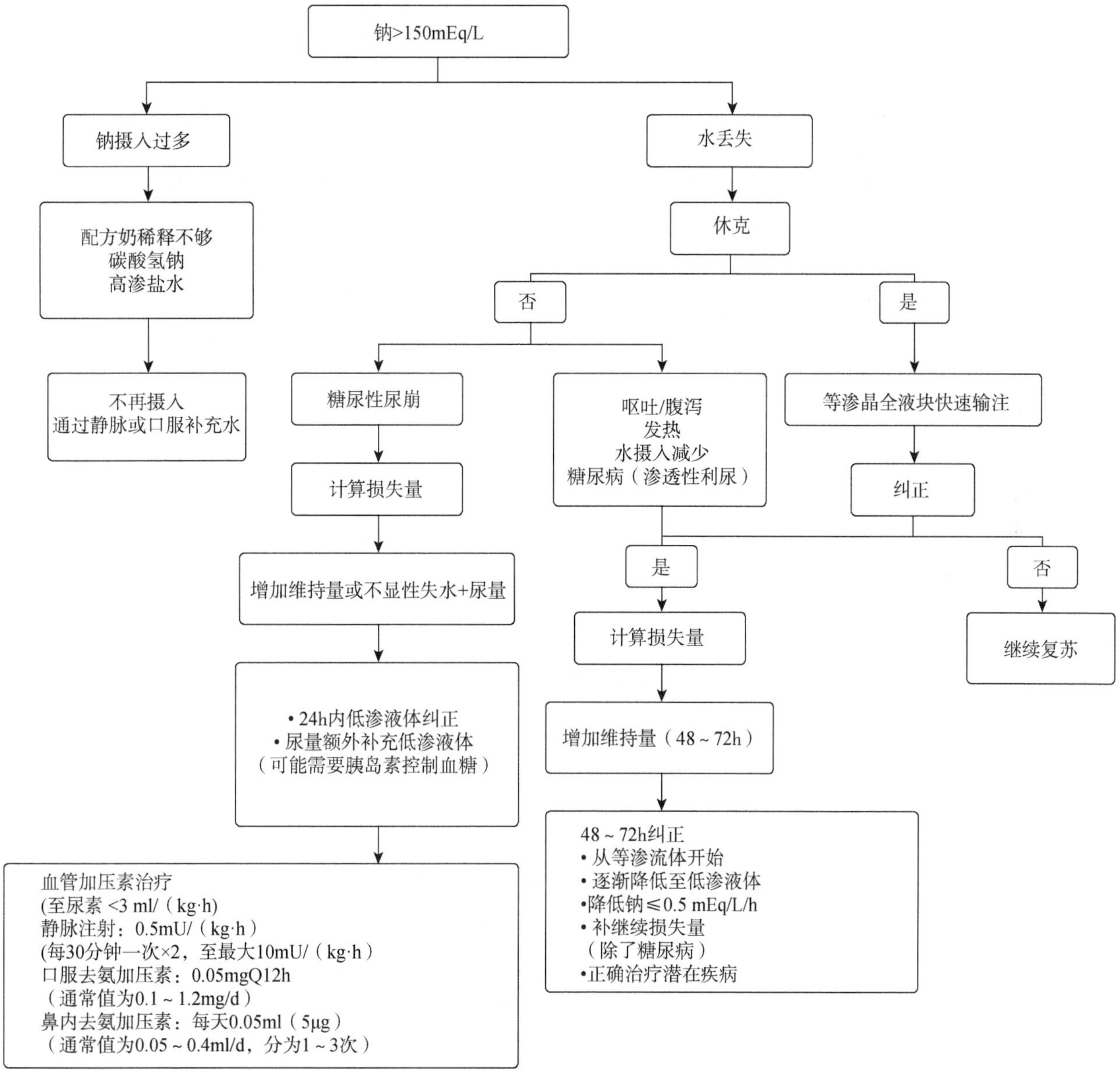

图 81-1　高钠血症的治疗

怀疑患者存在尿崩症，需考虑抗利尿激素试验，首选药物是血管加压素 0.5mU/（kg · h）连续输注 30min，最大滴定剂量 10mU/（kg · h）使尿渗透压大于血浆渗透压。另外，可以间歇使用去氨加压素

（DDAVP）。口服给药初始剂量为0.05mg/d，分2次（量最高可达每次0.4mg，最多3次/天）。鼻内给药初始剂量为0.05ml（5μg），1次/天（最大0.4ml/d，1～3次/天）。

血钠过量应减少血钠摄入，对于肾功能好的患者，可通过喝水或低渗液纠正；肾衰竭者需血液透析。

■ 低钠血症

低钠血症的定义是指血清钠浓度<130mmol/L，反映机体水多于钠。在病因上，全身血钠可减少、增加或正常（图81-2）。低血容量性低钠可为全身血钠丢失超过水的丢失，这些丢失可能是肾外或肾的原因。儿童最常见的肾外损失是腹泻和呕吐，其他原因包括烧伤、腹膜炎和胰腺炎。肾外原因与肾钠保护相关（尿钠<20mmol/L）。

肾丢失包括利尿剂、渗透性利尿、失盐性肾病。噻嗪类利尿药更常见的是引起低钠血症的袢利尿剂。渗透性利尿由医源性甘露醇或多余的葡萄糖引起。这也是有关的糖尿病性糖尿。高血糖和甘露醇引起的尿钠和水的丢失伴随有水从细胞内到细胞外移动，进一步降低血钠。肾疾病包括梗阻性肾病、肾小管酸中毒、肾上腺皮质功能不全（先天性肾上腺皮质增生症、艾迪生病）。减少全身血钠的肾疾病是由于持续性尿钠排泄（尿钠排泄量>20mmol/L）。

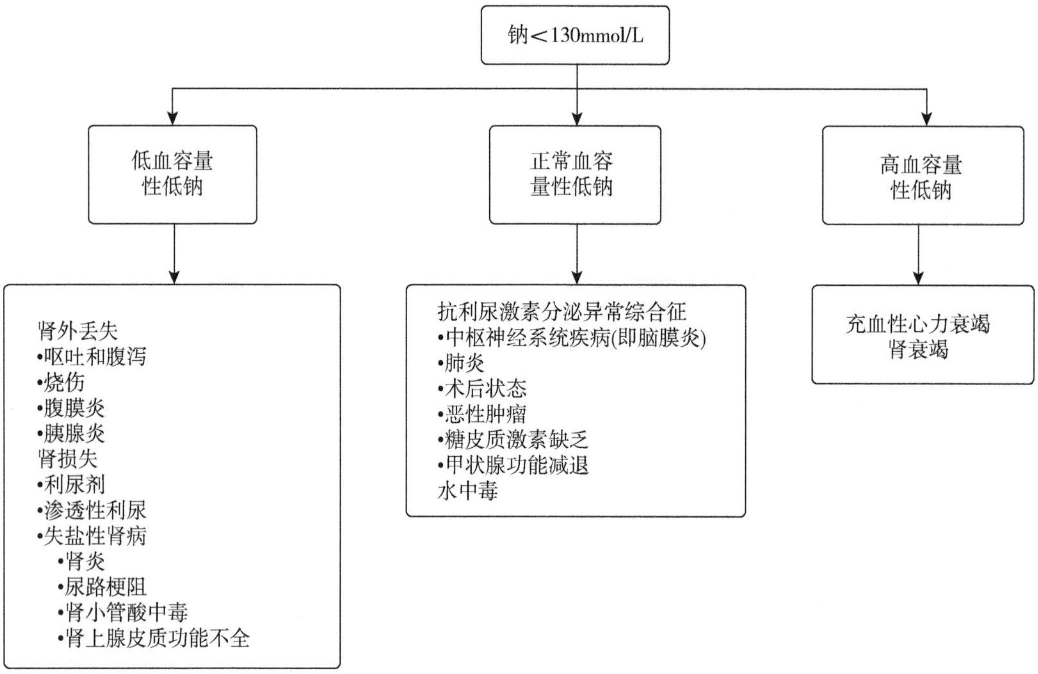

图81-2　低钠血症的原因

高血容量性低钠常见原因包括充血性心力衰竭（CHF）和肾衰竭。在充血性心力衰竭时减少心排血量可导致肾小球滤过率减少。肾通过增加血容量和肾灌注来维持水钠平衡是有限的。在肾衰竭患者中过量的钠减少尿量来维持血钠平衡，可在面部表现出过多水。

儿童正常血容量性低钠常见的两大原因：

1. 抗利尿激素分泌异常综合征（SIADH）导致稀释性低钠血症。SIADH最常见的原因是中枢神经系统疾病、肺疾病、手术应激、恶性肿瘤、糖皮质激素缺乏症、甲状腺功能减退，儿科急诊室常见病因是脑膜炎。尿渗透压（>200mOsm/L）和钠浓度（>20mmol/L）对于低渗、血钠浓度提升是不恰当的。

2. 水中毒，当小婴儿被喂食过稀的配方奶或过量水时出现WIC综合征（由妇女儿童补充营养计划协会命名）。静脉输入低张液体是另一个引起水中毒的医源性原因，在这两种情况下，自由水的摄入超过身体消除水的能力。

低钠血症的临床表现取决于患者的血容量，低渗透压发展的速度和程度。在低血容量性低钠血症中，脱水的症状以急性循环衰竭为准，低钠血症会减少在细胞外液的渗透压。水流入细胞内保持动态平衡。液体快速变化导致脑水肿及中枢神经系统的病变。症状可由嗜睡变昏迷。最严重时可能发生脑疝。低钠血症是6个月以下的婴儿发生无热惊厥的常见原因。低钠血症逐渐起病可使我们的大脑改变电解质及渗透物，防止脑肿胀和减少中枢神经系统病变。

低钠血症的治疗首先评估血容量，如果存在低血容量性休克应及时纠正（图 81-3）。低钠血症的纠正需水的丢失高于钠，这要求必须谨慎纠正，如果过度纠正可能导致渗透性脱髓鞘综合征。在低钠血症中，大脑可产生渗透物来维持细胞体积，可摆脱低渗透压状态，防止大脑渗透性脑水肿。一旦这些渗透物消失，过快纠正低钠可导致脑细胞脱水。系统逐步纠正可减少神经后遗症，在急性低钠血症（＜48h）时，纠正低钠需超过 24h。在低钠血症中逐渐开始，纠正血钠率不应超过 0.5mmol/（L · h）。治疗开始根据血容量状况补充等渗晶体。正常血容量或高血容量患者在治疗时以维持或限制液体为主。对于 SIADH 患者，主要的治疗方法是限制液体，一般限制正常生理需要量的 50%～75%。低血容量患者需评估和逐步纠正钠浓度的提高［约 10mmol/（L · 24h）］。虽然大多数患儿通过等渗晶体能逐步纠正，但对于有明显神经系统症状如癫痫发作的患者应迅速提高血钠，如仅 5mmol/L 血钠，血钠上升可以通过静脉注射 6ml/kg 3% NaCl 超过 1～2h 输入。在高血容量性低钠时，限制钠和水的入量通常足以减少急性症状，可渐进使用利尿剂，如呋塞米，可作为一种清除游离水的辅助治疗药物。应该识别和合理地治疗所有类型的低钠血症。

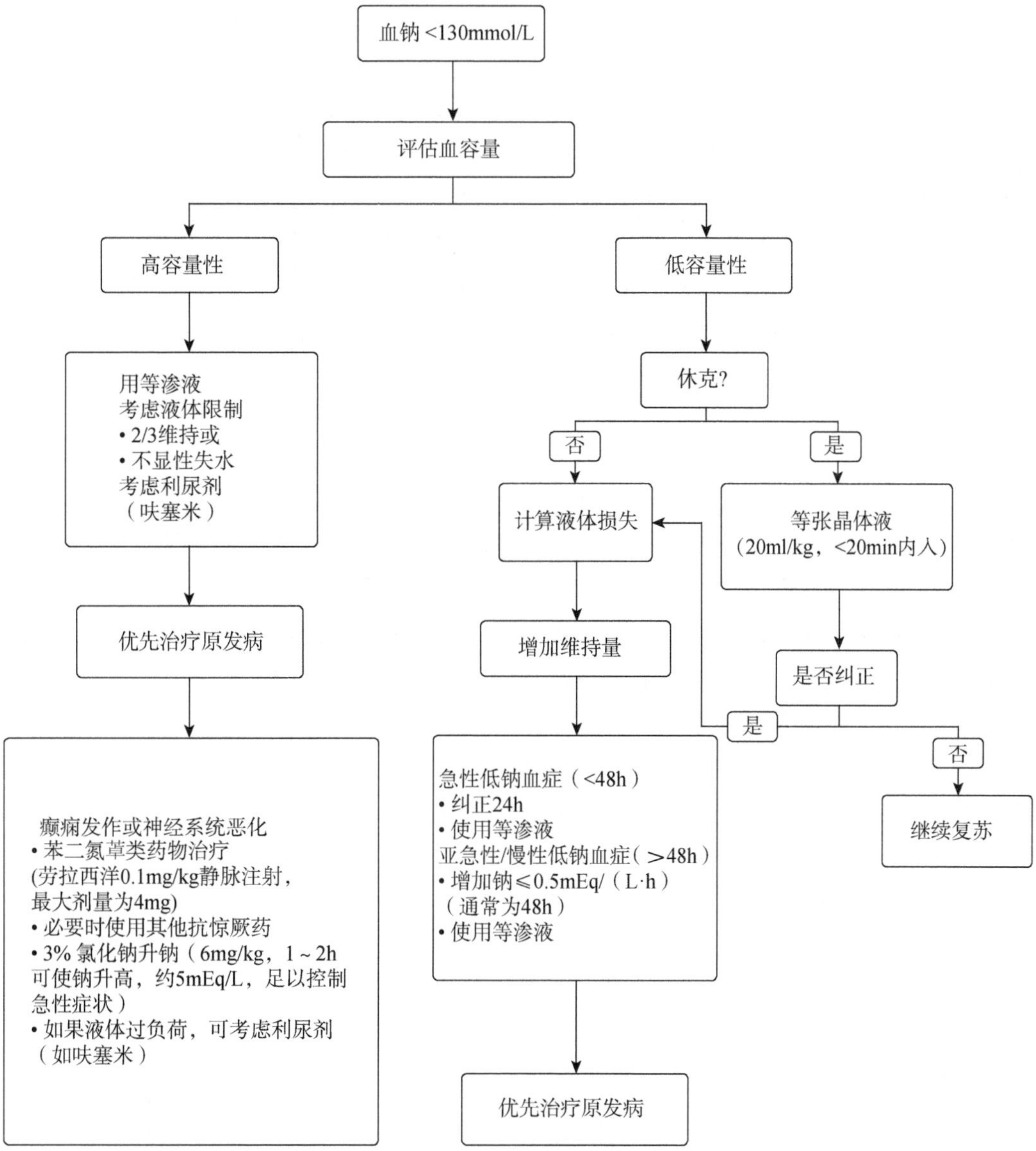

图 81-3　低钠血症的治疗

（黄娇甜　译）

第 82 章　低钾血症和高钾血症

（原著　Susan A. Kecskes）

要点

- 血浆钾离子水平仅反映了人体总钾的 2%。
- 高钾血症治疗的目标是停止摄入、稳定细胞膜、细胞内易位及增加排泄。
- 低钾血症应在可能的情况下通过口服纠正。特别需要注意的是，在静脉置换过程中避免发生高钾血症。

钾

细胞外液仅含有人体总钾量的 2%，钾是细胞内液中主要的阳离子。细胞外液中正常钾含量为 3.5～5.5mEq/L，而细胞内液中钾含量约为 160mEq/L。细胞膜上的钠 - 钾三磷酸腺苷酶泵主要用于维持如此大的浓度梯度。

钾主要通过易位和排泄作用维持动态平衡。大部分钾通过肾脏排泄。肾脏调节尿钾的排泄量为 5～1000mEq/24 h。日常摄入的钾约 10% 通过胃肠道丢失。

由于只有 50% 负荷量的钾在最初的 4～6h 被排泄，易位可使身体细胞内的钾维持稳定。在摄食后的第一个小时，钾就易位至细胞，主要是肝脏和肌肉细胞。钾的摄取主要由胰岛素、肾上腺素、醛固酮和酸碱平衡来调节胰岛素，刺激钠 - 钾 ATP 泵，促进肝脏和肌肉中钾的吸收。由于肝脏释放儿茶酚胺，可使血钾最初有所升高。随后，由于儿茶酚胺促进钾向细胞内液运动，因此血钾下降。醛固酮通过肾脏和肾外机制导致血钾降低。酸碱变化可致钾转移。酸血症促使钾向细胞外转移，而碱中毒倾向于使钾转移至细胞内。

■ 高钾血症

高钾血症的定义是血钾＞5.5mEq/L，产生原因有钾的摄入增多、丢失减少或细胞内的重新分布。钾摄入增多很少会引起血钾的增加，除非是医源性因素或同时伴有钾排泄减少。医源性因素包括过量的静脉补钾、输入大量的冷藏血、使用大剂量的青霉素钾盐或口服摄入含钾盐替代物。急性肾衰竭是钾排泄减少的主要原因。少见的是，肾上腺皮质功能减退可因为肾上腺皮质激素活性降低而导致高钾血症。使用保钾利尿剂同样与钾排泄减少有关。

钾可通过细胞的破坏或完整细胞的易位，从细胞内液重新分布到细胞外液。在创伤、烧伤、横纹肌溶解、大量血管内凝血或肿瘤消退 / 坏死的患者中，受损细胞将细胞内储存的钾释放到循环中。新生儿血肿和胃肠道出血可产生大量的溶血细胞，并使血钾升高。代谢性酸中毒时，钾可以从细胞内液快速转移至细胞外液。细胞外液是人体缓冲系统的主要组成部分，可以将细胞外氢离子与细胞内钾离子进行交换。假性高钾血症是常见的需与高钾血症鉴别的情况，经常与抽血时溶血有关。其他原因包括使用止血带的时间延长、鞋跟挤压或使用小计量注射针。当怀疑假性高钾血症时，应重新检测标本，并注意避免这些机械因素的影响。

多数高钾血症的患者相对无症状。神经肌肉症状开始为感觉异常，逐步进展为肌肉无力，最终发展为弛缓性麻痹。心脏异常更可能产生危及生命的情况。心电图（ECG）特征性的变化包括尖 T 波，PR 间期延长及 QRS 波群逐渐增宽。如果钾继续上升（尤其＞8mEq/L），则出现经典的高钾血症“正弦波”（图 82-1）。可能会迅速恶化为心脏停搏或心室颤动。

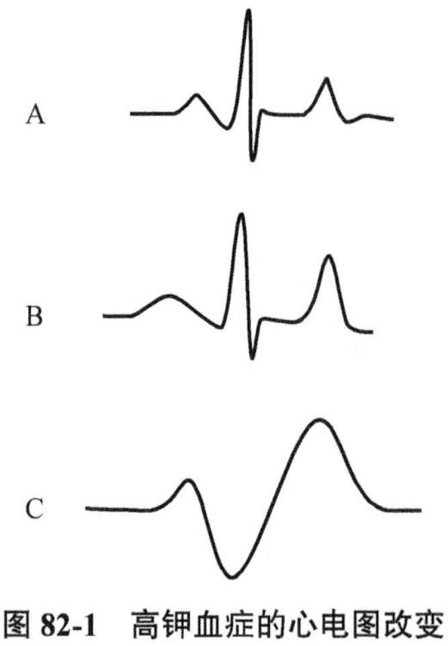

图 82-1　高钾血症的心电图改变

A. 正常心电图；B. 心电图示 P 波高尖，PR 间期延长，QRS 波群增宽，见于中度高钾血症（血钾＞7.0mEq/L）；C. 血钾＞8mEq/L 时，心电图可见“正弦波”

当怀疑高钾血症时，常规需做心电图来评估临床的严重程度。并测定血电解质、肾功能（尿素氮、肌酐和尿液分析）、血常规和酸碱度。尿钾浓度可以帮助评估高钾血症的原因。所有血钾>6.5mEq/L 的患者都必须有持续心电监测和频繁的实验室检查结果来追踪观察。

高钾血症的治疗取决于血清钾水平及临床症状和患者的肾功能情况。一旦出现高钾血症，需停止钾的摄入及停止使用含钾的药物。对于无症状、肾功能正常、血钾中度升高（<7mEq/L）的患者，要求停止钾的摄入，并复查血钾水平（图 82-2）。对于肾功能不全的患者，可考虑使用结合钾的药物，如聚磺苯乙烯（Kayexalate，1～2g/kg 口服或直肠给药），或者通过透析来提高钾的清除。

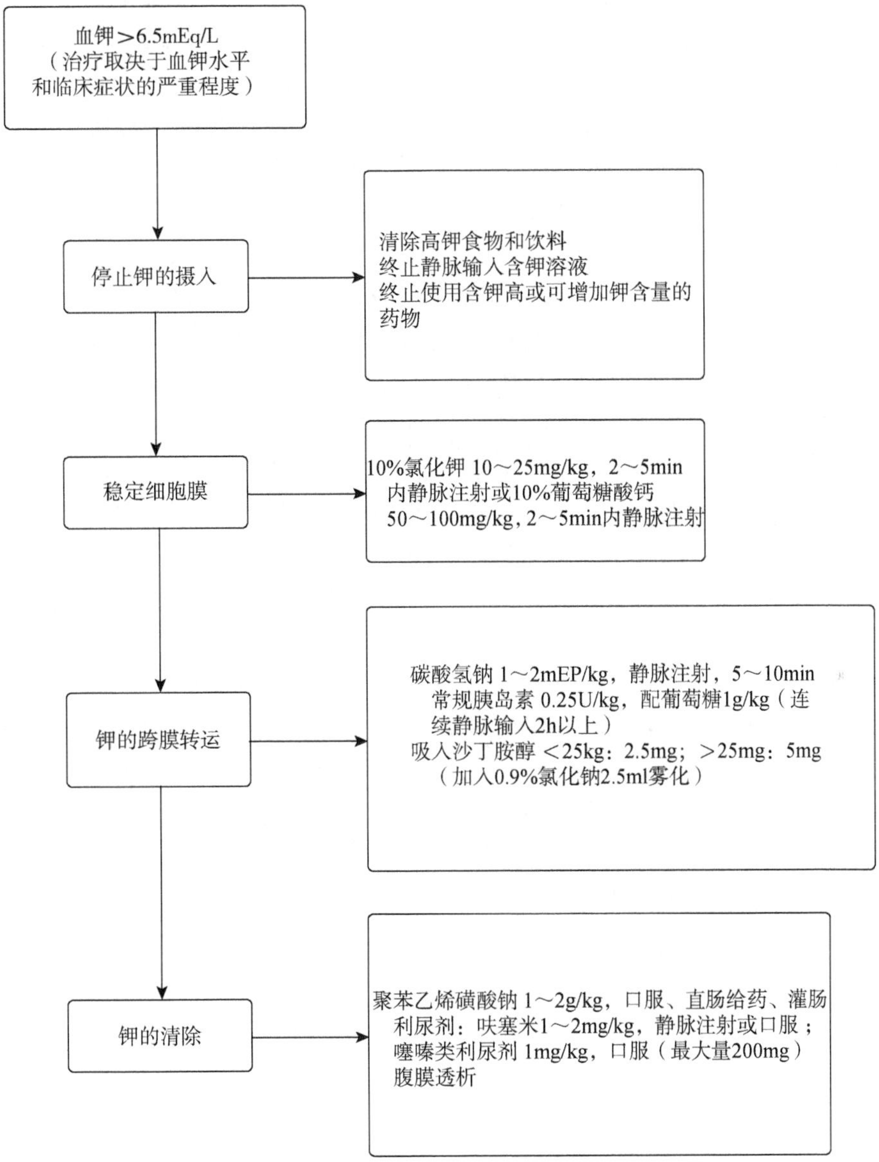

图 82-2　高钾血症的治疗

对于血钾水平>7mEq/L 或是有症状的患者，需要积极干预以稳定细胞膜，促进细胞内钾转移，并增加钾离子的排泄。静脉注射钙剂可使细胞膜稳定化，常使用 10% 的葡萄糖酸钙 50～100mg/kg，或 10% 的氯化钙 10～25mg/kg，2～5min 内静脉注射，并持续心电图监测。膜的稳定效应可随着钙剂的使用而立即生效，并可维持 30～60min。转移至细胞内可暂时降低血钾水平。碳酸氢钠（1～2mEq/kg 静脉注射，5～10min 内给药）可在 5～10min 起效并持续 1～2h。必要时可重复给药。胰岛素结合葡萄糖可有效地将钾转移至细胞内。1g/kg 的葡萄糖可结合 0.25U/kg 的胰岛素，2h 内输入。吸入 β_2 受体激动剂也是一个很好的办法，剂量为<25kg 的患者吸入 2.5mg，25kg 的患者吸入 5mg。据报道，该方法可降低慢性肾衰竭

的成人血钾水平，且对儿科患者同样有效。但它不应作为静脉治疗的替代方法，而是需在有静脉通路时使用。这些方法均不能改变体内的总钾量，因此还是需要提高体内钾的清除。在没有肾衰竭时，使用袢利尿剂和（或）噻嗪类药物可提高肾脏对钾的清除。聚磺苯乙烯是一种树脂，可以 1 ∶ 1 的比率进行钠钾交换。它通过胃肠道给药，并且可用于有或无肾衰竭的患者。对于肾衰竭或症状严重的患者，透析是明确的治疗方法。虽然血液透析比腹膜透析更有效，但腹膜透析管路可以更好地适用于某些位置。

■ 低钾血症

低钾血症的定义是血钾＜3.5mEq/L，产生原因有钾摄入减少、肾脏排泄钾增多、肾脏外的丢失过多或是钾从细胞外转移至细胞内。低钾饮食、进食障碍如神经性厌食和长期的静脉输液而没有补充钾均可能导致低钾血症。利尿剂、渗透性利尿、醛固酮增多症、巴特综合征、镁缺乏和肾小管性酸中毒均可导致肾排钾增多。肾外丢失主要发生在消化系统，呕吐和鼻饲可因为钾的直接丢失与低血容量相关的继发性醛固酮增多症导致钾丢失，从而产生低钾血症。腹泻可致钾大量丢失。纠正酸中毒、碱中毒，给予胰岛素和 β_2 受体激动剂，或家族性低钾周期瘫痪均可使钾从细胞外向细胞内运动。

低钾血症的临床表现与发生的速度和严重程度相关。肌肉收缩取决于膜的除极，并且要求钠快速内流及相同程度的钾离子外流。而低钾血症可损害该过程。其结果是改变神经传导和肌肉收缩。临床症状包括肌肉无力、肠梗阻、反射消失和自主神经不稳定，往往表现为直立性低血压，也可能发生呼吸骤停和横纹肌溶解。心电图可显示 T 波低平、ST 段压低、U 波、房性期前收缩、室性期前收缩和心律失常，尤其是洋地黄化的患者。低钾血症时，肾脏尿浓缩能力下降，导致多尿。实验室检查应包括血清电解质（包括镁）、血清的 pH 和尿钾。尿钾浓度＜15mEq/L 提示肾外丢失。此时需做心电图来协助诊断。由于测量的只是细胞外钾的浓度，体内总的钾浓度可以降低或正常。此外，钾必须穿过较小的细胞外间隙，才能到达空间更大的细胞内，其中大部分钾就被储存下来。因此，在纠正低钾血症时，这两个因素可导致“突增的高钾血症”。因此，对无危及生命的并发症的患者，低钾血症应通过口服逐步纠正；对有口服补钾禁忌的患者，在静脉补钾时需注意维持钾浓度。伴随低钾血症的一些潜在因素也需纠正，如碱中毒或低镁血症。还需确定低钾发生的原因，计算钾的丢失量并予以补充。应尽可能找出钾丢失的原因，并做出处理。如果低钾血症时使用地高辛或发生危及生命的并发症时，如心脏节律紊乱、横纹肌溶解症、严重肌无力或呼吸骤停，需静脉用药治疗。而在开医嘱、配药和静脉补钾的过程中均需格外谨慎。对于儿科患者，氯化钾的推荐剂量范围为每次 0.5～1mEq/kg（最大剂量为 40mEq），以 0.3～0.5mEq/（kg · h）的速度输入［最大速度 1mEq/（kg · h）］，在静脉给药前，钾必须稀释。外周静脉给药的最大浓度为 80mEq/L，而推荐经中心管路给药的最大浓度为 200mEq/L（通常不用于严格限制液体量的患者）。在静脉补钾过程中，需持续心电监测及频繁地评估血浆钾浓度。

（蔡姿丽 译）

第 83 章　低钙血症和高钙血症

（原著　Susan A. Kecskes）

要点

- 人体循环中钙含量不到 1%。
- 仅离子形式的钙具有生理活性。
- 甲状旁腺激素（PTH）、维生素 D、降钙素是控制钙水平的激素。
- 可通过氯化钙或葡萄糖酸钙的形式静脉补钙，但是剂量有所不同。
- 静脉注射钙剂对组织和静脉的刺激很大。

钙剂

钙是人体中最丰富和最重要的矿物质之一。它是维持骨骼完整性的必需因素，而且它的生理活性形式决定其有利于维持细胞除极、肌肉兴奋 / 收缩、神经递质释放、激素分泌及粒细胞和血小板功能。

99% 的钙储存在骨骼中，其中只有不到 1% 的钙进入到循环，而其中的 40% 与蛋白结合，如白蛋白，12% 与阴离子形成复合物，如磷酸盐和柠檬酸盐，而 48% 是离子形式的。血钙测量的是离子钙、复合钙和蛋白结合钙。离子钙是具有生理活性的钙形式。由于约一半的钙与白蛋白结合，因此血钙水平需要根据白蛋白含量做相应的调整。血浆白蛋白每下降 1g/dl，估计“真正的”血钙会增加 0.8mg/dl。

校正总钙量 = 测得的总钙量 + 0.8（4- 血浆白蛋白）。

而离子钙才是真正使用广泛的钙。

甲状旁腺素、维生素 D 和降钙素通过控制肠道吸收、肾脏排泄、骨骼分配，相互作用并使离子钙在一个较窄的范围内变化（图 83-1）。甲状旁腺细胞表面的钙敏感受体可反映离子钙水平。当离子钙下降时，甲状旁腺激素分泌增多。如果离子钙上升，那么甲状旁腺素的分泌受抑制。反过来，甲状旁腺素促进骨吸收和增加肾脏钙的重吸收。骨吸收一旦开始，离子钙和磷就释放到循环。在肾脏，甲状旁腺素刺激肾脏重吸收钙和促进磷的排泄，以及促进人体内 25- 羟维生素 D 转化为活性形式 1，25（OH）$_2$D，其活性形式可使小肠和肾脏内跨上皮转运的钙磷增加。降钙素由甲状腺激素释放，在钙平衡中起着抑制作用。血钙升高，降钙素释放，并抑制破骨细胞介导的骨吸收、肾和肠道重吸收钙。

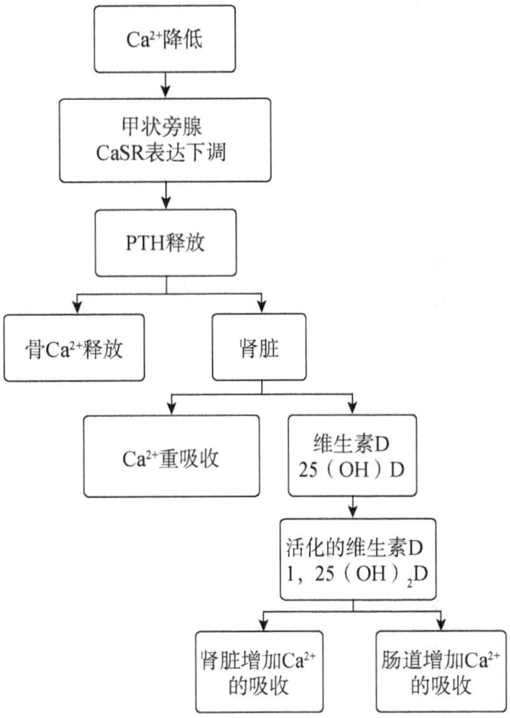

图 83-1　钙的调节：低钙血症

■ 低钙血症

低钙血症的定义为血钙<9mg/dl。主要病因（表 83-1）为甲状旁腺功能减退和维生素 D 缺乏。甲状旁腺功能减退导致甲状旁腺素释放不足，刺激骨骼、肾脏和肠道释放出储存的钙。它可以是先天性或获得性的。镁是甲状旁腺素分泌和甲状旁腺受体激活必不可少的。镁浓度低可能导致甲状旁腺功能减退和低钙血症。有趣的是，高水平的镁（注射用）抑制甲状旁腺素释放，也可能导致低钙血症。维生素 D 缺乏或抑制可导致低钙血症，并且还将影响其转化成活性形式 1，25（OH）$_2$D。假性甲状旁腺功能减退症的特点是抵抗甲状旁腺素的影响，也可能导致低钙血症、甲状旁腺素和磷的升高。低钙血症的其他病因有大量输入含有柠檬酸盐的血液、磷酸盐灌肠的毒性、胰腺炎和脓毒血症。

表 83-1　低钙血症的原因

甲状旁腺功能减退
获得性的
手术
自身免疫
放射性因素
重金属中毒
铁剂 —— 珠蛋白生成障碍性贫血、血色素沉着症
铜 —— 威尔逊病（豆状核变性）
遗传性疾病
DiGeorge 综合征（第三、四咽囊综合征）
家族性甲状旁腺功能减退
家族性低血钙和高钙尿症
X 连锁甲状旁腺功能减退
假性甲状旁腺功能减退
Ⅰa 型奥氏综合征
Ⅰb 型
Ⅱ型
镁失衡
低镁血症
高镁血症
维生素 D 紊乱
缺乏
抵抗
维生素 D 依赖性佝偻病，Ⅱ型
不能转化为活化形式
慢性肾衰竭
维生素 D 依赖性佝偻病，Ⅰ型
循环钙丢失
高磷酸血症
磷酸盐灌肠中毒
碱中毒
枸橼酸盐中毒
大量输血
骨饥饿综合征
胰腺炎
脓毒症

典型的非特异性的症状包括恶心、无力、感觉异常和易怒。典型的阳性体征有面部叩击征和低钙束臂征。面部叩击征阳性是指轻叩耳垂前面神经引起上唇非随意收缩。低钙束臂征阳性是指血压计袖带缠在上臂，并加压维持在收缩压 3s，出现腕部抽搐现象。在一些更严重的病例里，还可见手足抽搐、癫痫、喉痉挛和精神异常。超声心动图可见 QT 间期延长、心动过缓和（或）心律失常。低钙时可见心肌收缩受抑制和血管舒缩功能障碍。

实验室检查应该包括离子钙和总钙、镁、磷、血清白蛋白、肌酐和碱性磷酸酶的测定。维生素 D 和甲状旁腺素水平可能有助于阐明病因（图 83-2），因为其可能影响尿钙和磷的水平。

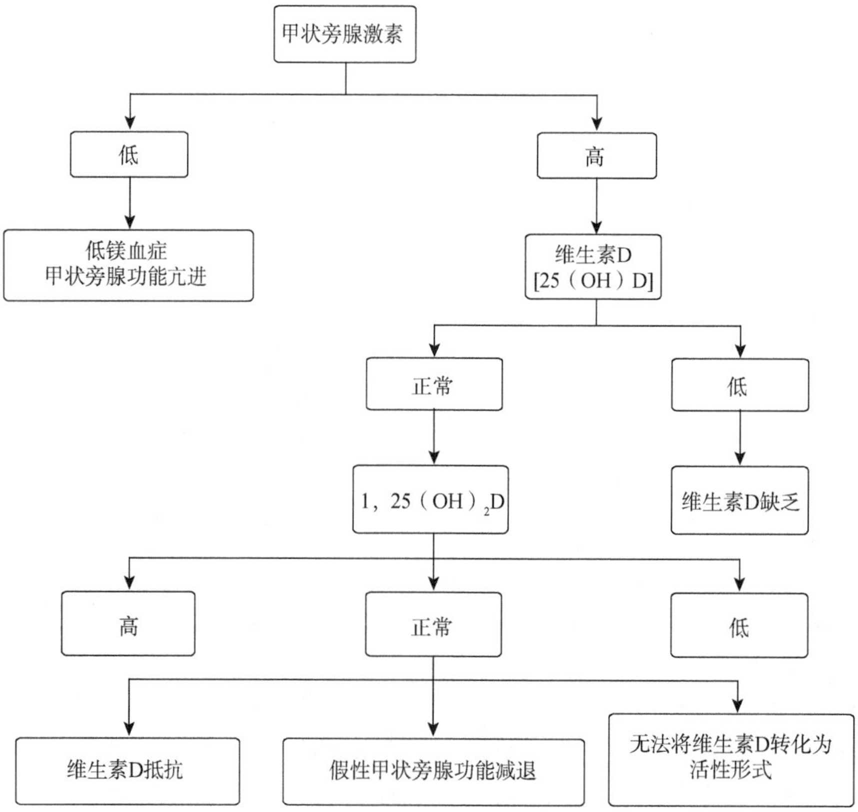

图 83-2　低钙血症的实验室检查程序

对于严重或症状典型的低钙血症，静脉注射钙剂需持续监测心电图。10% 的葡萄糖酸钙（每次 50～100mg/kg）或 10% 的氯化钙（每次 10～25mg/kg）都是可以使用的，时间为 2～5min。静脉注射钙剂对组织和静脉刺激很大。在使用前均应该稀释，最高浓度为葡萄糖酸钙 50mg/ml 或氯化钙 20mg/ml。给药途径更倾向于中心管道或很安全的外周静脉。禁止肌内注射、皮下注射或通过气管导管给药，以免产生组织坏死和脱落。静脉补钙同时使用碳酸氢盐时易诱发洋地黄中毒和形成沉淀物。高磷血症的患者具有转移性钙沉积的风险，影响钙的管理，并需要治疗，旨在降低磷的水平。当出现低镁血症时，可通过口服或静脉来纠正。静脉输入硫酸镁的剂量为 25～50mg/kg，最大稀释浓度为 200mg/ml，时间为 2～4h 或以上，长期使用需口服补钙、维生素 D 和噻嗪类利尿剂。

■ 高钙血症

高钙血症的定义为血浆钙浓度＞10.5mg/dl。多数无症状，主诉可能包括便秘、厌食、呕吐、腹痛或胰腺炎。少数有嗜睡、抑郁、精神性疾病或昏迷。心电图变化可能包括 QT 间期缩短、心动过缓、心肌梗死、窦性停搏。高钙血症可引起肾结石。

这种情况在成人中多与血钙过高有关（甲状旁腺功能亢进，乳腺、肺、肾和头颈部的恶性肿瘤），但罕见于儿童。在儿童，高钙血症多与恶性肿瘤骨转移或肿瘤细胞溶解综合征有关。其他原因有原发性或继发性甲状旁腺功能亢进、儿童甲状腺功能亢进、维生素 D 中毒、使用噻嗪类利尿药、乳碱综合征和结节病。另外，有许多罕见的遗传性疾病可引起高钙血症，包括婴儿期的特发性高钙血症（奥－布－莱综合征，即先天性高氯血酸中毒症候群）、Jansen 病、Williams-Beuren 综合征、原发性草酸盐沉积病、先天性乳糖酶缺乏和唐氏综合征。

实验室检查应包括总钙和（或）血浆离子钙、血清白蛋白、电解质（包括镁和磷）、肌酐、甲状旁腺素、维生素 D 的水平，心电图及尿液检查（图 83-3）。

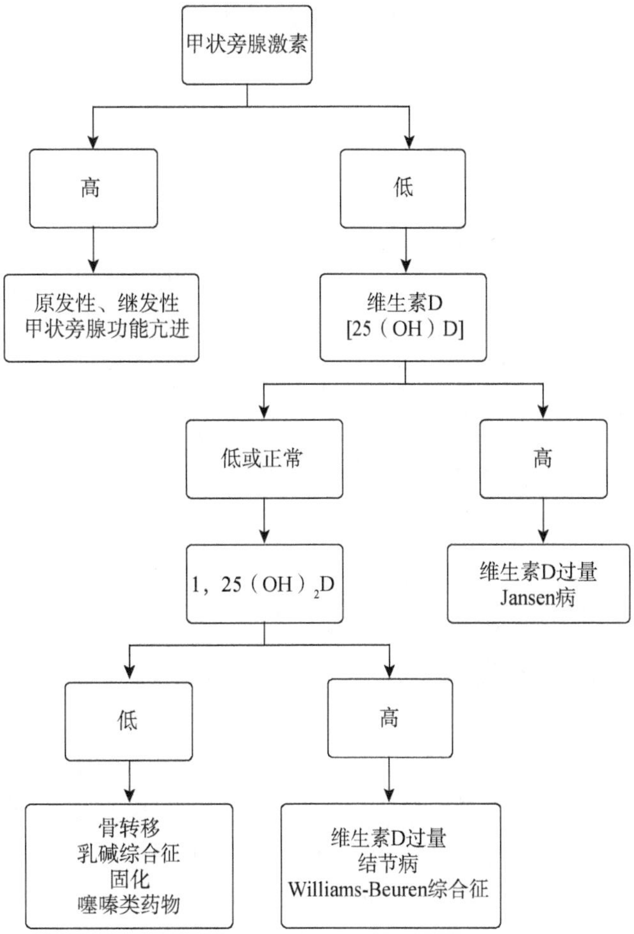

图 83-3　高钙血症的实验室检查程序

对于有症状或血钙浓度＞ 14mg/dl 的患者，治疗目是要增加细胞外液量，加强钙的排泄，增加骨骼存储钙及针对原发病的治疗。首先通过生理盐水增加血容量，再使用呋塞米利尿，促进钙的排泄。对于肾功能不全或发生危及生命的心律失常时，可使用血液透析。降钙素、糖皮质激素、光神霉素和吲哚美辛都可抑制骨钙吸收，但起效时间在使用这些药物 24h 以后。

（蔡姿丽　译）

第84章　儿童酸碱失衡

（原著　Farhan Bhanji）

要点

- 代谢性酸中毒常伴有呼吸性代偿。
- 慢性呼吸性酸中毒常伴有渐进的代谢性代偿。
- 急性呼吸性酸中毒通常不会立即出现代谢性代偿。
- 非阴离子间隙性代谢性酸中毒的最常见原因是因腹泻而丢失碳酸氢盐。

引言

人体严密调控着自身的酸碱环境，保持血清 pH 接近 7.40（正常值为 7.35～7.45）。因为 pH 负对数值与血清中 H^+ 的浓度 0.000 04mEq/L 相关，其浓度大大低于血清中钠（135～143mEq/L）和其他离子的浓度。严重偏离正常 pH 会导致细胞改变，从而导致全身和肺血管的阻力变化，减少心排血量和收缩的敏感性，诱发心律失常，并且可使患者有死亡风险。碳酸和其缓冲盐碳酸氢盐在 pH 的代谢组成中发挥重要作用。

当通常的凝血机制被酸碱的产生而破坏时，酸中毒或碱中毒就产生了。机体对于这一 pH 改变的立即代偿性反应通过脑中的化学感受器发挥作用，增加了每分通气量，降低了二氧化碳分压 PCO_2 以对代谢性酸中毒进行代偿（试图维持一个更正常的 pH）。肾脏系统也被激活以帮助纠正酸 / 碱中毒，但这一过程较慢，可能需要数小时或者数天的时间。机体不会过代偿，以至于由通气量导致的 PCO_2 改变和由肾脏导致的代谢性改变只会使 pH 趋于中性，但不会是酸中毒转换为碱中毒；反之亦然。

血气分析

■ 主要概念

具有异常高或异常低的 pH 状态被分别称为酸血症和碱血症。代偿指的是当面临病理性酸碱平衡紊乱时，机体产生代偿性酸中毒或碱中毒，以试图使 pH 正常化的一种内环境稳态机制。

当碳酸氢盐水平和碱过剩 / 不足被估算时，pH、PCO_2 和 PO_2 也需被测定。血清碳酸氢盐的化学实验室测定是一个实际测值而不是一个计算值，但在大多数情况下，计算值和测量值应该十分相近。最近有关成人创伤的研究表明碱不足可能在预计输血要求和预测死亡风险上十分有用，并且与基于临床指征的 ATLS 分类相比，能更好地分辨休克严重程度。

目前血气测定的金标准仍是动脉血样本，但其难以获取，对大多数儿童而言是不必要的伤害，并且带来小的并发症风险。静脉或毛细血管样品通常更容易获得，并且 pH、PCO_2、碱过剩和碳酸氢盐之间有良好的相关性。当需要进行 PO_2 和血样测定时，需要采集动脉血样品（如严重休克使脉搏血样计出现低血流信号时，或在一氧化碳中毒或高铁血红蛋白血症患者身上出现不可靠信号时）。

■ 解释

血气分析的第一步是看 pH。pH 低于 7.4 为酸中毒，忽略其他可能同时发生的过程，最基本的过程就是酸中毒。类似的，pH 高于 7.4 为碱中毒，而其基本过程即为碱中毒。下一步是要看 PCO_2 和碳酸氢盐浓度。在酸中毒情况下，升高的 PCO_2 表明基础过程是呼吸性酸中毒，低碳酸氢盐浓度表明是代谢性酸中毒（两种情况同时存在时提示有混合型户型和代谢性酸中毒）。相反的，在一个碱中毒病例中，低 PCO_2 表明有呼吸性碱中毒，高碳酸氢盐浓度表明有代谢性碱中毒。

下一步是确定代偿是否适当。如果不是，多种酸碱平衡紊乱将会同时发生。在急性呼吸性酸中毒中，PCO_2 每上升 10mmHg，pH 就下降 0.08，而碳酸氢盐浓度代偿性地升高 1mEq/L 以试图纠正 pH。对于缓慢的 PCO_2 改变，肾的代偿能力更好，PCO_2 每上升 10mmHg，碳酸氢盐浓度代偿性升高 3.5mEq/L 。这一代偿的不同可以帮助医师确定患者的慢性症状，当不能迅速由病史来确定的时候。例如，与一个 PCO_2 为 60mmHg、碳酸氢盐浓度为 26mEq/L 并伴有需紧急治疗的急性症状的婴儿相比，一个患慢性肺病，PCO_2 为 60mmHg，碳酸氢盐浓度为 31mEq/L 的 5 个月的

26 周早产儿更可能有慢性二氧化碳潴留。在代谢性酸中毒的情况下，血清中碳酸氢盐浓度每下降 1mEq/L 将导致患者 PCO_2 代偿性下降 1.2mmHg。这一代偿是有限的，一般患者 PCO_2 不会低于 10mmHg。

代谢性酸中毒通常可以在儿童血气分析中体现出来。要探究酸中毒内在原因的一种使用的方法就是计算阴离子间隙来判断患者患有阴离子间隙正常型或是阴离子间隙增加型代谢性酸中毒。血液是电中性的，所有的阳离子带电数（Na^+，K^+，Ca^{2+} 等）必须与所有阴离子（Cl^-，HCO_3^- 等）带点总数相等。钠离子和钾离子约占阳离子的 95%。氯离子和碳酸氢根离子约占阴离子的 85%。剩余 5% 的阳离子和 15% 阴离子简单地分别看作为测定的阴离子和阳离子。阳离子间隙反应的是血浆中已测定的阳离子浓度和阴离子浓度之差，但也可以概念化地认为反映的是未测定的阳离子和阴离子浓度之差（必须是等量的以保持电中性）。一些专家定义离子间隙如下：[Na^+-（Cl^-+HCO_3^-）]，而另一些则用 [（Na^++K^+）-（Cl^-+HCO_3^-）]。

当使用第一个公式时阴离子间隙升高 12mEq/L 被认为是正常的，而用第二个公式时，阴离子间隙升高 16mEq/L 在正常范围之内。在计算可接受变化范围时，两个公式之间存在微小不同，所以医师在使用公式时应选择更适合患者情况的公式。

非阴离子间隙型代谢性酸中毒通常由碳酸氢盐的丢失导致，并伴随有生理性反应增加血清氯离子浓度以保持总已测定阴离子电荷总数不变（如此便不会有阴离子间隙改变）。非阴离子间隙型代谢性酸中毒发生在腹泻或肾小管酸中毒（RTA）中。RTA 大体可分为Ⅰ型、Ⅱ型或Ⅳ型，但也可有药物导致的肾小管酸中毒。病史一般可以指导正确的诊断，尤其是存在或不存在腹泻、有无药物可导致肾小管酸中毒等记录。在极少的情况下，非阴离子间隙型代谢性酸中毒的主要原因可能是使用大量生理盐水而造成的氯离子过量。

在阴离子间隙型酸中毒病原学上按“MUDPILES”进行记忆（甲醇，尿毒症，糖尿病酮症酸中毒，三聚乙醛、丙烯乙二醇的代谢，铁 / 异烟肼 / 先天性乳酸性酸中毒，乙二醇，水杨酸盐），其最常见的原因是组织低灌流引起的乳酸中毒，这一病因可由增加灌流量逆转。白蛋白很大程度上有助于未测定阴离子的增加，当血清白蛋白低时（如肾病综合征、营养不良、肝衰竭），应当调整阴离子间隙的正常范围。对于大多数患者而言，给予碳酸氢盐并非必要的治疗手段，并且给予碳酸氢盐可能对一些患者造成伤害，如糖尿病酮症酸中毒。碳酸氢钠对于治疗水杨酸过量的患者有作用，其可碱化尿液，并可在有三环抗抑郁药引起的 QRS 波增宽的情况下增加水杨酸的 pH。

关于儿童肠胃炎中脱水的临床评估并不完善。当运用实验室方法诊断时，碳酸氢盐浓度高于 15～17mEq/L 表明不存在严重的脱水。腹泻患者通常有碳酸氢盐的损失，而脱水的严重性有时由于这一碳酸氢盐水平而被夸大。例如，一个碳酸氢盐浓度为 13mEq/L，不伴有阴离子间隙增加的患者不存在显著的乳酸生成量（因为正常血容量和正常的灌流量），但作为碳酸氢盐损失的结果，碳酸氢盐浓度很低。

■ 代谢性碱中毒

代谢性碱中毒是由于机体丢失过多的 H^+ 离子，如呕吐、鼻胃抽吸或 HCO_3^-。醛固酮增多症或其他盐皮质激素的分泌可以导致肾对 Na^+ 的重吸收和对 H^+、K^+ 的分泌，从而导致代谢性碱中毒。在髓袢升支使用袢利尿剂抑制钠和氯的重吸收造成细胞外液量的减少，HCO_3^- 在浓度相对增加从而造成容量减少型碱中毒。血容量的不足是由肾脏造成的，而不是排泄过多的 HCO_3^-，我们可以知道代谢性碱中毒是通过肾素 - 血管紧张素 - 醛固酮系统来维持的。HCO_3^- 直接增加可能出现在由哺乳时摄入醋酸盐造成的乳碱综合征。

代谢性碱中毒通常被认为是氯化反应，当碱中毒是由激素机制（如醛固酮）造成的时，它可以被氯替代和抗氯纠正，造成持续的酸和氯离子的丢失。氯化反应形式通常表现为低氯血症，低钾血症、血管外体积收缩、醛固酮增多症的后期就是这种机制。在氯化反应的代谢性碱中毒中，尿中氯化物通常小于 10mEq/L，这并不是使用利尿剂的标准。氯抵抗通常表现为正常血容量或高血容量，可能与高血压相关，其尿氯大于 20mEq /L。

氯反应性代谢性碱中毒的治疗需要通过输注氯置换的生理盐水。如果利尿剂是潜在的病因，可能需要停止使用或者断奶。在某些血清碳酸氢盐水平较低的情况下，碳酸酐酶抑制剂乙酰唑胺等可能是有用的。氯抵抗性代谢性碱中毒的治疗大多使用盐皮质激素。

■ 呼吸性酸中毒

呼吸性酸中毒通常出现 CO_2 清除障碍，理论上是由于 CO_2 的生成增多。有很多原因超出了本章的范围，但基本上是围绕肺内疾病、肌肉强度疾病（如重症肌无力）、呼吸中枢抑制或胸壁疾病。呼吸性酸中毒的临床症状很大程度上取决于缺氧的时间和程度，儿童对 CO_2 升高的耐受性较好，但是缺氧仍需要很快地被纠正。

用碳酸氢钠治疗呼吸性酸中毒是不恰当的和有潜在危害的，这一点需要质疑。

■ 呼吸性碱中毒

呼吸性碱中毒在过度通气中比较常见，在劳力性呼吸困难中，可能造成疼痛、恐惧、焦虑，更糟糕的后果是低氧血症和所有呼吸性碱中毒的患者都会产生的呼吸窘迫和缺氧。哮喘患者的轻中度喘息往往会导致呼吸性碱中毒。其他可能造成呼吸性碱中毒的原因包括颅内压增高、感染、肿瘤或药物导致的颅内压增高，可能会刺激大脑中的呼吸中枢。

总结

机体内的酸碱环境有效地维持在一个狭窄的范围内，保持血清的 pH 接近 7.40（正常值为 7.35～7.45）。明显偏离正常的 pH 会导致细胞变质，最终导致身体功能的变化。

当机体产生过多的酸或碱就会产生酸中毒或碱中毒，机体会试图通过肺和肾的代偿机制使 pH 趋于正常化。

（蔡姿丽 译）

第十五部分

泌尿生殖系统

第 85 章　男性生殖系统疾病

（原著　Eric R. Schmitt, Marianne Gausche-Hill）

要点

- 急性阴囊疼痛通常是由睾丸扭转、附睾炎或睾丸附件扭转引起的。
- 附睾炎通常是由病毒感染引起的，然而，对于儿童和患有性病的青少年来说，细菌尿路感染也是必须考虑的。
- 持续的阴囊肿胀和“虫包”的出现，很可能是肿瘤阻塞的结果。
- 造成阴茎勃起异常的原因有两种：一是低血流量或缺血，如血管镰状细胞阻塞；二是高血流量或充血。

睾丸疼痛 / 阴囊肿块

造成儿童急性阴囊疼痛及肿胀的原因有很多，然而，在大多数情况下，急诊医师可以通过患者病史、体检并综合考虑其年龄来确定其病因。阴囊肿胀可伴有疼痛，也可以表现为疼痛不明显（表 85-1）。其最常见的诊断为睾丸扭转、睾丸附件或附睾扭转及附睾炎。医师必须考虑到不同的情况并采取相应的处理措施。彩色多普勒超声是阴囊病变的首选影像检查手段。

表 85-1　小儿阴囊疼痛或肿胀的原因

有痛	无痛
睾丸扭转	睾丸肿瘤，白血病
睾丸附件或附睾扭转	阴囊积水
附睾炎	精索静脉曲张
嵌顿疝	腹股沟疝
特发性阴囊水肿（皮炎、血管神经性水肿、昆虫叮咬）	过敏性紫癜
创伤（睾丸破裂）	全身水肿
阴囊蜂窝织炎或脓肿	
睾丸炎	
肾绞痛	

■ 睾丸扭转

睾丸扭转的发病率依照年龄呈双峰分布，发病率第一高峰在新生儿期，第二高峰在青春期。睾丸扭转是泌尿系统的急症之一，有相当多的案例表明，一旦急诊医师对该病症出现误诊，将会造成大量的法律纠纷。因此，对于任何主诉有阴囊疼痛或者在体格检查中发现有阴囊肿胀征象的儿童患者，急诊医师都必须考虑睾丸扭转的可能性。

与扭曲相关的典型解剖学异常主要是“钟摆”状畸形，通常其为双螺旋状，并造成睾丸在阴囊中上升平置（见彩图 114）。睾丸膜鞘异常通常造成与睾丸连结的精索和睾丸动脉扭结，使得睾丸动脉缺血并造成坏死。在持续 4～6h 疼痛后，该病的挽救率在 96% 左右，但是如果拖延到疼痛 12h 后，其挽救率则下降至 20%，24h 后下降至低于 10%。睾丸扭转的过程可以是间歇性的，因此通过患者发病时间不一定能够预测其睾丸的状态。

睾丸扭转起病时通常发生突然的单侧阴囊或睾丸疼痛，通常伴有呕吐及侧腹或腹部疼痛。该病可由阴囊外伤或近期的附睾炎引起。发作性阵痛提示间歇性扭转，并可以发生双向扭曲（同步或异步）。隐睾发生扭转的概率要比正常睾丸高出 10 倍，并表现为下腹疼痛和睾丸不可触及。Karmazyn 等研究发现，疼痛起病少于 6h，提睾反射消失或降低，并伴有恶心、呕吐症状，应高度怀疑为睾丸扭转。在被研究的病例中，如果这三项症状全部不存在，则没有一例为睾丸扭转。但是，如果三项症状全部存在，则睾丸扭转的患病率高达 87%。没有任何一个单项症状指标可以 100% 地预测儿童睾丸扭转，但是这几项综合的症状可以辅助急诊医师来确定疾病风险。BenIsrael 等通过研究发现，在 17 例睾丸扭转的儿童患者中，所有的患者都至少存在下述症状之一：起病不超过 24h 的持续疼痛，恶心及呕吐，睾丸处于高位及提睾反射异常。虽然患有睾丸扭转的患者提睾反射消失概率很高（OR 27.8，95%CI 7.5～100），但是仍不能作为睾丸扭转的完全依据。

通过体格检查可见阴囊肿胀、红斑及触痛异常

（见彩图 115）。通常情况，睾丸会在阴囊内呈高位水平状，当出现水肿、红斑和可能的反应性鞘膜积液时，检查会变得困难。受影响睾丸的压痛是弥漫性的，并通常会产生提睾反射缺失。睾丸的上升会进一步加剧疼痛（普雷恩征候），而不是像附睾炎那样会使得疼痛缓解，然而该证候并不能有效地确诊或排除扭转的可能性。

诊断评估：若怀疑发生睾丸扭转，应在获得确切检查结果之前就迅速开展泌尿学科专家会诊。一般来说，睾丸扭转的尿常规检验结果是正常的，如果出现脓尿或菌尿提示，则提示患者可能是尿路感染、附睾炎或睾丸炎。但是必须认识到的是，这些结果并不能排除睾丸扭转。其他的检查如全血细胞计数检验可能会在术前被要求，但这些检验结果很少有助于诊断。高分辨率彩色多普勒超声可以快速地提供睾丸血流量信息。此外，超声显示的解剖结构及关系，以及超声影像发现可提供对睾丸存活率的预测。超声对睾丸扭转的灵敏度在 90% 左右，对于有经验的医师来说，其确诊率超过 98%。放射性影像检查也是传统的选择之一，但是其准确性不如超声，现在已经很少使用。如果患者具有睾丸扭转的典型特征，但其超声检查结论为否定的话，还可以对患者采取进一步的诊断评估（如磁共振成像）。

处理：若怀疑发生睾丸扭转，应开展快速泌尿学科专家会诊，并提示手术检查。如果扭转的睾丸无法存活，则建议切除，并实施双侧睾丸固定。在开展急救时，若泌尿学处理手段无法及时开展，则可尝试对睾丸手动复位。手动复位时，保持患者镇静，将扭转睾丸转向患侧大腿，类似于“翻书”（见彩图 116）。如果患者疼痛不能立即缓解，则可尝试向另一个方向转动。

■ 睾丸附件扭转

在发生睾丸扭转时，睾丸附件经常发生扭转（如晶状囊体，最易发生扭转），此外还包括精索和附睾。对于处于青春期的男孩，睾丸附件扭转发生很频繁，并且很难对其扭转的精索进行辨认。

临床上，睾丸附件扭转的严重性通常没有睾丸扭转大（表 85-2）。全身症状，如恶心和呕吐很罕见，体格检查可发现弥漫性睾丸肿大和疼痛或只有睾丸上部连接点一个焦点有触痛感，有时会出现“蓝点”征，即在阴囊皮下睾丸附件坏死的地方会呈现蓝色（见彩图 117）。

表 85-2　睾丸扭转、睾丸附件扭转及附睾炎的体征和症状

体征和症状	睾丸扭转	睾丸附件扭转	附睾炎
发病时疼痛	急性	急性或渐进性	渐进性
呕吐	常见	不常见	不常见
发热 / 脓尿	不常见	不常见	常见
睾丸位置	高位并平置	正常	正常
提睾反射	缺失	存在	存在
触痛	扩散性	集中于“蓝点”	后部

诊断评估及处理：彩超检查结果通常为正常或者显示睾丸流量增加。对于睾丸附件扭转，推荐采取卧床休息、泌尿系统观察和镇痛的处理方式。该情况是可以自愈的且并发症较少。但发生睾丸扭转时外科及时干预也是不可排除的。

■ 附睾炎

在因急性阴囊疼痛而送诊的儿童患者中，大约有 1/3 是附睾炎，并很容易被误诊为睾丸扭转。对于成人来说此发病率远远高于儿童，而在婴儿中则很罕见。

在青少年中，附睾炎往往是由性病如淋病奈瑟菌和沙眼衣原体引起的。对于年龄低于 6 岁的儿童，可能会查出尿路感染，但由细菌感染（如大肠埃希菌）引起的病例只占到全部病例的一小部分。其致病原因可能是病毒或发生在其他感染（如上呼吸道感染），或可能是由无菌尿液回流输精管而引起的化学性炎症。

对患者病史询问应该包括症状的时间过程、历史创伤、性行为和泌尿系统症状（排尿困难、血尿等）。其主要症状是单侧阴囊持续钝痛与肿胀，通常可持续数天。此外，还有可能出现呕吐和泌尿系统症状。随着时间推移，疼痛可能会发展成弥散性并辐射到下腹部。对于年幼的儿童患者，其症状可能较为模糊。对于婴儿则可伴有阴囊肿胀。

通过体格检查可发现附睾、睾丸、阴囊出现红斑、温热及肿胀。触痛点位于睾丸上方，睾丸本身应该是无痛的并处于正常位置。患者通常有正常的提睾反射和普雷恩证候（阴囊上升会使得疼痛缓解）。但是，这些证候并不能可靠地区分附睾炎和睾丸扭转。

诊断评估及处理：附睾炎和睾丸扭转通常难以区分，当阴囊疼痛原因不明时，行泌尿学专家会诊是必要的。尿液分析可能会给出尿路感染的特征提示，全血细胞计数则会给出血液中白细胞数量的变化情况。然而，这些检查在附睾炎的很多病例中会表现出正常结果。彩超是必要的检查手段，其结果可显示患侧睾丸的血液流量情况是正常还是增加，因为该检查手段在婴儿和儿童中的结果呈现出很高的不确定性，所以这一问题仍有待研究。

一旦确诊为附睾炎，则尿培养就是必需的。对于青少年患者来说，淋病、衣原体和其他性病感染检查也是必要的。病毒感染也是较为常见的，其确诊通常通过推定。在经过治疗后，影像学手段可以排查出那些尿道异常和肾结石梗阻造成的病例。

对于附睾炎伴有尿路感染的 1 个月以下的婴儿，建议注射抗生素。对于较大婴儿和年龄 2 周岁以下的幼儿，若感染情况较为严重，也同样建议注射抗生素。住院患者抗生素治疗应包括氨苄西林与氨基糖苷类或头孢噻肟（表 85-3）。年龄小于 3 个月的婴儿应当进行尿常规检验和尿培养。在尿培养结果出来之前，应做抗菌治疗，直到培养结果呈阴性。在大部分情况下都属于病毒感染，但是一旦确诊为细菌感染，就必须将其列入高危组慎重对待。对于年龄较大的儿童或青少年，若其尿检呈阴性，则通常情况下无须住院，给予患者镇痛剂，卧床休息并抬高阴囊。鉴于青春期前的男性患者细菌感染率非常低，临床经验并不建议给予抗生素治疗，其尿培养结果可以用来指导治疗方案。对于性活跃的青少年，抗生素治疗应包括多西环素和头孢曲松钠（表 85-3）。推荐对所有的患者进行泌尿学专家会诊，并进行后续的随访。

表 85-3　小儿附睾炎的抗生素治疗

抗生素类型	剂量	给药途径
门诊管理		
青春期，没有性活动		
磺胺甲噁唑，或	8～10mg/（kg · 24h）	口服，一天 2 次，疗程 10～14d
头孢氨苄	25～50 mg/（kg · 24h）	口服，一天 4 次，疗程 10d
有性活动		
头孢曲松（大于 8 岁）	250mg	静脉注射
多西环素，或	100mg	口服，一天 2 次，疗程 10d
红霉素	50mg/（kg · 24h）	口服，一天 4 次，疗程 10d
入院管理		
氨苄西林，并追加	100mg/（kg · 24h）	静脉注射每 6h 1 次
庆大霉素，或	7.5mg/（kg · 24h）	静脉注射每 8h 1 次
头孢噻肟，或	50～150mg/（kg · 24h）	静脉注射每 6h 1 次
头孢曲松钠	50～100mg/（kg · 24h）	静脉注射每 12～24h 1 次

■　阴囊及睾丸创伤

阴囊创伤可由多种原因引起，包括虐待儿童。最常见的原因包括直接打击、骑跨伤或车祸。这些原因会导致阴囊血肿，有时会造成睾丸破裂，但很罕见。阴囊可能会淤血或因为出血造成紧缩。睾丸可能会难以触及或错误界定。通过超声快速评估睾丸的完整性是非常必要的，并立即采取泌尿学的睾丸破裂会诊。睾丸破裂是经典的外科手术探查和修复，虽然睾丸的挽救率很低，但是从现有的案例来看，也没有什么更好的办法。阴囊血肿和睾丸创伤需要卧床休息，托起阴囊，冰敷并给予镇痛药。

■　睾丸肿瘤

睾丸肿瘤在儿童中很罕见，并且绝大多数是良性的。睾丸肿瘤类型包括畸胎瘤、胚胎癌、卵黄囊瘤、绒毛膜癌、睾丸间质细胞瘤、支持细胞瘤等。淋巴瘤、白血病可转移到睾丸并表现为睾丸团块。隐睾产生肿瘤的概率是正常睾丸的 50 倍，尤其是位于腹腔内部时。

睾丸肿瘤通常会增加阴囊的充实感、牵引感和重量。患者和其照顾者可发现团块。通过体格检查，可发现团块牢固、不透光。肿瘤通常都是无痛的，但是肿瘤内部出血可能引发睾丸、腹部和体测产生突然的疼痛。体格检查也应该评估其淋巴结肿大、腹部团块、肝脾大、点状皮疹、男性乳房发育等情况。

诊断评估及处理：采用超声检查可确定团块的存在和位置，并区分良性和恶性肿瘤。应进行尿液分析，以及一个完整的血细胞计数和甲胎蛋白水平测试。人绒毛膜促性腺激素往往是由生殖细胞肿瘤产生的，并可在尿液或血清中被检测到。

泌尿系统会诊和及时的活检或团块的切除对肿瘤类型的确定和随后的治疗方案是十分必要的。大多数肿瘤是良性的，可采用睾丸保留手术治疗。对于大多数恶性肿瘤，都有较为良好的预后。

■　腹股沟斜疝

当腹部或骨盆疝气通过显性鞘突进入阴囊时，则出现腹股沟斜疝。腹股沟斜疝通常处于右侧，男性比女性发病率高 10 倍。大约有 2% 的儿童会发生腹股沟斜疝，早产会使得发病概率增加。腹股沟斜疝修复是最常见的小儿外科手术。

腹股沟斜疝通常发病于 1 岁前，一般表现为随着小儿的哭闹和咳嗽，阴囊呈现间歇性膨胀。年龄较大的孩子可感觉到随着腹压增加，腹股沟变得沉重或凸起。对于发热、腹痛、食欲缺乏或呕吐等症状，要怀疑发生嵌顿的可能性。嵌顿的检查指征包括在腹部或阴囊出现确定的、有触痛感并且无法减小的团块。嵌顿疝可迅速发展为坏死，并继发腹膜炎和休克。大约有10%的腹股沟斜疝和绝大多数的嵌顿发生在1岁以内，尤其是2个月以内的婴儿。

诊断评估及处理：腹股沟斜疝通常可以通过既往病史和体格检查来确诊（见彩图118）。在采取阴囊透视检查时，应将腹股沟嵌顿疝同阴囊积液及淋巴结肿块、肿瘤等固体团块加以区分。隐睾或缩回的睾丸可能与腹股沟斜疝征候相仿，因此在体格检查时，需要对双侧睾丸同时进行检查。当检查情况不明时，超声检查可用以帮助区分疝气和其他腹股沟团块，如脓肿、肿瘤及阴囊积液。腹部X线除了可以确定肠梗阻之外，通常是没有其他帮助的。通过指压腹股沟内环、给予镇痛药或卧床休息、冰敷患部及将患者置于特伦德伦伯卧位，可以减少95%的嵌顿疝发生概率。对于疝气症状易于缓解的患者，可以安排其出院，并与外科医师保持密切随访。当前，对这类患者的确切修复治疗时间和手段还存在争议。对于疝气症状难以缓解的患者，应当住院进行观察并推迟其手术时间。对于发生持续嵌顿，或有腹膜炎或肠穿孔证候的患者，则应立即进行外科会诊，并在急诊室接受液体复苏和抗生素治疗。

■ 过敏性紫癜

过敏性紫癜（HSP）是一种全身性血管炎症，最常见于7岁以下的儿童。多达1/3的患者可能有泌尿生殖系统的投诉，包括血尿、阴囊疼痛、肿胀、红斑或紫癜样皮疹的阴囊。在某些情况下，可能会很难分辨过敏性紫癜和睾丸扭转的区别。急诊医师应申请泌尿学专家会诊并采取彩色多普勒超声检查。如果诊断评估的结果是阴性的，且患者具有其他过敏性紫癜的症状，那么手术探查可能不是必要的。

■ 阴囊积液

阴囊积液产生于显性鞘膜，可与腹膜腔沟通，并可能与间接腹股沟斜疝相关。液体在睾丸附近累积，可能导致肿胀并显现出蓝色阴囊。透视结果显示此处为液暗区，但有可能难以和间接腹股沟斜疝相区别。如果阴囊积液表现为疼痛肿胀，则医师必须考虑腹腔内病变，如阑尾破裂或睾丸扭转。无痛的阴囊积液可能属于一种先天现象。如果在患者1周岁之内阴囊积液持续存在，可以对显性鞘膜进行手术修复。

■ 精索静脉曲张

在青春期的男性精索静脉曲张通常会呈现为无痛性阴囊肿胀。睾丸静脉瓣膜发育不完全和精索的蔓状静脉丛会导致静脉曲张，使得阴囊看起来像一个“虫包”。精索静脉曲张发病率大约为15%，其85%在患者左侧。通常精索静脉曲张是良性的，但也可能是肾静脉或者下腔静脉因肿瘤而受到梗阻的表现，尤其是当其发生在右侧时。在体格检查时，患者应处于立位，通常立位会使得阴囊扩张并让“虫包”显现出来。若患者处于仰卧位时阴囊持续肿大，则应通过肾脏超声或血管造影来评估是否存在血管梗阻。对于发生睾丸萎缩、近端梗阻病变和疼痛异常的患者，则手术修补是必要的。青少年精索静脉曲张和成年不孕不育存在一定关联，但是没有证据表明手术修补可以预防不孕不育，因此此项手术也存在争议。

■ 其他造成阴囊疼痛或肿胀的原因

其他造成有痛或无痛阴囊肿胀的原因包括阴囊蜂窝织炎、特发性阴囊水肿和淋巴结炎症等。特发性阴囊水肿在青春期的男孩更常见，以阴囊增厚、红斑、不涉及睾丸为特征。它并不总是会引发疼痛，有时会很痒。轻微的外伤，包括昆虫叮咬，局部刺激性接触性皮炎或可导致特发性阴囊水肿。治疗通常包括抗组胺药或外用类固醇和抗生素，对于蜂窝织炎是否采用抗生素是一个值得关注的问题。睾丸炎是一种不常见的造成阴囊疼痛和肿胀的原因，它通常是由病毒介导的，往往与腮腺炎相关。

福尼尔坏疽：是一种在会阴部能够引起坏死的感染性筋膜炎。在儿童中较为罕见。该病起病时可以表现为蜂窝织炎、龟头包皮炎或阴囊疼痛肿胀。患者可能出现相对无毒的感染，尽管该感染非常明显。在病原体培养结果中，金黄葡萄球菌和链霉菌是最为常见的。但是，在治疗过程中，应考虑给予广谱抗生素，包括好氧菌和厌氧菌，革兰阳性菌和革兰阴性菌。及时的手术咨询及手术切开引流并切除坏死的感染组织是最重要的。一般情况下，儿童的预后比成人好。

阴茎急症处理

对于男性阴茎肿胀而求助急诊的基本鉴别诊断主要包括包茎、嵌顿包茎、阴茎红肿、龟头炎、包皮炎、头发止血带综合征和昆虫咬伤等。

■ 包茎

当远端包皮无法牵引到阴茎头时，即产生包茎。包茎在婴儿中很常见，一般在6岁时包皮可以正常伸缩。局部刺激或感染（包皮龟头炎）可引起包皮异常的绷紧，从而无法正常伸缩。

包茎可在常规体检中发现或者由父母报告。与龟头相关的感染会引起疼痛和肿胀。在某些情况下，尿流可能会转向一侧或患儿可出现血尿。通过体格检查，可发现狭窄的远端包皮无法收回到龟头之后，患者可以伴有龟头炎、包皮龟头炎。

诊断评估及处理：该诊断是建立在临床观察上的，然而对尿路感染的检查可能是必要的，如果患者出现尿路梗阻的迹象，那么需要进行肾功能检查和肾超声检查。

由于大多数情况下，包茎并不处于病态，对父母进行安慰和解释通常是最好的处理方法。当包茎出现病理学炎症时，可使用类固醇乳膏，如曲安西龙、倍他米松等。不过，虽然在短期内效果显著，但复发率很高。若患者反复发生阴茎头包皮炎、尿路感染或梗阻，则可考虑包皮环切术。

■ 嵌顿包茎

嵌顿包茎是指未经环切的前端包皮缩回龟头后部并卡住，无法回归原位的现象（见彩图 119）。嵌顿包皮对冠状沟的束缚会导致龟头静脉充血，并引发龟头的缺血性损伤。

患者会产生阴茎疼痛和远端包皮水肿。该症状可通过检查来确诊，但也需要对可能的头发止血带综合征及阴茎异物进行密切的检查。

处理：嵌顿包茎可以通过手动翻回包皮来进行处理。即便没有适当的麻醉和镇静药物，其成功率也不见得就会降低。卧床休息是必需的。有一个有效的技术称为阴茎阻碍，其实施办法为在阴茎根部注射不含有肾上腺素的 1% 利多卡因。可以在阴茎末端进行冰敷 10min，然后可以尝试手动复位阴茎包皮（见彩图 120）。医师将示指放在包皮水肿的前缘，大拇指放在龟头上，轻轻地持续向内按压龟头，将包皮复位。在手动复位之前，可以采用几项技术降低水肿。例如，用一个小的橡皮圈压缩龟头和远端包皮，对包皮采用 26 号针开窗术（珀斯 - 邓迪法），使用渗透剂，如蜂蜜或高渗盐水等。如果包皮复位成功并且孩子可以自行排尿，则他随后可以排出尿液，如果包皮复位不成功，则需要进行泌尿科紧急会诊，并对包茎环进行手术分离，这可能需要全身麻醉，但在大多数情况下，随后的包皮环切术是没有必要的。

■ 龟头炎和龟头包皮炎

龟头炎（龟头感染）和龟头包皮炎（龟头和包皮感染）对未进行包皮环切的男性非常常见，但是在已经进行包皮环切的儿童中也有可能出现（见彩图 121），它经常出现在学龄前儿童中，但在如厕训练前很少出现。

造成该病的病因往往是相关的卫生做得不好、肥皂或沐浴露的化学刺激或持续的手淫。在包皮下会隐匿有一些传染性微生物，包括革兰阴性菌和阳性菌（特别是甲型溶血性链球菌），在婴儿中还包括念珠菌属。在青少年中，必须考虑性传播疾病。慢性包皮龟头炎、包皮过长可能导致干燥性龟头炎及包皮硬化。

该病体征和症状包括肿胀、红斑、液体流出、排尿困难、出血，阴茎溃疡则很少见。可出现包茎，但并不普遍。可通过仔细检查阴茎根部排除头发止血带综合征。

诊断评估及处理：龟头炎可以通过临床进行诊断。在某些情况下，医师可能会希望得到一个尿常规和流出液体的细菌培养结果。

大多数患者可以采用局部处理的方法，如坐浴、温柔清洗包皮及外用抗生素软膏。应用 0.5% 氢化可的松乳膏可能有帮助。口服抗生素，如头孢氨苄，可以作为情况更严重时的一个保留项，特别是出现链球菌脓性分泌物、火红的红斑或潮湿状渗出物的时候。若患者反复发生念珠菌感染，则应当进行糖尿病筛查。

对于可能患有性病的青少年患者，应当对其尿道分泌物迅速进行培养，并对患者进行密切随访，确保其症状已经得到解决。对于反复发作的患者，可以考虑包皮环切术。

■ 持续勃起

阴茎持续勃起是指勃起时间过长（超过 4h），勃起疼痛并与性刺激无关。这在儿童中是比较罕见的，除非患者患有镰状细胞疾病。在这个群体中，阴茎异常勃起的发病率高达 10%。阴茎异常勃起在新生儿中非常罕见，红细胞增多症和外伤应被视为可能的病因。

阴茎持续勃起的病理学异常可分为两种原因：

1. 低流量或缺血　海绵体无血流或流量很低，阴茎会感到疼痛和压痛。这可能是因镰状细胞病和红细胞增多症而引起的。

2. 高流量或肿胀　阴茎通常不是完全刚性或疼痛，最常见的病因是创伤。

无论何种原因都会导致海绵体充血及龟头和海绵体松弛。这种扩张会导致海绵体淤血增加、脱氧和酸中毒，形成血栓，并最终导致勃起功能障碍。有很多因素可以导致患者镰状细胞贫血，并造成阴茎持续勃起，如外伤、酸中毒、缺氧、性交和手淫等。其他阴茎异常勃起的病因包括创伤（如骑跨伤）、药物滥用和药物副作用（抗高血压药物和血管活性药物、抗凝药物、精神药物、前列地尔）、白血病、川崎病、红细胞增多症等。常用于治疗勃起功能障碍的磷酸二酯酶 -5 抑制剂（如西地那非和他达拉非）也可能与阴茎异常勃起有关。

患者的病情报告往往会有延误，可能是因为尴尬。对病史的询问应当包括任何阴茎异常勃起发作和治疗手段，持续时间和疼痛程度，以及是否曾在尿道或阴茎放置异物。体格检查可见阴茎勃起，其背表面坚实（海绵体）且腹面（尿道海绵体）和龟头柔软。膀胱应可以触及尿潴留的迹象，可以放心使用尿导管。

诊断评估及处理：阴茎异常勃起可以通过体格检查来确定。通过全血细胞计数检查、镰状细胞制备和血红蛋白电泳可能会有助于寻找患者白血病或贫血的证据。若患者有明显的尿潴留，则建议进行肾功能检查。若患者有会阴损伤，可采用逆向膀胱尿道造影。若患病机制不明确，彩色多普勒超声可帮助判别低流量或者高流量状态。

该病的处理方法是基于推定病因的，给氧、水化和镇痛药的积极治疗是适用于所有患者的，而且对镰状细胞疾病的患者，足以缓解其阴茎持续勃起症状。如果没有效果，可以考虑血液透析会诊。白血病患者应接受水化、镇痛药及恰当的癌症治疗。泌尿学会诊在任何情况下都是推荐的，但是手术治疗时机有待于商榷。虽然某些临床医师倾向于在发病之初就进行医学干预处理，但美国泌尿协会建议应在全面治疗缺血性持续勃起的同时进行手术处理。采取微创疗法，可采取冲灌或不冲灌，随后向海绵窦内注射类交感神经收缩剂，如去氧肾上腺素。如果不成功，采用手术的方法将血液从阴茎海绵体分流到尿道海绵体或龟头。静脉血管扩张剂包括肼屈嗪或特布他林（0.25～0.5mg 静脉注射，Q4h），都有成功治疗阴茎异常勃起的病例。高流量阴茎勃起异常的治疗需要针对其专门的病理学原因来指导，并可能需要进行放射学和泌尿学科医师会诊。

致谢

特别感谢 John W. Williams 对本文的贡献。

（蔡姿丽　译）

第86章 泌尿系统疾病

（原著 Katherine Remick and Marianne Gausche-Hill）

要点

• 新生儿和婴幼儿的非特异性尿路感染（UTI）可能没有明确的体征和症状，甚至大一点的孩子也无排尿困难。

• 在评估新生儿和婴幼儿无原因的发热时，7%的患者是尿路感染。

• 插导尿管（导尿术）是获得发热婴幼儿尿液标本的首选方法。

• 尿液测试里存在的细菌革兰染色或亚硝酸盐和白细胞酯酶高度提示尿路感染，但尿液培养仍然是诊断的金标准。

• 5%以上的3个月以下的婴儿发热和尿路感染由细菌引起。

• 尿路感染的抗生素选择必须在当地的耐药模式指导下进行，并且对大肠埃希菌有效。

• 大约90%的肾结石是不透X线的，且可用药物治疗。

• 腹部CT平扫可用于诊断儿童肾结石；超声可用于诊断儿童肾结石的复发。

• 儿童尿石症的发生率很高，并要求对引起尿石症的原因做全面的代谢评估。

尿路感染

尿路感染（UTI）是引起婴幼儿发热的常见原因，每年有110万以上的儿童患者患病，在所有儿童中的发生率为2.4%～2.8%。诊断和治疗尿路感染是非常重要的，因为它可能会对泌尿道疾病的诊断造成误导，所以预防发病与进展成肾盂肾炎及肾瘢痕形成等远期并发症有关，如慢性肾衰竭和高血压。发热可能是尿路感染的唯一表现。在无其他明确原因引起发热的24个月以下的儿童中，有7%可能是尿路感染（范围小于1%～16%），在免疫功能正常的儿童中，这种可能性高于隐匿性的菌血症。UTI发生率随年龄和性别的不同而异。研究表明，未割包皮的男婴患尿路感染风险比同龄的女婴要高2倍，比在头3个月割了包皮的男婴要高10倍。3月龄以后，女婴尿路感染发热患病率高达2%～10%，相较而言，割了包皮的男婴在6个月龄后仅有不到0.5%的机会感染。而这样的情况同样存在于白种人和非裔美国人中，白种人的感染率更高，白种人的感染率与非裔美国人的感染率的比是8% vs. 2.7%。

和成人相比，在儿童中，典型的尿路感染症状如排尿困难，尿急、尿频和患侧疼痛是较少被报告的。特别是年幼的孩子，更容易出现非特异性症状。确定其常见的风险因素是非常重要的，如年龄小于12个月、白种人、UTI史、耻骨上压痛、缺乏发热源、发热2d以上并且发热超过39℃。

■ 病理生理学

尿路感染可能是由尿路的细菌、病毒、真菌或寄生虫繁殖引起的，其中细菌感染是最常见的病因。病毒如腺病毒或BK病毒，通常引起下尿路感染或出血性膀胱炎。真菌性尿路感染往往发生于那些免疫功能低下的患者或长期进行抗生素治疗的患者。

在细菌性尿路感染中，细菌可以通过三种方式进入尿路：会阴部粪便细菌的逆行上升、仪器造成的直接细菌进入或者全身性疾病的血液传播。会阴部粪便细菌的逆行上升是最常见的尿路感染原因，因此在小儿患者中，80%的尿路感染是由大肠埃希菌引起的。其他可造成尿路感染的革兰阴性菌包括肺炎克雷伯菌、变形杆菌、肠杆菌属、假单胞菌等，而最常见的革兰阳性菌包括B组链球菌、肠球菌、金黄色葡萄球菌等。若存在金黄色葡萄球菌，则提示在其他部位存在扩散性的血液感染，如脓肿、骨髓炎或菌血症。在其他健康的孩子中，乳酸菌、凝固酶阴性葡萄球菌、棒状杆菌属通常不被认为是病原菌。对于性活跃的女性，大肠埃希菌和葡萄球菌是最常见的致病菌。而因为使用Foley导管造成院内感染的致病菌通常为大肠埃希菌、白念珠菌、铜绿假单胞菌。

新生儿和婴幼儿中，可因菌血症全身播散致泌尿道感染。出生29～60d的婴儿中，菌血症所致泌尿道感染的比率为6.5%。3个月之后，因菌血症而致泌尿道感染的概率下降至不到5%。

泌尿道感染主要防御机制为尿液不断从肾脏形成后从膀胱排空。机体的功能失调或者流出道梗阻都可引起儿童泌尿道感染。膀胱输尿管反流使尿路回流而引起反复泌尿道感染、肾盂肾炎、肾瘢痕。其他可引起泌尿道感染的如性交、妊娠、糖尿病等。尿道黏膜本身具有抗菌作用，致泌尿道感染的细菌如大肠埃希菌属可产生破坏宿主防御的致病因子而致病。

■ 症状与体征

泌尿道感染可分为两类：下尿路感染局限为膀胱炎、尿道炎；上尿道感染有输尿管炎、肾盂肾炎。症状体征因患者年龄而异，2 岁以下患儿无典型症状体征。在婴幼儿中，明确泌尿道感染的致病因素很重要，可协助诊断性评估。小于 3 个月的婴儿或婴幼儿常具备非特异性症状，如有无发热、呕吐、腹泻、嗜睡、易怒、少尿、食欲缺乏、影响生长发育。新生儿可出现无症状性黄疸。不足 2 岁的婴幼儿可有发热、呕吐、厌食等症状。部分 2 岁以下的婴幼儿在尿检之前，可能需要抗生素控制发热。2～5 岁的患儿可具有发热及腹痛的主诉。年长患儿症状更具代表性，如尿频、尿急、尿痛、耻骨上不适、腰背部疼痛。

疑似泌尿道感染患者的详细病史有助于发现排空功能障碍，如症状膀胱排空不完全或稀少、有意识抑制排尿、白天尿频尿急综合征、遗尿及尿失禁。在部分儿童中，便秘即相当于一种排尿困难。在泌尿道感染的病理生理中，膀胱及肠道异常排空是经常易被忽视的因素。

排空功能障碍也是膀胱输尿管反流、肾瘢痕高危因素。高达 40% 患者首次患泌尿道感染与他们如厕习惯相关。反复泌尿道感染患者中 80% 有排空功能障碍。一项系统性回顾指出，据记录的首次患泌尿道感染患者中，急性肾盂肾炎的患者有肾皮质瘢痕。在 DMSA 下，膀胱输尿管反流者较无膀胱输尿管反流者患肾盂肾炎率高 1.5 倍。

有腹部疼痛、腰背部疼痛、高热、呕吐或其他系统症状的患者应考虑肾盂肾炎。在年长患儿中，发热可为主要症状，常无排尿困难。根据多峰分布图形，1 岁时即训练培养如厕习惯，性行为活跃时泌尿道感染者最多。所有儿童均需进行生殖器体格检查，查看阴道、阴茎、附睾、睾丸有无解剖学畸形。此外，对于有重大疾病甚至有证据证明有其他感染时，泌尿道感染也应该考虑。

■ 诊断性评价

诊断泌尿道感染的金标准是从合适尿标本中取尿培养结果。尿常规常可协助诊断，其结果可为阳性，可错诊。尿检中查出白细胞和（或）脓尿（白细胞＞5 个每高倍镜野）的敏感率达 90% 以上，却缺乏特异性。许多其他情况可致脓尿，如运动、手淫、阑尾炎、肠胃炎、急性肾小球肾炎、川崎病、阴道炎、使用芳香泡沫剂香皂等。白细胞管型可确诊肾盂肾炎。由革兰阴性肠道菌产生的尿亚硝酸盐对泌尿道感染具有高度特异度（＞90%），然而对于意识障碍，特别是婴儿和儿童频繁排泄习惯，其不能用来排除泌尿道感染。在未离心尿标本中，在革兰阳性菌染色剂上培养的细菌数是最迅速指标，阳性率为 18.5，阴性率为 0.07。在未查到明显病因发热的婴儿中，尿试纸检测也可作为可靠的筛查工具。2 岁以下的婴幼儿，同时出现白细胞及亚硝酸盐的阳性率达 12.6%，同时不具备白细胞及亚硝酸盐阴性率为 0.13%。大于 2 岁的儿童中，据报道尿试纸检测阳性率更为可靠，同时具备白细胞及亚硝酸盐的阳性率为 38.54%。

美国儿科学会（AAP）观察研究了 2 个月～2 岁、尿检阴性、考虑尿路感染低风险或其余方面良好的儿童的临床过程。因而无须无菌尿标本。在儿童中，如果尿检或尿试纸测试结果阳性，需完善尿培养以明确及鉴别感染源。美国儿科学会最新指南指出：要诊断 2 个月～2 岁的婴幼儿泌尿道感染，需尿检阳性或耻骨上膀胱穿刺导出尿标本进行培养白细胞数目大于 50 000 个集落数。

获取尿标本的方法包括会阴部留取尿袋取尿、清洁中段尿、插导尿管取尿、耻骨上膀胱穿刺直接取尿。尽管尿袋收集为无创性，但其高假阳性率而最不可靠。袋取尿液只有为阴性时对筛查泌尿道感染有意义。若尿检结果为阳性，可取清洁中断尿及无菌尿标本做培养。而 2 岁以下的婴幼儿、未接受坐便训练的患儿，可插导尿管、耻骨上膀胱穿刺取样。由于耻骨上膀胱穿刺取尿更为痛苦，导尿管取尿样优先考虑。不管使用何种方法取样，床旁超声确定膀胱充盈可提高取样成功率。耻骨上膀胱穿刺的并发症并不多见，可出现血尿、肠穿孔、膀胱炎、腹壁血肿及感染。年长儿童可提供清洁中段尿作为样本（图 86-1 为泌尿道感染的诊断评估图）。

若患者有脱水、中毒症状或有上泌尿道感染时，应监测电解质及肾功能。

此外，应考虑血清降钙素原（PCT）水平。研究证实，PCT 升高水平（＞0.5ng/ml）与在 DMSA 下观察肾实质受损、肾瘢痕形成呈相关性。

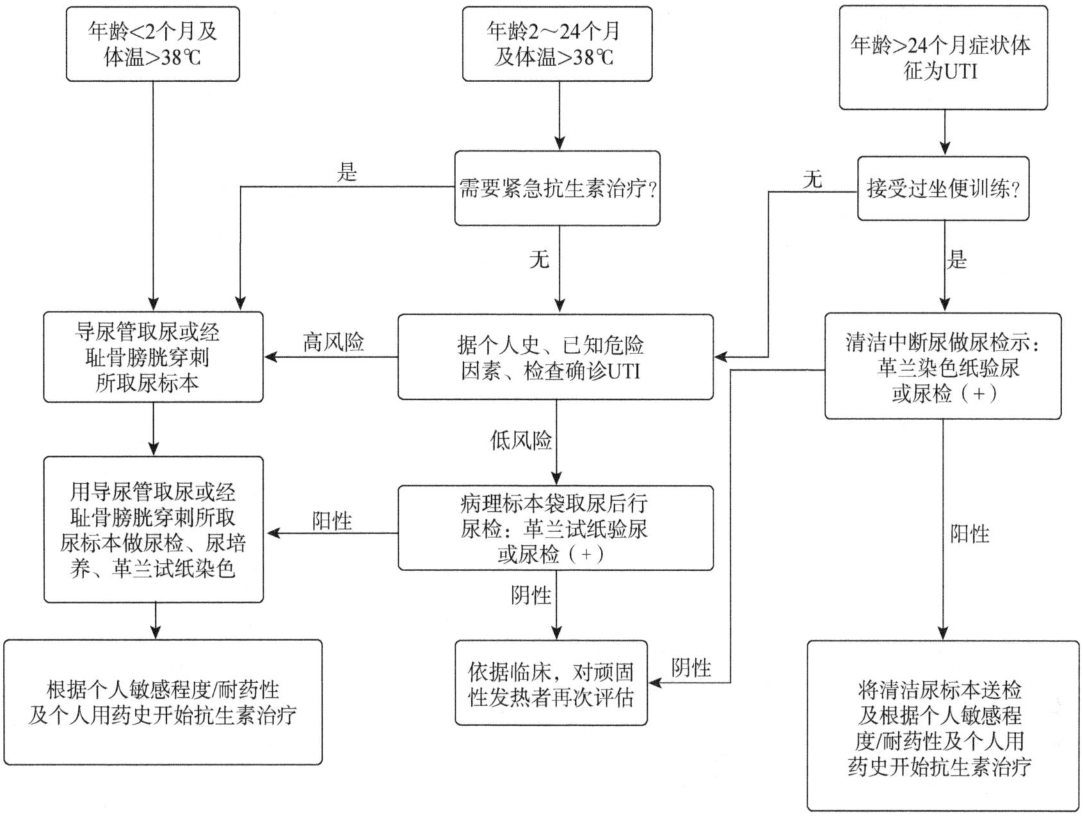

图 86-1　疑尿路感染诊断评估图

■ *泌尿道感染的影像学评估及治疗*

尿培养结果出来之前，一般先经验性使用抗生素治疗泌尿道感染（表 86-1）。一般而言，对于简单型尿路感染，短期门诊治疗有效。抗生素选择应根据当地情况及涵盖大肠埃希菌情况确定。此外，应特别注意患者个人如膀胱输尿管反流、免疫缺陷、复杂泌尿道感染及不寻常尿道病原菌感染的病史。因病原菌对氨苄西林、阿莫西林、磺胺甲噁唑、第一代头孢菌素普遍耐药，二代及三代头孢可作为一线用药。然而，需谨记的是，头孢菌素不可覆盖肠球菌感染。在儿童中，环丙沙星不作为一线用药，因其对肌肉骨骼的副作用。而美国 FDA 批准环丙沙星作为复杂性泌尿道感染用药。2 岁以下患儿的治疗总疗程应在 7～14d。年长的单纯膀胱炎的患儿疗程为 5～7d。

表 86-1　儿童泌尿道感染抗生素治疗

门诊患者		住院患者	
（磺胺甲噁唑 / 复方新诺明）	10mg/（kg · 24h）（根据 TMP 成分），每天 2 次	氨苄西林	100mg/（kg · 24h），每天 3 次
头孢克肟	8mg/（kg · 24h），每天 2 次	头孢噻肟	150mg/（kg · 24h），每天 3 次
头孢氨苄	50～100mg/（kg · 24h），每天 4 次	头孢曲松	75mg/（kg · 24h）
		头孢他啶	150mg/（kg · 24h），每天 3 次
		庆大霉素	5～7.5mg/（kg · 24h），每天 3 次

6 岁以上患儿可加用非那吡啶（马洛芬）镇痛，给予马洛芬 10mg/（kg · d），分 3 次给药直到 2～3d 后患儿症状减轻。对于 2 个月以下、肾盂肾炎、免疫功能低下、已有尿路梗阻、不可耐受口服或者药物治疗、未积极随访或者监护不利的患儿，治疗标准列于表 86-2。静脉使用抗生素应该持续到血液结果为阴性且症状缓解至少 24h 后。根据不同年龄，适当选择一线药物治疗，如氨苄西林 + 庆大霉素、头孢吡肟、头孢噻肟、头孢曲松或环丙沙星。病情稳定的患者可出院后口服抗生素完成 7～14d 治疗疗程。复杂的泌尿道感染疗程通常至少 10～14d，这包括入院时男性患儿、2 岁以下患儿、反复复发性泌尿道感染。

表 86-2 尿路感染患者收入院标准

婴儿
肾盂肾炎（婴幼儿）
泌尿道畸形
尿路梗阻（结石）
输尿管或其余泌尿道异物
免疫功能不全
难治性呕吐及脱水
肾功能不全
中毒面容的婴幼儿
未随访或监护不当的患者

2 岁以下的被首次诊断为泌尿道感染的患儿应用膀胱肾脏超声（RBUS）评估是否有尿道畸形。多达 50% 的儿童肾盂肾炎存在潜在的膀胱输尿管反流。其中，2% 的人需用 RBUS 进一步的评估和处理。因此，RBUS 用以识别及鉴别存在高度膀胱输尿管反流风险与解剖学上异常的患者。首次治疗 2d 后，病情仍然很严重或者临床症状未见明显改善的患者应该完善 RBUS。否则，RBUS 将会延迟至其余合适时机。

^{99m}Tc- 二巯基丁二酸（DMSA）放射性核素扫描（或肾皮质显像）先前应用于诊断尿道感染。DMSA 是将放射性显像剂由肾静脉注射待肾脏吸收后数小时显像进行评估。显像部位减少表明存在肾盂肾炎或者肾脏瘢痕。急性感染期或感染数月之后，^{99m}Tc-DMSA 为阴性，则表示肾脏之后形成瘢痕的可能很小。DMSA 放射性核素扫描有很强的特异性，因其研究很少影响临床治疗，且可导致不必要的成本和辐射，所以不作为常规推荐。

排尿期膀胱尿道造影（VCUG）为诊断膀胱输尿管反流（VUR）的选择。轻度 VUR 时，不会增加泌尿道感染（UTI）的发生率，亦或大多数情况下可自发痊愈。所以尽管膀胱输尿管反流（VUR）是引起泌尿道感染（UTI）最常见原因，但在 2 个月至2 岁的首次发热患泌尿道感染（UTI）的婴幼儿中却不推荐作为常规。相反的，美国儿科协会（AAP）建议在 RBUS 显示有肾盂积水、瘢痕或其他研究结果显示高度 VUR 或阻塞性肾病变时建议完善 VCUG。AAP 的泌尿外科部分理论：轻度至中度的 VUR 易被忽视，从而导致反复感染和出现肾瘢痕与此建议是相悖的。大部分的争议围绕 VUR 的儿童是否应该使用抗生素预防，如果 VCUG 诊断，是否有必要实行干预。根据一个正式的 Meta 分析，AAP 小组委员会确定 UTI 中抗生素的预防使用，在反复发热性尿路感染 / 儿童肾盂肾炎并Ⅳ级以下的 VUR 中无任何统计学意义。此外，极少诊断为Ⅴ级 VUR。其他研究表明一项有统计学意义结果，复发型 UTI 患儿在接受抗生素预防后，复发显著减少，在耐药的 UTI 中，抗生素预防使用无意义。其证据也尚不充分。应该指出的是，VCUG 对婴幼儿确实存在辐射风险，可以使神经受创，所以利弊分析应慎重考虑。

目前建议对首次患发热性尿路感染的任何年龄阶段的男孩应完善 RBUS（一些建议只针对年龄＜ 5 岁患儿）。对于复发型 UTI 或首次患 UTI 却存在已知尿道畸形、排泄功能障碍、高血压、生长发育异常和肾脏疾病家族史的患儿，可考虑选择完善 RBUS 和 VCUG。对于治疗效果不显著的患儿，可完善 RBUS 以明确是否具有肾周脓肿及血肿。表 86-3 总结了诊断方法、适应证及局限性。

表 86-3 泌尿道感染影像学诊断

选择方法	用途	特点
肾脏超声（RUS）	肾盂肾炎 肾结石	可见一般肾脏解剖 无辐射 无创伤
运用 DMSA 肾皮质显像	通常用于研究高度 VUR 的高危人群及婴儿，评估急性肾盂肾炎及肾脏瘢痕	可见肾脏瘢痕及肾盂肾炎 可用于新生儿及青少年 可用于肾功能不全 少辐射
膀胱输尿管造影（VCUG）	用于评估肾脏超声异常后的高度 VUR 及尿道畸形 膀胱及下尿道评估	可用于 VUR 分级 有辐射 有创伤
同位素膀胱造影（IC）	评估初期 UTI，排除 VUR 膀胱及下尿道评估	少辐射 对 VCUG 的敏感性、特异性高 良好的筛选检查
电子计算机断层扫描（CT）	肾结石	有辐射
静脉肾盂造影（IVP）	肾脏或输尿管外伤	RUS 首选常规 GU 评估

泌尿道结石

泌尿道结石指在膀胱、输尿管、肾脏形成结石。相比成人，儿童较少见，在每 7500 例住院儿童中约有 1 例，过去 10 年发病率一直上升。肾结石形成与性别、地理位置、生活饮水、饮食、基础疾病和社会经济状况等一系列因素相关。结石在美国东南部和西部的发病率最高。黑种人尿结石较少见，男女发病率基本一致，平均发病年龄在 9 岁。

■ 病理生理学

泌尿道结石的原因可分为主要或代谢原因和次要原因（表 86-4），大约 50% 的案例主要原因包括高尿钙症、胱氨酸尿症、高草酸尿症和低枸橼酸尿。高钙尿症迄今为止最为常见，可发生于多达 5%～10% 的普通人群。次要原因很多，大致包括泌尿道解剖异常，如 VUR、各种形式的泌尿道梗阻、术后膀胱松弛扩张等；感染性病因包括感染含生物脲酶的病原体（如葡萄球菌、变形杆菌、克雷伯菌、沙雷菌属和假单胞菌）；饮食上，如高蛋白或产酮性饮食；潜在医源因素包括肾小管酸中毒、囊性纤维症、甲状旁腺功能亢进、长时间平躺、恶性肿瘤等；使用某些药物如依地那韦、头孢曲松钠和长期皮质类固醇治疗。

表 86-4　儿童肾结石原因

主要 / 代谢原因（44%）
高尿钙
胱氨酸尿
高尿酸尿
高草酸尿
次要原因
相关疾病
囊肿性纤维化
肾小管酸中毒
主要的甲状旁腺功能亢进
皮质醇增多症
药物相关［如蛋白酶抑制剂（依地那韦）、磺胺甲噁唑、呋塞米、乙酰唑胺、别嘌醇和头孢曲松钠等］
泌尿道结构功能异常（32%）
术后膀胱增大
感染（4%）
变形杆菌、沙雷菌、假单胞菌、葡萄球菌、克雷伯杆菌属
先天性 / 其他（26%）
生酮饮食
含三聚氰胺婴儿配方奶粉

■ 症状和体征

常见症状为突然出现腰痛、恶心、呕吐、排尿困难，在儿童中形成血尿并不常见。患儿年龄越小，症状越不典型，如婴儿可能会出现非特异性症状，如易怒、哭泣、肠绞痛的迹象或呕吐。Persaud 等研究 110 例儿童泌尿道结石患者可致勃起功能障碍，96% 有腹部或腰部疼痛，55% 有恶心或呕吐，15% 无血尿，13% 有排尿困难的表现。在 CT 结果指出预计发生结石的因素包括个人结石史（或 6.55；95% 可信区间 6.55～2.91）、血尿红细胞＞ 2 个 /HP（或 3；95% 可信区间 1.45～6.66）、恶心和呕吐史（或 2.39；95% 可信区间 1.28～4.47）、出现腰痛（或 2.23；95% 可信区间 1.17～4.25）。另有意思的是，发热、排尿困难、体格检查时锥体反应轻和泌尿道结石呈负相关。

急诊医师应了解患者尿结石的病史、反复尿路感染史、频繁发作的腹痛、家族结石病史或者镜下血尿史、尿中沙砾史。应询问患者饮食，包括摄入维生素 C 和维生素 D，液体和盐的摄入量，软饮料的摄入，尤其是含有磷酸、特殊饮食（如含生酮事物），以及使用草药、整体替代治疗。需强调询问促进结石形成的药物使用，如利尿剂、蛋白酶抑制剂、糖皮质激素、抗生素（如头孢曲松钠）和抗惊厥药物等。有泌尿道畸形的儿童，常患泌尿道感染、炎症性肠病所致的肠道吸收不良或囊肿性纤维化、外科手术后长期制动所致儿童泌尿道结石形成。最后，其余潜在医源性疾病有肝豆状核变性、甲状腺功能亢进、自毁容貌综合征、William 综合征、Dent 病、恶性肿瘤（如淋巴瘤和白血病）等可增加结石形成的风险。

完整的体格检查应包括血压测量和生长参数评估。

■ 诊断性评价

可能尿道结石的患儿需完善尿液分析、尿液革兰氏染色、尿培养、肾功能检测。尿液分析可能显示血尿或完全正常。血细胞计数，肾功能检测，电解质，如钙、磷、镁，尿酸，血清总蛋白和白蛋白也应该完善。

从病史、体格检查、实验室检查分析一旦疑似泌尿道结石诊断，应完善腹部 CT 平扫，不行增强扫描。这是美国大学的放射学针对成人和儿童患者首次发现患结石或在考虑多种诊断时的诊断性试验。

因 80%～90% 的结石不可透过射线，所以对普通的射线缺乏敏感性和特异性，对儿童急性 ED 的诊断评价无意义，但可以用来追踪对比患者随诊时不透射线结石的进展情况。

肾脏超声对肾脏结石检出率（90%）高，但对于输尿管结石检出率（38%）低。超声可以用于检测肾盂积水，敏感度为85%～90%，特异度为90%～100%。因此，超声检查对孕妇或者评估儿童复发性疾病是有意义的。

■ *治疗*

患者有ED时，应评估患者感染症状并给予充分水化。在缓解成人肾绞痛时，发现联用硫酸吗啡和酮咯酸的效果较单用硫酸吗啡的效果更好。酮咯酸已证实可作为一种镇痛药在婴儿及儿童多发性疼痛中短期安全使用。

患者疼痛充分缓解、肾功能正常、饮水不伴呕吐、无感染迹象时可考虑出院。门诊治疗主要为鼓励多饮水及缓解疼痛。结石的排出取决于石头形状、大小及在泌尿道的位置。在儿童中，<4mm的结石一般可自行排出。成人理论上建议使用医疗介入排除治疗（MET），使用坦洛新或特拉唑嗪，这是α选择性阻断剂，促进结石排出。Mokhless等在随机研究分析61名远端输尿管结石<12mm的儿童，证实使用坦洛新的患儿尿流通速率明显升高（87.8%比64.2%，$P<0.001$）。儿童复发率高（24%～33%），因此肾脏科及儿童泌尿科医师对病因治疗、药物治疗包括评估代谢、改变饮食习惯及其他可能致病因素治疗。

若药物治疗失败，其余治疗包括体外冲击碎石（ESWL）、输尿管镜取石、经皮肾镜取石、开放肾取石。大部分儿童结石首选的介入治疗为体外冲击碎石或使用内镜技术。总之，此类技术安全却应在镇静及麻醉下进行。

伴有完全尿路梗阻、顽固性疼痛、脱水、孤立肾、肾功能不全或UTI的患者应水化、静脉注射镇痛药及使用合适抗生素治疗。

（蔡姿丽　译）

第 87 章　特殊类型的肾病综合征

（原著　Roger M. Barkin）

要点

- 水肿、血尿及少尿提示急性肾小球肾炎。
- 肾病综合征患儿通常免疫功能低下，易受到可能危及生命的感染。
- 溶血性尿毒症综合征患者有高血压和癫痫发作的风险。
- 药物难治疗的急性肾衰竭发生液体潴留时可能需血液透析。

急性肾小球肾炎

肾小球肾炎是一种组织病理学诊断，与血尿、水肿、高血压等临床表现有着紧密的联系。它通常是由 3～7 岁儿童中皮肤或咽喉感染了致肾炎的 β - 溶血性链球菌而引起的。小于 2 岁的患儿很少受影响，且及时治疗咽炎并不明显降低急性肾小球肾炎的发病率。

肾小球肾炎可能是循环免疫复合物在肾脏的沉积所致，这些免疫复合物沉积在基膜，引起肾小球炎症和损伤，从而减少肾小球滤过。

■　诊断

通常肾小球肾炎发病前 1～2 周有过链球菌前驱感染或暴露。若间隔时间小于 4d，则意味着该病已持续存在并恶化，而不是初感染。皮肤感染则可能有 3～6 周的潜伏期。紫癜性肾炎与亚急性细菌性心内膜炎关系密切或分流感染也可成为病因。通常表现为发热、全身乏力、腹痛及尿量减少。

身体表现反映了疾病的持续时间。最初可能仅仅是轻度的面部或肢体水肿及轻度的血压升高。后期均表现为液体潴留和水肿，一般有血尿（90%）、高血压（60%～70%）和少尿（80%）。而发热、全身乏力、腹痛也常有报道。2% 的儿童发生无尿和肾衰竭。同时需注意循环充血及高血压脑病。

尿检显示镜下或肉眼血尿。在住院的儿科患者中，有 60%～85% 出现红细胞形态改变。蛋白尿每 24h 一般不超过 $2g/m^2$。血尿（图 87-1）和蛋白尿（图 87-2）可能单独存在，这需要一个特定的评价。白细胞、透明管型和颗粒管型非常常见。如果诊断和病因尚不清楚，肾活检也许能排除其他诊断。

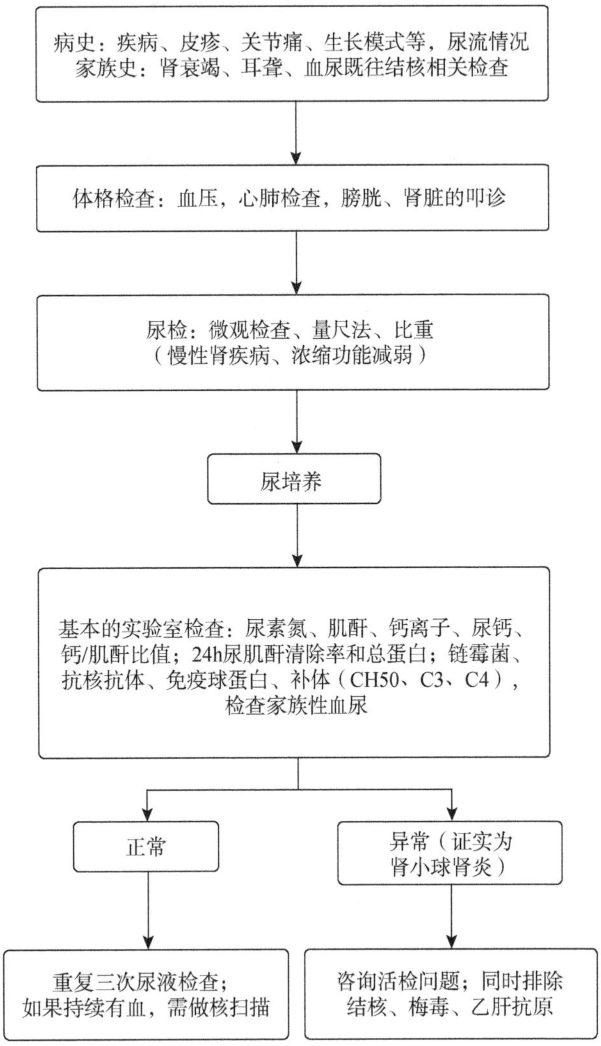

图 87-1　血尿评估

（经许可引自 Barkin RM, Rosen P, eds. Emergency Pediatrics: A Guide to Ambulatory Care, 6th ed. St. Louis, MO: Mosby; 2003.）

反映肾功能的钠排泄分数可能会减少（表 87-1）。血尿素氮（BUN）水平与肌酐水平升高不成比例。

90%～100% 的患儿在前 2 周的病程中血清总补体，特别是 C3 降低，在 4～6 周恢复正常。持续的补体低水平提示慢性肾病的存在。使用链球菌酶试验测量五个不同链球菌抗体时，有 95% 的咽炎患者和 80% 的皮肤感染患者的结果阳性。在皮肤感染患者中抗链球菌抗体（ASO）水平可能较低或为阴性。贫血、低钠血症和高钾血症可能是存在的。

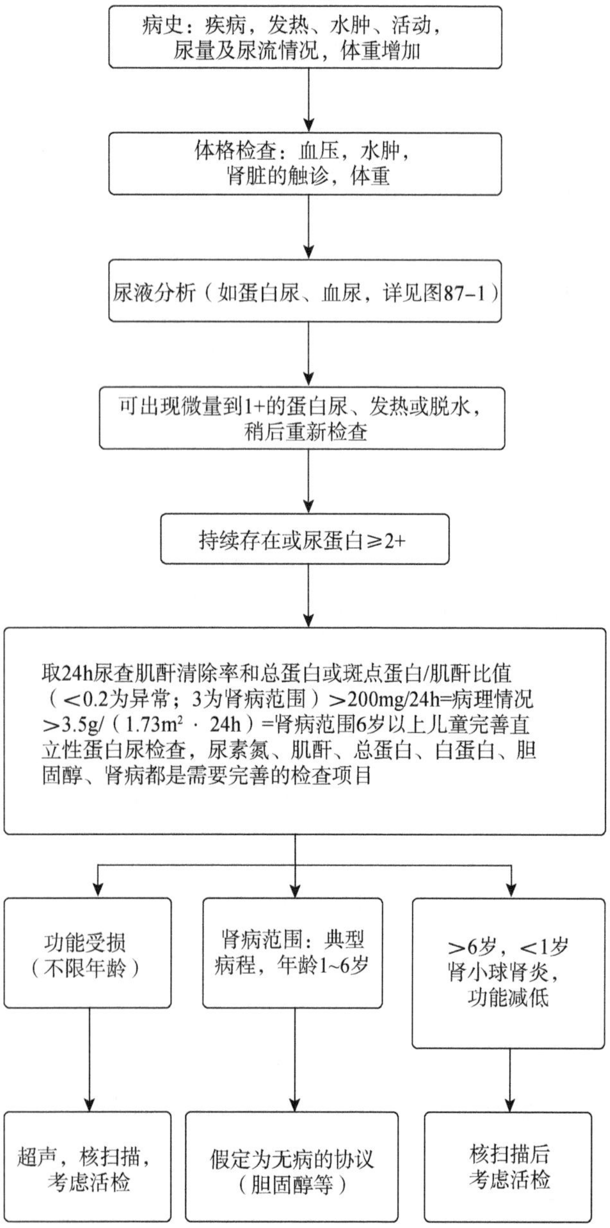

图 87-2　蛋白尿评估

（经许可引自 Barkin RM, Rosen P, eds. Emergency Pediatrics: A Guide to Ambulatory Care. 6th ed. St. Louis, MO: Mosby; 2003.）

表 87-1　肾衰竭的评估

肾前	肾性	肾后
超声：正常	超声：可表现为肾脏密度增加或轻微肿胀	超声：膀胱或肾脏扩张
血浆尿素氮：肌酐比>15：1		病史和体格检查可诊断
尿钠<15mEq/L	尿钠>20mEq/L	指标无帮助
尿渗透压>500mOsm/kg H_2O	尿渗透压<350mOsm/kg H_2O	
尿：血肌酐>40：1	尿：血浆肌酐比值<20：1（经常<5：1）	
钠离子排泄分数<1（新生儿<2.5）	钠离子排泄分数>1（新生儿>2.5）	

$$钠离子排泄分数=\frac{尿钠（mEq/L）}{血钠（mEq/L）}\times\frac{血肌酐（mg/dl）}{尿肌酐（mg/dl）}$$

经许可引自 Barkin RM, Rosen P, eds. Emergency Pediatrics: A Guide to Ambulatory Care, 6th ed. St. Louis, MO: Mosby; 2003.

■ *治疗*

水钠的限制对正常血容量的维持是必需的。因此，经常需要使用利尿剂。血压的升高可能需要特定的药物治疗。某些特殊的并发症，如充血性心力衰竭、肾衰竭、高钾血症必须提前预知并治疗。预后通常比较好。超过 80% 的患者不遗留肾损害。尽管通常需要咨询肾病医师，但儿童没有出现明显的高血压、充血性心力衰竭或氮质血症时可在家密切随访。幸运的是，罕见有复发的。

肾病综合征

本病历史上也称为脂性肾病、儿童肾病、足突病、肾小球无病性疾病、微小病变肾病综合征和特发性肾病综合征等；肾病综合征与肾小球通透性增加有关，从而产生大量的蛋白尿，导致低蛋白血症，使得血浆渗透压降低。液体从血管内渗出到组织间隙，血浆容量减少，从而激活肾素 - 血管紧张素系统促进钠的重吸收，发展为水肿。

病因一般是特发性的，但 75% 的儿童存在微小肾小球损伤，电镜下可见弥漫性足突融合。中毒，过敏反应，感染和其他疾病也与该综合征相关（表 87-2）。它可能是一个原发性病理过程，或与全身性疾病相关。

男性更容易受到影响，但成年后就没有区别。原发性肾病综合征多发于小于 5 岁的儿童，而继发性肾病综合征是常见于年龄较大的儿童。

肾素 - 血管紧张素 - 醛固酮系统增加氯化钠的重吸收，加重水肿状态。血清胆固醇水平上升，即使尿蛋白的丢失控制后仍然保持着高值。

表 87-2 肾病综合征的病因

原发性肾脏疾病	无或微小改变性疾病 局灶性节段性肾小球硬化 膜增生性肾小球肾炎 膜性肾小球肾炎
中毒	海洛因 汞 丙磺舒 银
过敏反应	有毒的常春藤、橡树、花粉 蜜蜂刺 蛇毒
感染	细菌 病毒：乙型肝炎、巨细胞病毒、EB 病毒 原虫：疟疾、弓形虫病
肿瘤	霍奇金病，肾母细胞瘤等
自身免疫性疾病	系统性红斑狼疮
代谢性疾病	糖尿病
心脏疾病	先天性心脏病 充血性心力衰竭 心包炎
血管炎	过敏性紫癜 韦格纳肉芽肿

■ 诊断

患者通常有水肿，之前常有类流感样综合征的病史。水肿最初发生在眶周，当体重增加时可能成为全身性。肠壁水肿可能导致腹水，常伴随腹痛、恶心和呕吐。可能发生胸腔积液或肺水肿。蛋白质的丢失可继发营养不良。

当血容量减少可出现血压降低。或者有显著的肾脏疾病时可出现血压升高。5%～10% 的患者出现血压升高，肾衰竭进一步加重。

感染可能是最常见的并发症，激素治疗可增加腹膜炎和免疫抑制的风险。由于尿中的损失，免疫球蛋白包括 IgG 减少。儿童血液高凝状态，增加了血栓栓塞风险。当发生血尿、腰痛与肾功能下降时要怀疑肾静脉血栓形成。

低蛋白血症是常见的，同样蛋白尿、高脂血症也很常见。24h 的尿液收集显示尿蛋白总量＞3.5g/1.73m^2。可发现斑点蛋白：肌酐＞3.0g 或者尿蛋白排出＞50mg/（kg· 24h）。25% 的儿童血尿素氮和血肌酐水平升高。血清补体降低。血浆胆固醇的载体（低密度脂蛋白和极低密度脂蛋白）增加。类脂升高导致磷脂的合成和分解代谢均增加。影像学检查，特别是超声检查，应记录正常肾结构。

如果出现以下不良预后标志时应考虑肾活检。

- 年龄大于 10～12 岁。
- 氮质血症。
- 补体减少。
- 血尿。
- 持续性高血压。
- 10%～20% 的患者为激素无反应型。这类患者有指征行基因检测。

应排除其他原因引起的水肿，包括充血性心力衰竭、血管炎、甲状腺功能减退、饥饿、囊性纤维化、肠源性蛋白质丢失和药物中毒（如类固醇、利尿剂）。

■ 治疗

在咨询肾脏科医师后，大多数患者一开始就需住院治疗。补充白蛋白和液体治疗低血容量。密切监测并治疗高血压的发生。

诊断并稳定后，无并发症的患者（年龄 10～12 岁以下，补体正常，无高血压，无肌酐显著升高，或无肉眼血尿，无大量蛋白质丢失，或没有如颊部皮疹或紫癜等肾外表现）可开始使用泼尼松进行治疗，以剂量为 2mg/（kg· 24h）至极量 80mg/24h 治疗 6 周，然后改为 1.5mg/（kg· 24h）隔日治疗 6 周。近 75% 的患者将在 14d 内见效。初始激素治疗反应受限一般预示着结局不良。激素治疗抵抗或复发者需要特殊的治疗方案。最终需其他药物治疗。需限制水钠的摄入。

如果出现肺水肿或呼吸窘迫，可能需要使用利尿剂。但是，利尿剂必须审慎地使用以避免出现血容量不足和电解质紊乱。袢利尿剂如呋塞米，1～2mg/（kg· d），有利于降低轻度高血压患者水肿。严重的液体超负荷需要特别的治疗。

当患者免疫功能低下时需注意感染标志。尽可能避免深静脉穿刺以避免引发深静脉血栓。

溶血性尿毒症综合征

溶血性尿毒症综合征（HUS）患者中发现有肾脏病变、微血管病性溶血性贫血和血小板减少。这种综合征通常发生于胃肠道或呼吸道感染后的 5 岁以下的儿童。由于家族遗传因素，兄弟姐妹也可能发病。该病发病急，易快速进展为肾衰竭和血小板减少症。

HUS 是肾脏微血管内皮细胞损伤的结果。红细胞滞留和机械损伤可发展为微血管病性溶血性贫血。血小板聚集可能使肾脏产生微血栓和缺氧。肾小球管腔补体沉积可能导致 C3 下降。

可发生相关的感染。大肠埃希菌血清型 O157：H7 是最常见的致病菌，通过产志贺毒素抑制蛋白质的合成，导致胃肠器官的细胞死亡。

志贺菌、沙门菌与 A 组链球菌可能与溶血性尿毒症综合征有关，柯萨奇病毒、流感病毒、呼吸道合胞病毒（RSV）也可能与之相关。

非典型溶血性尿毒症综合征可能有引起补体系统问题的遗传因素。

■ 诊断

HUS 发病前两周患者通常有一个伴有呕吐、腹泻和腹部绞痛的胃肠炎病史。儿童发生 HUS 时无胃肠炎的前驱症状，则预后很差。患者低热、面色苍白，有血尿、少尿和胃肠道出血的发生。中枢神经系统的恶化可能会表现为从烦躁逐渐至癫痫发作或昏迷。大约有 50% 的病例发生在 7～9 月。

存在一个巨大的临床疾病谱范围，从血尿素氮轻度升高伴有贫血，到因急性肾病伴有严重贫血和血小板减少症所致的无尿。

最终，患者可发展为高血压、贫血、面色苍白、瘀斑、易擦伤、肝脾大，水肿。高达 50% 的患者发生高血压。可能发展为烦躁或嗜睡。40% 的患者发生癫痫发作。常见有低钠血症和低钙血症。可发生的急性腹部状况包括肠套叠、肠穿孔、中毒性巨结肠。HUS 患儿可发生肝脏、胰腺损伤，也可发生心脏受累，如心肌病、心肌炎或心脏高输出障碍。HUS 可能会复发，复发的 HUS 常无前驱症状，HUS 患者有较高的死亡率。

实验室检查应包括肾功能的评估，肾功能评估包括电解质、尿素氮、肌酐水平和尿液分析。血液学研究显示有微血管病变、溶血性贫血的低血红蛋白。常见有棘形红细胞。血小板通常低于 50 000/mm^3。新的工具可以检测粪便中的志贺毒素。凝血功能通常是正常的。

■ 治疗

经过恰当的医疗中心的处理，病情能初步稳定下来。容量超负荷可能发生继发性贫血。肾素水平的升高可导致高血压。如果舒张压高于 120mmHg 则建议治疗。多种药物可以使用，包括硝苯地平、拉贝洛尔、卡托普利、肼苯哒嗪。肾衰竭需要小心平衡摄入和排出，对高钾血症、酸中毒、低钙血症、高磷血症和其他代谢异常进行特殊治疗。约 60% 的患者需要透析，尤其是当 BUN 超过 100 或存在充血性心力衰竭、肝性脑病或高钾血症时。当 24h 无尿时存在腹膜透析指征。

血红蛋白低于 5g/L 或血细胞比容＜15% 一般需要输血，需缓慢输入。血小板存活时间缩短，有活动性出血的儿童需输入血小板。癫痫发作需要特殊的治疗，通常是由高血压或尿毒症引起的。紧急治疗包括维持病情稳定和抗惊厥治疗，必要时考虑紧急透析。肝素和链激酶已试过没有显著的作用。艾库组单抗（Soliris）对非典型溶血性尿毒症综合征患者的辅助治疗可能有帮助。

急性肾衰竭

肾脏调节尿量和成分能力的损伤带来了止血问题。这通常与肾小球滤过率（GFR）的降低相关。

急性肾衰竭的病因是根据肾损伤的类型来分类的，可分为肾前性（肾灌注减少）、肾性（肾实质损害）或肾后性（下尿路阻塞；表 87-1）。

肾前性患者的肾灌注减少。通常原因是脱水，脱水可能继发于呕吐、腹泻、糖尿病酮症酸中毒或肾病综合征相关的血容量减少、烧伤或休克。

肾性肾衰竭是肾单位发生直接损害所致，可由肾小球肾炎（血尿、蛋白尿、水肿、高血压）、肾毒性暴露、HUS、挤压伤、脓毒症或弥散性血管内凝血所致。

梗阻可导致肾后性肾衰竭，可能有伴随症状，然而阻塞也可能是潜在和无症状的。肾后梗阻的原因包括后尿道瓣膜、肾盂输尿管畸形、肾结石、创伤。肾积水导致腹痛和腹部肿块时可能需引起注意。

■ 诊断

病史可以反映潜在的疾病和肾衰竭的类别。体格检查将有助于确定病变机制。它是评估低血容量、容量超负荷、高血压或阻塞所必需的。

患者可有少尿，尿量小于 1ml/（kg · h），或者无少尿，而是在当前容量状态下输出量过多，也可能存在氮质血症。

实验室诊断包括电解质、肾功能研究、尿液分析和基本病理的探索。肌酐清除率是衡量 GFR 很好的指标，对初步评估和持续监控有作用。通常需要收集 24h 尿液。

可用公式进行快速粗略估计：

$$\text{肌酐清除率}\left[\text{ml/}(\text{min}\cdot 1.73\text{m}^2)\right]=\frac{0.55\times\text{身高 (cm)}}{P}$$

P= 血肌酐浓度（mg/dl）

以下是正常值：

- 新生儿和早产儿：40～65ml/（min·1.73m²）。
- 正常儿童：女性为 109ml/（min·1.73m²），男性为 124ml/（min·1.73m²）。
- 成人：女性为 95ml/（min·1.73m²），男性为 105 ml/（min·1.73m²）。

成人单次尿在评价肾功能时有一定的应用。在肾功能稳定的患者中，斑点蛋白：肌酐＞3 代表肾病范围的蛋白尿（正常比值＜0.2）。钠排泄分数在鉴别肾前性和急性肾小管疾病时是有用的。超声检查对这些患者的评估也很重要。结合血清、尿液和超声检查资料有助于鉴别肾前性肾衰竭、肾性肾衰竭和肾后性肾衰竭（表 87-1）。

■ *治疗*

最初的治疗必须着重于液体不平衡的纠正稳定（图 87-3）。如果血容量充足或超载，可用呋塞米增加尿量，通常在 1mg/kg 的初始剂量上增加至 6mg/kg。呋塞米无效时可考虑使用甘露醇，剂量为 0.5～0.75mg/kg 静脉注射。如果存在梗阻则不能使用这些药物。

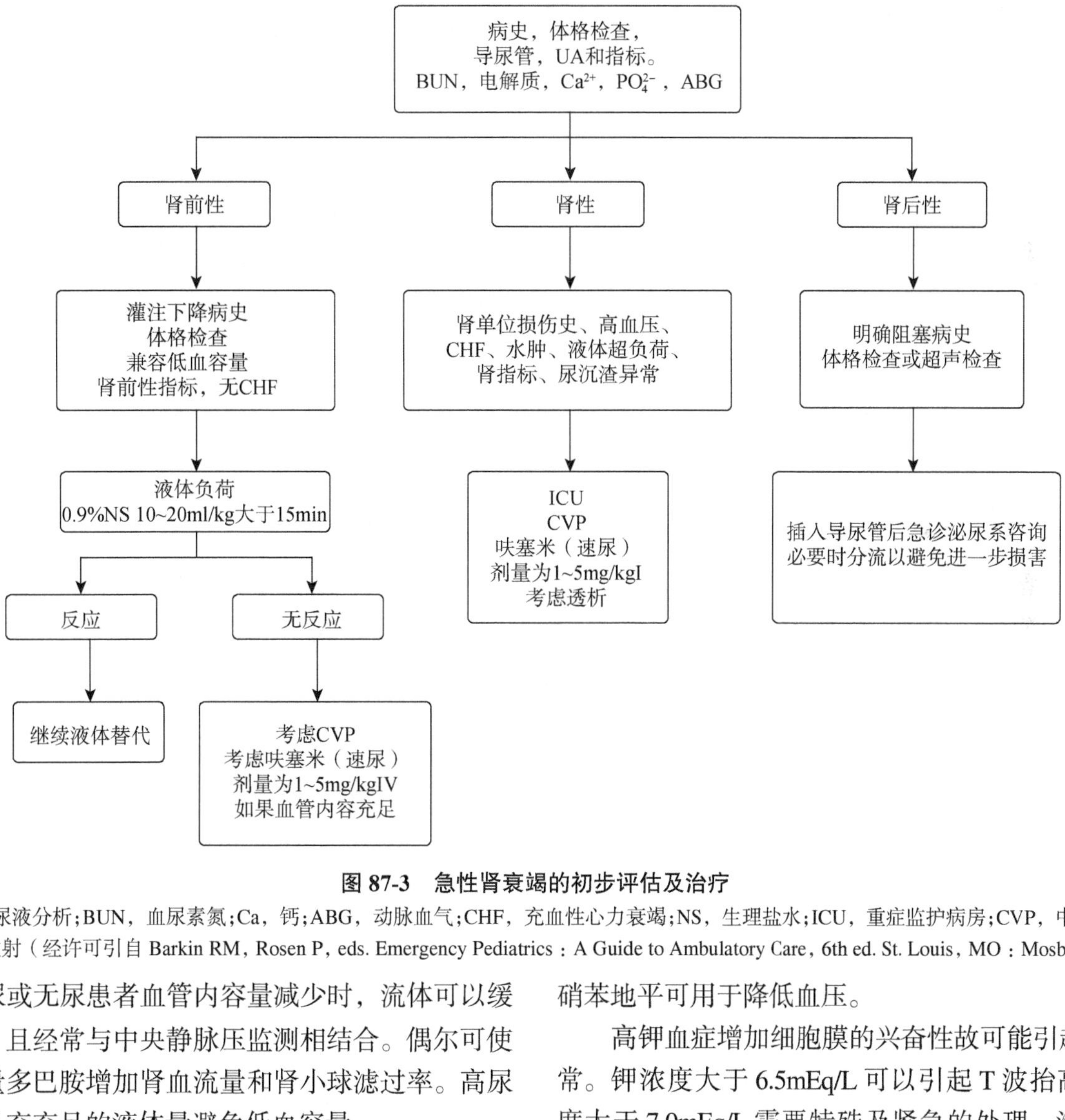

图 87-3　急性肾衰竭的初步评估及治疗

UA，尿液分析；BUN，血尿素氮；Ca，钙；ABG，动脉血气；CHF，充血性心力衰竭；NS，生理盐水；ICU，重症监护病房；CVP，中心静脉压；IV，静脉注射（经许可引自 Barkin RM，Rosen P，eds. Emergency Pediatrics：A Guide to Ambulatory Care，6th ed. St. Louis，MO：Mosby；2003.）

少尿或无尿患者血管内容量减少时，流体可以缓慢给予，且经常与中央静脉压监测相结合。偶尔可使用小剂量多巴胺增加肾血流量和肾小球滤过率。高尿量必须补充充足的液体量避免低血容量。

高血压可能是由液体超负荷或高肾素分泌引起的。儿童出现舒张压超过 100mmHg 的急性高血压需要通过给予非肠道内的治疗，因为可能发生癫痫发作、脑病和其他后遗症的风险。只需要轻微的降低血压，通常舒张压范围保持在约 100mmHg。硝普钠、硝苯地平可用于降低血压。

高钾血症增加细胞膜的兴奋性故可能引起心律失常。钾浓度大于 6.5mEq/L 可以引起 T 波抬高。钾浓度大于 7.0mEq/L 需要特殊及紧急的处理。治疗包括氯化钙，20～30mg/kg 缓慢注入；碳酸氢钠，剂量为 1～2mEq/kg；或者葡萄糖加胰岛素输注，先 50% 高糖 1ml/kg，然后每小时 25% 高糖 1ml/kg 加 0.5U/kg 普通胰岛素输注，保持血浆葡萄糖在 120～300mg/dl。初步稳定后，给予加入 70% 山梨糖醇的降钾树脂，剂量为 1g/kg，每 4～6 小时给药一次，口服或直肠给药，可有一定的疗效。其他异常情况如贫血、代谢性酸中毒、低钠血症和高磷血症等可能需要特定的治疗。

难纠正的液体超负荷、严重的高钾血症、严重低钠血症或高钠血症、难治性代谢性酸中毒、BUN＞100mg/dl 或继发于尿毒症的意识障碍可能需要透析治疗。这些患者显然需要住院治疗。

（蔡姿丽　译）

第 88 章　性传播疾病

（原著　George T. Koburov）

要点

- 衣原体和淋病最常见于 15～19 岁的女性。
- 在美国，未经父母知情或同意的情况下，性传播疾病（性病）方面的医疗保健可以提供给所有青少年。
- 在所有医疗保健机构中寻求性病治疗的患者会被建议做 HIV 筛查，这些患者将被告知并进行 HIV 筛查，除非患者拒绝（退出筛查）。
- 口服抗生素不再是淋病的治疗选择，而采用非口服的头孢曲松。
- 许多性传播疾病是同时发生的。因此，患者在初步检查适当评估和治疗时，不要忘了推荐性伴侣接受治疗。

性病广泛的构成因素超过了 25 种传染性病原体，这些包括细菌、寄生虫和病毒。由这些感染导致的发病率和经济影响对我们医疗体系的影响是显著的。据估计，14～19 岁的女性青少年中，几乎 25% 都感染了病原体。许多感染因得不到治疗而最终变成无症状型，这使得护理访问产生障碍，或与这些疾病过程相关的歧视有关。美国国立卫生研究院（NIH）称性病为暗藏的流行性。“他们从公众视野中隐藏，因为许多美国人都不愿意在开放的方式下解决性健康问题，也由于与这些疾病有关的生物和社会因素。”

性病也被称为性传播疾病（性病）。这种区别用以表示通常情况下，这些过程不是有症状的，即它们不会导致明显的疾病过程，因此它们是一种传染性疾病的沉默携带者。这更强调了对性活跃个体进行常规性病筛查的建议。

衣原体

■ 病原学

衣原体，由沙眼衣原体造成，是性传播疾病中最常见的。这是美国最常见的可治性性病，发生于 10% 以上的性活跃青少年女性患者，并且 1980 年以后被报道其发病率日益增加。2011 年向 CDC 报告了 1 412 791 例，表明疾病负担可能至少增加 1 倍。其中，女性的报告率是男性的 2.5 倍，这可能是由筛查率的差异导致的。非洲裔青少年及在社会经济地位较低的患者中发病率较高。有 33%～45% 的淋病患者合并沙眼衣原体感染。感染衣原体的患者感染艾滋病的风险增加。

■ 临床表现

症状的表现是多样的，但很多患者无症状。女性患者可表现为阴道分泌物增多、轻度腹痛、尿痛、尿频或性交后 / 间期出血、无菌性脓尿、宫颈水肿、红斑、宫颈易出血、黏液脓性和脓尿排出。

男性患者的症状包括尿痛、尿道瘙痒或尿道白色分泌物。通常情况下，排泄可能是轻微的，但清晨可发现由整晚轻微的排泄所导致的内裤污染。在男性的检查中可发现尿道口水肿、红斑及白色排泄物。脓尿是常见的。

■ 诊断

女性宫颈拭子及男性尿道拭子培养仍然是诊断沙眼衣原体的标准，但灵敏度不一。它仍然是法医（即性侵犯）情况下的首选。当获取标本时，由于木制品对衣原体有毒性作用，故切勿使用木轴棉签。对于青春期前的女性患者，应选择阴道获取标本而不是宫颈。这个测试的特异性几乎是 100%。

核酸扩增试验（NAAT）已经在很大程度上取代培养作为首选的筛选试验。该测试的灵敏度优于培养，同时具有较高的特异性。样品的来源可以包括尿、宫颈和阴道分泌物。有越来越多的证据表明，患者接受直肠性交，从而利用直肠拭子进行核酸扩增试验（NAAT）具有较好的敏感性和特异性。

利用核酸扩增试验（NAAT）进行性病监测和确认性侵犯越来越被认可。在儿童性侵犯的领域达成越来越多的共识，即两个独立的积极的核酸扩增试验（NAAT）测试构成一个决定性的正面测试。

■ 治疗

青少年和成人的治疗是单剂量口服阿奇霉素或口服多西环素 1 个疗程（7d）。其他选择包括红霉素、氧氟沙星或左氧氟沙星 1 个疗程（7d）。青春期前的儿童的治疗方式：①口服红霉素 14d 用于体重小于 45kg 的儿童；②单剂量口服阿奇霉素用于体重至少 45kg 但未满 8 岁的儿童；③单剂量口服阿奇霉素或口服多西环素（doxycycline）1 个疗程（7d）用于 8 岁以上儿童（表 88-1）。鉴于服药的不顺从性，单剂量治疗一般更好。对于所有的性传播疾病，建议其性伴侣寻求治疗和避免性生活 7d 很重要。

人乳头瘤病毒（HPV）感染

■ *病原学*

HPV 感染是性病的常见原因。据估计，性活跃的个体的感染率超过 50%。HPV 与尖锐湿疣及生殖器癌相关。HPV 是一个含有 DNA 的病毒，它可通过皮肤的接触传播，造成在生殖器及肛周区域的外部生长。潜伏期为 1～6 个月。HPV 感染不易根除，易复发。生殖器疣其他常见的名字是尖锐湿疣、生殖器疣和性病疣。HPV 血清型 6 型和 11 型通常导致外生殖器疣。16 型和 18 型引起宫颈疣感染，可能诱发宫颈癌。

HPV 的患病率约占整个成人人口的 1%。每年 10%～20% 的性活跃妇女被感染。生殖器疣的发生率约是生殖器疱疹的 3 倍。它的发生最常见于 15～30 岁，男女比例无明显差异。HPV 感染亦可见于母婴传播。

■ *临床表现*

尖锐湿疣是 HPV 感染的最容易识别的标志。然而，大多数人感染后都成了无症状的携带者。疼痛、发痒、刺激和出血可能取决于疣的大小和位置。它们可产生梗阻作用可导致排尿和排便的困难。在女性患者，体检可以发现病灶表现在外生殖器、子宫颈、阴道壁、尿道、肛周区域（见彩图 122 和彩图 123）。在男性患者中，病灶将表现在包皮下区域、冠状沟或阴茎和尿道。结膜、鼻、口和喉也可能受到影响。肛门内部疣主要见于曾接受肛交的男性和女性患者。外生殖器疣的出现是可变的。他们可能是软的，粉红色或灰色，集群发生；平坦或丘疹，呈菜花状或带蒂生长。角化丘疹是有一个厚厚的角质层的生殖器疣，并且可以像普通疣或脂溢性角化病。

可与尖锐湿疣相混淆的其他情况包括珍珠样阴茎丘疹、传染性软疣、鲍温样丘疹和扁平湿疣。鲍温样丘疹通常是平顶丘疹，并与 HPV 16 型相关，易导致人生殖器肿瘤。扁平湿疣是继发于梅毒的扁平疣损伤。通常情况下，它们相邻于硬下疳的发生点。这种病变的穿刺将在暗视野显微镜检查下观察到螺旋体。血清学检测梅毒将是阳性的。

表 88-1　性传播疾病概要

疾病	病原体	临床表现	诊断	疗法	治疗方案
衣原体感染	沙眼衣原体	阴道分泌物增加，排尿困难，腹痛或睾丸疼痛，也可能无明显症状	核酸扩增试验（NAAT）、培养	口服	阿奇霉素 1g
				口服	或多西环素 100mg，每天 2 次，共 7d
				口服	或 EES base 500 mg，每天 2 次，共 7d
				口服	或 EES ethylsuccinate 800mg，每天 2 次，共 7d
				口服	或氧氟沙星 300mg，每天 2 次，共 7d
				口服	或左氧氟沙星 500mg，每天 2 次，共 7d
				口服	儿童＜45kg：EES（base 或 ethylsuccinate）50/（kg · dose）× 14 d ＞45kg +＜8 岁：阿奇霉素 1g × 1 ＞45kg +＞8 岁：成人剂量
淋病	淋球菌	无症状、排尿困难、阴茎或阴道分泌物增加、腹痛、皮疹	核酸扩增试验（NAAT）、培养、DNA 探针	肌内注射	头孢曲松钠 125mg×1
				口服	头孢克肟 400mg×1
				口服	环丙沙星 500mg×1
				口服	氧氟沙星 400mg×1

续表

疾病	病原体	临床表现	诊断	疗法	治疗方案
				口服	左氧氟沙星 250mg×1
				肌内注射	儿童>45kg：成人剂量 <45kg：头孢曲松钠 125mg×1，添加抗衣原体治疗（如果不排除）
滴虫病	阴道毛滴虫	无症状（男和女）或多泡、阴道异味、性交痛、尿急	盐水预处理、培养、快速抗原检测	口服	甲硝唑 2g×1
				口服	磺甲硝咪唑 2g×1
尖锐湿疣	人类乳头瘤病毒（HPV）6 型、11 型、16 型、18 型	无症状或疼痛、瘙痒、出血或疣体阻塞	视诊、活检	局部	0.5% 普达非洛每天 2 次，3d
				特殊处理	5% 咪喹莫特乳膏 qhs 3 次 / 周 ×16 周
梅毒	梅毒螺旋体	硬下疳、生殖器溃疡 二期：淋巴结肿大、皮疹、湿疣 潜伏期：无特殊临床表现 三期：神经系统障碍、痴呆、脊髓痨、主动脉炎、树胶肿	暗视野的 DAT，血清学（密集梅毒螺旋体和非梅毒螺旋体）	肌内注射	苄星青霉素 240 万 U×1
				肌内注射	儿童：苄星青霉素 50 000U/kg，直至成人剂量
				口服	替代选择：盐酸多西环素 100mg，每天 2 次，共 14d
				口服	四环素 500mg 每天 4 次，共 14d，8 岁以下儿童不推荐
				肌内注射	头孢曲松钠 1g，每天 4 次，共 8～10d
				肌内注射	二期梅毒：苄星青霉素 240 万 U 每周 1 次，共 3 周 儿童：苄星青霉素 50 000U/kg，直至成人剂量，每周 1 次，共 3 周
疱疹	单纯疱疹病毒Ⅱ型	生殖器溃疡、排尿困难、性交困难	病毒特异性培养	口服	阿昔洛韦 400mg，每天 3 次，7～10d 或阿昔洛韦 200mg，每天 5 次，7～10 d 或泛昔洛韦 250mg，每天 3 次，7～10 d 或伐昔洛韦 1g，每天 2 次，7～10 d 阿昔洛韦 400mg，每天 3 次，5d 或阿昔洛韦 800mg，每天 2 次，5d 或阿昔洛韦 800mg，每天 3 次，2d 或泛昔洛韦 125mg，每天 2 次，5d 或泛昔洛韦 1000mg，每天 2 次，1d 或伐昔洛韦 500mg，每天 3 次，3d 或伐昔洛韦 1g，每天 4 次，5d

■ 诊断

诊断是目视检查。无血清学测试剂和可用于生物体培养的培养基时可活检确诊。然而，诊断测试应包括评估其他性传播疾病，包括血清学检测梅毒（VDRL 和 RPR）。

■ 治疗

患者应找可以提供决定性治疗的专家就诊。据估计，在免疫的儿童中，3/4 肛门生殖器疣将在数月到数年内被解决。如果病变持续超过 2 年，将几乎不能不治而愈。以下有几个治疗选择，对于自我治疗选择包括普达非洛（podofilox）—— 溶角蛋白和抗有丝分裂 —— 用于外生殖器疣，它不用于治疗黏膜疣。咪喹莫特（imiquimod）是通过增强免疫应答诱导免疫细胞、细胞因子和干扰素对抗病毒感染与肿瘤。这同样适用于大于 12 岁的外生殖器疣患者。其他需要专业管理的治疗选择包括冷冻疗法、鬼臼（podophyllin）、病灶内干扰素 α-2b、手术切除及激光治疗。

儿童尖锐湿疣应警惕被性虐待的嫌疑。然而，越来越多的证据表明，大量的青春期前儿童其肛门生殖器疣并不是没有性接触获得的。青少年患有尖锐湿疣应及时质疑是否有被迫性接触。孕期尖锐湿疣会增加病灶大小，总是被提交到产科或妇科就诊。

淋病

■ 病原学

淋病是由淋病奈瑟菌 —— 一种革兰氏阴性，肾形双球菌导致的尿道、子宫颈、直肠、咽或眼睛的上皮组织的感染。由 CDC 统计其发病率仅次于衣原体。城市地区的年龄小于 24 岁的具有多性伴者发病率最高。未治疗可导致菌血症或化脓性并发症。弥散性淋菌性菌血症可表现为手和脚的脓疱性病变或腱鞘炎和关节炎。它也可引起化脓性关节炎和心内膜炎。在男性患者可见到睾丸炎和附睾炎。在美国抗淋球菌继续增加。截至 2011 年 4 月，喹诺酮类药物耐药性已提高到 13.3%。

■ 临床表现

女性患者多于暴露后 7～21d 开始出现症状。但 80% 的女性可无症状。所述症状包括阴道分泌物增多、尿痛、尿频和腹部 / 盆腔疼痛。淋菌性咽炎通常男女双方均无症状。但是，淋菌性直肠炎可能是非常痛苦的，可伴有直肠脓性物排出、疼痛、瘙痒、直肠痉挛。播散性淋球菌感染可出现皮肤损伤和关节炎，男性和女性患者均可发生。宫颈经检查可表现为红色、易碎伴有黏液脓性分泌物。脓性分泌物可出现于尿道、尿道旁腺管或前庭大腺。输卵管炎是常见并发症（见彩图 124）。

男性患者多于曝光后 2～14d 开始出现症状。所述症状包括排尿困难、尿道分泌物、尿频，随着病情蔓延到后尿道可出现尿急。虽然男性其症状通常较早出现，但无症状期也可长达 45d。检验可发现黄绿色的脓性尿道分泌物。尿道口可出现红肿。男性和女性直肠淋病可表现为无症状，或出现疼痛、排便疼痛、直肠分泌物。从生殖器接触获得的淋菌性咽炎可无症状或疼痛。口咽区可发红并化脓。青春期前儿童的淋菌性疾病、阴道炎是其感染后最常见的表现。性虐待是最常见的原因。父母可能会有尿痛或内裤排泄物污染的经历。检查时可发现刺激性不适、外阴红斑或脓性白带。

■ 诊断

传统上，淋病奈瑟菌感染的诊断由尿道（男性）或宫颈（女）、直肠和咽部等其他部位的细菌培养来确定。这需要特殊的培养介质。这是测试抗生素敏感性的唯一方法。在儿童中，培养是诊断的标准，并且通常具有法律意义。在过去的几年中，核酸扩增试验（NAAT）检验法已在很大程度上取代了培养，推荐用于筛选和诊断淋球菌的感染。虽然尚未被美国 FDA 认可，但 NAAT 测试被推荐用于检查直肠和口咽部的感染。此外，应建议对高危患者进行梅毒和艾滋病病毒检测，如具有多个性伴侣和暴露于静脉注射（IV）药物使用者。

■ 治疗

在过去的几年中，淋病奈瑟球菌菌株对头孢菌素的耐药性在增加。其结果是，CDC 已将治疗建议改为进行联合治疗。这包括 250mg 头孢曲松肌内注射（IM），加上 1g 阿奇霉素单次口服或多西环素 100mg 口服每天 2 次，共 7d。治疗失败应进行常规培养和敏感性的检查，以确定最佳的治疗。对于体重不到 45kg 的儿童建议选择单次肌内注射头孢曲松 125mg。体重不小于 45kg 的儿童应按成年方案进行治疗。弥散性淋球菌感染时，成人给药方案是每 24h 给予头孢曲松 1g 静脉注射或肌内注射，直到临床症状改善。备选方案包括每 8h 给予头孢噻肟或头孢唑肟 1g 静脉注射，同时也应给予单次口服阿奇霉素 1g 或口服多西环素 100mg，每天 2 次，共 7d。对于儿童播散性淋菌感染，治疗建议选择头孢曲松 25～50mg/

（kg · 12h）静脉注射（125mg 为最大剂量），共 7d。伴脑膜炎则治疗 14d。新生儿眼炎的治疗建议选择头孢曲松 25～50mg/（kg · d）。氟喹诺酮类不建议用于小于 18 岁的患者。如同所有的性病，更重要的是评估和治疗在过去 60d 内的所有性伴侣。

滴虫病

■ 病原学

滴虫病由阴道毛滴虫引起。潜伏期为 3～28d。在北美每年约有 800 万新病例被报告。它占了初级保健阴道炎病例的 1/3。此感染往往会影响女性下生殖道（外阴、阴道、尿道）和男性尿道。女性比男性更容易被感染，而男性的感染往往是短暂的，通常病程在 10d 之内。

■ 临床表现

30%～50% 的女性会有症状。女性典型表现为出现泡沫状白色或绿色伴有恶臭的阴道分泌物、瘙痒、红斑。有症状的女性中不到 10% 会呈现出这种“典型”表现。也可表现为腹痛、性交痛、尿急。经检验呈现典型的草莓宫颈和外阴，占 1%～2%，此外可伴恶臭的排泄物。男性患者感染通常是无症状的，但可产生尿道炎。

■ 诊断

悬滴法应用广泛，并且仍然是标准的诊断技术。诊断是通过显微镜查看阴道分泌物和尿液的盐水制剂（湿预处理）中的鞭毛生物。这具有 50%～70% 的灵敏度。其他可用的诊断测试包括培养、核酸扩增、快速抗原检测。培养往往需要数天才能出现可靠的结果，因此对于急诊环境而言，选择该法的满意度不高。核酸扩增技术（NAAT）和快速抗原测试可在不到 1h 内出结果，具有较优的敏感性和特异性。相比较而言，悬滴法的灵敏度比这些替代方法显著降低。

■ 治疗

单次口服甲硝唑 2g 是标准的治疗方法。此方法对 95% 的病例是有效的，并对中期妊娠妇女是安全的。性伴侣的治疗是必要的，以防止复发。使用最后一次抗生素之后需禁欲 1 周。治疗失败时则应选择甲硝唑 500mg/12h，共 7d。

梅毒

■ 病原学

梅毒是由梅毒螺旋体引起的。这仅仅是人类病原体。其主要的传播方式有性接触、黏膜渗透、表皮擦伤，它也可以通过胎盘和输血传播。平均潜伏期约 3 周，但可发生在 10～90d。梅毒在男性中多见，尤其是男性与男性发生性关系的人群。2011 年，72% 的梅毒发生于男性与男性发生性关系者。未经治疗的患者感染几十年后 8%～40% 将发展到三期梅毒。

■ 临床表现

梅毒扩散造成了相当大的发病率并促进了艾滋病病毒的传播。梅毒的主要病变是硬下疳，多发生在接触后 3 周内。在成人中，梅毒的症状可分为几个阶段。硬下疳通常为圆形、无痛、坚硬的溃疡。这些症状最先可出现在感染者的生殖器、肛门、嘴唇。由于这些症状是无痛的，所有通常难以被识别，特别是它们发生在肛门或阴道。在初级阶段，螺旋体可以从溃疡的表面分离。无论是否治疗，下疳病变通常在 3～12 周愈合。一般可能存在双侧无压痛腹股沟区域淋巴结肿大。彩图 125 展示了一个初级梅毒硬下疳阴茎。潜伏梅毒定义为患者无临床表现，是通过血清学检测发现的。

二期梅毒从原发病灶愈合后数月可发生在任何地方。它的特征是皮疹和淋巴结肿大（见彩图 126）的发展。皮疹通常是广泛、无痒的斑丘疹，常开始于躯干 / 手臂，然后蔓延到手掌和脚掌。黏膜受累包括口腔病变及通常发生在肛门生殖器区域（见彩图 127）的尖锐湿疣（菜花状生长有传染性），亦可出现脱发。全身症状可出现发热、倦怠、食欲缺乏、关节痛、肝炎及广泛的淋巴结病。与一期梅毒相同，这一阶段治疗或不治疗都可愈合。如果没有适当的治疗，感染可能会发展为潜伏期或者向晚期阶段发展。

潜伏期梅毒：潜在的或无症状期，可从数年持续到多达 25 年。受影响的患者可能还记得最初症状和二期梅毒症状。它们在潜伏期是无症状的，并且仅可被血清学检查发现。

潜伏期梅毒分为早期和晚期。早期潜伏期梅毒为一期或二期梅毒愈合后的第一年。在此期间，患者没有症状，但仍然被认为是传染病。晚期潜伏期梅毒一般不考虑具有传染性；然而，女性在这个阶段能通过胎盘传播，导致先天性梅毒。这些人只能被血清学检测所识别。如果不及时治疗，患者可能发展为梅毒的更具破坏性的第三阶段。

三期梅毒：第三期（晚期）梅毒是缓慢进展的，可能会影响任何器官。据认为，约 15% 的未治疗的个体会发展到这个阶段。该疾病在这个阶段通常不被认为是具有传染性的。三期梅毒会影响几乎所有器官，包括皮肤、肺、心血管、中枢神经系统、眼和骨骼肌肉。当神经系统受到影响，则被称为神经梅毒。临床表现为头痛、痴呆、协调障碍、行为改变和运动障碍。

先天性梅毒：垂直传播，由孕妇传播到胎儿。这是比较少见的，2010 报道了 377 例。感染可导致各系统疾病。临床上，只有最严重的病例才被认可产前筛查的必要性。

通常早期的临床表现在 3 个月时变得明显，包括肝大、梅毒性鼻炎（snuffles）、淋巴结肿大和皮疹。其他症状包括发热、心肌炎、肺炎、假瘫（不能活动的肢体继发疼痛）、眼科及胃肠道表现。晚期先天性梅毒的特点是面部特征，间质性角膜炎，耳聋，骨骼、牙（哈钦森牙）或皮肤异常。诊断通常通过血清学检测阳性及其他表现确诊，包括暗视野镜检和组织病理学检查。

■ 诊断

第一或第二阶段的诊断是在暗视野和直接荧光抗体（DFA）下查看硬下疳、尖锐湿疣或口腔损伤处的密集螺旋体。这种技术通常是不可用的，所以很少进行。血清学检查包括非梅毒螺旋体梅毒血清试验（VDRL）或快速血浆反应素试验（RPR）和梅毒螺旋体荧光抗体吸收试验（FTA-ABS）及梅毒螺旋酶与化学发光免疫分析（EIA/CIA）。RPR 的灵敏度为 78%，在一期梅毒 VDRL 的灵敏度为 86%，而二期为 100%。推荐的梅毒检查是通过“非梅毒螺旋体”检测（VDRL、RPR）的筛查测试，确诊则是密集梅毒螺旋体检查。这些检查在治疗 1 年后转阴。梅毒螺旋体的检测保持终身阳性，并且与病情的活动性无关。

■ 治疗

肠胃外给予青霉素是梅毒所有阶段的首选治疗方式。苄星青霉素 240 万 U 单次肌内注射主要用于治疗原发性和继发性的单纯感染。潜伏期或三期梅毒患者同样也使用青霉素治疗，虽然持续时间和使用频率有所不同。多西环素、四环素和头孢曲松均可（表 88-1）。梅毒的孩子应进行脑脊液检查，以发现无症状神经梅毒。儿童的治疗是苄星青霉素 50 000U/kg 直到成人剂量，单次肌内注射（表 88-1）。此外，潜伏梅素和三期梅毒可按需追加治疗剂量。

单纯疱疹感染

■ 病因

单纯疱疹病毒（HSV）是生殖器的最常见病因。流行病学的改变主要是 HSV- Ⅱ的主导地位改变为 HSV- Ⅰ到 HSV- Ⅱ之间的 50 种类型不等。HSV- Ⅰ是罕见的，不太可能是亚临床且复发性暴发的。

因而，区分这两种类型对预后的影响和咨询 / 教育有重要意义，儿童时期受到非生殖器 HSV- Ⅰ感染有可能抵抗成年时期生殖器感染 HSV- Ⅱ。

■ 临床表现

大多数人会无症状并且永远不会意识到自己已经获得了疱疹病毒感染。潜伏期约 1 周。在那个时候，溃疡疼痛或囊肿可发生于生殖器和肛门。腹股沟淋巴结肿大、持续性发热的全身症状和肌痛也可发生。尿痛、性交困难和尿潴留也可能会发生。无菌脑膜炎发生于 30% 的患者。溃疡 3 周内结痂。反复感染后症状会缓解（见彩图 128 和彩图 129）。

■ 诊断

诊断应通过病毒培养证实。糖蛋白特异性抗体检测标识的抗体如 HSV 糖蛋白 G-1 和 G-2，它能引起特异性抗体应答，已经得到 FDSA 批准。这些结果可以提供毛细血管血液或血清中的 HSV- Ⅱ抗体。

■ 治疗

阿昔洛韦、伐昔洛韦和泛昔洛韦是推荐的抗病毒药物。复发可用抑制疗法。每日抑制疗法已显示可防止 80% 的复发（表 88-1）。

人类免疫缺陷病毒和获得性免疫缺陷综合征

■ 病因

获得性免疫缺陷综合征（简称艾滋病，AIDS）是由人类免疫缺陷病毒（HIV）引起的。传播方式包括同性恋、异性恋、双性恋、静脉吸毒、针扎，1985 年以前为输血、母婴传播。估计美国每年有 120 万人是艾滋病病毒感染者。其中，24 万感染者不知道他们已经被传染。本病推荐进行 HIV 筛查。广大青少年和成人感染后可在中位时间为 10 年中保持无明显症状。感染的任何阶段病毒均可复制。及时诊断可以及早治疗，防止进一步蔓延。在美国大多数 HIV 感染是 HIV-1。HIV-2 感染是流行于西非国家。因此，接受输血、未消毒的针扎或者来自西非的性伴侣这都是风险因素，可提醒临床医师执行适当检测。

■ 临床表现

疾病谱因原发感染灶不同而不同，如无症状携带者、艾滋病与危及生命的并发症。还有发热，不适，淋巴结肿大，感染数周内的皮疹发生。其他表现包括淋巴结肿大、乏力或体重减轻、肝脾大、机会性感染和恶性肿瘤。

■ 诊断

通常使用 EIA 或检测抗 HIV-1 抗体进行快速检测，通常在半小时内出结果。如果阳性，进一步确诊试验可以使用免疫印迹或免疫荧光法（IFA）。推荐转诊到专门开展 HIV 管理的医疗保健机构进行管理。联合检测 HIV-2 和 HIV-1 的变种也可以。当发热时，一定要确诊发热的病因，如果同时有其他性传播疾病发生，建议同时检测其他性传播病症（STD）。

■ 治疗

可用反转录病毒药物包括齐多夫定、去羟肌苷、zallcitabine、stravudine、茚地那韦、利托那韦。然而，初诊患者需要被转介给专科医师并进行适当的咨询，治疗策略及心理学评估最新的信息可在网上查询：http：//aidsinfo.nih.gov/contentfiles/lvguidelines/ped_appb.pdf.

盆腔炎

盆腔炎（PID）指的是上生殖道感染。感染通常是由沙眼衣原体和淋球菌引起的。该感染累及女性生殖器，如子宫、输卵管、卵巢和盆腔腹膜，导致盆腔脓肿。正常阴道菌群被感染会导致多种微生物感染，如大肠埃希菌、杆菌属、厌氧球菌、流感嗜血杆菌、A 组链球菌、人型支原体及解脲支原体。因此，治疗必须用广谱抗生素覆盖。20%～30% 的患者发生于性活跃的青少年，发病年龄高峰在 15～24 岁。

本病临床表现主要是盆腔疼痛、阴道分泌物增多、子宫异常出血、尿痛、性交疼痛。有些女性无症状。发热、宫颈管黏液脓性分泌物、附属器和触诊宫颈举痛被认为是“经典”体征。

诊断盆腔炎症是困难的，因为临床表现多变。诊断标准包括发热＞38.3℃（101℉），异常宫颈或阴道分泌物，红细胞沉降率和 C 反应蛋白增加，确诊的宫颈淋球菌或者沙眼衣原体感染，显微镜下阴道液冲洗液白细胞增加。明确的诊断标准还包括超声检查显示的输卵管、卵巢脓肿，腹腔镜异常与 PID 结果或者超声检查结果一致，异位妊娠必须被排除。轻度至中度严重急性 PID 推荐口服抗生素。患者通常在 72h 内对药物有反应。门诊患者 CDC 推荐口服单药治疗即第三代头孢菌素（头孢曲松或头孢西丁）的单剂量加口服多西环素加口服甲硝唑，总疗程 14d。

■ 推荐治疗方法

头孢曲松 250mg，肌内注射，加多西环素 100mg 口服，每天 2 次，共 14d，加 / 不加甲硝唑 500mg 口服，每天 2 次，共 14d。

或者头孢西丁单次剂量 2g，肌内注射，同时口服丙磺舒西丁 2g，肌内注射，加多西环素 100mg 口服，每天 2 次，14d，加 / 不加甲硝唑 500mg 口服，每天 2 次，共 14d。

或者其他胃肠第三代头孢菌素（如头孢唑肟或头孢噻肟）加多西环素 100mg 口服，每天 2 次，14d，加 / 不加甲硝唑 500mg 口服，每天 2 次，共 14d。

住院治疗主要是针对高热患者、明显的出现不适者、诊断不确定（即阑尾炎）者，或不能耐受口服药或依从性差，妊娠或输卵管卵巢脓肿门诊治疗失败的患者。肠外管理包括头孢替坦头孢西丁加口服或静脉注射多西环素。另一种治疗选择是克林霉素加庆大霉素。静脉注射直至 24h 内出现临床改善然后改为口服用药。

（卢秀兰 译）

第十六部分

皮肤病学

第 89 章　瘀点和紫癜

（原著　Laura Umbrello，Marla J. Friedman）

要点

- 尽管紫癜本身并非致命性疾病，但它是多种潜在危及生命的疾病征象之一，故出现后应立即引起重视。
- 出现于乳头线以上的瘀点，且既往有咳嗽或呕吐症状，则可能为静脉压升高后引起的良性改变。
- 绝大部分过敏性紫癜患儿伴有紫癜，但也有少部分患儿可能不出现紫癜，不能因此延误诊断。
- 在未出现显著中毒症状如脾大、血红蛋白降低、白细胞计数升高等时应考虑到特发性血小板减少性紫癜。
- 当压痕出现于非骨性隆起部分、通常较少受伤部位或者病史与体格检查发现不相符合时应考虑到儿童虐待的可能。

紫癜是由血细胞从脉管系统外渗至皮肤或黏膜细胞间隙而发生的。尽管实验室检查和全面的病史询问及体格检查将有助于提供足够的信息以明确病因，但仔细地评估紫癜皮疹有助于从混杂的疾病中鉴别其发生原因为良性或危及生命的疾病（图 89-1）。本章将对瘀点和紫癜的原因进行系统回顾。

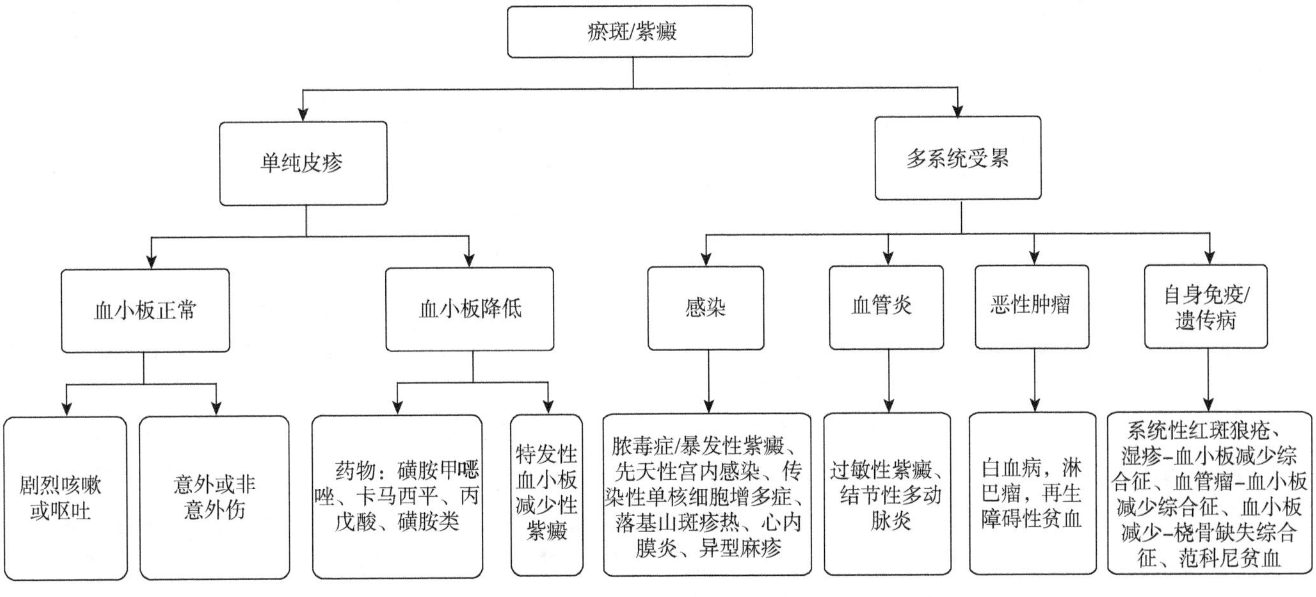

图 89-1　瘀斑和紫癜的鉴别诊断

脓毒症所致瘀点

由脓毒症所致暴发性紫癜是以弥散性血管内凝血（disseminated intravascular Coagulation，DIC）、皮肤坏死、多器官功能衰竭为特征的血液系统急症，其可能的原因常为革兰氏阴性菌感染或其他感染所致严重脓毒症，儿科常见致病菌为脑膜炎奈瑟菌属，其次为肺炎链球菌 A 群和 B 群。大多数由金黄色葡萄球菌所致脓毒症表现为中毒性休克综合征，常发生于半封闭环境如儿童保健中心、大学宿舍、军营，并通过直接接触受污染的人体组织或分泌物而感染。脓毒症的过程起始于局部内毒素释放导致炎症反应及血管内皮通透性增加引起真皮内松解，超过 24h 后，致病内毒素可引起皮肤广泛的微血栓及出血性梗死和坏死性脉管炎。内毒素通过扰乱正常的抗凝和促凝途径导致 DIC 的发生。

■ 诊断

脓毒症所致皮肤损害都非常相似，并与导致感染的病原菌无相关性。临床过程通常以局部皮肤不适进而发展至边界显著的斑疹（瘀点），快速进展为伴随疼痛、暗色、凸出皮面、紫黑色的坏死性损伤（见彩图 130）。皮肤改变的进程快速，数分钟至数小时即可发生变化，分布部位主要为手足肢端。尽管早期皮损可能因有效的干预治疗而逆转，但皮损侵及软组织全层仍需要进行外科清创、筋膜切开或截肢术。皮肤坏死和坏疽发生后大于 50% 的可能发生致残或致死。

尽管皮疹是暴发性紫癜首发症状，但与其他所表现出的初始症状如发热、乏力、呕吐、循环不良、精神状态改变甚至低血压不同，皮疹已是疾病晚期的征象。如患者瘀点仅局限于面部、颈部及乳头线以上躯干部，且既往有剧烈咳嗽或呕吐，则引起皮疹的原因可能为静脉压升高而非感染性病因。

血培养无论是否应用抗生素均有重要价值，病情稳定时应进行脑脊液和尿液培养。获取血液、尿液和脑脊液进行聚合酶链反应（PCR）可以检测最常见的脑膜炎奈瑟菌血清型。

其他有效检查还包括血气分析、DIC 全套、乳酸和血常规，但这些检查并不需要优先完成。

■ 治疗

此类患儿多数将发展为脓毒性休克和 DIC，早期对疾病状态进行识别并适时地治疗十分重要，有利于降低死亡率。有效的系统支持对提高存活率至关重要，有效的液体复苏有助于改善循环血量、升高血压，同时应用强心药物。抗生素应在考虑诊断后尽快应用，经验性应用广谱抗生素应包含三代头孢菌素，如对脑膜炎奈瑟菌及链球菌属具有良好的覆盖作用的头孢曲松（100～4000mg/d）、头孢噻肟［200mg/(kg · d）～12g/d)］。怀疑有耐甲氧西林金黄色葡萄球菌感染时应选用万古霉素（10～15mg/kg 至 1g/d），一旦药敏试验结果明确感染病原菌，可选取非广谱抗生素。DIC 患儿发生暴发性紫癜应输注新鲜冷冻血浆以补充消耗的凝血因子。暴发性紫癜常可导致皮肤全层坏死，针对此种情况治疗等同烧伤患者，两者具有相同的并发症，如二次感染和骨筋膜室综合征，需进行皮肤清创及植皮。如组织坏死范围大，截肢也可能难以避免。

过敏性紫癜

过敏性紫癜（Henoch–Schonlein purpura，HSP）是一种免疫介导的，与多种病原菌感染、药物、疫苗和环境因素相关的血管炎。致病微生物包括 A 组 β 溶血链球菌、支原体、细小病毒 B19、水痘－带状疱疹病毒，但并未明确主导病原菌，可能具有遗传易感性。30%～50% 的患儿常有前驱的上呼吸道感染史，有报道称 10%～30% 患儿链球菌培养阳性，且有 20%～50% 患儿抗“O”滴度显著升高。

过敏性紫癜是儿科最常见的血管炎性疾病，年发病率为 10～20/100 000 人，高发中位年龄为 4～6 岁，男孩病情一般轻于女孩。小于 2 岁以下症状一般轻微，年长儿症状可显著加重，自然病程为 4 周。1/3 患儿症状可反复出现，但通常可在 4～6 个月消退。

过敏性紫癜是儿童时期由 IgA 介导的全身性小血管炎，针对内皮细胞的自身抗体产生后导致 IgA 聚集与自身抗体形成免疫复合物沉积于皮肤、关节、胃肠道及肾脏，并导致局部炎症反应的发生。血管炎的发生导致小血管的坏死，进而引起非血小板减少性紫癜，免疫紊乱通过干扰补体及凝血系统加剧皮肤损伤的发生。

■ 诊断

前驱症状可以在典型症状出现前数周出现。当有瘀点或瘀斑且合并以下症状之一时即可诊断过敏性紫癜：关节炎或关节痛，腹痛，组织病检示 IgA 沉积或有肾脏受累。100% 患儿有皮肤受累症状，表现为对称分布于双下肢（见彩图 131A）及臀部（见彩图 131B）的 1～10mm 突出皮面的紫癜样或针尖样皮疹，尽管皮疹通常出现于下半身，但其范围并未完全受限，且皮疹与任何凝血障碍性疾病无相关性。偶尔全身性症状可出现于皮疹前，并可因此导致诊断的延误，30%～43% 的患儿关节和（或）腹痛症状可出现于皮疹前。

关节症状是过敏性紫癜第二位最常见的症状，出现于 80% 的患儿。血管炎导致膝关节和踝关节发生关节痛与关节炎，严重者甚至可导致行走困难。15%～25% 的患儿关节炎表现可早于皮肤损伤数周。

肾脏受累是超过 60% 过敏性紫癜患儿普遍出现的症状，可在其他症状出现数天至 4 周内出现临床表现，尽管多数患儿表现为镜下血尿伴或不伴蛋白尿，但亦有患儿可表现为急性肾炎或肾病综合征。仅有镜下血尿及少量蛋白尿患儿其预后良好，但其中有 20%～40% 的肾炎患儿可合并肾病综合征，并导致肾脏长时间受累。1%～7% 的紫癜性肾炎患儿可能进展为终末期肾病。泌尿生殖系统并发症尚需考虑睾丸炎，约 27% 过敏性紫癜患儿可表现出类似睾丸扭转性疼痛，但真正的睾丸扭转同样需考虑。

腹痛是最常见的胃肠道症状，但也有以呕吐、呕血、便血为主诉就诊者。胃肠道症状可早于皮肤症状

2 周出现。腹痛可表现剧烈，但通常持续不超过 24h。大便可呈潜血或肉眼血便。肠套叠是过敏性紫癜公认但较少发生的并发症，有超过 5% 的患儿可能发生。可并发胰腺炎、胆囊水肿及蛋白丢失性肠病，但发生率较低。极少数情况下可发生颅内受累导致惊厥或颅内出血。

■ *治疗*

针对过敏性紫癜尚无特异性诊断方法，但特异性实验室检查可协助诊断且鉴别器官系统受累情况。全血细胞计数有助于确定皮疹是否由血小板降低而继发，过敏性紫癜患儿血小板计数为正常。因代谢因素导致肾功能受累常有肌酐显著升高即白蛋白降低表现，尿常规分析可发现肾脏损害的相关信息。血清 C3 和 C4 水平在部分患儿可显著降低，大便隐血试验有助于明确消化道出血的存在。其他实验室和影像学检查有助于在皮肤症状出现前排除其他与过敏性紫癜相关或类似于过敏性紫癜的病因（化脓性关节炎、肠套叠、阑尾炎、睾丸扭转）。

通常过敏性紫癜为自限性疾病，类似于镇痛的支持治疗也仅在出现皮肤症状时使用，没有证据支持非甾体抗炎药对过敏性紫癜患儿有效，在其对紫癜性肾炎影响不明确下并不推荐使用非甾体抗炎药。

有器官功能损伤患儿应住院治疗。有非行走所致显著关节痛及非食物所致腹痛者应考虑收住院治疗。激素冲击疗法可能对有显著关节痛及腹痛患儿有益。早期应用甾体类抗炎药认为有助于 24h 内缓解腹痛及减轻持续的肾脏损伤。血浆置换、免疫抑制剂、静脉丙种球蛋白与激素联用对严重的紫癜性肾炎有效。

免疫性血小板减少性紫癜

包括 EB 病毒、巨细胞病毒、水痘－带状疱疹病毒和流感病毒在内的多种病毒感染可能导致免疫性血小板减少性紫癜（immune thrombocytopenic purpura，ITP）的发生。此外，疫苗亦可能与 ITP 的发生有一定相关性。ITP 每年约引起 1000 名儿童患病，使得该病成为儿童时期最常见的获得性出血障碍性疾病。高发年龄为 4 岁，男女患病率相同。ITP 发生原因为交叉反应导致自身抗体对血小板抗原及巨核细胞发生作用，IgG 的结合促进循环状态血小板聚集，并破坏脾内未成熟血小板，导致血小板存活期由 8～10d 变为数小时。此外，因自身抗体作用于骨髓内巨核细胞并影响其分化和存活，导致更少的血小板生成。孤立的血小板减少症仅表现为血小板一系降低，骨髓通过代偿性加快更新并加速血小板的释放。

■ *诊断*

患 ITP 的患儿一般情况下仅以多发于伸肌侧瘀点瘀斑为主诉，其他器官受累表现尚有黏膜出血及血尿，1/1000 的可能性可以发生颅内出血，且多数发生于诊断 ITP 后血小板极低（$<10\ 000/mm^3$）的 4 周后，其死亡率约为 1%。与皮肤瘀点瘀斑不同，体格检查无肝脾及淋巴结异常发现。体格检查如有发热及体重减轻常提示 ITP 以外诊断。ITP 既可以是急性，也可以是慢性病程，急性 ITP 多见于 10 岁以下儿童，慢性 ITP 更多见于青少年，其症状可持续大于 6 个月。慢性 ITP 患儿多见于青少年，且常存在潜在的免疫紊乱。

■ *治疗*

尽管骨髓穿刺是诊断 ITP 的金标准，但临床检查及更少的侵入性检查即可满足诊断要求。只有当 ITP 诊断不明确或有其他系统出现非 ITP 典型表现时可进行骨髓检查。全血细胞计数检查可以明确是否仅血小板降低（$<15\ 000/mm^3$），如有其他血细胞系降低，其他类型疾病如白血病、再生障碍性贫血则应考虑，因 ITP 时骨髓功能正常，外周血涂片可发现幼稚血小板，甚至偶然可见因血小板快速降低导致增生显著的巨核细胞。

多数 ITP 患儿（80%～90%）为自限病程，在发病 6 周内即使未给予治疗亦可自行痊愈。无论血小板计数如何，如仅有轻微出血表现（瘀斑或淤青）则无须治疗。所有可能干扰血小板功能的药物，如阿司匹林及非甾体抗炎药均应避免使用，血小板计数低于 $20\ 000/mm^3$ 和（或）有显著黏膜出血的患儿应由血液科专科医师会诊并随诊。静脉应用丙种球蛋白及甾体类抗炎药有争议，但均能在 24～72h 内改善血小板计数。RH 抗体阳性患儿应该被认识到抗 RH 的应用问题。二线用药包括免疫抑制剂及利妥昔单抗，需行手术治疗的顽固性 ITP 可应用利妥昔单抗。大约 25% 的患儿在经过初始药物治疗后可能复发，经药物治疗仍表现为顽固性 ITP 及危及生命的出血则应进行脾切除，进行脾切除后有 70%～80% 的患儿可获得缓解。

致谢

感谢本章以前的作者 Malee V. Shah 和 Robert A. Wiebe。

（*卢秀兰　译*）

第 90 章　表皮细菌、真菌及寄生虫感染

（原著　Heather B. Conrad, P. Jamil Madati）

要点

● 葡萄球菌属及链球菌属是目前最常见引起浅表皮肤感染的病原。

● 社区获得耐甲氧西林葡萄球菌感染率的显著增加使得使用口服抗生素治疗严重、复发或播散感染时应考虑覆盖此耐药菌（克林霉素、甲氧苄啶、磺胺甲噁唑）。

● 链球菌感染后肾小球肾炎由致肾炎链球菌感染引起，且可引起皮肤感染及咽炎，常发生于原发感染数周后。

● 体癣可以局部外用抗真菌药物治疗，而头癣则需全身应用抗真菌药物 4～8 周。

脓疱疹

■ 病因

脓疱疹是学龄前及学龄儿童常见的由葡萄球菌属或 A 组链球菌属引起的皮肤感染性疾病，常于夏秋季高发。考虑到过去 20 年社区获得耐甲氧西林金黄色葡萄球菌（MRSA）感染的流行情况，局部甚至报道有 40%～70% 感染率，社区内治疗时抗生素的选择应覆盖此种耐药菌。

■ 病理生理

脓疱疹始发于细菌通过皮肤表面破损或外伤处进入表皮层，细菌在皮肤下复制引起特征性的“蜂蜜色”痂块皮损，通过直接接触皮肤及污染物而传播。

■ 诊断

典型的脓疱疹初始为红色斑疹或丘疹，随后进展为浅表的小水疱或大水疱，破裂后导致“蜂蜜色”脓痂皮损。皮损可独立、汇合成簇或融合成片，典型的非大疱性脓疱疹皮损包括面部、肢端和（或）末梢指趾端，大疱性脓疱疹可出现颈部、肛周或腋窝大片表皮擦破区域。

■ 治疗

有报道表明，15%～50% 的脓疱疹病例为良性疾病，可在 2～3 周自愈，然而该病具有较强传染性，一些研究亦报道 5% A 组链球菌感染脓疱疹可导致急性肾小球肾炎。保持良好的皮肤卫生，使用抗菌香皂和（或）用稀释漂白剂沐浴表现出不同程度的根除定植菌作用。局部用非处方药如枯草杆菌肽和新霉素因 MRSA 的出现而失效。莫匹罗星和夫西地酸软膏（美国未批准使用）是脓疱疹局部用药的主要选择，且有循证医学证据证实其有效性。因莫匹罗星未被批准使用，新的有望替代其使用的药物为瑞他莫林（涂患处每天 2 次，5d）。中、重度或顽固性脓疱疹病例应口服抗生素，口服头孢类加抗 β- 内酰胺酶类青霉素如阿莫西林克拉维酸钾是有效的。社区高发的 MRSA 感染，使用克林霉素、甲氨苄啶 / 磺胺甲噁唑应注意覆盖此类特殊病原菌。药物治疗使用方法及疗程参考表 90-1。

表 90-1　软组织感染的抗生素使用方法

药物	用量	用法	频率	疗程
瑞他莫林软膏	涂局部	局部外用	每天 2 次	5d
头孢氨苄	50～75mg（kg · d）	口服	每天 3 次	5～7d
阿莫西林克拉维酸钾	45mg/（kg · d）	口服	每天 2 次 / 每天 3 次	5～7d
克林霉素	30mg/（kg · d）	口服	每天 3 次	5～7d
甲氧苄啶 / 磺胺甲噁唑	8mg/（kg · d）	口服	每天 2 次	5～7d
阿莫西林	50～75mg/（kg · d）	口服	每天 3 次	10～14d
青霉素 V	50～75mg/（kg · d）	口服	每天 3 次	10～14d

续表

药物	用量	用法	频率	疗程
氨苄西林（<27kg）	600 000U	肌内注射	1 次	–
（>27kg）	1 200 000U	肌内注射	1 次	–
阿奇霉素	12mg/（kg · d）	口服	每天 1 次	5d

■ 辅助检查

结痂皮损处培养或鼻咽部培养可能获得 A 组链球菌或葡萄球菌属，有时可以为复发或顽固性脓疱疹用药提供参考。

蜂窝织炎 / 丹毒

■ 病因

蜂窝织炎是皮下组织细菌感染后导致感染部位出现红、肿、热表现。典型的感染病原菌有流感嗜血杆菌、A 组链球菌和金黄色葡萄球菌。

■ 病理生理

细菌通过皮肤细小破损进入皮下组织，在 1～3d 引起局部皮肤隆起，出现红、肿、热、痛的炎症表现，感染可向深部组织扩散，引起菌血症和全身性症状，如发热、寒战和乏力。

丹毒是 A 组链球菌、金黄色葡萄球菌、肺炎链球菌、肺炎克雷伯杆菌、耶尔森菌及流感嗜血杆菌通过皮肤破损侵入真皮或通过咽部引起面部、颈部、鼻梁及下肢边界清楚的热性、触痛红斑。组织病理学表现出显著的中性粒细胞浸润。

■ 诊断

蜂窝织炎和丹毒表现为显著的局部皮肤红色斑片状及具有压痛的局部隆起，其范围可沿淋巴管走行分布。局部淋巴结在重症或深部组织感染病例可显著增大，同时可伴有发热和乏力。典型蜂窝织炎位置分布于四肢、面部、颈部或其他外伤部位，而丹毒典型分布于面部。

■ 辅助检查

对轻症病例无须辅助检查。对中、重度病例，尤其有显著全身症状者，血常规、红细胞沉降率和（或）C 反应蛋白能够帮助评估病情严重性，并作为炎症标志物评估治疗效果。有全身症状患儿血培养有助于指导合适的抗菌治疗。通过对皮损周围进行细针穿刺或组织活检亦能指导后期治疗。

■ 治疗

门诊轻、中度蜂窝织炎患者以口服抗生素为主要治疗措施，抗生素选择应包含革兰氏阳性菌药物，如头孢类、阿莫西林克拉维酸钾，如疑有 MRSA 感染，应考虑使用克林霉素、甲氧苄啶或磺胺甲噁唑。丹毒可以通过青霉素或阿莫西林治疗。具体药物治疗选择见表 90-1。针对有全身性症状、顽固性病例及感染侵及眼部的患儿，应收入院给予静脉滴注抗生素（头孢类、克林霉素或疑有 MRSA 时应用万古霉素）。

毛囊炎疖和痈

■ 病因

毛囊炎是毛发毛囊周围组织感染性疾病，感染好发于潮湿、闭合和被浸渍皮肤，病原菌以葡萄球菌及铜绿假单胞菌为主。

疖是严重的毛囊炎导致毛囊周围深部组织发红伴触痛的化脓性炎症，痈是疖融合后更大范围的皮肤损伤。肛门生殖区疖或痈多以厌氧菌感染为主，其他部位多由葡萄球菌感染引起。

■ 病理生理

疖或痈常发生于潮湿、温热或者卫生差、持续摩擦的皮肤部位。这些部位包括腋窝、腹股沟、臀部、颈部、腰部和面部。皮损开始于毛囊基部周围炎症反应，经过持续的摩擦或外伤，在温暖潮湿的条件下进展为有脓性分泌物的皮下结节。

■ 诊断

毛囊炎表现为病变区域粉红色或红色丘疹，无触痛但有瘙痒。疖或痈是更大范围的红色结节样且常伴脓性分泌物的皮损。

■ 辅助检查

通常无须额外检查，反复或持续发作病例可以通过脓液培养帮助指导抗生素使用。

■ 治疗

毛囊炎治疗包括去除皮肤表面覆盖物，如因持续活动或外伤刺激如剃须所致则应限制活动，局部应用抗菌软膏如杆菌肽或莫匹罗星与局部应用抗菌皂清洗已被证实有效。早期或微小疖或痈可以通过热敷治疗，有波动感的深部感染灶需要进行切开排脓以减轻感染。有蜂窝织炎表现，有全身症状即反复或持续发生皮损的患者需口服抗生素，抗生素选择包括头孢类及覆盖 MRSA 的甲氧苄啶 / 磺胺甲噁唑。

猩红热和肛周脓肿

■ 病因

A 组链球菌属及小部分为金黄色葡萄球菌属感染时可出现特征性皮疹，导致猩红热。猩红热皮疹由毒素介导，好发于 1～10 岁儿童，出疹顺序由躯干部拓展至四肢。与之不同的是，由 A 组链球菌所致肛周脓肿并非由毒素介导。

■ 病理生理

猩红热时毒素介导的皮疹出现于扁桃体局部感染后数天。

■ 诊断

猩红热皮疹始于点状“砂纸”样皮疹，进而融合成红斑样皮疹由躯干扩展至肢端。皮疹在体表受压或体皱部位明显，4～5d 后皮疹转为暗色，躯干及肢端皮疹表皮出现脱屑。全身性症状包括发热、寒战、咽炎、头痛和呕吐。肛周脓肿的典型皮疹为边界清晰的红色皮疹，伴瘙痒或疼痛，好发于小于 4 岁儿童。

■ 辅助检查

咽拭子或肛周皮肤培养可能发现致病菌。对疑似猩红热患儿，除了完善鼻部或咽拭子检查，尚需完善的检查包括血培养、抗“O”滴度，以找到更多的链球菌感染证据。

■ 治疗

推荐使用口服青霉素或阿莫西林，10～14d 为 1 个疗程，对青霉素过敏患儿可使用大环内酯类。

虫咬伤

■ 虱咬症

病因：虱咬症是虱咬后所致的表面皮肤的感染性疾病。三种不同类型虱子导致不同的疾病：头部虱子（头虱）（见彩图 132）、身体虱子（体虱）（见彩图 133）、阴部虱子（阴虱）（见彩图 134）。头虱是儿童最常见感染类型，约 10% 的学龄儿童尤其是 6～11 岁为高发年龄组。女性因长发和更频繁的接触污染导致高发。与普通人群认识不同，头虱可出现于卫生情况较好儿童。

病理生理：虱子是专性寄生于人类的吸血性寄生物，依靠其足紧紧依附于有毛发附着的皮肤表面（见彩图 135）。它们通过人类接触或衣服，或其他私人物品的交换进行传播。虱子需要有毛发分布的皮肤表面维持生存，且存活期仅 2d，幼虫在宿主存活期为 10d。雌虫可孕育 300 个幼虫，可在 6～10d 内孵出，并寄生于人体约 10d。瘙痒是最常见的主诉，但感染部位局部红斑与丘疹亦常见报道。

诊断：头虱的诊断主要依靠检查头皮是否存在幼虫及成虫而诊断。只有找到活动成虫诊断才能被明确。使用密齿梳对头皮进行检查，以发现活动成虫，多数虫卵分布于颈后及耳后，故临床医师诊断时应多对可疑区域进行仔细检查。虫卵可在幼虫孵出后留存，仅发现虫卵并不能确定感染。

辅助检查：诊断该病无须特殊实验室检查。

治疗：当头虱诊断明确时，首先应进行环境的消毒，家具应进行吸尘处理，衣服在大于 60℃的高温中进行干燥。不能被干燥的衣物和家具应放入袋中 3～13d，以阻止幼虫孵化。对梳头工具给予煮沸处理可以杀死头虱及虫卵。使用湿化的密齿梳梳头 3～4d 有助于移出孵化的成虫。建议密切接触过患者的可以同治，以提高治愈率。1% 扑灭司林乳剂比传统的天然除虫菊酯类药更有效，且其杀虫作用可持续 2 周。治疗 1 周后再重复治疗一次可有效提高治愈率，将其涂抹于洗净后的头发上，10min 后洗净，经过此处理患者可能感受到烧灼、刺痛感，且可见红斑表现，但有更多报道认为对扑灭司林耐药率增加。多杀霉素是已被 FDA 批准使用的用于治疗头虱的替代药物。此种药物治疗不同于扑灭司林，不需要使用梳子对虫卵进行清除。多杀霉素含苯甲醇可致酒精中毒样反应，因此不推荐 6 个月以下儿童应用。林旦是用于杀灭虫卵的药物，目前已有耐药性产生，且因其潜在的神经毒性而不推荐应用于儿童。马拉硫磷过去常用于治疗虱虫病，但因其易燃性、刺激性气味和使用不便利性而较少应用。

■ 疥疮

病因：疥螨是人螨导致的皮肤感染性疾病。全世界约有 3 亿人感染，感染人群无年龄、性别及社会经济地位的差别。

病理生理：疥疮通常由直接接触或长时间接触及污染物接触传播。螨虫在宿主内生存时间可达 24～36h。尽管约 30min 螨虫即可侵入人体，但只有 4～6 周人体免疫系统起作用后方能出现显著临床表现，疥疮可引起皮肤二次感染、脓毒症甚至肾小球肾炎。

诊断：疥疮感染症状包括瘙痒，尤其在晚上显著，婴儿可表现为睡眠障碍，因瘙痒而喜好摩擦双上肢及双下肢。初为小型红色突出皮面皮疹，可以进展为小囊泡和脓疱。继发性脱皮也很常见。三种疥疮类型包括典型疥疮、结痂性疥疮和结节性疥疮。典型疥疮最常见，其疥螨通常数量少，而结痂性疥疮表明其疥螨含量高，且常出现于有免疫缺陷或身心缺陷患者。典型疥疮于趾间、生殖器及乳头部位出现皮疹。因雌虫定植导致特异性症状。结节性疥疮最少见，因超敏反应导致出现红色或棕色结节，疥疮诊断依靠临床症状，也有部分通过矿物油处理后对皮疹进行刮片后找成虫及虫卵以明确诊断（见彩图 136）。婴儿和儿童可能无典型皮疹，取而代之为小囊泡、丘疹，以及手、腿、躯干及耳后的脓疱疹。

辅助检查：通过获取皮肤标本，并从中发现螨虫、虫卵或粪便即可临床诊断。需从皮肤碎片中使用各种方法搜寻成虫，可以使用矿物油或盐水使得感染表现得更加直观。

治疗：2 个月以上婴儿可单用 5% 扑灭司林乳剂常可见效。乳剂涂抹于面部和头皮并保留 8h。扑灭司林有 97.8% 的治愈率，但偶尔会引起烧灼和刺痛，且可加剧瘙痒，症状常能忍受，且具有较小毒性。更小的婴儿可以使用硫黄治疗。较长的潜伏期使得全家治疗成为必要。因该寄生虫在宿主体内存活时间为 24～36h，故不必要进行环境消毒，但应该对污染物进行 10min 以上大于 60℃的干燥，家具表面需要进行除尘处理。

■ 床虱

病因：床虱由臭虫属吸血昆虫所致。成虫为扁平状、褐色，无须通过显微镜即可观察。床虱因其高度传染性及抗药性逐渐成为发展中国家所面临的问题。床虱依靠宿主生存。

病理生理：床虱通过吸取宿主血液生存，不明确它们是否能传播如 HIV 和肝炎等疾病，患者在虱咬后可表现出过敏症状，通常成簇出现于皮肤暴露部位，皮肤表现可呈现斑疹或硬结等多样表现。

诊断：床虱感染通常因患者有瘙痒，并表现出不明原因的虫咬症状。明确感染病原菌通过观察到成虫或者在床垫上发现其粪便，床垫上同样可能发现血渍。

辅助检查：诊断此类疾病无须特殊实验室检查。

治疗：床虱的治疗根据症状变化多样，有瘙痒时可应用抗组胺药及糖皮质激素，当有继发感染时应口服抗生素。需要专业地清除床上寄生虫，且衣服和床上用物需要经过高温消毒。

头癣、体癣、足癣和甲癣

■ 病因

癣是真菌感染皮肤角质层引起的真菌寄生性疾病。根据其感染部位进行分类：头癣分布于头部，体癣分布于躯体，足癣分布于足部，甲癣分布于指甲。

■ 病理生理

三种导致皮肤真菌感染的菌属分别为发癣菌属、小孢子菌属和表皮癣菌属。本章将重点介绍常见的头癣与体癣。头癣 90% 以上由小孢子菌属感染所致，小于 5% 的患者由小孢子菌属引起。表面的癣感染通常由直接接触传播。

■ 诊断

头癣可影响皮肤及头发区域，受累区域可表现为局部脱皮或断发。鉴别诊断包括脱发、拔毛癖、斑秃和牵引性脱发。体癣同样被称为金钱癣，由发癣菌属所致，表现为环形斑片状或隆起片状、边界清楚的红斑状，中央区无显著红色。

■ 辅助检查

诊断有疑问时临床上可通过 KOH 刮取皮肤组织镜检。曾经使用伍德灯诊断头癣和花斑糠疹，但头癣在美国流行病学的改变使得目前发癣菌属不发荧光导致诊断价值低。

■ 治疗

头癣因病变侵犯头发根部而需口服药物治疗。灰黄霉素是既往用于治疗的药物，但特比萘芬是最近发现的有效且治疗疗程短的药物，通常为 4～6 周，顽固性头癣则延长至 6～8 周。灰黄霉素是一线用药。通常无须测定肝功能基础水平，但治疗时间达 8 周则推荐进行全血细胞计数、肝功能检查、血尿素氮和肌酐。小微粒灰黄霉素用法为 20mg/（kg · d），对药物有抵抗时使用超声微粒灰黄霉素 10～15mg/（kg · d）。4 岁以上儿童可 1 次 / 天口服特比萘芬，小于 25kg 推荐剂量为 125mg，25～35kg 推荐剂量为 187.5mg，大于 35kg 推荐剂量为 250mg，治疗前应完善肝功能检查，如治疗时间超过 6 周应进行血常规检查。

体癣治疗为局部应用抗真菌药物，涂药时需覆盖至皮损边缘外 2cm 区域，且用药应持续至皮损消失后 1 周。新型杀菌剂如布替萘芬和特比萘芬较抑菌药物如咪康唑和克霉素更有效。

花斑癣

■ 病因

花斑糠疹既往曾称为花斑癣，是由马拉色霉菌属感染表皮所致的疾病。

■ 病理生理

花斑疹是表面皮肤的真菌感染损伤角质层引起

的，角质层被病原侵入、色素沉着及炎症反应所损伤。早期曾被认为由糠秕马拉色霉菌引起，目前认为多由马拉色霉菌属引起。

■ 诊断

感染后可见多发椭圆形皮面或皮下边界清楚的色素沉着。感染表现可在高温季节患者晒黑后感染部位无色素沉着而显著。不同于其他浅表体癣，伍德灯下花斑疹可表现为黄色或绿色荧光，发现有典型的菌丝和孢子即可诊断。

■ 辅助检查

伍德灯下发出黄色荧光可以帮助诊断花斑疹。经KOH处理后表现出典型的菌丝及孢子可以帮助诊断。

■ 治疗

添加二硫化硒的沐浴露清洁皮肤10min，持续1～2周可见效。

（卢秀兰 译）

第91章 病 毒 疹

（原著 Arianna Shirk，Annalise Sorrentino）

要点

- 大多数儿童皮疹是良性、自限性的，而且无须治疗；但隐藏在这个现象下的可能是心肌炎、脑炎或肺炎。
- 在世界范围内，风疹仍是导致发病和死亡的一个重要原因。早期识别可以控制蔓延。
- 婴儿玫瑰疹是婴幼儿高热惊厥的常见原因。25% 存在前囟门饱满。
- 使用糖皮质激素或长期使用水杨酸、免疫功能低下和 12 岁以上的水痘患儿，可以从抗病毒制剂中受益。
- 新生儿疱疹可见于出生后 6 周内，有三个表现：脑炎伴惊厥，播散性“新生儿败血症”的表现，并且皮肤、眼睛和口周出现局部疱疹。早期给予阿昔洛韦治疗可阻断病情进展。

引言

绝大多数儿童出疹都是非特异性的，由自限性病毒感染导致。然而，认识他们的特点，熟悉这些特定皮疹相关性疾病的病史和体格检查对于安慰家属、教育及治疗是至关重要的。

临床医师应随时提高警惕识别由儿童皮疹导致的可危及生命的并发症的相关症状。本章将介绍可识别的儿童出疹性疾病，讨论暴露风险，并提供并发症、预后或可能的严重后遗症的相关信息。

麻疹

■ 流行病学 / 病理生理学

麻疹是人类已知最具接触传染性的疾病之一，对于未接种免疫的儿童接触感染率可达 90%。虽然，在发达国家，过去 40 年广泛使用的活病毒减毒疫苗已大大减少了疾病的发病率，但是麻疹仍然是全世界儿童传染性疾病中发病和死亡的首要原因。在 2010 年，麻疹导致全世界 139 300 人死亡，有超过 95% 的死亡患者发生在发展中国家。母体获得抗体通常足以让未满 1 岁的婴儿对抗临床暴露。在美国，美国儿科协会（AAP）建议在 12～15 月龄接种麻风腮三联疫苗（麻疹、腮腺炎、风疹），并且建议在第 5 年进行第二次接种。2010 年，全世界 85% 的儿童在周岁之前至少接种了一次麻疹疫苗。成功的疫苗接种运动的开展被限制了，主要是对于免疫力低下和发展中国家的贫穷及营养不良的儿童。

该病毒是通过暴露悬浮物质或接触呼吸道分泌物或飞沫传播的。该病毒经呼吸道进入体内，潜伏期为暴露后的 7～18d。患者大多是感染后的第 5 天左右开始出现症状，通常以发热为首发症状。

■ 临床表现

麻疹的特点通常是先发热 3d，可到 40℃，并且有特征性的“三 C”表现 —— 咳嗽、鼻炎、结膜炎。大量黏液性鼻涕、干咳，显著的非化脓性巩膜炎、眼睑炎、结膜炎总是出现在皮疹之前。麻疹黏膜斑（见彩图 137）是一个特征性的黏膜疹，典型表现是口腔黏膜侧面的蓝白色丘疹通常出现在早期发热期，约 24h，通常出现于广泛出疹之前。当皮疹出现时，麻疹黏膜斑可能已合并成白色粒状外观或者可以已经完全不存在。

皮疹是红斑样的斑丘疹，首先出现在颜面部，而后累及躯干和四肢，表现为较小的斑丘疹。发病第 3 天时，开始融合，由红色到黄棕色（见彩图 137）。高热将在皮疹出现的 3 天内消退，并且单纯病例其所有的症状应在 7～8d 消退。

■ 辅助检查

当疑似麻疹时，确诊检查是必要的，可以通过联系州公共卫生实验室或美国 CDC 完成检查。麻疹 IgM 抗体通常在出疹 72h 内升高，并持续至少 1 个月。检查唾液麻疹特异性 IgA 和血清试验中升高的 IgG 抗体也可用于诊断。麻疹病毒也可在发热期间从呼吸道分泌物中分离，并通过反转录聚合酶链反应（RT-PCR）鉴定或进行病毒培养。

■ 并发症

麻疹最常见的并发症是中耳炎，25% 的儿童可发生。脑炎在发达国家暴发流行时可并发，概率约为 1 ∶ 1000。严重的并发症，如肺炎、腹泻脱水和失明，在营养不良的儿童中可有高达 10% 的发生率，并在免疫功能低下的患儿中有 30% 的发生率。亚急性硬化性全脑炎（SSPE）是一种罕见的中枢神经系统退行性疾病，因广泛的疫苗接种方案已经出台，其几乎已从美国消失。

■ 治疗

对于无并发症者以非特异性支持治疗为主。目前没有抗病毒制剂被证明可阻断 / 改变麻疹疾病的病理过程。对于暴露 72h 之内的患者，活病毒疫苗的使用可能有利于减轻病情。对于患有免疫缺陷综合征和艾滋病的儿童，孕妇和被日常接触的 6 ～ 12 月龄的婴幼儿，建议在暴露的 6d 之内，静脉注射免疫球蛋白 0.5ml/kg。补充维生素 A 可防止营养不良儿童的角膜溃疡和失明。

风疹

■ 流行病学 / 病理生理学

2004 年，风疹被美国 CDC 宣布已不再流行。然而，由于疫情仍在发展中国家时有发生，并随着国际旅行，该病仍然存在于发达国家，故临床医师应知道该病的表现和潜在的并发症。

人类是唯一已知的风疹病毒传播宿主。风疹是由上呼吸道飞沫传播的。该病毒已被证明在鼻咽和淋巴结中复制，并且可以从呼吸道分泌物、尿液、粪便和皮肤中分离出来。出疹前 1 周和症状消退后 14d 均具有传染性。对于暴露者，感染会诱发终身免疫。

由于皮疹出现之前便具有传染性，因此目前广泛使用减毒活疫苗对降低先天性、后天性风疹病毒综合征（CRS）的发病率非常有效。后天获得性风疹一般是温和的和自限的，但在前 20 孕周暴露于该病毒的影响（先天性风疹综合征）是造成先天或后天胎儿发病率和死亡率的重要原因。先天性风疹综合征是在妊娠前 20 周经胎盘传播获得的。孕妇应进行筛选，以评估风疹的免疫状态。

■ 临床表现

与产后风疹感染相关的症状通常是轻症的，且可无症状。大龄儿童和成人通常出现 1～5d 的前驱症状，如咳嗽、鼻炎、结膜炎。对于幼儿，皮疹通常是首发症状，并且常无前驱症状。特征性红色的斑丘疹开始于颜面部，并且进行性由躯干向四肢发展。皮疹通常伴瘙痒，持续 3d。通常在出疹时可见豌豆大小的耳后淋巴结肿大。症状通常在 3～4d 消退。风疹与麻疹的鉴别点是发热与出疹的关系和感染中毒症状的轻重进行鉴别。风疹的皮疹较麻疹的皮疹平坦，且一般不会融合。

■ 辅助检查

风疹免疫试验检测包括酶免疫试验、免疫荧光试验、乳胶凝集试验。酶免疫风疹特异性 IgM 抗体是最常用的试验，以检测近期感染。先天性风疹可以通过持续的风疹特异性 IgG 抗体确诊。IgG 抗体滴度还可以用于育龄期妇女的筛选。

■ 并发症

出生后获得的风疹其并发症十分罕见，并常发生于成年人。高达 70% 的成年女性可发生短暂的多关节痛和多关节炎。血小板减少症是一种比较常见的实验室异常结果，大约发生在 1 ∶ 3000 的病例中。并发脑炎约占 1 ∶ 6000，可伴头痛、呕吐、颈项强直、嗜睡。这些症状通常是自限性的，没有持久的后遗症。睾丸炎和神经炎是罕见的后期症状。

预防先天性风疹病毒综合征（CRS）是风疹疫苗的主要目标。经胎盘获得性感染可破坏胎儿细胞及有丝分裂，导致先天畸形、早产或胎儿死亡。母亲在妊娠前 20 周感染，影响则更加明显。先天性风疹综合征患者可以通过肝脾大、“蓝莓松饼”皮疹、头小畸形、低出生体重进行识别。心脏畸形也比较常见，尤其是动脉导管未闭。眼科检查可发现白内障、青光眼、视网膜病。并可能会出现听力丧失、智力低下、生长延迟和学习障碍。

■ 治疗

对症治疗对于出生后的风疹是必要的。儿童保健所或学校应建议隔离患儿至发疹后 7d。肌内注射免疫球蛋白（0.55ml/kg）可降低病毒载量，并有利于治疗有妊娠计划但不愿意选择终止妊娠的女性。

玫瑰疹（幼儿急疹）

■ 流行病学 / 病理生理学

玫瑰疹是由人类疱疹病毒 6 和 7（HHV-6、HHV-7）引起的典型的病毒性皮疹，伴高热。该病毒通过无症状患者及病毒血症发热期患者的呼吸道分泌物传播。母亲转移的抗体可提供前 3～6 个月的保护。因此，通常发生在 6 个月至2 岁的婴幼儿。到 4 岁之后，几乎所有的孩子都有感染过 HHV-6 的血清学证据。

■ 临床表现

典型的临床表现包括突发高热，可达到 40℃，高热可持续72h，随后短暂的红色树枝样斑丘疹可由躯干发展到四肢。暴露后，其潜伏期为9～10d。皮疹的出现可能会长达24h并在热退之前或之后，也可能是短暂的，可能体格检查难于发现。婴幼儿发热甚至高热时一般状态均良好。枕后淋巴结肿大是该病的特点，在高热婴儿中存在，可以作为预测玫瑰疹发热的原因。多达25%的HHV-6感染患儿可发现囟门隆起。如果婴儿活泼、爱玩、无易激惹等，发生脑膜炎的可能性很小。

■ 并发症

热性惊厥见于20%～30%的玫瑰疹婴儿，其发生主要是由玫瑰疹导致的高热和体温的突然升高。疲劳、烦躁、厌食偶尔报道。肺炎、无菌性脑膜炎、脑炎、肝炎和噬血细胞综合征罕见，但在免疫力低下的患者中有报道。

■ 治疗

治疗主要是以对症治疗为主，需及时缓解发热。严重的免疫抑制患者可以考虑静脉注射更昔洛韦。虽然没有预后的比较数据，但治疗剂量被推荐为10～20mg/（kg · d），每12h静脉注射1次。治疗的最佳时长尚未见报道。

流行性红斑

■ 流行病学/病理生理学

流行性红斑由感染人类微小病毒B19型引起。微小病毒是单链无包膜DNA病毒，具有红系祖细胞趋向性。人类是该病传播的已知唯一宿主。细小病毒感染可发生在各个年龄段，但是最常见的是发生在儿童中后期。本病主要通过呼吸道分泌物接触及母婴传播。血液制品也能携带微小病毒。

病毒血症出现在暴露后1～2周，持续3～5d。皮疹出现后大部分患者不再具有传染性。然而，合并溶血性疾病的患者出现再生障碍危象会导致病毒量减少，但传染性会一直持续到出疹出现7d后。

■ 临床表现

皮疹的特征主要包括“被扇耳光后”的红斑脸颊和四肢、躯干的网状花边小皮疹（见彩图138）。皮疹会在数天内消退，日晒、热水浴后会再发并持续数周。皮疹出现前部分儿童会出现低热、关节痛、头痛及肌肉痛等前驱症状。关节炎在儿童罕见，但在成人中常见。微小病毒B19型感染的其他表现还包括保罗紫癜样手套和趾套综合征（见彩图139）。瘙痒的出血点和紫癜仅限于手和脚。研究者在Henoch-Schonlein紫癜这种罕见病患者中也分离出了微小病毒B19型。

■ 辅助检查

流行性红斑常常通过临床观察诊断。放射免疫的抗体检测或ELISA常用来检测急性期感染的IgM，症状消除2～3周后IgG抗体滴度上升。在免疫功能不全的患者中，优先考虑病毒的PCR检测。

■ 并发症

在健康人群中，并发症很罕见，仅限于一过性的关节炎或关节痛。病毒在红细胞前体内复制会引起病毒血症期短暂的红细胞生成减少。对于其他方面功能正常的儿童来说，由于红细胞有120d存活期，这并不会造成很大的影响。因此，微小病毒感染引起的并发症主要发生在以下三种人群中：血红蛋白病或溶血性贫血、免疫功能不全、胎儿。

溶血性疾病与血红蛋白病（珠蛋白生成障碍性贫血、G6PD、缺铁性贫血、球形红细胞症、镰状细胞病、丙酮酸激酶缺乏症）的患儿及红细胞存活期短的患儿已发生再生障碍危象。在病毒血症期，血红蛋白下降时，网织红细胞并没有补偿性上升。这种红细胞发育不良常常是自限性的，并对输红细胞产生反应。

免疫功能不全者（如HIV感染、急性白血病、器官移植、红斑狼疮）由于慢性溶血作用将会出现更严重的持续时间更长的贫血。静脉注射丙种球蛋白在部分患者中有助于缩短贫血。

妊娠的妇女，特别是妊娠前3个月，广泛的溶血、严重的贫血、高产心力衰竭等都会引起全身性水肿，从而导致胎儿水肿。

■ 治疗

在健康儿童中支持治疗是必需的。溶血性贫血及再生障碍危象的患儿需要输血。有暴露或其他典型症状的孕妇，微小病毒B19的IgM与IgG会上升。一旦孕妇IgM、IgG阳性，需要用B超严密监测胎儿水肿。

水痘

■ 流行病学/病理生理学

水痘-带状疱疹病毒、人类疱疹病毒3（HHV-3）能引起水痘和疱疹的发生。1995年以来，随着美国儿童免疫接种覆盖率的扩大，儿童水痘的感染率迅速下降。目前认为这种高传染性的病毒仅能感染人类。该病毒通过呼吸道及结膜感染人体，通过空气或囊泡中的液体实现人传人。潜伏期为10～21d。出疹前2d至受损皮肤边干燥（或者被新皮肤覆盖）这段时间具有传染性。

■ 临床表现

出疹前 1～2d 会出现鼻塞、结膜感染、头痛、精神萎靡、食欲缺乏、咳嗽、低热等非特异性的前驱症状。出疹起初为红色斑点，迅速进展为丘疹，最终在红斑的基础上成为特色小水疱（呈玫瑰花瓣上的露珠样）。皮疹瘙痒主要出现在头部、躯干，少部分出现在四肢。小水疱在 6～24h 内出现脓疱，破裂皮肤干燥形成硬皮。新的皮损会在皮肤上同时发展成为各个阶段的皮损。皮损一般维持 5～7d（见彩图 140）。

■ 辅助检查

囊泡液的 PCR 或直接荧光抗体检测常用来进行确诊检测。

■ 并发症

最常见的并发症是皮肤破损部位继发细菌感染。严重并发症主要包括水痘肺炎、脑炎、继发性细菌性肺炎、橘皮组织、坏死性筋膜炎及败血症。青少年和成年人感染较儿童严重。免疫功能不全及长期使用糖皮质激素的儿童发生并发症的风险更大。先天性水痘综合征常伴随大脑和眼睛发育异常、四肢发育不全。妊娠前 20 周感染，宫内生长迟缓（IUGR）发生率为 0.4%～2%。

■ 治疗

一般人群的单纯水痘只需要对症治疗来控制瘙痒。健康儿童在出疹 72h 后病毒停止复制，因此在后期进行抗病毒治疗完全没有必要。低并发症风险的儿童在出疹的第一个 24h 内开始用阿昔洛韦治疗有助于控制病情。有慢性皮肤或肺部疾病病史的中等并发症风险的儿童、长期服用水杨酸盐的患儿、短期或间歇性口服或使用类固醇气溶胶的患儿、12 岁以上的患儿可口服阿昔洛韦。高风险并发症的儿童，特别是长期使用糖皮质激素或免疫抑制剂的儿童应尽早静脉注射抗病毒药物。暴露后早期注射免疫球蛋白（水痘-带状疱疹病毒免疫球蛋白更好）也可控制病情。抗病毒治疗指南见表 91-1。暴露后 36h 内注射水痘疫苗能有效地预防疾病，这也是暴露后预防的方法。

表 91-1 抗病毒治疗

	水痘——具有免疫能力的患者	水痘——免疫功能低下的患者	带状疱疹	单纯性疱疹病毒
阿昔洛韦，口服	20mg/kg，每天 4 次，共 5d		≥12 岁：800mg，每天 5 次，共 5～7d	1000mg/d，分 3～5 次服用，共 7～14d
阿昔洛韦，静脉注射	≤40kg：10mg/kg，每 6h1 次；>40kg：800mg，每 6h1 次	10mg/kg，每天 3 次，共 7～10d	10mg/kg，每天 3 次，共 7～10d	10mg/kg，每天 3 次，共 7～14d
泛昔洛韦，口服			500mg，每天 3 次，共 7d（成人剂量）	
伐昔洛韦，口服	≥3 个月：60mg/（kg·d），分为每 8h1 次		1mg，每天 3 次，共 7d（成人剂量）	≥3 个月，40mg/（kg·d），分为每 12h1 次
水痘-带状疱疹病毒免疫球蛋白		125U/10kg（最高 625U）		口服

带状疱疹

■ 流行病学 / 病理生理学

带状疱疹（Herpes Zoster，Shingles）是曾经暴露于水痘-带状疱疹病毒后常见的合并症，美国每年发病人数高达 100 万。当最初的水痘感染消退，该病毒仍然潜伏在脊神经感觉根神经节。带状疱疹是潜伏病毒的再活化。带状疱疹在儿童中是罕见的，但其发病率随着年龄的增大而增加，并且可以具有 10%～50% 的终身发病率。病灶含有较高的病毒载量，并且可以通过空气传播。患者具有传染性是从出现病变到最后病变损伤结束。

■ 临床表现

刺痛的前驱症状可能会先于皮疹出现。成组囊泡的发生，通常限于特定的皮神经分布区域。出疹可能发生在任何地方，但最常见的是单侧分布在胸或腰骶区域。皮损开始为成组的囊泡，但可能会破溃并随着时间的过去而留下浅表的溃疡（见彩图 141）。青少年和成人发生带状疱疹是极其痛苦的，但在儿童，其主诉往往是瘙痒而不是疼痛。

■ 辅助检查

大多数情况下是通过临床表现诊断的。然而，实验室检查可能对于非典型、免疫受损及播散性带状疱疹患者是必需的。直接荧光抗体试验快速且特异性强，但不是很敏感，并与采集方法相关。PCR 技术快速、灵敏，但可能并不适用于所有情况。赞克（Tzanck）染色试验可以在床边进行，但不能从单纯疱疹病毒（HSV）中区分带状疱疹。血清学检测是很困难的。IgM 抗体可以表示原发感染或再发。

■ 并发症

疼痛可以持续数周到数个月，并可能继续复发而不伴皮疹。脑神经很少累及，但一旦累及，可有严重的角膜溃疡。如果皮疹发生在此部位，则眼科的早期检查是必不可少的。疱疹后神经痛是另外一项常见的并发症，导致分布区持续性疼痛直到皮疹消退。

严重的并发症可以播散性带状疱疹的形式发生在免疫抑制和长期应用糖皮质激素的患者中。这种播散性病毒血症可以影响肠、肝、肺和脑，可引发脑炎、肝炎、肺炎，或有时可引起弥散性血管内凝血（DIC）。如果没有抗病毒治疗，播散内脏疾病可导致高达 15% 的死亡率。

■ 治疗

带状疱疹病毒的治疗指南与水痘的相同。患者应积极保持皮疹的清洁及干燥，如果条件允许，应施以遮盖保护。应当避免应用任何局部抗生素。泛昔洛韦或伐昔洛韦是成人治疗的首选（表 91-1）。类固醇已被证明可缩短病程，但似乎并没有对带状疱疹后遗神经痛（PHN）的发展产生任何影响。对于缓解症状，非类固醇剂、对乙酰氨基酚、三环和鸦片制剂已被使用并取到了不同程度的疗效。美国 FDA 已批准不断地上调加巴喷丁和普瑞巴林的剂量用于对 PHN 进行治疗，但没有研究支持可使用于儿童。

单纯性疱疹

■ 流行病学 / 病理生理学

在全球范围内，单纯疱疹病毒发病率随着年龄的增长而增加，15 岁左右的儿童 50% 受到影响，有 60%～90% 的成年人也受到波及。在人体中，该病是由疱疹病毒家族的两个主要成员 HSV-1 和 HSV-2 引起的。疱疹病毒通过上皮细胞进入宿主，并且可以在入侵部位复制。发生原发性感染后，HSV 能感觉到轴突周围的神经鞘连接到宿主神经系统。颈椎和腰骶感觉神经节特别脆弱，病毒可能会终身在神经节复制。无病毒携带者可以传播病毒，原发感染和激活过程中，病毒可能增加传播机会。病毒的再活化可在各种外部和内部触发因素中发生，如发热、免疫抑制、局部创伤、月经、压力、疲劳、体温变化和暴露于日光下。

■ 临床表现

临床表现差异很大，包括原发症状和继发症状。病毒性感染可表现为脑炎和严重的全身症状，自限性的皮肤黏膜症状或无症状感染。HSV-1 感染主要表现为口腔、咽和眼睛的相关症状，而 HSV-2 主要表现为生殖器黏膜相关症状。两种病毒共同感染会导致中枢神经系统受累，通过相同的机制引起全身性疾病。

单纯疱疹病毒 HSV-1 感染最常见的表现是原发性疱疹性龈口炎。这主要在 6 个月以上的幼儿中出现，并且可能是亚临床表现。出现 1～2d 发热、烦躁、不适和食欲缺乏的前驱症状后，会出现口腔黏膜及舌迅速破裂并出现疼痛的浅表溃疡。溃疡经常会向口周蔓延。严重的牙龈炎经常存在，这有助于区分柯萨奇病毒和 HSV 感染，通常有颌下淋巴结肿大，症状可能持续长达 2 周（参见第 97 章对生殖器疱疹的介绍，见彩图 142A）。

HSV 另一个常见的表现是复发性口面部疱疹，通常被称为“热水泡”。这种二次现象通常发生在 15%～40% 有症状或无症状的原发性疱疹性口腔感染患者中。这种病毒激活随着年龄的增长而降低，在出现唇溃疡前可能有疼痛或瘙痒的前驱症状。极少数患者口腔内水疱可能复发。

有大量患者会出现 HSV 的二级表现。皮肤单纯疱疹病毒的感染主要通过接触从皮肤与口腔脱落的活性病毒引起。运动员中出现该病暴发也被称为“疱疹性瘭”。疱疹性瘭是由病毒从嘴到手指的第二次接种而造成的。喜欢吸吮拇指或手指的小儿更容易发生原发性疱疹性龈口炎（见彩图 142B）。有时瘭可以与甲沟炎混淆，如果尝试排脓可能会使美容效果破坏。这是一种自限性的疾病，2～3 周可以完全消退。

疱疹性湿疹（卡波西水痘样疹）是儿童单纯疱疹病毒感染出现特应性皮炎和皮肤破坏后的一种罕见但严重的临床表现。该病毒通常由阴唇上的病灶处向出现湿疹的部位传播（见彩图 142C）。多形性红斑（EM）也被证实与 HSV 激活有关，并可能与原发性感染有关。在某些病例中，HSV 与 EM 同时发生的比例已经高达 75%，EM 复发与单纯疱疹病毒复发患者可能在 2 周后再次复发。特点肢体末端 EM 的特征性表现是在 10d 内再次激活出现皮疹（多形红斑和多形性细胞瘤），并持续 2 周（参见第 86 章）。

在美国，新生儿疱疹发生率高达 0.15%，大多数感染发生在分娩时，但也可以从口腔、生殖器或接触受到污染的手而感染。结局可以出现 3 种不同的临床表现。第 1～4 周会出现播散性临床表现，类似于细菌性败血症，用抗病毒治疗时死亡率为 25%。症状会持续 6 周。疱疹性脑炎与癫痫发作在新生儿期可同时出现，如果不及时治疗，会发展为全身性疾病。新生儿疱疹也会蔓延至皮肤、眼睛和口，如果及早抗病毒治疗可降低致死率。先天性 HSV 感染是罕见的，但表现为小于胎龄儿、早产儿、小头畸形、视网膜炎、水疱和皮疹。

肠道病毒

■ 病理生理和流行病学

人类感染包括埃可病毒和柯萨奇病毒在内的将近 80 多种肠道病毒（enteroviruses），可以引起儿童皮疹。虽然不会造成严重的或致死的疾病，但一些病毒感染后会导致严重的后遗症如脑炎、心肌炎和脓毒性休克。

■ 临床表现

大多数肠道病毒感染不会有特异性的临床表现，少部分会出现有诊断价值的皮疹或黏膜疹。

手足口病与柯萨奇 A16 和肠道病毒 71 有关。前驱症状包括低热、心神不宁和腹痛，出现在皮肤和黏膜病变前 1～2d。口腔疱疹多数出现在舌、硬腭和颊黏膜，持续 5～7d。口腔病变后，迅速出现在指背、掌背、脚底，之后快速破裂，留下红色斑块。疱疹有时也会出现在臀部和躯干。正常人常在 1 周内消散。治疗以对症治疗口腔疼痛为主，包括局部用利多卡因和口腔清洁（见彩图 143）。

本病并发症很少，大多数是良性自限性的，也有心肌炎、肺炎、弛缓性麻痹、肺水肿和脑膜脑炎的报道。过去 10 年，据报道发生在东南亚的数例病例出现了快速致死性的神经源性肺水肿、休克和“菱形脑炎”等并发症。CDC 报道称，患者出现了脑膜脑炎和肺水肿，会表现为肌阵挛性抽搐、体温升高超过 3d、昏睡、持续大于 39℃高温，需要对患者进行更好的评估。因此，手足口病需要进行详细的病史和体格检查。

疱疹性咽峡炎是另一种特征性的皮疹，由柯萨奇 A1～A8 和 A12 引起。咽喉检查发现在软腭和前扁桃体窝有小的红色疱疹。此病主要发生在婴儿和幼儿，表现为拒食、低热和过敏症状。通过临床检查就可以诊断。对症治疗，防止脱水。病变在 5～7d 消退。

■ 治疗

对于肠道病毒感染的处理主要是支持治疗。出现了口腔病变而拒绝饮水的儿童需要进行“液体疗法”。有些患者还需要控制疼痛和静脉输液。

其他病毒性皮疹

■ 糠疹

糠疹（pityriasis）是一种良性自限性的、成群出现的皮疹，目前没有证据显示可以人与人传播，病因也未明。HHV-6 和 HHV-7 被认为是可能的病因，但还没有被证实。糠疹常见于未成年人或青年人。临床表现常以直径 2～5cm 椭圆形鳞屑先驱斑病开始，易与真菌性皮炎相混淆。之后 1～20d 后出现广泛的皮疹。许多淡粉红色的圆形斑点在背部紧随朗格汉斯线呈现树形分布。少数病变会累及躯干和四肢，脸部常不会累及。皮疹持续 2～6 周，临床表现为单纯皮疹或合并低热、头痛、心神不宁、恶心或瘙痒。

治疗：主要是对症治疗。急性期过后，UVB 可以用来加速病变的退化。局部润肤剂、激素、口服抗组胺药可以用来治疗相关的瘙痒。皮疹不治疗也会有后遗症或瘢痕（见彩图 144）。

■ 接触传染性软疣

接触传染性软疣（molluscum contagiosum）是一种由接触传染性软疣病毒引起的常见皮疹。皮疹以鲜艳或粉红的中心常有脐的梨形丘疹为特征。病变起始生长慢，呈小的圆顶形的表面有蜡样的或珍珠样的形状。皮疹通常不痛，但可能会有瘙痒，尤其是儿童（见彩图 145）。

通过皮肤、毛巾或衣服接触来传播。患者一直保持着感染性直到皮疹完全消散。一般会出现 10～20 个丘疹。有些免疫系统不足的患者会出现数百个丘疹。

大多数皮疹在 3～6 个月消散，不留瘢痕。如果疹出在脸部，患者有免疫抑制或影响生活质量可以咨询皮肤科医师。皮疹可以通过局部激光治疗。本病并发症很少。眼睑疣很少见，但可能影响视力，需要去咨询皮肤科医师。患者如果有更严重的疣病，可以考虑免疫抑制治疗。

■ G-C 综合征（Gianotti–Crosti syndrome）

1955 年首次描述，开始时被定义为儿童丘疹性肢皮炎，特征为分散的、无瘙痒的、红斑的、单一形态的丘疹，有时为囊性皮疹，分布在面部、臀部及四肢的伸肌部分。躯干常不分布。患者会出现非特异性的上呼吸道前驱症状，也会出现淋巴结病变、肝或脾大。皮疹通常在 2～3 周消退，也有持续 8 周的。G-C 综合征被认为和 HBV、EBV、麻疹病毒、柯萨奇 A16、CMV、副流感病毒相关。治疗为支持治疗，如果患者有肝炎病史则需要进行相关实验室检查（见彩图 146）。

（卢秀兰　译）

第92章　新生儿和婴儿皮疹

（原著　Sarah Judd）

要点

- 鲜红斑痣或葡萄酒色斑出现在面神经眼科分支支配的区域时，与Sturge-Webber综合征有关。Sturge-Webber综合征是由头面部血管畸形和顽固性癫痫引起的皮神经障碍。
- 多重性或聚集性毛细血管瘤可能与深层组织和实质受累有关，进一步的评估是必要的。
- 皮肤念珠菌病或口腔感染可能是继发于口服抗生素的过度使用。治疗方式有如制霉菌素、酮康唑、克霉唑等抗真菌制剂、益生菌的应用，保持卫生。
- 皮肤黑变病或蒙古斑是位于真皮下黑素细胞的暗蓝灰色斑块。不应混淆蒙古斑与擦伤。
- 临床上可以通过油性鳞屑和红色斑块诊断脂溢性皮炎。
- 尿布皮炎通常是皮肤长期接触粪便和尿液刺激性物质引起的。皮肤褶皱处较少发生的特征有助诊断。
- 多发性牛奶咖啡斑神经纤维瘤病会增加听觉和中枢神经系统肿瘤的风险。
- 面部须状血管畸形与呼吸道血管瘤有关。

刚出生的婴儿对突然适应新的子宫外环境有巨大的负担，产生皮肤和皮肤系统的许多改变。通常会发生良性和暂时性皮疹，这经常让父母十分担忧。

粟粒疹：大小为1～2mm，通常出现于面部和头皮似珍珠的丘疹，是浅表性含有皮脂层角质化材料的包涵囊肿。不需要治疗，可以自行恢复。

痱子：是外分泌腺汗腺梗阻引起的病变，在温暖的气候中尤其常见。浅表性汗腺的阻塞会产生白痱：汗水被困在皮肤角质层产生微小的囊泡。红痱或热痱在发热性或过热的婴儿中很常见。这些都是红色的小丘疹，最常见于上部躯干和头部。新生儿痤疮表现为集中于脸和胸部的开放性或闭合性黑头粉刺，这被认为与孕妇或外源性雄激素过剩有关，具有自限性。

中毒性红斑：50%以上的新生儿会出现。病变通常出现在出生后的第2天，持续大约1周，然后自发恢复。出现在脸、躯干和四肢，在红斑病变基础上出现针尖大小丘疹脓疱性皮疹。病变发生在皮脂导管的开口上。瑞氏染色的特征表现提示嗜酸粒细胞的聚集而不是由病原体导致的。

脓疱性黑变病：几乎只在非裔美国人的婴儿中出现，并且病变通常是先天性的。它是小脓疱、小鳞屑和位于之前脓疱位置的色素斑的结合体。瑞氏染色的内容显示中性粒细胞的优势，没有细菌。有各种各样的水疱脓疱病变会与有严重的并发症的脓疱性黑变病混淆（表92-1）。

脂溢性皮炎：通常在婴儿出生后4周内发病。通常首先是头皮出现油腻性黄色鳞片，偶尔会脱发（见彩图147）。皮肤皱襞处有红斑斑块。耳后区域可能出现渗出液体或鳞片状剥蚀。皮脂过剩造成油腻性鳞屑积累，但原因尚不清楚。采用低效局部皮质类固醇治疗炎症。温和的焦油或硒洗发水和燕麦浴可以帮助治疗。当严重时，考虑组织细胞增生症（Letterer-Siwe疾病）或Leiner疾病（脱屑性红皮病）合并生长迟缓的可能性。

尿布皮炎：包括所有尿布区域各种原因导致的皮肤刺激。刺激性皮炎是最常见的原因，这可能与皮肤长时间接触尿液、粪便、肥皂和尿布的化学物质有关。可吸收的一次性尿布降低了发病率。刺激性皮炎通常可以通过红斑、红肿发炎及脱落鳞屑外观和皮肤褶皱处较少发生来确认。念珠菌二重感染可以使症状易于混淆，因为皮肤皱襞处会累及和超出了红斑区域的丘疹卫星病灶（见彩图148）。皮肤念珠菌病或口腔感染可能是继发于口服抗生素的过度使用。外部感染治疗包括局部使用抗真菌制剂（如制霉菌素、酮康唑、克霉唑），应用益生菌，保持卫生。口腔念珠菌通常用制霉菌素或氟康唑治疗14d。

表 92-1　水疱、脓疱和大疱的病变与全身并发症

情况	原因	诊断	并发症
细菌感染	葡萄球菌、链球菌	革兰氏染色剂	脓毒血症；见第 85 章
新生儿疱疹	单纯性疱疹 1 型或 2 型	直接免疫荧光法（DFA）、聚合酶链反应（PCR）	见第 86 章
胎儿、新生儿水痘	水痘 - 带状疱疹病毒	直接免疫荧光法（DFA）、聚合酶链反应（PCR）	见第 86 章
色素失调症	X 连锁遗传	皮肤活体组织检查	神经病后遗症、癫痫
肥大细胞增生症	不明	临床，活检	组胺释放
肠病性肢端皮炎	胃肠道吸收锌缺陷	血清锌水平	腹泻、烦躁不安、FTT
甲基丙二酸血症	缬氨酸缺陷、异亮氨酸代谢	血浆氨基酸	嗜睡、FTT、张力减退
大疱性丹毒	常染色体隐性和显性遗传	皮肤活组织检查	多种合并症

色素沉着性疾病

皮肤黑变病或蒙古斑：是位于真皮下深蓝灰色黑色素细胞斑块。它们最常见于臀部和背部的骶区域，几年之内慢慢消失。当出现在四肢、肩膀、面部时，这些斑可能会保留下来。蒙古斑不应与擦伤混淆。

神经纤维瘤病是一组遗传性神经皮肤失调，表现为多个牛奶咖啡斑。诊断特征为婴儿有 6 个或更多大于 5mm 的病灶或存在腋窝“雀斑”（见彩图 149）。这些与视神经胶质瘤、听神经瘤和其他各种中枢神经系统肿瘤的高发病率有关。出现头痛或局灶性神经系统体征的神经纤维瘤病患者，必须进行颅内肿块评估。牛奶咖啡斑的其他原因有多骨纤维发育不良综合征（McCune-Albright 综合征），该症特征为多骨性纤维性结构不良和多种内分泌异常。

在出生后的最初数个月色素性荨麻疹表现为红褐色斑疹。1 型，无影响的单发性肥大细胞瘤。2 型，可以表现为多种色素斑疹或丘疹，当用硬物体刮擦时会产生风团和称为达里耶征的发红肿块（见彩图 150）。这种情况是由皮肤组织中肥大细胞引起的。当划伤刺激时，肥大细胞释放组胺，从而产生特征风团和偶尔的水疱。随温度改变，发热或病毒性疾病等代谢性损害、大量脱颗粒病变可以引起脸红和组胺释放的系统性症状。

色素失调症是发生在女性 X 染色体系统的疾病，通常是先天性的（见彩图 151）。这是一个皮肤呈现 4 个重叠阶段的神经皮肤综合征。第一阶段表现为红斑包围的线性水疱。第二阶段表现为通常在前 6 个月水疱演变成疣状斑块。第三阶段中，随着斑块消失而变成色素沉着的轮生体。最后阶段发生在成年晚期，伴随着色素减退、汗腺和头发脱落。大约有 20% 的患者会有癫痫、各种神经功能障碍和智力低下。

婴儿血管病变

大理石纹皮肤：是在寒冷的环境中和没穿衣服的婴儿在刚出生数个月出现的一种血管现象，具有网状白色皮疹的特征，这可能与皮肤花斑混淆。手足发绀症（手脚发绀）也可能出现。保暖和在中性温度的环境，皮肤颜色将在数分钟内改变。

血管畸形：出生时或刚出生几个月，血管畸形是常见的皮肤表现。它们可以继发于异常的毛细血管、静脉、动脉或淋巴系统。大多数都是良性和自限性的，但少数可能预示着严重的系统性后果。鲑鱼红斑是一种常见的毛细血管畸形，通常在出生时出现于前额和上眼睑。这些斑通常在 1～2 年消失，但如果存在于脖子上可能会持续一生。鲜红斑痣或葡萄酒色斑通常是良性的毛细血管畸形，但可能会持续终身。当这些斑出现在面神经眼分支区域时（包括上眼睑和前额），这可能与脑三叉神经血管瘤病（Sturge-Webber 综合征）有关，一种伴有大脑血管畸形和顽固性癫痫的神经皮肤疾病。

单纯性毛细血管瘤：是婴儿中最常见的血管肿瘤。出生时可能无法辨认出，但在新生儿早期出现细小的红色毛细管扩张，然后在开始的 6 个月至1 年中迅速发展成为典型的草莓状血管瘤，接着慢慢恢复，并且消失于10岁前。多重性或聚集性毛细血管瘤可能与深层组织和实质受累有关，进一步的评估是必要的。婴儿面部血管畸形，呈胡须状分布，并且患儿表现出喘鸣或上呼吸道损害，这表明是气管血管瘤。

许多遗传和先天条件都与血管有关，色素减退型或亢奋型病变、大疱或鱼鳞癣都不在本文范围内。

致谢

感谢本章之前的作者 Robert A. Wiebe 和 Malee V. Shah。

（张新萍 译）

第93章 皮　　炎

（原著　Solomon Behar）

要点

- 特应性皮炎影响10%～20%的儿童，60%～70%的患儿直到15岁时才缓解。
- 湿疹性皮疹典型的类型主要是基于患者的年龄——幼儿主要是伸侧四肢、脸颊、头皮；年长儿主要是四肢屈面。
- 镍过敏是过敏性接触性皮炎最常见的原因。
- 尿布疹发生在尿布区域凸面的皮肤；而真菌性尿布皮炎是发生在相邻皮肤凹面上的丘疹。
- 皮炎在大多数情况下，不管起因，应对的方法为局部使用类固醇和清除病原体。少数情况下，在严重无法控制的情况下全身使用激素。

特应性皮炎

■ 病因

特应性皮炎也被称为湿疹，是一个非常普遍的炎性皮肤病，影响10%～20%的儿童。它通常出现在6个月内，60%～70%的患儿直到15岁时才缓解。超过50%的特应性皮炎儿童对某种食物或空气致敏原过敏。然而，这些食物过敏原的临床意义并不明确，不足以进行饮食控制。特应性皮炎儿童也有发展为哮喘和过敏性鼻炎的风险。

■ 病理生理

特应性皮炎是干性皮肤的首要问题，可能是由于皮肤屏障角质层产生缺陷。这种皮肤完整性的缺失导致儿童有感染细菌、真菌、病毒的风险。此外，持续的瘙痒使干燥的皮肤变得瘙痒和发炎。

■ 临床表现

不同年龄的患者其临床表现不同。婴儿常出现对称干性皮疹或面颊、头皮、躯干和四肢屈肌与伸肌表面上的囊泡。搔抓可导致病变潮湿、苔藓样变或糜烂结痂（见彩图152和彩图153）。大龄儿童常发生在四肢、面部、颈部和手脚背面的弯曲区域。钱币状（“硬币”形）湿疹一般表现为圆形，极痒病变常在四肢（见彩图154）。疱疹性湿疹是当单纯疱疹病毒（HSV）感染通过了已经受损的屏障的湿疹皮肤病变（见彩图155）。它通常合并金黄色葡萄球菌感染。变应性皮炎的诊断通常是基于典型病损和症状的临床诊断。

■ 治疗

干性皮肤需要润肤剂的自由使用（每天5次）。全身抗组胺药缓解皮肤瘙痒。发炎的皮肤通过使用外用类固醇、钙磷酸酶抑制剂（如他克莫司或吡美莫司，批准年龄超过2岁的儿童使用）或在严重的药斑上使用全身性类固醇。在脸上或其他皮肤薄的区域只使用低效类固醇。如果患者需要比中等强度以上的类固醇更强则表示需转诊给皮肤科医师。表93-1显示了局部类固醇的列表及其效力。钱币状湿疹对局部中等强度的类固醇和全身抗组胺药反应良好。出现病变部位感染时，应给予覆盖金黄色葡萄球菌和链球菌的抗生素。头孢氨苄（50mg/kg，每天3次或每天4次）或克林霉素（30mg/kg，每天3次）是合理的抗生素选择。需考虑使用覆盖耐甲氧西林金黄色葡萄球菌（MRSA）的抗生素，基于不同部位的可能致病菌来选择抗生素。当诊断疱疹性湿疹时，可全身使用抗病毒药物（阿昔洛韦30mg/kg，每天3次）有效对抗HSV。对于严重感染住院患者需给予第四代抗病毒药物。

表93-1　局部类固醇效价图

品牌产品	通用名称示例
一类超能力	
0.05%丙酸氯倍他索	®Culbex®洗剂/喷雾/洗发水，Olux®E泡沫
	Temovate E®润肤剂/乳膏/软膏/凝胶/头皮
0.05%丙酸哈比沙索丙酯	Ultravate®霜

续表

品牌产品	通用名称示例
0.1% 氟西奈德	Vanos® 霜
二类有效	
0.05% 二氟巴拉松二乙酸酯	ApexiCon®E 霜
0.1% 糠酸莫米松	Elocon® 软膏
0.1% 哈西奈德	Halog® 软膏
0.25% 脱氧美沙松	Topicort®/ 乳膏 / 软膏
三类中上强度	
0.05% 氟西奈德	LIDEX-E® 霜
0.05% 脱氧西米松	Topicort®LP 霜
四类中等强度	
0.1% 氯克托克 - 戊酸酯	克罗德姆 ® 乳膏
0.1% 糠酸莫米松	艾洛康 ® 乳膏
0.1% 曲安奈德	阿斯托罗特 ®A 霜，Kenalog® 软膏
0.1% 倍他米松戊酸酯	缬沙酮软膏
0.025% 氟轻松乙酰肝素酶	Synalar® 软膏
五类中低强度	
0.05% 丙酸氟替卡松	Cutivate® 软膏 /Cutivate 洗剂
0.1%PdNICABBATE	Dermatop® 乳膏
0.1% 氢化可的松丙酸酯	PANTEL® 奶油
0.1% 曲安奈德	ArStRoRT®A 霜，KealOxCl 洗剂
0.025% 氟康唑丙酮复合物	Synalar® 霜
六类轻度	
0.05% 丙酸氯地塞米松	Adovate® 乳膏 /Cutivate 洗剂
0.05%DEXONE	Verdeso™ 泡沫，脱盐 Gel™
0.025% 曲安奈德	阿里斯托乳膏，Kenalog 洗剂
0.1% 丁酸氢化可的松	乳膏 / 软膏
0.01% 氟西隆丙酮酸	皮肤光滑 /FS® 头皮油，Salalar®S 洗提液
七类最小强度	
2%/2.5% 氢化可的松	Nutracort® 洗剂，Synacort® 霜
0.5% ～ 1% 氢化可的松	Cortaid® 霜 / 喷雾 / 软膏和许多其他非处方产品

资料来源：www.nationaleczema.org。

丘疹性荨麻疹

■ 病因

丘疹性荨麻疹也称之为“昆虫叮咬引起的过敏反应”，是由昆虫叮咬导致过敏反应而出现的慢性或复发性的对称瘙痒丘疹、水疱，并出现风团。虽然在所有年龄均可以见到，但最常见的年龄是 2～10 岁。常见的致病昆虫包括狗和猫跳蚤、蚊子、疥疮、虱、蜱和发病率越来越高的臭虫。

■ 病理生理

对病原体过敏是产生丘疹性荨麻疹的必要条件，也是其在小龄儿童中不常见的原因。产生一种迟发型超敏反应，导致每次暴露后反应加重。

■ 临床表现

皮损开始为瘙痒性丘疹、水疱和（或）风团，通常可见线性，分组群（所谓的“早餐午餐晚餐”）

在皮肤腹股沟和腋下的暴露部位。荨麻疹丘疹在1～3d发展为中央囊泡。中央结痂后的过程是剩余的脱色或皮损色素沉着的完成。通过抓挠病损区可导致继发细菌感染。诊断通常可以通过病史和体格检查做出。

■ 治疗

全身性抗组胺药和局部用激素可以减轻症状。使用抗生素来治疗继发的细菌感染。控制环境的害虫源［处理宠物的虫害，新床垫（如果臭虫被确定）热水洗涤衣物和床上用品］是防止再次暴发的关键。

白色糠疹

■ 病因

目前尚没有确定的致病原，可能是治疗各种真菌（糠秕孢子菌、曲霉菌）和细菌（葡萄球菌和链球菌）。过敏体质是一种常见的重合状态。

■ 病理生理

在白色糠疹的活组织活检中发现黑素细胞中可变数目减少，这提示黑素细胞异常恶化的可能。

■ 临床表现

无症状的色素减退。鳞屑斑常见于面部，但也可以存在于身体任何部位。白色糠疹不同于白癜风是其特征性的颜色，其受影响皮肤的边界明显小于白癜风。在急诊，诊断通常是通过病史和临床表现来做出，辅助检查对诊断来说不是必需的。

■ 治疗

外用润肤剂常与外用类固醇合用，钙调神经磷酸酶抑制剂在严重的情况下使用。

汗疱疹（汗疱湿疹）

■ 病因

汗疱疹也称为汗疱湿疹，与变应性皮炎类似，是同一家族中手和足部发生的慢性复发性的水疱炎症疾病。

在2/3的病例中，汗疱疹绝大多数情况下由接触过敏原引起。其重要的致病因素包括真菌、药物和食物过敏原。

■ 病理生理

汗疱疹是掌跖面皮肤水肿和表皮增厚，上面覆盖的为上皮角质层的湿疹反应。

■ 临床表现

其对称分布于手掌和（或）足底面，病变特点为“泪水汪汪”征伴瘙痒和灼热等典型的症状。这些症状在汗手或足、手/足的严密覆盖、潮湿的工作环境和吸烟情况下加重。

■ 治疗

汗疱疹是一种难治性的情况。使用典型的皮质激素或钙通道阻滞药（他克莫司或吡美莫司）来控制炎症和水疱形成。在严重耀斑的情况下全身使用皮质激素。Alitretinoin，一种系统性类视黄醇，已有研究指出其在改善汗疱疹耀斑中为剂量依赖，在成年人中有效率高达33%（接受最高剂量为30mg），相比16%与安慰剂相比。在儿童中缺乏类似的研究。局部治疗使用蓓萨罗丁（一种类视黄醇X受体激动剂）和皮内肉毒毒素已经被研究，但尚未得到批准用于儿童或者成人治疗汗疱疹。在皮肤科门诊中使用紫外线光疗是一种治疗选择。全身抗组胺药可以用来控制瘙痒。如果合并了细菌感染则需要使用抗生素。

■ 辅助检查

在急诊中通常可以根据临床表现来诊断，但也可以通过皮肤科医师行斑贴试验来进行确诊（与接触性过敏性皮炎相鉴别）。

少年足底皮肤病

■ 病因

少年足底皮肤病（JPD）是影响学龄期儿童的一种疾病，常常到青春期可以自愈。准确的病因尚不清楚，但与特应性皮炎与穿着紧的、通气不良的鞋子有关。鞋子对脚的摩擦可起到一定的作用。JPD的发生率已经在下降，可能是大部分疾病被确定为过敏性接触性皮炎。

■ 病理生理

组织学检查显示有棘层肥厚角化过度，淋巴细胞渗入真皮周围汗水管道和表皮的炎症。

■ 临床表现

JPD的特征包括足底表面发红，特别是前脚跟和脚趾跖面。慢性患者JPD出现脚趾跖面的裂隙，但不累及指空间（这有助于与足癣区分开来），开裂和干燥的足底表面出现疼痛和烧灼感。

■ 治疗

推荐使用外用润肤剂、类固醇和改变鞋类，但往往是不能治愈的。部分病例报告描述了使用钙通道阻滞药可以改善症状。

■ 辅助检查

在急诊室，诊断通常是依赖病史和临床表现。在皮肤科医师的门诊中可以行斑贴试验。

线状苔藓

■ 病因

线状苔藓（LS）的病因并不清楚。该皮肤病可以影响6个月至15岁年龄的儿童，可以由病毒疾病、创伤或高敏状态引起。过敏体质可能是LS的一个易感因素。

■ 病理生理

表皮T细胞介导的自身免疫性炎症导致角质细胞死亡和典型外观。组织病理学改变从红褐色变进展为色素减退。

■ 临床表现

LS呈现红斑或褐色丘疹，偶尔合并水疱样改变。病变通常是独立、线性、单边的分布在四肢，较少出现在躯干。起病急骤，数周内发病，6个月至2年的缓解期内留下临时色素减退。病变没有瘙痒和疼痛。诊断常常基于病变的临床表现。

■ 治疗

常规的低至中效的皮质激素不会缩短该病变的病程。

变应性接触性皮炎

■ 病因

变应性接触性皮炎（ACD）是不太常见的刺激性接触性皮炎（ICD），大约占接触性皮炎的20%。植物（毒藤、黄栌、栎）、镍、硫柳汞、香水、各种合成的橡胶化学品、金属、染料和防腐剂可引起ACD。镍过敏是ACD最常见的原因。

■ 病理生理

ACD是Ⅳ型T细胞介导的过敏反应。过敏原穿透皮肤并激活皮肤中的朗格汉斯细胞，呈递抗原至T细胞（致敏）。当再次接触过敏原，记忆T细胞激活的过敏反应导致皮肤的发现。

■ 临床表现

ACD的皮肤表现包括发红、水肿，区域与致病原暴露的区域一致（如一个纽扣状面积在牛仔裤上按钮与皮肤接触的部位），但与刺激性接触性皮炎不同，这些患者可出现水疱和丘疹。漆树皮炎是一种特殊的ACD，表现为线性的水疱暴发合并瘙痒，在接触到毒藤、漆树、橡树之后。鞋皮炎（一种接触性皮炎——看少年跖皮肤病部分了解更多信息）是一种影响足背的ACD，它不伤害脚趾之间的皮肤，与JPD可以相鉴别。

■ 治疗

外用保湿剂，抗组胺药全身和局部类固醇是治疗ACD的中流砥柱。在严重情况中可口服类固醇持续5～7d。在漆树皮炎中，有时使用14d的疗程［7d，1mg/（kg · d），后7d逐渐减量］。典型的钙通道阻滞药可以作为二线治疗方法。

■ 辅助检查

诊断可以通过病史和病变临床表现来做出。反复出现的ACD或出现在面部/手部，则需要皮肤科医师或过敏科医师行斑贴实验来检测过敏原。

刺激性接触性皮炎

■ 病因

ICD约占接触性皮炎的80%。导致ICD的刺激物包括但不限于唾液、粪便、尿、食品、洗涤剂、肥皂、纸巾、泡泡浴、镍和钴。镍是ICD最常见的可识别原因。询问是否接触卫生产品、新服/尿布、鞋类、珠宝、化妆品、芳香剂、除臭剂、药品（全身和局部）和非处方药用补品。询问用父母和兄弟姐妹使用的产品，因为孩子经常会在自己的皮肤上尝试使用这些物质，导致ICD。

■ 病理生理

ICD是一个任何物质刺激皮肤引起的非免疫炎症反应。

■ 临床表现

ICD的临床表现主要为致病因素暴露区域导致的红色皮疹（见彩图156）。唇周皮炎是一种独特的口周ICD，通常为幼儿嘴唇周围舔过多之后出现。接触尿布皮炎是ICD的常见形式（参见尿布皮炎部分获取更多信息）。

■ 治疗

避免接触过敏原是最重要的治疗措施。外用保湿剂、全身抗组胺药、外敷类固醇是ICD治疗的中流砥柱。耐药病例可能需要短期（5d）使用局部钙调磷酸酶抑制剂甚至全身性类固醇。隔离霜（氧化锌）可用于治疗尿布ICD，并应每次换尿布。

■ 辅助检查

ICD通常为临床诊断。向皮肤科医师咨询时可行斑贴试验来确诊。

尿布性皮炎

■ 病因

该组在腹股沟区的炎症性疾病是婴儿期最常见

的皮肤问题。皮肤过于潮湿，皮肤与皮肤间的摩擦、尿、粪便和微生物的存在在尿布皮炎的发展中发挥作用。不太常见的是，尿布疹可以是营养缺乏或更严重的全身性疾病的一种症状（如川崎病、组织细胞增生症）。

■ 病例生理

酶和大小便中pH的改变破坏了皮肤的保护。皮肤与皮肤间的摩擦导致刺激。一旦皮肤的完整性在潮湿和刺激后破坏，细菌、真菌和其他机会性病毒（如HSV）可以侵入皮肤导致感染。

■ 临床表现

接触或刺激性尿布疹表现为红肿和皮肤（“山峰”）凸区域结垢，在接触尿布的区域而不在皮肤的皱褶处。念珠菌性尿布皮炎的特点为局部擦烂红斑、丘疹性“卫星”病灶。婴幼儿可能出现鹅口疮。

细菌尿布皮炎的特征是出现大疱或结痂病变（如蜂蜜地壳）。在毛囊炎中，红色小丘疹和脓疱存在于臀部、大腿和低腹部，HSV可以发生在尿布区，有水疱或大疱，在头数周的生活中冲压出的水疱。严重的尿布皮炎被称为雅凯皮炎，特点为严重糜烂与凸出病变。

■ 治疗

下列处理可以帮助减少尿布性皮疹：频繁更换尿布（每3～4h或出现大便或小便时）、使用皮肤黏膜保护剂（如氧化锌、凡士林）、使用非闭塞式尿布、使用高吸收尿布、避免衣服类尿布和有香味的湿巾。

对于接触性皮肤，在每次更换尿布时使用黏膜保护药、软膏或乳膏（如氧化锌、凡士林、羊毛脂）。对于严重的情况，使用低效类固醇药膏（氢化可的松1%），可局部应用，一天2次，最长使用2周。Stomahesive粉末被保留用于严重病例，类固醇和护肤霜无效。玉米淀粉粉末每天局部施用于尿布区（采取时特别小心，避免经过婴儿的脸部，避免吸入的发生）可以帮助减少皮肤摩擦。这特别适合于长期潮湿的接触性皮炎。尿布疹出现大于3d时一般合并念珠菌感染，即使典型念珠菌外观也尚不明显，可使用抗真菌的乳膏来治疗。

对于真菌性皮炎，每次更换尿布时均需涂抹抗真菌药（咪康唑、克霉唑、制霉菌素霜）在皮肤部位，干净后至少7d。也可以应用黏膜保护剂。对局部细菌感染使用莫匹罗星2%霜剂，一天3次使用至干净后7d。莫匹罗星具有抗真菌特性，所以如果你是治疗可能的细菌感染，它可以避免同时应用抗真菌的乳膏。

■ 辅助检查

靠临床表现通常就足够可以做出诊断。当在念珠菌尿布制作标本使用氢氧化钾（KOH）时，皮肤刮擦试验可能显示假菌丝。大疱或病变的培养可能会产生明确诊断。在难治性皮炎的少数情况下合并其他全身症状（如营养缺乏导致的发育不良、肝脾大和组织细胞增生症导致的慢性耳漏），其他检查包括营养水平或活检是必要的。

脂溢性皮炎

■ 病因

脂溢性皮炎（SD）的确切病因并不十分清楚，可能是皮脂分泌增加，酵母定植和免疫介导的炎症相互作用引起。

■ 病理生理

真菌定植、免疫介导的炎症反应和角质形成细胞过度增殖之间的相互联系可能导致SD的皮肤损伤。在婴幼儿中已培养出念珠菌和马拉色菌。

■ 临床表现

SD常从婴儿出生后第2个月开始出现，为脂性，呈黄色或白色，在头皮、面部、胸部、耳郭或尿布区域结痂。但在婴儿头部局限时，也称为“摇篮帽”。另一个发病的高峰在青春期，出现在眉毛、头皮（“头皮屑”）、耳郭、法令纹、眼皮。病情加重的高峰出现在冬季。诊断通常是根据病变的临床表现进行。

■ 治疗

绝大多数的病例是良性、无症状和自限性的（通常1～2岁好转）。在婴幼儿，局部矿物油或非处方药物洗发精会松解结痂至足以被软牙刷轻轻拨开。在婴儿中含有硒的洗发水安全性尚未建立，并且不建议使用，直到2岁。低效力的外用类固醇可以在头皮以外的地方使用。青少年可以外用2%酮康唑制剂治疗面部局部损伤，联合低效类固醇或钙依赖磷酸酶抑制剂治疗炎性病变。药用洗发水（硫化硒、煤焦油、水杨酸、吡硫翁锌或酮康唑）是有效的头皮清洗剂。

擦烂红斑

■ 病因

皮肤与皮肤摩擦导致皮肤损伤，出现炎症反应导致细菌或真菌的感染。皮肤红癣，由棒状杆菌引起，是擦烂的细菌感染的并发症，表现为小的红褐色斑，可聚结成较大锐利边缘的补丁。常常发生在肥胖者和婴儿。

■ 病理生理

水分和热量导致的皮肤对皮肤表面产生摩擦，在皮肤深层的褶皱导致炎症和刺激。二重感染通常由葡萄球菌、A组链球菌、假单胞菌、变形杆菌、癣菌和酵母菌引起。

■ 临床表现

红斑和炎症在腹股沟和腋窝出现“镜像”图案，在乳房下和褶皱都出现擦烂。患者可能抱怨感染部位的瘙痒或疼痛。有时，它涉及颈部褶皱、脚趾网、肘窝、脐、会阴褶皱。

■ 治疗

患者应使用玉米淀粉减少水分和摩擦或防护霜（氧化锌）。在靠近婴儿面部使用时应警惕避免吸入粉末。避免羊毛和合成纤维的衣物。皮肤皱褶处在洗澡后需干燥，穿着吸汗的衣物。穿着暴露脚趾的鞋子。伴随细菌和真菌感染应该用抗生素或抗真菌药物治疗。

■ 辅助检查

通过临床可以诊断，如果诊断不清可以在感染区域行细菌后真菌培养。伍德灯可以帮助确定假单胞菌感染（荧光绿）或红癣（荧光红色）。

植物光敏性皮炎

■ 病因

植物光敏性皮炎（PPD）是一种光毒性炎症反应，发生于植物汁液或果汁与太阳紫外线相互作用，导致皮肤起疱和皮疹，伴色素沉着。部分病例仅出现色素沉着。

■ 病理生理

PPD是一种光敏性皮炎，是暴露于植物化学补骨脂素和紫外线后导致的疱疹、皮疹或色素沉着。补骨脂素来自四种植物家族：伞形科（峨参、野欧洲防风草、芹菜、野胡萝卜）、Rutucae（街佛手柑、柑橘类水果）、桑科和豆科（豌豆头屑）。

■ 临床表现

有补骨脂素和阳光的接触史及阳光照射部位典型线的条纹状病灶或色素沉着是诊断的关键（见彩图157）。植物光敏性皮炎和儿童虐待易混淆。

■ 治疗

移除致病因素就可以完全治愈该自限性疾病。使用能够遮挡紫外线的装置就可以把PPD的影响减到最小。轻度至中等效力外用类固醇和镇痛药（对乙酰氨基酚或布洛芬）可用于更严重的病例。

■ 辅助检查

在急诊室，通过病史和临床表现就可以诊断。在皮肤科门诊可以行光斑测试。

光敏性和光毒性皮炎

■ 病因

口服和外用的化学品，大多数在药物、植物或化妆水中，可以诱发皮肤对紫外线的反应。光过敏反应是免疫介导的，需要事先致敏，临床上类似ACD。光毒性反应不需要预先致敏和光照暴露部位出现大片的红色皮疹。各种各样的局部和全身药物（NSAID、磺胺类、噻嗪类、抗疟药）可能导致任一情况。光毒性反应比光过敏反应更为常见。

■ 病理生理

虽然确切的机制尚不完全清楚，但推测该外源性化合物结合了皮肤或循环蛋白与UVA光反应，产生一种抗原偶联物引发延迟型过敏反应而导致临床上明显的皮炎。

■ 临床表现

皮炎或红皮的存在通常见于太阳或光暴晒过的区域。皮疹通常不在皮肤阴影部位如头皮、下颏和鼻子。如果诊断不清，可以行皮肤活检，揭示其典型组织病理学损伤图案。在皮肤科诊室行光斑测试可以有助于诊断。

■ 治疗

去除致病因素是治疗该患者的关键。冷敷，外用类固醇，和全身抗组胺药可用于对症护理。

（张新萍 译）

第 94 章　系统疾病的皮肤表现

（原著　Ara Festekjian, Vincent J. Wang）

要点

- 结节性红斑（EN）是一种由潜在的全身性疾病所引起的急性脂膜炎，临床表现多为双侧分布的剧烈疼痛的红色结节，通常出现在下肢。
- 多形性红斑（EM）是一种由自身免疫介导的急性皮肤黏膜炎性疾病，特征表现为向心性分布皮肤颜色改变的靶形损害，大多与单纯疱疹病毒（HSV）感染有关。
- 史蒂文斯–约翰逊综合征（SJS）和中毒性表皮坏死松解症是严重的免疫性过敏反应，特征性表现为弥漫性大疱性病变和皮肤黏膜受累，最常见由某些药物所引起，如抗惊厥药。
- 葡萄球菌皮肤烫伤样综合征（SSSS）的特点是红斑性皮疹、弥漫性表皮剥脱。
- 暴发性紫癜是急进性紫癜的一种严重形式，合并多器官功能衰竭，通常与脑膜炎球菌血症相关。
- 当淤青出现在非骨性凸起处和孩子平时玩要中通常不会受创伤的部位时，应怀疑非意外创伤。
- 中毒性休克综合征（TSS）是一种急性毒素介导的疾病，其特征是发热、红皮病、低血压、多器官受累、脱皮。链球菌 TSS（STSS）是由 A 组溶血性链球菌（GAS）引起的类似疾病。这些表现都是休克状态。
- 坏死性筋膜炎（NF）是一种由致命的细菌感染所引起的筋膜及周围皮下组织严重的炎症反应，进展迅速，可威胁生命及肢体。
- 川崎病（KD）是儿童的一种急性自限性血管炎综合征。诊断依据持续发热和以下五个临床特征中的四个：结膜充血，咽部红肿，颈部淋巴结肿大，手足红斑、肿胀、皮疹。
- 荨麻疹，表现为苍白、瘙痒，凸出于皮肤表面，出现在表皮及真皮的水肿和红斑。
- 血管神经性水肿（AE）是一种自限性的局限性水肿，液体外渗进入间质组织，最常累及头、颈、手和胃肠道。侵犯喉部的时候可危及生命。

引言

全身性疾病的皮肤表现将是这一章的要点。许多疾病有其临床表现，其中皮肤病表现在帮助临床医师做出可能的诊断时发挥着作用。表 94-1 列有全身性疾病及其相对应的皮肤病表现，以下部分描述了儿童紧急情况时皮肤病特点对诊断发挥了很大帮助。

表 94-1　全身性疾病的特征性皮肤表现

皮肤表现	系统性疾病
弥漫性充血性皮疹和休克	中毒性休克综合征
弥漫性紫癜伴多脏器功能衰竭	暴发性紫癜、脑膜炎球菌血症
易患病儿童出现瘀斑	败血症、弛张热
不易患病儿童出现瘀斑	免疫性血小板减少性紫癜
不易患病儿童出现紫癜	过敏性紫癜
剧烈疼痛的双侧红斑结节	结节性红斑
中央灰暗的靶形损害	多形性红斑
易患病儿童出现弥漫性大疱	史蒂文斯–约翰逊综合征、中毒性表皮松解综合征、坏死性筋膜炎
不易患病儿童出现弥漫性大疱	脓疱病、藓、药疹
Nikolsky 征	中毒性表皮松解综合征
眼眶淤青	儿童虐待、神经母细胞瘤
草莓舌	猩红热、川崎病、中毒性休克综合征
脱屑	川崎病、猩红热、中毒性休克综合征、葡萄球菌性烫伤样皮肤综合征
暴发性丘疹	水痘、脓疱病、单纯疱疹病毒
碎片状出血	感染性心内膜炎
荨麻疹、瘙痒症、面色潮红、全身乏力	血清病
紫癜及耳水肿	过敏性紫癜、儿童虐待
黑棘皮病	2 型糖尿病
小囊泡、大疱	系统性红斑狼疮
游走性红斑	莱姆病
全身灰暗，特别是嘴唇、舌、指头	高铁血红蛋白血症
坏疽性脓皮病	炎症性肠病

结节性红斑

■ 病因

结节性红斑（EN）是一种儿童急性脂膜炎。它被认为由多种微生物和非微生物刺激的皮肤表现，如链球菌性咽炎、肺结核、真菌感染、单纯疱疹病毒、肠道炎症性疾病、结节病、恶性肿瘤等，偶尔口服避孕药物、磺胺类药物也可导致。

■ 病理生理

EN的确切机制仍未明确，有人认为是否由循环免疫复合物IgM和C3及各种抗原沉积在真皮深层脂肪丛或对各种抗原的迟发型过敏反应。在后一种情况，非感染性皮疹是由潜在的感染或药物暴露所引起的炎症反应。

■ 临床表现

EN的典型病变是剧烈疼痛的红斑结节或斑块，可能会持续数周。它们通常发生在四肢的伸侧（见彩图158），双侧对称分布，而且还发生在小腿和臀部。溃疡不是EN的特征。基础疾病的不同，其病程也是可变的。EN可被视为一个对大的抗原负载或者最初抗真菌感染治疗时抗原释放的标识反应。在发作时可能出现全身症状，包括发热、疲劳、肌肉和关节疼痛。

■ 治疗

管理的重点是治疗根本原因。当疾病被控制时，病变会逐渐痊愈。当怀疑为癣菌感染的特征性表现时，尽管发生了EN但抗感染治疗应该继续。当其病因还不清楚的时候，抬高下肢、休息、应用非甾体抗炎药（NSAID）可缓解症状。

■ 辅助检查

当诊断不明确时，皮肤活检可能是必要的。活检结果表明无血管炎症性脂膜炎。实验室检查和影像学检查可评估潜在的疾病过程。

多形性红斑

■ 病因

多形性红斑（EM）与许多不同的药物和感染有关，单纯疱疹病毒和肺炎支原体感染是最常见的诱发感染。其他病原菌包括Epstein-Barr病毒、巨细胞病毒、腺病毒、肺炎链球菌、沙门菌、结核分枝杆菌、组织胞浆菌及某些寄生虫。造成EM的药物包括磺胺类、青霉素类、抗惊厥药和非甾体抗炎药。多数情况下找不到确切的病因。

■ 病理生理

EM确切的病理生理机制尚不清楚。被认为是由各种抗原引起的免疫介导的急性皮肤黏膜过敏反应，遗传易感性可能是诱发因素。很大部分与HSV相关的EM患者会携带特定的HLA等位基因。多种细胞因子也认为参与其中，随着干扰素在单纯疱疹病毒相关性EM及肿瘤坏死因子在药物所致EM中的发现，也进一步支持了免疫介导机制。

■ 临床表现

EM的病变特点为圆形固定的红斑、对称性皮肤分布、中央昏暗的“靶形”损害（见彩图159）。病变主要分布于肢体末端，但在躯干也可见，好发于伸面。它们在病程中可以发生形态变化。

在疾病过程中，有时也会伴随着口角、生殖器或眼黏膜糜烂，或是这些的组合。黏膜受累与否区别开了重症EM与轻微EM。随着EM的发展，乏力、发热、肌痛是常见的前驱症状。虽然EM通常是自限性的，但有复发的情况，尤其是当与HSV感染相关时。直到最近，EM被认为是一系列的疾病，包括重症EM、史蒂文－约翰综合征和中毒性表皮坏死溶解征。然而，在公认的临床分类中史蒂文－约翰综合征和重症EM是分开的，不同的情况下有类似的黏膜糜烂。

■ 治疗

EM的不同管理取决于临床表现的类型。治疗急性EM的关键主要包括去除诱发因素和治疗已明确的病因（病毒、肺炎支原体）。局部麻醉剂和口服抗组胺药可控制症状。重症EM的治疗主要取决于黏膜受累的严重程度，并涉及局部或全身性糖皮质激素的使用。眼部受累可能需要紧急眼科就诊和局部药物治疗。在HSV相关的复发性或特发性复发性EM，提倡连续预防性抗病毒治疗。

■ 辅助检查

虽然没有特定的实验室检测，疾病的严重性与升高的红细胞沉降率（ESR）、白细胞计数、肝酶水平有关。其他检测或影像学检查可基于可疑的基础疾病而完善。

史蒂文－约翰综合征和中毒性表皮坏死溶解征

■ 病因

史蒂文－约翰综合征（SJS）和中毒性表皮坏死溶解征（TEN）常与药物相关联，如抗惊厥药（特别是卡马西平、拉莫三嗪、苯妥英钠或苯巴比妥）、抗生素（特别是磺胺类、青霉素类或头孢菌素类）、别嘌醇和 NSAID。单纯疱疹病毒和肺炎支原体感染也与 SJS 及 TEN 相关联。

■ 发病机制

SJS 和 TEN 被认为是一系列相同严重的、具有特质的皮肤过敏反应。细胞毒性 T 淋巴细胞、自然杀伤细胞及活化的 T 细胞中的信号配体共同触发了细胞凋亡，从而导致弥漫性大疱和皮肤黏膜受累。在 HIV 抗体阳性的患者身上，免疫失调与 SJS/TEN 的发生有关，当受到同样的刺激因素时，会有更严重的反应。在亚洲种族中，发现 HLA-B1502 抗原的存在增加了 SJS/TEN 的诱发风险，特别与卡马西平相关。快速输注抗惊厥药拉莫三嗪也可触发角质细胞的细胞凋亡过程。

■ 临床表现

SJS/TEN 患者有以下前驱症状，发病 1～2 周前表现为发热、全身不适，关节痛和厌食，常在春季发生。SJS/TEN 的皮疹开始于躯干，依次波及面部和四肢近端。这些特征性病变通常开始于板块病变，可能类似于 EM 的“靶样病变”。这些病变逐渐进展为紫癜、大疱样改变。随后大疱聚结，导致表皮脱落（见彩图 160）。红斑的区域就会显现出尼氏征，温和的切线压力将使皮肤剥脱。溃疡和大疱可能出现在全身的黏膜（眼、鼻、口、上呼吸道、胃肠道和泌尿生殖道）。严重皮炎和结膜炎可发生在眼睛，从而导致溃疡、穿孔和瘢痕。SJS 和 TEN 根据损伤的程度来区别。表皮脱落＜ 10% 体表面积（BSA）是 SJS；而 10%～30% 的 BSA 脱离可以是 SJS 或 TEN；而＞ 30% BSA 就是 TEN。SJS 比 TEN 较常见。TEN 的患者眼部瘢痕严重且范围广泛。整体症状可能持续 2～6 周。

■ 治疗

SJS/TEN 患者通常需要收入烧伤科或 ICU 以密切监测电解质和液体平衡，以保证能够进行细致的皮肤护理，并提供镇痛和营养支持。当发生广泛黏膜溃疡时，需要呼吸支持。皮肤屏障的损失使患者容易感染，这些感染需要治疗，但也不推荐常规预防性应用抗生素。在 SJS 患者中静脉注射免疫球蛋白（IVIG）和全身糖皮质激素，虽然这是有争议的。血浆置换已成功应用于 TEN 的治疗。而眼部治疗须请眼科会诊。任何知晓的过敏原应停止使用。

■ 辅助检查

与烧伤患者相似，SJS/TEN 患者应该定期检查电解质。同时进行皮肤和血液培养，以明确有无细菌感染。

金葡菌性烫伤样皮肤综合征

■ 病因

金葡菌性烫伤样皮肤综合征（SSSS）的致病菌是产表皮剥脱性外毒素的金黄色葡萄球菌。毒素通过血循环播散至皮肤，所以体格检查时可见典型皮损表现。婴儿和 5 岁以下儿童是 SSSS 的高发人群。

■ 发病机制

外毒素通过血循环播散到皮肤，以表皮颗粒细胞为靶点，激活一种能将表皮颗粒细胞与分子－桥粒核心蛋白分离的丝氨酸蛋白酶。角质形成细胞损伤后导致表皮剥脱。相比 TEN，SSSS 的剥离位置在表皮下，即真皮－表皮交界处。金黄色葡萄球菌通过皮肤破损处入侵释放毒素，导致局部感染，即局限性 SSSS。而剥脱性毒素从机体一个定植点（如鼻孔、腹股沟、脐）或某一感染灶（如伤口感染、化脓性关节炎、骨髓炎）经血循环进入导致全身 SSSS，产生大面积的皮肤剥脱。

■ 临床表现

SSSS 可有咽炎、结膜炎、发热、身体不适和大疱样皮肤破损等前驱症状。破损的皮肤面迅速扩大、融合，看起来像晒伤。这些病变通常从面部、颈部、腋窝或腹股沟皮肤开始，逐渐在红斑表面上形成大而浅的水疱，继而破裂。皮肤易于受损，轻轻摩擦皮肤即可导致表皮脱落，露出潮红、湿润，类似于烫伤样改变的基底面（见彩图 161）。在婴儿和学龄前儿童，病灶限于上半身。但在新生儿，全身皮肤表面可受累（里特病，又称新生儿剥脱性皮炎）。

■ 治疗

重症 SSSS 患者的治疗类似于烧伤患者。因为大面积皮肤暴露是液体和电解质大量丢失，二次感染机会也大大增加。不同于烧伤患者的是，SSSS 治疗的关键是早期应用抗生素。抗生素首选奈夫西林，因为它能有效治疗产青霉素酶的葡萄球菌感染，其他抗生素治疗包括头孢唑林钠、克林霉素。通过局部及全身给药，皮肤疼痛得到缓解。皮肤易于受损，操作尽量减少，并可使用垫子减轻对皮肤的压迫。另外，禁用皮质类固醇药物。皮肤广泛受累的重症患儿，SSSS 病死率高达 11%，幸存的患儿中，大多数的病例无后遗症或瘢痕。

■ 辅助检查

血培养及鼻、鼻咽、结膜和外耳道分泌物培养可以分离出致病菌。

暴发性紫癜

■ 病因

暴发性紫癜是败血症相关的危及生命的疾病，特征性表现是皮肤的出血性梗死和多器官功能障碍。在儿科患者中最常见的病原体是脑膜炎奈瑟球菌，其次是肺炎链球菌和A、B组链球菌。大多数金黄色葡萄球菌败血症病例报告为中毒性休克综合征（TSS）。暴发发生在半封闭的社区，如幼儿中心、大学宿舍和军事基地。传播途径与携带病原菌的分泌物或排泄物的直接接触有关。

■ 病理生理

感染性病变被认为是由皮内内毒素释放导致炎症反应及血管通透性的增加。12～24h后，相同的内毒素干扰抗凝剂和促凝血通路导致弥散性血管内凝血（DIC），从而引起了广泛微血管血栓形成、皮肤出血性梗死和坏死性血管炎。

■ 临床表现

无论致病微生物是什么，败血症引起的皮肤损害是类似的。皮肤坏死的临床过程开始于一个区域的皮肤不适，数分钟至数小时内迅速发展为瘀斑。这种瘀斑可出现在身体任何地方，但通常会散发于手脚肢端。然后，它们聚结形成紫癜（见彩图162）。如果在这一时间点上没有进行积极的治疗，就会发生出血性梗死，随后出现皮肤坏死。超过50%的病死率发生于弗兰克皮肤坏死和坏疽。尽管紫癜皮疹是暴发性紫癜的主要特征，但它是该疾病的晚期标志。反之，患儿最初可能出现其他症状和体征，如发热、全身乏力、呕吐、低灌注、精神状态改变甚至低血压。大多数但并非所有的患者表现为重病容。

■ 治疗

大多数受影响的患者发展为感染性休克和DIC。早期识别疾病状态和及时治疗是至关重要的，并会降低死亡率。积极的全身脏器支持对患者的生存是至关重要的。供氧、机械通气能够降低呼吸做功，有助于降低代谢需求。积极的液体复苏有利于恢复血容量。尽管积极液体复苏，但还可能出现低血压，此时可能有必要用强心药。在诊断后也应早期应用抗生素。在病原微生物被确定之前，初始抗生素可以用第三代头孢菌素，如头孢曲松。脑膜炎奈瑟球菌对最常用的注射抗生素敏感。如果怀疑有耐甲氧西林金黄色葡萄球菌感染，应该加用万古霉素。一旦致病微生物和其药敏被确定，可以调整抗生素。暴发性紫癜几乎总是导致皮肤全层的损伤，因此需要类似烧伤患者的处理。并发症也很相似，包括继发感染和骨筋膜室综合征。可能需要坏死组织清创术和最终移植。当组织坏死广泛，必要时截肢。

■ 辅助检查

血培养是有价值的，即使已经使用抗生素也应该血培养。一旦患者病情稳定，应该进行脑脊液和尿液培养。有用的实验室检查包括血气分析、DIC全套、乳酸盐和全血细胞计数。然而，关键的是要记住，这些辅助检查不是最重要的。高度敏感的快速聚合酶链反应（PCR）检测可用于检测脑膜炎奈瑟球菌最常见的血清型，可在血液、尿液和脑脊液中进行。

虐待

■ 病因

虐待造成的淤伤由对患者的一系列钝伤引起。这种情况发生在当监护人想惩戒小孩或当他们的愤怒发泄在小孩身体上时。非意外创伤的儿童受害者通常都太小了而不能保护自己或是还击。

■ 流行病学

每年估计有超过300万的儿童成为非意外创伤的受害者，由此估计2000的儿童会死亡。有很多的危险因素，儿童中小于4岁的或者那些有并存的情况如学习障碍、慢性疾病、行为障碍、智力缺陷者都风险最高。早产是另外一个危险因素。那些在儿童时代是受害者的监护人造成的伤害。年轻、单亲、养父母也更容易成为非意外伤害的作恶者。

■ 临床表现

虐待儿童的恰当诊断是通过全面的病史、体格检查、实验室检查及影像学检查获得。分开来询问监护人是有益的，因为不一致的病史可能造成一样的伤害。也要熟悉医疗条件和类似儿童虐待的传统的方法（压印、拔火罐）（见彩图163）。创伤性外伤的分布和位置会帮助区分意外伤还是非意外伤。骨性突起部位的淤伤意味着活动儿童的正常的外伤。背部、耳垂、臀部或者其他受保护的地方的淤伤意味着非意外创伤。淤伤的形状像齿痕、皮带痕、手印应该增加虐待的怀疑。受伤的方式也可以提示非意外创伤。与动物咬伤相比，人的咬伤更多的是挤压伤。动物咬伤通常会有一个穿孔性伤口或者皮肤的撕裂伤。兄弟姐妹们可能会因咬伤受责备，但是超过4cm宽的伤口预示着是成人咬伤的。另外一个关键的评估方法是注意伤口的不同阶段。新鲜的淤伤提示持续的虐待，陈旧性的淤伤提示是过去造成的，任何不能解释的淤伤尤其对于小于 6～12 个月的婴儿来说，应该怀疑非意外创伤。

■ 治疗

在所有国家，内科医师、专业人员（卫生保健提供者、老师、执法人员）都被法律授权向法律部门或儿童保护部门报告可疑被虐待及忽视的儿童。当内科医师对可能的虐待不确切时，可能需要咨询其他健康专家及儿童保护服务。主要目的是保护儿童受到进一步的伤害。如果患者的安全不能被保证，必须解救到一个安全的环境。例如，儿童保护机构的托管机构。其他待在违法者家里的儿童也需要搬出。

■ 辅助检查

查找任何不能解释的淤伤的原因是很重要的。全血细胞计数帮助描述血小板异常。凝血功能检测可以帮助排除出血性疾病。骨骼检查可以帮助识别隐匿性的骨折，可能与皮肤的表现有联系，并且通常来自小于 2 岁的儿童，这些儿童应该被怀疑受到虐待。当一个患者表现出神志的改变或其他不能解释的神经系统表现时，头颅 CT 可能提示颅骨骨折或颅内出血。

弥漫的红皮病和休克

■ 病因

中毒性休克综合征源于一种细菌毒素。毒性休克综合征毒素 20% 产自金黄色葡萄球菌。链球菌毒素休克综合征临床表现类似于中毒性休克综合征，是由化脓性链球菌感染引起的。

■ 流行病学

超过 60% 病例发生在女性身上，15～44 岁女性发生率为 3.4/100 000。中毒性休克综合征分月经性的原因（高吸水性树脂卫生棉条）与非月经性的原因。非月经性的原因包括外伤、产伤、鼻窦炎及骨髓炎。相关的情况包括流感、肺炎、水痘及坏死性筋膜炎。链球菌毒素休克综合征诱发因素包括深部 A 型链球菌、非甾体抗炎药使用（年幼的孩子）、水痘感染前期。链球菌毒素休克综合征发生率与侵袭性 A 型链球菌疾病的发生率相关。

■ 病理生理

中毒性休克综合征毒素是一种超级抗原，能在一个时间内激活 20% 的 T 细胞而导致瀑布式细胞因子的释放。这种免疫级联反应引起大量的血管舒张、血浆蛋白及液体从血管内到血管外的迅速移动，导致少尿、低血压、水肿及低中心静脉压。链球菌毒素休克综合征是由侵入性 A 组链球菌引起的，会产生链球菌肠毒素。链球菌毒素休克综合征的感染部位要比中毒性毒素休克综合征的感染部位深。中毒性毒素休克综合征定植菌产生毒素导致疾病。在链球菌毒素休克综合征中，产毒素的细菌通过产生毒素及引起的感染表现出感染的临床表现。

■ 临床表现

中毒性休克综合征是以发热、低血压、多系统器官参与的急性疾病。该病的皮肤病学的标志是瘙痒的、苍白斑块红皮病，红皮病通常是弥漫性、晒伤样改变，有时局限于躯干或四肢。在那些严重色素沉着的患者身上皮疹有时很微小或看不到。红皮病 3～5d 会消失，接下来 5～14d 手和脚会有细小的脱屑。其他皮肤病学的表现包括结膜和黏膜的充血、瘀点、脱发及指甲的脱落。链球菌毒素休克综合征表现为任何链球菌感染引起的突然发生的休克和器官的衰竭。临床表现包括发热、低血压、皮肤水肿、红斑或大疱。易损的红皮病是链球菌毒素休克综合征最有提示性的体征。突然出现，感觉过敏似乎与皮肤受损的程度不相称。患者需要做 A 组链球菌引起的坏死性筋膜炎的评估，随后脱屑的发生较中毒性休克综合征少。

■ 治疗

对红皮病和休克的基本治疗是迅速的识别、积极的容量支持和应用血管活性药物，移除任何刺激因素如引起中毒性休克综合征的卫生棉条。克林霉素因其抑制毒素的产生可以被应用于中毒性休克综合征及链球菌毒素休克综合征。青霉素可以被用于 A 组链球菌引起的感染。万古霉素建议应用于日益流行的社区获得性耐甲氧西林金黄色葡萄球菌感染。辅助治疗的中和毒素包括丙种球蛋白或新鲜冷冻血浆。

■ 实验室检查

实验室检查包括血常规、血培养、相关的部位的培养（如手术部位、伤口培养、阴道分泌物培养），代谢功能、肌酸磷酸激酶和凝血功能测定。早期外科清创术需要咨询评估。

坏死性筋膜炎

■ 病因

坏死性筋膜炎进展迅速，表现为皮下组织及筋膜的广泛坏死。坏死性筋膜炎可以是多病原微生物感染，是最常见的，包括需氧菌和厌氧菌。坏死性筋膜炎也可以由单个病原体引起，侵袭性的 A 组链球菌已在之前的部分讨论。

■ 流行病学

坏死性筋膜炎在儿童中并不常见，每年每 100 000 名儿童中病例数是 0.08～0.3。20 世纪 90 年代 A 组 β 溶血性链球菌相关的坏死性筋膜炎也称“新鲜食肉菌”有所增加。糖尿病和潜在的恶性肿瘤患者的感染是多重感染。而水痘患者（活动期或近期）、免疫缺陷及非甾体抗炎药的应用都被认为是儿童中单一病原体的诱发因素。

■ 病理生理

广泛的筋膜面坏死的机制似乎是继发于区域血管血管炎和血栓形成。不同的细菌之间似乎存在一种共生关系。兼性革兰氏阴性细菌降低组织氧还原潜能，促进厌氧生物的生长。厌氧生物阻碍吞噬细胞功能有利于有氧细菌的生长。常见的病原体包括大肠埃希菌、克雷伯菌、假单胞菌和金黄色葡萄球菌。细菌毒素的结合和血管血栓形成导致皮肤、皮下脂肪和筋膜的缺血，增加细菌的扩散，导致令人担忧的感染的扩散。菌血症发生率为 30%，与细菌致病的机制一致，并导致高死亡率。

■ 临床表现

患者的主诉是与体格检查不相符的疼痛，这在混合感染或单一病原菌感染的坏死性筋膜炎中都是一样的。皮肤有红斑和水肿的可能。紫色 / 蓝色的变色和捻发音都是后期的典型表现，但高度提示该病。在成人中，多数病例涉及下肢，其次依次是上肢、会阴、躯干、头部、颈部和臀部。在儿童中常见的部位是躯干部。发热和心动过速常见。刚开始时患者感觉是正常的。由单一的病原菌侵袭性 A 组链球菌引起的坏死性筋膜炎更容易有一个迅速的疾病进展，更容易患菌血症及发展为链球菌毒素休克综合征。

■ 治疗

坏死性筋膜炎的基本治疗是迅速的识别、积极的抗休克容量支持、早期外科手术的探查及清创。需要针对革兰氏阴性厌氧菌和链球菌及覆盖耐甲氧西林金葡萄菌的广谱抗生素。如果 A 组链球菌被认为是唯一的病原菌，则青霉素和克林霉素是恰当的治疗。影像学不应优先于外科会诊。如果获得了病变肢体的影像学结果，在软组织中可能会看见 A 组链球菌，对于坏死性筋膜炎来说是可以确定诊断的。大多数坏死性筋膜炎患儿需要在重症监护室环境管理。有限的证据认为辅助治疗包括高压氧和丙种球蛋白。

■ 辅助检查

实验室检查包括完整的血细胞计数、血培养，伤口培养，完整的代谢功能、肌酸磷酸激酶、凝血功能和乳酸测定。在怀疑坏死性筋膜炎可能性小的情况下，影像学检查对接下来的处理有帮助。CT 和磁共振成像将显示皮下、筋膜炎症或组织气体。超声将显示一个由液体累积所致的增厚筋膜层。早期外科会诊对治疗坏死性筋膜炎至关重要。

川崎病

■ 病因

川崎病是一种儿童不明原因发热的急性自限性多系统血管炎。虽然有多种理论提出，但没有哪一种单一的病原菌或环境毒素被证明是主要原因，传染性疾病的假设、对传染源的免疫应答、个体遗传因素的独特应答。

■ 流行病学

川崎病超越了风湿热成为美国和日本儿童后天获得性心脏病的最主要的原因。5 岁以下儿童川崎病感染率为 10～15/100 000，男女比例为（1.5～1.7）：1，日本人发病率更高。死亡率为 0.1%～0.2%，1 岁以内婴儿死亡风险更高。

■ 病理生理

川崎病是一种细胞因子介导的免疫紊乱，内皮细胞激活导致中小血管的急性血管炎。几乎所有脏器系统均受累。未治疗的患儿中 15%～25% 有心脏动脉瘤形成，长期后遗症包括缺血性心脏疾病、猝死、心肌梗死。

■ 诊断

典型川崎病是依据临床标准来确诊的，包括至少发热 5d、5 条主要临床特征中的 4 条、双侧眼球结膜炎（见彩图 164）、口唇及咽部无分泌物的红斑（见彩图 165）、颈部非化脓性淋巴结炎、手足肿胀、红斑、脱皮、多形皮疹。皮疹通常是麻疹样的，不是水疱样，通常出现在会阴部。当超过 4 条临床标准，川崎病可依据发热 4d 而诊断。或者至少发热 5d，和当检测到冠状动脉瘤时至少符合 4 条诊断标准时可诊断川崎病。当患者不符合典型标准的不完全型川崎病时，更容易发生于小于 1 岁的儿童，也更容易导致心脏病变。当一个发热超过 7d 并且用热性疾病不好解释的 CRP、ESR 程度的儿童需考虑不典型川崎病和做心脏彩超。川崎病可分为 3 个时期：急性发热期、亚急性期和恢复期。急性期是最初的 1～2 周，临床表现如持续高热＞ 39℃，易怒，无痛性非渗出性结膜炎（80% 患者有前葡萄膜炎），口唇红斑、皲裂、结痂、草莓舌，颈前区非化脓性、无触痛的淋巴结炎，跟发热不成比例的心动过速、奔马律，少的时候有心源性休克。与胆囊水肿、肝大、黄疸相符的右上腹痛。

皮肤所见如下：

急性期：手掌及足底红皮病或手脚硬化，特别是会阴部。红斑及硬化同样可存在于先前的卡介苗接种者中。

亚急性期：有甲周脱皮。

恢复期：博氏线－横过指甲的横向纹槽。

■ 治疗

川崎病的治疗包括给予静脉注射丙种球蛋白（IVIG）2g/kg，在开始发热的最初 10d 内给予 IVIG 可使动脉瘤概率从 25% 降低至 3%～5%。阿司匹林［第一周口服 80～100mg/（kg · d），当体温控制后予 3～5mg/（kg · d）］对川崎病的治疗是很重要的。心脏彩超应该要迅速完成；然而 IVIG 的使用是不能延迟的。阿司匹林以小剂量持续使用至少 6～8 周或者直到最初的心脏异常消退修复。有新的证据提示，类皮质醇跟 IVIG 结合可能有促进心血管畸形减少的作用，大量的多中心研究还需要去证实这一作用。

■ 辅助检查

实验室检查包括全血细胞计数，全部代谢（包括血清胆红素、氨基转移酶、GGT 水平），CRP，ESR 和尿液分析。这些指标虽然是非特异性的，可能对不完全型川崎病的诊断及描述病变范围很有帮助，如血清胆红素、氨基转移酶、GGT 水平升高有助于胆囊积水的诊断。心电图提示节律异常，如 PR 段延长、Q-T 间期、ST-T 波的改变。胸部 X 线片提示肺部的浸润、心脏扩大，提示潜在的心功能不全。无菌的脓尿提示尿道炎。腹部超声可能揭露胆囊水肿。补充发现外周血白细胞、血红蛋白＜ 10g/dl，血小板数＜ 350 000/μl、ESR ＞ 101mm/h、心电图异常，可能对心血管现象的发生产生很大风险。

荨麻疹

■ 病因

存在多种类型的荨麻疹：急性 IgE 介导的、化学物质介导的（非 IgE 介导）、脉管炎的、自身免疫的、胆碱能的、风寒的荨麻疹。荨麻疹在临床上分为急性（持续≤6 周）、慢性（持续≥6 周）或复发的。急性荨麻疹中有＞ 60% 患者病因不明。大家都知道的原因有感染、食物、用药、乳汁、压力、寒冷、炎热、情绪应激、运动、妊娠。在慢性荨麻疹中，有 80%～90% 患者病因不明。这些患者中很大一部分比例为自身免疫成分（如全身性红斑狼疮、类风湿关节炎），其他原因包括甲状腺功能亢进、淀粉样变性、真性红细胞增多症、恶性肿瘤、淋巴瘤、冷球蛋白血症、梅毒、肥大细胞增生症、冷纤维蛋白原血症。

■ 流行病学

荨麻疹是很普遍存在的，在一般人群的一生中感染率为 15%～25%，急性荨麻疹在儿童及年轻人中很普遍，发生在 6%～7% 的学龄前儿童，17% 的过敏性皮炎儿童中。慢性荨麻疹更普遍存在于成人，感染妇女（60%）多于男性。

■ 病理生理

荨麻疹起因于组胺、缓激肽和其他由皮肤表层的肥大细胞、嗜碱性粒细释放的作用于血管物质的释放，导致真皮液体渗出致荨麻疹的瘙痒损害。内皮细胞及平滑肌细胞上的 H_1 组胺受体被激活导致毛细血管渗透性增加，H_2 组胺受体激活导致小动脉静脉舒张。不同类型的荨麻疹有不同的致病机制。在急性 IgE 介导的荨麻疹中，抗原介导的 IgE 免疫复合物与肥大细胞及嗜碱性粒细胞的表面受体交联结合导致脱敏颗粒及组胺的释放。在非 IgE 介导的荨麻疹中，确定的化学剂包括射线、染料，直接导致肥大细胞脱敏。血管炎的荨麻疹中，杀伤 T 淋巴细胞介导的 Ⅱ 型变态反应导致免疫球蛋白、补体、纤维蛋白在血管的沉淀。Ⅲ 类免疫复合物与自身免疫介导的荨麻疹疾病如 SLE 有关。

■ 临床表现

荨麻疹皮疹形态多样：可表现为烫伤样皮疹、水肿性丘疹或从 1mm 到若干厘米大小风团。瘙痒可轻微也可剧烈，瘙痒部位可以为局部也可以呈广泛性。在局部变型中，患者可以表现皮肤划痕症。物理压力（如搔抓、摩擦或抚摸）可诱发荨麻疹。虽然大部分患者发病原因尚不确定，但病史中寻找致敏原对诊断相当重要。妊娠妇女在最后 3 个月出现荨麻疹，分娩后不久即可缓解。全身反应的存在，包括过敏反应，对荨麻疹的识别相当重要。

■ 治疗

荨麻疹的主要治疗是去除致敏原，如果明确病因，即缓解症状。过敏荨麻疹需要及时识别和评估气道。第一和第二代的 H_1 抗组胺剂可缓解症状。第一代药物如苯海拉明［5mg/（kg · d），分 3～4 次］或羟嗪［2～4 mg/kg · d，分 3～4 次］，羟嗪可单独使用，尤其是在夜间还可起镇静作用，或与第二代 H_1 抗组胺药如西替利嗪或地氯雷他定结合使用，加入一种 H_2 抗组胺剂如雷尼替丁可达到更好的控制作用。肾上腺素（1 ∶ 1000，0.01ml/kg 肌内注射）可用于过敏性休克、喉头水肿、严重瘙痒或进展迅速的荨麻疹。短期使用糖皮质激素如泼尼松［1mg/（kg · d）］对重症、急性荨麻疹有益。应尽可能避免长期使用糖皮质激素，但对血管炎性荨麻疹难以避免使用激素。目前仍保留使用免疫调节剂治疗慢性自身免疫性荨麻疹致残性疾病。

■ 辅助检查

对于急性荨麻疹患者，实验室研究通常无特别指导意义。如果确定了致敏原，皮肤点刺试验可以证实 IgE 介导的反应。对慢性荨麻疹，实验室检查起着支持作用，如 SLE 患者 C3 和 C4 水平可有一定意义。

血管神经性水肿

■ 病因

虽然有多种诱发因素，血管神经性水肿（AE）大部分都是原因不明确的。诱发因素包括食品（鸡蛋、花生、贝类和牛奶），药物（甲氧 / 磺胺甲噁唑及其他磺胺衍生物、青霉素类、非甾体抗炎药和头孢菌素类），某些昆虫如火蚁，脊髓脊膜膨出患儿的胶乳，物理因素（即热、冷、压力等），病毒感染（如单纯疱疹病毒、EB 病毒、Barr 病毒和柯萨奇病毒）可以诱发 AE 和荨麻疹；细菌感染如中耳炎、鼻窦炎和泌尿道感染都可能与 AE 的发生相关。遗传性血管神经性水肿（HAE）呈常染色体显性遗传，为 C_1 酯酶抑制剂（C_1-INH）基因的一个位点突变。继发性 AE 中，C_1-INH 受损或代谢异常，到 40～50 岁时临床表现加重，且与淋巴瘤和风湿性疾病的状态相关。

■ 流行病学

AE 是一种导致患者住院的常见过敏性疾病，但其确切的发病率尚不明确。因为其导致特应性皮炎、哮喘、过敏性鼻炎和食物过敏，所以在小儿中的发病率较高。全世界，其发病率在 1/150 000～1/10 000，在美国有 6000～10 000 的 HAE 患者。

■ 病理生理

AE 类似荨麻疹那样通过 IgE 介导或非 IgE 介导途径而发生。在前者中，IgE 抗原复合物交联肥大细胞组胺释放，从而增加血管通透性，液体渗漏入皮肤。在后者中，非 IgE 介导释放强效血管扩张剂激肽，导致血管通透性增加和水肿。AE 的血管紧张素转换酶抑制剂证实了激肽介导途径。类似于荨麻疹，某些物质如造影剂、物理刺激、药物（如万古霉素）和食物，如草莓可直接导致 AE。在 HAE，C_1-INH 基因突变可触发激肽途径。在Ⅰ型 HAE（85%）中，C_1-INH 缺乏。在Ⅱ型 HAE（15%）中，功能失调性 C_1-INH 被释放出来。

■ 临床表现

AE 累及真皮深层和皮下组织，表现为非凹陷性水肿。相对于其他形式的水肿，AE 具有不对称性、进展迅速且发生在身体非特定区域这些特点。脸上、嘴唇、手、脚和胃肠道均可表现界线不清的水肿。急性呕吐、腹痛、恶性及伴或不伴有皮肤特征性改变均是胃肠道水肿的外在表现。喉 AE 导致急性气道梗阻。HAE 分为三种临床类型：分别是皮肤型、腹部型和喉头型。在皮肤型中，水肿是范围受限，无红斑改变、不伴有瘙痒，与荨麻疹无相关；腹部型时水肿本身可以表现为呕吐、腹泻、肠梗阻和弥漫性腹痛，有时类似于急腹症。喉头型中，临床表现为喘鸣、呼吸困难、声音嘶哑、吞咽困难甚至可危及生命。

■ 治疗

对于喉头型血管源性水肿，首先立即进行气道评估，必要时及时采取干预措施，同时给予 1 ∶ 1000 肾上腺素 0.01ml/kg 肌内注射，5～15min 可重复 1 次。其次应用抗组胺剂：H_1（苯海拉明 1mg/kg，总量分 4 次，每 6h 一次）、H_2（法莫替丁 0.5mg/kg，静脉注射，极量每次 40mg）。当累及气道或广泛皮肤受损时可使用皮质醇（地塞米松 0.2mg/kg）。除去诱发血管源性水肿的确定性因素，并避免用于过敏确诊试验。而肾上腺素、抗组胺剂及皮质醇对 HAE 无明显疗效，所以 HAE 时不推荐使用以上三种药物。对于喉头型 HAE，早期、有创的呼吸支持治疗至关重要。药物干预 HAE 的急性发作包括来源于血浆的 C_1-INH 浓缩物或激肽释放酶抑制剂。重组 C_1-INH 在欧洲有使用，而最近，缓激肽受体拮抗剂被批准用于 18 岁以上患者。目前在美国，虽然急诊医师未使用缓激肽受体拮抗剂，但它可用于 HAE 患者栓塞的预防。

■ 辅助检查

对于 AE 目前尚无推荐常规的实验室测定。类胰蛋白酶水平推荐可反映肥大细胞脱颗粒，但正常值也不排除 AE。对于反复发作的 AE，必须追查患者是否存在免疫功能异常。HAE 中，在急性发作和发作间期，C4 水平通常很低。C_1-INH 水平有助于Ⅰ型和Ⅱ HAE 鉴别。常规成像也没有特别改变，而腹部超声只对鉴别腹部 AE 和外科急腹症有帮助，影像学检查对 AE 诊断无明显意义。80% 腹部型 AE 有腹水和肠壁水肿。

（张新萍　译）

第十七部分

耳鼻咽喉科学

第95章 耳鼻急症

（原著 Hannah Smitherman, Evan J. Weiner）

要点

- 诊断中耳炎是基于中耳渗出炎症这一快速发病的症状及体征。气动耳镜检查是查耳的一个基本组成部分。
- 当使用抗生素时出现中耳炎进行性加重提示并发化脓可能。
- 如患者有严重的鼻炎和持续或恶化的呼吸道症状超过10d应考虑鼻窦炎。
- 鼻窦炎患者有眼眶或颅内扩散的征象提示需要住院治疗并给予静脉注射抗生素、窦成像和专科会诊。

急性外耳炎

■ 诊断

外耳道的皮肤很脆弱，创伤或炎症破坏可使耳道内的正常菌群（葡萄球菌属、链球菌属、以色列放线菌和铜绿假单胞菌）侵入组织引起感染。急性单纯性外耳炎的诊断主要依靠临床。既往有局部创伤，水接触史（“游泳者的耳朵”）和到温暖湿润地区的旅行史。大多数患者表现为局部的耳部疼痛和瘙痒。耳郭形态正常，耳道因渗出而出现红肿，耳郭或耳屏的操作通常可引起疼痛（这种情况的一个标志）（见彩图166）。如果感染是由真菌（主要是曲霉菌属）引起，在外耳道可见白色或灰白色菌丝组成的包块。可能存在局部淋巴结肿大。

恶性或坏死性外耳炎最常由铜绿假单胞菌引起，其特征是外耳道严重蜂窝织炎与底层骨骨髓炎。建议住院静脉内使用抗假单胞菌抗生素及请耳鼻喉科会诊。常需要MRI或CT定义范围内的骨和软组织受累情况。耳真菌病和坏死性外耳道炎主要见于糖尿病之间或免疫功能低下患者。

■ 鉴别诊断

疖疮（脓肿）可能发生在耳道外侧的毛囊。根据其波动感的程度，可能采用局部或口服抗葡萄球菌抗生素联合切开引流。一些情况可影响耳朵的皮肤状况，如特应性皮炎、脂溢性皮炎、接触性皮炎，也可能导致瘙痒和外耳道的炎症。耳内异物的存在或急性中耳炎穿孔和由此产生的碎屑和分泌物可能被误认为是外耳感染。

■ 治疗

急性单纯性外耳炎治疗包括联合局部抗菌制剂（主要针对铜绿假单胞菌）和外耳清洗。抗生素可选乙酸、多黏菌素B与新霉素、喹诺酮类和氨基糖苷类。而有研究表明抗生素-类固醇制剂的应用可能会导致更快、更好的治愈率（如环丙沙星/地塞米松滴剂）。清洁耳道（用负压抽吸、灌洗和干擦）或如存在明显水肿可应用耳内放置导管帮助提供外用药物2d。如考虑鼓膜穿孔，可能导致中耳受损，首先考虑使用局部抗菌悬浮液。但是全身应用抗生素不推荐常规使用。预防策略包括避免耳朵进水、使用耳塞和醋/酒精干燥耳朵。

急性中耳炎、乳突炎

中耳是位于鼓膜后促进声音传输至内耳并从咽鼓管到乳突气房延伸的连续空间结构。咽鼓管通过与鼻咽相通来平衡中耳压力，清除中耳分泌物（通过纤毛上皮细胞活动产生），从而保护中耳。小儿咽鼓与成人相比呈水平状，可能妨碍耳中液体的排出。任何功能的改变如阻塞、炎症或过度扩张均能导致渗出及随后的中耳感染。上呼吸道感染（URI）、过敏性鼻炎、仰卧位喂养、烟草烟雾的接触、年龄小于2岁和参加日托可增加中耳炎的风险，而母乳喂养可降低其发生。分泌性中耳炎是指浆液集中到中耳，通常发生在病毒感染所致的URI；急性中耳炎提示二重细菌感染。主要细菌病原体有肺炎链球菌（25%～50%）、流感嗜血杆菌（15%～30%）和卡他莫拉菌（3%～20%）。日常使用的七价肺炎球菌疫苗正在改变中耳炎的流行病学媒介。大量流感嗜血杆菌和卡他莫拉菌分离菌株产生β-内酰胺酶，从而影响治疗方案；耐药性肺炎链球菌越来越普遍（特别是青霉素耐药）。

■ 诊断

急性中耳炎临床诊断依据中耳急性起病出现炎症

和渗出所致症状及体征。其症状主要包括耳痛或耳胀、发热、流涕、鼻充血、烦躁。如果鼓膜膜穿孔可出现耳漏。鼓膜膨胀及移动性减少提示中耳积液，可由气动耳镜检查证实（见彩图 167）。鼓膜发红和浊音可表明中耳存在感染但不能预测感染发生，尤其在哭闹或发热的儿童中，鼓膜耳镜检查时可见正常气压流动。诊断急性中耳炎时没有必要常规行鼓膜穿刺或培养。

■ 鉴别诊断

尽管过去认为大疱性鼓膜炎是由肺炎支原体引起的鼓膜感染，有证据表明，这主要是由引起中耳炎的病原体所致，特别是肺炎链球菌。它可以单独或合并中耳感染和表现为鼓膜大疱。吸引后视野清楚，可以帮助区分中耳炎穿孔或外耳炎。麻醉滴耳液的滴注可帮助区分哭吵所致或是如脑膜炎这种更严重疾病导致的耳痛。

■ 并发症

急性中耳炎的并发症包括鼓膜穿孔、胆脂瘤、面瘫、迷路炎。颅内化脓性并发症，如脑膜炎、脑脓肿、脑炎和侧窦血栓形成，虽不多见，如果在服用抗生素同时耳痛持续加重、持续性头痛、顽固性呕吐或行为改变的患者应高度怀疑。儿童急性乳突炎（乳突骨的感染）常伴有耳后红斑、压痛、耳郭侧向位移。颞骨 CT 关键确定感染程度和检测窦血栓形成或脑脓肿（图 95-1）。

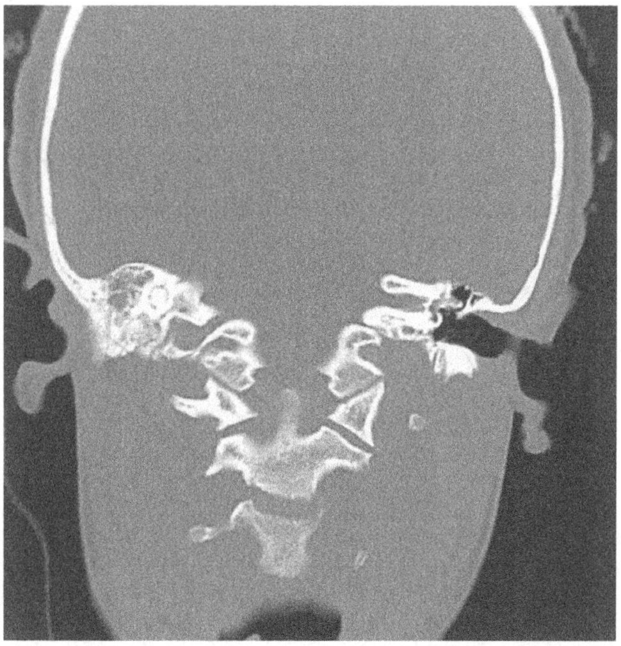

图 95-1 CT 显示乳突炎和胆脂瘤

■ 治疗

许多急性中耳炎的治愈并没有依靠抗生素。抗生素的滥用提高了细菌的耐药性。美国儿科学会（AAP）建议选择如年龄大于 6 个月、中耳炎诊断不明确和症状不严重者。和那些年龄大于 2 岁已诊断为中耳炎，但没有严重的症状者（发热低于 40℃，轻度耳痛），可先观察 48～72h 暂不使用抗生素。在观察期结束后延迟使用抗生素不会导致更坏的结果。

关于抗生素应用证据表明，大剂量阿莫西林［80～90mg/（kg · d）］仍是一线用药。对青霉素过敏表现为非 I 型过敏反应的患者，可使用头孢地尼［14mg/（kg · d），1 次或分 2 次使用］，头孢呋辛［30mg/（kg · d），分 2 次使用］，或头孢泊肟［10mg/（kg · d）］。对青霉素过敏表现为 I 型过敏反应的患者（荨麻疹或过敏反应），可使用阿奇霉素［第 1 天 10mg/（kg · d），第 2～5 天，5mg/（kg · d），每天 1 次］，或克拉霉素［15mg/（kg · d），分 2 次使用］。阿莫西林或严重中耳炎初治失败后 48～72h 可使用高剂量阿莫西林 - 克拉维酸［90mg/（kg · d），分 2 次使用］或第二或第三代头孢菌素上面提到的均适用（参见结膜炎中耳炎综合征）。单剂量头孢曲松（50mg/kg）等于口服阿莫西林 10d 的功效。另外，在 48～72h 治疗后不缓解的患者也可以采用头孢曲松肌内注射的剂量为每天 3 次。持续治疗失败及那些反复中耳感染的患者医师应该去看耳鼻喉医师，因为这将对听觉和生长发育造成潜在的长期影响。

乳突炎是中耳炎的严重并发症，应积极治疗。最常见的病原体是肺炎链球菌且其耐青霉素菌株比例越来越大。治疗策略包括在选择的病例中静脉使用抗生素，不管有或没有鼓膜切开术，均行乳突切除术切除坏死骨。

耳鼻异物

虽然有文献报道卡在耳朵或鼻子里的异物各种各样，发珠、玩具零件、橡皮擦、食物和昆虫是常见的。小盘纽扣电池也常见，且越来越常见。大多数物体在孩子玩耍时不慎误入耳鼻，主要表现为瘙痒或刺激性反应。儿童可能会自己说有异物卡住了，但很多是父母无意中发现和偶尔在医师检查时发现。

■ 诊断

诊断异物常有明确的病史。如果病史不清楚，鼻出血、疼痛、分泌物、嗅觉及听力的改变有助于诊断。流血及脓性分泌物可干扰身体检查。异物常常与以下疾病混淆：慢性感染、肿瘤及反复鼻出血和常见的体味（腋臭）。

■ 并发症

外耳道或鼻孔堵塞会干扰正常的功能。外耳异物可引起外耳道炎、蜂窝织炎、鼓膜穿孔或眩晕。未被发现的鼻腔异物可出现反复鼻出血、单侧恶臭排放、鼻窦炎或眶周蜂窝织炎。在清除异物过程中，这些异物可能进一步被推进去很难找出来，也可能在清除过程中导致出血、撕裂、穿孔或误吸。尤其是纽扣电池，可能会导致组织坏死，听小骨的破坏、穿孔、面部神经麻痹。

■ 治疗

急诊成功清除概率很低的异物（依赖于异物质地、被卡时间长短和位置）的患儿适于去耳鼻喉科。为确保在第一次尝试成功，适当设备与用品（表 95-1）和照明必须同时存在，且孩子需充分固定。多次尝试可能会引起出血、黏膜水肿和异物位置移动至难以触及的区域。鼻黏膜局部血管收缩剂的应用可以减少鼻内组织水肿及有助于异物清除。

表 95-1　耳鼻异物检查及清除的设备

制动设备（床或幼儿板）
球囊导管置管装置
可视耳镜
鼻内镜
前照灯（可选）
局部血管收缩剂（去甲肾上腺素 0.125%～0.5%，可卡因 4%，或 1 ∶ 1000 肾上腺素）
鳄鱼钳或 Hartman 钳
钢丝环或直角刮匙
吸引装置，包括各种型号的导管

钳夹、灌洗和吸引是最常用的三种技术。昆虫应该使用利多卡因、矿物油、安替比林 / 苯佐卡因滴剂，或在准备清除前用乙醇将其杀死。

木材和其他植物性物质在潮湿时往往会膨胀，最好在冲洗耳道之前将其去除。在可能的情况下用钳抓取异物。圆形、易碎的异物可通过在其后面放置线环刮匙或直角钩成功地将其取出，或通过棉签蘸取强力胶黏合剂。如果外耳道受到伤害，可预防性局部使用抗生素防止急性外耳道炎的发生。小耳异物靠近鼓膜可用 60ml 塑料注射器抽取接近体温的自来水或生理盐水冲洗耳道清除。异物完全阻塞鼻孔，可通过堵塞健侧鼻孔，用温和的正压通气袋阀面罩对口腔施压，或由照顾孩子的父母嘴对嘴的吹气，把异物吹出。注意防止引起的气压伤（如鼓膜破裂、气胸）。此外，小球囊导管可以穿透异物待球囊膨胀后连同异物一同撤回。在异物取出后寻找额外的异物是明智的。

鼻出血

绝大多数儿童和青少年流鼻血是在鼻前方。主要在鼻前庭或鼻中隔的血管丛（面积小，基赛尔巴丛）。在儿童中，鼻出血中“挖鼻子”是最常见的原因，尤其是在冬季由湿度降低导致鼻黏膜受刺激。经常性的 URI 和过敏性鼻炎可使鼻黏膜血流增加和加上频繁擤鼻子容易至鼻流血。创伤性原因包括鼻腔异物、慢性吸入性激素的使用、嗅吸可卡因或海洛因和鼻骨骨折。肿瘤如化脓性肉芽肿或血管瘤是罕见的原因。如有长期少量流鼻血、自发经常流鼻血或出血性疾病家族史的患者应高度怀疑先天或后天凝血和血小板或血管畸形所致的出血性疾病。复发性鼻出血最常见的出血性疾病是血管性血友病。

■ 诊断

鼻出血的严重程度取决于它的频率、持续时间、出血量，出血波及一个或两个鼻孔。近期有无脸部创伤史、上呼吸道疾病还是暴露于干燥的空气中。明确既往药物使用史，如阿司匹林、非甾体抗炎药（NSAID）、鼻类固醇、毒品或辅助疗法的使用。询问是否有牙龈出血、容易擦伤或出血性疾病相关的其他历史因素。在体格检查时，如患者脸上发出难闻的气味需考虑患者鼻内有异物。患儿出现黑眼圈，常有揉鼻子的过敏性敬礼征及咽滤泡增生意味着过敏性鼻炎是引起反复鼻出血的原因。苍白、虚弱、休息时心动过速或直立性眩晕表明有大量失血。

■ 治疗

如患者出现呼吸代偿、血流动力学不稳定或精神状态的改变需要行气道干预或液体复苏。病情稳定的患者，需确定鼻出血的来源然后在采取直接加压止血。吸引器与吸嘴，纱布和外用药物等设备及用品应该在评估或固定孩子前准备好（表 95-1）。将小孩抱在父母的大腿上并固定孩子有助于检查。最佳的检查方法需由前照灯及鼻内镜帮助完成。用 Frazier 吸引头来吸掉血液有助于更好地定位创口。

活动性鼻前庭流血，可持续稳定地压迫鼻翼两侧 5～10min 通常会停止流血。间歇加压不能形成足够的血凝块覆盖塞尔巴丛。并保持孩子坐位使他的脸朝下用嘴呼吸防止血液流至咽部或口腔。在压迫止血前先使用局部的鼻血管收缩剂如羟甲唑啉或去氧肾上腺素使血管收缩，有助于阻止继续出血。

如果按压法不能控制出血，可以尝试用硝酸银行化学灼烧术，尤其是对于愿意配合的患者。在用硝酸银灼烧之前，可以用一块浸泡了去氧肾上腺素（0.125%～0.5%）、1%利多卡因或可卡因（4%）溶液的棉纱布敷在流血处。按需要重复用硝酸银棒的尖端接触流血处数秒，直到患处呈灰白色。如果还持续出血，则可能需要局部麻醉后使用电灼仪器（要注意鼻腔溃疡或穿孔）。据报道，相比于灼烧法和按压法，使用外用凝血酶、纤维蛋白或止血密封剂不但可以更有效地控制出血，使用简便，而且前鼻出血患者更能忍受。

如果出血还在持续，应考虑与耳鼻喉科医师协商前鼻腔填塞。然而，在耳鼻急诊中这项技术还是让儿童难以忍受的。填塞材料包括不可吸收的（Vaseline公司或Xeroform公司的纱布、Merocel公司的海绵）和可吸收的（Gelfoam公司的氧化纤维素）药剂。填塞物要在1～2d内移除。通常会开一个疗程的抗生素来有效地抑制葡萄球菌和链球菌感染。极少数患儿需要后鼻腔填塞、球囊导管插入、动脉结扎术、翼腭窝阻塞和栓塞治疗。难以控制的流血症状就需要重估病因，咨询耳鼻喉科并住院以便进一步检查和控制病情，以及考虑治疗任何潜在的凝血障碍。另外，医师也应给予建议预防复发：勤剪指甲或保持鼻黏膜湿润（在夜间打开冷雾加湿器并在鼻中隔和鼻孔中涂抹盐水滴、凡士林或抗生素膏）。

鼻窦炎

鼻窦炎是指鼻侧的窦道（鼻窦）发炎。过敏和细菌性病因可能很难区分。持续的上呼吸道感染症状意味着鼻窦炎。儿童每年平均感染2～7次病毒性上呼吸道感染，其中约13%是由细菌性鼻窦炎引起的。除了鼻腔和鼻窦的病毒性感染（病毒性鼻窦炎）以外，过敏性鼻炎和过敏性体质是另两个最常见的细菌性鼻窦炎的发病诱因。其他的危险因素包括送日托，由吸烟、体内异物、颅颌面畸形、鼻中隔偏曲、腺样体肥大引起的黏膜刺激、过敏或囊性纤维化导致的鼻息肉（图95-2）。引起睫状功能障碍和大气压变化的条件也可能引起鼻窦炎。

■ 解剖与病理生理

上颌骨和筛窦在出生时就已发育完全，但蝶窦在5岁以后才形成含气腔。额窦在6～8岁时开始出现并在青年期发育完全。蝶窦和后筛窦从外侧壁排入上鼻道小孔，而上颌窦和前窦排入中鼻道。鼻旁窦的正常功能取决于窦口的通畅、窦道分泌物的特性及睫状体的功能；上述窦道出现异常会促进细菌生长。

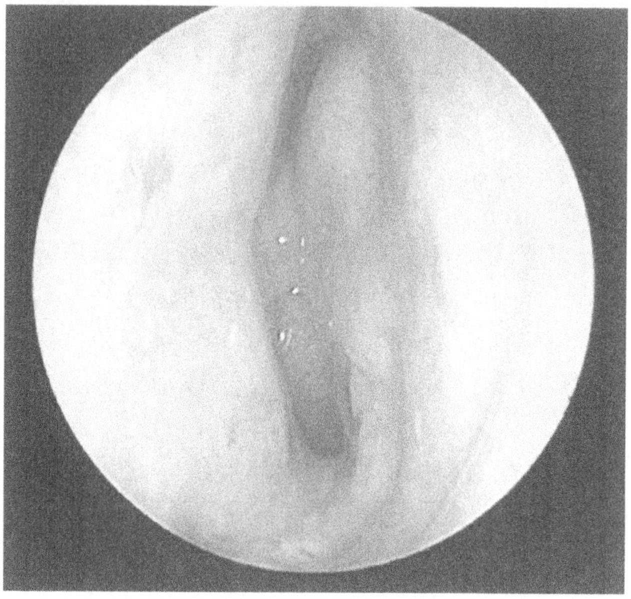

图95-2 鼻息肉

■ 诊断

急性细菌性鼻窦炎表现为以下三种方式：①流涕（任何类型）和咳嗽（任何类型，但通常晚上更频繁）超过10d且少于30d；②发病时有严重症状，常见的有持续高热3～4d（比典型的病毒感染持续时间长）和脓性黏液鼻漏；③由症状在改善一段时间后又恶化而显现的两阶段的病状。头痛、面部疼痛、口臭对儿童来说是易变且相对少见的，而家长常诉疲倦、不适、久咳、食欲缺乏等症状。

在体检中，可见鼻前或鼻后分泌物和鼻黏膜肿胀。可能会出现过敏性鼻炎的标志（如过敏性眼晕、变应性仪态、咽后壁滤泡增生）。眶周肿胀表明有筛窦炎。额部或面部触诊有压痛，但放射透视对于儿童作用有限。

■ 放射学评估

对于6岁以下的儿童，急性单纯细菌性鼻窦炎是可以临床诊断的。虽然仍有争议，但从6岁以上的或是一个疗程抗生素无法改善状况的儿童需采集清晰的鼻窦放射平片来确认对其的诊断。在治疗失败和出现并发症（眼窝或颅内）情况下，可选用对比增强的CT。即使是对于只患有鼻窦炎的患者，照片往往也会有所发现，但不能区分炎症是由病毒还是细菌引起的，这就导致放射学评估的可靠性受到变化，尤其是对于低年龄群体。然而，正常的研究对于排除鼻窦炎很有帮助。平片和 CT 上关于鼻窦炎的发现是一致的，这包括窦道浑浊、黏膜骨膜增生超过 4mm 及气 – 液平面的存在（图 95-3）。

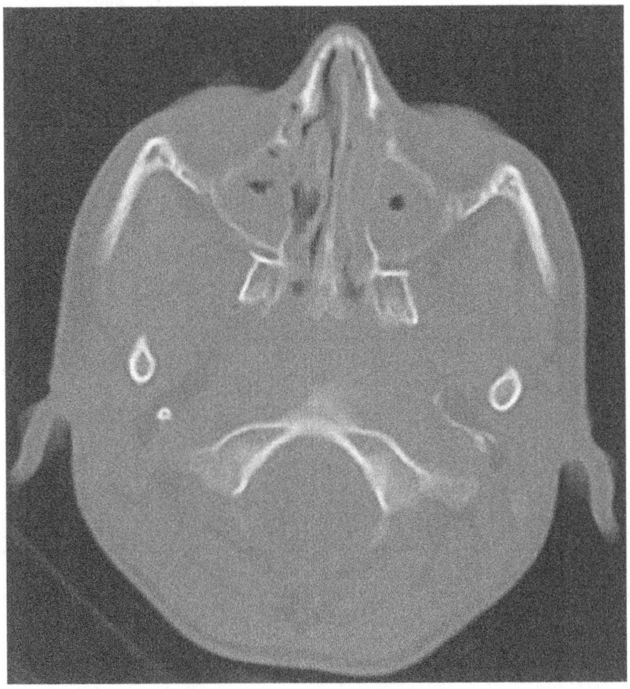

图 95-3　CT 提示全鼻窦炎

■ 鉴别诊断

复发性鼻炎、扁桃体肥大、过敏性鼻炎有着和细菌性鼻窦炎相似的症状。异物、肿瘤、息肉更经常通过单侧引流和梗阻来治疗，但可能会使其更易患鼻窦炎。其他持续咳嗽的诱因如胃食管反流、百日咳、反应性气道疾病也是需要考虑的。过度吸痰或过度鼻腔清洗及滥用或过量使用鼻黏膜收缩剂（鼻炎药物）是慢性鼻症状的医源性原因。

■ 并发症

直接扩展鼻窦有可能引发面部蜂窝织炎、面部脓肿、眶周组织和眼窝蜂窝织炎、鼻窦海绵状血栓、硬膜脓肿、硬膜积脓、脑膜炎和脑脓肿。波特水肿包块是指骨膜下脓肿或颅骨骨髓炎，是额窦炎的一种稀有并发症，常造成发热、头痛、额头压痛或肿胀。鼻窦炎偶尔会导致体循环菌血症或败血症。

■ 治疗

目前并没有直接证据表明抗组胺药、收缩剂或鼻灌洗能有效地治愈儿童急性鼻窦炎。鼻部灌洗与其他的治疗手段同步使用也许能缓解某些特应性儿童鼻窦炎的症状（但这并没有放射学的依据）。某些可疑的病毒病因分析法提供了一些能支持该论据的方法（吸胀、限制使用血管收缩剂等）。盐水鼻滴液可能有助于液化鼻分泌物。一部分患鼻窦炎的儿童能在该疗法下慢慢痊愈，同时抗生素疗法能加速痊愈并防止并发症的产生。在急性细菌性鼻窦炎的问题上，病理基因学与微生物学都与中耳炎极其相似，因为中耳与鼻旁窦相连接。

肺炎链球菌、b 型流感嗜血杆菌和黏膜型莫拉菌基本上是最主要的罪魁祸首，近来因肺炎链球菌而导致的鼻窦炎频率有所降低和流感嗜血杆菌致病频率升高。导致这种现象出现的原因可能是肺炎球菌疫苗的广泛传播。在 β - 内酰胺酶抑制剂的抗体时代之前，阿莫西林曾经是最为主流的治疗药物。然而，美国传染病协会近期内发布了他们对于控制急性细菌性鼻窦炎的指南建议，包括使用阿莫西林 - 克拉维酸钾合剂（90mg/kg，2 片 / 天）作为第一次接受鼻窦炎治疗儿童的药物。这尤其适用于那些青霉素抗药性高于 10%、幼托、年龄低于 2 岁、30d 内住院且使用抗生素治疗过的儿童。相应的，虽然 FDA 并没有批准，但是左氧氟沙星也可以用于那些对青霉素有 I 型过敏性反应的儿童。头孢地尼［14mg/（kg · d），1 片或 2 片］、头孢呋辛钠［30mg/（kg/d）］或者头孢泊肟酯［10mg/（kg/d）］可以联合克林霉素［30～40mg/（kg · d），分 3 次送服］一起给患者服用。不建议使用大环内酯和磺胺剂［磺胺甲噁唑（SMZ）和甲氧苄啶（TMP）］，因为美国人对其普遍抗药性较高。对于呕吐的患者来说，可使用头孢曲松［50mg/（kg · d），肌内注射或静脉注射皆可］，24h 后（此时呕吐现象应已停止）使用口服抗生素。口服抗生素可以一开始就给 10～14d 的剂量，随后可以根据临床反应进行调整。然而，大部分患者在 48～72h 内就应该有所好转。对于症状较重的患者，如果临床病情在口服抗生素时恶化，或者免疫力缺陷，或者病情扩散到眼窝内 / 颅内的话，患者应该被要求住院并接受抗生素静脉注射和鼻窦成像检查，并接受耳鼻喉医师的检查。用来抵抗耐药的肺炎球菌、流感嗜血杆菌、黏膜型莫拉菌的肠外抗生素有头孢噻肟［100～200mg/（kg · d），每 6h 服用一次）］和头孢曲松［100 mg/（kg · d），每 12h 服用一次］或酌情加入克林霉素。

（张新萍　译）

第 96 章　口腔和颈部急症

（原著　Daryl Williams, Gregory Garra）

要点

● 撕脱乳牙不应被替换。撕脱恒牙应尽快重新植入。当齿 / 齿片段找不到，应考虑误吸可能。

● 对口咽创伤的患者需时刻高度怀疑有颈动脉损伤。

● 简单的牙科感染在门诊治疗。深筋膜间隙感染常需住院治疗，静脉使用抗生素，外科引流术。

● 咽炎化脓性并发症包括扁桃体周围脓肿（PTA）、脓毒症和路德维格咽峡炎。

● 针吸活组织检查有助于鉴别扁桃体周围蜂窝织炎和 PTA。穿刺、切开引流或扁桃体切除术可以提供明确的治疗。

● 气道评估在 PTA、咽后脓肿（RPA）和路德维格咽峡炎的疑似病例中很重要。不稳定气道的权威性管理最好是在手术室与麻醉师或耳鼻喉科专家的帮助下实现。

有关口腔和颈部的紧急情况可以分为四类：牙外伤、咽部创伤、牙槽骨感染、软组织感染。外伤性损伤已在第五部分中描述。

口腔和牙齿解剖

6～10 个月时，20 颗乳牙从下切牙萌出，通常需要 33 个月。约 6 岁时，32 颗仲永久牙齿从下中切牙萌出，通常是在 21 岁完成。牙齿中心由血管或髓质组成，四周是牙本质（见彩图 168）。牙齿或牙冠的外表面由牙釉质覆盖。齿的根部是由牙骨质保护并通过牙周韧带（PDL）附着于牙槽骨上。口腔上缘是硬腭、软腭，舌和其支撑结构在下方，并通过颊肌支持脸颊。前庭是面颊 / 嘴唇之间的空间。牙龈覆盖了上下牙槽的表面。

前牙外伤

摔倒是学龄前和学龄组损伤中最常见的原因。在年龄较大的儿童和青少年中，男性患儿患牙外伤的可能常见原因是机动车辆碰撞、与体育有关的伤害和争吵。最常见的受伤牙齿是上颌中切牙。牙外伤可能是儿童虐待的一个标志。

■ 诊断结果

脱臼是牙齿的支撑结构受损引起的（牙周韧带和牙槽骨），根据牙齿的位置来界定（参见不同类型表 96-1）。牙科骨折可能涉及牙齿和（或）支撑结构。牙科骨折的分类，采用牙科和口腔疾病在国际分类世界卫生组织中的应用，被列于表 96-2 中。

表 96-1　脱位伤

种类	描述
震荡	轻摇不能移动，没有移动
半脱位	异常松但不移位
侧脱位	牙齿有非轴向移位
脱位脱出	牙槽骨的牙部分撕脱或移位
侵入性脱位	牙齿被压紧在牙槽里
撕脱伤	牙齿从牙槽完全移位

表 96-2　牙齿骨折术语

类别	描述
牙梗死	牙釉质不完全断裂（裂纹），无牙本质受损
牙釉质裂	仅有牙釉质丢失开裂
釉质本质裂	裂缝造成釉质、本质丢失，但不累及牙髓
复合牙冠裂	裂缝累及牙釉质、牙本质、牙骨质，且暴露牙髓
非复合型牙冠牙根裂	裂缝累及牙釉质、牙本质、牙骨质，但不暴露牙髓

■ 并发症

虽然牙齿外伤很少危及生命，相关颌面损伤及其并发症可导致气道损伤、损伤周围的神经和血管，随后引起皮下气肿、纵隔气肿或纵隔炎。

创伤乳牙可能导致一些并发症，包括牙齿感染、牙髓坏死与随后的变色、位移、过早脱落或牙根吸收问题。入侵伤在乳牙中特别引起关注，因为它们的解剖接近恒牙和反常恒牙发育的次数。恒牙的损伤，包括撕脱伤，也可导致牙髓坏死，随后的颜色变化及脓肿形成。撕脱恒牙的预后与口外干燥时间成反比。如果口外干燥时间超过 60min，保存牙齿预后差是因为牙周韧带坏死。

■ 治疗

除了最轻微的病例，其他应交由牙医进行评估，因为影像学资料大多数牙科 X 线摄影缺乏有效剂量（全景、根尖周炎及咬翼 X 线片）。镇痛的适应证是所有牙槽受伤的患者。对于牙齿疼痛的治疗，NSAID 药物和麻醉剂一样有效。明确治疗取决于牙齿的类型。

乳牙：牙釉质和牙釉质－牙本质骨折的治疗与平滑的锋利边缘的治疗及牙科转诊。复杂的冠骨折用氢氧化钙、疼痛管理、牙科转诊有效。需要及时转诊。根、冠根、牙槽骨折的治疗是个性化的，需要及时的牙科转诊。脱位损伤一般不需要治疗就能愈合。如果有误吸的高风险表明需去除严重松动的牙齿。不建议撕脱乳牙再植。

恒牙：简单冠折上应覆盖玻璃离子。牙齿片段的修复可以在门诊进行。牙冠复杂骨折需要及时应用氢氧化钙治疗，镇痛，积极牙科转诊。治疗脱位受伤的目标是保持该 PDL 的完整性。脑震荡不需要治疗。所有其他脱位伤应重新定位、夹板，并提到牙科服务的最终关怀。恒牙撕脱伤需要立即再植术或放置在营养存储介质（奶、唾液或汉克斯平衡盐溶液）中。轻轻冲洗牙齿只处理它的牙冠，冲洗牙槽需要麻醉，重新插入闲置牙槽，夹板到位，若有患者需要固定牙齿，需要及时通知牙科救治。牙龈撕裂伤应缝合。创伤性牙齿损伤的治疗准则：对患者有撕脱恒牙时需要再植时预防性使用抗生素，并及时评估是否需要预防破伤风的发生。

口咽部外伤

软腭或咽侧壁损伤可表现为撕脱、撕裂伤并刺穿。全面评估口咽创伤可表现为深部感染和颈动脉损伤。受伤的口咽部软组织可出现出血、红斑、肿胀，也可出现破坏黏膜的完整性或异物的存在。许多关于口咽损伤的诊断评估的数据都来源于个案。目前还没有确切的诊断标准。颈动脉血管造影被认为是诊断颈动脉损伤的金标准，但是为侵入性操作。颈动脉超声、CT 和 MRA 是其他的成像方式，可以考虑，它们检测无症状患者血栓形成的效用尚未得到证实。

■ 并发症

大多数软组织受伤口咽可治愈，无并发症。据报道看似无害的伤病可出现严重并发症。口腔内的微生物会污染伤口，并蔓延到附近的咽后间隙、纵隔或脑。颈动脉损伤可能导致内膜撕裂，累及颈动脉，也可累及脑血管而导致血栓形成。神经系统症状可能需要长达 60h 出现。病变的大小与血管损伤无相关性，并且有没有可靠的临床因素来确定病变大小可导致神经系统后遗症的风险增加。

■ 治疗

大多数受伤口咽会自行愈合。大的撕脱或皮瓣需要手术探查和修补。预防性使用抗生素是有争议的，但缺乏证据证明其有效。颈动脉损伤的评估、诊断和治疗目前还没有达成共识。参考神经外科或血管手术建议（对于腭受伤的管理见图 96-1）。

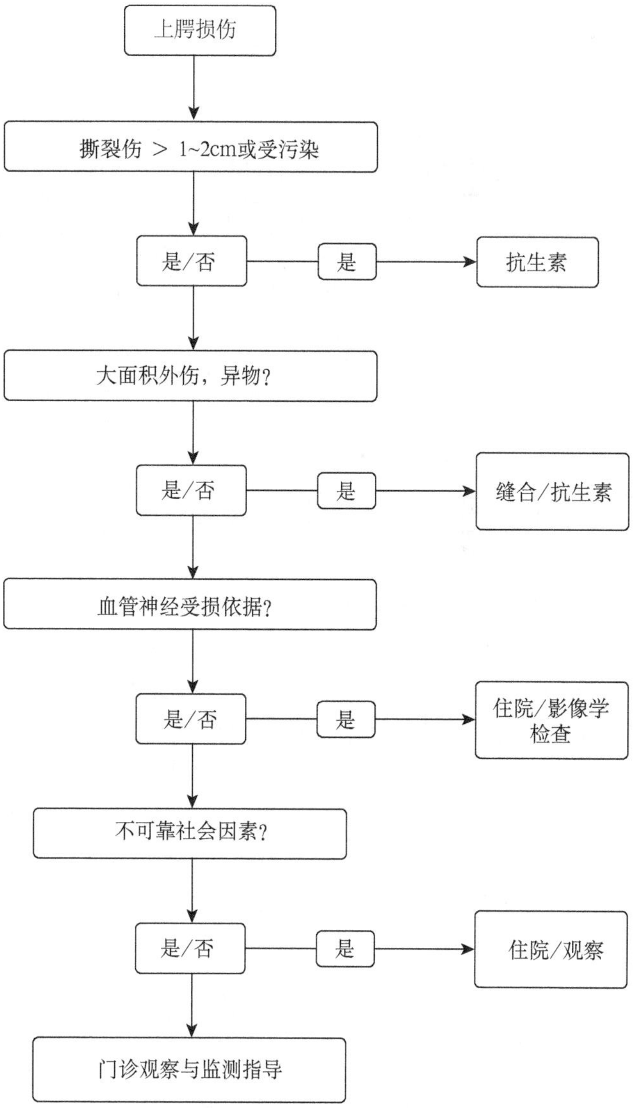

图 96-1　腭损伤的处理流程

［经许可引自 Randall DA, Kang DR. Current management of penetrating injuries of the soft palate.Otolaryngol Head Neck Surg. 2006;135(3):356–360.］

牙槽感染

牙槽感染包括牙齿的感染和（或）支撑结构（牙周骨的感染）。牙齿脓肿可以被分类为牙髓或牙周病。根管（根尖）脓肿位于该齿的顶点，并且通常从龋齿起源导致急性炎症（牙髓炎）及随后的坏牙髓坏死。未经治疗的坏死可导致蜂窝织炎和（或）细菌的侵袭周围骨。牙髓脓肿是最常见的儿童牙科脓肿。牙周脓肿多见于成人，包括支持牙齿的结构（PDL 或牙槽骨）和形成后的牙周组织的感染。这种感染可能由外伤、异物如食物残渣和周围发生牙龈疾病引起。牙槽感染的性质特征为多种微生物。感染时间小于 3d 倾向于对青霉素敏感的需氧链球菌引起，超过 3d 的感染倾向于由厌氧菌引起，若累及筋膜平面可能是平均 2～6 个病原菌感染。

■ 诊断

牙髓炎表现为反应热刺激疼痛。逐步感染到根尖周组织中，牙齿咀嚼或敲击时疼痛明显。发热、淋巴结肿大、牙龈肿胀或软组织水肿提示根尖周脓肿的存在。红斑、波动的肿块（龈脓肿）在受影响牙齿的颊侧表面可见。深间隙受累的患者，牙源性疼痛可延迟出现。肿胀的深间隙可以简单地表现为蜂窝织炎或脓肿。根尖、翼或全景摄影 X 线透射可显示脓肿的位置。在标志和局部扩展症状的患者，CT 静脉造影剂可能有必要从脓肿中区分深间隙蜂窝织炎。

■ 并发症

牙槽感染的大多数并发症的直接蔓延导致感染至深间隙。扩散到骨结构，最常见的下颌骨，导致骨炎或骨髓炎。有报道如上颌鼻窦炎、眼眶蜂窝织炎的后遗症。路德维希咽峡炎是一种广泛的，危及生命的，颌下、舌下和颏下的蜂窝织炎。患者表现为红斑和特征性前颈部严重肿胀、板样的肿胀相关的疼痛、水肿和标高舌。这些患者往往出现中毒和脱水，因为无法吞咽。通过淋巴、血行或间接途径传播也可发生，并导致疼痛区域淋巴结肿大。深筋膜蔓延也可能导致海绵窦血栓。

■ 治疗

简单的、不复杂的龋齿需要镇痛和牙科转诊。NSAID 和麻醉剂用于治疗牙齿疼痛效果是一样的。牙髓炎的治疗是除去受感染的牙髓组织。根尖和牙周脓肿切开引流、根管治疗或拔牙达到治疗。抗生素在怀疑感染的局部或全身扩散时运用。青霉素或阿莫西林能有效地对抗大多数牙髓感染。如果怀疑厌氧菌感染（如感染超过 3d）用克林霉素或青霉素加甲硝唑。

入院到医院行呼吸道监测，静脉用抗生素和引流手术的适应证为全身不适、有深筋膜感染的患者。若蔓延到口腔底部的感染需要麻醉和耳鼻喉科专家进行治疗。

口腔软组织感染

口腔黏膜感染可以是全身性疾病的征兆，并应仔细评估。口腔念珠菌病和口角炎是儿童感染 HIV 的常见口腔表现。病毒是口腔病变的主要病因。原发性疱疹性口龈炎是由单纯疱疹病毒 1 型引起的，有 30%～40% 的感染者可发展为复发性口炎。

■ 诊断结果

疱疹性咽峡炎引起小水疱病变和咽后壁溃疡穿孔。引起咽后壁溃疡的病毒可为柯萨奇病毒。颊舌囊泡和手脚囊泡（手足口病）也是由肠道病毒（柯萨奇 A5、A10 和 A16）引起的。原发性疱疹性龈口炎通常表现为发热的前驱症状，随后淋巴结肿大，红肿部位疼痛的囊泡可以融合。该念珠菌性口炎在舌头和口腔黏膜上产生凝乳状或柔软的白色斑块。实验室检查一般不显示。

■ 治疗

口腔黏膜软组织感染主要是对症治疗；口服镇痛药和冷的滑的食物，如冰性有机物。小儿口腔炎、胃溃疡或严重的喉咙痛得益于漱口或止泻药或抗酸药口服给药结合海拉明 ± 黏性利多卡因（谨慎对待治疗时黏性利多卡因可导致中毒）。念珠菌感染口服制霉菌素。口服阿昔洛韦悬浮液可减少症状持续时间，提高口腔病灶愈合，减少传播。阿昔洛韦［15～30mg/(kg · d)，分 3 次，7～14d］建议应用于单纯疱疹病毒感染，且合并免疫功能低下的宿主感染。

咽炎

咽炎定义黏膜及背后的咽喉结构的炎症。发病高峰出现在年龄为 4～7 岁的儿童中，约 10% 的儿童寻求每年的咽炎医疗保健。大多数病毒流行于寒冷的季节中。家庭内部传播是一个典型的特征。虽然细菌、螺旋体、衣原体、支原体、分枝杆菌、真菌和寄生虫都可以引起咽炎，40%～60% 的病例是病毒。常见病毒包括腺病毒、副流感病毒、鼻病毒、单纯疱疹、呼吸合胞病毒、EB 病毒、流感病毒、柯萨奇病毒、埃可病毒、冠状病毒和巨细胞病毒。

A 组 β 溶血性链球菌（化脓性链球菌，GAS）是引起儿童咽炎最常见的细菌，占 15%～30%。其他不太常见的细菌引起的考虑 C 组和 G 组链球菌、肺炎支原体和白喉棒状杆菌。溶血棒状杆菌引起的咽炎伴有猩红热皮疹类似 A 组 β 溶血性链球菌。肺炎双球菌、金黄色葡萄球菌、脑膜炎奈瑟菌、流感嗜血杆菌引起咽炎，通常在上呼吸道病毒感染后。坏死梭杆菌（FN）是正常的口腔菌群的一部分，咽部病原菌与 Lemmiere 综合征有关。在性活跃的青少年中考虑淋球菌、沙眼衣原体、梅毒。

咽炎非感染性原因包括鼻涕倒流、鼻窦炎和呼吸刺激物如香烟烟雾或碱中毒。粒细胞缺乏症、淋巴瘤和淋巴细胞性白血病虽然少见，但可以与咽部炎症和症状出现。

腭垂炎可能由细菌感染、创伤（通常是医疗器械）、过敏引起。腭垂炎是最令人担忧的，当与会厌炎或血管神经性水肿相关时，都潜在威胁生命。A 组 β 溶血性链球菌、HB 型流感嗜血杆菌和肺炎链球菌可引起腭垂炎。

■ 诊断结果

急性 A 组 β 溶血性链球菌咽炎患儿一般表现为疼痛喉咙、发热、吞咽疼痛，并扁桃体可见红斑或无渗出物。头痛、呕吐、腹痛和皮疹猩红热（细、红斑、砂纸等）通常伴随着链球菌咽炎。非 A 组 β 溶血性链球菌感染具有类似表现。流鼻涕、咳嗽、声音嘶哑或黏膜溃疡表明是病毒感染。EB 病毒和巨细胞病毒感染表现为发热、咽炎、淋巴结肿大。乏力、腹痛、脾大和双侧上眼睑水肿等症状也可能出现。低热、滤泡性结膜炎、咽喉痛、颈部淋巴结肿大表明是咽结膜热。咽炎伴有皮疹、关节痛、尿道或阴道分泌物可能表示有淋病。梅毒在初级阶段可表现为弥漫性咽部红斑和下疳。继发性梅毒表现为口咽部灰色片状物及皮疹。白喉表现为喉部贴壁灰色膜状物，颈部增粗呈“公牛颈”及感染中毒症状。

在儿童中，评分系统对 GAS 的诊断并没有表现出足够的灵敏性和特异性。快速抗原检测试验（RADT）测试的 GAS 被推荐，除非明显的病毒特征呈现。假阳性与 RADT 是罕见的，但负 RADT 由咽拭子培养证实。美国传染病学会不推荐对年龄小于 3 岁的儿童进行 GAS 检测。传染性单核细胞的诊断在很大程度上是依据临床表现的，虽然病毒衣壳抗原的 IgM 水平可能是有帮助的，但梅毒筛查试验或培养淋球菌的适应证是不规律且复发性的疾病。

■ 并发症

化脓可以扩散到相邻的组织造成 PTA、Iemmiere 综合征（扁桃体脓毒性血栓性静脉炎发展为需氧菌或厌氧菌菌血症）和路德维希咽峡炎。血液学传播可能导致肠系膜淋巴结炎、脑膜炎、脑脓肿、海绵窦血栓、化脓性关节炎、心内膜炎、骨髓炎、脓毒症和肺栓塞。GAS 非化脓性并发症包括猩红热、急性风湿热（ARF）和肾小球肾炎（PSGN）。ARF 通常由 GAS 感染后开始 1～5 周，并建议由琼斯标准概述临床特征（参见第 110 章）。链球菌感染后肾小球肾炎往往在与毒株的 GAS 相关疫情中发生。PSGN 感染症状通常在 1～3 周的咽炎后和 3～6 周猩红热或脓疱病之后出现感染症状。最常见的表现是尿色深、水肿和高血压。10d 之内治疗咽炎可以防止 ARF，然而没有证据表明治疗预防 PSGN。

■ 治疗

GAS 咽炎目前建议支持治疗，临床高度怀疑或确诊通过 RADT 或培养。青霉素（口服或肌内注射）是一线药物。先用大环内酯类抗生素，克林霉素或第一代头孢菌素可用于青霉素过敏的患者。C 组和 G 组链球菌应考虑患者的严重症状和 RADT 培养阴性。FN 用青霉素和甲硝唑治疗。其他细菌的原因需要具体支持和管理。如果怀疑是白喉，白喉抗毒素随青霉素或红霉素从机体排出。

扁桃体周围脓肿

扁桃体周围脓肿（PTA）是头颈部的最常见的深部感染，通常发生在 12 岁以上的儿童。PTA 通常为急性扁桃体炎发作。扁桃体隐窝和细菌侵袭闭塞的扁桃体导致扁桃体蜂窝织炎。脓液聚集在扁桃体隐窝导致 PTA。大多数 PTA 认为是多种微生物感染。链球菌占主导地位；FN 和其他正常口腔菌群，包括厌氧菌，也可能检测出来，培养出流感嗜血、肺炎链球菌和金黄色葡萄球菌不常见。

■ 诊断

PTA 患者通常表现为发热、咽部不适、同侧耳痛和张口困难。流涎不常见。嗓子发声困难，患者表现得像中毒。口咽部的检查可以充分区分扁桃体周围蜂窝织炎脓肿。蜂窝织炎通常与弥漫性肿胀和扁桃体区域水肿相关联。牙关紧闭可能会导致翼内肌大规模受累。当扁桃体内下方移位，腭垂对侧移位及同侧颈部淋巴结肿大时，通常确定患者是 PTA。

白细胞计数可升高。RADT 可以显示链球菌感染。然而，穿刺可见脓性分泌物是诊断的金标准，也可以作为指导抗生素治疗的依据。颈部 CT 扫描对比可以用来区分PTA从扁桃体周围蜂窝织炎和划定的疾病扩展到邻近结构。CT扫描对PTA报告的敏感性和特异性分别是100%和75%。口内超声也被使用，但比CT扫描显示出较低的灵敏度。

■ 并发症

PTA的大多数并发症是直接蔓延，侵袭邻近组织的结果。有败血症、咽旁脓肿、声门水肿、气道阻塞的报道。侧咽隐窝提供了一种自然传播于前胸的途径，导致纵隔炎、肺脓肿、血栓性静脉炎或坏死性筋膜炎。

■ 治疗

PTA患者应该接受静脉输液和注射抗生素。青霉素是首选药物。克林霉素或第二代或第三代头孢菌素建议在涉及β-内酰胺酶的生物病例中使用。类固醇可改善吞咽和疾病的预后，但是从未进行过儿童试验。类似的治愈率已被记录在由I & D或黏膜每针吸3处治疗的患者中。针穿刺和抗生素治疗在85%～90%的病例中有效。针穿刺有几个优点。它可以安全地由急救人员在合作患者中执行，提供即时的缓解症状，并以最小的创伤确认诊断。I & D已被证明是更有效的快速缓解症状的方法，并可以防止疾病复发。

■ 咽后脓肿

咽后间隙是从颅底延伸到气管隆突的根部袋状结缔组织。它位于咽后，前方因此邻颊咽筋膜，后方是栓前筋膜，侧方是颈动脉鞘。它包括两个淋巴组织群，引流鼻咽、腺样体和后鼻窦。淋巴链在第三年或第四年开始萎缩。

RPA是脓液积累于椎前颈部的软组织而引发的局部感染；常见于2～6岁的儿童。RPA通常是起源于鼻、鼻窦或鼻咽部感染，随后蔓延到咽后淋巴结。RPA也可能从穿透咽部外伤直接接种或从邻近空间传播（咽旁及颌下）。

金黄色葡萄球菌和链球菌是最常见的病原体。流感嗜血杆菌和厌氧菌（消化链球菌和梭杆菌属）也与该病相关。β-内酰胺酶发生的情况并不罕见。

■ 诊断结果

鼻咽炎的典型前期症状为突然高热、吞咽困难、拒绝喂养、严重咽喉疼痛、颈部疼痛或斜颈。烦躁、发热、食欲下降常见于婴幼儿。患儿可能出现呼吸困难、流口水或喘鸣症状。咽痛、吞咽困难、喘鸣、嘶哑的声音提示咽后间隙感染。脑膜炎可能导致椎旁韧带发炎。通过RPA气管阻塞会模仿会厌炎或义膜性喉炎、PTA和传染性单核细胞增多症。

细胞计数左移升高值得注意，但不影响治疗。软组织颈侧摄片可展示出咽后壁肿块（图96-2）。15岁以下儿童颈2椎前间隙常小于7mm，颈6椎间隙小于14mm，或小于颈3或颈4椎体前后径的40%。在X线平片颈部前屈可引起假阳性结果。可完善胸部CT检查以明确诊断。从I&D培养和脓性分泌物革兰染色是必不可少的。

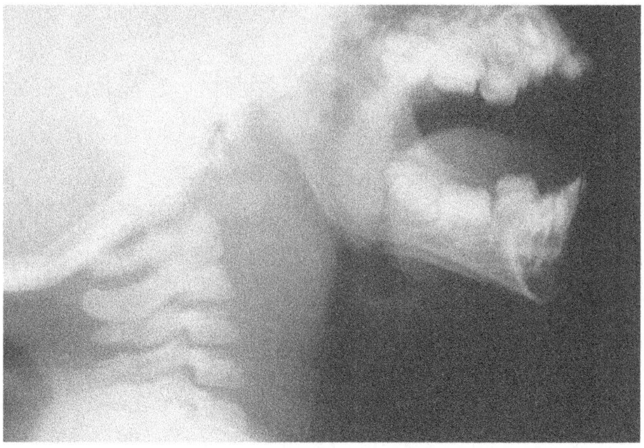

图96-2 咽后壁脓肿

■ 并发症

最严重的急性并发症是气道阻塞和误吸。脓肿可能破裂进入食管、纵隔或肺部，导致肺炎、脓胸、纵隔炎。血管可能受到侵蚀造成严重出血。感染扩散以相邻空间和结构也可能发生，导致纵隔炎、骨髓炎和颈静脉血栓形成，引流不畅可能导致脓肿的加剧。

■ 治疗

在随时可能发生呼吸道阻塞和误吸的时候，维持呼吸道通畅的标准方法是至关重要的。可能需要住院治疗水化、静脉注射抗生素和镇痛。最佳抗生素治疗方法尚未确立。大多数资料推荐耐药青霉素、克林霉素、甲硝唑或第三代头孢菌素等以覆盖革兰氏阴性细菌。治疗持续时间仍存在争议。是否需要手术干预尚不清楚。一些回顾性分析表明住院期间静脉应用抗生素是有效的。然而，有气道阻塞或多发性脓肿的病例通常需要手术引流。

（周海银 蔡姿丽 译）

第十八部分

眼科急症

第 97 章　眼外伤急症

（原著　Jeremiah J. Johnson, Stephen A. Colucciello）

要点

- 曾暴露于金属火花飞溅环境或电动工具使用者容易引发眼内异物。
- 镰状细胞病或凝血功能障碍的儿童更易并发前房积血。
- 视力是眼的生命体征，应记录每一个眼外伤患儿的视力。
- 怀疑眼球破裂或者显著视力障碍的急诊室急症均应请眼科会诊。
- 腐蚀性眼伤（酸或碱）是少数治疗优先于检查和视力测试的急症。

眼外伤是未满 20 岁患者非先天性失明的首要原因。在美国，每年约有 84 万眼外伤儿童，医疗费用超过 8800 万美元。住院治疗眼外伤中机动车事故占多数。娱乐和运动损伤在儿科人群普遍高于成人。此外，虐待儿童亦有眼外伤可能。学龄前儿童受伤最常见原因是跌倒、机动车辆碰撞和意外击伤。青少年眼外伤基本上见于男性，运动相关损伤也多见于该年龄组，特别是棒球、冰球、球拍运动、足球、射箭、钓鱼等。过去 10 年因烟花爆竹和枪支造成的眼外伤发病率虽有下降，但仍然是显著病因。

病史和体格检查

应完整记录病史，并注意任何预先存在的眼部异常，孩子是否戴眼镜或隐形眼镜。电动工具使用史或金属火花暴露史应警惕眼内异物的可能。询问是否有复视，如有，确定复视是单眼或双眼。单眼复视多见于晶状体或视网膜病变；双侧复视见于眶周骨折、眼外肌损伤或麻痹。

既往史也很重要。镰状细胞病或凝血功能障碍的儿童更容易并发前房积血。成骨不全症患儿因巩膜脆弱更易造成眼球伤害。

眼睛体检应在早期、排除或解决危及生命的伤害后进行。进行性加重的眼睑水肿应推迟眼睛的检查。

■　视力

所有眼外伤患儿，必须监测视力并记录。外伤患儿的初始视力是预后最好的预测因子。评估应该在干预之前完成，除非严重创伤或腐蚀性液灼伤。局部麻醉剂可减轻疼痛和眼睑痉挛，有助于诊断（图 97-1）。

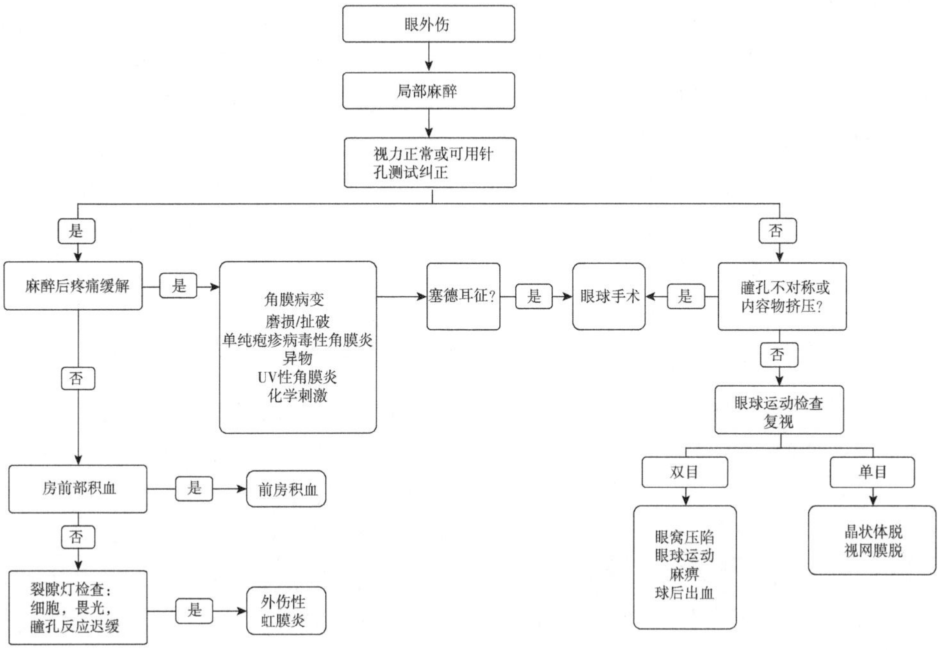

图 97-1　眼外伤诊断损伤

如果患儿戴眼镜，应测量纠正视力。如果眼镜已经丢失或损坏，可用小孔成像纠正屈光不正。小孔成像仍不能纠正的屈光不正提示严重疾病可能。

学龄前儿童的视力评估可用 Allen 或“E”图表，或移动玩具或一盏灯测试幼儿的追视能力。如果患儿无法读取视力表，可在离患儿 6 英尺的距离要他数手指；如果失败，提示视力丧失，则需评估光感。

年龄较大患儿需评估视野。年幼儿可将玩具放入其视野。眼部运动不对称及有复视症状时应评估对称性。

■ 附件

为了避免漏诊轻微外伤，应检查眼睑和眶周结构。检查眼睑是否肿胀或有贯通伤，是否有瘀斑。用手指扳开肿胀的眼睑时应小心。严重眼睑水肿时可使用眼睑拉钩。眶周软组织气肿提示鼻窦或鼻中隔骨折，提示爆裂性骨折。检查眼睛流泪是否正常。眼睑撕裂伤累及第三层内眼睑时可导致导管系统受损，需要通过眼科医师进行评估。溢泪，泪水溢出在眼睑边缘可能继发于小管系统损伤。

■ 结膜和巩膜

检查结膜使用注射法（角膜缘周注射）如睫状体潮红提示虹膜炎。检查结膜是否水肿，可提示眼球是否破裂。周向结膜下出血应高度警惕眼球穿透伤。仔细检查巩膜是否有中断或渗透。应记录结膜下出血的位置。

■ 瞳孔、虹膜、晶状体、前房

评价虹膜是否有任何不对称或不规则。针尖样瞳孔提示虹膜撕裂和受压可能（见彩图 169）。先天性瞳孔不等大可通过询问父母或查看孩子曾经的照片来明确。直接吹眼（外伤性瞳孔散大）、胆碱能药物、动眼神经麻痹均可致瞳孔扩大。意识清楚的患者瞳孔散大并非脑疝造成。毛果芸香碱滴眼可收缩动眼神经麻痹导致的瞳孔扩大，但对药物性散瞳没有作用。急诊医师也永远不应该忽视玻璃假眼的可能性。

晶状体应该是透明的，边缘应不可见。检查前房是否异常变浅或变深。具体评估视神经功能执行摆动手电筒试验，从一侧眼睛到另一侧眼睛摆动手电筒。当光照射时瞳孔最初扩张（即使后来又收缩）提示感觉（传入）缺陷（马库斯耿瞳孔）。

■ 眼底检查及眼压测定

眼底检查应该从红光反射评价开始。最好用眼科手电筒，检查者应站在可看到患儿双眼的最宽距离，评价红光反射是否相等。红光反射不等表示视觉轴功能障碍。外伤病因包括前房积血、晶状体损伤、玻璃体积血或由眼部肌肉包埋造成的斜视。一旦看见红光反射，检查者应进行眼底检查。幼儿和儿童进行眼底检查较困难，尤其在外伤后，一般需要扩瞳。玻璃体应该是清晰的，视网膜可见。然而，可见视网膜不能完全排除视网膜脱离，很多情况下是前方剥离，因此直接用检眼镜查不出来。如果明显是眼球破裂或穿透性损伤，不用测眼压，因为可能有眼内容脱出。正常眼压为 15～20mmHg。

设备

标准的小儿眼科检查的基本装备包括视力表（“E”图表）、笔灯、检眼镜、伍德灯、裂隙灯、眼科铲、荧光条、Schiotz 眼压计或托诺笔、摩根镜头及金属遮眼器。

药物

局部麻醉剂，如 0.5% 丁卡因或丙美卡因，在 1min 内起效，一般持续 15～20min。局部麻醉剂不能作为家庭用药，长期缺乏感觉和正常保护性反射可能导致角膜损伤。睫状肌麻痹剂如后马托品（2%～5%）和盐酸环喷托酯（1%～2%）可扩瞳，并通过对抗睫状肌痉挛而减轻疼痛。另外，需要记录这种药物的使用情况，以避免与可导致的瞳孔无反应性疾病相混淆，并且要避免阿托品长时间使用的不良反应。

类固醇在一些炎性病症是有用的，但可能会导致青光眼、白内障及恶化真菌和疱疹感染，导致视力丧失。建议使用类固醇之前应去眼科咨询。所有患者眼部受伤者都需要评估是否需要预防破伤风。对于年轻的或不合作的儿童要合理管理药物的使用，采取的方法是让他们躺在一个黑暗的房间，固定头部，并将药物滴在眼角内侧，当患儿睁开眼睛时，药物会随之达到结膜。

特殊损伤

■ 眼睑撕裂伤

轻微割伤，浅表到睑板，不涉及眼睑边缘并且没有迹象损伤较深的结构，可以由急诊医师进行修复。其他撕裂伤需要专业修复。

当眼睑撕裂损伤时可能需考虑到眼球范围内的损伤或深层结构的损伤。因为眼皮都没有皮下脂肪，伤口可见脂肪组织表明可能有潜在的眼球损伤。涉及中间 1/3 的上或下眼睑的显著撕裂伤可能涉及泪管系统，应由眼科医师进行专业修复。检测泪腺系统损伤的方法之一是在眼睛滴注荧光素，然后使用伍德灯进行伤口的荧光检查。

眼睑边缘受伤也存在问题，因为如果修复不完美可能导致眼睑的畸形和眼睑运动障碍。如果提上睑肌有伤而没有修复，将导致创伤后下垂。创伤涉及睑板（其只存在于上眼睑如纤维组织的致密带）标志着一个复杂的裂伤。整形外科或眼科建议应修复上述的任意撕裂伤。对于独立的眼睑裂伤，推迟了 12～36h 的手术修复不会影响眼睑的闭合，并可能因肿胀减轻而给予更好的手术修复。

■　结膜下出血

进行结膜下出血的评估最重要的方面是需要排除其他更严重的损伤。伴随有明显的钝挫伤、结膜下出血可能隐藏着巩膜裂伤或眼眶骨折。严重的眼球损伤包括视力下降、剧烈的疼痛、畏光和出血边界超出角膜缘。通过荧光素检查眼球开放损伤以评估赛德尔征的存在（见后）。创伤性结膜下出血的患者应考虑眶周骨折的可能性。特别是横向出血常与颧骨骨折（三脚架骨折）相关联。

小面积、非圆周结膜下出血是良性的。最常见的病因包括轻微的外伤、咳嗽或打喷嚏。父母可以放心，约 2 周后可自愈，并可看到颜色发生显著的变化。

■　角膜擦伤

角膜擦伤孩子常诉有异物感、疼痛、畏光，并可存在明显眼睑痉挛和红眼。婴儿可仅仅只是哭吵。检查前使用局部麻醉剂如丁卡因或丙美卡因之会显著减轻眼睑痉挛和疼痛。

在结膜囊滴几滴荧光素，接着在伍德灯或钴蓝色光裂隙灯下检查，角膜擦伤可被确定诊断。该项检查可确保有无异物存在，并可以确定有无巩膜渗透的证据。多个垂直条纹（溜冰场的迹象）通常表示上眼睑有异物残留。通过外翻上眼睑仔细检查可发现异物。

在缺乏明确的角膜擦伤病史时，特别注意角膜损伤的表现，可表现为角膜溃疡。通过裂隙灯仔细检查有助于从锐利的磨损边界中区分角膜溃疡不均匀的边界和不均匀的基底的齿痕。隐形眼镜配戴者角膜溃疡的风险特别大。疱疹的树突可能被误认为是角膜擦伤。如果存在上述表现，通过一缕棉絮轻触角膜来测试角膜反射，以便了解每只眼睛的角膜反射是否同样活跃（在局部麻醉之前或者麻醉消失之后）。疱疹性病变涉及眼球可降低角膜反射。患者可有并发的口角或生殖器疱疹。在疱疹性角膜炎的情况下，眼科会诊是必需的。

治疗角膜擦伤可用抗生素眼药水防止继发感染。角膜的多层结构通常提供对抗常见生物体的屏障，如假单孢菌属、金黄色葡萄球菌，而该屏障的损伤可以引起继发性感染。抗生素溶液应每 4～6h 一滴，共 4d。软膏在幼儿和婴儿中可以相同的频率给予，通过在下眼睑内施加 1cm 长度的剂量。数滴扩瞳剂如 1% 环戊或 5% 后马托品可每天给予 2～3 次，共 1～2d，这可减小睫状体痉挛并提高患儿的舒适性。

眼修补不推荐用于轻度到中度的角膜擦伤。它没有被证实可加快愈合或减少疼痛，并且如果修补未预防性使用抗生素，它可能会增加感染风险。与贝尔面瘫或其他眼睑闭合不全有关的角膜擦伤应进行修补以保护眼睛免受进一步的伤害。任何补丁物应反复核实，并在 24h 内移除。一些中心建议所有擦伤应在 24～48h 内重新检查，以评估愈合。应告诉患者，如果他们在 48h 后仍有症状应返回。症状和发红应该每天逐渐减少，如果不是，应怀疑继发感染、异物存留或角膜糜烂。

■　外伤性虹膜炎

患者外伤性虹膜炎通常在钝性伤伤到眼睛 1～2d 后出现，主要不适包括畏光、疼痛、流泪。他们往往有明显的眼睑痉挛和角膜缘周的充血（纤毛齐平）。通过让患者先看远处的物体，然后迅速集中看距被检查者数英寸远的检查者的手指。如果近观会引起疼痛，则虹膜炎的可能性大。瞳孔可或大或小。创伤后瞳孔缩小继发于瞳孔括约肌痉挛，而创伤后瞳孔散大，则可继发于括约肌纤维断裂。裂隙灯检查通常可观察到细胞前房及虹膜炎的征象。

治疗：长效局部睫状肌麻痹剂，如 5% 后马托品，一天 4 次持续使用 1 周，口服消炎药，佩戴墨镜以减轻疼痛。症状可能持续长达 1 周。虽然眼部类固醇可减轻炎症，但只有在眼科医师会诊并随访的情况下给予。

■　前房积血

前房积血是指血液积聚在前室（见彩图 170）。前房积血几乎都是继发于钝性伤。血液可能层出或可能起初表现为弥漫性红色的烟雾样而随后也层出。 前房积血由填充在前房的血液的百分比来描述。100% 的前房积血称为“八球”，其可能导致光感完全丧失。前房积血在明显而广泛的眼睑水肿情况下很容易被忽视，由于这个原因，为助于诊断进行眼睑早期减轻水肿是非常必要的。年长儿的前房积血通常口述疼痛，而年幼的孩子可能会出现嗜睡。然而，精神状态下降时，在排除颅内损伤以后应该考虑是否有前房积血。与前房积血有关的其他损伤包括晶体脱位、玻璃体积血、视网膜的损害。大量未经处理的前房积血可能会导致永久性的角膜染色视力锐减和弱视。这些改变并不是前房积血早期的血液聚集引起，而可能是在出现血凝块数天分解后导致的。高达 16%～25% 的患者可能发生再出血，并可能妨碍体液循环，导致眼内压升高。再出血的患者，其预后较差。因为血红蛋白病，特别是镰状细胞病、镰状细胞性状和镰状细胞珠蛋白生成障碍性贫血，易患再出血等并发症，小儿前房积血发生时需要确定是否有以上任何一种情况，如果有认为情况紧急。

最初的治疗包括卧床休息、头部抬高 30°。遮蔽受累眼球，注意不要触摸或施加压力。在急诊科就诊的所有前房积血的患者都应及时获得眼科专科医师的会诊。

前房积血的后序治疗是有争议的。传统上，所有患者都应住院，并严格卧床休息。如果他们仅有极少量前房积血（仅红细胞，无分层），并且如果每次复检超过 5d，较大的儿童和可靠的成人现在常在家卧床休息治疗亦是可行的。一些专家利用抗纤溶剂，如氨基己酸，以减少再出血。应由眼科医师决定是否使用散瞳剂、类固醇、渗透剂或乙酰唑胺。乙酰唑胺或渗透剂是禁忌用于镰状细胞病患者的，由于会增加出血的危险。患者应尽量避免服用阿司匹林或其他血小板活性的药物，因为这些会增加出血的风险。

■ 晶状体损伤

闭合性眼外伤可导致晶状体半脱位或脱位。半脱位可引起单眼复视，而错位导致严重的视物模糊。晶状体半脱位可向后或向前，导致深或浅的前房和晶状体边缘可见。虹膜震颤是通过快速改变凝视方向使虹膜波光粼粼，并与后脱位有关。

急性钝眼创伤如果出现晶状体的胶囊被破坏会导致白内障。晶状体随后吸收液体，呈现出云雾状外观。涉及晶状体损伤应转眼科治疗。

■ 视网膜损伤

视网膜损伤往往与其他眼损伤一起发生。年长的视网膜损伤患儿常诉灯闪烁或“窗帘”视野。如果黄斑不受影响，中心视力能够幸免。

检眼镜检查可通过直接观察眼底发现各种出血模式或正常。视网膜前出血是舟形的，可见水平样“甲板”，而浅表的出血是火焰的形状。深出血是圆形的，呈紫灰色。摇晃婴儿综合征与线性视网膜出血和渗出有关。任何怀疑视网膜脱离或损伤都建议给予眼科专科检查。

■ 球后出血

球后出血比较罕见，但其是眼钝性外伤后的严重并发症，约发生于 1% 的眼外伤者。症状包括疼痛、眼球突出、球结膜水肿、复视、结膜下出血、眼压增加、视力下降、眼肌麻痹和瞳孔对光反射损失。球后出血，可能会导致眼球运动障碍，导致眼球突出眼部或膨出。随后可产生视神经缺血损伤及眼球筋膜室综合征。在严重的眼球突出、逐渐恶化的视觉和潜在的视神经损伤的情况下，可能需要在急诊室进行横向切开术减压。甘露醇和乙酰唑胺进行眼压管理一直提倡使用，但仍然有一种二线治疗方法来进行手术减压。

■ 结膜和巩膜裂伤

执行裂隙灯检查所有患儿结膜裂伤，以评估是否有更深巩膜侵犯。巩膜裂伤常发生在眼内肌肉或角膜缘的钝挫伤。巩膜裂伤的表现包括视力下降、前房异常、低眼压（< 6mmHg）和赛德尔试验阳性。为了进行赛德尔测试巩膜裂伤，将荧光素滴在角膜上，然后观察钴蓝色光裂隙灯的可疑区域。荧光素泄露后会出现漩涡性的稀释。如果出现明显巩膜裂伤，则禁忌行眼压检查。

治疗小结膜裂伤可单独使用外用抗生素滴眼液。缝线通常不是必要的。如果患者有更深的伤害（即巩膜裂伤），则可以给孩子放置一个眼罩，给予静脉注射抗生素，足够镇静，并请眼科会诊。

■ 角膜与巩膜异物

浅表有异物会有疼痛感。患儿眼睛通常是红色，诉“有东西在我的眼睛里。”然而，角膜擦伤也有类似的反应。

麻醉角膜后双外翻眼睑后，所有患者都需要进行全面检查，可以用棉签放置在上眼睑的中间，并且可以擦拭向上折叠的眼睑。在眼睑的内表面上仔细寻找异物，并尝试用未浸泡局部麻醉剂的棉签。对于合作患儿，可以用眼开钻或结核菌素注射器上的 25 号针头，并在裂隙灯引导下去除更加顽强的异物。即使异物去除后，眼睛仍然可能有异物感，这是因为有角膜擦伤。含铁的异物可能会留下锈蚀环从而导致畏光和视力下降。一些专家使用眼毛刺去除表面的环。

取出异物后，检查是否有其他异物擦伤。滴注两种散瞳药和局部应用的抗生素，并在 24h 内重新检查。使用适当的镇痛麻醉药。如果有异物穿透角膜基质或巩膜（见彩图 171），应在急诊室咨询眼科医师以进行评估。

■ 眼内异物

眼内异物是很容易被忽略的视野损伤的原因。关键要考虑并识别眼内异物。询问有关眼内异物的风险因素，比如是否暴露在电动工具和金属下，如钉子、锤子，这些容易出现隐匿性的眼内异物。

某些异物具有比其他更高的风险，如铁（铁质沉着）和铜（铜屑），他们对眼睛有毒，而玻璃和塑料较少出现炎症。有机异物会有眼内感染的高风险。

眼内异物患儿可有视力下降、瞳孔变形及痛苦相对较少。异物通过角膜渗透可能损坏虹膜，造成泪珠形状瞳孔，最终出现穿孔。

一些影像学检查可以检测到眼内异物。虽然较大的金属物体可以通过常规射线看出，但 CT 扫描能提供更高的分辨率，如果异物较小，眼内超声则对金属和非金属均高度敏感。磁共振成像（MRI）准确地检测有机、塑料和玻璃颗粒，但如果异物为金属，则可能会导致进一步的伤害。在这种情况下，MRI 磁体会使异物移动，因而造成更大的损害。

用金属眼罩盖住受累眼睛，并使孩子保持休息。静脉注射广谱抗生素，如万古霉素和头孢他啶。

局部抗生素对于全层损伤不显示有效，特别是抗生素软膏应该避免，因为它们可产生眼内肉芽肿和模糊检查。

如果一个孩子出现眼球穿透伤需要紧急气管插管，一些主管部门提出使用非除极化阻滞剂，如罗库溴铵代替琥珀胆碱。琥珀酰胆碱和氯胺酮可能会增加眼压，从理论上说可挤出眼内容。然而，如果预计气道不能维持通畅，则可以选择琥珀酰胆碱。

■ 异物原位

异物从眼凸出，如钉子或丝，必须留在原位，并在手术室除去。用杯子遮盖患眼，以阻止进一步的操作，同时使另一侧眼闭上，以防止眼外运动。

■ 眼部化学伤

在眼部检查及检测视敏度之前必须优先处理眼部酸或碱的化学伤，这也是眼部外伤处理原则中的一个特例。但是除拯救生命的干预措施外，大量生理盐水冲洗高于一切，并应该在暴露开始的时间和地点就实施。损伤的严重程度取决于接触液体的量，pH 及暴露时间（即被酸碱液体接触的时间）碱性损伤对眼部造成的最大伤害就是皂化反应引起的液化坏死和穿透伤。酸性液体会导致蛋白质凝固性坏死进而阻止伤害往深部蔓延。化学伤的并发症包括失明、穿孔、角膜新生血管形成、继发性青光眼、白内障和视网膜损伤。

冲洗应在损伤开始的院前进行。若受伤者是小儿，一旦到达急诊室，肌内或静脉镇静应立即实施以便于对眼部进行冲洗，但是进行表面麻醉似乎也是可以的，如果颗粒状物滞留眼部，可向眼内滴入刺激性液体使眼睑收缩以利于颗粒物排出。双睑外翻暴露穹窿部并冲出或洗出任何化学颗粒物。进行冲洗时，一台摩根镜（一种连接在静脉输液管上的角膜接触镜）会带来很大帮助。可以用鼻氧套管作为摩根镜的替代物放置在鼻旁连接生理盐水静脉输液袋，通过鼻氧套管就可以进行双眼的冲洗。

不要尝试用酸去中和碱；反之亦然。因为中和反应释放的热量足以对眼睛造成更大的伤害。对眼部的冲洗至少 20min 以上，理想的生理盐水的量应该达到 2L。冲洗甚至在暴露后 24h 都是有益的。万一发生了严重的碱性伤，直到眼科医师到来之前冲洗不能停下来。冲洗 20min 后用石蕊试纸测试结膜囊中的 pH，并持续冲洗直到 pH 介于 7.4～7.6。冲洗停止后 10min 重新检测 pH 确保其稳定在前述水平。

氢氟酸暴露是一种比较特殊的情况，可能需要氧化镁冲洗。咨询意外中毒中心以寻求最新的处理措施。

■ 紫外线角膜炎

当孩子长时间的暴露在刺眼的雪、水或白色的沙滩或盯着日食时易发生紫外线角膜炎。无保护的观察日食可引起视网膜损伤和失明。大一点的孩子在观察焊工火炬或使用人工日光浴时未佩戴特殊眼镜也可能受到这种伤害。畏光和眼痛通常发生于暴露后 8 ～ 12h，基于这个原因，患者的紫外线角膜炎通常发生于夜间。他们表现出巩膜和角膜缘周的充血伴有流泪和眼睑痉挛。使用荧光裂隙灯检查显示角膜上（角膜炎）好像已经喷砂上千个点状的浅表的病变。治疗建议给予睫状肌麻痹剂和口服镇痛药。紫外线角膜炎通常是双侧的，一般在 24～48h 愈合。

■ 热灼伤

由于眨眼反射，眼睑比眼球的热损失更为频繁。睫毛和眉毛经常被烧毁。对于角膜损伤通常使用裂隙灯检查，伴或不伴荧光素着色，并在灼伤的眼睑局部应用抗生素。三度烧伤的眼睛和眼眶周围组织要求住院治疗。

（卢秀兰 周海银 译）

第 98 章　非外伤性眼急症

（原著　Seema S. Mishra, Katherine M. Konzen）

要点

- 3 岁儿童的正常视力敏锐度为 20/40，4 岁儿童为 20/30，5～6 岁的孩子达到 20/20。
- 排除单纯疱疹病毒感染的虹膜或角膜炎者可使用类固醇激素。
- 有恶心、呕吐和眼痛的患者应该怀疑青光眼。
- 新生儿疑诊为淋菌性结膜炎时应进行败血症筛查，包括腰椎穿刺，同时应静脉注射抗生素。
- 化学碱灼伤可导致眼球液化性坏死，需冲洗直至眼球内 pH 为 6～8。

急诊科常有眼部不适的孩子就诊。急诊医师应进行一个完整的眼科检查，以避免忽视潜在的破坏眼功能的问题。面对有眼部疾病患者的医师应牢记确定的重要指南，彻底和完整地询问历史。眼部是否曾患病及受伤？是否存在潜在的健康问题？患者是否戴眼镜或隐形眼镜？就诊急诊科前患者进行过何种操作？没有外伤的情况下眼部是否疼痛？既往是否有眼部分泌物暴露于他人并表现相同症状的情况？既往是否使用全身或局部用药？

双眼视敏度必须经常进行检查。从未受影响的健康眼部获取信息可以帮助指导评估患侧眼球状态。眼球检查应当采用合乎逻辑的系统方法。睑部偏斜均应进行观察。使用玩具或其他物体可以吸引患儿注意，从而允许医生对患儿视野进行评估。只有进行系统检查且是必须时方可触碰眼球和散瞳。

根据不同情况考虑进行的眼部检查

全面系统的眼部检查被分为 6 个主要部分：视野，眼睑、眼眶，前房，瞳孔、眼外肌运动，后房和眼内压。

■ 视野

对于年幼的儿童来说，集中精力于物体如玩具的能力可以进行粗略的视野评估。患眶周蜂窝织炎的患儿可表现出显著水肿和上、下眼睑的红斑。完全地从边缘翻转上眼睑可以完整地呈现异物。

眼眶的检查包括触诊眼眶的骨性结构或者皮下气肿。眼眶骨折常伴有淤血、眼睑肿胀、眼球突出、眼外肌活动受限。框底骨折导致下直肌活动受限可致眼球上看受限。鼻窦部位骨折可导致皮下气肿。医师应重视眼球内陷或突出的表现。

■ 前房

检查巩膜和结膜部位有无隆起、红斑、异物、出血和分泌物。角膜和结膜疾病可以分为两大感染和外伤两大类型，病史可以提示最可能的问题。感染病原体可由细菌、病毒、真菌引起。结膜感染初始常为单侧感染，但可数天内快速传染至对侧，可表现出结痂及渗出。在北美，最常引起持久视力障碍的角膜感染为单纯疱疹病毒感染。在年幼的儿童亦因考虑到角膜外伤的可能性，并可导致持续哭闹，需评估瞳孔对光反射情况。因电卷发器、微波炉或其他化学物质所致外伤应纳入评估范围。

前房包括房水、虹膜和晶状体。急性虹膜炎在儿童较少见，可由幼年类风湿关节炎或肉瘤引起。患者突发眼痛、畏光和发红时应考虑虹膜炎的可能。体格检查可发现瞳孔缩小和角膜缘周的分泌物。治疗措施应包括早期眼科会诊、睫状肌麻痹剂和专家推荐的激素滴眼。葡萄膜炎感染可由细菌、真菌、病毒或蠕虫引起。麻疹、腮腺炎和百日咳可并发葡萄膜炎，但发病机制并非直接侵犯所致。

外伤可导致前房损伤，虹膜检查应包括外形和轮廓，通过小电筒和直接检眼镜检查，晶状体可清楚呈现。如晶状体表现混浊，应考虑白内障的可能（详见第 97 章外伤性眼急症）。

无虹膜表现为显著的虹膜缺失，但可呈现不同表现。瞳孔表现如角膜大小，虹膜表现为残留结构。无虹膜患者因斑点及发育不良，视野准确度显著变差，常伴有眼球震颤及畏光。2/3 患者有常染色体显性遗传表现，但 1/3 病例为散发。大约 20% 的散发病例可以发生肾母细胞瘤，其他可伴有泌尿生殖缺陷或者精神发育迟滞。其他虹膜缺如可伴发的眼部缺陷包括晶状体移位、白内障、角膜上皮营养不良和青光眼。

■ 瞳孔和眼外肌运动

瞳孔应为黑色、圆形、对称，对光反应双侧对称。眼前房、晶状体或玻璃体改变可导致瞳孔呈现非黑色。眼球破裂或者颅内改变可导致瞳孔不对称。全视野范围内评估眼外肌运动并详细记录瞳孔改变缺陷，包括传入性瞳孔反应缺陷，当光线射入患侧眼球时，对侧表现为瞳孔收缩延迟、双侧瞳孔减小。马库斯·冈恩瞳孔是前房视觉系统损伤的证据，且是预后不良的征兆。

瞳孔白斑可表现为白化瞳孔，可由先天性白内障、眼缺损、早产儿视网膜病、视网膜发育不良、先天性弓形虫病、陈旧性玻璃体积血、视网膜母细胞瘤或视网膜剥离等引起，此外尚有各种复杂多样的遗传性、发育性、炎症性和混杂条件。白化瞳孔由眼科医师进行彻底的眼底检查十分必要。

■ 后房

后房包括玻璃体、视网膜和视神经。直接眼底镜检查可发现盘水肿、出血、视网膜剥离和眼内异物。慢性疾病状态如葡萄膜炎可以导致玻璃体的移位，眼内炎症可由穿通伤所致，恶化可导致坏疽需手术治疗。儿童眼部可有单向性剧烈疼痛，视野可受限。通常为前房积脓，但也有玻璃体化脓在检查镜下呈现出绿色表现者。

眼球钝器或者穿通伤可导致玻璃体积血，其他致病因素尚有糖尿病、高血压、镰状细胞贫血、白血病、视网膜脱落、视网膜中心静脉闭塞和肿瘤，这些患者可表现出突然的视力丧失。

视网膜动脉和静脉阻塞在儿科患者较少见，其病因包括外伤和其他系统性疾病。视网膜动脉闭塞是眼睛的急症，可因各种原因如系统性红斑狼疮引起的高凝状态所致。当视网膜中心动脉阻塞发生时，可表现为突发的单侧眼无痛性视力缺失。检眼镜可发现中央凹成樱桃红斑点、视神经苍白及显著的动脉狭窄，呈现出马库斯·冈恩瞳孔。应立即请眼科医师会诊，根据情况进行前房穿刺以减轻眼球压力。姑息性处理措施包括眼部按摩、β 受体阻滞剂（0.5% 噻吗洛尔，2 次 / 日）、乙酰唑胺（500mg 静脉注射或口服）和通过将呼出气体接入纸袋 5～10min 后再进行 CO_2 吸入。

视网膜静脉阻塞同样可因多种不同范围的阻塞导致突发无痛性不同程度视野缺失，可见视网膜出血和模糊、红色变视盘。这些发现被描述为“血与雷电”。动脉狭窄，静脉表现为扩张，可见白色分泌物。视网膜静脉阻塞可因外伤、白血病、囊性纤维化和视网膜静脉炎所引起，需请眼科医师会诊，阿司匹林治疗可能有助于抑制远期栓塞的发生。

视网膜撕裂可导致患者眼球玻璃体积血引起视力缺失，发展数年可进展为视网膜剥离。在视网膜剥离过程中患者可表现为视野缩小，主诉有闪电或布幕分布于患侧眼前。检眼镜检查可发现剥离部位出现光点。

视神经负责将视觉信息传递至视皮层，传递过程中断即可导致视野缺失。因炎症或脱髓鞘病变可导致视神经炎，突然发生迅速的单向性视野缺失，而疼痛性质及程度可多变。儿童视神经炎很少有眼球实体分离表现。多数病例发生原因为脑脊膜炎、病毒感染、脑脊髓膜炎和脱髓鞘疾病，铅中毒和长期氯霉素治疗亦是可能病因。

各种毒性物质与视力受损相关，多数作用于视网膜神经节细胞或视神经导致视野缺损。甲醇可导致急性、永久性失明，其他已认识到的毒物包括磺胺、奎宁、奎尼丁和卤代芳香烃类。

最后，视力缺失可因视皮层功能障碍所致。头部外伤、低血糖、白血病、脑血管意外和麻醉意外可能与视皮层性失明相关。

■ 眼内压

前房的感染和外伤均可导致眼内压增高，眼部创伤发生后随时可发生青光眼。疼痛和视物模糊发生时需警惕青光眼的发生。瞳孔呈无反应和扩大，患者可主诉视物有光圈。通过裂隙灯和手持式眼压计可明确，但如可疑有眼球破裂时不宜行该检查。通过眼睑使用手指对眼球进行轻触可对急性青光眼进行初步检查，十分异常时可简易地获得诊断。儿童正常眼压为 10～22mmHg。疑诊为青光眼时应立即由眼科医师进行评估及治疗。紧急治疗：眼压低于 40mmHg 时局部 1%～2% 毛果芸香碱滴眼，或使用肾上腺素、甘露醇（1～2g/kg 静脉推注）、碳酸酐酶类等。乙酰唑胺最常用于口服，剂量为 15mg/（kg · d）。

非创伤性眼疾

■ 眼睑感染

眼睑感染是贯穿儿童时期的常见眼部疾病。蔡斯腺是与毛囊直接附着的皮脂腺，睑板腺炎是睑板皮脂腺扩张所致。眼睑炎与此类腺体相关。最常见的睑板腺炎包括霰粒肿、麦粒肿、传染性脓疱病和单纯疱疹。

临床表现：蔡斯腺或麦粒肿是睑板腺的化脓性感染，霰粒肿、麦粒肿是其睑板腺的急性感染。霰粒肿表现为无痛性，为眼睑中部的硬结，常远离眼睑边缘，因眼睑腺体堵塞引起。霰粒肿婴儿时期少见，但儿童时期较常见，最开始，膨大可弥散，但常局限于睑板边缘。传染性脓疱病是伴有小囊疱的脓皮病，进展为黄色痂皮，其发生原因为局部被葡萄球菌或链球菌感染所致。在脓疱病患者，常有潜在的脂溢性皮炎。单纯疱疹病毒可以感染眼睑，并导致终生潜伏感染和再发感染，再感染可影响角膜。

鉴别诊断：皮肤表面病变的鉴别诊断有脂溢性皮炎和变应性皮炎。瘙痒常发生于脂溢性及变应性皮炎，而不发生于睑腺炎。其他鉴别诊断：横纹肌肉瘤、血管瘤、皮样囊肿、眶囊肿、软疣、肉瘤样病、真菌感染、异物和幼年黄色肉芽肿，通过评估治疗效果和（或）活检可鉴别疾病类型。脓疱病与单纯疱疹病毒感染常难以鉴别，需获取培养结果以明确病原菌。

治疗：睑板腺炎治疗包括热敷和使用婴儿香波或眼睑清洗剂。每天 2 次的抗葡萄球菌软膏（红霉素软膏、硫酸多黏菌素 B）或眼药水滴眼。霰粒肿初始治疗同上，抗生素治疗应在霰粒肿破裂后持续治疗数天，以防止复发。如果内科治疗无效，可通过全麻下行外科手术进行引流，复发原因常为自体接种和卫生习惯不良。

传染性脓疱病治疗应去除痂皮，局部应用抗葡萄球菌和链球菌抗生素。可通过棉签浸渍婴儿香波清除眼睑边缘。杆菌肽眼膏常有效，局部可应用红霉素和庆大霉素。如果有全身性小脓疱疹，应口服抗生素。

单纯疱疹病毒感染应使用三氟胸苷滴眼。口服更昔洛韦可考虑，但效果有限。大、单纯疱疹病毒感染治疗将在后文进行具体详述。

■ 眼眶及眶周蜂窝织炎

眶周感染是儿童时期常见感染，常可通过适当治疗而不遗留后遗症。眶周解剖学窦道被认为在眶周感染过程中充当重要角色。眶周感染，尤其是窦炎，可能导致感染或眶周组织的炎症反应，导致眶隔前或者眶周蜂窝织炎。鼻旁窦和眶隔的位置接近及两者静脉系统的相互关系，使得面部感染可通过直接或血流途径经鼻窦扩散至眶周，眶周和面部感染可能导致静脉海绵窦血栓形成。

眶鼓膜及分隔是重要的解剖结构，有助于限制感染的直接蔓延。眶鼓膜可作为屏障组织窦道感染蔓延。然而，如发生脓肿时则可能导致其被侵蚀。眶隔同样可限制感染从膈前间隙进入眼眶。眶周感染分类如下。

分类Ⅰ：眼窝或者眶隔前蜂窝织炎（见彩图 172）。蜂窝织炎被限制于前部，可有中度或重度眼睑水肿及红斑。眼球通常不受侵犯，所以视野及功能保持正常。

分类Ⅱ：框周蜂窝织炎。眶周组织被细菌及炎性细胞浸润，通过中膈进入眶周脂肪和其他组织，临床表现有眼球突出，疼痛或不能活动，眶周疼痛。视敏度可能受损，并发生败血症。

分类Ⅲ：骨膜下脓肿（图 98-1）。眶壁和骨膜之间有积脓。内侧壁受累导致眼球向下或向一侧移位。症状包括球结膜水肿和眼球移动致疼痛等，重症病例可有眼球突出和失明。

分类Ⅳ：眶脓肿。脓液集聚于眶周脂肪或肌肉内，可发现显著的眶周脓肿。感染发生自限和包裹，不同于眶周蜂窝织炎发生弥散。突眼、球结膜水肿、眼肌麻痹和视野缺损时重症病例常见表现，全身中毒症状亦可显著。

分类Ⅴ：海绵窦血栓形成。因眶周感染蔓延导致血栓形成，可有呕心、呕吐、头痛、发热、瞳孔扩大和其他系统性症状。有显著的眼睑水肿，早期可发生第Ⅲ、第Ⅳ和第Ⅵ对脑神经麻痹。

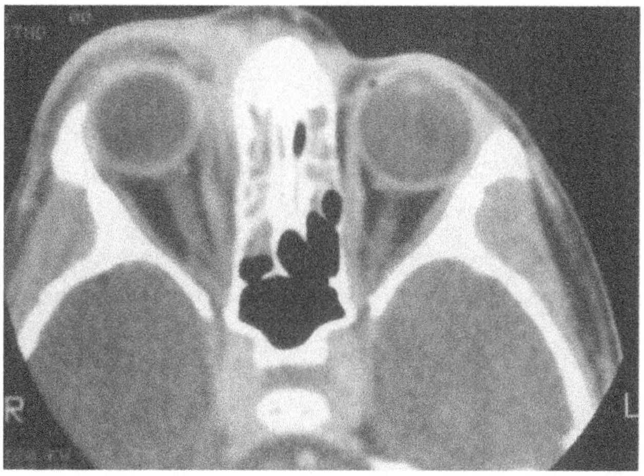

图 98-1 CT 扫描下窦部炎症导致脓性物质集聚于眶周结构致眼球移位

（Dr. Melvin Senac，Rady Children's Hospital，San Diego 许可使用）

眶周感染的细菌类型与患儿年龄和潜在问题相关。在新生儿和大于 5 岁儿童，流感嗜血杆菌、肺炎链球菌和黏膜莫拉菌占据主要地位，尤其在有上呼吸道感染、结膜炎、窦炎、中耳炎患儿中。B 型流感嗜血杆菌疫苗的使用使得其感染情况显著下降。在有皮肤感染或外伤史患儿中，葡萄球菌属和链球菌属是主要的病原物。社区获得耐甲氧西林金黄色葡萄球菌有显著增加。多重微生物及厌氧菌感染更常见于年长儿，有囊性纤维化患儿常需怀疑铜绿假单胞菌。

真菌性眶周蜂窝织炎在儿童较少见，缓慢发生的伴有呕吐或肿胀的眶周蜂窝织炎提示潜在的真菌感染。免疫抑制及糖尿病患儿为高发人群。曲霉属和毛霉菌属是最常见的真菌病原。

临床表现：根据其分类不同进行描述。眶隔前或者眶周蜂窝织炎有显著的眶周水肿、红斑和压痛，但不伴有眼球突出、眼肌麻痹或视野缺损，可有球结膜水肿或炎症及白细胞增高。眼眶蜂窝织炎表现相同，但有眼肌麻痹、眼球突出、眼球移动疼痛、球结膜水肿加重和视野改变，发热和白细胞增高亦常见。25%的患者血培养可阳性，如眶部蜂窝织炎由窦部感染继发，则头痛、鼻内溢液等表现可常见。有时，眼睑隆起严重，需进一步评估。CT 扫描有助于鉴别眶部蜂窝织炎和眶周蜂窝织炎。

治疗：无发热或其他系统症状的轻症眶周蜂窝织炎，有必要进行彻底的体格检查，但实验室检查则不需要。因局部外伤或结膜炎所致轻症眶隔前蜂窝织炎可使用口服抗生素治疗，如阿莫西林 - 克拉维酸钾［20～40mg/（kg · d）］，以覆盖金黄色葡萄球菌。伴有上呼吸道感染的蜂窝织炎应同样使用阿莫西林 - 克拉维酸钾或者头孢呋辛治疗。继发于虫咬的蜂窝织炎，口服抗组胺药物和热敷可能有效，密切随访是必要的。

对需要住院的患者，全血细胞检测，腰椎穿刺，血液、鼻黏膜及结膜培养和头部 CT 扫描是必要的。有中毒症状或者小于 2 岁患儿怀疑流感嗜血杆菌感染时应行腰椎穿刺以排除颅内感染可能。以下治疗管理由部分作者推荐：

- 所有因眶部炎症住院的患儿应请眼科及耳鼻喉科医师会诊。
- 等待药敏结果时应同时应用广谱抗生素。无外伤史的小于 5 岁患儿，应使用覆盖 B 型流感嗜血杆菌、肺炎链球菌和 A 组链球菌。重症病例推荐的初始用药为头孢曲松 100mg/（kg · d），外加万古霉素 40mg/（kg · d）。大于 5 岁儿童的免疫功能正常儿童，且给予嗜血杆菌疫苗的患儿，抗生素选择不需要常规覆盖嗜血杆菌，适当的抗微生物治疗与重症鼻窦炎类似。
- 蜂窝织炎位于鼓膜前或者眶隔前起点时，头部 CT 扫描有助于帮助诊断，但可能无法鉴别骨膜下脓肿和无反应性骨膜水肿。
- 外科手术适应证包括视敏度逐渐降低，恰当抗生素治疗后无改善，或者热型改变提示可能发生眶脓肿或者静脉海绵窦血栓形成。

继发于鼻窦炎的眶周蜂窝织炎应请眼科及耳鼻喉科医师会诊。静脉注射抗生素应包括三代头孢菌素及加入酶抑制剂的青霉素。如有潜在厌氧菌感染，应将加酶的青霉素制剂改为克林霉素。反复眼科检查以评估临床治疗效果并决定是否手术治疗是必要的（图 98-2）。

并发症：除了之前提及的海绵窦炎和脑脊髓膜炎，致盲也是眶部蜂窝织炎并发症之一。超过 20% 的患者可发展为失明，尤其最近的报道认为 10% 的致盲原因为鼻窦炎所致眶部炎症。显然，现代广谱抗生素和外科手术的使用并未缓解这一严重并发症。事实上，阴性和可疑的 CT 发现常导致不恰当的外科干预延迟。头部 CT 检查不能单独决定患者治疗，需根据临床进行判断。

巩膜炎和巩膜外层炎

巩膜主要由胶原和结缔组织构成的薄层有血管覆盖于眼部的组织。巩膜炎不常见但可以并发于幼年特发性关节炎或者各种感染过程，如单纯疱疹病毒、带状疱疹病毒、腮腺炎、梅毒和结核。

介于巩膜和结膜的薄层血管膜成为巩膜外层。此处炎症可导致轻度刺痛并伴随巩膜炎。巩膜外层炎同样可并发于多种疾病，如水痘带状疱疹病毒、梅毒、过敏性紫癜、多形红斑和青霉素过敏。巩膜外层在结膜充血时可表现为充血显著的特殊区域。组织分化差异可使结膜炎滴注去甲肾上腺素有效，对巩膜炎及巩膜外层炎无效。持续治疗潜在疾病，同时口服非类固醇抗炎药，局部应用皮质激素及睫状肌麻痹剂。

结膜炎

■ 新生儿眼炎

新生婴儿（小于 28d）结膜炎并不常见（表 98-1），因为眼部感染所致各种潜在并发症都会在详细的评估中发现。重要的评估指导如下。

- 获得详细的母源性病史：包括围生期保健、性病接触史、胎膜破裂时间、分娩类型，出生时眼疾预防措施，结膜炎接触史，症状起病时间。病史同样应概述是否多泪、分泌物种类、全身症状如发热、呕吐、易激惹或昏睡。
- 体格检查：应尽可能详尽，包括综合的眼部检查，寻找眼睑红斑、水肿、分泌物，角膜溃疡、眼球穿孔或异物。此外，应完成一般体格检查。应关注皮肤、呼吸和泌尿生殖系统，以寻找伴发的系统证据。

- 行结膜刮除术：进行革兰染色及吉姆萨染色，以及病毒和包括奈瑟菌在内的细菌培养。快速的抗原检测对衣原体感染具有较好敏感度与特异度且易获得。培养通常不必要。PCR 可检测疱疹病毒 1 型和 2 型、人类疱疹病毒 6 型、巨细胞病毒、EB 病毒及水痘带状疱疹病毒等可引起结膜炎的病毒，但在一些中心常不能完成。研究表明使用荧光素和局部麻醉剂可降低 PCR 检测准确性。获取 PCR 检测标本前应用盐水冲洗以上物质。

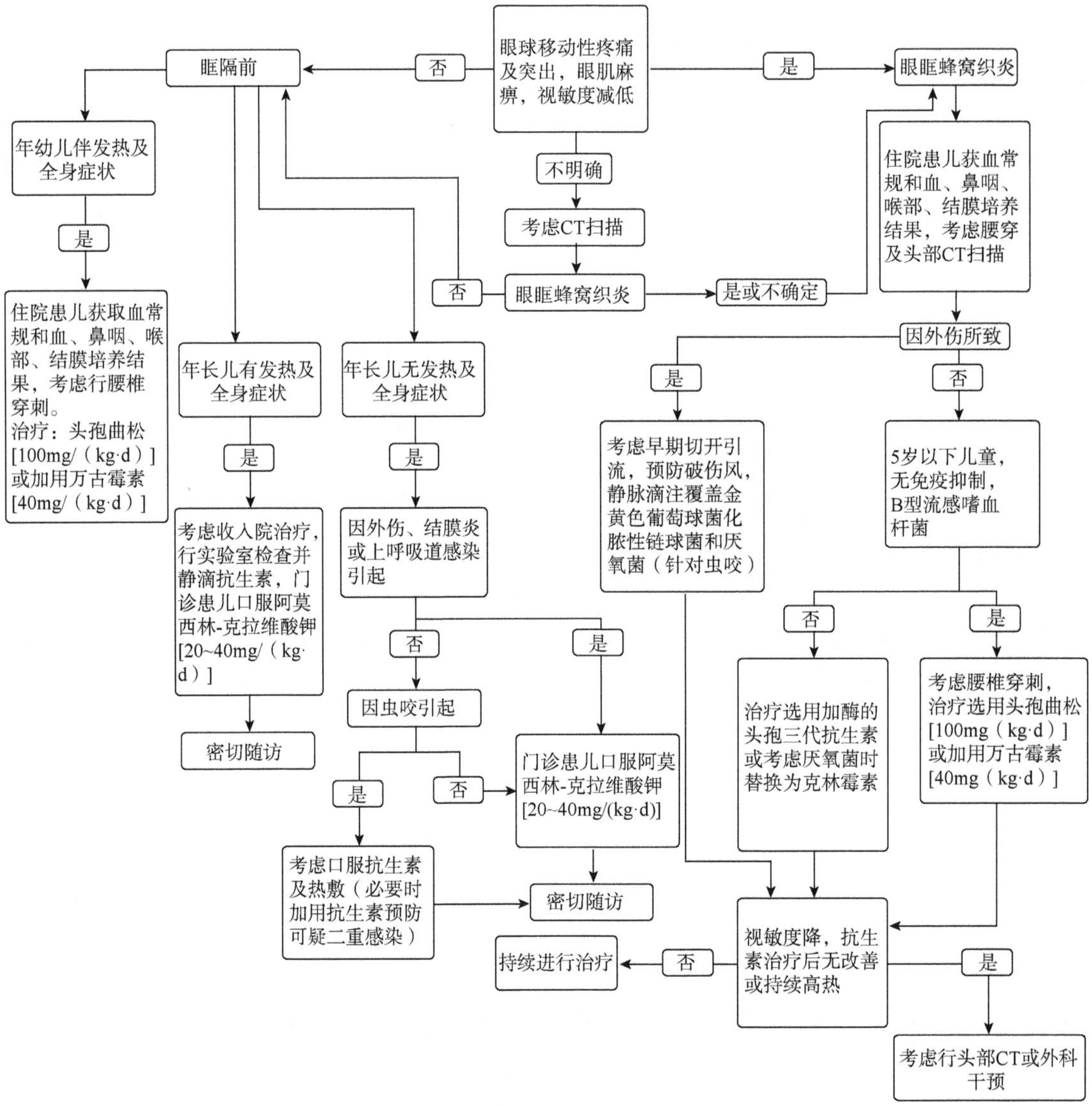

图 98-2 住院及门诊眶隔前和眶部蜂窝织炎患儿管理流程

（Dr. Lauren P. Ortega，Medical City Hospital，Dallas，TX 许可使用）

■ 鉴别诊断

化学结膜炎：化学结膜炎引起硝酸银滴在即时 . 新生儿期发生在新生儿的近 10%。这种类型结膜炎的症状包括双侧结膜充血和少量分泌物，开始在第一个 24h 内发生，并通常消退在 48h 内。革兰染色显示没有生物和只有少数白细胞。炎症一般是相当温和的并且不需要干预。

沙眼衣原体感染：衣原体有一个典型的潜伏期为 1～2 周，但如果有胎膜早破则发生更早。症状发作可能会推迟至婴儿出生。通常情况下，结膜充血变得水肿，并与睑结膜相比更多的为球结膜。单侧，特别是出现化脓性改变。新生儿也可以具有伴随的中耳炎的证据或无发热肺炎。诊断是通过鉴定证实衣原体抗原，抗原检测试验是快速，森 sitive 和特定并且是确认的最有效的手段诊断。革兰染色对确定诊断有帮助。

治疗：全身治疗对某些问题是有必要的。选择的治疗方法有口服红霉素［40mg/（kg · d）]，为 2～3 周］，以消除两结膜［50mg/（kg · d）］和鼻咽部。外用药剂的施用是不必要的。由于衣原体是最常见的性传播疾病，预防被感染的检测在母亲之前至出生时是必不可少的。婴儿母亲的治疗和她的伴侣都是需要治疗的。早期的研究表明，在新生儿红霉素软膏预防给药可有效地防止支原体结膜炎，但有发生为肺炎或鼻咽部感染进展的可能。随后的研究表明，新生儿的眼部预防用红霉素并不减少衣原体结膜炎的发生率。

表 98-1　新生儿眼炎

	化学性结膜炎	衣原体	细菌	奈瑟菌属	单纯疱疹病毒属	病毒
始发时间	0 ～ 2d	1 ～ 2 周	0 ～ 4 周	0 ～ 30d	2 ～ 14d	0 ～ 30d
分泌物	-	+	+	+++	+	+
单侧 / 双侧充血	双侧	单侧	单 / 双侧	双侧	单 / 双侧	单 / 双侧
发热	-	±	-	±	±	-
诊断	革兰染色，白细胞	吉姆萨染色，快速抗原检查、培养	革兰染色培养	革兰染色	荧光染色，多核细胞 巨细胞，核内包涵体，抗原荧光试验	暴露接触史，革兰染色和病毒培养
治疗	无	口服红霉素 2 ～ 3 周	局部应用抗菌剂	静脉注射三代头孢	静脉注射更昔洛韦，局部应用三氟胸苷	局部抗菌药物
伴随表现	无	肺炎、中耳炎	无	鼻炎，肛门直肠感染、关节炎、脑脊髓炎	皮肤损伤，败血症	上呼吸道感染
远期并发症	无	结膜瘢痕及多微孔形成	无	失明	角膜炎，白内障，脉络膜视网膜炎，视神经炎，其他	无

注：-，无；±，可能出现或不出现；-，轻度；++，中度；+++，重度。

衣原体结膜炎：可导致慢性的改变，如结膜瘢痕和微小血管翳形成。幸运的是，这些长期眼部后遗症是相当罕见的。在一些情况下，衣原体结膜炎可自行缓解，无须治疗；然而，这些婴儿感染风险的复发不仅累及双眼，也累及咽、直肠和肺，细菌性结膜炎其他细菌在新生儿期的影响不是很清楚，且可以通过金黄色葡萄球菌、嗜血杆菌属引起。肺炎链球菌和肠球菌需要积极治疗，特别是对创伤患者。

特殊形式的结膜炎：Stevens-Johnson 综合征患者可能有严重的结膜受累。在疾病的急性期，眼睑和眼结膜可以出现瘢痕。通常结膜上皮细胞的杯状细胞和泪液的黏膜层会丢失。由于黏液可以让泪液粘到眼睛的表面，因此干燥的眼睛富含丰富的眼泪是 Stevens-Johnson 综合征的特征性表现，这不包括眼睛的表面。治疗包括局部润滑剂和抗生素的结合。

川崎病与双侧眼球非渗出性结膜炎相关。当患者出现以下症状时应该怀疑川崎病：发热已经超过 5d，有结膜炎、草莓舌、颈淋巴结肿大，开裂的嘴唇，弥漫性口腔感染，手脚有红斑和硬结，皮疹和手指和脚趾脱皮，但并不是所有的症状都出现才能做出诊断。

睫毛被幼虱或阴虱本身感染时，可引起慢性眼睑结膜炎。唯一被公认的能感染睫毛的虱子是阴虱。在过敏反应中看可到虱子感染型结膜炎。针对微生物的系统性是根除的关键。眼药膏已用于治疗，因为他们被认为能够使虱子麻痹和窒息。在使用眼药膏前，应该使用棉签清创。

当传染性软疣病毒流入眼睛时可引起结膜炎。通常情况下，它会导致慢性结膜炎，且局部抗菌药对其无效。这是病毒蛋白导致的结果，其对眼睛有毒。有的人可以看到眼睑上的病变，通常在睫毛之间。根除病毒，要求在病变区打开一个针口，并且清除凹陷区中心的病变。核心区放血被认为是明确的治疗。

其他病毒综合征可与非特异性结膜炎相关联。这些包括风疹、流感、麻疹、腮腺炎、传染性单核细胞增多症和巨细胞病毒。乳头瘤病毒可以引起眼睑疣使结膜脱落，其可造成一种结膜炎，类似被描述为传染性软疣的结膜炎。

帕里诺眼淋巴结综合征是猫抓病的罕见表现，当结膜直接被汉氏巴尔通体或阿非波菌感染时出现。该病表现为单侧性肉芽肿或滤泡性结膜炎。颈部和（或）颌下区淋巴结肿大常见。治疗包括口服强力霉素、红霉素或环丙沙星。类似的综合征可由兔热病杆菌、申克孢子丝菌、结核分枝杆菌或梅毒螺旋体感染引起。其他表现为结膜炎的全身疾病包括共济失调毛细血管扩张症，在球结膜上有较大的弯曲血管。莱姆病患者可发展成非特异性结膜炎，伴或不伴眼痛。儿童许多局部和全身疾病都表现为眼睛红，如各种类型的结膜炎（表 98-2）。

表 98-2 红眼的鉴别诊断

结膜炎
细菌
单纯疱疹病毒
其他病毒性病因
化学
过敏（包括春季）
新生儿眼炎
角膜擦伤与角膜溃疡
异物
青光眼
麦粒肿或睑板腺囊肿
虹膜炎
角膜炎，巩膜外层炎，巩膜炎
眶周和眼眶蜂窝织炎
全身性疾病
共济失调－毛细血管扩张症
胶原血管病
传染病，流行性腮腺炎，麻疹，风疹，中耳炎，流感病毒，EB 病毒，巨细胞病毒，柯萨奇病毒
帕里诺眼淋巴结综合征
炎性肠疾病
幼年型类风湿关节炎
川崎病
莱姆病
白血病
Stevens–Johnson 综合征
创伤
化学烧伤和热烧伤
破裂的眼球
结膜下出血
前房积血

（周海银 译）

第十九部分

妇 产 科

第 99 章 婴儿期、儿童和青春期妇科疾病

（原著 Jennifer E. Dietrich）

要点

• 青春期前的患者通常不需要外生殖器检查。适应证为性活跃的患者，或患有出血或疑似异物的患者。

• 先天性阴道阻塞可表现为腹部肿块或阴道口有凸出。

• 无症状阴唇粘连无治疗指征。为缓解症状，雌激素软膏是第一线治疗药物。

• 尿道脱垂最常见于非洲、美国的青春期前女性。雌激素软膏可以减轻尿道组织肿胀。

月经前和初潮儿童的正常变化

女婴生后 6 个月内都受母体雌激素的影响。可能存在乳房芽，大阴唇显得丰满，小阴唇有增厚和扩大，整个婴儿期处女膜组织厚冗，富有弹性。处女膜围绕阴道口呈环状。前 6 个月雌激素下降，直到 1.5～2 岁达稳定水平。

幼儿（1～6 岁）：雌激素水平在 3～9 岁达到最低水平，女性生殖器改变，阴蒂的外观不太突出，阴唇变为平整，处女膜通常变得更薄，半透明状，处女膜组织在前阴道口可留下“新月”外观。儿童期的这些变化按时间顺序发生。在此期间，阴道 pH 呈碱性。

年长的学龄儿童（7～12 岁）：阴唇继续发展，处女膜变厚，而阴道伸长至约 8cm。该阴道黏膜变厚和阴道变成酸性。可能会出现薄白色的阴道分泌物（生理性白带）。

青少年（12～21 岁）：阴唇发育良好，处女膜厚呈淡粉色。成年人阴道长度在 10～11cm，通常 pH 呈酸性。生理白带可根据月经周期的定时出现。

月经前儿童的评估

成功的检查初潮前儿童需要足够轻松舒适的环境。特别是面对性侵犯病例时，任何的关心都可使患儿感觉害怕。通过检查评估乳房发育，寻找任何青春期迹象（表 99-1）。有频繁性生活史及创伤出血患儿可用标准窥阴器检查。在青春期前的女孩中，只有外部观察是必要的。蛙腿式位置方便生殖器可视化，也可以在妈妈的腿上进行。另一种位置是将胸部贴在检查台上，采用膝胸卧位，应用膝盖支撑他的体重，臀部提高。可以通过拇指和示指轻轻拉动阴唇、暴露阴道口（见彩图 177）。对怀疑腹部肿块的患者，需采用直肠检查。

若有怀疑阴道出血、分泌物或疑似肿瘤，可予以麻醉和阴道镜、膀胱镜、宫腔镜或内镜灌洗等方法行内生殖器检查。

从阴道口用生理盐水蘸湿棉签对提取的白带拭子进行革兰染色，培养并保证阴道排出的分泌物湿润时就进行保存。对于不合作儿童，可应用大口径静脉导管冲洗 1～2ml 生理盐水做进一步的研究。液体收集后，用大量生理盐水冲洗阴道可有小异物洗出。特别对于滥交患者需要采集标本（如奈瑟菌、淋球菌和衣原体，各种培养和毛滴虫玻片保存）（详见第 143 章）。

婴儿期、儿童妇科疾病

新生儿女孩受母体雌激素影响，经常可以看到白色、黏液清晰或偶有血性的分泌物从阴道流出。母源性雌激素水平在新生儿期 2 周后逐渐下降。如果分泌物或出血持续超过这个时间段则需要评估（详见第 103 章）。表 99-2 描述了青春期前阴道出血的原因。

表 99-1 性发育阶段

性成熟	乳房发育	阴毛发育
1	乳头突出	无阴毛
2	乳腺芽出现，乳头表现为小丘	阴毛直延伸至阴唇
3	乳房增大有乳头或乳头的突出	呈黑色数量增加，且在耻骨并保持成三角形
4	乳房增大、乳晕、乳头逐渐增大	较深，更粗而卷曲，成人分部但不丰富
5	成人的形态，没有乳晕间隙及二次隆起	成人图案，阴毛延伸至大腿内侧

表 99-2 青春期前阴道出血鉴别诊断

可见病变或大量存在
创伤性损伤，包括性侵犯、骑跨伤
尿道脱垂
硬化性苔藓
生殖器疣或溃疡
肿瘤
血管瘤
没有明显的病变或肿块
阴道异物
传染性阴道炎
创伤性损伤，包括性侵犯、骑跨伤
直肠出血
月经初潮过早
外源性激素撤药
血尿
凝血病
肿瘤

■ 先天性阴道梗阻

阴道闭锁两种最常见的类型是处女膜闭锁或横向阴道隔。横向阴道隔膜被认为是阴道成管发育不全。闭锁的处女膜是泌尿生殖道的残留部分。其他病变，如泄殖腔畸形持久性泌尿生殖窦，因为尾肠分化中断。阴道板和原始阴道随后不继续发育，上阴道和直肠进入泌尿生殖窦。这些病变有时会导致正常的分泌物黏液功能性梗阻而引起阴道积液、阴道扩张、子宫阴道积液、子宫和阴道扩张。

在婴儿和儿童不同时期都可见先天性阴道阻塞。新生儿期阴道积液可表现为腹部包块或阴道口膨隆。在极少数情况下，阴道梗阻可导致反复发作的尿路感染，尿路梗阻和肿块挤压可导致继发性肾衰竭。脓肿很少发生，发生时需要紧急引流。青春期出现闭经或者每月有间歇性进行性加重下腹部疼痛需诊断是否为处女膜闭锁。体检时发现有淡蓝色的隆起，阴道口可见积血。

阴道闭锁及处女膜闭锁的治疗方法是手术矫正。阴道积液或子宫阴道积液需手术解除梗阻及引流，但在新生儿期不需要，最好是推迟在青春期予以最终重建。

■ 阴唇粘连

阴唇粘连，阴唇通常向后和向阴蒂堆积，往往在前方留下一个小开口。通常有细白线或分界代表了融合部分。1～6 岁年龄组患病率为 1.8%～3.3%。发病高峰在 13～23 月龄组。病因主要是青春期前因雌激素缺乏、炎症导致浅表黏膜层变薄所致。

临床表现通常是父母发现女儿阴道区域似乎是关闭的，或由临床医生常规体检发现。粘连的中缝或阴唇垂直线粘连部分可与先天性无阴道或处女膜闭锁鉴别。

大多数情况下，阴唇粘连可因自慰解决，尤其是无症状患儿。但出现症状，如疼痛、炎症或尿路感染时，一线治疗是于细薄缝局部使用雌激素软膏，每天 2 次，持续 2～8 周。可替代的药物治疗包括局部类固醇药膏，如倍他米松。对于重复治疗效果欠佳、反复出现尿路感染或无法排尿，可在手术室进行手术分离。一般不建议手工分离，因为复发率高，且重复的手动分离可致潜在的心理创伤。

■ 尿道脱垂

尿道脱垂指尿道黏膜及黏膜下组织脱出并外翻于尿道口的一种尿道疾病。虽然少见，它在非洲裔美国青春期前的女孩中常发生。

检查时，阴道口可能被水肿的尿道组织呈环状遮蔽和堵塞。尿道黏膜通常呈红色或紫色，部分可出现黑色和坏疽。有些孩子可能呈现排尿困难或阴道出血。

可予以局部应用雌激素软膏，每天 2 次直到消退，同时监测外周雌激素刺激表现。一周到几周后可消退。坐浴也可能是有帮助的。如果孩子便秘，建议高纤维饮食及使用大便软化剂，防止排便用力。其他治疗包括外用激素或抗生素霜。若有重叠感染考虑口服抗生素。内科治疗无效，若怀疑冗余组织尿道嵌顿可考虑手术切除。

性早熟

性早熟被定义为第二性征提前出现，即早于平均年龄 2.5 个标准差。由 PROS 举行的一项研究中，调查了超过 17 000 名 3～12 岁儿童，青春期开始的正常年龄正在提前，且与种族有关（如非洲裔女孩可早至 6 岁，白色人种 7 岁）然而，大多数医师仍然使用 8 岁为性早熟的年龄。

性早熟通常描述为促性腺激素依赖性性早熟（GDPP）或促性腺激素非依赖性性早熟（GIPP）（图 99-1）。GDPP 继发于激活的下丘脑－垂体－性腺轴，GIPP 发生可继发类固醇升高，无论促性腺激素是否分泌。GDPP 女孩，也称为中央性早熟，如出现阴道出血、乳房和阴毛生长、痤疮及神经异常如头痛、癫痫发作、局灶性神经功能缺损、多尿、多饮、视力变化或溢乳。GIPP 又称为外周性性早熟，有可能出现甲状腺和腹部或卵巢肿块。可有长期使用雌激素面霜史，这可导致早熟。皮肤表现如痤疮或牛奶咖啡斑可与遗传病有关，如奥尔布赖特综合征。

在急诊室，确定疾病的进程是否需要立即请儿科医师或儿科内分泌学家会诊，需初始评估排除创伤、恶性肿瘤、中枢神经系统或异常。如果有激素类药物使用史，停药后症状会得以缓解。

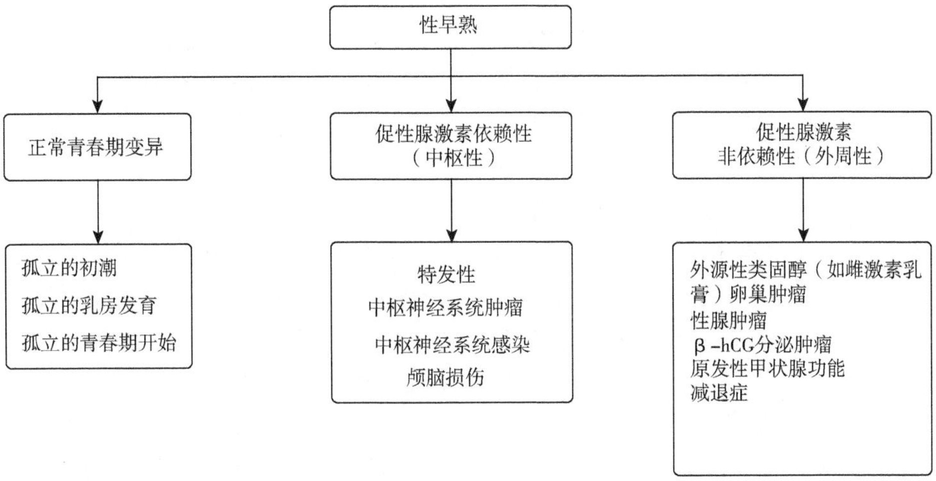

图 99-1　性早熟诊断流程

■ 卵巢囊肿

通常情况下，青春期时期卵巢囊肿从新生儿期至生后 6 个月时即存在，且可自行消除。任何大小的新生儿期囊肿应密切观察是否有卵巢扭转的危险。6 个月以后囊肿应随访至囊肿消失。超声检查虽然敏感，但不能区分肠道，输尿管或苗勒管异常来源的囊肿。囊肿可以是简单的（功能性或自愈性）或复杂的（如旧的出血性囊肿或卵巢肿瘤）。这个年龄组最常见的肿瘤为生殖细胞肿瘤。

一般情况下，无症状的简单囊肿，可以观察。手术治疗的适应证为任何类型的囊肿持续或增大，而对于复杂的囊肿应排除肿瘤。一旦有扭转症状应即刻进行手术评估，无论囊肿大小。激素相关性囊肿应考虑真性性早熟。

青春期妇科疾病

青少年患者需要采集性交史和月经史，并考虑妊娠或性病的可能性。采集病史时应回避父母。所有有性生活史的腹痛、阴道分泌物、瘙痒或排尿困难女性患者都应完善妊娠试验。怀疑性传播疾病时应使用标准窥阴器和双合诊检查。解释手术程序，并提供保证，以减少检查不适所带来的焦虑（参见第 101 章异常子宫出血）。

■ 卵巢扭转

约 15% 的卵巢扭转发生于童年，即使在青少年中越来越常见，亦可见于使用雌激素的青春期女孩中。卵巢绕蒂扭折，蒂由腹壁和子宫的淋巴和血管结构形成。卵巢的动脉供给中断时可出现梗死。高危因素包括卵巢增大或卵巢病变。

患者可出现腹痛、恶心、呕吐和发热。症状与其他盆腔和腹腔疾病如盆腔炎、卵巢囊肿破裂、异位妊娠、阑尾炎、胃肠炎类似。右侧较左侧更易发生扭转，支持乙状结肠对左侧有保护作用的假说。

B 超可见卵巢异常支持诊断卵巢扭转，不管有没有多普勒血流。超声下卵巢血流正常并不能排除诊断。如果超声不能诊断又高度怀疑时，可行腹腔镜或开腹手术。早期诊断十分重要，因为卵巢是否可保留取决于扭转持续时间。儿科患者 8h 内卵巢保留成功率约 40%，24h 则只有 33%。24h 后行手术，卵巢保留率为 0。因此，诊断时机和手术治疗对预后至关重要。

■ 卵巢囊肿

卵巢囊肿常见于青少年。所有有月经的女孩每个月都有功能性卵泡发育。这些囊肿为 2～2.5cm，在排卵前成熟。虽然通常无症状，但它们可能会导致排卵期疼痛，称为排卵痛。虽然多数情况下呈自限性，非甾体抗炎药有助于控制相关炎症。如果月经周期不规则，功能性囊肿可能不是每月出现，且排卵痛更为明显。如果他们最终破裂，腹膜内浆液性或出血性液体的刺激会加剧疼痛。青少年小囊肿还常见于多囊卵巢综合征，囊肿较功能性卵泡更小且不会导致疼痛。肿瘤性非功能性卵巢囊肿也可发生，通常是良性的，超声下表现为简单或复杂不一。良性肿瘤有畸胎瘤、浆液性或黏液性囊腺瘤。肿瘤标志物（如 AFP，血清 hCG，LDH 和 CA125）可有助于排除恶性肿瘤。

生理性囊肿易于与肿瘤区别，因其可能会导致短暂疼痛发作，对非甾体抗炎药有反应或呈自限性。当囊肿持续数月或增大，需怀疑肿瘤性囊肿。当囊肿大于 6cm 时就有扭转风险。当患者每个月都有症状且出现功能性囊肿时，结合激素检查可能有助于稳定囊肿、防止新囊肿形成。出血性囊肿很少导致活动性出血，如血红蛋白持续下降可能需要手术干预。这时应警惕凝血问题。良性肿瘤性囊肿最终还是需要手术干预，因为它们对激素药物无反应。急性腹痛患者应即刻进行手术干预行卵巢囊肿切除术。

■ 前庭大腺及外阴脓肿

前庭腺位于小阴唇 4 点方向和内前庭 8 点方向，呈长约 2.5cm 的管形。前庭大腺囊肿通常无症状，但管道堵塞时囊肿会扩大或感染。其他外阴脓肿可涉及大阴唇、阴蒂或任何无阴毛覆盖区域。脓肿通常是由革兰阳性菌如链球菌或葡萄球菌引起。患者可能诉行走或坐位时疼痛、性交或外阴痛。通常，腺体不能触及，但如果腺体增大，可能会出现一个新隆起，患者自己或在妇科体查时发现。

巴氏脓肿切开引流往往导致复发。明确治疗包括 word 管：带像皮头的导管插入切口并用水或啫喱冲开膨胀，而抽出水或啫喱则可插入阴道。导管可保留 4 周，以促进完全上皮化。另一种彻底治疗是袋形缝合。切口除去囊肿与前庭壁的一部分，用邻近部分剩余的前庭皮肤与相邻囊肿壁缝合成一个新的管道，最终上皮化并形成一个新的管口。常规外阴脓肿可在急诊室内行简单的切开引流。如果怀疑是复杂和包裹性脓肿，需在手术室内彻底清创。

■ 急性盆腔痛

多种病因，包括胃肠、泌尿和妇科原因均可导致青少年盆腔疼痛。月经周期中期排卵期卵泡破裂产生排卵痛。囊肿少量出血可刺激腹膜，随后引起下腹疼痛。疼痛通常只持续几个小时或更短时间。卵巢囊肿通常是良性的，无痛，但卵巢囊肿破裂可引起腹腔积血及继发性下腹疼痛。这种疼痛较剧，与阑尾炎相似。卵巢囊肿扩大或出血性黄体囊肿均可导致腹膜刺激征。盆腔疼痛的其他原因包括异位妊娠、卵巢扭转、处女膜闭锁、子宫内膜异位症、盆腔炎性疾病、尿路感染、尿路结石和痛经。

青少年盆腔疼痛的评估应该一开始就完善妊娠试验。完善尿检以明确是否有尿路感染或尿路结石。血常规可以提供贫血或出血的证据，基本的代谢检查可以评估肾功能，其他还有肝炎和胰腺炎相关检查。如果有发热、性活动或阴道分泌物史，需行妇科检查以明确是否有性病和盆腔炎（PID）。如怀疑阑尾炎、卵巢扭转、输卵管卵巢脓肿或尿路结石等，需行腹部和骨盆影像学检查（图 99-2）。

■ 阴道炎

青少年出现红斑皮疹、白色凝乳状分泌物和外阴瘙痒提示酵母菌感染。免疫力低下或某些合并症如糖尿病患者也有患该类型阴道炎的风险。细菌感染，如加德纳细菌导致的细菌性阴道炎，可导致大量白色或透明的白带并伴腥臭。这是一种常见的感染，可能由于改变卫生或冲洗产品即可造成，一般不认为是性传播（参见第 89 章）。生理性分泌物只需再次确认。患者有念珠菌病的证据，则需局部抗真菌剂或口服抗真菌剂。对于细菌性阴道炎患者，一线治疗是甲硝唑 500mg 口服 bid×7d（参见第 103 章）。

外伤

意外或蓄意外伤常见于青春期前及青春期女性。虽然大多数情况下是偶然的骑跨伤（如从自行车上落下或落在跳水板上），临床医师都应考虑性虐待可能。无论是否有生殖器损伤，都必须确定有目击或无目击者事件。对于语言已经发育的孩子，可在回避其父母或监护人后直接询问。特别是对于青少年，需询问是否使用非法药物、酒精或其他有关病情的情况。

一般情况下，意外创伤往往表现为单侧受伤。这往往与患儿掉落时撞击骨盆骨质结构有关。伤口表现为单侧或双侧大阴唇上的瘀斑或血肿。大血肿可能偶尔阻碍尿道导致排尿困难。当受伤多靠近中央且对称分布时，医护人员应高度警惕性虐待（参见第 143 章和第 27 章）。青少年外阴创伤的评估有难度，因为青春期开始组织雌激素化且富有弹性，处女膜的冗余组织外观上表现为正常的黏膜形态。

所有单侧瘀斑的意外伤害都可以使用保守治疗（卫生指导和非处方抗炎药）。对于稳定的血肿，确保尿道未受到创伤，建议坐浴，鼓励外用抗菌药膏或外用雌激素软膏促进伤口愈合。应用冰袋和止痛药可能是有必要的。这些伤口通常由于周围组织的填塞而自愈。如果不能排尿应插导尿管。如有血肿迅速扩大，血红蛋白水平降低，或活动性出血撕裂伤或解剖学异常，应立即手术干预。严重的虐待相关性损伤需要手术干预，同时在手术室内同步进行侵犯评价操作。如怀疑虐待，联系儿童保护服务（CPS）。

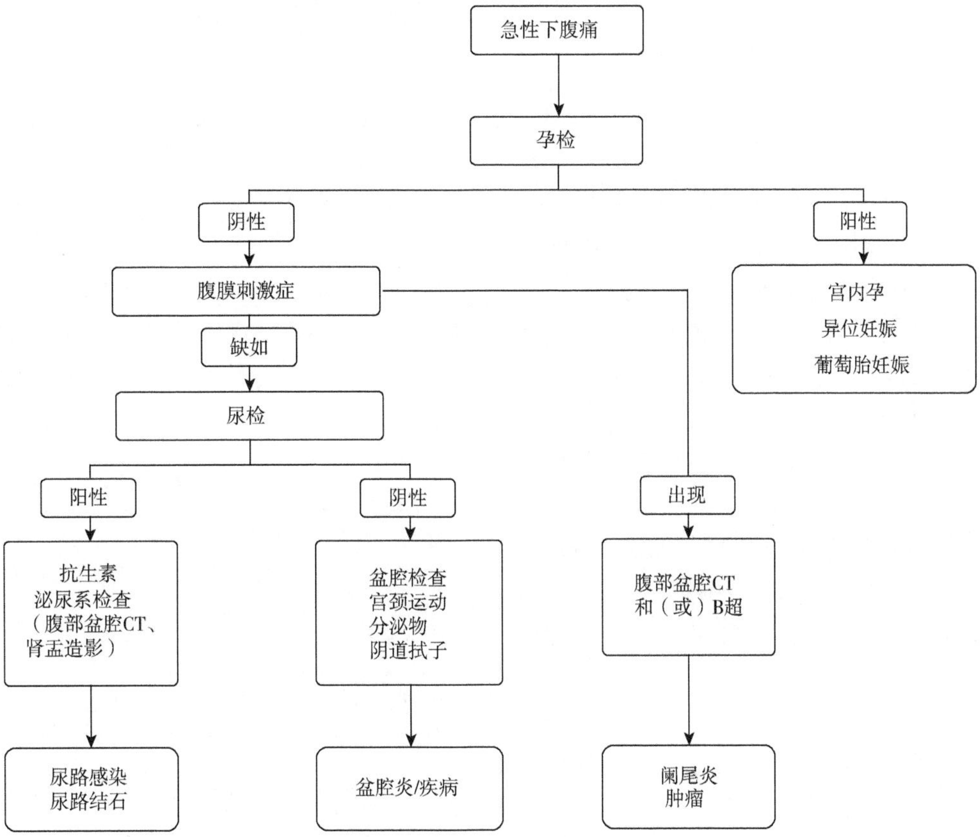

图 99-2　急性下腹痛诊断流程

（杨梅雨　周海银　译）

第100章 青春期妊娠患者

（原著 Pamela J. Okada, Jennifer L. Bercaw-Pratt）

要点

- 异位妊娠作为妊娠早期妇女死亡的首位原因，在腹痛和阴道出血的患者中应考虑异位妊娠的可能性。
- 宫颈检查可加重前置胎盘患者的出血。
- 胎盘早剥可出现大出血或阴道出血，典型症状包括阴道出血、腹痛、尿急、宫缩。超声对于诊断该疾病敏感性不够。
- 先兆子痫发生率相对高，应注意常规测血压及蛋白尿筛查。
- HELLP综合征的定义是出血、肝酶升高、血小板降低。血小板计数越低，死亡率越高。
- 妊娠期间血容量、心率、呼吸频率均生理性增加，因此诊断休克的难度增大。

由于避孕措施的使用、性行为减少和有效的预防妊娠计划，1990～2008年青少年妊娠率下降了40%，但每年仍有75万少女妊娠，非西班牙裔黑色人种和西班牙裔青少年妊娠率仍然不成比例得高。妊娠的青少年大多不会接受产前护理，妊娠期高危行为如吸烟和酗酒比例也较高。与同龄人相比，青少年孕妇肄业及生活贫困的风险增大。

■ 妊娠期阴道出血

妊娠早期出血发生率约25%，常见病因包括异位妊娠、先兆流产、自然流产、性病和创伤。妊娠中晚期出血原因包括前置胎盘和胎盘早剥。

异位妊娠

囊胚着床于子宫腔外称为异位妊娠。异位妊娠是美国产妇致残和死亡最重要的原因。总发病率为2%，因出血和（或）腹痛在急诊室就诊孕妇中发病率为1.8%。青少年中，由于就诊不及时使死亡率增高。大于95%的异位妊娠位于输卵管。高危因素包括既往异位妊娠，既往输卵管手术，导致盆腔炎的泌尿生殖道感染，以及放置宫内节育器。

大多数情况下，异位妊娠在妊娠的前8周会出现腹痛或不正常的阴道出血。患者常诉盆腔或腹部隐痛。其他表现包括月经周期推迟及阴道异常出血，可被误认为是月经出血。异位妊娠一旦破裂可导致腹腔内出血、低血容量，临床表现可包括头晕和（或）晕厥。

异位妊娠经典但罕见的表现是腹部压痛、休克和附件包块。通常情况下腹部检查无特异性表现，或仅有附件和（或）宫颈触痛。有助于诊断的实验室和影像学检查见表100-1。

表100-1 异位妊娠的诊断

尿hCG：阳性
经阴道超声显示子宫附件肿块空±与血清β-hCG水平＞1500～2000mU/ml（国际参考制剂）
血清黄体酮：＜5ng/ml→不能成活的胎儿（异位与死胎）（非常规，除非超声和hCG水平不能诊断）
如果怀疑是异位妊娠，考虑完善全血细胞计数和血型

未破裂型早期异位妊娠可用甲氨蝶呤及叶酸拮抗剂。无母体出血且血流动力学稳定，β-hCG＜15 000mU/ml，孕囊＜3.5cm，无胎心有利于提高甲氨蝶呤使用的成功率。非手术治疗的禁忌证包括生命体征不稳定，产妇出血，输卵管破裂，已知的肝或肾疾病，或有其他使用甲氨蝶呤的禁忌证；一旦有禁忌证或有意愿，可行手术治疗。对于异位妊娠破裂患者，急诊管理包括稳定呼吸和心血管功能。在转科手术之前，应快速纠正低血容量或失血性休克，并请妇产科会诊。

前置胎盘

前置胎盘意为胎盘覆盖或很接近宫颈内口（表100-2），全美发生率为0.3%～0.5%。是妊娠晚期无痛性出血的主要原因。危险因素包括既往剖宫产或子宫手术、吸烟、高龄产妇、经产妇、使用可卡因及多胎妊娠。这些可造成瘢痕子宫的原因都可造成前置胎盘。

表100-2 前置胎盘的分级

完全性：胎盘完全覆盖子宫颈
部分性：胎盘部分覆盖子宫颈内，通常只在宫颈扩张时发现
边缘性：胎盘边缘刚刚到达子宫颈内，但不覆盖
低位胎盘：延伸到子宫下段，但没有达到子宫颈

前置胎盘的典型表现是妊娠中晚期无痛性阴道流鲜血。妊娠期子宫通常较柔软，但可能会出现宫缩。宫颈检查可能会加重出血导致灾难性的后果。指检法是禁忌，因此诊断必须使用超声。经阴道超声检查较经腹 B 超更为准确，但需要有经验的操作者，注意避免将阴道探头插入宫颈。当诊断前置胎盘时，尤其是既往剖宫产的患者，应考虑植入性胎盘，以及前置胎盘在子宫肌层是否浸润。经阴道超声检查可诊断，必要时可通过 MRI 明确是否有胎盘植入。

无急性出血的已明确前置胎盘的急诊处理包括骨盆休息、限制长途旅行、保持血红蛋白水平稳定。出血患者应建立两个大口径静脉导管通路，可给予晶体液和必要时输血。在分娩时，为了减少出血风险，应选择剖宫产。分娩可能最终导致切除子宫。因此，产科会诊和转诊到有治疗前置胎盘产妇和新生儿的医疗机构，与孕产妇、新生儿的发病率和死亡率密切相关。

胎盘早剥

胎盘早剥意为正常植入的胎盘与子宫过早分离（部分或全部），表现为隐匿性出血或阴道出血。通常发生在妊娠后半期，妊娠期发生率为 1%。因其可致早产，围生儿死亡率高达 119/1000。孕妇高危因素包括既往胎盘早剥史，高血压（由于慢性高血压或先兆子痫），吸食可卡因，吸烟，多胎妊娠，胎膜早破，羊水和绒毛膜羊膜炎。胎盘早剥的典型表现包括阴道出血、腹痛、子宫压痛、宫缩。出血量与分裂的严重程度无相关性。在严重胎盘早剥病例中可见大出血、子宫痉挛、低血压、凝血功能障碍、胎儿窘迫及胎儿死亡。超声检查对于诊断不敏感且不可靠；轻症患者通过产后检查胎盘才得出诊断。

疑似胎盘早剥患者的管理包括稳定气道，给予纯氧，建立 2 个大口径导管通路，液体复苏，并仔细监测母亲和胎儿。实验室评估包括血常规、凝血功能，交叉配血。必须实施早期产科会诊和转诊，以方便诊治产妇和新生儿。

先兆子痫

先兆子痫病因不明，但发生率达 2%～7%。定义为妊娠 20 周后血压≥140/90mmHg，并有蛋白尿。轻度先兆子痫可无症状，血压＜160/110mmHg，体查、肝功能及凝血均正常。重度先兆子痫，血压可＞160/110mmHg，并可能出现视物模糊、头痛、上腹部疼痛、凝血功能障碍、腱反射亢进或弥散性血管内凝血（表 100-3）。

表 100-3　轻度和重度先兆子痫诊断标准

轻度
收缩压≥140mmHg 或舒张压≥90mmHg（既往血压正常的妇女）
蛋白尿：≥300mg/L 24h 尿或尿蛋白≥1＋
重度
收缩压≥160mmHg 或舒张压≥110mmHg
蛋白尿：24h 尿蛋白定量≥5g 或间隔 4h 以上随机 2 次尿蛋白 3＋
血清肌酐≥1.2mg/dl（既往肾功能正常）
24h 尿量＜500ml
脑 / 视觉障碍
肺水肿或发绀
溶血
右上腹疼痛
肝氨基转移酶高
血小板减少症（血小板计数＜100 000/μl）
胎儿生长受限

最终最有效的治疗是婴儿分娩。治疗目的是防止产妇癫痫发作和永久性终末器官损害及保护婴儿的健康。治疗包括硫酸镁解痉、控制癫痫发作，拉贝洛尔或肼屈嗪降血压，婴儿的分娩（表 100-4）。其他实验室检查包括血常规、肝功能、肌酐等来评估产妇器官损伤。密切监测尿量。当出现意识障碍、惊厥或神经定位征时，应完善头颅 CT 或 MRI。

表 100-4　重度子痫的治疗

收缩压≥160mmHg 或舒张压≥105mmHg：肼屈嗪 5～10mg，15～20min 后重复一次，或拉贝洛尔 10mg，10min 后重新评估，必要时增加至 20mg、40mg，或逐渐增至 80mg，总用量不超过 220mg
预防癫痫发作：硫酸镁 4～6g+100ml 注射用水，15～20min 注入一次，然后 2g+100ml 注射用水，每小时注入一次，血清镁水平维持在 4.8～8.4mg/dl
少尿（尿量＜30ml/h）时予液体复苏：500ml 晶体液静脉推注，最多可重复 3 次
娩出胎儿

子痫

先兆子痫孕妇发生不能归因于其他原因导致的癫痫发作，称为子痫。相关并发症包括胎盘早剥、弥散性血管内凝血、肺水肿、急性肾衰竭、吸入性肺炎、心搏呼吸骤停。围生儿死亡率为 5.6%～11.8%。

医护人员应优先防止孕产妇外伤和呼吸、心血管功能支持，同时立即启动产科支持 / 会诊。子痫和先兆子痫一样，需给予硫酸镁解痉，降压药物治疗和婴儿的分娩。

HELLP 综合征

HELLP 综合征是指溶血（溶血性贫血）、肝酶升高、血小板减少（＜100 000/mm³）的综合征，是先兆子痫的一部分。12%～18% 的病例无高血压，13% 的患者无蛋白尿。并发症包括肺水肿、急性肾衰竭、弥散性血管内凝血、胎盘早剥、肝衰竭、急性呼吸窘迫、脓毒症、卒中，死亡率为 1%；7%～20% 的病例发生围生儿死亡。治疗同先兆子痫，同样立即需要产科支持。

深静脉血栓和肺栓塞

妊娠期和产褥期发生深静脉血栓（DVT）和（或）肺栓塞的风险是平常的 5 倍多。约 1/1000 的妊娠合并血栓，高达 15% 的病例导致肺栓塞，肺栓塞是这一时期导致产妇死亡的首位原因（死亡率为 15%）。

静脉淤血、血管损伤和血液高凝状态，导致此期间血栓形成。妊娠导致下腔静脉及盆腔静脉压迫，形成静脉淤血。高凝状态是妊娠期生理上的变化，包括凝血因子的增加及 S 蛋白的降低。左下肢是下肢深静脉血栓形成的最常见部位；然而，盆腔静脉是肺栓塞最常见的原因。只有不到一半的肺栓塞患者之前有深静脉血栓症状，一半发生在妊娠期，一半发生在产褥期。血栓特定高危因素包括剖宫产和产钳阴道分娩，高龄产妇，血栓形成倾向与抗磷脂抗体，肥胖，长期卧床休息，创伤和感染。

深静脉血栓的临床表现包括下肢疼痛或不适，特别是左下肢肿胀、压痛、皮温增加和水肿和（或）下腹疼痛。孕产妇的深静脉血栓症状与非孕妇一样，临床上难以诊断，因为下肢肿胀不适是正常妊娠的共同特征。深静脉血栓也可以无症状。通过压缩超声和（或）彩色多普勒诊断下肢深静脉血栓，必要时还可用经静脉造影或磁共振。

肺栓塞由深静脉血栓发展而来，但许多深静脉血栓在肺栓塞出现前并不为人知。认识静脉血栓栓塞的危险因素，及时诊断，并适当地治疗对于孕妇结局至关重要（肺栓塞的高危因素见表 100-5）。肺栓塞的症状体征各不相同，高度怀疑时才会考虑该诊断。呼吸困难和气促是最常见症状（90%），但也有咯血（＜10%）、胸痛、咳嗽、心动过速等症状。血气、胸片和心电图会有改变。妊娠期肺扫描明确肺通气 / 灌注（V/Q）虽安全，但特异性低。目前一线诊断性检查是胸部螺旋 CT。妊娠期凝血系统中的 D- 二聚体可生理性增加，特别是在有先兆子痫时。因此，不推荐使用血清 D- 二聚体作为深静脉血栓或肺栓塞的诊断依据。

表 100-5　肺栓塞的高危因素

之前有深静脉血栓
抗磷脂抗体
遗传性血栓形成倾向
家族性高凝血症
外伤 / 住院时间延长
人工瓣膜
房颤

当临床怀疑深静脉血栓或肺栓塞时，应使用普通肝素或低分子肝素直到诊断被排除，除非有抗凝禁忌（表 100-6）。肺栓塞患者，推荐使用镇痛剂、吸氧，并建议早期产科会诊和转诊。

表 100-6　急性肺栓塞的治疗

低分子肝素：
依诺肝素 1mg/kg 皮下注射，q12h
普通肝素：5000U 静脉注射，随后 30 000U 肝素 24h 静脉滴注维持，使 APTT 延长 1.5～2.5 倍，5～7d 后改为皮下给药

妊娠期外伤

妊娠期外伤是最常见的非产科致死原因：汽车碰撞事故、跌倒、烧伤、溺水等。妊娠期解剖学和生理学变化，包括呼吸频率增加，心率增快和心排血量增大，相对低血压，血容量增加 50%，血细胞比容相对减少，这些均会影响外伤孕妇的诊治。复苏的优先顺序遵循创伤高级生命支持指南。与非妊娠患者相比，孕妇由于胃排空延迟，吸入风险增大，降低了气道自我保护的阈值。应始终关注氧饱和度。胸腔闭式引流管应高于平常，置于第 1～2 肋间。因为孕妇血液量增加，血流动力学不稳定和休克是最难诊断的。与所有创伤患者一样，应建立 2 个大口径静脉导管。一旦气道稳定，应将子宫左侧偏移，从而限制冠状动脉压缩，改善静脉回心血量。除了孕妇体征，还应监测胎心；胎儿窘迫可能是母亲血流动力学不稳定和休克的首发表现。早期产科及外科会诊对于最大限度改善结局十分必要。

实验室检查包括血常规、血型和交叉配血、尿常规、血清碳酸氢盐、血气分析、凝血功能。因辐射不应行放射学检查。在子宫内，可行 X 线片对颈椎、胸部及骨盆同时检查。头部和胸部 CT 非常安全。一般而言，妊娠早期避免腹部 CT，考虑其他诊断方式，如超声和诊断性腹腔灌洗（DPL）。超声能定位腹水，查找深静脉血栓，检查胎心情况和生存能力，确定胎龄，定位胎盘，协助诊断胎盘早剥。

创伤后的处置随损伤程度的不同而不同。一般孕周超过 20 周伴腹部闭合伤至少需监测 4～6h，作为胎儿窘迫需要紧急产科协助或急诊剖宫产的依据。急诊剖宫产，可解除因子宫增大而压迫到的大血管腔；在孕妇心搏呼吸骤停的第一个 5min 内有助于胎儿生存。

Rh 致敏

当 Rh 阴性孕妇怀有 Rh（+）胎儿时，可出现 Rh 致敏。它可发生在分娩后，产科手术、外伤、自然流产、治疗性流产或异位妊娠。任何母血和胎儿血混合时间，都推荐使用抗 D 免疫球蛋白（RhoGAM）。12 周以前肌内注射 50μg，12 周以后注射 300μg。

紧急避孕

2006 年，82% 的青少年妊娠为意外妊娠。紧急避孕法是指在性交后或避孕失败后使用预防妊娠的药物或装置。在美国，最常用的 2 个方法包括服用左炔诺孕酮 1.5mg 和含铜 380mm 的宫内节育器（Paragard®），两种方法在性交后 5d 内可使用。左炔诺孕酮在前 48h 内使用更为有效。明显的副作用包括恶心、呕吐，如服药后呕吐持续 1～2h，应重复服药。其他副作用包括不规则出血、头晕、疲劳、乳房胀痛、头痛、腹痛。铜宫内节育器在性交后 48h 内和 120h 内的有效性无差别。和其他常规避孕使用的宫内节育器一样，它也有异位妊娠的风险。自 2006 年 8 月起，左炔诺孕酮为非处方药。紧急避孕法只能作为常规避孕失败的备用方法，应谨慎使用。

（肖政辉 译）

第 101 章　痛经和异常子宫出血

（原著　Mercedes Uribe, Pamela J. Okada）

要点

- 痛经可表现为骨盆、下背部或前大腿疼痛。
- 治疗痛经首选非甾体抗炎药（NSAIDs）。
- 正常的月经周期平均失血量为 5～80ml。
- 异常子宫出血（AUB）是一个排除性诊断，包括月经周期、频率、持续时间或流血量的任何异常。
- 高达 20% 的青少年女性子宫出血血合并有凝血功能障碍。
- 盆腔检查无异常是异常子宫出血的标志。

痛经

■ 定义及流行病学

痛经是一种周期性月经期痉挛并出现与月经相关的疼痛。痛经按病理生理学可分为原发或继发，或按强度分为轻、中、重（表 101-1）。原发性痛经是指无盆腔疾病的情况下出现的月经期疼痛，通常早在青少年建立正常排卵周期时就可发生。继发性痛经指与盆腔疾病相关，可见于月经初潮后的任何时间，常见于年长妇女。

表 101-1　痛经的分类

病理生理	强度
原发性（无盆腔病理）	轻度，无全身症状
继发性（盆腔病变）	很少需要药物
子宫内膜异位症	工作很少受到影响
子宫肌瘤和子宫腺肌病	轻度
卵巢囊肿或肿瘤	少数全身症状
盆腔炎性疾病	用药控制
异常妊娠	工作适度受影响
使用宫内节育器	严重
胃肠道紊乱：肠易激惹疾病，腹腔疾病	多发症状
苗勒管多发畸形	药物反应差
月经障碍：双角子宫，纵隔	工作受影响
中隔子宫，阴道，处女膜闭锁	

原发性痛经的患病率估计为 43%～93%，50%～70% 的青少年患有该症。据一项研究显示，美国只有 14% 的青少年（12～17 岁）在痛经时会寻求医生帮助。大部分女生会选择自我治疗。30%～60% 的女孩透露都是自己用开架药品自我治疗。

痛经对个人和社会都有显著的影响。约 38% 的青少年和 51% 的年轻女性有严重的症状，会导致缺课或缺勤。这种症状每个月都有几天，会干扰工作，据估计全美每年有 6 亿个工作小时被耽误，损失 20 亿美元。

■ 病理生理

原发性痛经的病因目前尚不清楚，可能与经期前列腺素 $F_2\alpha$ 在子宫内膜中释放有关。脱落的子宫内膜细胞释放前列腺素，造成子宫肌层和血管收缩，从而导致疼痛和痉挛。血管加压素可增加月经量，与前列腺素作用类似。激素水平、宫颈形态、神经、心理因素都可通过前列腺素起作用。前列腺素在继发性痛经中也扮演重要角色，但根据定义，会伴有骨盆相关疾病。

■ 病因 / 高危因素

原发性痛经，各种族均易感，危险因素见表 101-2。除菌史、性侵史、安装宫内节育器、盆腔疾病均可增加继发性痛经的风险。使用口服避孕药，增加鱼的摄入量，增加体力活动，经产妇，年长妇女，已婚或有规律性生活可减少痛经发生。

表 101-2　痛经的危险因素

吸烟或被动吸烟
月经初潮早，年龄＜11 岁
未产妇
堕胎前
使用非口服避孕药
心理疾病
严重窘迫
单身或年轻的婚姻
性暴力
酗酒

续表

焦虑
抑郁
肥胖
不孕不育
月经量大
局部灭菌史
宫内节育器

■ 临床表现

痛经可表现为下腹、背骶尾部或大腿前侧疼痛。原发性痛经时，初潮 6 个月内当排卵周期建立后即可在月经开始时出现疼痛，平均持续 8～72h（持续时间中位数为 2d）。其他相关症状包括头痛、腹泻、恶心、乏力、头晕、呕吐。继发性痛经常见于年长人群，无痛月经周期建立后出现。此外，一些妇女在非经期还可出现不孕、性交疼痛、瘙痒、阴道分泌物、不规则出血、大出血、排尿困难等。

■ 诊断评估

原发性痛经通常是良性的，仅需详细病史即可诊断。继发性痛经则需要更详细的评估，以确定潜在的病理学。需完善全血细胞计数（CBC）、尿液分析、妊娠试验、宫颈淋球菌和衣原体培养、红细胞沉降率（ESR）等。影像学检查对于原发性痛经的诊断没有帮助。继发性痛经，建议经腹或经阴道超声检查确定是否有解剖异常，根据疑似病理还可用其他方式检查（表 101-3）。

表 101-3　继发性痛经的诊断模式

腹腔镜：子宫内膜异位症，盆腔粘连，盆腔炎性疾病
宫腔镜子宫内膜息肉、黏膜下生理盐水宫腔声学造影：平滑肌瘤，苗勒管畸形
超声检查：盆腔肿块，卵巢囊肿
MRI 检查：子宫腺肌病

■ 治疗

药物治疗

非甾体抗炎药是治疗痛经的首选药物。非甾体抗炎药可通过抑制环氧合酶减少前列腺素的产生，从而减少月经流量。短期使用常见的副作用包括胃肠道紊乱（如胃炎和消化不良）和嗜睡。长期使用可出现的罕见但严重副作用包括心血管并发症，肝、肾衰竭，严重的皮肤反应。

新一类的非甾体抗炎药，环氧化酶 -2（COX-2）抑制剂、抑制环氧合酶有助于前列腺素的花生四烯酸代谢。COX-2 抑制剂可明显减轻痛经，但可出现胃肠道和心血管副作用（表 101-4）。因心脏并发症增加，FDA 撤销了罗非昔布、伐地考昔和其他 COX-2 抑制剂的批文。

表 101-4　痛经的药物治疗

非甾体抗炎药：
布洛芬 400～600mg bid–qid
萘普生 250～500mg bid
甲芬那酸 250mg qd or qid
酮洛芬 25～75mg qid
双氯芬酸 25～75mg tid
依托度酸 200mg bid
吲哚美辛 25mg tid
苯氧布洛芬 200mg bid
尼美舒利 100～200mg qd
氟芬那 200mg bid
吡罗昔康 20～40mg qd
COX-2 抑制剂：塞来昔布 200mg bid

虽然不是正规疗法，对渴望避孕的女性来说，口服避孕药（OCPs）是一种常见、有效、安全的治疗方法。口服避孕药通过抑制排卵和降低子宫内膜厚度起效。减少子宫内膜厚度等同减少前列腺素的释放，从而降低子宫收缩力、减轻疼痛。副作用轻微，包括头痛、恶心、乳房胀痛、情绪变化、疲劳和紧张；罕见但严重的副作用包括血栓形成、肝肿瘤、宫颈癌。长期口服避孕药会降低这些副作用发生的频率和严重程度。难治性病例可考虑使用达那唑（雄激素）或醋酸亮丙瑞林（促性腺激素）以抑制月经周期。最后，初步数据评估显示口服硝苯地平和静脉注射特布他林可减少子宫收缩，但仍需进行前瞻性的临床试验。

非药物治疗

常规使用非甾体抗炎药治疗疗效可观；但是仍有 20%～25% 无效。消费者正在寻求传统药物的替代品。中草药和食疗如镁、维生素 B_6、维生素 B_1、ω- 脂肪酸、鱼油，日本的草药已被证明可以减少月经期间的疼痛。维生素 E 显示无效。行为干预如疼痛管理培训、放松、图像、生物反馈可能改善症状，减少缺勤率。最后，脊柱按摩和针灸，没有大数据显示其疗效。

继发性痛经的治疗主要根据疼痛病因诊断。在没有明确继发性痛经原因时，非急性疼痛可以经验性短期使用上述干预措施。难治性病例可行妇科手术如腹腔镜骶前神经切断术、腹腔镜下骶神经消融术或子宫切除术。

异常子宫出血

■ 定义和流行病学

正常的月经周期包括滤泡（或增生）期、排卵期和黄体期（或分泌）。在卵泡期前 5d，脱落的子宫内膜功能层产生月经。5～14d，这个阶段的特点是在卵泡刺激素（FSH）的影响下卵巢产生卵泡分泌雌激素，子宫内膜增殖。这一时期结束时雌激素也达到峰值。随后引发 FSH 和黄体生成激素（LH）急剧增加。经过 24～36h LH 达峰，卵泡破裂释放卵子。这个过程被称为排卵期。从 15～28d，黄体期发生，其特征是随着孕激素和雌激素的增殖，滤泡细胞形成黄体。子宫内膜厚度增加，间质水肿，如果没有妊娠，黄体退化，雌激素和孕激素水平降低。这种反馈会导致 FSH、LH 上升，启动下一个周期（见彩图 178）。

正常的月经周期为每 24～38d，持续 4.5～8d，失血量为 5～80ml。异常子宫出血，之前被称为功能失调性子宫出血，是一种排除性诊断，被定义为月经规律、频率、持续时间、月经量的异常，需除外其他导致异常阴道出血的结构性或功能性原因（表 101-5）。

表 101-5 月经出血模式

月经出血量过多（>80ml）间隔正常	
崩漏	出血时间延长（>8d）和时间间隔不规则
过度延长	月经过多及不规则出血（>80ml，>8d）
月经稀发	间隔 38d 以上
周期缩短	间隔<24d
月经过多	月经量正常，周期>8d
闭经	无子宫出血 6 个月或更长时间
经间期出血	间歇期少量出血，周期规律

异常子宫出血占所有妇科就诊原因的 20%。其中，20% 是青少年，50% 是 40～50 岁的女性。此外，据报道 25% 的妇科手术涉及异常子宫出血。

■ 病理生理

无排卵周期

约 90% 的异常子宫出血因无排卵导致，青春期及围绝经期妇女最易受影响。青少年，特别是在初潮后头 2 年，由于下丘脑 - 卵巢轴尚未成熟，常见无排卵的雌激素增加。雌激素水平上升不能增加 LH 水平，不能诱导排卵。从而致黄体形成失败，孕激素水平低或缺乏，在雌激素影响下子宫内膜增生。最终，子宫内膜过度增生，导致月经过多。

围绝经期妇女由于卵泡期缩短，可致无排卵的雌激素撤退性出血。卵巢滤泡分泌减少导致子宫内膜增生不足、月经不规则、经量减少，亦可见于青春期女孩。

排卵周期

约 10% 的异常子宫出血可见于有正常排卵周期的育龄妇女（15～35 岁）。特点是月经周期正常但经量增多。该类型垂体 - 卵巢轴和激素水平均正常。

■ 病因 / 高危因素

无排卵异常子宫出血最常见的原因是多囊卵巢综合征（PCOS），约 6% 的育龄妇女受其影响。多囊卵巢综合征经量明显增多，周期明显延长或缩短。多囊卵巢综合征常伴发 2 型糖尿病、肥胖、胰岛素抵抗、多毛症、黑棘皮病，多有家族史。其他子宫异常出血的病因见表 101-6。

表 101-6 异常子宫出血的病理原因

全身
• 凝血病
血小板减少症，血管性血友病，白血病
肝疾病
脓毒症
• 内分泌疾病
糖尿病，多囊卵巢综合征，艾迪生病，甲状腺功能减退症，先天性肾上腺皮质增生症，库欣病，Turner 综合征，高泌乳素血症
• 其他
高血压，囊性纤维化，炎性肠疾病
应力
过度运动
过度的体重增加
贫营养状况
医源性
• 宫内节育器（IUD）
• 药物
口服避孕药，激素，抗组胺药他莫昔芬抗凝血剂，甲氧氯普胺，甲基多巴和吩噻嗪
宫颈、外阴或阴道创伤

续表

异物
性虐待
生殖道
• 肌瘤
子宫腺肌症，子宫内膜异位症，息肉，子宫肌瘤，卵巢囊肿
• 阴道、宫颈、子宫和卵巢癌
• 尖锐湿疣，宫颈炎，阴道炎，子宫内膜炎，卵巢炎
与妊娠有关：先兆流产，流产，磨牙或异位妊娠，前置胎盘和胎盘早剥

高达 20% 的青少年患异常子宫出血，多伴有隐匿的全身性疾病；50% 有凝血障碍如血小板减少症、血管性血友病（vWD）或白血病。vWD 妇女月经过多的发生率为 74%～92%；相反，月经过多性的妇女 vWD 的患病率达 5%～24%，总患病率为 13%。最近的一项研究显示青少年月经过多人群中 vWD 的患病率达 33%。异常子宫出血女性患 vWD 概率达 5%～20%；血管性血友病的女性 60%～95% 患有异常子宫出血。

■ 临床表现

病史：详细完整的月经史至关重要，包括初潮年龄、频率、经量、持续时间、是否痛经、对生活的影响、末次月经。性史包括性伙伴数量、避孕方式、性病史、用药史、生殖史、基础疾病史、家族史等。低血容量体征包括低血压、心动过速、出汗或苍白，出血症状如鼻出血、易擦伤、外科或牙科手术曾过度出血也可引起。应特别注意是否有多囊卵巢综合征症状，如痤疮、多毛、黑棘皮病，以及甲状腺疾病常见症状如体重增加、怕冷或怕热、脱发。

体格检查：完整的体格检查从生命体征开始，评估呼吸血流动力学是否稳定及贫血程度。对于稳定的患者，应评估异常子宫出血的可能病因。必须进行盆腔检查以排除性病或结构异常；没有性生活史的青少年可推迟骨盆检查。异常子宫出血盆腔检查可能无阳性发现。体查时需注意是否有瘀斑、紫癜、黄疸和败血症等全身性疾病的表现。

■ 诊断评估

患者生命体征不稳定时，应完善血常规查血小板、凝血酶原时间（PT）、活化部分凝血活酶时间（APTT）、血型和交叉配血、妊娠试验。对于稳定的患者，只需完善妊娠试验和血常规。血红蛋白和血细胞比容有助于估计失血量和出血的严重程度。血小板计数有助于排除血小板减少症。

妊娠，包括异位妊娠，先兆流产或自然流产、近期行人工流产都可能并发阴道出血。对于每一个不明原因大出血的青少年，特别是既往月经规则者，需排除妊娠。性病如衣原体病、奈瑟菌感染也与宫颈炎和月经间期出血有关。应完善尿核酸扩增试验（NAATs）或宫颈分泌物培养、筛查淋病和衣原体感染。

检测血小板功能，可行血小板功能分析（PFA）。因出血时间是非特异性的，而血小板功能分析 -100（PFA-100）对于血小板功能检测，敏感度达 96%、特异度达 98%。vWD 的评估包括血常规、PT、APTT、纤维蛋白原、vW 因子测定、vW 抗原和凝血 F Ⅷ因子水平。最后，还应甲状腺功能检查排除甲状腺疾病，查 FSH、LH、睾酮和脱氢表雄酮水平，以排除多囊卵巢综合征。异常子宫出血的详细评估不在急诊室就诊范围内，但病史和体查可用于指导选择实验室检查。

一般情况下，异常子宫出血的患者不需要昂贵的影像学检查。盆腔超声检查可用于排除生殖解剖或结构异常，如良恶性肿瘤或多囊卵巢综合征。

■ 治疗

失血性休克患者，重度贫血（血红蛋白<7g/dl）或大出血都视为血流动力学不稳定。需评估复苏的气道、呼吸、循环以确定复苏的优先级（参见第 19 章休克的管理）。建立血管通路，快速输注等渗晶体。使用 2 次或 3 次快速输注后，可考虑输一个浓缩红细胞（PRBC），静脉注射雌激素（premarin），25mg，q4～6h 直至出血停止 24h。出血一旦控制，可给予含较强孕激素的口服避孕药。如果出血不能控制，考虑收住院请妇科会诊，进一步治疗如清宫。

血流动力学稳定的无排卵异常子宫出血患者，可给予口服含孕激素的避孕药或雌激素和孕激素的复合制剂，转至妇科门诊就诊。口服避孕药可用于周期调控，避孕，预防长期雌激素刺激子宫内膜。口服避孕药治疗异常子宫出血的禁忌为吸烟者、35 岁以上妇女及有血栓栓塞高风险人群。这些女性推荐使用孕激素（图 101-1 和表 101-7）。

表 101-7 治疗异常子宫出血

口服避孕药（OCPs）
轻度出血
• 30μg 炔雌醇加 0.3mg 炔诺孕酮，每日
• 30μg 炔雌醇加 0.15mg 左炔诺孕酮，每日
• 20～35μg 炔雌醇加孕激素，每日

续表

中度出血
• 35μg 炔雌醇加孕激素，2 次，一次 /6h，持续 5～7d 后一天一片至 28d；一个月一包持续 3～6 个月
严重出血
• 35μg 炔雌醇加孕激素药丸，每 6h 一次 ×4d，再每 8h 一次 ×4d，之后改每 12h 一次，4d 后一天一次至 28d，然后每月一包持续 3～6 个月
静脉结合雌激素
失血性休克（倍美力）：25mg 静脉注射，q4～6h，24h
孕激素
• 醋酸甲羟孕酮 10mg/d，12～14d/ 月
• 醋酸炔诺酮 5mg/d，12～14d/ 月
• 微粉化黄体酮 200mg/d，12d/ 月
元素铁：每日 60mg，每日 3 次，持续 8 周
非甾体抗炎药

续表

布洛芬 400～600mg，bid～qid
甲芬那酸 250mg，qd～qid
萘普生 250～500mg，bid

总之，轻度出血患者的管理，包括安抚，使用非甾体类抗炎药、单相口服避孕药、铁剂。中度出血者，可使用大剂量口服避孕药（2 片 /d），直到出血停止，然后 1 片 /d，持续 3～6 个月。大出血的患者可一次一片，每 6h 一次，4d 后改每 8h 一次，4d 后逐渐减量。一旦出血控制，剂量为 1 片 /d，维持 3～6 个月。

对血流动力学稳定的排卵异常子宫出血患者，治疗包括非甾体抗炎药、左炔诺孕酮宫内缓释剂、口服避孕药、雄激素、抗纤溶药物、药物和手术。

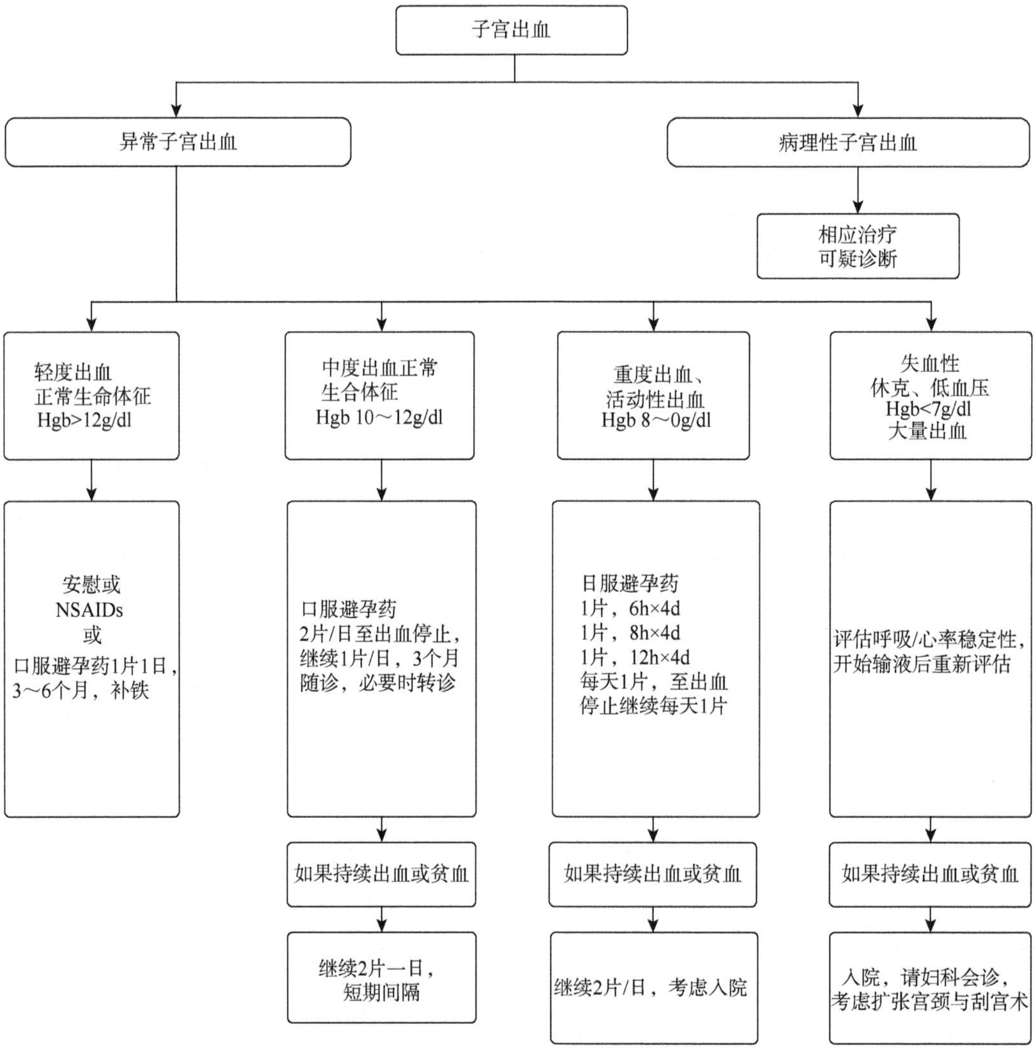

图 101-1 异常子宫出血的处理 NSAID= 非甾体抗炎药

（肖政辉 译）

第102章　阴　道　炎

（原著　Xiomara M. Santos）

要点

- 外阴阴道炎是童年最常见的妇科疾病。
- 其原因包括物理、化学刺激物和各种传染媒介。
- 口鼻腔的A组β-溶血性链球菌和流感嗜血杆菌可感染自体的外阴区。
- 念珠菌性阴道炎在青春期前女性儿童中罕见，提示有糖尿病或免疫功能低下可能。
- 蛲虫可导致刺激性阴道炎。

外阴阴道炎

外阴阴道炎是外阴和阴道的炎症，是青春期女孩最常见的妇科问题。症状可包括阴道分泌物、红肿、疼痛、瘙痒或排尿困难。非特异性的刺激、特殊感染、外伤或皮肤病都可引起外阴阴道症状（表102-1）。卫生条件差、缺乏雌激素、阴道靠近肛门、阴唇缺乏脂肪垫或阴毛，都可造成青春期前的女孩外阴阴道炎。

表102-1　可引起儿童外阴阴道症状的原因

非特异性阴道炎
特发性阴道炎
呼吸道病原体：化脓链球菌，流感嗜血杆菌，金黄色葡萄球菌，肺炎链球菌
肠道病原体：志贺菌，耶尔森菌
念珠菌感染
性传播感染：淋病奈瑟菌，沙眼衣原体，阴道毛滴虫，尖锐湿疣
蛲虫病
异物
外阴皮肤病
其他：外伤，息肉、肿瘤、全身性疾病、心因性阴道病

（经许可引自 Adapted with permission from Emans SJ. Vulvovaginal problems in the prepubertal child. In: Emans SJ, Laufer MR. Emans, Laufer. Goldstein's Pediatric and Adolescent Gynecology. Edited by Emans SJ, Laufer MR. 6th ed. Philadelphia, PA: Wolters Kluwer/Lippincott, Williams & Wilkins; 2012: p.44.）

评估应包括完整的病史，症状（疼痛、瘙痒、灼热、排尿困难、气味、是否有分泌物）、地点、时间、治疗史、卫生习惯、排尿习惯、体力活动、潜在性侵史（性侵参见第143章，性传播疾病参见第88章）。评估还应包括外生殖器体查，如果发现分泌物，就应该行阴道分泌物培养。

非特异性外阴阴道炎

非特异性外阴阴道炎占青春期前外阴阴道炎患者的25%～75%。发病机制可能与粪便需氧菌引起阴道厌氧菌增多导致菌群改变有关。女童外阴阴道炎阴道分泌物培养通常为正常菌群生长，如白喉杆菌、肠球菌、乳酸杆菌。培养发现大肠埃希菌表明肠道菌群污染。

非特异性阴道炎的管理包括养成卫生习惯，避免外阴刺激（表102-2）。如果症状仍持续2～3周，可试验性口服抗生素10d，如阿莫西林或阿莫西林/克拉维酸。

表102-2　非特异性阴道炎的治疗

改善会阴部卫生，包括排便后由前向后擦拭
保持外阴部清洁和干燥
普通温水坐浴，每日1～3次
停止泡泡浴、使用香皂和化妆水，使用温和的肥皂代替
避免洗发水混入浴缸
使用无味的卫生纸
使用厕所前后洗手
离开游泳区后尽快去除湿泳衣
避免紧身衣裤
夜间松散衣物
使用棉质内衣
两腿分开排尿

（经许可引自 Emans SJ. Vulvovaginal problems in the prepubertal child. In：Emans SJ, Laufer MR. Emans, Laufer. Goldstein's Pediatric and Adolescent Gynecology. Edited by Emans SJ, Laufer MR. 6th ed. Philadelphia, PA: Wolters Kluwer/Lippincott, Williams & Wilkins; 2012: p.51.）

特异性外阴阴道炎

■ 呼吸道病原体

外阴阴道炎可由细菌引起，呼吸道病原体最常见。女孩外阴阴道炎最常分离出的细菌为化脓性链球菌（A 组 β- 溶血性链球菌）。另一个常见的病原菌是流感嗜血杆菌。可能是通过自体手接触口鼻又至外阴区传播。复发性化脓性链球菌外阴阴道炎可能与鼻咽部无症状持续带菌相关。

除了阴道分泌物，还应注意红斑皮炎侵犯外阴及肛周组织。应针对培养出的特定细菌治疗。症状或分泌物较严重，又已行分泌物培养，可经验性使用口服青霉素或阿莫西林 10d。如果阿莫西林治疗失败，或针对流感嗜血杆菌时推荐使用阿莫西林 / 克拉维酸治疗。

■ 肠道病原菌

肠道病原菌包括志贺菌和耶尔森菌均可引起青春期前儿童阴道炎。福氏志贺菌可引起脓血性分泌物，起病前可有腹泻。根据阴道分泌物培养可诊断。治疗应选用敏感抗生素，如甲氧苄啶 / 磺胺甲噁唑、氨苄西林、头孢曲松、阿奇霉素。

■ 外阴阴道念珠菌病

念珠菌性阴道炎在青少年中比小女孩更多见，因为青春期后由于雌激素对真菌生长的促进作用，导致念珠菌在阴道定植。因此，念珠菌感染在儿童中并不多见，除非有糖尿病、免疫缺陷、使用抗生素或使用尿片。

念珠菌性阴道炎的症状包括外阴的炎症及白稠分泌物，期间可见白色斑块。湿化氢氧化钾制剂可用于诊断。如果诊断仍有问题，可用特定的酵母培养基。

治疗包括外用抗真菌药物（制霉菌素、咪康唑、克霉唑、特康唑）。如果局部抗真菌药物无效，应考虑口服氟康唑。

外阴阴道不适的其他原因

■ 蛲虫病

蛲虫病可引起外阴症状。这些 1cm 长的白色小虫子可自肛门爬向外阴阴道口而引起肛门或外阴瘙痒。可于早上通过蛲虫检测试纸或透明胶带贴在肛门处发现虫卵从而诊断。治疗为口服甲苯咪唑一次，2 周后重复口服。

■ 异物

外阴阴道症状可由阴道内异物引起。症状包括间断发现阴道分泌物和异味。卫生纸是最常见的异物。温热的液体冲洗可除去异物，但更复杂的情况可能需要在镇静或麻醉下检查。

■ 外阴皮肤病

外阴阴道炎、外阴皮肤病症状重叠，因此需要区别并进行正确的治疗管理。典型症状包括刺激、瘙痒和疼痛。引起外阴症状的皮肤病包括特应性皮炎、硬化性苔藓、银屑病、接触性皮炎。详细的病史和体格检查包括对外阴皮肤进行评估有助于诊断特应性皮炎、牛皮癣或其他皮肤病。

（杨梅雨 译）

第二十部分

血液急症和肿瘤急症

第 103 章　贫　　血

（原著　Audra L. McCreight, Jonathan E. Wickiser）

要点

- 正常新生儿的平均血红蛋白浓度是 18g/dl，但在出生后 2～3 个月时会降到最低 11g/dl（平均浓度）。虽然儿童平均血红蛋白浓度随年龄变化，但 11g/dl 的平均血红蛋白水平对于青春期前的患儿来说是低于正常低限。
- 贫血可以根据红细胞大小和骨髓的活跃程度来进行分类。用平均红细胞体积（MCV）来表示红细胞大小，平均红细胞体积的正常低限等于 70 加年龄。用网织红细胞数目表示骨髓活跃程度。
- 铁缺乏是儿童小细胞性贫血的常见原因，常常是因为牛奶的过量摄入。
- 地中海贫血是一种遗传缺陷疾病，是由于血红蛋白分子中的珠蛋白链合成不足而导致的。地中海贫血以显著不成比例的小红细胞（microcytosis）为特点。
- 如果在正常细胞贫血中网织红细胞计数高，我们必须考虑有失血或者溶血的可能。
- 当患者处于严重贫血时，网织红细胞计数低代表骨髓造血能力低下。如果疾病与红系血细胞无关，那我们应该首先考虑儿童暂时性幼红细胞减少或者先天性溶血性贫血并发再生障碍危象。
- 与正常细胞性贫血及网织红细胞应答低下相关的血小板减少症或者白细胞异常提示骨浸润过程，如白血病或获得性再生障碍性贫血。
- 巨细胞性贫血不常见。即使是在健康儿童中，叶酸和维生素 B_{12} 的含量也很少。

婴儿出生时体内血红蛋白浓度较高，但在 2～3 个月大时，血红蛋白浓度会慢慢降到最低限。早产儿体内的血红蛋白浓度低于正常婴儿的低限，并且早于正常婴儿出现这个低限。虽然儿童平均血红蛋白浓度随年龄而异，但于青春期前幼儿来说，11g/dl 加上年龄的 0.1 倍仍低于正常范围。青春期后，适用于成人和不同性别人群的数据（normative data）差异变得明显。

患中度贫血的患者一般是没有症状的，常发现于常规全血细胞计数检查后。如果患有中到重度贫血的患儿病程进展缓慢，并且机体能够代偿严重的低蛋白水平，也可以不出现任何症状。当血红蛋白水平持续降低时，患者会出现乏力、烦躁、气短等表现。体格检查会发现皮肤苍白、心动过速、黄疸和由于心排血量持续增高导致的收缩期杂音。随着血红蛋白浓度的急剧下降，患者会出现头晕、直立性低血量或高输出量心力衰竭。

评估贫血时，需要采集患者的饮食、最初的血细胞计数和黄疸的初发表现等重要病史。贫血、脾切除、黄疸和胆囊结石等家族史可能提示血红蛋白病或者遗传性膜疾病（membrane disorder）。并且有必要掌握类似于肾疾病、心血管疾病或潜在的炎症等慢性病变。体格检查可以发现黄疸、淋巴结病和脾肿大的体征。

贫血最初的实验室检查包括全血细胞计数、网织红细胞计数和外周血涂片检查。如果需要，更进一步的诊断评估需要上述实验室检查来确诊。贫血的病因可以根据红细胞大小（小细胞性、正常细胞性、巨细胞性）和骨髓活跃程度来进行分类。红细胞的大小用平均红细胞体积来表示，正常值随年龄而异。平均红细胞体积的正常低限等于 70 加年龄，接近于正常成人 80 的低限。骨髓活跃程度可以用网织红细胞数目来表示。表 103-1 显示的是不同病因的贫血在显微镜下的全血细胞表现所代表的基本含义。表 103-2 显示的是外周血红细胞涂片中的不同表现代表的意义，可以帮助确定贫血的病因。

表 103-1　贫血原因筛查

平均红细胞容积（MCV）
• 小细胞性
• 正细胞性
• 大细胞性
网织红细胞计数
• 低——增生减低
• 高——破坏增加或血液丢失
红细胞分布宽度（RDW）
• 高 RDW——铁缺乏
• 低 RDW——地中海贫血
外周血涂片检查：见表 103-2

表 103-2　外周血涂片

红细胞碎片、裂红细胞、齿形红细胞
溶血尿毒综合征 血栓性血小板减少性紫癜 弥散性血管内凝血
球形红细胞
遗传性球形红细胞增多症 ABO 不相容
红细胞增多：遗传性真红细胞增多症 目标细胞 地中海贫血 血红蛋白病
疾病细胞：血红蛋白缺陷 嗜碱性点彩：铅中毒 形态与大小的异常：见 MCV 与 RDW 的意义

■ 小细胞性贫血

铁缺乏是儿童小细胞性贫血的常见病因。地中海贫血、炎症性贫血、血红蛋白 C 病、血红蛋白 E 病和继发性贫血可能会导致小细胞性贫血。表 103-3 显示的是将小细胞性贫血常见病因分类的方法。

表 103-3　小细胞性贫血的分类

参数	缺铁性贫血	地中海贫血	慢性疾病性贫血
病史	早产儿或摄入过量牛奶	无或有家族史	慢性炎症或疾病
网织红细胞计数	低	正常	低
MCV	低	极低	正常或减低
RDW	高	低	正常或增高
血清铁蛋白	低	正常	高
血清铁	低	正常或升高	低
TIBC	高	正常	低

注：MCV：平均红细胞体积；RDW：平均红细胞分布宽度；TIBC：总铁结合力

■ 铁缺乏

危险因素包括年龄在 6 个月至2 岁，铁强化配方奶粉的缺乏，牛奶的过早、过多摄入和社会经济条件差。全脂牛奶富含热量但缺少生物可利用铁。牛奶的过量摄入会因为牛奶本身缺乏生物可利用铁而导致机体铁缺乏，并会降低食欲、减少富含铁食物的摄入，甚至会因为牛奶中的乳蛋白对肠道黏膜的作用而导致隐性肠道出血。在胎儿期，胎儿体内的铁大部分来自胎儿期的最后 3 个月，所以早产儿患缺铁性贫血的风险更大。早产儿会过早地消耗体内的储存铁，对于铁补给比足月儿有更大的需求。

缺铁性贫血病情进展缓慢，患者很少出现急性症状。即使伴有极低的血红蛋白，机体常能有效代偿并保持血液循环的稳定。缺铁性贫血的诊断常常需要在病史的基础上，包括支持贫血的全血细胞计数和严重的小红细胞增多。贫血时，网织红细胞数目应该增多，而不是减少或者正常。缺铁性贫血常可见血小板增多，但也可以出现血小板减少。必要时，进一步的诊断检查会发现血清铁、铁蛋白水平降低，总铁蛋白结合力升高。然而，铁蛋白是一种急性时相反应物。即使存在缺铁性贫血，但发生感染或炎症时，数量一样会升高。试验性铁治疗既可以支持诊断也可以达到治疗的目的。硫酸亚铁能提供足量的铁元素，每天 4～6mg/kg。

补铁治疗一般持续几个月，直到血红蛋白、平均红细胞体积及铁储量恢复正常。复合维生素铁并不能提供足够的铁，无法纠正铁缺乏。网织红细胞数目会在治疗几天后显著上升，血红蛋白水平也会在 1～2 个星期后升高。缺铁性贫血病因的鉴别和排除也很重要，常常靠饮食咨询来完成。

■ 地中海贫血

地中海贫血是一种遗传性疾病，常可导致正常血红蛋白的缺失或减少，引起小细胞性贫血。它常发生于地中海、东南亚及非洲裔人群，是世界上最常见的单基因遗传病。一般来说，地中海贫血可根据异常球蛋白的数目进行分类。轻型地中海贫血包括杂合型地中海贫血，常出现显著的小红细胞症，达到贫血水平，并常伴有典型的高全血红细胞计数和窄细胞分布宽度，这两个特征可以区分轻型地中海贫血和缺铁性贫血。与铁缺乏不同，地中海贫血中的网织红细胞数目正常或略微升高。

α- 地中海贫血是由于 4 个 α- 球蛋白基因中一个或者几个基因缺失或者变异，进而使 α- 球蛋白生成减少而导致的。在新生儿期后，当检测出血红球蛋白 Barts 时，患儿会进行正常血红蛋白电泳。隐性患者只有一个基因缺陷，体内的红细胞形态正常，不伴有贫血。轻型 α- 地中海贫血存在 2 个基因缺陷，导致轻度小细胞性贫血。当只有一个正常 α- 球蛋白基因时，便会发生血红蛋白 H 病。患有该病的患者会伴有中度贫血，血红蛋白浓度在 8～10g/dl，并可能在应激或者感染状态下发生不断加重的溶血反应。4 个 α- 球蛋白基因缺乏会产生重型地中海贫血，伴有严重的胎儿并发症。

β-地中海贫血是由于一个或者两个β-球蛋白基因缺少或者变异而导致的β-球蛋白减少。在轻型β-地中海贫血中，血红球蛋白浓度常为 2～3g/dl，低于正常值。血红球蛋白电泳可显示增多的 A_2 蛋白，在某些情况下，也可以显示不断增高的胎儿血红蛋白水平（HgbF）。在中间型β-地中海贫血患者中，血红蛋白水平可保持在 6～8g/dl，而且患者不需要慢性输血。重型β-地中海贫血常于一年内发病，可导致严重的溶血性贫血，并伴有显著的小红细胞血症和网织红细胞过多症，表现为面色苍白、黄疸和肝脾大。因为这样的患者常常需要长期接受输血治疗，所以要避免使用没有经过交叉配血试验的血液，除非是一些极度缺血的地区。长期输血治疗的主要副作用是会造成铁过载，导致多器官功能障碍，尤其是肝和心脏。

■ 铅中毒

虽然铅中毒可以导致小细胞性贫血，但贫血真正的原因还是铁缺乏。伴有小细胞性贫血的患儿必须考虑铁中毒。铁缺乏会导致异食癖，进而增加铅摄入的机会，而且铁缺乏会增加铅在肠道的吸收。

正常细胞性贫血

虽然正常细胞性贫血比小细胞性贫血少见，但在儿童中的鉴别诊断复杂（表 103-4）。鉴别诊断首先需要考虑贫血是因为生成减少、破坏增多还是血液丢失。大部分诊断以病史、网织红细胞计数和红细胞形态为依据。

表 103-4　正细胞性贫血的诊断分类

血液丢失（高网织红细胞计数）
溶血性贫血（高网织红细胞计数）
免疫性
自身免疫性溶血性贫血
母婴血型不合性新生儿溶血
非免疫性
微血管病变
弥漫性血管内凝血（DIC）
溶血尿素综合征（HUS）
大血管病变
人工心脏瓣膜
膜畸形（mebmrance abormalities）
球形细胞增多症
椭圆形细胞增多症
代谢紊乱
G6PD 缺乏
丙酮酸激酶缺乏
血红蛋白病变

续表

血液丢失（高网织红细胞计数）
非溶血性贫血（低或正常网织红细胞数）
仅有红系异常
慢性溶血性贫血伴再障危象
儿童暂时性成红细胞减少（TEC）
慢性疾病
肾衰竭
先天性骨髓衰竭性贫血
影响其他细胞系的异常
骨髓浸润
白血病
淋巴瘤
肿瘤转移
获得性再生障碍性贫血

■ 伴高网织红细胞的正常细胞性贫血

如果正常细胞性贫血伴高网织红细胞计数，那必须考虑失血。如果没有失血的任何证据，那更可能是溶血性贫血。患溶血性贫血的患者需要做 Coombs 试验或直接抗球蛋白检测（DAT）来确定是否自然免疫性溶血。药物反应、感染、胶原血管疾病或者肿瘤可导致免疫性溶血性贫血，但目前无法确定病因。

患者常伴有重度贫血、皮肤苍白、黄疸和血红蛋白尿。当伴有严重贫血症状时，需要进行输血治疗，但由于外源性的循环抗体会导致配伍反应，使体内输注的红细胞急剧破坏。糖皮质激素的免疫抑制作用可迅速减轻红细胞的破坏，患者本身的轻度网织红细胞增多可以缓解贫血。而对于重度或难治性病例，需要进行血浆净化或者静脉注射免疫球蛋白。

非免疫性溶血性贫血的鉴别诊断包括小血管及大血管破坏疾病、膜疾病、代谢异常病及血红蛋白病。镰状细胞贫血将在第 104 章详述。

小血管红细胞破坏可伴发弥散性血管内凝血、血栓性血小板减少性紫癜和溶血性尿毒症症状。外周血涂片可发现裂细胞、锯齿形细胞和其他细胞碎片。

遗传性球形红细胞症和椭圆形红细胞增多症是由于大量构成细胞膜的蛋白基因发生遗传性变异所致。在美国，遗传性球形红细胞症的发生率是 1/5000。大部分病例是常染色体显性遗传，这就使家族史调查具有重要的意义。然而，高达 25% 的病例没有相应的家族史。脾清除异形红细胞可导致溶血性贫血。在婴儿期，溶血性贫血常表现为黄疸和贫血。贫血程度各异，常与患者其他受影响的家庭成员一致。实验室检查可以提示贫血、网织红细胞增多症和高胆红素血症。诊断可以通过观察外周血涂片和可能的家族史得到，渗透脆性试验可以确诊。再生障碍性贫血是重要的血液系统疾病（the major hematologic crisis），常继发于细小病毒感染。患者在应激或感染状态下也更易发生溶血。脾切除治疗是有效的，这也适用于需要长期输血或者住院的严重溶血患者。除了遗传性球形红细胞血症，球形细胞也可见于新生儿ABO溶血、梭形菌脓毒血症、重度烧伤及蜘蛛、蜜蜂或者蛇咬伤。

遗传性代谢病也能导致慢性溶血，如丙酮酸激酶和葡萄糖-6-磷酸脱氢酶缺乏症（G-6-PD）。G-6-PD有不同的变异，各自的严重程度不同。A型变异体见于近10%的非洲裔美国男性，只会在药物反应或者感染后表现出临床症状。幼稚细胞内的代谢酶水平较高，所以可以在患有轻度网织红细胞增多症和G-6-PD缺乏的患者中检测到正常的G-6-PD水平。当度过急性溶血期后，需要重复进行检测试验。治疗包括重度贫血时的输血治疗和咨询有关如何避免氧化应激源。

■ 伴低网织红细胞的正常细胞性贫血

严重贫血时，网织红细胞计数低意味着骨髓造血功能低下。如果病变与红系细胞无关，那首先应该考虑儿童暂时性熟红细胞减少（TEC）及再生障碍性贫血伴隐性溶血性贫血。儿童暂时性成红细胞减少是一种获得性单纯性红细胞功能不良；白细胞和血小板计数正常。本病好发于1～4岁儿童，呈季节性，既往有病毒感染病史，但无明确病原体。患者的血流动力学稳定且能在几周内自我恢复，支持治疗通常是有效的。输血治疗对于伴有症状的患者是有必要的，而激素还未显示有加快康复的作用。

与只伴有低到正常数目的网织红细胞异常的正常细胞性贫血相鉴别的疾病有慢性疾病、炎症反应和肾功能不全所致促红细胞减少导致的贫血。慢性疾病引起的贫血常发生于伴有急性或慢性免疫反应的患者，会导致铁止血疾病，并且会使促红细胞生成素应答迟钝。慢性疾病所致贫血常是轻度正常细胞正常色素性贫血，但在长病程的病例中可表现为小细胞性贫血，这使之难以与铁缺乏所致的贫血鉴别（表103-1）。Diamond-Blackfan贫血是一种先天性红细胞功能不全，常发生于出生后一年内并伴有重度贫血。贫血的发病时间有助于鉴别Diamond-Blackfan贫血和儿童暂时性成红细胞减少。同时其他一些先天性疾病会与此相联系，如腭裂、骨骼畸形及先天性心脏病。

伴有正常细胞性贫血和网织红细胞应答降低的血小板减少症或者白细胞异常提示骨髓浸润或者获得性再生障碍性贫血。骨髓浸润常见于白血病，而白血病母细胞常见于外周血。感染EB病毒或者其他病毒的非典型淋巴细胞与淋巴母细胞相似。淋巴瘤和其他一些可能转移到骨髓的肿瘤可以导致生成障碍，使多细胞系中生成物减少。

获得性再生障碍性贫血可以不存在隐性的溶血性贫血，这与药物和感染有关，常无确切病因。预后不良，常需要骨髓移植。血液输注可以用来治疗需要做骨髓移植的患者，但要谨慎，因为会引起致敏作用。

巨细胞性贫血

巨细胞性贫血在患儿中少见。虽然再生障碍性贫血或白血病常导致正常细胞性贫血，但也可引起巨细胞性贫血。由于网织红细胞体积增大，即使成熟红细胞体积正常，显著的网织红细胞增多症也可以导致平均红细胞体积升高。叶酸和维生素B_{12}缺乏可导致巨幼红细胞性贫血，这在健康儿童中很少见，但可见于伴有潜在胃肠道病变的儿童。山羊奶中含叶酸量少，婴儿长期单独饮食会引起巨细胞性贫血。某些药物，特别是齐多夫定（AZT），会导致大红细胞症。

（杜振兰 译）

第 104 章　镰状细胞贫血病

（原著　Audra L. McCreight, Jonathan E. Wickiser）

要点

- 镰状细胞贫血病（SCD）是一种慢性溶血性贫血，最常发生于非洲裔美国人，也会发生于具有家族遗传背景的儿童。伴有单血红蛋白 S 基因异常的患者属于镰状细胞病变，并无临床表现。
- SCD 最常见的并发症是急性血管栓塞病和疼痛危象（painful crisis），这两者是患者急诊就诊的常见病因。
- 急性胸部综合征（ACS）的表现为胸片有新的浸润影、胸痛、发热和或呼吸道症状，SCD 患者伴发 ASC 时需要及时住院治疗。
- 由于存在荚膜细菌，尤其是肺炎链球菌引起脓毒血症的危险，需要给伴发 SCD 及发热的患者进行血培养检查，并使用抗生素。
- 红细胞过度滞留于脾会发生脾阻断危象（splenic sequestration crisis），导致脾大及血红蛋白突然下降。
- 20 岁以下 SCD 患者卒中的发生率为 11%。出现卒中症状和体征的患者需要行头颅影像检查，尤其是 MRI 和 CT，并尽快请血液科医师会诊。

血红蛋白 S 是 β- 球蛋白基因中单核苷酸突变而生成，会导致正常的亲水性谷氨酸被亲脂性的缬氨酸取代。当出现血红蛋白 S 纯合子或者血红蛋白 S 与另一 β- 球蛋白变异体互相结合时，机体会罹患 SCD。SCD 最常见的血红蛋白组合形式为血红蛋白 SS（镰状细胞型贫血）、血红蛋白 SC（血红蛋白 SC 病）和血红蛋白 S-β- 地中海贫血（非 β^0 或 β^+）。虽然疾病严重程度因人而异，但带有双杂合基因的患者，类似血红蛋白 SC，血红蛋白 S-β^+- 地中海贫血比带有血红蛋白 SS 或血红蛋白 S-β^0（无血红蛋白 A 产物）的患者病情要轻。在北美，每年大约有 2600 名 SCD 患儿出生，大部分患儿有非洲裔血统。但是，地中海、印度、中美或南美和中东后裔也会发生血红蛋白 S 变异。

带有 HbS 单基因异常的患者体内会出现镰刀形细胞。HbS 的浓度为 40%，患者在体内大部分正常血红蛋白的代偿下没有相应的临床症状，除非处于重度缺氧的环境下。镰状细胞状态应被视为良性疾病，就像勃起功能障碍一样，SCD 患者会有很多并发症。

血管阻塞危象

SCD 最常见的并发症是急性血管栓塞病和疼痛危象（painful crisis），这两者是患者急诊就诊的常见病因。微循环血管阻塞会导致疼痛发作，并能造成组织缺血和微梗死灶。血管堵塞可以由镰刀形细胞和内皮细胞互相作用引起，也可由非变形镰刀形细胞阻塞引起。

掌骨和跖骨中血管堵塞可以导致指炎和手足综合征（见彩图 179），这是 SCD 最早的表现，常发生于出生后 6～18 个月。手足水肿和压痛导致婴儿无法正常行走且易怒。随着年龄的增长，造血功能转移到长骨，指炎的发生率随之降低。

血管阻塞可发生在长骨、背部、关节和腹部，易发生于年长的患者。脱水、缺氧、寒冷和感染会使疼痛加剧，但并无明确诱因。疼痛的次数和严重程度有很大的个体差异。患者每人年平均住院 0.8 次，其中 5% 的患者经常出现疼痛危象，这使近 1/3 的医疗咨询是因为疼痛危象。图 104-1 概括了严重急性疼痛的急诊处理流程。

临床上无诊断测试或者临床表现可以确诊血管阻塞危象，只能通过病史诊断。对于同时患有 SCD 和疼痛的患者，我们还需要考虑其他疾病，包括创伤、骨髓炎、脓毒性关节炎和腹部手术后并发症。因慢性溶血导致的胆囊结石会引起胆囊炎、胰腺炎和腹痛。每个 SCD 患者需行全血细胞计数和网织红细胞计数检查。疼痛发作时，患者的血红蛋白水平保持在基线水平。一开始就要纠正机体内处于维持水平的含水量，避免脱水发生，但也要避免水分过多导致 ACS。除了在缺氧的状态下，氧气并未证明对疼痛危象治疗有益。

应每隔 30min 评估疼痛，使用特定的标准疼痛量表，并及时采取适当的疼痛控制措施。镇痛剂对于疼痛的效果取决于疼痛的程度和以往的止痛措施。口服止痛药包括对乙酰氨基酚、非甾体抗炎药和可待因，单用及合用止痛药是治疗轻到中度疼痛的主要方法。一般来说，患者在家中根据以往的止痛方案无法有效镇痛时选择去急诊治疗。如果患者未尝试口服药物止痛，应以口服药物止痛为第一选择。静脉注射阿片类药物，尤其是吗啡和氢吗啡酮，用于治疗重度疼痛。应避免因麻醉药对儿童副作用的担忧使疼痛治疗不到位的情况。哌替啶对于SCD引起的疼痛治疗效果不佳。哌替啶的代谢产物为去甲哌替啶，镇痛作用弱且具有毒性，体内积聚会引起烦躁，增加癫痫的风险。

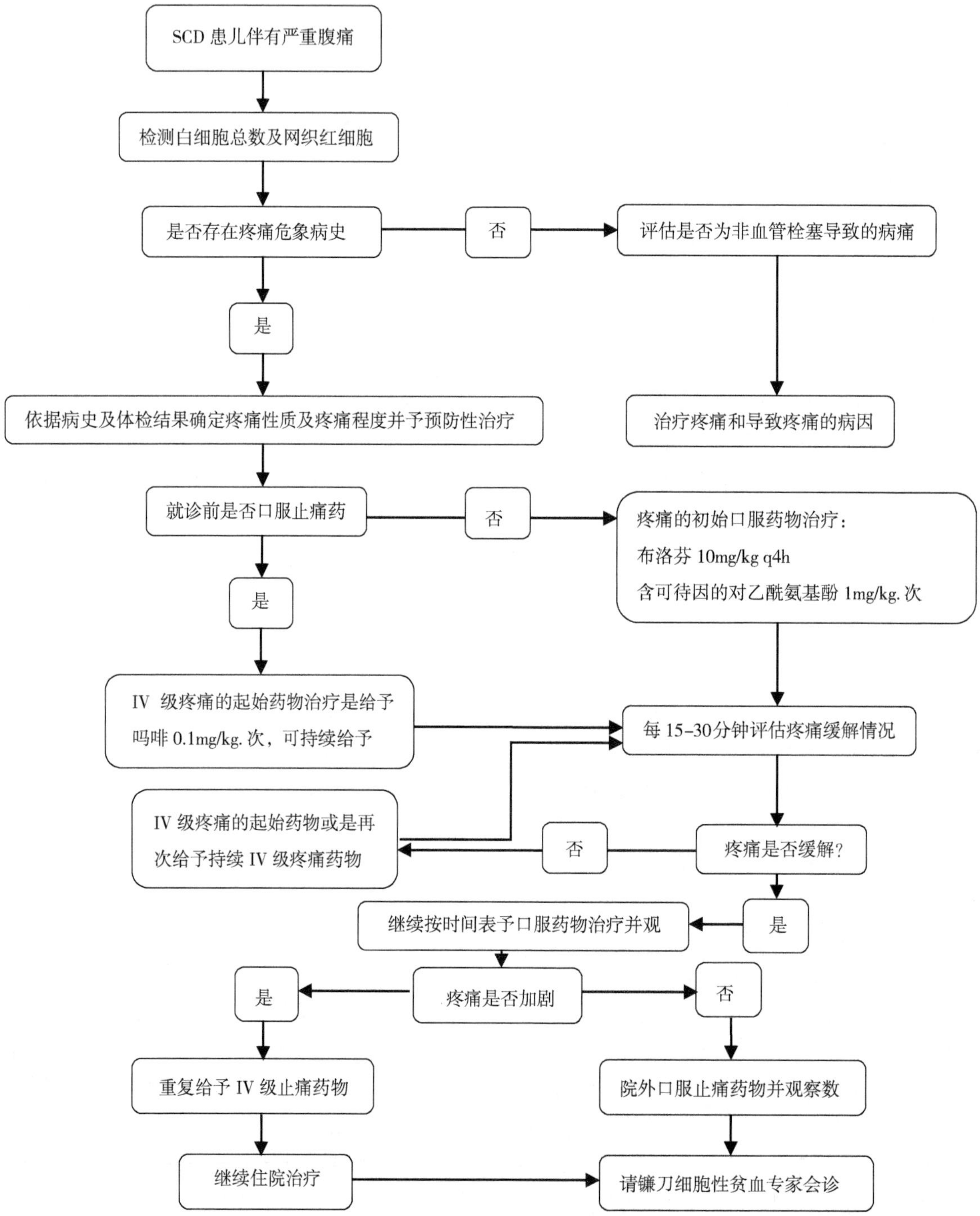

图 104-1 镰刀细胞性贫血的急性疼痛管理流程

急诊患者需定期口服阿片类药物、非甾体抗炎药或静脉注射阿片类镇痛药止痛，并留院观察 3～4h。患者会经常性使用注射用阿片类镇痛药来止痛。如果疼痛减缓，无须再注射阿片类镇痛药，患者只需定期持续口服阿片类药物或非甾体抗炎药。如果未达到完全止痛，就需来院予注射药物止痛。止痛药应间隔一定时间给药以避免突发性疼痛的发生。在危机时应避免使用止痛药。当在用药间期发生疼痛时，这种疼痛往往很难控制。麻醉剂可导致通气不足，进而可增加发生 ACS 的风险，诱发通气（incentive spirometry）可降低该风险。

急性胸部综合征

ACS 表现为发热、肺叶或肺段浸润、呼吸道症状和（或）胸痛（图 104-2），由多种病因导致，包括感染、血管栓塞引起的肺梗死、由于骨髓梗死导致的脂肪栓塞。血管栓塞导致的胸痛可引起胸廓受限和通气不足，会使最初伴有疼痛的 ACS 患者病情加剧。在 ACS 患者中，血管栓塞和肺炎引起的临床表现相似，难以鉴别。ACS 患者常见的感染源包括易发于儿童的肺炎球菌和易发于成人的支原体和衣原体。ACS 患者出现或者快速发展为呼吸衰竭时，需要及时给予人工通气。

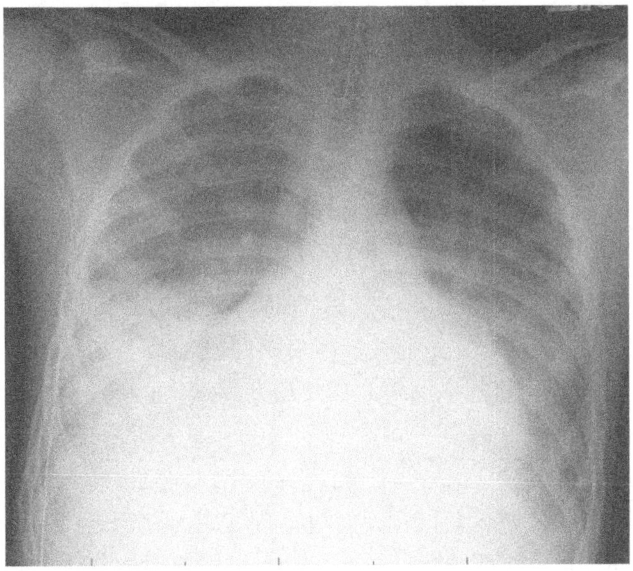

图 104-2　一名 14 岁患有镰刀细胞性贫血男孩以胸痛及发热就诊，行 X 线检查结果提示右下肺炎

所有 ACS 患者需要住院治疗。实验室检查需包括全血细胞计数、网织红细胞计数和血涂片。需应用针对肺炎链球菌和非典型病原体的抗生素，如第三代头孢菌素和大环内酯类抗生素。输血前应做血型的交叉配血试验；胸部 X 线扫描可有效辅助诊断，CT 对于诊断并不实用。定期检查病房内氧气浓度，在血氧过低时可予面罩或鼻导管吸氧。可予止痛药缓解胸痛，但应预防通气不足的发生。为防止液体过剩，应将口服和静脉输注的维持治疗限制在 1～1.25 次。患者出现血红蛋白低于基线、缺氧或者急性病程时，可行输血治疗。输血治疗可减少血红蛋白 S 的浓度、增加血液的携氧能力，治疗有效与否与患者症状的严重程度和贫血轻重有关，需要参考患者的基础血红蛋白水平进行判断。支气管舒张剂有助于既往反应性气道疾病者。

感染

SCD 患者会因功能性无脾而使感染风险升高，主要是荚膜细菌的感染，尤其是肺炎链球菌。针对肺炎链球菌和 B 型流感嗜血杆菌，预防性使用青霉素和疫苗虽使易感人群中败血症的发生率降低，但暴发性肺炎链球菌败血症仍是主要死因。年龄小于 3 岁的儿童易患菌血症，平均每年患者可发生 9 次菌血症。虽然菌血症的首发症状轻，但致死率高。

因发热＞38.5℃而去急诊就诊的 SCD 患儿感染菌血症的风险最高。如果不存在抗生素过敏，应在 SCD 患儿行全血细胞计数和血涂片检查后，立即给予针对肺炎链球菌和 B 型溶血性链球菌的有效抗生素治疗。SCD 患儿可发生脑膜炎，但没有脑膜刺激征时不能行腰椎穿刺检查。出现中毒症状的患儿可住院治疗。当患者的体温＞40℃、白细胞计数＞30 000/ml、血小板减少、血红蛋白严重低于正常值或预后不确定时，应住院治疗。对于非败血症表现的儿童，一些医院使用一些长效头孢菌素，如头孢曲松钠，并密切门诊随访。SCD 患者即使到成年，也有感染的风险，所以所有年龄段的患者都应做以上的检查。

除了暴发性败血症，SCD 患儿也易患其他疾病，如肺炎、脑膜炎和骨髓炎。荚膜细菌是最常见的病因。与正常人群不同，SCD 患者骨髓炎的最常见病因是沙门菌。

卒中（脑血管意外）

镰状细胞贫血患儿在 20 岁前卒中的发生率接近 11%，到 45 岁时发生率为 24%。带有 Hgb SC 和 Hgb S-β^+ 患儿极少发生卒中。大部分卒中是缺血性损伤，包括大动脉。出血性损伤更常见于成人，也见于青少年。缺血性卒中的常见症状和体征包括轻偏瘫、手足活动不能、失语、癫痫、脑神经麻痹和昏迷。首诊处理包括详细的病史采集，着重询问有无既往神经系统疾病和影像资料，还包括全血细胞计数、网织红细胞计数、血型和交叉配血试验。且应尽快行MRI、MRA和DWI检查（图104-3）。当不能及时行MRI检查时，可行CT平扫。卒中的早期影像学结果正常，可以根据临床表现诊断。因没有有效的治疗方法可以转变结局，可以用血浆置换或单纯输血使血液HbS含量降到30%以下。尽可能使患者的血红蛋白水平保持在11g/dl以下，除非HbS含量已降到30%以下。慢性输血使HbS含量保持在30%以下有助于减少复发性卒中的发生。目前使用经颅多普勒监测主要脑血管血流速度的方法被用于大部分镰状细胞研究中心，用来鉴别具有高卒中风险的SCD患儿。当患儿脑血流速度加快时，慢性输血是预防卒中的首选。

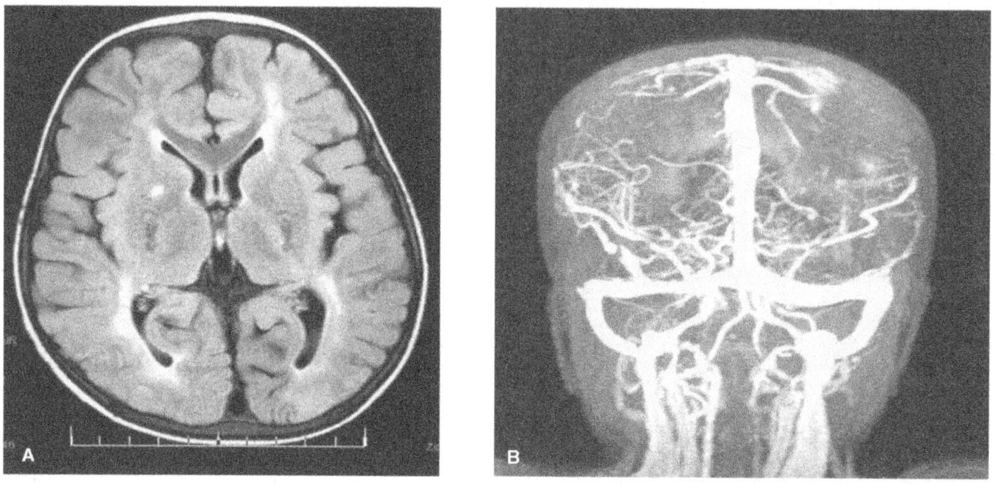

图104-3 一名3岁镰刀细胞性贫血患儿的（A）MRI和（B）MRA，以失语症及多重起动缺陷，影像学提示急性脑缺血中风和早期亚急性中风

脾隔离症

当红细胞阻滞在脾脏时，会引起脾阻断危象（ASSC），造成脾迅速肿大、血红蛋白急剧下降和可能的休克。ASSC最常发生于3个月至5岁的携带HbSS患儿。患儿反复发生脾梗死，需在3～5岁时行自体脾切除以减少ASSC风险。携带Hgb SC和Hgb S-β^+的患儿较少发生ASSC，但可在青少年或成年时出现脾肿大。ASSC可突发乏力、脸色苍白、心跳过快、呼吸急促或者腹部饱胀感。在家时需要SCD患儿的家长定期触诊脾，当可触及脾或者脾长时间增大时，需及时急诊治疗。实验室检查提示显著的贫血、网织红细胞计数增高和血小板减少。

主要的治疗方法是单纯血液输注。如患者病情不稳定，且又无可用的血液时，复苏早期可输液补充血容量，但需谨慎补液，因过量易致容量超负荷及充血性心力衰竭。血红蛋白减少2g或更多且降至正常值以下、血红蛋白浓度小于5g/dl或存在心血管损害的情况可行血液输注治疗。输血治疗可提高血液的携氧能力、降低Hgb S的浓度，且能释放淤滞在脾脏的红细胞。因此，血液输注的治疗目标是使血红蛋白达到9g/dl。血液淤滞会经常复发，高达50%的患儿会复发ASSC。而对于复发性ASSC，脾切除是有效的治疗方法。

再生障碍危象（aplastic crisis）

细小病毒B19可导致暂时性红细胞发育不良。正常儿童体内红细胞的寿命是120d，细小病毒引起的短暂骨髓抑制并不能导致血红蛋白的显著下降。然而，患镰状细胞贫血时，红细胞的寿命减少（10～25d），引起血红蛋白显著降低，甚至红细胞不良发育的周期也缩短。感染细小病毒5d后开始出现网织红细胞减少，并持续7～10d。患者可出现发热、呼吸道症状、恶心、呕吐、关节疼痛或肌肉痛，也有些症状较轻。重度贫血时可出现疲劳、面色苍白、心动过速和呼吸急促。全血细胞计数可显示血红蛋白降到正常值下，网织红细胞数目减少（通常<1%）。在恢复阶段，血涂片可见网织红细胞计数较高，并出现大量有核红细胞。骨髓功能尚未完全恢复时，轻度贫血、无临床表现的患儿可在支持治疗和严密的门诊观察下稳定病情。血红蛋白降到5g/dl下或出现心血管损害时应行纯红细胞输注。因为儿童的平均血红蛋白

较高且红细胞的寿命长，所以携带 Hgb SC 或 S-β^+ 的患儿很少需要输血治疗。应谨记这些患者是具有传染性的，需要及时采取隔离措施。家长需要知道此病对于亲属或者其他 SCD 患者的风险。

阴茎异常勃起

阴茎异常勃起是指阴茎长时间勃起，并伴疼痛。这发生在高达 50% 的小于 21 岁 SCD 男性患者。

阴茎异常勃起患者可能存在间断勃起症状，持续时间少于 2h，但可反复发作，也会突然发生并持续几个小时。如果症状持续，可能会导致阳萎。现并无有效治疗阴茎异常勃起症状的方法。类似饮水、淋热水浴、阿片类药物或频繁排尿可能会有效。口服肾上腺素能药物，如假麻黄碱，可能治疗持续时间短的症状，但经常用于预防频繁发作的症状。如果症状持续时间超过 2h，应立即给予医疗处理，并请经验丰富的泌尿外科专家评估。

缓解病情治疗

能有效减轻 SCD 患儿并发症的治疗选择很有限。羟基脲是细胞毒性药物，发现能增加胎儿血红蛋白的浓度，可能使 SCD 患者获益。长期使用羟基脲可减少疼痛、ASC 和住院的次数。最主要的副作用是剂量依赖性的骨髓抑制。长期血液输注治疗能纠正贫血，降低 Hgb S 的含量，以及能抑制 Hgb S 的生成。长期血液输注的主要风险包括同种抗体的产生、铁过载。预防继发脑卒中的发生限制了它的使用。造血干细胞移植是治疗 SCD 的有效方法，并逐渐推广使用，但只适用于具有相同 HLA 表型的非 SCD 亲属。

（杜振兰　译）

第105章 出血性疾病

（原著 Audra L. McCreight, Jonathan E. Wickiser）

要点

- 由于颅内出血出现症状和体征的时间滞后，所以血友病患者出现脑外伤时需立即积极治疗。即使早期的影像检查可能正常，但仍需要尽早去除病因、密切观察患者意识状态的微小变化。
- 对于血友病治疗和抑制剂的选择仍是具有挑战性的工作，为求最好的治疗效果，应请血液学专家协助诊治。
- 血管性血友病患者的出血治疗药物包括去氨加压素（DDAVP）、冷沉淀剂、富含vW因子的Ⅷ因子浓聚物。
- 特发性血小板减少性紫癜的治疗方案取决于出血的严重程度。当患者出现出血并发症或血小板计数＜20 000/μl时，应请血液学专家会诊。

血友病

血友病是由于Ⅷ因子（血友病A）或Ⅸ因子（血友病B）缺失导致的X因子相关的凝血障碍，每5000名男性中发生1例。缺失因子的比例决定了病情的严重程度。具有6%～40%的活动因子水平表明疾病为轻度，且无自发性出血的倾向。只有在手术或重大创伤后会发生出血。2%～4%的因子水平表明疾病为中度，可在轻微创伤后出血。活动因子小于1%为重度，可伴自发性出血。2/3的男性血友病患者为重度。在血友病A和血友病B患者中，凝血酶原时间（PT）正常，部分凝血酶原时间（PTT）延长。Ⅷ因子缺乏和Ⅸ因子缺乏可发生同种类型的出血，其中挫伤、关节积血和肌肉血肿占大部分。颅内出血少见，但是致命性的。我们需要认真询问患者及其家属，因为出血的最初表现不严重。

■ 急性关节积血

最常受累的关节包括膝关节、肘关节、踝关节、髋关节和肩关节（见彩图180）。年长的患者在出血之后会出现疼痛和肿胀，然而年轻的患者会出现局部区域运动受限或跛行。众所周知，即使不能确诊有无出血，也应及时治疗，因为关节积血所带来的后遗症越来越常见。关节内出血可引起剧烈的滑膜炎症反应，滑膜肿大，软骨受侵蚀，弹性减弱。关节周围肌肉萎缩，关节稳定性降低，更易造成关节积血。如果不及时充分治疗，受累关节反复出血会导致完全性软骨破坏，继而出现继发性骨关节炎。持续关节肿胀并伴发热提示关节内存在细菌感染。在血液学专家会诊后，可在去除相关病因后行关节抽吸治疗。但大部分出血不建议采取关节吸引治疗。

关节积血的治疗措施包括夹板治疗、冰敷、固定、弹性绷带包扎、对乙酰氨基酚止痛，必要时可用可待因。单纯Ⅷ因子输注的止血效率提高30%～50%。已存在反复出血的关节可能需要几种治疗方法联用，并且应尽快进行物理治疗和关节活动。如出血进入臀部需引起特别注意，因关节内压力升高可导致股骨头无菌性坏死。持续因子替代至少50%是必要的，最好至80%～100%。

■ 肌肉内出血

肌肉内出血常发生于抗重力肌，如髂腰肌、腓肠肌、臀肌和前臂肌，但能发生于全身各肌肉。肌肉内出血常是缓慢的，在出现疼痛、压痛和肿胀之前存在一个持续期。因此，此类出现会出现巨大血肿。使用持续的凝血因子替代30%～50%的治疗方法。前臂、小腿和手部出血会引起筋膜室综合征。如果不及时去除病因，会导致血管损害或神经麻痹。髂腰肌出血量较大，会引起大腿屈曲、腹股沟或髂窝疼痛，并可因股神经受压引起大腿前区感觉异常。此三联征继发于肿胀的髂腰肌压迫走行于前韧带的股神经。超声和CT可明确诊断。筋膜室综合征和腰大肌的治疗需达到正常凝血因子的80%～100%，并且要求进一步观察及持续的凝血因子替代，如果有可能应避免手术治疗。

■ 颅内出血

颅内出血可由创伤引起，也可自发。轻微创伤几天后可出现神经系统改变，包括头痛、嗜睡、意识丧失、呕吐和癫痫。当头部遭受重力打击时，不管有无症状，应根据临床经验及时去除病因。如果怀疑颅内出血，应立即完全去除病因。不能延误影像学检查。

■ 其他出血表现

如皮下出血、擦伤和撕裂伤无须缝合，则不需要去除病因。但是，在撕裂伤修补、腰椎穿刺、手术和拔牙等操作之前需去除病因。男性血友病患者还可出现无痛性全程血尿。组织出血常不被发现，且用或不用凝血因子治疗均可。一些学者主张用泼尼松减轻血尿持续时间和严重程度。像这样的病例，咨询儿童血液病医生作用不大。这样的患者，应避免行肌内注射、颈静脉穿刺、股静脉穿刺，且禁止使用阿司匹林。简单的外周静脉穿刺后应压迫穿刺部位至少5min。

■ 治疗

大量Ⅷ因子或Ⅸ因子浓聚物输注可分别去除血友病 A 或血友病 B 的病因。这些浓聚物可来源于血库志愿者的血浆，也可来自重组蛋白。最纯的血浆制剂为单克隆抗体纯化而来。重组蛋白包含人白蛋白，并不优于纯化单克隆抗体。需要输注的凝血因子的量取决于出血的严重程度和药物制剂类型。对于轻微出血，目标凝血因子水平为 30%～40%。严重出血或手术的凝血因子需要量至少为 50%。对于危及生命的出血，凝血因子需达 80%～100%，并需要每隔 12h 或持续进行凝血因子置换直到康复。

以下公式可用来计算凝血因子置换量：

凝血因子Ⅷ（U）= 体重（kg）×0.5× Ⅷ的目标增量（%）（如 1U/kg 的Ⅷ因子增加 2%）

例：为使体重 80kg 的患者体内Ⅷ因子水平达到50%，则需给的Ⅷ剂量为

$$80\times0.5\times50=2000U$$

凝血因子Ⅸ（U）= 体重（kg）×1.0× Ⅷ的目标增量（%）（如 1U/kg 的Ⅷ因子增加 1%～1.5%）

例：为使体重 80kg 的患者体内Ⅸ因子水平达到50%，则需给的Ⅸ剂量为

$$80\times1.0\times50=4000U$$

患者及其家属常会在家中储备凝血因子，以上公式可供使用。

患者会拿到一整瓶凝血因子，即使它的量比计算出来的每千克体重要多，但不管剩余多少，都不能再用。近 30% 的重症Ⅷ缺乏患者体内都会产生拮抗Ⅷ因子的抑制性 IgG 抗体。体内带有抑制因子的患者的治疗是复杂的，因为输入体内的Ⅷ因子会被循环抗体中和。这些患儿的出血治疗取决于抑制因子的效价和出血的严重程度。当患儿出血严重但体内抑制因子效价低时，可用大剂量（高达 100～200U/kg）Ⅷ因子治疗。有些原本带有抑制因子的孩子在输注Ⅷ因子后，体内会迅速产生大量抑制因子（高应答者）。带有大量抑制因子患儿的替代治疗包括凝血酶原复合物（凝血因子Ⅱ、Ⅶ和Ⅹ，可代偿凝血因子Ⅷ）和重组Ⅶ a 因子。重组活化因子Ⅶ a（rF Ⅶ a）的半衰期短，必须在 2h 内使用。这些治疗的疗效需要依据患者的临床反应来判断。

在一定情况下，血友病的辅助治疗是有效的。一些研究中心使用糖皮质激素来控制血尿或复发性关节内出血。ε - 氨基己酸（amicar）和氨甲环酸（cyklokapron）是凝固稳定剂，可用来预防和治疗口腔出血，两者都可口服或静脉注射。DDAVP 可增加轻度血友病患者体内的Ⅷ因子水平，也可用于对此药应答良好患者的轻度出血。DDAVP 静脉注射需超过30min（0.3μg/kg），也可滴鼻用（小于 50kg 的儿童剂量为 150μg 或一个治疗量，大于 50kg 的儿童剂量为300g 或 2 个治疗量喷鼻）。

血管性血友病

vW 因子是Ⅷ因子的血浆运载蛋白，也是连接血小板和内皮下胶原纤维的桥梁。vW 因子缺乏或缺陷会引起血管性血友病。对于不同分子生物学、分子生物学、临床特点及实验价值不同。与性染色体遗传血友病不同，血管性血友病是常染色体显性遗传，具有不同的表型和外显率。血友病可分为 3 型，1 型，经典型，vW 因子含量下降；2 型，vW 因子质量下降，又可分为 2A 和 2B 型；3 型，血浆 vW 因子和Ⅷ因子不可测或＜5U/dl。

大部分患者像年轻人一样，可表现为鼻出血，出现瘀斑、月经过多、表皮切割伤易引起长时间渗出、拔牙后易出血。伤后和术后易出血，但关节内积血少见。许多人虽然存在生化异常，但并无出血表现。典型的实验室检查结果表现为凝血酶原时间和血小板计数正常，出血时间延长，部分凝血酶原时间正常或延长。vW 因子抗原和利脱菌素活性检测一般可确定诊断，大部分血管性血友病患者表现为两者都降低。

接近 80% 的血管性血友病患者属于 1 型，对 DDAVP 治疗有效。DDAVP 可促进内源性 vW 因子释放。用法用量为 0.3μg/kg，持续静脉注射20～30min。对于持续性出血，可每隔 4～6h 注射一次。Stimate（1.5mg/ml）是 DDAVP 浓缩鼻腔给药剂型，已证明其有效性。用于青少年和成人时，剂

量为每侧滴鼻 150μg，最大剂量为 300μg。用于体重＜50kg 的儿童时，最大剂量为 150μg。

富含 vW 因子的Ⅷ因子浓聚物可用于对 DDAVP 无反应或禁用 DDAVP 的患者，负荷剂量为 vW 因子浓度为 40～60U/kg，后续需每隔 12～24h 给予维持剂量，维持 vW 因子：RCo 浓度＞0.5U/μl。现在全部可用的浓缩物来源于血浆，且要经过病毒灭活处理，以避免肝炎病毒、HIV 病毒等的传播。

获得性凝血障碍

获得性凝血异常包括维生素 K 缺乏、肝疾病、弥散性血管内凝血（DIC）、血小板减少症和血小板功能不全。维生素 K 缺乏会导致维生素 K 相关凝血因子（Ⅱ、Ⅶ、Ⅸ和Ⅹ）减少，凝血酶原时间随之延长。可见于吸收不良综合征，如胆囊纤维化、腹腔疾病、胆汁淤滞和长期腹泻。服用广谱抗生素营养不良的孩子同样有此危险。类似于苯妥英、苯巴比妥、异烟肼和华法林等药物具有引起维生素 K 缺乏的副作用。维生素 K 缺乏可导致新生儿发生出血性疾病，除非在妊娠期间定期补充维生素 K。皮下用药是补充维生素 K 最安全的途径。10mg 维生素 K，皮下用药可在 24h 时内纠正凝血酶原时间。静脉注射可引起罕见但严重的过敏反应。肝脏是凝血因子产生的首个器官。严重的肝疾病会导致凝血障碍，引起 DIC。

■ 弥散性血管内凝血

DIC 是一种获得性疾病，以微循环凝血和纤溶系统同时激活为特征。小血管中的微血栓可导致血管堵塞、组织缺血和靶器官（end-organ）损伤。血小板减少、凝血因子的消耗和纤维溶解可导致出血过多。导致患儿 DIC 的首要病因是暴发性感染。然而，很多情况可引起 DIC，包括烧伤、多发伤和挤压伤等造成的组织损伤、头颅创伤及胎盘早剥、子痫、肿瘤、输血反应、心肌坏死、大血管瘤、呼吸窘迫综合征、蛇咬伤和热衰竭或低体温。出血是主要症状，但血栓形成可发生在大部分器官。常见的缺血并发症包括皮肤出血性坏死、肾衰竭、癫痫、昏迷、缺氧和肺梗死。DIC 的实验室检查结果各异，通常包括裂细胞溶血性贫血、血小板减少、PT 和 PTT 延长、Ⅴ因子和Ⅷ因子减少，可出现不断纤维蛋白裂解产物。蛋白质 C、蛋白质 S 和抗凝血酶Ⅲ含量常降低。

诊疗措施包括治疗潜在疾病：抗生素治疗败血症、血容量扩张治疗休克、吸氧治疗缺氧，此外，也需要控制异常的凝血。可用于治疗的方法有凝血因子置换、抗凝剂和抗纤溶药物。应使用新鲜冷冻血浆（10～20ml/kg）置换凝血因子，以保持 PT 时间正常。冷沉淀可提供较高浓度的纤维蛋白原、Ⅷ因子和 vW 因子。血小板减少可导致持续性渗出。血小板输注可使血小板计数＞50 000/μl。

■ 血小板疾病

具有正常功能的血小板是血液凝固的必要成分。血管壁破损时，血小板激活、黏附、聚集、聚合并联结在纤维蛋白原上，形成细胞凝块，此为一期止血。功能性血小板数目减少可导致受伤后出血过多。先天性血小板功能不全可影响血小板的正常功能，如受体缺陷、血小板附着血管壁能力下降、血小板间反应能力下降等。获得性血小板功能不全最常见的原因是阿司匹林，它会抑制血栓素 A_2 生成，减少血小板聚集，抑制血管收缩。患有先天性血小板功能不全的患者早年即表现为严重的易出血体质。即使是轻度血小板功能不全也易导致淤血和黏膜严重出血。

血小板数量减少更易发生于儿童。血小板减少症是指血小板计数小于 150 000/μl，虽然当血小板计数大于 50 000/μl 时很少出现异常出血。

在急诊室，通常是在行全血细胞计数后偶然发现血小板减少症。有症状的患者常是那些看起来健康的孩子但身上出现瘀点或紫癜。有时，排除严重创伤的既往史后，不断扩大的瘀斑会让人们误以为是虐待儿童所致。血小板计数低会出现严重的出血、黏膜出血、血尿和便血，即使微小损伤也可引起淤血。除皮肤上的体征外，体格检查还应关注系统疾病的体征表现，如近期体重下降、甲状腺功能减退、淋巴结病和肝脾大，这些表现可以帮助鉴别诊断。骨髓组织的化验检查也有助于诊断。

血小板减少的鉴别诊断很广泛，而发生在平素健康儿童的最常见原因是免疫性血小板减少性紫癜（ITP）。其他原因包括自身免疫性疾病，如系统性红斑狼疮，常可见贫血和淋巴细胞减少，还有就是感染因素引起的继发性免疫性血小板损害，如乙型肝炎和 EB 病毒。败血症可引起血小板破坏，伴或不伴 DIC。

白血病、淋巴瘤和其他恶性疾病可引起骨髓浸润，初发即可引起血小板减少，常伴肝脾大、贫血和白细胞数量异常。肿瘤化疗药物可引起所有的细胞系抑制，包括血小板。再生障碍性贫血的最初表现可能是血小板减少。许多药物可引起特异性免疫反应，导致血小板减少，最常见的是丙戊酸、苯妥因、甲氧苄啶和磺胺甲噁唑。

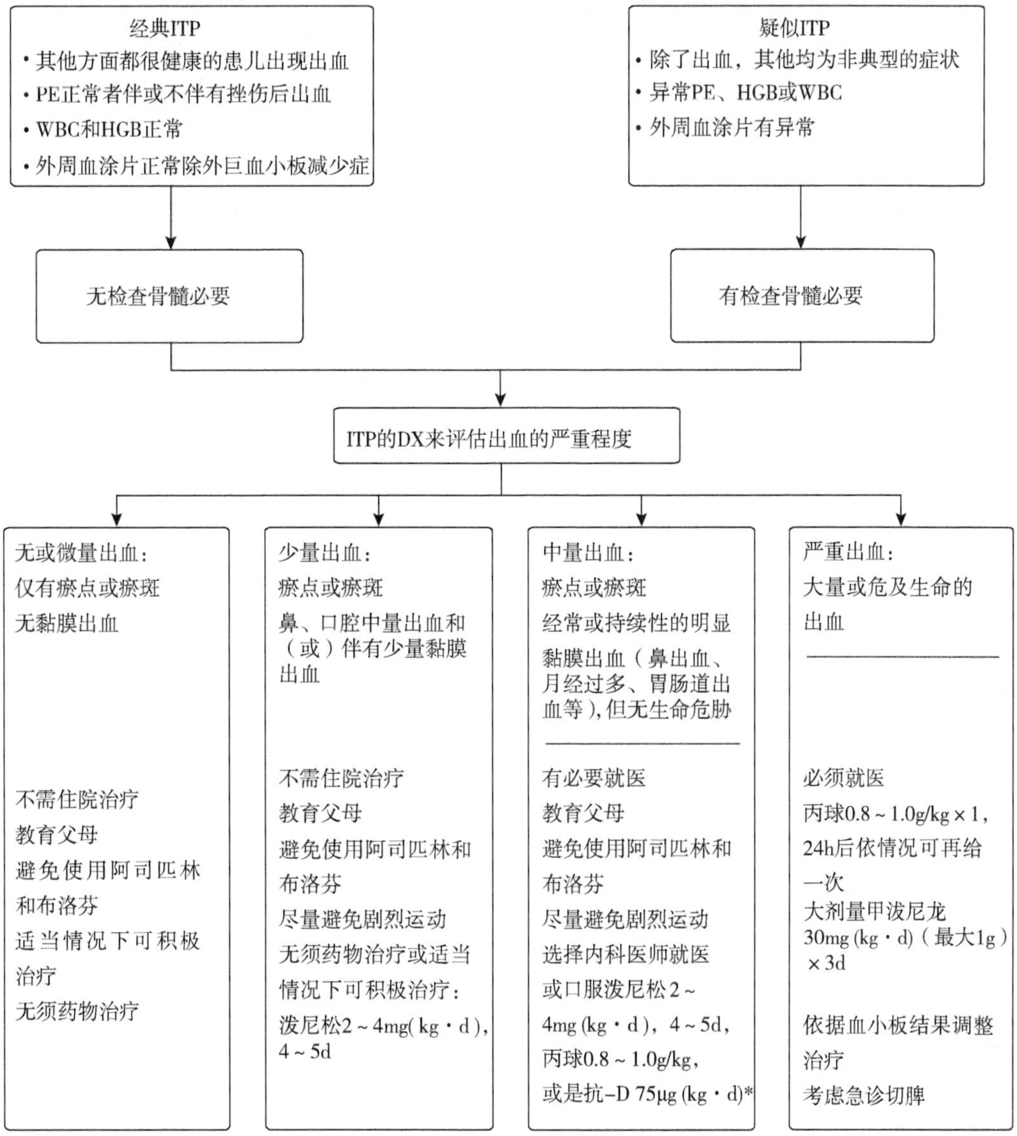

图 105-1　儿童 ITP 的诊断与治疗原则

* 如泼尼松使用禁忌者可考虑丙球 1g/kg 或抗 -D 75μg/kg 或是由内科医师来判定。72h 后复查血常规评估治疗反应或根据内科医师评判。使用抗 -D 的指征是患者血红蛋白正常且血型为 Rh+

■ 溶血性尿毒综合征

溶血性尿毒综合征的三联症为急性肾衰竭、微血管性溶血性贫血和血小板减少症，已在第 87 章详述。血小板减少症通常是轻到中度，典型表现为皮肤苍白，精神萎靡的儿童有时伴有胃肠道病毒感染的前驱症状。腹痛、呕吐和出血性腹泻是常见表现，也是急性肾衰竭和神经系统的临床表现。实验室检查可显示典型的裂细胞贫血、血小板减少、升高的血肌酐、电解质和酸碱平衡紊乱。治疗措施包括早期透析，以治疗肾衰竭；减少血液容量，减轻频繁输血引起的高血钾。

■ 免疫性血小板减少性紫癜

血小板减少性紫癜（ITP）是健康儿童血小板减少的最常见原因，2～4 岁高发，发病率无性别差异。患儿既往有病毒感染病史，虽然这与抗血小板抗生素的作用关系不明。血小板表面覆盖大量 IgG，脾会清除循环中受感染的血小板。骨髓中血小板生成增加，但不足以代偿迅速破坏的血小板。

患者会急性发作瘀点、瘀斑和紫癜，但除皮肤病损以外无其他异常（见彩图 181），可发生黏膜或胃肠道出血。最严重的并发症是颅内出血，患者颅内出血的发生率少于 0.1%～0.5%。

当患者的全血细胞计数显示血小板减少，但红细胞、白细胞计数和形态正常时，可能的诊断为 ITP。在血小板减少病例中，若不伴有症状、体征或血液计数结果显示为其他疾病，则不必行骨髓组织的确诊检查。这样的病例无须住院治疗，可门诊随诊。疾病的自然病程为大约 85% 的患儿可在 6 个月内痊愈。ITP 的治疗存在争议，建议咨询儿童血液科医生。ITP 处理的建议措施已列于图 105-1。治疗包括皮质激素、静脉注射免疫球蛋白（IVIG）和抗 Rh（D）免疫球蛋白（WinRho-SD）治疗。皮质激素和 IVIG 可迅速升高严重血小板以减少患者体内的血小板数目。两种治疗方法可阻止血小板网状内皮细胞破坏。然而，目前无证据表明上述治疗可降低严重出血的风险。因此，治疗的获益是否大于风险仍不得而知。向 Rh 阳性患者输注抗 Rh（D）免疫球蛋白可清除抗体包被的红细胞，但能延长自身抗体包被的血小板的存活时间。抗 Rh（D）免疫球蛋白和 IVIG 一样，可安全有效地作用于 Rh 阳性患者。抗 Rh（D）免疫球蛋白可能只对具有正常免疫球蛋白水平的 Rh 阳性患者有效。输注的血小板可因免疫反应快速破坏，并无重要作用，除非发生致命的出血。在这种情况下，可用血小板输注联合 γ 球蛋白和高剂量激素静脉注射。急诊脾切除适用于致命的出血。

（杜振兰 译）

第106章　成分血治疗

（原著　Audra L. McCreight, Jonathan E. Wickiser）

要点

- 在处置创伤时常易低估失血量。在检查严重出血时，需密切关注患者的生命体征和血细胞比容。
- 对于血流动力学不稳定的创伤患者，有多种补液复苏方案，可以提高O型阴性血和其他必需的血液成分。
- 输血过程可出现轻到重度的反应，包括发热、寒战、恶心、低血压和休克，可由血型不相合、抗体抗供体细胞或血制品感染引起。一旦发生，应立即停止输血并积极对症治疗。

全血及成分血输注常用于急诊诊疗。全血、浓缩红细胞（PRBC）、血小板、粒细胞、新鲜冷冻血浆（FFP）、冷沉淀、特异凝血因子、白蛋白和免疫球蛋白，以上每种都有各自的适应证和并发症。血液资源稀缺，成分输血可针对患者个体需要输注。

全血

临床上较少输注全血，但创伤或手术时，输注全血可快速补充红细胞、增加血容量。储存24h后，血液中的血小板和粒细胞失去活性；3～5d后，易变性凝血因子Ⅴ和Ⅷ的活性大幅度降低。因全血中含有较多的外源性蛋白和抗体，全血输注会使输血反应风险加倍。

浓缩红细胞

PRBC Units含有近50ml血浆，因储存需要添加了防腐剂，血细胞比容波动变化在55%～80%。Units以液体形式储存，因添加了抗凝剂和防腐剂，储存时间可高达42d。这种制剂不含有功能性血小板和粒细胞。如患者既往输血时出现发热反应或者可以避免巨细胞病毒（CMV）传播，则需输注去白红细胞，其中每单位白细胞的含量$<5\times10^6$。在许多机构，全部PRBC制剂都是常规去白。

浓缩血小板

浓缩血小板可由近4～8个供者的全血经过多次单株选择制成浓缩血小板（commonly known as a 6-pack），也可由单个供者单采获得。单供者产物可减少供者暴露（the reduced donor exposure），但选择何种血小板制品因医院和实用性而异，其中每50ml血浆中常含有近3.5×10^{10}血小板。血小板制品应与ABO血型和Rh血型相合，但无须做交叉配血试验。如欲使儿童体内血小板数目升高50 000～100 000/μl，则估计需要0.1～0.2U/kg的单采血小板。血小板输注适用于因血小板减少症或血小板功能不全而导致的活动性出血。血小板计数＞20 000/μl很少导致自发性出血，血小板计数＜10 000/μl时极易出血。免疫性血小板减少症和血栓性血小板减少性紫癜并不能从血小板输注中获益，除非抗体介导疾病持续破坏输注的血小板而引起致命出血。

浓缩粒细胞

白细胞输注仅适用于长时间严重中性粒细胞减少伴明确或强烈怀疑的抗生素耐受性败血症患者。粒细胞输注备受争议，只有在指南或儿童血液科医师的指导下才可使用。

新鲜冷冻血浆

血浆采集后急速冷冻，制成FFP，由非细胞血液成分组成，包括凝血因子Ⅴ和Ⅷ等促凝血因子，抗凝血蛋白S、抗凝血蛋白C和抗凝血酶Ⅲ。虽ABO血型相合重要，但无须交叉配血。FFP最常见的并发症为多因子同时缺陷。使用FFP的并发症列于表106-1。使用剂量为10～20ml/kg，重力注入（infused to gravity）。血小板输注与全血输注传播疾病的风险相似，但过敏反应发生的概率更高。FFP不适用于急性血容量扩张。

表106-1　使用新鲜冰冻血浆的适应证

•弥散性血管内凝血
•急性失血（外伤性）
•未知的凝血因子缺乏
•慢性肝病
•维生素K缺乏
•大剂量华法林或双香豆素治疗

冷沉淀

冷沉淀是在4℃环境下缓慢复苏FFP，并重新冷冻的蛋白质沉淀，富含纤维蛋白原、凝血因子Ⅷ：vW因子和凝血因子Ⅷ。与FFP相比，冷沉淀是一种促凝血制剂，但也包含生理性抗凝蛋白C和S。冷沉淀无须进行交叉试验，适用于少纤维蛋白原血症或无纤维蛋白原血症。当无特异因子浓聚物时，可用冷沉淀治疗血友病A、血管性血友病和Ⅷ因子缺乏症。用于儿童时，每5kg体重可用一单位血沉淀。

Ⅷ因子和Ⅸ因子

高纯度的Ⅷ因子和Ⅸ因子浓聚物依靠单克隆技术和重组DNA技术获得，可产生大量制品，并在治疗血友病中已取代类似FFP的单采制品。

白蛋白

5%和25%白蛋白制剂可应用于临床，而白蛋白最常用于休克、创伤、烧伤和手术中的血容量扩张。高温和药物治疗降低了感染性疾病传播的风险，而且白蛋白不含有血型抗体。只有5%白蛋白制剂是等渗液，25%制剂不能单独用于治疗休克。

免疫球蛋白

这些富含抗体制剂有时可在急诊治疗中用于狂犬病和破伤风等疾病暴露后的预防，也是其他免疫介导性疾病的主要治疗措施，如川崎病（Kawasaki病）。

输血并发症

急诊治疗中，最常需要输血的是血流动力学不稳定的创伤患者。绝大部分贫血患者机体能够代偿，可在收治入院后给予输血治疗。外伤性大量失血患者需要输血的数量及质量。近期，一些医疗机构主张用大量输血的方法来处理这些问题。大量输血一般是指在24h之内置换患者体内的全部血液或在3h之内紧急置换患者体内一半的血液。这些治疗方案在急诊治疗中可达到快速输血的目的，用供者最多的O型阴性血和血小板、FFP等血液制品可以满足需求，而这些血液制品是根据供者意愿从血库自动分配的。虽然与红细胞输注容量相关的血浆、血小板、冷沉淀和其他凝血因子的理想容量仍未知，但目前理想的红细胞：血小板：血浆的输注比例为1∶1∶1。

这种情况可掩盖血型不合引起的溶血和红细胞抗原引起的受体过敏。尽早积极地用血液成分复苏适用于严重创伤，可治疗死亡三联症，包括酸中毒、凝血障碍和低体温。如不能及时提供足量的血液和凝血支持会增加创伤患者的死亡率。

因此，需在患者的血流动力学稳定的时候提前进行患者特异性血型检查。针对ABO和Rh的血型监测是一种用于抗体和交叉配血的快速筛选工序，可以找到受体能相合的供体血。这个过程可能至少需要60min。

一般来说，如果血红蛋白>10g/dl，不输血；如果血红蛋白<5g/dl，通常需要输血；如果血红蛋白>5g/dl且<10g/dl，根据患者病情需要而定。

是否输血取决于患者的临床状态。一般来说，对于特定的患者，既往的失血史常是不正确的，而最初的血红蛋白值可能不能反应失血量，所以观察患者早期休克时的心率和血压是很关键的。

并发症

输血反应有不同种类型，可轻，也可危及生命。一旦发生输血反应，需立即停止输血、告知血库，并认真收集和标记标本，送至血库。

■ 急性溶血性输血反应

急性溶血性输血反应（AHTR）由患者体内的抗A或抗B抗体结合到输注的血型不相合的红细胞上而导致的。这些反应迅速，常是血液标本标记错误的结果。输入体内的红细胞溶解，并释放炎性介质。

初发症状常伴体温升高、脉搏加快，其他症状包括寒战、背部或侧腹部疼痛、恶心和呕吐，并可进展为DIC、休克、肾衰竭和死亡。实验室检查可发现血红蛋白血症和（或）血红蛋白尿、胆红素升高，直接抗体试验阳性。初步治疗就应积极地给予生理盐水行液体复苏，以保持正常的血压和尿量，同时应纠正相关的凝血障碍。

■ 迟发性溶血性输血反应

迟发性溶血性输血反应（DHTR）发生在输血早期，由非ABO抗原引起的致敏反应所致。最主要的症状和体征为不明原因的贫血、黄疸、发热和背痛，血红蛋白血症和血红蛋白尿少见。DHTR可在输血后3～14d检测出。输血患者的初始血红蛋白水平低于预期值，并常有发热和黄疸病史，常不需要特殊治疗。

■ 非溶血性发热反应

发热或非溶血性输血反应（FNHTR）是良性、自限性疾病，可导致大量输血反应，并常发生于多次输血的患者。症状包括发热、寒战，这难以和 AHTR 鉴别。因此，如患者在输血过程中出现不适，应立即停止输血，并可给予解热药。FNHTR 由受者体内的抗体对供者的白细胞和血小板发生免疫攻击而导致的。没有任何试验方法可预测或预防此反应，但家长或患者常会提及既往 FNHTR 史。如之前出现严重的输血反应或常发生输血反应，可在输血之前给予解热药。

■ 过敏性输血反应

过敏性输血反应有 3 种类型，各自的病因不同：

- 荨麻疹性反应涉及储存血液中的过敏原、细胞因子或组胺。一旦发生，必须停止输血，且严密观察患者的过敏症状和体征，可用抗组胺药物，如苯海拉明（1mg/kg）。荨麻疹消退后，可继续输血。
- 过敏反应是严重的荨麻疹性反应，常发生于先天性 IgA 缺陷患者，因体内含有较高抗 IgA 的 IgG 抗体。补体激活且化学介质瀑布样沉积使血管通透性增加，导致血管性水肿、呼吸窘迫、荨麻疹和休克。发生时停止输血，并给予肾上腺素（0.01mg/kg，1 ∶ 1000 皮下注射）。根据病情，可给予垂体后叶素稳定血压。
- 肺微血管系统通透性急剧增大时可发生输血相关性急性肺损伤（TRALI）。而 TRALI 可导致大面积肺水肿，通常发生在输血 6h 内，发病机制不明，可能与来源于供体或受体的中性粒细胞抗体有关。治疗以快速积极地呼吸支持为主。

■ 大量输血并发症

大量输血可导致凝血系统紊乱。表 106-2 总结了大量快速输注全血或 PRBC 后可能发生的并发症。当输血量达到正常血量的 1.5 倍、已有血小板减少症或 DIC 时，可发生稀释性血小板减少症。每单位 PRBC 含有近 3g 可结合游离钙的枸橼酸盐。肝功能正常时，每 5min 可代谢 3g 枸橼酸盐。当输血速度大于每单位 5min 或肝功能受损时，会发生枸橼酸盐中毒，引起低钙血症，伴抽搐或低血压。随着储存时间增加，库存血中钾的浓度升高，则快速输注 PRBC 可导致高钾血症。低钾血症同样常见，因为输注的红细胞代谢活跃，能重吸收胞外的钾。如未使用血液加温器，可能会引起低体温。其他并发症还包括酸碱平衡紊乱和急性呼吸窘迫综合征（ARDS）。

表 106-2 大量输血的并发症

• 稀释性血小板减少症
• 枸橼酸诱发的低钙血症
• 高钾血症
• 低钾血症
• 酸碱干扰
• 急性呼吸窘迫综合征

■ 感染并发症

捐献的血液会常规筛查 HIV-1、HIV-2、HTLV、乙型肝炎表面抗原、乙型肝炎核心抗体（非甲非乙型肝炎标志物）、丙肝病毒和梅毒。输血传播 HIV 的概率估计在 1/1467 000，乙型肝炎的概率为 1/282 000，丙型肝炎的概率为 1/1149 000。

血液制品发生细菌感染，可导致其他输血反应和死亡。输血后即可发生发热、寒战、僵直、呕吐和低血压。应同时取患者体内的血液和血制品分别制成血涂片。输注红细胞的患者发生 AHTR 是不同的，标本（血液和初次尿）应送往血库检测溶血。

（杜振兰 译）

第107章 肿瘤急症

（原著 Audra L. McCreight, Jonathan E. Wickiser）

要点

- 性白血病是儿童最常见的恶性肿瘤，可伴有一系列症状，包括发热、乏力、出血、腺病和骨痛。
- 大部分肿瘤急症可继发于代谢障碍、血液学改变、结构改变或毒性化疗药物影响。
- 中性粒细胞缺少症患者严重感染时除了发热并无其他临床表现。
- 中性粒细胞缺少症患者感染时进展迅速，应在第一时间评估并使用抗生素治疗。
- 肿瘤溶解综合征（TLS）指肿瘤细胞死亡、释放的胞内物质引起的高尿酸症、高磷血症和高钾血症。
- 肿瘤挤压纵隔可导致上腔静脉综合征（SVCS）、上纵隔综合征（SMS），导致呼吸道急症。

近10%儿童死亡病例与肿瘤相关。白血病、中枢神经系统肿瘤和淋巴瘤病例超过儿童恶性肿瘤的一半。肿瘤治疗的进展提高了生存率，然而，伴随而来的是治疗方案的强度增高。急诊医生应知晓常见的儿童肿瘤，并在初诊和治疗过程中能治疗肿瘤并发症。

常见儿童肿瘤

■ 急性白血病

白血病指骨髓中未成熟白细胞的不受控制的克隆性增殖，并可抑制正常造血功能。急性白血病是儿童最常见的恶性肿瘤，占新诊断肿瘤的近30%。急性淋巴细胞白血病（ALL）占儿童白血病的近70%，而急性髓性白血病（AML）占25%。慢性髓性白血病占全部儿童肿瘤的比例少于1%。

儿童急性淋巴细胞白血病高发于3～5岁。总的来说，近80%患儿确诊后的生存年数大于5年，并有许多患者治愈。与ALL不同，AML在儿童中的发病率稳定，但预后较ALL不良，患者确诊后的5年生存率仅为60%。

急性白血病的症状和体征与正常骨髓的病变情况或淋巴母细胞髓外浸润程度一致。骨髓正常造血功能受损后，常表现为皮肤苍白、乏力、瘀点、紫癜和感染。髓外浸润可表现为淋巴结病、肝大、脾大和纵隔、睾丸浸润。白血病细胞浸润骨膜和骨时可引起骨痛，引起患者跛行，甚至因疼痛而不能行走。白血病可浸润中枢神经系统，引起脑神经损害、头痛和视力改变。白细胞计数差别大，可呈高、低或正常。即使诊断时不考虑中性粒细胞减少症，患者的免疫功能也是低下的，因新生白细胞可能是无功能的。大部分患者患贫血和（或）血小板减少。白血病的诊断需要靠骨髓活检确诊，而不是外周血的异常表现。个体化的治疗方案需要依据白血病母细胞形态学和细胞学特征。

■ 霍奇金淋巴瘤

霍奇金淋巴瘤（HL）是来源于淋巴结的恶性肿瘤。在经典型HL中，R-S细胞是肿瘤细胞。近5%儿童恶性肿瘤是HL，高发于青少年和青壮年。大部分患儿可由无痛性锁骨上淋巴结或颈淋巴结病。肿大淋巴结表面粗糙，触诊呈“象皮样”，与反应性淋巴结不同，不会缩小。腹部检查可发现肝脾大。常见纵隔浸润，胸部影像学检查可发现。1/3的患者可出现系统性症状或“B”症状，包括发热、体重下降和盗汗。HL的鉴别诊断包括其他原因引起的淋巴结病，如感染性单核细胞增多症，还包括分枝杆菌感染和其他转移性肿瘤。可见骨髓中继发于转移性疾病的全血细胞异常。受侵淋巴结活检有助于诊断。治疗方案包括多药联合化疗和（或）反射治疗，该方案的5年生存率大于90%。

■ 非霍奇金淋巴瘤

非霍奇金淋巴瘤（NHL）是淋巴组织恶性肿瘤的异质性疾病。与HL不同，NHL无高发年龄，但随着年龄的增长发病率也增加。与成人淋巴瘤的无痛特点相比，儿童NHL能快速增殖，并常在初诊时就已浸润结外组织。儿童最常见的NHL为Burkitt淋巴瘤、Burkitt样淋巴瘤、大B细胞淋巴瘤（来源于成熟B细胞）、淋巴母细胞性淋巴瘤（主要为前T细胞来源）和间变性大细胞淋巴瘤（ALCL）。临床上NHL患儿会出现与组织学亚型相关的临床症状。淋巴母细胞淋巴瘤常伴纵隔肿块、锁骨上淋巴结病，导致咳嗽、喘息、胸痛、气道堵塞及上腔静脉堵塞引起的症状和体征。Burkitt淋巴瘤最常伴腹部浸润引起的疼痛和恶心、呕吐、腹胀、腹水和肠梗阻。右下腹疼痛可为远端回肠、阑尾或盲肠受累，与阑尾炎相似。腹部淋巴瘤亦可引起肠套叠。骨、骨髓和中枢神经系统是常见的转移部位。ALCL 临床表现多样，包括淋巴结病和皮肤、骨浸润。NHL 患者常常需要急诊治疗，因肿瘤（Burkitt 淋巴瘤）的倍增时间短，生长速率快或者是肿瘤侵入重要器官（淋巴母细胞淋巴瘤）。最初的实验室检查包括全血细胞计数，可评估骨髓浸润情况，就像电解质、肌酐、钙磷和尿酸可以评估 TLS（稍后详述）。胸片可见纵隔肿块（图 107-1）。腹部超声和 CT 可评估腹部肿块。多药化疗伴或不伴反射治疗是主要的治疗方法，80% 或更高的长期无病生存率取决于组织学类型。

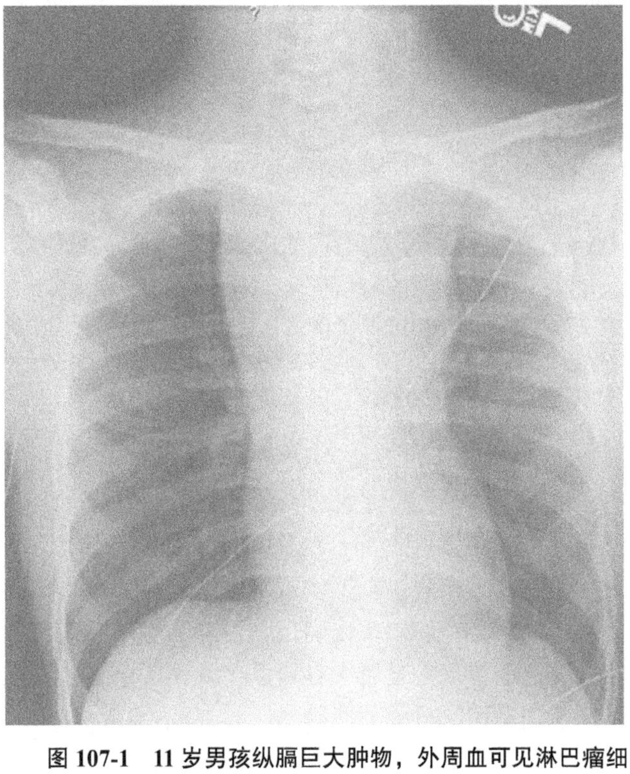

图 107-1　11 岁男孩纵膈巨大肿物，外周血可见淋巴瘤细胞瘤，可确诊为 T 淋巴母细胞瘤

■ *中枢神经系统肿瘤*

中枢神经系统肿瘤占儿童肿瘤的比例高达 20%。增加患中枢神经系统肿瘤的风险的因素包括多种遗传性疾病，如多发性神经纤维瘤、结节性硬化，还包括电离辐射暴露。中枢神经系统肿瘤一般依据组织学类型进行分类。生长于幕上区域的肿瘤包括大脑星形细胞瘤、视神经瘤和颅咽管瘤，更常发于新生儿和婴幼儿。幕下肿瘤包括小脑星形细胞瘤、髓母细胞瘤、室管膜瘤和脑干胶质瘤，常发于 2 岁后。

幕上肿瘤可引起头痛、癫痫和视力损害。但与成人相比，癫痫极少是患儿中枢系统肿瘤的首发症状。躯体共济失调是幕下肿瘤的典型症状。脑干撞击综合征可导致脑神经麻痹、Horner 综合征。婴幼儿颅内压升高可表现为呕吐、食欲减退、易怒、进行性智力减退和向上凝视障碍（日落征）。头周径可过度增大，也可触及颅缝。家长可发现孩子行为和性格上的改变。大龄儿童可主诉头痛、乏力，并会出现呕吐。头痛呈复发性剧烈疼痛，常伴呕吐。从睡眠中痛醒时应高度怀疑恶性肿瘤的可能。此外，患者会出现背痛、膀胱功能不全、肠道功能不全和局灶性神经系统损伤，这提示脊髓或马尾受累。

其他一些症状与颅内压升高、神经系统损伤包括脑囊肿、慢性硬膜下血肿和血管畸形等相关。中枢神经系统肿瘤可通过 CT 诊断，但 MRI 更敏感。

■ *Wilms 瘤*

Wilms 瘤（肾母细胞瘤）来源于胚肾细胞。诊断高发于 2～3 岁，大多数确诊病例小于 5 岁。大部分儿童初诊伴有无痛性腹部包块。Wilms 瘤常不伴血尿，若有，多为静下血尿。其他初诊时出现的症状包括疼痛、高血压、红细胞增多症和获得性血管性血友病。患者中极少出现伴有潜在遗传倾向综合征，如 Beckwith-Wiedemann 综合征、Denys-Drash 综合征和 WAGR 综合征（Wilms 瘤、无虹膜畸形、泌尿生殖器异常和精神迟缓）。5%～10% 患者在初诊时出现双侧肾肿瘤。鉴别诊断包括其他可伴有腹部或盆腔肿块的疾病。最初的检查包括全血细胞计数、尿检和胸腹影像学检查。超声和 CT 常可提示生长于肾的巨大的包裹性肿块（图 107-2）。怀疑 Wilms 瘤的患者需要行更进一步地检查和治疗，包括外科手术切除、化疗或放疗。肾切除或活检需要由擅长 Wilms 瘤的外科医生操作，避免肾破裂，影响肿瘤的后续切除。

■ *神经母细胞瘤*

神经母细胞瘤是来源于神经嵴细胞的恶性肿瘤，可发生于交感神经链的任何地方或肾髓质，是儿童最常见的颅外实性肿瘤，几乎全部患者于 5 岁之前发病。出现的症状和体征最常与原发肿瘤或转移瘤的局部效应相关。2/3 的神经母细胞瘤出现在腹部和盆腔，可表现为腹部肿块。肾血管受累可导致肾素介导性高血压。颈部或胸部原发肿瘤更常见于婴幼儿。颈部或高位胸段肿瘤浸润可导致 Horner 综合征（单侧眼睑下垂、瞳孔缩小和无汗）。脊柱旁神经节肿瘤会沿椎间孔或穿过椎间孔生长，导致脊髓或神经根受压。初诊时近 50% 病例为转移性疾病，常发生于骨、骨髓、肝和皮肤。肺和脑极少受累，一旦发生，常提示肿瘤终末期或为复发性疾病。眼球后浸润可引起眼球突出或眶周淤血。骨痛和跛行可能与骨和骨髓疾病相关。大量肝大病例是因为肝受累，常发生于婴幼儿，可引起呼吸窘迫或肝衰竭。皮肤可出现蓝色无痛性皮下结节。眼阵挛－肌阵挛综合征是副肿瘤性综合征，以肌阵挛和眼球随意运动为特征，可见于少部分神经母细胞瘤患者。骨髓浸润后，全血细胞检查可见血细胞减少。腹部超声或CT扫描可见肾上极肿块，常伴钙化（图107-3）。骨溶解和骨膜反应可见于骨疼痛区域的射线照片。高达90%的患者体内儿茶酚胺代谢产物高香草酸和香草扁桃酸含量升高，并可在尿中检测出。

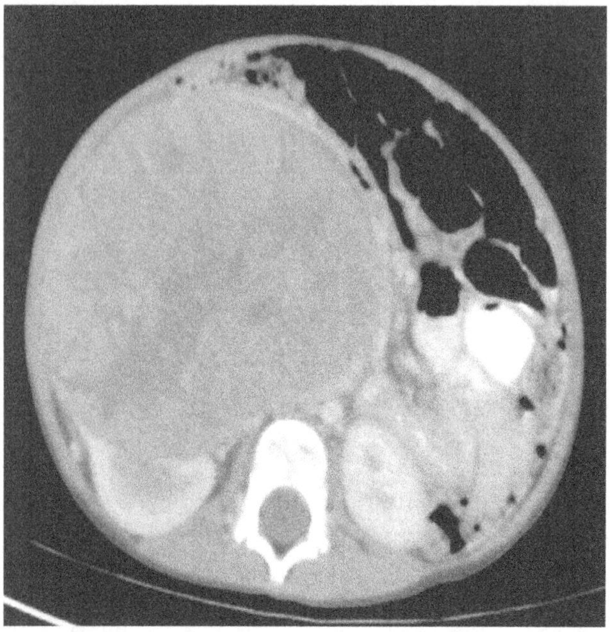

图107-2　CT扫描3岁女孩右肾可见巨大有包膜的肿物，经右肾切除术后病理诊断为肾母细胞瘤

■ *骨骼肌肿瘤*

儿童常见的骨骼肌肿瘤包括骨肉瘤、尤因肉瘤和横纹肌肉瘤。横纹肌肉瘤是来源于间叶组织的恶性实性肿瘤。间叶组织正常情况下生成横纹肌，该肿瘤可发生于任何部位。骨肉瘤是最常见的骨恶性肿瘤，好发于长骨干骺端，尤其是股骨远端和胫骨近端。尤因肉瘤可均等发生于长骨和扁骨，也可只表现为软组织肿块而不累及骨。横纹肌肉瘤最常表现为无痛性肿块，症状和体征取决于发生部位。泌尿生殖道受累可出现血尿、尿路梗阻。阴道肿瘤会导致经期出血过多and may mimic a foreign body。骨肉瘤和尤因肉瘤最常见的症状为骨痛或关节痛，常出现在损伤后。其他症状可表现为可触摸到的肿块、病理性骨折。软组织肿块最初的影像学检查依据发病部位可怀疑横纹肌肉瘤。X线片应为可疑骨肿瘤首选的初步检查。骨肉瘤可沿骨膜扩展，累及其他骨。尤因肉瘤可引起多层骨膜反应，在线片上可呈“洋葱皮样”表现。以上每个肿瘤都可转移到肺和骨髓。

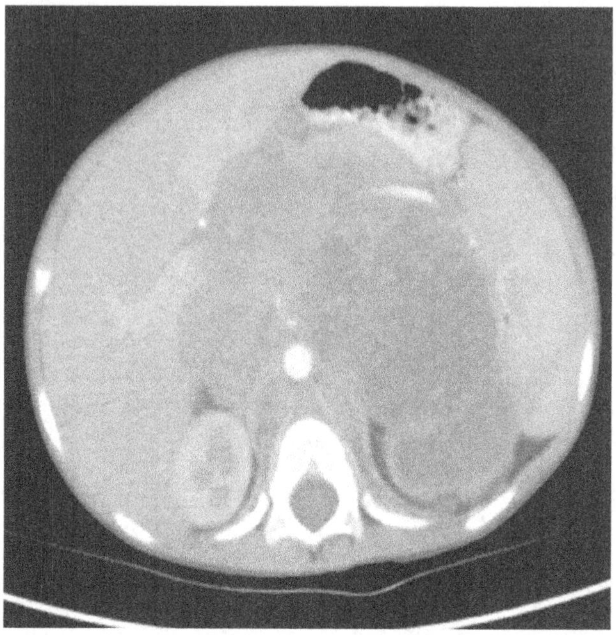

图107-3　腹胀2周伴有出血、面色苍白的2岁男孩腹部CT扫描结果，与图107-2肾母细胞瘤的图像对比，此图像无包膜且取代了正常的组织（注意腹主动脉的位置），病理活检明确诊断为神经母细胞瘤

■ *视网膜母细胞瘤*

视网膜母细胞瘤是儿童最常见的眼内肿瘤，与基因变异密切相关。大部分病例在4岁之前确诊，30%的病例为双侧患病。视网膜母细胞瘤最常表现为白瞳症、斜视。CT或MRI可确定是否存在脉络膜或视神经扩散，也可确定是否存在眼眶、蛛网膜下或颅内受累。单侧发病常行眼球摘除术。

儿童肿瘤常见并发症

肿瘤患儿在护理、治疗过程的任何时候可发生急症，从最开始确诊到肿瘤复发。并发症可因肿瘤自身或者来自恶性肿瘤的治疗。

■ *代谢性急症*

TLS来源于死亡肿瘤细胞和死亡后释放的胞内物质。这些胞内物质可引起高尿酸血症、高磷血症和高钾血症。尿酸可在肾小管中结晶，引起堵塞、少尿和肾衰竭。细胞内钾释放可引起高钾血症，肾功能下降后会进一步恶化。高钾血症可导致致命性心律失常。高磷血症会导致继发性低钙血症。严重的低钙血症可以引起抽搐、癫痫和心律失常。磷酸钙沉积于肾小管可引起肾衰竭。TLS 发病常伴血液系统肿瘤，尤其是 Burkitt 淋巴瘤、T 细胞淋巴瘤和白血病，极少伴发非淋巴瘤性实体瘤。TLS 可在治疗开始之前出现，但常在治疗开始的前几天。TLS 可在皮质类固醇应用于最初未考虑肿瘤的患者后沉淀。所有怀疑 TLS 可能的患者需做以下检查：全血细胞计数、电解质、血糖、钙、磷和尿酸。如发生高钾血症，需行心电图检查。及时发现 TLS 至关重要。补充机体含水量是最重要的初始干预治疗，可提高肾灌注，减轻酸中毒，并能促进尿酸和磷的排泄。静脉补液量应 1.5～2 倍于患者的维持量。用碳酸氢钠碱化尿液可增加尿酸溶解，促进尿酸排泄。然而，因高尿酸血症较高磷血症易于纠正，所以因慎重考虑碱化尿液的必要性。过度碱化可导致磷酸钙沉积于肾。补液不应含有钾，除非存在低钾的症状。别嘌醇抑制黄嘌呤氧化酶，阻碍其降解嘌呤为尿酸，可用于治疗高尿酸血症。重组尿酸氧化酶静脉注射可快速将尿酸转化为尿囊素，适用于别嘌醇无效的尿酸升高患者、高增生率肿瘤如 Burkitt 淋巴瘤或是高肿瘤负担的患者。低钙血症时行补钙治疗仅适用于血清磷正常但有严重症状的患者。高磷血症时补钙可增加磷酸钙沉积。碳酸氢钠、沙丁胺醇和胰岛素或葡萄糖胰岛素可缓解高钾血症。聚苯乙烯磺酸钠（降钾树脂）起效慢且中性粒细胞减少患者不能经肠给药，不是治疗高钾血症的首选。透析适用于药物难以纠正的持续性少尿和电解质异常。高钾血症导致的非灌注性心律失常可静脉注射钙治疗。

高钙血症更易出现于成人恶性肿瘤，也可发生于 ALL、NHL、神经母细胞瘤和尤因肉瘤。血液中钙失衡、骨过度吸收常由甲状旁腺激素分泌性肿瘤引起。临床上，患者会出现便秘、乏力、多尿和困倦。治疗方案为先生理盐水静脉注射，继而呋塞米脉注射，促进钙离子排出。

■ 血液系统并发症

血液系统并发症包括贫血、出血和高白细胞血症。贫血的治疗包括 PRBC 输注治疗。出现症状的患者的血红蛋白常小于 6～8g/dl，且会因血液携氧能力下降出现不适感、活动减少、头痛和易怒，需要输注 10～20ml/kg PRBC 3～4h。血红蛋白＜5g/dl 且进展缓慢的患者需要输注 multiple smaller aliquots（3ml/kg），防止发生充血性心力衰竭。出现血容量过多表现的患者需注射呋塞米。用于化疗或干细胞移植患者的血制品需经过辐照和去白细胞处理，预防出现输血后移植物抗宿主疾病的发生。去白细胞可减少输血反应的发生，也可减少 CMV 的传播。

血小板减少可继发于白血病、化疗和 DIC，可引起出血。瘀点、瘀斑和黏膜出血可见于血小板计数＜20 000/μl 的患者。血小板计数＜10 000/μl 时可见严重的自发性出血。血小板输注可用于严重出血的患者，如鼻出血、牙龈出血和胃肠道出血。对于血小板计数＜20 000/μl 的未出血患者预防性输注血小板存在争议，但可用于存在感染或创伤性操作开始之前。出血同样可继发于 DIC，DIC 可引起凝血酶原时间和部分凝血酶原时间延长，降低纤维蛋白原水平，并可引起血小板减少症，促进纤维蛋白降解。DIC 可发生于败血症恢复阶段、新近诊断或复发性 AMI 和高白细胞血症。最初的治疗方案包括潜在疾病的治疗和用新鲜冷冻血浆（10ml/kg）行凝血因子置换。必要时可输注血小板和 PRBC。

高白细胞血症可见于急性白血病。与红细胞和血小板不同，白细胞体积更大，且不易变形，是形成血液黏滞度的成分。白血病细胞易于聚集并破坏组织灌注。患者可出现呼吸困难、意识模糊、焦虑和长时间视物模糊。白细胞增多的程度取决于白血病的类型，程度不同，症状也不同。AML 患者比 ALL 患者在更低的白细胞水平出现症状。症状性高白细胞增多症极少见于 CML，除了高白细胞计数。体格检查可见多血质、发绀、视盘水肿、视网膜出血和共济失调，神经系统检查可见局灶病变。全血细胞计数可确定外周白细胞计数升高。胸片可见纵隔弥漫浸润。高白细胞血症的患者有患 TLS 的风险。血小板减少症患者伴高白细胞血症时，可有颅内出血的巨大风险，应纠正患者的血小板水平至少到 20 000/μl。化疗之前去除白细胞可降低血液黏滞度，纠正电解质紊乱，可适用于症状性高白细胞血症的患者。

■ 感染性并发症

中性粒细胞减少引起的感染并发症是肿瘤患儿在治疗过程中最常出现的并发症之一，是影响发病率和死亡率的重要因素。评估中性粒细胞产物最好的方法是绝对中性粒细胞计数 [ANC，总白细胞 ×（%Bands+%PMN）]。若患者的 ANC＜500/mm^3 或＜1000/mm^3 但预测会下降到 500/mm^3 以下时，则为中性粒细胞减少。若单次口腔温度＞38.3℃（101 ℉）或超过 1h 体温≥38.0℃，则为发热。这些患者患细菌血症和真菌血症的风险高。细胞免疫受损使患者更易受真菌、分枝杆菌和病毒感染。此外，感染、化疗和长期留置静脉导管（IVCD）可破坏物理屏障，如皮肤、黏膜。患者可感染自身内在菌群，跟在住院期间感染医院内病原体一样。应迅速评估并治疗免疫低下的发热患者，因发生于此类患者的感染是致命性的。常见病原体列于表 107-1。

表 107-1　儿童肿瘤的常见病原菌

细菌		真菌	病毒
革兰氏阳性菌	革兰氏阴性菌		
金黄色葡萄球菌	大肠埃希菌	念珠菌	HSV
凝固酶阴性葡萄球菌	克雷伯杆菌	曲霉菌	水痘
	铜绿假单胞菌		CMV
甲型溶血性链球菌			EBV
			RSV
粪肠球菌			流行性感冒

应特别留意隐蔽部位是否存在可能的感染，如口咽、腋窝、腹股沟、会阴和之前的手术部位，也包括任何静脉置管的孔道。应认识到发热可能是唯一的阳性症状，因为中性粒细胞数目减少，炎症反应迟钝。因此，可不出现其他症状，如渗出、腺病、fluctuance、warmth 和水肿。儿童早期肺炎可能无咳嗽或咳痰。

最初的检查包括肌酐、全血细胞计数和血涂片，包括细菌涂片和真菌涂片。存在呼吸系统症状时可行胸片检查。如已存在留置导管，血涂片可从导管中获取。血涂片应从外周静脉取血还是 IVAD 仍存在争议，应遵守行业标准。来自其他部位的提取物做革兰检测和涂片检查可提示局部感染。

中性粒细胞减少患儿发热时，应立即经验性给予抗生素治疗，因感染发展迅速。在等待血细胞计数结果时应继续抗生素治疗。门诊对于中性粒细胞减少患儿发热无完善的治疗方案，只能与儿童肿瘤医生一同治疗。抗生素治疗方案的选择需考虑医院中微生物敏感模式。联合治疗是常用的提高广谱抗生素覆盖面的方法（表 107-2），包括氨基糖苷类和抗铜绿假单胞菌β-内酰胺类。广谱抗生素的发展使一些医院可以选择单药治疗疾病。头孢他啶、亚胺培南、头孢克肟和美罗培南对于铜绿假单胞菌具有较高活性，与标准联合治疗一样有效。初始经验性治疗方案中万古霉素的常规使用还未证明能使患者获益。但是如存在静脉导管相关性感染、耐甲氧西林金黄色葡萄球菌定植、严重的化疗相关性黏膜损害、氟喹诺酮类预防、近期使用高浓度阿糖胞苷和败血症性休克，万古霉素的疗效是值得肯定的。

表 107-2　经验性治疗中性粒细胞减少患者

单药治疗	联合治疗	
	氨基糖苷类	
• 头孢吡肟	• 阿米卡星	
• 头孢他啶	• 妥布霉素	
• 亚胺培南	• 庆大霉素	
• 美罗培南		
	增加	
超广谱头孢菌素	抗假单胞菌肺炎的青霉素	碳青霉烯
• 头孢吡肟	• 哌拉西林 - 他唑巴坦	• 亚胺培南
• 头孢他啶	• 羟基噻吩青霉素 - 克拉维酸	• 美罗培南

治疗方案调整：存在局部感染的患者需调整治疗方案。出现提示胃肠道感染的症状和体征需要用甲硝唑或克林霉素覆盖厌氧菌。呼吸道浸润提示可能存在细菌、病毒、真菌或寄生虫感染。

真菌感染：肿瘤患者出现发热和中性粒细胞减少时可存在真菌感染的风险，尤其是假丝酵母菌和曲霉菌。在儿童患者中，口腔是最常见的真菌感染部位。可无明显临床表现，但可出现点状病灶、弥漫性黏膜红色斑块和溃疡。伴发呼吸困难、声嘶或喘鸣的患者需要考虑会厌或喉念珠菌感染。创伤基底部的刮片用于真菌和病毒培养。无发热和能忍受口服药物治疗的中性粒细胞减少患者可选择局部抗真菌药物，如克霉唑。经验性静脉注射抗真菌药物治疗不适用于发热患者，但可在持续性中性粒细胞减少患者连续几日发热后使用。

耶氏肺孢子虫（即先前熟知的卡氏肺孢子虫）是一种感染性的微生物，可引起肺孢子虫肺炎（PCP），最高发于血液系统恶心肿瘤的患儿。患者的典型症状为发热、干咳、呼吸急促和可测到啰音的肋间反应。可出现缺氧，并可发生明显的呼吸过速。早期的胸片可正常，但会逐渐出现双侧肺泡浸润表现。支气管肺泡灌洗或开放性胸活检可确诊。免疫低下的患者开始应以 TMP-SMX 经验性治疗直到确诊。PCP 发病率在对免疫低下患者常规使用 TMP-SMX、依西酸喷他脒和氨苯砜预防后大幅度降低。

病毒感染：单纯疱疹病毒（HSV）感染局限，即使是在免疫低下的患者，常常累及口腔、鼻孔、食管、外阴和肛周。疼痛是最主要的表现症状。黏膜破损会加速继发性细菌感染。伴发轻度皮肤黏膜疾病的免疫低下患者需口服阿昔洛韦治疗。伴有中度或重度HSV感染的患者需入院予静脉注射阿昔洛韦治疗。

免疫低下患者伴发会水痘带状疱疹病毒（VZV）感染的发病率和死亡率高，并可能具有传染性。VZV感染的诊断需根据特征性的水疱病损和近期的暴露史。实验室确诊依据病损基底部组织的病毒培养阳性。胸片显示肺炎表现。免疫低下患者伴VZV感染应住院予阿昔洛韦静脉注射。

非中性粒细胞缺乏肿瘤患者的发热：非中性粒细胞缺乏患者的评估与中性粒细胞缺乏患者相同。虽不伴中性粒细胞缺乏，但非中性粒细胞缺乏患者仍有IVAD和治疗相关性免疫功能不全引起感染的风险。如非中性粒细胞缺乏患者出现发热，并伴IVAD，需给予第三代头孢菌素如头孢曲松钠［75mg/（kg · d）］。服用抗生素后需观察一段时间，如果情况稳定，可由儿童肿瘤科医师安排门诊治疗。患儿在未来几天ANC降到500以下或出现败血症症状，应收治入院。无IVAD或局部感染时，发热的非中性粒细胞缺乏患者应在未使用抗生素前进行血培养，并观察一段时间。

■ 上腔静脉综合征和上纵隔综合征

一些儿童恶性肿瘤，包括NHI、HL、神经母细胞瘤、生殖细胞肿瘤和急性淋巴母细胞淋巴瘤可出现纵隔肿块，可引起SVCS或SMS。SVCS是指SVC堵塞、受压、血栓形成引起的症状和体征。儿童SMS常因狭窄、柔韧的气管的压迫引起。患者可出现面部、结膜、颈部和躯干水肿及多血质表现。胸部和上腹部可出现弯曲的侧支循环。大脑静脉高血压可引起头痛、视盘水肿、癫痫、昏迷、脑出血和视网膜静脉充血。气管支气管树受压可引起呼吸过速、喘息、喘鸣、端坐呼吸和发绀。气道堵塞、脑水肿和心脏损害可导致死亡。胸片提示上纵隔增宽，有时可见胸膜或心包膜渗出（图107-4）。气管可偏离或变狭窄。血细胞分类计数可见白血病或淋巴瘤表现。电解质变化可提示肿瘤溶解。因气道可完全堵塞，这些患者的治疗充满挑战性。开放气道会比较困难，尤其当阻塞部位在远端气管或在远端气管下端时。在气道塌陷后行插管治疗（气管插管或选择性支气管插管）或紧急气管切开治疗是不可行的。即使插管成功，如在气管内导管下段存在堵塞，可造成不完全通气。已报道几例在诱导麻醉过程中气管塌陷导致死亡的病例。最大呼气流速和CT可确定气管横断面，已建议用于判断麻醉风险。然而，带有临界大小肿块的患者行CT检查时无法忍受仰卧位，也不能做流速测试。如需要插管，建议应在存在自主呼吸且清醒的状态下施行。已报道体外膜肺氧合（ECMO）用于低位气道塌陷的高风险患者。患有严重呼吸损害的患者在准确的组织诊断之前应给予放射治疗或化疗。

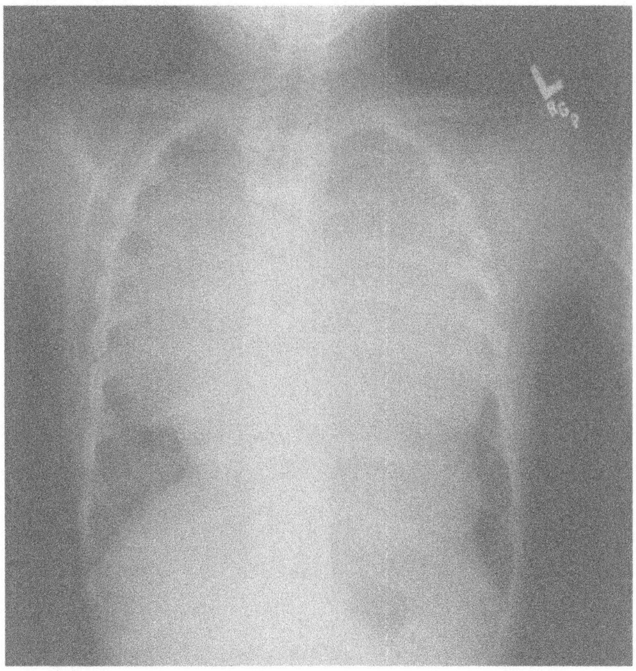

图 107-4　一名呼吸急促伴喘憋的6岁男孩的胸片。纵膈巨大肿物导致气管偏移及气道狭窄。孩子仰卧位更易缺氧，必须紧急开始化疗。几天后病理结果明确诊断为T-淋巴母细胞瘤

■ 脊髓压迫

髓外转移瘤可引起脊髓压迫，如软组织肉瘤、神经母细胞瘤、生殖细胞瘤和HL，极少由随内肿瘤引起。疼痛是最常见的初发症状。仰卧位时疼痛加重，触诊时可有压痛。对称性肌无力是迟发症状。大部分肌无力患者在初诊时就已存在硬膜外脊髓压迫。感觉受损比肌无力少见，且常伴有进行性的麻木和感觉异常。也可出现膀胱或肠道功能改变。脑脊液流动受阻可引起脑积水。大部分患者常患有目的神经功能缺损。

脊髓平扫可显示一部分患者的脊髓受压异常，但MRI可提供更准确的诊断信息。脊髓受压是神经系统急症，应立即请肿瘤科医师和神经外科医师联合会诊。先用地塞米松治疗，可减轻肿瘤相关的水肿。伴有进行性神经系统损伤的患者应立即行MRI检查。

应迅速评估手术或放射治疗的可能性。化疗适用于化疗敏感性疾病，如HL、神经母细胞瘤和生殖细胞瘤。

■ 中枢神经系统急症

肿瘤患儿可伴发中枢神经系统并发症，如意识状态改变、颅内出血和癫痫。电解质紊乱、缺氧、肾或肝衰竭、DIC、高白细胞血症和败血症可引起意识水平改变。原发性中枢神经系统肿瘤和转移瘤可伴发急性意识状态改变。血栓形成或出血可引起脑血管意外，会加重急性白血病病情。出血有时可发生在颅内肿瘤转移部位。血小板减少、凝血障碍可引起硬膜下隙和蛛网膜下腔出血。中枢神经系统放射治疗或化疗可引起血栓形成。电解质紊乱、感染、转移性疾病和中枢神经系统治疗并发症可以引起癫痫。近期静脉注射或鞘内注射化疗药物，如甲氨蝶呤、阿糖胞苷、激素和异环磷酰胺，可导致神经系统毒性。实验室检查包括全血细胞计数、电解质、血糖、肌酐、钙磷、尿酸、镁、血培养和凝血功能检测。应及时行头颅CT平扫评估肿瘤和颅内出血。患儿病情平稳时可行MRI检查。患者出现意识状态改变时，应先予支持治疗，保护气道，维持呼吸平稳。必要时，可用不升高ICP的药物联合利多卡因，行气管内插管。如怀疑ICP升高，控制通气，保持$PaCO_2$在35mmHg能使患者获益。颅内肿瘤患者可用激素控制脑水肿。高渗药物，如甘露醇和3%生理盐水（高渗盐水），可在血脑屏障两边建立渗透梯度，有助于减轻脑水肿。利尿剂（呋塞米）联合甘露醇可加快降低ICP。建议取得神经外科医师的治疗建议。如怀疑脑膜炎可能，腰椎穿刺可推迟进行，在进行CT检查前应先使用抗生素治疗。需积极治疗血小板减少和凝血障碍，尤其存在颅内出血时。

■ 胃肠道急症

免疫低下和感染可引起食管炎、盲肠炎、小肠结肠炎和直肠周脓肿。直肠炎在中性粒细胞缺乏症的患者是一种严重的盲肠坏死性结肠炎，症状和体征与急性阑尾炎相似。血小板减少、凝血障碍、黏膜溃疡和异常肿瘤血管可引起胃肠道出血。在白血病和淋巴瘤治疗过程中，大量使用激素可大大增加患者上消化道出血的风险。肿瘤可引起梗阻，腹部肿瘤术后可引起粘连，药物治疗如长春新碱可引起麻痹性肠梗阻。静脉阻塞性疾病可伴肝大、腹水、体重增加和高胆红素血症，最常发生于干细胞移植后，也可为一些化疗方案的并发症。也需考虑急腹症的常见病因，如阑尾炎。较难确定免疫低下或中性粒细胞缺乏患者出现腹痛的准确病因。白细胞减少、局部病变扩散后可降低炎症反应。会阴和直肠检查在检查盆腔和肛周疾病中具有重要作用，中性粒细胞减少并不是此项检查的禁忌证。实验室检查包括全血细胞计数、血培养和尿培养、尿分析、电解质、血糖、淀粉酶和脂肪酶。胸片可评估肺炎，腹部平片可提示肠梗阻、肠穿孔和肠壁积气。腹部平片无诊断价值时，可行腹部CT检查。

急腹症患者需入院治疗，并静脉补液。非中性粒细胞减少患者患食管炎和压力性胃溃疡，可用H_2受体拮抗剂治疗。出血时应纠正血小板减少和凝血障碍。盲肠炎患者应先使用广谱抗生素，覆盖革兰隐性菌和胃肠道厌氧菌。建议尽早评估手术必要性。除了纠正已经存在的凝血障碍和恶化的临床症状，盲肠炎剖腹手术适应证包括穿孔、持续性胃肠道出血。

（杜振兰 译）

第二十一部分

非创伤性的骨与关节疾病

第 108 章 儿童跛行

（原著 Rohit Shenoi）

要点

- 儿童跛行的发生往往与创伤有关，局部的或者是患侧胫骨的 X 线检查有助于诊断的明确。
- 如果一个儿童出现跛行并膝关节和大腿的疼痛，需要考虑存在髋关节的疾病。
- 如果患儿出现发热、疼痛性的跛行、CRP 升高＞2mg/dl、红细胞沉降率（ESR）＞40 或白细胞计数＞12×10^9/L，需要考虑感染性关节炎的可能。
- 如果患儿没有创伤病史，没有发热史，也没有全身的症状，那么 X 线检查之后应该行髋关节的超声检查。
- 如果考虑存在感染的话，早期的 MRI 检查是必要的。
- 创伤和发热的病史，是非常重要的病史，它的存在将决定是否需要扩大跛行的诊断范围。

如果跛行的步态紧张、不平稳或者费力，往往都是由于疼痛、无力和畸形引起的；步态的逐渐发展对于鉴别跛行的病因非常重要；儿童往往从 9 岁开始会爬，12～15 个月开始会走，18 个月开始会跑；在 1 岁左右，正常的婴儿开始行走时，步态比较大，步幅比较小，上肢屈曲没有摆动，足不离地；3 岁时成人的步行模式雏形基本形成；等到 7 岁的时候，速度、步幅等已经可以接近成人。成人的步态包括两期：站立期和迈步期。站立期占整个步态周期的 60%，从足跟着地负重开始到足趾离地，重力由足跟传递至前足；而迈步期从另一只足离地，小腿随着足摆动到足跟与地面接触。跛行的最主要的原因是创伤，表 108-1 列举了常见的原因；鉴别诊断主要依据是跛行的耐受性、类型、儿童的年龄及所累及的解剖部位。

病史

近期出现的小于 2 周的跛行往往与创伤、急性感染或者肿瘤相关；较长时间的跛行更多应该考虑发育性髋关节脱位（DDH）、神经肌肉或类风湿类疾病、过度使用、股骨头骨骺滑脱症（SCFE）及 Perthes 病。类风湿类疾病跛行的特点是晨起加重，然后逐渐缓解，而肌肉系统疾病主要表现为随着肌肉疲劳的增加，跛行逐渐加重。

表 108-1 导致儿童跛行的原因

创伤
骨折
脱位
软组织损伤
骨骼炎
骨筋膜室综合征
感染
软组织感染
骨髓炎
关节炎
化脓性肌炎
脑（脊）膜炎
硬膜外脓肿
椎间盘炎
筋膜炎
骨结核
肿瘤
骨肿瘤 - 恶性的（骨肉瘤、尤因肉瘤）
骨肿瘤 - 良性的（骨样骨瘤、骨母细胞瘤）
血液肿瘤（白血病、淋巴瘤）
脊髓肿瘤
转移性神经母细胞瘤
炎症 / 免疫
感染后的反应性关节炎
青少年特发性关节炎
一过性滑膜炎
系统性红斑狼疮
急性风湿热

续表

血清系统疾病
Henoch-Schonlein 病
血液学疾病
血友病
镰状细胞病的血管闭塞危象
先天性疾病
髋关节发育不良
马蹄内翻足
下肢不等长（肢体发育不全、偏侧肥大）
发育性疾病
Perthes 病
股骨头骨骺滑脱
创伤性的骨骺损伤
跗骨融合
剥脱性骨软骨炎
神经性疾病
大脑性麻痹
遗传性感觉运动神经病变
疼痛综合征
腹腔和盆腔的疾病
急性阑尾炎
腰大肌脓肿
阴囊疼痛病变（睾丸扭转、梗阻性腹股沟疝）
盆腔炎性疾病
其他的
嵌甲
足底的疣
过度活动综合征
转化障碍

是否有创伤病史需要注意，如果外伤没有被证实，或者受伤机制和长期的非意外创伤的持续损伤不相符，将给诊断带来困难；有一项研究显示，有 1/3 的长骨干骨髓炎的患者存在创伤病史，提示创伤病史有可能混淆感染引起跛行的诊断；同样发热也可能混淆创伤引起跛行的诊断。

发热可能是脓毒性关节炎、骨髓炎、化脓性肌炎、一过性滑膜炎的前驱症状；其他引起发热的原因也包括肿瘤性疾病（如白血病、骨肉瘤、尤因肉瘤、朗格汉斯细胞增生症、骨转移性瘤）。

决定疼痛特征的因素包括疼痛的部位、类型、严重程度、是否放射、使其加重和减轻的因素等。疼痛可能由腰部放射至臀部及大腿外侧，或者可能由髋部放射至腹股沟、大腿及膝关节。严重的疼痛往往可能是骨髓炎、化脓性关节炎、镰状细胞血管闭塞危象、骨折移位、骨筋膜室综合征的表现；间歇性疼痛或疼痛不是很严重往往见于一过性滑膜炎、青少年特发性关节炎、Perthes 病、股骨头骨骺滑脱症、胫骨结节骨骺炎。活动后疼痛加重见于疲劳性损伤、应力性骨折、过度活动综合征。患者如果存在风湿性疾病、疼痛综合征，疼痛往往会在活动后得到缓解；我们所看到的疼痛综合征的疼痛程度往往和它的病史不相一致。夜间痛往往和肿瘤相关，如白血病、尤因肉瘤，还包括良性的肿瘤如骨样骨瘤。肌肉的疼痛往往是肌炎的表现。

咽喉痛可能是急性风湿性关节炎的前驱症状；痢疾后的 1～2 周可能出现关节的疼痛和肿胀；腰部的疼痛可能是椎间盘炎症、椎体滑脱或椎体的骨髓炎；荨麻疹和发热往往和血清病引起的关节炎同时发生；牙龈出血和淤血可见于维生素 C 缺乏、发育不良、生长迟缓、维生素 D 缺乏所致的“O”形腿或“X”形腿。这些情况都有可能导致骨痛及逐渐的行走障碍；Henoch–Schonlein 病具有特有的疹。

物理检查

生命指征：发热最常见于感染性疾病，但 18% ～ 28% 化脓性关节炎不发热。

一般情况：幼儿如果足部疼痛的话可能会采用爬行或者以膝盖为支撑的挪动；患儿如果存在肢体的疼痛的话往往是不安的，也很少活动；急性阑尾炎、睾丸扭转、梗阻性腹股沟疝都可能导致跛行；如果患者出现跛行，需要从腰向下检查，检查皮肤是否有挫伤、刺伤，是否有畸形，是否有脓疮或溃疡，是否残留有异物；淤血或瘀青可见于偶然的或者非偶然的创伤、血友病、出血性疾病、亨诺－许兰紫癜；嵌甲、胼胝（鞋子太紧）、异物残留，刺伤等都会导致疼痛性的跛行。

肌肉骨骼检查：双侧下肢对比检查并评估温度、痛点、软组织或关节的肿胀、畸形及肢体长度。下肢不等长常见于一些发育性疾病，包括肢体发育不全、髋关节发育不良及足的畸形、偏侧肥大综合征、创伤后的骨骺损伤。关节炎引起的疼痛往往是活动痛，髋关节比较舒适的位置是外展外旋位；挤压伤后的严重的疼痛和肿胀往往预示着发生了骨筋膜室综合征；无发热、创伤和系统性病变时，肌腱部位的触痛应该考虑 Osgood-Schlatter 病（胫骨结节骨骺炎）、跟骨缺血性坏死、足底筋膜炎；从骶髂关节开始，髋关节、膝关节、距小腿关节和足的双侧主动 / 被动关节活动检查是很有必要的（表 108-2，彩图 182 ～彩图 186）。

创伤史和局限性的疼痛很容易分辨损伤的区域，但是，跛行的患儿可能没有创伤病史，也没有局限性的疼痛；放射学检查将有助于下肢五种骨折类型的发现；类型 1，是胫骨的螺旋形骨折，不易发现，只有在斜位片上才能看到；如果把持住膝关节和距小腿关节，旋转小腿诱发疼痛，那就可以诊断。过度伸膝关节将导致类型 2 的骨折，固定胫骨，过伸膝关节将诱发胫骨近端的疼痛，影像学上可以看到胫骨结节内外侧皮质的撕脱骨折；侧位片上可见胫骨结节凹陷加深，也有可能出现骨骺板的倾斜；类型 3 骨折是指如果固定距小腿关节，挤压或者旋转距小腿关节诱发疼痛，就需要考虑存在胫腓骨远端的撕脱骨折。类型 4，前足过屈将有可能导致第 1 跖骨基底的嵌插骨折和骰骨的压缩骨折，也即类型 4 骨折第一跖骨基底和骰骨局限性压痛非常明显。最后类型 5 是股骨近端没有移位的 Salter-Harris Ⅰ型的骨折，固定下肢，旋转髋关节可以诱发疼痛。

区别腰大肌脓肿和化脓性的髋关节是有挑战性的：腰大肌脓肿的患者，腹部可以扪及很明显的包块和腰大肌征，还有可能出现脊柱侧弯、坐骨神经痛及股神经病变的相应症状；化脓性关节炎的儿童，因为疼痛，其关节在各个方向的活动都会有明显的受限，腰大肌脓肿的患儿屈曲髋关节可以缓解疼痛，并且内外旋髋关节会较容易完成。

检查肌肉群的压痛点、力量和协调性。近端肌肉无力多见于肌营养不良和肌病；外周神经病或神经根性疾病，反射是减弱的。反之，上运动神经元病的患者往往呈现一种痉挛状态；椎管闭合不全的患者往往正中线处会出现浅凹或出现毛发等不正常的情况。

脊柱：检查脊柱是否存在侧弯、后凸及活动度；如果脊柱存在疼痛的话，可能会出现脊柱的弯曲；椎间盘炎和椎体的骨髓炎的鉴别往往是很困难的。椎体骨髓炎的患儿，往往呈现一种病态，体温会很高，而且会持续较长的时间，可以发生在椎体的任何节段。椎间盘炎的患儿可能会发热、易激怒、不愿意行走或者坐下，局部的症状往往不是很明显；早期的 X 线检查往往不能发现任何的病变，有可能延误诊断。年长点的椎体滑脱的患儿在脊柱屈伸时会出现腰骶部的疼痛。

步态检查：完整的体格检查后需要评估患者的步态。幼儿可能不愿意配合检查，可以要求患儿父母先行一段距离后引导孩子；检查骨盆的倾斜、脊柱的侧弯、膝关节的屈曲、双下肢的不对称及足的旋转，关注其所有的活动，包括步长、站立期及迈步期；而且还要观察骨盆、髋关节、大腿、膝关节、小腿、距小腿关节和足；观察鞋子的磨损和毁坏情况；当存在足下垂时，患侧在迈步期足掌会拍打地面；在患儿爬梯子、蹲坐、以足趾和足跟行走时检查肌肉的力量。

最常见的步态异常是防痛步态，它往往由于肢体的疼痛情况及腰部的牵涉痛所导致。由于疼痛的原因，患侧负重的时间减少，站立期的时间也就缩短，而相应的健侧的迈步期就会延长。双下肢不等长导致的步态异常，被证实主要是由于较短一侧肢体处于站立期和较长一侧肢体处于环形运动的迈步期时，躯干和骨盆向下倾斜所导致的。一些儿童可能会使用较短一侧肢体的足趾着地来行走，环形步态多见于痉挛型的轻偏瘫或距小腿关节和足存在问题的患儿，痉挛侧肢体在迈步期需要向外侧移动半个环形，才能使足趾接触到地面。Trendelenburg 步态见于外展肌力弱的 DDH 患者，当患者处于患侧肢体的站立期时，患侧肢体的外展肌力弱无法承受对侧肢体的重量，所以骨盆就倾斜向健侧；如果无力是双侧的，那么患者将表现为一种蹒跚步态，任何一侧站立时，骨盆倾斜向另一侧；跨阈步态，是因为足不能背屈，在行走时髋关节和膝关节只能屈曲才能使足部接触到地面所导致的一种步态。

实验室和影像学检查

如果患者没有发热的病史，而且跛行是由创伤所引起，那么实验室检测是没有必要的；但是如果患儿存在发热、贫血、虚弱，那么白细胞的分类检测、外周血涂片检测、红细胞沉降率及 C 反应蛋白检测就很有必要了。

Kocher 等开展了关于鉴别一过性滑膜炎和髋关节化脓性关节炎的四种预测因子的前瞻性研究，包括发热、非负重、红细胞沉降率＞ 40、白细胞计数＞ 12×10^9/L，如果这四组值全部是阳性的，那么有 93% 的患者可以诊断为化脓性关节炎；Caird 等又增加了 C 反应蛋白＞2.0mg/dl 这一标准，指出如果五组值全部阳性，那么诊断的阳性率可以达到 97.5%；目前，还没有多中心的大样本量的临床研究来确定预测的标准。C 反应蛋白在疾病的早期就升高，较红细胞沉降率更敏感，是预测感染的一个指标，也是化脓性关节炎的独立预测指标，其阴性结果比阳性结果对疾病的预测更具有意义。如果 C 反应蛋白＜ 1.0mg/dl，那么就有 87% 可能性不是化脓性关节炎。

关节的疼痛也有可能是白血病导致的，白血病在白细胞增殖前就可导致骨骼肌肉的疼痛及肿胀。一项回顾性的研究比较急性淋巴细胞白血病和幼年型类风湿关节炎发现：白细胞计数＜4×10^9/L、血小板计数（150～250）$\times10^9$/L、存在夜间痛，诊断急性淋巴细胞性白血病的敏感性和特异性分别为 100% 和 85%；其他的一些特异性指标还包括诊断莱姆病的莱姆计数、青少年特发性的关节炎的抗核抗体检测及肌炎的碱性磷酸酶检测。

滑膜液分析：如果出现了关节的肿胀、炎症、剧烈的疼痛及关节活动度的减少，或者患儿发热并存在髋关节渗出液，就要高度怀疑化脓性关节炎；采用关节穿刺，取得关节液后，要进行细胞计数的检测、蛋白和葡萄糖的检测、革兰染色检验并进行需氧和厌氧的细菌培养。所有怀疑化脓性关节炎的患者都应该行细胞计数的检测，计数如果＞40 000/mm^3，其诊断的敏感性和特异性都超过了 90%。尽管关节液检测已经是阳性，如果关节液中多形核细胞的计数＞50 000/mm^3，比例超过 90%，更应该考虑诊断为化脓性关节炎。然而有时虽然临床和实验室检测都支持化脓性关节炎，关节液检测也有可能是阴性的，可能是由于抗生素的应用或是培养基的问题。如果是性活动比较频繁的青少年，并且是单侧发病，那么抽取的关节液需要进行淋病奈瑟球菌的检测。

静脉使用抗生素是不建议的，除非关节液检测革兰染色及培养考虑为细菌性关节炎，再有就是患儿的病情较重；这些病原菌包括存在于未完全免疫的患儿的金黄色葡萄球菌、金格杆菌、链球菌、嗜血菌属及存在于镰状细胞性贫血患儿的沙门菌属。金格杆菌是逐渐被认识的导致＜ 4 岁健康儿童骨关节炎感染的常见致病菌，它有可能导致患有其他疾病更大一点的儿童患病，特点是一开始其临床症状很轻，急性期的检验检查也往往都是正常的。

影像学检查：如果有创伤病史或存在局部的骨痛，应该行损伤区域的放射学检查，避免行整个下肢的放射学检查。在下肢全长放射学检测中骨折的检出率在 4%～20%，胫骨的骨折是最常见的。在一项研究中发现，有 14% 的患儿在非负重位影像学检测时发现胫骨骨折；在所有的肢体检测中只有一例是非胫骨骨折。通过这些检测结果建议在这些患者中应该将放射学检查局限于胫骨，以避免不必要的放射线暴露。这些学者建议，如果一开始的检查是阴性的，症状持续存在，那么就需要随访并反复的评估。

如果检查时发现了无法解释的软组织或骨骼的损伤，那么就要考虑是否存在非常规的创伤；如果 2 岁以下的患儿考虑存在虐待，骨骼的放射学检查就很有必要；＞ 5 岁的骨骼的放射学检查需要结合其他的临床检查；无法解释的颅脑的或者是腹部的损伤或者骨折也需要考虑是否存在虐待。

对于跛行的婴幼儿，在没有其他检查的情况下核素扫描可能是有用的。它对评估骨及软组织的畸形有一定作用，但是对于骨髓炎、关节盘炎、股骨头坏死、恶性骨瘤及应力性骨折的鉴别能力差，磁共振在这方面更有优越性。所以尽管核素扫描可以用于诊断损伤，但是由于其成本及放射性等原因，在婴幼儿的诊断中不用作首选。

CT 检查：对于一个跛行的患儿而言作用有限，因为其成像因素更适合应用于骨肿瘤的诊断及胫骨应力性骨折的早期诊断。

MRI：由于没有电离辐射及对骨骼肌损伤的高度敏感等特点，它在鉴别骨折和骨髓炎中非常有效。但 MRI 的缺点是其价格昂贵，并且需要幼儿在一段时间内保持安静。在儿童社区获得性金黄色葡萄球菌（CA-SA）骨髓炎的筛查中可作为首选的检查。它在诊断幼儿骨髓炎中的灵敏度明显高于骨扫描（98% vs. 53%），并且磁共振能检查出骨质以外的病灶。增强 MRI 在诊断引起的骨骼感染非常有用，它在检测婴幼儿金黄色葡萄球菌感染的骨髓炎并累及软骨的病例中有独特的优势，普通磁共振可能检测不到（图 108-1）。

表 108-2　评估跛行的常规检查

检查项目	方法	备注
双下肢不等长		
下肢的测量	测量髂前上棘到内踝间的距离	在双下肢不等长的患者中该距离是不相等的
Galeazzi 试验（见彩图 182）	患者仰卧位，屈曲髋关节和膝关节使距小腿关节贴近臀部	如果膝关节的高度不一致那么就存在双下肢不等长，小腿的不等长可以从床的底边看出来，大腿的不等长可以从侧方看出来
骨盆		
骨盆挤压试验	双上肢交叉分别置于两侧髂嵴上向下后挤压，就像要牵开骨盆	如果出现骶髂关节处的疼痛说明骶髂关节处存在问题
FABER（Patrick's）试验（见彩图 183）	屈曲髋关节和膝关节然后外旋使足置于对侧膝关节，然后按压膝关节和对侧的髂嵴	如果出现同侧骶髂关节处的疼痛说明骶髂关节处存在问题
髋关节		
Trendelenburg 征	单足站立	如果一侧肢体外展肌肌力弱，那么患肢站立时骨盆就会向该侧倾斜
改良 log roll 试验（见彩图 184）	患肢仰卧位，握住患肢足跟然后各个方向旋转髋关节，正常情况下至少可以旋转 30°	旋转小于 30°产生疼痛为阳性；可见于髋关节撞击症，一过性的滑膜炎有可能是阴性的
Thomas 试验（见彩图 185）	患肢仰卧位，屈曲双侧的髋关节使膝关节贴近腹部，使患肢伸展髋关节，正常情况下髋关节可以后伸 0°（见彩图 185B）	不能完全伸展说明髋关节存在屈曲挛缩（见彩图 185A）
内旋试验（见彩图 186）	患者俯卧位，小腿及足底朝上，向外侧旋转小腿及足	与对侧相比，内旋度数变小，说明髋关节存在炎症，可见于 SCFE、Legg-Calvé-Perthes 病。存在化脓性关节炎和一过性滑膜炎的患者不能完成该动作
膝关节		
浮髌试验	一只手将髌骨向股骨髁挤压，另一只手于髌骨上向下按压髌骨	如果能感觉到髌骨撞击股骨的"咔嗒声"，说明髌骨存在肿胀
内外翻应力试验	膝关节屈曲 30°，固定大腿远端，向外翻小腿检查膝关节内侧副韧带，向内翻检查外侧副韧带	关节面张开大于 1cm 说明韧带有损伤
抽屉试验	患者仰卧，膝关节髋关节屈曲 45°，膝关节屈曲 90°，足底放平置于检查床上，双手置于小腿近端后侧，轻轻推拉小腿	如果胫骨向前或者向后移位大于 0.5～1.0cm 就分别提示前交叉韧带、后交叉韧带损伤
距小腿关节		
前抽屉试验	小腿垂于检查床边缘，足轻度跖屈，一手握住小腿前侧，一手握住足跟，分别向后、向前推移	距骨向前移位说明存在距小腿关节不稳定
其他的		
腰大肌征	膝关节伸直的情况下屈曲髋关节	出现疼痛可见于腰大肌激惹、急性阑尾炎及腰大肌脓肿

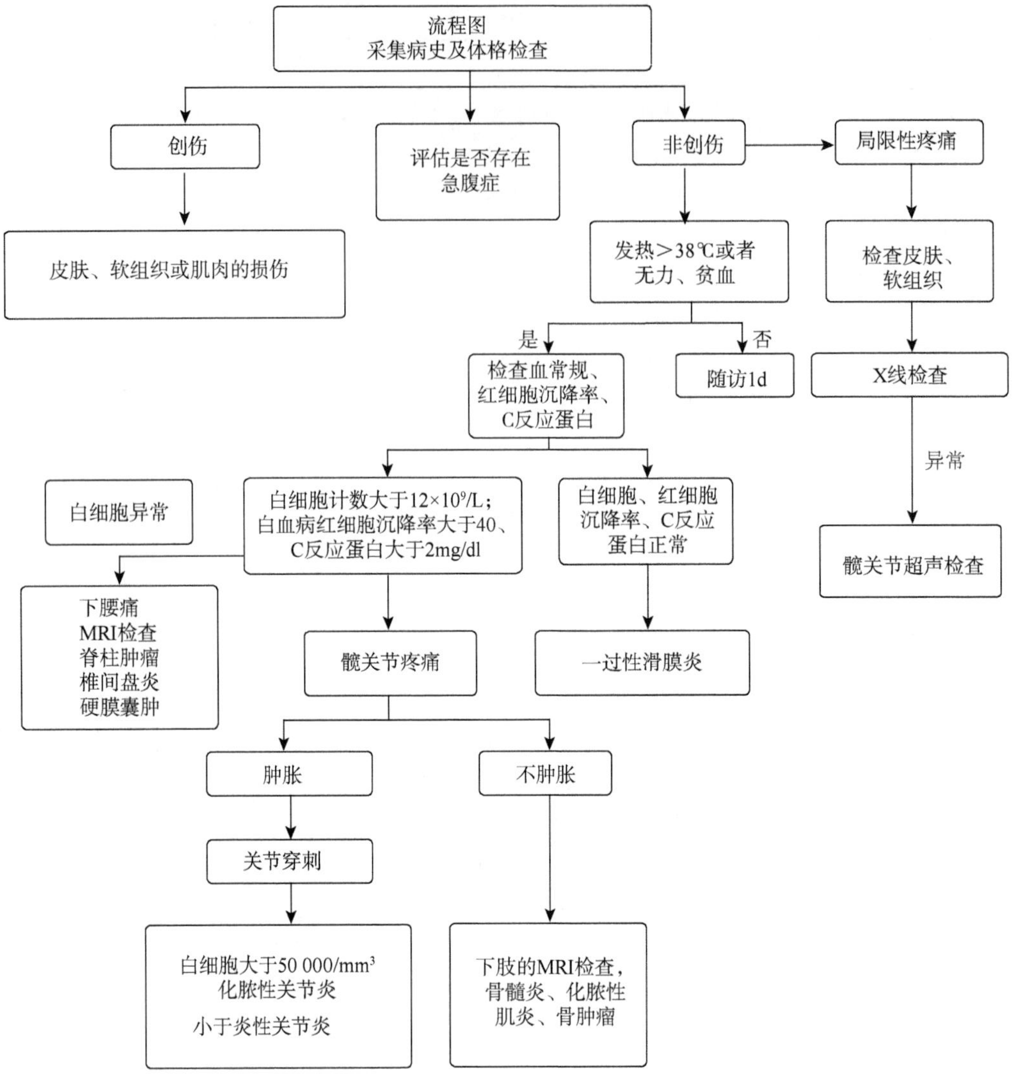

图 108-1　儿童跛行的诊断流程

（桑庆华　李连华　译）

第 109 章　股骨头骨骺滑脱

（原著　Andrew J. Kienstra, Charles G. Macias）

要点

- 股骨头骨骺滑脱（SCFE）多发生于肥胖的青少年，没有辐射接触史，发病缓慢，没有创伤史，存在髋关节、腹股沟区、大腿及膝关节的疼痛。
- SCFE 患者可能仅仅是单侧大腿和膝关节的疼痛。
- 传统的 SCFE 的分类依据患者症状的强度和耐受性分为 4 种情况：滑脱前期、急性期、亚急性期、慢性期。
- 需要髋关节正位和侧位的影像学检查。
- SCFE 的治疗目标是通过稳定病变的骨骺以防止其进一步滑脱，从而预防因进一步的生长而引起的并发症。

SCFE 特征表现就是股骨头的骨骺、股骨颈的骺板处发生移位，是青少年中比较常见的髋关节疾病。总体的发生率达到了 10.8 人 /10 万人次，发病年龄男性多为 11～12 岁，女性多为 12.5～13.5 岁，男性多于女性，约为女性的 1.5 倍，多见于非洲裔及西班牙裔的美国人。肥胖是最主要的危险因素，大约 50% 的患儿体重大于或者等于第 95 个百分位，10%～20% 的患儿双侧患病，另外有 10%～20% 在青少年期发生了另一侧的骨骺滑脱。

诊断

SCFE 最常见的症状是疼痛和步态异常，最典型的特征是肥胖、没有辐射接触史、发病缓慢、没有创伤史，存在髋关节、腹股沟区、大腿及膝关节的疼痛；然而也有 15% 的患者仅仅是单侧的大腿和膝关节疼痛；所以如果患者在首次就诊时仅仅是大腿的疼痛而没有髋关节的疼痛，就容易漏诊。

传统的 SCFE 的分类依据患者症状的强度和耐受性分为 4 种情况：滑脱前期、急性期、亚急性期、慢性期。

滑脱前期只存在疼痛而没有明显的股骨头的滑脱。疼痛开始的前 3 周属于急性期，急性期的症状往往和创伤有关，主要表现为剧烈的疼痛、外旋畸形、髋关节活动受限、短缩、不能负重。由于肌肉肿胀明显，髋关节的主动活动严重受限，任何被动活动都伴随着剧烈的疼痛。

亚急性期患者的急性期症状持续存在，疼痛进一步加重，并且患髋的活动进一步受限；慢性期症状是最常见的，但是其定义不是很明确，由于时间的延长，症状时好时坏，通常认为大于 3 周就属于慢性期了。

慢性期的 SCFE 患者往往因为疼痛不适而不能从事高强度的体育活动。他们通常主诉行走或上楼梯时疼痛加剧并且休息不能缓解，膝关节和大腿的疼痛要远远重于髋关节。体格检查患者往往存在步态的异常；如果患者是单侧受累，将会出现一种镇痛步态（患侧因负重会出现疼痛，所以患者在患肢负重时呈现为一种快速且步幅小的步态，而另一侧则步幅较大）；如果患者双侧受累，将会出现摇摆步态。从外形上来看，患肢往往存在外旋、短缩畸形，大腿和臀部则出现肌肉的失用性萎缩；从触诊上来看，患髋的前侧会出现压痛，尽管患者往往诉说膝关节疼痛，但是查体时膝关节没有任何的压痛，并且膝关节的其他检查也都是正常的。髋关节的内旋、外展及屈曲活动度减小，任何方向的活动都可能诱发疼痛。活动度受限的程度和滑脱的严重性明显相关。当发现髋关节极度屈曲，大腿外旋外展时，要高度怀疑 SCFE。

依据生物力学稳定性，SCFE 又被分为稳定型和不稳定型：如果患者在用或不使用拐杖的情况下都可以行走甚至负重，那就是稳定型的。如果患者疼痛明显，且不能使用拐杖辅助行走，那就是不稳定型的。不稳定型的患者往往都存在预先出现的症状，如在发现 SCFE 之前他们的髋关节、大腿或膝关节有数周甚至数月的界限不清楚的疼痛。

最后，依据其移位的程度可以分为轻度、中度和重度：轻度指股骨头移位不足股骨颈直径的 1/3；中度指移位大于股骨径直径的 1/3 但是小于 1/2；重度是移位大于股骨颈直径的 1/2。

病因

SCFE 其实是个误称，因为滑脱的骨骺还在髋臼内，只是股骨远端相对于骨骺向前外侧及上方发生移位，干骺端的这种移位看起来就像向骨骺内侧移位。

SCFE 发生，一定程度上是因为作用于股骨近端的压力超过了股骨头骺板的承受力，病因仍然不明确，可能是多因素作用于脆弱的干骺端骺板，超过正常负荷的剪切力导致了骨骺的滑脱，可能的因素包括创伤（特别是急性期和亚急性期）、肥胖、炎症、遗传、内分泌及代谢疾病等。

大部分的 SCFE 发生于青少年发育阶段，这也是一个重要的激素变化时期；如果发病年龄小于 10 岁或者是大于 15～16 岁，我们需要考虑是不是内分泌紊乱导致的。最常见的内分泌疾病是甲状腺功能减低症和生长激素减少症。因为严重的甲状腺功能减低症往往容易漏诊，一些学者就建议对新诊断的 SCFE 患者常规筛查 T_4、TSH 和骨龄；其他的内分泌和代谢疾病包括垂体腺瘤、巨人症、颅咽管瘤、垂体功能减低、一过性的甲状旁腺功能亢进症、甲状旁腺功能亢进症、性腺功能减退症、Klinefelter's 症、肾性骨营养不良症、维生素 D 缺乏或者功能不全。

影像学

大部分的 SCFE 患者可以通过髋关节的 X 线检查进行诊断，约有 25% 的被误诊和漏诊。常规的放射学检查包括双侧髋关节的正位和侧位片，双侧拍照可以作为对比，并且该疾病有较高的双侧发生率。

在前后位可以看到骺板处轻度的增宽、透亮、不规则；最可靠的早期的影像学表现是干骺端及生长板结合处的模糊样改变（图 109-1），股骨头向后侧旋转移位使得骨骺的高度减低，股骨头向后滑脱，股骨头的一部分处于干骺端的后侧，股骨颈的近端就可能会出现一个半圆形的密度增高的区域，被称为“钢白征”（图 109-2）。在正常的髋关节前后位片上，股骨颈上缘的连线（Klein线）经过生长板并与股骨头边缘的弧线相交，而 SCFE 患者的连线往往在处于生长板的上缘并不与股骨头边缘弧线的相交（图 109-3）；然而与健侧相比也有可能患侧的股骨头有一部分处于该线的上方，于是 Green 等推荐改良的 Klein线以增加敏感性，即如果靠近骨骺的宽度超过 Klein线 2mm 或者更多就要考虑 SCFE。

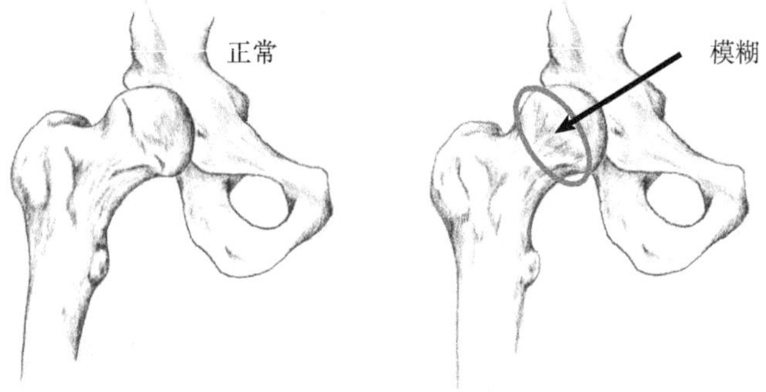

图 109-1 生长板和干骺端的模糊影表现是滑脱的一个早期表现

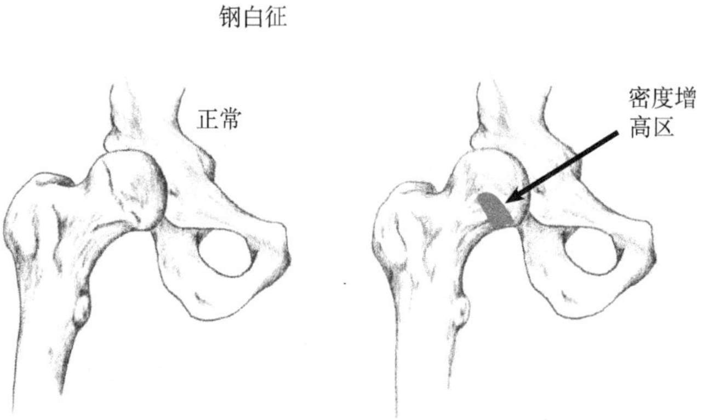

图 109-2 股骨颈近端密度增加的半圆形的区域

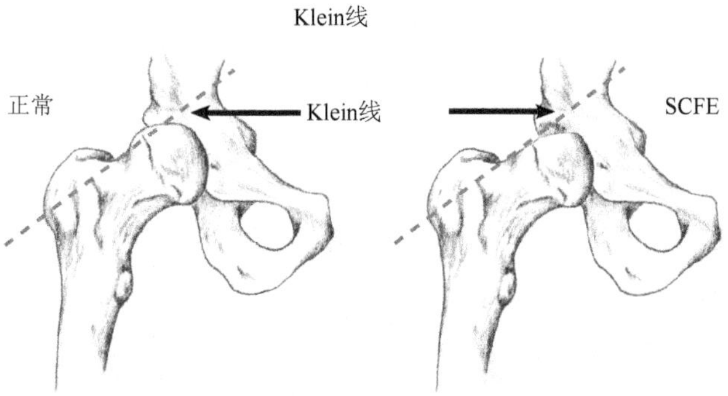

图 109-3 在正常的髋关节前后位片上，股骨颈上缘的连线（Klein线）经过生长板并与股骨头边缘的弧线相交，如果这条线不与股骨头边缘弧线相交就要高度怀疑 SCFE

髋关节的侧位片是必需的，单纯的正位片有 10%～15% 的漏诊率。侧位片包括蛙式位和穿检查床侧位，蛙式位通常能够看到后侧的移位和干骺端的台阶；如果是急性期，侧位片应该穿检查床，避免屈曲外展髋关节来投照蛙式位导致骺板的移位，穿检查床侧位可以帮助更好地显示股骨头骨骺向后移位的程度，但是肥胖的患者不好调整体位。

借助于超声波检测也可以帮助 SCFE 的诊断、分期及随访的管理；CT 扫描是评价慢性滑脱严重性的重要检查，要远远好于 X 线片的检查；MRI 被推荐应用于早期、有症状但 X 线检查不能明确的情况，包括双侧髋关节，特别是具有高风险的患者，如存在内分泌疾病；MRI 和骨扫描检查对于评估有骨坏死风险的 SCFE 是十分有益的。

治疗

一旦 SCFE 诊断明确，患者将不允许负重行走；如果一个慢性、未正规治疗的有症状的患者，也就是稳定的滑脱，负重几周的话就可能发展成为不稳定型，结局会很不理想。使用拐杖、轮椅、卧床休息，将有助于阻止滑脱的进一步发展，防止稳定型发展为不稳定型；急性或不稳定的滑脱应该住院进行治疗。

SCFE 的治疗目的是稳定骺板以阻止进一步滑脱，从而减少关节炎的发生，并减少股骨头坏死、软骨溶解、股骨头和髋臼撞击等并发症；通常情况下，SCFE 的治疗方式是手术，治疗的金标准：不管滑脱的严重程度，都是采用一到两枚空芯螺钉固定到骨骺的中心，但急性的滑脱采用空芯钉固定前是否闭合复位是有争议的。具体的手术时机及手术方式需要手术医师依据具体的情况来决定。

急性滑脱容易出现骨坏死或缺血性坏死。滑脱越严重坏死越严重，是否稳定是将来是否发生缺血性坏死的一个重要因素。缺血性坏死在慢性的未治疗的滑脱患者身上很少发生，然而采用手术内固定治疗的却有可能发生。如果患者术后诉持续的髋关节疼痛及僵硬，就要怀疑出现了股骨头的缺血性坏死，应用骨扫描技术可以确诊。软骨溶解可发生于未治疗的患者或发生在术后，临床表现主要是髋关节的屈曲畸形和髋关节在各个平面上的活动受限。股骨头髋臼撞击被认为是由髋臼环相邻的股骨头干骺端异常形态的骨凸起所致，它会引起疼痛并导致关节炎的发生，甚至轻微的滑脱也有可能导致股骨头髋臼撞击。如果考虑出现了缺血性坏死，软骨溶解，股骨头髋臼撞击，就应该及时就诊做进一步治疗。

有 30%～60% 的患者一开始就是双侧发病，或者后期逐渐发展成为双侧。合并有内分泌疾病的患者双侧发病率更高，达到 60%～100%。所以，如果患者存在单侧的股骨头滑脱，特别是合并有内分泌疾病的患者，一定要加强随访，以免延迟对侧发病的诊断。

肥胖患者体重指数的下降会降低对侧发生骨骺滑脱的风险，临床医生一定要注意对侧的发生往往是没有症状的，要建立定期回访的档案并反复检查。多达 90% 的患者一开始是单侧发病，而后发展成为双侧发病，对侧发病的时间一般为单侧发病后的 18 个月内；所以，单侧发病的患者在 1～2 年的随访是很重要的，直到他的生长结束。尽管对侧发生滑脱往往是没有症状的，也应该教育患者注意识别这种不明确的症状，如果症状加重要及时就医。Baghdadi 和 Colleagues 发现对侧发病往往都比较轻，但是，也有约 1/3 的会出现疼痛，且有一名患者出现了不稳定的滑脱。使用克氏针给予对侧骨骺预防性的固定是存在争议的。

预后

滑脱越严重，早期的退变性关节炎、软骨溶解及缺血性坏死的发生率就越高，但股骨头髋臼撞击的发生是个例外，因为它的发生与滑脱的严重程度没有直接关系，即使是很轻微的滑脱也有可能出现。总体上来说，滑脱越轻，长期的预后会越好一些。正因为如此，早期诊断对滑脱的预后很关键。缺血性坏死是 SCFE 最严重的并发症，预后也是最差的。SCFE 术后的自然发展就是逐渐的退变过程，所以很多青少年和壮年都需要重建手术来改善症状。

（桑庆华　李连华　译）

第 110 章　肌肉骨骼系统的炎性疾病

（原著　Kemedy K. McQuillen, Victoria S. Gregg）

要点

- 非甾体抗炎药、糖皮质激素、免疫抑制药、生物制剂在系统性红斑狼疮的治疗中用于减轻炎性反应。
- 怀疑急性风湿热的患者被收住院治疗后，通常应用青霉素杀灭潜在的 β 溶血性链球菌。
- 起止点相关关节炎是出现在大龄儿童或青少年时期的风湿性疾病，它以累及骶髂关节及腰椎为特征，也可累及周围关节。
- 反应性关节炎常用抗炎药物治疗，是否需要应用抗生素尚不明确，除非致病原是沙眼衣原体。
- 多关节幼年特发关节炎常累及 4 个以上关节，类风湿因子可呈阳性或阴性。少关节的幼年特发关节炎常累及 4 个及以下关节，通常是下肢关节，髋关节很少受累。间歇热可能是幼年特发关节炎发病的始发症状。

一过性滑膜炎

一过性滑膜炎，又称为中毒性滑膜炎，是儿童时期髋关节疼痛最常见的原因。它是滑膜非化脓性炎性反应导致的一种自限性疾病。发病高峰在 3～6 岁，男童多于女童，右侧略多于左侧，双侧同时发病者不到 5%。疼痛可放射至大腿中部或膝关节。其发病原因可能与急性或近期的感染、肿瘤、超敏反应有关。至少 50% 一过性滑膜炎患儿发病时曾有上呼吸道疾病史。

患者常拒绝行走或跛行，患肢处于屈曲、轻度内收外旋位，被动活动常不诱发疼痛，患者可能会有低热和轻度不适。一过性滑膜炎的诊断是一个排除性诊断，因为其实验室检查可能是正常的或有轻度的白细胞和红细胞沉降率升高。临床诊断原则中与化脓性关节炎的区别在于患者有无发热、负重能力、白细胞计数、炎性指标（ESR、CRP）、放射影像学检查上两侧髋关节间隙的对比和既往病史资料（参见第 108 章和第 61 章）。如果患者无发热，无白细胞及炎性指标的升高，影像学检查无化脓性关节炎改变，可无须关节液穿刺检查，诊断为一过性滑膜炎。一过性滑膜炎患者的骨盆 X 线片及蛙式位片通常无明显改变。影像学与一过性滑膜炎一致的表现还包括关节内侧间隙增宽，囊周明显及 Waldenström's 征，即股骨骨骺侧方移位和积液平面。不过这些影像学表现亦可出现在儿童股骨头坏死中，因此，如果出现上述表现，应密切随访或行 MRI 检查。虽然一过性滑膜炎患者中 60%～70% 会出现积液，但化脓性关节炎、骨髓炎、急性骨骺滑脱、儿童股骨头坏死、风湿及感染性关节病、恶性肿瘤、骨样骨瘤也可出现该症状，因此限制了积液的诊断价值。

一过性滑膜炎的治疗包括休息、关节免负重，疼痛严重患者治疗可采用卧床休息及抑制炎性反应相关药物治疗。随着疼痛的减弱，患儿被允许逐步下地活动，当疼痛症状消失后，允许患者全负重不受限活动，此时跛行症状亦消失。对于症状不消失的患者，在 12～24h 及 10～14d 后应再次检查。75% 的患者 2 周内症状完全消失，4 周内 88% 患者症状完全消除。剩余患者髋关节紧张程度可较前缓解，但仍会持续疼痛 8 周。该病复发概率较高，且通常在 6 个月内复发。

系统性红斑狼疮

系统性红斑狼疮是一种慢性、阶段性、多系统的免疫性疾病，临床表现多变。15%～20% 的患者在儿童时期被确诊，平均 12.2 岁。5 岁以下系统性红斑狼疮罕见。出现症状到确诊时间从 1 个月至 3.3 年不等，平均 4 个月。女性更易受累，青春期之前男女比例为 1 ∶ 3，之后为 1 ∶ 9。美洲印第安人、西班牙人、中国人、菲律宾人好发，且美洲印第安人和西班牙人病程长、患病程度偏重。系统性红斑狼疮患者常有亲属患有系统性红斑狼疮或其他免疫性疾病如甲状腺炎或胰岛素依赖型糖尿病。

儿童系统性红斑狼疮最常见的症状包括血液系统病变（贫血、淋巴细胞减少、白细胞减少、血小板减少）、皮肤黏膜病变（面颊部皮疹、口腔溃疡）、肌肉骨骼系统的病变（关节炎、关节痛）、发热、肾功能异常（图 110-1）。紫外线暴露会导致皮肤系统疾病恶化，甚至整个机体系统性疾病的暴发。多数系统性红斑狼疮患者会有肌肉骨骼系统的异常，如关节炎、关节痛、肌痛、肌无力、腱鞘炎、滑膜炎及较少见的肌炎。狼疮患者的关节炎通常为非侵蚀性的，并不导致关节变形。这类关节炎通常会有对称性的全身多关节疼痛，可累及大关节或小关节常伴有长时间晨僵。约 10% 患者因疾病本身或使用激素会出现膝部缺血性骨坏死。狼疮和激素可能导致骨质疏松和椎体骨折。

约 75% 的患者在起病后 2 年内会出现肾脏受累。肾脏病变是狼疮患者致畸及致死的主要原因。早期的症状包括镜下血尿及蛋白尿，也可能会出现高血压、肾小球滤过率下降、肾衰竭。狼疮性肾炎依据病理分级，从镜下的正常（Ⅰ级）到高度硬化性肾病（Ⅵ级）。狼疮性肾炎的治疗依据不同分期而不同，所以肾脏的活检是必需的。肾脏增大较常见，系统性症状（发热、精神萎靡、厌食、消瘦）暴发前可出现频繁蛋白尿。

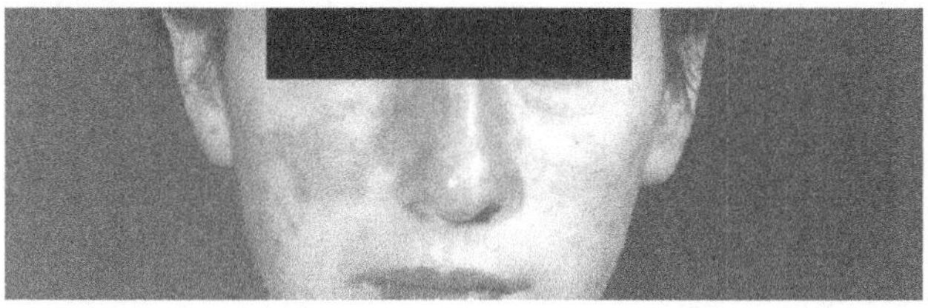

图 110-1　系统性红斑狼疮特征性的面颊皮疹，注意皮疹延伸整个面颊及鼻部

中枢神经病变是系统性红斑狼疮致畸及致死的第二位主要原因，并且中枢神经病变较难诊断，因为患者主诉不适症状较多，但症状模糊。头痛是最常见的精神表现。持续不缓解的严重头痛提示可能的脉管炎、脑静脉血栓、中枢神经系统感染、假性脑瘤或器质性脑病综合征。脑静脉血栓可在不伴有其他神经症状的情况下出现，通常与狼疮抗凝物有关。儿童狼疮其他的精神系统的症状包括紧张不安、精神状态改变、认知障碍、脑血管疾病、癫痫、运动异常、横贯性脊髓炎等血小板减少症或白细胞减少症。

血液的异常包括贫血，通常认为贫血与溶血相关，但贫血更多的反映慢性疾病的存在。膜性结构的受累，包括胸膜、腹膜及心包膜，是儿童狼疮的典型表现，这将导致伴或不伴胸腔积液的胸膜炎、腹膜炎及心包炎。心包炎通常可导致症状性心包积液。心血管的并发症包括心肌炎、心内膜炎和过早的动脉粥样硬化。肺部病变包括局限性肺炎及不常见的肺部大出血和肺动脉高压。由于膈肌的功能异常，其抬高会导致肺萎陷综合征，导致肺容积下降。儿童红斑狼疮较少累及胃肠系统，但可出现胰腺炎、肠系膜血管脉管炎及肝炎。

虽然急诊很少能做出系统性红斑狼疮的诊断，但是对恶性肿瘤，尤其是白血病、急性风湿热、青少年莱特尔综合征及感染性疾病的排除很重要。同成人一样，药物引起的狼疮亦可见于儿童，这些药物中最常见的是抗惊厥类药物（苯妥英类和氨甲酰氮䓬类）、异烟肼、米诺环素。如果有狼疮症状的患者在服用这类药物，一定要立即停药。

对于所有怀疑系统性红斑狼疮的患者，需要完善全血细胞计数、凝血时间、国际标准化比值、部分凝血酶原时间、电解质、尿素氮、肌酐、红细胞沉降率和 C 反应蛋白。尿常规常可见镜下血尿和蛋白尿。如果发现凝血异常，需行狼疮抗凝物和抗磷脂抗体检查。抗核抗体、其他自身抗体、类风湿因子、补体检测、免疫球蛋白定量检测同样需要完善。抗核抗体几乎在所有活动性疾病中都表现为阳性，但是没有特异性（约 33% 的健康人群中表现为阳性），双链 DNA 抗体在狼疮的诊断中更具有特异性，可出现在 60%～70% 的狼疮患者中。

在狼疮的自然病程中，患者会出现面颊部皮疹、神经系统病变（头痛、舞蹈症、癫痫）和肾脏病变，后者较成人更多见。血液系统及肾脏系统受累在儿童往往严重，在过去的几年里，得益于早期诊断和治疗技术的提高，儿童的狼疮预后较前明显好转，达到了 92% 的 5 年生存率和 85% 的 10 年生存率。致死的主要原因是肾脏疾病、感染和神经系统病变。

狼疮的治疗包括非甾体抗炎药、激素、免疫抑制剂和生物制剂，药物的选择取决于器官受累的程度和范围。

风湿热

急性风湿热是机体对 β 溶血性链球菌感染的免疫反应，发生于 β 溶血性链球菌咽部感染后，但与链球菌感染导致的皮肤感染无关。在发展中国家，急性风湿热的发病率超过 50/10 万，在澳大利亚北部土著居民中可高达 350/10 万，世界范围内，风湿性心脏病作为风湿热的一种并发症，累及各个年龄段。在许多发展中国家，可以达到所有心血管事件的 50% 以上。在美国，风湿热的发病率低于 10/10 万，最早起源为 19 世纪 80 年代中期盐湖城、俄亥俄州、宾夕法尼亚州、田纳西州、纽约城、密苏里州和德克萨斯州的急性风湿热的暴发，以及在圣地亚哥新兵和密苏里州伦纳德堡的暴发。

风湿热的发病高峰在 5～15 岁，只有 5% 的病例发生在 5 岁以下，且 2 岁以下没有报道。急性风湿热多见于女孩，在春冬季常见。虽然风湿热病程多于炎症刺激后 2～4 周发病，但也可以在数周到数月发病，1/3 的患者无咽部疼痛病史。

急性风湿热最主要的临床特征为 JONES 标准（表 110-1），世界卫生组织（WHO）也制定了标准来诊断急性风湿热（表 110-2），WHO 标准较 JONES 标准在世界范围内略宽松。作为诊断指南，它们可以用于提高急性风湿热高危人群敏感度的检测。舞蹈症及惰性心肌炎直到风湿热发病数月后才会被诊断，此时抗体滴度下降甚至消失，不需要 β 溶血性链球菌病史。

表 110-1 修订版 JONES 风湿热诊断标准 [a, b]

有过溶血性链球菌感染病史
声音嘶哑或 β 溶血性链球菌快速检测阳性
链球菌抗体滴度高或升高趋势
主要的临床表现（JVNES）
J：关节（多发关节炎）
V：心肌炎
N：结节（皮下结节）
E：边缘性红斑
S：小舞蹈病
次要症状
关节痛
发热
红细胞的沉降率或 C 反应蛋白升高
心电图 PR 间期延长
复发性风湿热
一个主要症状或数个次要症状加 β 溶血性链球菌感染病史

注：a. 诊断要求 2 个主要症状或 1 个主要症状、2 个次要症状加 β 溶血性链球菌感染病史；

b. 舞蹈症或惰性心肌炎不要求 β 溶血性链球菌感染病史。

表 110-2 WHO 风湿热诊断标准 [a]

初次风湿热发病诊断同 JONES 标准
复发性风湿热
没有风湿性心脏病的患者诊断标准同初次发病诊断标准
有风湿性心脏病患者：2 个次要症状
加：有过溶血性链球菌感染病史
声音嘶哑或 β 溶血性链球菌快速检测阳性
链球菌抗体滴度高或升高趋势
近期猩红热

注：a. 舞蹈症或惰性心肌炎不要求 β 溶血性链球菌感染病史。

急性风湿热中关节受累症状较常见，程度从关节痛到明显的关节炎病变不等。关节炎是一个主要诊断标准，关节痛是一个次要诊断标准。关节痛夜间尤其明显，可将患儿痛醒。疼痛常与临床检查不相符。关节炎是急性风湿热患者主要的临床表现，可出现在约 75% 的患者。它通常累及较大关节，如膝关节、距小腿关节、腕关节、肘关节并且呈游走性。单关节炎很少见，但也可发生，尤其在早期使用免疫抑制药的情况下。急性风湿热患者滑膜液含白细胞可达 1 万～10 万个 /mm^3，以中性粒细胞居多，蛋白大于 4g/dl，含糖量正常，黏蛋白凝集正常。急性风湿热对水杨酸反应明显。关节炎与心肌炎的发生概率应呈负相关。关节炎的症状通常在 1 个月内消失，并不遗留永久性伤害。

患者出现链球菌感染后非典型急性风湿热关节炎可能表现为链球菌感染后反应性关节炎，通常在咽炎感染后 3～14d 发病，它通常无明显的转移，但可以影响全身大小关节及中轴骨，对免疫抑制药反应较差，并对抗生素无反应。链球菌感染后反应性关节炎可持续 1 周到 8 个月，平均 2 个月，实验室检查可发现白细胞计数正常和升高的红细胞沉降率升高。咽部细菌培养或快速抗原检测可呈阳性。近期感染后抗体检测可呈阳性或阴性，但出现症状后 3～4 周会有抗体显示。约 5% 的患者会出现心肌炎，推荐在出现症状时及 1 年后行超声心动图检查。因为存在心肌炎的风险，通常使用青霉素或红霉素预防复发感染，用药时间在没有出现心肌炎表现的情况下为 1 年，出现心肌炎表现的话为 5 年。

50%～60% 急性风湿热患者会出现风湿性心脏炎。风湿热心脏炎特征表现为累及全心脏，包括心包膜炎、心肌炎、心内膜炎，心肌炎临床表现较一致而心内膜炎及心包炎临床表现多变，心肌炎和风湿性心脏病是风湿热致死和致畸的主要原因。心肌炎可无临床症状也可出现充血性心力衰竭，急性风湿热通常会出现心动过速及心脏杂音（通常累及二尖瓣，伴或不伴主动脉瓣）。瓣膜关闭不全是急性风湿热急性期和恢复期的典型特征，瓣膜狭窄可出现在急性病程后数年至数十年，急性风湿热患者超声心动图检查可发现心包积液、心室收缩力下降，或二尖瓣和或主动脉瓣反流。超声显示瓣膜关闭不全但没有听诊的异常不能纳入 JONES 诊断标准。心瓣膜炎患者可进展为感染性心内膜炎。

小舞蹈症是由于自身免疫性疾病致基底核损害所导致，发生在 10%～15% 急性风湿热患者，且有可能是急性风湿热唯一的临床表现。无意识的舞蹈样动作及面部奇怪表情会随着压力增加，在睡眠时消失。程度较轻患者会出现坐立不安和动作笨拙，这种动作可能是单侧的。上述症状通常伴有行为的障碍，包括情绪不稳定、人格的变化、焦虑和较差的学校表现。有些患者存在“小演讲”，即突发的构音障碍。发生舞蹈症的时间（1～6 个月）长于关节炎和心肌炎，并且由于起病隐袭，诊断延迟，链球菌抗体通常下降或检测阴性。体格检查可发现患者挤压检查者手指时出现不规则收缩（挤奶手），前臂伸直时手掌旋前运动及舌头伸出时的蠕动。症状持续时间变化较大，但是这是一个自限性过程。复发率报道在 20%～60%，通常在出现症状 2 年内发作，63%～94% 小舞蹈症患者会出现心脏受累。

风湿热皮肤改变较常见，边缘性红斑特点包括非瘙痒型、扁平、伴有中央苍白区，可发生在躯干、四肢及最典型的面部（图 110-2），皮肤温度升高时表现明显。皮下结节通常坚硬、无痛，常沿伸肌腱在骨性凸起处分布，直径约为 1cm。

风湿热的鉴别诊断比较广泛，急性风湿热关节炎表现相类似疾病包括化脓性关节炎、幼年特发性关节炎、反应性关节炎、血清疾病、恶性肿瘤、系统性红斑狼疮、莱姆病、镰状细胞性贫血。

诊断性的风湿热评估包括咽部培养及 β 溶血性链球菌抗体测定、抗链球菌溶血素 O 滴度、抗 DNA 抗体、抗透明质酸酶、动态红细胞沉降率、C 反应蛋白。患者需要行心电图和超声心动图检查。胸片可以排除充血性心力衰竭。怀疑有风湿热患者需住院治疗，口服青霉素或红霉素 10d，或是肌内注射苄星青霉素来根除 β 溶血性链球菌感染。患者存在关节炎但无心肌炎时给予高剂量阿司匹林 [100mg/（kg · d），分 4 次服用]。如果患者仅有关节痛或非典型关节炎表现时应慎用抗生素制剂，并进一步观察患者。患者出现心肌炎、心脏扩大或充血性心力衰竭时应使用泼尼松 [2mg/（kg · d），分 4 次服用]、地高辛，并控制盐摄入，利尿药和氧气也有一定作用，氟哌啶醇、氯丙嗪、丙戊酸及卡马西平对舞蹈症有效。急性风湿热患者遭受反复攻击时可能会出现心瓣膜损害加重，反复的攻击可以通过预防性应用抗生素来预防发病，初次发病可通过及时处理链球菌咽炎来控制。

图 110-2　边缘性红斑：急性风湿热主要特征

脊柱关节病

脊柱关节病包括附着点相关关节炎（也被称为幼年脊柱关节炎）、银屑关节病、炎性肠病相关关节炎和反应性关节炎。每种疾病的典型特征均在表 110-3 中列出，脊柱关节病以累及中轴骨及四肢的关节炎性病变、起止点炎为特征，类风湿因子检测阴性，可同时合并腱鞘炎及骨膜炎。起止点炎以肌腱、韧带、筋膜及关节囊与骨连接部的慢性炎症为特征。可导致胸壁、髂骨、坐骨结节、足跟后面及跖面、跖趾区和胫骨结节前方压痛。炎性改变最终会导致成年期韧带钙化和关节融合。

■　附着点相关关节炎（幼年脊柱关节炎）

尽管附着点相关关节炎在儿童较成人更多出现中

轴骨以外受累，但仍被认为是脊柱关节病。受累关节可以包括脊柱（图 110-3）、骶髂关节、下肢、髋关节。在最初的 6 个月里，髋关节关节炎可以是仅有的临床表现。患者经常主诉髋部、背部及大腿疼痛，夜间及活动时疼痛加重。上肢较少受累，如出现上肢受累更多考虑空肠回肠性关节病。全身症状包括疲劳和低热，典型部位（足及膝周）的起止点炎，并是血清阴性起止点炎和关节炎综合征的部分症状，血清检测类风湿因子阴性。血清阴性起止点炎和关节炎可能是附着点相关关节炎最主要的初始症状，体检可发现骶髂关节压痛与腰椎活动度丢失，晚期才会出现影像学骶髂关节病变表现，MRI 可以更早发现骶髂关节炎，附着点相关关节炎患者中高达 25% 患者可出现急性、痛性睫状体虹膜炎。患者还可出现相对少见的低热、主动脉瓣功能不全、主动脉炎、肌无力和寰枢椎半脱位。该病还具有长病程中的短暂缓冲期特征。长期的病程中，附着点相关炎症可导致脊柱和骶髂关节融合，从而导致患者残疾。

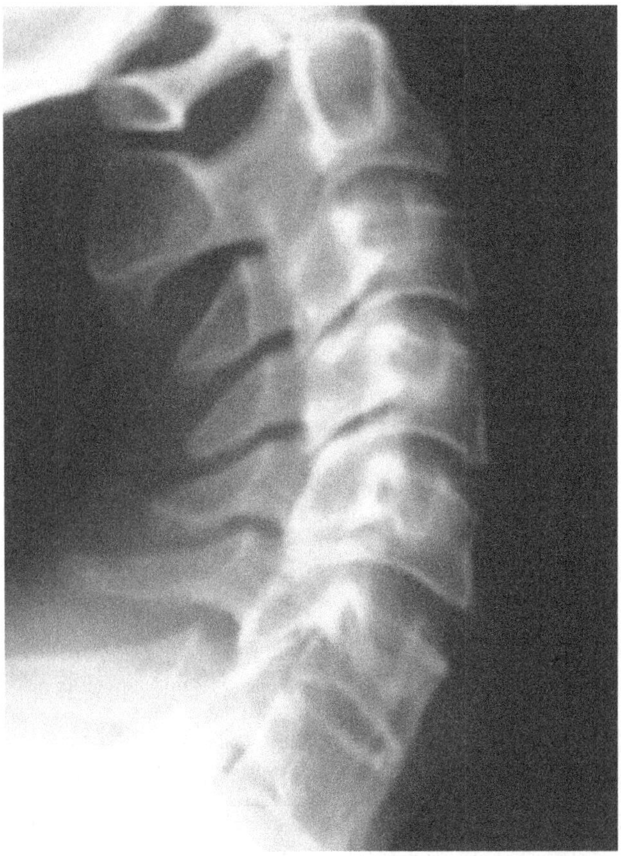

图 110-3 附着点相关关节炎患者影像学检查，注意颈 6～7，颈 7- 胸 - 关节间隙狭窄及颈 6- 胸 - 骨性融合

■ 银屑病性关节炎

虽然银屑病性关节炎是最常见的一种不对称的累及膝、距小腿及手足小关节的少关节疾病，但其有可能出现远端指间关节对称性病变，或 HLA-B27 相关性骶髂关节炎。银屑病皮疹、凹陷甲、指（趾）炎、甲剥离或家族性银屑病支持该病诊断，银屑病关节炎 10%～15% 的患者会出现慢性虹膜睫状体炎，高达 50% 的患者存在抗核抗体阳性，银屑病性关节炎倾向于转变为慢性迁延不愈状态。

表 110-3 脊柱关节病特征

种类	性别	年龄	炎症种类	关节	其他
附着点相关炎症	男>>女	青少年、成年	少关节炎起止点炎	中轴骨、骶髂关节，下肢多于上肢	HLA-B27（+）> 90%
银屑病性关节炎	女>>男	儿童	少关节炎	四肢	HLA-B27（-）
炎性肠病性关节炎	男>女	任何年龄	多发性关节炎	四肢	胃肠道炎症反应活跃 HLA-B27（-）
炎性肠病性关节炎	男>女	任何年龄	少关节炎	骶髂关节及四肢	单独的肠道感染 HLA-B27（+）
反应性关节炎	男>女	任何年龄	少关节炎	下肢多于上肢	HLA-B27（+）30%～50%

■ 炎性肠病及相关关节炎

溃疡性结肠炎及克罗恩病容易与两种病混淆，一种是外部多发性关节炎，其并不是真正的脊柱关节病而是肠道感染的反应，另外一种是相对少见的 HLA-B27 相关的累及骶髂关节及外周关节的脊柱关节病伴有独立的肠道感染。其他的相关表现包括结节性红斑、坏疽性脓皮症、发热、体重下降和厌食症。炎性肠病性关节炎外周关节在肠道炎症得到控制时症状消失，但 HLA-B27 相关关节炎更加倾向于慢性化。

■ 反应性关节炎

沙门菌属、耶尔森菌属、弯曲杆菌属、志贺菌属、胃溃疡伴沙眼衣原体、肺炎支原体或衣原菌属感染通常在反应性关节炎之前出现。虽然该病被考虑为无菌性滑膜炎，但细菌性降解产物及细菌 DNA 在受累关节中可被分离出。反应性关节炎通常单发，在最初感染的 1～4 周可有明显的疼痛、肿胀和红斑（相关表现见表 110-4）。约 50% 的患者在 6 个月内症状会消失，剩余的患者会转变为慢性复发性反应性关节炎。起止点炎可以是突出症状，HLA-B27 阳性患者可发展为骶髂关节炎，肠道反应性炎症过后可有中度慢性腹泻。

表 110-4　反应性关节炎相关表现

一般情况	肌肉骨骼系统
发热	关节炎
精神萎靡	腱鞘炎
体重下降	骨膜炎
	起止点炎
	骶髂关节
皮肤	指（趾）炎
脓溢性皮肤角化病	
阴茎头炎	泌尿系统症状
口腔溃疡	尿道炎
角化过度症	
甲下角化症	子宫颈炎
甲状腺功能亢进	
甲剥离	膀胱炎
	血尿
心脏	
主动脉瓣炎	眼睛
主动脉瓣关闭不全	结膜炎
心传导阻滞	急性前葡萄膜炎
心包炎	

脊柱关节病的诊断依靠病史及临床体征。实验室检查有助于排除诊断。实验室检查可发现红细胞沉降率及 C 反应蛋白升高，白细胞和血小板轻度升高。类风湿因子阴性，抗核抗体阴性，存在银屑病性关节病时除外。HLA-B27 在附着点相关炎症患者中常为阳性（>90%）。其他疾病中也可呈阳性，特别是骶髂关节炎或前葡萄膜炎症状存在。影像学的改变包括关节周围骨质疏松，起止点炎改变（骨皮质侵蚀及骨刺形成）、骶髂关节边缘模糊及侵蚀，髂骨侧关节面硬化，椎体方椎改变（表 110-3）。

脊柱关节病的治疗目的为控制炎症、减轻疼痛，保留关节活动度，用非甾体抗炎药，如萘普生，可能就足够了。柳氮磺吡啶、关节内注射激素、生物制剂也有一定帮助。沙眼衣原体为致病原时抗生素治疗有效。物理治疗、配合教育及功能锻炼，对于患者活动度及柔韧性的保持至关重要。足部起止点炎患者可从定制鞋垫中受益。

幼年特发性关节炎

幼年特发性关节炎囊括 16 岁之前所有关节炎，持续时间超过 6 周，致病原因不明确。该病是儿童时期最常见的慢性风湿性疾病。国际风湿病协会针对疾病在最初 6 个月内的特征分为 7 类（表 110-5）。幼年特发性脊柱炎深层的致病原因仍不明确，但可能为遗传性易感染人群的多因子感染疾病。

关节炎是幼年特发性关节炎各种类型的共同特征，伴有疼痛、活动度丢失及晨僵。关节受累部位及系统性症状依据不同类型幼年特发性关节炎而不同。

表 110-5　幼年特发性关节炎国际风湿病协会分级系统

类型	概率	始发年龄	性别	关节炎	关节
系统性关节炎	10%～20%	童年	男 = 女	对称性多关节	大、小
少关型关节炎	50%～60%	儿童早期（<6 岁）	女>>>男	不对称	下肢
类风湿阳性多关节炎	5%～10%	儿童晚期 / 青春期	女>>男	对称	小关节，伴或不伴大关节
类风湿阴性多关节炎	20%～30%	童年	女>>男	对称或非对称	大、小关节
附着点相关关节炎	1%～7%	儿童晚期 / 青春期	男>>女	少关节	下肢、中轴骨或骶髂关节
银屑病性关节炎	2%～15%	儿童		非对称性	小和大关节
未分化型关节炎	11%～21%			单一关节	

多关节疾病多累及 5 个以上关节。进一步分类可分为类风湿因子阳性和类风湿因子阴性两类。类风湿因子阴性患者还可分为 3 种以上亚群。类风湿因子阳性多关节炎患者至少 2 次、间隔 3 个月以上检测 IgM 阳性。类风湿因子阳性多关节炎与成人类风湿因子阳性多关节炎一样，主要见于青少年女性。病例报道中，手足小关节更容易受累，大关节受累时常伴有小关节受累。很多患者中轴骨包括颈椎会受累，严重的患者可致寰枢椎不稳，有些患者会累及环状软骨关节，从而导致声音嘶哑。颞下颌关节亦可受累，纽扣畸形（近端指间关节屈曲，远端指间关节过伸）、天鹅颈畸形（近端指间关节过伸，远端指间关节屈曲）常见，关节外的表现为约 30% 的患者会出现的风湿结节和较少见的主动脉瓣反流。

类风湿因子阴性多关节炎患者有两个发病高峰，2～4 岁和 6～12 岁。早期不对称的关节炎与抗核抗体阳性、高虹膜睫状体炎风险相关，并与 HLA-B27 高度相关。多关节炎可使学龄儿童出现对称性大小关节疾病，红细胞沉降率升高、抗核抗体阴性。干性滑膜炎特征包括轻度关节肿胀、明显晨僵、屈曲挛缩、正常或轻度升高的红细胞沉降率。

在类风湿阴性或阳性多关节炎中，受累关节肿胀，温度升高、没有或很少有红斑。虽然关节活动时会有不适，但疼痛常不严重，系统性症状包括发热、过敏，偶见肝大。严重病例中可出现生长受限。类风湿因子阳性患者以渐进、不断扩散的关节受累为特征，并早期出现影像学改变，尤其在手足。类风湿阴性患者症状随疾病种类变化较大。

少关节型在最初的 6 个月里累及 4 个或更少关节，在国际风湿协会的诊断标准中，如患者出现下述症状被排除该诊断：银屑病、银屑病家族史、一级亲属中 HLA-B27 相关疾病、类风湿因子检测阳性、超过 6 岁的男性患者。膝关节最常受累，然后依次为距小腿关节、腕关节、肘关节。急性期炎性反应指标可能会正常或轻度增加，但很少见极高的红细胞沉降率。抗核抗体 70%～80% 阳性，可能会出现无症状性的虹膜睫状体炎（30%），这与 HLA 部分基因片段相关性较高。系统性症状一般较轻，患者可能会有持续的 4 个或更少关节关节炎，或在 6 个月后发展为超过 4 个的关节炎，踝、腕或手受累是疾病扩展的危险因素，其他的危险因素还包括对称性关节炎、关节炎累及 2 个或 4 个关节，抗核抗体滴度或红细胞沉降率升高。

系统性疾病最初可为整个儿童时期，系统性关节炎诊断要求关节炎的存在伴有或 2 周前出现每天发热，以及典型的一过性皮疹（不相连的、环形的、鱼肉色、2～10mm 斑点，在躯干及四肢近端，与发热一致）、肝大、脾大、全身淋巴结病或浆膜炎。关节起病出现症状可能明显较晚，这会使青少年特发性关节炎诊断不明确。患者可有病态表现，发热病程中可出现肌痛及腹痛。实验室检查可发现白细胞增多伴中性粒细胞比值升高，肝酶升高，小细胞性贫血，血小板增多及非常高的红细胞沉降率及 C 反应蛋白，抗核抗体滴度很少阳性。在 50% 病例中，系统性症状的发作与反复发作的病程有关，在这种病例中，当系统性症状得到控制后，会出现关节炎伴间断发热症状。其余 50% 患者与持续发作的关节炎有关，很少伴有系统性症状。其余的并发症包括心包炎，在有些病例中会出现明显的心包积液、心肌炎或胸膜炎。淀粉样变罕见。

幼年特发性关节炎中，发生率低但危及生命的一种并发症是巨噬细胞活化综合征。它的特征包括突发持续发热、全血细胞减少，肝脾大，肝功能不全，凝血病和神经系统疾病。全血细胞减少、凝血时间延长、纤维蛋白降解物升高、高三酰甘油血症、低钠血症、铁蛋白浓度升高。红细胞沉降率通常较低。

鉴别诊断包括急性肾衰竭、红斑狼疮、细菌性关节炎、反应性关节炎和肿瘤性疾病，尤其是贫血。在急诊，怀疑幼年特发性关节炎时应做的检查包括全血细胞分析、肾功能检查、快速链球菌筛选，虽然抗核抗体及风湿因子检测可能在当下无明显临床价值，但仍需检测。如怀疑化脓性关节炎，需行关节液检查。出现系统性症状患者有心肌炎或心包炎证据时应行心电图及心脏彩超检查。儿童风湿病专家会诊是必须的，必要时收住院治疗（尤其是出现系统性症状时）。

虽然幼年特发性关节炎疾病倾向于慢性化，但是过去 10 年中，患者治疗后功能活动度方面较前有明显改善。评估预后较差的因素包括初始症状出现严重的、广泛的关节炎，对称性疾病，腕及髋受累，类风湿因子的存在，疾病持续处在活动期及早期影像学改变。

幼年特发性关节炎的治疗包括物理治疗和专业治疗，目的在于维持和改善关节活动度、肌肉力量、日常活动技巧。支具的应用在于预防挛缩。积极的非甾体抗炎药是所有患者最初始的治疗。对于少关节疾病，可以应用关节内注射类固醇。对于非甾体抗炎药反应差的患者，可以应用糖皮质激素，细胞毒素药物或生物制剂。磺胺类药物对于少关节疾病扩散患者和少年脊柱关节病有效。泼尼松治疗对于心包炎及心肌炎有效。巨噬细胞活化症采用高剂量类固醇和环孢素治疗。

（王 浩 李连华 译）

第111章 骨 肿 瘤

（原著 Kemedy K. McQuillen）

要点

- 很多良性肿瘤是无痛的，多为行X线检查时附带发现。
- 骨样骨瘤是比较常见的一种良性骨肿瘤，常会导致疼痛。这种疼痛夜间明显，并且对非甾体抗炎药反应明显。
- 非骨化纤维瘤是常见的纤维病变。通常为偶然发现，但也可导致慢性疼痛。
- 骨软骨瘤通常为骨性无痛包块，影像学表现为长骨无柄或有蒂样病变。
- 内生软骨瘤可表现为骨质破坏或病理性骨折，但大多数无临床症状。手部最常受累。
- 下肢独立的骨囊肿有导致骨折的情况，需手术清除。
- 动脉瘤样骨囊肿常累及长骨，可出现快速加重的疼痛及肿胀，可导致畸形。

骨样骨瘤

骨样骨瘤是很常见的一种良性骨肿瘤，占全部骨肿瘤的2%～3%，全部良性骨肿瘤的10%～20%。男性发病概率较女性大2～3倍，好发年龄为5～20岁。骨样骨瘤最常累及下肢长骨，但也可累及全身骨质，包括手和脊柱。脊柱受累是骨骼发育不成熟人群中最常见痛性侧凸的原因。

骨样骨瘤最常见的症状是疼痛。疼痛是由于肿瘤神经末梢的生长和病灶内高前列腺素所导致的，这也解释了为什么疼痛对非甾体抗炎药反应明显。疼痛程度开始通常较轻，且为间歇性，然后转变为持续性严重的疼痛，并且夜间明显。患者可有明显痛点、肢体肿胀及凸起的痛性包块，也可不伴有肢体疼痛。当累及关节时其症状可能与关节病类似；当累及脊柱时，可出现脊柱侧弯、斜颈前凸过度或后凸畸形。当骨样骨瘤累及骺板时可出现肢体发育障碍、肢体长度不一致和成角畸形。如果骨样骨瘤诊断延迟，则会出现疼痛、跛行及肢体萎缩。

骨样骨瘤依据病史和影像学检查即可诊断（组织学检查并非必须），典型的骨样骨瘤骨皮质表现为小的（＜1cm），圆形的或椭圆形的透光区，被一层硬化骨质环所包绕（图111-1），整体大小很少超过1.5cm，在有些病例中可有不规则骨密度中心，呈帽章样改变，骨环可以增大，骨干皮质的损害可以导致骨干一侧长方形增厚。在这些损害中，瘤巢位于增厚部分的中心，也可位于受累皮质内，或向骨膜内及骨膜侧生长。周围包绕骨组织密度可十分高，以致对比下瘤巢组织显示模糊。髓腔内的骨样骨瘤，骨硬化情况可能不明显，因为瘤巢并不邻近骨膜组织，限制了增生能力。如果髓内的骨样骨瘤出现了骨皮质硬化，硬化区域可能距瘤巢较远。存在滑膜炎时可出现关节间隙增宽。脊柱骨样骨瘤典型表现为累及后方结构，平片通常难以发现，X线检查通常无异常发现或仅可见骨硬化。

如传统X线检查不足，可通过CT和同位素扫描来诊断骨样骨瘤，CT骨窗可见骨样骨瘤瘤巢边界清楚，环绕以逐渐变薄的光滑边缘，外围包绕以不等量增生硬化骨。血供丰富的瘤巢也可在CT对比像上显示。因为肿瘤较小，CT检查应薄层扫描（1～2mm）。在CT骨窗，双影征应在瘤巢中心，以硬化不太强烈、更多漫射晕部位为中心。MRI检查瘤巢本身可不明显，但可见周围骨髓水肿。

骨样骨瘤倾向于非侵袭性，可在数年后缓解，长时间的非甾体抗炎药治疗是一种选择，但这可导致严重疼痛、药物不耐受、肌肉失用性萎缩，这时要行病灶切除术。手术技术包括高频消融、广泛外科切除、病灶清除、关节镜，CT或MRI引导下穿刺切除、注射硬化剂、激光及一系列微创手术治疗。如果肿瘤清除不彻底，患者可存在持续疼痛。

非骨化性纤维瘤

非骨化性纤维瘤，又称为纤维皮质缺损、纤维性缺损、皮质硬化纤维瘤，是十分常见的纤维损害，在青春前期和青春期患者中发生率高达40%。成人很少见。通过X线检查的随访，可发现非骨化性纤维瘤在青春期时通常会被骨组织所填充。非骨化性纤维瘤一般无临床症状，多为不经意间发现，偶然见于病理骨折后疼痛，极少数情况下，非骨化性纤维瘤会导致慢性疼痛，可有多发骨受累。

影像学检查可见偏心的透亮区，边缘尖锐，包绕硬化骨。病变可为多囊泡，并可向髓腔扩散。纤维瘤的长轴与骨干长轴平行。伴有应力骨折和骨膜反应时，非骨化纤维瘤可被误怀疑为成骨肉瘤。如果被正常骨组织填充，非骨化性纤维瘤也可有非典型表现。X线检查不能明确诊断时应行CT检查。有影像学典型表现的非骨化性纤维瘤可无须病理活检。

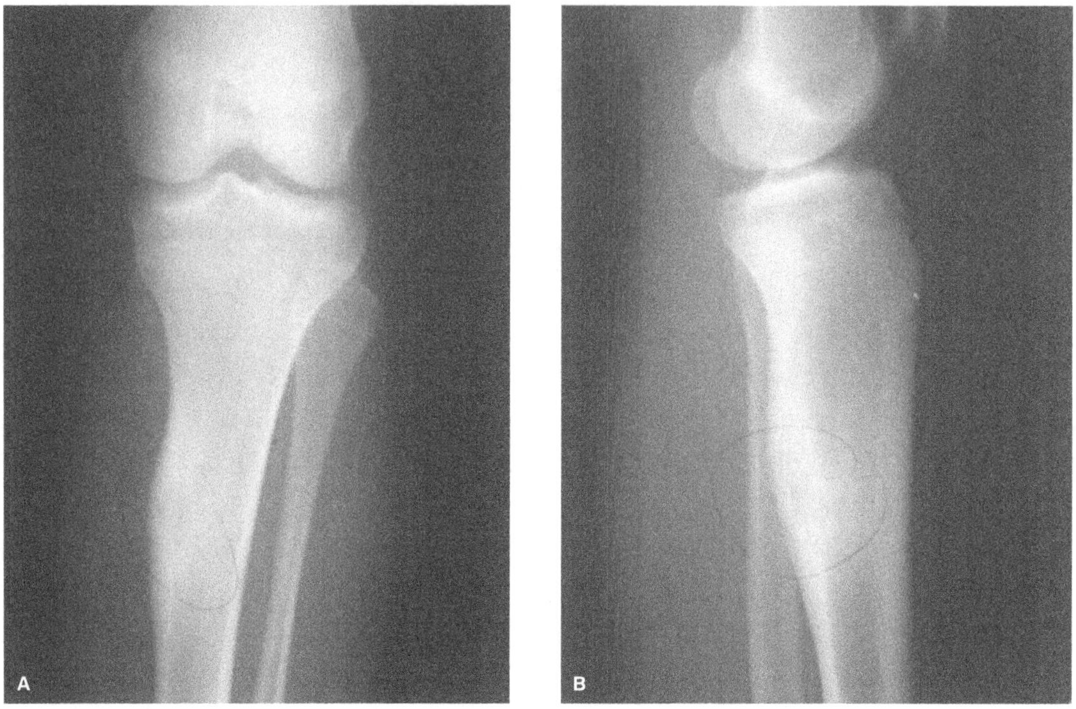

图 111-1　胫骨近端骨样骨瘤

是否需要对非骨化性纤维瘤进行随访仍存在争议，较小儿童中发现的纤维瘤可因邻近骨质的增长而增大，也可导致骨质存在骨折风险，因此，每年或每半年的常规X线检查在这类患者中可能是必需的，直到病灶大小相对于周围骨质无明显变化。发现非骨化性纤维瘤的青少年患者无须常规随访。

大多数的非骨化性纤维瘤无须治疗，超过骨骼宽度50%以上的病灶或位于应力集中部位的病灶可能需要刮除并骨水泥填塞，以避免局部病理性骨折的出现。局部注射、穿刺、化学治疗、保暖或其他佐剂的应用是非必需的。复发病例罕见。

骨软骨瘤

骨软骨瘤又称为软骨外生骨疣，是儿童和青少年最常见的良性骨肿瘤。大多数骨软骨瘤发生在长骨干骺端，尤其是胫骨近端、肱骨近端及股骨远端。当累及扁状骨时，多累及髂骨及肩胛骨。骨软骨瘤在成长中的儿童中存在于软骨，随着儿童骨骼的生长而长大，骨骼成熟后硬化。它就像骺软骨错位生长在骨表面一样。骨软骨瘤通常在5～15岁被发现，表现为骨性的无痛包块，如存在疼痛，多是因为与相邻组织存在摩擦和压迫。骨软骨瘤偶尔侵犯神经血管，导致骨折、假动脉瘤、阻断血管及损伤神经。

虽然大部分的骨软骨瘤是单发的，但有极少患者出现常染色体显性变异的家族性遗传性多发骨软骨瘤病，其表型的表达是多样的，严重受累的患者可出现身材短小、肢体不等长、骨骺早闭，肢体畸形和髋关节退变。

X线检查可见骨表面无蒂或有蒂的凸起，通常远离关节（图111-2）。病灶的软骨帽在儿童时期可达2cm厚，但X线检查不可见，因此使得影像学显示的大小较查体显示的大小要小。受累部位的皮质和髓腔与病灶是相连的。可能需要CT或MRI进一步明确病灶。影像学表现通常可确诊，很少需要病理活检。以下情况建议行骨软骨瘤切除术：患者要求美观、存在疼痛症状、骨软骨瘤导致生长延迟、侵及血管、

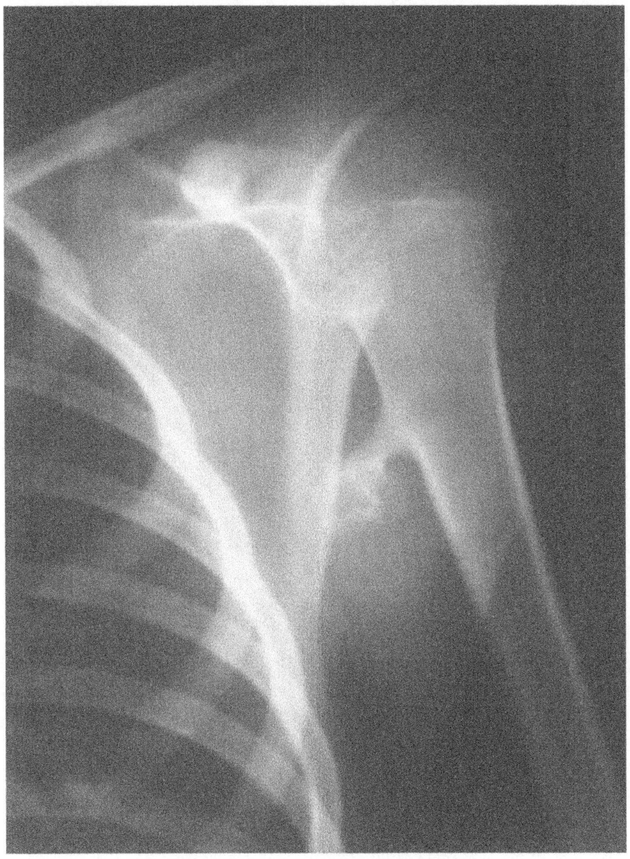

图 111-2　肱骨近端骨软骨瘤

假动脉瘤形成。

单一的骨软骨瘤病灶恶变很少见，而在家族性遗传性多发骨软骨瘤患者中，终身都存在 1%～8% 的软骨肉瘤风险。恶化多见于成人，骨骼发育成熟后软骨帽超过 2cm 提示存在恶化风险。

内生软骨瘤

内生软骨瘤是透明软骨的良性病变，发生在骨的中心部位，主要累及手部。大多数的病变是无临床症状的，但是有些患者会出现大量骨折或病理性骨折，影像学检查可见骨中心部位透光的、边缘锐利的透明病灶，伴有骨的变薄和皮质凸出（图 111-3），可见点状或斑片状钙化，然而这种病变成人更常见，大的和有症状的病灶可行病灶刮除植骨术。

大多数的内生软骨瘤是单发的，恶变概率较低，Ollier 病（内生软骨瘤、骨发育不良、身材矮小、肢体长度畸形、关节畸形）（图 111-4）及 Maffucci 病（内生骨软骨瘤和软组织血管瘤）中多发性内生软骨瘤恶变概率较大，疼痛是内生软骨瘤恶变最明显的指标，影像学检查可见破坏性骨溶解病变及软组织侵犯。

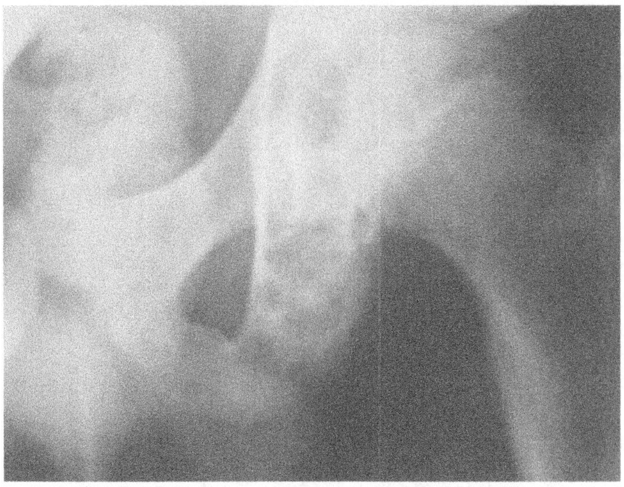

图 111-3　骨盆内生软骨瘤

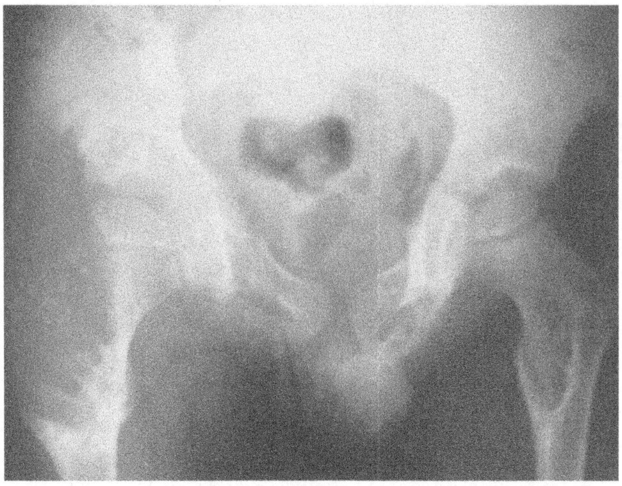

图 111-4　Ollier 病患者的骨盆正位像，可见特征性的斑点状钙化

单纯性骨囊肿

单纯性骨囊肿，也被称为简单骨囊肿或多囊骨囊肿，是可扩张的病变，囊腔液体通常累及胫骨或扁平骨。大多数的骨囊肿发生在肱骨近端 60% 和股骨近端 30%。单纯性骨囊肿一般会在 20 岁以前被发现，只有 15% 的患者在 20 岁以后被发现，男性受累的概率是女性的 2 倍，通常只累及单一骨质。

骨囊肿通常自骺板起病，生长过程中逐渐向骨干部发展，10 岁以下患者病灶多较活跃，10 岁以上多不活跃，活跃病灶复发概率较不活跃病灶高。

骨囊肿可无临床症状，为偶然发现或因病理性骨折而发现。患者也可出现疼痛、跛行、不能正常运用肢体。

影像学上，长骨骨囊肿病变囊腔像同心圆性溶骨病变一样，并向各个方向放散（图 111-5），这使得骨皮质扩张、变薄并容易被穿透。扁平骨囊肿多位于髂骨内外板中心和耻骨上支的中部。病灶的长轴常超过其宽度，骨囊肿不会导致骨膜反应，如果出现骨膜反应，常伴有相关病理性骨折。落叶征和骨块掉落症是多囊骨囊肿的典型表现，提示皮质的一部分跌落至囊腔，还可伴有上升泡沫症。如果 X 线检查不能明确，可行 CT 检查明确。

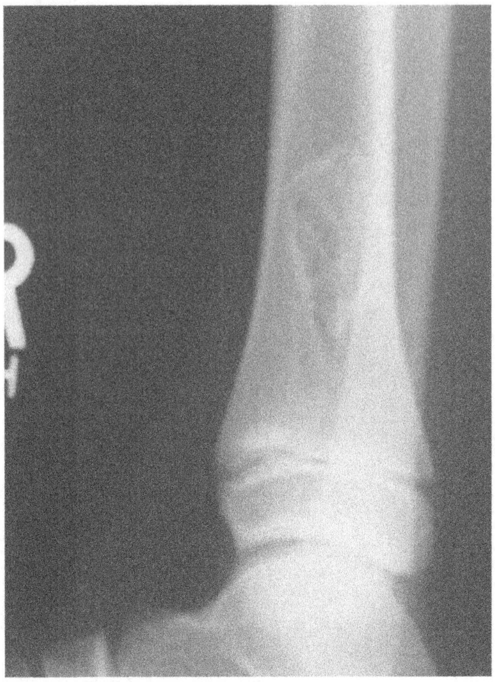

图 111-5　胫骨远端单纯骨囊肿

这些病变倾向于导致骨折，需要切除，尤其在下肢。治疗原则明确表达了这一点。病灶内注射类固醇也可起到治疗作用，但需要 2～3 次注射才可治愈。最近，一次性注射脱钙骨基质治疗单纯性骨囊肿有 80%～90% 成功率的临床报道。不管哪种治疗原则，大于 10 岁儿童的治愈率（90%）明显高于 10 岁以下儿童（60%），影像学检查可能一直都存留异常表现，但治疗的目的为功能稳定的骨质而非正常的 X 线表现。

动脉瘤样骨囊肿

动脉瘤样骨囊肿非常罕见，生长速度很快，主要累及长骨（50%）和脊柱（20%）；骨盆是最常受累的扁平骨。大多数的动脉瘤样骨囊肿出现在 20 岁以前，女性发病比率略高。虽然动脉瘤样骨囊肿被认为是良性的，但其有潜在的致畸可能。很多患者有疼痛和肿胀症状，当动脉瘤样病变累及关节时会出现关节活动受限，累及脊柱时会出现神经症状。约 20% 的患者会出现病理性骨折。不足 10% 的患者会出现多发受累。约 30% 的患者会出现并存的骨骼受累，最常见的包括纤维结构不良、软骨母细胞瘤、巨细胞瘤和骨肉瘤。

普通 X 线片上，动脉瘤样骨囊肿表现为偏心的梭形病变。动脉瘤的扩张伴有很薄的骨皮质（图 111-6），通常位于长骨干骺端尾部，也可穿透骺板至骨软骨。在大多数病例中，伴有细胞溶解酶的侵蚀破坏，并且长骨中层状骨膜常见。病变部常可细小像泡沫一样的骨小梁。动脉瘤样骨囊肿还可侵袭软组织，呈扩张样表现。

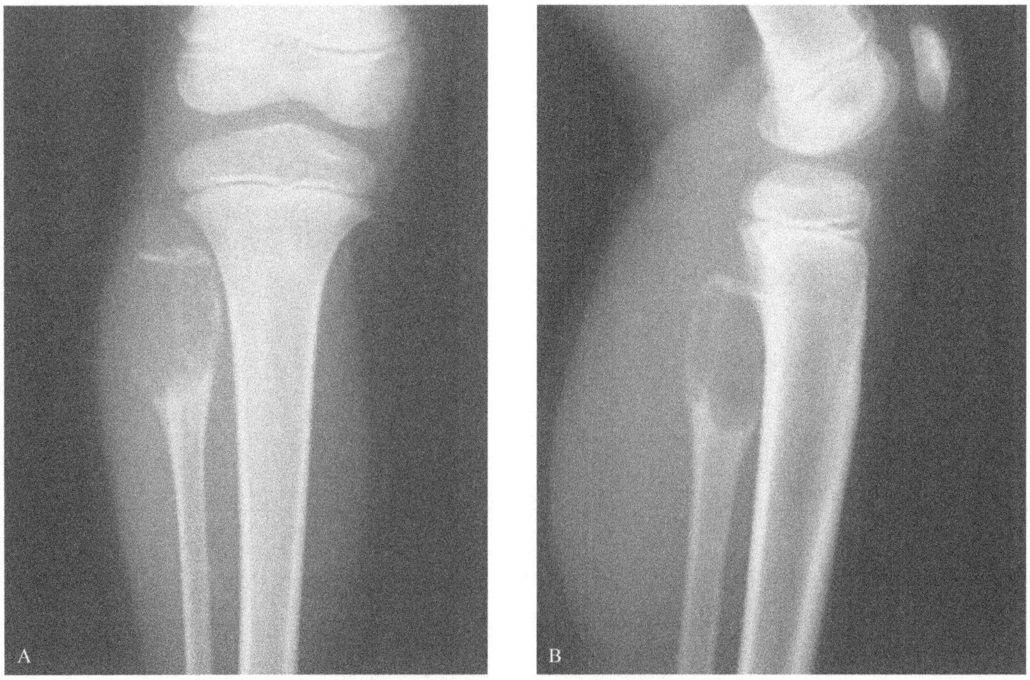

图 111-6　腓骨近端动脉瘤样骨囊肿

注意骨小梁“肥皂泡”样改变

动脉瘤样骨囊肿内充满了血液，在横断面 CT 上，当患者躺下检查的时候，液 - 液平面可以被看作红细胞和血浆分界面。当存在液 - 液平面时高度怀疑动脉瘤样骨囊肿，但仍需排除毛细血管扩张性骨肉瘤、巨细胞瘤和伴有骨折的单纯性囊肿。病理诊断多于最终手术治疗切除病灶时进行。最主要的治疗是刮除植骨术和骨水泥填充。手术治疗的并发症主要为大量出血，对于病灶位置居中不易于显露的病灶，术前应考虑注射硬化剂。低剂量的放疗用于不能完全切除的患者、侵袭性病灶及复发的病灶，病灶局部的控制可达 90%。10%～50% 的患者会出现复发，主要见于年轻人。大多数复发的患者见于治疗 2 年内的患者。复发的病例采用手术或放疗。

（王　浩　李连华　译）

第二十二部分

急性中毒

第 112 章　儿科中毒患者的一般处理方法

（原著　Timothy J. Meehan, Timothy B Erickson）

要点

- 处理中毒患者的基本原则是细致的支持治疗。
- 清洁洗肠作用有限，只推荐应用于某些中毒患者。
- 催吐、洗胃和导泻不应考虑。
- 活性炭或全面洗肠对部分患者有潜在干预作用。
- 一部分中毒有相应解毒剂。

流行病学

过去的几十年间，儿科中毒死亡人数稳步下降，1960 年有 450 人死亡，到 2011 年仅有 42 人死亡。各种干预措施，如儿童防护包装，旨在加强家庭潜在毒物认识的中毒教育项目，中毒诊疗中心和医院治疗水平的增强，都对把儿童中毒死亡率降至仅 1.5% 做出了贡献。

然而，最近的美国毒品控制中心协会年报中提到，儿童中毒在所有国家毒品控制中心报道的中毒案例中，占了将近 2/3。而且，这个年报显示 80% 的儿童中毒发生在 5 岁及 5 岁以下。幸运的是，这个年龄组的大部分中毒是无意中咽下小剂量毒物，因此毒性很小。而大部分青少年和成年人中毒是故意的，且剂量较大，因此致病率和死亡率高。这类故意的毒物暴露包括有自杀倾向、通过代理人获得消遣性药物和孟乔森综合征。

病史和体格检查

通常很难获得准确的病史。儿童要么太小，要么摄入毒物后有意识改变，从而无法提供病史细节。关键病史要点包括毒物的特殊性状，摄入时间，摄入量，家中存在的其他药物或毒物。可能的话，应让一位家庭成员回家取药瓶，包括非处方药、草本精华补液、维生素等，这些可能会提供非常有用的信息。总之，应慎之又慎，假设可能最坏的情况直到假设被推翻。

根据摄入或暴露情况进行相应体格检查可能会提供有用的信息。特别关注生命体征和意识情况，这在评估中毒程度中是最重要的。很多药品毒物对心率、呼吸频率、血压和体温这些生命体征有特殊影响，因此生命体征监护具有最重要的意义（表 112-1）。意识状态、瞳孔大小、昏迷或抽搐发作可为毒物鉴定提供线索（表 112-2 和表 112-3）。其他诊断线索可通过皮肤检查（表 112-4）及呼气气味（表 112-5）获得。有些毒物类别有典型的特殊表现。识别这些中毒症状（中毒症候群）可加快诊断和治疗（表 112-1～表 112-6）。

表 112-1　从生命体征判断中毒

心动过缓（踱步）	低血压（暴跌）
普萘洛尔（β 受体阻滞药），罂粟（阿片制剂），丙氧酚，毒扁豆碱	可乐定（钙通道阻滞剂）
	灭鼠剂（含砷、氰化物）
抗胆碱酯酶药，抗心律失常药	抗抑郁药，氨茶碱，降血压药
可乐定，钙通道阻滞剂	镇静催眠药
乙醇或其他醇类	海洛因或其他阿片制剂
地高辛，洋地黄	
心动过速（快）	高血压（CT 扫描）
游离碱或其他形式可卡因，氟利昂	可卡因
抗胆碱能药，抗组胺药，抗精神病药	甲状腺补充剂
苯丙胺，酒精戒断综合征	拟交感药物
拟交感药（可卡因、咖啡因、苯丙胺，五氯苯酚），溶剂滥用，士的宁	咖啡因
	抗胆碱能药、苯丙胺
茶碱、三醋酸纤维素、甲状腺素	尼古丁
低体温（变冷）	呼吸急促（喘息）
一氧化碳中毒	五氯苯酚，百草枯，化学性肺炎，光气
阿片类药物	工程塑料和其他水杨酸酯
口服降血糖药、胰岛素	非心源性肺水肿，神经毒剂
酒精饮料（酒精）	毒物所致代谢性酸中毒
镇静催眠药	

续表

高热（NASA）	呼吸过缓（缓慢）：
神经阻滞剂恶性综合征，尼古丁	镇静催眠药（巴比妥类药物，二苯氧代乙醇）
抗组胺药、酒精戒断综合征	酒精饮料（酒精）
水杨酸酯、拟交感药，血清素综合征	阿片类药物
抗胆碱能药、抗抑郁药，抗精神病药	烟草（大麻）

表 112-2 影响瞳孔大小的药剂

瞳孔缩小（COPS）	瞳孔扩大（SAW）
胆碱能药物、可乐定、氨基甲酸盐	拟交感能药物
鸦片、有机磷	抗胆碱能药物
吩噻嗪类抗精神病药，毛果芸香碱，脑桥出血	戒断综合征
镇静催眠药	

表 112-3 导致昏迷或抽搐的药剂

昏迷（昏睡）	抽搐（Otis Campbell*）
铅、锂	有机磷、口服降血糖药
乙醇、乙二醇、乙氯维诺	三环类抗抑郁药
三环类抗抑郁药、铊、甲苯	异烟肼、胰岛素
海洛因、毒芹、肝性脑病，重金属、硫化氢、低血糖	拟交感能药、士的宁、水杨酸盐类药
	樟脑、可卡因、一氧化碳、
砷、抗抑郁药、抗惊厥药物，抗精神病药、抗组胺药	氰化物、氯化烃化合物
	苯丙胺，抗胆碱能药
氯硝西泮（镇静催眠药），利培酮	甲基黄嘌呤（茶碱，咖啡因），甲醇
GHB（神仙水）	苯环己哌啶（PCP），普萘洛尔
异烟肼、胰岛素	苯二氮䓬类药物戒断综合征，杀虫剂
一氧化碳、氰化物、可乐定	（水芹，尼古丁），安非他酮，GHB
	乙醇，乙二醇
	锂，利多卡因

* Otis Campbell，是知名电视节目安迪·格里菲斯秀“town drunk”里的演员。

表 112-4 导致皮肤症状的药剂

皮肤出汗（SOAP）	脸潮红或皮肤发红
拟交感药物	抗胆碱能药物，烟酸
有机磷	硼酸
阿司匹林或其他水杨酸盐	一氧化碳（罕见）
苯环己哌啶	氰化物（罕见）
皮肤干燥	发绀
抗组胺药，抗胆碱能药	麦角胺
	硝酸盐
	亚硝酸盐
	苯胺染料
	非那吡啶
	氨苯砜
	任何可致低氧血症的药剂
	低血压或高铁血红蛋白症
大疱	痤疮
巴比妥酸盐和其他镇静催眠药	溴化物
蛇和蜘蛛咬伤	氯代芳烃

表 112-5 气味提示的可能诊断

气味	可能来源
苦杏仁味	氰化物
胡萝卜	毒芹毒素（水芹）
水果味	糖尿病酮症酸中毒，异丙醇
大蒜味	有机磷、砷、二甲亚砜（DMSO）、硒
汽油味	石油馏出物
樟脑球味	卫生球、樟脑
梨味	水合氯醛
辛辣芳香味	乙氯维诺
冬青油味	水杨酸甲酯
臭鸡蛋味	二氧化硫，硫化氢
新割干草味	光气

表 112-6 常见中毒症候群

胆碱能药物	阿片类药物
（有机磷药物，氨基甲酸盐，毛果芸香碱）	（海洛因、吗啡、可待因、美沙酮、芬太尼、羟考酮、氢可酮）
（哑铃）	
腹泻、发汗	瞳孔缩小

续表

排尿	心动过缓
瞳孔缩小	低血压
心动过缓，气管分泌物	肺通气不足
呕吐	昏迷
流泪	
昏昏欲睡	
唾液分泌	
烟酸	
M- 瞳孔扩大	
T- 心动过速	
W- 疲倦	
T- 震颤	
F- 肌颤	
S- 惊厥	
S- 嗜睡	
抗胆碱能药物	戒断综合征
（抗组胺药、三环类抗抑郁药、	腹泻
阿托品、苯托品	瞳孔扩大
吩噻嗪类药、莨菪碱）	起鸡皮疙瘩
高热（热得像野兔）	心动过速
脸潮红（红得像甜菜）	流泪
皮肤干燥（干得像骨头）	高血压
瞳孔放大（盲得像蝙蝠）	打哈欠
谵妄、幻觉（狂怒）	抽筋
心动过速	幻觉
尿频和尿潴留	抽搐（酒精戒断和苯二氮䓬戒断）
拟交感能药物	
（可卡因、苯丙胺、麻黄碱、苯环己哌啶、伪麻黄碱）	
瞳孔放大	
心动过速	
高血压	
高热	
抽搐	

诊断和实验室检查

根据相应药物或毒物指导所需做的实验室检查。这些检查包括确定有无器官损害。例如，摄入对乙酰氨基酚应做肝脏相关实验室检查，摄入乙二醇应做肾脏相关实验室检查，并测量血药浓度。测血药浓度只对毒性依赖于血中浓度的那些毒物有用（表 112-7）。多留一管血可能有益于接下来决定要做的额外测试。对中毒原因不明而有严重症状（异常生命体征、昏迷、抽搐）的患者，鉴别诊断需要做更多的实验室检查，包括电解质、尿素氮、肌酐、血糖、肝功能，并应考虑做血气分析。

如果发现代谢性酸中毒，计算阴离子间隙可进一步鉴别可能的病因。

计算方法是：[Na]–（[HCO_3^-]+[Cl^-]）。正常值通常认为是约 12mEq/L。当然，应当使用各临床实验室提供的参考范围。

阴离子间隙异常的代谢性酸中毒说明有不可测定的血清阴离子的存在，提示有某些特定的毒物或疾病状态，如表 112-8 所示。

当怀疑摄入了有毒酒精如甲醇、乙二醇或异丙醇时，计算渗透压差可能有益。渗透压差指的是实际血浆渗透压（冰点压缩测量法）与估算的血浆渗透压之间的差值。

估算渗透压：2×[钠] + [糖]/18 + [尿素氮]/2.8。渗透压差 = 渗透压实际测量值 – 渗透压估算值，（正常值＜10）。可提高渗透压差的药剂包括乙醇、甲醇、乙二醇、异丙醇、甘露醇及丙酮。

针对血、尿的毒理学紧急检测极少能对急诊科中毒患者的处理起到帮助作用。假阴性（未能检出毒物）及假阳性（检出不是导致患者症状体征的毒物）经常存在。

腹部 X 线检查对铁中毒的评估和处理很重要。其他摄入药物（水合氯醛、缓释药片、违禁药品包）在腹部影像学上也可能被检测到，但特异性和灵敏度有限。

曾有报道超声可诊断仍停留在胃内的药片，但应用于急性中毒患者的诊断和处理是不合适的。

表 112-7　需要检测血液浓度的毒物及其特殊干预措施

毒物	干预措施
对乙酰氨基酚	乙酰半胱氨酸
水杨酸	碱化；血液透析
苯巴比妥	碱化；血液透析
铁	去铁胺
锂	静脉注射生理盐水；血液透析

续表

毒物	干预措施
甲醇	甲吡唑；血液透析
乙二醇	甲吡唑；血液透析
一氧化碳	氧疗
高铁血红蛋白	亚甲蓝

表 112-8 引起代谢性酸中毒/高阴离子间隙的药剂

金属
甲醇、二甲双胍、服药过度超量
乙二醇
甲苯
酒精性酮症酸中毒
乳酸酸中毒
酸
对乙酰氨基酚（大剂量服用）
氰化物、一氧化碳、秋水仙碱
异烟肼、铁、布洛芬（大剂量服用）
糖尿病酮症酸中毒
间隙
普遍致惊厥的毒素
阿司匹林或其他水杨酸盐
三聚乙醛、苯乙双胍

治疗

怀疑过量服药患者的治疗基石是支持治疗，应特别关注气道、呼吸和循环。复苏措施优先于解毒治疗和洗胃治疗。

对意识障碍的儿童或床旁血糖检测明确为低血糖的患者，医师应当静脉注射葡萄糖 0.5～1.0g/kg，可给儿童 25% 葡萄糖 2～4ml/kg 注射，成人 50% 葡萄糖 50ml（1 安瓿）。如果建立静脉通路困难或无法建立，可肌内注射胰高血糖素 1mg。

对昏睡或昏迷的患者，特别是有呼吸过缓和瞳孔散大时应给予纳洛酮。纳洛酮副作用几乎可忽略，但是激动和戒断症状可能在阿片依赖的成人，母亲为阿片成瘾或妊娠期使用美沙酮所产的新生儿身上发生。纳洛酮首剂剂量为 0.1mg/kg 静脉注射，或 2mg 静脉注射对于＞20kg 的儿童。对于一些高效长半衰期的阿片类药物如芬太尼、可待因、美沙酮、丙氧酚的解救，通常需要给予额外加量的纳洛酮。

■ 胃肠清洁

历史上曾相当重视对服药过量患者进行胃肠清洁处理。关注焦点从 20 世纪 90 年代开始转移，接下来的 10 年实际上已经抛弃该疗法。催吐、洗胃、导泻不再应用在这类患者身上。活性炭和全肠灌洗（WBI）在一小部分服药过量患者身上仍保留为可考虑的一种治疗手段。

活性炭

活性炭是含碳物质被加热和蒸高压后形成的一种大体表面积/体积比的物质。1g 活性炭的体表面积约有 10 000m^2。活性炭是一种无嗅无味的黑色粉末，可吸附各种毒素。虽然有证据支持活性炭可降低多种药物的吸收，但没有研究结果表明使用活性炭对中毒患者有益。如果患者摄入了可能产生毒性剂量的毒物，先前已知用炭吸附了 1h，可考虑使用活性炭。由于活性炭是黑色的颗粒状液体，很多儿童会拒绝喝它，通常需要应用鼻胃管来注入活性炭。将活性炭与儿童友好饮料如果汁、苏打水或巧克力牛奶来改善其适口性，作用不肯定，而且饮料中溶质可占据炭结合位点从而减弱活性炭的功效。

炭没有竞争性，因此越多越好，剂量由患者所能承受的容量所限制。可考虑给予 6 岁以下的儿童 25g 的剂量，青少年和成人可给予 50g。有报道使用活性炭的并发症，包括恶心、呕吐、便秘、梗阻和排气，但在儿童通常发生率低。

有些物质是活性炭所不能吸附的，包括杀虫剂、酸、碱、酒精、金属（铁、铅、锂、硼酸盐）和有机溶剂。

全肠道灌洗

最初用来做术前肠道准备，现在全肠道灌洗（WBI）用于过量服药患者，通过将毒物清洗出胃肠道来防止毒物的进一步吸收。理论上，WBI 也可导致一个浓度梯度从而使原先被吸收的毒素弥散回胃肠道。所用的溶液是不可吸收的，等张的聚乙二醇（PEG）溶液，不会像泻药那样导致水、电解质紊乱。剂量是儿童 500ml/h，成人 2L/h。灌洗过程持续到直肠完全干净，通常在 4～6h。

志愿者研究已经表明使用 WBI 可以使某些药物的生物利用度下降，但目前尚没有确凿证据说明 WBI 可以改善中毒患者的临床结局。虽然关于 WBI 的证据都很有趣，这一物理疗法已经在儿科得到应用而且有着很小甚至没有副作用。在血流动力学稳定、肠道解剖和功能正常的患者，应用 WBI 处理服用特殊药物是合理的。这些药物包括缓释片、肠溶片（特别是服用 2h 以后）、铁剂及违禁药品。

强化清除

强化清除是指在毒物吸收后将毒物从机体内清除的阶段，方法包括活性炭多次给药（MDAC）、碱化尿液和体外清除。

■ 活性炭多次给药

活性炭多次给药（MDAC）指给予多次剂量的活性炭。剂量、频次和持续时间没有特定方案，经典建议是从 10～25g/（2～4）h，直到患者或血浆浓度有改善。这一物理疗法可应用在卡马西平、氨苯砜、苯巴比妥、奎宁、茶碱中毒，尽管没有对照研究证明其临床疗效。MDAC 在中毒处理中的作用仍受到怀疑。

■ 碱化尿液

通过静脉注射碳酸氢钠碱化尿液旨在排泄弱酸。该方法可应用于水杨酸盐、苯巴比妥中毒患者。水杨酸盐药物中毒会降低体内总钾含量，即使血钾正常也较难碱化尿液。反常性酸性尿（血 pH 碱性和尿 pH 酸性）经常发生（见水杨酸盐中毒章节）。尿 pH 应经常检测，大剂量静脉补钾也是经常需要的。

■ 体外清除

体外清除方法包括血液透析、血液灌流、连续性静 - 静脉血液滤过（CVVH）及连续性静 - 静脉血液透析（CVVHD）。这些方法技术性高，需要相应设备和肾脏病学专业人员及重症监护。急诊内科医师需要知道哪些中毒可以通过体外清除受益，当有这类中毒提示时做出体外清除的建议。这类中毒包括水杨酸盐、苯巴比妥、甲醇、乙二醇和锂。

解毒剂

解毒剂可阻止中毒发展或逆转中毒症状体征。只有一小部分毒物有相应的解毒剂（表 112-9）。关于相应解毒剂的使用方法请参阅各种中毒相关章节。

表 112-9　解毒剂

毒物	解毒剂
对乙酰氨基酚	N- 乙酰半胱氨酸
抗胆碱能药	毒扁豆碱
β 受体阻滞药	胰高血糖素，胰岛素 / 糖
钙通道阻滞剂	胰岛素 / 糖
氨基甲酸酯杀虫剂	阿托品
一氧化碳	氧气
氰化物	羟钴胺
地高辛；洋地黄	Fab 抗体片段
乙二醇	甲吡唑
重金属	螯合剂
异烟肼	吡哆醇
铁	去铁胺
甲醇	甲吡唑
高铁血红蛋白	亚甲蓝
阿片类药物	纳洛酮
有机磷	阿托品和解磷定
磺酰脲类药物	奥曲肽
三环类抗抑郁药	碳酸氢钠
丙戊酸钠	左旋肉碱
华法林	维生素 K

建议

中毒儿童的住院安置常常不好确定，由多种因素所决定。不仅仅根据实际临床情况评估，同时要考虑到可能摄入的潜在毒物，以及儿童将来出院时可导致的社会情况。临床体征不平稳的患者最好在重症监护室观察治疗。如果患者表现平稳，没有口服有延迟起效或长效药剂的病史，在急诊留观室观察治疗 6～8h 是合适的。这类延效或长效药剂包括缓释药剂、磺脲类、可乐定、钙通道拮抗剂、锂、美沙酮、单胺氧化酶抑制剂。过量服用这些药物要求观察 24h 以上。服用潜在危险毒物，表现为轻中度症状，需要解毒治疗，家庭环境不安全的儿童，可从住院观察中受益。

遇到儿科中毒，不管从急诊科住院还是出院，应当教给家长或主要照顾人关于正确的毒物预防方法。对于有毒品吸食史或滥用史的成人，应鼓励参与滥用药物康复计划。自杀性质的成人或儿童，在中毒潜伏期过后，需要进行心理卫生评估。

（余　帮　译）

第113章 对乙酰氨基酚

（原著 Marco L.A. Sivilotti）

要点

- 对乙酰氨基酚在处方药和非处方药中广泛存在，是儿科常见的过量服用药物。
- 乙酰半胱氨酸是对乙酰氨基酚过量服用的特效解毒剂，可口服也可静脉注射。
- 乙酰半胱氨酸极少在小于6岁的儿童身上应用。
- 在服用对乙酰氨基酚后8h内使用乙酰半胱氨酸100%有效。
- 小于6岁的儿童，如果对乙酰氨基酚服用剂量小于200mg/kg，或服用对乙酰氨基酚1h后血药浓度检测不出，那么安排出院是安全的。

对乙酰氨基酚应用广泛，是主要的过量服用药物，无论是被年幼儿童不小心服用还是被青少年和成年人用于自我伤害。尽管发病率高，安全剂量范围大且有高效解毒剂，确保了幼儿因急性对乙酰氨基酚中毒死亡闻所未闻。急性对乙酰氨基酚过量服药后20h内开始治疗亦不太可能出现死亡，8h内开始治疗后肝损伤罕见。幼儿常被怀疑服用了液体状的对乙酰氨基酚儿童剂型。这种剂型吸收比片剂迅速，但大多数情况下服用剂量不足（200mg/kg）而无须关注。由于这些患者在刚服用对乙酰氨基酚后通常无症状，而且对乙酰氨基酚血药浓度测量容易，多数幼儿的这种意外暴露不需要经验性地给予解毒剂治疗。解毒剂剂量错误不少见，特别是在年幼儿童。因此，剂量计算和总液体量应一丝不苟地计算。青少年通常不知道服用对乙酰氨基酚可能是致命的，或者是多种药物均含有对乙酰氨基酚，可能不知不觉中服用了危及生命的剂量导致自杀行为。

病理生理

对乙酰氨基酚（APAP，扑热息痛）是一种人工合成的解热镇痛药。儿童治疗剂量是10～15mg/kg（最大剂量650mg），每4～6h一次，最大推荐次数为5次/日。治疗血清浓度是10～20μg/ml。对乙酰氨基酚口服吸收良好，30～60min达到峰浓度。即使过量服用，大部分时候吸收也只有非常小的延迟，急性摄入后4h内可达峰浓度。共同服用阿片类药物和抗胆碱能药物、缓释固态对乙酰氨基酚对吸收只有很小的影响。液态制剂吸收要比片剂、胶囊快。在胃肠道吸收后，对乙酰氨基酚在肝脏摄取和代谢，同时肝脏也是其主要的毒性靶器官。正常血清半衰期为2～3h，大剂量过量摄入或有肝损伤时半衰期明显延长。事实上，半衰期延长大于4h是发生严重肝损伤时的最初表现之一。

给予治疗剂量的对乙酰氨基酚后，90%的药物会与硫酸盐和葡萄糖醛酸结合而失活。在年幼儿童，以与硫酸盐结合为主。以原型从尿液中排出的小于5%。其余通过细胞色素P450代谢，主要是结合毒性亲电NAPQI的CYP2E1。适量的肝脏谷胱甘肽会迅速灭活NAPQI。过量用药后，硫酸盐和葡萄糖醛酸途径趋于饱和，谷胱甘肽变得枯竭，自由基NAPQI攻击肝细胞大分子，最终导致暴发性肝衰竭。

急性摄入超过200mg/kg或10g（两者取小）具有潜在毒性，需要紧急评估。记住对乙酰氨基酚存在于许多复合制剂里面，而且很多患者不知道这些药品里对乙酰氨基酚的含量。

临床表现

虽然可能出现呕吐，但急性对乙酰氨基酚中毒后患者经常无症状。共同服用的组合药物如可待因和抗组胺药可能出现一些药物过量的早期症状。罕见的、大剂量服用至少1000mg/kg对乙酰氨基酚，可导致昏睡、昏迷、阴离子间隙型代谢性酸中毒、低体温、高血糖。即使在这种情况下，仍需要考虑到一同服用的其他药物中毒的可能性。

当血清对乙酰氨基酚浓度下降并且没有经过治疗的情况下，谷草转氨酶和谷丙转氨酶（AST和ALT）将开始上升。严重肝衰竭表现为肝性脑病、黄疸、凝血功能障碍、低血糖，以及明显升高的转氨酶（>1000U/L）。转氨酶水平可以是令人印象深刻的，有时可超过20 000～30 000U/L，其升高水平与预后不相关，单纯转氨酶升高没有其他肝功能障碍表现的患者总是能恢复。

最终痊愈的患者其肝功能几周后在结构和组织学上可完全恢复至原正常状态。如果出现液体复苏无效的持续性代谢性酸中毒，或是同时有渐进性脑病、凝血功能障碍和肾衰竭表现，强烈提示预后差，除非行肝脏移植。导致 6 岁以下儿童死亡病例，是由于在并发疾病使用最小口服对乙酰氨基酚剂量的背景下重复多日再给予超治疗剂量。记录良好的病例中没有发现急性单次对乙酰氨基酚过量服用可导致 6 岁以下儿童的死亡。

实验室检查

对乙酰氨基酚血清浓度在服药后 4h 应下降，如服药剂量大于 200mg/kg 或 10g（无论哪个都不算多），如果患者表现远超过了 4h 则应立即下降。Rumack-Matthew 列线图（图 113-1）可准确识别那些急性对乙酰氨基酚中毒后无须解毒治疗的患者。这个列线图是基于合理准确估计服药时间并记录服药 4～20h 的对乙酰氨基酚血清浓度来进行判断的。每个浓度值在线图上绘成点。如果点落在治疗线上方，提示应当给予解毒剂乙酰半胱氨酸（NAC）治疗。4h 内的浓度水平不能用这个列线图来解释。然而，服药 1h 后任何时间，血清浓度检测不出即可排除中毒，即使是一次治疗性服药，这在无意中服药的年幼儿童中特别有用，可以立即安排出院。很重要的是，必须意识到这个列线图不能用于服药时间难以确定的慢性或交错服药病例，或者只有服药 8h 后的对乙酰氨基酚血清浓度的情况。在这些情况下，对于服用了可能中毒剂量的所有患者应当经验性地给予 NAC 治疗，并继续给药直到达到 NAC（讨论之下）的停药标准。

当给予了 NAC 治疗后，AST、ALT、对乙酰氨基酚、电解质、肌酐、凝血功能应大概每 12h 检测一次。风险分级和 NAC 剂量最好根据这一系列检测做出决定。

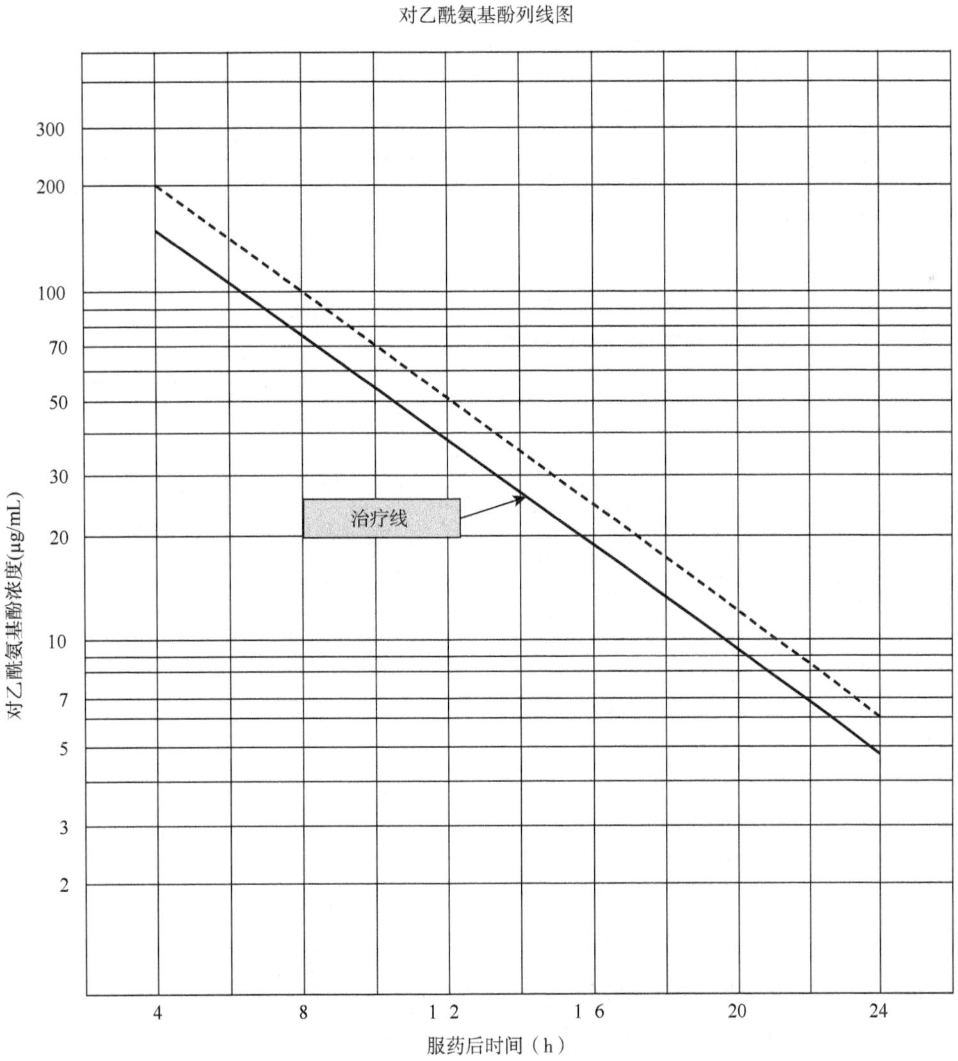

图 113-1　Rumack-Mattew 列线图

Rumack-Mattew 列线图可鉴别在急性服用对乙酰氨基酚后而服药时间不详的情况下，无须解毒剂治疗的患者。注意测量单位（1000μmol/L 相当于 150mg/L 或 150μg/ml）。

治疗

在服用对乙酰氨基酚后 1h 内给予一次剂量的活性炭可减少吸收并减少解毒剂治疗的需要。

NAC 有助于补充谷胱甘肽并恢复肝脏去除 NAPQI 的解毒能力。它的使用可防止肝损伤和避免死亡。NAC 治疗方案有多种，最普遍的方案是 20h 静脉注射加 72h 口服方案。在急性过量服用对乙酰氨基酚后 8h 内开始 NAC 治疗是最有效的，但即使很晚给予且有明显肝损害时仍然有效。8h 后 NAC 治疗的有效性是时间高度敏感的。然而，目前建议是治疗持续时间个体化，治疗可持续到特异的临床生化指标令人满意之后。这对大剂量对乙酰氨基酚中毒特别重要。

在美国应用了很长时间的治疗对乙酰氨基酚中毒的口服 NAC 方案包括 140mg/kg 的负荷剂量，以及 17 次 70mg/kg q4h 的附加剂量。20% 的 NAC 溶液口感很差，应当用果汁或苏打水稀释 3 倍。呕吐是常见的副作用，当在给药 1h 内发生呕吐，重复给药并予甲氧氯普胺（0.25mg/kg，静脉注射 5min）或昂丹司琼（0.15mg/kg，静脉注射 5min）。必要时 NAC 可经鼻导管给药。如果用过活性炭，则 NAC 按常规剂量给药，无须加量。

静脉注射 NAC 已经在世界各地应用了几十年，在 2004 年食品药品监督管理局批准了在美国使用静脉注射用针剂。静脉注射 NAC 不会像口服方式那样受到呕吐和患者依从性的限制。爱丁堡方案应用最广泛，在表 113-1 显示，有些微修改。这本是一个精雕细琢的 20h 治疗方案，但对于合并肝衰竭的病例应当继续治疗（表 113-2）。

荨麻疹样过敏反应、脸发红及轻度喘息在静脉注射 NAC 特别是给予负荷剂量时可以发生，处理起来容易，通过暂停输液和给予抗组胺药即可。这些反应在低对乙酰氨基酚血清浓度的患者上更常见，这是避免经验性地给予服用了对乙酰氨基酚但最后测得的血清浓度低甚至测不出的年幼儿童解毒剂的另一个原因。出现过敏反应后，变更解毒剂的适应证及其稀释度和静脉注射频率应当谨慎。无论如何，如果临床需要，恢复使用解毒剂是有必要的。根据一个过敏反应或之前有过敏史而停用解毒剂是毫无根据的。

小于 6 岁的儿童极少需要 NAC 治疗，大多数幼儿会在发现可疑服药史后很快带到医院，因此有足够的时间等待对乙酰氨基酚血清浓度的结果。如果可能服用了超过 200mg/kg 的剂量提示应进行检测。如果检测结果在列线图治疗线之上，NAC 剂量和稀释度应仔细调整。10 倍 NAC 剂量错误可能是致命的。给予年幼儿童的液体体积应当小心。NAC 稀释指南见表 113-1。

表 113-1 静脉用乙酰半胱氨酸用量指南

体重（kg）	负荷量		第二剂		第三剂	
	20% NAC（ml）	D5W（ml）	20% NA（ml）	D5W（ml）	20% NAC（ml）	D5W（ml）
10	7.5	30	2.5	70	5	140
15	11.25	45	3.75	105	7.5	210
20	15	60	5	140	10	280
25	18.75	100	6.25	250	12.5	500
30	22.5	100	7.5	250	15	500
40～100	0.75ml/kg	200	0.25ml/kg	500	0.5ml/kg	1000

注：体积用量依据 20%（200mg/ml）乙酰半胱氨酸溶液及修正爱丁堡治疗方案：负荷量，150mg/kg 60min；第二剂，50mg/kg 4h；第三剂，100mg/kg 16h，持续直到达到停药指征。体重可聚拢在最近的 5kg（对于＜30kg 儿童）或 10kg（对于 30～100kg 儿童）；对体重＞100kg 的儿童，按 100kg 计算用量。

表 113-2 乙酰半胱氨酸停药指征

当达到以下条件时可停用乙酰半胱氨酸：
1. 血清对乙酰氨基酚浓度检测不出（＜10μg/ml）
2. 谷草转氨酶（AST）＜100U/L，或明显已达峰值并在下降
3. 凝血酶原时间（PT）＜小于 50%，优于对照
4. 患者临床表现良好

注：AST 不可得时可用 ALT 代替，但其血清活性下降慢于 AST。

建议

急性过量服用对乙酰氨基酚后检测浓度在 Rumack-Matthew 列线图的治疗线之下且无症状的患者无须给予解毒剂或进一步检查。在没有对故意自我伤害而过量服药的患者进行适当的精神评估，没有对看护人进行意外中毒预防咨询之前，不应安排患者出院回家。如果对乙酰氨基酚水平在治疗线之上，应当给予 NAC 治疗。

可疑慢性对乙酰氨基酚过量但无症状的患者如果已经满足上述停药标准（表 113-2），从医学上可以表明药物已经清除。如果血清可以测量到对乙酰氨基酚，或无法满足其他停药指征，提示可以给予这些患者一次 NAC 疗程，但疗程可能比较简短。当考虑血清对乙酰氨基酚浓度检测不出时，在可能不到 12h 以后的时间里可以进行重复检测。合并暴发性肝衰竭（肝性脑病、低血糖、凝血功能障碍或酸中毒）的患者应安置在重症监护室，给予经验性肝衰竭治疗，并评估肝移植候选资格。

（余　帮　译）

第 114 章　阿司匹林中毒

（原著　Marco L.A. Sivilotti）

要点

- 水杨酸中毒治疗困难，应考虑咨询医学毒理专家。
- 阿司匹林中毒儿童可迅速出现代谢性酸中毒而不伴有明显的呼吸性碱中毒。
- 初始治疗应根据症状表现、听力失真、精神状态、呼吸急促、血气分析来决定，而非等待水杨酸浓度测定。
- 阿司匹林轻度中毒治疗包括减少进一步的吸收、纠正水电解质紊乱、碱化尿液及频繁的临床和实验室评估。
- 阿司匹林重度中毒需要立即液体复苏、输注可滴定的碳酸氢盐和急诊血液透析。

阿司匹林（乙酰水杨酸，ASA），对乙酰氨基酚和布洛芬是主要的非处方解热镇痛药。阿司匹林是其中最不常用的，几十年前因为与瑞氏综合征的关联而禁止对发热儿童使用阿司匹林。结果不管是有意还是无意的水杨酸中毒在儿童发病率都更低。这是幸运的，因为阿司匹林毒性大得多。阿司匹林中毒的死亡率显著大于对乙酰氨基酚中毒。水杨酸的毒性是干扰机体能量的产生，导致普遍细胞毒性，治疗起来非常困难。治疗基于对水、电解质和酸碱失衡的精细处理，促进排泄减少吸收，并考虑体外清除。

药物动力学

治疗剂量的阿司匹林主要在小肠快速吸收。当摄入很多片剂时，由于胃排空的延迟、片剂缓慢的溶解、黏膜吸附及偶发的凝固，导致阿司匹林吸收延迟。结果是延迟吸收多个小时，甚至超过 1d，特别是如果过量服用的是肠溶片。吸收的推迟延长了胃肠道清洁的治疗窗。

阿司匹林在体内迅速水解为活性代谢产物——水杨酸。大剂量时水杨酸的代谢和排泄变饱和（零级反应）。结果是一次小量的加量或吸收入血都会导致血清水杨酸浓度的明显上升。过量服用阿司匹林后肝脏代谢已经饱和，肾脏排泄变为主要清除通路。酸性尿液会增加不带电荷的水杨酸在远曲小管的被动重吸收。水杨酸的容积分布也是根据剂量变化的。因此，不可能预测水杨酸血清浓度的变化轨迹，需要频繁测量直到无法检测出浓度。

小于 150mg/kg 的摄入量基本是无毒性的。摄入 150～300mg/kg 导致轻到中度毒性反应，大于 300mg/kg 可以是致命的。一些不同于水杨酸的制剂也可导致血清水杨酸浓度检测阳性（表 114-1）。冬青油含有近乎纯净的水杨酸甲酯（每 5ml 相当于 7000mg 水杨酸），小剂量即可以是致命的。

表 114-1　按水杨酸计量的产品

乙酰水杨酸（阿司匹林，ASA）
水杨酸亚铋
水杨酸胆碱
二氟尼柳（二氟苯水杨酸）
水杨酸胆碱镁（三铆镁胆碱）
水杨酸镁
水杨酸甲酯（冬青油）
双水杨酸酯（水杨基水杨酸，水杨酰水杨酸，salflex）
水杨酸钠

病理生理和临床表现

最好是根据临床评估和血气分析将水杨酸中毒分为轻、中、重度，而不是根据血清水杨酸浓度来设定中毒程度（表 114-2）。年幼儿童比成人毒性起效更快，症状表现更重，主要是由于幼儿缓冲能力弱，代谢性酸中毒出现更快，因此能更快速地分布到各器官中，如大脑。在治疗剂量范围的上限，患者可能会抱怨有耳鸣或是更常见的听力失真。直接刺激呼吸中枢引起呼吸急促，反过来导致呼吸性碱中毒，即轻度中毒的标志。尿中碳酸氢盐的排泄导致钠、钾的丢失。在中度中毒，氧化磷酸化解偶联反应导致糖、氧和脂类消耗，以及乳酸、氨基酸和酮酸的堆积，也导致反常性酸性尿，最后是高热。渗透性利尿进一步导致水、电解质失衡。因此，特异性阴离子间隙代谢性酸中毒是由血容量减少、组织灌注受损、乳酸堆积、水杨酸循环和其他代谢紊乱导致的结果。呕吐导致的体液丢失、呼吸急促和出汗在年幼儿童可尤其严重。幼儿出现代谢性酸中毒比成人快，而且早期呼吸性碱中毒可能难以识别。

酸性环境增加了水杨酸循环中的非游离部分，有利于药物进入大脑，导致躁动、精神错乱、抽搐和昏迷。这些中枢神经系统症状及呼吸性酸中毒、严重代谢性酸中毒和高热，是重度毒性反应和即将发生的心肺功能衰竭的表现。

患者可发生非心源性肺水肿，最可能的原因是水杨酸对肺内皮细胞的毒性反应。危险因素包括中枢神经系统毒性、代谢性酸中毒和慢性水杨酸摄入。可发生横纹肌溶解并导致急性肾衰竭。通常观察到的电解质紊乱包括低钠、高钠血症，低钾血症和低钙血症。在儿童中，低血糖比高血糖更常见。可有大脑糖浓度低下，而出现低血糖的症状，尽管血糖浓度正常。

表 114-2　水杨酸中毒严重程度

程度	血清 pH	酸碱紊乱	其他表现	典型体液损失
轻度	>7.45	呼吸性碱中毒	耳鸣，恶心	20ml/kg
中度	7.35～7.45	混合性呼吸性碱中毒合并代谢性酸中毒	阴离子间隙，出汗，酮尿，低钾血症	40ml/kg
重度	<7.35	代谢性酸中毒 +/- 呼吸性酸中毒	昏迷，抽搐，易激惹，高热，肺水肿	60ml/kg

实验室检查

初步实验室检查应包括完整的血细胞计数、血清电解质、肌酐、葡萄糖、动脉或静脉血气分析。血清水杨酸浓度值应该画点展示，每 2h 重复测量以保证其水平在下降。临床发现包括 pH 比血清水杨酸浓度更能够预测中毒程度。有症状的患者，由于临床症状恶化的风险，不应因等待实验室检查明确而延误临床决策。浓度报告应经常结合血清 pH 和临床表现进行解读。一个治疗上的缺陷是假设接下来的浓度值会下降。由于过量服用此药的吸收会延迟和不稳定，有责任将水杨酸浓度降至接近于 0。服药后因为血清浓度在治疗范围而被视为“医学上已清除干净”的患者却会在数小时后出现严重毒性反应。不管服用了哪种水杨酸，应当每 2h 检测血清浓度，直到明显已达峰浓度，之后每 4h 下降至检测不出。

治疗

水杨酸中毒治疗困难，应当考虑咨询医学毒理学家。水杨酸中毒患者的治疗目标是液体复苏、纠正代谢紊乱、减少药物进一步的吸收和促进清除。这些目标是高度时间敏感的。由于没有解毒剂，唯一有效的治疗是减少水杨酸进入中枢神经系统。

对中至重度的中毒患者，血管内容量必须通过大剂量生理盐水恢复，剂量为 10～20ml/kg，直到确保有充足的灌注。对有酸血症的患者应当大剂量静脉注射碳酸氢盐，采用间断大剂量注射法，即 0.5～1mEq/kg，每次 10min。纠正酸血症可减少进入大脑和其他组织的水杨酸。对精神状态不稳定或抽搐的患者应当静脉注射葡萄糖直到血糖超过 140mg/dl，典型用法是儿童 25% 葡萄糖 2ml/kg，成人 50% 葡萄糖 1ml/kg。

重度中毒患者可能需要气管插管机械通气。这些患者将需要很高的每分通气量，使 $PaCO_2$ 小于 20mmHg 以防止进一步的血 pH 下降和防止灾难性的水杨酸入脑。出于同样的理由，对重度水杨酸中毒并发抽搐和躁动的患者，避免仅仅进行简单的镇静和抑制处理是非常重要的。

重度中毒患者需要安排急诊血液透析，通常在实验室浓度检测确诊报告之前。血液透析清除水杨酸比碱化全身要快 3～5 倍。血液透析的指征包括肺水肿、昏迷、抽搐、严重代谢性酸中毒和肾衰竭。水杨酸浓度本身不是透析的唯一标准，因为血清和组织（大脑）浓度有区别、检测的延迟及在患者濒死之前预期需要透析治疗的必要性。连续性肾脏替代疗法不足以快速清除水杨酸。

所有有症状的患者和那些可能服用了>150mg/kg 剂量的患者应当进行胃肠道清洁。尽管专家们对最佳的物理疗法还有不同意见，建议使用活性炭，即使服药后过了很多小时。大剂量口服肠溶片制剂的可从全肠道灌洗中获益。任何有症状的患者（至少是轻度中毒和有酸碱失衡的患者）都有指征进行碱化尿液，因为它可增强水杨酸的排泄。中毒导致的碱血症不是使用碳酸氢钠碱化尿液的禁忌证，并可弥补肾脏损失。增加尿液 pH 可减少远曲小管重吸收水杨酸。碱化尿液的目标是提高尿液 pH 至 7，并保证 1～2ml/（kg · h）

的尿量。这通过液体复苏后静脉输注碳酸氢钠完成。第一步是留置尿管，测每小时尿量和尿 pH。典型输注方法是每 132～150mEq 碳酸氢钠加入 5% 葡萄糖溶液中，开始液速是维持速度的 2 倍。如果出现高钠血症，推荐用更低张力的溶液。钾亦应加入注射液中，初始量是 40mmol/L。

低钾血症常见于水杨酸中毒，有症状的患者常常有全身钾的损失。由于低钾血症时小管液的氢钾交换，低钾会削弱尿液碱化，导致反常性酸性尿。不充分的液体复苏也会致使无法碱化尿液。根据连续的（每 2～4h）血气分析、电解质和水杨酸浓度检测及每小时的尿量和尿 pH，进行输液速度的调整，补钾和补充额外的碳酸氢钠。安全地对患者进行碱化，需要仔细注意细节，频繁评估，避免并发症如容量超负荷、过度碱化（pH＞7.55）、低钾血症和高钠血症，并且优化使用与其中毒程度相适应的清除水杨酸的方法。肺水肿、脑水肿和少尿型肾衰竭均导致难以碱化尿液，提示需要血液透析。液体疗法理论上会促进肺水肿，但不应因为害怕这个而阻止适当的液体疗法。

建议

有中毒表现的患者应当安排住院。没有临床症状的患者（特别是没有呼吸急促）及服药 6h 后血清水杨酸浓度小于 10mg/dl 的患者可允许离开急诊室，除非服用的是阿司匹林肠溶片，否则每 2h 重复检测水杨酸浓度，直到明确浓度峰值。所有故意服药的患者均需要进行心理健康评估。

（余　帮　译）

第115章　非甾体抗炎药

（原著　Jennifer A. Lowry）

要点

- 非甾体抗炎药（NSAIDs）过量服用，相对来说毒性非常小。
- 有毒性症状的患者表现为中枢神经系统毒性或胃肠（GI）毒性。
- 过量服用NSAIDs伴有阴离子间隙酸中毒。
- 长期使用NSAIDs伴有肾脏毒性，包括急性肾小管坏死、急性间质性肾炎及急性肾衰竭。

引言

NSAIDs有镇痛、退热和抗炎作用，是世界上最常用的药物之一。尽管大多数患者临床紧急使用这类药物被认为是安全的，但长期治疗剂量使用所致的副作用致使近些年需重新评估其安全性。这一说明及后来的选择性环氧酶（COX）-2抑制剂减少了这类药物的使用。布洛芬和萘普生是美国现在仅存的非处方类NSAIDs。它们也可在咳嗽和感冒复合制剂中用到，也会用在处方类复合药物中如Vicoprofen（布洛芬和氢可酮）。在世界上还有其他形式的NSAIDs处方药。

由于它是非处方药并广泛使用，有意或意外服用常见。2011年美国毒品控制中心年度报告中列出了48例死亡与NSAIDs有关，2例死亡由其单独导致（布洛芬和秋水仙碱）。79 000例单一药物中毒由NSAIDs导致，其中65 000例用的是布洛芬。跟预期的一样，小于6岁儿童占了单独NSAIDs中毒的大多数，超过51 000例。过量服用出现症状罕见；但可发生严重毒性反应。

药理

NSAIDs有很多种分类方法，包括其环氧酶活性、生化属性和药理功能（表115-1）。NSAIDs的生化性质跟亲脂性弱酸非常相似。尽管大部分这类药物都较容易地在胃肠道被吸收，它们的药动学性质并不相同。因此，临床医师可根据特定的适应证进行选择。药效持续时间和半衰期指导给药方式，半衰期短的NSAIDs（如布洛芬）每6～8h给药一次，半衰期长的NSAIDs（如萘普生）每天给药1次或2次。药物代谢和排泄是给予NSAIDs时需要考虑的重要药动学内容，因为可能会发生肝肾损害的副作用。另外，考虑到药物代谢和其他可影响到酶功能的药物基质，药物相互作用可以导致不良反应。

NSAIDs通过结合环氧酶发挥其镇痛、消炎和解热的作用。它通过阻止花生四烯酸结合到COX酶的活性位点从而抑制前列腺素的合成。环氧酶被发现的有数种亚型——COX-1、COX-2和可能存在的COX-3。COX-1负责合成前列腺素，而前列腺素的生理功能包括维持正常肾功能、保护胃肠道、合成血小板内的血栓素A。COX-2由细胞因子和炎症反应诱导产生，在疼痛、炎症和发热的发展中起一定的作用。COX-3阐述不明确，考虑与对乙酰氨基酚的作用机制有关。很多NSAIDs结合环氧酶是非选择性的。新型NSAIDs是选择性COX-2抑制剂，但除了塞来昔布外，都因为心脏毒性而停止使用。

表115-1　非甾体抗炎药的药理和生化特性

药物	达血浆峰浓度时间（h）	V_d（L/kg）	代谢	$t_{1/2}$（h）	COX选择性
塞来昔布	3.0	8	肝（CYP2C9），代谢产物没有活性	11	选择性
双氯芬酸	1～6.5	1.3	肝（CYP2C9，葡萄糖醛酸结合和硫化作用），有首过效应	2	非选择性
二氟尼柳	2～3	0.1	肝（葡萄糖醛酸结合作用）	8～12	非选择性
依托度酸	1～2	0.4	肝（葡萄糖醛酸结合作用）	6～7	非选择性
布洛芬	<1	0.15	肝（CYP2C9），有活性代谢产物	2～2.5	非选择性

续表

药物	达血浆峰浓度时间（h）	V_d（L/kg）	代谢	$t_{1/2}$（h）	COX 选择性
吲哚美辛	1～2	0.34～1.60	肝（CYP2C9），代谢产物没有活性	2.6～11.2	非选择性
酮咯酸	＜1	0.11～0.18	肝（共轭），代谢产物没有活性，主要从肾脏排泄	2.5～9	非选择性
酮洛芬	1～2	0.11	肝，代谢产物没有活性	1～4	非选择性
甲氯胺苯酸	1～2	0.33	肝，有活性代谢产物	0.8～5.3	非选择性
甲芬那酸	2～4	1.06	肝（CYP450 和葡萄糖醛酸结合作用），有活性代谢产物	2～3	非选择性
萘丁美酮	3～6	5.3～7.5	前体药物，有首过效应，肝（CYP1A2）	24	非选择性
萘普生	2～4	0.1～0.3	肝（葡萄糖醛酸结合和共轭作用），代谢产物没有活性，主要从肾脏排泄	12～15	非选择性
奥沙普秦	2～3	0.15～0.25	肝（葡萄糖醛酸结合），代谢产物没有活性	40	非选择性
吡罗昔康	3～5	0.12～0.14	肝（CYP2C9），代谢产物没有活性	30～86	选择性
舒林酸	1.0		前体药物，有首过效应，肝（硫化和砜化代谢产物）	18*	非选择性
托美汀	＜1	0.1	肝	1	非选择性

注：V_d，表观分布容积；$t_{1/2}$，半清除期；COX，环氧酶。
* 活性代谢产物。

临床表现

大多数过量服用 NSAIDs 都没有或只有少数可在家中处理的症状。美国毒品控制中心对在家中因疏忽大意而服用了不到 200mg/kg 布洛芬的无症状儿童的处理都比较容易。故意服药而有症状的儿童及服用超过 200mg/kg 有症状的儿童应到一家医疗保健单位进行观察。大多数服用大剂量该类药物的患者会在 4～6h 出现症状。服用 400mg/kg 布洛芬可发生严重的毒性反应。然而，一项纳入 126 名患者的研究显示服药剂量和毒性反应发展程度没有相关性。

服用 NSAIDs 患者的典型症状仅仅表现在中枢神经系统和（或）胃肠道的毒副作用。中枢神经系统毒副作用的常见症状包括困倦、头晕和昏睡。布洛芬、吡罗昔康和二氟尼柳均有导致昏迷的报道。甲氯胺苯酸复合物有导致抽搐的倾向。其他可致抽搐的 NSAIDs 包括吡罗昔康、萘普生和酮洛芬。然而，所有的 NSAIDs 在高剂量时都有导致抽搐的倾向。过量服用后常有轻度中枢抑制和头痛。而大剂量服用（＞400mg/kg）可发生罕见的抽搐和昏迷。在一个有 329 名患者的前瞻性病例分析中，305 例有中枢抑制。许多病例报道和研究记录了儿童大剂量服用布洛芬和其他 NSAIDs 后出现昏迷。类似的，也有记录到抽搐发作在儿童大量服用 NSAIDs 之后，继发于代谢紊乱或急性肾衰竭。吲哚美辛比其他 NSAIDs 更容易发生头痛。也有在应用 NSAIDs 后发生无菌性脑膜炎的报道，最典型的是布洛芬。

胃肠道毒副作用包括恶心、呕吐、上腹部疼痛，所有这些症状可在治疗剂量内发生。上消化道出血可在急性或慢性服药之后。NSAIDs 相关性胃炎可能继发于前列腺素合成的抑制。虽然肝脏毒性反应与对乙酰氨基酚更加相关，NSAIDs 也可导致肝酶升高和肝衰竭。然而，与过量服药相比，在治疗剂量下出现的这些毒副作用与个体特异体质反应更加相关。急性胰腺炎也曾有报道。

比起对其他系统的影响，轻度胃肠系统症状更常发生，而有生命威胁的药物毒性反应偶尔会发生。如果出现中枢神经系统或呼吸系统症状，应评估患者的酸碱平衡状态。NSAIDs 药物（弱酸）的解离常数（pK_a）和药物的代谢产物，以及药物导致的线粒体功能障碍，可导致急性大剂量服用 NSAIDs 后继发高阴离子间隙型代谢性酸中毒。

过量服用 NSAIDs 的心血管并发症通常局限为心动过速和低血压，常继发于容量减少。阴离子间隙代谢性酸中毒、乳酸浓度升高、多尿型肾衰竭可导致心血管功能衰竭，并发多器官功能衰竭。另外，有报道大剂量服用布洛芬导致室性心动过速和 QT 间期延长。而且，严重过量服药患者的酸碱平衡失调可导致呼吸衰竭。

长期服用 NSAIDs 可导致肾脏毒性，包括急性肾小管坏死，急性间质性肾炎和急性肾衰竭。有报道患幼年型类风湿关节炎的儿童使用 NSAIDs 导致肾乳头坏死。过量服用导致肾功能不全和罕见的肾衰竭也有报道。这些并发症在 NSAIDs 合并使用肾毒性药物时更可能发生，有老年人合并用药并发急性少尿型肾衰竭而需要透析治疗的病例报道。

有报道过量服用 NSAIDs 可以引起其他系统症状，如血液系统（血小板减少和 DIC）、皮肤（血管神经性水肿、荨麻疹）及水和电解质紊乱（低钾血症、低磷血症、低钠血症、肾衰竭相关高钾血症）。

实验室检查

尽管有可供使用的血浆布洛芬浓度检测分析方法，但大多数医院化验室没有做这项检验的能力。布洛芬绝对浓度和毒性程度之间无明显相关性，故对过量服用该药患者的临床处理不需要做这项检验。

需要做的实验室检查包括全血细胞分析、电解质、血糖、肌酐、尿素氮及凝血功能。应检查患者有无消化道出血。如果有中枢神经系统或呼吸系统症状，应检测酸碱平衡状态。临床症状严重的患者应进行血气分析检测。尿液分析对检测血尿有帮助。大剂量服药的患者应记尿量。

治疗

如果患者在服用大剂量如超过 200mg/kg 布洛芬后 1h 内到了急诊室，可给予活性炭进行胃净化。没有证据支持重复使用活性炭的观点。NSAIDs 的高蛋白结合率使得体外清除方法无效。NSAIDs 过量服用的治疗方法是对症和支持治疗。

（余　帮　译）

第116章　阿片类药物

（原著　Trevonne M. Thompson, Timothy B. Erickson）

要点

- 阿片类药物毒性经典三联表现是中枢抑制、呼吸抑制和针尖样瞳孔。
- 某些阿片类药物，如美沙酮，可造成延迟的或持久的效果。
- 过量服用阿片类药物可导致急性肺损伤或非心源性肺水肿。
- 丙氧酚、哌替啶和曲马多的毒性，与新生儿阿片戒断一样可导致抽搐发作。
- 气道管理和纯阿片拮抗剂纳洛酮的应用是治疗阿片中毒的中流砥柱。

引言

阿片类药物是天然存在或合成的药物，其生物活性类似于鸦片或吗啡。“opioid”（阿片）这个词是一个广泛的术语，包括天然的和合成的药物。“opiate”（鸦片制剂）这个词更特指从天然鸦片提取的那些药物，如吗啡、可待因和蒂巴因。半合成阿片药如氧可酮，是对阿片样物质进行化学修饰得到的。合成阿片药是异生物质，结构上与阿片物质不相关也不是从阿片物质提取得来，但作用表现在阿片受体或产生阿片样效果。“narcotic”（麻醉药）这个词源自于希腊语，意指昏迷，最初是用于描述任何可导致睡眠的药物。这个词也含糊地用来描述过任何可结合阿片受体的药物，或是执法机关用来描述违禁药品。罂粟科植物罂粟花（Papaver somniferum）是鸦片及其派生物的来源。

阿片类药物主要用来镇痛，也可用来止咳和止泻。有多种剂型供各种途径摄入：经口、吸入、注射用、经皮肤和直肠给药。

年龄及发育期应考虑的因素

如果母亲近期有阿片类药物使用史，不管是在分娩时使用还是在妊娠期违禁使用，新生儿出生时可出现昏睡。如果母亲在妊娠期有慢性使用甚至滥用阿片类药物史，新生儿在其新生儿期容易出现戒断症状。

初学走路的孩子容易意外阿片中毒，特别是在阿片制剂没有适当地保存在儿童不可触及的地方时。临床经验和病例报道显示，初学走路的孩子暴露在海洛因、液态美沙酮、各种处方类阿片类片剂和芬太尼透皮贴剂之下时，表现出毒性反应。在限制使用或完全没有使用阿片类药物治疗的年少儿童身上，阿片戒断症状不常发生。

处理有阿片毒性症状体征的青少年和成年人时应考虑违规使用的可能。为了体验情感高涨，成年人和年轻人可能通过多种途径滥用阿片类药物：吸入（抽烟）、经鼻（鼻吸入）、口服或静脉注射。有自杀倾向的或意外的过量摄入，阿片类药物中毒可以威胁到生命。另外，阿片样物质在与乙醇或苯二氮䓬类药物合用时，对神经系统抑制有协同效应。相反的，如果一起服用的药包括拟交感药物如可卡因或苯丙胺，临床表现会混合在一起。滥用阿片类药物或因临床镇痛需要而长期使用阿片类药物的青少年，突然停药或应用阿片拮抗剂如纳洛酮，有发生戒断综合征的风险。

药理学、毒动学和毒效学

阿片类药物通过与遍及中枢神经系统、外周神经系统和胃肠道的特定受体相互作用而产生临床效应。内啡肽是对上述阿片受体有活性的内源性物质。外源性阿片类药物同样作用于该受体。阿片受体的3大主要亚型是μ、κ 和 δ。

μ_1 受体负责棘上（大脑）的镇痛、欣快和镇静。μ_2 受体负责脊柱水平镇痛和呼吸抑制。脊髓咳嗽中心和胃肠道也有μ受体的存在，阿片类药物通过该受体治疗咳嗽和腹泻。刺激 κ 受体导致脊柱痛觉消失和瞳孔缩小。关于 δ 受体知之甚少，可能在脊柱镇痛、棘上镇痛和抑制咳嗽上起一定的作用。

阿片制剂的药动学由其特定成分而定。一般而言，吗啡和吗啡衍生物的药动学在1～15岁的儿童可与成人相提并论。大部分立即起效的阿片制剂在胃肠道吸收很好，60～90min达到峰浓度，效果维持3～6h。也有一些例外。例如，芬太尼（非透皮制剂）和美沙酮的疗效维持时间分别为1h和长达72h。缓释阿片制剂起效延迟而疗效延长。除了速效和缓释阿片制剂外还有其他剂型，如芬太尼有透皮贴剂和棒棒糖剂型。表 116-1 显示常用处方类阿片药及其学名和商品名。

耐药性或快速抗药反应使长期阿片类药物疗法变得复杂。发展出耐药性的特征表现是疗效持续时间缩短，欣快和镇静的强度下降。这可导致为了达到需要的疗效而加大阿片类药物剂量的情况。各种阿片类药物耐药性的发展并不一致。药物依赖是一种生理和心理改变，使得持续给药变得必需以避免出现戒断综合征。阿片类药物可产生依赖性。阿片戒断的生理症状特征和强度与所用药物、每日总剂量、给药频次和用药持续时间直接相关。尽管阿片类药物戒断综合征令人不适，但极少会危及生命。

表 116-1　常见阿片类药物及其学名和商品名

学名	商品名
吗啡	Ms-Contin（美施康定），Oramorph SR（硫酸吗啡缓释片），MSIR，Roxanol（吗啡栓），Kadian（硫酸吗啡缓释胶囊），RMS
氢吗啡酮	Dilaudid 盐酸二氢吗啡酮
可待因	泰诺 #3、#4，含可待因的泰诺
氧可酮	奥施康定，Oxyl，复方羟可酮（ASA）
	对乙酰氨基酚（APAP）
氢可酮	Anexsia，海可待，Hycomine，Lorcet，Lortab，Tussinex，泰勒宁维柯丁，Vicoprofen
哌替啶	德美罗，Mepergan，MPPP，MPTP
美沙酮	多罗芬，ROLMM
丁丙诺啡	Buprenex
丙氧酚	达尔丰
喷他佐辛	Talwin 镇痛新，Talwin Nx（含纳洛酮）
布托啡诺	Stadol（酒石酸布托啡诺制剂），Torbugesic，Torbutrol
芬太尼	Sublimaze（比吗啡强 80 倍）
芬太尼贴剂	多瑞吉
柠檬酸芬太尼	Actiq（口含固体棒）
舒芬太尼	速方泰（比吗啡强 1000 倍）
卡芬太尼	Wildnil（比吗啡强 10 000 倍）

病理生理

阿片类药物引起的呼吸抑制主要通过阿片 μ_2 受体介导，导致延髓化学感受器对高碳酸血症的敏感性下降。某些阿片类药物过量可导致急性肺损伤。导致急性肺损伤的确切机制尚不完全清楚，传统上阿片类药物相关呼吸抑制后需要数分钟到数小时才有自主呼吸。

服用阿片类药物患者发生瞳孔缩小的机制仍有争议。一些阿片类药物如哌替啶和丙氧酚并不会导致瞳孔缩小。治疗性或娱乐性使用阿片类药物可导致便秘的副作用，该作用由肠道 μ_2 受体所介导。

有报道使用阿片类药物可导致抽搐，这常常是因为低氧血症。动物实验模型证明吗啡有促癫痫作用。有报道在新生儿使用吗啡导致抽搐；但是，更常见的是新生儿阿片戒断所致抽搐。哌替啶、丙氧酚和曲马多是可引起癫痫的阿片类药物，过量服用这些药物的患者应预料到有抽搐发作的可能。

使用阿片类药物可引起小动脉和静脉扩张，导致血压轻度降低。丙氧酚有阻滞心脏钠离子通道的作用，过量可导致宽波心动过速。美沙酮可干扰心脏钾离子通道，导致 QT 间期延长。

临床表现

阿片中毒典型表现为意识水平的改变。急性中毒三大表现包括中枢神经系统抑制、呼吸抑制和瞳孔收缩或针尖样瞳孔。中枢神经抑制表现从轻度镇静、昏睡到昏迷变化。患者典型表现为低血压、低体温、心动过缓和反射减弱。很多患者有中枢性呕吐的表现，这是呼吸抑制和咽反射减弱一起致使患者处于罹患吸入性肺炎的危险当中。其他呼吸系统影响也包括支气管痉挛，这是由于组胺释放或吹入、吸入除了杂质混合物外还含有阿片类化合物的烟雾所致。显著过量摄入阿片类药物后，其呼吸系统毒性可导致重度缺氧、高碳酸血症和急性肺损伤。

尽管阿片类药物导致的典型临床表现是瞳孔缩小或针尖样瞳孔，哌替啶、丙氧酚、地芬诺酯－阿托品（Lomotil® 复方地芬诺酯片）过量服用可出现瞳孔散大表现。Lomotil® 过量的中毒表现分两期。Ⅰ期表现为副交感神经抑制症状，如口干、面色潮红、瞳孔散大；而Ⅱ期表现为阿片效应：呼吸和中枢神经系统抑制及瞳孔缩小。

惊厥全身性发作是阿片类药物较不常见的毒性表现，在丙氧酚、哌替啶、曲马多、芬太尼和喷他佐辛过量使用后可发生。持续静脉注射吗啡的新生儿在阿片中毒或突然阿片戒断后也可出现惊厥。

组胺释放诱发皮肤不良反应，包括面色潮红和瘙痒。胃肠道不良反应包括肠动力减弱、便秘。最后，长期服用街头毒品，由于其中的杂质及未消毒的注射方式导致各种临床并发症常常发生。长期静脉注射或皮下注射阿片类药物的患者常感染细菌性心内膜炎、脓毒性肺栓塞、皮肤感染、破伤风、伤口肉毒梭菌中毒、肝炎及艾滋病病毒感染。

实验室检查和诊断性试验

可疑或明确有阿片中毒的患者应持续监测氧合状态。可疑阿片中毒患者特别是儿童，应查末梢血糖，因为阿片过量可出现低血糖及相关症状。如怀疑头部损伤，行头颅 CT 检查。对于出现重度呼吸抑制或急性肺损伤的患者，行胸部影像学检查。如怀疑中毒药物是丙氧酚，行心电图检查。

治疗

阿片中毒后病情不稳定患者的基本治疗是稳定气道并给予阿片拮抗剂纳洛酮。立即给予纳洛酮可避免气管插管。除了静脉注射外纳洛酮也可皮下给药、肌内注射、滴鼻或雾化吸入。阿片过量时，纳洛酮剂量是：从出生后到 5 岁体重＜20kg 的儿童给予 0.1mg/kg，也有可能会需要更大的剂量。年长儿童和体重＞20kg 的儿童可迅速给予 2mg，每 2～3min 可重复给药直到起效。如果纳洛酮无效，应考虑其他导致呼吸抑制的原因。应警惕在非紧急状态下给长期应用阿片类药物的患者应用纳洛酮可诱发阿片戒断综合征。但是，应牢记的是阿片戒断症状通常不会危及生命。在新生儿科，有报道阿片依赖母亲所生的新生儿由于阿片戒断可导致抽搐发作。

纳洛酮作用有效时间是 20～90min，这比很多阿片类药物的作用时间要短。故需要重复给予纳洛酮以避免气管插管并维持适当的氧合和通气。若需要重复给药，可考虑静脉滴注纳洛酮。静脉滴注速度通常为每小时给予上述纳洛酮用量的 1/2～2/3，可根据需要进行调整。

对于使用了长效阿片类药物的非阿片依赖儿童暴露于长效阿片类药物后，可考虑给予纳美芬治疗。尽管研究有限，纳美芬已经安全地用于逆转医源性使用阿片类药物而被镇静的儿童。有报道 0.5～2mg 的剂量是有效的，效果持续时间可达 8h。对考虑像阿片戒断症状的儿童不应使用纳美芬。对于阿片依赖患者，由于其引起的任何戒断症状都相当短暂，应用纳洛酮会比应用长效的纳美芬更合适。

建议

任何出现阿片相关中枢神经系统和呼吸抑制的儿童到急诊后应给予纳洛酮治疗。大部分阿片类药物作用时间长于纳洛酮，故纳洛酮需要重复给药。如果中毒症状是由长效阿片制剂所致，应考虑用药持续 24h 以上。成人或青少年患者已知暴露于海洛因并出现相应症状，无自杀倾向，无同时接触其他毒品等需安排住院的情况，经纳洛酮治疗后，观察 4～6h 可安全离开急诊。有阿片类药物依赖或毒品依赖的患者应安排心理咨询和戒毒治疗。

（余　帮　译）

第 117 章　镇静催眠药和抗惊厥药

（原著　Suzan S. Mazor）

要点

- 镇静催眠药中毒的标志性处理方法是一丝不苟地支持治疗，特别是对气道和呼吸的支持。
- 严重抗惊厥药物中毒可能需要用到体外净化技术。

儿童服用镇静催眠药或抗惊厥药是急诊相当常见的情况。对于镇静催眠药，由于其中枢神经系统抑制作用，主要关注点在于呼吸功能不全。尽管发病率可能很高，精细呼吸支持的规定使死亡率变得非常小。很少用到特殊干预手段如解毒剂和体外净化。对镇静催眠药中毒的治疗确实是在半个世纪以前首次提出以支持治疗为中心的，称为“斯堪的纳维亚疗法”。

抗惊厥药中毒的发病率和死亡率因其心血管毒性而更高。严重中毒应考虑应用体外净化技术。

这一章主要讨论苯二氮䓬类药物、苯巴比妥、苯妥英钠、卡马西平和丙戊酸钠。

苯二氮䓬类药物

苯二氮䓬类药物是一大类药物，根据效价强度和作用持续时间有多种分类。它们常用于抗焦虑、肌肉松弛、抗癫痫和治疗戒断状态。它们的使用安全范围非常广，在没有同服其他药物的情况下几乎不会引起呼吸衰竭。

■ 病理生理

苯二氮䓬类药物增强 γ-氨基丁酸（GABA）的活性。GABA 是中枢神经系统（CNS）内的一种神经递质抑制剂，过量可导致 CNS 抑制。

■ 临床表现

苯二氮䓬过量最常见的临床表现是 CNS 抑制。苯二氮䓬类药物与其他药同服可导致昏迷和呼吸抑制。迅速静脉注射短效苯二氮䓬类药物可发生呼吸抑制或呼吸暂停。这类患者可有昏迷、呼吸抑制、低血压、低体温和横纹肌溶解的表现。

■ 实验室检查

尿毒物检测不能检出所有苯二氮䓬类药物，包括咪达唑仑。故阴性结果不能判断有无服用苯二氮䓬类药物。

■ 治疗

治疗的重点在于支持治疗，特别需要关注的是对气道、呼吸和循环的支持。苯二氮䓬类药物单独过量服用可引起意识水平的抑制，但通常不会导致气道相关反射的消失。但是当苯二氮䓬类药物与其他镇静药物合用时，可能需要进行气道保护和血流动力学支持。

尽管苯二氮䓬类药物可被活性炭吸附，但由于其毒性发生率低，并不建议使用活性炭。氟马西尼是苯二氮䓬受体拮抗药，可迅速逆转苯二氮䓬类效应，是潜在的苯二氮䓬解毒剂。但是由于抽搐和再度镇静的风险，并不建议对苯二氮䓬类药物中毒的患者使用氟马西尼。

■ 建议

有精神状态改变、呼吸抑制或低血压症状的患者应安排住院。服药后 4h 无症状的患者可离开急诊室。故意服药的患者需要进行心理健康评估。

苯巴比妥

苯巴比妥是一种巴比妥酸盐药物，用于治疗抽搐。

■ 病理生理

巴比妥类药物可延长 GABA 介导的氯离子通道开放时间，从而抑制神经元电活动。过量服用后，苯巴比妥通过增强 GABA 活性导致 CNS 抑制，通过直接心肌抑制导致低血压。

■ 临床表现

苯巴比妥过量可出现嗜睡、精神错乱、眼球震颤、言语不清和共济失调症状。严重反应包括昏迷、低血压、低体温、呼吸衰竭和心血管功能障碍。瞳孔可变小或中点位置。昏迷后长期制动可继发皮肤疱疹。

■ 实验室检查

应检测血清苯巴比妥浓度。在非耐药患者，大于 60～80mg/L 的浓度可引起昏迷，超过 150～200mg/L 可引起低血压。中重度中毒患者应做心电图检查。

■ 治疗

应给予细致的支持治疗，特别关注气道、呼吸和循环情况，对低体温患者进行复温，必要时应用升压药。苯巴比妥半衰期长，其临床表现可能会持续较长时间。

摄入有潜在毒性的剂量并在服用后 1h 出现症状的患者考虑使用活性炭。碱化尿液可增强苯巴比妥的排泄。每升 5% 葡萄糖溶液加入 3 安瓿碳酸氢钠，滴速按 1.5～2 倍以维持液速。目标尿液 pH 为 7.5～8。监测尿 pH、血清 pH 和血钾水平，如果血钾低则在输注碳酸氢钠时加入氯化钾。

多次活性炭疗法（MDAC）可降低苯巴比妥的半衰期，但未证明能改善预后。MDAC 应仅用于胃肠道功能完整正常的患者。该疗法中，0.5g/kg 活性炭每 4～6h 给予 1 次。对重度中毒和难治性血流动力学紊乱的患者应行血液透析或血液灌流。

■ 建议

有精神状态改变、呼吸抑制或低血压的患者应安排住院。摄入苯巴比妥 4h 后无症状的患者可离开急诊室。故意服药的患者需进行心理健康评估。

苯妥英钠

苯妥英钠用于预防和治疗抽搐。

■ 病理生理

苯妥英钠通过稳定神经元细胞膜，增加钠离子流出或减少钠离子流入，从而减轻抽搐活动。苯妥英钠的吸收难以预料，可比较缓慢。

■ 临床表现

可出现呕吐、眼球震颤、共济失调、发音困难和中枢抑制。大剂量口服可导致昏迷和罕见的呼吸抑制。快速静脉滴注苯妥英钠针剂可导致低血压、心动过缓、传导阻滞和室性心律失常。其是由针剂中的稀释剂、40% 丙二醇，而不是苯妥英钠本身导致的。

■ 实验室检查

每 4h 检测血清苯妥英钠浓度直到其浓度明显下降。浓度大于 30μg/ml 时，眼球震颤和共济失调症状常见。快速静脉注射或静脉滴注过量的苯妥英钠过程中和之后应行心电图（ECG）检查并持续心电监护。检测血清白蛋白浓度水平，因为即使总苯妥英钠浓度正常，但游离苯妥英钠浓度升高也可出现毒性。

■ 治疗

治疗关键在于支持治疗，特别应关注气道、呼吸和循环。

患者服用可能产生毒性剂量的苯妥英钠后，在 1h 内可考虑给予活性炭治疗。

■ 建议

患者应至少观察 4～6h，不能撤除医疗观察直到症状改善并且血清浓度明显下降。4～6h 后症状加重，有严重共济失调或中枢抑制、血清浓度升高的患者应办理住院。

卡马西平

卡马西平是一种抗癫痫药，用于疼痛障碍和一些精神疾病。有标准片剂和控释片剂型。它在结构上和药理上跟三环类抗抑郁药类似。

■ 病理生理

卡马西平通过胃肠道慢慢地不规律地吸收。治疗剂量下，通常在 4～8h 达到峰浓度。过量服用后达到峰浓度的时间变化范围较广。过量服用控释片时，浓度可持续上升超过 24h。卡马西平在肝脏代谢，初级代谢产物是卡马西平 -10、11 环氧化物，它也有抗惊厥的活性。卡马西平及其代谢产物通过使钠离子通道失活，从而减弱中枢神经系统动作电位的反复兴奋。

■ 临床表现

急性过量摄入卡马西平的常见初始毒性症状包括眼球震颤、共济失调、眼肌麻痹、反射亢进、中枢抑制、肌张力障碍、窦性心动过速，以及轻度副交感神经症状如瞳孔散大、谵语、脑病和肠鸣音减弱。不常见的影响包括肝损害，继发于不恰当的 ADH 分泌所致的低钠血症。危及生命的影响有昏迷、抽搐和呼吸抑制。横纹肌溶解和肾衰竭罕见，在大剂量摄入时可能发生。显著过量摄入卡马西平可能导致心脏毒性，包括心肌收缩力降低、肺水肿、低血压、心律失常，以及传导阻滞如 PR、QRS、QTc 间期延长。过量服用卡马西平可导致反常性抽搐或昏迷。

■ 实验室检查

应检测血清卡马西平浓度。由于过量时到达峰浓度时间延迟，应当每 4h 检测一次血清卡马西平浓度，直到浓度已达峰值并开始明显下降。应安排 ECG 检查以评估有无心律失常和 QTc 延长。

卡马西平可导致很多尿药物筛检中三环类抗抑郁药假阳性。

■ 治疗

给予精细的支持治疗，注意气道、呼吸和循环。出现抽搐应给予苯二氮䓬类药物作为一线治疗药物，苯巴比妥钠用于对苯二氮䓬无反应或复发的抽搐。对摄入了有潜在毒性剂量的患者，服用后 1h 内可考虑给予活性炭。

MDAC 提高卡马西平的清除率，但尚未证明可改善临床预后。MDAC 只能用于胃肠道完整功能正常的患者。MDAC 疗法中每 4～6h 给予 1 次活性炭（0.5g/kg）。活性炭血液灌流和高通量血液透析疗法已用于严重的危及生命的卡马西平过量。

■ 建议

由于有药物吸收和毒性发作延迟的风险，显著摄入卡马西平的患者应留观 6～8h，在有血药浓度呈下降趋势的记录之后方可离开。有症状的患者应当收住院。

丙戊酸钠

丙戊酸钠是一种抗惊厥药和情绪稳定剂，可用于治疗慢性疼痛和预防偏头痛。

■ 病理生理

丙戊酸钠抑制 GABA 转氨酶，增加脑内 GABA 浓度。通过将 CoA 封闭在线粒体内，丙戊酸钠同时会耗尽肝脏里辅酶 A（CoA）的储存。CoA 的耗竭影响氨甲酰磷酸合成酶 I 的活性，导致尿素循环障碍，从而可引起高血氨症。丙戊酸钠消耗肉毒碱水平，导致脂肪酸运输和在细胞质的积累减少，这一过程可能导致脂肪肝的形成。

■ 临床表现

丙戊酸钠过量的最常见反应是呕吐、心动过速和中枢抑制。严重中毒时可能出现昏迷、瞳孔缩小、心动过速、低血压、QTc 延长和呼吸抑制，也可能出现反常性抽搐和脑水肿。实验室异常可能有高钠血症、低钙血症、转氨酶升高和骨髓抑制。高血氨性脑病可在过量服用或用于治疗用途时出现。

■ 实验室检查

应当每 4～6h 检测丙戊酸钠浓度，直到浓度水平呈下降趋势。血清治疗浓度通常认为在 50～100μg/ml，超过 450μg/ml 可引起困倦和迟钝；超过 850μg/ml 可引起昏迷。有益的检验检查包括全血细胞分析、肝酶、血氨浓度、乳酸、电解质、血糖、肾功能和心电图。如果怀疑有脑水肿，可行头颅 CT 扫描。

■ 治疗

给予精细的支持治疗，关注气道、呼吸和循环。

对服用了可能产生毒性剂量的患者，在服用后 1h 内可给予活性炭治疗。

血液透析或活性炭血液灌流应用于有严重症状、重度代谢紊乱或血清丙戊酸钠浓度超过 1000μg/ml 的患者。

左旋肉碱可用于伴有昏迷、肝损伤、高血氨症或血清丙戊酸钠浓度超过 450μg/ml 的患者。尽管没有对照研究支持其在急性中毒中的应用，但报道显示左旋肉碱可降低血氨浓度，减少相关副作用。

■ 建议

服用丙戊酸钠速释片后患者应留观至少 6h，服用缓释制剂的患者应留观 12h。如果丙戊酸钠浓度呈下降趋势，且相关症状已得到解决，患者可以离开。有持久的精神状态改变、生命体征异常、酸中毒、肝损害或肾损害的患者应给予住院治疗。

（余　帮　译）

第 118 章 心血管药物中毒

（原著 Scott M. Leikin, Jerrold B. Leikin）

要点

- β 受体阻滞剂和钙通道阻滞剂中毒发病率显著，其标志表现是心动过缓和低血压。
- 如果按照标准儿科高级生命支持（PALS）方案治疗未能恢复合适的心血管功能，应考虑逐步给予胰高血糖素、高胰岛素－正常血糖疗法（HIE）及脂肪乳进行治疗。
- 地高辛中毒的一种很有效的治疗方法是给予特异性抗地高辛 Fab 抗体片段。
- 如果按 PALS 方案治疗未能逆转可乐定中毒，考虑应用纳洛酮。

β 受体阻滞剂

2011 年美国毒品控制中心协会记录到在小于 5 岁儿童有 3229 例 β 受体阻滞剂的暴露，6～19 岁有 723 例暴露。发病率最高的有美托洛尔、阿替洛尔和普萘洛尔。β_1 和 β_2 受体拮抗作用，内在拟交感活性和膜稳定作用是这类药物临床起效的原因。拉贝洛尔和卡维地洛尚有 α 受体拮抗作用。

■ 药理

β 受体阻滞剂通过抑制肾上腺素能的激活从而调节细胞间信号和钙通道，发挥药理作用。β_1 受体拮抗产生减弱心肌收缩力和减弱传导的作用。β_2 受体拮抗产生增强平滑肌肌张力的作用，可表现为支气管痉挛、血管张力增加和胃肠动力增强。虽然很多 β 受体阻滞剂在治疗剂量下是选择性 β_1 受体阻滞，过量应用这些药物时均有 β_1 和 β_2 效应。

β 受体阻滞剂的内在拟交感活性产生兴奋－抑制效应，在某些患者可减弱其心动过缓作用。有内在拟交感活性的药物包括醋丁洛尔、卡替洛尔、氧烯洛尔、喷布洛尔和吲哚洛尔。一些 β 受体阻滞剂特有的膜稳定作用是一种类似奎尼丁的效果，导致快速钠离子通道受抑制、心肌收缩力下降及室性心律失常。这个效应也是 β_1 受体毒性反应。

具有强内在拟交感活性和弱膜稳定性的 β 受体阻滞剂所表现出的毒性要比那些具有强膜稳定性的要小。有显著膜稳定性的 β 受体阻滞药物包括普萘洛尔、醋丁洛尔及氧烯洛尔。

索他洛尔是一种有Ⅲ类抗心律失常活性的 β 受体阻滞剂。过量时可能延长 QT 间期，导致室性心律失常，包括尖端扭转型室性心动过速。每种 β 受体阻滞剂可能只具有部分上述活性，所以临床表现可能会多种多样。

■ 药动学

β 受体阻滞剂的吸收、分布和排泄随药物的不同而不同。缓释剂型的毒性发作可有明显的延迟。相反地，标准剂型 β 受体阻滞剂吸收快速，生物有效性为 30%～90%。只有喷布洛尔和普萘洛尔是高脂溶性。排泄半衰期在 2～24h 变化，但在过量应用时可显著延长。

■ 病理生理

急性 β 受体阻滞剂过量所致毒性很大程度上是由于对心血管系统的抑制。负性肌力和负性传导作用导致心动过缓和低血压。β 受体阻滞剂过量的呼吸系统危害来源于其所致的心源性休克、呼吸动力减弱或 β_2 拮抗作用。β_2 受体阻滞导致支气管痉挛，特别是在有哮喘病史的患者。β_2 受体介导的糖原分解和糖异生作用减弱可继发低血糖。但是这并不常见，除非有合并症或同时服用了其他药物。中枢抑制可以是其直接毒性、缺氧、低血糖或休克所致的结果。

■ 临床表现

摄入 β 受体阻滞剂后通常在 1～2h 后出现症状，但快时也可在 30min 后出现。心血管系统症状包括低血压、心动过缓、心脏传导阻滞和充血性心力衰竭。心电图毒性表现有窦性心动过缓，PR 间期延长，二度和三度房室传导阻滞，心室间传导延迟。摄入具有膜稳定性的 β 受体阻滞剂可导致 QRS 波增宽。普萘洛尔和索他洛尔与室性心律失常相关。β 受体阻滞剂中毒死亡与缓慢性心律失常和心脏停搏相关，室性心律失常少见。呼吸系统毒性有非心源性肺水肿、肺水肿、哮喘、呼吸动力减弱。患者也可能出现中枢抑制或抽搐。

■ 实验室检查

所有有 β 受体阻滞剂应用历史的患者应予心电监护，并做心电图检查。应检测血糖。动脉血气分析和胸部摄片对伴有呼吸系统症状或体征的患者有帮助。

■ 治疗

β 受体阻滞剂的效果可以是微不足道的也可以是灾难性的。可从一个表现良好的状态突然失代偿。摄入可能有毒性剂量的 β 受体阻滞剂而意识状态正常的患者，摄入后 1h 内来院应在评估前给予活性炭治疗。如果摄入了可能产生毒的剂量的缓释剂型的 β 受体阻滞剂且患者有症状，考虑给予胃肠灌洗（参见第 112 章）。严重中毒时，标准 PALS 复苏技术包括的高级气道管理应当被利用起来，然后专心处理 β 受体阻滞剂的毒性。

β 受体阻滞剂摄入所致低血压或心动过缓可选择用胰高血糖素治疗。胰高血糖素可结合到其自己的受体部位，激活 cAMP 信号通路，绕过 β 受体的细胞损害。胰高血糖素的初始剂量为 0.05～0.15mg/kg，静脉注射 1min 以上。如果症状反复，再给予 1 剂。第 1 剂后可持续静脉滴注，上述有效剂量每小时静脉滴注。最初效果可在数分钟内出现，效果可持续 10～15min。恶心和呕吐是胰高血糖素的常见副作用，可导致接下来需要插管的患者治疗复杂化。

肾上腺素制剂常常能有效地增加心率、心肌收缩力和外周血管阻力，需要大剂量而过量时才能导致严重心血管药物中毒的情况。如果对胰高血糖素的反应不足，肾上腺素和多巴胺可以提高心率和血压。去甲肾上腺素对伴体循环血管阻力低的情况有效；但是对伴有严重 β 受体阻滞的心肌抑制的情况，另一种制剂可能更有效。阿托品 0.02mg/kg 静脉滴注（最小单次剂量 0.1mg；最大累积剂量 1mg）对治疗心动过缓可能有效。氨力农（一种磷酸二酯酶抑制剂）通过增加心排血量可用来治疗低血压。剂量为 0.75mg/kg，2～3min 静脉注射，之后按 5～10μg/（kg · min）维持静脉滴注。首剂在 30min 后可重复。

对危重患者应早期考虑给予高胰岛素 - 正常血糖疗法（HIE）。HIE 的疗效可能归因于胰岛素的新陈代谢效应引起的血压上升、心肌收缩和舒张功能的改善及生存时间的改善。支持 HIE 的证据局限于动物实验、成人个案报告和病例分析。不考虑这些限制，对于严重 β 受体阻滞剂过量情况，缺乏其他可替代的治疗手段时，HIE 应早期应用。

HIE 治疗方案为首剂 1U/kg 常规胰岛素静脉注射，随后 0.5U/（kg · h）静脉滴注以维持。可开始给予葡萄糖首剂 0.25g/kg 静脉注射，随后 0.5g/（kg · h）静脉滴注。但是，不期望严重中毒患者发生低血糖的情况。故应连续进行血糖监测，据此调整葡萄糖输注速度。

药物介入后仍难以矫正的心动过缓和低血压可应用临时起搏器，尽管它并不能逆转严重过量中毒所致的心肌抑制。对所有其他治疗无效的患者考虑以下干预措施，如主动脉内球囊反搏、体外膜肺（ECMO）或是心脏旁路。血液透析、血液滤过和血液灌流在 β 受体阻滞剂过量中毒中极少应用。大部分 β 受体阻滞剂分布容积大、蛋白结合率高，导致通过血液透析清除药物不现实。一小部分药物如纳多洛尔、索他洛尔、阿替洛尔和醋丁洛尔可以被透析出来，但经验局限于个案报告。对低分布容积、蛋白结合率低的药物，在合并肾衰竭、血流动力学不稳定的情况下可考虑进行血液透析。

静脉注射用脂肪乳剂（ILE）也用于联合 HIE 治疗 β 受体阻滞剂中毒，在动物（兔模型）和人身上获得成功，可改善低血压，随后提高平均动脉压，一般认为是通过结合脂溶性药物并改善心脏脂肪酸转运起作用。剂量为 1.5ml/kg（20% 脂肪乳）静脉注射 1min 以上，随后按 0.25～0.5ml/（kg · min）静脉滴注。首剂可重复。这一治疗方案在儿童的临床经验有限。

■ 急诊处理

有明显速效 β 受体阻滞剂摄入史的患者在服药后约 8h 内应进行心电监护。有心血管系统、呼吸系统或者中枢神经系统中毒症状的患者应收入监护室。服用速效 β 受体阻滞剂的患者如果通过临床检查、心电图检查或心电监护没有中毒症状，在 8h 的观察期后可以离开。服用缓释剂型或是索他洛尔的患者应收治观察约 24h。

钙离子通道阻滞剂

2011 年美国中毒控制中心记录了 1326 例小于 5 岁儿童及 278 例 6～19 岁的钙通道阻滞剂中毒。由于对其中毒及紧急处理的认识，钙通道阻滞剂中毒所致死亡近年来不断下降，在儿科罕有发生。

■ 药理

钙通道阻滞剂分为二氢吡啶类、苯烷胺类或苯并硫氮杂䓬类。二氢吡啶类包括硝苯地平、伊拉地平、氨氯地平、非洛地平、尼莫地平、尼索地平及尼卡地平。维拉帕米是苯烷胺类，地尔硫草是苯并硫氮杂草类。钙通道阻滞剂作用于L-型钙离子通道，影响窦房结自律性，房室结传导，心肌和平滑肌的兴奋-收缩耦联，以及胰腺的胰岛素分泌。

由于以下一些因素，三类钙通道阻滞剂的临床表现不同。它们结合在钙离子通道受体亚基的不同位置，偏好的静息细胞膜电位不同，并根据通道状态进行结合。受体选择性转化为二氢吡啶主要导致血管舒张；非二氢吡啶类的对心肌传导性有更显著的效果。维拉帕米影响心肌收缩力、房室结传导性、外周血管阻力，并且是钙通道阻滞剂中过量时毒性更强的一种。地尔硫草减慢房室结传导，并引起冠状动脉扩张；它对外周血管和心肌收缩力影响较小。硝苯地平，是二氢吡啶类，对外周血管阻力作用最强。它同时减弱心肌收缩力，但对房室结传导的影响最小。所有钙通道阻滞剂过量时均可引起显著的外周血管舒张，减弱房室传导，减弱心肌收缩力。

■ 药动学

大多数钙通道阻滞剂经肝脏进行代谢，有广泛的首过效应，分布容积大，蛋白结合率高。速效制剂的起效时间为30min，半衰期为3～7h；过量时或合用缓释剂型时可显著增强。意识到缓释制剂所导致的危及生命的效果发作时间会延迟很重要，因为缓释剂型会延长吸收时间。大多数钙离子通道阻滞剂的分布容积和蛋白结合率分别可达3L/kg和80%。几乎所有该类药物均主要经肾脏进行排泄。

■ 病理生理

钙离子通道阻滞剂通过阻碍L-型钙离子通道，从而抑制钙离子进入心肌细胞和血管平滑肌细胞。

钙离子通道阻滞剂过量的临床影响可以是危及生命的。窦房结阻滞引起心动过缓。传导阻滞可引起心脏停搏和休克。收缩力减弱可引起心力衰竭和休克。外周血管阻力降低引起低血压，加剧与低血压相关的心动过缓、缓慢性心律失常和心力衰竭。有心脏病的患者及合并使用其他可抑制心率和收缩力药物（特别是β-肾上腺素能阻滞剂或地高辛）的患者，在轻度过量甚至治疗剂量下，都可能出现严重毒性反应。

■ 临床影响

钙离子通道阻滞剂不同的药理学特性可导致不同的毒性反应，但在所有毒性反应里心血管反应占主导地位。维拉帕米和地尔硫草典型反应是引起明显的心动过缓和低血压。低血压可能由窦房结阻滞所引起，窦房结阻滞导致房室阻滞或是减弱外周血管阻力，窦性停搏也可能发生。硝苯地平主要影响小动脉，引起外周血管阻力降低，导致低血压和反射性心动过缓。

神经系统和呼吸系统影响常常继发于心血管毒性和休克。呼吸系统影响包括呼吸动力减弱、肺水肿及ARDS。神经系统后遗症包括感觉沮丧、脑梗死和癫痫。恶心、呕吐和便秘可以发生，特别是在用维拉帕米时。显著过量时常常发生高血糖症，与中毒程度相关。

■ 实验室评估

应行心电图检查，检测电解质，特别是Na^+、Ca^{2+}、Mg^{2+}和K^+。由于胰岛素释放减少可导致高血糖症，应检测血糖。伴有呼吸系统症状或体征的患者应进行胸部影像学检查。

■ 治疗

钙离子通道阻滞剂的影响可以是忽略不计的，也可以是灾难性的。机体可从一个良好的状态突然变得代谢失调。精神状态正常而服用了该类药物可能中毒剂量的患者，在服用后1h内可应用活性炭进行治疗。服用缓释剂型的无症状患者就诊早的话，可考虑进行全胃肠道清洗，但应避免在生命体征不稳定的患者上应用。严重中毒时应使用包括高级气道管理的标准PALS复苏技术，接着专注于治疗钙离子通道阻滞的毒性。

在初始复苏之后，治疗集中于改善钙离子通道功能。然而，当钙离子通道严重中毒时治疗收效甚微。阿托品对伴有症状性心动过缓或心脏传导阻滞的患者有帮助。异丙肾上腺素或起搏器也可能有作用。胰高血糖素试验用于治疗低血压是合乎情理的，特别是在怀疑同服了β受体阻滞剂的情况下。恶心和呕吐是胰高血糖素的常见副作用，这些副作用跟患者随后需要气管插管相关。

对静脉补液、钙和阿托品无反应的患者应当早期应用血管加压药物。同时具有α-效应和β-效应的药物，如高剂量多巴胺或去甲肾上腺素是合适的。去氧肾上腺素和多巴酚丁胺也可能有效。大量摄入后通常需要使用超过一种的药物进行治疗。

对于重症中毒患者应早期考虑应用HIE。HIE的疗效归功于其胰岛素的代谢效果，致使血压提升，改善心肌收缩和舒张，提高生存时间。支持HIE疗法的证据局限于动物实验、成人个案报道及病例分析。尽管证据有限，缺乏可替代的治疗方案时，对于严重钙离子通道阻滞剂中毒应早期应用HIE疗法。HIE治疗方案已在“β受体阻滞剂中毒”中进行概述。

ILE 治疗曾用于治疗维拉帕米或地尔硫䓬过量中毒，但是临床经验限于大于 18 岁的患者。剂量在“β 受体阻滞剂中毒”中已进行概述。

对其他治疗效果不佳的难治患者可考虑应用主动脉内气囊反搏术、ECMO、心脏分流等干预措施。血液透析、血液滤过及血液灌流对钙离子通道阻滞剂过量中毒的治疗效果不佳。多数钙离子通道阻滞剂分布容积大、蛋白结合率高，通过肝脏代谢，使其难以进行体外清除。

■ 急诊处理

有心血管系统、呼吸系统或中枢神经系统损害症状的患者应收入重症监护室。有服用缓释剂型历史的患者应观察至少 24h。没有中毒症状，没有缓释剂服用史，没有 ECG 异常的患者可自服药后算起观察 8h。如果在这段时间里没有出现任何中毒症状或 ECG 异常，则无须医学干预。

地高辛

地高辛用来治疗充血性心力衰竭和室上性心动过速。有多种植物含有强心苷（类地高辛样物质），包括毛地黄、夹竹桃、铃兰、红海葱。地高辛免疫 Fab 片段作为其特异性解毒剂的应用，降低了地高辛中毒的发病率和死亡率。2011 年美国毒品控制中心协会记录了 190 例<5 岁儿童的强心苷暴露，而 6～19 岁儿童有 26 例。儿科强心苷暴露的发生率近年来呈下降趋势；实际上，2011 年毒品控制中心报道没有儿童死亡是单纯因为暴露于强心苷。

■ 药理和病理生理

地高辛是一种正性肌力药物，可增强心肌收缩的力量和速率。它能增加衰竭心脏的心排血量，降低衰竭心脏的高舒张末压。

在细胞水平，地高辛可能是通过结合并失活心肌细胞膜上 Na^+-K^+ ATP 酶泵的 α 亚基而起效。这一结合导致细胞内钠离子浓度增加。另外，心肌收缩力的提高取决于收缩期细胞内钙离子浓度。地高辛达到中毒浓度时，细胞内钙离子浓度显著升高，膜电位不稳定，导致心律失常。迷走神经兴奋性增强和房室结传导延迟也可发生。由于自律性和传导障碍，折返性心动过速常见。

■ 药动学

口服地高辛通过被动扩散在上段小肠吸收良好。开始起效时间在 1～2h。在足月新生儿、婴儿和儿童的排泄半衰期分别约是 40h、20h 和 35h。分布容积也是随年龄变化；在新生儿分布容积是 7.5～10L/kg，而在大儿童约是 16L/kg。地高辛主要通过肾脏排泄。

■ 临床表现

地高辛中毒的临床表现变化很大，主要依据其中毒原因是急性或是慢性而表现不同。

在急性地高辛中毒的情况，患者倾向于表现出比慢性中毒更引人注目的临床实验室指标。症状可以突然发作，伴有明显恶心、呕吐和腹泻。相关主诉包括疲倦、头痛、感觉异常及色觉改变。心血管系统症状包括心悸及可能继发于低血压所致的头晕。运动障碍也可能出现。

有些药物是 CYP3A4 的底物，如与地高辛同时服用可能诱发地高辛中毒。这些药物包括大环内酯类抗生素（特别是克林霉素）、普罗帕酮、奎尼丁、泛昔洛韦、氟西汀及西咪替丁。

慢性地高辛中毒患者的症状常常会更不确定，但是这些症状多数在急性中毒时也可发生。常见的有萎靡不适、厌食、轻度恶心呕吐。慢性中毒患者的症状与急性过量中毒相比，多处于较轻的水平。

心血管系统毒性是决定发病率和病死率的最重要因素。有多种节律障碍与地高辛毒性相关，最常见的是频发室性期前收缩。其他节律障碍可以是室上性、窦性或室性的。常见的心率失调是交界性逸搏和交界性心动过速，阵发性房性心动过速伴房室传导阻滞，以及不同程度的房室传导阻滞。除了双向室性心动过速外，不会出现其他单一的特殊节律障碍。致命性的心律失常在心脏正常的儿童鲜有发生，但是可以出现严重的房室传导障碍。

■ 诊断

有服用确切剂量地高辛的病史对诊断会非常有帮助。地高辛暴露剂量大于 0.1mg/kg 提示可能发生严重后果。

无论何时，只要临床怀疑地高辛中毒，提示应当检测血清地高辛水平。过量服用地高辛时，在服药后 6h 以上检测浓度最有帮助。血清地高辛治疗浓度范围是在 0.8～1.8ng/ml。然而，地高辛浓度水平与临床表现没有明显联系。急性过量服用时，高至 2.6ng/ml 的浓度水平并不一定出现毒性。而慢性中毒时，低浓度水平也可出现毒性。血清地高辛浓度水平高达 6ng/ml 时死亡率达 50%。

其他实验室检查包括全血细胞分析、血电解质、钙、镁、血尿素氮和肌酐。心电监护和 12 导联心电图一样是必须做的。

■ 治疗

地高辛中毒患者病情可以非常不稳定，所有这种患者均需要保证气道安全，有静脉通路，并给予心电监护。如果患者服用可能导致中毒剂量的地高辛之后，时间小于1h，在临床评估之前即可给予活性炭治疗。应用地高辛特异性Fab抗体片段的适应证包括急性服用地高辛超过0.1mg/kg（或总量超过4mg），急性服药后检测地高辛浓度超过10.0ng/ml，血钾超过5mEq/L（成人）或6mEq/L（儿童），或者是出现危及生命的心律失常。慢性地高辛中毒时，在血清地高辛浓度很低就可出现严重毒性。因此，长期服用地高辛，当血清地高辛浓度在成人超过6ng/ml，儿童超过4 ng/ml时，即使状态稳定亦应当考虑给予解毒治疗。高钾血症的常规治疗方法除了钙盐外也可能要用到。地高辛中毒时，给予钙剂可能加剧心律失常的发生。

地高辛免疫Fab片段的剂量根据服用地高辛的剂量或是血清地高辛水平而决定。地高辛免疫Fab片段的用量具体指南可参照药品说明书。

地高辛免疫Fab片段的过敏反应罕见，最常被报道的是发痒皮疹或是面部肿胀。假如Fab片段有效的话，使用后30min至4h可看到结果。应用Fab片段之后，地高辛水平会升高数日，因为Fab片段结合的地高辛和游离的地高辛一样会被检测出来。某些实验室可检测游离地高辛水平从而避免这一问题。

除了给予Fab片段进行治疗外，也需要针对高钾血症、心律失常或是房室传导阻滞进行相应常规治疗。

阿托品（0.02mg/kg，最大注射剂量：儿童0.5mg，成人1mg）或者临时起搏器在等待地高辛免疫Fab片段起效时可能需要用到。出现室性心动过速或者心室纤颤时适合应用心脏电复律和利多卡因。静脉用苯妥英钠或是硫酸镁治疗地高辛所致快速性心律失常已被证明有效。地高辛所致心脏毒性在治疗时应避免使用以下药物：钙剂、甲苯磺酸溴苄铵、索他洛尔、异丙肾上腺素及奎尼丁。直流电复律应当仅仅作为治疗不稳定的危及生命的心律失常时的最后手段。如果使用电复律，应当尽可能使用最低有效能量。

利尿、血液透析和血液灌流对清除地高辛或是洋地黄毒苷没有帮助。血浆置换估计也无效。

■ 建议

儿童微量服用地高辛（<0.05mg/kg）且在服用后持续4h无症状，地高辛浓度检测不出的情况下，在急诊观察6h后可允许离开。任何有中毒症状或体征的儿童应收入儿童重症监护室。

可乐定

2011年美国毒品控制中心协会记录到1926例小于5岁儿童的可乐定暴露，1646例6～19岁青少年可乐定暴露。可乐定的使用呈逐步上升趋势，特别是在儿童。传统上，可乐定盐酸盐用于治疗轻中度高血压。过去的数年来，可乐定也用于阿片戒断综合征（特别是新生儿戒断综合征）、疼痛控制的辅助治疗、偏头痛的预防、冲动控制障碍及注意力缺陷/多动症的治疗。它也可用作化学柔顺剂，特别是在俄罗斯。

■ 药理

可乐定激动脑干α_2-肾上腺素受体，故而激活中枢抑制，导致交感神经兴奋性减弱。这种抑制所致的心血管影响包括血管紧张度下降及心动过缓。药物剂型有片剂（有速效片和缓释片）、硬膜外注射针剂及透皮贴剂。应用于新生儿戒断综合征或供儿科使用的口服溶液可能是复合制剂。

■ 药动学

常见的可乐定片服用后通常是在1h内开始起效，效果持续6～10h。缓释片服用后约5h才有可能出现症状。可乐定是脂溶性的，可稳定分布至血管外区域，分布容积为2.1L/kg，蛋白结合率在20%～40%，通过肝脏代谢为无活性代谢产物。半衰期在肾功能正常人群是6～20h，肾功能不全患者的半衰期可延长至40h，这是由于伴随原尿排泄的原型可乐定的清除率为32%。通常血清治疗浓度参考范围是1～2ng/ml。血清可乐定浓度超过67ng/ml可导致严重毒性。

■ 临床表现

急性可乐定中毒的症状体征跟阿片类药物过量中毒的表现相似。中枢神经系统抑制可能会比较明显，可引起呼吸抑制、间歇性呼吸骤停发作。窦性心动过缓常见，可出现一度房室传导阻滞伴严重低血压。服用超过7mg的首发表现可以是高血压。瞳孔通畅是针尖样的。患者也可能有反射减弱的表现，严重病例可出现低体温，但是这些体征常常在8h内消失。可出现口干症状。慢性中毒患者可能出现幻觉。典型中毒表现是在服用30min内出现症状，通常在2～4h达到高峰。小剂量可乐定（0.1mg或0.01mg/kg）在幼童也可能导致毒性反应。

■ 治疗

如果患者在服用可能导致毒性剂量的可乐定后1h内就诊，可给予活性炭治疗。如果服用的是缓释片或是复合可乐定贴剂，可以考虑全肠道清洗。按照

PALS 方案管理气道、呼吸和循环，检测生命体征和氧饱和度。如果出现有症状的心动过缓，可以给予阿托品 15μg/kg 静脉注射，低血压给予补充晶体液。如果患者对晶体液无反应，提示需要用到血管升压支持，用去甲肾上腺素 0.1～0.2μg/（kg · min）静脉滴注至有效。血液透析没有帮助。

据报道纳洛酮可逆转可乐定毒性，但这些效果是不合逻辑的。考虑与治疗可乐定所致的低血压、中枢抑制或是呼吸骤停有关。从这方面看纳洛酮约有 31% 的有效率，给予纳洛酮后不会发生反弹性低血压。纳洛酮剂量为 0.01～0.1mg/kg，静脉滴注至起效。

■ 建议

有症状的患者应当收入重症监护室。无症状患者应留观一段时间，服用普释片者从用药后算起观察 4～6h，控释片或贴剂者观察至少 24h。

（余 帮 译）

第 119 章　精神病治疗药物中毒

（原著　Timothy J. Meehan, Jared J. Marcucci）

要点

- 抗抑郁药和神经阻滞剂的主要靶位是心血管系统和中枢神经系统。
- 三环类抗抑郁药中毒可能导致室性心律失常和低血压而危及生命。治疗方法是在支持治疗基础上考虑予碳酸氢钠预防和治疗心律失常，用升压药物治疗低血压。
- 应用抗抑郁药和神经阻滞剂后无症状持续 6h 的儿童可允许离开急诊。
- 血清素综合征（SS）是一种危及生命的疾病，表现为精神状态改变、自律性失调、高热及神经肌肉异常如反射亢进和震颤。治疗方法是在支持治疗基础上给予赛庚啶。
- 神经阻滞剂恶性综合征（NMS）是一种危及生命的疾病，表现为高热、骨骼肌强直和意识状态改变。治疗方法是在支持治疗的基础上特别注意降温，并考虑给予溴隐亭治疗。
- 典型的神经阻滞剂过量可能导致急性肌张力障碍反应，可用苯海拉明或甲磺酸苯扎托品逆转。

引言

抗抑郁药和神经阻滞剂中毒的症状和并发症难以区分。认识其异同点很重要，因为对于服用可能中毒剂量的这类药物的患者，其初始治疗手段有些类似，但最终需要不同的治疗方法。专心找出具体的摄入毒物，包括准确的病史和详细体格检查，对如何恰当地处理这类患者显得非常必要。

■　流行病学——抗抑郁药

抗抑郁药物是中枢神经系统单胺类通路的强力调节剂，很多家庭中都存有这类药物。根据美国国家健康数据中心的资料，2005 ～ 2008 年，抗抑郁药在所有年龄段的美国人最常开具的处方药中排名第 3，在 18～44 岁的人群中是最常使用的药物。从 1988 ～ 1994 至 2005 ～ 2008 年，美国所有年龄层次的人的抗抑郁药使用率增长了近 400%。由于适应证范围广，无论是有意的还是无意的，儿童服用抗抑郁药物并非不常见。

根据 2011 年美国毒品控制中心协会（AAPCC）报道显示，小于 6 岁儿童 21.7% 有过抗抑郁药物暴露；小于 6 岁儿童患者总共有 9227 例抗抑郁药物服用，而 6～19 岁儿童患者有 9425 例。绝大部分（10 788 例）是选择性 5- 羟色胺再摄取抑制剂（SSRIs），1645 例是由于环类抗抑郁药物。但是，环类抗抑郁药物可导致更高的住院率，后果也更严重，这是由于三环类抗抑郁药（TCAs）的治疗指数比 SSRIs 狭窄。低至 10～20mg/kg 剂量的 TCAs 可以引起严重毒性，然而能有多少成年人可耐受高至 1000mg 的剂量而不出现生命危险。

■　流行病学——神经阻滞剂

神经阻滞剂或称抗精神病药是用来治疗精神分裂症和其他精神疾病。2011 年 AAPCC 报道显示，神经阻滞剂服用致病者在小于 6 岁儿童总共有 11 661 例，在 6～19 岁青少年共有 10 751 例。与 AAPCC 历史数据对比后，抗精神病药已被记为中毒暴露增长最快的药物种类之一。

药理

■　抗抑郁药

三环类抗抑郁药：主要通过抑制突触前再摄取去甲肾上腺素和 5- 羟色胺而发挥其治疗作用的。它亦有抗胆碱能作用，α_1 受体阻滞、钠离子通道阻滞及 GABA 系统干扰作用。表 119-1 列出了临床常用的 TCAs。

选择性 5- 羟色胺再摄取抑制剂：是为了解决 TCAs 的毒性而产生的药物。其主要作用是影响 5- 羟色胺再摄取，从而减少对去甲肾上腺素和多巴胺代谢的影响。但是，其作用机制尚不清楚。与 TCAs 不同的是，SSRIs 对胆碱能、肾上腺素能、GABA 系统及钠离子通道的影响非常小或几乎没有。

非典型抗抑郁药：是从 SSRIs 衍生而来。因此，多数作用于 5- 羟色胺受体，被认为是血清素源性的。然而，去甲肾上腺素 - 多巴胺再摄取抑制剂

（NDRIs）如安非他酮不是血清素源性的。表 119-1 列出了临床上常见且可用的 SSRIs 及非典型抗抑郁药。

■　神经阻滞剂（抗精神病药）

神经阻滞剂通过阻滞多巴胺能、α- 肾上腺素能及毒蕈碱样的、组胺的、5- 羟色胺源性的神经受体而发挥作用。多巴胺受体阻滞导致期望行为矫正，并引起锥体外系副作用如肌张力障碍反应。α- 肾上腺素能阻滞引起末梢血管扩张和直立性高血压。毒蕈碱阻滞引起抗胆碱能效应如镇静、心动过速、皮肤潮红或干燥、尿潴留及延缓胃肠道蠕动。神经阻滞剂同时引起膜抑制效应或是奎尼丁样效应（改变心肌收缩力并可导致传导障碍）。神经阻滞剂有数种类型，但都有同样的基础三环结构。尽管各种类型的神经阻滞剂表现出类似的治疗作用和副作用，但基础结构的改变可导致不同程度的毒性。神经阻滞剂包含有多种多样的化学类型。不同类型实体结构不同，导致不同的效应，如抗胆碱能效应、心血管反应或是锥体外系反应。

典型抗精神病药：所有典型抗精神病药倾向于阻滞脑内多巴胺通路的 D_2 受体。中脑边缘通路多巴胺的过度释放可导致精神病表现。典型的抗精神病药物如氟哌啶醇、氯丙嗪抑制多巴胺能信号通路传递，使多巴胺受体功能变得正常一些。典型抗精神病药物是非选择性的，通过多种不同于中脑边缘通路的信号通路阻滞脑内多巴胺受体。这可产生与其相关的锥体外系反应。表 119-2 列出了临床上经常可使用的典型抗精神病药物。

非典型抗精神病药：主要作用于 5- 羟色胺神经元，通过恢复中枢神经系统的神经递质平衡而改善多巴胺的过度活跃。它们同时有一定的 D_2 受体阻滞作用但较典型抗精神病药物弱。不同的非典型抗精神病药的亲和力互不相同，猜测是由于亲和力的不同而导致不同药物间有效性和副作用的不同。

表 119-1　抗抑郁药种类

三环类抗抑郁药
阿咪替林
丙米嗪
去甲替林
选择性 5- 羟色胺再摄取抑制剂
西酞普兰
艾司西酞普兰
氟西汀
氟伏沙明
帕罗西汀
舍曲林
非典型抗抑郁药
5- 羟色胺 - 去甲肾上腺素再摄取抑制剂
度洛西汀
文拉法辛
去甲文拉法辛
去甲肾上腺素 - 多巴胺再摄取抑制剂
丁胺苯丙酮
其他
曲唑酮（5- 羟色胺激动剂，α_1 受体阻滞剂）
米氮平（SSRIs 和 α_2 受体阻滞剂）

表 119-2　常见典型神经阻滞剂

化学种类	通用名	专用名
吩噻嗪类		
脂肪族化合物	氯丙嗪	可乐静
	异丙嗪	非那根
	乙酰丙嗪（兽用药）	乙酰丙嗪片
哌嗪类	普鲁氯嗪	甲哌氯丙嗪
	甲哌氟丙嗪	三氟拉嗪
	羟哌氟丙嗪	氟奋乃静
	羟哌氯丙嗪	奋乃静
哌啶类	美索达嗪	苯磺酸甲砜哒嗪
	硫醚嗪	甲硫哒嗪
丁酰苯类	氟哌利多	氟哌啶
	氟哌啶醇	好度
噻吨类	甲哌硫丙硫蒽	氨枫噻吨
吲哚类	吗啉吲酮	吗茚酮
二苯氧氮杂䓬类	洛沙平	克塞平
联苯丁基哌啶类	匹莫齐特	哌咪清

临床表现

■　抗抑郁药

三环类抗抑郁药：对很多位点有直接或间接的作用。心脏作用是直接通过对钠离子通道的奎尼丁样作用介导的，可延长 0 期除极，引起 QRS 增宽和 QTc 间期延长的临床表现；但是最常遇到的电生理异常是窦性心动过速。去甲肾上腺素再摄取抑制剂导致心动过速并可引起高血压，但消耗完储存的去甲肾上腺素后可发生低血压。α_1 受体阻滞通过减轻外周血管紧张度也可引起低血压。而且，抗毒蕈碱作用可引起抗胆碱能综合征。该综合征可导致胃肠道蠕动减弱，并由于延长了与肠黏膜的接触时间，导致胃肠道吸收延迟而引起毒性。

选择性 5- 羟色胺再摄取抑制剂：与 TcAs 不同，SSRIs 的胆碱能系统和交感神经系统活性最小，对钠离子通道影响小。过量时，由于 5- 羟色胺超额，SSRIs 可导致一系列模糊的症候群。这些症候群包括胃肠道症候群（恶心、呕吐和腹泻）、心血管系统症候群（窦性心动过速）和中枢神经系统症候群（眩晕、视物模糊、意识状态改变）。另外，西酞普兰和艾司西酞普兰可引起 QTc 间期延长。

非典型抗抑郁药：文拉法辛、去甲文拉法辛、度洛西汀归类为 5- 羟色胺 - 去甲肾上腺素再摄取抑制剂（SNRIs），可引起非特异性症状，包括心动过速、呕吐、眩晕、昏迷或是惊厥。也有奎尼丁样效应伴 QRS 波增宽，类似 TCAs 毒性的报道。

丁胺苯丙酮：一种去甲肾上腺素 - 多巴胺再摄取抑制剂（NDRIs），是个单循环化合物。过量使用时，可引起心动过速、高血压、呕吐 / 腹泻、激动、中枢神经系统抑制的症状。它可降低癫痫发作阈，而且难治性癫痫是其最相关的并发症。另外，宽 QRS 波心动过速也可发生。

曲唑酮：是一种 5- 羟色胺激动剂，也是一种 α_1 受体阻滞剂。过量使用可引起中枢神经系统抑制（5- 羟色胺激动）及直立性低血压（α 受体阻滞）。有报道它可导致阴茎异常勃起，该副作用罕见。

米氮平：是一种 SSRIs，也是一种 α_2 受体阻滞剂，可增强突触间隙的去甲肾上腺素和 5- 羟色胺水平。它干扰突触前多巴胺能和肾上腺素能神经元的负反馈，过量时表现为心动过速和意识状态改变。

■ 神经阻滞剂

典型抗惊厥药：神经阻滞剂的主要毒性包括镇静和低血压。严重心律失常、呼吸抑制和惊厥罕有发生。

急性肌张力障碍是一种不可预知的副作用，过量应用神经阻滞剂时大约有 10% 的发生率。它也可能作为一种特异性反应在单次治疗剂量的神经阻滞剂应用时发生。肌张力障碍反应表现为言语不清、发音困难、意识错乱、吞咽困难、过度紧张、震颤及肌紧张。其他反应或者运动障碍包括动眼神经危象（眼球上翻）、斜颈（颈扭转）、鬼脸、角弓反张、步态异常。症状常在用药后 5～30h 发生。肌张力障碍反应在婴幼儿和青少年相当常见。

神经阻滞剂中，奋乃静最常引起急性肌张力障碍。近年来，数种新型神经阻滞剂变得常用，包括氯氮平、奥氮平、利培酮、喹硫平、齐拉西酮、阿立哌唑、帕潘立酮。这类制剂引起的锥体外系副作用比以前的神经阻滞剂要少，因为它们主要影响 5- 羟色胺能神经。表 119-3 列出了这类制剂及其商品名，以及有过报道的儿童中毒实例。

急性神经阻滞剂过量服用后，常发生轻度中枢神经系统抑制，多发生在用药后 1～2h。过量时可出现呼吸抑制但罕有需要侵入性气道管理。吩噻嗪类药物可降低患者的惊厥阈值，但实际上过量用药后惊厥发生率不高。

跟三环类抗抑郁药类似，神经阻滞剂中毒可引起直立性低血压和心律失常，特别是哌啶类和脂肪族吩噻嗪类。窦性心动过速是最常见的心律失常，但有时候心电图上可记录到 QT 间期延长。其他急性过量用药的临床毒性有瞳孔缩小，某研究中观察到在应用吩噻嗪类药物后出现严重昏迷的儿童中有 72% 出现瞳孔缩小。由于神经阻滞剂的抗胆碱能效应，患者也可以表现出胃肠道动力减弱、尿潴留、高体温和皮肤干燥或潮红。瞳孔散大也可能发生，但由于 α- 肾上腺素能阻断作用，常见的是瞳孔缩小。

表 119-3 非典型神经阻滞药

化学种类	通用名	专利名
未分类	阿立哌唑	安律凡
二苯并氮杂䓬类	氯氮平	可致律
	奥氮平	再普乐
二苯并硫氮杂䓬类	喹硫平	思瑞康
苯异噁唑类	利培酮	维思通
苯异噻唑类	齐拉西酮	佐帕司通
未分类	帕潘立酮	司维佳
非典型神经阻滞剂		

续表

阿立哌唑	临床试验中，有一例报道：18 个月大幼儿服用了 15mg 阿立哌唑和 2mg 劳拉西泮后无效
氯氮平	病例报道：21 个月至4 岁的儿童仅服用 50mg，导致中枢神经系统抑制、共济失调和心动过速有一例 15 岁儿童故意过量服用氯氮平后死亡，具体剂量不清楚
奥氮平	有病例报道儿童服用 10～100mg 奥氮平出现激动、中枢神经系统抑制、锥体外系反应（EPS）、唾液分泌过多 1 例 15 岁儿童服用 115mg ODP 和卡马西平后需要气管插管 有一个报道奥氮平中毒症状在服药 10h 后才出现
喹硫平	一个个案报道 11 岁儿童服用 1300mg 喹硫平后仅出现意识状态改变
利培酮	多个已发表研究和病例报道，儿童服用 1～110mg 利培酮，出现嗜睡、易激、低血压、心动过速，而 EPS 是最常见的中毒症状
齐拉西酮	在上市前临床试验中，有 10 例意外或故意的中毒发生，最高剂量达 3240mg，这位患者仅表现出轻度镇静状态、言语不清、短暂高血压

低体温可以出现但罕有临床意义。治疗量的吩噻嗪类药物应用与婴儿睡眠呼吸暂停和猝死的发生有关。

非典型抗精神病药：既有的药物警戒数据报告显示这类药物过量应用时是相对安全的，特别是在没有合并用药时。这类药物比起一代抗精神病药，通常有更安全的治疗范围和过量范围，但仍要考虑到很多副作用和毒性作用在治疗量和过量时的处理。在美国非典型抗精神病药引起的毒性暴露和死亡率逐步上升，而且这类药物对儿童的潜在毒性可能被低估。

所有非典型抗精神病药过量可能引起镇静作用和窦性心动过速，也可能引起瞳孔缩小和低血压。通过干扰心脏传导系统的延迟整流钾离子通道，大剂量服用非典型抗精神病药可导致短暂的 QTc 延长并使毒性增强。氯氮平由于其有两种严重的临床毒性而值得进行特殊讨论。氯氮平由于毒蕈碱样刺激作用可引起严显著的唾液分泌过多，长期治疗中可促进显著的粒细胞缺乏临床发作。

治疗

■ 抗抑郁药

三环类抗抑郁药：惊厥通常是短暂且自限性的，但是仍可能需要使用苯二氮䓬类药物进行治疗。低血压对静脉液体复苏反应迅速。抗胆碱能症状不应该用胆碱酯酶抑制剂治疗，因为其可导致心血管崩溃和猝死。

过量服用 TCAs 的患者可能在急诊科表现为临床稳定然后突然恶化。大部分出现危及生命问题的患者会在到急诊科后 2h 内发作。药物检测结果与临床毒性不相关。如果需要鉴别可能为 TCAs 过量，对明确诊断很重要的第一步应当是进行持续的心电监护，并做 ECG 检查，窦性心动过速可能预示接下来的临床恶化过程。

有数种心电图特征被认为是严重 TCAs 中毒的标志。QRS 持续时间是判断是否过量的重要指标。尽管在儿童中未充分研究，QRS 持续时间在 100～160ms 与惊厥和心律失常相关，而 QRS 波时间＞160ms 则有很高发生惊厥和心律失常的风险。当面对 QRS 波＞120ms 的情况，应当给予 1～2mEq/kg 的碳酸氢钠。如果发生额外的 QRS 波增宽，可给予更多的碳酸氢钠。如果经积极的碳酸氢钠治疗，心脏节律仍进展成室性心动过速，则应给予利多卡因。

选择性 5- 羟色胺再摄取抑制剂：很大程度上是支持治疗。为了检测有无同服的其他药物如 TCAs，同时由于西酞普兰和艾司西酞普兰引起 QRS 波和 QTc 改变，故应做 ECG 检查。作用机制分别类似于 TCAs 和非典型抗精神病药。故可像这两类药物一样进行处理。

非典型抗抑郁药

文拉法辛和度洛西汀：可以发生奎尼丁样作用，与 TCAs 引起的类似；治疗方法类似也是用碳酸氢钠。

丁胺苯丙酮：惊厥主要用苯二氮䓬类药物治疗；然而惊厥可以是难治性的，可能需要进一步用到巴比妥类药物和用异丙酚进行全身镇静。有报道在一个成人身上通过脂肪乳静脉滴注终止难治性惊厥的发作。另外，可发生宽 QRS 型心动过速，应使用碳酸氢钠进行治疗。在一项包括儿童的病案研究中，多数丁胺苯丙酮过量中毒都是意外发生的。儿童应留观 24h，观察有无惊厥或其他毒性症状发作，特别是在服用缓释剂型时。

曲唑酮：治疗应集中在对症处理。阴茎异常勃起应按常规处理，可能需要泌尿科会诊。低血压应进行补液处理并严密监护。可能需要机械通气呼吸支持或是氧疗。

米氮平：治疗关键是对症处理和严密监护。临床不复杂的患者仅需要进行的检查是ECG。有可能5-羟色胺中毒的患者应行电解质、磷酸肌酸激酶检测，并评估是否需要机械通气。

■ 神经阻滞剂

典型和非典型抗精神病药：处理方法是支持治疗并针对性地观察患者的症状和体征。血清药物浓度和临床表现没有明显相关性，使得检测浓度用处不大。

急性神经阻滞剂过量的首要治疗包括稳定气道和循环。如果在足量的静脉补液后患者仍有低血压，可考虑给予带α受体激动作用的血管加压药，如去甲肾上腺素。但是，同时具有α受体和β受体激动作用的血管加压药如多巴胺，可能会加剧低血压，这是由于激活的β肾上腺素能不受抑制，而α_1受体被神经阻滞剂所阻滞。由于吩噻嗪类药物有潜在的心脏毒性，需要对患者严密监护。过量时由于α_1受体阻滞和直接心肌抑制作用可导致严重的低血压。常规剂量治疗时患者也可能出现直立性低血压，这是由于α受体阻滞。神经阻滞剂中毒最常见的心律失常是窦性心动过速，但也可以发生室上性和室性快速性心律失常。很多神经阻滞剂，记录最多的是六氢吡啶吩噻嗪类和丁酰苯类，对心肌有奎尼丁样作用。

由于吩噻嗪类药物毒性典型表现为中枢神经系统抑制和瞳孔缩小，可考虑诊断性应用纳洛酮，评估有无同时存在阿片类毒性的可能。如果在服用该类药物中毒剂量后1h内就诊，可考虑给予活性炭治疗。没有解毒剂，而且血液透析效果不佳。大部分急性神经阻滞剂中毒的儿童单独支持治疗可好转。

肌张力障碍可用静脉注射或肌内注射苯海拉明进行治疗，也可选择肌内注射苯托品。症状常常在15min内会有改善。24h内剂量超过8mg时可导致严重抗胆碱能症状。

5-羟色胺综合征和神经阻滞剂恶性综合征

要区分患者的表现是5-羟色胺综合征（SS）还是神经阻滞剂恶性综合征（NMS）是比较困难的。这类患者可表现类似，但其根本机制是明显不同的，因此需要不同的处理策略。SS是由于5-羟色胺过量所致，而NMS是由于多巴胺耗竭所致。非典型抗精神病药使得区分这两种综合征变得更加复杂，因为非典型抗精神病药同时具有5-羟色胺能和多巴胺能效应。

5-羟色胺综合征：5-羟色胺能制剂过量的最严重后果是极度5-羟色胺过量，这被定义为SS。有报道在给予单次5-羟色胺能制剂这样的小剂量下也可引起SS，典型的是在治疗性应用早期发生或是在药物近期加量之后发生。其临床表现为多种生理系统功能亢进、精神状态改变、反射亢进、震颤、僵硬、高热。这些临床问题结合在一起可导致严重的多器官功能衰竭，包括有横纹肌溶解症、肝肾衰竭及可能由高热导致的细胞功能紊乱。SS的症状体征列在表119-4。

表119-4 5-羟色胺综合征的症状、体征

精神症状
意识状态改变
易激
代谢症状
基础代谢率增强
寒战
高热
神经症状
震颤/肌阵挛
反射亢进（下肢比上肢更加明显）
共济失调
胃肠反应
恶心
呕吐
腹泻

治疗：SS的治疗关键是通过苯二氮䓬类药物和积极的物理降温，减轻高热和寒战症状。在成人有数据支持应用一种5-羟色胺拮抗剂赛庚啶作为针对性解毒治疗。但是尚未证明其效果能超过支持疗法。成人的剂量是4～8mg，口服。

神经阻滞剂恶性综合征

神经阻滞剂恶性综合征：神经阻滞剂过量应用的最严重后果是NMS。其特征表现是在应用抗精神病药物后出现骨骼肌强直、昏迷、重度高热，低于1%的患者会发生这一威胁生命的锥体外系功能紊乱。NMS可在急性过量服用抗精神病药后或长期药物治疗过程中发生。然而，单次神经阻滞剂的使用一般不考虑会发生NMS，因为其需要耗尽储存的多巴胺。发生NMS的患者会表现为一组临床症候群（表119-5）。

表 119-5　神经阻滞剂恶性综合征的症状、体征

精神反应
精神状态改变 / 谵妄
躁动 / 意识模糊到昏睡 / 昏迷
代谢反应
高体温（可能危及生命的）
横纹肌溶解（可能导致急性肾损伤或衰竭）
神经反应
肌阵挛
肌肉强直，经典描述为“铅管样”强直
自主神经系统反应
自主神经功能失调伴心率、血压波动
发汗
呼吸衰竭

NMS 的临床表现与 SS 类似。当致病药物不明或者没有明确过量服用史，详细检查症状体征可帮助鉴别两种综合征。两者间有个有名的鉴别点是反射亢进（SS）对应的是肌张力增高（NMS）；但这不足以确定临床诊断。

■ 治疗

NMS 病死率高，因此应积极治疗，迅速降温控制高热。其他支持疗法：伴有镇静和麻痹时气管插管以维持心肺稳定，并应用苯二氮䓬类药物控制躁动。丹曲林，一种骨骼肌松弛剂，用于治疗恶性高热（一种肌内兰尼碱信号通路的基因缺陷），历史上曾推荐作为治疗 NMS 的一种选择。但是 NMS 的病理生理与恶性高热不同，因此并不推荐使用。口服的溴隐亭，是一种直接多巴胺激动剂，已经用于治疗成人 NMS。

■ 建议

任何有症状的急性抗抑郁药或神经阻滞剂中毒儿童应收治并观察中枢神经系统和呼吸系统抑制情况，以及心脏毒性表现和可能出现的体温调节问题。小剂量用药且无症状患者应至少留观从服药算起 6h；如果之后仍毫无症状可离院回家。如果安排患者回家，应建议其看护人留意有无延迟发作的肌张力障碍反应症状。如果伴急性肌张力障碍的儿童用苯海拉明或苯托品治疗有效，由于很多神经阻滞剂作用持续时间长，建议继续口服苯海拉明 2～3d。

（余　帮　译）

第120章 铁中毒

（原著 Steven E. Aks）

要点

- 根据将服用的铁盐转化为元素铁的量来评估铁中毒的风险，>60mg/kg 认为可能导致明显毒性。
- Ⅱ期铁中毒是静止期。患者症状改善，可能误导临床医生。
- 应在服铁后 4～6h 检测血清铁浓度。
- 如果腹部影像学可见到多个不透射线的铁药片存在，应考虑全肠道冲洗（WBI）。
- 去铁胺的首选用法是按 15mg/（kg · h）的速率静脉滴注。

铁是儿童最常见的中毒物质之一。其发病率和病死率可以很高。根据美国毒品控制中心协会（AAPCC）的数据，1983 ～ 1990 年铁中毒是导致儿童意外摄入死亡的最常见原因，占有报道病例中的 30.2%。1985 ～ 1989 年儿童有超过 11 000 例铁暴露。

FDA 因而要求每片元素铁含量超过 30mg 必须单剂量包装（泡沫塑料包装）。包装的改变以后，严重铁摄入中毒的发生率直线下降。尽管该规则后来废除，但该结果得到继续保持。根据 2011 年 AAPCC 数据系统，总共有 3777 例铁和铁盐摄入，其中有 6 例有明显中毒反应，但没有死亡。

病理生理

铁在胃肠道黏膜以二价铁（Fe^{2+}）的形式吸收。然后氧化成三价铁（Fe^{3+}）并与转铁蛋白结合。当超过转铁蛋白结合能力时产生毒性。铁是产生自由基的强有力催化剂，这是铁中毒的主要机制。血液循环中未被转铁蛋白结合的铁可以破坏血管，使得血管内液体外渗，从而导致低血压。铁蛋白是一种强力扩血管剂，它的释放更加加重低血压。其他靶器官包括胃肠道、肝脏和心血管系统。尸体解剖所见病理改变为混浊肿胀、脂肪变性和肝细胞坏死。在肝细胞可发现铁沉积，在肝脏、脾脏的网状内皮组织细胞也有铁沉积。

毒性和风险评估

由于不同铁剂的元素铁含量不同（表 120-1），辨别所用铁剂的明确剂型很重要。如果知道所用铁剂及数量，可以计算出元素铁的总剂量。元素铁剂量超过 60mg/kg 体重，可导致显著毒性。

表 120-1 铁制剂

铁制剂	元素铁（%）
硫酸亚铁	20
富马酸亚铁	33
葡萄糖酸亚铁	12

临床表现

实际上所有铁中毒患者都有早期胃肠道症状。这可能是中毒的唯一表现；但是，更严重的病例发展经历 5 个时期。5 期相继出现，但可以出现重叠。不是所有的铁中毒患者都会表现出完整的 5 期。

■ 第 1 期

该期在用药后很快开始并持续约 6h。轻症患者表现为恶心和呕吐。更重的病例会出现呕吐、腹泻、呕血和意识状态改变。后两种症状是由于胃肠道出血所致血管内容量损失的表现。

■ 第 2 期

第 2 期在用药后 6～12h 发生，由于患者症状改善甚至消失，也称作静止期。鉴别一个患者是处于铁中毒 2 期还是已从轻度铁中毒中恢复，其关键是仔细评估患者的血管内容量损失程度。此时行血气分析可发现轻度的代谢性酸中毒。

■ 第 3 期

第 3 期是心血管毒性期，预示着静止期的结束。其可维持 24h 或者更长时间。它是由外周血管液体丢失所导致的一种分布性休克。患者可发生意识状态改变，昏睡甚至昏迷。之前的胃肠道出血促进休克的发生。这些患者会发生严重的代谢性酸中毒。虽然灌注不足是导致代酸的一个原因，但导致代酸的最主要原因是未被转铁蛋白结合的铁的水合作用，反应式为 $Fe^{3+}+3H_2O \rightarrow FeOH_3+3H^+$。因此，1 个亚铁离子可产生 3 个氢核。在严重病例，休克的病因变为心肌功能障碍（泵衰竭），这是典型致命原因。

■　第 4 期

此期为肝毒性期。它通常在中重度中毒的最初 48h 内发生。转氨酶超过 2000～4000 是不好的预兆。肝脏毒性是继休克后第二常见的导致铁中毒死亡的原因。

■　第 5 期

服铁 4～6 周后患者可出现肠梗阻的症状。这是由于幽门出现特异性狭窄。

诊断

最重要的实验室检查是腹部 X 线、血清铁浓度和检测酸碱平衡状态。X 线是服铁的客观证据，可指导胃肠清洗的需要性。血清铁浓度可预测毒性程度，酸血症的存在证明已中毒。其他重要的检测包括电解质、肾功能和肝功能、和凝血功能。铁中毒是可导致高阴离子间隙型酸中毒的一种情况（详见第 112 章）。

铁浓度水平应在服铁后 2～6h 获得，但最好是在服铁后 4h 获取。浓度超过 500μg/dl 一般会产生毒性，而超过 1000μg/dl 水平可能是致命的。每 2～4h 检测获得一系列浓度水平，直到出现峰浓度。

治疗

胃肠道清除的最好方法是全肠道清洗（WBI）。活性炭不能吸附铁。如果腹部影像学发现有铁药片，应当用聚乙烯二乙醇电解质灌洗液（PEG-ELS）进行 WBI。在小儿可通过经鼻胃管，以 25ml/（kg · h）的速度给予 PEG-ELS，青少年和成人的速度为 1～2L/h。该治疗的终点为直肠流出液干净。进行服铁后的腹部 X 线检查也有助于明确药片是否已清除。活动性胃肠道出血、肠梗阻是 WBI 治疗的禁忌证。

即使是轻度中毒的儿童亦需要一丝不苟的支持治疗，以保证有积极的结果。对于休克患者，需要大容量静脉输液和碳酸氢钠来维持水、电解质和酸碱平衡。

静脉注射去铁胺的螯合作用试用于严重铁摄入中毒。其适应证为存在严重铁中毒的症状或体征，血清铁浓度超过 500μg/dl，或有代谢性酸中毒。

铁胺应以 15mg/（kg · h）的速度给予。给血管内容量不足的患者静脉输注去铁胺有导致肾脏毒性的危险。在开始输注去铁胺之前给予一套晶体液显得很重要。螯合疗法的持续时间是可变的；没有可靠的结束终点。在铁中毒过程中测定血清铁浓度不能反映临床中毒程度，在螯合治疗过程中常常是不可靠的。

不建议使用尿液颜色转为正常作为临床治疗的终点。因其未经过验证，尿液着色（玫瑰酒色尿）是浓度和 pH 依赖性的。最有效的提示继续螯合治疗的标准是在满足灌注的基础上仍存在代谢性酸中毒。这提示在血浆中仍有未被转铁蛋白结合的铁存在。去铁胺在摄入铁后最初 24h 内很少需要用到。

如果去铁胺输注过快，可能导致低血压这一副作用。在狗模型中，输注速度在 100mg/（kg · h）时观察到出现了低血压。在人类以常规推荐输注速度 15mg/（kg · h）尚未有引起低血压的报道。迟发肺脏毒性伴随症状跟急性呼吸窘迫综合征相似，在持续螯合治疗（＞24h）的患者中有过报道。

在低血容量的患者中可出现肾衰竭。接受长期治疗的患者，有报道出现视力和听力损害，以及耶尔森菌感染。

建议

服铁后约 4h 的血清铁浓度峰值＜500μg/dl，且无中毒症状的儿童可在有可靠看护人的看护下离院。应用去铁胺治疗的儿童应当收住院。伴有代谢性酸中毒、低血压或休克的患者应当收入重症监护室。为了自杀而服铁的患者在离开急诊室前需要进行精神健康评估。

（余　帮　译）

第121章 口服抗糖尿病药物中毒

（原著 Kimberly Barkr, Donna Seger）

要点

- 口服抗糖尿病药物通过增加胰岛素的分泌或通过各种机制调节血糖浓度，而非通过直接增加血中胰岛素浓度。
- 严重中毒只与磺酰脲类和二甲双胍相关。
- 磺酰脲类药物过量会产生危及生命的低血糖，解毒剂选择奥曲肽。
- 对摄入磺酰脲类降血糖药但血糖正常的儿童进行预防性静脉注射葡萄糖是不可取的，因为这可能掩盖并延长磺酰脲类药物诱发低血糖的症状。
- 无症状的，血糖正常的青少年摄入磺酰脲类降血糖药需要进行观察8h，不应给予预防性静脉注射葡萄糖治疗。
- 二甲双胍过量可能导致危及生命的乳酸性酸中毒，可能需要血液透析。

在美国有1880万人被诊断为2型糖尿病（T_2DM）。2型糖尿病主要靠口服抗糖尿病药物治疗，儿童对这些药物的接触也归因于大量家庭里有这些药物。然而，并非所有的口服抗糖尿病药物过量均产生低血糖。双胍类药物、噻唑烷二酮类药物和α-葡萄糖苷酶抑制剂有助于维持体内血糖正常，但不引起低血糖。磺酰脲类药物、苯丙氨酸衍生物及小剂量的二肽基肽酶（DPP）-Ⅳ抑制剂可增加胰腺胰岛素的分泌，但过量时会引起低血糖。虽然单剂量的磺酰脲类药片可能使刚会走路的小儿产生低血糖症状，但还没有导致严重后遗症的报道。与发病率、死亡率相关的药物过量更多发生在年龄较大的儿童和成人。很多口服抗糖尿病处方药是制成复合剂型或缓释剂型。应该通过仔细询问病史来确定产品中的所有活性成分及释放形式。双胍类及噻唑烷二酮类药物可开处方给青少年以治疗糖尿病。与这些药物相关的慢性毒性包括乳酸酸中毒（双胍类）和肝毒性（噻唑烷二酮类药物）。对每一类口服抗糖尿病药物的预期毒性的总结见表121-1。

表 121-1 口服降血糖药

分类	预期毒性	毒副作用	举例
促胰岛素分泌剂			
磺酰脲类药物	有	低血糖	格列美脲
			格列吡嗪
			格列本脲
苯丙氨酸衍生物	无	—	瑞格列奈
			那格列奈
DPP-Ⅳ抑制剂	无	—	利拉利汀
			西他列汀
			沙格列汀
非促胰岛素分泌剂			
双胍类药物	有	乳酸酸中毒	二甲双胍
噻唑烷二酮衍生物	无	—	匹格列酮
			罗格列酮
α-葡萄糖苷酶抑制剂	无	—	阿卡波糖
			米格列醇

促胰岛素分泌剂

■ *磺酰脲类药物*

药理：磺酰脲类药物刺激胰腺岛B细胞释放胰岛素（见彩图187）。第二代磺酰脲类药物（格列美脲、格列吡嗪、格列本脲）比第一代更常用（甲苯磺丁脲和盐酸氯丙嗪）。所有的二代药物可以被迅速吸收，药效持续时间约为24h，小儿单剂量给药可能产生轻微低血糖症状。

中毒剂量：病例报告，前瞻性病例分析和回顾性研究表明：单剂量的磺酰脲类药物摄入可伴随轻度至中度低血糖。没有报道幼儿无意摄取这些药物导致死亡或永久性后遗症的病例。

临床表现：低血糖的症状和体征包括头晕、出汗、焦虑、头痛、困惑、疲劳、口齿不清、昏迷和痉挛。迟发毒性已经有报道，但这是由于血糖正常患者为了预防低血糖发生而静脉注射葡萄糖。

治疗：根据磺酰脲类药物摄入史判断无症状儿童的临床观察时间是有问题的，因为有迟发低血糖发作的报道。建议观察 8～24h。由于接受预防性静脉注射葡萄糖的儿童可发生迟发低血糖，这种做法应该避免。根据 2005 年的文献回顾和 1997 年对 185 名孩子进行多中心的前瞻性系列观察性研究，均建议 8h 的观察时间。2011 年对 93 名儿童的病例进行回顾性分析后，认同其中一个机构所推荐的 16h 的观察时间。低血糖的中位发生时间为 4～5.5h，最长时间间隔为 13h。然而，没有提到是否给予过静脉葡萄糖治疗。1996 年中毒中心对 93 名儿童的回顾性综述推荐 24h 的观察时间。93 名儿童中有 53 名静脉注射葡萄糖治疗，但超过 4h 后发生低血糖的记录只有 4 个（11h、12h、12h 和 16h）。这 4 个均给予过静脉注射葡萄糖治疗。

因此，有磺酰脲类药物摄入史的无症状儿童不应接受预防性静脉注射葡萄糖治疗。他们应该接受每小时一次的血糖测量，如果 8h 的血糖监测均正常可从急诊室出院。

如果患者摄入磺酰脲类药物可能导致中毒，时间不足 1h，可以考虑应用活性炭治疗。如果发生低血糖，可静脉推注 0.5g/kg 的 25% 葡萄糖，随后给予 5% 或 10% 葡萄糖静脉输注。这往往可以逆转轻度磺酰脲类中毒导致的低血糖。不幸的是，葡萄糖是一种磺酰脲类药物的促分泌剂——增加胰岛 B 细胞的敏感性，从而促进胰岛素释放。因此，可能发生静脉补充葡萄糖难以纠正的顽固性低血糖。胰高血糖素和糖皮质激素，因为它们的升血糖作用，可用于对葡萄糖输注治疗无效的磺酰脲类药物中毒患者。然而，由于这些干预措施同时也刺激胰岛素的分泌，治疗效果不佳。

奥曲肽，生长抑素的合成类似物，可应用于所有磺酰脲类药物中毒对静脉输注葡萄糖治疗不敏感的患者。生长激素可抑制垂体的生长激素、胰高血糖素和胰岛素的释放。尽管奥曲肽可减少磺胺类药物过量导致的顽固性低血糖的发生，但相关的数据和动物模型有限。病例分析表明奥曲肽可减少葡萄糖的补充量和低血糖发生事件的数量。有报道称，奥曲肽用于儿童磺酰脲类中毒。在急性过量使用时，其罕见的并发症，包括恶心、呕吐、腹痛、腹泻。如果输注葡萄糖后仍然发生低血糖，可考虑使用奥曲肽 1～1.25μg/kg。奥曲肽可经静脉或皮下注射。如果对奥曲肽剂量有额外需求，可考虑连续泵入。氯甲苯噻嗪还阻碍胰岛素分泌，且对磺酰脲类药物导致的低血糖有效，但已经没有静脉制剂可用。

建议：孩子如果服药后 8h 无低血糖症状或血糖维持正常可从急诊室离开，如果记录到低血糖，则需住院治疗。

■ 苯丙氨酸衍生物

药理：目前可用的苯丙氨酸衍生物包括瑞格列奈、那格列奈。虽然与磺酰脲类药物结构不同，这些药物也可以刺激胰岛素的分泌（见彩图 187），从而可能导致低血糖。各种药的血浆浓度峰值在 1h 内出现，消除半衰期为 1～1.5h。苯丙氨酸衍生物未被批准用于儿童。儿科用药剂量未知，而且有小儿药物过量的相关报道。由于该药在治疗剂量下可引起非糖尿病成人发生低血糖，故任何剂量的该药在小儿均可能导致低血糖。

治疗：在儿童没有药物过量的报道，在成人这方面的报道也可以忽略不计。因为该类药物的作用持续时间较短，预计发生严重低血糖事件较磺酰脲类药物少。

■ DPP- Ⅳ抑制剂

目前可用的 DPP- Ⅳ抑制剂包括利拉利汀、西他列汀和沙格列汀。DPP- Ⅳ是一种酶，它可降解肠促胰岛素激素 - 胰高血糖素样肽 -1（GLP-1）和葡萄糖依赖性肠抑胃肽（GIP）。它可刺激胰岛素的释放并抑制胰高血糖素的分泌（见彩图 187）。通过激活 GLP-1 和葡萄糖依赖 GIP 而刺激胰岛素的释放，而且这只发生在血糖升高和血糖正常的情况下。因此，显著低血糖的发生不在预期之中。该类药物血药浓度的峰值一般发生在 1～4h，而药物不同决定了半衰期的多变性。DPP- Ⅳ抑制剂没有批准用于儿童，没有儿童药物过量的病例报告。由于降血糖效果不如磺酰脲类药物强，该药引起低血糖的情况只可能发生在服药后。唯一报道的一例成人过量发生在一个 86 岁的女性，服用了 1700mg 的西他列汀（17 倍于推荐的治疗剂量），经过静脉注射葡萄糖治疗 11h 后，没有发展为低血糖症。

治疗：在儿童，这类药物的任何一种过量后，每小时测量血糖，持续 4～6h 应该足够。静脉注射葡萄糖仅在记录到低血糖时才使用。严重低血糖基本不考虑。

非促胰岛素分泌剂

■ 双胍类药物

药理：二甲双胍是美国目前唯一使用的双胍类药物。它减少肝葡萄糖的产生，减少肠道葡萄糖的吸收，并通过激活 AMP 依赖的蛋白激酶（AMPK）而增加外周葡萄糖的吸收和利用，改善胰岛素的敏感性。高浓度时，二甲双胍抑制肝脏对乳酸的吸收，抑制转化乳酸为葡萄糖，这是最有可能发生慢性肾损害的情况。二甲双胍不产生低血糖，不增加胰岛素的释放。

毒性和中毒剂量：急性二甲双胍过量中毒在小儿童很少发生。然而，严重中毒在青少年和成人已有文字记载。值得关注的是，其过量并不表现为低血糖，而是表现为乳酸性酸中毒。虽然这通常发生在有肾功能损害的患者，但它也可发生在肾功能正常的患者。二甲双胍的中毒剂量暂不确定。但小于 6 岁的孩子摄入 1～2 片或青少年摄入小于 5g 的剂量不会产生毒性反应。

临床表现：无乳酸性酸中毒症状的患者应观察 4～6h（摄入缓释片的观察 8h），如无毒性反应可以从急救室离开。中毒的早期症状包括腹痛、恶心、乏力、肌痛和眩晕。随着酸中毒的发展，会出现精神状态改变、呼吸抑制、低血压和高血糖等表现。

治疗：如果患者在摄入潜在毒性剂量的二甲双胍 1h 内出现症状，可以考虑给予活性炭治疗。二甲双胍中毒的治疗目的是纠正酸中毒。使用高剂量的碳酸氢钠输注可能是必要的。由于大多数的药物是通过肾小球滤过和肾小管分泌来清除，肾功能不全增加了酸中毒的严重程度。因为其分布容积大，血液透析不太可能明显增强清除率。然而，显著的乳酸性酸中毒，特别是如果伴有肾功能损害，是血液透析的指征。血液透析可以纠正酸中毒及体液和电解质异常，并清除体内一些二甲双胍，虽然确切的清除率还不确定。

处置：无症状患者可在观察 6h 后离开急诊室。乳酸性酸中毒患者需住院治疗。病情严重的患者需要请重症监护和肾脏科医师紧急会诊。

■ 噻唑烷二酮衍生物

药理：目前可用的噻唑烷二酮衍生物（TZD）包括匹格列酮和罗格列酮。这些药物可减少外周和肝脏胰岛素抵抗，导致葡萄糖分解增加和肝糖原生成减少。它们不导致低血糖，也不增加胰岛素的释放。血浆浓度峰值都是在 2h 内达到，其母体化合物的半数清除率在 3～7h。

治疗：急性 TZD 过量一般不会导致低血糖。成人治疗剂量的常见不良反应包括上呼吸道感染、鼻窦炎、咽炎。治疗主要是对症和支持治疗。

■ α- 葡萄糖苷酶抑制剂

目前可用的该类药物包括阿卡波糖和米格列醇。α- 葡萄糖苷酶抑制剂是一种寡糖复合物，它可抑制小肠将复杂的碳水化合物消化成葡萄糖和其他单糖。这限制了餐后血糖浓度。这类药物不增加胰岛素的分泌，也不会导致低血糖。由于该类药物作用的基本位点在胃肠道，口服吸收率不高。

治疗：严重中毒基本不考虑。治疗主要是对症和支持治疗。

■ 葡萄糖协同转运蛋白 2（SGLT2）抑制剂

最新的口服抗糖尿病药物 SGLT2 抑制剂，如卡那列嗪，是在 2013 年 3 月经美国食品药品监督管理局批准的。SGLT2 抑制剂的作用是再肾小球滤过时减少近端小管对葡萄糖的重吸收。卡那列嗪的治疗剂量在成人为 100～300mg/d。在儿科的剂量还没明确。该药药物过量不会产生低血糖。关于这类药物的可能中毒剂量、过量后临床观察或治疗的建议尚需更多经验。

（余 帮 译）

第 122 章 甲状腺激素

（原著 William J. Lewander, Alfred Aleguas）

要点

- 急性摄入一般都是良性的，但可延迟发病（2～4d）。
- 摄入大于 5mg，在摄入后 4h 后，保证 T_4 浓度测量生效。T_4 水平＞75mcg/dl，需密切随访，如甲状腺激素过量症状体征的日常评定。
- 症状通常是轻微的，包括肾上腺素过量表现：心动过速、高血压、发热。
- 治疗是对症治疗，包括 β 受体阻断剂和退热药。

引言

与其他内分泌系统的激素一起，甲状腺激素在代谢过程的调控中发挥着重要作用。通过在甲状腺、垂体、下丘脑和靶组织间精细的反馈机制，他们帮助调节心脑血管功能、温度控制、代谢率。外源性激素药作为甲状腺功能减退症的替代治疗（无论是自然发生的或无法控制的甲状腺功能亢进症消融治疗）或是甲状腺癌患者甲状腺激素抑制治疗。也可能被体重控制或其他心理原因的患者滥用。这种综合征被称为甲状腺中毒征，往往涉及医疗专业人员。由于反馈机制，甲状腺激素急性摄入一般是良性的，即使用量显著高于治疗量。2011 年，AAPCC 报道了 9457 例甲状腺激素暴露者，其中 49%（4705 例）是 5 岁以下的儿童，只有 0.2% 的患者有轻微或中度症状，而且没有死亡病例。

病理

甲状腺产生三碘甲状腺原氨酸（T_3）和四碘甲状腺原氨酸（T_4），并释放进入全身循环，T_3 和 T_4 分泌是由下丘脑 - 垂体 - 甲状腺轴调节的。下丘脑分泌促甲状腺激素释放激素（TRH），通过垂体门脉系统，到达垂体前部，诱导甲状腺刺激激素（TSH）全身释放。TSH 刺激 T_3、T_4（甲状腺素）从甲状腺产生和释放。T_3 的药理活性是 T_4 的 3 倍。约循环 T_3 的 15% 是由甲状腺分泌的；平衡由甲状腺外的 T_4 转换调控，主要是在肾脏和肝脏。甲状腺素活性完全与转化为 T_3 相关。有效的甲状腺激素补充剂是左旋甲状腺素钠（T_4）和碘塞罗宁钠（T_3）。额外有效的甲状腺激素剂型包括含有 T_3 和 T_4 的产品，如牛干甲状腺和复方甲状腺制剂，是 T_4 和 T_3 比例 4 ∶ 1 的混合剂型。

临床表现

甲状腺激素过剩（甲状腺功能亢进症）可能源于甲状腺产生过量，病理过程如甲状腺癌，无意或有意地急性或慢性摄入甲状腺激素补充剂。甲状腺功能亢进症的临床表现由类似于肾上腺素过量的高代谢状态所引起：心动过速、焦虑、震颤、行为的改变及发热。这些甲状腺素过量的症状见于甲状腺激素慢性摄入，罕见急性中毒，即使大量摄入甲状腺素。Litovitz 和 White 对意外摄入左旋甲状腺素的 78 例进行分析，仅 4 例患者出现症状。症状较轻，仅限于轻度发热、烦躁不安、心动过速、呕吐和腹泻。没有患者摄入少于 1.5mg 的左旋甲状腺素出现任何症状。Golightly 等评估 41 例 5 岁或以下儿童，仅 11 例发生了类似的轻度症状，且不需治疗。Lewander 等评估 15 例 T_4 和 T_3 水平过量的患者，大多数只需门诊的基础治疗。然而，早期缺乏临床症状并不排除出现延迟的症状。在某些情况下，基于早期 T_4 水平可以预测毒性的发生。有急性大量 T_4 摄入出现显著临床表现的单独病例。Majlesi 等报道了 1 例摄入左旋甲状腺素 6mg 出现甲状腺毒症的病例。儿童可出现心动过速、震颤、发热、呕吐、腹泻、烦躁不安。症状在摄入后 5d 出现，患者服用普萘洛尔和对乙酰氨基酚治疗。Kulig 等报道了 2 岁儿童摄入 18mg 甲状腺素出现甲状腺毒症的危重病例，他也出现了心动过速、震颤、腹泻，7d 后出现癫痫大发作。经临床对症处理，7d 后得到解决。

治疗

甲状腺激素摄入患儿的治疗取决于对摄入剂量、摄入时间和毒性症状的评估。推荐向毒品控制中心咨询建议。健康患者常承受相对大剂量甲状腺激素而没有明显毒性。大多数（一个研究中大于84%）甲状腺激素摄入是由于左旋甲状腺素摄入，可不经干预而治愈。活性炭可考虑用于1～2h摄入5mg或更多左旋甲状腺素的病例。甲状腺过量的症状可在2d和4d的暴露后出现，但也可延迟到7d。实验室评估并非常规需要。已知或疑似摄入T_4水平大于5mg，可预测患者的症状，应该在摄入后4h收治。T_4水平大于75mcg/dl需密切随访，如对甲状腺激素过量症状体征的日常评估。虽然这些患者可能有更大的可能性出现症状，但并非总如此。

急性有症状的患者应接受实验室评估，交感神经过度活动需要治疗，也可能需要住院。实验室评估应包括甲状腺功能检查血糖和电解质。需维持液体和电解质平衡，且应提供心肺监测。具体的治疗应以出现的症状和体征为基础。

β-肾上腺素能拮抗剂（如普萘洛尔、艾司洛尔）可口服以减轻心动过速、高血压、心悸和震颤。普萘洛尔可口服（即0.2～0.5mg/kg，6h一剂）或静脉注射（即0.1mg/kg，超过10min）给药。在药丸0.5mg/kg服药后1min，艾司洛尔注射液可以以50μg/（kg·min）的速度4min使用。如果患者有β受体阻滞剂治疗的禁忌证，可使用口服地尔硫䓬（即1～3mg/kg剂量）或静脉注射（即口服药丸0.25mg/kg后，5～10mg/h）。保守治疗症状应该是甲状腺激素过量治疗的目标。合适的患者应该进行精神评估。

抗甲状腺药物

可用抗甲状腺药物包括甲巯咪唑和丙硫氧嘧啶。它们都抑制甲状腺激素的产生。丙硫氧嘧啶抑制外周T_4转化为具有代谢活性的T_3。甲巯咪唑可导致粒细胞缺乏症，因此，不用于甲状腺激素过量的治疗。丙硫氧嘧啶尽管可能有效控制其他药物无效的症状，但产生肝毒性，不推荐常规使用。

（韩 涛 译）

第123章 异 烟 肼

（原著 Jenny J. Lu）

要点

- 任何有代谢性酸中毒和常规治疗难治性癫痫的患者均应考虑异烟肼中毒。
- 异烟肼摄入后感觉改变、言语不清、共济失调、昏迷、癫痫发作可迅速发生。
- 异烟肼毒性与较重的代谢性酸中毒和增高的血清乳酸相关。
- 异烟肼中毒的解毒剂是吡哆醇（维生素 B_6）。吡哆醇用量与异烟肼摄入克数相等。如果摄入剂量未知，给予 70mg/kg（总共 5.0g）静脉滴注，如果癫痫持续则重复给药。

虽然近年来结核（TB）感染发病率和死亡率有所降低，但结核病的负担仍然是巨大的。世界卫生组织报告，2011 年估计有 8700 000 结核病新发病例和 1400 000 人死亡。几十年来，异烟肼作为主要的治疗方法，用于活动性肺结核一线药物治疗及结核菌素皮肤试验阳性者的预防性治疗。因此，有发生异烟肼中毒的情况。美国中毒控制中心的国家毒物数据系统协会 2011 年度报告，报告了 249 例异烟肼暴露者，其中 42 例为年龄小于 5 岁的儿童，69 例是年龄在 6～19 岁的儿童。难治性癫痫患者异烟肼中毒的可疑性较高。为预防急性过量用药发病率和死亡率，卫生保健机构需提供迅速、积极的治疗。

药理

异烟肼（INH），是一种抗菌剂，其作用机制是使分枝菌酸合成受阻，而这是结核分枝杆菌细胞壁合成至关重要的一个过程。异烟肼在结构上与代谢辅助因子烟酸、烟酰胺腺嘌呤二核苷酸（NAD）及维生素 B_6 相似。吡啶环是其抗结核活动性的重要组成部分。90% 异烟肼是经消化道吸收的，血清浓度峰值在 2h 内。脑脊液峰值达到约血清水平的 10%。异烟肼是高度水溶性的，表观分布容积为 0.6L/kg。蛋白结合小于 10%。

异烟肼代谢降解是复杂的，主要通过肝乙酰化进行。灭活异烟肼乙酰化通过 N- 乙酰基转移酶乙酰化灭活异烟肼的能力在遗传学上是由常染色体显性遗传决定的。缓慢进行的乙酰化基因是常染色体隐性遗传。50%～60% 的白色人种和黑色人种是缓慢乙酰化者，而高达 90% 的亚洲人和因纽特人是快速乙酰化者。药物的有效性不是由乙酰化率显著影响的，即使缓慢乙酰化可导致血浆峰浓度较高，可能增加毒副作用的风险。快速进行的消除半衰期约为 70min，而缓慢乙酰化者为 180min。乙酰异烟肼的代谢产物通过尿液排出体外，75%～95% 单剂量 24h 内排除。

异烟肼可抑制细胞色素 P450 介导的功能，如去甲基化、氧化、羟基化。异烟肼也影响一些药物的相互作用，包括茶碱、苯妥英钠、华法林、丙戊酸和卡马西平。药物的副作用源自异烟肼抑制代谢而导致的药物浓度升高。由于它的弱单胺氧化酶抑制活性与食品（如酪胺反应）相互作用也有报道。

病理生理

异烟肼发生毒性过程复杂，但有两个主要机制，总体作用是消耗 γ- 氨基丁酸（GABA），而 GABA 是中枢神经系统中主要的抑制性神经递质。异烟肼通过抑制使维生素 B_6 转化为其活性形式维生素 B_6-5′ - 磷酸盐的吡哆醇激酶，产生功能缺陷的维生素 B_6。维生素 B_6-5′ - 磷酸盐是谷氨酸转化为 GABA 的一个必要的辅助因子。异烟肼本身与维生素 B_6-5′ - 磷酸盐结合，形成无活性的吡哆醛腙，其经肾脏排泄。

异烟肼抑制谷氨酸脱羧酶，它与维生素 B_6-5′ - 磷酸盐一起，都是为 GABA 的合成所需的。GABA 消耗导致中枢神经系统的兴奋性增高被认为是异烟肼惊厥的病因（图 123-1）。与异烟肼毒性相关的代谢性酸中毒主要源于乳酸生成，其次是强烈的癫痫发作引起的肌肉活动。其他理论包括乳酸清除率降低，由于乳酸丙酮酸转化的阻断及异烟肼酸性代谢物的产生和脂肪酸氧化增多导致的血清酮酸增多。

异烟肼中毒剂量是高度可变的。儿童治疗剂

量为每天 10～20mg/kg，高达每天 300mg/kg。只要 1.5～2.0g 异烟肼急性摄入即可导致神经毒性，6～10g 以上（或 80～150mg/kg）可导致严重的症状或死亡，而无医疗干预措施。潜在癫痫发作患者摄入低剂量可引起癫痫发作。

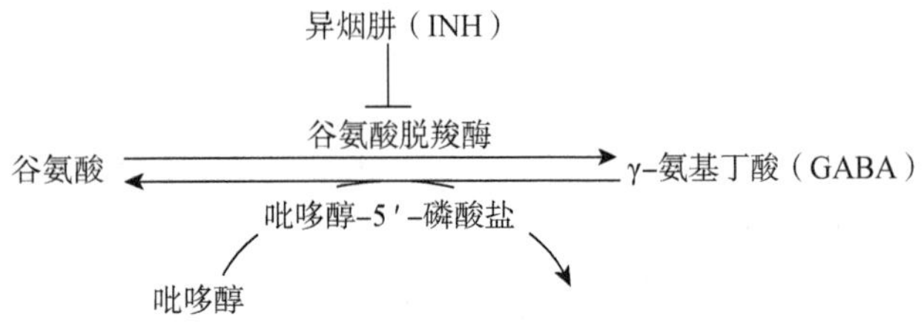

图 123-1 异烟肼（INH）毒性机制

诊断

■ 急性毒性临床表现

由于快速的胃肠道吸收，异烟肼毒性症状通常发生在服用后 0.5～1h。最初的和体征包括恶心、呕吐、发热、头晕、共济失调、感觉改变和说话含糊不清。毒性可迅速进展为难治性癫痫、代谢酸中毒、昏迷三联征。癫痫发作是常见表现，并持续到 GABA 存储补充。高热、低血压、高血糖、酮症酸中毒、酮尿等表现也在药物过量时可观察到。异烟肼毒性最初可能与糖尿病酮症酸中毒混淆。昏迷时间可以持久，长达 24～36h，直到癫痫发作终止和酸中毒纠正。抽搐患儿经常错过异烟肼摄入中毒的诊断，延误解毒治疗。出现急性癫痫发作的儿童和青少年，尤其是常规治疗难治性癫痫，异烟肼中毒高度可疑。

急性摄入时，定量异烟肼水平通常较难。摄入水平可能对确定诊断有帮助，但在等待结果时治疗毒性不应被延迟，血清水平 10mg/ml、摄入 2h 后超过 3.2mg/ml、摄入 6h 后超过 0.2mg/ml 的水平被认为是毒性的。其他原因引起的精神状态改变、癫痫发作或阴离子间隙酸中毒应被视为患者的完整评估的一部分。

治疗

■ 稳定

气道管理、稳定呼吸和循环稳定、治疗癫痫是细心的护理人员关心异烟肼毒性症状患者首要考虑的。

■ 净化

如果患者处在摄入的几分钟内可考虑使用活性炭，即使存在癫痫发作和吸入的风险。气管插管不应作为吸出活性炭唯一目的而应用。全肠灌洗毫无作用。

■ 解毒

通过补充维生素 B_6 以纠正 GABA 缺乏是异烟肼中毒的解毒治疗。市面有售 100mg/ml（1ml 和 30ml）的药剂，维生素 B_6 盐酸盐混合液糖水或盐水。如果异烟肼摄入剂量不详，维生素 B_6 给予量与摄入异烟肼克数相当，缓慢静脉给药，超过 5～10min。如果异烟肼摄入剂量不详，则给予 5g 维生素 B_6（或儿童 70mg/kg），间隔 5～20min 重复给药，直至癫痫控制。如果无法获得胃肠外剂型的维生素 B_6 或供给不足，类似剂量碾碎的维生素 B_6 片（10～500mg/ 片，因厂家而异）口服或制成悬浮液经鼻胃管注入。推荐 10～20g 维生素 B_6 作为最少储存量水平。异烟肼过量严重酸中毒需要使用碳酸氢钠。但在大多数情况下，应用吡哆醇、苯二氮䓬控制癫痫发作和充分的液体复苏将改善酸中毒。严重、持续性酸血症（pH ＜7.1）使用碳酸氢钠疗法治疗。如果使用碳酸氢钠治疗，电解质特别是钠，应谨慎应用。

在一般情况下，毒物诱导的癫痫发作，苯二氮䓬类药物如地西泮类药物和劳拉西泮作为治疗一线药物。苯妥英钠不推荐作为毒物诱导癫痫发作治疗的一线药物。异烟肼诱导的癫痫发作，因为消耗 GABA，维生素 B_6 可能是唯一有效的治疗方法。短效巴比妥类或吸入麻醉药（咨询麻醉医师）在癫痫发作对苯二氮䓬类和维生素 B_6 无反应时可考虑使用。应该指出的是，肌松剂仅能控制抽搐的肌肉活动，即使是肌肉麻痹，脑电活动仍是极度活跃的。如果使用肌松剂，应进行脑电图监测。

■ 强化清除

异烟肼是可透析的，而透析通常是不必要的，如果已经给予足够剂量的维生素 B_6 和苯二氮䓬类药物。血液透析、血液灌流和交换输血均在病例报告中描述为有效，但程序保留，可用于严重肾衰竭的患者。在故意摄入 12g 异烟肼持续昏迷的一例报告中，患者血液透析浓度为 28.9μg/ml（正常值≤ 5μg/ml）。

■ 建议

所有疑似异烟肼中毒患者需在具有维持气道通气和癫痫治疗能力的地方严密观察。在所谓孤立摄入异烟肼 8h 后仍然完全没有症状的患者则进入可以体检的 ED。有症状的患者应进入监护病房。向毒品控制中心或医学毒理学服务指导咨询建议是审慎的。一旦清醒，所有故意中毒患者都应行精神评估。

慢性中毒

异烟肼慢性中毒在正常儿童人群中是罕见的，通常在接受积极或预防性治疗的儿童中发生。出现恶心、呕吐、发热、腹痛或瘙痒可能预示着肝损伤，如果不及时治疗，可发展为暴发性肝衰竭而需要肝移植。长期异烟肼的使用也与视神经炎、肝炎、周围神经病变、糙皮病样皮炎、腹泻、痴呆综合征及各种心理反应相关。使用异烟肼治疗或预防结核病期间，血清转氨酶水平应定期评估，以监控肝毒性的早期症状。

（韩 涛 译）

第124章 醇 类

（原著 Timothy B. Erickson,Michael E. Nelson）

要点

- 乙醇过量的儿童可能会出现低血糖。
- 甲醇摄入与视觉障碍、代谢性酸中毒及可能的多器官系统衰竭有关。
- 乙二醇中毒与代谢性酸中毒、肾衰竭及可能的多器官系统衰竭有关。
- 异丙醇可能导致中枢神经系统抑制，但并不常导致代谢性酸中毒。
- 所有有毒的醇能产生渗透压的差距。
- 甲吡唑是FDA唯一批准的乙二醇和甲醇解毒剂。
- 透析的指征是在对传统的药物治疗反应欠佳的严重醇类中毒，或者存在终末器官损伤或严重酸中毒的表现。

乙醇

根据挪威一项为期2年的前瞻性研究结果，8～15岁儿童中毒事件中46%与乙醇有关。在斯洛伐克共和国，9～18岁儿童中毒病例中，乙醇中毒占34%，且乙醇中毒患儿的比例正在逐年增加，这种增长已经超过10年。在美国，乙醇是年轻人最常用的药物。“狂欢式饮酒”（5个或者更多人在一个场合连续喝酒）在8～12年级的每个年级学生中占9.5%～27.4%。不管原产国与否，乙醇中毒是儿童中的常见问题。

■ 药物代谢动力学和病理生理学

乙醇经过两种途径在肝脏代谢：乙醇脱氢酶和微粒体乙醇氧化系统（microsomal ethanol oxidizing system，MEOS）。乙醇脱氢酶是乙醇主要的代谢途径，也是乙醇转化为乙醛的限速步骤。一般来说，不耐受的个体代谢乙醇速度是10～25ml/（dl · h），而那些耐受的个体代谢速度高达30ml/（dl · h）。相对于他们的体重，儿童可以摄入大量乙醇，导致血药浓度快速升高。由于肝乙醇脱氢酶不成熟，小于5岁的孩子乙醇代谢能力弱。

■ 临床表现

低浓度的乙醇对神经系统有选择性抑制作用，高浓度时则可以广泛抑制。最初，乙醇导致兴奋和抑制作用的消失，这种抑制的消失可以进展为动作不协调、共济失调、口齿不清、嗜睡，并最终导致神志不清和昏迷。醉酒的孩子可能会表现出脸发红、瞳孔放大、过度出汗、胃肠道不适、通气不足、低体温和低血压。血清乙醇浓度＞500ml/L可以出现呼吸抑制，从而导致死亡。发生急性乙醇中毒的儿童可以出现低血糖，导致抽搐和昏迷。低血糖可以抑制肝脏糖异生，这在5岁以下的儿童中最常见。这似乎与摄入乙醇的量没有直接关系。

■ 实验室检查

对于怀疑乙醇中毒的有症状儿童，最关键的检测是血清乙醇和葡萄糖浓度。虽然血液中乙醇浓度大致与临床体征一致，医师必须根据患者的临床状态处理患者，而不是根据他们的乙醇水平。如果乙醇水平并不与临床症状一致，应该考虑联合摄入其他物质或导致精神状态改变的其他原因。如果儿童有体液丢失，应测量血清电解质。

■ 治疗

支持治疗对偶然急性摄入乙醇的多数儿童有效。应该关注患者的气道、循环和血糖水平。床旁检测血糖；年幼的低血糖儿童应该给予2～4ml/kg D25 W，年长儿或青少年可以给予1安培D25 W。连监测血糖水平以防复发性低血糖。对于怀疑同时存在阿片类药物并反应迟钝的患者，给予纳洛酮0.01mg/kg静脉推注。

乙醇中毒的患者没有洗胃指征，主要是因为其在胃内迅速吸收。血液透析使乙醇清除率增加3～4倍，可以用于那些对常规治疗无效的大量摄入乙醇的中毒患者。

■ 建议

任何有明显精神状态改变的急性乙醇摄入的婴儿应入院观察呼吸状态、液体复苏并监测血糖。无症状患者可以出院回家，但是需要有可靠的看护者；怀疑复发性的酒精成瘾青少年患者应当接受酒精成瘾方案的辅导。

甲醇

甲醇存在于家庭中发现的各种物质和工作场所中，包括油漆溶剂、汽油添加剂、空气或制动管路防冻、罐装加热的产品、挡风玻璃清洗液和其他复制品。

■ 药物代谢动力学和病理生理学

甲醇摄入后吸收迅速，30～90min 即可达血清浓度峰值。当与乙醇同时摄入时，甲醇首先通过肝醇脱氢酶引起代谢紊乱。甲醇的半衰期可达 24h，但是当与乙醇或者甲吡唑同时存在时，其半衰期会更长。一项婴儿甲醇中毒的报道提示甲醇代谢为一级清除动力学。甲醇本身是无害的，但是，其主要代谢产物甲酸毒性巨大。虽然一般认为 30ml 是最低致死量，有摄入 15ml 40% 的甲醇溶液致死的报道。仅摄入 10ml 甲醇就可以致盲，但是摄入 500ml 甲醇仍可以存活。

■ 临床表现

甲醇摄入后的最初表现从 1～72h 不断变化。患者可能有典型的三联征：视力障碍、腹痛和代谢性酸中毒。眼部症状和体征通常出现较迟，包括视物模糊、畏光、视野受限、雪地视觉、视盘充血。虽然致盲通常是永久的，但是也有恢复视力的报道。患者存在典型的恶心和呕吐，并可有胃肠道出血表现和急性胰腺炎。与其他醇类中毒不同，这些患者呼吸中通常没有酒精气味，神志也通常是清楚的。

存在精神状态改变和病因不明的代谢性酸中毒的患者应该怀疑甲醇中毒，尤其是当他们的表现包括视力问题时。

■ 实验室检查

最关键的实验室检查是血清甲醇浓度检测。其他推荐的检查包括全血细胞计数、血清电解质、血糖、脂肪酶、血尿素氮（BUN）、血清肌酐、尿液分析和动脉血气分析。典型的甲醇中毒患者存在阴离子间隙增高型代谢性酸中毒，但是如果患者在大量甲酸产生前入院，也可能没有这种代谢性酸中毒。

阴离子间隙计算公式：（Na）-（$Cl+HCO_3$）。

正常的阴离子间隙是 8～12mEq/L。在明确诊断过程中，另一个公式是高摩渗间隙，即测量和计算的血浆渗透压之间的差。摩渗间隙升高提示血清中存在未测定的渗透活性物质。

计算血清克分子渗透压浓度的公式是 2（NA）+ 葡萄糖 /18+BUN/2.8。

测量与计算克分子渗透压浓度之间的差别小于 10mOsm（其他导致高摩渗间隙升高的毒性因素包括乙二醇、乙醇和异丙醇中毒，它们都是高渗透活性物质）。虽然摩渗间隙是有用的指示，有报道显著的甲醇或乙二醇过量患者也可以存在正常的摩渗间隙。一般来讲，小于 20 mg/dl 的甲醇水平没有影响。一般认为（但是没有事实证明）小于 20mg/dl 的甲醇无毒，大于 50mg/dl 的甲醇峰值毒性严重。大于 100mg/dl 的甲醇会影响视觉，大于 150mg/dl 未经治疗的患者有死亡报道。确定甲醇水平中存在的问题是摄入时间与患者就诊时间及血清浓度测定时间不同。如果就诊时间晚，血清甲醇浓度低的患者可能仍然中毒严重，存在严重的酸中毒。

■ 治疗

甲醇中毒后不推荐洗胃，主要是因为其在胃内会快速吸收。如果摄入甲醇量大，即使无法获得实验室检查结果，仍然推荐经验治疗：静脉注射醇脱氢酶抑制剂甲吡唑。甲吡唑结合肝脏醇脱氢酶，抑制甲醇代谢成毒性代谢产物——甲酸。甲吡唑治疗的其他适应证包括血清甲醇浓度大于 20mg/dl 或酸中毒（pH＜7.20）。应给予甲吡唑负荷量 15mg/kg，随后每 12h 10mg/kg 维持，直至甲醇水平低于 20mg/dl。甲吡唑是 FDA 唯一批准的甲醇中毒解毒剂。近期的一项研究表明口服同等计量的甲吡唑可以产生与静脉注射一样的血药浓度。

如果甲吡唑治疗无效，可以给予乙醇阻滞醇脱氢酶。为了抑制甲醇的毒性代谢产物，乙醇的浓度要维持在 100～120mg/dl。最适的乙醇注射溶液是 10%（D5 W），负荷量是 0.6g/kg。近似的负荷量是 1ml/kg 的 10% 乙醇稀释溶液。必须每 1～2h 密切监测乙醇浓度，以便调整患者的输注速度。如果不能静脉注射乙醇制剂，可以口服乙醇替代治疗。对于年幼的儿童，中毒水平的乙醇可以导致低血糖并发症，必须密切监测血糖水平。

后续的治疗推荐甲吡唑和乙醇治疗，直至甲醇水平低于 20mg/dl。虽然没有临床数据证明其中一种解毒剂效果更好，乙醇治疗有重大的缺点：难以维持治疗浓度、诱发低血糖和中枢神经系统抑制，这种抑制患者（尤其是儿童）可能需要气管插管。与乙醇不同，甲吡唑并不导致中枢神经系统抑制和低血糖。尤其是在儿童患者中，其副作用小，临床更倾向于选择甲吡唑作为解毒剂。

如果甲醇患者血清 pH 降至 7.20 以下，可能还需要碳酸氢盐治疗。叶酸盐（叶酸的活化形式）是一种代谢辅酶，给药之后可以把毒性代谢产物转化成 CO_2

和H_2O。每4h静脉给药予50mg的叶酸盐，直至酸中毒纠正、甲醇水平低于20mg/dl。

血液透析可以有效清除甲醇和甲酸。透析的适应证：视力受损、给予碳酸氢盐后难以纠正的代谢性酸中毒、肾衰竭和甲醇水平>50mg/dl（伴或不伴临床症状或体征）。一定要注意甲吡唑和乙醇是很容易透析清除的，透析时应该增加静脉给药的速度。对于甲吡唑，透析时推荐增加频率至每4h给药1次。

■ 建议

任何昏迷的患者及存在异常生命体征、视力障碍、代谢性酸中毒或者高甲醇水平的患儿需要收治到儿童重症监护病房，没有酸中毒的表现且甲醇浓度<20mg/dl的无症状患儿在急诊观察后可以出院。

乙二醇

乙二醇是一种无嗅的甜味化合物，存在于防冻产品、冷冻剂、防腐剂和甘油替代品中。

■ 药物代谢动力学和病理生理学

乙二醇可以被消化道快速吸收，中毒的最初表现可能发生在摄入后30min。其在肝脏通过醇脱氢酶代谢成有毒的羟乙醛、羟乙酸并最终代谢成草酸并通过尿排出。乙二醇中毒的标志是阴离子间隙性代谢性酸中毒、低钙血症和肾衰竭，肾衰竭后草酸钙沉积于肾脏。

■ 临床表现

乙二醇中毒的临床表现可以分为三个阶段。

- 阶段Ⅰ：在摄入后12h内发生，出现类似于乙醇中毒的中枢神经系统症状如言语不清、眼球震颤、共济失调、呕吐、昏睡和昏迷。低钙血症可能导致抽搐、肌震挛和强制性收缩。与甲醇中毒一样，患儿可以存在阴离子间隙增高型酸中毒和高摩渗间隙。大约1/3的病例肾脏存在草酸钙沉积（见彩图188）。
- 阶段Ⅱ：发生于乙二醇摄入后12～36h，其特征为快速进展的呼吸急促、发绀、肺水肿、急性呼吸窘迫综合征和心脏肥大。
- 死亡常发生于该阶段。
- 阶段Ⅲ：发生于摄入后2～3d，表现为侧腹痛、少尿、蛋白尿、无尿和肾衰竭。

任何缺乏酒精气味但是存在严重酸中毒、草酸盐、血尿或肾衰竭的醉酒患者都可能是乙二醇中毒。对不明原因的代谢性酸中毒患儿也应当考虑该诊断。

■ 实验室检查

主要的检查是血清乙二醇浓度测定。其他推荐的检查：全血细胞计数、血清电解质、血糖、钙、肌酸激酶、动脉血气分析、BUN、血肌酐、血渗透压、尿结晶、尿蛋白和血蛋白。计算阴离子间隙和摩渗间隙。由于乙二醇可能导致严重心肺毒性，推荐胸片和心电图检查。

■ 治疗

与其他醇类相同，由于其通过胃肠道快速吸收，消化系统表现不明显。存在癫痫发作的患者给予标准计量的地西泮和巴比妥类药物。FDA批准醇脱氢酶抑制剂甲吡唑治疗乙二醇中毒。近期的一项研究推荐儿童使用与成人相同的给药方案。其适应证包括代谢性酸中毒（不明原因的pH<7.20）或乙二醇水平>20mg/dl。对于怀疑大量摄入乙二醇的病例，在乙二醇水平未明时即应开始治疗。乙醇可以竞争性地结合醇脱氢酶，其亲和力大于乙二醇100倍，并可减缓毒性代谢产物的蓄积；在没有甲吡唑时，可以使用乙醇替代治疗。

如果没有乙醇的静脉制剂，可以口服给予乙醇，使其浓度达到100～120mg/dl，参考甲醇处置部分的乙醇剂量说明。鉴于乙醇水平高可以诱发小患儿出现低血糖，需要进行连续的血糖监测。对于pH<7.20的患者，推荐给予碳酸氢盐。监测血清钙水平，如果患者有低钙血症的临床症状，用10%的葡萄糖酸钙治疗。低钙血症本身不推荐钙置换，因为它可以促进草酸钙形成。此外，推荐给予乙二醇中毒患者维生素B_1和吡哆醇（维生素B_6）以阻断或变更乙二醇代谢，使其毒性代谢产物减少。

血液透析可以清除乙二醇及其主要循环代谢产物，糖脂和草酸。其指征为代谢性酸中毒、肺水肿或肾衰竭。无论有无临床症状，正在使用乙醇的患者如血清乙二醇水平>50mg/dl即是血液透析的适应证。近期的研究数据表明在出现酸中毒和肾功能不全之前使用甲吡唑治疗的乙二醇患者不需要给予血液透析。

■ 建议

所有有精神状态改变、代谢性酸中毒、高乙二醇血清浓度或肾功能不全表现的患者应该收治到儿童重症监护病房，没有酸中毒和乙二醇浓度<20mg/ml的无症状患儿可以从急诊室回家。

异丙醇

异丙醇（lsoproyl alcohol，isopropanol）是一种常见的溶液和消毒剂，有与乙醇一样的中枢神经系统抑制作用。多数的儿科病例（至9%）见于6岁以下的幼儿。对于这些患儿，异丙醇暴露比甲醇和乙二醇暴露更常见。意外接触或者有意摄入、吸入或发热时给予“酒精消毒”海绵擦浴而经皮肤接触均可以导致中毒。

■ 药物代谢动力学和病理生理学

异丙醇可以经胃黏膜迅速吸收，急性中毒出现于摄入后 30min 内。它可以通过醇脱氢酶代谢，但是与甲醇和乙二醇不同，异丙醇并不代谢成酸性代谢产物，而是转化成中枢神经系统抑制剂——丙酮。丙酮的呼吸清除使患者的呼吸带有与糖尿病酮症酸中毒类似的果味。异丙醇有强效麻醉作用，是乙醇兴奋作用的 2 倍，50mg/dl 水平的异丙醇麻醉作用相当于 100mg/dl 的乙醇的兴奋作用。

■ 临床表现

典型的异丙醇中毒患者表现为昏睡或昏迷、血压下降、心动过速，擦酒精或丙酮后呼吸有特征性的气味。异丙醇大于 100mg/dl 可以导致昏迷，周围血管扩张和心跳受抑导致低血压。胃肠刺激表现包括急腹症和呕血等。但是，与乙醇、甲醇和乙二醇一样，异丙醇可以产生高摩渗间隙（表 124-1）。

表 124-1 有毒醇的比较

参数	甲醇	乙二醇	异丙醇
阴离子间隙	+	+	−
酸中毒	+	+	−
摩渗间隙	+	+	+
CNS 抑制	+	+	+
眼部表现	+	−	−
肾衰竭	−	+	−
酮	−	−	+
草酸盐	−	+	−

■ 实验室检查

血和尿丙酮监测：与糖尿病酮症酸中毒不同，其特征是在没有糖尿、高血糖和酸中毒的情况下产生丙酮。有意义的实验室检查：全血细胞分析、血清电解质、动脉血气分析、血糖、血清乙醇和异丙醇浓度、血渗透压和 BUN 和肌酐。异丙醇浓度＞400mg/dl 可以导致严重的危及生命的毒性。

■ 治疗

要特别注意患者的气道完整性。静脉给予晶体液改善低血压。异丙醇可以快速通过胃肠道吸收，所以不推荐洗胃。其代谢产物相对无毒，并可以通过肺清除，所以没有推荐的醇脱氢酶抑制剂。血液透析可以有效地清除异丙醇，推荐用于迁延性昏迷、低血压和异丙醇浓度大于 400～500mg/dl 者。一般来说，仅给予患者支持治疗效果良好。

■ 建议

出现嗜睡的异丙醇中毒患者需要收住院，无症状的患儿可以在急诊室观察。10kg 的患儿咽下 3 口（15ml）70% 异丙醇（1.5ml/kg）就需要观察数小时。

（韩 涛 译）

第125章 碱与酸

（原著 William J. Lewander, Alfred Aleguas）

要点

- 有碱或酸摄入史而无症状的儿童应严密观察数小时，如果证明经口摄入而无不适，可离开急诊室。
- 所有有症状的儿童均应到医院就诊。
- 眼睛接触者应紧急、多次冲洗，如有眼睛损伤，转诊于眼科医生。

碱和酸直接接触损坏或破坏活组织，被称为腐蚀。苛性钠是碱。碱和酸的消费产品包括清洁剂、自动洗碗机洗涤剂、直发膏产品、马桶清洁剂和浴室瓷砖清洁剂。安全包装的改进、远离儿童和联邦法规最大限度降低家用碱和酸的浓度等措施降低了儿童意外伤害性的总体发生率。尽管有这种成功，但每年仍有成千上万的意外和故意暴露风险发生，并继续对医疗资源造成沉重负担。

较小的儿童因接触疼痛，风险通常是有限的，一般仅涉及少量。大多数风险发生在年龄小于6岁的儿童，但本组仅占死亡人数的1.7%。相反，青少年和成年人的故意摄入可能数量较大，一般结果更差。长期中、重度食管碱损伤的幸存者食管癌的风险增加了1000倍。

病理生理

碱和酸通过不同的机制造成组织损伤。碱通过细胞膜内的脂肪酸皂化和蛋白质的破坏导致液化性坏死。这会产生一个快速的、穿透性损伤，伴有明显的放热反应，这仅发生在数秒。摄入含有稀释次氯酸钠的家用漂白粉很少引起严重的损害。高浓度工业强度的产品和含有氢氧化钠或氢氧化钾的碱液会引起严重的食管损伤。

酸通过被称为凝固性坏死的过程导致组织损伤。当酸与水接触时，会释放出氢离子，引起组织损伤。在某些情况下可能形成凝块或焦痂，限制了损伤的范围和深度。马桶清洁剂和防锈清洁剂含有高浓度的盐酸，可引起严重伤害。

酸和碱可引起食管和胃损伤。临床经验表明，往往多个部位受累。初始组织接触后，酸或碱经历一个中和过程，导致的放热反应可恶化损伤。

起初是急性炎症反应，继之于坏死。坏死组织脱落形成溃疡或穿孔。几天之后，在接下来的几周内肉芽组织生成。因为这种组织是脆弱的，穿孔可能会发生在此期间。接着是瘢痕形成，产生不同程度的挛缩与狭窄。损伤的严重程度取决于多种因素调节（表125-1）。

固体，如晶体或颗粒，可以产生较重的口腔、咽喉或上食管损伤；而液体，特别是强碱，往往产生食管周围损伤，这常形成狭窄。pH低于2或pH为12.5或更高可能导致食管严重损伤。药剂的量、浓度和可滴定酸或碱储备与食管损伤相关。

表125-1 影响腐蚀损伤严重性的因素

种类、pH、量、浓度、可滴定酸或储备碱
接触组织持续时间
有无胃内容物
幽门括约肌弹性
摄入后胃食管反流

胃内容物的存在可起到缓冲效应而减轻组织损伤。幽门痉挛阻碍胃排空，这增加了腐蚀物与胃的接触时间，造成更严重的胃损伤。摄入的物质反流到食管，造成二次暴露，加重对组织的腐蚀性损害。

腐蚀剂烧伤依据内镜表现分为一、二和三度。

一度损伤是表浅的，波及黏膜，类似于晒伤。这种类型的损害不会出现胃狭窄。

二度损伤包括局部厚层损伤，波及黏膜和黏膜下层，并出现溃疡和出血。总体而言，他们有20%胃狭窄形成等风险，如果是周围性的增加到75%。

三度烧伤涉及全层损伤，出现深溃疡和坏死区域，并有穿孔风险。90%的存活者出现胃狭窄。

临床表现

腐蚀剂摄入的症状和体征取决于部位和损伤的严重程度。临床表现可能从无症状到暴发性呼吸窘迫或休克。胃肠道、呼吸道、眼睛、皮肤是损伤的潜在部位。常见的症状包括口腔或腹部疼痛、呕吐和流涎。吞咽困难、哭闹、呕血、喘息、咳嗽、胸痛也可以见到。伴有上气道损伤的喉水肿可出现喘鸣、呼吸困难、发音困难，数分钟到数小时进展。在食管或胃穿孔的病例，可能会出现伴有全身毒副作用和休克的腹膜征象。

一些研究表明，腐蚀剂摄入损伤的临床表现是严重损害的预测因素。口腔烧伤的症状或存在与否和食管或胃损伤的关系不大。如果呕吐、流涎或喘鸣三个症状出现两个，胃肠道损伤的可能性很高。三者中呕吐是食管损伤最轻的预测。

腐蚀剂摄入最重要的远期并发症是狭窄形成与食管癌。食管癌和胃狭窄主要发生在初始暴露后 2 周至 2 个月的时间。严重烧伤风险增加 15%～90%。狭窄形成的症状从吞咽困难和食物嵌入到伴有呕吐的胃出口梗阻不等。

中、重度食管腐蚀剂损伤长期存活患者，患食管癌的风险增加 1000 倍。由于腐蚀剂暴露到发生肿瘤的潜伏期可能会长达 50 年，患者需要终身监测。

评价与管理

患者通常提供摄入病史。如果容器可获得且该产品是一种腐蚀剂，按规定标签的警告文本和危险产品符号将能证明。如果容器不可获得，应尝试打电话识别标签或通过电子邮件发送照片。毒品控制中心可以帮助识别一个品牌产品的成分或化学化合物及其潜在的腐蚀性效应。美国的通用号码是 1-800-222-1222。

优先评估气道损伤和食管或胃穿孔的症状。口咽和喉水肿可迅速发展。有喘鸣、呼吸困难或发声困难的患者，应行直视下气管插管；重度水肿而不能经口插管者，可能需要气管切开。经鼻盲探气管插管是禁忌。如显示有穿孔的迹象：腹膜炎、恶化的胸部和腹部疼痛或出现游离气体，立即外科会诊。对这些严重的患者，应行胸部和腹部的 X 线检查，以评估纵隔或腹膜有无指示穿孔的游离气体。首先给予液体复苏，并提供疼痛控制。应仔细检查患者眼睛或皮肤，如果检测到接触，需给予多次冲洗。

没有即刻气道问题的患者，应观察有无过度哭闹、呕吐、流涎或拒绝饮食，所有这些可能预示损伤严重。对口腔进行评价，应查找有无口腔烧伤的证据。需行胸部透视，观察有无肺不张，听诊有无显示需要吸引术的哮鸣音或干啰音。应检查腹部膨胀、柔软或坚硬情况，这提示胃肠道穿孔的可能性。所有有症状的患者应留观。稀释剂和缓冲剂是不推荐的，因为它们可能导致呕吐和进一步的损伤食管。

禁用肠道净化，如使用活性炭、催吐剂和洗胃。活性炭吸收腐蚀剂差，可能增加呕吐的风险，并将模糊内镜的视野。

评估和稳定患者之后，医生必须确定上消化道内镜检查的必要性。内镜有助于确定损伤的程度和并发症的可能性。

没有症状的患者，并能够喝液体而没有不适感，可以认为没有显著损伤。他们可观察 2～4h 后，口服液体试验成功，它们可以从急诊室出院。有症状的患者需入院接受检查及治疗。

历史上，糖皮质激素是经常使用的，目的是防止狭窄形成。然而，前瞻性研究和文献回顾表明没有任何益处。

特别关注

■ 腐蚀性眼损伤

腐蚀性眼损伤会带来毁灭性的后果，包括失明。叠氮化钠产品的碱性物释放入汽车气囊可引起眼损伤。眼睛接触治疗的基础是用 0.9% 氯化钠溶液、乳酸钠林格液或自来水直接冲洗至少 15～20min。冲洗的目的是稀释和清除腐蚀性、移出外来物，并使 pH 正常化。延误几分钟就能显著影响结果。暴露于酸或碱后，结膜 pH 正常化常被作为一个有用的终点。损伤程度可能在 48～72h 才趋于明显。建议对所有腐蚀性眼损伤者进行眼科评价。

（韩 涛 译）

第 126 章 烃

（原著 Trevonne M. Thompson）

要点

- 在烃摄入后主要关注的是肺毒性。
- 黏度、表面张力和挥发度是评价液态烃毒性的三个重要方面。
- 烃吸入后的主要表现是咳嗽、恶心、窒息和呕吐。

引言

烃这个词是用来描述大量主要包含氢和碳原子的有机分子。烃主要来源于石油馏分油，但也可能有其他来源，如植物、动物脂肪和天然气。包含烃的物质在日常生活中无处不在（表 126-1）。

2011 年，美国毒药数据系统报告了近 1700 例儿童烃暴露。多数暴露都是无意的。报告中最常见的暴露是汽油、煤油、灯油、打火机液、润滑油和车用机油。年幼的孩子往往有意外暴露，青少年暴露往往代表吸入挥发性烃或试图自杀。幸运的是，死于烃暴露的人很少。

表 126-1 常见的烃物质

打火机液
汽油
油漆稀释剂
松油
矿物油
气雾喷射剂
煤油
灯油
樟脑
松节油
修正液
石蜡
溶剂

分类和性质

烃分子有两种基本类型：脂肪族化合物含有支链或直链结构；环烃由一个封闭的环构成。每个基本类型中有许多子亚型，其特征也各个不同，如氢和碳替换，存在一个或多个双共价键和多环结构。

烃链的长度会影响其分子的化学性质。短链分子如丁烷在室温下是气体。大部分的化学暴露是由中间长度链的烃导致的，其在室温下是液体。长链烃如石蜡和焦油等在室温下是固体。

黏度、表面张力和挥发度是评估液态烃毒性的三个重要物理性质。黏度是用来衡量液体流动的阻力。挥发度描述液体变成气体的趋势。表面张力描述的是液体复合物黏附于表面的特性。这三个属性是用来评估摄入后肺毒性的风险。

病理生理

烃摄入后主要关注的是肺毒性。烃摄入后诱导肺毒性的确切机制已经在文献中讨论；然而，吸入烃可导致肺组织的直接损伤。烃的黏度、表面张力和挥发度决定了摄入时发生误吸的危险。低黏度、低表面张力和高挥发性的烃发生吸入的风险较高，且随后的肺毒性也较高。

吸入烃气体会导致中枢神经系统抑制，这种效果也是吸毒者渴望得到的，并促使他们行动，如嗅闻、喘息和装袋等。嗅闻是直接吸入烃气。喘息是用烃浸润布并从布里吸入烃蒸气；装袋是把烃源装入塑料袋，并把袋子的开口端放在口或鼻前吸入烃气。

任何途径的烃暴露都可以诱发心脏毒性，出现室性心律失常。虽然通常出现心脏毒性的是卤代烃，但是有报道其他类型的烃也有类似的效果。嗅闻猝死综合征是一种心源性猝死，与吸入烃的挥发度有关。心源性猝死多发生于剧烈活动后或吸入烃所致的即刻兴奋后。

临床表现

烃中毒的临床表现取决于摄入途径及摄入量。患者可以无症状，也可以爆发呼吸窘迫。多数患者的临床表现处于这两者之间。

烃吸入后的主要表现是咳嗽、恶心、窒息和呕吐。肺毒性的体征可能包括呼吸急促、湿啰音、支气管痉挛、咯血、缺氧、急性肺损伤或呼吸衰竭。呼吸系统体征通常在 1 至几天内进展，并随后缓解。幸运的是死亡比较罕见。

摄入烃后导致肺毒性的影像学表现是多变的，从支气管纹理增多到实变，可以累及一个肺叶，也可能有多个肺叶受累。

心脏受累的表现从轻度心动过速到快速性心律失常；嗅闻猝死综合征患者可以表现为完全心跳停止，也可能发生心肌功能障碍。

典型的中枢神经系统表现是精神状态抑制，这可能继发于短暂的神经系统兴奋，且中枢神经系统抑制可能是长期的。癫痫发作报道过，慢性吸入挥发烃可以导致脑白质病变，可能导致行为异常如共济失调。

临床管理

摄入烃后主要的治疗是支持治疗。要特别注意维持气道开放、保证充分的换气并处理心律失常。所有有窒息、咳嗽、恶心、呕吐史或者有呼吸系统表现的烃摄入患者均应进行 X 线胸片检查。无症状的患者并不需要早期摄片，而辅助供氧及支气管舒张剂有助于缓解部分有症状患者的病情。

烃几乎不被活性炭吸附，因此不推荐使用活性炭处理烃中毒。

烃吸入后导致的肺损伤是否用抗生素和激素治疗仍有争议。在怀疑细菌感染时，有适当使用抗生素的指征。但根据目前的研究结果，没有使用激素的指征。

建议

所有无症状的烃摄入者应在摄入后观察 6h。如果没有呼吸急促、缺氧及呼吸异常表现，且 6h 后 X 线胸片也正常，这些患者就可以出院。而所有有症状的患者必须住院治疗并观察至症状缓解。有肺损伤表现的患者应该给予重症监护；使用烃自杀未遂或有自杀举动的青少年应该给予精神方面的评估（图 126-1）。

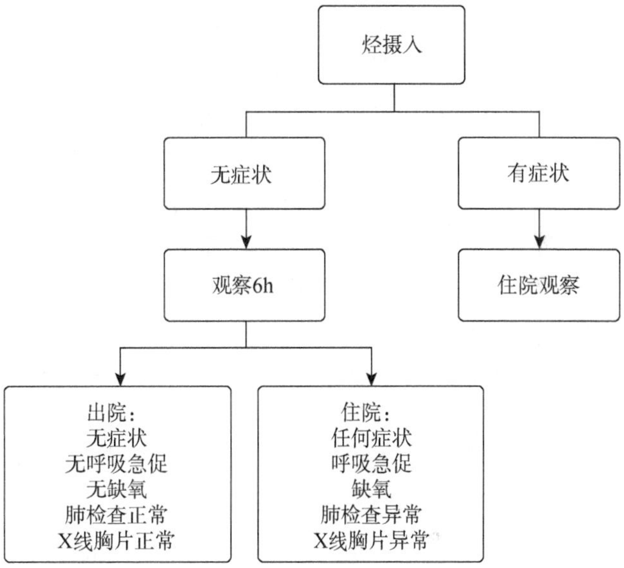

图 126-1　处理原则

（韩　涛　译）

第 127 章　一氧化碳、氰化物和烟吸入

（原著　David Juurlink）

要点

- 烟吸入者可能并发一氧化碳和氰化物中毒。
- 一氧化碳中毒的临床症状和体征具有众所周知的非特异性，且与碳氧血红蛋白水平相关性差。
- 应该考虑到一氧化碳中毒可能影响到处于相同环境中的家庭或团体中的不止一个成员。
- 氰化物中毒的标志为急性起病的中枢神经系统和心血管功能障碍。
- 氰化物中毒主要实验室检验特征为严重酸中毒、显著高乳酸及动静脉氧含量差的减小。
- 氰化物中毒时选用羟钴胺解毒，早期给药可能挽救生命。

一氧化碳是北美洲中毒相关性发病与死亡的主要原因，美国的发病率为 10/1000，每年可以导致数千人死亡。虽然多数死亡属于自杀，但是多数的儿童死亡是由烟吸入或通风不当的矿物燃烧引起。与此相反，氰化物中毒很少源于故意伤害，更多见于烟吸入者。烟吸入的病理生理非常复杂。根据毒理学的分析，一氧化碳和氰化物中毒是可以同时存在的。对这两种中毒干预的关键包括移出暴露源、精细的支持护理及对氰化物中毒患者及时使用解毒剂。

一氧化碳

一氧化碳（CO）是一种隐匿的毒物，是木材、木炭、汽油或煤油等含碳化合物在燃烧不完全时产生的难以感知的气体。儿童的 CO 中毒具有非故意性，通常是由于家庭供暖系统故障或靠近通风不当的发电机、炭烤架或机动车辆造成的。极少见的，CO 中毒也可见于吸入或咽下二氯甲烷—— 一种常见于脱漆产品中的碳氢化合物，可以由肝脏代谢成 CO。

■ 病理生理

CO 中毒的病理生理非常复杂，目前仍未被充分阐明。CO 可以被迅速吸收直达海马白质，且其与血红素铁的亲和力大约是氧气的 240 倍，可以与血红素铁结合并生成碳氧血红蛋白（COHb），由此产生功能性贫血，导致血红蛋白分子结构的变化，并使氧解离曲线左移。上述情况降低血液的携氧能力，并减少氧从组织中的释放。此外，CO 通过妨碍氧利用及促进炎症反应加重毒性，从而产生一系列细胞效应。

值得注意的是，CO 结合到肌红蛋白或其他含血红素的组织，包括线粒体细胞色素类等，可以抑制细胞呼吸及 ATP 产生。由此可以推断，CO 中毒影响最显著的是对窒息耐受性差的心肌及大脑。CO 中毒时，氧输送正常时也可以观察到 CO 相关的心肌功能障碍，阐明了 CO 中毒的组织特异性。

CO 中毒的主要后果之一是脑脂质的过氧化反应，可以促进炎症反应并导致严重 CO 中毒的患者出现神经系统后遗症。发育中的胎儿对 CO 中毒特别敏感。胎儿氧解离曲线较成年人左移，胎儿血红蛋白较母亲血红蛋白更易于与 CO 结合，且宫内 COHb 的半寿期更长。

■ 临床表现

CO 中毒的临床症状和体征具有众所周知的非特异性，且与碳氧血红蛋白水平相关性差（表 127-1）。此外，在碳氧血红蛋白不能检测到之后，临床症状还可以持续很长时间。因此，当暴露史不是显而易见或者直到患者从暴露源转移之后才考虑到 CO 中毒时，诊断就比较困难。

对于具有非特异性或不明确症状的患者考虑 CO 中毒非常重要，尤其是在同一个地方同时出现许多患者时。在这种背景下 CO 中毒常被误诊为病毒性疾病如流行性感冒。头痛、恶心、头晕及注意力不集中是 CO 中毒患者最常见的主诉。更严重的暴露以意识错乱、精神状态的改变、癫痫发作及昏迷为特征。一些专家把这些症状归类为永久性神经系统后遗症（persistent neurologic sequelae ，PNS）或迟发性神经系统后遗症（delayed neurologic sequelae，DNS），两者的主要区别在于 DNS 在神经系统表现加重之前具有特征性的好转期（甚至可以恢复正常）。DNS 起病较急且伴有显著的神经影像学异常。

对于婴儿，中毒的仅有提示可能是易激惹或喂养困难。儿童通常存在与成人相似的表现，但是由于其代谢率更高，可能会更早出现症状。对于 CO 中毒患

者，体格检查对于做出诊断的作用有限。多数患者生命体征正常或仅有轻度异常。皮肤樱红色可以为诊断提供依据。虽然通常见于已经死于 CO 中毒的患者，但是在送到急诊室的患者中这种体征很罕见。神经系统异常表现有时比较微弱，可能只能通过详细地检测患者理解能力、记忆力及注意力的神经系统检查才能发现。重症患者特征为谵妄、昏迷、肺水肿、心律失常及循环不稳定。

表 127-1　一氧化碳中毒的临床表现

COHb 水平（%）	症状和体征
5	无
10	轻微头痛或尽力呼吸仍呼吸困难
20	头痛，尽力呼吸仍呼吸困难
30	严重头痛，头晕，恶心，呕吐，疲劳，易激惹
40～50	精神错乱，呼吸急促，心动过速，昏睡
50～60	晕厥，癫痫发作，昏迷
60～70	昏迷、低血压，呼吸衰竭，死亡
>70	快速死亡

注：COHb 浓度与临床特征之间的关联较小。

■　实验室检查

临床医师一定要认识到常规评估氧合的方法不能检测碳氧血红蛋白，这些方法可以产生错误的安慰性的结果。常规的脉搏氧定量不能区别 COHb 与氧合血红蛋白，因为两者都是微红色，COHb 可以被感知为氧合血红蛋白并由此人为地提高血红蛋白中氧合血红蛋白的百分数。但是，用血氧饱和度测定仪测定 COHb 是可行的并已经用于医院及院前的诊断。由于常规动脉血气分析仪通过测量溶于血浆的氧分压评估血红蛋白饱和度，同样可以得到虚假提高的血红蛋白饱和度结果。但是，它们可以提供精确的酸碱状态和通气的信息。多数实验室采用 CO- 血氧分析仪法测定 COHb。采集静脉血样就可以完成测定，避免采用动脉穿刺的必要性。

测定 COHb 要遵循若干操作说明。虽然超过痕量百分数的浓度即提示 CO 暴露，但是监测数值与临床表现之间的关联不大。因为一旦暴露停止，COHb 浓度就开始下降，住院期间获得的检测值可能显著低于峰值。重要的是，在检测延迟，检测不到 COHb 时也可以存在严重的神经系统毒性，尤其是在 COHb 检测前已经给予高流量氧时。酸血症罕见于单独的 CO 中毒，但是可以发生于重度中毒的患者。

在建筑物起火导致的患者中，发现血清乳酸升高应注意合并氰化物中毒。心电图及心肌酶可以为心肌损伤提供证据。计算机断层扫描，尤其是磁共振成像可以显示 CO 中毒患者特征性的苍白球及皮质下白质的低密度改变。

■　治疗

离开暴露源后给予精确的支持治疗。如果患者来源于一场火灾，临床医师应该高度怀疑患者并发氰化物中毒。氰化物中毒常有精神异常、乳酸酸中毒及血流动力学异常。患者如果有吸入性损伤的证据如鼻毛烧焦、口咽部烟尘及炭色痰，应该立即插管。

高流量辅助供氧时 CO 中毒患者的标准治疗如图 127-1 所示。给予 100% 氧（有时描述为正压给氧或 NBO）可以快速消除碳氧血红蛋白，其平均 $t_{1/2}$ 为 74min。正压给氧安全价廉，被多数专家推荐为标准治疗。虽然要谨慎地保证停氧前 COHb 低于 5%，通常给予 4～6h 100% 氧已足够。虽然没有有力的证据证明其有效性，但是提倡延长妊娠妇女的治疗时间。

高压氧（hyperbaric oxygen HBO）在治疗 CO 中毒患者中的作用仍然有相当大的分歧。相对于高流量辅助供氧，HBO 可以快速清除 COHb，在 3 个大气压下，其平均清除半衰期为 24min。支持者们还证明 HBO 可以减少二乙基溴乙酰胺分解及再灌注损伤导致的细胞凋亡，使溶解于血液的氧量增加 10～20 倍。人们试图用一些随机试验证明 HBO 对于 CO 中毒患者的益处，所有的试验都被方法的局限性阻碍，概括起来包括以下两个方面：一方面，没有足够的证据证明可以推荐使用 HBO 治疗急性 CO 中毒；另一方面，需要完成精心设计的试验。

尽管如此，许多 HBO 医师及毒理学家提倡在部分筛选过的患者中使用 HBO 治疗，部分是由于 HBO 治疗的风险性较小。虽然 CO 中毒患者没有 HBO 治疗的绝对适应证，通常指征包括显著提高的 COHb 百分数（典型的大于 25%～30%，虽然多个中心提倡妊娠期时应在更低值时开始治疗）、昏迷、晕厥、癫痫发作或存在心肌缺血。不稳定的患者不应置于高压氧舱或者为 HBO 治疗而转运至别的中心。在结合毒理学家的意见或其他具备 CO 中毒专业知识医师的意见，并且在充分考虑患者的临床状态、治疗及转运至有高压氧舱设施医院的风险后才能做出给予 HBO 治疗的决定。

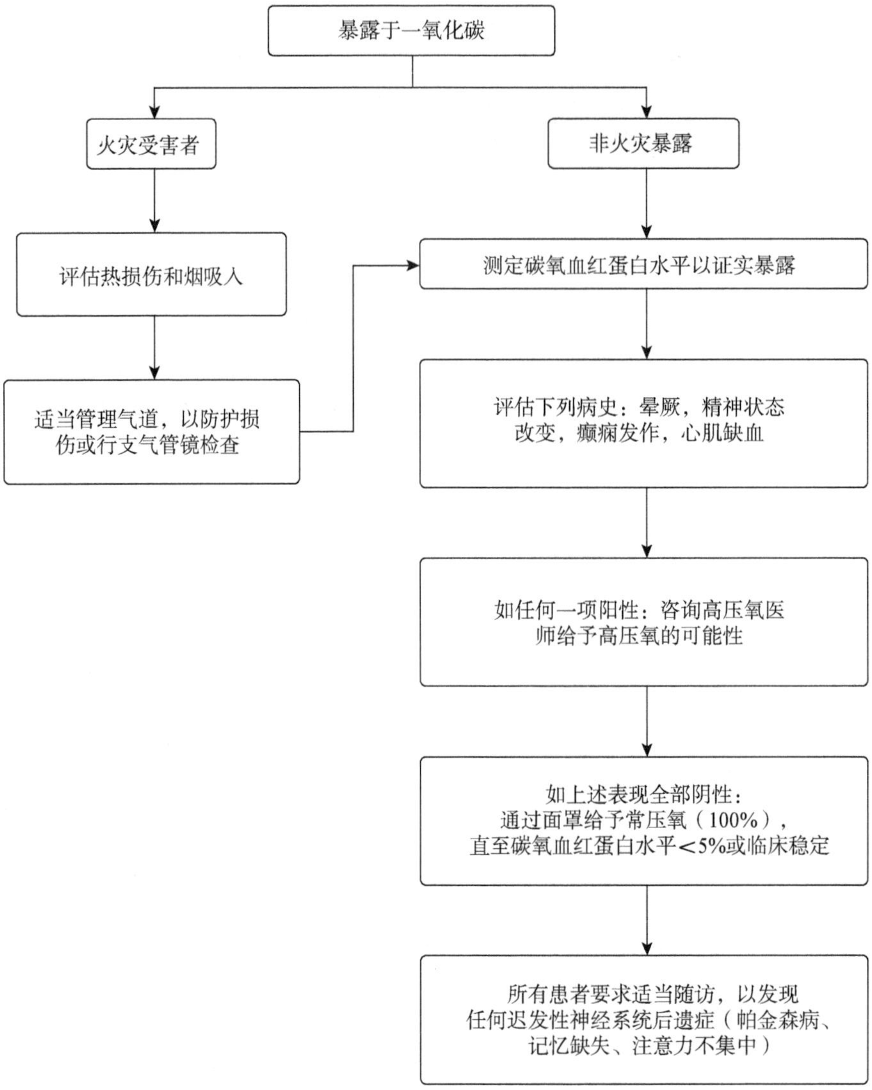

图 127-1 诊断和规范治疗

■ 建议

要确保他们不会返回同样的暴露环境，无症状的儿童在氧疗后如果 COHb 低于 5% 可以出院。父母应该被告知潜在的发生迟发性神经系统后遗症的可能，包括持久性的头痛、记忆缺失、易激惹和人格改变。这些变化可以偶尔突然出现或者引人注目的出现，但是难以预测哪些患者会发展成后遗症。仅为观察目的的出院治疗并不提倡。一些专家建议在 CO 暴露后 4～6 周行心理测验检查。

氰化物

氰化物中毒较罕见，为烟吸入时通常的潜在源。氰化氢气体是由木材、丝、合成纤维和建筑材料焚烧产生。乙腈（美司坦）存在于造型甲清除剂中，可以导致儿童氰化物中毒。儿童氰化物中毒也可见于吞下包含氰化物的从亚洲进口的金属清洁液或存在于种子或者特定植物核中的生氰配糖体（如苦杏仁苷），这些植物包括苹果、杏核桃等。

■ 病理生理

氰化氢气体可以由海马白质快速吸收，并可能在几秒内出现强大毒性。吞入的氰化盐如氰化钠和氰化钾，也可以通过胃黏膜被快速吸收并在几分钟内出现毒性。乙腈可以通过肝脏的细胞色素 P450 系统的氧化代谢释放氰化物，毒性更加缓慢，通常出现于摄入后 2～6h。摄入苦杏仁苷和其他生氰配糖体可以通过水解作用释放氰化物，因此毒性可以延迟至摄入几小时后。

氰化物主要通过结合线粒体细胞色素氧化酶中的三价铁（Fe^{3+}）导致组织缺氧，由此影响氧化磷酸化，抑制有效的细胞氧利用和分解生成 ATP，从而导致无氧代谢及发生乳酸酸中毒。氰化物也可以使氧 - 血红蛋白解离曲线左移，进一步阻碍组织的氧输送。氰化物可以抑制多种包含铁和铜的酶类，但是这些酶类对于促进临床毒性的作用尚未肯定。氰化物的靶标是那些极依赖氧化磷酸化的器官，如脑和心脏。

■ 临床表现

虽然有报道低水平的氰化物可以导致慢性中毒，但是大部分的儿童中毒事件是由于烟吸入或（罕见）是由于故意或恶意摄入氰化盐如氰化钾。即使经典的心血管无力、CNS 抑制和乳酸酸中毒三联症并不总是始终出现，在这些症状出现之前可以表现为一段时间的高血压、心动过速和焦虑，氰化物中毒患者表现为典型的急性起病。缺乏明显的暴露史（如烟吸入或能够得到氰化物的患者自杀），诊断是十分困难的，因为其临床表现具有非特异性且这些表现存在其他常见病因。表 127-2 总结了氢化物中毒的特异性表现。患者可能散发出“苦杏仁”味道，虽然对这种味道的发现能力是由基因决定的，但是它的缺失也无关紧要。发绀是由去氧血红蛋白的累积导致的，氰化物中毒的患者中不希望出现发绀表现，一旦出现，就提示预后不良。

■ 实验室检查

氰化物水平与中毒的严重性密切相关，但是紧急情况下难以检测。因此，临床医师必须根据其他检测结果做出诊断。主要的实验室检测结果包括显著的酸中毒、乳酸升高（通常大于 8～10mmol/L）和动静脉氧含量差下降。乳酸蓄积导致的阴离子间隙性代谢性酸中毒是氰化物中毒的一项特征，可以见到严重的酸中毒（pH＜7.0）。发现中央静脉血或静脉血气中氧浓度的升高有助于诊断，并可抑制外周血氧释放，静脉血氧含量高于预期值。在烟吸入情况下，氰化物水平与一氧化碳水平密切相关。但是，一氧化碳水平本身也很难被直接检测到。其他氰化物中毒的非特异性的结果包括白细胞增多、高血糖症，或当心肌损伤发生时，可以检测到肌钙蛋白或肌酸激酶升高。

■ 治疗

氰化物中毒可以快速致命，存活率取决于立即诊断、精细的支持治疗及迅速给予解毒剂，解毒剂的应用对于能否存活至关重要。有效的解毒剂作用原理是氰化物与线粒体 Fe^{3+} 结合的可逆性。目前解毒剂有两种选择：羟钴胺和 Taylor 试剂盒。羟钴胺是可选择的解毒剂，也是烟吸入患者的唯一可用的解毒剂。Taylor 试剂盒只能用于羟钴胺无效时。强烈建议咨询当地毒品控制中心。

表 127-2　氰化物中毒的特征

器官系统	特征
心血管	心动过速 低血压 心动过缓（常为临终前） 胸痛 恶性心律失常 心跳停止
神经系统	头痛 恶心 易激惹 昏睡，精神错乱 癫痫发作 昏迷
混杂的	呼吸急促 “苦杏仁”味
实验室	阴离子间隙性代谢性酸中毒 动静脉血氧饱和度差减小 高血糖症

羟钴胺

羟钴胺是钴胺维他命（维生素 B_{12}）的前体。给予氰化物中毒患者后，一部分钴迅速与氰化物结合形成氰钴维他命——一种无害的化合物，通过肾脏排泄可以恢复线粒体氧化磷酸化。与 Taylor 试剂盒的原理不同，它不诱发低血压，也不依赖于高铁血红蛋白生成，大体上是一种安全的氰化物解毒剂，是烟吸入患者出现碳氧血红蛋白蓄积时的唯一选择。患者对羟钴胺的耐受性普遍很好，除了暂时性高血压（可能反映了氧化亚氮的清除）及持续几天的皮肤、尿液的红橙变色。它的存在以一种无法预料的方式干扰多数色度法和 CO- 氧分析仪的实验室检测，如胆红素、肌酐、血糖、白蛋白、血红蛋白和尿 pH、蛋白质和酮体。值得注意的是，它可以干扰 CO- 血氧定量法检测的碳氧血红蛋白、高铁血红蛋白和氧合血红蛋白，这在治疗烟吸入患者是应该考虑到的。在判读使用羟钴胺治疗患者的血常规和尿常规检验时，临床医师应该总览专题产品说明。一些权威人士推荐给可疑氰化物中的患者使用羟钴胺和硫代硫酸钠复合治疗。羟钴胺的初始静脉给药剂量是成人 5g、儿童 50mg/kg，硫代硫酸钠初始剂量是成人 12.5g、儿童 400mg/kg。

Taylor 试剂盒

很长一段时间，氰化物中毒解毒剂包含以下三种成分：与亚硝酸钠一起吸入的亚硝酸异戊酯胶囊、用于静脉注射的硫代硫酸钠。其最初被称为 Lilly 试剂盒，现在被称为 Taylor 试剂盒。

Taylor 试剂盒中的亚硝酸盐成分产生高铁血红蛋白中的三价铁（Fe^{3+}），与氰化物结合产生相对无毒的氰化正铁血红蛋白。硫代硫酸钠为转化氰化正铁血红蛋白为高铁血红蛋白和硫氰酸的硫氰酸酶提供硫磺，硫氰酸毒性很低且可通过肾脏排泄。

置于鼻子附近的亚硝酸异戊酯软明胶首先被用于建立静脉管道和制备亚硝酸钠溶液（3# 溶液 6mg/kg 或 0.2ml/kg，不超过 10ml），以 2.5ml/min 的速度给予。如果患者已经存在明显的贫血表现，推荐相应的减少剂量以避免过多的高铁血红蛋白生成。对于不稳定或者血压过低的患者，药物给予速度要更慢。应该在注药后定时监测高铁血红蛋白水平，使其不超过 12%～15%，以前提示更高的高铁血红蛋白水平是无效且危险的。亚硝酸盐的不良反应包括低血压、头痛、视物模糊、恶心和呕吐。硫代硫酸钠给药应该在亚硝酸盐后或在同时分开给药。儿童剂量是 25% 溶液 250mg/kg（1.0ml/kg），总剂量不超过 50ml（12.5g）。硫代硫酸盐本身是相对安全的，但是硫氰酸会蓄积，尤其是肾功能损伤患者中的硫氰酸蓄积，可出现低血压、呕吐、关节痛和精神状态异常。

对危急患者中硝酸盐类的使用存在一些质疑。硝酸盐类引起低血压，是预先存在血流动力学不稳定的患者身上不希望出现的不良反应。虽然高铁血红蛋白血的最适浓度并不清楚，但是亚硝酸钠可能诱发过度的高铁血红蛋白症，不需氧的输送。这在火灾患者的救治中尤其要注意，这些患者同时具有氰化物中毒和碳氧血红蛋白水平升高。

烟吸入

一些研究揭示了烟吸入患者的碳氧血红蛋白浓度升高与氰化物水平之间的关系。因此，在严重的火灾受害患者出现碳氧血红蛋白升高时，可能出现并伴发的氰化物中毒需要立即治疗。在需要插管的火灾受害者尤其可能出现，他们或者存在持久的代谢性酸中毒，或者乳酸显著升高、精神状态异常或者循环不状态不稳定。

■ 建议

无症状的患者或者暴露量很小的患者观察 4～6h。摄入生氰配糖体的患者观察至少 6h 以观察是否毒发。摄入含乙腈的化合物观察 12～24h。有症状的患者需要解毒剂治疗，在重症监护病房需认真护理，需要标准的气道管理如给予 100% 浓度氧，持续的心脏监护及血管升压药的使用，应该使用抗惊厥剂。癫痫发作者可用地西泮镇静或者用巴比妥类而不是苯妥英类药物镇静。目前为止，一旦出现一氧化碳中毒患者，并发的一氧化碳治疗需要使用 100% 浓度氧，而不是高压氧。

（韩　涛　译）

第 128 章　高铁血红蛋白症

（原著　Wesley Palatnick）

要点

- 对 100% 浓度的氧反应迟缓且发绀者，有患高铁血红蛋白症的可能性。
- 亚甲蓝（美蓝 $C_{16}H_{18}N_3SCl \cdot 3H_2O$）可作为高铁血红蛋白症的治疗药物。
- 在高铁血红蛋白症患者中，通常使用脉搏血氧法来人为地制造较低的含氧饱和度。
- 可选择碳氧血红蛋白检测技术来测量高铁血红蛋白。
- 婴幼儿在腹泻、败血症情况下，会发展成高铁血红蛋白症。

引言

高铁血红蛋白症发生在血液使血红蛋白中二价铁氧化为三价铁，其在血液中的含量反映了高铁血红蛋白的百分比。因氧气的亲和力减少，导致低氧和氧解离曲线左移。高铁血红蛋白症有可能是遗传的或是后天的；前者症状较轻，出生后不久即可发病，可能没有临床症状。后天的高铁血红蛋白症通常病情较严重，继发于药物或化学品中毒。高铁血红蛋白症的临床表现为发绀，并且吸入 100% 氧气无改善。

病理生理

血红蛋白中的铁是可以携氧的二价铁。但机体的氧化应激反应可以使二价铁转成三价铁，从而产生少量的高铁血红蛋白。高铁血红蛋白无法携带氧，但身体的保护机制可以逆转这一过程。

三价铁还原为二价铁的过程主要是由细胞色素 b5 还原酶系统过程。体内 99% 高铁血红蛋白的还原过程由双酶完成。这就是以前文献中的 NADH 高铁血红蛋白还原酶。另一种可以降低高铁血红蛋白的酶是还原型烟酰胺腺嘌呤二核苷酸。在正常情况下该酶系统的活力可以忽略不计。但是它与一些染料（如亚甲蓝）的亲和力很高，可能在一些外源性氧化物的代谢中扮演重要角色。另外，维生素 C 和谷胱甘肽也可以少量还原高铁血红蛋白。

通常情况下，机体中仅有 1% 的血红蛋白是高铁状态。然而，如果有强烈的氧化应激因素存在，这些保护系统是可以拮抗高铁血红蛋白症的。

高铁血红蛋白症的病因

高铁血红蛋白症既可先天遗传也可由后天获得。前者较为少见，其发病较早，通常在出生后第一小时或第一天出现症状，并被易误诊为紫绀型先天性心脏病。后天得高铁血红蛋白症相对而言更加普遍，同时病情也更加严重、致命。

先天性高铁血红蛋白症是细胞色素 b5 还原酶缺失，或者血液中出现血红蛋白异构体 M 型血红蛋白所致。NADPH 高铁血红蛋白还原酶缺乏也可以导致高铁血红蛋白症，但这类患儿并不表现高铁血红蛋白症，因为该还原通路在高铁血红蛋白的还原中起很小作用。

细胞色素 b5 还原酶缺乏症的患者可以是纯合体或者杂合体。纯合子患儿细胞色素 b5 还原酶仅有极少或完全失去酶活性，依赖其他内源途径来还原高铁血红蛋白。这类患者血液中高铁血红蛋白比例较高，为 10%～50%。但尽管比值较高，这些患者往往是无明显症状的，除非暴露在氧化应激下。杂合子患儿血液中高铁血红蛋白比例通常是正常的。

血红蛋白 M 是一个血红蛋白异构体，红细胞中血红蛋白的三价铁无法转化为二价铁。这是一种出生后早期即出现症状的常染色体遗传病。这些患儿血液中高铁血红蛋白症的比例为 25%～30%，并出现发绀症状，目前并无有效的治疗方法。临床上只能见到杂合子血红蛋白异构体患儿，因为纯合子患儿是无法存活的。

后天获得性高铁血红蛋白发生于化学品或药物暴露，这类化学品或药物在体内能够拮抗内源性抗氧化机制，导致的血红蛋白氧化成高铁血红蛋白。这样会使血红蛋白分子更容易被直接被氧化，在自由基的作用下，血红蛋白被氧化成高铁血红蛋白。

能导致高铁血红蛋白症的化学品和药物较多（表

128-1)。由于个体代谢的差异，接触这些药物后不一定都会出现高铁血红蛋白症。最常见导致高铁血红蛋白症的药物是氨苯砜、苯佐卡因、其他局部麻醉剂及各种形式的亚硝酸盐。由于有发生高铁血红蛋白症的风险，应当避免给婴幼儿使用苯佐卡因和丙胺卡因。含有苯佐卡因的牙胶极易转化成黏液，通过口腔直接吸收入血，经肝代谢导致高铁血红蛋白症。氨苯砜无论过量或适量使用，都可能导致高铁血红蛋白症。

一种较常见但了解较少的是获得性高铁血红蛋白症发生于腹泻的婴幼儿身上。当这些患儿出现酸中毒或脓毒症时，会出现高铁血红蛋白症。这一发生机制仍未明了。可能与细胞色素 b5 还原酶的含量低或者婴幼儿血液循环中胎儿型的血红蛋白比例较高，比成人的更易被氧化为高铁血红蛋白有关。

临床表现

高铁血红蛋白症典型的临床表现是发绀，而且对氧疗无反应。对于婴幼儿患者，诊断应与紫绀型先天性心脏病相鉴别。这两者通常在临床表现有差别。发绀型先天性心脏病患儿有发绀临床表现，给予氧疗后，动脉氧分压和氧饱和度仍较低。高铁血红蛋白症患者动脉血气表现为高氧分压和正常血氧饱和度。

脉搏血氧仪在临床上的普遍应用，导致无发绀患儿的另一个临床表现。常规的脉搏氧饱和度监测会混淆高铁血红蛋白症患儿临床表现。对临床表现良好的非发绀患儿，可能导致读取数据时氧饱和度人为地偏低。高铁血红蛋白症患儿的另一个临床表现就是对氧疗无反应。随着血液中高铁血红蛋白的增加，开始出现发绀症状，氧饱和度稳定在 85%。近期，已经研发出可以测量高铁血红蛋白（碳氧血红蛋白）的脉搏血氧仪。

高铁血红蛋白症中的发绀也被描述为褐红色而不是常见的发绀颜色，所以称为“巧克力发绀”。口唇黏膜周围更为明显，甲床也可能见到。但皮颜色较深的患儿可能识别较困难。

其他是与功能性贫血、组织低氧相关的临床症状，而且随着血液中高铁血红蛋白的比例上升，症状越来越严重。血液中高铁血红蛋白比例达到 20%～30% 时会出现焦虑、头晕、头痛和心动过速，达到 30%～50% 时会出现思绪混乱、头晕、呼吸急促和心动过速进一步加重。当高铁血红蛋白比例大于 50% 时，导致更严重的病症如昏迷、癫痫、心律失常，甚至导致死亡。如合并心肺疾病或贫血时，即使高铁血红蛋白较低，也可有很严重的症状。

诊断

血液含有大量的高铁血红蛋白时，血液滴在滤纸上会呈现巧克力样棕色。即使暴露于大气中，颜色也不会改变。这与暗红色缺氧静脉血暴露于空气中，与氧气接触后颜色变得鲜红完全不同（见彩图 189）。

脉搏血氧监测可以帮助诊断高铁血红蛋白症。常规测量的两个光波（600nm 和 940nm）分别可被结合氧和未结合氧的血红蛋白吸收。血液中高铁血红蛋白会影响脉搏的监测，读到的数据会偏低。无论是否存在发绀，在经氧疗后氧饱和度无改善，既往无心肺疾病病史，此类患儿高度怀疑高铁血红蛋白症。同样，脉搏血氧法测量血氧饱和度和动脉血气中如存在显著差异（＞5%），称为“饱和度差”，这种情况也提示可能存在高铁血红蛋白症。其他“饱和度差”的原因包括硫化血红蛋白症和碳氧血红蛋白症。

通过碳氧血红蛋白检测法检测高铁血红蛋白比例能够确诊高铁血红蛋白症。和分光光度法检测血红蛋白一样，碳氧血红蛋白检测可以测定高铁血红蛋白含量。因为亚甲蓝和高铁血红蛋白有相似的吸光度的特征，使用亚甲蓝治疗的患者，导致检测到的高铁血红蛋白偏高，亚甲蓝治疗前就使用碳氧血红蛋白检测高铁血红蛋白含量非常重要。

最近推出了“脉搏碳氧血氧计”（Masimo 公司彩虹脉搏碳氧血氧计）的检测可以达到 12 个波长，可以测定高铁血红蛋白的比例和碳氧血红蛋白及总血红蛋白。这些设备可以在病床旁测量高铁血红蛋白，有助于患者的治疗，并可能取代传统的碳氧血红蛋白检测方法。然而，该技术目前仍未广泛使用。

治疗

高铁血红蛋白症的治疗包括一般的支持治疗和解毒剂治疗。在病情危急情况下，呼吸道、呼吸和循环必须按照临床的常规要求进行评估和处理。

亚甲蓝为高铁血红蛋白症的解毒剂。葡萄糖 -6-磷酸脱氢酶（G-6-PD），可以将亚甲蓝转化为亚甲白蓝，亚甲白蓝可以把血红蛋白中的三价铁还原为二价铁。亚甲蓝治疗的指征主要依据患者血液中高铁血红蛋白的比例和临床症状。通常建议对高铁血红蛋白浓度超过 20% 且出现临床症状或超过 30% 无临床症状的患者进行亚甲蓝治疗。如果患者虽然高铁血红蛋白浓度很低，但出现临床症状，也应该考虑给予亚甲蓝治疗。临床用法为稀释到 1% 的亚甲蓝溶液，按照 1mg/kg 剂量静脉注射，如需要，可以在 30min 内重复一次。最大的治疗剂量为 7mg/kg。亚甲蓝需要通过 G-6-PD 来发挥治疗作用，非洲、亚洲、中东地区和地中海裔 G-6-PD 缺乏患者会出现亚甲蓝治疗无效情况。

亚甲蓝的副作用包括高铁血红蛋白不降反升和溶血性贫血。后者可能发生在使用高剂量（＞7mg/kg）伴随诱发型氨苯砜高铁血红蛋白和 G-6-PD 不足的患者。

高铁血红蛋白症其他疗法包括换血疗法、高压氧和抗坏血酸。

建议

高铁血红蛋白症的患者必须住院并接受严密监测，防止病情反复。

表 128-1　获得性高铁血红蛋白症病因

新生儿
腹泻病
脓毒症
酸中毒
药物性
麻醉药物
苯唑卡因
丙胺卡因乳胶
丙胺卡因
利多卡因
抗微生物制剂
氨苯砜
磺胺类抗维生素制剂
呋喃妥因
伯喹
氯喹
硝酸盐与亚硝酸盐
硝酸戊酯
硝酸丁酯
硝酸甘油
硝普钠
亚硝酸银
亚硝酸钠
其他药物
对乙酰氨基酚
非那西汀
非那吡啶
氟硝丁酰胺
甲氧氯普胺
苯妥英钠
化学品
苯胺染料
百草枯
硫酸铜
井水硝酸盐
食物中硝酸盐
燃料废气
苯酚
一氧化氮
樟脑球
二硝基酚
氯酸盐（钠、钾、钡）
砷化氢
硝基氯苯
二硝基甲苯
酚类

（洪小杨　罗莉漫　译）

第 129 章 植物与毒蕈

（原著 Edward P Krenzelok）

要点

● 绝大多数植物暴露的特点包括意外发生、量小、症状不典型。

● 最常见症状为胃肠道不适。

● 毛地黄、夹竹桃及山谷百合均含强心苷，为最常见的引发类洋地黄中毒反应的植物。

● 一般儿童摄入菌类植物引起中毒的可能性小。

● 大多数毒蕈主要引起胃肠道症状，一般在食用初几小时内起病。

● 大多数有致命危险的毒蕈在食用后至少6～8h 才起病。

植物

儿童（尤其是 5 岁以内）容易出现食用可致毒植物的事故。植物暴露的危险性低，发病率小，死亡更是罕见。美国毒品控制中心报道 5 岁以内儿童最常见的中毒原因，植物暴露排名第 12 位。植物致死的情况只有 4 种：一种是意外摄入剧毒毒参（毒芹），其余三种情况均为儿童在家服用植物性物质。摄入为最常见的暴露方式，本章节所有暴露方式，除特殊注明外，均为摄入。

尽管大多数植物暴露的结局良好，且无须医治，暴露发生后仍会引起家长焦虑和紧急求医。5 岁以内儿童容易出现意外植物暴露的原因包括家长粗心（植物放在儿童可及范围内）、儿童好奇心及喜吞食的天性、植物颜色鲜艳或散发香气、误将家中盆景当食物。在各类中毒暴露中，只有 52.1% 发生在 5 岁以内的儿童；相反，在各种植物暴露中，81.2% 发生在 5 岁以内的儿童。更值得指出的是，近 60% 的植物暴露发生在 1 岁以内的儿童。该年龄段儿童容易出现植物暴露的原因是这个时期的儿童生长快速，喜吞食，运动功能显著提高，喜吞食地面或餐桌上的叶茎浆果。

6～12 岁儿童出现植物暴露意外的情况不多见，即便出现致命性植物暴露，其结局往往乐观。然而，13～19 岁青少年植物暴露多由于使用娱乐性药物所致，发病率增高，少数情况下甚至可出现死亡。

一般处理

处理儿童植物暴露的医师要注意四点：识别所摄入的植物，明确是否具有毒性，明确是否为意外或蓄意摄入或服用家庭植物性物质，以及是否需要紧急处理。通常识别植物相对困难，可以考虑拍下植物图片后发送给花匠，植物学家或地方毒品控制中心经验丰富的专家。需要注意鉴别俗名，因为昵称或地方俗名可能指其他植物。地方毒物信息中心的资料很重要，可用于提示是否需要干预。美国的所有地方毒物信息中心提供 24h/7d/365d 全时段服务，电话 1-800-222-1222。

另外还需要考虑暴露原因。故意摄入、滥用或药用引起的暴露往往剂量大，具有毒性。

大多数植物暴露无毒，只需要安慰处理。如果儿童在摄入食物后立即就诊，可检查口腔植物残渣并清除。饮用流质对去除植物异味、稀释植物引起的口腔和胃刺激也有一定效果。由于大多数暴露不含毒性，导吐或灌洗等胃肠净化干预对改善患者结局无作用。摄入后 1h 内用活性炭可能有效，但其应用仅限于治疗有显著毒性或致命危险的植物暴露。需使用解毒剂的情况罕见，将在本章后续部分进行讨论。

一般植物暴露

虽然很多植物可能存在毒性，但大多数植物暴露发生在家庭环境中，且种类局限。表 129-1 列出 15 种常见植物暴露的学名和俗名。暴露频率可提示植物在家庭环境中的普及程度。

将可引起中毒的植物按中毒反应（如胃肠不适）或毒素（如草酸盐）分组。

■ 非草酸盐性胃肠不适

大多数可能有轻微毒性的植物都能引起非草酸盐性胃肠不适。大量食用这类植物可致恶心、呕吐、腹痛及腹泻，详见表 129-2。

■ 含草酸盐的植物

一些植物富含有草酸钙结晶，摄入这类植物可出现口腔黏膜不适。经过咀嚼，释放植物中的草酸钙结晶，破坏黏膜，在介质辅助下可迅速引起烧灼感和炎症反应。牛奶、冷饮、棒冰或冰块都可以缓解口腔不适。常见含草酸钙植物见表 129-3。

■ 含龙葵碱植物

美国遍布含茄碱植物，包括少花龙葵（光果龙葵）、欧白英（苦茄）、龙葵（黑龙葵）及块茎茄属（马铃薯）。少量食用上述植物一般不出现症状，即便出现症状，多为自限性。罕见情况下可出现严重中毒反应，如中枢神经症状、呼吸抑制、高热、心动过缓、低温及心动过速。

表 129-1　儿童常见的 15 种植物暴露

植物种类	俗名
1. 未知 / 不明植物	
2. 白鹤芋属	火鹤花
3. 冬青属植物	冬青
4. 喜林芋	蔓绿绒
5. 大戟属植物	一品红
6. 美洲商陆	商陆
7. 草莓属	野生草莓
8. 萱草属	百合
9. 澳洲鸭脚木	鹅掌柴
10. 金盏花属	万寿菊
11. 热带榕属	无花果树
12. 薄荷科	锦紫苏
13. 李属	樱桃，桃，李子
14. 青锁龙属	翡翠木
15. 花叶万年青属	万年青

表 129-2　胃肠道刺激

学名	俗名
冬青属	冬青树
一品红	圣诞红
穗花桑寄生属	槲寄生
美洲商陆	商陆

表 129-3　草酸盐

学名	俗名
Philodendron sp.	蔓绿绒
Dieffenbachia sp.	万年青
Spathiphyllum sp.	和平百合
Epipremnumaureum	黄金葛
Zantedeschiaaethiopica	马蹄莲
Caladium bicolor	五彩芋

致病性植物暴露

■ 抗胆碱能植物

很少植物可引起疾病或死亡，曼陀罗属是个例外。曼陀罗为北美最常见植物之一，它有诸多俗名，包括天使的号角、魔鬼的评估、詹姆斯镇草等。它含大量颠茄类生物碱，即阿托品、东莨菪碱。曼陀罗为随机生长植物，在全美分布广泛。曼陀罗种子具有抗精神病作用，容易被滥用，尤其为青少年滥用，而被误食后可导致中毒。大量摄入可出现抗胆碱中毒症候群：心动过速，瞳孔散大，皮肤黏膜干燥，肠鸣音减弱，尿潴留及发热。中枢抗胆碱反应可轻可重，轻可出现嗜睡，严重可致焦虑、谵妄和幻觉等一系列精神改变。症状多发于摄入后 0.5～1h，持续 24～48h。约 80% 可出现不良反应。轻度不安可用苯二氮草类药物。发热应给予降温等对症处理。毒性作用由毒蕈碱拮抗所致，使用乙酰胆碱酶抑制剂可恢复自主神经平衡，可用于反复出现不安和谵妄的患者。然而，乙酰胆碱酶抑制剂的临床应用仍存在争议，应谨慎使用，避免类胆碱。毒扁豆碱儿科用法为 0.02mg/kg 静脉滴注，速度不超过 0.5mg/min，给药速度过快或静脉推注可引起心律失常。如果给药 5～10min 后无改善，可加量，总量不超过 2mg。青少年及成人用量为 0.5～2mg 静脉滴注，给药速度不超过 1mg/min。毒扁豆碱半衰期短，作用一般可持续 30～60min，需要重复给药，避免恒速滴注。伴明显谵妄、惊厥、心肺不稳定或给予毒扁豆碱治疗的患者均应收入重症监护室。

■ 强心苷

强心苷包括紫花洋地黄（毛地黄）、铃兰（山谷百合）和欧洲夹竹桃（夹竹桃）。儿童意外摄入强心苷引发中毒的可能性不大。最大的风险来自冲茶、家庭用药或自杀。如果发生中毒，应按儿童地高辛中毒行常规治疗。当符合支持治疗指征时给予地高辛免疫 Fab 片段有一定疗效。铃兰的强心苷（铃兰毒苷）作用比毛地黄低。地高辛免疫 Fab 片段治疗严重夹竹桃毒性反应有一定疗效。

■ 其他可能引起毒性反应的植物

水松物种（紫杉）：紫杉含心脏毒性生物碱紫杉

碱 A 和 B。发病率和死亡率与自杀摄入相关。有来自毒品控制中心报告提示在 11 000 多例主要为儿童的紫杉暴露案例中，大多数（92.5%）案例无症状，且无死亡案例。

毒参属植物欧（毒芹）：毒芹含毒芹碱及其他烟碱生物碱。毒性反应与尼古丁类似，初始刺激阶段可能出现心动过速、出汗、震颤、惊厥。后续抑制阶段可出现心动过缓、低血压、肌肉麻痹、昏迷。治疗主要为对症支持治疗。摄入而无症状患者应观察至少 4～6h。

Cicuta maculata 及 *Cicuta douglasii*（水毒芹）：水毒芹含有各种毒素，包括毒芹碱，其根部浓度最高。毒芹碱是一种强效惊厥药。患者可能首先出现胃肠道症状，然后迅速发生为惊厥，进展为癫痫持续状态。治疗包括对症支持、气道护理和及时的抗惊厥治疗（参见第 52 章）。无症状患者应密切观察至少 6h。

菌类植物

儿童摄入蘑菇通常为后院蘑菇，一般无毒。多数毒蕈可致胃肠不适，症状发生在摄入后最初几小时内。具有潜在生命危险的毒蕈大多数会在摄入后 6～8h，甚至更长时间才出现症状。

毒蕈中毒轻可出现胃肠刺激，重可致死。目前已发现的毒蕈有 14 组，其中常见的有 8 组（表 129-4），不同毒素的发病时间和症状有显著特点。多数严重致命性中毒都起病晚。第Ⅰ和第Ⅱ组通常在摄入后 6～24h 起病；第Ⅷ组在摄入后 24h～2 周才出现症状。第Ⅲ～Ⅶ组毒性更低，通常在摄入后 30min至3h 出现症状。大多数家庭后院蘑菇是无毒的。严重毒蕈中毒通常发生在成人选用蘑菇食材。除第Ⅰ、第Ⅱ和第Ⅲ组外，大多数中毒反应的持续时间短，可自行消退，治疗上以对症支持为主。

表 129-4 菌类植物

分组	代表	症状体征	治疗
Ⅰ：环肽	Amanita phalloides Amanita verna Amanita virosaGalerinasp. Lepiotasp.	6～24h 出现恶心、呕吐、腹痛；24h 后出现肝毒性；爆发性肝衰竭	住院
Ⅱ：陀螺毒素	Gyromitraesculenta（false morels）Gyromitrasp.	5～10h 出现恶心、呕吐、腹痛；随后出现多系统中毒；神经系统（谵妄、昏迷、惊厥）；肝脏（溶血、高铁血红蛋白症）；肝毒性；肝肾功能不全	住院
Ⅲ：毒蕈碱的	Clitocybesp. Inocybesp.	0.5～3.0h 出现胆碱能症状；腹泻、心动过缓、支气管黏液溢出、支气管痉挛、瞳孔缩小、轻微流泪，自限性	合并呼吸症状用阿托品治疗
Ⅳ：墨盖蘑菇氨酸	Coprinusatramentarius	无症状，同时摄入酒精可出现双硫仑反应	支持治疗
Ⅴ：鹅膏蕈氨酸	Amanita muscaria Amanita pantherina	0.5～3.0h 起病，中枢系统抑制或兴奋，共济失调，欣快感，谵妄，幻觉，惊厥，自限性	支持治疗；可用苯二氮䓬
Ⅵ：吲哚	Conocybesp. Gymnopilussp. Panaeolussp. Psilocybesp.	致幻、谵妄、幻视、行为异常、精神病、自限性	支持治疗；可用苯二氮䓬
Ⅶ：胃肠刺激	大部分毒蕈	2～3h 出现恶心、呕吐、腹痛，自限性	支持治疗
Ⅷ：奥来毒素	Cortinariussp. Orellanussp.		

（洪小杨 罗莉漫 译）

第130章 药物滥用

（原著 Navneet Cheema, Steven E. Aks）

要点

- 苯环己哌啶和氯胺酮中毒特点为双向眼球震颤。
- 可卡因中毒可出现心肌缺血和脑血管意外。
- 合成大麻的毒性和发病率比传统大麻高，可导致癫痫、肾损伤、心肌梗死。
- 合成卡西酮中毒可出现拟交感中毒症候群。

娱乐毒品为非医用性供个人体验享受的药物。娱乐毒品种类繁多，本章对常用娱乐毒品包括苯环己哌啶、氯胺酮、可卡因及新药（合成大麻和卡西酮）进行重点介绍。其他未成年常用毒品如溶剂、迷幻蘑菇、麦角酸酰二乙氨（LSD）、狂喜、右美沙芬未纳入本章。

苯环己哌啶和氯胺酮

1950年帕克戴维斯制药公司将用于手术麻醉和镇静的苯环己哌啶（PCP）引入市场。然而，由于有致幻等不良反应，该药被市场淘汰。在20世纪60年代末，PCP作为兽医镇定药再次被引入市场。同年，PCP被曝光在旧金山成为娱乐非法药物，俗名为和平药丸。1986年毒品控制法将PCP及其衍生物列为非法药物。PCP有各种街名，包括天使粉、马镇静、猪等。

氯胺酮为合法的PCP同型药，用于医疗镇静和麻醉。氯胺酮常被滥用，尤其是常被青少年用于跳舞和夜店，可产生幻觉和离体体验。它有各种俗名包括特殊K、K、KitKat和维生素K。氯胺酮的作用时间短，为15～45min，其效用为PCP的1/10。由于容易被滥用，1999年出台的毒品控制法将氯胺酮纳入其内。近期有报道发现市场上浮现新设计毒品和氯胺酮同型药——甲氧他命。市场上很有可能会继续出现各种类PCP和氯胺酮（可产生欣快感的“合法”药）。

■ 药理与病理生理机制

PCP是一种经典麻药，被麻醉的患者在意识清醒时可体验灵魂离体的“离体感”。PCP摄入后可在小肠上部重吸收。该药有肠胃循环，由胃分泌，然后在小肠内吸收。由于该毒品可重吸收，所以其作用可循环出现。它可作用于多种受体，包括N-甲基-右旋-天冬酸性谷氨酸受体、神经元多巴胺/去甲肾上腺素/5-羟色胺（DA/NE/5-HT）再摄取复合体位点和σ阿片受体复合物。

气管内插管和常规镇静的剂量分别为1min内给予1～2mg/kg Ⅳ和1mg/kg Ⅳ。起效快，几秒内可出现“离体感”。

■ 临床表现

使用PCP后的临床症状与其剂量、给药方式、合并用药及个体对药物的敏感性相关。一般会出现异常生命体征和精神运动障碍，同时可合并轻度高血压、心动过速和高热。对呼吸动力无影响，极高剂量可致肺换气不足，儿童使用PCP可出现喉和咽反射亢进。PCP中毒可出现水平、垂直和旋转眼球震颤，瞳孔缩小或扩大，对光反射存在。典型PCP中毒可出现意识水平波动，患者还可能表现出非凡的力量且完全忽视如撕裂伤及骨折等创伤损害。

氯胺酮的临床表现与PCP类似，呼吸动力不受影响，极少出现肺换气不足。咳嗽反射可受抑制，合并氯胺酮的促分泌作用可使气道阻塞。快速注入氯胺酮可导致呼吸抑制和暂停，推荐1～2min慢慢注入氯胺酮以降低相应风险。

■ 实验检查和诊断

PCP中毒通过临床表现可确诊。怀疑虐童或违规用药时可行实验室检查。尿液毒药筛查为定性检查。短期使用PCP，1周内可检测到尿代谢物；长期使用PCP，1个月内可测到尿代谢物。血尿素氮和肌酐可评估肾功能，肌酸磷酸激酶和肌红蛋白为横纹肌溶解初筛检查，白细胞计数通常升高。监测血糖，排除低血糖。

尿免疫检测时氯胺酮和PCP可出现交叉反应。其他可出现假阳性结果的药包括右美沙芬、苯海拉明、抗敏安、布洛芬、丙米嗪、哌替啶、美索达嗪、安乃近、哌甲酯、甲硫哒嗪、曲马多、文拉法辛。

■ 治疗

治疗主要注意气道护理，监测循环及体温。PCP和卡西酮中毒可促进唾液分泌，促支气管黏膜分泌及喉痉挛。突发躁动不安时可给予苯二氮䓬。

躁动或昏迷患者使用活性炭有误吸风险，治疗弊大于利。

不推荐酸化尿液促进毒品肾清除的治疗，因为可导致酸中毒。用药主要为水化和对症支持。

■ 建议

急诊或 ICU 监测患者病情直至症状消失，以对症支持治疗为主，出院后随访，接受戒毒教育。

可卡因

可卡因滥用和中毒已成为严重社会负担。

青少年和成人滥用可卡因的现象屡见不鲜，儿童可卡因中毒往往因成人滥用毒品引起。有报道揭露幼儿因成人吸毒时在旁误吸入可卡因出现惊厥。40 岁以下年轻人心脏猝死的主要原因为可卡因中毒、滥用多种药物、三环类抗抑郁药滥用等。

毒品滥用网 2009 年公布的数据显示一年内共有 200 万吸毒患者到医院急诊就诊，其中 422 896 例为可卡因中毒，共 5394 例吸毒者年龄范围在 12～17 岁。另有调查显示城市学前儿童尿检可卡因代谢物苯甲酰爱康宁的阳性率为 2.4%。

■ 药理和病理生理机制

可卡因又名古柯碱，萃取自古柯，可迅速被黏膜、肺组织和胃肠组织吸收，有局麻作用，可阻滞钠通道，发挥拟交感效应，主要作用于中枢神经系统、心血管系统、肺、胃肠道、皮肤和体温调节中枢。

■ 临床表现

可卡因可以刺激中枢，使患者产生躁狂、幻觉、异常行为甚至惊厥。然而，儿童可出现嗜睡。也有研究报道可卡因导致缺血性和出血性卒中。

可卡因中毒的心血管表现包括窦性心动过速、室上性和室性心律失常。此外可出现高血压，重度高血压可致卒中。曾有学者报道一名 17 岁既往无冠心病的健康青少年因可卡因中毒出现心肌缺血和心肌梗死。

吸入可卡因可引起各种呼吸系统疾病，包括诱发哮喘、肺梗死、纵隔气肿、气胸、呼吸衰竭。

口服可卡因可导致胃肠道缺血坏死，引起急性腹痛、出血性腹泻和休克。

可卡因还可引起发热、躁动和血压增高，甚至合并横纹肌溶解，毒品注射部位皮肤可出现坏死和感染。

■ 实验检查与诊断

患者出现拟交感兴奋症状时应考虑可卡因中毒，注意与抗胆碱能中毒鉴别，两者均可出现中枢神经亢奋、瞳孔放大、心跳过速、高血压和高热。不同的是拟交感中毒可伴出汗，而抗胆碱能中毒会引起尿潴留，肠鸣音减弱及皮肤干燥。

吞食可卡因在临床上难以鉴别。吸毒者为逃避检查而吞食可卡因填塞物，通常包装差，而毒品走私贩吞食可卡因，通常毒品量大且包装良好。

临床诊断考虑为可卡因中毒的患者应行尿液毒理学筛查以辅助诊断。苯甲酰爱康宁为可卡因代谢物，吸食可卡因 72h 内均可在尿液中检测到。血液可卡因水平和尿液可卡因代谢产物水平与症状和体征不相关。监测心功能，预防心律失常。对胸痛患者应行 12 导联心电图，查心功能酶，拍 X 线胸片，以排除气胸、纵隔气肿或肺水肿。

实验室检查包括血常规、血清电解质、血糖、血尿素氮、肌酐。考虑横纹肌溶解的患者应检查血清肌酸激酶和尿肌红蛋白。出现严重头痛或神经损害的患者应行脑 CT 检查，以排除可卡因诱发的脑血管意外。

X 线胸片有助于确诊“走私贩”吞食藏匿可卡因包装袋，而对于吞食可卡因填塞物的吸毒者应给予普通 CT 或强化 CT 辅助检查。

■ 治疗

轻度中毒仅需临床观察。治疗中度至重度躁动和惊厥首选苯二氮䓬。癫痫持续发作可给予高剂量苯二氮䓬或苯巴比妥。癫痫持续发作患者应考虑中枢神经系统损伤或毒品辅剂中毒。轻度至中度高血压可给予苯二氮䓬治疗，伴发严重高血压时可给予硝普钠或酚妥拉明。β 受体阻滞剂可加重可卡因诱发的高血压，因而禁忌使用。

严重高热患者须及时给予以降温，合并横纹肌溶解时可给予静脉快速补液。活性炭可有效吸收包装袋漏出的可卡因，灌肠对吞食可卡因包装患者的疗效有待证实。

■ 建议

无症状或症状轻微的可卡因中毒患者在急诊科观察 4～6h 后可予以出院；中重度中毒应住院治疗。

合成大麻

大麻是最常用的非法毒品，多见于青少年。近年来，很多娱乐毒品含合成大麻素受体激动剂，被称为草药大麻、香或混合物，迷幻制品店、便利店及互联网上均有销售。产品名称多样，包括 K2、香料和僵尸。由于其低成本、易购买和常规尿检阴性的特点，这些药在人群中很受欢迎。根据 2010 年美国毒品控制中心协会的记录，与前一年相比，使用该药的案例从 13 例增加到 2869 例。

■ 临床表现

合成大麻和大麻的受体相同，因此临床表现相似，主要表现为精神异常如焦虑不安、精神错乱、幻觉、偏执。其他症状包括高血压、心动过速、腹泻、结膜充血、口腔干燥。与大麻不同，曾有报道显示吸食合成大麻可导致癫痫发作，也有报道表明合成大麻可引起心肌坏死和肾功能损伤。

■ 实验室检查和诊断

吸食合成大麻可通过病史和体查确诊，常规尿药检通常阴性。胸痛患者应行 12 导联心电图和心功酶检查。

■ 治疗与建议

主要为对症支持治疗。惊厥躁动患者可给予苯二氮䓬，发热应给予降温。

无症状患者无须治疗，推荐戒毒咨询。有症状患者可收入院，监测其生命体征、症状和精神状况。

合成卡西酮

几个世纪以来，民间流行通过咀嚼阿拉伯茶叶来获得类似于苯丙胺作用的快感，这类植物所含活性物质是卡西酮，一种单胺生物碱，化学作用类似。目前市面流行的一些合成卡西酮衍生毒品包括甲氧麻黄酮，亚甲基二氧吡咯戊酮（MDPV）和甲卡西酮。生产商将毒品贴上浴盐、植物性食物和草药香等标签，且发表免责声明如不宜人类吸食，以逃避法律监管。目前已确认大量毒品，其产品名称多样，包括象牙、云、香草天空、白色鸽子。美国毒品控制中心从 2010 年 12 月开始接受吸食合成卡西酮的电话举报，2011 年收到 6136 个举报电话。

■ 临床表现

合成卡西酮可导致拟交感中毒症候群，其作用机制主要为抑制多巴胺、5- 羟色胺，去甲肾上腺素的再摄取，促突触前同型单胺碱释放。毒品使用方式主要以粉末形式通过鼻腔吸入或直接食用，也可使用肛门、静脉或雾化吸入等其他途径。使用该毒品后可出现欣快感、性欲增强、精力充沛、健谈及自我防卫和警觉提高等症状。副作用主要为心血管和神经精神系统症状，如心动过速、高血压、躁动、暴力倾向、惊厥、精神异常及肌阵挛。此外，也有心肌坏死、横纹肌溶解、筋膜室综合征和低钠血症等报道及死亡案例。

■ 实验室检查与诊断

通过临床表现可诊断合成卡西酮中毒。病史不详时诊断难度高，需实验室检查辅助诊断，但目前缺乏合成卡西酮的尿毒理筛查。

■ 治疗与建议

治疗主要为对症支持。针对躁动、精神失常、心动过速或高血压可给予苯二氮䓬。症状消失可办理出院。

（洪小杨　译）

第 131 章　有机磷酸酯和氨基甲酸酯

（原著　Leon Gussow）

要点

- 有机磷酸酯和氨基甲酸酯杀虫剂使乙酰胆碱酯酶失活，导致胆碱能危象，可引起呼吸衰竭，有生命危险。
- 毒物暴露史对临床诊断很重要；瞳孔缩小和涎腺分泌增加为特异性临床表现。
- 及时给予大剂量阿托品可挽救生命。
- 解磷定主要用于有机磷中毒。

有机磷和氨基甲酸酯中毒常发生于接触农药喷剂的儿童，由于浓度低，往往无症状，相关案例鲜有报道。目前市场大多数产品中的有机磷和氨基甲酸酯已被其他活性化合物代替。然而，农用有机磷和氨基甲酸酯类杀虫剂一般都以高浓度形式溶解于碳氢化合物溶剂中，使用前需稀释。高浓度杀虫剂中毒为目前严重有机磷和氨基甲酸酯中毒的主要原因。

病理生理

有机磷和氨基甲酸酯抑制乙酰胆碱酯酶，从而抑制乙酰胆碱分解，聚集的乙酰胆碱引起持续胆碱能刺激。毒蕈碱受体分布于外分泌腺和平滑肌，烟碱样受体分布于骨骼肌和自主神经节，中枢胆碱能受体分布于脑组织。

有机磷等化合物与乙酰胆碱酯酶结合，从而抑制乙酰胆碱酯酶活性。氨基甲酸酯为可逆性结合，其结合能力比有机磷弱，因此，有机磷中毒通常比氨基甲酸酯中毒严重。氨基甲酸酯中毒 8h 内大部分酶活性可恢复，48h 内红细胞胆碱酯酶可完全恢复。然而，丁醛肟威和甲氨甲酸萘酯等氨基甲酸酯类化合物有强毒性。

氨基甲酸酯中毒主要表现为毒蕈碱样作用。与有机磷不同，氨基甲酸酯不能通过血 - 脑屏障，因此较少出现中枢神经表现，此外也较少出现烟碱样效应。但是，严重氨基甲酸酯中毒的儿童可出现中枢抑制甚至惊厥。

临床表现

1988 年一项大规模临床研究报道了婴儿和儿童的有机磷和氨基甲酸酯中毒。胆碱能中毒的早期症状和体征为毒蕈碱样，详见表 131-1 所示“DUMBELS”。乙酰胆碱过剩在神经肌肉接头引起的烟碱样作用包括肌肉痉挛和肌束震颤，可进展为肌疲劳，包括肌无力或肌麻痹。有机磷中毒中枢症状包括焦虑、谵妄，严重可致全身肌肉强直和昏迷。

表 131-1　DUMBELS：胆碱能刺激的助记符

D：腹泻 / 出汗
U：尿失禁
M：针尖样瞳孔
B：心动过缓 / 支气管痉挛、分泌物增多
E：呕吐
L：流涎
S：流泪

胆碱能受体因分型不同，其临床表现也有所不同。

心脏副交感神经效应可引起患者心动过缓，而缺氧或烟碱样效应作用于交感神经节（如肾上腺）可致心动过速。同理，患者可表现为血压过高或者过低。症状表现因中毒途径不同而异。皮肤接触有机磷或氨基甲酸盐可致局部皮肤出汗和肌束震颤。呼吸道吸入主要表现为呼吸道症状，由口腔摄入早期即可出现呕吐、腹泻和腹痛。

尽管毒性作用可影响各种组织器官，呼吸系统毒性是主要发病和死亡原因。毒蕈碱样作用引起支气管痉挛和支气管黏膜黏液分泌，合并烟碱样作用引起胸壁肌肉麻痹，可导致呼吸衰竭或停止。碳氢化合物是常用杀虫剂溶剂，可导致化学吸入性肺炎。

有机磷诱发的迟发性神经病变（OIDN）是指急性期后 1～3 周发生的神经病变，首先表现为腿部肌肉痉挛，进展为肌无力和下肢肌腱深反射消失。迟发性神经病变是主要涉及远端运动神经的多神经病；脑神经和呼吸肌通常不受到影响。“中间综合征”发生在急性中毒后 1～3d，肌无力累及颈屈肌、近端肢体肌肉、呼吸肌和脑神经支配的肌肉，严重者可发生呼吸衰竭，但是这种综合征在儿童未见报道。

实验室检查

有机磷和氨基甲酸酯中毒诊断要点为毒物接触史、典型临床症状和体征。瞳孔缩小和唾液分泌增加具有临床特异性，根据典型临床表现可明确诊断。

有机磷和氨基甲酸酯中毒时血浆和红细胞胆碱酯酶低于正常值。若医院实验室缺乏相关检查，可送公司检测。血浆胆碱酯酶减少具有诊断意义，但与预后无关。红细胞胆碱酯酶检测困难，但可更准确地反映中枢和周围神经系统的胆碱酯酶活性，并且该指标与中毒严重程度呈正相关。

按病情需要进行其他检查，如脉搏血氧测量评估血氧饱和度；含碳氢化合物有机磷中毒所致的吸入性肺炎及非

心源性肺水肿均可拍胸部 X 线片辅助诊断。

治疗

彻底清除毒物，隔离中毒现场。除去污染衣物和首饰，密封保存。用水和肥皂充分冲洗污染皮肤，动作轻柔，应避免用力搓洗以免毒物吸收。

为防止二次污染，直接护理或帮助患者脱离中毒现场的医务人员应该穿适当的防护服。常规外科手术口罩和手术衣不能提供充分保护。使用丁基橡胶手套和围裙防护更有效。患者呕吐胃内容物所含有机磷可成为二次污染的源头。

若有机磷已被吸收，洗胃和活性炭治疗不仅无效，还可能引起误吸。

危重患者的护理主要包括气道管理和呼吸、循环支持，此外，应常规治疗和及时给予解毒药。

呼吸衰竭是危及患者生命的主要原因。硫酸阿托品可拮抗 M 样受体激动引起的支气管痉挛和支气管黏膜黏液分泌，起到解毒作用，静脉注射首剂为 0.02mg/kg。严重中毒儿童，首剂应翻倍，每隔 5min 给药，直到肺部停止分泌、支气管痉挛缓解，之后转用呼吸机辅助通气。心动过速不是阿托品的禁忌证，急救中常应用大剂量阿托品，剂量无上限。

氯解磷定用于治疗中度至重度的有机磷中毒或不明药物中毒，给药方式为 25～50mg/kg 静脉滴注，30min 内完成。解磷定通过使有机磷与乙酰胆碱酯酶解离从而复活乙酰胆碱酯酶。每隔 6h 静脉滴注一次，或首剂干预后以每小时 10mg/kg 的剂量连续滴注。氨基甲酸酯中毒时不使用解磷定，因为氨基甲酸酯和乙酰胆碱酯酶结合弱且可逆。不明农药中毒所致严重胆碱能中毒应用解磷定。

治疗癫痫患者给予地西泮，此外，有研究提示地西泮可改善严重中枢胆碱中毒性昏迷或迟钝。由于琥珀酰胆碱可被血浆胆碱酯酶代谢消除，应避免用于气管插管镇静。有机磷使胆碱酯酶失活，给予琥珀酰胆碱可明显延长肌肉麻痹。

推荐重症监护。

（洪小杨　罗莉漫　译）

第二十三部分

环　　境

第 132 章　人和动物咬伤

（原著　Dale Birenbaum, Frankie Mendiola）

要点

- 动物咬伤最常见的并发症是伤口感染。
- 巴斯德菌是犬和猫咬伤后感染常见病原菌。
- 啮蚀艾肯菌是人类被动物咬伤后伤口感染的常见病原菌。
- 所有动物咬伤后都要预防狂犬病和破伤风的发生。
- 韩瑟勒巴通菌是猫抓伤后感染的常见病原菌，潜伏期为 7～12d。
- 动物咬伤在门诊处理后 48h 需要再评估。
- 为避免掩盖感染，所有咬伤的伤口不能用组织黏合剂来闭合。

在美国，龋齿类动物咬伤是最常见的外伤。据疾控中心提供数据显示，每年有 470 万人被动物咬伤，约有 80 万人去医院就诊，且近一半是孩子，据统计，每年直接医疗花费近 16 500 万美元。大部分是犬咬伤，占 80%～90%，其次是猫咬伤，占 5%～10%，人咬伤占 2%～3%，其余的是被家庭驯养的或野生的动物咬伤。每年有 10～20 例严重的咬伤病例，主要为儿童或婴幼儿。

临床表现

家养犬的咬伤力 200～400 磅 / 平方英寸，警犬的咬伤力约为 2000 磅 / 平方英寸，这种力量完全可以穿透金属薄片。大多数咬伤是表面皮肤的擦伤，出现瘀斑或血肿，没有表皮破损，但也可能引起撕裂或刺破伤，严重的还可引起挤压伤，如组织撕裂、骨折、组织移位和神经血管损伤。年长的儿童常被咬伤上、下肢末端。5 岁以下的孩子咬伤部位多为头部和脖子，如鼻子、口唇及面颊，因为他们的面部和犬的面部高度相当。极少情况下出现 2 岁以下的幼儿被咬伤，咬伤部位为头部，常引起颅骨骨折、颅内出血及脑膜炎。犬咬伤的感染概率比较小，但咬伤的部位比较关键。面部犬咬伤感染的概率为 1%～5%，然而手部的咬伤感染率为 12%～30%。

猫咬伤多见于上肢，多为穿刺伤，瘀斑及血肿少见。猫科动物的锋利牙齿可将细菌带入深部组织，如肌腱、骨骼或关节，这种伤口表面看上去很小，不明显，但感染的风险高达 80%。猫抓伤的病原菌为韩瑟勒巴通菌，潜伏期为 7～12d，症状主要表现为局部淋巴结炎，全身中毒症状，少见的包括脑病、非典型肺炎等，这些症状一般可自愈，如果不使用抗生素，自愈时间为 2～5 个月。但是如果为有免疫缺陷的人需要预防感染，如口服用磺胺或环丙沙星 7～10d。

人类之间的咬伤主要出现在孩子，咬伤部位多为面部、躯干、上肢末端，主要为表皮的擦伤。但需要注意的是，虐待儿童的咬伤，伤口深度常有 3cm，主要为恒牙所伤。大龄儿童和青少年之间的咬伤主要发生在相互争执中。严重的咬伤多在掌指关节，感染风险大，可由蜂窝织炎进展为骨髓炎。艾滋病病毒和乙型肝炎病毒可通过咬伤传播。但不是所有被咬伤的人都要采取预防措施。如果攻击者是病毒阳性，伤口较深，可能引起血液传播，被咬者需要采取预防措施。

多数动物咬伤是多种微生物感染，常见的有金黄色葡萄球菌、出血败血性巴斯德菌、链球菌、凝固酶阴性葡萄球菌和肠道细菌。人类咬伤也可能是多种微生物感染，常见病原菌有葡萄球菌、链球菌、啮蚀艾肯菌。局部症状表现为红疹、压痛、肿胀及伤口周围化脓等，全身症状包括发热、寒冷、淋巴结肿大和心悸，一般 3d 左右出现，但多杀巴斯德菌、败血菌感染在 24h 内即会出现症状。罕见的犬咬二氧化碳嗜纤维菌感染，多见于有免疫缺陷的人，通常在咬伤后 2～3d 出现全身症状，临床表现有低血压、弥漫性血管内凝血和肾衰竭，病死率高达 30%。所以，免疫缺陷患者咬伤后需要使用 5d 的阿莫西林克拉维酸预防感染。

病情评估和治疗

严格的伤口检查和清洁对于预防感染很关键。用盐水高压盥洗伤口可以降低细菌负荷。高压盥洗可以使用注射器连接 18G 的导尿管来完成，生理盐水使用量为 50～100ml/cm。尽量不使用可引起组织损害的过氧化氢、酒精、碘酒。伤口应该充分暴露，除外有隐匿的深部伤口，还需彻底清除异物及坏死的组织。行腹部平片用来判断异物残留，如牙齿等。深而大的伤口需要在手术室行外科清创术。

有些伤口经积极处理后因为美观的原因可考虑行1期缝合，如脸部的撕裂伤，感染的风险小，故美观的因素更重要。此外，面部的简单伤或6h内的头皮撕裂伤也可行1期缝合。缝合线要适当宽松，以防万一感染可方便引流。有感染迹象的伤口、穿刺伤口、手脚上的伤口、6h以上的伤口及有免疫缺陷患者的伤口，在经过积极处理后，24～48h均需要重新评估伤口情况。为避免感染，所有的咬伤口都不可以使用组织黏合剂。

预防性使用抗生素是有争议的。通常经验是那些高风险的、缝合的及有感染的伤口常规使用抗生素。伤口的类型、位置及有无高危因素决定是否使用抗生素（表132-1）。对犬、猫、人咬伤常选用的抗生素为阿莫西林克拉维酸，使用疗程为7d（20mg/kg，口服，bid，有效成分为阿莫西林）。阿莫西林是对于青霉素不过敏的患儿，对于青霉素过敏的患儿可以使用克林霉素（10mg/kg，口服，q6h）和复方磺胺甲噁唑甲氧苄啶片（5mg/kg，口服，bid，有效成分为甲氧苄啶）。有伤口感染的患儿需要积极处理伤口，如伤口护理、伤口培养和使用抗生素。治疗用抗生素选择与预防性使用抗生素方案基本一致（表132-2）。静脉使用抗生素的患儿如果出现全身症状需尽快去医院就诊，如果伤口范围大则需要清创，如伤及骨骼、关节和肌腱的也需要尽快去医院就诊。

表132-1 需要使用抗生素的高危因素

类型	位置	危险因素
• 所有猫咬伤 • 透过真皮层的人类咬伤 • 深部狗穿透性咬伤 • 挤压伤 • 大范围的伴有组织坏死的咬伤 • 超过12h未处理的咬伤	• 手，腕关节 • 膝盖以下 • 肌腱 • 骨 • 多关节	• 无脾 • 糖尿病 • 2岁以下婴幼儿 • 其他免疫缺陷

表132-2 咬伤的常规治疗

类型（物种）	一线治疗	青霉素过敏的患者
猫（金黄色葡萄球菌，链球菌，多杀巴斯德菌）	阿莫西林克拉维酸，7d（20mg/kg，口服，bid，有效成分为阿莫西林）	克林霉素（10mg/kg，口服，q6h），联合复方磺胺甲噁唑甲氧苄啶片（5mg/kg，口服，bid，有效成分为甲氧苄啶）7d
犬（金黄色葡萄球菌，链球菌，多杀巴斯德菌）	阿莫西林克拉维酸	克林霉素
犬（金黄色葡萄球菌，链球菌，大肠埃希菌）	阿莫西林克拉维酸	克林霉素

每一个咬伤患者都要使用破伤风免疫，使用标准免疫法和免疫球蛋白。如果伤口很小，孩子已经接受前三剂破伤风类毒素，在10年前接受过最后剂量的患儿需要考虑接受加强针。如果伤口很脏，孩子已经接受前三剂破伤风类毒素，在5年前接受过最后剂量的患儿需考虑接受加强针。如果患儿的免疫状态不清楚，且未接受过三次剂量的破伤风类毒素注射，强化针和免疫球蛋白均需要使用。

健康的猫和犬咬伤后狂犬病疫苗不需常规预防接种，可以观察10～14d。如果接触过明确能传播狂犬病的动物，如浣熊、蝙蝠、臭鼬和狐狸，需要给予狂犬病免疫血清球蛋白20U/kg。如果条件允许，全部剂量注射在伤口周围，其余的注射到对侧的三角肌或大腿外侧肌。二倍体疫苗的一个疗程注射时间为咬伤后第0、3、7和14天。所有可能接触的人均应去医疗机构登记。

（张晓娟 译）

第 133 章　蛇　毒

（原著　Patrick M. Lank, Timothy B. Erickson）

要点

- 儿科患者蛇咬伤主要是响尾蛇所致。因为响尾蛇体积小，婴幼儿易于受攻击。
- 响尾蛇毒素可经血液播散，引起全身中毒症状，而珊瑚蛇只有神经系统毒性。
- 在美国，蛇咬伤主要是响尾蛇。因为所有蛇咬伤的治疗基本相同，故辨别蛇的种类并不是很重要。
- 蛇咬伤的院前处理包括患肢的制动、最大程度地减少身体活动、液体管理。没有任何急救方法被证明是有效改善咬伤预后的，但尽快给予抗毒素治疗是目前最有效的院前干预措施。
- 抗毒素，如响尾蛇抗毒素是由高纯度的水解木瓜蛋白酶抗体制备的，是目前蛇咬伤的标准治疗。
- 儿童患者的抗毒素剂量是根据估计的蛇毒液的量，而不是根据患儿体重。

流行病学

全世界范围内每年约有 30 000 例致命性蛇咬伤。美国本土有大约 120 种蛇，约 20% 为毒蛇（表 133-1）。毒蛇分为两类：蝰蛇科和眼镜蛇科。蝮蛇是蝰蛇科的一个亚类，众所周知的如响尾蛇，它的特点是头部两侧均有热感应器。蝮蛇的家族有三类：响尾蛇属（响尾蛇）、蝮蛇属（铜头蛇和棉口蛇）和侏儒响尾蛇属（侏响尾蛇）。铜头蛇和棉口蛇在梅州南部和东部多见。有几类响尾蛇在整个美洲都有分布。尽管蛇咬伤报道低于实际发生，每年美国仍有约 8000 例响尾蛇咬伤。向美国中毒中心求救的蛇咬伤患者约有 30% 在 20 岁以下，12% 在 9 岁以下。

毒蛇

■ 解剖学

毒蛇和无毒蛇可以从一些解剖学特征去区分。毒蛇头部为三角形或箭头状，而北美无毒蛇有一个光滑的锥形的躯体，而头部狭窄。响尾蛇在鼻孔和眼睛之间的颊窝是热量和振动传感器，用于定位猎物。无毒蛇的瞳孔为圆形，响尾蛇的瞳孔为垂直的或椭圆的。响尾蛇家族还有特征性的尾摇铃和侧腹肛门鳞（彩图 190）。

■ 病理生理

蛇属于自卫型动物，很少攻击，遇到情况它们会保持不动，甚至退缩。蛇咬伤多数发生在好奇的孩子们或者想触摸及骚扰蛇的人。婴儿或儿童因其体重小，容易攻击，且容易中毒。中毒症状轻重取决于咬伤部位，咬伤在头、脖子 或者躯干要比咬伤在四肢末端症状重（见彩图 191）。上肢咬伤比较常见，比下肢咬伤重，但下肢咬伤的中毒表现可能会出现得晚。男孩被咬伤的比女孩多，接受抗毒素治疗的也比女孩多。毒素如果直接进入动脉或者静脉，死亡率会很高。

需要指出，如果小儿出现中毒，其毒液负荷量将大于 1mg/kg，临床医师应注意出现全身症状的可能性很大。静脉给抗蛇毒血清应作为一线治疗，剂量应依据可能的毒液量及临床表现，而与患者体重成反比。

响尾蛇的毒液是酶的复杂混合物，主要功能是固化、扼杀和消化其猎物。蛋白水解酶可以使肌肉和皮下组织坏死，作用同于胰蛋白酶。透明质酸酶可以降低结缔组织的黏性。凝血酶样氨基酸酯酶相当于去纤维蛋白发挥抗凝作用。中毒表现常在咬伤周围的组织、血管及血液成分。

■ 临床表现

局部皮肤改变包括一处或两处伤口，伴有疼痛，伤口周围伴有水肿。无毒蛇咬伤后最多留下一个马蹄印样的伤口，是很多牙齿的印迹。25% 的响尾蛇咬伤被认为是干燥伤口，无中毒表现。6 岁以下的儿童与大龄儿童和成人比较，多表现为干燥伤口，但如果发生中毒，学龄前儿童更易于出现严重中毒症状。如果中毒部位出现严重的肿胀和水肿，将在 1h 内迅速波及整个肢体，几小时内将出现瘀斑、血性水疱和出血点。

■ 院前处理

受伤的肢体需要制动和尽量减少活动。院前处理的第一个目标是尽快到可以给予注射抗蛇毒素的医疗机构。如果确定第一目标实施起来比较危险，且可能加剧肢体发病，则切忌切开伤口用嘴吸，这样会加重组织损害及增加感染机会。如果有机械性吸引装置，也不推荐使用。用动物和人模型实验研究均发现使用吸引装置不仅不能充分吸出毒液，而且会加重局部组织损害。冷冻疗法会导致伤口的进一步坏死，也不推荐。曾有观点认为电休克疗法是蛇咬伤院前处理的第一措施，但是依据病例报道和动物实验研究结果均未发现获益。如使用最初病历报告建议的方法——使用挂机吸引，可导致大范围的组织损伤，并可引发全身症状。还有一种方法称为压迫法，这种方法在全世界其他地区经常使用，但对于北美响尾蛇咬伤也不推荐该方法。因为尚未发现此方法可以改善全身症状的依据，而且有证据显示可增加肢体间的压力。

最理想的处理措施是为让患者安静休息，将受伤肢体放置于心脏水平。然后尽可能快速地到达能够注射抗蛇毒素的医疗机构。在转运过程中应观察伤口，标记伤口边缘，以便于观察进展情况。需要建立静脉通路，必要时给予镇痛药物。响尾蛇咬伤伤口依据中毒程度常分为微小、中等和严重伤口，可以用于指导治疗（图 133-1）。

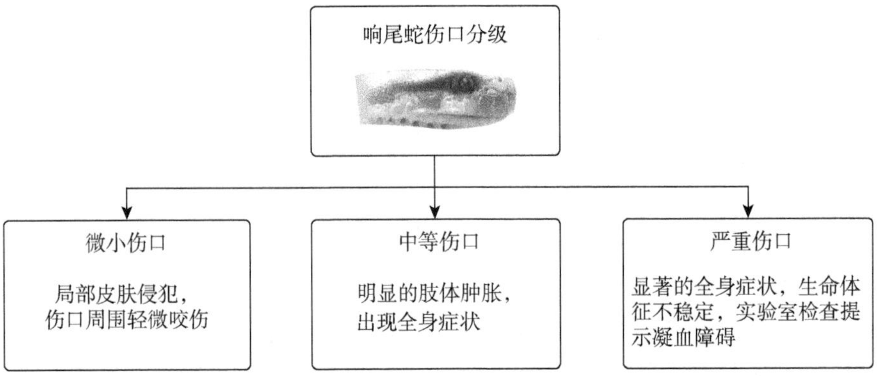

图 133-1 响尾蛇伤口分级

■ 诊断

推荐使用实验室检查评估响尾蛇咬伤，包括全血细胞计数如血小板、凝血酶原时间或者国际标准化比值，部分凝血酶原时间、纤维蛋白原水平、纤维蛋白原降解产物。血液检查异常提示有全身中毒，结合其他临床检查，以判断是否使用抗蛇毒素。如果最初的血液学检查是正常的，伴有局部组织肿胀和疼痛，建议 6h 内再次复查血液学指标，除非已出现很糟糕的临床表现。如出现横纹肌溶解、肌红蛋白尿或肾功能不全，其他的实验室检查如生化、肌酐和尿常规也需要监测。

■ 医院内治疗

响尾蛇咬伤的患者到达医院后需要给予破伤风抗毒素。受伤的肢体末端需放置于心脏水平，院前放置的束缚绷带或包裹物均需要解除。在未受伤的肢体建立静脉通路，用于给抗蛇毒素和镇痛药物，常需要使用阿片类镇痛药。不需要预防性使用抗生素，因为响尾蛇毒可以抑制细菌生长。如果有感染的表现，或者曾有用嘴吸伤口，需要行伤口培养，同时使用一代头孢抗生素或阿莫西林 / 克拉维酸。

在过去，预防性的筋膜切开和手术切开是响尾蛇咬伤的常规处理方法。这些方法未见获益，现在很少使用。响尾蛇咬伤不太可能出现筋膜室综合征。响尾蛇咬伤后毒素常在皮下，而不是在筋膜下。皮肤张力高通常是由皮下组织坏死后水肿所致，此外，显微镜下可见的肌坏死是蛇毒引起的而不是筋膜室张力高所致。因此，受伤肢体末端不能按照筋膜室综合征的方法去处理。最佳的处理水肿的方法是静脉给予抗蛇毒素。在已经接受抗蛇毒素治疗及毒理学家会诊后、有局部中毒表现或者内科医师已经给予医学处理后的儿童方可考虑进行外科处理。当伤口稳定后，可考虑对坏死组织行清创或坏死手指行截肢。目前尚无证据支持使用筋膜切开减压术处理蛇咬伤后的高张力，甚至有些采用筋膜切开减压术后的患者情况更加糟糕。

■ 抗蛇毒素治疗

响尾蛇多效价免疫 Fab 抗蛇毒素是用绵羊血清制备的，纯度高，只含有少许 Fab 抗体片段。响尾蛇 Fab 抗蛇毒素与传统的响尾蛇多效价抗蛇毒素是等效价的，但安全性更好，过敏反应少。传统的抗蛇毒素已经停产了。

中度或重度中毒的患者可以静脉给予响尾蛇 Fab 抗蛇毒素。需注意的是：抗蛇毒素的剂量是根据中毒的毒液量设定，与患者体重成反比。如果患者出现中毒症状，需接受 4～6 小瓶的响尾蛇 Fab 抗蛇毒素，即使是儿童患者。冻干抗蛇毒素需用 10～25ml 无菌水轻轻溶解，再用 250ml 生理盐水稀释。尽管 Fab 抗蛇毒素过敏反应发生少见，但起初仍需缓慢注射，4～6 瓶在 1h 内输注完毕。在小婴儿，可以减少稀释液体量，尽量减少其他额外液体量。多数中毒的儿童都是健康的，且体重在 10kg 以上，对上述液量耐受性良好。

4～6 瓶的抗蛇毒素基础量输注完毕后，需要再次评估患儿的伤口情况及行血液学检查，如果中毒已经控制，推荐维持量为 2 瓶，每间隔 6h 给一次，重复 3 次；如果患儿中毒症状很轻微或者显著改善，可减少使用剂量。但是如果中毒症状仍未控制，需要重复给一次 4～6 瓶的剂量，然后再评估中毒症状。

响尾蛇 Fab 抗蛇毒素的急性严重不良反应虽然比马血清制备的抗蛇毒素的少，但仍需密切观察有无不良反应发生。减慢给药速度、给予苯海拉明可以减少不良反应的发生。如果使用 Fab 抗蛇毒素，治疗中不管使用如何剂量，其血清型不良反应均少见。

使用 Fab 抗蛇毒素后可出现血液系统的不良反应，这可能与毒液和抗蛇毒素的生理半衰期不同有关。Fab 抗蛇毒素的肾清除率比毒液在伤口的滞留时间要快。患儿的伤口及血液学检查应稳定后 48～72h 后再次评估。已经接受处理的患儿如果还可能出现中毒反应，应需要医学毒理学专家和其他中毒救治的内科专家一起讨论是否使用抗蛇毒素或多种血液制品或有争议的治疗方案。

■ 建议

无症状的患儿需观察到咬伤后 8h，如没有中毒的任何症状，患儿可以解除观察，诊断为“干伤口”（无毒伤口）。但需除外莫哈韦响尾蛇咬伤（见彩图 192），因为这种蛇咬伤后神经系统中毒症状延迟出现，因此被这种蛇咬伤的患儿至少要观察 24h。

出现轻微中毒症状的患儿要观察 24h。所有接受抗蛇毒治疗的患儿均需住监护病房以备进一步需要抗蛇毒素治疗，需要监护观察有无过敏反应、伤口的护理及镇痛。伤口检查包括四肢末梢检查，起初应每小时检查一次，直到症状稳定。

珊瑚蛇

珊瑚蛇（眼镜蛇科）有 1/3 是美洲土生土长的。索诺兰珊瑚蛇（西部珊瑚蛇）分布在利亚桑拿州和新墨西哥州。东部有毒珊瑚蛇多分布在南卡罗来纳州、海湾各州和德克萨斯州。珊瑚蛇咬伤只占美国蛇咬伤的 2%。

珊瑚蛇有半圆形的头、圆形瞳孔，跟无毒蛇属很像。珊瑚蛇常被误认为无毒蛇的蛇王，因为猩红蛇和牛奶蛇有黄色、红色和黑色的环。古代有谚语：红和黄，杀人蛇；红和黑，无毒蛇，可以用于判断是毒蛇还是无毒蛇（见彩图 193）。窄黄环珊瑚蛇有着宽大的红环和黑环，猩红蛇的黑环和红环相毗邻。需要提醒的是，这些特性只适合于判断北美洲蛇，因为有毒的南美洲珊瑚蛇和世界范围内其他蛇也有红和黑相间的。小型的有稳固牙齿的珊瑚蛇可能不会留下明显的毒液证据。因此，任何形式的毒蛇类咬伤都要实施医学评估。

■ 临床表现

像其他眼镜蛇一样，珊瑚蛇的毒液主要是神经毒性损害。咬伤局部的初步表现为局部皮肤水肿和敏感。由于其尖牙的解剖学特点，咬伤后没有咬伤痕迹，却可以引起中毒症状。患者被咬伤后，数小时后便会出现中毒表现，如感觉异常、呕吐、虚弱、肌颤、复视、模糊，有的还会出现呼吸抑制。小婴儿会出现抽搐。在珊瑚蛇抗蛇毒血清出现以前，东部珊瑚蛇咬伤的死亡率高达 10%。随着呼吸支持及抗蛇毒血清的应用，咬伤的死亡率降至非常低的水平。

■ 治疗

珊瑚蛇咬伤需要谨慎处理，因其咬伤后 12h 才有临床表现，一旦出现即会出现神经系统症状，24h 内出现呼吸抑制。释义抗斑色抗蛇毒血清（马原性）在被有毒东方珊瑚蛇咬伤的患儿需常规使用。近年，制药公司仓促生产抗蛇毒素，因为其供货有限，制药公司每年都延长其失效期，鼓励东部和德克萨斯州毒蛇分布地区内医院保持库存量。

■ 建议

儿童如果受到珊瑚蛇咬伤都需要在监护病房观察，进行气道护理，给予注射抗蛇毒血清。

外来蛇咬伤

每年都会出现几例外来蛇咬伤。这些外来蛇主要是当作宠物输入，或者从国际经销商手中购买。内科医师如果遇到外来蛇中毒的患者，他们会向区域中毒中心寻求治疗帮助，或者向地区动物的爬虫学家求助。基本的处理措施包括伤口的护理、支持性治疗，如果可能的话给予抗蛇毒血清治疗。

（张晓娟　译）

第 134 章 蜘蛛和节肢动物咬伤

（原著 Timothy B. Erickson, Navneet Cheema）

要点

- 黑寡妇蜘蛛咬伤可引起肌肉痉挛性疼痛、继发神经毒性，对抗蛇毒血清有效。
- 褐皮花蛛咬伤可引起血液毒性及局部皮肤坏死。
- 蝎蜇伤会引起严重的局部疼痛，在儿童有时会引起全身症状。
- 膜翅目的蜜蜂和黄蜂可引起严重的过敏反应，与其他节肢动物相比，其咬伤引起的严重不良后果和死亡率要高。
- 火蚁蜇伤会引起局部皮肤疼痛。

引言

在北美洲，节肢动物咬伤和蜇伤经常发生，每年将近 50 000 人被咬伤，多数是被蜘蛛咬伤。在北美洲，约有 41 000 种蜘蛛，大多数咬伤对人类不会引起严重后果，且多数咬伤不需要处理。只有少部分有毒蜘蛛咬伤后需要医学处理，因为这些咬伤可能会出现局部反应、系统性症状及神经毒性。

黑寡妇蜘蛛

■ 解剖学

在北美洲，黑寡妇蜘蛛有五类，花背红蜘蛛、几何寇蛛（棕色黑寡妇）、北方黑寡妇、红背蜘蛛和红斑寇蛛（南方黑寡妇）。它们居住在隐蔽的河床、木屑里，或者石墙上。在美国，除了阿拉斯加州外，其他地区均有分布。黑寡妇蜘蛛，黑色，有光泽，球形腹部的腹面有一个红色沙漏形的图纹（见彩图 194）。红色沙漏图纹是寇蛛的特征性标志。其他几类蜘蛛的特征性标志是三角形和斑点状花纹。黑寡妇蜘蛛的咬伤有明显的季节性，在春天开始，9 月达高峰，1 月和 2 月基本不发生。

■ 病理生理

黑寡妇蜘蛛喜欢夜间活动，只有当蜘蛛网被弄破才会咬人。通常认为雌性黑寡妇蜘蛛对人类有毒。雄性蜘蛛的下巴和毒腺小，毒性也小。蜘蛛是靠条形肌来控制其排毒量。15% 的蜘蛛咬伤无毒。蜘蛛的毒性主要取决于 α- 蛛毒素。毒素可以促进突触小泡细胞外分泌，促使神经递质释放，如去甲肾上腺素、γ- 氨基丁酸和乙酰胆碱，也可以引起运动终板的降解，导致神经支配障碍。毒素还可以使神经细胞钙离子通道开放，促进大量的钙离子内流，使细胞膜不稳定，同时出现低钙血症。

■ 临床表现

毒株中毒是黑寡妇蜘蛛咬伤后的临床综合征。咬伤就像针刺样感觉，很容易被忽略。起初，症状不明显，随后逐渐进展，如红斑、荨麻疹，或者特征性的晕环样损伤。这些局部症状出现后，会出现胸、腹部和腰背部的疼痛及肌肉痉挛，可能还会出现板状腹，而被误认为外科手术指征，尤其是婴幼儿不能提供咬伤病史。据报道，婴幼儿咬伤后症状和体征主要是伤口的大疱性多形红斑、易激惹、哭闹、流涎、焦躁、惊厥。学龄儿童和青少年可以描述伤口疼痛、腹部和胸部疼痛、肌肉疼痛、颤抖。约 1/3 的患儿会出现全身症状，如高血压、出汗、流涎、气道分泌物增多引起的呼吸困难、抽搐。一些少见的症状如心肌炎、上肢筋膜室综合征、异常勃起。死亡的发生率很低，美国没有报道死亡病例，世界范围内文献仅有 2 例黑寡妇蜘蛛咬伤后死亡。毒蛛中毒的典型症状持续数天，但是后期还会有数周间断的疲劳和肌肉痉挛。

■ 治疗

合理的局部伤口护理可以减轻伤口疼痛，可以用冰块冷敷。可以使用破伤风免疫球蛋白，但如果没有感染证据不需要预防性给予抗生素。如果疼痛剧烈，给予口服或肠道外镇痛剂，如吗啡。如果出现肌肉痉挛，可以给予苯二氮䓬类镇静药。

在过去，为预防黑寡妇蜘蛛咬伤后出现低钙血症给予葡萄糖酸钙，但研究显示没有从中获益，故不推荐给予钙剂。

在一些极个别的严重病例，推荐使用黑寡妇蜘蛛抗毒素，目前在美国只有一种黑寡妇蜘蛛抗毒素。有一种从马血清提取的 IgG 抗体可以对抗红斑寇蛛毒素。只有严重病例才给予黑寡妇蜘蛛抗毒素（如高血压危象、剧烈疼痛），且没有过敏禁忌证、对阿片类和苯二氮䓬类无效。出现严重中毒症状的幼儿和老年人早期需要注射抗蛇毒素，但因为抗毒素的过敏反应，人们非常不愿意使用抗蛇毒素。近期 2 篇报道提示，在美国抗蛇毒素的副作用发生率明显降低。据医学文献记载，只有两个病例在使用黑寡妇蜘蛛抗毒素后出现死亡。接受抗蛇毒素的患者表现出流感样症状，或 1～3 周后出现免疫复合物型动物血清病，这种情况多数可以自愈，且对抗组胺药和类固醇激素有效。

■ 建议

任何有症状的黑寡妇蜘蛛咬伤患儿都需接受观察和镇痛处理。如果出现心肺功能衰竭或抽搐，患儿需要住监护病房并给予抗蛇毒素。

隐居褐蛛

北美的隐居褐蛛有 6 种，分别为：亚利桑那州隐蛛属、荒原群落隐蛛属、德维亚隐蛛属、来塔隐蛛属、鲁费特隐蛛属、镭盾隐蛛属，其中镭盾隐蛛属最常见。它们属于夜行隐居狩猎者，活动期为从 4 月到 10 月。它们的网很小，不易看清。受害者经常是在找东西的时候被咬伤手足，如往壁橱或阁楼放鞋子，或者用了一个蜘蛛在里面织网的毯子。

■ 解剖学

隐居褐蛛是因其身体是褐色的或者是浅黄褐色而得名，其长 1～5cm，特征是身体前半部（头胸部）有一黑色形如小提琴的图案（见彩图 195），其腿细长；同其他蜘蛛（如黑寡妇蜘蛛）一样，有 6 个眼睛排成 2 行。

■ 病理生理

隐居褐蛛的毒力比响尾蛇要强，其咬伤后可引起大范围的皮肤坏死。毒液直接作用于细胞壁，迅速引起细胞损害和坏死。其毒液含有钙离子依赖的鞘磷脂酶 -D 和 C 反应蛋白一样，对红细胞有溶解作用。红细胞壁被破坏后，可引起瀑布式凝血异常，导致血管内凝血，局部出现中性粒细胞、淋巴细胞浸润，聚集在坏死溃疡周边。

■ 临床表现

多数隐居褐蛛咬伤在黎明前数小时发生，不伴有疼痛。诊断隐居褐蛛咬伤一定要考虑季节性和区域性。一项研究提示 43/45 的隐居褐蛛咬伤发生在 4～10 月。镭盾隐居褐蛛分布在美国南部中心。蜘蛛中毒的临床表现轻至皮肤损害，重至威胁生命的全身反应。多数中毒的体征局限在伤口局部。多数（90% 以上）仅仅表现为局部反应，数小时后可出现瘙痒、肿胀、红斑、疼痛等，其特征性改变为红斑包绕着有白色晕的蓝灰色点。毒蛛中毒坏死颜色差异在判断坏疽上有着重要意义。通常，咬伤后 3～4d，伤口中心为黑色焦痂；在 7～14d，伤口进展为典型坏死性溃疡；一些文章指出，因为依据不充分，棕色盾蛛咬伤后出现的坏疽性毒株中毒被过多的报道，并提出要严格诊断标准。

棕色盾蛛咬伤后出现全身反应虽不及皮肤反应常见，但发生率也很高，其严重性与皮肤反应的严重性无关。中毒后 24～72h 后，会出现发热、寒战、肌痛和关节痛。如果出现严重的全身症状，患者会出现凝血障碍、低血压、黄疸、弥散性血管内凝血、抽搐、肾衰竭和溶血性贫血，也有极个别病例死于全身症状。

游荡蜘蛛

游荡蜘蛛（又称刺隐蛛），起源于欧洲和中亚地区，现分布于美洲太平洋西北部地区和加拿大。当谈及坏疽性毒株中毒时，还应包括隐蛛属。因为不是美洲西北部本土蜘蛛，棕色隐居蛛咬伤后虽然症状上与游荡蜘蛛咬伤相似，但本质属性不同。此类蜘蛛非常好斗，很轻微的激惹就会出现咬伤。该蜘蛛为棕色，但有灰色的环状标志，体长 7～14mm，腿跨度为 27～45mm（见彩图 196），喜阴暗、潮湿的环境，如木屑堆和地窖。

■ 治疗

隐居褐蛛或游荡蜘蛛咬伤后的管理取决于其反应是局部还是全身。很难预测咬伤后哪种类型的伤口会进展为毁容性的溃疡性坏死，因此只要是可疑隐居褐蛛咬伤的伤口，都需要恰当的伤口处理，包括清创、制动，抬高患肢以减轻疼痛和水肿。早期冷敷会减轻伤口局部反应；反之，热敷会加重局部症状。破伤风免疫可以使用，但不推荐使用抗生素，除非有感染证据。抗组胺药和镇痛剂有效，尤其在儿童。

越来越多的研究证明伤口愈合是一个缓慢的过程，早期的溃疡切除和类固醇激素的使用没有使临床获益，且干预会形成瘢痕，更不利于伤口愈合。早期外科干预导致的间断的伤口破裂，远期会影响手足功能障碍。推荐晚期外科手术干预，即当坏死期结束（8 周左右），再给予外科切除溃疡，后行植皮手术，可以促进隐居褐蛛咬伤后的伤口愈合。给予恰当的伤口护理，大部分伤口愈合良好，瘢痕发生率为

10%～15%。

传统观点认为使用白细胞抑制剂氨苯砜，可以减少瘢痕形成和术后并发症出现，但是，从大型临床和动物实验结果来看，没有证据证明该方法有效。因为氨苯砜可以引起高铁血红蛋白血症，引起 G-6-PD 缺乏的孩子出现溶血性贫血，故在儿童不推荐使用。也有人说使用高压氧治疗大型咬伤伤口，但结果喜忧参半，目前也没有证据支持该方法有效。

隐居褐蛛咬伤很少出现全身症状，一旦出现就威胁生命，需要积极处理。虽然临床证据不足，但糖皮质激素确实可以稳定红细胞膜、减少溶血。患者需要严密监护，警惕弥漫性血管内凝血出现，必要时输注血小板和悬浮红细胞。如果患者出现急性溶血，给予碳酸氢钠碱化尿液可以减少肾功能损害。尽管市场上买不到，但在美国有正在研制的隐居褐蛛抗毒素，但是没有证据显示其有效，尤其是对局部症状。

■ 建议

患者如果出现伤口迅速进展，或者坏死区域出现溶血现象，需要住院治疗。在急诊室度过观察期，实验室检查结果均正常的患者可以回家，24～48h 后需要门诊复诊伤口。

狼蛛

狼蛛数量多，且很恐怖（见彩图 197），主要分布在美国西部的沙漠地区，但向东甚至到密西西比河谷也有分布。狼蛛体积大，多毛，相对温顺。它们攻击性不强，只有当被严重挑衅后才发起攻击，且咬伤后疼痛比较轻，水肿，基本没有或很小范围的皮肤坏死，不会出现严重的全身症状。狼蛛咬伤后很少出现严重后果。但咬伤的家畜会出现严重后果，尤其是犬。狼蛛咬伤后的处理包括伤口护理和接种破伤风。受伤的肢体需要抬高制动，给予镇痛剂，必要时可以给予抗组胺药及局部使用糖皮质激素。蛛类作为外来宠物的贸易越来越多，所以当临床医生碰到特殊的皮肤损害时需要考虑是否被外来宠物咬伤所致。

狼蛛咬伤更多的是接触其腹部毛发，这些毛发可以被弹去，可以引起荨麻疹和皮肤瘙痒，且症状持续数周。这些毛发如果不慎入眼，可引起角膜结膜炎，结节性眼炎及眼睛的结节性肉芽肿。接触狼蛛的患者如果出现上述情况，需立即眼科就诊，如果不采取合适的处理，可引起角膜炎、葡萄膜炎、视网膜炎，甚至眼眶蜂窝织炎。

蝎子

从流行病学上讲，蝎子是蛛形纲动物中最容易引起成人蜇伤和儿童死亡的。世界范围内每年有成千上万的人因蝎子蜇伤死亡。在美国，近 25 年内没有蝎子蜇伤死亡，从南部到西南部，整个地区都有公共卫生设施。在墨西哥，近 20 年来，蝎子蜇伤后死亡率明显下降，但是 5 岁以下的儿童和老年人仍是易受伤人群。

■ 解剖学

蝎子有一对带钳子的前腿、分段的躯体、灵活的带毒刺的长尾巴（见彩图 198）。美洲沙漠金蝎属、维迪奥维斯蝎属、墨西哥黑爪巨囊掘洞蝎蜇伤后都会出现疼痛，只有西部沙漠蝎，蜇伤后会对人类有生命威胁，也称树皮蝎，因为它们喜欢黏附在倒落的灌木或树的底部。它们呈褐色，身长 1～6cm，昼伏夜出，其壳在紫外线或拇指灯具照射下会发光，用以识群和识窝。

■ 病理生理

刺尾蝎毒素可以引起机体交感神经系统和副交感神经系统自发除极。

■ 临床表现

除明确是蝎子蜇伤外，主要是根据临床表现判别。大多数受害者只是局部疼痛、敏感和刺痛。儿童中毒和严重蝎子中毒的患者可出现交感神经、副交感神经和中枢神经系统过度兴奋。中毒后 1h 需要严密观察患者的生命体征，且可能会出现心律失常。不良共轭凝视，在儿童非常常见，表现为眼睛不停地徘徊，还伴有其他神经系统症状，如肌颤、虚弱、激惹和角弓反张。少见的表现有共济失调、呼吸窘迫和癫痫。

■ 治疗

刺尾蝎中毒的管理主要是支持。冷敷和镇痛药主要针对局部症状和疼痛。需要行伤口处理和接种破伤风。心动过速和高血压可以静脉给予 β 受体阻滞剂，如艾司洛尔或拉贝洛尔。激惹状和肌颤可给予苯二氮䓬类镇静药。严重中毒可能需要高级生命支持和气道管理。可采用临床评分表评估蝎蜇伤后是否需要住院。

2011 年，在美国，刺尾蝎特异性抗毒素，2 价 Fab 马免疫血清被 FDA 批准可用于严重中毒。在一些国家，针对各种蝎子中毒的抗毒血清已经用于科研和临床试验，因此，制备出所有动物来源的抗毒血清，针对即刻、迟发型过敏反应的和免疫复合物型血清病的产品是有可能实现的。因此，应该配备蝎子中毒的抗毒素，以应急严重中毒病例。尽管国外的研究显示：蝎子中毒后常规给予抗毒血清没有获益，但 1 或 2 小瓶抗毒血清对严重中毒病例可以快速缓解症状。

在给予抗毒血清前，建议咨询蝎子蜇伤经验丰富的毒理学家。

膜翅目

膜翅目包括蜜蜂、黄蜂（大黄蜂和胡蜂）和火蚁。这些昆虫咬伤构成美国 1/3 的中毒，每年有 50～150 个死亡病例。膜翅目中毒后，患者会出现畏光，随后会出现一系列过敏反应，可引起患者致死。

■ 蜜蜂和黄蜂

蜜蜂（产蜜的蜜蜂）是有绒毛的昆虫，有黑色和褐色的交替条纹，它们本质不好斗，它们蜇伤经常是被踩后的保护性反应。像其他膜翅目一样，雌性蜜蜂的刺是改良的产卵器，同时与毒液囊连接，蜜蜂蜇伤人丢失毒刺后会死亡，故它们蜇伤通常是发生在被激惹后的自卫反应。

非洲蜂，俗称杀人蜂（西方黄蜂，彩图 199），分布于德克萨斯州、亚那桑利州和加利福尼亚州，以及大部分温暖的东南和西南地区。1950 年，非洲蜂是拟培育出蜂蜜产量高和抗病能力强的品种而引入到巴西做试验的杂交蜂。许多逃跑的蜜蜂，后来与之前引入的欧洲蜜蜂交配，这些杂交蜜蜂顺着海岸线迁徙到北方温暖的区域，尽管它们的毒性与杂交前的一样，但它们好斗性强，一个蜂巢（与变异前比较）可以应对 10 倍以上的威胁。大量的非洲蜂蜇伤后可以引起多脏器功能受损，严重中毒后可引起死亡。大部分非洲蜂蜇伤患者可出现急性肾小管坏死、肾功能损害和肌红蛋白尿。在蜂群里，可以杀死一个无过敏反应的健康人。

在美国常见的大黄蜂是黄色黄马褂。它们常在垃圾桶、饮料瓶和各种食物周围。它们非常好斗，轻微激惹它们就会受到攻击。黄蜂（胡蜂）身体瘦小、光滑，蜇伤后有非常强烈的刺痛，它们常在屋檐下筑巢，肉食性，且它们的毒刺可以反复使用，不像蜜蜂蜇伤人一次后就失去毒刺。

■ 病理生理

膜翅目的毒液包含各种酶，可影响血管紧张性和通透性。尽管它们的酶学基本相似，但蜜蜂和黄蜂毒液之间仍存在免疫交叉反应。蜜蜂蜇伤后的患者对黄色黄马褂不一定敏感，但黄色黄马褂蜇伤的患者对黄蜂毒比较敏感。膜翅目蜇伤后可能出现四种不良反应：局部反应、中毒反应、全身过敏反应及少见的迟发型超敏反应。

局部反应是最常见的血管效应，通常轻微，有疼痛、轻度红斑、水肿，蜇伤处的皮肤瘙痒，没有全身症状，但是严重的局部反应可引起一个或多个关节痛。如果口腔或喉咙出现局部反应，可能会引起上呼吸道梗阻，尤其是幼儿。

患者如果遭遇多处蜇伤，可能会出现中毒反应，非洲蜂便因此而出名。但是好斗的本地蜂巢也可引起类似情况。大部分动物蜇伤的致死量为 20 次蜇伤 /kg。中毒的症状类似过敏反应，也会出现胃肠道反应（恶心、呕吐、腹泻）、头晕目眩、感染异常和晕厥，随后还会出现头痛、发热、困倦、不自主的肌肉痉挛、非荨麻疹样水肿和抽搐。尽管荨麻疹和支气管痉挛不常见，但严重中毒会引起呼吸衰竭和心搏骤停。肝衰竭、横纹肌溶解和弥散性血管内凝血在成人和儿童患者都有报道。中毒反应是机体各器官对毒液的效应。

中毒后出现全身的过敏反应是普遍现象。膜翅目中毒后的全身反应是 IgE 介导的超敏反应，其机制是肥大细胞和嗜碱性粒细胞释放炎性因子。一般症状比较轻微，严重的可以引起死亡。不像中毒反应，全身过敏反应的严重性与蜇伤次数没有相关性。多数过敏反应症状基本上在蜇伤后 10～15min 就会出现，6h 内全部过敏反应都会出现。蜇伤后 1h 内容易出现突发死亡，主要是由于气道梗阻及低血压。初期典型的过敏反应有眼睛瘙痒、面部潮红、全身荨麻疹，可能会很快进展为胸闷或喉咙发紧，喘憋、呼吸困难、晕厥和休克。

迟发型过敏反应一般在蜇伤后 1～2 周出现，表现为血清病样综合征，如发热、精神萎靡、头痛、荨麻疹、淋巴结病和多发性关节炎，其发病机制主要与免疫复合物介导有关。

■ 治疗

如果蜇伤后毒刺仍存在，需要人工清除，以往经验需要挤压蜇伤伤口、谨慎刮除毒刺，不建议直接拔掉，以免压迫毒液腺破裂释放更多毒液，然而，现在研究证实这种观点是错误的，因为毒液在蜇伤后数秒就已经完全释放。全身症状的治疗有冰敷 / 冷敷、抗组胺药。局部症状重的，炎症反应会持续存在，肿胀会迅速蔓延整个肢体，且会持续数天。短期小剂量激素［1mg/（kg·d），连用 5d］可以缩短症状持续时间。

毒性反应提示蜇伤的程度，通常是 25～50 次。

胃肠道反应是常见症状，荨麻疹和支气管痉挛少见。治疗上主要是支持治疗。

膜翅目蜇伤后出现全身症状的概率约为 1%，其程度从轻微、无生命危险的皮肤反应到典型的过敏性休克、中等程度的全身反应，主要药物治疗是肾上腺素，肾上腺素还可以中和抗组胺药的支气管痉挛和血管扩张效应。肾上腺素可以静脉注射（1 ：10 000 稀释的肾上腺素 0.1ml/kg），如果无效，15min 后可以重复给药。严重的喉头水肿或哮喘早期需要气管插管，气道梗阻是过敏反应的主要死因。抗组胺药需要尽早给予，但不能代替肾上腺素、H_2 受体拮抗剂（如西咪替丁、雷尼替丁）、H_1 受体拮抗剂（苯海拉明），其作用是阻断抗组胺药的扩血管效应。辅助性吸入 β_2 受体激动剂（沙丁胺醇）也可以缓解支气管痉挛。如果出现低血压，需要足量的晶体液行液体复苏。可以给予糖皮质激素抗炎性反应，还可以预防迟发性反应。

迟发的血清病样综合征在蜇伤后 10～14d 出现。短期应用糖皮质激素可以应对免疫失衡。

毒液免疫脱敏治疗可以有效预防全身症状的进展，95%～100% 的患儿药效可以持续 3 个月。儿童患者如果出现威胁生命的呼吸症状和低血压，需要请过敏症专科医生会诊。16 岁以上的儿童如果只出现荨麻疹或血管神经性水肿不需要使用毒液免疫疗法。约 10% 的患儿会出现全身反应。

对全身症状采取的治疗措施目的是预防并发症出现。所有曾被膜翅目咬伤的患者需要穿防护衣，并避免去大量膜翅目栖息的地方，需要随身携带便携式的肾上腺素给药设备，需要优先就诊。这类患者需要时刻带着肾上腺素，一旦出现全身症状需要立即给药。即使全身症状轻微，也需要立即就近就诊。这类患者还需要带着医疗警戒标志。

输入性火蚁

在美国已知的 5 种火蚁属于水蚁种属。红火蚁（入侵红火蚁）和黑火蚁（入侵黑火蚁）两种是输入性的，但红火蚁是优势种属（见彩图 200）。它们是第二次世界大战期间经船从南美输入的，随后在美国东南部逐渐蔓延。红火蚁在南美洲 13 个州都有分布，从佛罗里达州到德克萨斯州，它们的地理分布受土壤、温度和湿度影响。

红火蚁身长 2～5mm，身体颜色呈红色。地栖型蚁巢是以土壤堆成，直径高达 90cm 之多，其内部为隧道样结构，长约 3048cm。这些蚁巢在院子里、操场上和开放场所都可见到。火蚁善于主动攻击，即使没有危险和敌人。红火蚁是有真实社会结构的群体，它们喜欢成群攻击，有各种各样的攻击方法。在高度流行的发病地区，每年有 50% 的暴露人群被蜇伤，尤其是儿童，夏季的蜇伤部位经常是脚踝。

■ 病理生理

蜜蜂和黄蜂的毒液主要成分是蛋白质，而火蚁的毒液成分 95% 是生物碱。火蚁伤人分两步，第一步使劲用下颌咬伤受害者，第二步是把身体拱起来，围着下颌骨旋转，迅速将毒液通过毒刺注入受害者体内，然后咬伤周边出现临床典型的圆形丘疹，火蚁在接受到个体或群体发来的危险信号后迅速袭击受害者。

火蚁毒液可引起急剧的烧灼感，因此得名“火蚁”，其毒液有细胞毒性、杀菌性、杀虫性和溶血性，它们激活补体通路，促进组胺释放。火蚁毒可以产生免疫原性，导致对其超敏，如果受害者下次再遭火蚁咬伤，可出现全身过敏反应。

■ 临床表现

临床表现反映了中毒的情况，主要是皮肤病学表现。咬伤后引起烧灼样疼痛，在蜇伤出血处周边伴有圆形丘疹或风团，潮红样反应的风团会出现 1h 左右，24h 内进展为无菌性脓疱，48～72h 后脓疱吸收，留下表浅的糜烂创面。脓疱常伴有剧烈瘙痒，被受伤者抓破后伤口常被污染，继发感染，虽然轻微，但发病率比较高。

15%～50% 的蜇伤者会出现严重的局部反应，典型的有潮红的风团，然后逐渐演变出现水疱、水肿，直径增大至大于 5cm。这些皮肤损害伴有剧烈瘙痒，类似蜂窝织炎，会持续 24～72h。

■ 治疗

外用糖皮质激素软膏，局部使用麻醉膏，口服抗组胺药可以用于改善皮肤损害引起的瘙痒。目前没有有效措施可以预防脓疱的形成，治疗包括局部的冰敷或冷敷以减轻症状，反复温和的清洗伤口区域以预防继发感染。

火蚁蜇伤后约 1% 的患者出现过敏反应，多出现蜇伤后数小时，儿童比成人多见。

火蚁中毒的患者出现严重过敏反应需要接受免疫疗法，既往被火蚁蜇伤的患者再次被蜇伤也需要接受免疫治疗。虽然免疫治疗效果不稳定，但据报道有 98% 的患者有效。

（张晓娟 译）

第135章　海洋生物中毒

（原著　Timothy B. Erickson, Armando Marquez）

要点

- 大多数海洋生物蜇伤的常规伤口处理包括伤口清洗、接种破伤风疫免疫、清创去除异物和选用广谱抗生素。
- 黄貂鱼、蝎子鱼、棘皮鱼类和鲶鱼蜇伤后推荐用热水清洗伤口。
- 使用食用醋、酒精、家用氨、小苏打或木瓜酶清洗局部皮肤可以中和许多腔肠动物的毒液，包括水母。
- 石鱼、箱型水母和海蛇蜇伤可以使用抗蛇毒血清。

为了娱乐、休闲、体验异国情调及改善生活质量，人们越来越喜欢冒险进入水生环境，孩子们也有了接触有毒海洋生物的机会，这些海洋生物常躲在群礁后或浅滩里。而且，随着水产养殖者收集越来越多的异国海洋生物在家里饲养观赏，故被咬伤和蜇伤的风险大大增加。

有毒海洋生物大概有四类：

1. 有毒的咬伤和蜇伤，如蝎子鱼和葡萄牙僧帽水母。
2. 冲击伤，如电鳗。
3. 创伤性咬伤，如鲨鱼和梭鱼。
4. 食入中毒。

本章主要讲解有毒的咬伤和蜇伤。

初学走路的孩子最容易被浅滩的水生物咬伤，而且不能准确详细描述受伤的过程。小儿不管是踩到水生物还是接触水生物都容易四肢末端受伤。青少年更是喜欢冒险，经常进入深水，如冲浪、海泳、浮潜或者初级潜水员，这个年龄段的孩子还特别容易酒精中毒及吸毒中毒。

腔肠动物

腔肠动物（棘细胞动物）包括水母、海葵和珊瑚。水母蜇伤是最常见的海洋虫刺中毒，在切萨皮克州每年约500 000人被水母蜇伤，在佛罗里达州每年约250 000人被水母蜇伤。最常碰到的水母是海荨麻（五卷须金黄水母），在热带雨林气候广泛分布，在寒冷的斯堪的纳维亚也有分布。葡萄牙僧帽水母是比较恐怖的水母之一，这种水母在墨西哥海湾及佛罗里达州（除了7月和9月）的区域经常碰到，它的触须可长达30m（见彩图201）。毒性最强和致死性的腔肠动物是箱型水母或澳大利亚海黄蜂（见彩图202）。

■ 病理生理

腔肠动物的中毒细胞器称为刺细胞，内含毒液腺，隐匿在触手上特殊分化的上皮细胞内。每一个棘细胞都有很多褶曲的可以伸缩的小管，内有很多毒液，可产生神经毒性、溶解细胞毒性及溶酶效应。当被触碰到，或者周围环境渗透压改变，这些毒液腺就会外翻然后释放毒液（见彩图203）。当人类被蜇伤，这些毒液便释放到神经和血管支配的真皮层。不管是活的还是死的腔肠动物都可以释放毒液到皮肤上，如像碎片的触角和“未点燃”的棘细胞。毒液各种各样，但大都包括组胺、激肽因子，既能引起局部症状，也能产生全身症状。棘细胞释放的毒液可引起皮肤坏死、肌毒性、心脏毒性、神经毒性和溶血现象。

■ 临床表现

轻度的腔肠动物中毒，如水母或刺水母蜇伤，可引起局部瘙痒和典型的线形、螺旋形荨麻疹样皮肤损害。皮肤损害常伴有水疱及周围软组织水肿。蜇伤后立即出现剧烈疼痛，60min达高峰，可以持续数小时。澳大利亚僧帽水母蜇伤后可出现全身症状，包括恶心、呕吐、吞咽困难、肌痉挛、肌痛、关节痛、大汗和虚弱。据报道，僧帽水母蜇伤后的小儿患者出现过溶血和肾衰竭，也有报道，青少年颜面部被水母蜇伤可出现严重呼吸困难和口腔肿胀。儿童下肢蜇伤后也可出现眼部组织的炎性反应。其他严重全身症状包括溶血、心律失常、心力衰竭、呼吸窘迫、瘫痪、抽搐、昏迷甚至死亡。绝大部分澳大利亚箱型水母蜇伤不会威胁生命，可出现皮肤疼痛，但中毒后5～20min偶有死亡病例出现。目前，东南亚地区旅游者的蜇伤死亡可能被低估了。据文献报道，在大西洋和印度洋发现一个被立方形水母（手曳水母）蜇伤后死亡的儿童。

■ 治疗

治疗包括对受伤者的安慰和患处的制动。冰块冷敷可以减轻疼痛。可以用无菌生理盐水或海水冲洗伤口，维持伤口周围环境与海水等渗，以冲洗掉未释放毒素的棘细胞。不推荐用淡水冲洗伤口，因为淡水是低渗的，能诱发未释放毒素的棘细胞释放毒素，如果条件允许，尽可能快地应用去污剂。可以使用家庭用的弱酸性醋（5% 的乙酸溶液）浸湿伤口，以使残留在伤口里的棘细胞失活。然而，近期研究提示，在北美洲和夏威夷海域的水母蜇伤后使用乙酸可加重伤口疼痛，也可使一部分种类的棘细胞释放。热水和局部使用利多卡因可以显著减轻疼痛症状，被推荐使用。不幸的是，这些处理方法在受伤地点如海滩或潜水水域均无法采用，但用海水冲洗伤口及去除棘细胞可以考虑使用。通过刮或擦拭也可以去除死的棘细胞。如果没有剃须刀或剃须泡沫，可以使用有边的如信用卡或与信用卡相似的物品，如冰棍棍、蛤壳。

如果受伤者出现过敏，予以对症处理即可。大多数患者使用镇痛剂和抗过敏药物可以有效缓解不适感。如果没有醋，可以使用家用氨、酒精、苏打水及含有木瓜水解酶的混悬液（如松肉粉）。用沙子或酒精擦伤口无用。尿液虽然可以清除大量的棘细胞，但与人们的信仰背道而驰，缺少使用的科学依据。破伤风免疫血清可以使用，但不支持预防性使用抗生素。

海葵（见彩图 204）和珊瑚是固定的海洋生物，接触后能引起荨麻疹样皮肤过敏反应，如果碰到坚硬的珊瑚，需要充分进行伤口护理，使用抗生素及预防性注射破伤风。如果孩子被澳大利亚箱型水母蜇伤中毒，需要接种抗蛇毒血清，这种血清在澳大利亚及美国主要大城市的水族馆或海洋世界主题公园都可以提供。这种从绵羊上提取的抗蛇毒素已经安全应用于 75 种以上的中毒治疗。一个安瓿的抗蛇毒素与晶体液 1 ： 5 稀释，静脉给药；或者也可以按说明书给予肌内注射。因为有几种中毒后心脏毒性发作早，故需尽快给予安全的剂量进行治疗。

为了尽量避免腔肠动物蜇伤，海泳者需尽量穿合适的皮肤保护衣，如紧身的氯丁橡胶衣，或莱卡的潜水衣，配合使用水母安全防晒乳可以有效地避免水母蜇伤皮肤。有任何有可能暴露于水母、火珊瑚及海葵蜇伤情况的人都使用上述推荐装备。

■ 建议

轻度的蜇伤用热水或醋冲洗后可以在家观察 3～4h。儿童如果出现全身症状和不适的疼痛，即使伤口已经处理，仍需继续观察。只要是被箱型水母蜇伤的儿童均需要观察 8h，如果有症状出现需要给予抗蛇毒素。

毒鱼

有毒的鱼大概有 250 多种，包括大部分浅水滩暗礁和近海域鱼类。在每年 2000 多种鱼类蜇伤事件中，黄貂鱼是经常遇到。在美国沿海水域大概有 11 种黄貂鱼。

在美国西海岸，圆黄貂鱼（哈氏扁魟）是最常见的；在东海岸、加勒比海域南部，黄貂鱼。黄貂鱼（见彩图 205）扁圆形身体，经常栖身在潜水域的沙滩里。如果被吓到或踩到，黄貂鱼就会把它多刺的尾巴向上、向前展开，把它有毒的尾巴刺刺向受害者的足或下肢。

各式各样的蝎子鱼，包括斑马鱼和狮子鱼（见彩图 206）。蝎子鱼和石鱼毒性递增。尽管在印度洋 - 太平洋热带水域经常碰到这些鱼，在佛罗里达州礁岛群、墨西哥海湾、加利福尼亚州南部和夏威夷群岛也能遇到这些有毒的鱼。狮子鱼在水族馆越来越受欢迎。

在淡水和海水里均可找到鲶鱼。背部有刺、腹部有鳞片的刺鱼常会出现蜇伤人类，如钓鱼或海味处理工人的前额和双手常被蜇伤。

■ 病理生理

黄貂鱼的背部有一个鞭子样的尾巴，上面有 1 或 4 个有毒的背突或倒棘。这些棘突有反向锯齿，所以一旦被他们钉住，很难移除（见彩图 207）。如果棘突取出来，棘突的鞘破了，里面的毒液就会被释放出来。棘突破后残存在伤口里的棘突会使不耐热肠毒素激活，使皮肤不同程度地坏死和心血管功能紊乱。文献报道，有一个 12 岁的男孩被黄貂鱼的棘突刺入胸部，穿过心脏和肺部，引起心肌坏死和心脏压塞而死亡。

蝎子鱼在背部、肛门、后庭和骨盆联合部均有带毒液的棘突，它的毒液不耐热。石鱼有 13 个背突，里面有最毒的毒液（见彩图 208）。对石鱼的毒液分析后发现里面含有多种有毒成分，如透明质酸酶（有溶血性）、生物胺（如去甲肾上腺素）。心脏毒性主要表现为疣状心内膜炎，抑制钙离子传导引起的负性变。

鲶鱼蜇伤后毒液包括不耐热肠毒素、血管收缩素及其他生物活性物质，引起的症状如同黄貂鱼蜇伤。

一个特殊的寄生鲶鱼 —— 亚马逊牙签鱼，可以逆行通过尿道侵入人体。它的强行撤出常可引起剧烈的出血性疼痛。

■ 临床表现

黄貂鱼蜇伤后，伤口虽小，但疼痛剧烈，1h 达疼痛高峰，持续 48h。症状和体征往往局限于伤口周围，但有些患者也伴有恶心、呕吐、焦虑和晕厥。

狮子鱼、蝎子鱼和石鱼蜇伤后即刻会出现疼痛，60～90min 后达高峰，持续 12h，局部的红疹、皮肤苍白、水肿和感觉异常可持续数周。也可伴有全身症状，如恶心、呕吐、虚弱、眩晕和呼吸困难。石鱼蜇伤后的症状与蝎子鱼相似，但程度更重。石鱼中毒后会出现神经毒性，1h 内会出现呼吸困难、低血压、循环衰竭，6h 可发生死亡。局部皮肤坏死和疼痛可持续数天。

鲶鱼蜇伤后会出现烧灼感和心悸，60～90min 后会减轻，48h 后消失，很少出现全身症状。

■ 治疗

蜇伤伤口的处理包括生理盐水清创，以稀释毒素，去除残存的外壳。黄钓鱼蜇伤后残存在伤者体内的刺和毒腺非常难以清除，需要行射线检查，确定残存鱼刺的位置。但最近一篇文献回顾了 119 例黄貂鱼蜇伤报道，指出在黄貂鱼蜇伤后对患者行射线检查对确定残存异物位置没有益处。

蜇伤的伤口可以用热水浸泡 30～90min［水温在 113 华氏度（℉，华氏度 =32+ 摄氏度 ×1.8）以下］，以灭活热不稳定毒素。蜇伤的伤口通常需要清创并开放伤口，需要给予镇痛剂。必要时给予破伤风抗毒素。可以预防性地给予广谱抗生素预防弧菌感染（葡萄球菌和链球菌），如磺胺甲噁唑、环丙沙星和第三代头孢菌素。

蝎子鱼和狮子鱼蜇伤后的肢体在 113℉的温水浸泡 30～90min，或者直到疼痛缓解。也有病例报道说在 45℉的温水浸泡无效，需要生理盐水清创，开放伤口，清除残存碎壳，故提倡延迟闭合伤口，并预防性给予抗生素。蝎子鱼蜇伤后的局部伤口处理同石鱼，但需要注意，蝎子鱼蜇伤后可能会出现循环衰竭而需要循环支持。一篇足部石鱼蜇伤的个案报道提出可以应用持续密闭负压引流装置清除伤口周边大范围组织坏死以辅助闭合伤口。

在澳大利亚有一种特殊的从马身上提取的石鱼抗毒素，但其有过敏的不良反应。2ml 的抗毒素用 50ml 的盐水稀释后静脉滴注。8 例石鱼蜇伤的病案报道显示石鱼蛰伤后发病率和病死率很低，大多是仅需要对症支持治疗。另一篇 57 例石鱼蜇伤的病例报道显示，95% 的石鱼蜇伤者出现疼痛，且其中 50% 以上需要住院治疗，包括镇痛剂和抗生素，但没有提及使用抗毒素。因此，石鱼抗毒素对其他鱼类中毒是否有效仍不明确。

鲶鱼蜇伤后将伤及肢体浸泡于热水（低于 113℉）以缓解疼痛。鲶鱼的刺刺破皮肤后常断裂并残留在皮肤里，因此有时需行磁共振检查定位残存碎片的位置。伤口需要外科医生行清创术，以去除残留的碎片。鲶鱼穿刺伤的伤口需要开放，同时预防性给予广谱抗生素和破伤风抗毒素治疗。

■ 建议

儿童轻微的蜇伤用热水（低于 113℉）浸泡后疼痛缓解，过了观察期可以出院。热水浸泡后疼痛未缓解的蜇伤提示有碎片残留在伤口。被石鱼蜇伤的儿童需要住监护病房观察。如果出现症状，建议适用抗毒素治疗。

棘皮动物

棘皮动物是多刺的无脊椎动物，包括海胆、海星、海马、沙钱，其中海胆蜇伤常需要医学处理。它们生存在海洋深处，移动缓慢，色彩鲜艳（见彩图 209）。

■ 病理生理

海胆的棘突或叉刺刺伤后可出现伤口疼痛、水肿和局部红斑。

■ 临床表现

针刺样海胆可长达 1 英尺（1 英尺 =0.304 8 米），它们很容易刺破皮肤，断裂并残留在皮肤内，毒素可引起疼痛并持续数天。

■ 治疗

海胆蜇伤后尽快用热水浸泡（低于 113℉），小心清除叉刺和棘突，并对局部伤口护理。推荐使用破伤风抗毒素和预防性应用广谱抗生素。

■ 建议

大多数海胆蜇伤者都能用热水浸泡伤口，预防性使用抗生素。如果确定有叉刺残留在体内，需继续观察和进一步评估。

海蛇

海蛇属于海蛇科家族，在整个印度洋 - 太平洋地区都有分布。黄腹海蛇（见彩图 210）分布范围广泛，从印度洋 - 太平洋到非洲、南美洲。海蛇是可以用肺呼吸的爬行动物，前尖牙有毒。它们是世界上最致命的毒蛇，它无缘无故的就可以伤人。大部分咬伤是捕鱼者和不适当的防护。

■ 临床表现

海蛇的毒素有神经毒性、肌毒性和肾毒性。大部分海蛇咬伤是干伤，没有对伤口注入毒素。如果伤口有毒，咬伤后 30min～3h 就会出现严重症状，最初表现为肌肉痉挛和牙关紧闭，严重时会出现急性神经毒性和急性呼吸衰竭。

■ 治疗

咬伤后迅速对受伤肢体进行加压绷带包扎制动，尽快转移到医疗机构。必要时给予呼吸支持。在澳大利亚有多放价抗蛇毒素可供使用。如果没有多效价抗蛇毒素，抗陆地虎蛇的单效价抗蛇毒素也可以使用。给予抗蛇毒素后，要严密监测生命体征，警惕过敏反应，并给予适合剂量的苯海拉明、糖皮质激素和肾上腺素。

■ 建议

所有明确或可以海蛇咬伤者均需住监护病房观察，必要时给予呼吸支持和抗蛇毒素治疗。

总结

海洋生物中毒的处理总结见表 135-1，图 135-1。

表 135-1　海洋生物中毒的处理

- 对于大多数海洋生物蜇伤，需要伤口护理，冲洗，接种破伤风抗毒素，清理伤口去除异物，选择广谱抗生素
- 黄貂鱼、蝎子鱼、棘皮动物和鲶鱼蜇伤推荐用热水浸泡
- 食用醋、外用酒精、家用氨、苏打水或木瓜水解蛋白酶冲洗皮肤可以中和很多腔肠动物毒素，如水母
- 石鱼、箱型水母和海蛇中毒可以使用抗毒素

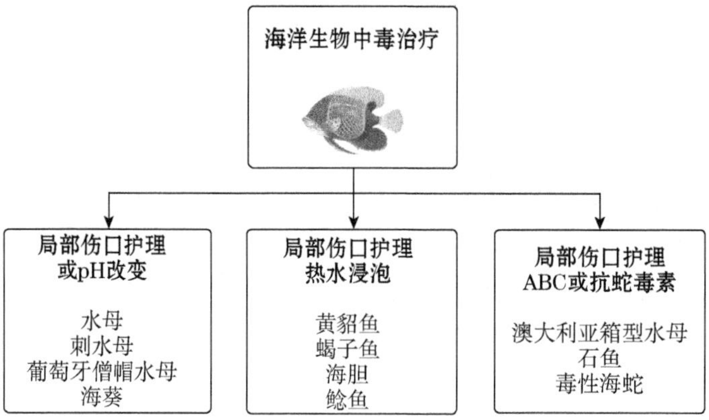

图 135-1　海洋生物中毒的处理

（张晓娟　译）

第136章 溺　水

（原著　Nadeemuddin Qureshi, Fayyaz Jabeen）

要点

- 溺水是儿童和青少年意外死亡的第二大原因，高危年龄段为1～4岁和11～14岁。
- 溺水时间长就诊前出现心跳停止及没有及时的心肺复苏提示预后不良。
- 溺水患儿如果没有症状，X线胸片结果显示正常，观察6h后可出院。

溺水因其致死率和致残率高，严重威胁全球儿童健康，是儿童意外伤害原因中预防效果最好的一种。儿童溺水死亡人群中20%都是14岁以下的孩子。而且每5个溺水的孩子中就会有一个死亡。

溺水是1～14岁儿童意外死亡的第二大杀手，是1～4岁儿童死亡的首要原因，家庭游泳池是儿童溺水的最常见地点。

危险因素

- 男孩比女孩的溺水发生率明显高，尤其是1～4岁年龄段。
- 非洲裔美国人中溺水发生率是高加索人的3倍。
- 低收入国家与中等和高收入国家相比，其溺水死亡率高达98.1%。
- 贫穷、教育水平低、家庭孩子多及种族与儿童溺水发生率相关。

在过去，关于溺水的定义说法不一，概念不明，在2002年世界溺水大会出版物上明确了溺水的定义：溺水是浸没在液体介质中引起呼吸受损的过程，其结果分为：死亡、发病和无发病。

国际联络委员会复苏指出，以前经常使用的关于溺水的一些术语，如干性溺水、湿性溺水、惊恐溺水和沉默溺水将不再使用。

儿童常见的溺水地点有海洋、湖泊、小溪、游泳池、水井、水池、水桶、浴缸、温泉疗养地和花园池塘。

溺水过程

溺水过程是指溺水者的呼吸道位于水面以下发生的一系列持续的事件。结果导致缺氧、二氧化碳排出障碍，引起低氧血症、高碳酸血症和酸中毒。其病理生理学过程是一个复杂的过程，受许多因素影响（表136-1），如溺水的水质、水温、是否受伤和患者的状况等。尽管影响因素各种各样，但主要损害是缺氧（表136-2）。

表136-1　溺水的病理生理学特征

系统	特征
肺	窒息 淡水：肺表面活性物质失活，肺不张 盐水：肺水肿，通气/血流比例失调
神经系统	中枢缺血引起缺氧 中枢水肿和颅内压升高
心血管	心动过缓 外周血管阻力升高 心排血量降低
电解质	代谢性酸中毒 严重电解质紊乱少见

表136-2　溺水预后不良的危险因素

溺水时间长（大于10min）
没有有效的体外心肺复苏
严重的代谢性酸中毒（pH＜7.1）
心跳骤停的急诊处理时机
GCS评分＜5
瞳孔散大，固定

临床表现

主要影响的脏器为肺、神经系统、心脏和肾脏。

■ 肺

当溺水者在水下时，他或她会吸入少量的水从而引起喉痉挛。窒息导致缺氧和意识丧失。一旦意识丧失，患者会吸入大量的水。10%的溺水者出现喉痉挛，即是前面所说的干性溺水。

吸入淡水和海水引起肺损伤病理生理学机制不同，但结果都一样。吸入淡水可引起肺表面活性物质丢失，引起肺泡表面张力改变、肺泡塌陷、肺机械通气受损，产生肺内分流。吸入肺内的水一部分弥散入肺泡细胞壁，导致细胞破裂和水肿。大部分吸入肺内的水都可以吸收入血。吸入淡水的最终损害是损害肺泡塌陷，影响通气 / 血流值，并引起肺内分流（图 136-1）。

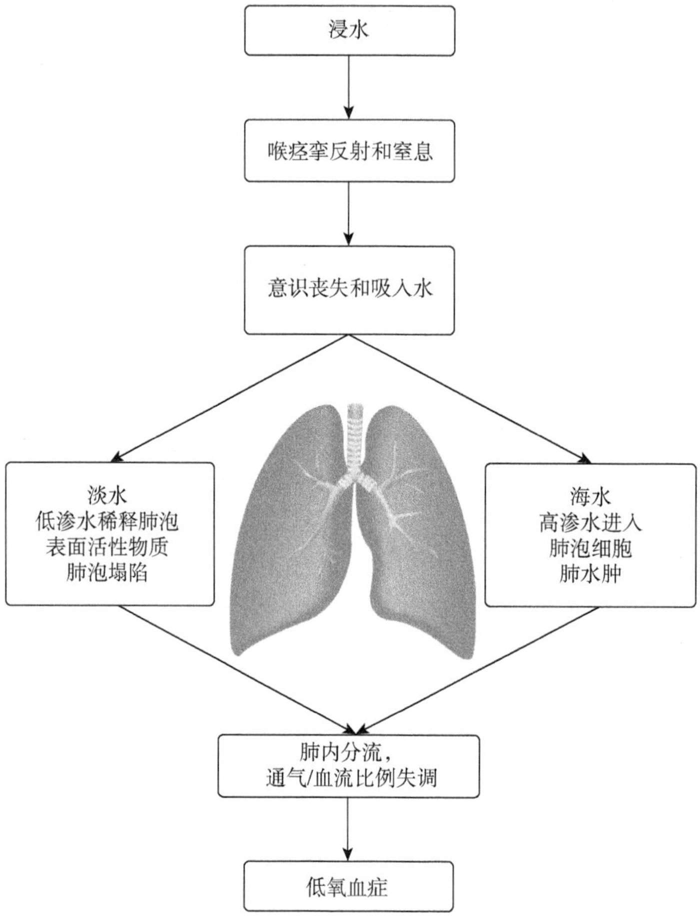

图 136-1 溺水的病理生理学机制

海水损害肺的通气 / 血流值机制与淡水不同。吸入的海水是将血液的水通过渗透作用转移至肺泡细胞内引起肺水肿。水肿的肺泡无法通气，产生肺内分流（图 136-1）。

不论是吸入淡水还是海水，结果均是导致肺水肿，致使肺顺应性降低，引起通气 / 血流比例失调，从而出现肺内分流。

■ 神经系统

大多数神经系统并发症是由缺血和缺氧造成的，呼吸受损引起的低氧血症。心搏、呼吸骤停引起中枢神经系统供血减少。低氧血症和中枢血供减少迅速导致中枢缺血，引起神经细胞坏死，继而出现脑水肿和颅内压增高。既往病例报道提示，监测颅内压对治疗没有帮助，故不推荐。患儿最初的瞳孔反射和肌肉活动有助于判断患儿是否存活，但却对区别神经系统是完整还是处于植物人状态无明显帮助，但脑电图可以提供帮助。广泛爆发型抑制、癫痫持续状态、无反应状态提示预后不良。用于评估溺水患儿神经系统预后的资料目前很少。MRI 评估脑水肿比 CT 更好一些。脑损伤的患儿需要控制血糖，心肺复苏后如果 12～24h 仍处于昏迷状态，推荐使用亚低温治疗，但推荐级别不是很高。10% 的溺水生存者存在神经系统后遗症。

■ 心血管

溺水引起缺氧、酸中毒和低体温均可引起心律失常。颈动脉窦感受器感知氧含量降低，诱发迷走神经反射，引起心率过缓和末梢血管收缩。窦性心动过缓和心房颤动是最常见的并发症。儿茶酚胺的释放和应激反应引起全身血管阻力升高，表现类似心源性休克。心功能的减退与低氧的程度相关，且是可逆的，随着病因的解除可治愈。

溺水后在水下猝死的患儿可能是有长 Q-T 综合征，但因没有家族史、既往异常心电图很难明确，即使尸体解剖也很难明确诊断。

■ 电解质

在临床上，溺水者很少出现电解质紊乱。大部分溺水存活着吸入水量少于 10ml/kg。动物实验研究，吸入水量大于 11ml/kg 需要液体调整，吸入水量大于 22ml/kg 可出现严重电解质紊乱。酸中毒是最常见的电解质紊乱，主要是由于窒息后二氧化碳潴留引起的呼吸性酸中毒，伴有高钙和高镁血症。

■ 肾脏

肾衰竭主要是由于低体温和休克引起的肾小管坏死，其病因是多因素的，如乳酸酸中毒、肌肉损伤引起的肌红蛋白尿症，低氧和低灌注。

■ 血液系统

弥散性血管内凝血（DIC）在溺水者少见，多在后期出现。在美国的溺水者偶可见出现 DIC。溺水时吸入肺的水很少能引起血液稀释，因此如果出现血红蛋白下降，考虑伴有失血。

■ 低体温

溺水者常出现低体温（中心温度低于 35℃），引发心动过缓、心室纤颤、急性呼吸窘迫综合征和休克。文献里强调的潜水反射，是指当人的面部接触冷水，机体反映出呼吸抑制、血管收缩、心律失常及心排血量减少，从而使心脏和中枢组织血流灌注减少。有很多动物可以抑制潜水反射，而人类却无法抑制。近期研究提示，低体温是出现心搏骤停后人体神经系统的自我保护，目前关于低体温仍有很多不明之处。故儿童溺水者的亚低温治疗仍不能被普遍推广。

院前管理

从溺水存活者来看，基本生命支持尤为重要，尤其是氧复苏和机械通气，但不推荐使用常规的排水和哈姆立克急救法。已经接受过急救的溺水者 66% 会有吸入水，86% 的人会受过胸廓挤压的急救。溺水很少伴有颈椎损伤。一般不推荐颈部固定，除外有高强度的机械性损伤，如在浅滩跳水、划船出现意外、从高处坠落或者酒精缺乏。

溺水者都存在严重的血管收缩，脉搏很难触摸到。因此，如果有任何疑问，都可以立刻给予生命支持，以及给予 5 次呼吸支持后，持续给予心脏按压的循环支持，按压与呼吸比例为 30 ∶ 2。

■ 急救室管理

出现心搏骤停的溺水者，需要充分评估心肺复苏的有效性，重点包括气管插管、机械通气，选择合适的挡板预防按压中引起的颈椎损伤。早期监测低体温情况时需使用低温肛温探头。严重低体温提示需要长时间复苏及不良预后。报道显示，长时间的和伴有心搏骤停的冷水溺水中也有幸存者。

出现心脏节律异常的溺水者需要给予 100% 氧气吸入及持续正压支持，如持续气道正压支持（CPAP）或双水平正压支持（BiPAP）。持续低氧血症及通气障碍的溺水者需要气管插管和持续呼气末正压通气。并发支气管痉挛的溺水者需要给予 β 受体激动剂。所有有症状的溺水者都需要评估血氧水平并行胸片检查，如果出现急性呼吸窘迫综合征提示吸入水分较多。没有证据显示经验性给予抗生素或类固醇激素使急性呼吸窘迫综合征及肺炎者获益。出现精神状态改变的溺水者需要气管插管以保护气道。

精神状态改变的溺水者需要行适当的检查来评估，如监测血糖，行头颅 CT 扫描。对于既往有癫痫病史的溺水者需要调整药物维持治疗剂量的血药浓度水平。溺水者需要监测血电解质水平，除外吸入大量水（＞22ml/kg），一般不会引起血电解质水平改变。体温过低引起的长时间心搏骤停的溺水者也有生存者的报道。如果体温低于 28℃的严重低体温，需要尽快转运至有心脏中心的医疗机构。

在急诊室请参照图 136-2 对溺水者进行管理。

■ 预后

大多数溺水者要么死亡，要么健康存活。如果到达急诊室的溺水者仍能有意识，存活率可达 100%。提示溺水者预后良好的因素包括溺水时间短（小于 5～10min）、有脉搏、有呼吸。如果溺水时间超过 25min，100% 提示预后不良。早期生命支持，即使是在现场有旁观者的帮助，也会对患者的预后有重要影响。在急诊室需要持续的心肺复苏，直到有生命迹象。3 岁以下的患儿，如果出现意识状态差和酸中毒情况提示严重预后不良。如果只出现 2 个或 2 个以下的高危因素，90% 以上可以完全恢复健康，如果出现 3 个或 3 个以上高危因素，只有 5% 的可能完全恢复健康。

表 136-2 列举了预后不良的高危因素。

建议

无症状的溺水者需要观察 6～8h，有以下危险因素的溺水者需要继续住院观察：

- 溺水时间超过 1min
- 窒息或发绀
- 观察 6～8h 后仍离不开氧
- 持续存在以下症状：咳嗽、气促、胸痛、发热
- 中重度低体温
- 胸片异常
- 动脉血气酸中毒

预防

安全措施是减少溺水相关的致死率和致残率的关键措施。游泳池周边装上围栏可以显著减少溺水事件的发生。其他如水上安全训练、水边成人看管及适当的漂浮设施等都可减少溺水的发生。

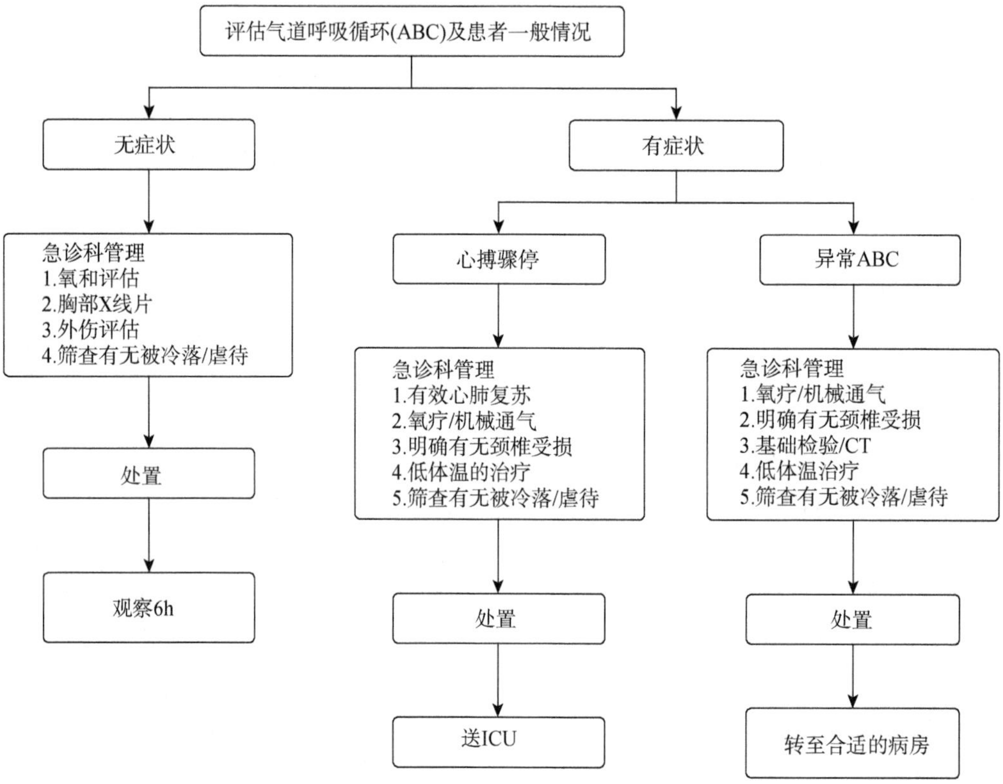

图 136-2　对溺水者进行的管理

（张晓娟　译）

第 137 章 烧 伤

（原著 Phyllis L. Hendry）

要点

- 烧伤是儿童意外伤害死亡的第五大原因。4 岁以下的婴幼儿多数是烫伤，年长的儿童易发生烧伤。
- 大多数内科医生喜欢用 Lund and Brower 图表评估烧伤面积，其可以根据年龄调整烧伤面积大小。为尽量避免评估误差，一些内科医生喜欢用儿童手掌（一个手掌约占全身体表面积的 1%）来评估烧伤面积。
- 初步评估应同时评估气道开放是否受影响及烧伤的严重程度。如果有炭样痰和烧焦的鼻毛，都要警惕会出现气道水肿。
- 一种特殊的烧伤：环形烧伤，可以同时引起血管和呼吸道损伤。如果血管损伤比较明显，患者需要立即行环形焦痂切开术。
- 帕克兰补液原则目前被广泛用于烧伤后补液，其内容为：24h 内给予总液量为 4ml/kg %BSA 等渗晶体液（如乳酸林格液），其中一半在前 8h 内给予，剩下一半在后 16h 内给予。
- 疼痛管理是烧伤管理的一个重要部分，可以给予阿片类镇痛药。
- 在急诊室，伤口的初步处理是用无菌干纱布覆盖伤口，在患者转移至烧伤中心前，如果没有条件评估伤口情况，尽量避免局部使用如聚乙烯吡咯烷酮碘酒及使用抗生素。
- 在烧伤门诊常规使用抗生素，如 1% 的磺胺嘧啶银盐膏。
- 所有的烧伤患者在受伤 24～48h 均需要再次评估伤口愈合和感染情况。

流行病学

烧伤是儿童意外伤害死亡的第五大原因。非致命性烧伤是美国第三大意外伤害，每年 21 岁以下的非致命烧伤约 120 000 例，但在近 17 年内降低了 30%。其中 6 岁以下的儿童占 58%，且 60% 以上是热烫伤。手烧伤是最常见的（36%），在家庭发生的烧伤部位多为头面部。烧伤的死亡率在逐年降低。在近 20 年，烧伤面积在 60% 以上的烧伤发生率由 33% 降至 14%。通过早期干预，热气流烧伤的发病率和死亡率明显下降，但是因为总体体表面积大，仍然会遗留后遗症。烧伤患者在急诊室的处理是门诊处理的延续，经过急诊室处理，不到 10% 的患者需要进一步住院或者转到烧伤中心继续治疗。本章节主要阐述常见病因、临床评估、管理和急诊室热烧伤儿童的处置。电烧伤将在第 154 章阐述。

病因

■ 热烧伤

4 岁以下儿童的热烧伤主要是烫伤，主要原因是打翻热水或者孩子周边的热水溢出。婴幼儿主要是洗澡烫伤。接触烫发器或电熨斗是幼儿热烧伤的主要原因。儿童烫伤其皮肤损害往往比成人严重，但儿童热烧伤多数是轻微烫伤。

■ 闪光

通常是挥发性物质的意外点燃，如使用乙醇的洗衣店，可以对孩子造成快速烧伤。因为暴露时间短，但经常是局部深度烧伤（见彩图 211）。

■ 火烧伤

火烧伤是大龄儿童烧伤相关损害的主要原因。婴幼儿烧伤的主要原因仍是房屋失火或者衣物的意外点燃。火烧伤和烫伤占婴幼儿热烧伤死亡的 1/4。其并发症还包括吸入有毒气体，如一氧化碳和氰化物。火灾过程中烟尘吸入是热烧伤相关死亡的主要原因。

■ 儿童虐待性烫伤

不幸的是，10%～20% 的儿童烧伤不是意外。儿童烧伤需要明确病史，除外虐待。大部分虐待性烫伤都是强迫浸入，损害应该与病史中的强迫性行为相匹配，如腿部袜样分布的烫伤应高度怀疑故意烫伤。故意的香烟或熨斗烫伤也是虐待性烫伤的常见形式。儿童虐待管理见第 10 章。故怀疑烫伤的烧伤在覆盖敷料前需拍照留取证据。

病理生理

烧伤的损害可以有轻微的一度烧伤，也可以是破坏性的深度或三度烧伤。烧伤组织可出现凝固性坏死，引发炎性反应；即使刺激因素已经移除，受损的细胞仍释放血管活性因子加剧进一步的损害。继发引起缺血、坏死和血栓形成，最终损伤的毛细血管渗透性增加、蛋白渗漏、液体浸入组织间隙，引起水肿。这种第三间隙液体出现导致血管内有效血容量减少，出现低血压和休克，而且，血流动力学不稳定致使损伤组织成为细菌的繁衍灶，易出现感染。烧伤的管理主要看烧伤的位置、深度和烧伤面积（图 137-1）。

■ 一度烧伤

一度烧伤只累及上皮层，感觉功能正常，没有水疱，典型的如日晒伤。一度烧伤给予适当镇痛药物即可，1 周可愈合（见彩图 212A）。

■ 二度烧伤

二度烧伤也称部分深部烧伤，累及上皮层和部分真皮层，烫伤皮肤可变成红色或斑驳，伴有水肿、水疱、渗出，气流烫伤或触及烫伤处可伴有剧痛（见彩图 212B）。开水烫伤常见，一般 2～3 周可愈合。

■ 三度烧伤

三度烧伤是全部皮肤层烧伤，累及上皮和整个真皮层。因神经末梢受损常出现感知觉障碍。烧伤后皮肤呈苍白色、蜡状，有烧焦味、黑色或深色（见彩图 212C、D）。表面干燥，没有痛觉。受损的皮肤不能再生，需要植皮。三度烧伤常伴有严重液体丢失。

■ 四度烧伤

四度烧伤也是全皮层烧伤，深部累及真皮下组织，包括肌肉、肌腱和骨髓。

体表面积计算

烧伤患者液体需要量计算需要考虑烧伤部位、面积和烧伤深度，也据此判断患者是去烧伤中心还是去处置室。体表面积计算采用体表面积九分法。这种分法简单，但对成人使用很方便：头部、左上肢、右上肢各占 9%，前胸、后背各占 18%，双下肢各占 18%，会阴和生殖器占 1%。儿童体表面积分布不同，尤其头部可有显著差异，如儿童头部占 19%，成人只占 7%。大部分内科医生喜欢采用新九分法（隆德和布劳德表）评估烧伤面积，新九分法是根据年龄调整计算（图 137-1）。儿童的手掌包括手指范围约是 1% 体表面积。

临床评估

初步评估从 ABC（气道、呼吸和循环）开始，询问病史，进行体格检查。需要与院前转运人员、家人、患者及现场证人进行沟通，以了解可能的原因和烧伤细节，同时判断是否为儿童虐待或冷落。如果患者是火灾烧伤，需要考虑可能出现一氧化碳中毒或氢化物中毒、烟雾吸入损伤、低氧血症等并发症。送往医院前需要去除烧破的衣物和珠宝，不能使用冰或冰水。

首先需要儿童保持气道开放，火灾受害者气道水肿发生率较高，需仔细检查患者颜面部，包括口腔黏膜和鼻毛。如果出现炭性的痰液或者烧焦的鼻毛，需要高度警惕气道水肿的发生及吸入损伤，必要时尽早插管。如果暂时不需要插管，需要给予湿化氧气装置，如 PEEP 或者 CPAP。β 受体激动剂，如沙丁胺醇或盐酸左旋沙丁胺醇也可以用于缓解支气管痉挛。这些患者需要积极评估，持续监测心脏、脉氧和呼吸末二氧化碳，以快速评估临床病情进展情况。

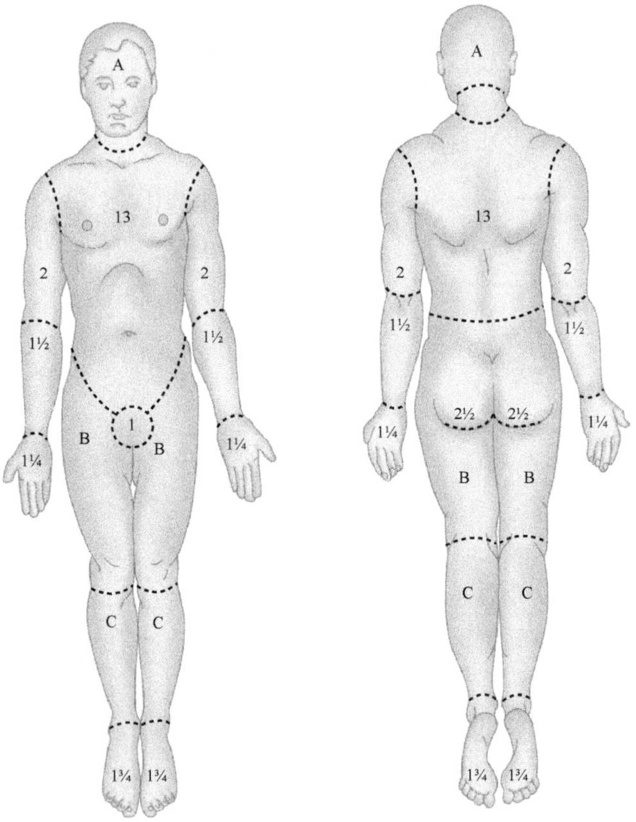

不同年龄段（岁）面积相对百分数

	0	1	5	10	15	成人
A= 头的一半	$9\frac{1}{2}$	$8\frac{1}{2}$	$6\frac{1}{2}$	$5\frac{1}{2}$	$4\frac{1}{2}$	$3\frac{1}{2}$
B= 一条大腿的一半	$2\frac{3}{4}$	$3\frac{3}{4}$	4	$4\frac{1}{4}$	$4\frac{1}{2}$	$4\frac{1}{4}$
C= 一条小腿的一半	$2\frac{1}{2}$	$2\frac{1}{2}$	$2\frac{3}{4}$	3	$3\frac{1}{4}$	$3\frac{1}{2}$

二度______和三度______总烧伤面积

图 137-1 经典的隆德和布劳德表

儿童如果烧伤面积大于 20%，需要建立两条粗大静脉通路，进行常规检查外，还需要行 X 线胸片、血清分析以了解酸碱平衡、氧和及一氧化碳水平，交叉配血，以备需要外科或植皮手术。肌红蛋白水平对评估患者是否有肌损伤和横纹肌溶解有重要意义。

二次评估包括细致的体格检查。采用荧光素染色方法检查眼睛可以评估角膜损伤情况。烧伤部位和深度需要按照标准记录。特殊的焊接烧伤可引起血管和呼吸都受损。评估容量的指标可采用毛细血管再充盈、末梢脉搏和多普勒超声。缺血或筋膜室综合征的早期征象包括脉搏消失、感觉异常和剧烈疼痛，如果血管张力高明显，需要行焦痂切开减压。胸部焊接烧伤的患者也需要行焦痂切开，因胸骨机械性损伤可影响胸廓扩张引起呼吸困难。

实验室检查

实验室检查包括全血细胞分析、生化功能、肌红蛋白水平、尿常规、动脉血气分析、凝血功能，如需外科手术需行交叉配血。受伤者行白细胞计数检查以评估感染情况，血常规血红蛋白高可能是液体丢失引起的血液浓缩，失血也可引起贫血。烧伤患者需要检查肾功能以评估肾功能受损情况，原因有两个：一是烧伤后因低血容量引起酸中毒；二是肌肉受损后出现肌红蛋白血尿引起肾小管坏死继发肾衰竭。尿液镜检可见大量红细胞。低血容量引起的酸中毒和细胞破坏都可引发高钾血症（低血容量使细胞内钾外移）。患者需水化治疗预防相关并发症。

治疗

烧伤患者气道问题解决后，液体复苏需要优先进行。关于液体复苏有诸多争论，目前普遍采用帕克兰公式，对于二度和三度烧伤患者液体复苏原则为：第一个 24h，需给予等渗晶体液［4ml/kg / %BSA］，前 8h 给总液量一半；剩下一半后 16h 内给予。体表面积按上表计算。儿童患者需要持续静脉给液，调整液量使尿量维持在 1～2ml/（kg · h）（儿童）、0.5ml/（kg · h）（青少年和成人）。

未正常免疫接种和近 5 年内没有注射破伤风的患者需要接种破伤风免疫。

烧伤的患者需要进行疼痛管理，尤其部分深度烧伤的患者会伴有剧烈疼痛。阿片类药物首选，因口服或肌内注射吸收不良，需要静脉给予，如吗啡，剂量为 0.1mg/kg，静脉注射。

初次伤口处理在急诊室进行，需要用无菌敷料覆盖伤口，烧伤处表面可以用无菌盐水清洗，坏死组织需要行清创术，小伤口可以使用无菌盐水敷料，大伤口不可用，否则可能会出现低体温。烧伤患者转运过程中尽量避免给予抗菌液如优碘或抗生素。

轻度烧伤的患者可以在门诊处理，用无菌盐水清理伤口，破溃的水疱或坏死组织需要清创，但对于完整的水疱处理尚存争议。大的、出血性水疱需要清创，小水疱无须处理。1% 的磺胺嘧啶银离子乳膏可以涂抹伤口，但面部伤口除外，因其可使涂抹处皮肤出现色素减退。面部伤口或小伤口可选用杆菌肽乳膏。在转运到达医院前或其他医院的儿科医师或外科医师到达前尽量避免局部使用抗生素，以保护伤口的原始性，因为烧伤的处理观点各异，或可能需要进行植皮，可使用无菌敷料覆盖，每天更换 1～2 次。

市场上有可以购买的敷料，如含银的羧甲基纤维素无菌敷料。这些合成的敷料可用于门诊儿童患者，类似第二皮肤，不需要频繁更换，对门诊患者来说有较好的依从性和效果。

所有烧伤患者烧伤后 24～48h 都需再次评估伤口，以保证伤口的愈合和感染的监测。换药前可给予口服镇痛剂。

建议

烧伤患者的适应证、管理和转诊，见表 137-1。

表 137-1 烧伤中心转诊标准

部分深度烧伤或全层深度烧伤，烧伤面积＞10% TBSA，年龄＜10 岁或＞50 岁；其他年龄段人群，烧伤面积＞20%TBSA
部分深度烧伤或全层深度烧伤，累及面部、眼部、耳朵、手和足、生殖器、会阴或关节
任何年龄段，全层深度烧伤面积＞5% TBSA
重大电烧伤，包括闪电
重大化学烧伤
吸入性烧伤
烧伤患者存在持续功能异常，管理复杂，恢复慢，或影响死亡率
烧伤患者伴有外伤（如骨折），致使患者出现高发病率和死亡率。如果外伤使患者风险增加，转移至烧伤中心前患者需要一直在创伤中心
儿童烧伤患者，如果医院没有有资质的儿童专业人员或设备
烧伤患者需要特殊的社会、情感或康复干预，包括受虐或被忽视儿童
所有转移患者都需评价其个人情况，考虑内科医师的判断、地区医疗管理、灾难和分诊原则

［引自 American Burn Association. http://www.ameriburn.org/Burn Center Referral Criteria.pdf? PHPSESSID=6a506bc17284a5d434d023412cc6be630 and Advanced Trauma Life Support for Doctors Student Course Manual. 8th ed.; 2008,（6）p. 219.］

预防

大部分儿童烧伤属于意外，且可以预防。预防方法：水壶的手柄转到不易接触侧、烫发器或电熨斗不使用的时候要断电或用布料包裹起来、洗澡水温度小于 120℉。预防家庭火灾可使用烟雾感知器、学校火灾预防逃生培训和香烟火机的安全设计。许多儿科医师、家庭医师和急诊护理提供者参与社区火灾安全意识教育活动。

致谢

感谢 Kavitha Reddy 和 Lisa Parke Maier 对本章以前版本的帮助。

（张晓娟 译）

第 138 章　闪电和电击伤

（原著　Mary Ann Cooper, Norberto Navarrete-Aldana）

要点

- 即使是低电压电击伤也是能够致命的，并且无明显外伤。
- 高能量的电击伤会导致大面积肌肉损伤，释放大量的肌红蛋白。
- 保证足量的液体灌注，维持尿量 1～1.5ml/（kg · h），2ml/（kg · h），直到尿液中没有肌红蛋白。
- 嘴唇及嘴角损伤初期苍白无血色，随着 1～2 周的焦痂分离，暴露的唇动脉会出现严重出血。
- 电击“死”患者应立即行心肺复苏。

电击伤

电击伤很罕见，但是非常可怕，危害极大，足以致命。它可以导致大面积的组织损伤，改变组织细胞生长分化模式，神经受损包括长期的慢性疼痛和感知障碍，影响患儿生长发育。一些爱冒险的年轻人及 12～30 月龄的幼儿因为喜爱吮吸电线和抓电源插座，是电击伤高危人群。并且多数的受伤者为男性患儿。一些青少年总是想显示出自己对外界的无所畏惧，通常在爬树或是翻越变电站时导致高压电击伤。

在发展中国家，大量的电击伤死亡是在家里发生的，一方面是因为误认为事故发生当下在家里较“安全”，另一方面也是缺乏院前急救护理措施。

过去对电击造成损伤的程度要考虑电压、电流、阻抗、持续时间、类型和发生途径。本文依然包括以上的观点，并对此进行了简化。

- 电压是衡量电“压力”的单位，可分为低电压（＜1000V）和高电压（＞1000V）。高电压更容易造成更大的组织损伤。
- 安培是衡量电流的单位。电阻恒定不变的情况下，材料中电流与热能的产生有直接关系。
- 电阻是衡量电荷在导电体内移动的难易程度。电阻的衡量单位是欧姆。

当电流达到最大，可以通过各种组织，产生更多的热能，会导致组织细胞凝固坏死和脱水。

人体由许许多多不同组织构成，不同组织对电荷的阻抗是不同的。身体部位暴露于同样强度和持续时间的电流，可能会对组织产生不同程度的热损伤。对于一个给定的能量，电流通过较小的横截面积产生的损伤较通过较大的横截面积产生的损伤多（以人体为例指大腿和躯干）。电击伤在关节处较严重，由于关节组织电阻抗低，而肌腱、骨、软骨的电阻抗较大。电击对体内器官的损伤较为分散，因为躯体的横截面较大，早期没办法评估。尽管所有组织器官的电阻抗是不同的，物理因素也可以影响皮肤的电阻抗，并可以解释临床及法医对电击伤损害的发现。皮肤是电流通过机体的第一道屏障，皮肤的电阻抗受到厚度、年龄、湿润度、清洁度的影响。厚茧的皮肤有较高的电阻抗，可以承受较大的热损伤，并阻止电能进一步侵犯机体内部。如果皮肤由于出汗或是雨水较湿润，电阻抗可以减小，皮肤湿润可以减轻电击对局部皮肤的损伤，但是可以导致电流进入机体内部对心脏及其他组织器官造成更大的伤害。这解释了为什么泡澡的时候受到电击伤，往往看不到外部在皮肤的损伤，但是却会导致心搏骤停。

持续的电流增加组织损伤，直到组织凝固坏死、炭化或是木乃伊化。

目前存在交流电和直流电的区别，相同电压，交流电比直流电损伤更大。美国的家用电路为 110/220V，60Hz 左右，许多其他的国家为 50Hz，该频率会导致神经肌肉持续的强直性收缩。因为手部肌肉的缩肌比伸肌强，一旦抓住交流电源会由于手部肌肉的强直性收缩，导致抓住电源不能脱开。强直性收缩导致的弯曲倾向于发生在关节处，如手腕、肘部和肩膀，会将受害者拉向电源。强直性肌肉收缩可以“冻结”受害者，延长电流接触和组织破坏的时间。肌肉的强直收缩与电流大小有关，家用电流为 0.001～0.01A，只会引起轻微的损伤，0.02～0.05A 会引起呼吸道损伤，0.05～0.1A 则会导致心室纤颤。

对于直流电损伤，多来源于地面。一般仅从外部损伤很难判断损伤途径，无论损伤类型或是机制，恢复痊愈取决于急诊医生的处理和外科护理。

电场强度虽然并未被列入主要因素，但是较为常用，也是比较准确的概念，相比文献中常常引用的经典的考恩霍文因素，能够准确地解释并预测电击的损伤程度。当 20kV 电压应用于 6 英尺高的成人，产生的电流相当于 10kV/m 内电场强度。当一个儿童咬住电线，电流烧灼嘴唇产生能量，相当于 110V 的电压施加到该儿童的嘴唇 1cm 产生的电场强度：11kV/m。虽然没有人将儿童的电损伤归为“高电压”损伤，但是它是一种高电场强度作用于很小的局部组织，并产生同等破坏力，相当于“高电压”应用于 6 英尺高度的成人（见彩图 213）。

电流不仅可以导致产热、脱水、凝固，其热效应可以直接引起组织坏死，未直接坏死的组织通过电场作用进一步引起细胞破裂。当电场作用于细胞，使细胞表面带电，水分子强行进入双极膜，破坏细胞膜。细胞膜上的孔隙允许水分子或是和水分子接近的物质分子穿过，破坏细胞的完整性。细胞为了维护内环境的稳定，需要花费巨大能量和物质资源，先是会肿胀，最终甚至会耗尽能量而死。

■ 损伤的机制

以下介绍一些常见的损伤机制（表 138-1）。接触性损伤是最常见的，由于和电源或接地点的直接接触导致。闪电伤发生在靠近电弧或是爆炸时。损伤的程度从表皮到深部，并伴随有震荡冲击导致的钝挫伤。

电弧损伤发生时，电能转移至电源附近的人群，并使其成为电路的一部分。该损伤范围广，组织损伤程度严重。电火花的发生，多由附近的衣物或是化学物品继发性引燃所致。

震荡冲击伤在电击中不常见，特别是高压电损伤，往往是受害者在接触高压电缆，变压器或电路盒子出现爆炸或电源周围的气体迅速热膨胀导致。如果受害者被巨大的冲击波抛落会继发钝挫伤，或导致骨折或关节脱位。

电击伤往往归类于烧伤，高能量的损伤可能会更类似于肌肉的破坏、骨筋膜室综合征引起的挤压伤。一部分电击伤的受害者可能会有非常微小的外伤，但是存在持续性的严重的潜在组织损伤。

表 138-1 电击伤的机制

接触性损伤
闪电伤
电弧伤
继发性燃烧伤
震荡冲击伤
钝挫伤

■ 损伤的组织结构

体表的烧伤可见于几乎所有的电击伤。然而即使体表未见电烧伤，组织损伤依然可能非常严重。常见的损伤部位包括手、骨骼和足。皮下组织、肌肉、神经、血管也可能受到损伤。骨骼肌损伤是由于电或热的产生损伤细胞导致。组织细胞起初还有活力，随后由于电穿孔效应，血管壁的损伤、水肿及血栓形成，影响了组织的血流灌注，导致组织细胞死亡。

对于婴幼儿的常见损伤为吮吸电源线，导致严重颌面部电损伤。烧伤往往是皮肤全层，并累及唇和口角。这些损伤最初是不出血的、无痛的。随着焦痂分离的 2～3 周，会出现严重出血，发生于受损的唇、面部，甚至是颈动脉。会出现下颌骨损伤，生长发育迟缓，牙齿坏死，并由于广泛的瘢痕形成导致小口畸形。

直流电通过心脏可以诱发室性心动过速、心室颤动或是心脏停搏，可以产生各种心律失常，包括室上性心动过速、期前收缩、右束支传导阻滞、完全性心脏传导阻滞，最常见的心电图改变为窦性心动过速和非特异性 ST-T 的改变。多数的心律失常都是暂时的。心肌梗死和心室穿孔也可见报道。晕厥，作为心脏或神经系统的表现，在受伤儿童中发生率高达 33%。

血管损伤：包括血栓、血管炎和坏死的大血管，血管痉挛和晚期血管瘤的形成。血流量的显著降低发生于最初的 36h，强大的外周冲击会破坏血管的完整性。

急性肾衰竭：可能出现在复苏过程中，当缺氧或者是低灌注引起广泛肌损伤和溶血，肌红蛋白和血红蛋白大量释放。由于横纹肌溶解，大量肌红蛋白浓缩进入肾小管，这一过程可提高肾的清除率，增强肾血管的收缩，该过程需要激活肾素血管紧张素系统、血管加压素和交感神经。肌红蛋白和 T-H 糖蛋白相结合，该过程伴有高尿酸。

肾脏损伤可能发生于钝性创伤、低血压、缺血缺氧性损伤，心搏骤停和低血容量。少尿、蛋白尿、血红蛋白尿及管型尿可能是暂时的。

中枢神经系统影响：包括意识丧失、抽搐、兴奋、健忘、耳聋、视力障碍、感觉障碍。血管的钝性损伤会导致硬膜外、硬膜下或脑室出血。几天内，抗利尿剂激素综合征会导致脑水肿和脑疝。热效应或直流电效应会不断加重外周血管受损，继发神经损伤。各种自主神经紊乱开始不断出现，后期则出现脊髓麻痹、肌萎缩侧索硬化症、脊髓炎或不完全脊髓横断伤。白内障可见于任何头部或颈部的电击损伤中。

电流通过腹壁可以引起十二指肠和胃部的溃疡，其他损伤包括内脏、胃或肠穿孔、食管狭窄和肝脏、胰腺的电凝坏死。

钝性损伤或强直性肌肉收缩可导致骨折或关节脱位。一个下肢截肢 35%～60% 的高能量致伤幸存者其损伤是由于广泛的潜在损伤引发的。坏疽的组织经常会产生感染。常见的微生物感染：葡萄球菌、假单胞菌和梭菌属。

受害者可能患有抑郁症、幻觉重现、注意力障碍、失眠的问题及认知缺陷，严重影响受害者在家及学校的学习成绩及社交能力。

■ 治疗

院前管理：切断电源前使其脱离电源有很高的风险。受伤者应该被视为烧伤患者或钝挫伤患者，避免移动伤者，保证脊髓的固定。除了已知的低电压损伤，积极给予液体疗法维持循环，并稀释血红蛋白是很有必要的。即刻就近送诊，切勿耽搁。

有报道显示，大多数发生于事故现场的死亡，多由于各种心律失常导致心搏骤停，包括心动过速、心室纤颤或继发于大脑呼吸中枢的骤停，或由呼吸肌痉挛、通换气障碍、机体缺氧导致。这部分伤者有可能受益于院前及时的心肺复苏。

不像其他的伤者，在电击伤患者中，即使生命体征消失了，也应该首先给予全力抢救。鉴于没有其他疾病并且多为年轻伤者，即使心肺复苏周期时间较长，一般预后良好。

急诊抢救：电击伤患者的临床路径应该和钝挫伤患者相同。对生命的最大威胁：心律失常和肾衰竭是由于肌红蛋白和血红蛋白沉积及严重的肌肉损伤导致细胞内钾离子外流而引起。彻底地查看外伤、其他创面，检查是否隐藏有骨骼损伤是非常有必要的。较少的损伤或微小的烧伤，可以保守治疗。建议转诊医院并随诊也是非常有必要的。

家用电流（120～240V）导致的电击伤对于儿童无须行心电图检查，除非出现意识丧失、抽搐、皮肤湿冷、胸部电损伤或是事故发生时无人在场。心电图检查未见异常，通常无须进一步心电监护。多项协议已经明确了来自急救室的非常规检查和排查的安全性。

对于更广泛性的损伤，实验室检查包括血气分析、血常规、血清电解质、血尿素氮、血肌酐、血糖、血型和交叉配型、尿肌红蛋白。伤者的肌酸激酶 CK 普遍升高，但是该指标不能预测损伤程度。虽然 CK-MB（心肌、大脑）可见升高，但是也可能来自损伤的骨骼肌。如果该伤者有失去意识、高空抛落或是疼痛感觉，X 线片可以判断颈椎、胸部和骨盆是否受损。

其他检查可以通过查体来进一步明确。心电图检查一般用于较为严重的伤者，但是因为缺乏特异性往往帮助不大。另外，心电图检查多表现为即时的，不能重复，不能代表严重程度。如果心电图与心脏损伤相一致，需要进一步行心脏超声或是核素扫描检查。

对于需要液体复苏的住院患者，通常的液体公式用于烧伤患者往往低估液体的需求。充足的液体一般需要维持伤者尿量为 1～2ml/（kg · h）。精确的尿量测量需要放置导尿管。意识水平降低、不明原因的昏迷或心理状态的变化需要行头颅 CT 断层扫描检查或头颅磁共振检查，以排除颅内损伤。

广泛的肌肉损伤，可能需要筋膜切开减压。特别是胸壁损伤，如果静脉输出阻断，血栓形成，组织水肿，会出现筋膜间隔综合征，清创术是烧伤外科最好的选择但对于唇部烧伤应该保守治疗。

预防破伤风应该作为急救的一项评估。鼻饲插管在急救室是必要的，抗酸药物及西咪替丁药物服用属于住院管理项。医师的建议是非常有必要的，根据损伤的类型和严重程度，所有口腔受损患儿均需要整形外科、牙科或正畸科医师的建议。神经科、眼科、耳鼻喉科的咨询也很有必要。

感染是导致电击损伤死亡的最常见原因，尽管积极的清创减压，广泛的组织坏死导致的截肢也往往是不可避免的。

显然，更严重的患者需要住院治疗，密切观察，并经常进行神经检查及四肢肌肉检查，预防筋膜间隙综合征。一个多学科的研究方法：医学、精神病学、社会福利事业，均是非常必要的。

■ 预防

由于人类对电器更为广泛的使用，导致电击损伤在世界范围内不断增长。在发展中国家，低压电力和家用电流的危险经常被误解和低估。伤害的预防必须包括教育和提高家庭和农村地区的安全防护措施。

医师教育伤者及其家属，在伤害预防中发挥着重要作用，并给出以下建议：

- 电路应该良好的维护，不应该替换或避免管道布线。
- 未使用的插座应该覆盖假插头。
- 电器必须远离水池和浴缸。
- 电动类玩具应当选用适龄的，儿童玩玩具时应该有成年人监督。

年长儿童和青少年应该受益于学校安全项目，该项目不仅能解决电力线路和变电箱的危险，而且降低了电损伤的风险。

闪电伤

因为教育的努力和认知的提高，在美国，闪电已经和风暴齐名，排到了第三位，排在洪水和龙卷风之后（图 138-1）。然而，闪电在热带和亚热带的发展中国家，由于缺乏大量的建筑物和金属媒介，特别是在农村地区，仍然是头号杀手。

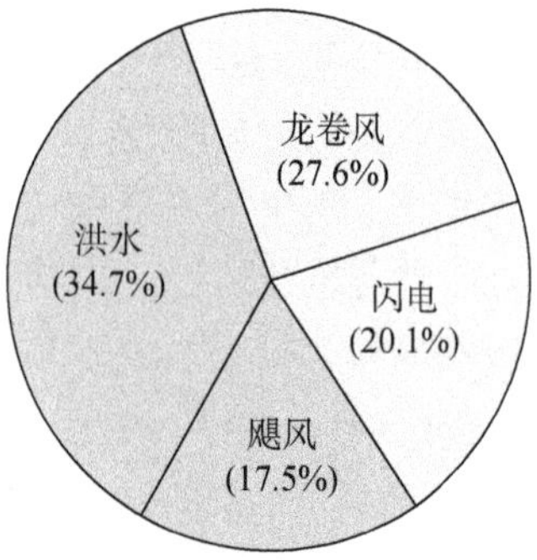

图 138-1 美国风暴死亡数（1982 ～ 2011 年）

（引自 National Weather Service.Courtesy of William P. Roeder）

目前在美国，过去的 3 年中，有不到 30 个人的死亡报道，受伤的估计超过 10 倍左右。然而 90% 的闪电伤患者幸存下来，但是伴有终身的慢性疼痛和神经损伤。对于学龄期患儿，该持续性的损伤会影响学习和记忆能力。闪电伤常见于雷暴季节，但是在冬天很少见。每年男性受伤高于女性。死亡和受伤报道均低于 30%。

闪电是由积雨云和地面之间的电势差产生的。随着温暖潮湿的空气上升和冷空气相遇，形成冷凝集。随着冰晶的上升和下降，电荷分离主要发生在上云层的正电荷和较低云层的负电荷。在雷雨云中，负电荷在云层底部通常通过诱导负电荷接地转变为正电荷。最终，静态放电发生导致云电荷分离，使 80%～90% 的电荷放电，云层内闪电产生。其余的，云对地闪电是主要对人造成伤害的闪电。

地面上的物体可以反向放电，如树、人体、牛或是草叶。即使在完整的雷电通道未形成时，"电子流"或来自于地面的上升电荷已经足够产生损伤。

■ 损伤的机制

闪电非常危险的三个原因：电效应、热生成和冲击力。另外，闪电可以借助森林、房屋、爆炸或是掉落的物体如树木造成伤害。主要讨论原发的闪电损伤（见彩图 214），目前普遍被接受的损伤机制分为以下几种。

- 直接的闪电伤，闪电直接袭击受害者，占闪电伤发生率的 3%～5%。
- 接触性的闪电伤占 15%～20%，通常发生在受害者接触围栏、室内管道、有线电话、游戏控制器或类似物体附着的导体附近，然后传递闪电的能量给接触的伤者。
- 闪光发生在闪电一部分的能量与主要的导体分离时，会导致附近的人受伤，占闪电伤的 20%～30%。站在或靠近树下及较高物体旁边的人受到闪电伤较为常见。闪光发生时也可以从一个人传递到另一个人。
- 地表电流致损伤发生率占 40%～50%，闪电击中地表或是靠近伤者的物体，将能量传递给站在地表的伤者。当伤者双足分开站立时，两足之间的电位差允许电流通过人体接地（跨步电位或阶跃电流）。
- 向上闪流伤占闪电伤的 10%～15%，当雷云有道流光电荷放电，即使没有形成完整的闪电通道，其幅度足以对人产生伤害。特别是当具有多位受伤者时，可能由多种闪电损伤机制共同参与造成。钝性损伤发生的可能机制为闪电冲击波引起附近空气震荡波的直接冲击导致个体受伤，或者由于冲击导致伤者机体肌肉收缩受损。

■ 损伤类型

在发达国家，不到 1/3 的闪电伤幸存者有体表烧伤的痕迹，通常是由间接损伤导致。皮肤的损伤减轻，可能是减少了接触时间，降低了皮肤对雨水、汗液及闪电的阻力，大部分的能量电流通过体表，而不是穿过皮肤。深部肌肉损伤较为少见。伤者或观察者可能会错误地认为浅表烧伤为闪电伤的"入口"或"出口"，事实上是很少发生的。

最常见的皮肤损伤类型：

- 电花图：一些树状的、短暂的、蛛状、红斑条纹被认为是特定的闪电伤，但不幸的是很罕见。这些损伤图形多在几小时内消失。
- 线性烧伤：为部分皮肤全层烧伤，通常发生在出汗较多或含水量高的皮肤组织。
- 点状烧伤：炭渣样烧伤可以是单独存在或是线性成组的存在，损伤可以是皮肤全层或是部分烧伤。

- 热烧伤：金属物体的加热或是衣物燃烧可以引起继发性的热损伤。

发展中国家中的受伤者经常被报道“烧得面目全非”或“烧焦”，还不太清楚这样报道是由于非个人报道、曝光的差异还是其他因素。

在发展中国家，除了从高崖意外坠落致死的原因，心搏骤停是闪电伤致死的直接原因。目前还不知道，心搏骤停是否由自主神经受损、传导通路损伤或是联合其他因素包括心脏循环系统的损伤引起。在某些情况下，呼吸暂停可能会延长，具体原因不明。虽然心脏有时会自主恢复窦律，但是长时间的呼吸暂停会继发缺氧和心室纤颤，预示预后不良。充血性心力衰竭、心脏挫伤、延迟性破裂也有报道，心电图的改变包括非特异性的 ST-T 段改变、T 波改变、电轴偏移、QT 间期延长和 ST 段抬高。这些改变会逐渐消失。肺损伤报道包括肺挫伤、出血、气胸、肺水肿和由于精神状态改变继发的深大呼吸。动脉痉挛、血管收缩不稳定，导致四肢末梢凉、皮肤发花，脉搏微弱。这些通常在几个小时内消失。

短暂的意识丧失、逆行性遗忘、暂时性麻痹和感觉异常是很常见的。闪电性麻痹是迟缓性麻痹，伴随有血管舒缩的改变，可以持续几个小时。在发展中国家严重的烧伤报道中，迟缓性麻痹可能是阻碍健康伤者从燃烧的房屋中逃跑的原因。其他的神经系统表现包括癫痫、颅骨骨折、脑出血、颅内压增高、小脑共济失调、霍纳综合征、抗利尿激素分泌异常综合征、外周神经损伤和脑性耗盐综合征。

认知障碍和其他大脑钝挫伤类似，经常发生，但是很难马上被证实。心肺复苏的幸存者同样有缺氧损伤。如果症状不能消除，直接损伤或脊髓钝挫伤应该可以排除。震荡冲击后的头痛通常会持续几周或是几个月。

虽然有严重横纹肌溶解病例的报道，肌红蛋白尿仍很罕见。心搏骤停导致血压降低可以引发急性肾小管坏死。肾脏很少会受到震荡冲击或是人为的抛掷损伤。

白内障可能发生，要么是进展得非常迅速，要么会延长恢复期。一些症状可以自身恢复缓解。一些闪电伤患者可以出现固定和放大的瞳孔，机制包括视网膜或视神经受损。其他的眼外伤报告包括葡萄膜炎、前房积血、玻璃体积血、黄斑裂孔、视网膜脱离、视神经炎。

鼓膜破裂很常见，时间是最好的治愈而非手术。其他并发症包括耳听骨链中断、耳鸣、眩晕及眼球震颤。

胃部不适感与震荡冲击损伤综合征相似，在闪电伤后的几周到几个月内很常见。

心理后遗症包括焦虑、睡眠障碍、遗尿症、抑郁和认知障碍，均被报道过。

■ *治疗*

院前管理：闪电伤的患者接近于多发钝挫伤患者，需要注意高级生命支持和加强颈椎保护。由于不常见的症状很多是瞬间的，如瞳孔的变化和自主神经异常。闪电性麻痹及短暂的心脏停搏，伴随呼吸暂停的延长，既往标准的分选程序不适用闪电伤。任何伤者未遭受过心脏停搏可能成为幸存者、病情稳定，也可能由于之后的治疗死亡。病情危重的伤者应该更积极地治疗。如果闪电伤的病史不明确，应该根据患者精神反应的改变对症处理，包括血糖管理和应用纳洛酮的治疗。目击者可能可以提供一些病史资料。

应该注意的是，与普遍看法相反，闪电可以 2 次袭击同一个区域。救援人员和急救人员，靠近活动性的雷暴，就会处于危险中，如果同时自身也存在受到闪电袭击的威胁，则应该非常谨慎。

急诊救治：对于所有损伤严重的患者均应遵循相同的治疗原则。诊断闪电伤的线索：最近的雷暴，发生在户外，有衣物的碎片，发生过典型模式的树木燃烧，鼓膜的损伤，金属物体对伤者身体的磁化。在注意 ABC 复苏过程和颈椎的制动后，需要一个全面的体格检查。全面彻底检查是否有钝挫伤是非常有必要的，也需要心电图检查。心电监护仅用于存在心脏停搏或是异常心电图改变的伤者。各种心律失常应该按照标准处理。液体复苏应该谨慎，对于严重病例，中央监测系统有很大帮助。

实验室检查可能会是完全正常的，除了受伤非常严重的并且治疗效果不佳的患者。较为严重的伤者可以依据于基本的检测，包括血常规、肾功能、尿血红蛋白、血气、肌酸激酶同工酶、血清肌钙蛋白和血生化，这些检查可以帮助预知病情更严重的伤者。在一些病例中，血和尿应该被送去行毒物检测。根据症状行 X 线检查，对于意识丧失的患者应该行头颅断层 CT 扫描或头颅 MRI。

烧伤应该按照临床路径处理，当闪电伤导致皮肤发花、脉搏微弱，筋膜切开术较少运用，直到几小时后症状缓解。眼睛和耳朵的检查不能忽视，破伤风的接种取决于患者的免疫状态。

绝大多数的闪电伤患者可以幸存出院。当然也有例外，包括心脏停搏、不稳定或精神紊乱的患者，或那些缺乏家庭监管和需密切跟进照顾的患者。适当的医疗咨询和病历文档建立是有必要的。

长期的后遗症包括震荡后综合征、认知障碍、慢性疼痛、延迟或经常不典型的抽搐发作，平衡感、协调能力下降，情绪、睡眠、情感、记忆力下降的干扰，均严重影响伤者在学校的表现。

■ 预防

对于存在雷暴的区域，户外没有地方是安全的。虽然没人可以避免意外，但如果人们知道并遵守预防闪电伤害的指南（表 138-2），大多数的闪电伤还是可以避免的。在过去的 20 年，美国公共场所发生闪电伤致死的人数下降了 3 倍，这可能与媒体广泛宣传关于预防闪电的安全信息直接相关，这些信息资料可见于每个运动场所、学校、公园等的开放出版物。

表 138-2 预防闪电伤的原则

准备外出前应了解当地天气预报
如果天气预报提醒雷暴或者恶劣天气，建议改变出行计划
如果必须外出，需要保证外出地点的安全性（建筑物或封闭空间具有安全出口），并保证有足够逃生时间
仔细观察天气变化，当出现打雷时，立即回到室内
（如果听到雷鸣，立刻寻找安全庇护所）
距上一次闪电或雷响 30min 内不要重回户外活动
位处雷暴区，即使在室内，也不要接触导电材料，如电话线、游戏遥控器、电脑或水管
成年人应该对儿童的安全负责
有一个不错的教学工具，名为闪电狮子的安全游戏，是专为学龄前儿童和无法阅读的儿童所写的，但是对年长儿及成年人也非常有用。在国家闪电安全局的网站上还可以浏览其他教材、海报、明星拍摄的公益告知，并下载各种相关游戏

（石苗茜 译）

第 139 章　疾病中的热与冷

（原著　Sean M. Fox）

要点

- 虽然成人和儿童存在生理差异，但是儿童发热性疾病的危险因素主要由照顾不当导致。
- 发热疾病构成可从轻微到非常严重，如热性惊厥，更严重的包括热衰竭和中暑。
- 中暑是非常严重的发热性疾病，有报道称致死率在 17%～80%。
- 热衰竭是一种综合症状包括头晕，直立性低血压、恶心、呕吐、头痛、乏力、晕厥。
- 低体温患者需要特殊体温计精确测量体温。
- 体外复温是最快速的方法，可用于低温导致的心搏骤停及四肢冻僵的患者。

发热性疾病

发热性疾病由于其严重的致残率和致死率，已经得到了广泛关注。发热性疾病谱的范围广泛，有轻微的自限性疾病，也有危及生命的严重疾病。大多数的患者在急诊进行评估后给予合适的治疗后出院，只有约 7% 的患者需转院或住院治疗。不幸的是，在 1997～2006 年，发热性疾病数量增长了 133.5%。在过去的 20 年，美国平均每年约有 618 人死于发热性疾病。虽然有多种原因形成该数据，但是目前认为大多数发病率和死亡率与发热性疾病相关。

传统上，人们认为儿童是发热性疾病的高危组人群。普遍认为儿童的高风险因素是更大的体表面积比率影响热量的吸收。旺盛的新陈代谢导致产热较多，排汗少降低散热，适应能力差。最新的研究调查了这些潜在因素的有效性，挑战了儿童在生理上与成人相比有缺陷的陈旧观念。虽然成年人和儿童确实存在生理和代谢上的差异，但是很难确定这些差异是否会增加发热性疾病的风险因素。儿童不同的体温调节策略不能视为其对热反应的对应调节能力低下。

众所周知，环境变化对儿童的影响和对成人的影响是不同的，这经常使儿童处于较大的受伤风险中。儿童，特别是 1 岁以下的婴幼儿，正处于发热性疾病发病高风险期，需要成年人的看护来确保他们的安全。穿戴过多会导致年幼的孩子发热性疾病。年幼的儿童被父母遗忘在关紧车门的车厢内，会导致发热性疾病，这种悲剧通过提前给年轻父母宣教是完全可以避免的。年幼的儿童由于父母看护不力，导致处于受伤的高风险中；成人监管对年长儿或青少年发热性疾病的产生也有影响。年长儿在潮热的环境下剧烈运动，易感染发热性疾病。年龄小于 19 岁的患者占据了发热性疾病的大部分比例。以下几个因素与年轻运动员和发热性疾病有关：一些运动员在运动前体内轻度脱水；一些特定的体育运动对疾病的产生也有重大影响，足球运动与其他的运动项目相比，感染热性疾病的发病率高 10 倍以上；当然，孩子们满怀热情的加入竞技体育活动，认为自己不会受伤，也是导致严重的发热性疾病产生的因素。但是一些行为准则与预防措施的存在可以帮助教练管理和监护年轻的运动员，保证他们的行为安全。对成人和儿童均给予这方面的宣教，可以帮助避免发热性疾病的产生。

除了监护不力和较差的适应力，还有其他因素影响发热性疾病在患儿中的进展。药物相关的发热性疾病在青少年中，发病率也在逐渐增长。肥胖也被发现是增加发热性疾病的风险。感染及慢性病也可以影响儿童的体温调节系统，增加发热性疾病风险。患有囊胞性纤维症的患儿更易患发热性疾病，并且以出汗引起大量电解质丢失为特征。另外，之前患过中暑的患者更容易复发。

■ 病理生理

机体的新陈代谢过程中不断产生热量。安静的时候，人体产生足够维持体温的热量，约 1℃/h。剧烈的消耗可以使机体产生热量增加到该水平的 12 倍。环境也能影响机体的温度。当周围环境超出机体的温度，机体可以从外周获取热量。人体可以通过辐射、传导和对流散热（表 139-1）。热损伤发生于机体产热显著高于散热时。

■ 发热疾病的类型

发热性疾病包括轻微的热痉挛，严重的疾病如热衰竭和中暑。根据病情，相应的治疗也是不同的（表 139-2）。

表 139-1 散热相关的发热性疾病的主要机制

机制	散热的效用	最大效应的外部条件	降低效应的外部条件
辐射	血管舒张可以增加该因素的影响力	环境温度低于 20℃（68℉） 空气温度低于体温	环境温度＞35℃（95 ℉）
蒸发	出汗占主要作用 依赖机体自我调节	环境温度高于 20℃（68℉） 取决于湿度水平	潮湿度＞75%
传导	浸泡在凉水中可以增加该因素影响力	和冰冷物体直接接触	没有风 缺乏运动 过度肥胖 环境温度＞35℃（95 ℉）
对流	风和风扇可以增加该因素的影响力	空气在身体周围迅速移动	环境温度＞35℃（95 ℉）

表 139-2 热相关疾病谱

症状	风险特征 / 人群	病史或体格检查	优选方案	附加
热痉挛	机体高消耗与环境温度无关	体温正常 出汗 缺乏中枢系统体征	阴凉处休息 服用等渗溶液	耐药性疼痛 缺乏足够的液体 补液
热衰竭	未适应气候 脱水 电解质丢失 婴幼儿	头晕 恶心 呕吐 头痛 晕厥 体温正常或升高 出汗	阴凉处休息 静脉补生理盐水 无须快速降温	观察患者是否中暑 如果症状在急诊可以缓解，可以考虑观察治疗后出院
典型性热射病	年长儿 婴幼儿 活动能力受限	定向障碍 癫痫 昏迷 皮肤发热干燥 核心温度＞40℃ 休克 腹泻	气道、呼吸、循环的快速降温 皮肤温水擦拭 腋窝腹股沟冰袋降温 风扇降温 严密监测核心体温 静脉补液 20ml/kg	冰敷可以引起血管收缩 解热镇痛药无效 一旦核心体温达到 39℃，则停止降温 病情发展缓慢
劳力性热射病	儿童 脱水 未适应气候 高风险 高强度 相对较短时间	定向障碍 癫痫 昏迷 出汗 核心温度＞40℃ 休克 腹泻	气道、呼吸、循环的快速降温 皮肤温水擦拭 腋窝腹股沟冰袋降温 风扇降温 严密监测核心体温 静脉补液 20ml/kg	冰敷可以引起血管收缩 解热镇痛药无效 一旦核心体温达到 39℃，则停止降温 病情在几小时内进展迅速

热痉挛：常在过度运动时发生，多表现为极其痛苦的肌肉痉挛，体温维持正常，但是伴随有大汗，没有中枢神经症状。热痉挛的发生与气候炎热或寒冷无关。过去一直认为潜在的原因是稀释性低钠血症，一般多见于运动员，丢失大量包含电解质的液体，但是没有明确的证据支持这一解释。另一个理论认为，潜在的机制是易感人群的脊神经反射活动应对疲劳产生的变化。临床上，肌肉痉挛伴随疼痛产生，及时补液非常重要，可以缓解由于缺乏液体产生的麻醉毒性。

热衰竭：与热痉挛不同，热衰竭主要表现为系统的全身症状，包括头晕、直立性低血压、呕吐、头痛、乏力和偶发的晕厥。热衰竭的产生可能与体温升高相关（39～41℃），也可以体温正常。皮肤通常是潮湿多汗的。常发生在适应环境差的人群中，但是发病率较低。

热衰竭发生的原因可能是机体盐分或水分的丢失。盐分丢失后，应用水分或其低渗溶液替代电解质损失液，最终导致低钠血症的发生。虽然严重的低钠血症会导致精神改变或是抽搐，但是热衰竭地患者精神会逐渐恢复正常。当患者不能及时补充损失的体液时，大量液体流失，会造成人体脱水出现血钠升高。

一般常常发生在精神运动发育迟缓的婴幼儿，因为这类患儿无法清楚表达自己口渴的意愿。

热射病：是中暑最严重的情况，代表体内体温调控系统完全失调。据报道，热射病的死亡率为17%～80%。热射病患者可以表现为定向障碍、抽搐或昏迷。典型的热射病覆盖年龄范围很广，从婴儿到老年人均可发病，病情进展可持续一段时间。患者的皮肤通常会变热和变干。劳力性热射病容易发生在儿童，皮肤变干或是不停出汗，温度范围为41.1～42.2℃。没有明确的科学证据表明，热射病是由体液和电解质的异常改变导致的。热射病发病的风险因素似乎是患者在较短时间内进行了高强度的运动导致。典型的热射病的诱因：脱水、肥胖、神经系统紊乱、甲状腺功能亢进、年龄、过度饮酒、镰刀形红细胞和药物对散热的干预（如噻嗪类药物、抗胆碱类药物及利尿药）。

热射病的高死亡率通常是由全身系统的并发症导致。由于多器官功能障碍，患者会出现神经系统障碍、急性肾小管坏死导致肾衰竭、肝损伤、弥散性血管内凝血和呼吸窘迫综合征。多器官功能障碍可不断加重进展，出现脑病、出血性并发症、肠缺血或坏死、横纹肌溶解及脓毒症。在院死亡率据报道高达21%，出院患者 33% 存在中重度器官功能损害。随后，这样的器官功能障碍可持续 1 年以上，年轻患者一般预后良好，但是健康人群的发病率和致死率仍然很显著。

■ *治疗*

对于热相关疾病，加强认识、积极治疗是很有必要，除了快速评估和管理呼吸道及循环系统，迅速降温很重要，是治疗的关键。治疗上要注意可疑情况的发生（图 139-1，表 139-2）。

热痉挛患者的治疗是将患者置于阴凉处休息，给予口服补液，不建议服用食盐片，以免引起胃肠痉挛。治疗初始可以服用口服补液盐，避免服用含有酒精和咖啡因的液体，因为有利尿作用。

热衰竭的治疗首先是将患者转入阴凉处休息，推荐静脉补液，根据患者的临床症状给予足量补液。初始静脉补液可在 30min 内给予等渗盐水 20ml/kg，持续性补液按照第 10 章大纲所述。如果实验室检查或临床表现提示脱水导致高钠血症，建议延缓盐水补液。热衰竭患者需要留院观察。然而如果所有症状在治疗和观察期间缓解，患者可以继续在阴凉处休息观察。

热射病危及生命，需要积极治疗。在评估气道通气，循环稳定后，要立即给予降温，可以通过温水擦拭皮肤、电风扇吹风等散热方式。以上方法可以迅速降低核心体温。可在腹股沟及腋窝行冰袋降温，但是不建议用冰水给予皮肤降温，以免引起皮肤血管的收缩影响散热。浸泡入冷水对降低温度是很有效的，但是对复苏没有用。肺泡灌洗对降低体温是否有帮助还没有得到充分的研究证实，目前还不推荐应用。在复苏过程中，静脉补液是需要的，第一小时内应给予等渗盐水 20ml/kg，退热药一般无效。核心温度治疗期间应该持续监测，并积极降温，直到核心温度降至39℃。由于有潜在的多器官功能损伤，持续的静脉静脉血液滤过对于降低体温很有帮助，并且可以帮助支持多器官功能。

由于热射病对机体的潜在影响较为广泛，临床前景深远，在评估和治疗时应考虑到各种可能相关诊断（图 139-1，表 139-3）。个体的治疗策略应该根据患者的临床表现和并发症制订。患有热射病患者有明显的通换气障碍和酸中毒。体温的变化可以改变机体的血气值，但是治疗前给予纠正是否有帮助还存在争议。热射病还与其他实验室检查的变化相关，通常检查血液的电解质可以发现血钠异常，由于脱水还会导致血红蛋白浓度和血细胞比容升高。如果出现血红蛋白减低，需要考虑存在潜在的创伤，另外也提示了横纹肌溶解，肾功能异常、高钾血症也是肌肉溶解的证据。尿量可以反映机体是否脱水。尿液分析，对于红细胞血红蛋白缺乏的微观评估是有意义的，对诊断横纹肌溶解症是有帮助的。另外，肝脏对高温造成损伤很敏感，会导致肝酶的升高。转氨酶水平与损伤严重程度相关，峰值在 24～48h。转氨酶水平增高（AST>1000 U）预示了严重病情和并发症。血糖水平是波动的，应该动态监测，通过评估确认是否需要调控血糖。监测凝血也是非常有必要的，需要观察弥散性血管内凝血的病情进展变化。

考虑潜在感染因素是非常重要的。血常规检查可以对热射病患者进行白细胞计数，白细胞总数＞2000/mm^3 可以认为有潜在的感染风险，应积极给予系统化的抗感染治疗。一般来说，由于临床症状的缺乏，在热射病初期很难诊断，最有效的措施是行血培养，并在疾病初期进行经验性的抗感染治疗。

一部分症状不典型的患者可伴有精神症状，可能是由于热射病。胸片可以帮助寻找潜在的创伤性感染的病因。头颅 CT 检查可以帮助排除颅内病变，尤其是通过降温后精神症状未缓解的患者。心电图可以帮助评估是否存在心肌缺血、电解质异常和食物中毒。

稳定后的热射病患者需要住院持续严密监测，并积极加强护理和治疗。

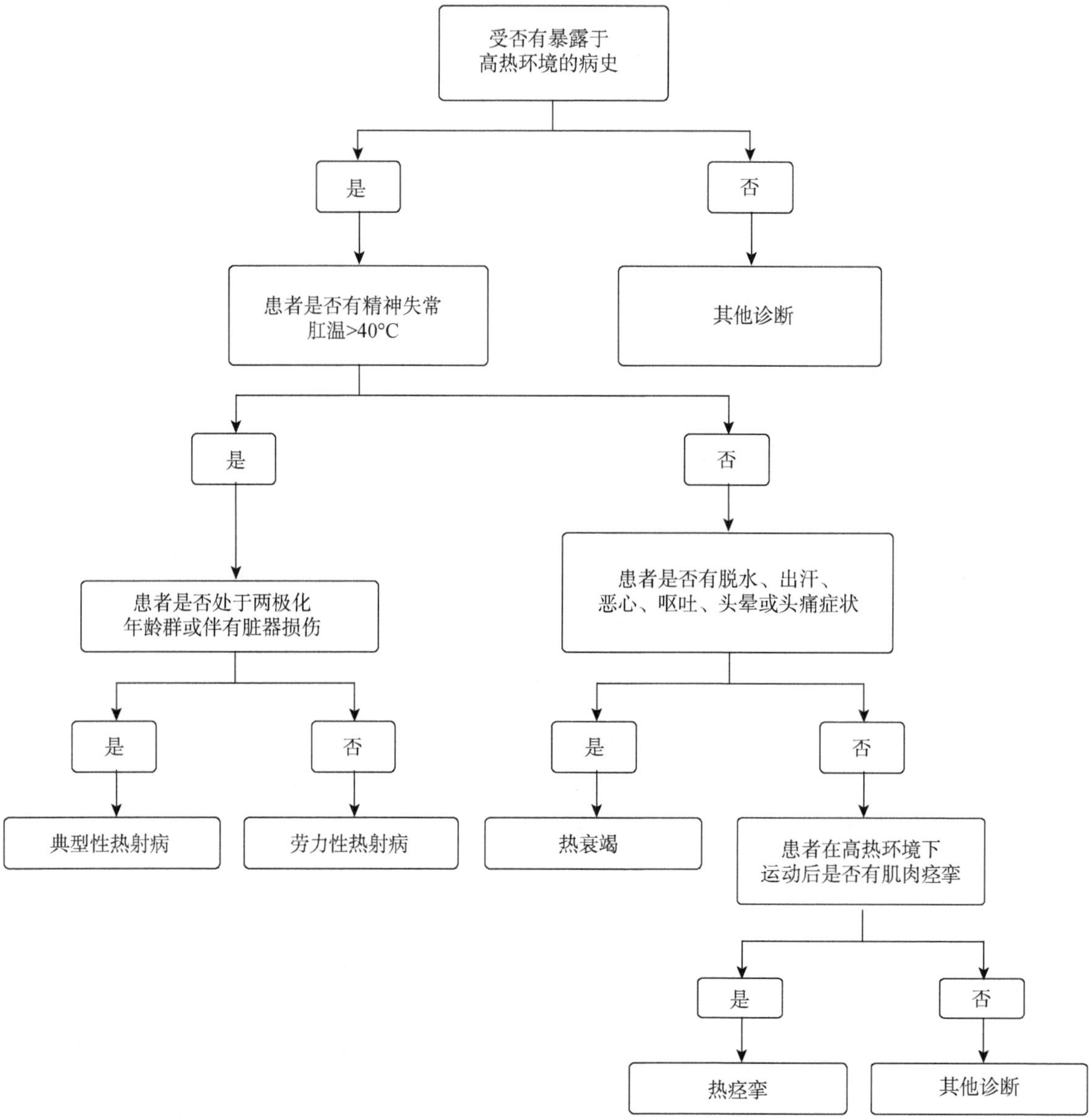

图 139-1 热暴露患者诊断路径

表 139-3 热射病的诊断：症状 - 精神异常，体温升高

诊断	病史	体格检查	实验室检查
脑炎和脑膜炎	发热 前驱疾病 头痛 寒战	体温 颈强直 克氏征和布氏征阳性	腰椎穿刺：白细胞增高，革兰染色，脑脊液培养
疟疾	疫区接触史 既往史	热型 意识改变	外周血涂片
伤寒，斑疹伤寒	疫区接触史	热型	外斐试验，补体结合试验

续表

诊断	病史	体格检查	实验室检查
脓毒症	发热 年龄 免疫低下	发热 意识改变 昏迷 局灶性感染	X 线胸片 白细胞总数增多 血培养、尿培养、脑脊液培养
脑出血	高血压 抗凝治疗	昏迷 发热 局造性神经性表现	头颅 CT：脑出血
甲状腺危象	既往有甲状腺功能亢进 风险因素：压力、手术、创伤、感染、未服用过抗甲状腺药物	甲状腺肿大 心动过速 癫痫发作 低血压	甲状腺功能：血清 T_3 和 T_4
恶性高热	吸入性麻醉 琥珀酰胆碱药物	肌震颤	动脉血气、酸中毒，电解质紊乱：高钾血症、高镁血症
热射病	风险因素 高温 超负荷运动	发热、皮肤发红、意识改变、易激惹、癫痫发作、心动过速，低血压、呕吐、腹泻、肌痛	AST 升高 白细胞总数增高 电解质紊乱：高或低钾血症、低钠血症、低钙血症、低磷血症 动脉血气、代谢性酸中毒、肌红蛋白尿、凝血因子下降、血糖波动

（经许可引自 Barreca RS. Heat illness. In：Hamilton GC，Sanders AB，Strange GR，Trott AT，eds. Emergency Medicine：An Approach to Clinical Problem-Solving. Philadelphia，PA：W. B. Saunders；1991.）

低温性疾病

与发热性疾病相似，低温性疾病同样是公众健康问题的热点，可以预防。在美国，在 1999～2011 年因为寒冷导致死亡人数共 16 911 人，平均每年 1301 人。2010 年是低体温死亡人数高峰，总共 1536 人死于低温性疾病。低体温被认为是核心体温＜35℃，低体温可以分为三类：轻度（核心体温在 35～32℃），中度（核心体温在 32～30℃），中度（核心体温在＜30℃）。低温性疾病可能是长期暴露在低温环境中导致，也可能是继发于某些疾病导致（表 139-4）。

表 139-4　婴幼儿低温性疾病的原因

环境因素	中枢系统紊乱
暴露	退行性疾病
溺水	头部外伤
感染	脊髓损伤
脑膜炎	蛛网膜下腔出血
脑炎	脑血管意外
脓毒症	颅内肿瘤
肺炎	血管因素
代谢及内分泌因素	休克
低血糖	肺栓塞
糖尿病酮症酸中毒	胃肠道出血

续表

垂体功能减退	皮肤病因素
黏液性水肿	烧伤
艾迪生病	红皮病
尿毒症	医源性因素
营养不良	长期给予低温液体治疗或产后未及时脱离低温补液
毒性因素	
酒精	
麻醉剂	
巴比妥类药物	
二氧化碳	
抗抑郁药物	
毒品	
噻嗪类药物	

与发热性疾病相类似，儿童患儿也更易患低温性疾病。年龄是易患低温性疾病的重要风险因素，年龄决定了低温疾病的易患性，并且与疾病的发病率和致死率相关。新生儿是低温性疾病发病的高危人群，主要是因为体表面积相对于体重较大，皮下组织则相对缺乏。在整个婴幼儿至儿童期间，均容易受到低温的影响，虽然，随着年龄的增长，影响度可较前降低。大多数的年长儿或青少年患者低温病例与溺水事件相关。最近，暴露性低体温事件常见于年长儿和青少年，大多数人认为是冬季运动的流行性增加导致。由

于环境因素影响，会加速低温性疾病的病情进展，当时由于缺乏有效的治疗经验，特别是对于青少年，往往会延误治疗时机，使其成为低温疾病受害者。通过适合的监督教育和充分的准备可以有效降低低温性疾病发病率。

体温调节调控正常温度通常范围狭窄。导致热量丢失，体温降低的相关机制见表 139-5。

表 139-5 低温性相关疾病热损耗的主要机制

机制	热损耗效果	影响热损耗因素
辐射	占总热损耗的 55%～65%	隔热材料（衣物 / 皮下脂肪）减少
传导	非正常条件下热损耗主要机制，溺水是热损耗发生的主要机制	穿湿衣服 浸泡在寒冷的水中
对流	占总热损耗的 15%，受冷风影响	风速的增加 身体运动的增加
蒸发	占总热损耗的 20%～25%	潮湿的皮肤

皮肤暴露于寒冷刺激下会导致外周血管的收缩，保持体温。随着机体温度下降，下丘脑视前区会刺激中枢产生更多的热量。寒战是通过调节内分泌和代谢产热的重要机制，甲状腺激素和肾上腺轴在其中起到重要作用（图 139-2）。

寒冷的应激会影响所有器官功能（见彩图 215），最突出的作用是可以影响心血管、中枢神经、呼吸系统、肾脏系统和胃肠道系统。低温对心血管系统的影响最明显也最常见，起初是心动过速，后来随着温度降低，心率下降，平均动脉压也逐渐下降，心排血量也随之下降。房性心律失常通常出现在体温低于 32℃时，通常认为没有临床意义，因为心室率维持正常。室性异位搏动通常见于 30℃以下，会增加室性心律失常的发生概率。心电图在 QRS 波群和 ST 段交界处可见 J 波（图 139-3）。虽然低温会产生特征性的 J 波，但是 J 波不能预测低体温。随着体温降低进一步的恶化，会严重影响心血管系统，19℃时会发生心脏停搏。

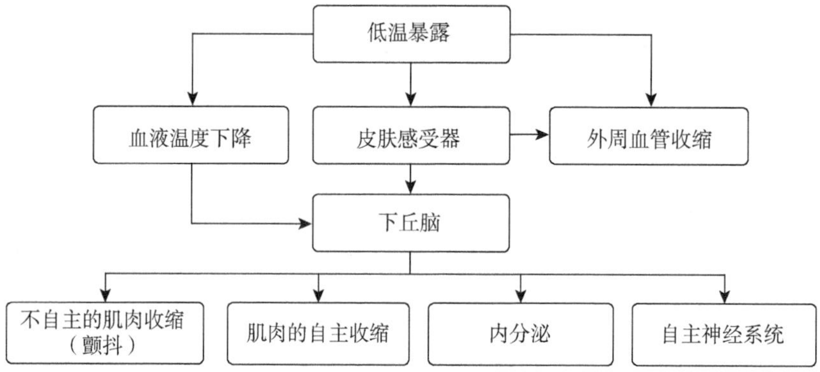

图 139-2 低体温生理反应

（经许可引自 Cooper MA, Danzl DF. Hypothermia. In: Hamilton GC, Sanders GR, Trott AT, eds. Emergency Medicine:An Approach to Clinical Problem-Solving. Philadelphia, PA: W. B. Saunders; 1991.）

中枢神经系统也会受到低温的严重影响。当体内核心体温下降至 33℃，患者会出现意识模糊和共济失调。随着体温的下降，大脑的酶的活性也会下降，导致脑细胞代谢线性下降，当体温降至 25℃，自我调节能力下降，脑灌注不足。当体温将至 20℃，脑电图会显示一条直线。

低温可以间接影响呼吸系统、中枢神经系统，也可以直接影响呼吸系统。寒冷最初促使呼吸增快，随着温度的下降，每分通气量降低。由于受到当地冷空气的影响，支气管黏膜黏液分泌增多，导致肺水肿。

除了心脏、中枢神经系统、肺损伤，低温还可以影响其他多个脏器。外周血管的收缩导致中心回心血量的增多，相应的肾脏灌注增强；寒冷导致肾小球滤过率增加，尿量增多。乙醇和冰水早期均可利尿。低温还会导致胃肠蠕动减少、胃扩张、肠梗阻、便秘、直肠张力下降。低温会导致胰腺炎，对于低体温患者需要全面考虑和评估。

■ 诊断

当有明确暴露低温环境的病史，可以明确诊断低温疾病。但是有些低温疾病发展很隐匿，因为患者并非暴露于低温环境，反而是处于相对温暖的环境。不幸的是，大多数患者的病史是不清楚的，需要进一步了解暴露的环境、地点、周围温度、暴露时间、皮肤有没有浸润或出汗。如果没有明确的低温暴露病史，还需要更为广泛地寻找低温的线索（表 139-4）。

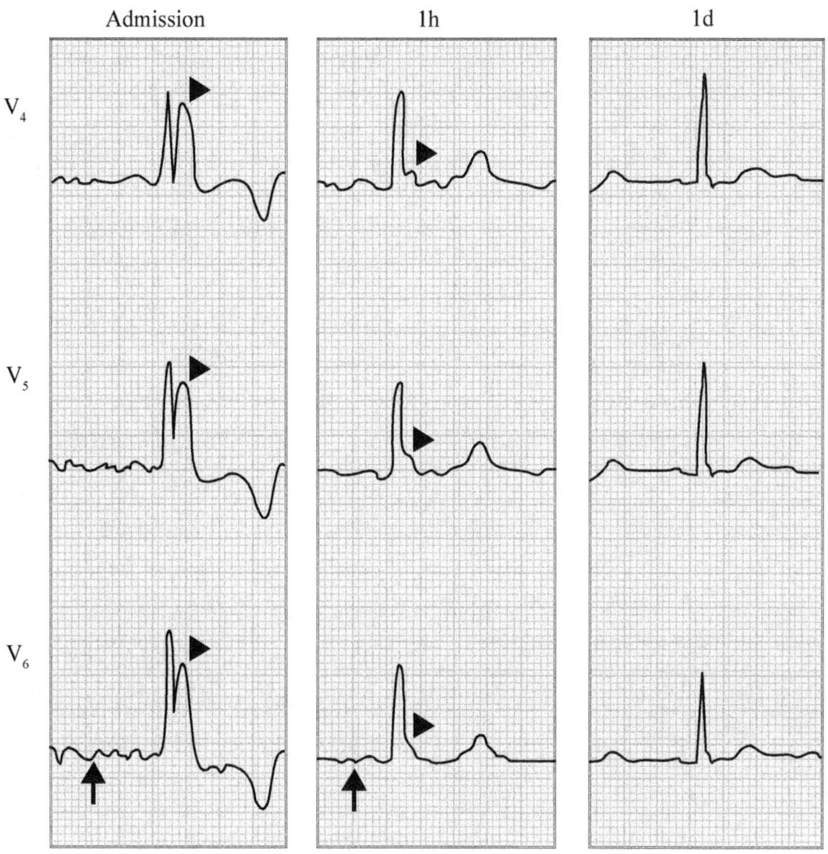

温度（℃）	24.1	29.4	36.6
心率（次/分）	50	70	93
QRS 间期（ms）	184	119	71
QTc 间期（ms）	516	502	403

图 139-3　严重低温，心电图显示 J 波显著上移，即所谓的 osborn 波。J 波的高度与低温程度相对应，通常在胸导较明显。随着体温恢复，osborn 波振幅较前下降，24h 后可消失

[经许可引自 Alhaddad IA1，Khalil M，Brown EJ Jr. Osborn waves of hypothermia. Circulation. 2000；101（25）：E233–244.]

低体温的定义是以核心体温为准，大多数的临床记录最低为 34.4℃，一些专门的电子温度计用来进一步精确测量、记录低温患者的温度。治疗期间，连续监测直肠 / 胃肠或是耳温是很有帮助的。

体格检查可以帮助发现低温病情的严重程度。低温患者的重要体征及体温水平见表 139-6。皮肤会变得发冷、硬肿、苍白或发花，低温会导致局部皮肤损伤。体温降至 31℃，年长儿或青少年患者出现寒战。寒战可以增加身体产热，为之前的 4～5 倍以上。新生儿自身不能通过颤抖产热，需要依赖血管收缩调节和成人的照顾，以及脂肪细胞分解产热。新生儿缺乏预防低温能力，缺乏一些基本的对低温的正常反应，如保护性的增加保暖，或是寻求温暖的环境。

表 139-6　低温下病理生理的改变

摄氏温度（℃）	华氏温度（°F）	现象
37.6	99.7	正常肛温
37	98.6	正常口腔温
35	95	寒战 代谢增加
33	91.4	冷漠 共济失调 健忘 失语
31	87.8	意识下降 心动过缓 低血压 呼吸过缓 寒战消失

续表

摄氏温度（℃）	华氏温度（°F）	现象
29	85.2	心律失常 胰岛素抵抗 瞳孔散大 温度改变
27	80.6	痛觉消失 昏迷
25	77	正常脑血流量的 1/3 正常心排血量的 1/2 显著的低血压
23	73.4	无角膜反射 室颤风险高
19	66.2	心脏停搏 脑电图平直
15	59.2	婴幼儿存活最低温度
9	48.2	低温治疗最低存活温度

（经许可引自 Cooper MA，Danzl DF. Hypothermia. In：Hamilton GC，Sanders AB，Strange GR，Trott AT，eds. Emergency Medicine：An Approach to Clinical Problem-Solving. Philadelphia，PA：WB Saunders；1991.）

在年长儿和青少年，低温对中枢神经系统的影响很显著。低温条件下，神经系统的早期特征包括意识模糊、淡漠、判断力下降、口齿不清及共济失调，也可以出现局灶的神经系统功能障碍。当体温低于27℃，患者会出现昏迷，由于严重的中枢神经系统表现，其他的病理征往往会被掩盖。继续寻找创伤、毒物摄入及内分泌紊乱的证据是很有必要的。在治疗过程中，一系列的体格检查可以帮助寻找最初被低温所掩盖的问题的线索。

■ 评估

因为低温可以影响多种脏器系统，要高度重视低温对靶器官的损害。通常需要多种检查帮助鉴别诊断（表 139-7）。低温条件下，组织灌注减少，氧解离曲线左移，血气分析可以评价组织细胞氧合水平、气体交换和 pH。虽然一些专家指南推荐对于低温患者可以纠正体内的酸中毒，但是纠正后会导致错误评价体内的氧分压水平，低温普遍会出现代谢性酸中毒，血液缓冲能力也会明显下降。

表 139-7 评估低温的关键诊断和实验室检查

诊断性检查	指标	典型发现	附加说明
动脉血气	氧合 通气 酸碱状态（pH）	代谢性酸中毒	避免来自体温较正导致的 PaO_2 异常升高
血细胞计数	监测红细胞及白细胞计数的变化 评估脓毒症	红细胞计数下降 继发于骨髓抑制导致白细胞计数下降	每下降 1℃，血细胞比容上调 2%
电解质	复温期间动态监测	低血钾	对电解质浓度影响不同
肾功能	建立肾功能基线	急性肾小管坏死	低温肾灌注不良的指标
血糖	动态监测血糖值	由于儿茶酚胺的影响和胰岛素活性下降（＜30℃）	新生儿和营养不良的儿童由于糖原贮备不充足低血糖可能恶化
尿常规	实时监测尿量	低温利尿导致尿比重下降	没有其他相关发现
凝血	中重度低温需要实时监测 评估弥散性血管内凝血	血小板减少延长凝血时间	复温后出现临床变化表明弥散性血管内凝血进行性发展
淀粉酶	由于腹部查体监测胰腺不可靠，需要动态监测淀粉酶水平	淀粉酶和脂肪酶升高	低温导致胰腺炎预示预后不良
动态心电图	评价心肌缺血和心律失常	J 波经常在体温低于 32℃时，心电图可见	所有低温患者核心体温＜32℃
体液培养	中重度低温患者行体液培养检查		脓毒症是新生儿低温的诱因
影像学检查	结合病史和临床表现评价	所有低温患者行 X 线胸片检查，精神状态改变怀疑头颈创伤的行 CT 断层扫描	肺水肿在复温和通气条件下可进一步发展

通常，体温下降 1℃，血细胞比容升高 2%。全血细胞计数基线可以帮助评价体温变化趋势。另外，血红蛋白降低可能与失血和慢性疾病相关。隐匿性的损伤往往被认为与失血性贫血相关。低温可以导致白细胞总数下降，其原因可能是骨髓细胞受到抑制，即使存在严重的感染，白细胞仍没有明显升高。

血生化指标也可以帮助评价寒冷导致的机体损伤程度。肾功能监测可以帮助建立肾脏功能的基线，但不能作为低体温肾损伤的有效评价指标。继续治疗，可以观察到复温后，可能会出现急性肾小管坏死。由于温度低于 30℃时，儿茶酚胺和胰岛素活性下降，血糖值可能会升高，血糖持续升高提示胰腺炎或糖尿病酮症酸中毒，但是对于糖原贮备不足的新生儿或营养不良的儿童，低温会导致患儿出现低血糖。

低温还可以导致凝血功能障碍，在中重度低温时，血小板计数、凝血功能、纤维蛋白原水平的变化可以帮助评价。低温损伤会导致凝血功能障碍，延长凝血时间。复温后，凝血功能持续恶化会出现弥散性血管内凝血。

另外，许多其他的研究证明，血尿淀粉酶的升高可以评估低温损伤，无须依赖腹部检查，可以证明胰腺炎病情进展，该症状与低温损伤的不良预后相关。低体温会导致尿液比重降低。毒理学研究通过频繁检测诱导因素及相关诱导因子。中重度低温患者均应行体液培养。脓毒症是婴幼儿低体温的常见原因，也可能是其他病因恶化诱发的并发症所致。

对于严重低温患者均应该行包括胸片在内的影像学检查。在复温后较常见肺水肿不断进展，如果怀疑创伤，X 线胸片可以指出。头颅 CT 可以帮助发现创伤或是其他致病因素，特别是对复温后意识障碍的患者。对于核心体温低于 32℃患者，行心电图检查，可以帮助判断心律失常和心肌缺血。当体温低于 32℃，心电图经常可见 J 波（图 139-3）。

■ 院前护理

急诊很难诊断低温损伤，需要能够帮助鉴别诊断的清晰病史，即既往曾处于低温环境，可以假设该患者曾经处于低温环境。需要特别考虑到新生儿转运，对早期治疗的患儿注意避免低温，新生儿需要立刻擦干，并包裹温暖的毯子，或者擦干后母亲将新生儿抱在怀里。

对于其他的存在潜在低温风险的患者，一些简单的方法就很有效，如除掉湿了的衣物、覆盖毯子。复苏液体如果可能则尽可能为体温，同时保持室内通风、温暖、潮湿，如果达到该条件，可以进一步减少核心体温的损失，会明显增加复苏成功的概率。心脏监测可以发现心律失常。严重的低温可以导致脉搏呼吸减慢。对呼吸脉搏变化的评估需要 30～45s。如果脉搏消失，立即进行胸外按压，给予复温的同时要维持生命体征的稳定。

■ 急诊管理

对于轻度低温（35～33℃）的既往健康人群，急救处理一般比较简单。将患者置于干燥温暖的环境，提供干燥保暖的衣物使患者足够保暖。对于这部分患者，如果没有暴露低温环境的病史，需要考虑低温的原因，特别是对年轻或免疫力低下患者可能存在的感染病原体。

对于中重度低温患者，其初始治疗策略与其他重症患者相似，在转移患者时，首先要保证呼吸循环系统的稳定。对低温患者的进一步治疗管理，取决于对该患者呼吸、循环性系统的评估结果（图 139-4）。由于低温患者症状多样，有轻微的也有很严重的，治疗策略的制订应该个体化。若患者缺乏气道的保护性反射，即使有引起心室颤动的风险，也应给予气管插管。由于低温患者有心律失常的风险，应给予持续心电监护并建立静脉通路。另外，持续监护体温对治疗有非常大的帮助。留置导尿，对记录患者的出入量也是非常有必要的。

如果不幸的是，到达事故现场，患者已经没有脉搏，应该立即进行心肺复苏，给予适度适当的胸外心脏按压是非常必要的。低温下的心肌组织可能对于药物或者电除颤具有抵抗作用。低温条件下，蛋白与药物结合增加，大多数的药物在常规浓度下无法起效。对于低温患者，应该避免大量药物升压，因为药物在体内蓄积，当机体开始复温，会产生毒性。如果 3 次电复律失败，应该持续给予心肺复苏。另外，人体温度不恢复至 30℃，电除颤很难复律成功。许多患者机体核心温度恢复至 32～35℃后，可自行转为窦律。重要的是，婴幼儿和儿童由于持续性低温导致心搏骤停，这类患者神经损伤往往难以恢复。一般来说，患儿应该持续心肺复苏，直到体温恢复到至少 30℃，不幸的是，目前没有可靠的预后相关实验数据可以帮助指导心肺复苏的有效时间和合理策略。

提供基本的生命支持技术是至关重要的，中重度低温患者需要尽快复温。在治疗初期，给予湿化后的适温氧气和静脉补液，使温度恢复至 40℃，目前认为是安全有效的。对于新生儿和婴幼儿，使用辐射保温可以防止进一步的热损失。对于年长儿和青少年，应该给予包裹毯子保温。需要注意维持大脑的温度，头部的保暖很重要，包裹毯子保温这一措施不会对复苏造成妨碍。空气加温系统也非常有效，并且不会产生后降效应。另一个复温的手段包括应用负压升温系统应用于手及上臂。该技术可以迅速导致皮下血管扩张，快速升温，迅速消除寒战，使症状明显改善。深入研究该技术是很有必要的。加热包和电热毯是有危险的，因为低温导致皮下血管收缩，对热损伤敏感。

简单的复温措施、如静脉输液、毛毯保温、加温加湿氧气吸入，均是有效的治疗策略，这些恢复核心体温的治疗措施经常应用于中重度低温患者。还可以通过对胃、膀胱、结肠灌洗完成，但是这些通过热传导复温的技术是有局限性的。快速复温可以通过胸腔置管，对纵隔和胸腔进行冲洗，但是该方法是有创伤的。腹膜腔热液灌洗术（40～45℃）是恢复核心体温更有效的方法。另一个可行的复温选择是对严重低温患者给予体外复温，该方法最迅速。体外复温适用于低温导致心搏骤停和四肢完全冰冻的患者。应用该技术，一些年轻的或是健康低温患者可以恢复，并且不伴有或伴有微小的神经损伤。

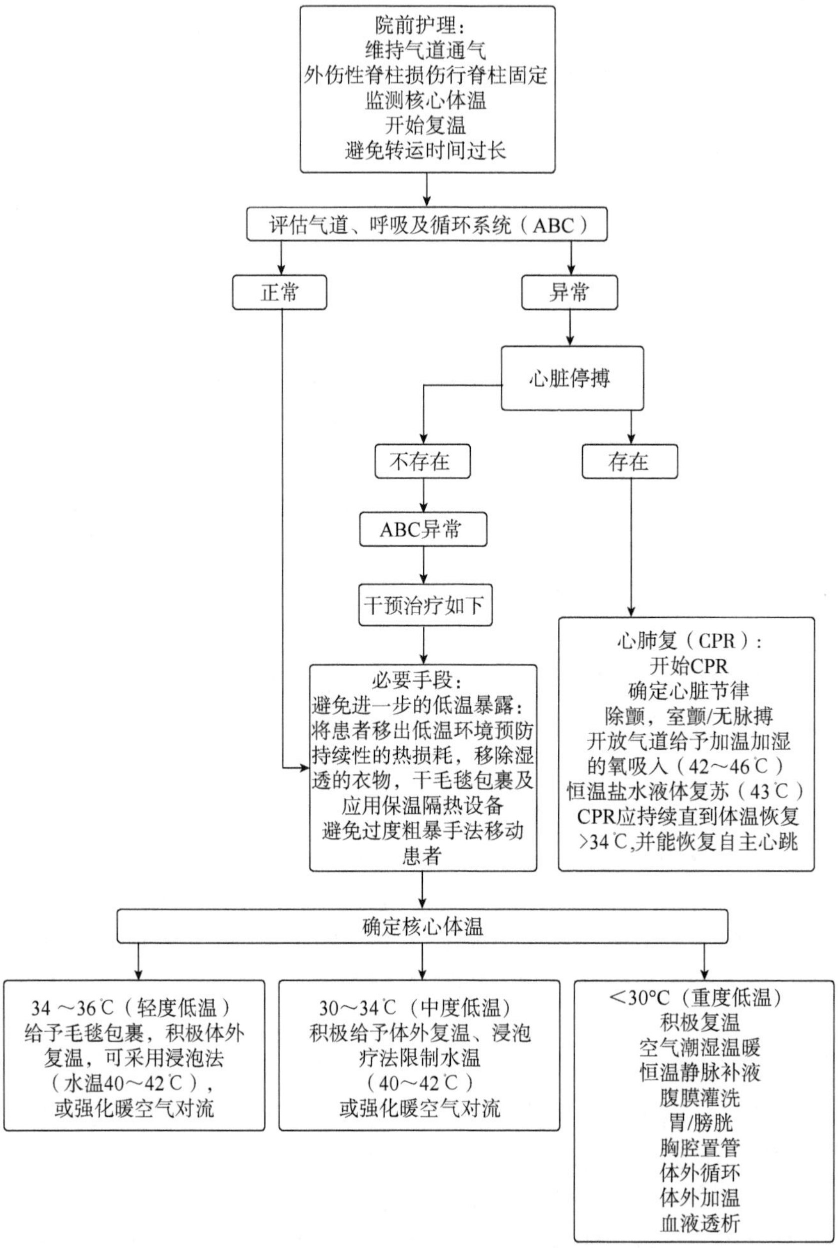

图 139-4 寒冷损伤患者临床治疗路径

[经许可引自 McCullough L，Arora S. Diagnosis and treatment of hypothermia. Am Fam Physician. 2004；70（12）：2325-2332.]

溺水

小儿特别要注意的低温事件是溺水、浸没在冰水（详见第 136 章）。

冻伤

另一个寒冷相关性损伤是冻伤，一般发生在关节处或是局部损伤。曾经冻伤是一个军事问题，现在冻伤普遍存在于人群中，由于工作或娱乐时暴露在低温环境导致。较敏感的冻伤部位大部分在肢体末端，如耳垂、鼻子、手、足。促进冻伤的诱因：环境、个体、行为和相关场合（图 139-5）。

冻伤的病理生理机制包括 3 种不同的途径：细胞外形成冰晶，低温导致局部血管收缩继发形成低氧，释放炎症因子（如前列腺素 PGF_2 和血栓素 A_2，以上途径可同时发生，从而加重组织损伤。低温暴露也会增加血液的黏稠度，促进血管痉挛，促进微血栓形成。在复温过程中，炎性介质释放已经达高峰，在复温、降温的往复过程中，炎症因子在组织中的释放水平不断升高。

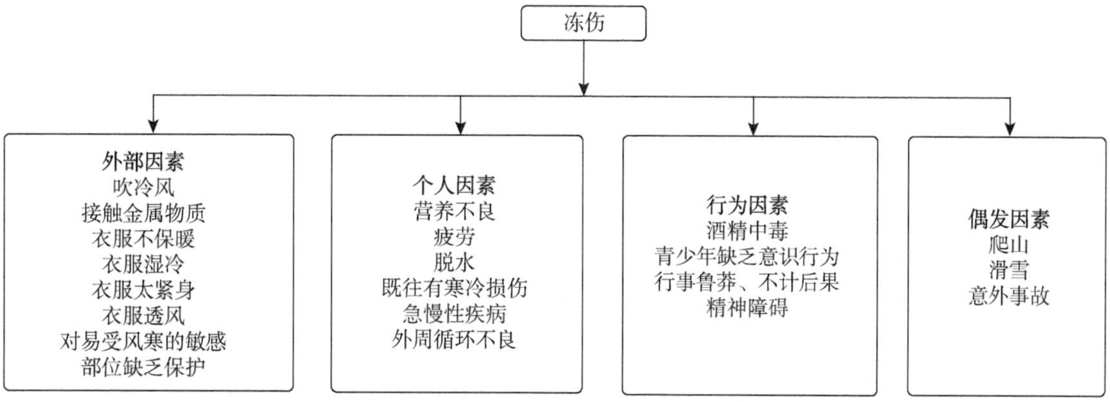

图 139-5　冻伤的诱发因素（外部环境、个人因素、行为因素、偶发因素可促使冻伤进一步发展）

冻伤的分类：根据临床症状和体征可以区分冻伤的程度。传统的分类：一度冻伤局限于表皮，会出现红斑和水肿，但是没有后遗症；二度冻伤有深部皮肤受累；三度冻伤可累及皮肤全层。最近的研究表明，冻伤可以按照被覆表层和深部分类（表 139-8）。表层皮肤冻伤，复温后表层皮肤会生出清亮的水疱（见彩图 216），而深部皮肤冻伤，复温后，皮肤会生出出血性水疱（见彩图 217）。

表 139-8　冻伤的分类

冻伤的类型	影响部位	复温后皮肤外观	附加说明
表层	表皮 皮下 皮下组织	清亮水疱 苍白 光滑 麻木 毛细血管充盈不良	肢体在复温过程中非常痛苦
深部	骨骼 关节 肌腱	四肢缺乏痛觉感受随着复温过程，会出现严重水肿和水疱	

■ 治疗

冻伤的治疗策略是快速复温。首选的治疗方法是将冻伤部位快速浸润循环的温水中（40 ～42℃）。在复温过程中，通常需要麻药来控制疼痛，一些辅助的治疗方法，如血管扩张剂、高压氧，交感神经切除术也可推荐应用，但是疗效还不确定，缺乏有效的实验证据。最近有研究报道溶栓治疗的效果，这是一种新的治疗方法，影像学和介入技术的进步导致该方法在更大的范围内有潜在的可行性。

显著的低温损伤后，很难确定组织活性。延迟对坏死组织进行清创处理，尽可能地保持组织活性，然而通过最新的影像学检查，对组织活力评价不断改进，导致了早期手术的可能性，并加速了康复时间。外用芦荟和布洛芬可用于门诊复温后患者。一些广泛受伤的患者需要继续住院治疗和控制疼痛。

复苏后的局部组织，对低温高度敏感，导致更大的组织损伤，如果已知已经低温暴露，最好不要对暴露部位马上复温。

患者由于意外暴露于低温环境（35 ～32℃），如果没有证据显示有其他潜在疾病，可能会被转移到较为安全的场所复温。

大多数的低温患者需要住院治疗和评估。这部分患者核心体温<3℃，需要心电监护。心搏骤停的低体温患者，伴有肢体末端冰凉，适用于体外复温，该类患者有需要转移至有体外复温能力的三甲医疗机构。

■ 预防

适当的准备和计划，配合适当的监督可以预防大多数的损伤。要留意低温风险，由于对低温很难适应，因此准备在低温条件工作时，应该做一些相关活动增强适应低温的能力。充足的营养和水分可以帮助抵御寒冷。穿足够的衣服，质地较厚或为隔热材料，都是非常有必要的。备用的衣物也是很有必要的，因为如果衣服湿了还有干衣服可以替换。慢慢走避免疲劳或者过度出汗也是很有帮助的。烟草和酒精应该严格避免。对低温暴露的潜在风险进行适当宣教是至关重要的，可以减轻低温损伤的发生率。

（石苗茜　译）

第140章　高　原　病

（原著　Ira J. Blumen, James Ahn）

要点

- 高原病通常影响青年人和健康人群。先经由急性高山病，之后发展为可威胁生命健康的高原肺水肿和高原脑水肿。
- 乙酰唑胺已经被证明可以有效地帮助不能适应高原或有高原病的危险人群。
- 高原脑水肿的确切治疗是降至低处。建议症状一出现即高流量吸氧。地塞米松口服或肌内注射（1～2mg/kg）可以显著缓解症状。
- 高原肺水肿是除创伤之外的另一个导致高海拔死亡的主要原因。

高原病

随着娱乐的多样化，越来越多的人想攀登到高海拔处，这也就提高了高原病发病率。可以致个人于危险之中的娱乐活动包括爬山、自行车、滑雪、雪板、热气球和滑翔。随着现代交通的便利，可以预计到高原病的发病率还会上升，让更多的儿童和成人置于危险之中。

高原病是由于气压降低及人们对低氧的反应所引起。它可以影响任何年龄的人群，但是通常影响青年人和健康人群。高原病的范围很广，包括急性高山病、最轻微的高原病及可以威胁生命的高原肺水肿和高原脑水肿。高原病的症状可以发生在登高后的几小时至几天内。而低氧血症可以在抵达高海拔的几分钟至几小时内便会出现并且启动一系列的生理反应从而导致急性高山病、高原肺水肿和高原脑水肿（表140-1）。

表140-1　高原病的概述

	急性高山病	高原脑水肿	高原肺水肿
高度	8000英尺以下的高度罕见 快速登高至11 000英尺的几乎每个人都受影响	12 000英尺以下罕见	8000英尺以下罕见 14 500英尺以上的高度更常见
起病	快速登高的4～8h起病但可长达4d 24～48h达高峰 经常第3天或第4天消失	常见于登高后的1～3d	往往等高后的1～4d，最常见于第2天晚上
症状	最常见的是：头痛，睡眠障碍，疲劳，气短，头晕，厌食，恶心，呕吐，少尿 其他症状：轻度外周水肿，乏力，精神不振，全身乏力，烦躁，注意力下降，判断力差，心悸，寒战及后外侧胸壁钝痛	严重头痛，恶心，呕吐和精神状态的改变。主要体征：躯干共济失调 疾病进展：出现困惑，言语不清，复视，幻觉，警觉，判断有误，脑神经麻痹（第Ⅳ对和第Ⅶ对），反射异常，感觉异常，意识水平下降，昏迷和死亡	早期症状：干咳，疲劳，劳累后呼吸困难和少量啰音 存在急性高山病的症状 疾病进展：产痰性的咳嗽，端坐呼吸，乏力和精神状态改变，心率加快，呼吸加快，发热，啰音增加，发绀 主要体征：休息时严重呼吸困难
治疗	休息 增加液体摄入 症状消失前不再继续登高 1～2d症状无改善或加重需降至低处 如果可以，额外吸氧 针对头痛和恶心的对症治疗 如果出现共济失调、神志不清、混乱、休息时呼吸困难、啰音和发绀则需要立即下降到较低的地方 乙酰唑胺：成人剂量，125mg，bid；小儿用量为2.5mg/kg，bid	立即降至低处 高流量吸氧 地塞米松剂量间断4～6h给予0.15mg/kg（最大剂量为4mg） 休息 如果不可能降至低处则给予高压治疗	轻到中度高原肺水肿：卧床休息，额外吸氧 密切检测 严重高原肺水肿：立即降至低处，尽可能减少体力 高流量吸氧 硝苯地平间隔8h给予0.5mg（最大剂量20mg） 如果不可能降至低处则给予高压治疗

续表

	急性高山病	高原脑水肿	高原肺水肿
预防	适应：缓慢逐级上升；高原的第一个晚上应在8000英尺以下度过，而且第一个白天应休息 10 000～14 000英尺的高度，日攀登高度限制在1000英尺内 14 000英尺以上的高度2天攀登高度限制在1000英尺内 避免使用酒精，镇静药和烟草 乙酰唑胺：应当在登高前48h使用，并在到达最高海拔后持续使用至少48h（同治疗剂量）	乙酰唑胺或地塞米松（同治疗剂量）	硝苯地平（同治疗剂量）

许多因素可以影响高原病的发病率、发生和严重程度。儿童和成人常见的危险因素包括登高次数、海拔高度、停留时间及体力活动量。当一种或多种因素超出了机体的极限时，高原病的严重程度会随之变化。急性高山病好发于1～20岁的人群，严重程度随着年龄的增长而减弱。

特殊的解剖和生理状态可能会导致婴儿和儿童的通气－血流灌注不匹配的风险增加，从而导致缺氧。

不利因素：

- 胸腔顺应性增大。
- 气管对缺氧的反应性高。
- 婴儿早期肺泡数量少。
- 早产儿的表面活性物质少。
- 上下呼吸道内直径小。
- 婴儿早期带有肌性小动脉的肺血管床的比例增加。
- 缺氧引起的呼吸做功增加，导致呼吸肌疲劳、呼吸抑制（1～2个月大的婴儿）。
- 胎儿血红蛋白到4～6个月才消失。

≥8000英尺（2439m）通常被认为是高海拔。在这个高度，动脉氧饱和度降到90%以下（动脉氧分压为60mmHg）。适应高原可预防高原病的发生。尽管严重的高原病不常见于8000英尺以下，但是有已存疾病的人可以在中等海拔高度（5000～8000英尺）出现症状。在极高海拔即大于18 000英尺（5500m），不可能适应高原环境，高原病是不可避免的。

大气和物理气体定律

对物理气体定律与大气成分的理解可以很好地解释HAI的发生。大气由多种气体组成。氮气所占比例最高，之后为氧气。在任何指定高度施加的力称为气压或大气压力。在不同的海拔高度，每种气体所占百分比相同，但是每种气体的分压有所不同。

波义耳定律指出固定质量气体的体积变化与压力成反比。当人登高时，气压减小，封闭空间内的气体体积膨胀。如人降至低处时，情况正好相反。

道尔顿分压定律描述了不同高度的各种气体压力。它指出气体混合物的总压力是混合物中的所有气体的分压的总和。在海平面的气压为760mmHg，氧气在大气中所占百分比是20.95%。因此，海平面氧气的分压（PO_2）为159.22mmHg。

随着高度的增加和压力的降低，气体膨胀导致可用的氧减少。例如，在10 000英尺高度的气压为523mmHg，氧气的百分比仍为20.95%，但氧分压将降低到大约110mmHg而肺泡氧分压将下降到60mmHg。

生理反应

在高海拔时可以看到几种不同的生理反应，对缺氧的反应最显著。缺氧导致脑脊液（CSF）的压力增加，液体潴留，液体转移，并妨碍气体交换。影响个体缺氧阈值的因素包括体力活动、睡眠、身体素质、代谢率、饮食、营养、情绪和疲劳。酒精摄入和吸烟充当呼吸抑制剂，并将加剧缺氧。暴露在极端温度会增加一个人的新陈代谢率，增加氧气的需求，并降低缺氧阈值。

通过适应，一系列的生理调整过程将恢复组织氧压到或者接近其海平面的数值。适应成功与否因人而异，并且不能根据身体状况、检查或测试而预测。

对于既往有高海拔变化敏感的人，缓慢上升，也就是分阶段上升是适应的关键。理想环境下，在8000英尺以下度过第一个晚上，而且白天需要休息。如果预期的攀登高度在10 000～14 000英尺，那么每天的上升高度应该限制在1000英尺以内。超过14 000英尺，每上升1000英尺应该休息2d（见彩图

218）。白天攀登到较高海拔，晚上下降到较低海拔睡眠是预防急性高山病和促进适应的另一种方法。

药物也可以帮助适应。当缓慢上升不可行或高原病发生风险较大时，乙酰唑胺已被证明是非常有效的。地塞米松也可以有效地防止急性高山病，但它通常用于保守治疗。

■ 呼吸系统

当人登高时，低氧通气反应将试图通过增加呼吸频率去代偿减少的动脉氧分压。不充足的低氧通气导致相对低通气，从而引发急性高山病和高原肺水肿。低潮气量的个体和儿童不太能够应对缺氧，因此更容易出现急性高山病。低氧通气反应是由基因决定的，但是也受咖啡因、酒精和多种药物影响。此外，由慢性心肺疾病导致的缺氧会达到脱敏效果。

低氧通气反应的阈值是在 4000～5000 英尺高度，最大反应高度发生在 22 000 英尺。在这个海拔，每分通气量几乎增加了 1 倍。

低氧通气反应的初始最大效应发生在抵达高原后 6～8h。吸入氧分压的下降导致通气的增加，相应地二氧化碳分压下降。下降的二氧化碳分压导致轻度呼吸性碱中毒和氧合血红蛋白解离曲线左移。呼吸性碱中毒提供负反馈给髓质，限制 HVR。呼吸性碱中毒的代偿取决于肾脏对碳酸氢盐的排泄，通常在 24～48h 发生。通气会随着 pH 恢复正常而慢慢增加。如果没有进一步高度上升，这种反应会持续 4～6d。如果高度不断上升，接下来的适应会导致二氧化碳分压不断下降。

缺氧和寒冷刺激是肺血管床的强大血管收缩剂，导致肺动脉压的上升和右心的后负荷增加。全身缺氧导致的肺动脉高压程度是引起高原肺水肿发展的一个重要因素。

■ 心血管系统

相比于呼吸系统和中枢神经系统，心血管系统对缺氧有相对抵抗性。心血管系统的低氧反应分两个阶段。 在第一阶段中，4000 英尺的高度使心率开始增加。在第二阶段中，动脉氧分压的下降会引起儿茶酚胺的释放高峰，选择性的血管收缩，导致血压略增，并由此提高了心脏每分输出量。如果可以适应，心率将恢复正常。如果个人无法适应，心率将维持在较高水平，人和心脏活动的增加都需要更多的氧气。

■ 造血系统

造血系统对高海拔的反应是影响个体长期适应能力的关键因素。所有造血系统内的变化都因其致力于增加动脉氧合。在上升的几个小时内，缺氧导致促红细胞生成素增加。在上升的 4～5d，循环红细胞将增加。红细胞增加会持续到返回低海拔地区后 1～2 个月。在极端高度，这种造血反应是有害的，因为血液黏度的增加、血液浓缩、红细胞数量增加会阻碍氧气输送。

红细胞内 2，3- 二磷酸甘油酸（2，3-DPG）的增加是造血系统对低氧血症的另一个反应。这会导致氧合血红蛋白解离曲线（见彩图 219）右移，有利于氧气从血液向组织中的释放。随着适应，这种右移会抵消过度通气和呼吸性碱中毒所导致的氧合血红蛋白解离曲线的左移。

■ 中枢神经系统

在正常情况下，脑血流保持在一个相对恒定的速率。当氧分压下降时，增加的呼吸速率降低二氧化碳分压，并提高血液和脑脊液的 pH。当脑脊液的 pH 上升时，脑化学感受器引起脑小动脉扩张，导致脑血流量增加。 这种反应可以增加脑的氧供，但也可以增加颅内压，出现高原脑水肿。

■ 肾脏系统

呼吸性碱中毒刺激肾脏排泄碳酸氢盐，产生代偿性代谢性酸中毒。随着 pH 的均衡，通气会继续增加。通气的适应一般在到达高处的 4～6d 消失。

在上升过程中，外周血管收缩可导致中心血容量增加、抗利尿激素和醛固酮受抑制，从而产生利尿效果，使血浆量减少和血液浓缩。没有这个利尿反应，发生液体潴留和高原病的风险更大。

急性高山病

急性高山病是最常见和最轻微的高原病；急性高山病和高原脑水肿位于高原病疾病谱的两端。攀登至 8000 英尺的一部分人会有高山病的症状，但是登至海拔 11 000～20 000 英尺的所有人都会有急性高山病的某些症状。虽然肥胖，高原劳累和低海拔居住增加急性高山病的风险，但是身体健康和年轻也不是其保护特点。

急性高山病的起病通常在快速上升的 6～12h，但是也有被延迟至 24h 后或更长的时间的。高原上剧烈活动或睡觉会出现症状发展。大多数情况下，症状在 24～48h 达到高峰和在第 3 天或第 4 天消失。如果人在出现急性高山病症状后继续攀高，症状可能会持续更长时间。

急性高山病的临床表现，按患病率的顺序，包括头痛、睡眠障碍、疲劳、气短、头晕、厌食、恶心、呕吐等。在高原的任何人只要具有至少 3 个以上症状即可考虑急性高山病。头痛发生率约占 2/3，性质为跳动性的，出现在运动、夜间或家中觉醒时。恶心和呕吐在儿童中常见。但是对于年幼的儿童，急性高山病的体征经常不具体，可包括烦躁、睡眠不好、食欲下降、呕吐。

急性高山病的其他相关症状包括少尿、轻度外周水肿、乏力、精神不振、全身乏力、烦躁、注意力下降、判断力差、心悸、寒战及后外侧胸壁钝痛。

体检时，生命体征可正常或轻度升高。体液潴留的表现为细湿啰音或外周性水肿。而且，视网膜出血可见。

这些症状和体征的鉴别诊断包括酒精宿醉、疲劳、脱水和病毒综合征。呼吸系统和中枢神经系统感染、低体温、胃炎和一氧化碳中毒也应考虑。然而，如果症状在抵达高海拔后不久便出现，必须考虑急性高山病直至发现其他证据。值得注意的是，急性高山病不会出现发热。如果孩子有发热性疾病，则需要考虑其他的疾病。

虽然在高海拔正常适应时会抑制抗利尿激素和醛固酮，出现高海拔诱导的利尿，但是在发生急性高山病时情况正好相反。醛固酮、抗利尿激素和肾素－血管紧张素释放增加会导致液体滞留，并从血管内向血管外渗漏。

目前有两种理论解释急性高山病脑水肿的发生。第一种理论是细胞毒性水肿，缺氧细胞性损伤引起 ATP 依赖性钠泵的缺乏，导致细胞内液的累积。第二种理论是血管源性水肿。在这种情况下，缺氧会导致脑血管扩张，进一步增加脑血流量、毛细血管灌注和通过血－脑屏障的泄漏。

肺活量下降、脑脊液压力增加、蛋白尿、液体潴留、近期体重增加或相对低通气会加快急性高山病的发病。据推测，孩子们更容易发生急性高山病，因为他们对脑缺氧更敏感。身体素质对急性高山病的发生倾向没有影响。

最初的治疗策略是预防。急性高山病的症状往往比较轻，具有自限性，仅持续数天。一旦症状出现，应尽量减少活动，不要继续登高，直到症状和体征完全消失。有症状的人群应进行对症治疗，使用镇痛药物治疗头痛和止吐药治疗恶心和呕吐。急性高山病的患者不应使用麻醉品，因为这会降低低通气反应。如果症状在 1～2d 内没有改善的迹象或出现恶化，则需要下降到一个较低的高度。如果出现共济失调、神志不清、混乱、休息时呼吸困难、啰音和发绀，则需要立即下降到较低的地方，建议下降 1000～3000 英尺。在某些情况下，只需下降 500 英尺便可以改善症状。

如果不能选择下降至低处，额外吸氧也会缓解急性高山病的大多数症状。如果吸氧可以减轻患者的症状可以辅助诊断。在睡眠期间，吸氧流量 1～2L/min 可出现显著效果。

Gamow 袋（见彩图 220），便携式的塑料高压包，已被证明可以减轻急性高山病的中枢症状。使用脚踏泵，它可以额外加压 100 托，生理上相当于下降 4000～5000 英尺。

乙酰唑胺、碳酸酐酶抑制剂，也可用于治疗或预防急性高山病。乙酰唑胺可以降低碳酸氢胺的重吸收。肾碳酸氢盐利尿导致轻微的代谢性酸中毒，从而增加了呼吸频率和动脉氧分压。当用于预防目的时，应当在登高前 48h 使用，并在到达最高海拔后持续使用至少 48h。当用于治疗急性高山病时，通常在 12～24h 起效。年龄较大的儿童和成人的使用剂量为每 8～12 小时口服 250mg。小儿用量为 2.5mg/kg，每日 2 次，日剂量最大为 250mg。副作用包括外周感觉异常、恶心、呕吐、多尿、嗜睡、意识模糊。对磺胺类药物过敏者禁止使用本药。

地塞米松也可用于治疗和预防急性高山病。一般用于那些对磺胺过敏或不能耐受乙酰唑胺的患者。地塞米松可以减轻急性高山病的症状，但不会影响适应。如果给予负荷剂量，4mg 口服或肌内注射，2～6h 通常能看到改善。如果没有改善，应使其降低海拔，同时间隔 4～6h 给予地塞米松 0.15mg/kg（最大剂量为 4mg）直至患者彻底下降或者症状完全消失（最长为 7d）。在高海拔地区停止使用地塞米松可能会出现急性高山病的反复。

预防：通过适应预防急性高山病不总适用于度假登山者，滑雪者或其他运动爱好者。除了乙酰唑胺，预防措施包括缓慢逐级地上升、高糖类、低盐和足够液体摄入量的饮食。应避免使用酒精和烟草。

高原脑水肿（HACE）

高原脑水肿是急性高山病疾病谱中最严重、危及生命的一种。高原脑水肿不常见，影响 1%～2% 高原不适应的人群。高原脑水肿在 12 000 英尺以下罕见，但是在 8200 英尺以下发生过高原脑水肿死亡者。临床医生的难题是难以鉴别急性高山病和早期高原脑水肿。

高原脑水肿起初具有急性高山病的症状，进展至弥漫性神经功能障碍。严重症状可以出现在攀登至高处的 1～3d，但是急性高山病的早期症状很快，甚至 12h 内演变成严重的高原脑水肿。高原肺水肿也可能存在。

高原脑水肿的常见症状是严重头痛、恶心、呕吐和精神状态的改变。躯干共济失调是主要体征，单凭这一点有足够理由立即降至低处。如果没有认识到一点，高原脑水肿会进展，出现困惑、言语不清、复视、幻觉、警觉、判断有误、脑神经麻痹（第Ⅳ对和第Ⅶ对）、反射异常、感觉异常、意识水平下降、昏迷和最终出现死亡。一旦出现昏迷，高原脑水肿有 60% 的死亡率。如果患者有近期登高的病史和脑病的体征可以诊断为高原脑水肿。

鉴别诊断包括头部受伤、蛛网膜下腔出血、脑膜炎、脑炎、一氧化碳中毒，一过性的缺血发作和脑血管事件。在高原有症状的患者需要完全评估排除其他病因。

高原脑水肿认为和细胞毒性水肿，血管源性水肿或两者都有相关（图 140-1）。高原脑水肿出现的时间支持细胞毒性脑水肿理论，然后高原脑水肿对类固醇激素的反应支持血管源性水肿。

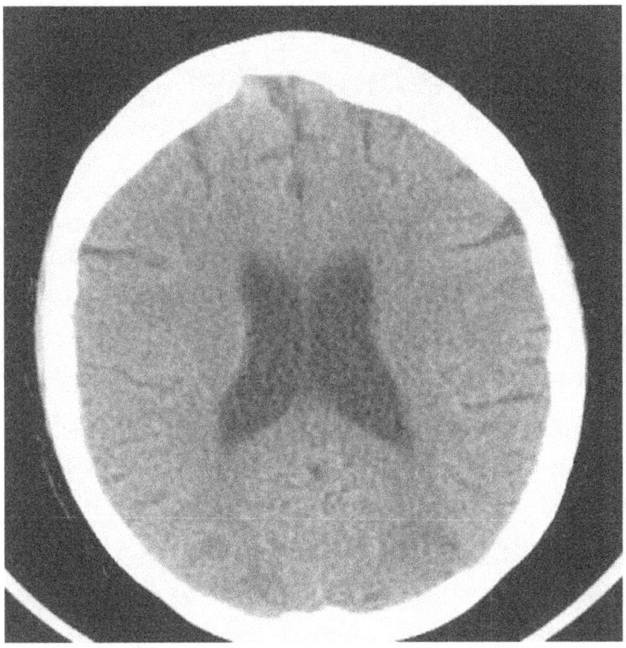

图 140-1　符合高原脑水肿的弥漫性脑水肿

（经 Christopher Straus, MD. 许可使用）

急性高山病主要针对症状治疗，然而高原脑水肿需要早期识别和快速确切的治疗。最重要的治疗是评估和尽可能快地降至低处。只要症状出现，则需要高流量经皮吸氧维持使氧饱和度在 90% 以上。地塞米松可引起很大的改善，剂量为 24h 内每隔 4～6h 给予 0.15mg/kg（最大剂量为 4mg）直至患者完全下降或症状完全消失（最多 7d）。儿茶酚胺类药物未被证实可以有效治疗高原脑水肿。Gamow 袋的高压治疗对于轻度高原脑水肿是有效的，而且如果可降至低处，高压治疗可能是救命的，这种治疗应该联合地塞米松和额外供氧治疗。

对于严重需要插管的患者，高原脑水肿的治疗会导致危急情形出现。用以急性降低颅内压的高通气策略也可能引起脑缺血。氧气的使用也可能降低脑血流量和颅内压；高通气策略应该仅用于危急状况下，呋塞米和甘露醇也用于降低颅内压的二线治疗，一旦降至低处，颅内压应该降至正常。

高原脑水肿的急性发作会导致长期的神经系统障碍。昏迷可持续数天。共济失调、判断失误和行为改变可持续一年。尽管采取所有的干预措施，高原性脑水肿也是不可逆的，可导致死亡，因此对高原脑水肿的患者很重要的是快速识别和早期治疗。

预防：预防高原脑水肿的关键是适应。然而高原脑水肿的患者被报道出现在一天上升 1000 英尺的人群。乙酰唑胺被推荐使用在既往有高原病病史的患者，但不是逐渐上升人群的药物选择。急性高山病患者如有磺胺过敏史，地塞米松可用于预防高原脑水肿。

高原肺水肿（HAPE）

高原肺水肿是高原病危及生命的一种表现，是非心源性肺水肿的一个独特形式。在攀登高原的人群中，高原肺水肿的发生率为 0.5%～15%。除了外伤，高原肺水肿是高原最常见的疾病。虽然高原肺水肿也会发生在 8000 英尺以下的高度，但是它更常发生在 14 500 英尺以上。高原肺水肿的危险因素为快速上升的速度、冷刺激、高原肺水肿的病史、过多的劳累和不能适应。最近的上呼吸道感染也被认为是危险因素之一。

儿童和年轻人更容易发生高原肺水肿，既往有高原肺水肿病史的人有更高的发生风险。儿童更倾向于发生一种特殊形式的 HAI，被称为再发高原肺水肿。高原肺水肿更易发生在长期居住在高原环境、在低处逗留 24h 以上后再返回原高度的人群。

高原肺水肿经常发生在攀登至高处的 1～2d，尤其是发生在第二个晚上，但是起初的症状可能在几小时内发生。

患者在疾病早期会有干咳、疲劳和劳累后呼吸困难。婴儿有非特异性的症状，如活动力下降和苍白。急性高山病的症状也会包括这些早期症状。局部肺水疱发生在右中叶，可在右腋窝下听到，运动后肺水疱加重。随着高原肺水肿的进展，会出现咳嗽、端坐呼吸、乏力和精神状态改变，很快会加重到休息时出现呼吸困难，此为高原肺水肿的主要体征。肺水疱会出现在双肺，并且伴有粉红色泡沫痰。患者会变得心动过速，呼吸加快，低热最高至38℃和不正常的低氧饱和度。外周发绀出现并且不及时处理的话可进展至中心性发绀。在高处休息时出现呼吸困难是高原肺水肿，除非证明是其他原因。

胸部X线提示双肺不对称渗出、扩张的肺动脉（图140-2）。心源性肺水肿的体征是心脏增大、蝴蝶状的渗出物和Keyley B线，这些体征不会出现在高原肺水肿。心电图可能会表明窦性心动过速、右心室劳损、右轴偏、P波畸形、右胸导联突出R波和左胸导联S波。如果没有治疗，会发生严重肺水肿和呼吸衰竭，随后会发生神经系统功能障碍，导致昏迷和死亡。

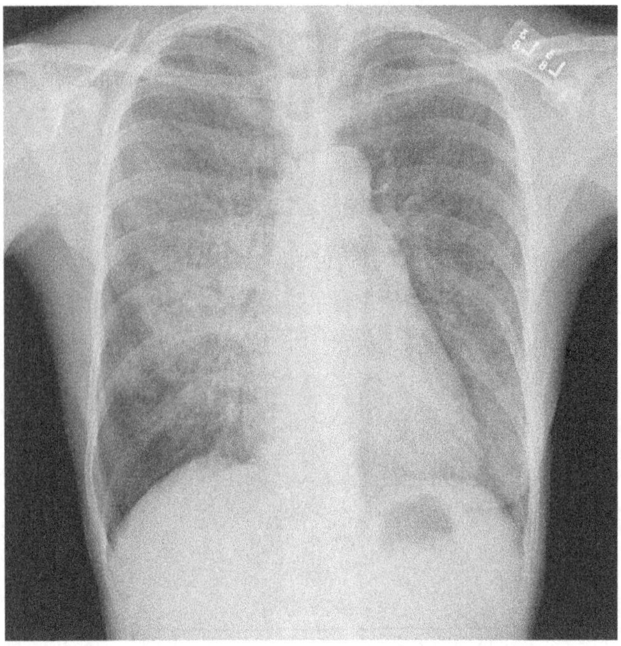

图140-2 符合高原肺水肿的非心源性肺水肿

（经Christopher Straus, MD. 许可使用）

鉴别诊断包括肺炎、充血性心力衰竭、未被检测的心内分流、婴儿分流的开放、高原支气管炎、咽炎、哮喘和神经源性肺水肿，肺栓塞和成人呼吸窘迫综合征。高原肺水肿不会引起超过38℃的发热，应该仔细查看有无别的诊断。

高原肺水肿影响既往无心脏或肺疾病的人，主要是对缺氧的功能失调反应。缺氧导致不均匀的肺血管收缩，以致肺动脉压力升高。外周血管收缩，液体滞留导致血容量增加，加重了肺动脉高压。肺微血管压力的增加导致肺泡毛细血管屏障的破坏，而且内皮细胞一氧化碳的减少和内皮素的增加也参与了复杂的病理生理，最终导致了非心源性肺水肿。

肺动脉压力或肺血管阻力升高的人群被证明具有发生高原肺水肿的更高风险。肺血管肥厚的儿童和婴儿更易于发生高原肺水肿。肺血管的先天缺乏也会增加发生高原肺水肿的概率。高原肺水肿的儿童应该检查有无潜在的心肺畸形，尤其是肺动脉高压。而且6周以下的婴儿更容易发生肺动脉高压和右心室疾病。但是并不是所有肺动脉压的人都会患高原肺水肿。

脱水和增加的红细胞数量引起了血液黏稠度增加、血液高凝状态，对于高原肺水肿的发展起着作用。

■ *治疗*

高原肺水肿的治疗主要集中在减轻肺动脉高压，从而减少水肿的形成。对于任何形式的高原病，立即降至低处可以救命，不应该耽搁。低处减轻肺缺氧，降低肺动脉压力。快速降至低处和降至低处所需的能量之间有个微妙的平衡，当他们行走至低处需要过多的体力劳动时，他们的病情可能恶化，因此需要额外照顾他们使其减轻体力。通常下降1000～2000英尺足以使得症状减轻。除了快速下降，卧床休息、额外供氧和保持患者暖和也是必要的。

体力活动和暴露在寒冷环境增加了儿茶酚胺的产生，增加了肺动脉压力。额外供氧有效降低了肺动脉压力，提高了动脉氧饱和度。因此，心率和呼吸频率下降。对于任何有明显症状的患者通过面罩高流量给氧6～8L/min，仅仅通过供氧2～3d（没有下降至低处）可以扭转高原肺水肿。呼气末气道压力面罩可输送5～10cmH_2O呼气末气道压力，用以改善氧供。如果不能供氧，不可能降至低处，那么可携带的Gamow袋可用于高压治疗，被证实对于高原肺水肿的患者有效。

药物治疗对于高原肺水肿的预防和治疗方面作用有限。文献没有提及针对儿童肺水肿的预防和治疗药物，仅仅建议成人可用硝苯地平作为联合治疗来降低肺动脉压力，预防和治疗高原肺水肿，但是也会引起低血压。硝苯地平作为一线用药，通常给予的剂量为

0.5mg（kg · 8h）（最大量为 20mg）。磷酸二酯酶抑制剂，包括西地那非和他达拉非被证实可以有效治疗高原肺水肿。与硝苯地平相比，他达拉非和地塞米松是有效的并且不会引起血压下降。对于有潜在低血容量脱水的患者需谨慎使用。新的药物，如 β- 肾上腺素受体激动剂沙美特罗很有前景，可以预防高原肺水肿。给予沙美特罗 125μg/12h 可以有效降低高原肺水肿的发生概率。传统上讲，呋塞米可考虑辅助治疗高原肺水肿，但是目前呋塞米没有作用，因为利尿剂可能加重已经存在的低血容量和脱水。

通常降至低处后症状会快速改善和消失。如果氧饱和度小于 90%，则需住院治疗。呼气时气道正压可以改善气体交换，严重的高原肺水肿患者，则需要气管插管和呼气末正压通气。

高原肺水肿的死亡率为 11%，如果没有治疗（降至低处或额外氧供），死亡率会升至 44%。

高原肺水肿的发生并不是攀登高处的禁忌证，但是可引起更高的发生率。

高原相关的疾病

■ 已患的心血管疾病

既往已有心血管疾病的患者有发生慢性疾病和高原病加重的风险。先天性心脏病增加肺血管的灌注，也增加了高原肺水肿的风险。艾森门格综合征、肺动脉的单侧缺失、动脉导管未闭、房间隔缺损或室间隔缺损会增肌高原肺水肿的发生风险。而且卵圆孔未闭的患儿也具有更高的风险。对于这些患者，在升至高处时需要额外注意儿童的氧饱和度和呼吸状态。而且需制订快速降至低处的计划。

■ 已患的肺部疾病

任何在海平面影响呼吸的肺部疾病在高处会出现更严重的并发症。对于存在低氧血症、睡眠障碍或肺动脉高压的儿童有必要额外供氧。高处不会加重反应性的气道疾病，但是寒冷、干燥的空气环境可能加重这个疾病。

具有慢性肺疾病的患者，如囊性纤维化和支气管肺发育不良，存在发生低氧血症和后遗症的更高风险。旅途中需以更缓慢的速度上升并全程监测氧饱和度。

■ 高原视网膜出血

大约 50% 升至 16 000 英尺人群和 100% 升至 21 000 英尺的人群在到达该高处的 2～3d 会出现高原性视网膜出血，患者的视网膜动脉和静脉出现扭曲性扩张，视网膜出血和视盘水肿。出血往往贯穿整个基底，但是不影响黄斑。高原性视网膜出血是无痛的，往往没有症状，没有明显实力干扰。如果黄斑受影响，患者会出现视物模糊。这种情况下，有必要降至低处。

对于大部分患者，高原性视网膜出血是自限性，往往在降至低处的 2～3 周自动消失。如果黄斑受到影响，视力改变是永久性的。高原性视网膜出血可以单独发生，或者和急性高山病，高原肺水肿或者高原脑水肿同时存在。体力活动和既往存在高原性视网膜出血会增加高原性视网膜出血的概率。

■ 高原性睡眠呼吸暂停

在正常的海水平面环境下，睡眠时氧饱和度有轻度下降，这种现象在高处更明显。暴露在高原环境中，睡眠时呼吸频率增快会导致轻度的呼吸性碱中毒，抑制呼吸驱动力，导致低通气量和周期性的呼吸暂停。接下来会发生短暂的高通气来增加氧饱和度，但是同时也会加重低碳酸血症，并且抑制通气。这些周期性的呼吸暂停会持续长达 90s，又称为潮式呼吸，会持续整个晚上，增加高原相关的低氧血症。

■ 慢性高原病

慢性高原病亦称为安第斯山地病，是高原病的罕见并发症。部分人群尽管长期居住在高原也不能适应。症状和急性高山病相似，包括头痛、呼吸困难、睡眠干扰和疲劳。

慢性高原病与不足够的低通气反应相关，导致持续的低氧血症和过多的红细胞生成素产生。这些生理改变会导致真性红细胞增多症，血细胞比容会大于 0.60，可诱发或导致充血性心力衰竭。

慢性高原病的治疗包括降至低处、吸氧、放血和使用呼吸刺激剂，如乙酰唑胺。

■ 紫外线角膜炎

紫外线角膜炎（雪盲）由过多的紫外线暴露导致。在高原，保护性大气的丧失和污染物的减少增加了紫外线暴露。每升高 1000 英尺，紫外线暴露增加 5%。约在暴露 12h 后患者会有异物感或者剧烈的疼痛感。他们也可以有眼周水肿、过多的流泪、畏光和结膜红斑。

口服镇痛剂缓解严重不适感，24h 内症状可消失。戴有偏光镜片和副眼罩的太阳镜可以预防该疾病。

■ 高原性咽炎和支气管炎

高原性咽炎和支气管炎通常在大于 8000 英尺的高原上发生，因为此时过多吸入干燥冷空气可引起上呼吸道黏膜的干裂。

症状包括干咳、咳嗽刺耳并疼痛。通过足够的水化和唾液可预防或者减轻症状。润喉片和硬糖果可帮助维持口腔分泌。吸入的蒸汽、漱口水和经口入的液体也可以保持黏膜湿润。覆盖口鼻的布可以温暖吸入的气体，保持湿润。抗生素没有作用，但是镇痛剂可以起到作用。

■ 镰状细胞病

在 5000 英尺以上镰状细胞病的患者有更高的风险出现血管栓塞和低氧血症。镰状细胞性状的患者没有风险发生血管栓塞危急，但是高度越高，发生脾栓塞的风险越大。建议镰状细胞病的患者在 5000 英尺以上的高度吸入额外的氧，并且有指征使用非麻醉性镇痛剂和水化。

■ 妊娠

妊娠不是女性参与合理高度活动的禁忌证。短期暴露在高原没有并发症的发生，无论是母亲还是新生儿。但是对于长期居住在高原的女性被证实有更高的概率生出低体重新生儿及出现妊娠期高血压和新生儿高胆红素血症。

■ 外周水肿

外周水肿是高原的常见并发症。面部和肢体远端出现水肿最常见，尤其是女性。虽然水肿会在 1～2d 自动消失，但是这些表现会提高疑似急性高山病的诊断。

■ 其他并发症

其他高原相关症状包括高原性晕厥和偏头痛。血黏度的增加会引起（外周或中心）动脉或静脉血栓形成，发生短暂性的缺血发作。脑容量的增加、颅内压升高可能会掩盖中枢神经系统肿瘤。低氧血症可以促使抽搐发作。

（洪小杨 石苗茜 译）

第 141 章　气压性损伤

（原著　Ira J. Blumen，Eric Beck）

要点

- 空气栓塞是最严重的气压性损伤，需要积极治疗，包括 100% 氧疗、输液和高压氧疗法。
- 可疑空气栓塞患者应置于特伦德伦伯卧位（头低足高位）或左侧卧位，以尽可能减少空气栓子通往大脑。
- 空气栓子和减压性疾病可供选择的治疗方法是高压氧疗法。该疗法应尽快进行，理想情况是在出现症状后 6h 内执行。

气压性损伤

气压性损伤可能是由数种不同的导致个体暴露在气压变化中的事件的结果。第一种可能病因是海拔相关事件。举例说明，在 25 000 英尺的海拔高度，运输飞机的迅速上升或下降，或者是突发座舱减压。第二种气压伤由潜水事件导致。第三种气压伤是由爆炸伤引起的超压效应所致。

用水肺（自给式水下呼吸器）潜水目前允许娱乐性潜水可潜至水下＞100 英尺。有多个娱乐性潜水组织拥有最小年龄要求的资质。通常申请者要想通过全部认证必须满 15 岁或 16 岁。水池型潜水可能允许年龄至满 8 岁，有些组织允许 10 岁可潜海至 40 英尺（12m）。但是，跳水没有这些准许要求，而且受伤风险更大的是那些未经训练或训练不充分的个人。

潜水相关的严重损伤和死亡罕见，常与人为错误、不安全行为或危险环境相关。潜水员警报网络平均每年收到超过 2000 起水肺相关紧急呼叫。1995 ～ 2006 年，美国和加拿大平均每年有 85 例潜水死亡事件。而 2007 年和 2008 年每年死亡人数均有增长，超过 110 例。引起死亡的最常见原因是溺水。1988 ～ 2002 年，北美 19 岁及以下的带水肺潜水者年均有 16 例潜水伤需要进行高压氧治疗。在这 10 余年间，最年轻的潜水死亡者是 14 岁，最年轻的潜水伤者是 11 岁。

讨论这个主题时有几个常用术语。气压病（dysbarism）代表压力相关性损伤这个综合主题。气压伤（barotrauma），潜水最常见的损伤，指的是压力差的机械作用所致的直接后果。气体分压和溶解的气体分压所致的并发症称为减压病（decompression sickness）。

物理气体定律

应用物理气体定律，通过对导致这类损伤的压力量度的理解，可更好地解释气压病。海平面大气压、不同海拔高度或深度的压力可通过数种不同的方式进行描述（表 141-1）。

表 141-1　高度或深度对气体压力的影响

高度（英尺）或深度英尺（相对于海平面[FSW]）	绝对压力（ATA）	Torr	PSI	体积比
高度				
40 000	0.19	141	2.72	5.39
30 000	0.30	228	4.36	3.33
20 000	0.46	349	6.75	2.18
10 000	0.69	523	10.11	1.45
5000	0.83	632	12.23	1.20
1000	0.97	733	14.17	1.04
海平面	1	760	14.7	1
深度				
33	2	1520	29.4	0.50
66	3	2280	44.1	0.33
99	4	3040	58.8	0.25
132	5	3800	73.5	0.20
165	6	4560	88.2	0.17
198	7	5320	102.9	0.14

（经许可引自 Ira Blumen，MD，Section of Emergency Medicine，Department of Medicine，University of Chicago Medicine）

由于水的重量的关系，在水下的人体和物体会受到更大且逐步增加的压力。水下深度的小改变即可导致气体压力、体积的大改变。这跟海平面上空气的压力和体积改变是显著不同的。波义耳定律解释了这种关联。水下，气体体积最大比例的改变见于接近水的表面的位置。一个在水下 33 英尺充满气体的腔，当它到达水表面时其体积将增大 1 倍。相比之下，海平面的气体需要升到 18 000 英尺的高度时，其体积才会增大 1 倍。

道尔顿分压定律描述气体在不同海拔高度和深度时产生的压力。每种气体产生的压力与其在总的气体混合物中的比例相等。图 141-1 描绘了海平面大气的气体成分及其对应的分压。

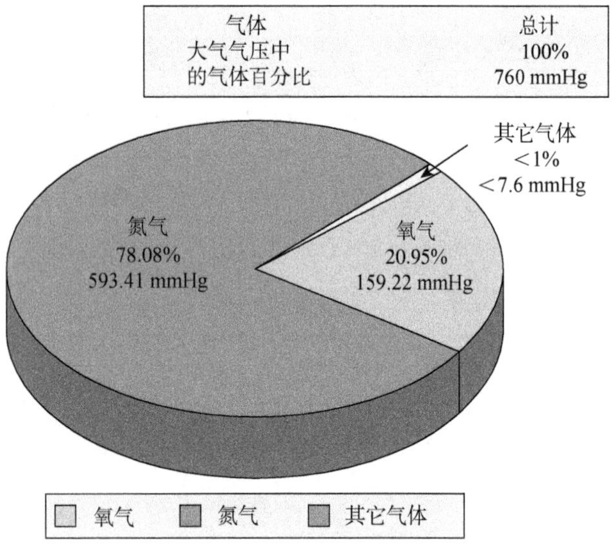

图 141-1　海平面大气成分

亨利定律陈述了气体和液体接触后溶解于液体的气体量与其分压成正比。气体的分压和溶解度决定了能溶解入液体的气体量。该定律有助于解释氮在降解过程中吸收率会增加的观点。

气压伤的临床表现可以是立即发生或是延迟发生的，可延迟到 36h 甚至更晚。大部分会在下降过程中发生或在极为贴近开始上升时发生。延迟发作是可能的，但是会导致诊断困难。

气压伤：封闭气体所致气压性损伤

气压伤是机体内含气腔隙间压力差异导致的直接后果，其受波义耳定律和周围环境的影响。用水肺潜水时，下降或上升均可出现气压伤，大多数症状在下降时发生。下降时，内部空气相对于外界周围压力会产生一个负压。如果空气不能进入这些腔隙结构，则压力不能均衡，导致含气腔隙萎陷。如果这些腔隙是种刚性组织不能萎陷，负压可导致周围黏膜血管的液体进入血管内。这种损失模式导致疼痛、出血、水肿、血管充血及组织损伤。

如果在上升时气体不能溢出，封闭空间内气体会膨胀，产生正压。这可能导致这些腔隙破裂，或是毗连组织的压缩。很多的人体气压伤症状导致“压榨”现象。这类封闭气体所致疾病根据所影响到的机体气体腔隙部位而进行分类。

■　气压性耳炎

空气压力的变化可导致外耳、中耳和内耳的损伤。鼓膜分开外耳和中耳。咽鼓管起到一个阀的作用，能均衡中耳和外界环境的空气压力。

气压性耳炎是最常见的跳水 / 潜水性气压伤，常损及中耳。常常被称作中耳挤压伤或是耳阻塞。当中耳内外压力差达到 15 ～ 20mmHg 时，压力可通过咽鼓管进行均衡。如果均衡不成功，压力差达到或接近 100mmHg 时，潜水者可出现症状。

中耳挤压伤常常在水表面下 10 ～ 20 英寸下潜过程中发生。症状包括耳饱满感、严重疼痛、耳鸣、眩晕、恶心、定向障碍、短暂的传导性听力丧失。10% 的跳水者在下沉过程中不会感觉到疼痛，但会在下潜过后表现出症状。如果跳水者不能均衡耳内外压力且继续下潜，症状会加重，鼓膜可能会破裂出血。穿孔后，进入中耳的冷水刺激可导致眩晕、恶心和定向障碍。体格检查可发现鼓膜红斑或回缩、鼓膜后出血、鼓膜破裂或鼻出血。

中耳挤压伤的处理应针对其预防，避免发展到疼痛。带水肺潜水者应在每下潜 2 ～ 3 英寸时尝试清理耳朵。正常情况下，中耳压力通过主动开放咽鼓管，使得中耳暴露于外界环境而平衡。潜水者应当学会保持口中有一个调节器时能进行各种开放咽鼓管的动作，如对着收缩的鼻孔吹气，或是重置下巴位置（假“打哈欠”）。另一个推荐的处理气压性耳炎的方法是弗伦泽尔法。其做法是压住鼻子使鼻塞住，把舌头贴于口腔顶，做吞咽动作的同时舌头前后移动。可重复多次直到压力均衡。

如果由于黏膜肿胀、息肉、外伤史、过敏、上呼吸道感染、鼻窦疾病或者吸烟等原因导致咽鼓管阻塞，中耳压力可能无法平衡。为了减少耳部不适和鼓膜损伤的发生率，潜 / 跳水前约 15min 使用局部血管收缩剂（盐酸羟甲唑啉）喷鼻是有益的。≥6 岁儿童的推荐儿科剂量是每个鼻孔各 2 ～ 3 喷。盐酸羟甲唑啉不推荐用于＜ 6 岁的小儿。伪麻黄碱也可考虑在跳 / 潜水前应用。6 ～ 12 岁儿童的推荐剂量是 30mg PO。大于 12 岁的儿童可考虑使用成人剂量

60mg PO。如果跳水后疼痛持续，可能需要用到镇痛药。如果跳水前没有使用减充血剂，此时可以考虑使用。

任何有气压性中耳炎的患者应提醒其避免再次跳 / 潜水，直到所有症状、体征得到消失。红斑通常在 1 ～ 3d 消失，如果鼓膜后有出血则需要 2 ～ 4 周。在尝试任何跳水 / 潜水前必须先把鼓膜穿孔治愈。如果鼓膜穿孔，建议口服抗生素并滴耳治疗 10d。从急诊室离开前应给予 ENT 随访调查表。

耳气压伤可在下潜或上升期间发生。如果在上升期间中耳内的空气不能通过咽鼓管溢出，可出现耳逆压伤的症状。

变压性眩晕可在下潜时发生，但多数发生在上升期间。中耳压力的突然变化可导致灌注减少，影响前庭功能。其症状包括短暂眩晕、耳鸣、恶心、呕吐及受累耳朵的饱胀感。症状在潜 / 跳水后可持续数分钟至数小时。建议使用消肿剂、止吐剂和抗眩晕药。

外耳道通常是一个充满空气的，与周围环境交互的腔隙，在下潜时外耳道阻塞可导致气压性外耳炎。在开始下潜时，通常外耳道的空气会被水所代替。如果外耳道阻塞，被封闭的气体会受到不断上升的周围压力，导致外耳挤压伤或是气压性外耳炎。外耳道阻塞可由耳垢、耳塞或其他外物所导致。跳 / 潜水者可感受到疼痛，伴或不伴血性耳漏。

气压性内耳炎或称内耳挤压伤不常见，但可能对内耳结构造成永久性损伤。其通常在用力做 Valsalva 动作后发生。除了突发感觉神经性耳聋这一症状外，还可引起重度疼痛、眩晕、耳鸣、共济失调、恶心、呕吐、发汗及眼球震颤等症状。这类患者必须紧急处理。大部分患者经过谨慎处理后有望在数个月内恢复。少数患者需要外科介入。

■ 海拔相关性耳炎

气压性耳炎是高空飞行中最常见的耳气压伤。在海拔高度的上升过程中，通常每 500 ～ 1000 英尺，气体就会从咽鼓管溢出以均衡压力。高度下降时，中耳的空气会压缩。和潜水相似，可通过打哈欠、吞咽或做 Valsalva 动作以达到压力平衡。睡眠中的小孩应在下降前 5min 叫醒，指导其经常做吞咽动作。至于婴儿，应在起飞和降落时给个吸瓶。虽然这可以降低气压性耳炎发生的可能性，但由于吞入了空气也可能会增加起飞后胃肠不适的发生率。

■ 气压性鼻窦炎

正常情况下，鼻窦腔内的空气可自由进出。然而，如果罹患感冒或是鼻窦感染，空气可能被封在里面，并受到气压变化的影响。气压性鼻窦炎是用水肺潜水者中第二常见的疾病。充气的额窦或上颌窦的压力不能均衡的话可导致头痛，鼻出血，眼上、眼下或眼后的疼痛或压迫感，通常被称为额窦挤压伤。疼痛可持续数小时并可能伴随鼻出血。筛窦和蝶窦罕有发生这类气压伤。

气压性鼻窦炎的治疗与气压性耳炎的治疗方法类似。最有效的处理方法是在开始跳 / 潜水或者飞机开始下降之前使用血管收缩剂喷鼻。抗生素的使用应持续 14 ～ 21d。

鼻窦逆压伤发生在潜水的上升期，当鼻窦阻塞导致压力过度时。影响到的鼻窦会感觉到刺痛。当影响到上颌窦时，可能会感觉到沿眶下神经走行的麻木感。潜水者应当下沉一定深度，释放部分不适感后，再以缓慢一些的速度上升。

■ 气压性牙痛

气压性牙痛或称作牙齿挤压伤，由牙内封闭气体所致，常常与近期拔牙、补牙、牙周感染、牙周脓肿或是龋齿相关。尽管气压性牙痛较少见，既往有牙齿或牙周疾病的人更容易患该病。治疗主要针对于预防性牙科护理和疼痛控制。做牙科操作后，建议至少间隔 24h 之后再开始用水肺潜水。

■ 面罩挤压伤

下沉过程中，外周压力上升，水肺潜水者的面罩受到不断增加的压力。潜水者可出现面部疼痛或眼痛、结膜下出血、结膜下水肿、鼻出血、眶周水肿。面罩挤压伤通常可通过应用低容量面罩进行预防，低容量面罩可最小化气体量，且允许鼻子吹出少量额外的气体。

■ 气性胃痛

正常情况下，胃肠含有大约 1 夸脱的气体。服用碳酸饮料，嚼口香糖（和吞入气体），吃大餐，既往有胃肠疾病史，会增加肠道的气体含量。气体膨胀会导致不适感、腹痛、嗳气、胀气、恶心、呕吐、气短或过度换气。尽管很少会导致严重问题，腹部容量的显著膨胀可引起静脉淤血和晕厥。另外，心动过速、高血压和晕厥可能导致血管迷走神经反应性剧痛。胃破裂也曾有报道。

症状可通过打嗝或排气进行预防或得到缓解。穿宽松不限制的衣服也会有帮助。

■ 肺气压伤

用水肺潜水者的第二大致死原因是肺气压伤。

下沉过程中肺内气体会压缩。如果肺容量下降至低于残气量，可发生咯血、出血和肺水肿。但是，呼吸压缩空气，可防止这种肺容量的损失。肺超压综合征（POPS）是一种可在上升过程中见到的正压性气压伤。肺气压伤者中估计有10%可由于肺泡过度膨胀、破裂导致气胸的发生。空气栓子通过破裂的肺静脉血管进入全身循环。如果水肺潜水者上升过程中呼气不充分或有肺部疾病诱因，可能发生空气栓塞。为了减少肺气压伤的危险，应训练潜水者不要闭气。这不仅在上升过程中很重要，同时在潜水者未意识到的意外下沉事件中也很重要。这对应用浮性装置的、尚未能很好地调控深度的新手潜水者也同样适用；这对儿童也适用，因其肺小、体重量小，维持恒定深度更困难。伴有阻塞性气道疾病，包括哮喘和慢性阻塞性肺疾病的潜水者也有患肺气压伤的风险。

■ 气胸

潜水时很少会发生气胸，但发生时会是非常严重的问题。上升时，胸腔内的气体会膨胀，一个普通的气胸可进展为张力性气胸、休克和意识丧失。这些并发症也可以在一个不耐压的飞机飞行时发生。有自发性气胸、肺大疱、肺囊性病变病史的患者罹患气胸的风险高。

水肺潜水者发生气胸的治疗与其他创伤性或非创伤性气胸的治疗没有不同。高压氧（再加压）疗法应避免，由于其可将一个普通气胸转变为张力性气胸。如果必须要行高压氧治疗，在加压前应当先放置胸腔引流管。

■ 空气栓塞

肺气压伤可导致空气栓塞，而空气栓塞是最严重的气压伤。空气栓子的最终目的决定了相应的症状和体征。由于空气的浮力及水肺潜水者上潜时通常是竖直体位，大脑最常被影响。症状可在上升时立即发生，或是在露出表面后10～20min发作。之后才出现的神经症状更有可能是由减压病所致。迅速发作且症状严重提示同时有空气栓子和减压病，预后较差。这类患者需要积极治疗，包括100%浓度氧疗、静脉输液和高压氧治疗。患者放置为特伦德伦伯卧位或是左侧卧位（杜兰特策略），以最小化空气栓子通往大脑的可能。空气栓子如果栓塞在冠状动脉循环，可影响心脏，导致冠状动脉阻塞、心律失常、休克及心搏停止。尽管该病与其他气压伤相比罕见，但危险很大。

脑动脉空气栓塞（CAGE）是空气进入了脑动脉系统，比在心脏和脊髓的空气栓塞更常见。神经系统症状跟卒中相似，包括麻木、头晕、头痛、虚弱、视野缺损/模糊、行为改变、健忘、瘫痪、眩晕、失明、失语、耳聋、感觉障碍、癫痫、聚焦障碍和意识丧失。需要注意的是CAGE并不限于在开放水域的水肺潜水者，也有在游泳池发生CAGE的儿童病例记载，深度仅浅至水下2英尺。

减压病：溢出的气体所致的气压伤

溶液中溢出气体导致减压病。呼吸压缩空气的潜水者接触的是氮气、氧气和二氧化碳。大约4/5的空气是氮气。氧气被新陈代谢，而二氧化碳被呼出。在正常情况下，吸气时吸入的额外的氮气不会被机体所吸收。但是，当机体受到的周围压力改变时，血中的氮气会出现吸收或释放。当周围环境气压上升，介于肺泡和血管之间的正压梯度会导致血吸收更多的氮。在下潜过程中，血中的气体会迅速与肺泡中的气体均衡。而氮气在脂肪中的溶解度高了近5倍。要使这类组织达到饱和需要更长的时间。因此机体吸收氮气的速度取决于下潜的深度和持续时间。下潜的越深越长时间，机体内积累的氮气就会越多。

由于氮气不能被代谢，氮气保持溶解在体内直到肺内氮气压力下降，体内氮气才可释放出去。在潜水的缓慢上升期间，周围压力下降，被组织吸收的氮气会释放到血里和肺泡中。如果上升太快，氮气水平没有机会在组织、血液和肺泡之间进行均衡。身体外界压力迅速下降至低于体内气体总分压。这会导致气体溢出，在血液或组织中形成气泡。不溶解的氮增加，其气体分压不成比例地偏高。于是一个显著的气体分压差形成。正是体内氮气气泡的释放导致了减压病。

潜水难度表常常被水肺潜水者作为最小化发生减压病风险的工具。然而，即使严格遵循潜水难度表，额外的各种因素可加速减压病的发生，如在潜水时增加肢体活动、低温、肥胖、饮酒，上次潜水未经充分水面上的气体均衡，潜水12h内进行飞行。

减压病分为Ⅰ型和Ⅱ型。Ⅰ型是轻型，涉及影响到关节、皮肤和淋巴管的血管外气泡。Ⅱ型是重型，涉及神经系统或者肺脏的减压病。其由血管内氮气泡所引起，可导致严重损害甚至死亡。其表现与空气栓塞非常类似。儿童更易于得Ⅱ型减压病。

■ 骨骼肌肉的减压病

通用名“the bends”（减压病）通常用来描述各

种类型的减压性疾病。但正确使用的时候，其所特指的是涉及关节的骨骼肌肉减压综合征，这也是很常见的一种气压伤。骨骼肌肉减压病占减压性疾病中的 75% 以上，是由于氮气泡从血中溢出到关节周围组织中所引起。

症状通常在潜水结束后 6 ～ 12h 开始出现，并可在接下来的 1 ～ 2d 加重。常见的是剧痛、跳痛或钝痛。也可能有麻木感或刺痛感（感觉异常）。疼痛通常会从起源扩散，但随疼痛强度增加会变得局限。最常影响到的关节是肘部和肩部，接下来是膝部和臀部。用夹板固定肢体或者对受影响的关节施压，可能可以缓解症状。按摩或者移动受影响的肢体常常会加剧疼痛。体格检查一般无明显体征。有时会有捻发音、水肿或压痛。

■ 皮肤的减压病

血管内的氮气泡释放至血管外的皮肤通常导致良性的气压伤。皮疹，伴或不伴瘙痒，可表现为以下多种形式：猩红热样皮疹、斑点状皮疹（大理石样皮肤）、类丹毒样皮疹。氮气泡的释放可导致皮下气肿，常常涉及颈部和其他位置。当有颈部皮下气肿时，声音可能会改变，患者可能会抱怨有呼吸困难或者是吞咽困难。当在有锁骨上皮下气肿的情况下，需要关注有无肺泡破裂，这是更严重的肺气压伤的一种征象。对皮下气肿的治疗首先是 100% 氧疗。然后仔细检查有无合并其他更严重的气压伤并住院治疗。

■ 肺减压病

影响到呼吸系统的减压病也被称作窒息。其由动脉或静脉的氮气栓子栓塞了肺血管系统所导致。症状可在潜水后立即发生，但通常需要 12h 才发生。症状持续 12 ～ 48h，但可迅速恶化。典型三联症状包括气短、咳嗽和胸骨后胸痛或胸闷。气短被描述为一种窒息感。患者会出现心动过速和呼吸急促。患者会有一种常常无法控制的阵发性咳嗽，深吸气时会加重。胸痛最频繁发作是在深吸气、增加活动和吸烟的时候。胸痛不会放射到颈部、臂部或者腹部。

■ 神经性减压病

氮气栓塞是最严重的减压病。静脉气栓可导致静脉栓塞，动脉栓子可引起动脉栓塞并导致局部缺血，或者引起动脉痉挛。空气栓塞常常影响到大脑。症状的出现通常会有延迟，因潜水后症状需 1 ～ 6h 发展。患者需要积极治疗，包括 100% 氧疗、静脉输液及高压氧疗法。患者应置于特伦德伦伯卧位或者左侧卧位，以最小化栓子通往大脑的可能。

大脑的减压病在高空减压伤中比在潜水伤中更加常见。症状跟空气栓塞相似。常见的症状是头痛、视野缺损、闪光暗点、困惑、行为改变、坐立不安、失忆、瘫痪、失明、失聪、幻觉、感觉异常及惊厥。儿童最初的表现为行为异常、定向障碍及失忆。头痛常常是钝痛，本质上是有规律地跳痛。头痛可以是单侧的，一般是在缺失视野或盲点的对侧。轻中度头痛常常持续数小时。盲点可能是外周性的或者是中枢性的，但常常表现为外周性的。当眼睛开闭时加重，可以是单侧或双侧，单次或者数次发作。其表现为视物变形，或者是有色线条，水平的或者“V”形的。

潜水意外中，脊髓并发症比大脑减压伤更常见。空气栓子通过阻塞静脉回流入硬膜外脊椎静脉系统而损伤脊髓。其可引起背痛、四肢麻木、虚弱、瘫痪及尿潴留。

■ 减压性休克

减压性休克可能继发于低血容量或是由于血管迷走神经反应。低血容量是由于液体丢失和第三间隙。患者可变得焦虑、坐立不安、摸起来发凉、心动过速、呼吸急促及低血压。如果血管迷走神经症状开始占优势，患者可能表现为出汗、恶心、呕吐、心动过缓、头晕目眩及低血压。治疗上应当尽可能快地开始争分夺秒地积极治疗，包括静脉输液、100% 氧疗及高压氧治疗。

■ 减压病和空气栓塞的治疗

减压伤的发病率和病死率决定于损伤的严重性，疾病的迅速甄别和及时地获得适当的医疗。当这一“系统”起作用，治愈率高达 90%。治疗从给予 100% 氧疗、水化和复温开始。患者应当放置为左侧卧位，轻度特伦德伦伯卧位。另外，大多数空气栓塞和减压病的可选治疗是高压（再压缩）氧疗法。这应当尽快进行，理想情况是在症状发作后 6h 内进行治疗。如果高压氧治疗延迟超过 4 ～ 5h，大脑空气栓子的治疗成功率下降。但是，延迟的高压氧治疗仍然是有帮助的。有些空气栓塞的病例，在发生症状后的 10 ～ 14d 都没有进行治疗，给予高压氧治疗仍然有效。

高压氧治疗的目的是减小游离氮气泡的体积（波义耳定律），促进这些气泡的重吸收，防止形成新的气泡，并提高氧合。高压氧的作用机制是复杂的，通过减小气泡的体积，阻塞血管下游的低氧，使症状得以减轻。另外，高压氧能清除导致补体系统激活的病灶。给予100%氧疗也能帮助将不溶解的氮气置换为氧气，而氧气更容易被组织利用而从集体中清除。而且，高压氧被认为可提供额外的益处，即传递氧给缺血再灌注损伤的组织。

在开始高压氧治疗之前，应遵循一定的程序。气管内导管套和弗利球囊导管应当用生理盐水填充而不用空气。识别有没有气胸非常必要，有气胸应在再压缩前放置胸腔引流管。有些医师发现对于在高压氧过程中难以均衡中耳压力的小儿，应用奥腊耳甘滴耳液有助于麻醉鼓膜。

高压氧治疗的启动方法跟在美国海军潜水手册治疗表中提到的Ⅰ型和Ⅱ型减压伤治疗方法类似。患者被带到60英尺（FSW）的“深度”，相当于2.8个大气压。辅助用氧给氧浓度100%，每间隔20min提供一次，间期内呼吸室内空气。再压缩的压力下降速度每分钟增加1英尺，以平衡30英尺的深度一段时间，然后缓慢回归至“海平面”水平。

动脉空气栓塞的患者通常从165英尺（6个大气压）的压力深度开始治疗。30min后，缓慢升至60英尺，然后30英尺，直到回归至常规环境压力。

高压氧的辅助治疗如非甾体类抗炎药、糖皮质激素、利多卡因、阿司匹林、肝素都有尝试，但目前没有充足的证据支持使用。

除了高压氧治疗外，患者应当立即擦干水、保温，以防止低体温。儿科患者的尿量应维持在1～2ml/（kg·h）。应当用塑料袋输液，而不是玻璃瓶。有些患者在中断高压氧治疗后会出现神经系统症状恶化，可能原因：残余气泡的缓慢再次膨胀；缺血再灌注；肺潜在异常或损伤导致的再栓塞。

需要通过直升机或飞机转运的患者也应当进行特殊的防护。有些病例，即使只是最轻微的高度改变，可导致减压性暴露，引起进一步的气体膨胀从而危害到患者。直升机转运应当在保证安全飞行的前提下飞在尽可能低的高度（低于1000英尺）。飞机转运应当使用能够将舱内压力定在海平面水平的飞机。

建议患Ⅰ型减压病的患者至少4～6周不许进行任何水肺潜水活动，而Ⅱ型减压病患者应当等待至少4～6个月。有空气栓塞或者再次出现任意Ⅱ型减压病并发症的患者，应当终身禁止潜水。

气体浓度异常所致气压伤

水肺通过接压缩空气罐而实现用于潜水的可能。当潜水员下沉时，周围压力会上升，导致压缩气体内气体分压升高（道尔顿定律）。因此，吸入气体的气体分压随着深度而升高。神经系统组织的氮气分压升高会使水肺潜水者处于严重危险之中。这类症状被称作“氮麻醉”。

■ 氮麻醉

吸入高分压的氮气可能干扰神经传导。故而氮麻醉可在潜水过程中引起一种麻醉或是中毒效果。症状包括欣快、不可控制地笑、判断力减弱、记忆丧失、头晕目眩、幻觉、协调障碍、反射减弱。氮麻醉的体征在深度超过80英尺的时候可能变得明显。据估计，潜水深度每加深50英尺，可导致的症状大致相当于在空胃里灌入1支马提尼酒。氮麻醉最大的危险是溺水。只要出现或怀疑出现了困惑、定向障碍、意识状态改变，应当终止潜水。受影响的潜水员应当在另一位潜水员的护送下缓慢返回至水平面。无须其他治疗。

儿童潜水注意事项

儿科患者的医师可能会被要求治疗一个用水肺潜水的儿童。在医学课程上找不到关于儿童用水肺进行潜水的具体的建议。有慢性鼻窦炎或慢性中耳炎的儿童应当进行充分地预防措施，防止出现充血和潜在的均衡压力困难。可能导致气泡的肺部疾病，如囊性肺纤维化、α_1-抗胰蛋白酶缺乏、慢性阻塞性肺疾病，应告知存在发生肺气压伤的严重风险。患有活动性哮喘急性发作期，或者寒冷诱发性哮喘，或是运动诱发性哮喘的儿童应当建议其不要潜水。但是，哮喘儿童目前不在发作期的，其出现肺气压伤的风险不会增加。任何有自发性气胸或胸外科手术病史的人是潜水禁忌证；然而，外伤性气胸已经治愈的则不妨碍潜水。

心脏疾病，如卵圆孔未闭，或其他可能导致右向左分流的疾病（如房间隔缺损或者室间隔缺损），会增加动脉栓塞和减压病发生的风险。另外，长QT综合征可刺激在游泳和潜水时发生致命性心律失常。其他疾病包括幽闭恐惧症、未修补的腹股沟疝同样考虑是禁忌证。但是，患镰刀形贫血或者克罗恩病的潜水者似乎不受影响。

气压伤的预防

水肺潜水是家庭外出和度假时最喜欢和最值得怀念的娱乐性活动之一。尽管经过准备，也是最危险的一项活动。特别是对于儿童，由于其可能不能理解水肺潜水的物理现象或鉴别其内在风险。

当准备进行与潜水相关的度假或旅行时，考虑下近期有没有健康方面的变化，有没有受伤、手术及用药史是很重要的。特别要注意本章节所提到的任何可能导致一个成人或儿童倾向于发生气压伤或减压病的身体状况。

为了保证潜水时的安全，进行适当的训练、教学、警醒、情境知晓是非常必要的。这可预防最常见的各种不良事件，包括减压伤和致命性意外。这些事件还包括气体耗尽、被困或者被缠住、浮力调节、设备使用不当及紧急上潜。所有水肺潜水者均应在有同伴的情况下潜水，儿童潜水必须有成人小心看护。潜水者应该身体健康、休息好、充分补水，并在其训练的范围内和舒适区域进行潜水。应当注意判断各种减压风险因素：包括潜水深度（特别是大于 60 英尺时）、潜水长度、上潜速度、重复潜水及过度活动。经过适当训练，娱乐性潜水者也应该能够识别潜水伤害的各种体征，知道需要治疗时怎样去寻找专业的潜水医疗协助。

航空旅行

潜水者过快完成潜水而出现的高度改变，会明显增加发生减压病的风险。飞行高度在 35 000 ~ 40 000 英尺的时候，商业飞机的舱内压力可能相当于 6000 ~ 8000 英尺（1829 ~ 2438m），可导致亚临床的气泡体积增大。为了减轻发生减压病的风险，潜水者应当避免飞行或高度暴露超过 2000 英尺（610m）的时间要求如下：

- 单次无减压潜水上岸后至少 12h。
- 天天潜水者或多日重复潜水者至少 18h。
- 减压站有实质上的要求潜水后需＞18h 的。

（洪小杨　石苗茜　译）

第142章 辐射急救

（原著 Ira J. Blumen, Christine A. Babcock）

要点

- 电离辐射比非电离辐射更危险，由于这些反应可损伤DNA和RNA。
- 两大类需要急诊医护人员熟悉的放射性损伤：暴露损伤，通常对急诊从业人员不构成威胁。辐射污染，对急诊医护人员存在风险。
- 急性辐射综合征可发展为全身暴露，达100rad剂量或短期内相关辐射的更大剂量。
- ＞1000rad的总放射量导致神经血管综合征。
- 对于污染，如果患者的条件允许，放射净化在院前单位就会开始。

涉及废弃医疗和工业来源的辐射事故，相比核电站或核武器装备，带来的问题更少引起人们注意。不幸的是，全球范围内的这类事故惊人地频发，甚至在一定程度上证实有致死性。

根据放射紧急救援中心训练基地辐射事故登记，1944～2007年，全世界有432例事故。这些事故导致3082人次的重大辐射暴露和127人死亡（表142-1）。

表142-1 主要辐射事故：人类经验-1944至2007.06

	美国	非美国	总数	苏联数据[a]
事故数量	250	182	432	（137）
涉及人数	1358	132453	133811	（507）
重大暴露[b]	796	2286	3082	（278）
死亡	26	101	127	（35）

a 不包含在总数内，而应归于FSU（苏联）数据库

b 美国能源部/美国核管理委员会剂量标准

（经许可引自：DOE/REAC/TS Radiation Accident Registry，Oak Ridge，TN，2007.）

尽管严重的儿童医疗辐射事故发生率相对稀少，但是人们对核能的依赖使得现今的急诊内科医师有必要熟悉它的潜在危害。最重要的是复杂核武器对各年龄段人群均存在威胁。然而更大的困境是，辐射事故发生在医疗、工业或科研事件中的隔离暴露或有限暴露，或者是发生在发射性核素的转移过程中。辐射急救的基础防护不难，但是必须全面掌握辐射急救的病理生理和临床表现，以便更好地掌握这些复杂问题的方方面面。

如果暴露的剂量和持续时间足够，所有人群对放射性损伤都易感。然而，多种原因使得儿童受到严重辐射暴露而遭受更大的、短期及长期影响。考虑到儿童存在着与之不相称的更大的每分通气量，儿童对吸入性放射气体造成的内源性暴露更易感。处于辐射暴露时，他们具有更易发生恶性肿瘤的风险。出现核散落物时，儿童矮小的身材促使他们遭受地面上更高浓度放射物质的暴露。另外，儿童比成人更能体会精神创伤，这导致儿童更能忍受辐射灾难后精神损伤。

辐射类型

辐射是描述由一种能源发出，导致空间内能量转换的能量的统称。它包括宽波长的微波和延伸为超高频率的γ射线。被称为放射性同位素或放射性核苷酸的放射性物质产生辐射。受到外源性或远程辐射的人只是被辐照而不具有放射性。只有受到辐射微粒（α和β）的外源性或内源性污染，受害者才能散发辐射。

辐射分为电离和非电离。另外，辐射还可描述为非颗粒性（电磁）或颗粒性。电磁辐射没有质量，亦不带电荷。电磁辐射以波形的形式存在，用波长来表示。这类非颗粒性/电磁辐射的例子在电离辐射和非电离辐射中都能找到。相反，颗粒性辐射有质量，可从电离辐射获取电荷或去电荷。

■ 非电离辐射

非电离辐射是自然界中一种较低的能量，不会导致急性放射性损伤或污染。非电离辐射对人类典型的影响是晒伤。按能量衰减的顺序，非电离辐射包括超声射线、可视光、红外辐射、微波和无线电波。这类辐射能轻易地被防护屏障（如防晒霜）屏蔽，不会造成污染或侵入人体组织。这些非电离辐射形式也包含许多电磁辐射。非电离辐射的能量小于电子辐射的能量，这使得非电离辐射更不具威胁性（表142-2）。

■ 电离辐射

表 142-2　辐射类型

- 非电离辐射
  - 非颗粒电磁辐射[a]
    - 超声射线
    - 可视光
    - 红外辐射
    - 微波
    - 无线电波
- 电离辐射
  - 非颗粒电磁辐射
    - 无质量
    - 无电荷
    - 渗透性
    - 例如[a]
      - γ 射线
      - X 线
  - 颗粒辐射
    - 无质量
    - 不带电荷可渗透
      - 中子
      - 比 X 线和 γ 射线更具破坏性
      - 无电荷
    - 带电荷非渗透
      - α 射线
        - 2 个质子
        - 2 个中子
        - 2 个电荷
      - β 射线
        - 1 个电子
        - 1 个电荷

a. 以降低能量含量为目的

按能量衰减排序：电离辐射因其与其他物质相互作用而得名。电离辐射类型包括 α 粒子、β 粒子和中子，这类属于颗粒性辐射（有质量）；还包括 X 线和 γ 射线，这类属于非颗粒性辐射（无质量）。

电离辐射比非电离辐射更危险，因为这些反应对 DNA 和 RNA 造成损害，而在细胞代谢水平损伤重要生物功能。这种异常现象可传给子代，也可导致细胞死亡或无法复制。电离辐射是种高频、短波，能量高于非电离辐射 10 亿倍数的辐射。常见的电离辐射源有核反应堆、核武器、放射性物质和放射照相设备。贴有放射性标签的物质可产生电离辐射。

非颗粒性辐射：γ 射线是非颗粒无质量辐射中具有最高能量的一种。γ 射线的光子来源于原子核。辐射可侵入深层组织，并沉积能量，从而与之侵入的各组织层相互作用。来自宇宙辐射的持续低水平暴露是常见的放射源。由于放射性同位素的衰减和线性加速器的辐射，γ 射线是导致急性辐射综合征的常见原因。

X 线是非颗粒无质量辐射中第二高能量的辐射。不同于由原子核产生的 γ 射线，X 线来源于原子核外，由激发电子发出。同 γ 射线一样，X 线也能侵入组织并深及细胞内沉积能量，能被铅屏蔽，能被盖革计数器检测。自然界中常见的 X 线源存在于医疗或工业。

颗粒性辐射：α 粒子由 2 个质子和 2 个中子组成，带 2 个正电荷。α 粒子来源于原子核，这种相对重的放射性排放物只能传播至距离放射源数英寸远。总的来说，α 粒子因为其质量、大小不能穿透纸张或表皮，对外部几乎无害，如钚、铀和镭。α 粒子能发出大量的辐射，而不被标准的盖革计数器检测到。

β 粒子是由原子核发出的单个电子组成小质量辐射，带 1 个电荷。它们只能分散到离放射源几英尺远，穿透少量的皮肤（达 8mm），主要导致热损伤。单独存放能保护不受 β 粒子损害。尽管 α 粒子和 β 粒子不能穿透到深层皮肤，但是一旦被人体消化或吸入，伤口被污染，都能造成损害。常见的科研同位素氚就是一个例子，同样的还有 ^{14}C 和磷。

中子是颗粒性辐射的第三种类型。中子不带电荷，而是通过组织细胞内的原子核碰撞产生电离。中子具有的强大的渗透能力，成为能使得放射体先前稳定的原子具有放射性唯一的一类辐射。中子比 X 射线和 γ 射线更具破坏性，并且是造成放射性沉降物的原因。核爆炸、核反应堆、核武器及核加速器的排放是核辐射的常见来源。必须用特殊的混凝土来屏蔽核辐射。

辐射测量

人体对辐射不敏感，但是通过剂量指示剂或盖革管能检测并量化分级，低于这些级别的辐射可产生任意的生物学意义。下面有几个与辐射相关的测量单位：伦琴是用来测量X线产生的单位，测算一定体积空气产生的离子对；剂量表示单位质量的辐射沉积的能量大小；拉德（放射吸收剂量，rad）是测量的基本单位。1 rad定义为1单位被吸收的放射能量，等于每克吸收物质沉积的100尔格能量。Gy表示标准国际单位的剂量：

$$1Gy=100rad$$

$$1cGy=1rad$$

单位伦琴当量（等价于人体产生的伦琴量）是剂量当量的计量辐射单位，等于被吸收剂量（rad）乘以考虑多种类辐射的相关生物有效性（RBE）的因素：

$$rem=rad \times RBE$$

β粒子、X线和γ射线具有1RBE，因此在这些辐射源下，1rad=1rem。α粒子和中子的RBE是20，因此这些辐射源的1rad=20rem。

西弗特（Sv）是剂量当量的国际单位，而

$$1Sv=100rem$$

$$1cSv=1rem$$

因此，1Gy=100rad=100rem=1Sv。总之，涉及生物系统的暴露时用rem和mrem（百万伦琴）。

辐射暴露

辐射暴露的临床影响取决于很多因素。这些因素同样对可能负责协调辐射事件的院前和院内工作人员的安全性很重要。

辐射暴露的临床影响与这些有关，涉及辐射种类、辐射量及暴露的状态（持续还是间断）。另外，电离辐射的不良作用受暴露总时间、距离辐射源的距离和屏蔽状态（数量和类型）的影响。

对个体长时间的辐射暴露较同等剂量下短时间的辐射暴露不太有害。例如，1s内100rem的辐射暴露比1年内100rem的辐射暴露损害更大。

距离辐射源的距离与暴露量呈平方反比的关系，表明距离越大，暴露量约小。2倍距离辐射源的距离，暴露量减少4倍。3倍距离辐射源的距离，暴露量减少9倍。

接触低能量辐射（X线）时屏障是降低辐射暴露的有效方法。接触中或高能量辐射时，由于必需的铅或混凝土的数量，屏障可能无效。

在美国，人们通常暴露在自然界的辐射和工艺的辐射中（见彩图221）。背景辐射可能暴露在300～360mrem/y。氡占背景辐射里最大数量（200mrem/y）。消费品（10mrem/y），宇宙辐射（26mrem/y），地球辐射（28mrem/y），核医疗（14mrem/y），其他医疗辐射源（39mrem/y），剩下的是内源性辐射源（40mrem/y）。

工艺辐射源可能在个体暴露中占有比较大的比例。彩电能导致1mrem/y的暴露量；绕行全国来回一趟的喷气式飞行可导致2～5mrem/y的暴露量；胸部X线片可导致5～10mrem/y的暴露量；一次血管造影的辐射暴露量通常可达1000mrem/y。科技日新月异的时代，我们可能遭遇其他多种多样的辐射源。

放射性损伤

有两类放射性损伤是急诊内科医生需要熟悉的。第一种是暴露损伤，一般对急诊医护人员不存在威胁。第二种是辐射污染，其可能对急诊医护人员存在潜在危险。

■　暴露

暴露辐射可分为两类，一种是成为局部放射性损伤的受害者，一种是受到全身曝光。

局部放射性损伤：身体的一小部分暴露在大剂量的辐射中会造成区域性（局部）放射性损伤。这类损伤常发生数月甚至数年之久，甚至发生在短时间内。

局部暴露损伤最常影响上肢，其次是臀部和大腿。成人和儿童由于拿着不明来源的物体放进他们的口袋，可能不知不觉地就接触到了辐射源。通常这类损伤发生在职业场所。局部放射性损伤也可来自强辐射束的不经意暴露。

引起局部放射性损伤的辐射剂量多样化。更大剂量的局部暴露较全身暴露更耐受。报道称意外受到表面剂量近20 000rad/min的辐射源的照射可导致局部放射性损伤。

局部放射性损伤的主要临床表现是对皮肤的热损伤。一旦暴露后不久便发展成晒伤，局部放射性损伤导致的红斑便延迟发生。任何一个出现无痛晒伤而不记得有热损伤或化学损伤的患者，应考虑是否放射性损伤的不同预后。

长期辐射暴露引起组织坏死的血管纤维化，这一结局取决于血管或组织损伤的程度。局部损伤类别分为4型，按照表皮损伤和真皮损伤来区分，总结见表142-3。

儿童性腺和眼睛对辐射暴露敏感，可发生生精抑制和卵母细胞破坏。另外，低剂量的辐射可导致早产儿白内障的形成。

全身暴露：全身性辐射综合征可发展为全身暴露，达 100rad 剂量或短期内相关辐射的更大剂量。具有快速分裂细胞的组织系统（骨髓和消化道）最易受放射性损伤。然而，更大剂量的辐射可使所有的组织系统都涉及，包括中枢神经系统。

患者在急诊部门评估全身辐射暴露剂量（以 rad 来衡量）会很困难。放射量测定器和盖革计数器在很多急诊科不是标准的设备，常常只能识别放射性污染。因此，它们常对测定总放射剂量和暴露持续时间起很小的作用。暴露时患者穿戴的放射剂量检测装置有帮助但很少用到。相反，急诊医生的病例和查体，随同基线实验定值，对评估全身辐射暴露很重要。这种技术被称为生物学放射测定。因此，主要指标包括症状发病时间和绝对淋巴细胞计数的抑制。症状和体征进展得越快，辐射暴露的剂量越大，预后越差。表 142-4 表明根据全身暴露剂量预估辐射剂量下的特征临床表现。临床医师通过美国的卫生与公共服务部门维护的辐射事件医疗管理网站（heep：//www.remm.nim.gov/ars_wbd.htm）运用生物学剂量计算资源。生物学放射测量的金标准是细胞生物学测量，可识别染色体畸变。在美国，这种测量方式只在武装部军人放射生物学研究所（AFFRI）和 REAC/TS。结论是，临床症状和淋巴细胞计数仍然是生物学放射测定的主要参数。

表 142-3　局部辐射损伤

类型	表现	暴露剂量	说明
Ⅰ型	仅红斑	600 ～ 1000rad	类似一度热损伤。红斑可能延迟达 2 ～ 3 周；300rad 剂量辐射导致延迟性发量减少（脱发）；可发生干燥脱屑或鳞屑
Ⅱ型	表皮损伤或潮湿脱屑	1000 ～ 2000rad	类似二度烧伤的程度
Ⅲ型	真皮放射性坏死	＞2000rad	严重疼痛伴或不伴感觉异常。类似于严重化学烧伤或烫伤。可能需要皮肤移植
Ⅳ型	慢性放射性皮炎	当前辐射持续数年	可导致皮肤的湿疹样改变。溃疡和癌变并不罕见

根据全身辐射暴露随即产生的一系列症状和体征可以被分为四个阶段，前驱期（0 ～ 2d）、潜伏期（2 ～ 20d）、发病期（21 ～ 60d）和恢复或死亡期。

在疾病可预测的表现过程中，人体的易感性和辐射剂量、辐射频率和分布都将决定了起病、持续时间和症状特点。前驱期可以在受到辐射数分钟到数小时内开始，而且具有剂量依赖性。这个阶段最常见的表现是由于胃肠系统上皮细胞脱落引起的恶心、呕吐和腹泻。患者也可能会有精神萎靡、心慌、发热的主诉。辐射量小于 100rad 很少引起症状，在受到辐射 6h 内没有表现为恶心、呕吐的患者不太可能受到明显的全身暴露。而在 6h 内有前驱期表现的患者说明他受到辐射量大于 100rad。例如，辐射暴露后 2h 内出现症状通常说明有大于 200rad 的辐射量和潜在致命辐射量。更高的剂量会导致早期症状体征的更快出现，可归因于急性组织损伤和随后产生的血管活性物质的释放，包括组胺和缓激肽。

表 142-4　生物学测定

指标	整体辐射剂量	说明
恶心、呕吐		
6h 内发病	＞100rad（1Gy）	前驱期出现好的临床和生物学指标可以评估全身辐射暴露剂量
4h 内发病	＞200rad（2Gy）	
2h 内发病	＞400rad（4Gy）	
1h 内发病	＞1000rad（10Gy）	
48h 淋巴细胞计数		
＞1200/mm³	100 ～ 200rad（1 ～ 2Gy）	预后：良好
300 ～ 1200/mm³	200 ～ 400rad（2 ～ 4Gy）	预后：较好
＜ 300/mm³	400rad（4Gy）	预后：不良
腹泻	＞400rad（4Gy）	
皮肤红斑	＞600rad（6Gy）	延迟发病
中枢神经系统症状（定向障碍、共济失调、癫痫、昏迷）	＞1000rad（10Gy）	排除肿瘤可能性，数日内死亡

较低剂量的辐射暴露经过数天或数周的潜伏期，前驱症状可能得到消除。潜伏期是无症状的，典型症状出现在首次辐射暴露后 2 ～ 20d。逐渐增大的辐射剂量将延长前驱期直到将潜伏期缩短到一定时间，就像前驱期没有前驱症状的缓解而直接进入发病期。潜伏期的持续时间与受到的辐射量成反比。

发病期，人体重要器官受到辐射作用，患者处于感染和出血的最危险时期。三个系统综合征将会在这个阶段出现，这取决于总共受到的辐射暴露量：血液系统综合征（220 ～ 600rad）、消化系统综合征（600 ～ 1000rad）和神经血管系统综合征（＞

1000rad）。

虽然造血系统的所有细胞系都受到射线影响，但绝对淋巴细胞计数是评估辐照下血液系统的最好途径。淋巴细胞计数开始代偿性升高，但是淋巴细胞的不同分类将很快开始下降。48h 的淋巴细胞计数可粗略估计辐射量和预后。淋巴细胞计数＞$1200/mm^3$ 表示辐射暴露量为 100 ～ 200rad，且预后良好。淋巴细胞绝对计数在 300 ～ $1200/mm^3$ 表示辐射暴露量为 200 ～ 400rad，且预后较好。辐射暴露剂量＞400rad 时提示不良预后，且预计淋巴细胞计数＜ $300/mm^3$。中性粒细胞减少、血小板减少和贫血可在潜伏期后发生持续数天到 3 周。患者随后将出现呼吸困难、烦躁、紫癜、出血和机会性感染（见彩图 222）。

消化系统疾病在总体辐射暴露量达 600 ～ 1000rad 时表现最明显。前驱期起病急，表现为严重的呕吐和腹泻。潜伏期可能很短，继发消化系统症状，导致持续体液流失、发热和休克。对辐射敏感的小肠黏膜细胞开始脱落，由于并发造血系统异常，可出现重症出血性肠炎。另外，受损的肠黏膜屏障使得细菌进入循环系统，且并发中性粒细胞减少，故导致脓毒症。即使给予积极的支持治疗，患者也很难存活。

总体辐射暴露剂量＞1000rad 可引起神经血管系统综合征。这么高的辐射量，即使相对于抗损伤的细胞也会受到损害。共济失调和意识模糊很快出现，且有直接血管损伤，最终出现循环衰竭。这类患者常在数小时内死亡。

辐射暴露量较低和那些足够幸运的对积极支持治疗反应良好的患者将可能恢复。远期治疗由重要脏器系统决定。幸存者对于电离辐射暴露的远期风险包括白内障、白血病和癌变。有报道称，全身辐射量的中等致死量预计为 400rad（表 142-5）。

■ 辐射污染

辐射污染是放射污染事故的第二种形式。放射性、固体或液体沉积并留在受害者表面，导致外源性污染。外源性污染很少对患者引起医疗问题。内源性污染可由于吸入、摄入或吸收放射性颗粒引起。中子、β 粒子和 α 粒子是辐射污染最常见的原因，它们比较难清除，并且对儿童的潜在危害更严重。与辐射暴露的受害者不同，被辐射污染的患者对院内和院前医务人员实际上是额外的挑战和潜在的风险。

在大多数场所，如果患者条件允许，去污化在院前机构就应该开始。这将减少放射性物质的扩散，减少对医务人员和其他救援者的潜在辐射污染风险。庆幸的是，如果采取适当的管理措施，受放射性污染患者对医务人员危害很小，即使到达医院前的去污化无法完成。

治疗

对可存活辐射损伤及时干预不会出现紧急、致命的并发症。急救措施应该积极并针对预防并发症的发生。

快速辨别患者是辐射暴露的受害者还是辐射污染的受害者很重要。辐射污染需要稳定后及时去污化。未被污染的辐射暴露患者医务人员和其他患者是无害的。这些患者可以在急救部门进行治疗，而无须立即进行辐射暴露相关的干预治疗。

一直以来，在患者治疗和救援者及医务人员的个人安全之间总是存在着恰当的平衡。在处理致命性辐射损伤或救治患者的去污化过程中，院前和医院医务人员必须采取适当的措施使辐射暴露的风险最小化。尽管院前和院内医务人员都可能面临风险，但负责辐射事故现场的院前医务人员和其他救援者更常暴露在严重辐射中。除非在拯救生命时，临界值 5000mrem（5rem）是辐射暴露的极限值。为了挽救生命，一生仅有一次的 100 000mrem（100rem）暴露剂量在国家委员会射线安全局认为可行，且不会致使过多的发病率。

在治疗辐射事故中的受害者时，医院医务人员是处于严重辐射的风险低。治疗三里岛和切尔诺贝利受害者的院外医务人员受到的辐射暴露剂量小于 14mrem。最近日本福岛的事件导致大量放射性碘和铯向外界释放。半径 20km 区域人员长时间内被疏散，据报道并无人员死于急性辐射综合征。这起事件之后 6 个月，成人和儿童体内铯的含量比起切尔诺贝利事故中的人们要低很多。然而，这起事件的远期影响仍不清楚。

表 142-5 全身辐射暴露

全身暴露剂量（rad）	特点
5	无症状；正常血液指标
15	染色体变异可能
50 ～ 75	无症状；血小板、白细胞计数轻度减少可能
75 ～ 100	10% ～ 15% 患者 2d 内恶心、呕吐、乏力

续表

全身暴露剂量（rad）	特点
100～200	前驱期：轻度恶心，呕吐和乏力；6h 内发病，持续 3～6h 潜伏期：＞2 周 发病期： 48h 淋巴细胞计数＞1200/mm³ 男性短时不育 恢复期：仅对症治疗后预后良好
200～600	前驱期：2～4h 恶心、呕吐，持续＜24h 潜伏期：1～3 周 发病期：血液系统 200～400rad：48h 淋巴细胞计数 300～1200/mm³ ＞400rad：48h 淋巴细胞计数＜300/mm³ 白细胞减少可在潜伏期后发生持续数天到 3 周。患者随后将出现呼吸困难、萎靡不振、紫癜、出血和机会性感染 需要留院，保护性隔离和支持治疗 更大剂量范围可能需要骨髓移植，在暴露的 7～10d 恢复期： 200～400rad：支持治疗下且骨髓损伤不是不可逆时预后较好 400rad：预后不良；约 50% 患者死亡
600～1000	前驱期：1～2h 严重恶心、呕吐和腹泻，持续＞48h 潜伏期：0～7d 发病期：消化系统 反复恶心、呕吐 发热，出血性肠炎，脱水，电解质紊乱，早期脓毒症，出血 淋巴细胞计数降至 0 恢复期：30d 内死亡率 90%～100% 低剂量暴露通过治疗致死率达 50%
＞1000	前驱期：1h 内恶心、呕吐 潜伏期：无 发病期：神经血管系统 脱水、低血压 定向障碍、共济失调、意识模糊、癫痫、昏迷 红斑和脱发（可延迟发病） 恢复期：数天内 99%～100% 死亡率
＞5000	前驱期：几乎即刻发病，恶心、呕吐 前驱期：无 发病期：心血管系统、消化系统和中枢神经系统 低血压、共济失调、脑水肿、癫痫（急性发病） 恢复期：1～4d 死亡

■ 院前救治

院前医务人员采集的病史对辐射患者的救治策略极其重要。处理内源性辐射暴露，应该明确放射性物质的摄入途径、类型和数量。如果放射性污染事故发生在工厂或实验室，当时在场的人员应该在急救系统人员来到前按照已定条款开始首次净化流程。快速的净化应急反应将限制受害者的辐射暴露和减少对救护人员和急诊人员额外污染数量。对于病情不稳定的患者来说，先于迅速转移的基本措施是脱掉被污染衣物。

转运患者到医院后，急救人员和车辆设备必须检查被辐射污染程度，才能离开。

■ 急诊科救治

很少医院会被叫去治疗发生危及生命的放射性污染事故的受害者。除非是医院离核电站很近，或发生了核战争。然而，医院很可能被要求收治轻微工业事故的受害者，或是放射性物质运输事故的受害人，其次是“常规损伤”的患者，由于不经意的辐射暴露伴或不伴低剂量的辐射污染，其治疗措施复杂。

■ 放射性物质污染事故处理方案

联合委员会要求每一个急救部门都要有一个放射性物质污染事故处理方案。在一个重大的放射性物质污染事故中，一个经过很好准备和实践的方案会给急救人员提供一个不错的数据库、管理流程、可能被用上的资源设备。

一个好的方案可以帮其明确目的，防范射线风险。对于一些医院，重大的射线污染事故发生率可能很低，但被认定为射线污染事故的却不少。如一起卡车与装载有放射性物质的火车交通事故可能导致数十、数百焦虑的患者和他们的孩子去医院救治。一个有经验的急救部门的员工会了解潜在的危险，在合适的时机消除误解，缓解普通民众的恐惧。

一个缺乏经验、知识匮乏、容易恐惧的医务人员经常会误导射线污染受害者。因此，急救部门有必要提出方案来解决射线暴露本身和救治这些伤者。方案应当被演练和实施直到所有参与的员工熟悉这些流程和他们的责任。

急救部门对于放射性污染救治方案的最后组成部分是一份附加参考的说明。这些说明包括当地、州、区或国家部门名称和可以咨询和援助的 24h 电话。美国能源部门也有效开展了联邦应急机制和通过放射性污染援助项目（RAP）的援助措施。RAP 提供建议和援助给政府和私人，只要是那种放射性物质对民众的健康和安全、环境等形成威胁的，RAP 可以提供装载有放射性物质检测和评估设备的随时待命的专业团队。RAP 遍及国家的 8 个区域办公室。

■ 一般流程

对到达时间的预估可以让急救人员有机会实施放射性物质污染事故处理方案及指导急救系统人员进行最初的院前污染处理。

当单独暴露于 γ 射线、X 线、B 粒子和频繁的中粒子，患者不会变得具有放射性。然而，放射性污染事故方案须假定有其他的放射性污染。图 142-1 表明许多流程和措施应当被列入放射性污染事故处理方案中。

必须建立分隔的污染区域和清洁区域。如需要，在急救部门可准备一个独立的通道用于放射性污染患者。污染治理区域的地面和急救车接患者区域应当加盖塑料层或纸板防止污染物传播。设备需随时有效来监测可能被放射性污染的患者和工作人员。

所有在治疗区域的人员必须穿隔离服，包括连体服、帽子、口罩、鞋套、双层手套和个人检测设备（射线计量器）。如果怀疑空气传播，则需戴防毒面罩。在大多数案例中，在院前阶段就开始了污染净化，主要用于减少急救人员的射线暴露。尽管这样，在受教育程度低和准备工作不足的医院人员仍有射线污染的担心。

要区分服务于清洁区和污染区的人员。污染区的人员需配备适当的个人防护装备。在污染处理开始前，需安排好验伤分类和初步治理的医疗人员。

一个射线安全员应当被安排去监测治疗区域和在里面的每一个人，安全员应配发盖革计数器来检测 B 和 γ 射线，或配发一个检测 A、B、γ 射线和中性粒子敏感度高的检测器。安全员要监视净化流程、患者路径、医务人员路径。这样做可以保证净化正常进行和防止无意识的污染扩散。

治疗原则和方案应当被专门人员审查，同时建立减少人员暴露的机制，当然要加强患者管理而不是松懈。如果有可能实现的话，每一个射线污染的患者可以同时得到几个医务人员的照顾。当健康的工作人员不必亲身去救治和管理患者时，将会减少个人暴露时间和维持更好的距离。当遇到高度射线污染或异物时，铅板或铅衣是必要的去保护医务人员。然而，铅板对中量 γ 射线是无效的。

患者通过一个有放射性物质检测装备的专用通道进入急救部门，在急救部门再从担架车上转移到清洁的医院床上。

理想的清洁站最好是单独的房子，配备有专门密闭的排水通风系统、抢救的全套设备。在许多医院，太平间是唯一满足条件的屋子。或者，找一条通道让急救车到外面的清洁区。当放射性污染事故处理方案启动时，所有的救援设备和配套的设施要及时到位。

在这些患者中，要优先处置危及生命的问题。抢救之后，要仔细评估和辨别是否有表面污染物和是否有可能吸入或摄入放射性物质。

所有擦伤和开放伤口要被认定为污染伤口。需要用大量清水冲洗和排除异物。当遇到重度污染时，可求助于医务人员，这些污染物必须安全且尽快从患者身上移除。射线伤害可能在患者身上延迟出现。而应当按照放射无衰弱且全层烧伤的标准处理。大量的 B 粒子烧伤可能导致全层皮肤伤而需要植皮。

不涉及评估和治疗放射性污染患者的人应当远离指定治疗区域。被指派去清洁污染区域的医务人员应保留在那儿。如果要在治疗区之间走动的话，要在必要的污染物监测下进行。一旦完成所有患者的清洁程序，所有医务人员要再重新评估和接受必要的清洁。他们在离开治疗区之前需脱掉隔离衣，使其得到必要的处理。

病例上要求存放患者的全血细胞计数分类、电解质情况、尿常规检查结果。住院患者要求 48h 中每 6h 有一个全血细胞分析，一天一次的电解质情况和镜检尿常规。如患者表现为绝对淋巴细胞数降低，则必须要交叉配血和查人白细胞抗原，如为阳性，可能要行骨髓移植。

如有任何感染的迹象，都要按感染原则治疗。严重中性粒细胞减少的患者要用预防性广谱抗菌药，包括覆盖链球菌的奎诺酮类和不覆盖链球菌的奎诺酮类联合青霉素或阿莫西林、抗病毒、抗真菌的药剂。

虽然并不是所有的放射性污染患者都需要住院治疗，但一般来说，辐射量超过 100rad（辐射计量单位）要住院治疗。如果患者表现为严重的呕吐、血小板减少、中枢神经系统症状、有严重的创伤和烧伤，需接收。相反，如果资料显示辐射量为 200 ～ 1000rem，并且绝对淋巴细胞计数小于 1200/mm^3 或小于原来基数的 50% 的这些患者要接受隔离治疗。对于有风险发展为中性粒细胞减少的患者要考虑采用集落刺激因子治疗。对于全血细胞减少的患者，要采用骨髓移植术。

当全身辐射量达到 200 ～ 600rad 时，患者可能出现造血系统并发症，如感染、出血，还会出现血流动力学及内环境紊乱。任何外科治疗并没有延迟这些

急救部门预案

与院前急救人员保持联络，明确以下事项：
- 放射事故的类型
- 辐射类型，发源地，持续时间
- 伤害类型（创伤或射线伤）
- 潜在伤者（受到污染和没被污染）的数量和状况
- 院前处置
- 是否有放射性物质携带

安排评估这些必要的准备措施和治疗伤者
- 在放射污染事故处理方案中责任明确到个人
- 确保用于主要救援和清洁中的设备等随时待命
- 如果必要的话，准备专门的隔离通道用于射线受害者
- 建立有警戒线分隔的污染区和清洁区
- 如果可能，在清洁区和污染区分别安排专门的员工（医生、护士、技术员），另外，不同治疗区的医务人员必须待在本治疗区，如需要再治疗区之间来往，必须在必要的污染物检测之后
- 指派专门人员去验伤分类
- 指派的员工要牢记治疗原则和优先处理事宜

↓

清洁区

- 规划从急救车到清洁区的路线，清洁区地面要用经过安检的塑料和纸板覆盖
- 灯开关、门把手、柜子把手等应当用胶布缠好
- 确保所有员工在开始清洁前都穿上具有保护性的一次性配有射线监测仪的衣服。手术衣裤，手术帽子，防水鞋套（配套手术裤子），手术衣，手术手套（配套手术衣袖子），未使用的另一幅手术手套，手术口罩（如怀疑呼吸性传播污染可佩戴呼吸器）
- 清洁前后要收集射线评估的样本
- 所有废物要放入标有放射性垃圾的密闭容器内
- 如可以的话，使用排水表
- 清洁开始前后监测患者射线污染程度，记录患者用药级别
- 对评估和治疗患者无用的闲杂人等请出指定治疗区

↓

患者到达

- 验伤分类员和射线安全员一旦到达，应当在急救车中评估伤者

↓

如果伤者严重受伤（影响到呼吸道、呼吸情况、循环）：
- 直接进入清洁区进行初步救援
- 衣服可以在清洁区脱

如果伤者受伤程度不重，但有被污染：
- 首先覆盖开放性伤口，在急救车中脱去衣服
- 在急救区患者被转移到清洁的医院平车上
- 患者被带到清洁区

如果患者没有被污染：
- 在急救车上无须脱去衣服
- 在急救区转移到清洁的医院平车上
- 按指示送到相关的急救创伤部门
- 病史及体格检查
- 合理治疗

↓

急救车和急救人员
- 急救人员和他们的设备应当被检测除外任何射线污染的痕迹之后再放回设备
- 如果为污染，射线安全员应当安排清洁和进一步检测，之后急救车再返回岗位

↓

患者的清洁

- 在进行清洁前，确保通畅呼吸道，呼吸平稳，循环平稳
- 当患者衣服被除去后，首先要覆盖开放性伤口（如果没有准备完全）
- 所有患者的衣服要放入清洁标准塑料袋里，对患者行污染再评估
- 收集棉签样本，如来自耳朵、鼻孔、口腔、任何开放性伤口的，以便放射性检测
- 放入贴有患者姓名、地点、时间的玻璃容器内
- 放射安全员和医生进入来决定可能污染物的存放和进一步治疗
- 获得基本实验室数据：不同细胞计数，淀粉酶，尿检
- 开始收集24h尿
- 明确身体需要清洁的地方和进一步治疗

↓

污染的开放性伤口
- 在被证明清洁之前开放性伤口应当被考虑为污染伤口
- 开放性伤口的清洁应当优先于完整皮肤的清洗
- 通过覆盖一次性黏合洞巾来保护周围未被污染的皮肤
- 用大量清水和生理盐水冲洗3min
- 如需要，用海绵和棉签进一步清洁腔隙性伤口
- 仔细探查取出任何异物
- 污染再评估，如需要可重复此流程
- 如污染持续，用3%过氧化氢冲洗，考虑外科清创术（保留所有组织），成功清洁和治疗后覆盖伤口

污染眼睛
- 覆盖塑料洞巾来保护眼周围未被污染的区域
- 用大量清水和生理盐水冲洗（从鼻侧到太阳穴处）
- 污染再评估，如需要可重复

污染耳道
- 用小量水轻轻冲洗耳道
- 不断吸引
- 再评估污染，可重复

污染鼻腔和口腔（摄入和吸入）
- 如果患者情况允许，把头转向一边
- 用少许水轻轻冲洗
- 不断吸引
- 如可能尽量防止水进入胃内
- 如需要，用海绵和棉签清洁腔隙性伤口
- 内源性鼻饲管进入胃内来监测吸引的东西是否为污染物，如是污染的，用少量水灌洗直到污物清除
- 如果怀疑有吸入或摄入，首先的措施是消除、中性化，阻断进一步的污染。摄入的：活性炭，泻药，特殊螯合或封闭剂。吸入的：支气管灌洗，用喷雾器喷特殊的封闭剂和螯合剂

污染完整皮肤
- 污染严重时要清洁全身
- 如果全身污染时，用大量清水和香皂充分冲洗全身，全身皮肤都被污染时，如可以，应该淋浴
- 如果局部污染，用塑料洞巾覆盖未被污染的区域，用香皂和大量清水清洗受污染的区域
- 小的擦洗刷可被使用，但注意别擦伤皮肤
- 特别注意皮肤褶皱处、耳朵、指甲下
- 再次评估，如需要反复此流程
- 如果污染仍在，用去油香皂或半谷物半洗衣粉的混合物冲洗。如果这些方法无法去除污物，可用漂白剂（原液用于小区域，稀释液用于大区域）

污染头发
- 覆盖塑料洞巾来保护未被污染的区域
- 不要剃头，如必要可剪断头发，防止擦到皮肤
- 用大量清水和香皂充分冲洗污染区

污染再评估，如需要可重复

↓

患者转移出清洁区

- 擦干患者全身
- 再次收集来自耳朵、鼻腔、口腔、任何开放性伤口的棉签样本。放于贴有患者姓名、地点、取样时间的玻璃容器内
- 射线安全员检测棉签和患者除外进一步污染
- 再新的清洁区和患者之间加盖新的地面覆盖物
- 清洁区外的医务人员推入新的担架车、转移患者
- 当患者和担架车离开清洁区时，射线安全员要随时监测

↓

患者进入新的清洁区，接受进一步医疗评估，治疗和处置

↓

清洁区医务人员的撤离

- 所有参与的医务人员应接受监测和清洁
- 隔离衣被清除且合理处置。先脱手套、翻出里面朝外，脱去裤子和袖口的胶带，脱去手术衣、里面外翻，脱去手术帽，脱去手术裤，脱去第一个鞋套（射线安全员检测鞋子除外污染，如果干净，第一只足踏入清洁区），脱去第二个鞋套（射线安全员检测第二个鞋子，除外污染，第二只足进入清洁区），脱去里面的手套
- 最后一次检测手、足、全身
- 洗澡

图 142-1　放射性污染事故处理方案推荐的急救部门流程

并发症出现。

输注血制品应当基于个人血液情况和遵循一般的原则。

■ *表面污染*

表面污染主要表现为医院工作人员的流动。然而，一个完备的放射性污染处理方案应当能处理这些人员流动和治疗这些患者。

受到射线辐射而没有症状的患者的最好治疗就是用指定的清洁设备。一般来说，有治疗要求的受辐射患者也应当得到一些医疗资源。

对受到特殊辐射的患者的清洁程序要尽快进行。救援人员必须穿隔离服，包括橡胶手套、鞋套、口罩、射线计量器。这种隔离服不减少射线的穿透量，而是阻断医务人员及他们的衣服之间任何射线粒子的传播，促进清洁和处理。

首先，敷好每一处开放性伤口，移除所有患者的衣服，所有物品放入贴有清洁标签的塑料袋，仅仅这一项就可以清除 70% ～ 90% 以上的表面污染。任何开放性伤口被认定为清洁伤口前都认定为污染伤口，并且要优先处理完整皮肤的清洁消毒。皮肤应该用大量的水和肥皂来冲洗，要特别留意皮肤褶皱、耳朵、指甲等处。消毒要从辐射最高区域到最低区域。浸湿的湿毛巾比起清水冲洗对急性伤口可能更实际有效。处理在塑料袋里的湿毛巾要比收集清洁后的污水简单得多。所有的垃圾要放入贴有放射性垃圾的密封容器内。

患者的头发和皮肤之间的过度摩擦都应当避免，因为这些措施容易升高经皮肤摄取污染的风险。开放无污染的伤口用无菌敷料覆盖，轻度污染伤口要充分清洁，等同重度污染伤口。

任何时候，都应当使用放射计量器来判定清洁完整度。目的是让放射污染水平尽可能得低，如同普遍的放射防护最优化原则。金属碎片和活化粒子应当用机械方法使其集中化和消除。处理表面污染的重要性在于防止它进一步成为内部污染。

■ *内部污染*

放射性粒子的摄入或吸入，或污染开放性伤口都会导致重要细胞受损。这些粒子会一直有辐射问题直到它们被清除、中性化、阻挡，或直到它们自然衰退。通常在吸收这些粒子后，会有 1 ～ 2h 的时间窗。因此，在时间窗内尽可能快地采取阻断措施是很关键的。

许多时候，很难去辨别内源性污染的表现，特别是在表面污染减弱过程中。在口和鼻子中，可能会发现一些污染的线索。另外，放射材料的性质将决定特殊治疗的取舍。因此，尽快明确哪种药物有效是非常重要的，也可采取特殊治疗方法，如螯合及离子束缚作用。

二乙三胺五乙酸（DTPA），如钙 -DTPA 和锌 -DTPA 是注射性螯合剂，用来排出身体里的钚和铀。美国食品药品监督管理局在 2004 年证明了这些药剂的作用。在内源性感染方面，钙 -DTPA 应该在刚开始的 24h 内比锌 -DTPA 更有效。然而，在起初的 24h 后，钙 -DTPA 却不比锌 -DTPA 有更大优势。所以，如果起初 24h 后需要进一步治疗的话，锌 -DTPA 效果更好。因为钙 -DTPA 对更多必需金属离子的损害更大。

在 2003 年，美国食品药品监督管理局批准普鲁士蓝成为明确或怀疑为内源性感染如放射性铯和铊的治疗剂。铊和铯要经历肠肝循环。普鲁士蓝可以在肠肝处结合铯和铊，让它们不被重吸收，而随大便排出体外。通过加强对身体里这些元素的清除，普鲁士蓝可以减少死亡风险和减少来自放射性铯和铊的主要伤害。如需详细了解，可联系 REAC/TS 电话 865-576-1005。

其他特殊疗法包括饱和疗法和封闭疗法。一个封闭剂可以通过一种无放射性元素来渗透它，以致减少放射性物质的吸收。在甲状腺，碘化钾作为封闭剂来减少放射性碘的吸收。当受到辐射不久就给予碘化钾可最有效地阻断放射性碘的吸收。一个模型显示在个人受到辐射后 2h 内行有效碘饮食，碘化钾有效防护率可高达 80%。但是在受到辐射 8h 后应用碘化钾，有效性将降低到 40%。当甲状腺受到 5rad 的辐射量或更大时可以直接开始早期治疗。如果诊断还没有明确时，早期的碘化钾治疗可能会有害。然而，当是小儿科时，紧急处理可以给予这些药剂的治疗，因为他们在甲状腺方面易受到伤害。碘化钾剂量可以参考表 142-6。

表 142-6　碘化钾剂量

年龄	每日剂量（mg）
＞18 岁	130
3 ～ 18 岁	65
1 个月至 3 岁	32
出生至 1 个月	16

一个完全的放射药剂清单和他们各自的治疗已超出这篇文章的范围。具体细节和最新的信息可以从 REAC/TS 或一些病毒中心获得。

摄入：对摄入性放射污染起初的有序清洁治疗如同摄入的路径一样。另外的支持治疗目的是阻止有害物质吸收和加强清除。胃部净化程序如胃排空和活性炭都被用于一般治疗。身体的所有排出物（灌洗液、呕吐物、尿液、排泄物）应当被保留和标明，行射线评估和妥善处理。如果摄入物有嫌疑，尿液和大便应当保留并检测 4d。

吸入：放射物质的急性吸入量要比受到长期低剂量辐射量低很多。一个急性吸入性污染可能发生在一场火灾和爆炸的放射性事故中。例如，放射性碘是一种高度易挥发和易被吸入的物质。任何经历过气管内插管且暴露表面污染的患者都应当被按照内源性治疗。

当怀疑有吸入性感染时，可以用湿棉签来擦鼻腔和行放射性检测。支气管的灌洗表现为一种特殊物质的的治疗手段。特殊的封闭剂和螯合剂应当被用于在这一部分。

开放性伤口：伤口如能被成功螯合剂清洁就可以直接外科缝合。虽经大量冲洗仍有污染时应当保持开放 24h。为了进一步清洁，这些伤口的清创术是必要的。污染的外科用品必须经过替换来阻止伤口进一步污染。感染的四肢的截肢是很少见的。两种情况可以行此疗法。第一，持续的感染导致包含严重射线性坏死的病灶，第二，外伤的程度太重以至于功能性恢复机会渺茫。

■ 暴露

充分支持疗法是这些患者的主要治疗，包括用于呕吐和腹泻的液体复苏，标准外科创伤治疗。另外，预防性抗菌药、细胞因子运用、干细胞移植等疗法可能有助于降低发病率和病死率。当临床表现开始时，患者要面对几天或几周的巨大危机和治疗问题。

在许多例子中，没有任何东西可以影响患者的结局。对于一个全身辐射量超过 1000rad 的患者，很有可能在 2 ～ 3 周死亡。为了验伤分类的目的，这些患者应当被分为预期型和紧急型。死亡多继发于一些并发症，如影响了造血系统、胃肠系统、中枢神经系统。急救管理应当包括合理镇静、镇痛、支持治疗。

■ 特殊情况

一个核辐射问题反映了许多很难有效管理的后勤和患者治疗的问题。为了进一步适应这些情况，核冲击波的电磁脉冲可以使途中通信设备、电子设备、电脑设备失效。

核辐射的受害者将要承受三种形式的伤害。力学伤害（钝性和贯穿性）继发于冲击波，相当于释放能量的 50%，来自热能演化的热力伤害相当于释放能量的 35%。仍然有释放核能的 15% 将导致放射性伤害。其中，10% 来自放射性尘埃，仅剩 5% 是直接释放 γ 射线和中粒子的结果。

预后

考虑幸存者的预后和延迟并发症虽重要，但并不是急救人员都需当时考虑的。当医务人员有能力和时间考虑这些事时，白血病、癌症、白内障、加速衰老、继发于先天性因素等这些所有问题都应当被涉及。白血病和延迟甲状腺癌和肺癌等在 10 岁以下的孩子中应当被重视。对于胎儿，低至 5 ～ 10rad 的辐射量可能引起神经发育迟滞和小头症。

基于目前的症状，患者可以有三种预后，存活可能性大，存活可能性小，没有机会存活。

■ 存活可能性大

这群人多是单一症状，或数小时内解决了这个较小症状的。起初和持续白细胞计数未受影响，估计辐射量＜ 200rad 的人。经过进一步清洁治疗，是不需要住院的。

■ 存活可能性小

这群人存在一些简单的胃肠道后遗症，持续时间多小于 48h。经过起初的表现和潜伏期后，患者出现了典型的全血细胞减少症。这群人的辐射量估计为 200 ～ 800rad。400rad 的辐射量是中值致死量。幸存者都是经过充分支持治疗和血液介入治疗的，且基于先前的健康状况和骨髓移植后的反应情况。

■ 不可能存活

在这些患者中，估计全身的辐射量超过了 800rad。尽管有充分的支持治疗和骨髓移植的完成，预后仍是不乐观的。如果在辐射 1h 内就出现严重恶心、呕吐、腹泻的情况，早期神经系统症状，考虑为会早期死亡。

（洪小杨　石苗茜　译）

第二十四部分

社会突发事件

第 143 章　性　侵

（原著　Sara L. Beers）

要点

- 在许多性侵明确的儿童中进行性侵检查很正常。
- 对性侵儿童，病史是最重要的证据。
- 50 个州都要求将包括性侵在内的可疑儿童虐待上报相关调查结构（儿童保护服务站 / 执法机关）。
- 性传播疾病（STD）在儿童性侵中极其罕见。
- 对遭受性侵儿童不推荐常规进行性病筛查和经验性治疗。
- 美国儿科学会（APP）推荐司法鉴定在性侵发生 72h 内进行。
- 青春期前遭受性侵女性患儿内镜检查不能提供判断性依据，需要全面的外生殖器检查。

病因

国家儿童虐待和忽视中心将儿童性侵定义为：当儿童被用于成人或其他人性刺激而进行的儿童和成人之间的接触或交互。儿童性侵包括：爱抚儿童生殖器、让儿童爱抚成人生殖器、嘴与生殖器的接触、在儿童身上摩擦成人生殖器或者实际进入儿童阴道和肛门，向儿童展示成人生殖器或色情材料，或将儿童作为色情材料模型。

儿童性侵是我们社会实际存在的一个问题。儿童经常被认识和能够控制他们的成人或年长儿虐待。受害者与施虐者认识高达 80%。施虐者多为男性。施虐者通常是儿童信任的人，并且通过贿赂、欺骗、强迫对儿童事实色情或性侵。并以此威胁儿童，禁止揭发。

儿童性侵风险增加与社会经济地位和种族无关。

流行病学

在美国每年大约有 100 000 名儿童受性侵影响。这个数据不包括未被爆光的儿童性侵。但是，据估计有 20% 女孩和 9% 男孩在童年时代遭受过性侵。各个年龄阶段的儿童都有可能被性侵，但是最常见被性侵阶段是青春期前，也就是 8 ～ 12 岁。

发病机制

绝大多数被性侵儿童检查是正常的，不曾发现损伤。在遭受性侵儿童，调查发现生殖器外观正常和非特异性表现。凯洛格等发现 36 名青少年在性侵检查的时候或不久前怀孕，22 例（62%）为正常或非特异性检查结果。36 例中只有 2 例（6%）有与强暴一致的检查结果。

即使性侵证实存在，多因素使查体结果大致正常：绝大多数儿童性侵没有使用武力或约束；罪犯通常没有想伤害儿童身体，因为在长时间活动中需要儿童配合。此外，一贯研究报道绝大多数性侵造成的肛门 - 生殖器区损伤，愈合很快。麦卡恩等发现女孩非处女膜生殖器损伤愈合时间短到：瘀斑 24h、挫伤 2d、擦伤 3d、水肿 5d。性侵揭发延迟者，在儿童接受体检时，受虐造成的损伤已经愈合。再者，生殖器组织属于黏膜组织，具有弹性本质、血管丰富、愈合迅速并且不留瘢痕，使组织损伤后不易留永久性瘢痕。这一特点尤其与女孩青春期发育变化：雌激素刺激组织增厚，特别是处女膜增厚有关。值得注意的是，肛门可以通过扩大来完成排便，因此肛门穿孔损伤在虐待中很少见。

当一个孩子确实有因性侵造成的伤害时，损伤可以发生在生殖器、肛门、口腔、性器官外组织和上述任何多个组织。这些损伤包括表面擦伤、瘀斑、处女膜撕裂伤或更深的生殖器损伤。在青春期前女孩，最常见的生殖器损伤包括小阴唇内、尿道周围区域、后阴唇系带表面擦伤。如果像手指或阴茎之类的物体经处女膜孔插入阴道，处女膜边缘可能不完整。如果把处女膜看作一个时钟面盘（儿童保持仰卧位），在评估性侵损伤时，处女膜 3 ～ 9 点位置的查体发现尤其值得注意。中断、撕裂伤、处女膜损伤可以延伸至阴道或穿过舟状隐窝，在极端钝挫伤下可以延展到会阴部。

意外骑跨伤可发生在游乐场设备、玩具、家具等，往往导致身体受伤。这些伤害和性侵的关键区别在于典型骑跨损伤包括阴蒂、阴蒂系带、阴唇和阴阜损伤。还需要注意的是骑跨伤通常是非对称的，并且不损伤处女膜。相反，后阴唇系带、舟状隐窝、后处女膜是穿透性创伤易损伤组织。

表 143-1 内容由 2002 ～ 2005 年每年参加儿童虐待年会医学专家提出，由乔布斯・亚当斯医学博士等发表在 2007 年的《儿童和青少年、妇产科》杂志，总结了指南和方法用于解释怀疑受虐儿童身体和实验室发现（见彩图 223 ～彩图 229）。表 143-1 阐明了各种各样的体格检查，从正常的变异到创伤的诊断。

表 143-1　受虐儿童身体和实验室检查的方法

正常变异	非特异性结果（其他医疗状况导致）	不确定结果 *	可用于性侵和创伤的诊断 #
尿道周围和前庭系带	前庭、阴茎、阴囊和肛周组织皮疹	青春前期女孩处女膜后部 / 下部比边缘深部凹陷和裂缝	阴唇、阴茎、阴囊和肛周组织和会阴部严重撕裂伤和广泛瘀斑
阴道内的皱褶或隔膜	阴道前庭和处女膜血管丰富	少女处女膜 3 ～ 9 点位置深部凹陷或完全撕裂	后阴唇系带新鲜撕裂伤，未累及处女膜
处女膜凹凸不平	阴唇粘连	处女膜 4 ～ 8 点位置光滑、边缘完整	肛周瘢痕
处女膜标志或残存时的间隔	阴道分泌物	生殖器或肛周部位疣样病变	后唇系带或凹陷瘢痕
前庭线状（中线无血管区）	后唇系带或连合粉碎	生殖器或肛周血管病变或溃疡	严重处女膜撕裂伤（部分或完全撕开）
处女膜凹陷 / 裂口在 3 ～ 9 点之间超过处女膜边缘一半	擦伤或血管损伤流血	立即测量肛门扩张直径≥2cm（排除其他诱因：镇静、便秘、神经肌肉障碍）	处女膜瘀斑（除外感染和凝血功能障碍）
处女膜下部（3 ～ 9 点位置）边缘浅表凹陷或裂口	会阴部凹陷	生殖器或肛周尖锐湿疣	肛周裂口延伸至肛门括约肌
外部处女膜隔膜	肛裂	肛门或生殖器疱疹 1 或 2 型	处女膜 4 ～ 8 点位置边缘横断（愈合），几乎没有处女膜在这一区域
处女膜外观先天性变异（新月形、环形、肥厚、隔膜分隔、筛状、微孔、无孔）	肛周静脉淤血		处女膜下部组织的缺失，比横断面积大
Diastasis ani（平滑区）	压迫使肛门折叠		积极验证淋病（非新生儿期生殖器、肛门或喉部）
肛周赘皮	部分或完全肛门扩张小于 2cm，伴或不伴大便可见		确诊梅毒（排除围生期传染）
有色儿童如非裔美国人小阴唇或肛周皮肤色素沉着			阴道滴虫（大于 1 岁儿童）
由于阴唇牵拉导致尿道扩张			积极行支原体培养（>3 岁儿童行细胞培养）
处女膜增厚			血清 HIV 检测阳性（排除围生期 / 血液制品 / 针污染传染）
			直接从儿童身体获取标本确认是否怀孕或含有精液

* 这些检查支持儿童被完全暴露或性侵，如果有上述临床表现，但是却没有暴露史需要谨慎解释。

这些肛门生殖器周围检查支持性侵，如果一个儿童有这些表现，即使缺乏暴露信息也应高度怀疑虐待，除非儿童 / 看护人能够提供及时、清楚、合乎情理的意外受伤的描述。怀孕和精子是黏膜被生殖器分泌物接触污染的证据。在儿童，这些接触最可能就是性侵。

识别

大部分时候，当一个可疑被性侵的儿童出现在医务工作者面前时，如果儿童揭露被成人或陪同者的虐待时可疑性升高。另一种情况，当父母或看护者对于儿童生殖器和生殖器或肛门损伤表现出异乎寻常的关心或关心儿童肛门和生殖器出血或分泌物时，性侵可能性很大。孩子行为改变也提示监护人或其他看护者可能对孩子进行性侵。这些行为可能包括出现性行为、睡眠障碍、梦魇、受过排便训练的儿童出现遗尿或大便失禁、进食障碍和（或）易怒。任何儿童或青少年患性传播疾病（STD）都需要行性侵评估。

就像身体虐待，急诊科医师和基层医疗机构为患儿治疗的医师需要对患儿进行诊断时应考虑到性侵。需要记住的一点是性侵与社会经济地位和种族无关。性侵可能表现为各种各样症状：肛门生殖器疼痛、瘙痒、出血或分泌物、腹痛、尿痛、便秘和（或）便痛。

医务工作者必须能够认识正常的生殖器表现，才能在体格检查中辨别异常的生殖器表现。生殖器正常解剖结构是许多医师的一个弱点。对于女孩，临床医师进行详细的外生殖器检查是很重要的，注意生殖器结构外观，包括大阴唇、小阴唇、尿道口、后阴唇系带、舟状隐窝和处女膜（见彩图 229）。基于患者的年龄和身体发育，生殖器结构可以表现为多种多样。在男女性别，检查者都应该直观检查肛门，包括肛门皱襞和直肠底。

护理儿童的医师和其他医务人员要能够辨别在医疗中遇到的与性侵相似的其他疾病。这些疾病可以引起肛门 - 生殖器皮肤瘙痒和（或）过敏。生殖器区域对于化学或机械损伤较其他部位更敏感。各种香皂、洗发水、乳液均可导致化学物质过敏。约束性衣物可能导致机械性损伤。卫生条件差可导致大便污染和引起瘙痒。蛲虫和疥疮可导致肛周 - 生殖器区皮肤瘙痒。过敏性皮炎很少局限在肛门 - 生殖器区域，但可以是全身性发病的局部表现。会阴部萎缩性硬化性苔藓（LS）等萎缩性疾病表现为色素减退，萎缩的皮肤组织在阴道口或肛周凹陷区域对称性分布。病因不明，常见于青春前期和绝经后妇女。脂溢性皮炎，在红斑基础上表现为蜡状黄色鳞片，常见于使用尿布婴儿外阴的皱褶部位。外阴牛皮癣不少见并表现为红斑，边界清楚，红斑上覆盖灰色鳞屑。肛周链球菌性皮炎呈鲜红色、边界清楚的小皮疹，主要发病年龄为 6 个月至 10 岁。通常是 A 组溶血性链球菌感染。接触性传染性软疣是一种良性病毒感染皮肤，特点为小个、单一或多个脐状丘疹，可以发生在肛周 - 生殖器区域。尿道脱垂通常表现为阴道出血、肿胀，从而可能被误诊为性侵。青春期前健康女孩很少见念珠菌感染，但可见于口服抗生素、糖尿病及免疫缺陷者。青春前期和青春期女孩念珠菌感染表现为瘙痒、发炎和分泌物白厚。

治疗

涉嫌性侵儿童需要医学治疗和法律管理两方面处置。法律规定对于所有怀疑性侵儿童都要报告儿童保护服务站（CPS）和法律机构。通常由医院社会工作者参与和帮助可疑受虐儿童报告给法律机构和 CPS。如果性侵发生在 72h 内或者出血、急性损伤，所有儿童需要立即进行医疗评估。许多社区有性侵认证团队，由专业护士、执业护士和医师组成。另外，如果孩子是安全和无症状的，可以再预约最近期儿童健康体检的保健医师。如果有儿童性侵领域熟练人员为儿童查体，可以延迟体检。2006 年，美国儿科委员会将儿童虐待增加为儿科的次级专业。这提示为全面评估这一复杂事实，需要深厚的知识和熟练的技能。

急诊评估应从调查陪伴儿童的成人开始，这次调查需隔离儿童。关键信息：为什么怀疑虐待、孩子暴露给谁、孩子说了些什么、儿童描述的接触类型、最后一次虐待可能时间、行为改变、医疗问题、谁和孩子同住、谁照顾孩子和任何目击者看见的。

下一步，儿童需要被采访。如果可以的话，建议 3 岁及以上的儿童单独接受调查。如果孩子觉得他们提供的信息会导致看护者不安，就有可能隐瞒信息。总体来说，如果看护人不在同一间屋里，儿童可能更健谈。为避免儿童注意力的分散，调查应该在儿童熟悉的地方进行。理想的调查是开放式非诱导提问，建议使用 5“W”原则（who，what，where，when and how）。但是，应避免问“为什么”，因为这会让孩子产生被责难的感觉。如果一个熟练的社会工作者已经从孩子那获取了事件的细节问题，那么医师的调查可以简略些。有时候，向孩子提过多问题是有害的。孩子对重复性问题，可能会感到不愉快或威胁，觉得自己不被信任，在回答重复性问题时可能会修改他们的遭遇。从孩子处获得的信息是整个评估过程中最重要的部分。从儿童那里获得事件经过是非常重要的。汉森等的研究结果显示儿童的陈述和非查体发现对于法律判决很重要。在记录事件经过时应详细记录细节，必要时可据实引用儿童的叙述。调查结束时，应告知儿童因为其配合调查，做了一件正确的事。

对于年长儿，应征询他愿意接受谁的调查，这个问题在没有家庭成员在场的时候问。调查从一般的体格检查开始。青春期前孩子不应该使用扩阴器检查，详细的外生殖器检查就够了。在进行生殖器检查时有几个技巧。坐在看护人腿上时，幼儿可能觉得更舒服和配合查体，≥3 岁的孩子可以放在体检台上。两种最常用的检查方法是仰卧位蛙腿势（孩子躺着，腿外展，脚保持同样姿势）和俯卧位膝胸势（孩子用手和膝盖跪着，然后头和胸尽量靠近体检台）。对于女性患儿，阴唇分离和牵拉技术可完全暴露外阴部结构。

可以通过轻轻分离大阴唇，把阴唇向前（朝向检查者）和向外牵拉完成。任何仰卧位的异常发现都要通过膝胸位去证实，因为姿势变换可以改变处女膜边缘外观。男性患儿可以采用仰卧位或俯卧位姿势。肛周检查对于男女患儿都很重要，可以采取仰卧位或侧卧位。直肠内有大便或牵拉肛门可导致肛门扩张。肛门扩张超过 2cm、直肠不伴大便（通过视诊或肛门指检发现）提示可能受到虐待。和病史一样，查体发现在病历记录中应被详细和全面记录。强烈推荐影像学检查，尤其在有异常发现时。

在可疑阴道内损伤和没有明显外伤的活动性出血，青春期前儿童的阴道内检查应该在全身麻醉下进行，并且需要咨询具备儿童检查和治疗专业知识的普外医师。

如果在 72h 内评估性侵存在，AAP 建议收集医学证据。然而，24h 后证据收集效率明显降低。克里斯汀等的以下研究成果显示：儿童阴道棉签拭子 13h 后、血液检测或 9h 后精子或精液阴性。只有医疗人员在执行司法鉴定的过程中具备收集和保护医学证据的经验，是很重要的。儿童的衣服保存在一个纸袋子里是医学证据的一部分，可能从衣服上提取到 DNA 证据。所有的证据都必须被正确收集和妥善保管，因为其在法律诉讼中可作为证据。

因性侵致儿童患性病的概率很低，因此在儿童中无须进行性病普查。大约有 5% 的儿童因性侵感染性病。疾病控制和预防中心（CDC）建议在以下几种情况下对儿童进行性病筛查：当孩子已经有性病的临床症状或体征时，当犯罪嫌疑人是性病患者或高性病风险时，在儿童生活环境中，其兄弟姐妹、其他儿童或成人患性病时，患儿或家长要求筛查时，当有生殖器、口交、肛交或射精证据存在时。在非极性评估时，除性病筛查外的仔细检查能够被无临床表现的青春期前儿童接受，这些儿童可能缺乏证明性侵的病史或阳性体征。

酶联测定法和 DNA 扩增试验，如核酸扩增检测（NAATs）可用于沙眼衣原体和淋球菌的非侵入性检测。NAATs 较培养有几大优势，标本通过非侵袭性方式获取，他们的运输和处理将更容易，并且特异性和灵敏性高。然而，对于青春期前患儿缺乏足够的临床研究和存在假阳性结果，限制了这些方法在医学证据收集时的使用。常规细菌和细胞培养仍然是菌性性病诊断金标准。青春期前儿童外生殖拭子可以获取足够标本。有强暴史的成年女性患者，推荐经内镜获取宫颈黏液培养。再次，只有少数性侵儿童需要性病筛查，如果培养是必需的，标本通常从喉部或直肠获取。血液检测梅毒、艾滋病、乙肝或丙肝也只是在高危病例进行。

性病的经验性治疗通常是没有必要的。但是，在遭受陌生人和青少年强暴的受害者可以考虑经验性治疗。发现性病应该根据美国 CDC 发布的指导方针对待（参见第 88 章）。性侵可能导致怀孕，青春期女性患者在事后 72h 内要紧急避孕。

治疗包括常规的随访预约 / 检查。对于查体有阳性体征患者，随访有助于评估损伤的康复情况。有的感染在最初评估时没有明显临床症状，随访还可以了解是否需要进一步的性病筛查。加夫里尔等的回顾性研究发现：专家随访可以影响创伤的结局和 23% 遭受性侵儿童检测发现性病。随访预约也可以保证在需要的时候向孩子和家人咨询。

辅助检查

阴道镜为观察肛门 - 生殖器结构提供了一种无创方法。它具有放大和光源系统，这些有利于识别损伤。阴道镜还可以进行录像和拍照，用于存档。肛门 - 生殖器的影像学检查有助于同行评估和有助于减少不必要的重复检查。

在收集受害者体液用于法医证据搜集时，可以使用替代光源。替代光源包括最强蓝光 6000 和木制灯。需要注意的是除精子以外的其他物质在木制灯下也可以发荧光。

（周 丽 译）

第 144 章 虐待和忽视

（原著 Cynthia Tinsley）

我们非常感谢第 3 版作者 Matthew Cox，MD and Sara L. Beers，MD。第 4 版是第 3 版的更新。

要点

- 诊断身体虐待的关键是识别与既往创伤史不符的躯体损伤。
- 骨骼损伤，如干骺端骨折和后肋骨骨折，对于判断造成伤害和儿童虐待有特异性。
- 虐待性头部创伤包括硬膜下血肿、颅骨骨折和视网膜出血。
- 忽视是最常见的一种虐待，包括医疗、物理、环境、情感教育、营养不足和监督不够。

流行病学

在世界各地，儿童虐待是导致儿童发病和死亡重要原因之一。儿童身体虐待是照料者通过手对儿童身体造成伤害，可以是单一事件也可以是反复发生事件。身体虐待包括虐待性头部创伤（摇晃婴儿综合征）、严重烧伤、骨折和瘀斑。2010 年儿童虐待的最新数据显示，2010 年美国有 330 万儿童被推荐到儿童福利院。其中有 100 万儿童遭到虐待（30%）。据估计在 2010 年，美国有超过 1700 儿童死于虐待或忽视。美国因每天有 5 个孩子死亡，达工业化国家中最糟糕记录。越小的孩子越有被虐待的风险。需要重视的是，1/3 的儿童是在送入福利院之后虐待致死。这一事实强调一个完整的医疗评估、全面的文件、与儿童福利院调查人员的沟通的重要性。儿童因虐待或忽视导致的受伤或患病到急诊科就诊很常见。

儿童虐待和忽视涉及的范围很广，包括躯体虐待（17%）、性侵犯（9%）、情感虐待（8%）和忽视（78%）。忽视的临床表现包括医疗、监护、身体、营养和情感。广泛的儿童虐待和忽视的范围包括具有明确的虐待史或经当地儿童保护机构调查证实的可疑场景和伤害。儿童虐待的诊断依靠：病史采集、体格检查、通过辅助检查识别损伤。对于可疑虐待的患儿，一份详细的病程记录单是很重要的，因为这些记录将被警察和儿童保护组织等调查机构频繁使用。本章内容指出了在儿童急诊科最常见的虐待类型。急诊科医疗工作者识别、评估和报告可疑儿童虐待和忽视是至关重要的，这可以促进儿童安全和幸福。

病因

儿童虐待和忽视的原因多种多样。父母方面与儿童虐待有关的危险因素是母亲不满 19 岁、单亲家庭、就诊延迟或无产前护理、父母抑郁、儿童期受虐待史、缺乏母亲教育、父母药物滥用、父母有精神病和家庭暴力。儿童身体虐待的风险因素包括男性、小儿、早产儿、慢性疾病、先天畸形、残疾和行为问题。致死性儿童虐待最常见于 1 岁以内。过着贫困生活的儿童遭虐待比例超过生活富裕和寄养家庭儿童。

调查家庭暴力是评估儿童虐待的一个重要方面。美国儿科学会（AAP）支持就家庭暴力对妈妈进行普遍调查，作为预防儿童虐待的一项活动。其他环境因素，如大家庭和家庭收入低都被认为是身体虐待的危险因素。

作为内科医师，对于受伤或生病的儿童进行虐待和其他诊断的辨别是很必要的，可帮助判断这是由家庭暴力、家庭护理缺失、社会经济原因还是其他儿童虐待风险因素所致。

识别

损伤可以表现为皮肤受伤，如擦伤、烧伤、鞭痕和咬伤；骨骼肌肉损伤，如骨折、虐待性头部创伤和脏器受伤。有时候患儿可能仅有单一伤。不幸的是，有的患儿可能是反复虐待的受害者，导致各个年龄阶段都有许多受伤者。

■ 病史

判断儿童虐待的关键之一是其看护提供的病史。儿童虐待诊断的一个重要线索就是：临床发现和看护者提供的病史不符。儿童的看护者提供的病史通常不准确，因为成人不知道在儿童身上发生了什么事情或者因为犯罪者的虐待，所以不愿意提供事实真相。严重身体虐待的受害者通常因为太小或病情重而不能陈述他们受到虐待的过程。年长的受害者可能因为害怕或恐吓也不能陈述其过程。在医疗环境中，虐待模拟可用于鉴别诊断，以便制订合适的治疗方案和避免家人受到不负责任的指控。Hettler and Greenes 总结了关于头部虐待创伤诊断的一些有用的病史特点，他们发现某些特点对于儿童虐待诊断具有较高特异性和灵敏性，包括缺乏创伤史、轻度创伤史伴随持续的神经系统症状、多次改变病史、创伤归咎于家庭原因。

有一些病史和体格检查可以为虐待的诊断提供依据（表 144-1）。病史记录应该包括受伤时间、地点、途径。查清患儿受伤时谁照看和家庭有些什么成员也是很重要的。即使否认外伤也要详细记录。如果患儿有表达能力应该单独询问患儿病史。

表 144-1 可为虐待提供线索的病史和体格检查

虐待特征
• 病史与受伤不一致
• 病史与儿童发育史不符
• 随时改变病史
• 自相矛盾的病史
• 延迟就诊
• 特殊损伤（如被烧伤、瘀斑、视网膜出血）
多种类型损伤 / 治愈后反复受伤

■ 体格检查

孩子应该被脱光衣服。对小婴儿而言，细小的外部损伤常提示有更严重的内伤。约 50% 受虐待的患儿有头部和颈部受伤。这些损伤包括瘀斑、擦伤和口腔损伤。脸上和耳朵的瘀斑高度可疑。口腔损伤包括舌系带撕伤、黏膜表面撕裂伤、牙齿创伤。泪囊含泪是不会走婴儿受虐待的高度怀疑证据。这些损伤可能是由脸部打击或者是一个物体（奶嘴、勺子、瓶子）强塞进患儿嘴里造成。瘀斑、烧伤和瘢痕应该被测量，详细记录其大小、形状、位置和颜色。照片是体格检查的重要补充，但不能替代准确记录的医疗文书。询问会说话的孩子是如何受伤的，告知家长体格检查的结果。家长需要对受伤进行解释。

皮肤损伤

皮肤是受损发生率最高的器官。损伤包括烧伤、瘀斑、撕裂伤、擦伤。烧伤损伤可以特别深和面积大，所以是最严重的皮肤损伤形式。只有少数小儿烧伤由虐待所致。疑似虐待烧伤的评估最重要的方面是与体格检查一致的病史。临床医师需要思考这个问题：这种发病机制是否行得通？另一个需要重视的因素是引起烧伤物质的温度和暴露持续的时间。水温超过 120F°时数秒可以造成烧伤，时间与患儿年纪和部位有关。就这一点而言，调查家庭环境对于保证安全是至关重要的（表 144-2）。

烧伤的病因包括烫伤、火焰和接触发热固体物质。热水烫伤是最常见的烧伤类型。通过观察受伤形式、烧伤深度、创伤外观，考虑病史与受伤的相关性。浸泡烧伤是一种特殊烧伤形式，主要累及臀部、下肢后部和足，相对较少累及腹股沟区。深度一致、单一外观和创面边界明显是浸泡烧伤的特点（见彩图 230）。

瘀斑位于不同寻常部位，易引人注目。不同年龄阶段和运动会使瘀斑分布有其特征。例如：不会行走的孩子出现瘀斑是不正常的。总之，在普通儿童，瘀斑出现在四肢或其他骨性突起部位（脊柱、膝部、胫骨、肘部）是常见的，并且瘀斑在中心位置如臀部、胸部、腹部、面部、耳朵、颈部、外阴部比较少见。不同的年龄阶段多变量影响瘀斑判断的准确性。

表 144-2 引起全层皮肤受损温度

水温℃（°F）	暴露时间
48（118）	15min
51（124）	6min
53（127）	30s
60（140）	3s

皮肤瘀斑的图案，如手掌印迹、环形标记和叮咬等通过仔细查体可以发现。这种类型损伤暗示由皮带、绳索、球拍打击所致。2002 年 AAP 数据显示，如果伤痕持续时间超过 24h，应考虑到虐待可能（见彩图 231）。

肌肉骨骼损伤

体格检查不一定总是能发现骨骼畸形或软损伤。AAP 建议对于所有小于 2 岁怀疑遭虐待儿童都应进行骨骼检查。Leventhal 等发现小于 3 岁儿童 24% 骨折是由虐待所致，小于 12 个月的婴儿，39% 与虐待有关。在受虐儿童，发现难以解释和治愈的骨折暗示着反复受到创伤。

骨折对于虐待诊断具有特异性，由中度到高度包括后肋骨骨折（特别是双侧和多发性），长骨干骺端骨折，肩胛骨骨折，指（趾）骨骨折，胸骨骨折。侧部和（或）后部肋骨骨折是胸壁受到压迫的典型表现（图 144-1）。不会行走孩子存在骨折时，要进行医疗评估有无其他损伤存在（图 144-2）。锁骨骨折、长骨骨折和颅骨线性骨折对于虐待诊断特异性较低。既往经验提示，如果高度怀疑虐待，在初步诊断约 2 周后随访骨折情况可增加诊断率，所以这点应该重视。

内脏损伤

腹部挫伤认识很清楚，但是因虐待所致较少见，在确定了的儿童虐待案件中＜ 4.3%。然而，冲击性腹部损伤在致命性冲击伤中居第 2 位，仅次于头部虐待伤。腹部虐待伤通常很难识别，一则没有特异性，二则即使损伤很严重，但腹部损伤缺乏有效的体表检查手段。低血容量性休克和腹膜炎、腹痛或呕吐等非特异性主诉等症状和体征都是就诊的原因。有的儿童受伤后无症状。大多数腹部虐待伤是钝器挫伤导致实质脏器受损、管状器官穿孔、肠系膜血管断裂。大多数受害者是小儿，年龄在 6 个月至 3 岁。以肝脏、胰腺和小肠损伤为主，脾脏、肾脏、肾上腺、膀胱和结肠损伤也有报道。无症状损伤可能是由常规检查发

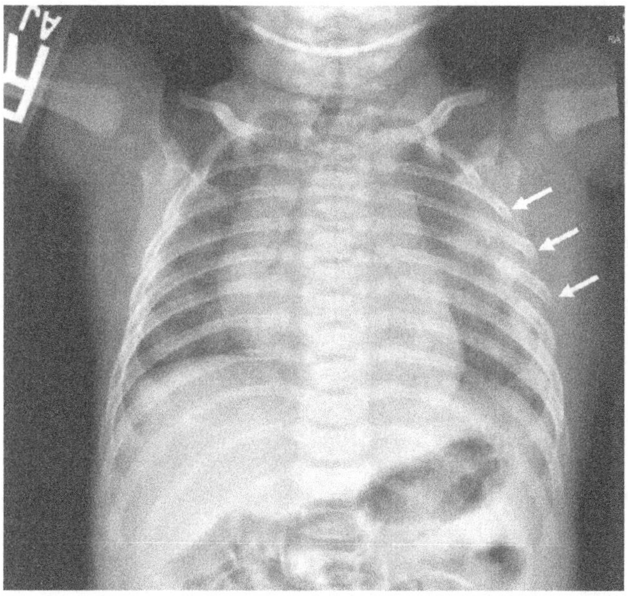

图 144-1　患儿男，4 个月，以呼吸窘迫和胸部凹陷为主诉，急性多发性横向肋骨骨折。母亲承认因沮丧曾用力挤压患儿胸壁

现，如肝功能、胰酶或腹部 CT 扫描等（图 144-3）。制订关于儿童腹部受伤合并其他损伤怀疑受到虐待指南，对于早期发现和治疗是很重要的。

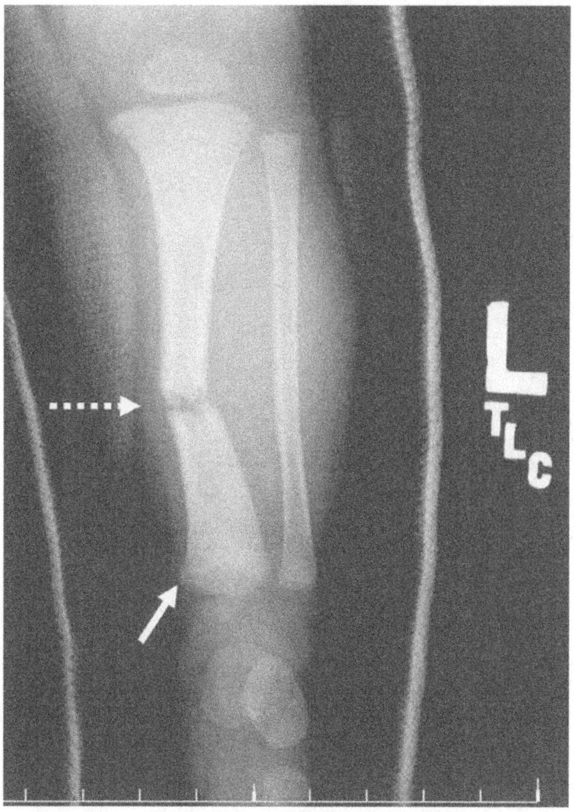

图 144-2　2 个月婴儿因腿水肿至社区医院就诊。病史是一个 3 岁孩子跳到婴儿身上。X 线提示左胫骨横向骨折和胫骨远端干骺端骨折。这个患儿一共发现 19 处隐性骨折

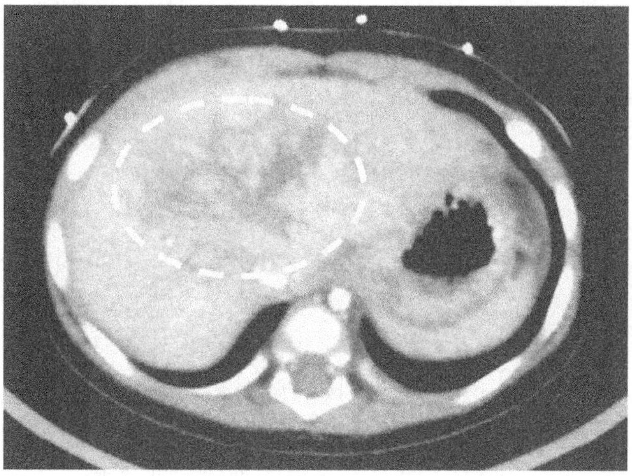

图 144-3　患儿男，6 个月，嗜睡和多发性瘀斑。肝酶明显升高（ALT 19 232，AST 10 565）。CT 提示肝脏严重挫伤和撕裂伤

头部虐待伤

虐待儿童发病率和死亡率最高的原因是头部虐待损伤。1972 年卡飞发表了一篇具有里程碑意义的文章，描述了神经创伤的经典三联征：硬膜下出血、视网膜出血和干骺端骨折。多年来，许多术语被用来描

述头部冲击伤，如摇晃婴儿综合征、摇晃－撞击综合征和虐待性头部受伤。目前的观点是推荐使用一种包容性术语，而不具体言明特殊损伤途径，如冲击性神经损伤和虐待性头部损伤（AHT）。

AHT病因很难明确，因为通常缺乏准确病史，而且患者受伤途径是多种多样的。AHT受害者通常小于3岁，甚至是婴儿，施暴者往往是男人——父亲或母亲男朋友。患儿症状可从轻度嗜睡、呕吐、过度兴奋到窒息、昏迷。惊厥在AHT受害者中很常见，在严重受伤者中发生率高达80%。

詹尼等报道31%头部冲击损伤患者因头部损伤症状就诊，是虐待诊断的2.8倍。漏诊的原因包括小于6个月、白色人种、父母都住在家里、临床表现较轻、非特异性症状（呕吐、发热、兴奋性高）。儿童受到致命性或几乎致命的损伤会立即出现症状。在致死性病例中，死亡通常是由不能控制的脑水肿和颅内压增高所致。神经损伤的幸存者通常遗留有中到重度的残疾，包括认知延迟、视力障碍、惊厥和总体发育不良。

AHT体格检查特征包括兴奋性高、嗜睡、头皮软组织肿胀、前囟张力高、角弓反张或昏迷。当有昏迷时，伴有呕吐很常见，这提示可能有颅内压增高。AHT特征是硬膜下出血，这可以引起一侧或双侧大脑凸起，经常在大脑半球后部裂缝处被发现（图144-4）。出血通常很薄而且可以自行吸收，不需要神经外科干预。CT扫描很快捷，对于脑室内出血诊断具有高度敏感性。MRI是一种更好的检查小硬膜下血肿、亚急性和慢性颅内损伤、弥漫性轴突损伤、皮质挫伤、后大脑半球硬膜下出血（SDH）的方法。AHT可以伴随视网膜出血、骨折、皮肤损伤和内脏损伤。在鉴别诊断时，神经损伤为虐待诊断提供依据。约80%AHT患儿有视网膜出血。对于怀疑头部损伤患儿，优先进行散瞳后由眼科医师使用眼底镜进行眼底检查，可以协助诊断并记录视网膜损伤程度。所有伴有AHT的受害者都要进行骨骼检查，评估有无更严重的损伤。遭受虐待儿童伴有头颅损伤的30%～70%存在头颅畸形。经典伴有神经创伤的骨折类型为肋骨和干骺端骨折。

儿童虐待的鉴别诊断

儿童虐待的鉴别诊断包括与虐待非常相似的意外受伤和许多内科疾病（表144-3）。皮肤查体可被误认为瘀斑的包括：胎记、压印等文化习俗、真菌性皮炎、结缔组织病如埃莱尔－当洛综合征、大疱性脓疱病、大疱性表皮松解症、偏方治疗可能与烧伤混淆。意外或出生相关损失、新生儿出血性疾病、血管畸形、戊二酸血症Ⅰ型容易与冲击性神经创伤混淆。

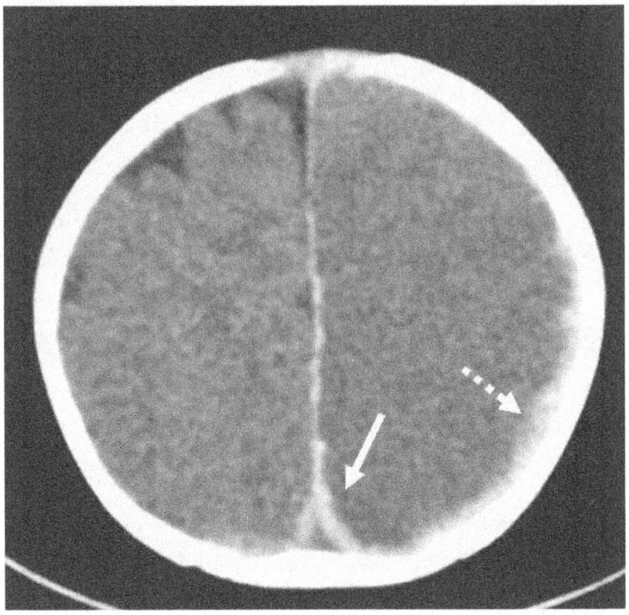

图144-4 8个月婴儿，坐着跌落到铺着地毯的地板后昏迷而就诊，查体发现大量瘀斑，严重视网膜出血，类似症状也出现在她孪生兄弟身上

当一个儿童有大量或非正常瘀斑时，应将虐待同特发性血小板减少性紫癜（ITP）、血友病、感染如脑膜炎球菌血症、过敏性紫癜（HSP）、维生素K缺乏症鉴别。如果怀疑有出血倾向，建议完善全血细胞计数、血小板计数、凝血酶原时间（PT）、部分凝血活酶时间（PTT）。进一步检查有赖于家族史和其他实验室检查提示。

辅助检查

对怀疑受虐待儿童进行实验室及影像学检查，根据受伤儿童年龄、损伤模式、孩子临床表现和需要进行的鉴别诊断决策。例如，一个表现为单一瘀斑伴有凝血功能障碍、腹酶异常（肝酶、淀粉酶、脂肪酶）的患儿，要怀疑腹部损伤。有的患儿表现为冲击性伤害的特殊表现形式，为鉴别诊断提供依据。

骨骼检查是评估婴儿、学步期幼儿虐待和小于2岁伴有可疑损伤幼儿情况的很重要的辅助检查。5岁以上儿童骨骼检查通常不能为鉴别诊断提供依据，因为这类儿童很少发生不能解释的骨折。对于2～5岁患儿，应该有关于怀疑虐待需要骨骼检查的高度指标。如果一个婴儿确诊为虐待造成身体损伤，应该考虑到有神经损伤的可能；有30%的患儿伴有不能解释的头部损伤。

忽视

忽视是指儿童看护者忽视或不在意孩子需要。基本需求包括获得医疗保健、合适的住处、适当的营养、教育和情感支持。忽视还包括未能对儿童提供妥善管理和保护其免受伤害。要注意区别忽视和贫困。贫困使儿童不能获得足够的营养、医疗保健和住处，但是许多家长无力改变现状。忽视指的是在父母能力范围内的遗漏。不能茁壮成长（FTT）、不能获得医疗保健、新生儿暴露于药物和儿童遗弃都是忽视的例子。

医疗忽视包括看护者拒绝、否认和不能为严重急症患儿提供合适的治疗和不为儿童提供基本的医疗。一个医疗忽视的普遍例子：对于目前能够治愈的疾病，因看护者不能遵医嘱服药和随访，导致疾病严重程度增加，而需要升级医疗护理。

监督忽视包括儿童遗弃和缺乏适当的监督管理。许多家庭创伤是由于缺乏适当的监督。偶尔，孩子因为医疗和保护需要可以住院。医师必须充当儿童安全和幸福生活的支持者。

表 144-3 儿童虐待损伤的鉴别诊断

瘀斑
1. 意外损伤
2. 皮肤病
  胎记
  多形性红斑
  真菌性皮炎
3. 血液系统疾病
  特发性血小板减少性紫癜（ITP）
  白血病
  血友病
  维生素 K 缺乏
  弥散性血管内凝血（DIC）
4. 风俗习惯
  Cao gio（coining）
  刮痧（物品摩擦）
5. 遗传病
  埃莱尔 - 当洛综合征
  家族性自主神经功能障碍（先天性对疼痛不敏感）
6. 血管炎
  过敏性紫癜
烧伤
1. 意外烧伤
2. 感染
  葡萄球菌烫伤样皮肤综合征
  脓疱病
3. 皮肤病
  真菌性皮炎
  剥脱性皮炎

续表

  固定药疹
  大疱性表皮松解症
  严重的尿布性皮炎
4. 风俗习惯
  拔火罐
骨折
1. 意外受伤
2. 产伤
3. 代谢性骨病
  成骨不全
  铜缺乏
  佝偻病
4. 感染
  先天性梅毒
  骨髓炎
头部损伤
1. 意外头部损伤
2. 血液病
  维生素 K 缺乏（新生儿出血性疾病）
  血友病
3. 颅内血管畸形
4. 感染
5. 代谢性疾病
  戊二酸血症 I 型

处置

在美国 50 个州中，儿童保护法授权所有人一旦怀疑儿童受到虐待或忽视，可以通知当地的儿童保护机构。怀疑的定义是有合理的原因 / 担心儿童可能或曾经受到伤害和忽视。所有儿童急诊医务工作人员都有上报义务。虐待和忽视发生时，医师保持与家人和看护者的沟通是很重要的。因为不能立即清楚谁是犯罪者或者出现在医院是谁。作为儿童保护的拥护者，与其家人谈话时需要保持客观性，避免使用对抗或指责性表达。在相关法律机构调查人员到达之前避免具体讨论受伤机制和时间，安排儿童福利机构调查人员与家人见面。

一旦怀疑虐待上报，儿童保护工作人员将开始调查相关情况。在许多社区，调查将在当地法律机构指导下进行。调查人员将根据医疗信息和他们在家庭调查期间获得的信息及家庭环境来决定是否有足够的证据证明儿童虐待的存在。有时，调查人员会要求提供医学意见或者是采访医务工作人员来协助调查。

在确诊虐待的案例中，医师有可能被要求出庭作证。急诊医师被要求给出一些建议，用于在医疗层面合理判断儿童是否受到虐待。相关建议给出后，急诊医师应该和儿童虐待专家商讨这些建议的判断价值。

总结

虽然儿童虐待案件让人觉得感情上难以接受和费时，但医师通过辨别虐待伤和报告相关机构，可以挽救儿童生命和提高儿童生活质量。医师发现的一些危险因素，如家庭暴力和药物滥用，在儿童虐待预防中起很重要的作用，也可以提供恰当的预防指导。

（周　丽　译）

第 145 章　精神科急症

（原著　Catherine Porter Moore）

要点

- 在精神科急症中，器质性疾病所致的精神急症必须排除。
- 大部分青少年都会讨论精神问题并积极寻求治疗。
- 必须向患儿和家人介绍社区可用资源，如在线危机干预、药物滥用资源和中心。
- 自杀在青少年中很普遍：20% ～ 25% 美国青少年曾想自杀，9% 已经尝试过自杀，自杀是 15 ～ 24 岁青少年的第三大死因，是 5 ～ 14 岁年龄段儿童的第五大死因。
- 国内自杀热线：1-800-suicide。
- 精神分裂症具有家族性倾向。
- 明显的身体疾病的特点是转化和躯体化障碍，不能用器质性病变解释，并且具有心理的病理学起源，这些可以表现为腹痛、呼吸困难（自相矛盾的声带功能障碍）、假性发作和其他躯体不适。

1999 年美国国立精神卫生研究所报告 10% 小儿有心理疾病。据估计由于突发严重精神问题至儿童急诊科就诊患儿数据持续上升，占用大量资源。在儿童急诊科，优先评估和治疗精神科患儿是为了确定患儿自己或他人对病情描述的风险。这项评估可为患儿制订最佳治疗方案提供依据。没有任何危险设备和便于工作人员观察的房间是精神病患儿首选，有时需要急诊工作人员与患儿一对一治疗，其他工作人员协助治疗。

表 145-1 列出了由于精神问题到儿童急诊就诊需问诊的常见问题。重视既往精神病史及当前用药，彻底了解患儿既往史，评估患儿的生活条件，在家庭和学校等社会关系问题及药物乱用史。由于社会关系网是社会压力的一个重要来源，故确定患儿的社会关系网（脸谱网等）是非常重要的。在检查室患儿和父母同在采集病史后，还要单独对父母和患儿询问病史。

精神患者的查体包括全面的体格检查及完整的神经和精神状态检查。表 145-2 列出了一些精神状态检查的项目。要观察患儿及其看护，查看看护的精神状态，可以评估亲子关系和功能。

表 145-1　常见精神病问题

主诉
现病史
既往精神病史
生长发育史
既往用药史和手术史，当前用药及过敏史
家族疾病和精神病史
社会关系、生活环境、社会媒体使用、学校、班级、朋友间虐待史
药物乱用史
医学和精神系统检查

表 145-2　精神状态评估

简介：时间、地点、人物、干什么？
外观：整洁？穿着打扮？看护者外观？
行为：合作否？焦虑？激动？
精神运动：躯干运动？抽搐？行为？
情绪：高兴？生气？伤心？沮丧？
影响：平静？热情？
思维过程：有条理吗？有逻辑吗？偏离主题否？
思维内容：妄想？幻觉？偏执？
谈话内容：杂乱无章？语气？音量？
理解力：可以正常沟通有利的病史采集？
评判：理性的考验，清晰思维
记忆力：短期记忆和长期记忆
认知：推理和理解复杂事情（算法）

自杀的患儿

■ 病因和发病机制

自杀意念具有生物相关性。脑脊液中低 5- 羟吲哚乙酸、血小板丙米嗪结合位点少、肾上腺轴异常、脑电图异常、快动眼睡眠减少发现与自杀倾向有关。大部分自杀的患者有精神方面的病理学改变，最常见的是重度抑郁症（MDD）/ 精神抑郁后产生破坏性行为，药物滥用 / 酗酒，依赖和焦虑症候群。

■ 辨别

许多工具和精神病评估量表可以用来评估患者自杀倾向。通常一个患者主诉他承担或遭遇某事使其试图自杀时，判断患儿是否是精神病患者对于评估其在儿童急诊科自杀风险是很重要的。这些可以在问诊中确定。霍洛维茨和同事们提倡“四问”（是/否/不知道）筛查方案，具有最高的灵敏度和阴性预测值，可以迅速发现自杀风险患者：①你是因为试图伤害自己而出现在这里吗？②上周你有过自杀的想法吗？③你是否想过在这之外的其他时间伤害自己？④在过去的几周有让你觉得压力特别大的事情发生吗？答案“是”越多，患者自残的风险越高。

■ 治疗

在最初治疗有自杀倾向的患者时，病史采集者富于同情心是很重要的。病史采集者需查明：①患者伤害自己的原因；②计划如何去实施；③患者是否有一定实施该计划的意向和实施时间。最近的数据表明自杀事件急剧增加，当自杀倾向者具有精神病症状时，其实施自杀计划概率是非精神病患者的20倍。当有任何医疗问题或患者不能确认安全时住院是保证患者安全的一种方式。患者安全包括以下几点：

- 不能保持安全（非自杀）状态
- 自杀意念活跃（计划和打算）
- 强烈意图和试图自杀能力
- 精神病
- 不稳定和不安全家庭环境

对有自杀倾向患者的治疗包括药物治疗和心理咨询两方面。多项研究表明，联合药物[抗抑郁药物：如选择性5-羟色胺再摄取抑制剂（SSRIs）]和认知行为治疗治愈率最高。SSRIs类药物在抑郁症的治疗近几年来不那么红火了。2004年，美国食品药品监督管理局对所有抗抑郁类药物发出了预警，“与安慰剂组相比，抗抑郁药物在MDD的短期可增加其他精神病儿童、青少年和年轻人自杀想法和行为风险”。Bridge等发表的一片Meta分析显示儿童、青少年和年轻人使用抗抑郁药物利大于弊。本研究建议密切随访和评估患者，使用抗抑郁药物并儿童急诊随诊的患者自杀风险并不比非抗抑郁药物治疗患者高。

■ 辅助检查

如果患者的精神状态发生改变，毒物和酒精水平监测是必要的。许多醉酒自杀的患者酒醒后不再自杀。器质性疾病必须排除。甲状腺疾病、自身免疫性疾病和其他器质性疾病可引起或增加患者抑郁或自杀倾向。

精神病患者

■ 病因和发病机制

精神分裂症患儿合并精神病的发病年龄≤12岁。DSM-Ⅳ-TR标准包括幻觉（79%～82%）、妄想（54%～63%）和思维障碍（40%～100%）。行为失控、消极症状和功能受损，以及后续的本病症状在儿童不具有特异性。精神异常是包括MDD、双向情感障碍和精神分裂症的形成障碍在内的许多精神科疾病的一个临床表现。

听觉和（或）视觉幻觉是大多数患儿主诉。精神疾病可以是基本病因，但同样必须排除器质性疾病。许多情况下可出现精神异常，包括感染、风湿性疾病，尤其是系统性红斑狼疮、脑血流量波动/缺氧、颞叶癫痫、中毒、维生素缺乏、代谢和内分泌失调、瑞氏综合征、肝豆状核变性、从感染到桥本脑病所致的各种脑病。

■ 治疗

急诊科的精神错乱主要采用药物治疗。抗精神病药物如奥氮平、利培酮、氟哌啶醇是儿科急诊的常备药物。急性精神病总是被收住院直到查明病因。慢性精神病导致患者功能减弱或具有自杀或杀人意念是住院指征。

■ 辅助检查

辅助检查旨在排除器质性疾病。需要评估这些患者精神状态的改变。辅助检查包括毒理学、电解质、肝肾功能和血氨等。必要的影像学检查包括CT扫描、MRI、脑电图等。腰穿有助于脑膜炎和脑炎的确诊。

创伤后应激障碍

■ 病因和发病机制

创伤后应激障碍（PTSD）出现在引起害怕、无助和恐惧感的创伤性事件后。患者可能参与或目睹创伤事件。

有烧伤史患儿超过50%有创伤后应激障碍综合征。研究发现被诊断为PTSD的儿童和青少年下丘脑-垂体-肾上腺轴活跃。总之，这些患者尿液和唾液中皮质醇水平升高。在PTSD患儿中，交感神经活性增高。急性创伤、疼痛和焦虑是PTSD的主要预警指标。研究发现药物治疗（普萘洛尔、氢化可的松、SSRIs）对于预防急性创伤后PTSD的发生作用微弱。为了更好地描述、预防PTSD在不同年龄和性别儿童中的流行情况，需要做更多的工作。

■ 辨别

在紧急救治中，PTSD可以表现为记忆中断、多梦和其他精神损伤表现，避免与创伤事件相关的刺激。过度兴奋或焦虑以致不能集中精力完成某事、反应过激、高度警觉、失眠、失控，这些症状在不同阶段会有不同表现。PTSD 与急性应激障碍的区别在于临床症状可以持续 4 周或更久。

■ 处理

根据以前的研究，在创伤发生初期，通过患儿和家长各自 4 个问题、4 医疗条记录，对于儿童 PTSD 早期筛查有更高的相关性，用于评估是否发生 PTSD，表 145-3 列出了 PTSD 的高危因素。越多问题回答“是”，发生 PTSD 概率越高。PTSD 高危人群需要随访，以确保他们的病情不会加重。目前尚无用于 PTSD 诊断的实验室及影像学检查。

表 145-3 筛查创伤后应激障碍

询问父母
1. 你看到孩子受伤的过程了吗?
2. 在急救车 / 直升飞机前往医院的途中你在孩子身边吗?
3. 当你第一次知道孩子在意外事故中受伤时，你感到很无助吗?
4. 你的孩子有关注的问题或行为问题吗?
询问患儿
1. 在你受伤事件中有其他人受伤 / 死亡吗?
2. 有你不知道父母在哪里的时候吗?
3. 受伤的时候或稍后，你害怕吗?
4. 受伤的时候或稍后，你觉得你会死亡吗?
既往史
1. 可疑末梢骨折
2. ＜ 12 岁，HR＞104 次 / 分，≥12 岁 、HR＞97 次 / 分
3.≥12 岁
4. 女孩?

[经许可引自 Ward-Begnoche WL，Aitken ME，Liggin R，et al. Emergency department screening for risk for post-traumatic stress disorder among injured children. Inj Prev. 2006；12（5）：323–326.]

精神病患者：反社会人格障碍

美国传统字典对于精神病患者定义如下：一个人具有反社会人格障碍，表现为好斗、扭曲、犯罪和不道德行为而无悔过之心。反社会人格障碍（APD）的诊断需要≥18 岁。在被诊断为 APD 之前，儿童和青少年通常被诊断为混乱反向挑衅（ODD）或行为障碍（CD）。在 DSM- Ⅳ四项标准中，消极、敌意、对抗情绪持续至少 6 个月是 ODD 的特征。CD 的诊断是基于既往史：当一个孩子对人、动物、财物有严重错误行为（侵略的或非侵略的）时，被认为是好斗的、破坏性的、威胁性、残忍的、欺骗性的、不听话和不诚实的。这包括偷窃、故意伤害罪和被迫性行为。

■ 病因和发病机制

既往认为 APD、CD、ODD 与母亲 5 岁前的贫困生活有关。研究指出对于缺乏恐惧识别能力的患儿，均存在杏仁核损伤。确实很少有 ODD 患儿出现在儿童急诊科。父母在儿童急诊科的某些行为可能是致病因素。怒气冲冲和残害 / 杀死动物就属于这类行为，应该评估这类行为的精神影响。这些患者可能需要密集和长疗程治疗，在治疗之初就着手于预防病情加重和进展为 APD。

转换和躯体化障碍

■ 病因和发病机制

心理压力是转换和躯体化障碍的始动因素。现在有一种假设认为，家庭出现不愉快事件，引起孩子情绪变化，导致躯体不适。这些主诉不是故意的，不是在装病。一项研究发现，有躯体化障碍的男孩更不善与别人互动和沟通，而女孩则更容易与家人发生冲突。

■辨别

一旦排除器质性疾病，精神评估有助于诊断。在假声带功能障碍病例中，患者表现为难治性呼吸困难。可视化声带运动异常（吸气的时候关闭声门）是明确诊断的手段。非痫性发作（NESs）与转化障碍的 DSM- Ⅳ诊断有关，而且需要数年才能与痫性发作相区别。经典的 NESs 在应激状况下比在睡眠中更易发生。脑电图检查呈阴性。

■ 治疗和处理

通常由于躯体不适住院，一旦诊断为转换 / 躯体化障碍，这些患者通常要接受心理和药物治疗（通常是 SSRIs）去帮助患者缓解潜在压力。在受到虐待（身体和性）和欺凌（个人或网络）的病例中症状更严重，并且需要家庭服务人员、精神团队和顾问的紧急干预。

有攻击性的患者

与成年人相比，有攻击性患儿在儿童急诊中较少见，但是这也带来了独一无二的挑战。寻找患者具有攻击性或牢骚的病因是很重要的。如果原因很容易从患者环境中剔除出去，那就应该这样做：需要管理好具有攻击性行为患者，使他们没有办法伤害自己或他人。对于阻止攻击性行为的传播，如果是口头保证，由医务人员加强口头阐述后，可以对患者进行强制法律管制。在护理中继续加强隔离和治疗，至少有 2 人对患者进行躯体约束。总之，美国儿科协会的建议是：①向患者介绍约束的必要性；②有特定医嘱指示约束持续时间；③向家庭成员解释每一件事；④通过执行和记录约束的效果，包括皮肤和血管神经的完整性，对约束进行调整以确保约束的有效性。在记录中应提及对于所有的限制中采取什么措施去保持患者的最佳状态、最佳利益、权利、隐私和自尊。

物理约束是保持稳定的比较好的基本方法。如果管制需要升级，化学约束可能是必要的。化学约束的目标是：①减轻患者的焦虑和不适；②使破坏性行为最小化；③预防破坏性行为增加；④纠正病因。约有50%FDA批准从事儿童相关工作的人员从事本工作。所有使用抑制性药物的患儿需要严密监测心率、呼吸和血氧。苯二氮䓬类是通过活化GABA受体达到镇静目的，有利于改善患者攻击性行为。咪达唑仑是目前已知的最短效苯二氮䓬类药物。地西泮可以经直肠给药。最主要副作用是呼吸抑制。精神抑制药物，如广泛应用于具有攻击性患者的急性发作期的氟哌啶醇，是因为其镇静作用，而不是其有精神抑制作用机制，因为后者通常要7～10d才能起效。单次使用精神抑制类药物后很少（1%）出现锥体外系症状。最常见的张力障碍发生在眼、颈和（或）背部。锥体外系症状很少出现在呼吸系统。锥体外系症状可以使用苯海拉明（IV或IM）或苯扎托品（IV或IM）治疗。神经抑制的恶性综合征具有潜在致死风险，临床表现为发热、多汗、高血压、严重的肌紧张、谵妄甚至昏迷。需要给予丹曲林和对症支持治疗。氟哌利多是另一种神经抑制药物用于具有攻击性患者的治疗。它通过改变皮质下多巴胺活性起镇静和抑制状态，比氟哌啶醇起效更快。2001年，FDA曾就氟哌利多的致死性发出黑色警告。但是，后续的研究没有证实这个风险，却证实最常见的副作用是肌张力障碍。非典型抗精神病药物，如齐拉西酮、奥氮平可用于有攻击性患者的急性发作治疗。因更低的锥体外系症状发生、多种给药途径、更高耐受性，使其在儿童急诊得到更广泛地应用。焦虑的精神分裂症患者推荐使用齐拉西酮和奥氮平。曾有关于奥氮平与攻击性/激动这种双向情感障碍有关的描述。羟嗪是一种抗组胺剂，可以肌内注射，曾被用于治疗焦虑，与氯氢安定效果一样。

治疗精神病的药物

有许多药物用于儿童和青春期精神类疾病。掌握这些药物在儿童急诊中使用的药理原理是很重要的。表145-4列出了一些门诊/长期使用因潜在副作用致使患儿至儿童急诊就诊的药物代表。

表145-4 精神病药物副作用需要至急诊就诊

类别	举例	副作用
SSRIs	西酞普兰、氟西汀、帕罗西汀、舍曲林、氟伏沙明、依他普仑	SSRIs相关行为异常：躁动、激动、好动 色拉托宁综合征：虚弱、运动失调、反射亢进、鼻出血
三环类抗抑郁药	阿咪替林	心律失常、意识不清、锥体外系症状、尿色变浅、粒细胞缺乏、肝功能异常
兴奋剂	哌甲酯、甲酯、苯丙胺、莫达非尼	高血压、诱导双向行为患者躁狂、失眠、食欲下降和生长缓慢
肾上腺激动剂	可乐定	雷诺综合征、低血压、心动过缓、镇静、水潴留、腮腺疼痛、便秘、厌食
苯二氮䓬类、抗精神病药和非典型抗精神病药	见上	见上

（周 丽 译）

第 146 章　急诊科儿童的死亡

（原著　Celeste A. Tarantino）

要点

- 急诊科儿童的死亡对于内科医师和患儿家庭来说具有同样重大的意义。
- 当告知患儿家长孩子死亡时需直接而且客观。
- 立即通知有器官捐赠接受权利机构。
- 大部分不明原因的死亡建议尸解。

引言

即便家长可以预见结局，但是孩子的死亡对其仍是毁灭性悲剧。孩子的意外死亡会导致父母、兄弟姐妹或其他家庭成员生活的改变并产生重大影响。他们只有很少或没有时间对孩子说“再见”或“我爱你”，并且要对孩子的兄弟姐妹解释孩子的死亡。实行高质量的医疗及对父母、兄弟姐妹或其他家庭成员在治疗过程中进行心理及精神上的安抚是儿童急诊医疗组的责任。

急诊科儿童的死亡对于在治的其他儿童也会有很大的影响。面对各种创伤及意外儿童死亡，向父母和其他家庭成员交代患儿的死亡影响着儿童急诊医疗小组成员的职业生涯。医疗小组成员需控制个人情感为患儿提供治疗，并且对父母及其他家庭成员提供情感支持。儿童死亡可能发生在数分钟或小时内，这会冲击家长，因此他们需要时间去调整情绪。

急诊科医师即使在知道一个孩子几乎没有存活的希望时，在抢救失败后仍会感到内疚或不安。这种感觉会在他们今后的职业生涯中经常出现并且会影响他们对于别的患儿的治疗。急诊科医师通常缺乏向家庭成员交代不幸的培训，如患儿是死亡还是快要死亡，尤其是当患儿已经死亡时。

患儿和亲属关注治疗且长辈出席抢救

医师是治疗小组组长，负责与家庭成员沟通，包括做出决定和交代不幸。在急救的过程中，父母不能随时见到医师或者是仅间断见到医师。家庭成员可以见到医疗小组的另外一个成员，以便向他们提供必要的情感和精神上的支持。由于先前的不相识、医师有限的培训和意外的儿童死亡，由儿童生活专家、牧师、社会工作者等形成一个小组，以便识别和解决这件毁灭性事件所导致的心理和精神方面变化。

美国儿科学会政策提出，“家庭护理中心和儿科医师角色”，提倡对于快要死亡的患儿提供以家庭为中心的治疗。由于外伤时会大喊大叫，曾经家长出席急救是不被提倡甚至是禁止的。最近的研究支持和鼓励家人出席有心肺骤停风险儿童的急救，全国共识会议报告中关于家庭成员出席儿童心肺复苏急救的推荐意见包括以下几条：①家人出席儿童治疗或急救过程是家庭存在的一种方式；②在评估存在不利因素时家庭成员出席急救可能有利于沟通；③如果不能为家人提供这样的选择，请用书面形式陈清原因；④总是关注医疗小组的安全；⑤为家人参与急救制定转运和转移的政策和程序，如家庭成员的界定、家人的准备工作、纠纷的处理及为其提供帮助；⑥形成法律允许的政策；⑦在基础课程和像所有的保健工作者进行家庭急救的教育。

婴儿意外死亡和婴儿猝死综合征（SIDS）

婴儿意外死亡特指在儿童急诊科小于 12 个月的婴儿的突然死亡，出乎意料的，并且是没有明显病因的。需要彻底调查原因，包括死亡时的环境因素并且进行尸解。在美国，每年约有 4500 名不明原因的婴儿意外死亡。其中约有 2500 名是由于 SIDS，是婴儿意外死亡的主要原因。虽然自 1994 年美国儿科学会开展“回去睡觉”运动以来，SIDS 发生率有所下降，但 SIDS 仍是 1 ～ 12 个月婴儿的首要死因。2 ～ 4 个月是发病高峰年龄，90% 发生在 6 个月前，男女比例为 60 ： 40。母亲年龄年轻化、缺乏围生期护理知识、低出生体重、俯卧位睡姿、过热、早产都是 SIDS 的危险因素。在美国，非洲裔美国人和美国本土人的 SIDS 发病率比全国平均水平高 2 ～ 3 倍，与社会经济地位无关。

SIDS 不应作为儿童急诊的诊断。当没有明确的可以解释死亡的损伤或外伤或其他信息时，使用“意外的婴儿猝死”更加准确。SIDS 是一种排他性诊断。意外婴儿猝死的鉴别诊断包括败血症、肺炎、心肌炎、先天性心脏病、心肌病、心律失常、延长 QT 综合征、中毒、代谢紊乱、高或低体温、非意外外伤、窒息。

父母或看护人发现婴儿在入睡后呼之不应，然后在进行 CPR 同时由急救车送达，是儿童急诊的一个特点。所以该婴儿心肺骤停多久通常是不清楚的。要彻底检查患儿有无先天畸形、挫伤、伤害或非意外创伤的痕迹。

与患儿家人或探视者的沟通

心肺骤停或患有危及生命的疾病或受伤后被送到儿童急诊的小儿不一定是由其父母陪同的。急诊工作人员需预计患者及其父母到达的时间（他们可能不一起到达）。到达时，焦虑和痛苦的家长应该得到安慰。当父母率先到达时，应该有人接待他们，且被安置在独立、安静、拥有足够座位、光线充足、有面巾纸及可以拨打市话及长途电话的房间里。应该有指定的工作人员与家长沟通，理想的状态是，这个人可以为患儿家人提供情感支持，并且受过有效训练，可以巧妙传递不幸消息；这个人可能是护士，但更有可能是社会工作者或者牧师。此外，如果是单亲家庭，可能还有其他需要考虑的，如儿童生活专家之类的人接待患儿兄弟姐妹是必要的。

医疗小组成员之一向患儿家人解释治疗方案，告诉他们有多少人在工作，患儿情况怎么样及治疗的过程。应尽快告诉患儿父母抢救的过程，并且采集病史，包括患儿用药的细节、家庭和社会史、可能导致他们孩子死亡的事件。有时儿童急诊医师通过与患儿家人沟通获取信息及即时告之其患儿的状态是十分重要的。

如果抢救失败，告知其父母患儿已经死亡是医师的责任。在一个独立环境中，医师与父母面对面坐着，保持眼神的交流，用平静的声音，直接地告诉父母已经尽力去挽救孩子的生命，但是他（她）仍然死亡了。为避免他们听不懂，尽可能少用医学术语。医师需要清楚直接地与父母沟通，避免使用短语，如“过去了”“去一个更好的地方”“走了”等。如果需要翻译，翻译人员要站在医师后面，以便保持医师与家长的眼神沟通。家长最初的反应是震惊和怀疑，父母应该有充足的时间去悲伤和提问。

采访有孩子突然死亡经历的父母的研究显示，父母在面对患儿突然死亡时的五种主要的处理方式：①重建孩子死亡场景的要求；②父母在知道孩子死亡之前就已经感觉失去控制和世界轰然倒塌；③告别的要求；④试图走出死亡的阴影并且找到活着的意义；⑤孩子死后在生活中试图去形成一些新的关系。在孩子死后，对父母进行干预的有效的方法包括提供帮助、提供信息、表示同情和同理心。Lehman 等的研究发现最普通有效的方式是与别人沟通、外出散心、表达关心和同在。常见无效的支持方式包括给予建议、鼓励恢复、粗鲁的言论或行为、悲伤最小化或强颜欢笑、感情识别（我知道你的感受）。Leash 的一项调查显示，当让参与者列出四项关键项目（什么地方、怎样的方式、什么时候及谁通知）优先顺序时，其中通知方式是最重要的，然后是通知时间及通知地点，最后是谁通知死亡。

照顾家庭

父母和家庭成员在孩子死后要有机会和时间与孩子相处。患儿尸体需保持干净，并且抢救器械从患儿尸体移去，除非法律不允许。患儿应该用物品完好覆盖，婴儿需用毯子包裹。根据死亡原因，执法人员可能会阻止他们持有孩子尸体。牧师和社会工作者应提供精神支持和其他帮助。家庭成员可能需要与其他家庭成员取得联系。此外，兄弟姐妹、祖父母、姑姑、叔叔或其他的家庭成员想要见见孩子或给予该家庭帮助，则给予家庭合理的时间去陪伴孩子。儿童急诊人员应接受过为家庭成员制作纪念品的训练，如孩子的毛发、手或足痕迹或石膏磨具。在法律允许范围内，其父母拥有患儿尸体的所有权。

必须立即通知器官移植的权威机构。大部分不能解释的意外儿童死亡需要进行尸检。有专门的人员向患儿父母解释该事。将患儿死亡消息通知其私人医生，他可能会同患儿父母进行沟通。

向家庭成员提供帮助，包括情感支持和帮助料理孩子的尸体。在晚些时候为家庭成员提供讨论尸解结果的机会。

照顾儿童急诊部门的工作人员

研究发现在患者死亡后临床医师觉得很悲伤，这种悲伤可能是由于患儿的死亡也可能是与患儿悲伤的父母沟通时受其影响所致。Papadatoup 和 Bellali 将悲伤定义为“在试图适应一种被视为失去并且在生活中接受的经历时，这种反应和应对策略形成的过程”。可能整个医疗团队都感到悲伤，每个个体处理悲伤的方式都是独一无二的。对医疗小组而言，死亡意味着：失去了与这个孩子的联系；失去一个可爱的孩子；治疗或挽救孩子的专业目标失败；由于儿童时期的死亡被认为是对自然规律的否定，因此是关于死亡假设的否定；之前外伤所致死亡的再次浮现；失去一个可爱的人；和（或）意识到一个人死亡。悲伤可以在广泛范围内播散和会产生身体反应。一些看护人员倾向于独自悲伤，而另一些人在悲伤时则更喜欢向同事、朋友和家人寻求支持。影响着健康治疗工作人员悲伤的因素包括个人本身、患者家属、环境、工作关系和社会文化。医护人员如果不能处理悲伤，就有出现悲伤并发症的风险，如倦怠和同情疲劳。医护人员使用的应对悲伤的策略包括幽默和参加自我调整的活动（运动、充足睡眠、反思、放松技巧和保持工作与生活的平衡）。医护人员可以使用的体制性资源包括个人的电话随访、定期的小组讨论、个体的同行支持、汇报会议和治疗服务。

总结

医疗小组应该考虑让家人参加急救。儿童死亡对于儿童急诊医师和医疗小组其他成员来说是一种多元性挑战，如照顾患儿、同患儿父母沟通并告之其死讯，还有关心和支持包括他们自己在内的儿童急诊的所有成员。传递死讯的内容、传送方式对父母会产生永久的影响。此外，儿童死于创伤将对儿童急诊的看护产生持久影响，这可能影响他们照顾其他儿童和他们自己的能力。儿童急诊医师和看护需抓住机会反思和成长，以便更好地迎接未来。

（周　丽　译）

第二十五部分

急诊医疗（EMS）和大规模伤亡

第 147 章　院前医疗护理

（原著　Manish I. Shah）

要点

- 儿童大约占总院前患者的 10%，这样就限制了儿童评估和急救技巧的培训。
- 院前有两种水平的服务：基本生命支持由急诊医疗服务者和急诊技术员提供，高级生命支持由高级急救技术人员和辅助人员提供。
- 农村急救医疗人员在院前处理儿童时面临很多挑战，因为他们平时接诊儿童少、转运时间长（有限的儿科专业技能）。
- 院前诊疗是医疗主管通过的，由于缺乏相关的院前文献，限制了院前诊疗的发展。院前诊疗的执行应该和医疗提供人员的教育，表现指标和质量改善技巧。
- 多个利益相关组织的共同努力驱动了儿童需求的标准急救设备清单。
- 线下的或间接医疗监督涉及医疗政策的发展、执行、监督和多次的改善。在线的或直接的医疗监督和医疗指导是同步的，由医疗主管或他、她的委员会提供。
- 区域化是根据地理位置划分服务，以确保服务（包括转运）满足患者需求，同时有效利用现有的资源，避免重复派遣急诊人员。在某种情况下（如创伤、烧伤、卒中、儿科危重症），区域化可以改善预后。
- 无论患者的年龄父母是否同意，均可以得到急诊医疗。虽然少数人在急救情形下不能拒绝治疗，如果法律监护人在现场，可以决定拒绝。拒绝授受儿童急诊医疗服务约占 5%。
- EMS 医疗服务人员在涉及结束儿童生命的问题上，拒绝心肺复苏的命令必须以书面形式存在，家庭成员口头承认仍有效，确保该患儿是拒绝心肺复苏的接受者，并且发生在儿童在拒绝心肺复苏的法律中。

EMS 的历史和儿科考虑

■ 儿童的急诊医疗

在战争中的医疗经验表明了当患者的病情在现场是稳定的，之后立即转运到设备齐全的急诊室时存活率明显增高。1966 年国家公共交通安全法强制规定了各个州需制定急诊医疗系统，1973 年国会通过了急诊医疗法以便可以直接提供给各个地区的 EMS 系统资金。国家的 EMS 系统起初关注军队和公民对心脏和创伤的医疗护理，所以在考虑儿童对 EMS 的需求上起步稍迟。1984 年联邦政府卫生资源和服务行政部门的卫生局通过了儿童 EMS 项目。儿童 EMS 项目的目的是降低幼儿和青少年因严重疾病或创伤导致的死亡率和患病率。儿童 EMS 项目的意图保持和现存的 EMS 系统中的急救医疗充分连续，而不是作为孤立的儿童 EMS 系统（EMSC）。连续性强调院前护理之前的急诊应答系统的重要性，确定性治疗的院际转运，受伤或疾病之后的康复过程和预防受伤的措施以减少未来的急救。

儿童的 EMS 项目制定了国家的绩效评估方法来评估儿童急救的运转能力，包括线上的和线下的儿童急救指导的可用性，急救中必需的儿童设备和供应品，一个医院对儿童医疗和创伤设施的认可系统和书面儿童院际住院指南和协约。额外的 EMSC 绩效措施包括儿童急救教育的执照和认可，每个州 EMSC 建议的永久性和将 EMSC 整合到现存的州法中。

■ 研究所医学报告

1993 年，医学研究所发布了院前和医院里儿童 EMS 陈述的里程碑式的报告。报告强调了成人和儿童急救的重大区别，提高了儿童急救独特性的意识。2007 年医学研究所在美国发布了 3 个关于急救医学未来的报告。这些报告的一些建议对于儿童有重要的意义，包括建立国家资格教育认可的过程，各个州之间 EMS 认可的共同水平，建立完美医疗护理，劳动力加强，循证实践的策略和引入儿科 EMS 协调者拥护患儿的需求。

■ EMS 的儿科考虑

院前医疗服务人员处理的患者中儿童约占 10%。所以 EMS 中的医疗服务人员只能得到有限的儿科评估和急救技能培训，使得进修培训对于保持能力极其重要。接到的大部分 EMS 电话，关于儿童，没有重症疾病或损伤，但是各个年龄阶段的患者在解剖、生理、认知和行为上有巨大的差异，使得儿童评估和处理上较成年人更具有挑战性。而且，不同年龄的儿童对危重症疾病或损伤的生理反应不同，所以院前医疗服务人员必须可以识别不同年龄阶段的生理损害。此外，对于院前患者评估和处理上必须考虑到儿童年龄阶段的认知和行为上的多样性。最后，儿童的主诉通常由监护人解释的，以至于在院前以家庭为中心的护理是很重要的。

“911”和医疗派遣

■ “911”系统

在有统一的“911”之前，急救服务是零散的和不协调的。1968 年，“911”成为统一的急救号码，1972 年联邦通讯委员会推荐“911”在全国执行。在接下来的几年内，“911”逐渐成为几乎完全统一的，99% 的美国人民可以拨通“911”。

公共安全应答站的接线员接通“911”电话，然后派出合适的服务，可能是医疗、消防和（或）执法。因为“911”的起源，90% 的“911”电话是有关执法的，8% 是医疗工作人员，仅 2% 是由消防部门执行。

传统上，打电话者提供给“911”接线员他们急救的性质和所处的位置。增强型“911”允许打电话者提供电话号码和所处位置以便“911”接线员可以立即联系到并及时派遣，同时接线员获取更多信息以便传递给在路上的应答服务人员。1999 年 FCC 采用了基本的“911”规则，规定了无线供应商需将“911”电话直接传递到 PSAP，即使打电话者没有预约这个服务。更多的规则保证无线供应商传递最近的手机发射塔的位置或打电话者的经度和纬度，在离 PSAP 6min 的路程。最近，电话供应商生产的电话具有增强型“911”能力，而且供应商必须使他们可以被至少 85% 使用。

■ 医疗派遣

当患者、患儿监护人、旁观者需要急救时都可以启动 EMS。在接到电话后，接受过培训的急救派遣员决定是否需要基本生命支持或高级生命支持。基于打电话者对特定问题的反应，通过计算机智能或人工规则决定派遣。最后，EMD 可以根据 EMS 医疗主管允可的规则向患者或旁观者提供到达现场之前的说明。急诊医疗派遣的决定都是 EMS 医疗主管的最终决定，医疗主管负责监管培训，通过派遣规则制订到达现场之前的说明，EMS 的质量改善。

根据打电话者提供的信息，派遣者可能仅派遣出非转运 EMR，他们可以行心肺复苏和使用自动的除颤仪。在分层派遣系统中，EMT 会对大部分电话做出反应，并保持快速反应时间。在分层派遣系统中，高级的 EMT 或医师辅助人员仅对危重病例做出反应，医师医疗主管仅在特殊的场合出现在现场。统一派遣是对每个电话派出同等水平的工作人员，在某些系统中可能是基本生命支持和高级生命支持的组合或者仅仅是基本生命支持。在联合反应中，医师辅助人员提供危重症医疗护理，EMT 在现场开始转运患者。分级派遣系统减少了对医师辅助人员的需求，但是难以在某些社区实施，尤其是在郊区。和只派遣医疗辅助人员的单个系统相比，分级派遣系统似乎对院前生存率没有影响。

急诊医疗工作人员

■ 工作人员的命名

最近院前医疗提供人员的命名是全国统一的，以保证各个州之间的一致性。院前反应有两个水平：基本生命支持和高级生命支持。EMR，之前称为第一反应者；和急救医学技术员（EMT），之前成为基本的 EMT，提供基本生命支持。他们接受现场反应的训练，开始基本生命支持，如心肺复苏。急救医学技术员掌握基本知识，可以提供患者医疗服务和转运，组成了国内提供能院前医疗服务的大部分人员。

高级急救医学技术人员（AEMT）和医疗辅助人员提供高级生命支持。高级急救医学技术人员既往称为 EMT- 中级、EMT-85s、EMT-99s。AEMT 接受更多的训练，提供现场和转运过程中的高级生命支持，包括气道的管理和药物处置。约 7% 的院前医疗服务者是高级的 EMT。医学辅助人员，以前称为 EMT- 医疗辅助人员，与医学专业人员类似，经历了训练，使得他们可以给予危重症患者高级生命支持。大于 31% 的院前医疗服务人员是医学辅助人员。

■ 执业范围

一般来说，EMS 医疗服务人员接受训练的范围和他们执业范围是一致的，每个州对具体的执业教育要求是不同的。EMR 的执业范围集中在基本的呼吸道管理，如头倾斜、下颌位置、喉镜的使用、气囊加压通气和额外的氧气治疗。他们接受生命体征评估的训练，包括人工血压测量，接受基本医疗处理的训练，包括协助患者使用注射器、人工心肺复苏和自动除颤仪。他们的创伤训练包括颈椎和下肢损伤的人工固定，控制出血和眼睛冲洗。

EMT 可以处理 EMR 的基本范围，也可以处理摄食和烧伤，提供口服葡萄糖，辅助患者在家服用药物，如吸入器、自动注射器，稳定损伤和使用无创设备以保持开放气道和辅助呼吸。EMT 训练包括基本生命支持操作中的基本解剖和生理说明，包括心肺复苏和自动除颤仪的使用。EMT 可以询问基本病史和进行查体，对于上呼吸道梗阻的基本的气道训练和面罩通气。他们接受基本创伤的教育，包括脊椎制动和夹板的使用。他们也接受如何唤醒患者的药物使用训练，包括口服和自动注射器。

AMET 除了具备 EMT 的执业范围外，尚具有高级气道管理的技巧，包括使用喉镜和气管插管。他们也接受静脉留置针和骨内穿刺针、胃肠外和吸入药物的训练。

医疗辅助人员除了具有 AEMT 的执业范围后，还具有更高级的技能。医疗辅助人员接受严格的教育，包括高级气道管理的直视喉镜使用，呼气末二氧化碳监控，经鼻胃管和经口胃管的留置，12 导联的心电图决定心脏复律和经皮起搏，穿刺减压和胸引管放置，输血治疗。为了恢复心脏节律，他们能够人工除颤，刺激迷走神经，行同步化的心脏复律和经皮起搏。对于儿童骨折患者，他们可以复位某些骨折以减少错位。

■ 教育标准

2009 年，EMS 国家教育工作者协会提出了国家 EMS 的教育标准示图，确定每个 EMS 水平的工作人员的最低教育要求。教育标准明确了 EMS 学生教学的课程。正因为没有国家统一的学校教授 EMS 医疗工作人员教程，各个州和州内各个地区之间接受的培训差异很大。

每个州保持了他们自己对初始教育和进一步教育的标准。50 个州都要求他们 EMS 医疗工作人员有执照，许多州要求 EMS 工作人员需满足 NREMT 的认证和再认证的要求。在大部分州，执照 2 ～ 3 年更新一次，更新需满足所要求的继续教育。NREMT 制定了专门的教育要求的指南和技能的证明。目前约 84% 的国家 EMT 被 NREMT 认证。

■ 郊区挑战

郊区急救医疗工作人员在救治儿童时面临着很多挑战，他们需要更长的转运时间，平时接触的儿童少，导致经常遇到儿童专科技能的挑战。很难在当地接受培训，医疗辅助人员数量少。郊区医疗人员一般没有标准实施抢救的程序，长时间的转运，缺乏在线的医疗控制经常使得他们处于没有指导的状态。即使有医疗指导，也通常来自当地社区医院，往往缺乏儿科急救医学经验。而且，急救医疗人员周转率快，现场有许多志愿者，他们被提供能继续教育的可能性小。最后，大部分项目需要资金资助郊区 EMS 项目，但尚没有系统的方法去资助这些项目。

指南、设备和转运

■ 指南

院前医疗是指南驱动的，EMS 医疗主管允许了线下的指南使得 EMS 医疗服务人员可以在现场实施治疗。既然儿童有特殊的需要，儿童特定指南的发展对于儿童院前医疗护理起着重要的作用。许多 EMS 机构或者在成人医疗指南中整合出儿童特定的院前医疗指南或者分别制定的儿童院前医疗指南。某些 EMS 机构常规制定了儿童特定的指南，强调每个儿童患者的剂量、设备大小和患者评估的不同。

在制定院前指南时，应提供给医疗工作人员训练、执业范围和最好的证据。不幸的是，大多数的儿童院前指南只有有限的证据支持，但是急诊室和院前成年人的研究可用于儿童的医疗。而且，加入其他重要的利益相关者包括护士、院前医疗工作人员、医疗主管和家庭，可以关注到指南制定过程中不能预测的需求和限制。最后，院前急救中执行的合理性也可能影响指南制定的发展。在执行指南前后，医疗提供人员的教育和技能改善措施对于确保儿童预后很重要。2003 年 EMSC 项目和国家 EMS 医生协会（NAEMSP）共同制定了最新的儿童院前医疗指南。目前 EMSC、NHTSA、FICEMS 和 NEMSAC 合作制定和执行成年人和儿童有证据支持的院前指南。

■ 设备

2007 年 IOM 关于儿童急救的报告中提出了儿童医疗护理所面对的独特挑战，包括大小合适的医疗设备的需求和基于体重的药物剂量。关于创伤的美国外科医师协会（ACS）与美国急诊医师学院（ACEP）、美国儿科学会（AAP）、急救护士协会（ENA）、各州 EMS 的国家协会（NASEMSO）及其他重要的利益相关的组织共同制定了一系列的标准急救设备，会定期更新。

虽然标准的设备和药物清单有助于院前更有效地转运患儿，但是不可避免地想到当地系统的资金和培训的局限性导致的标准清单的局限性。既往不是所有的设备都是必需的，但是在照顾患儿方面是有用的，因此可选择的基本生命支持和高级生命支持设备清单在发表过的设备清单文献中有重要意义。因为当地资源有所不同，可选择清单可用于在当地资源允许的情况下作为携带的指南。

■ 转运

陆地转运选择包括由警车提供的第一救援车，基本生命支持和高级生命支持急救车，专业的各个领域医疗转运和危重症转院车。近10年来，医疗航空转运也在突飞猛进地发展，包括固定翼和水平螺旋桨的直升飞机。

在2003年发表的一篇关于医疗空运派遣指南中，总结了在决定患者最好转运方式时需要考虑的重要因素。直升机转运的优势在于如需要转运长距离，可以减少反应和转运时间。避免陆运困难地形更易于到达，但是必须考虑到空运的劣势和危险，受制于恶劣天气，不易于得到和花费昂贵。指南的总原则为以最快的方式提供危急干预，转运稳定的患者可以最好地解决患者的需求，转运重症或受伤的患者应以最快的方式、最高级别的转运能力。

转运方式的首要决定因素为安全，空运节省下的时间优势不一定超过当急救相撞事件发生时对儿科医生和非急救患者的致命损害的风险。另外，国家公路交通安全局（NHTSA）建议为了急救转运中儿童安全的考虑可对患儿行必要的约束。这些指南强调对儿童患者合理使用安全约束设备，在没有安全设备的情况下可以对非疾病或受伤的患儿延迟转运；对于需要持续监护或干预的患儿在停止救护车的情况下，有必要脊柱制动时将患儿固定在合适大小的脊柱板上，这样在多次转运中可以单独转运儿童患者，如在新生儿和他的母亲或兄弟姐妹均受害者时。

医疗指导

■ 医疗指导的作用

美国院前医疗服务人员在指定的医师或医师团体的指导下提供医疗服务。每个EMS系统的临床基础是有权利提供医疗服务给非医师。EMS医疗主管根据指南或程序工作指定地方基站各种情形下合适的现场工作人员，直接联系他。医疗主管的责任在于确保地方基站的工作人员掌握了合适的儿科知识和技巧，他们的在线建议与EMS机构的指南一致。医疗主管监管持续性教育，包括认知、精神动力和情感认知的教育。医疗主管通过监管确定随时间变化的运行指标如插管时间，医疗错误和指南的顺从性作为系统质量改善的一部分。医疗主管也从急诊室现场工作人员和最终诊断得到反馈以提高监管的能力。医疗主管也是公共的健康权威，在灾难或大的公共健康急诊的情况下应及时发布信息。

■ 医疗监管和地方基站

有两种类型的医疗监管，线上的和线下的。线下的或间接医学监管涉及现场工作人员使用的医疗政策和程序的发展，基于临床预后和基于证据的临床医疗监管，实施质量改善的项目，教育各个水平的医疗服务人员。在线的或线上的医疗监管是由医疗主管或其委员提供给同时存在的临床方面。直接的医疗监管在美国的大部分地区存在，可以由本人、现场或指定的地方基站、交流中心或医院的工作人发起。另外，地方基站人员通过广播、电话或在线视频可连接场地工作人员和医疗监管。

地方基站的作用是提供在线的医疗指导和院前医疗服务人员的持续性教育，由EMS医疗监管指定的地方基站支持和监管EMS政策、程序。另外，地方基站必要时联系医疗服务人员和医师。最后，地方基站确保EMS系统中涉及医疗服务的各个方面公开交流。

急诊医疗系统组织和区域化

■ 联邦和各个州的组织

一些关键的联邦组织国家水平上在为EMS提供构架方面上起着重要的作用。NHTSA是定义EMS执业范围和教育标准的主要机构。联邦急救管理局(FEMA)在协调EMS对灾难反应的时候起着重要的作用。2005年，EMS支持法律制定了关于EMS的联邦跨机构委员会（FICEMS），在国家水平上调节EMS权力。虽然当地有EMS执业范围，权利和运行在州法的管辖范围之内，但是FICEMS通过推荐新的或扩张项目，资金资助和改善急救医学交通技术，包括无线“911”确保联邦机构的协调性，联邦机构涉及州、当地、种族或区域化的急救医疗服务和“911”系统。

州水平的急救医疗服务系统是极其不同的，每个州都有一个EMS机构，通常是州卫生部门的一部分。州EMS系统包括了各州EMS不同的政策，监管当地和区域的EMS系统和成员，给予EMS员工和急诊医疗服务人员执照许可，提供资金，规定培训要求，建立质量改善和系统评估项目。

■ 区域化

区域化是从地理位置上划分的组织，保证根据患者需求提供的医疗服务，同时保证有效利用目前的资源。区域化的界限可能包括现存的单个州或多个州、县或 EMS 地理政治界限。区域化保证了转运患者到接受最合适损伤或疾病的医疗机构，避免转运到最初的医院不能提供确切的治疗，消除了急救评估和干预的重复。对于创伤、烧伤、卒中、心肌梗死和儿童重症患者，区域化可以明显改善预后，降低死亡率和发病率。

成功执行区域化管理需要一个固定地理分布，在一个地域里协调急救医疗、医院和康复中心。EMS 主要负责分流，分流的标准已经提前制定好，可以在该区域内统一执行。次要分流发生在院内，决定是否需要院间转运。

对于儿童患者，这些模型在很多地区存在。儿童重症监护中心综合了儿童重症监护病房和儿童各专业的能力。根据当地、州或国家指南，儿童急救室具备员工、政策、程序、仪器和药物。最后，儿童创伤中心的存在，是采用了美国手术学员的指南。

法律上的考虑

■ 同意和拒绝急救

无论患儿年龄、父母是否同意，都可能被提供急救。急救人员在急诊和危险的情况下应该立即开始合理和恰当的急救服务，未成年人在急救情况下不能拒绝治疗和转运，但是如果法律监护人拒绝接受医疗服务，应告知监护人不治疗儿童的危险并要求他们签字，免除急救人员的责任。拒绝接受急救服务的约占 5%，常常发生在机动车事故、轻微受伤、存在呼吸问题或窒息事件中。

轻微受伤的非转运要求在各个机构中有差异，但是急救医疗服务人员需要确保没有危及生命或肢体威胁，寻求医疗监管医生的同意和监护人同意不转运患儿。在许多机构中，急救服务人员不允许主动要求不转运。

■ 心肺复苏的终止和院外终止心肺复苏的命令

大家一致认为心搏骤停儿童心肺复苏成功的概率特别低，但是存在争议的问题是：是否存在可靠的预测因子能够确切地告知医疗工作人员可以终止心肺复苏。虽然家庭成员可能接受终止成年人的心肺复苏，家庭成员和急诊人员不愿意终止儿童的心肺复苏。因此，许多组织在到达医院前都会继续心肺复苏，除非在明显无效的病例中，如断头、严重的尸斑和青斑迹象。

终止生命的指令，包括拒绝心肺复苏和医生的继续维持生命的命令（POLST）使得急诊工作人员处于进退两难的地步。对于拒绝抢救的，必须随时携带书面的拒绝抢救签字，在医院或家庭医生签字是不够的。而且家庭成员需要口头同意拒绝心肺复苏才有效，而且该患儿是拒绝心肺复苏的接受者。最后，儿童应该被处在可拒绝心肺复苏的法律中，一些州要求患者具有晚期的医学状况或永久无意识。医生 POLST，不仅适用于院前转运，而且在医疗系统中是可以传递的。在缺乏书面拒绝心肺复苏签字或 POLST，急诊工作人员应该提供能标准的复苏和转运。

■ 儿童虐待

院前医疗服务提供者在识别、报告和记录疑似虐待儿童方面起着重要的作用。他们往往缺乏儿童发育的知识，这使得他们难以比较和描述儿童行为和能力。虽然院前医疗提供者接受了有限的关于儿童虐待的教育，但是国家调查显示大多数院前医疗提供者能够识别出躯体虐待如烧伤和瘀斑。不是所有的 EMT 是被强制的报告者，所以院前医疗提供者应熟知当地法律和教育，可以识别和记录疑似受虐的儿童。

（谢玉萍　译）

第148章　院际转运

（原著　Maeve Sheehan, Craig J. Huang）

要点

- 当有经验的医务人员负责转运危重疾病和受伤的儿童时他们的预后会改善。
- 对于任何需要急救的患者不能因为没有监护人同意而延迟给予恰当的医疗救护。
- 在患者被转诊到另一家医疗机构前，转诊医师负责稳定患者的状态。
- 基于家长或法律监护人的意愿随时可以停止抢救。
- 根据转运患者的需求决定转运团队的组成。
- 转运人员必须熟悉流程和它们专业的有限性和责任。
- 质量评估的计划有利于良好转运服务的实施。
- 空运的压力影响患者和工作人员，在转运患者时应该考虑到这一点。
- 在高海拔，儿童可能变得缺氧，气胸可能加重。

历史观点

专业的转运系统起源于战争冲突；最早的可追溯到拿破仑战争。第一例报道的通过空运转运的患者发生在 1915 年；飞行员曾见过在 Burma1944 年第一次用于医疗转运。专门的儿童转运团队发展起始于 20 世纪 70 年代，同时建立了新生儿重症监护室。快速安全转运危重症受伤的需求驱动了专业儿科转运团队的形成，因为娴熟的儿科专家转运可以改善患儿预后。

法律考虑

■ 院际

2% ～ 3% 的儿童在急诊室就诊时没有父母或法定的监护人陪同。对于儿童患者的治疗和转运，应尽可能取得他们父母的同意，并签订相关文件，但是对于危重或急诊状态的患儿，必要的医疗服务包括转运不能因为未能得到同意而保留或延迟。

联邦法律下的急诊医学和积极劳动法对于寻求联邦资助医院，无论是否出于赔偿考虑，必须对于寻求急诊的每个患者进行医疗筛查。急诊医学和积极劳动法强制要求对急诊患者的治疗，包括手术干预。如果当地医院不能给予某项治疗，这个患儿者必须转运到具有救治该患儿资源和能力的医院。转运前，转诊医师负责稳定患儿状态，然后开始转运，选择转运方式，确保接受医院能够提供必要的医疗服务和同意接受该患者。转运团队应该意识到复苏抢救的有限性，特别是慢性疾病的患儿。如果院外存在特殊状态，患儿父母或法定监护人拒绝抢救，转运团队应该在转运前和医疗调控医生讨论，并必须执行。任何时候患儿的父母或法定监护人都可以撤销拒绝抢救的决定。

■ 医疗责任

转诊医院的医疗决定和干预的法律责任是复杂的。虽然儿科专家转运团队主导了转运前的准备工作，转诊医师和其他医院的工作人员在法律上也要对该患儿负责。无论何时转诊医师认为干预或取消转运符合患儿利益最大化的原则，则转诊医师有权利和义务这样做。虽然 EMTALA 明确了转诊医师有法律责任，当涉及赔偿的时候转运服务很明显要承担一定责任，但事实上，双方共同承担责任。

团队组成和训练

转运团队需要各种各样的专业人员参与，包括医师、护士、呼吸机治疗师、医疗辅助人员、急诊医务人员致力于转运项目，训练成为团队的一员。团队最理想的组成成员由转运患者的需要而定（表 148-1）。关于转运的文献表明非医师组成的转运团队有能力、有效率完成高级的程序，如插管。所有转运团队的成员都有机会掌握和维持这些技能不间断是很有必要的。当转运人员缺乏儿童危重症转运的专业培训，转运相关疾病的患病率明显增高。仅 10%EMS 转运涉及儿童患者，许多成人 EMS 提供者缺乏几乎所有的儿童重症的基本培训，主要因为接触到的儿童转运有限。专业儿童转运团队填补了这个空缺，有助于稳定和转运危重疾病和受伤的患儿到三级儿童医院接受治疗。

表 148-1 各种各样的新生儿儿童转运团队存在的可能优势和劣势

转运人员	优点	缺点
专业培训的主治医师	专业；公共关系 危重症疾病培训和技能	高薪；可用于全职的人员有限 一次仅限于一个患者
非重症，非新生儿学，或非急诊医学培训	专业；公共关系	高薪；全职人员少；医疗和监管仅限于一次一个患的主治医师者；需要获取重症监护技巧
主治医师	专业；有价值的培训经验	转运需求可能超负荷；ACGME 工作规则限制他们的加入
住院医师	宝贵的培训经验；薪水可能包括在培训项目中培训和教育	需要转运中其他方面的有限的临床经验；ACGME 工作规则限制他们加入转运团队
高级培训的新生儿或儿科护士执业者	专业；护理质量一致性	薪水高；往往仅限于在培训的领域执业（如新生儿护士执业者，儿科护士执业者）；如社区期待医师引导的团队护士在转运团队中作为专业医疗服务可能不被接受
重症监护室护士	易得性；经过合适的培训 救治质量统一	能否接受转运团队中的一员是个问题 需要重症培训能在转运过程中独立工作
呼吸治疗师	关注呼吸状况的评估 具备呼吸设备的支持 高级的气道和呼吸道经验	集中的气道培训和经验 需要重症监护培训扩展到更广泛的患者护理
医学辅助人员或急诊医学技术员	对于院前现场有经验；易得性；花费较其他成员少	非正式医学和儿科培训，经验可能少；需要重症培训帮助其他领域的患者

交流

院际之间的转运需要多方医务人员和医院的协调和沟通以确保患者和转运人员的安全。转运中心应该一天 24h，一周 7d 工作。转运中心的协调人员接到电话，促进转诊医师和接收医师的沟通，派出合适的团队，追踪派出团队的位置，保证和转诊医院的持续沟通。转运团队亦要通过转诊中心和医学控制医师直接沟通。转运中心在遵循健康保险流通和责任法案的前提下亦需要协调转诊医院后续提供的信息。

关于转运的交流的记录和保存是很有必要的。和外面医院的交流可能流线型，简单易于得到的联系号码，标准化的简单问题，易于识别的合适的接收医院的病房，如急诊室或重症监护室。医护人员的交流应尽可能地标准化；转运联络员通过有条不紊地和转诊医院进行交流，提供给他们联系转运团队的信息和告诉他们如何最佳地准备转运使得转运准备更易于进行。

设备和医疗

转运需要的设备和药物取决于转运患者。转运任务限制政策应该规定医院有能力转运患者的类型。需要基本生命支持、高级生命支持转运的新生儿，儿童和成年人都需准备特殊设备。儿童设备的清单由 EMS 提供，需满足所有城市和州的需求，并定期由转运医学主任更新。明确药物的储存方式因为某些药物需要冷藏。对于急诊和长途的转运需要准备多人使用剂量的药物和额外的设备。对于麻醉剂的使用有特殊的监管。每天和转运后需要查看药物数量的有效期。设备和供应品的清单需要定期查看，确保有效期和未过期，指定相应的政策和流程确保遵守这个标准。

指南

转运团队应该有现成的、易于得到的、直接的处理指南来指导患者的救治，治疗方案集中了转运医学主管的权威和定期修订。治疗方案的内容应由使用它的人来定，包括必要的法律咨询。在转运团队联系医学医师调控之前，治疗方案作为一个指南。转运人员必然需要这些方案，以了解自己特定执业范围的局限性和责任。在执业范围之外的事情，他们需要寻求医学调控医师或转运医师的帮助。

医学指导

转运服务的医学顾问负责监管和评估医务人员所提供的医疗。他参与雇用和教育团队人员，制定政策、程序和转运指南，把控原则，确保质量、患者和工作人员的整体安全。医学顾问需促进转诊医师和接诊医师的公开交流，对于两者有争议的问题和患者处置方面的顾虑可以理解。转运团队的医学顾问可能是医疗控制医师，或他（她）指定别人为医疗控制医师。

医学调控医师提供给转诊医师关于转运团队到达前稳定患者的即时的医疗建议，和转运团队在到达前、到达时和转运过程中即时的建议。他（她）帮助选择最合适的转运方式。医学控制医师和转运人员的所有沟通应该记录下来。医疗控制医师需要具备必要的合适的转运患者需要的技能。

调控需求 / 证书标准

院际转运服务必须满足城市和州对急诊服务的要求及满足所有医院的标准。如果他们有飞行能力，他们必须服从 FAA（联邦飞行管理局）。如果他们选择这样做，转运服务需要被 CAMTS 认可。CAMTS 评估认证标准的灵活性，认证标准反映转运服务提供专业技能的能力，CAMTS 是由 16 个成员组成的组织，包括美国儿科学会（AAP）和美国急诊医师学会。卫生组织认证共同委员会和 CAMTS 都是自愿组成，设定了患者医疗的最低标准和医疗环境安全。CAMTS 关注转运过程中患者医疗护理的质量和安全问题。1990 年，AAP 组成了转运医学小组，负责解决婴儿、儿童和青少年的院际转运。1993 年，AAP 发表了新生儿和儿童转运的空运和陆地转运的指南。指南是新生儿和儿童转运的珍贵资源。

■ 质量管理

转运项目的质量监管部门很重要，是整合的，负责患者相关的活动（包括患者满意度）、交通转运和设备位置的各个方面。

应该有医疗主管和所有团队成员的监管和主动参与。质量标准应该最好地满足被转运患者的要求、团队成员的安全和被转运的社区的需求。2012 年美国儿科学会中的转运医学质量度量峰会部分制定了新生儿和儿科转运的质量监管标准（表 148-2）。作为不断完善的安全监管系统和质量安全项目，团队的所有成员应该交流每次转运的安全和质量担心。

表 148-2 新生儿 / 儿科转运的质量度量

质量度量	报告形式
治疗设备的无计划逐出	每 1000 次转运中治疗设备逐出的次数
气管插管置入的确认	气管插管患者具有有记录的气管插管确认的比率
转运团队的平均转运时间	未事先安排的平均转运时间
一次气管插管的成功率	新生儿和非新生儿一次成功气管插管的成功率
转运相关的患者损伤的比率	12 个月中每 10 000 个患者转运中转运相关患者损伤的比率
药物处理的失误比率	每 1000 个患者转运中药物处理失误次数
转运过程中医疗设备障碍比率	每 1000 个患者转运中医疗设备障碍次数
转运过程中行心肺复苏的次数	12 个月中每 10 000 个患者转运中心肺复苏的次数
严重报告事件的比率	12 个月中每 10 000 个患者转运中严重报告事件的次数
到达目的地时未预测到的新生儿低体温	收住院的新生儿发现低体温（腋窝小于 36.5℃）的比率
转运相关的工作人员受伤比率	12 个月中每 10 000 个患者转运中工作人员受伤的比率
标准化患者处理	转运中标准化处理的比率

稳定转运

院际转运的目的在于改善给患者提供的服务。接受医院和（或）医学监管医师，为转运做准备，在离开转运团队之前需要的干预可以使得转运稳定。转运团队和医学监管医师可以明确医疗中的基本概念。例如，决定呼吸窘迫患者并伴有意想不到呼吸困难气道最好的稳定策略是转运团队中合适的资源、医学监管医师和其他转运团队的最好合作。如碰到棘手的气道，一些转运医院有麻醉医师作为后盾。喉罩气道是临时的措施，在转运过程中不被视为稳定的气道。转运前确保患儿有充足的静脉通道也是很重要的。转运前气胸应该处理完。

转运方式

儿童可能通过陆地急救车、直升飞机或固定翼飞机转运。通过陆地转运患儿的优势包括充足的空间行急救干预和转运家庭成员，易于停车，方便急救干预，缺乏飞行的必要性或无直升飞机降落区域及恶劣天气延误的风险低。陆地转运是最安全和最常见的转院方式。最大的劣势是长途、转运时间长，特别是对危重症的患儿。

直升飞机转运快，如果大多数医院有直升机降落的空间，直升飞机转运会越来越流行。经常用于现场转运，特别是在郊区和困难的区域。劣势包括转运的压力大，缺乏空间行急救干预，恶劣天气下无法飞行。直升飞机转运距离依赖于多个因素（表 148-3）。固定翼飞机通常用于院际之间的长距离转运。通常有空间用于院际转运和转运父母。面临的问题包括高度考虑天气的限制、飞机的必要性，转运前后需要陆地急救车接送。转运方式的选择最终取决于多个因素，但是主要和患儿疾病的严重性、可用的资源、时间、距离、交通和天气相关。选择的转运方式对患者和转运团队来时应是最安全的。

表 148-3　决定转院方式

转运距离	转运类型[a]			
	基本生命支持	高级生命支持 1	高级生命支持 2	特殊医疗护理
≤ 40 英里（陆运）	陆运急救车	陆运	陆运	陆运
40 ～ 100 英里	陆运	陆运	旋转翼直升机	旋转翼直升机
≥100 英里	陆运 / 固定翼直升机	陆运 / 固定翼直升机	固定翼飞机 / 旋转翼直升机	固定翼飞机 / 旋转翼直升机

类别	转运患者的分级系统
基本生命支持	到达转诊医院时生命体征在正常范围 无呼吸窘迫 外伤 - 无复杂骨折 静脉通道 - 无 预测不需要药物
高级生命支持 1	氧流量在 2L/min 或以下，或简单面罩吸氧 5L/min，氧饱和度大于 93% 轻度呼吸窘迫 固定的 食管的异物没有呼吸窘迫的风险 外伤 复杂骨折；稳定的，神经血管未受影响 头颅骨折，未丧失意识，精神状态无改变，无封闭的头颅受损 烧伤小于体表面积的 10%，无呼吸窘迫或无面部烧伤 轻度脱水 血糖偏低、呕吐、腹泻，可以在转运过程中处理 已知的抽搐发作，常规的抗惊厥药可控制，无持续的抽搐发作 静脉注射或中心静脉通路

续表

高级生命支持 2	氧流量在 3L/min 或以下，或简单面罩吸氧 6L/min，氧饱和度大于 93% 轻度的呼吸窘迫，需要雾化吸入处理 气管插管，需要通气支持 异物在气管或食管伴有呼吸窘迫 潜在的血流动力学不稳定或呼吸功能下降 脱水伴有心率增快，毛细血管充盈时间延迟和或脉搏下降，或需要转运医院的大于 1 次的静脉推注 排除脓毒症伴有皮疹 意识状态改变，Glasgow 昏迷指数（GCS）＞ 8 持续性的抽搐发作或最近 4h 存在诊断不明确的抽搐 血糖水平的改变，不明原因或糖尿病酮症酸中毒 外伤 单一系统外伤和骨折，潜在的神经血管损伤和（或）血流动力学不稳定 骨折伴有意识改变和封闭的头颅损伤 烧伤面积大于 10% 的体表面积，具有潜在的气道受损 静脉通路 - 可能用于液体复苏
特殊医疗护理	需要血管收缩药物支持 血流动力学不稳定 轻度 / 严重的呼吸窘迫 气管插管的患者 GCS ＜ 8 外伤 多系统 骨折伴有硬膜外出血

a 例外考虑：交通延误，天气，附近没有机场，按特定运输方式转诊或接受医生，运输方式的第一选择不可用。

安全 / 高原生理和航空医学

■ 转运工具的安全

空运和陆地转运都是有风险的。King 和 Woodward 在 2002 年发表了一篇关于儿童和新生儿转运的长达 5 年的意外事故的报告，发现事故发生率约为 1000 次转运中发生一次，1000 次意外中 0.546 次发生持续性的损伤及其中 8 次致命性事故均发生在空运上。根据 NTSB，在这次报告之后意外事故的发生率和飞行时间都有了巨大的改善。

安全问题应该作为团队成员起初和进一步培训中的一部分。转运员工必须熟悉他们可能转运的多种转运工具的安全性特征。政策和程序应该特定考虑到安全问题，包括天气、急救车的灯光和警笛音、约束的使用、飞行中重量的限制和工具的维护。万一遇到恶劣天气状况，最终的关于安全转运的决定取决于飞行员或转运工具的司机，转运医学主管应该支持这个决定，不应该在警惕患者和转运团队成员安全问题上犯错误。

■ 人员安全

人员保护设备对于保护团队成员是重要的。NTSB 表明了头盔、防火防热制服和保护性的鞋可以帮助减少或预防意外事故中的损伤。当处理所有患者时，都应该采取合适的统一感染性疾病的预防措施，而不是仅针对已知感染或出血的患者。在合适和可能的时候需穿无菌衣，戴手套和口罩，万一发生意外的锐利物损伤或暴露在血液和（或）体液中时，转运政策应该基于组织的政策。

当搬运患者时能提供合适的设备对于预防损伤很重要。越来越多的媒体关注儿童日益增加的肥胖问题，故应该提供像液压拉伸器之类的设备预防转运人员的背部受伤。有必要制定政策和程度保护转运团队免于患者和家长的伤害，包括解决家庭成员枪火和刀具的携带问题。精神障碍的患者需要特殊的关注，如约束的必要性。

■ 医疗安全和高原生理

当通过飞机转运危重疾病和受伤的患儿时，需要考虑多种医学压力。飞行的压力影响患者和团队成员，包括气压的变化、缺氧、体温、脱水、噪声、震颤、重力、第三空间和疲劳（表 148-4）。团队成员可能遭受视觉问题，空间的无方向感，特别是在晚上飞行时。团队成员和患者需要保护避免飞行医学转运中的潜在的有害危险物的影响。

表 148-4 空运的压力

应激源	影响
部分氧分压下降	低氧血症
气压的改变	气压性中耳炎，气压性鼻窦炎，气压性牙痛，胃肠系统改变
热量改变	低温，高温
湿度降低	脱水
噪声	影响交流，疲劳，短暂或永久的听力丧失
振动	晕动病，疲劳，短气，胃部或胸部疼痛，代谢率增加，呼吸频率增加，影响听诊
疲劳	影响判断，难以保持对细节和任务的关注，不能有效的交流，风险或错误增加，批判性的思维减少
重力	暴露于正反向加速，减压病
空间上的无方向感	不能诠释和处理感官上的信息
闪烁眩晕	恶心，呕吐
燃料蒸发	改变精神状态，恶心，眼睛炎症

对于患者和团队成员来说最大的压力可能是气压的变化和缺氧。飞机上升期间，气压下降指导飞行员控制。Boyle 的定律陈述了如果气温恒定，气体的容积和压力呈负相关。因此，当气压下降后，气体膨胀。在 8000 英尺的位置，大部分的压力可使气体膨胀大于海水平面的 30%。可能导致临床上不严重的气胸，但是在飞行中可能出现危及生命的张力性气胸。其他机体腔隙中气体也可能膨胀。在大脑中可能出现颅内高血压。胃中气体可能导致恶心和呕吐，胃膨胀干预肺扩张。在中耳，如鼻咽管封闭的话可能引起明显的疼痛。气管插管气囊中的气体可能膨胀，导致气管的压力性损伤。所以，应该提前采取措施降低气体膨胀的风险。飞行前排空气胸，插胃管排空胃部气体，监测气管插管的压力，必要时排空。如果患儿是醒着的，应鼓励使用安抚奶嘴和（或）在下降过程中咀嚼。飞机应起飞和降落，或在更低的位置飞行。如果团队成员患有严重的上呼吸道感染或堵塞的咽鼓管，可能不适于参与飞机转运。高度的另一个医学含义在于溶于液体的气体量与溶液中气体的压力直接相关。当气压随着高度下降时，溶于液体中的气体减少，这样血液中的氧含量下降，患儿可能仅因为高度的变化变得缺氧。在海水平面，空气中的氧饱和度为 98%，在 8000 英尺的高度，仅因为气压，氧饱和度可下降至 93%。这对于已经存在缺氧的患者或者对于血液中氧含量敏感的患者，如肺动脉高压，意义很大。因此，在飞行上升期间应增加氧浓度或考虑在更低的位置飞行（表 148-5）。

当高度上升时空气冷却和湿度下降。每增加 1000 英尺的高度，气温下降 2℃。有压力的机舱湿度在飞行 1h 后小于 5%。机舱中注入过多的气体使得环境变得更冷、更干。患者和团队成员需要温暖，穿薄的着装即可。监测气温和湿度，特别是对于更易于遭受寒冷影响的新生儿。戴上帽子可以减少至少 60% 的热量丢失。用保温箱转运婴儿也是有保护性的。团队成员和患者可能需要戴上耳朵保护物以对抗噪声压力，因为噪声引起的听力损伤可能是永久性的。对于飞行的转运团队成员每年应行听力测试。振动和重力可能引起恶心和疲劳，应尽可能地减少。

特殊临床转运问题

■ 新生儿转运

新生儿特别是早产儿，更容易遭受环境改变的影响，有必要保持暖和。而且，新生儿没有充足的糖储备，所有他们的血糖必须密切监护。转运新生儿需要备有特殊设备（小的气管插管、保温箱、保温毯、新生儿呼吸机等）。低于 10kg 的儿童应该在保温箱里安全转运，保护他们免受环境影响，如寒冷、噪声和骚乱。

■ 心搏骤停

院级转运团队有时候需要转运在转诊医院正经历心搏骤停的儿童。医疗监管医师需要积极参与患者的决择和转运时间。有理由派遣转运团队到转运医院，但是在决定转运时患儿必须是活着的。如果患儿有稳定的气道、脉搏和可控制的血压，可以开始转运，但是必须向患儿父母或监护人告知转运过程中可能出现反复心搏骤停或死亡的高风险。转运前尝试找出心搏骤停的原因很重要，并行必要的干预预防再次出现心搏骤停。

表 148-5　预防新生儿和儿童患者空运过程并发症的发生

气体膨胀
1. 对有可能有胃肠道症状或存在呕吐风险的婴儿和儿童，插入经口或经口鼻的胃管对空气开放
2. 对于带有气囊的气管插管和气管切口插管患者，仔细控制气囊的压力或者考虑用水代替其中的空气，避免气囊膨胀
3. 确保胸引管，气管插管和其他人工管道是显露的
4. 根据需要在转运前或转运中充分吸痰
5. 反复评估肺外气体的压力
a. 携带一个便携的可透光的设备（新生儿）
b. 携带胸腔穿刺包
6. 如转院的患者有气胸、肺或肠梗阻，请求飞行员如有可能在较低的高度飞行或通过增加机舱压力模仿低高度飞行
氧分压下降
1. 在离开转诊医院之前
a. 保证儿童充分氧合
b. 将动脉氧分压和二氧化碳分压与皮下脉搏氧分压和呼气末二氧化碳
c. 检查气管插管的位置和稳定性
2. 转运途中
a. 对所有需要氧气或辅助通气的患者使用经皮氧饱和度监护器（同时反复仔细评估皮肤和黏膜的颜色）
b. 增加必需的吸氧浓度以保证充气氧合
c. 通过以下的氧气矫正公式计算任何机舱高度或目的地高度
吸氧浓度 × 目前的气压 = 吸氧浓度 × 机舱高度或目的地高度的气压

（谢玉萍　译）

第149章 灾难防备

（原著 Sarita Chung, Terry Adirim）

要点

- 儿童在生理、发育和行为上和成年人有所区别，所以在发生大规模意外时的处理和成年人不同。
- 在发生大规模意外时，急诊室人员应该预测到会有2波患者（双波现象）：第一波一般发生在15～30min之后，大部分患者为可行走的伤者，第2波一般发生在事件后30～60min后，主要是更危重疾病或受伤的患者。
- 成年人和儿童生理的不同使得成年人大规模意外事件的分流计划不适合婴儿和儿童。
- 急诊室应该具备事先准备好基于体重的药物剂量，基于年龄的设备大小的指南，这样的话急诊室成员不必要花时间计算。
- 儿童的洗消处理一般花费时间长于成年人，应该以家庭为单位使得儿童易于合作，减少对儿童的精神影响。

引言

急诊人员为大规模意外充分准备很关键。急诊人员不仅要有能力识别，稳定和照顾有外伤的儿童，而且包括生物制剂、化学制剂和放射或核物质的儿童受害者。对于任何儿童大规模的意外，儿童受害者需要区别与成人的处理，如检伤分类和洗消处理。

大规模意外事件

大规模意外事件的特征是医疗系统供需不平衡。大规模的意外事件没有固定的数量定义，但是许多人认为至少包括10人。诱发事件可能是自然灾害、交通事故、公民骚动、战争、恐怖分子相关活动，或者是更不常见的，如大规模的武器包括生物、化学和或放射、核剂。

不管事件是外伤相关的或者是生物、化学，或者反射/核攻击，儿童有着不同于成年人的生理、发育和行为上的区别，影响他们的处理方式。

大规模意外事件中，急诊室医护人员应该预测到意外事件会有两波患者，或者称为双波现象，第一波患者一般发生事件发生后15～30min，大部分是由可行走的受伤者组成，他们能够通过坐车或走路到达急诊室。第二波患者一般在30～60min到达，由更严重疾病或受伤的患者组成，他们需要被现场救治，通过空运或陆运到达急诊室。

儿童独特之处

■ 年龄、身长、体重的考虑

关于儿童年龄的上限没有一致的观念，大多数人认为儿童由出生到18岁的人群组成。儿童的MCE要求广泛的技巧，对于儿童发育和可用于不同身长和体重儿童的设备。在临床处理上，年龄经常用于代替大小和体重。药物如抗生素、疫苗或解毒剂应该根据儿童的年龄、大小和或体重给予剂量。因为儿童和成年人在代谢上有差异，对于药物治疗的反应有区别（表149-1）。

■ 发育和行为的考虑

儿童运动和认知能力的发育阶段影响了施救者的交流和护理。不能言语的儿童不能说出他们的不适或伤害，可能无法辨别帮助他们和伤害他们的陌生人。不需要急救的儿童不能逃离危险现场，需要帮助他们脱离现场。儿童的年龄和认知发育的不同，可能做出拒绝移动甚至跑向危险处的举动。

儿童可能无法抉择是否听从第一批救援者。在灾难中儿童由于和它们家庭或主要监护人的分离可能处于焦虑状态，应尽早和患儿的家庭成员取得联系。在同一个医院救治大规模意外的父母和儿童是一个逻辑策略。

需要向儿童告知他们的反应没有对或错，而是对异常事件的正常反应。拍照、衣物或个人物品有助于患儿父母找到患儿。儿童很少携带个人身份证，使得识别受害者和之后联系患儿家庭更具挑战性。

医师和其他的医疗专业人员需要敏锐地识别出有可能发生创伤后压力紊乱的患儿的症状和体征。儿童遭受不同程度的精神紊乱。但是长期的影响尚不清楚。

躯体化是很常见的，大多数父母可能不能识别出本质上是精神症状。当医师感到无法治疗这些紊乱时，应该了解可以帮助儿童处理他们对灾难的反应机制。精神健康工作者在事件发生后立即与儿童和家长合作，必要时给予干预。

表 149-1　儿童和成年人在生理和发育区别的总结

区别	意义
生理上的区别	
呼吸频率增加	吸入气化物质增加
体表面积和体积比增加	水分和热量的丢失增加
皮肤薄	经皮肤吸收的物质增加
循环容量减少	液体丢失的机会增加：脱水或循环衰竭
身长小	接近地面，易于暴露于不易挥发的物质
相对代谢率增加	药物和试剂的清除率增加，增加低血糖的风险
免疫力不成熟	抵抗感染物质的能力低，缺乏固有免疫
发育的区别	
缺乏言语和运动能力	不能逃离危险的情况，不能表达症状或不适
缺乏自我保护的能力	易进入危险的情形，害怕救援者
依赖于监护人	分离的焦虑，不能独自照顾自己
缺乏应对技巧	外伤后压力紊乱或其他精神紊乱的可能性增加

■ 生理区别

儿童的一些独特的生理差别使得他们更有可能暴露于各种制剂，这些制剂有可能导致大规模的意外或在意外中被释放。例如，儿童呼吸频率增快，可能导致吸入更多气化的化学物，以至于患有更严重的疾病。再如，儿童身长小，更接近地面，更有可能受地面上的试剂或不易挥发的毒害，而且正因为儿童相对成年人更小，具有更大的体表面积和更薄的皮肤，吸入有毒试剂的风险更大。认识到这些区别有助于及时分流和辨别出需要急救的受害者。

儿童医疗中的思考

■ 医疗服务的提供

社区参与的合理方案可能对灾难的反应起到正面作用。但是，许多急救医疗服务系统没有儿童特定的方案或一般的方案可以满足儿童的需求。在一个研究中，1808 家院前的急救医疗服务调查中仅有 248 家医院具有儿童特定的方案。这些方案应该包括推荐使用儿童特定的大规模意外中的检伤分类方案，儿童大小的设备和供应品，合适的净化处理，儿童和家庭成员再次取得联系的计划，识别和解决事件后患儿和家庭成员的精神状况的需求。

理想上最好转运大规模事件中的儿童患者到一个地区的儿童医院或具有丰富儿科诊治经验的儿科医院。逻辑上是不可能实现的，取决于灾难的类型和所影响社区的资源。大规模意外中可能涉及成年人和儿童。理想状态下家庭成员应该聚集到一块，因此医院有必要以家庭成员为单位提供医疗服务。意味着综合医院需要有能力照顾儿童患者，儿童医院有能力照顾成年父母。所有的医疗工作者和院前应答者需要接受合适的培训和设备，更好地治疗儿童，往往是最易受伤的患者。

■ 检伤分类

成年人大规模意外使用的检伤分类方案不适用于儿童。两者的生理区别使得成年人的检伤分类方案不适用于婴儿和儿童。许多儿童特定的检伤分类方案已经建立，包括 Jumpstart、SALT、SACCO 和儿童评估分流。目前，尚没有研究指明哪个方案最适合儿童群体。大规模意外的儿童受害者（红色：危重患儿；黄色：可走动的受伤者；绿色：伤势轻）在到达急诊室后应该重新评估，因为它们的状态可能变化很快。

■ 设备

具有一系列婴儿，儿童和成年人大小的面罩，气道和气管插管是极其重要的。气道管理上的一个挑战就是决定合适气管插管的大小。儿童急救测量的胶带，如 Broselow 的胶带有助于估计合适的仪器尺码和药物剂量。建立静脉通道可能是困难的和费时的，尤其是小的患儿。必须考虑到可供选择的静脉通道（头皮、脐带、中心静脉）和工具（超声辅助、静脉切开通道）。商业化的静脉切开工具像一个钻孔，可以很快建立通道，尤其是对于危重患儿。大规模意外事件的计划应该包括保证儿童大小设备的最低供应并有额外的供应。一些学者推荐医院应保证可以持续 72h 的给每天平均患者流量提供设备。设备应该合理摆放和储存在急诊室指定的地点，使其易于找到。

■ 药物

对于儿童患者很难决定合适的药物和解毒剂，尤其是在大规模意外中。大多数的解毒剂都不是 FDA 允许用在儿童患者的，之所以推荐这些药物在灾难或大规模意外事件中使用是因为风险超过益处。FDA 最近通过了环丙沙星和四环素作为预防炭疽杆菌和维生素 B_{12} 应用在氰化物毒性的治疗。

药物剂量的计算可能是烦琐，因为需要急救生命，很难获取患儿准确的重量。其中一个解决的办法就是将药物名称和药物剂量制成易读的表格，粘贴在抢救工具盒上。事先配好的药物，如MARK Ⅰ自动注射器含有阿托品和解磷定，具有的优势就是易于使用，不需要静脉通路。但是，这些不推荐用于小于3岁儿童。

2003年FDA通过的儿童特定使用的阿托品自动注射器，但是在美国他们尚没有大规模的生产和销售。Broselow的胶带系统是颜色编码的，包含了化学治疗试剂的剂量，包括成人自动注射器，这样会缩短了计算患者使用剂量的时间，可以和原始胶带一并使用。

大规模破坏武器

■ 生物制剂

美国疾控中心鉴别出35个可能引起损害的生物制剂，如果大规模人群暴露可能超过目前的医疗单位可承受范围。在35个潜在的生物制剂中，炭疽、天花、瘟疫、出血热和肉毒杆菌被认为是对公共健康和安全影响最大的。因为生物制剂致病有个潜伏期，诊断起来有挑战性，潜伏期波动在几天到几个月，起初的症状可能和其他最常见的呼吸道疾病类似，如流感。生物制剂可能通过空气、食物和水源扩散。急诊室会作为生物制剂受害者的首诊医疗服务人员。早期发现可以减少进一步暴露和预防播散。考虑到疾病暴发的罕见性和少见性，国家治疗只能在事件发生期间持续修订。CDC提供了热线（800-232-4636）和持续更新的网站（http：//emergency.cdc.gov/bioterrorism/，2014-05-30建立）。

■ 化学毒物

不同于生物攻击那么隐蔽，化学毒物导致的攻击会引起受害者数量的突然增加，受害者具有相似的医学症状，起初，化学毒物可能不被认识，这样的话，临床医师有责任基于患者的症状去识别毒物。净化处理很重要，一方面减少正在进行的暴露，另一方面保护医疗工作人员受到二次暴露。

这一部分所谈到的毒物包括神经毒物、起疱剂、光气中毒和氰化物（表149-2）。

■ 放射性和核毒物

放射性和核威胁可能来自核爆炸、脏弹（放射分散设备，放射暴露设备）和核工厂的破坏。

核暴露的症状是剂量依赖性的，暴露剂量大于3.5Gy有50%的死亡率。受害人可能具有急性放射症状，起初症状包括恶心、呕吐和心神不宁，之后为无症状期，此时淋巴细胞的绝对数量可以预测到进一步损害。造血系统的症状发生在核暴露剂量在1.5～2Gy之后的数周，表现为骨髓衰竭、中性粒细胞减少症、贫血和血小板减少症。治疗方式包括支持疗法。碘化钾应用的指征是核工厂的核暴露。可以在核急诊医疗处理的网站上找到其他的核解毒剂（www.remm.nlm.gov，2014-5-30）。

表149-2 大规模破坏的武器：生物和化学制剂

生物制剂	症状和体征	治疗	预防
吸入型炭疽杆菌	发热、头痛、肌痛 咳嗽 短暂好转后突然 出现急剧恶化 呼吸窘迫和休克 胸部X线：纵隔增宽，胸膜积液和渗出	暴露后预防 环丙沙星[10～15mg/（kg·d），bid] 或四环霉素（年龄相关的剂量） 系统性疾病的治疗： 环丙沙星静脉注射联合次选药物 氨苄西林或青霉素或美罗西南或利福平或万古霉素或克林霉素 早期积极胸腔积液引流	标准防护措施
皮肤型炭疽病	瘙痒，脓包，囊泡 7～10d后黑色焦痂形成	环丙沙星[10～15mg/（kg·d），bid] 或四环霉素（剂量年龄依赖性）	标准预防
天花	发热，心神不宁，肌痛 斑丘疹→水疱→脓疱痂	立即接种疫苗和疫苗免疫球蛋白	接触，飞沫和空气预防
鼠疫杆菌	肿大，疼痛的淋巴结 发热，心神不宁 咯血 呼吸窘迫 渗出 瘀点/紫癜	静脉使用庆大霉素（2.5mg/kg，tid） 可选择的抗生素包括环丙沙星和四环素	标准防护措施；对肺炎患者的飞沫预防

续表

生物制剂	症状和体征	治疗	预防
弗朗西丝菌	肺动脉瓣形成 发热，心神不宁，肌痛 咳嗽，胸部疼痛 头痛 胸部 X 线：肺渗出，肺门淋巴结肿大和胸腔积液	静脉使用庆大霉素（2.5mg/kg，tid） 可选择的抗生素包括 环丙沙星和四环素	标准防护措施
病毒性出血热	对沙粒病毒引起的静脉血管损伤	支持治疗 使用利巴韦林	接触，飞出血沫和空气预防
肉毒杆菌	起初： 复视 视物模糊 言语不清和难以下咽 之后出现： 对称的下肢瘫痪	支持治疗 对呼吸衰竭行呼吸支持 CDC 的抗毒素	标准防护
化学试剂			
神经毒物	过多的呼吸道和口腔分泌物 腹泻 呕吐 抽搐 精神状态的改变 呼吸骤停	支持治疗 解毒剂 阿托品（0.05 ～ 1mg/kg，IV，IM） 氯解磷定（25 ～ 50mg/kg） 2 ～ 3 岁以上的军队 1 号设备 用于抽搐发作的苯二氮䓬类	标准防护后净化处理
吸入毒物（光气，氰化物）	呼吸骤停 肺水肿	支持治疗，通气支持，标准防护后净化处理	
起疱剂（芥子气体）	皮肤：疼痛，激惹，水疱 肺受累：流涕、气短和咳嗽 胃肠道受累：恶心、呕吐、腹泻	支持治疗，烧伤处理，标准防护后净化处理气，糜烂性，眼激惹	
氰化物（如 HCN）	严重的呼吸困难，无发绀 樱桃红皮肤，抽搐 心律失常和心搏骤停（暴露之后的数分钟内）	100% 吸氧 通气 心外按压 静脉注射碳酸氢钠纠正代谢性酸中毒 静脉注射苯二氮䓬类药物控制抽搐 解毒剂（2 个规则） 亚硝酸钠（0.33ml/kg 3% 亚硝酸盐静脉注射（最多 10ml）之后给予硫代硫酸钠（1.65ml/kg，25%，静脉注射）或维生素 B_{12}，70mg/kg，静脉注射；最大剂量为 5g；第二剂量为 35mg/kg，静脉注射，根据病情的严重性给予	标准防护后净化处理

■ 洗消处理

大规模意外的洗消处理包括可疑的生物、化学或放射暴露。大多数的净化处理仅需要（85% ～ 95%）通过简单地去除衣物和将衣物置于密封的袋子或容器中。关于儿童的洗消处理需要记住这些关键点。更重要的是，儿童发生低温的风险高于成年人。需确保水压低（60psi）和水温为 100 ℉（37.8℃）。尽可能避免皮肤暴露于空气和风，尤其是在通过水去污后，需提供额外的毯子和其他保暖的设备（绝缘毯子、保暖风扇等），空气温度应保持合适，减少热量蒸发。一般来说，儿童洗消处理需要花更长的时间。家庭成员应该一起参与洗消处理，因为一些儿童害怕脱衣服，不能独自脱衣服，害怕或者焦虑和父母或熟知的保姆分开。需要耐心和额外的工作人员进行洗消环节，保持稳定的患者流动。因为个人保护设备限制了医疗工作人员的灵活性，洗消处理小儿童和婴儿需要更高程度的警惕。

（谢玉萍　译）

第二十六部分

行政问题

第 150 章　急诊医学相关法律问题

（原著　Steven M. Selbst）

要点

- 急诊医疗和劳工法案授权医务人员对所有到急诊科就诊的患者进行筛查。这实际上保证了小部分到急诊就诊，但没有父母或者监护人陪伴患儿的及时治疗。
- 健康保险流通和责任法案授权尽一切可能为患者医疗记录保密。
- 许多州都有关于“解放未成年少年”法规，即允许青少年在医疗活动中对自己对医疗做决策。
- 当拒绝接受医疗时，需优先考虑保障患儿个人的利益。
- 公开医疗过失将越来越普遍，可以预见，不久的将来会被写进许多州的法律中。

引言

法律问题在急诊科中尤为重要。在医疗活动中，患者、医师、医院和公众之间的权利关系复杂并互相交织在一起。与成人相比，医疗活动中的儿童有其独特特点，有时非常复杂。未成年和青少年的知情同意、儿童虐待或忽视等问题，造成部分人群的医疗困难和法律问题。医师在为严重生病和受伤的孩子提供医疗服务时，必须了解与这些孩子相关的法律。他们还必须认识到在为儿童提供医疗服务过程中，进行诊断时可能导致诉讼的风险最高。

急诊科与医疗事故

最近的研究显示，每年约 7.5% 的急诊医师被起诉。急诊医师是一个有特殊高风险的职业，因为他们必须迅速为急危重患者快速提供复杂的医疗服务。急诊医师很难与患者建立循序渐进的医患关系，因为他们必须尽快获得患者病史，进行体格检查以便进行诊断并开始治疗。如果医务人员交接班或和患者沟通出现障碍，可能会出现医疗事故并导致医疗诉讼。急诊科患者过度拥挤也增加了法律风险。医学实习生在急诊科如果没有上级医师适当的指导，就可能会出现医疗过失和事故。在急诊科的医疗活动过程中，个人隐私的保护可能是有限的，医务人员因为过度劳累，也可能不会太礼貌。患者可能认为他们的接诊医师缺乏人情味，因为临床医师总是急于离开去处理另一个患者。患者常常会因长时间等待而沮丧。

大部分医疗事故导致的诉讼最后都会在法庭外调节，有些自行终止，仅有 10% 的案例需要法庭裁决。对于当事人而言，需要法庭裁决的案例非常耗费精力，而且经济花费高昂。2004 年 2 月 1 日到 2005 年 12 月 31 日，美国医疗机构共为 30 000 起医疗事故支付 88 亿美元的赔偿。其中，共有 17 亿美元的赔偿发生在 4000 起小于 19 岁的儿童患者医疗活动中。2011 年度，仅有 9758 起需要医疗机构赔偿的医疗事故，这是自 1991 年有记录以来，国家从业医生数据库收录的最低记录。2011 年度的总赔偿金额为 32 亿美元，平均每起为 327 000 美元。儿科案例的赔偿金额相对要高。最近的研究发现，儿科的医疗事故平均赔偿金额最高的专业，每起达 521 000 美元。法庭陪审团发现医疗活动过程中医师有疏忽时，往往会同情儿童患者并给予较多的赔偿。年幼的孩子预后不佳时，需要有人照顾以后的生活，这也是需要高额赔偿的原因。

医疗活动中，当患者预后差，尤其是患者亲属对医务人员不满意时，经常就会出现法律诉讼。一些案例中，家庭开始付诸法律诉讼是为了报复某个医师或医院。有些案例是因为疾病的预后不能满足患者或者家庭不现实的期望值，他们感到愤怒并付诸法律诉讼。其他的案例是希望通过法律诉讼获得经济赔偿，以照顾家庭中残疾的孩子。一些父母提起诉讼是为了减轻自己心中的负罪感，贪婪偶尔也在法律诉讼中扮演角色。法律诉讼也有可能是患儿的家长得到过亲属或其他医师暗示，患儿所得到的治疗达不到标准。急诊科的医务人员可能在无意中就惹上一起医疗事故诉讼，如挑眉、摇头或者贬低评论患者在其他地方接受的医疗服务。

急诊科的儿科医师在为患儿提供医疗服务时都面临被起诉的风险。多年的临床经验和培训可以将风险降到最低，但没有任何一个人能够完全避免。与成人相比，到急诊就诊的儿童往往没有典型的症状，快速准确诊断难度较大。当一个孩子因“看起来不太好”来到急诊科就诊时，急诊科医师应该高度警惕。当患儿的病史及体格检查有可疑发现，应当让孩子在急诊留观一段时间。当患儿出现持续呕吐、烦躁不安、嗜睡、摄入液体困难时，往往提示存在严重疾病，建议在急诊留观。急诊就诊后安排适当的后续治疗同样重要，如果孩子经过最初的处置后不能改善，应该重新评估患儿的病情和治疗。

儿科急诊的高风险病例

儿科急诊中，有些疾病的准确诊断非常困难，常常存在较高的风险，是医疗诉讼的焦点，如因发热或者腹痛来就诊的病例。这并不奇怪，因为脑膜炎和阑尾炎在早期症状不明显，如果没能及时诊断和治疗，病死率非常高。随着病情进展，脑膜炎和阑尾炎的症状可能会越来越明显，但这些患儿在急诊首诊时，可能很难确诊。幸运的是，近年来由于疫苗的应用，脑膜炎发病率越来越低。但是，急诊科对发热孩子的处理仍是一个挑战。

另外，一个经常导致诉讼的情况是急诊医师对儿童睾丸扭转的误诊和延误。急诊儿科医师在接诊过程中，忽略了患儿生殖器的检查或忽视孩子抱怨腹部或阴囊疼痛的主诉，这才导致这些案例的出现。其他导致医疗事故诉讼的情况主要包括错误用药和骨折漏诊。手和手指的伤口出现并发症时，也经常导致医疗事故诉讼。面对这些患儿时，急诊医师应当非常谨慎小心。表150-1 总结了儿科急诊容易出现医疗事故的若干种情况。

表 150-1 儿科急诊容易出现医疗事故的常见疾病

- 阑尾炎
- 儿童虐待
- 脱水
- 骨折
- 误服药物
- 脑膜炎
- 脑膜炎球菌血症 / 败血症
- 心肌炎
- 股骨头骨骺滑脱
- 睾丸扭转
- 肢体外伤及撕脱伤，其他相关并发症

（数据来源 Selbst SM，Korin JB. Preventing Malpractice Lawsuits in Pediatric Emergency Medicine.Dallas，TX：American College of Emergency Physicians；1998. Reprinted with permission.）

■ 治疗标准

患者预后差不一定由治疗不当造成。同样，治疗不当也不总是导致不良预后。在医疗事故诉讼中，原告律师必须证明不当的治疗措施与不良预后之间存在因果关系。律师必须证明医师在医疗活动过程中没有尽到责任，没有按照临床标准进行治疗，并且导致了患者利益受损。所谓的临床标准就是在特定环境下，某个专业的临床医师给予同一类疾病患者的治疗。

■ 诉讼时效

对于儿童而言，医疗事故诉讼时效通常较长，因为许多儿科患者出现不良预后可能都是在接受治疗数年之后。例如，一个患儿脑膜炎的孩子由于诊断和治疗的延误，预后较差，家属可能在发现后遗症的 2 年后提起诉讼（后遗症逐渐进展）。儿科医疗事故诉讼也可能出现在孩子开始上学、发病许多年以后。即使患儿的父母不选择起诉，患儿长大成人后可能自己选择起诉。在许多地区，患儿一旦成年（18 ～ 21 岁），会针对儿童时期的医疗提起诉讼（即 20 年后）。对于医务人员而言，这种诉讼很难辩护，因为时间太久，很难记忆清晰，尤其是没办法找到完整的医疗记录。

■ 医患沟通

研究表明，良好的沟通技巧能够有效减少医疗事故诉讼。同样，如果一个医师在日常工作中经常被患者投诉，也容易被起诉。如果患者和其家庭在医疗活动过程中，能够感知医务人员的关怀、开放态度、专业精神、完整和卓越的工作标准，即使预后不佳也不会出现医疗诉讼。

如果患者的家庭讲外语，医院应该提供一名翻译。不能因为语言沟通问题，而导致病历记录不完整。利用患者的家庭成员进行翻译，这是许多急诊科的通常做法，但也不可避免地会带来风险。一项研究显示，仅有 60% 的儿科患者监护人，在离开急诊后会遵循出院后医嘱，到其他医师那里进行随访。为提高执行出院后医嘱的依从性，应该将其详细地写下来，给患儿的父母或监护人重复一遍，如果患儿已具备理解能力，也可以给患儿重复一遍，内容包括在家里出现什么症状，且应该引起重视。虽然不可能面面俱到，但应该让家长清楚知道，在什么情况下应该联系家庭医师，什么情况下再次到医院急诊科就诊。指导监护人在办理出院时如何获得患儿的检验结果，并让他们重复医师的建议以确定监护人理解医师的出院指导。家长在医疗记录上签字证明他们收到并了解出院指导。内容包括患儿的诊断和住院期间的诊断过程。并在适当的时候告知诊断可能存在一定不确定性，出院后某些情况下患儿病情可能出现变化并加重

（如阑尾炎、脑膜炎），需要重回急诊就诊。有研究表明，出院的患儿中，总会有些会出现以上问题并处理不当。

■ 交接班

儿童急诊科医务、技术人员和其他人员是一个团队，必须有良好沟通。避免因为在急诊科医护人员交接班或者专科到住院部交接班时，由于沟通问题对患儿治疗带来不良影响。急诊科患儿由急诊科主治医师负责，对入科的患儿安排合适的护理。急诊科各类工作人员的协作能够减少医疗工作中的过错和法律风险。

急诊科最容易在交接班时出现过错。一项研究表明，大部分儿童急诊科医疗诉讼，经常和交接班时失误有关。一个标准化的急诊出科标准可以减少由专科带来的医疗过错。同样，在转入科室，接诊医师也应该对患儿仔细重新评估。

■ 急诊会诊

在急诊科的医疗活动过程中，面对问题超出急诊科医师专业知识范围时，应该请相关科室专家会诊。当监护人要求请其他专家会诊，并且要求是合理的，应该慎重考虑并满足家属要求。在急诊科工作中，及时请相关科室专家会诊至关重要，如在接诊睾丸扭转孩子时，只要有临床表现，应该及时请泌尿外科医师会诊，而不是等待影像检查结果。如果会诊医师不能及时达到，应当请上级医师、相关专业的主治医师进行会诊，或向其他资源寻求帮助。病历中应当记录请相关专业医师会诊、会诊医师到达和对患儿进行检查治疗的时间。

儿童急诊医师经常需要和初级保健医生联系，讨论患儿入院的病因，然后安排专业检查和治疗。对于儿童急诊科来说，初级保健医师和其他顾问医师的意见仅供参考，如果急诊科医师认为必须治疗，而初级保健医师不认同，那么初级保健医师必须到急诊对患儿病情进一步评估。

对于急诊科患儿，仅仅通过电话与初级保健医师沟通，没有直接的查体，急诊科医师只能获得有限的信息和建议，此时需要将电话通话基本内容记录在病历中，避免将来带来的医疗风险。

当急诊科患儿的影像学检查有疑问时，急诊科医师应当请影像科医师会诊，如果没有影像医师参与，急诊科医师没能准确判断患儿胸片，预后也很差，急诊科医师必须承当相应责任。如果产生后续诉讼，法院陪审团将根据急诊科医师掌握的影像学知识进行裁决。如果无法寻找影像学医师的帮助，那么可以先告知家长，目前结果只是初步的，如果影像医师发现异常，会主动和他们联系，另外还需告知家长，如何获得最后的检查结果。

有时儿童急诊科医师并不认可会诊医师的治疗方案，因为会诊医师的方案并不一定总是正确的。无论是否按照会诊医师的意见处理患儿，儿童急诊科医师都可能因为患儿病情加重并受到伤害而被起诉。法律并无明确规定急诊科医师一定得接受会诊医师的建议。但不能未经过认真考虑而拒绝会诊医师或专家的意见。可能情况下，病历中要记录不按照会诊医师意见执行的理由。

■ 病历记录

良好的病历记录可以降低急诊科医师遭遇法律诉讼的风险。病历如果完整记录了患儿检查和检验，原告律师可能会不再进一步诉讼。而病历记录不完整，可能会激起进一步的诉讼。所有的患者都必须详细记录病历，因为无法预料哪个患者将来可能因预后不良而存在法律诉讼风险。许多医疗事故案件最终能够被法院认定，是因为医疗过程中，医师的措施虽然正确得当，但在病历记录中并没有记录。

电子病历可以减少医疗错误和医疗诉讼。一项研究表明，使用电子病历的医师似乎支持医疗事故赔偿要低于使用传统病历医师（研究时间段超过 10 年），但两者之间并没有显著差异（6.1% vs.10.8%）。但电子病历也不是没有风险，如在使用下拉菜单时过于匆忙而出错，快速点击模板而没有注意到不适合特殊患者，这些都可能影响医师在医疗诉讼过程中的辩护。另外，使用复制粘贴患儿的病史，会影响新病史的采集，造成无法获取新信息而延续以前的错误。

病历应该完善地对现病史进行描述，包括主诉、患儿的饮食情况、在家里的活动情况、药物治疗史、详细的查体情况和有异常的重要生命体征。注意观察到急诊就诊患儿的一般情况，是否有脱水和活力程度，如在急诊就诊期间的玩耍情况。如果患儿需要在急诊停留较长时间，应该在出院前记录患儿的病情的改善情况。各方面都要尽可能详细，如诊断应该与治疗措施相一致。要确保以专业和关切的态度来记录病历，不能使用麻木不仁、带有贬义的词汇评论患儿父母，这些词汇将来都可能在法庭上宣读并带来负面影响。病历的整洁也很重要，将来在法庭上，可能会给陪审团留下良好印象。急诊科医师要阅读其他人员，如护理人员、会诊医师和初级保健医师在病历上的记录，保证急诊科医师的记录和他们内容一致。

在医疗工作繁忙、环境吵闹的急诊科中，病历记录出现错误是可以理解的，但出现病历书写错误后应该适当地去纠正而不是掩盖和涂改。例如，在错误地方画一条横线，并签上姓名和日期。不要试图改变病历的原始记录，对于电子病历来说，所有的修改都是显而易见的，甚至手写的修改，相关的专家都可以分析鉴别出来。

■ 儿童急诊科知情同意的主体

未成年人经常会在没有父母或监护人陪同情况下到急诊就诊，对于这种情况，各州的法律各有不同，建议临床医师要熟悉医院当地的法律。无论在哪里，当患儿独自到急诊就诊、病情紧急而且没有父母在场时，不能因为没有父母知情同意或监护权而耽误患儿的检查。当需要紧急治疗挽救生命或避免严重伤害时，可以不需要父母的知情同意。在监护人不在场的情况下，患儿的病情越紧急危重，医务人员的紧急治疗措施越有法律正当性。在不耽误治疗的同时，要积极联系患儿法定监护人取得知情同意。如监护人不在场，医务人员又无法确定是否需要立即治疗情况下，建议采取积极治疗措施而不是等待，即使可能会犯错。理性的父母总是希望其不在场时，急诊医师能给予患儿积极合理的治疗。

没有父母陪同到急诊科就诊的青少年也给儿童急诊科的工作带来难题，有些青少年到急诊就诊并不愿意父母知晓。大多数州认为以下几种情况的青少年治疗无须父母的知情同意，如患者已婚、怀孕、高中毕业、曾在军队服役或者无须父母照顾能够独立生活。几乎所有州的法律都允许在某些特殊情况下，急诊科可以给予未成年人治疗而无须父母知情同意。国家卫生部门意识到，如青少年性病患者就诊治疗如果要求父母知情同意，他们可能会选择不治疗，这样对青少年和社会的危害更大，所以卫生部门允许青少年性病患者在没有父母知情同意情况下接受治疗。一些州的法律允许急诊为青少年提供怀孕和 HIV 的检测，对于一些风险不高的治疗措施，有几个州允许青少年可作为知情同意主体而无须父母介入。临床医师必须确认就诊青少年具备理解并做决定的能力。

没有父母陪同到急诊科就诊的青少年会给临床工作带来法律难题，他们可能不了解自己的病史、免疫接种史、过敏史，另外他们也可能不具备完全理解和配合治疗的能力，因此可能会影响青少年的医疗质量，医务人员也可能会要承担相应责任。目前隐私保护权同样也适合青少年患者，如果这些青少年患者在没有父母陪同情况下到急诊就诊（符合当地成熟青少年法案），并且坚持保护自己的隐私，那么应该得到医护人员的尊重。但也有例外，如不通知患儿父母可能会影响治疗并对患儿造成伤害那么应该使家长知情同意并参与治疗。青少年如果知情同意在急诊接受的治疗，相应地也有义务承担自己的医疗费用，而父母没有义务承担。医院的计费系统和医疗记录应该充分考虑保护青少年的隐私权，但现实中，往往很难做到。

■ 知情同意

儿童的父母、法定监护人、法律规定内的未成年人和年长儿童有权利了解关于他们的治疗计划并对医疗方案做出决策。除非处于极端紧急的情况，否则所有的医疗活动必须取得他们的知情同意。患儿或者父母在做出医疗决策时必须是自愿的，不能受到医务人员和家庭其他成员的胁迫。另外，患儿和父母必须具有做医疗决定的能力，患者的疼痛、药物治疗或低血压都可能会影响到患者的决策能力。治疗过程中的重大风险可能会导致患儿或父母拒绝治疗，此时应该把所有的治疗选项提供给家庭，使其能做出明智选择。许多患儿或父母希望了解医师的意见，如果他们觉得医师值得信赖，可能会遵循医师的治疗建议。最后，在医疗决定前，患儿和父母应该充分了解医师提供的信息。如果少年患者或父母理解医务人员所提供的信息，可能会做出理性的反对意见或者非理性的选择。此时医务人员需要要求患儿或父母用自己理解的语言、重复之前谈话内容。表 150-2 中对知情同意的要点进行了总结。

表 150-2 儿科知情同意的重要因素

- 患儿诊断
- 诊断治疗计划的目的和内容
- 治疗过程中风险和副作用
- 其他合理的治疗措施和风险
- 治疗和不治疗的预后

［数据来源 Kassutto Z, Vaught W. Informed decision making and refusal of treatment. Clin Ped Emerg Med 2003；4（4）：285-291.］

■ 拒绝治疗

父母一般都会从患儿的最大利益出发考虑。有时，患者或患儿父母会因气愤、害怕或宗教信仰而拒绝治疗并离开急诊。患儿的病情会因为得不到及时治疗而恶化，医务人员也会因为医疗建议被患者或患儿父母拒绝而感到沮丧。而患儿离开急诊后随着病情恶化甚至死亡，会使医院及医务人员面临医疗诉讼风险。在急诊就诊过程中，如患儿或患儿父母变得愤怒，此时应允许他们表达他们的不满，并试图找出他们拒绝就诊、离开急诊的原因。如果是医务人员导致患儿父母不满，可以使其给予道歉，并避免进一步接触。在处理纠纷的过程中，应保持礼貌、专业和灵活处理。如可能，患儿父母可先与其他医务人员接触，如初级保健医师。详细记录在急诊发生的争论和事件。

到急诊就诊患儿，可疑受到虐待并且行凶者未明确，家长不能拒绝治疗，同样，患儿和家长也不能离开急诊。因为这类患儿和家长可能不能理解治疗的必要性和拒绝治疗的后果，所以法律规定不能拒绝治疗。对于生命体征不稳定的危重患儿，无论患者和家庭意愿如何，也不能拒绝治疗。美国许多州的法庭都不允许父母将个人宗教信仰强加于未成年人，尤其是在宗教信仰可能影响到患儿治疗并可能危及生命的情况下，即使宗教信仰不允许输血，但临床上，如果输血对病情是必需的，那么应该选择输血。如果父母坚决反对并影响医疗活动进行，那么医院有关部门应该向相应机构汇报，并获得法庭的执行命令，同时对患儿进行急诊治疗。在不能确定患儿病情是否危及生命时，应当争取患儿父母的理解配合并积极治疗，如果他们拒绝治疗，医务人员应当给予患儿合理的急诊处理。

■ *急诊医疗和劳动法案*

急诊医疗和劳动法案是联邦的一个法律，规定了无论谁带患儿到急诊就诊，即使没有知情同意，都必须为患儿提供基本的医疗检查。但该法案并没有明确规定由谁进行急诊基本的医疗检查，有专家建议为急诊医师完成，但急诊的基本医疗检查一般是分类评估，并不认为属于医疗检查。简单的医疗检查包括简要的询问病史和查体，复杂的包括辅助检查和会诊。而针对急诊的基本医疗检查而言，哪怕是在面对没有医疗保险的患儿，也必须包括合理的辅助检查手段。急诊的基本医疗检查目的在于确定患儿是否存在需要紧急处理的情况，紧急情况定义为“足够严重的急症（包括严重疼痛），如不能得到及时治疗可能对机体造成伤害，甚至出现器官功能障碍，将来严重影响机体健康（包括孕妇及胎儿的健康）”。急诊医疗和劳动法案要求医院急诊要在能力范围内救治患儿，使其病情稳定。病情稳定的定义是：在出院时患者病情在可控范围内，不会发生急剧恶化的情况。

急诊就诊的患儿，如果该院医疗水平不能满足要求，应该及时转运到上一级医院。对于儿科急诊患者，也可能因为父母的要求而转院。如果因医疗原因而需要转院，应在病历上记录评估转院带来的益处和风险，尽量保障转运的安全进行。在儿科急诊，如碰到成人患者，转运至成人医疗单位前应尽快使其稳定。当患儿或者其父母要求转院时，应当要求他们签写书面知情同意书，转运前还需为接收医院提供一份病历副本。但患儿病情较重，而且接收医院具备治疗条件式，急诊医疗劳动法规定必须接收转运患儿，如果接收医院没有床位，人力不能满足要求，可以暂不转运。如在医疗活动过程中，出现违反 EMTALA 情况，急诊医师可能会被罚款，而且还不能由医疗事故保险支付。另外，医院也可能因为违反 EMTALA，而被终止医院的医疗保险项目。

（洪小杨　刘昌峨　译）

第 151 章　急诊医学相关伦理问题

（原著　Alan Johnson）

要点

- 急诊医师、患儿、患儿父母或监护人应有共同的目标，那就是维护患儿的健康。如在医疗活动过程中，有不同意见，应该尽量沟通解决矛盾，最大限度地改善患儿将来预后。
- 知情同意是医师和具有完全决策能力的患者之间，对于治疗方案达成一致和法律授权的一个过程。
- 知情同意是父母替缺乏决策能力的患儿做出医疗决定的过程。
- 患者的知情同意非常重要，急诊医疗活动中，只要情况允许，应该尽可能获得患者知情同意。
- 急诊医疗活动中，不能因为无法获得知情同意而耽误急诊的治疗。
- 虽然在医学教育史上历史悠久，在刚刚去世患儿身上进行医疗操作练习是不允许的，只有充分获得父母或监护人的知情同意才能进行。

引言

医学伦理学是用来引导医疗从业者的行为，以维护患者最大利益的哲学学科。如果临床上对于患者的最大利益认识不一致，就可能出现道德冲突。实践中有许多方法去解决这种冲突，许多急诊医学从业者会从不同的哲学理论、道德或宗教观点去寻找方法。

目前，急诊科医师在日常工作中，需面临在一个财政和伦理越来越具有挑战性的环境。急诊应给所有需要的患者人群提供服务，即使该患者是非法移民或无力支付医疗费用。急诊科是美国唯一一个必须为全部就诊患者提供基本医疗保障的部门。急诊科的核心伦理价值就是为真正需要或没有其他医疗选择的患者提供医疗服务。

在儿科急诊的医疗活动过程中，患儿及其父母、监护人和医师都有一个共同的目标，就是维护患儿的最大利益。医师有职责去诊断治疗疾病，消除患儿病痛，使其尽快康复。通过有效的医患沟通，医师和患儿父母及其家庭应达成一致，诊断、治疗和将来随访计划才能得到实施。如果医患之间出现冲突，那么患儿的利益将不能得到保障。医患双方都要努力解决矛盾，一切以患儿利益为重。

急诊科医师除了要能熟练处理儿童疾病外，还要熟悉指导急诊科工作的建议、规范、政策、本节内容将重点讨论与急诊科和儿科学相关的医学伦理问题。

急诊的分诊

在美国，每年到儿科急诊就诊的患儿人数达到 3 千万人次，约占急诊就诊总人数的 25%。约 92% 的患儿就诊于社区急诊。急诊是否过于饱和很难定义，如果对急诊医疗服务的需求超过急诊可提供的范围，可以认为过于饱和。超过 90% 的医学院附属医院急诊科都过于饱和，30% ～ 40% 急诊科管理者每天都要面对过于饱和情况。

在急诊资源有效的情况下，需要强制的策略分流那些不危重的患儿，到社区其他保健部门就诊。在一个成人患者人群的临床研究中，19% 的患者符合低度危重患者的标准，并被分流到社区其他保健部门就诊。低度危重标准的应用，显示了至急诊就诊并最终住院的患者中，有一大部分符合低风险标准。急诊科都应有针对儿科人群的分诊方案，但没有哪个方案是理想的。由于各个医务人员对病情危重程度的评估有所不同，对所有到急诊就诊的儿童都应该安排就诊。在急诊科内部，应该建立一套系统，能够对就诊的低风险儿童进行适当分流，避免这部分孩子分流到高级别的监护病区，造成医疗资源浪费。适当的分流指能够在保障孩子利益的前提下，迅速为其预约或转诊到周边的其他医疗机构就诊，这些医疗机构提供的医疗服务，至少要与急诊科水平持平。目前没有理想的分诊系统和临床预案去识别患儿的危重程度和需要的治疗，所以在日程工作中，坚决不能出现由于患儿病情评估为低风险而拒绝提供治疗。

缺乏医疗服务保障的儿童

贫困家庭的儿童经常很难获得门诊医疗服务，这些孩子面临的挑战使国家提供全面和综合的医疗服务出现困难，他们往往免疫接种不完善，而且急性疾病、哮喘、受伤、营养不良和精神疾病的发生率比普通儿童要高。另外，由于贫困带来的问题，可能会使由于文化和语言障碍而影响获得医疗服务的问题更加明显。1986 年，针对没有医疗保险和非法入境的儿童，出台了一个急诊医疗项目，使其在需要急诊医疗服务时能够得到急诊治疗，每个州根据自身情况规定服务人群的范围。这些孩子不单单需要优质的医疗服务，同时还需要联邦、州及社区帮助他们获得急诊医疗项目和其他项目的支持，使他们能够完全康复。这些患儿一旦有任何不适的主诉，都应该给予处理，只要情况允许，可以由社区初级医疗机构提供持续医疗服务。非法入境的患儿家长一般不愿寻求医疗帮助，因为警方通常会要求医疗部门报告这种情况。美国急诊医师协会一直强烈反对联邦和州关于拒绝为非法入境人群提供医疗服务和向当局汇报的要求。

虐待儿童

当接诊高度怀疑受到虐待的儿童时，医师有权利保护患儿的利益。医师要向父母沟通接诊过程中发现的情况，确保父母能保障患儿的利益，另外也告知父母，医务人员有法律义务向儿童保护部门报告可疑的虐待情况便于进一步调查和儿童保护。如果父母任何一方的行为损害患儿的利益，可以通过法庭剥夺其监护权，并做出保障患儿最大权益的医疗决策。

知情同意与父母的授权允许

知情同意是医学伦理的基础，医疗过程中，医生总是从医学科学的角度出发，做出对患儿最佳的医学决策，患儿及其父母在充分了解病情后从个人角度出发选择最佳治疗措施，知情同意的过程就是对这两方面进行平衡的过程。**知情同意权**适用于具有完全决策的患者和具有法律授权、能够为患儿做出决策的父母。美国儿科医师协会建议在为儿童提供医疗服务过程中，用不同的术语来阐述各种关系。如**知情许可权**一般指父母或其他监护人为不具备决策能力患儿做出医疗选择。**同意权**指患者虽然不具备法定决策能力，但在情况允许情况下，医疗行为应取得患者同意。当医患双方存在语言障碍时，应给配备专业的翻译，以保证患方能够行使充分的知情同意权。

在紧急情况下，如果处在危险中的患者主观上愿意被救治，治疗措施又可以使其防止进一步伤害，这种情况一般被认为患者默认知情同意，这种情况一般指失去自主意识或主观上会同意并配合治疗的患者。默认知情同意同样也被适用于急诊就诊的儿科患者，不能因为患者或患儿父母或监护人不能及时提供知情同意或允许而耽误对急症患者的救治。

对于非急诊儿科患者，获得父母允许权和患者的同意权可能比获得成人患者的知情同意更复杂。因为在医疗决策的过程中需要从儿童的角度去考虑问题，另外，还需要从父母的角度、儿科医师和儿童的社会福利三个方面去平衡。通常（偶尔例外）父母都非常自信他们所做的选择是对孩子最好的，但儿童也有自己的权利并独立于他们的父母，所以医师就必须要利用自身的医学背景，尽力保障接诊患儿能得到最佳预后。另外，儿童的决策能力是一个逐步发展的过程，与其心理、情感和智力发展水平及成熟程度相关，只要条件允许，儿童应给参与医疗决策的过程。

具有决策能力的成年患者能够为自己提供知情同意，大部分地区法定的年龄为 18 岁。青少年情况比较特殊，更接近成人患者，有些情况下青少年会在就诊过程中要求保密和独立，如性传播疾病、怀孕、精神疾病和虐待等问题。法律规定在某些情况下，未成年人也可以具有知情同意权，如已婚、怀孕、已生育、军队服役和经济独立。有证据表明，14 岁以上青少年能够和成年人一样理解并做出医疗决策，在某些法律法规没有明确的情况下，如果医师确信就诊的青少年患者能够和成人患者一样对治疗措施知情同意，那么可以为这些患儿进行低风险、高收益的治疗措施。

患儿及父母拒绝治疗

具有决策能力的成人患者可能会拒绝接受治疗，拒绝接受检查和治疗在儿童患者更棘手。在每一次医疗活动中，患儿本人、父母和医师通常有共同的目标，保障患儿的最大权益，但对于患儿权益到底是什么，三方可能存在分歧。父母可能会拒绝导致疼痛的检查措施，并确信这样做是为了保障孩子的利益（孩子也常常同意这一点）。尤其当就诊是一般情况，但临床症状提示可能有严重疾病，需要进一步检查的患儿，如出现发热的新生儿。在医师看来，有创的检查和由此带来的疼痛可能是司空见惯的，但从患儿和家长的角度来说却并不认同，很少有家长完全拒绝检查，但有时他们却对一些特殊检查会很慎重，如腰椎穿刺和插尿管。临床上，可能也会有患儿父母拒绝接受检查，此时医师需要和家长详细沟通并提供其他治疗选择，并交代如果本次检查不成功，根据现有的数据资料制订下一步医疗计划。对于有潜在危险或病情可能会进一步恶化的患儿，不能因为缺乏完善的诊断资料而延误治疗时机或者放弃治疗。

当病情危及生命时，患儿父母和患者本身不能拒绝抢救生命的治疗措施，急诊医生应该在抢救生命和获得父母许可及患儿知情同意之间很好地平衡。语言、文化障碍和精神信仰可能使急诊的医疗工作复杂化，最常见的就是耶和华见证者信仰家庭的患儿，需要输血挽救生命，在这种情况下，应该优先考虑患儿的健康和福利。对于出血外伤的患儿，应给予输血治疗。如果患儿病情暂时稳定，但近期可能需要输血治疗，当地的儿童保护部门应给予接入，并取得法庭支持输血治疗的裁决令。只有在万不得已时才考虑剥夺父母的监护权。青少年拒绝治疗的情况比较复杂，如拒绝治疗不会带来太大风险，应考虑青少年患者本身的意愿。

新近死亡尸体的实践程序

在新近死亡尸体上练习和教学在医学史上历史悠久，急诊医学大约一半培训项目需要这样完成，最常见的培训项目就是气管插管。还有一些侵入性训练需要在尸体上进行，但频率不高。在尸体上完成医学训练，需要得到家属的知情同意，这往往比较困难。

一般认为在尸体上练习对医师的成长来说非常有意义，而且不会额外增加患者痛苦，这也是认为该行为正当性的理由。在刚刚去世患者身上练习侵入性操作，只要把握练习次数，一般不会损害尸体外观，而且将来能够更好地为其他患者服务。存在疑问的情况是，在患儿宣布死亡之前，以治疗为借口，在患者身上进行对患者没有任何益处的侵入性操作。

虽然在刚刚死亡的患儿尸体上进行练习是培养医学生一个很好的途径，将来会有更多患者收益，但必须获得父母的允许才能进行。像撤离生命支持设备和获得器官捐献知情同意一样，此时获得父母知情同意都非常困难，因为孩子刚刚死亡，父母处在悲伤之中。如果获得患儿父母知情同意，可以在患儿尸体上进行医学教学，那么教学部门应该有相应政策规定教学的进行。教学需要的医学生，而且在人造模型或者捐献尸体上进行练习后，才允许在刚刚死亡患儿尸体上进行教学练习。只能在尸体上进行不破坏尸体的教学操作，而且按照正规的程序获得父母的知情同意。大部分家庭会同意在孩子的尸体上进行教学实践操作，但他们希望能够了解更多。

监护人和体格检查

对于青少年患者，进行体格检查时要注意避免让父母感到不舒适或尴尬。当需要进行胸部、直肠肛门、生殖器或骨盆检查时，应当尽早向监护人解释。进行敏感部位检查时，患者、父母和医师可能希望有监护人在场。第三方在场，对患者和医务人员的权益可能是一种保护。

紧急避孕

虽然十几岁青少年的生育率大幅度下降，但74%～95%怀孕的青少年都属于无计划受孕。紧急避孕措施，就是指在无保护措施性交后的120h内给予激素治疗，该措施可以降低青少年无计划怀孕率。对于青少年女性，在性教育时应教给她们如何紧急避孕，这并不会增加青少年性生活和无保护性生活率。美国儿科学会支持提高紧急避孕实用性，包括紧急避孕药非处方化。

流产

所有怀孕青少年接受治疗时都需要保密。为怀孕青少年提供保密的流产医疗服务可能是目前最具有道德争议的话题。在没有父母知情同意情况下，青少年有权利获得流产医疗服务，除非地方法律规定需要父母知情同意。如果需要父母的介入，那么需要按照法定程序进行。父母参与到影响青少年人生的决策是非常重要和理想的，但如果强行规定必须父母参与，可能会导致怀孕青少年不敢寻求治疗。美国儿科学会建议青少年在做决策时应该有父母或其信任的成年人参与，但必须尊重青少年治疗过程中保密的权利。

药物应用与筛查

如果一个患者出现意识状态改变时，应该接受药物测试。此类患者不可能接受知情同意，如果测试结果表明有明确的应用药物，此类患者急诊治疗可以按照社区标准假定知情同意进行。如果患者需要精神医疗会诊，或需要接受恰当治疗或转接相关医疗机构，也应该接受药物监测。这样的药物测试必须在患者的知情同意下进行，如患者处于无意识状态，则无须知情同意。有些情况下，法律规定必须接受药物测试，医师只有在法律或法庭要求时才参与到犯罪调查中。

父母怀疑自己孩子使用药物时，可能会要求对孩子进行药物检测。此时，孩子的意愿和父母的想法会发生冲突。对于幼儿，只要父母知情同意，即可进行药物检测，但对于青少年，应有其本人的知情同意方可进行。

家庭条件下、运动员或参与学校其他活动的药物筛查也是一个比较普遍的问题，这些检测都可能出现假阳性和假阴性，结合敏感度、特异度和筛查概率，对可能出现误判的检测结果要谨慎解释。另外，处方药、非处方药及食物交叉反应，可能会影响结果的判读。医师参与药物筛查工作可能会面对患者隐私保护、治疗和检测结果强制处理的问题。美国儿科学会反对家长瞒着青少年而单方面要求进行药物筛查。在无法证明安全和有效情况下，美国儿科学会还反对为家庭药物检测或者针对学校的运动等活动药物提供检测服务。

总结

为儿童提供急诊医疗服务是许多医学核心道德的体现，包括为任何需要的人提供医疗服务，尽管医务人员在接诊时会权衡患儿的身份、保险和支持能力。针对儿科急诊特有的伦理问题，急诊科医师和儿科医师仍需要不断解释和讨论。有能力参与医疗决策的儿童和青少年，他们可以像成人一样，做出医疗决策。维持患儿的最大利益，可以帮助医师面对某些复杂病例。

（洪小杨　刘昌峨　译）

第152章 流程达标与模拟教学

（原著 Adam Cheng，Marc Auerbach）

要点

- 模拟可为急诊提供一个安全无风险的试验性学习环境，学员可在不对患者产生不良影响的情况下熟练掌握技能。
- 技能的获得与保持依赖于亲身实践所获得的反馈和评估。然而，由于外在因素的限制，急诊的练习机会少，对医疗差错的容忍度低，而模拟培训不存在上述限制。
- 有效模拟训练干预可根据练习者个人的技能水平设定难度范围。
- 美国、加拿大及英国的医学研究生教学主要为结合严谨评估，着眼达标的教育。研究生教学要求学员不断练习直至达到统一的技能水准。
- 一些儿科急诊医师即使是技能达到专家水准，长时间不用水平也会下降。即时培训课程使所学知识和技能得到及时应用，有效避免长时间不用所致的技能丢失。

流程达标与模拟教学

近年模拟培训快速发展，正广泛应用于儿科急诊医学。有研究表明模拟可为急诊提供一个安全无风险的试验性学习环境，以便学员在不对患者产生潜在不良影响的同时熟练掌握技能。儿急诊出现心搏骤停时通常有不良结局，模拟教学相比传统心肺复苏培训更有利于知识和技能的掌握。本章对模拟教学进行介绍：①与儿科急诊医学相结合；②用于急诊医护人员的危机资源管理培训；③用于儿急诊新课题教学；④作为潜在待开发的急诊医技评估工具；⑤用于加强急诊流程的技能培训。

■ 基于模拟教学的儿科急诊培训

模拟已成为很多儿科急诊住院医师和专科培训的一部分。模拟教学现已有效引入课程中，尤其是在儿科急诊技能达标中的应用，给学员处理常见和罕见医疗事件的练习机会。研究表明在儿科创伤复苏中模拟教学可提高医护水平。研究还发现，在模拟教学作为培训关键部分的儿急诊培训中，只有通过专注及反复努力的教学干预才能显著促进技能提高。Cheng 等从纵向角度报道儿急诊课程中的模拟培训，其中 43 个不同的急诊护理场景培训被整合为 12 个不同的核心和专业模块，分别在 2 年的儿科急诊教学中完成。每个模拟板块均有一段简述，对知识和行为技能进行讨论和回顾。表 152-1 提供了课程概述。参与儿童高级生命支持课程及新生儿复苏课程的学员也将接受模拟培训，因为模拟教学近期作为主要学习模式已被纳入上述两项课程。未来该领域研究会着眼于评估模拟教学对技能、知识及行为保持的长期作用。

表 152-1 儿科急诊医学课程内容概述

第一年	核心课程	临床情况
	呼吸系统危重症	吸入性肺炎、上呼吸道梗阻、急性胸部症候群
	心血管危重症	室上性心动过速、不稳定性室速、室颤、心跳骤停
	休克	感染性休克、低血容量性休克、过敏性休克，心源性休克
	钝性创伤	腹部创伤、头部创伤、骨科创伤、胸部创伤
	环境相关危重症	溺水、电击伤、烟雾吸入性损伤、一氧化碳中毒
	婴儿/新生儿危重症	非意外性伤害、支气管炎、先天性膈疝、先天性心脏病
第二年	子专业课程	临床内容
	中毒急重症	拟交感神经、抗胆碱能、胆碱能和类亚片毒素
	内分泌急重症	糖尿病酮症酸中毒、肾上腺危象、甲状腺危象
	肿瘤急重症	纵隔肿物、白细胞增多卒中、肿瘤溶解综合征
	肾脏急重症	高血压危象，急性肾衰竭/高钾血症，低钠血症
	神经系统急重症	癫痫状态、昏迷/意识丧失、狂躁型脑病
	穿透性创伤	胸部外伤、颈部外伤、脊髓外伤、腹部外伤

（经许可引自 Cheng A，Goldman R，Reproduced with permission from AbuAish M，et al：Integration and Evaluation of a Simulation-Based Acute Care Curriculum into a Pediatric Emergency Medicine Fellowship Training Program，Pediatr Emerg Care. 26：475-480，2010.）

■ 基于模拟教学的危机资源管理培训

危重儿童患者的管理需要不同专业和相同专业团队中独立个体的有效合作来提供及时有效的救治护理。基于模拟的团队合作或危机资源管理培训的教学均注重领导能力、沟通、情境意识感及急诊医护人员的资源分配达标培养。近期，儿童高级生命支持课程强调团队多元性，将此作为新课程至关重要的组成部分。儿童高级生命支持的高效多元团队八要素：①闭环沟通；②信息明确；③角色及责任明确；④清楚自我的局限性；⑤知识分享；⑥建设性干涉；⑦重评估及总结；⑧相互尊重。模拟教学时辅导员可通过改变患者及情境给医疗团队提供按需定制的危机资源管理教学及考试场景。例如，辅导员可能在患者正进行插管时故意安排重症监护会诊电话，以此测试团队领导在压力下的最优决策。长期的模拟培训可提高急诊医护的行为技能，减少失误，改善重症患者结局。

■ 基于模拟的教学—在儿科急诊医学中的其他应用

目前一些儿科急诊医学辅导员着重培养领导者在模拟中的情感参与，如利用模拟教学工具来培训医疗失误告知、坏消息告知（如死亡）及难题讨论（如撤除医疗护理）。在领导者与患者或演员交谈前先行模拟培训，提供临床场景和培养情感参与，使学习体验更真实。不少高校使用模拟教学作为患者安全工具，具体为：①在模拟环境中测试新临床指南和流程；②使用模拟确定医疗错误的根源；③使用模拟测试新临床空间。在上述情况下模拟可直接改变临床护理质量，其应用前景巨大。

■ 模拟作为评估工具

在儿科急诊医学中，模拟不仅可应用于教学，还渐渐被作为评估模块使用。近期已开发或正研发的不少儿科临床工具都基于模拟。这些工具可通过评估时间、序列及急性患者的干预总质量来评估个体或团队的表现。与此类似，模拟环境测评表可作为一个功能单位用于评估团队领导或急诊团队的危机资源管理技能。这些工具的开发不仅可应用于临床或行为表现的客观测试，在构成或总结评估中也有前景。

■ 流程达标

最优医疗护理需要急诊医护人员高效安全地完成各种技能流程。这些流程包括高风险低频（气管内插管）和低风险高频技能（耳镜检查）。掌握这些程序技能需要配合反馈和反复测评的现场练习。掌握这些技能与身体因素（如力量、耐力和协调性）和认知因素（如感官输入、问题的解决及决策）有关。

有效的流程教学干预是根据每位学员个性化制订的具有一定难度范围的技能培训。例如，实习生应该理解面罩操作，专科第一年培训医师应该着重培养插管技术，而有经验的主治医师需要练习有一定难度的气道操作。流程技能不同阶段详见图 152-1。新手通过阅读或见习在脑海中对技能形成印象。新手在操作时属于无意识性不达标，可能犯严重错误。高年级初学者对技能流程熟练，属于有意识性不达标，能按流程步骤实践练习。精熟级别的医师理解整个程序，能解决出现的难题及纠正自己的操作（属于有意识性达标）。专家级别的医师可在无意识或有小部分意识的状态下自如操作。Anders Ericsson 的研究表明不同技能从新手晋升至专家级别所需平均练习时间为 10 000h / 10 年。

以往的儿科急诊技能培训都依赖于真实患者，是“见一个，做一个，教一个”的模式，而模拟教学可增加练习时间。但是目前由于工时有限，对医疗失误的低容忍度，培训医师、专科医师、护士及助理医师不断增多等外因影响，急诊流程练习的机会显著减少（图 152-2）。

有研究表明模拟教学可确保学员有效地掌握不同流程技能，包括气道护理、穿刺活检、胸腔穿刺及血管穿刺。模拟教学给学员提供专家辅导及一个持续的专业练习环境，当不需要练习时可随时结束。模拟教学优先考虑学员的需求，而在临床工作中优先考虑患者的需求。

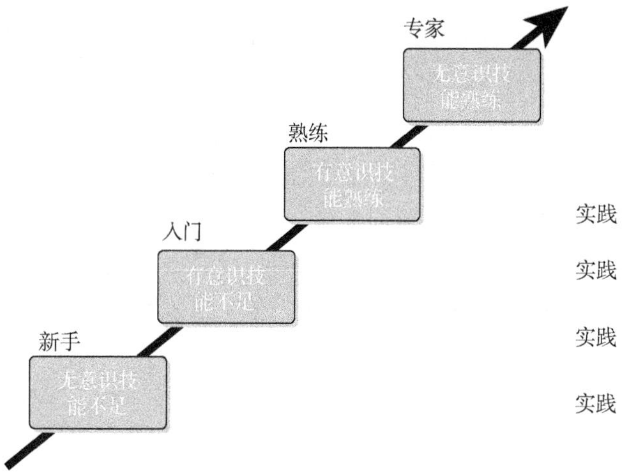

图 152-1　技能获得的不同阶段流程图

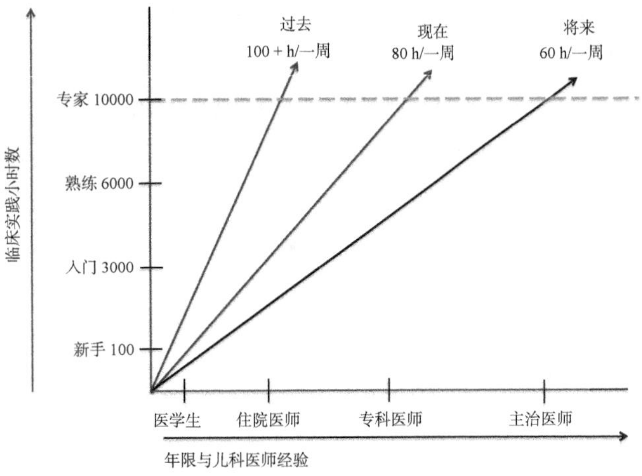

图 152-2 程序技能发展的变化

■ 精熟学习

精熟学习属于一种达标培训，学员需不断学习至技能考核达标。培训初即告知学员精熟学习要求每位学员达到特定测评工具的最低分。按每位学员的情况个性化制订其达到精熟所需的学时及课程。培训初对学员进行基线诊断性测试，明确每位学员的学习目标。所有学员进行一个主观能动的学习过程，在辅导员的培训下反复认真练习，直至达到精熟标准的最低分数线。练习包括周期性考试及评估，准确反映学员的不足，再针对不足不断练习。学员达到精熟标准后完成总结测评，培训结束。

Wayne 等报道了精熟培训模式在中心静脉置管及高级心脏生命支持中的效用。Wayne 发现精熟达标最快和最慢的学员之间的学时差距小于 20%。学员们发挥主观能动性，不断尝试，失败，调整直至模拟练习达到既定目标。学员进行自我评估，而且，经验丰富的辅导员在学习全程给予反馈评价。整个培训过程包括练习、反馈、更正，不断根据学员的需要进行调整。

■ 即时培训

即时培训课程通过即时应用所学知识和技能来避免技能长时间不用而生疏。Niles 定义即时培训为操作（如腰穿）前直接培训或针对将来临床（如急诊）可能用到的技能直接培训，这样保证所掌握技能与未来临床相符。这类短期培训注重技能本身，且与未来工作需要结合。即时培训包括高强度重复技能训练、反复评测及明确的培训目标，即高水平临床应用。即时培训更接近真实场景，因而方便学员更好地掌握技能。

■ 流程技能保持

某些儿科急诊医师即使是技能达到专家水准，长时间不用水平也会下降。培训的强度、次数及类型取决于学员本人、特定专业技能及应用环境。为了保持临床技能，培训应该作为执业医师工作评定的一部分。培训对象为医师及医院，这样患者结局可达到最优化。技能保持最主要取决于“过度学习”的程度。“过度学习”的培训超过既定掌握范畴，增加自主性，减少集中练习时间，从而改善学员的技能和自信，减缓压力，减轻焦虑和减少失误。

■ 认证

虽然儿急诊执业医师可通过专科考试及执照考试进行认证，但目前仍缺乏一致认可的概括性评估流程技能的通用方法。美国、加拿大及英国的医学研究生教育体系都是结合严谨评估，着眼达标的教育。儿急诊达标考试由经过多年培训且获得资格认证的项目主任的评语来考评。英国皇家学院拟定的基于流程的外科技能客观结构性评估，注重结果；以学员为中心，注重能力，不再强调培训时间。为使流程在临床执行中达到最优化，儿科急诊也应该发展类似上述的项目。

■ 展望未来

如今模拟培训已越来越多用于提高医疗质量和技能。原位模拟有助于识别医院复杂儿急诊系统的不足之处。此外，模拟还可用于新机构和器械的检测。模拟衍生干预必须通过精确检测才可引进临床。模拟培训作用显著，未来对该领域的投入也将越来越大。未来，儿急诊医师除了专科考试外可能还需要定期行模拟技能评估，充分发挥医护人员的潜能，有效提高医疗质量和安全性。

（洪小杨 刘昌峨 译）

第153章　电子医疗记录

（原著　Abu N.G.A. Khan）

要点

● 在医疗活动中，电子健康记录已经是一种不可或缺的技术。电子健康记录有利于提高现代医疗的质量和安全性，并能减小成本。

● "应用价值"是由医疗 & 医疗服务中心制定的一套标准，具有资格的供应商和医院必须满足这套标准，才能得到该项目的补贴。

● 临床决策支持是改善医疗服务的一项重要因素，同样是用"应用价值"来衡量。

● 急诊科电子病历（ED EMR）应该与医院电子健康记录紧密结合，作为电子健康记录系统的另一个内容存在。

● 急症科的电子医疗记录必须具有特殊性，能与急诊科工作流量相匹配，如动态数据平台和快速图表分析的能力。

● 利用急诊科电子医疗记录进行医学教学时，必须遵照医疗 & 医疗服务中心的相关规定进行。

● 急诊科都需要每周 7d 每天 24h 不间断提供动态医疗服务。应该建立一预案或程序，以应对医疗记录系统部分或完全瘫痪的情况。

● 就目前情况而言，电子健康信息技术在临床上还没有完全发挥它应有的优势和潜力，建立一套综合的评估标准对将来电子健康信息技术进行评估十分重要。

引言

电子健康技术改革的实施正在美国及全世界进行，该项改革通常与国家经费支持有很大的关系。美国联邦政府在此方面投资了 380 亿美元。英国政府同样为该国卫生服务部门的信息技术项目投资 12.8 亿英镑。

如此大数目的开销能够得到批准，基于相信此项技术能够有助于安全和高效地解决现代医学存在的各种问题，如通过电子健康记录系统、电子成像和通信系统、电子处方系统、CPOE 系统和电脑决策支持系统的使用来实现。然而，现实中电子健康技术仍与理想中的存在很大差距。尽管政策制定者和科技迷对电子健康记录技术推崇不已，但目前没有什么令人信服的研究能够表明该技术属于一项性价比高的技术。为使医务人员最大限度接受电子系统并成功应用，研发过程中应更加注重其在社会与科技方方面面的相互影响。

电子病历（EM）与电子健康记录（EHR）

电子病历是一个应用平台，包括临床数据储存库、临床相关文件、临床决策支持工具、可控的医学词汇表入口、药品系统。该工作平台支持门诊及住院患者的电子病历，由医疗单位的临床医务工作者记录、使用、监控并管理患者医疗卫生。病历的内容是患者在住院期间的病情和治疗情况的合法记录，病历归医疗单位所有。

电子健康记录包含的内容要超过电子病历，前者关注的是患者的整体健康情况，远超过一般临床上收集的数据，应从广度的角度来看待患者的健康。从设计上，电子健康记录的信息量要超过健康机构最初收集到的数据。国家卫生信息技术联盟形容电子健康记录"可以由授权的临床医师或多个健康机构的专家来记录、管理并会诊"。医务人员记录这些信息并和其他医务人员分享，如实验室人员或其他专家，通过这种技术，主管医师可以综合其他专家意见，然后制订最佳治疗方案。

电子健康记录的优点

● 电子健康记录是每个医务人员可以随时获得患者的最新信息，实现以患者为中心的治疗。

● 患者在急诊科就诊时，社区医师收集的资料可以方便急诊科医师了解患者病史，即使患者在无意识状态时，都能准确判断病情并治疗。

● 患者能够登录到自己的电子健康记录中，并查看最近一年的实验室检查结果趋势。这能够保证患者服药自觉性，督促其改变不良生活习惯以改善实验室检查指标。

● 医师在患者住院过程中的附注有助于制订出

院指导和出院后随访治疗方案，使患者从住院治疗到出院治疗的过渡更加平稳顺利。

国家卫生信息技术联盟办公室对电子健康记录（EHR）拥有专利。

急诊科的电子病历（EMR）应该是医院电子健康记录的一部分，如果患者在急诊科就诊后收入院，急诊科的病情记录纳到住院记录中，如果患者出院，急诊科的病情记录就纳入到社区病情记录中。

电子健康记录的应用

电子健康记录系统的应用优势与风险并存，成功使用电子病历系统需要谨慎考虑以下几个因素：

- 选用 EMR/HER 系统是一个重大的决策，需要站在医院全局的角度来考虑。Medscape 网站发表的 2012 年 HER 报告中显示全国不同规模医院使用 EMR 系统的概况。由于急诊科是每周 7d 每天 24h 不间断工作模式，使用 EMR 系统时要考虑到系统故障带来的损失：如系统出现故障的频率、系统维护和更新的周期，如系统不能工作，应有什么预案。
- EMR 系统启动和运行过程中的监管应包括临床医务人员的输入窗口。
- 有两种启动 EMR 系统的方法：一种是突然和节段性启动，另一种是逐渐启动。这两种方法都有其优缺点需要考虑。
- 启用 EMR 系统时，由于医务人员需要一个适应期，可能会造成工作效率暂时性下降，应制订相应措施保证工作顺利过渡。在良好的系统和良好的人员培训的基础上，依据 EMR 系统规模的大小，一般能够 2 ～ 6 周发挥其最大效用。
- 在 EMR 启动过程中，培训非常重要。
- 硬件也是需要考虑的问题，包括搜客户端、个人电脑、笔记本电脑、平板电脑、触屏、屏幕尺寸、打印机、声音识别系统、无效网络和有线网络地址等。
- 信息安全也是需要考虑的问题，包括医疗单位地理位置显示、正式的登录程序、一段时间不使用自动推出、允许同时登录的功能和系统在个人终端显示。

电子健康记录使用的意义

电子健康记录（EHR）系统运用得当的情况下，能为医务人员的工作和患者的治疗带来许多益处。2009 年，美国联邦政府对社区医疗保健系统进行改进。在经济与临床健康信息技术法案（HITECH）授权下，通过国家医疗保险和医疗补助计划对安全使用 EHR 系统以提高医疗服务质量的临床医师个人和医院进行补助。由医疗保险和医疗补助（CMS）激励项目中心规定“有意义使用”EHR 系统的标准，医疗服务提供者和医院必须符合资格条件，这样才能获得该激励补贴。制订“有意义使用”EHR 系统的目的就是推广该系统在美国的使用，促进医疗质量的提高。有意义使用表示 EHR 系统能够开发出更高级的功能。符合资格条件的医疗服务提供者和医院必须采用合格的 EHR 系统，应用该系统的 5 年内（2011 ～ 2016 年）必须达到 3 个特殊的阶段性目标，这样才能被评定为有意义使用并获得激励补贴。有意义使用和激励补贴项目的细节可以在 CMS17 和健康 IT 网站了解到。

电子健康记录和临床决策支持

临床决策支持（CDS）是改善医疗服务非常重要的一环。考虑到各个地方在医疗保健花费上的巨大区别，在治疗上制定标准的医疗指南（CDS），对全国卫生保健进行正规化可能需要很长一段时间。CDS 也是衡量有意义使用 EHR 系统的一个标准，另外将 CDS 整合到 EHR 系统中也是认证要求。CDS 可以是多种形式，最简单的形式就是系统就药物配伍禁忌和过敏，对医师下达的医嘱自动提示。CDS 也可以包含一个对临床质量评估的提示表格。例如，当医师在查看急性呼吸窘迫综合征女性患者时，系统会提示该患者是有糖尿病病史，最近的糖化血红蛋白检测于 10 个月前，数值为 8.3%。该病例中，CDS 能迅速提示给临床医师该患者糖尿病控制并不理想而且随访做得比较差。另外，有效使用 CDS 不单单是表现为 A1C 结果的提示，还可能是提示治疗的目标和标准。

此外，CDS 中的临床医师资源还能提供经验性决策支持，这对于临床治疗非常有价值。

电子健康医疗质量和安全

越来越多的专家认同，广泛采用 EHR 系统对实现美国政府制定的医疗保健目标非常重要，包括提高医疗质量和安全。美国医学研究院卫生保健质量委员会提示，医疗机构应该要预料到任何一项新技术应用带来的新误差，并在工作中可能出现的意外事件保持警惕。正如 King 基金的西里尔钱德勒爵士所说“药物过去是简单、无效和相对安全的，但现在药物复杂、有效的同时，但也存相应副作用”。目前并没关于该技术风险方面的研究，大部分对于电子健康技术的临床判断并非来自于试验性证据。

将来的电子健康技术需要一套综合的措施进行评估，医学研究院（IQM）最近公布的一个报告提到了这个问题。必须建立国家 EHR 相关的患者安全目标并关注安全问题，在启动并运行当前 EHR 系统并出现系统问题时。

急诊科 EMR 系统特殊性

■ 建立病历的能力

首诊率很高是急诊科医疗工作的特殊性，所以就诊患者都希望能够迅速办理手续得到及时治疗。对住院患者和社区就诊患者，许多 EMR 系统的设计是先登记，接着才可以进行医疗记录。在急诊科，EHR 系统应该具有在登记完成之前就可以开始治疗的功能（在急诊量大的医疗单位），"快速登记"功能可以解决这个问题。该功能的操作可以由急诊分流护士或分诊台的登记员完成，只需要录入患者的姓名、年龄和性别，就可以创建一个 ID 号。如果患者就诊过，系统能够直接识别出来，然后直接更新完成登记。对于首诊患者，必须进行登记。登记是一个复杂的过程，必须由专业登记员完成，不能直接指派给护理人员。

从系统中识别出曾经就诊患者并不简单，可能会有重名情况存在。此外，有些患者在系统中可能用别名登记或者有多个登记号。也可能存在出生日期和性别录入错误情况。在登记过程中第三支付方（如医疗保险、工人补偿、车辆保险、交通保险等）的信息录入也增加了财务登记方面的难度。没有父母或独立能力青少年知情同意情况下，由临时监护人带来的患者、父母和青少年的知情同意书等情况，也使登记过程中的知情同意更复杂。但这些都不能够成为耽误急诊分类及治疗的因素。

■ 状态显示板

患者状态显示板应该能够同时显示多个患者信息，而且能够根据临床医师的记录和相关辅助诊断科室的检查结果及时更新患者信息，对急诊科医疗工作的协同和信息沟通，状态显示板扮演着重要角色，能够综合实时监控急诊科患者病情。患者的最新情况（身体及意识状态、住院时间、主诉等）都可以在显示板上看到。状态显示板要方便切换到其他模块，如病历书写、复习和更新医嘱、工作清单、实验室检验及放射结果访问界面等。状态显示板应是登录到急诊科 EHR 系统后的第一个显示界面。制式视图和通信能力有助于使用者管理复杂患者和需要在急诊科留观较长时间的患者。

针对不同层次的医务人员和医务人员的训练，理想的急诊科应用有多重密码保护状态显示板。医师的状态显示板界面显示治疗过程所需的患者病情的数据和信息。主管护士的界面应显示急诊科病床管理状态、患者意识程度和需要执行的医嘱。临床护士的界面可以显示所有需要执行的医嘱、需重新评估的患者和重复剂量药物的提示。这些模块应该完整罗列在护士工作界面的清单中，所以没有必要重复输入数据。重要生命体征状态板能够显示所有患者生命体征数据并实时更新。放射科状态板能够随时提示放射科医师，新的放射检查申请、患者的位置和检查种类等信息。

通过状态板及时监测并提示患者生命体征变化、评估疼痛、管理用药和其他干预措施的功能，急诊科能够进一步提高医疗质量。另外，还具有对需隔离患者进行标记、反馈实验室检查结果，实验室的危机值和等待住院患者的状态等功能。临床研究助理可以通过状态板，识别出适合的患者，纳入到不同的急诊临床研究中。

值得注意的是，急诊科的状态显示板不能混淆于急诊科公告板。急诊科的公告板经常放置于急诊科显目位置，是一块一段距离内就能清晰可见的大显示屏，主要对急诊科的流程进行提示。与状态显示板比较，急诊科公告板显示的信息主要让经过的患者一目了然。因此，公告板的信息一般不能涉及患者的个人隐私。

■ 结构性记录：包含大量信息的单窗口

结构性记录非常重要，医师可以通过该窗口了解到护士、医学生、住院医师和其他人员录入的信息。理想的结构性记录应是由上到下垂直进行排列的。最顶端是分类提示，下面是其他提示。医师通过操作可以滚动记录到下一个记录点，每个记录点就是医师开始查看的入口。如果一名医师再次打开记录也就直接进入了结构性记录，由于系统会垂直安排最后一名医师的记录，所以可以回顾查看。电子病历系统是为住院患者医疗活动而设计的系统，按照病历要求，一般分为重要生命体征、护理记录、医嘱、实验室检验、影响检查、呼吸治疗记录和体格检查记录等。这样的病历结构安排并不利于优化急诊治疗。一个结构性记录应该包括护理分类记录、住院医师 / 医学生 / 执业护士（NP）的记录，重要生命体征、床旁检查结果、疼痛部位、院外服药情况、过敏史、免疫接种情况、医嘱登录、实验室和放射检查结果、报告状态和目前诊断。另外，从该记录中医师应该可以无须关闭当前窗口而直接进入到医嘱窗口并下达医嘱，对患者进行健康教育等。为方便数据录入，该结构性记录窗口应具备通过一个或多个方法进行数据录入的使用灵活性（即多选按钮、具有缩略词扩展的自由文本框、可运行并输入临床数据如既往史的自由文本框、重要生命体征、主诉、健康问题、过敏史和现病史等）。语音提示可以实现快速数据输入，查找既往记录、既往实验室检验结果、会诊记录的功能有助于提高病历书写质量和效率。在 EHR 系统中书写的记录都要用密码保护，防止被其他医务人员登录时不慎修改影响病历真实性。为避免书写病历时张冠李戴，系统要严格限定每次只能进入一个患者的界面。

■ 实验室检验界面

通过单击或打开另一窗口能够在主界面显示实验室结果，让急诊医师可以方便快捷查看到，对急诊的医疗工作非常有帮助。在处理急诊科患者之前，应该查看每一个重要的实验室检验结果。在下达出院或者处置医嘱时，如果有其他危重的实验室或放射检查结果时，系统会自动停止，以保证患者的安全。对于慢性病患者，类似于住院电子病历系统，急诊系统可以流程图形式查看患者的实验室检验结果，了解变化趋势。可能需要多次点击才能查看和回顾慢性病患者的辅助检验检查结果。

■ 住院医师记录表格

带教老师的教学记录表格应该遵守规章制度。虽然临床上带教老师可以简单确定大部分可以由住院医生完成的工作，但有时也会很难确切分清哪些工作可以由住院医师完成，哪些应该由带教老师完成。系统的审核记录能够分辨出带教老师录入的信息，而且 EHR 其他使用者如收银员、编码员和督查小组人员并不能看见这些审核记录。在带教老师的记录中，可以创建一个单独住院医师的记录，住院医师可以在记录里面写现病史（HPI）、体格检查（PE）和诊断思路。然后主治医师可以审阅签名并写上评语和他的治疗计划（图 153-1）。2011 年美国医疗保险和补助服务中心（CMS）的指南指出，带教老师可以在安全或需要密码保护的系统中，使用“宏”来保护个人文件。但在受“宏”保护的文件之外，住院医师和带教老师要保证提供的信息足以支持临床决策。对于特殊预约并需要特殊医疗服务的特殊患者，在 EMR 中应详细描述记录。如果住院医师和带教老师仅仅用一个“宏”，那么文件会被视为不完善。

■ 医学生记录表格

医学生参加收费的诊疗服务项目必须有住院医师或带教老师在场，而且必须达到带教老师的教学要求。CMS 的指南规定，在带教老师指导下医学生可以书写患者评估和管理记录（E/M），这些记录包括系统回顾、既往史、家族史和社会史。医学生书写 E/M 评估管理记录时，带教老师必须对其书写的现病史、体格检查和诊治计划进行修改审订。建议在带教老师的记录中，可以创建一个独立的医学生病历记录，内容包括现病史、体格检查和诊断思路，并设置密码保护，这样医学生不能在主治医师书写的病历中随意改动（图 153-2）。这为医学生提供了一个非常好的病历书写训练，主治医师也能够利用医学生书写的系统回顾（ROS）和既往、家属、社会史（PFSH）来创建自己的病历记录。

■ 医嘱的计算机录入和整理

EHR 系统很好地应用于临床，并达到“有意义使用”的最重要因素是医嘱录入（CPOE）系统。CPOE 系统正常工作依靠医嘱套餐，这些指令需要不断完善，保持与新药物开发和各医学专业的发展水平一致。针对常见的急诊科疾病，创建基于循证医学的医嘱套餐，不但能够显著提高急诊科的工作效率，还能促进循证医学实践。对于儿科患者，医嘱录入系统中的儿科药物剂量表（PTD）对医疗安全扮演着重要角色，能够减少儿科医疗中的剂量错误问题。PDT 系统能减少急诊科医师在紧张高压下工作中的负担。医师在给儿科患者看病过程中，无须再去人工计算药物剂量。在急诊科有些药物的剂量与住院和门诊完全不同，在医院的 EHR 系统，非常有必要制订一个仅供急诊科使用的 PDT。

■ 出院记录

在 EMR 系统中可以创建出院记录，出院记录中应该写上出院医嘱并打印出来交给出院患者。通过出院记录指导患者出院后的治疗非常重要，可以减少医疗纠纷。完善的出院记录应该包括出院医嘱、实验室和影像学检查结果、社区的医疗随访建议，这些可以提高患者对治疗的依从性。另外，如果患儿或者其父母未能够按照医师的建议进行出院后随访治疗，完善的出院记录也可以规避医疗纠纷风险。比较理想的情况是，出院记录在随访时应该交给社区医师，使其了解患者在急诊科的医疗详细过程。虽然在整个 EHR 系统中，急诊科的医疗过程一般以单页摘要回顾形式提供给社区医师，便于其阅读理解。有时会以文件的形式对病情介绍更加详细。

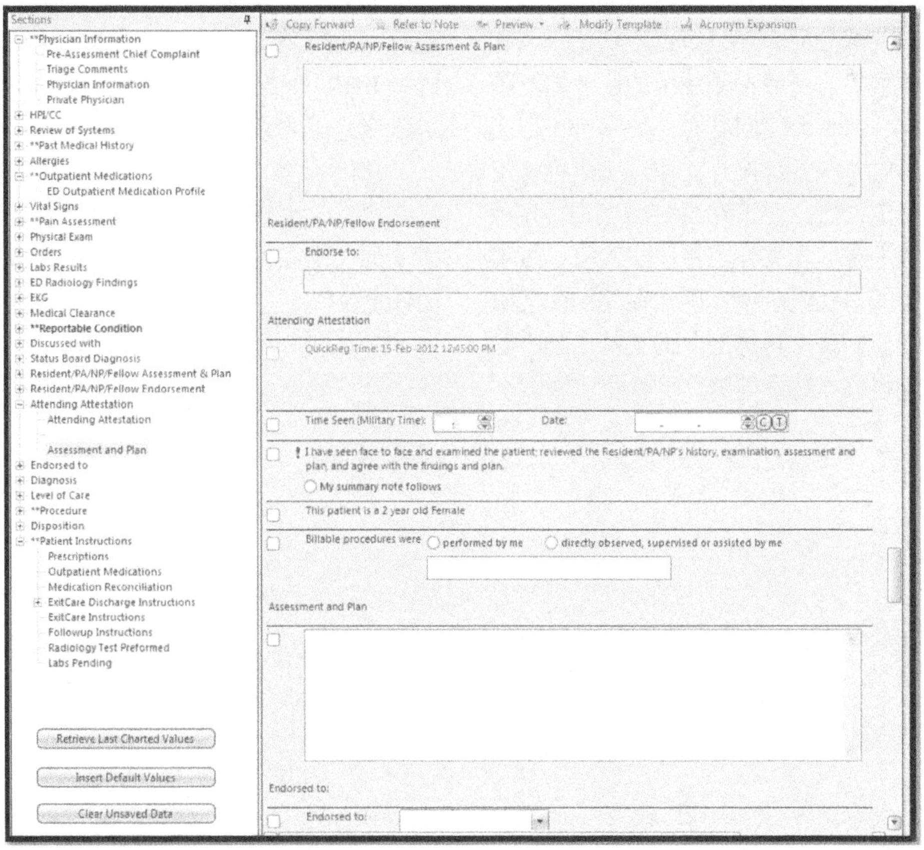

图 153-1　住院医师 / 主治医师的病例结构：主治医师的病例文书是在住院医师的医疗文书之后出现的，并且由系统保护，防止住院医师进行更改。主治医师可以阅读住院医师的医疗文书，可以同意其书写方案，或书写自己的另外一份方案，或二者均进行

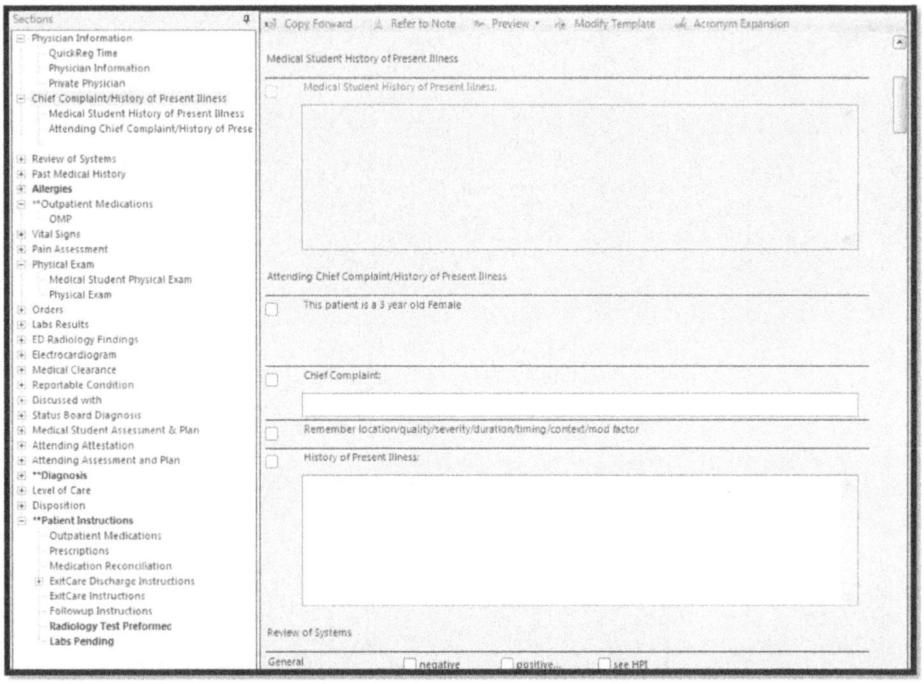

图 153-2　主治医师及医学生的病例结构

注意：医学生和主治医师的现病史、体格检查、已经医疗决策（评价和治疗）部分均有双份记录，这些内容由系统权限进行限制，来保护并防止实习医师改动主治医师的医疗文案

■ 系统暂停预案

急诊科提供的是每周 7d 每天 24h 不间断服务，在电子病历系统出现部分或全部故障，不能正常工作时，制订预案非常重要。一般希望系统的服务器配备要超过一台，这样，在一台出问题时，另一台可以工作，不至于急诊科的整个系统停止工作。可以把所有的文件存在一个固定位置，便于在系统停止工作期间维持医疗工作正常进行，如文件表格、实验室、放射申请单、事先打印的出院记录单。确保在此期间能够维持患者的治疗和获得医疗其他部分的支持（如办理住院、实验室、放射科、药房等）。

有些 EMR/EHR 系统需要周期性维修更新，此时会有另外一个系统继续工作，保证医疗工作不中断。此时也会对急诊科的运行造成一定影响。医疗单位在选择 EHR 系统时，应考虑系统暂停工作的频率及其对医疗造成的影响。

总而言之，急诊科的 EMR 系统应考虑到科室的特殊要求，理想的急诊科 EMR 系统应该是医院 EHR 系统的一个相对独立模块。急诊科 EMR 系统在功能设计上要满足急诊科工作特点的特殊要求。

（赵 喆 译）

第 154 章 患者安全

（原著 Karen Frush）

要点

● 在过去 10 年里，保证患者安全的学科一直被关注。目前对将患者安全理解为这样一门规章制度，这套系统的规章制度的应用，能够提高医疗水平和患者预后。

● 医疗过程中的错误和不良事件，往往是整个系统运行出现差错的结果，而不是某个人出现的错误。正如 James Reasons 提出的“瑞士奶酪”模型中组织错误一样。

● 安全文化的特点并不是“免责”，而是一种“负责任文化”，在这种文化中，领导者支持并鼓励医生做出安全的决定，以减少对小儿科患者的伤害风险。

● 由于儿科急诊室繁忙的工作环境，对儿科急诊患者，药物安全是尤其需要关注的问题，因为临床上缺乏儿童用药剂量标准和剂型。另外，医院的 IT 系统，也经常会考虑不到儿童患者安全需求。

● 保证患者的安全，需要医院决策者的积极参与，应该将病患安全放在首位，创造一种追求进步的组织策略，营造一种团队合作和共同尊重的氛围。

● 在急诊室，多学科、高水平的团队对儿童患者的医疗安全很重要。

● 越来越多的证据表明在医护工作者中，有效的团队合作和沟通和更好的预后密切相关。

引言

许多患者和医务工作者想当然地认为“患者安全”是理所应当的。毕竟，现实中，没有任何一个正常的医师会想去伤害任何人，患者相信将自己健康交给受过专业训练且尽职尽责的医护工作者，一定能得到最好的治疗，并且一定能保证他们的安全。然而，在过去的 10 年里，我们已经对“医护安全”有了一种全新的认识。在 1999 年 11 月，我们在医学研究所的报告上看到，“是人都会犯错”，在美国。每年有 44 000 ～ 98 000 人死于医疗事故。接下来几年，人们发现这种医疗差错导致伤害越来越严重，患者安全的定义也从“防止无意伤害”，逐渐演变为一套能够提高医疗水平和改善患者预后的系统的规章制度。现代医疗的复杂性已经超过了任何单一医护人员的能力，因此需要从原来只专注个人能力转变到应用系统思考、安全科学及团队合作中。在这一章，我们将描述如何在急诊科为儿童提供安全的、值得信赖的医疗服务（图 154-1）。

1. 在急诊科建立具有优先级别的安全权力，设立有意义的目标，鼓励为实现目标而努力
2. 定义并界定伤害，设计并实施策略以预防减少伤害的风险，逐步改进。根据反馈数据做出回应并分享结果
3. 评估安全文化，减少隔阂。培育沟通精神和团队协作，提供一种公平和负责任的工作模式，营造一种相互尊重的氛围
4. 科学地理解改善和可靠——努力建设一个值得高度信赖的科室。保证医护团队中的每个人技术和知识的竞争力，提供能够促进其进步的培训和工具
5. 保证医疗过程的透明性。努力与陪护者、患者及患者家属公开分享数据。即使出现不良事件或未预料的临床结果，也要保证医疗过程的透明
6. 使医务人员积极参与到提高病患安全努力中。尤其是那些担任正式和非正式领导角色的医务人员

领导力
——单位董事会的领导者
安全系统
——发现并弥补缺陷
——可靠的医疗程序
安全文化
——团队和沟通
——责任制
——以患者为中心
学习型组织
——评估
——数据驱动进步
——持续的学习能力

图 154-1 安全可靠医疗的框架

当前现状

尽管急诊科的工作人员及急诊科医务人员在工作上都很努力认真，替患者着想，但是有时在面对急诊就诊的儿童，她们可能会缺乏应有的训练、工具及资源，不能为患儿提供安全的、高质量的医疗服务。在 20 多年前，1993 年美国医学研究所题为“儿童的紧

急医护服务”的报告中就提出了这一问题。这份报告中提到了许多美国医疗单位的急诊服务系统及医院急诊科，无法为儿童提供像成年人同等级别的医疗服务。许多研究表明，在急诊科就诊的危及生命的重症患者中，与成人相比较，儿科患者人群的后遗症发生率和死亡率更高。

第一个报告的13年后，美国医学研究所出版了第二个关于美国急诊医疗系统的报告，该报告共有三部分，其中一个部分专门阐述了儿童急诊医疗服务。这份题为“儿童急诊医疗：越来越痛”的报告，指出了急诊系统中持续存在的缺陷，包括缺乏对急诊工作人员进行足够的儿科急诊医学训练和继续教育，普遍的儿科急诊处理差异很大，包括镇静、镇痛的策略及儿童虐待事件的处理。这份报告显示仅有6%的急诊科能提供所有在处理儿科急诊时可能需要的医学设备，另外，许多急诊科缺乏儿童的用药剂量策略和指南。

用药安全仍然是目前儿童急诊首要关注的问题，许多因素对此存在影响，包括缺乏标准的儿童药剂和剂型，急诊医护人员工作中容易被频繁干扰，急诊医疗团队中缺乏药物安全专家（如药剂师）及急诊电子病历系统在设计上可能未考虑到儿科患者的特点。另外，急诊的工作特点是经常需要交接班，患者也经常会从一名医护人员交班到另一名个医护人员手中，这样会导致交流阻碍和不良事件发生。虽然急诊科中的儿童伤害风险逐渐被大众所意识到，但并没有简单的解决办法来保障急诊中儿科患者的安全。提高病患安全需要医疗单位强有力的领导和角色模拟、周密的患者安全意识和认识及提高科学的完善的安全文化，并注重数据反馈分析进一步推动安全工作。

领导力

领导者意识并参与患者安全管理，认识到安全是一个长期的坚持过程，而不是靠一时的努力，这是急诊科提高患者安全的关键因素。保障患者安全、减少伤害需要多方面努力，如领导者要明确什么患者需要优先处理，创造一种提高安全的策略和框架，形成一种能鼓励并支持安全和可靠医疗的环境。只有各部门医务人员的共同合作，如急诊科医师、护士能够以身作则地做好本职工作，才能保证这种良好医疗环境的存在。

卫生保健发展研究描述了几种特定的步骤，可以遵循这几个步骤来保障病患安全。对于急诊科，有下列几个步骤。

安全程序和系统：发现并弥补缺陷

安全、可靠的医疗不是偶然的，而是通过一种基于人的因素和可靠性学科的方法，医院及急诊科的领导可以将安全考虑设计到管理系统中，这样能够提高风险识别能力和降低风险，最终达到防止伤害的目的。不良事件的发生往往都是因为人的因素，发生不良事件的医务人员也由于未能达到所期待的完美表现而被训斥和惩罚。一个众所周知的例子就是，医师当为儿童开处方时，进行数学运算出现错误，尤其是在急诊，压力很大、分心的事很多，更容易出现差错。关于医务人员犯数学错误的例子有很多，包括小数点错误，这可能对婴儿和儿童是致命的。更不幸的是，行政领导对此类事件的处理通常是开除犯错的人，而不是建立一个系统，预防此类事件的再次发生。

James Reason 提出的“医院意外事件的瑞士奶酪模型”证明了无意的或未意料到的患者不良预后经常提示医院系统者医疗过程的缺陷或团队沟通障碍，而不是个人的过错。当这些系统缺陷排列起来时，就好像是一块瑞士奶酪上的小洞，这些缺陷能够从各个方面影响患者，并对其健康带来伤害。对系统或程序进行改进可以增加系统对风险的预防能力，如同填补瑞士奶酪上的小洞，可以阻止不良事件的发生。只有医院的领导者理解安全的核心概念，出现不良事件时，才能够从惩罚性管理转变到对系统可靠性的关注上来。对系统本身的关注，而不是对个人的错误进行惩罚，这种方式不能等同于“免责文化”。正如 David Marx 所说，这种管理的转变应该理解为一种正确文化或是一种责任文化。医务人员在工作中，每天都需要做出决策，如在检查患者前后需要洗手。正确文化模式提供了一个做“安全决策”的框架，能够减少对患者健康产生危害的风险。

应用系统方法来保证患者医疗安全的策略，需要医院管理者主导实施，尤其在伤病儿童门诊量较少的单位。评估设备和药品需求，考核医务人员的知识和技能素质，回顾学习安全事件并从中得到提高，最终提高急诊儿科患者的医疗安全。识别并定位系统和程序缺陷，是综合有效的患者安全项目的关键组成部分。应用严格标准评估事件是属于“近似差错”还是“侥幸事件”同等重要，如此才能加强患者安全保障，避免医疗安全风险。

一个成功的患者安全项目需要睿智的高层管理者和中层管理人员，能为一线工作人员提供必需的培训和支持。急诊科多学科的医疗团队需要学习并掌握如何减少医疗风险的知识。Pronovost 等阐述过医疗单位综合安全项目的概念，具体内容在每个医院可能有所不同。如 Shaw 等所介绍，急诊科主任可以在科室实施患者安全圈活动，每个月召开例会对收集到的安全相关数据进行回顾，对患者安全问题进行讨论。需要优先解决的问题及时制订针对性计划并执行。通过科室的基础设施改善情况来评估安全团队的工作并逐级报告，根据报告高级管理者或医院管理机构可进行相应调整。无论患者安全项目如何不同，首要的目的都是通过系统来降低对患者在医疗过程中的风险，发展并实施风险降低策略，在急诊科创建和培育一个安全的医疗环境。

安全文化的重要性

2007 年，美国医学院协会会长 Darryl Kirch 做了一个个题为“文化与改变的勇气”的会长致辞。Kirch 医师在致辞中提到，“传统的医疗文化”特点是等级森严、医师高度自主、强调个人经验和责任的。接着他对现代的医疗系统及其复杂性进行阐述，现代医疗系统应该建立在医学专家个人的能力上，但又远远超出个人范畴。多学科专家团队对保障患者医疗安全很重要，这点已被近年来的几个突破性的安全研究证实。例如，密歇根州的医院减少甚至消除重症监护室的中心静脉导管相关性血流感染，通过相关简表检查大大减少外科手术并发症，医师、护士、技术人员和其他相关人员只有在工作中充分沟通并通力协作方能成为优秀医疗团队。但是，大部分医务人员并没有系统性地接受如何在工作中与人沟通的培训。医学、护理、药剂和其他医疗相关院校的教育主要关注科学和临床知识，并不关注培养学生沟通能力、协作能力和在工作中如何与同事、患者及其他医务人员互动。如此一来，会造成沟通协作能力不同毕业生在同一个医疗环境中工作的情况出现，学生对清晰的有效的沟通重要性认识极度匮乏。

笔者的个人经验证明了这点，在护理学院学习时，本人与同学被教导要“从整体上去认识一个人并简述一个故事”来进行同学之间的沟通。传统的护理学观点也再次强调了这一点，“护理不等同于诊断”。而在医学院，本人与其他同学被教导要“抓住重点”或“10s 内了解概况”。无法判断哪种沟通方式是对或错，但两者截然不同。在临床上建立一个共同的可预测沟通模式，对消弭这些差异非常重要。

团队协作培训项目课程的目的在于提高医务人员之间的团队协作能力和沟通技巧。患者安全团队策略（STEPPS）是一项团队训练模式，经常用于在国内培训处于发展中的医疗机构。患者安全团队策略是由医疗研究和质量机构部门（AHRQ）和国防部门共同开发的一项可实现的，基于循证医学的团队培训课程。该课程有五个基本原则，团队制定了培训内容框架并包含四个重要技能：领导力、对形势监控、互相支持和沟通能力。

通过设计培训要求、行为方法、人为因素和文化理念达到实施患者团队安全策略目的，就是从管理系统上做出改变，增加团队工作的绩效。

无论采用什么方法加强急诊科的团队工作，出现临床不良事件最常见原因是日常工作中的沟通障碍。这些沟通障碍包括因临床资料不完善导致治疗不恰当；交接班时病情交代不清；未及时查看回报临床信息；未和其他人员通报临床危机值。急诊科管理者能够通过鼓励医务人员的团队协作精神或为其提供有效的沟通工具，避免这类不良事件发生。

团队领导者经常会鼓励团队人员要积极交流，优秀的领导者应该明白一个优秀的团队需要一个互相尊重的气氛。只有互相尊重的团队成员才能有心理安全感，每个成员及其所发表意见能够得到团队尊重，这样工作中才能无所顾忌地交流沟通。团队成员心理安全感对保证工作效率非常重要，如果缺乏安全感，很多临床医师在工作中会出现犹豫和保守倾向，而且会缺乏参与团队活动和为团队做贡献的意愿。如果团队成员觉得他们可能会因为他们建议而被批评时，会不愿意沟通，这样可能会使团队错过患者治疗需要的信息而给造成患者利益受损。

在急诊科繁忙的工作环境中，医务人员可能会在繁忙纷乱的场合进行沟通。特殊的复杂的信息必须及时沟通并处理，如果忽略临床上危急信息，可能会造成严重后果，如忽略病情变化未及时心肺复苏，所以建立一套能够避免此类情况发生的组织结构非常重要。这套组织结构能保证临床上工作人员及时获得相应的信息。组织结构不但要便于急诊科团队成员沟通，更要鼓励成员间愿意积极沟通。

每日简报：是优秀团队的一个重要工具，能够体现该团队的临床医师是作为一个紧密结合团队进行工作还是各自为战。简报能够为团队迅速定下协作的基调，保证团队成员能够共同面对工作过程中可能出现的状况，识别每一个风险控制点，制订突发事件预案和避免意外。有效的每日简报能够有一定预见性、减少工作中断、防止拖延和为团队创造一种协作的人际关系。

情况汇报：简报一般在一项临床工作之前，情况汇报是一个简洁的信息交流，一般在工作完成后，对哪方面完成较好，哪方面仍有缺陷做一个总结，下次可以借鉴。这是一个有价值的形式，有助于团队成员学习提高，但由于急诊科的工作性质，很难经常举行。汇报经常是解决问题的有效形式，能够在团队范围内集思广益，并可产生新的解决问题的方法。

SBAR：是形势、背景、评估和建议 4 个单词的首字母缩写。该结构式的沟通技巧通常是两个或以上成员团队之间的标准沟通模式，可以让信息接受者和传送者都能熟悉沟通的流程（图 154-2）。采用 SBAR 时，请求帮助者根据以下 4 个方面组织语言，形势（20 ～ 30s 时间组织语言，引起被求助者注意）；背景（提供简洁的相关信息）；评估（要求求助者明确问题所在并进行判断）；建议（要求求助者建议一个解决问题方法，无论被求助者是什么级别）。被求助者一定要用尊重的语气回应求助者，即使后者的判断完全错误，也要保护求助者的心理安全感。SBAR 的方式是假设每次沟通都是针对对患者特殊、重要的信息，并对患者的治疗进行讨论。另外，SBAR 也假设对明确判断的患者问题，在与被求助者接触之前提出一个解决方法。因此，沟通的双方在思维上能够接受相同的对话流程。

S（形势）：Frush 医师，我是呼吸治疗师 Rob，病房的 Johnny Jones 病情出现变化，需要你的支援
B（背景）：Johnny Jones 是一名囊性纤维化患者，本次因为呼吸衰竭入院，呼吸急促加重，氧饱和度开始下降，肺部听诊发现右侧呼吸音消失
A（评估）：考虑他出现气胸
R（建议）：需要你到病房支援

图 154-2 SBAR

封闭式通讯回路：可以通过复述求助者发出的信息，提高沟通过程中的可靠性。特殊的封闭通讯回路的特点是“复述”，包括以下四个特点。

1. 求助者简洁地将信息传送给被求助者。
2. 被求助者收到信息后复述一遍。
3. 求助者可以根据复述内容进行更正。
4. 沟通会持续一直到双方患者情况达成共识。

采用封闭式通讯回路，回应“好的”或者点头是远远不够的，需要把收到的信息重复给对方，类似于护士在执行口头医嘱时需要重复一遍给医师，明确医嘱无误。

优秀的团队注重成员间沟通，互相尊重，分享想法和解决问题，这些对医疗安全和可靠非常重要。不单单医疗团队会缺乏这种协作精神，很多临床医师认识不到他们在沟通和团队协作上的不足。虽然沟通和团队协作技巧的培训是一项很普通的工作，但对保障急诊患儿的医疗安全和得到可靠的治疗非常重要。

提高的手段和基于数据的提高

医疗单位的管理者设定患者安全管理目标帮助团队提高安全意识，最后真正地落实在科室医疗水平和临床预后。因此，急诊科医师、护士和其他人员掌握关于患者安全的科学知识非常重要的。工作质量是衡量的标准，所以应该追踪监测团队成员的工作表现，可以通过医院质量控制部门提供的数据来评估，或者直接由急诊科成员直接收集并分析数据。针对安全和质量管理，应该建立一个计分卡或记录版，标出每年的标准和希望达到的目标，然后争取达标。安全和质量管理隔一段时间内就需要汇总，通常是每月或每季度进行一次。比较团队内部成员的表现，鼓励向表现最好的看齐。

总结

为患儿提供安全医疗服务是急诊科所有医务工作者的义务。由于急诊科高风险、复杂的工作环境，急诊科管理者和医生需要一套充分考虑安全因素的工作系统，降低医疗工作的安全风险，最终减轻因此而给患者带来的损害。保障患者安全需要医院团队每个人的努力，包括医院的管理者、医院董事会，他们应了解患者安全问题在医疗工作中具有优先级别，高级管理者和中层管理人员要为一线临床工作者提供安全相关的培训和支持，参与急诊科工作的多学科团队成员，应该能够有途径获得降低医疗安全风险的知识和工具。急诊科医师经常是医疗团队的领导者，需要鼓励成员互相尊重，使他们融入团队，从而创造安全的气氛。患者医疗安全的改善需要定期评估，便于追踪和监测团队的进步。通过以上的努力，急诊科医务人员能够保障就诊患儿的医疗安全，以减少其在医疗过程中的伤害。

（赵　喆　译）

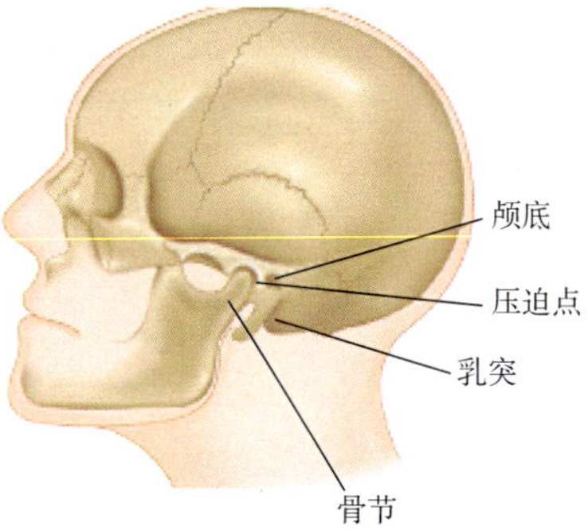

彩图 8　喉痉挛切迹。“压力数值在头两侧切迹顶端的内部和前方测量”（见压力点线）

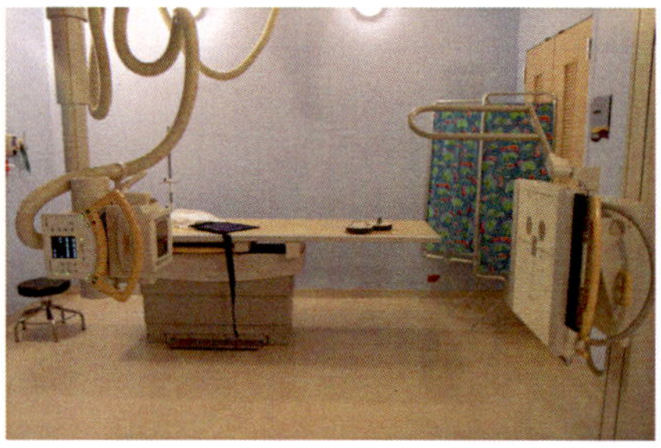

彩图 9　平片 X 线机：X 线源位于左侧，胶片位于右侧

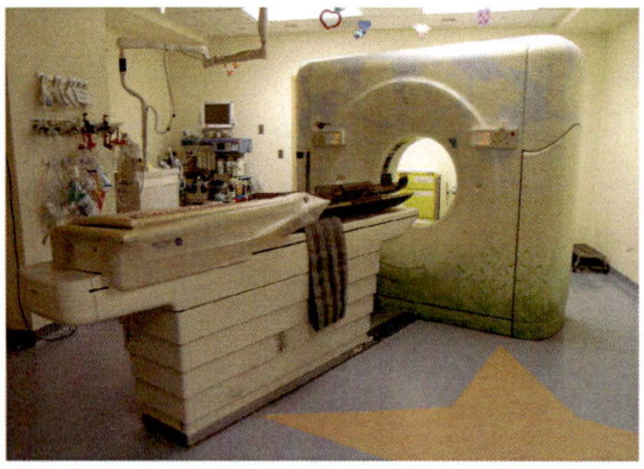

彩图 10　典型的 CT 扫描仪

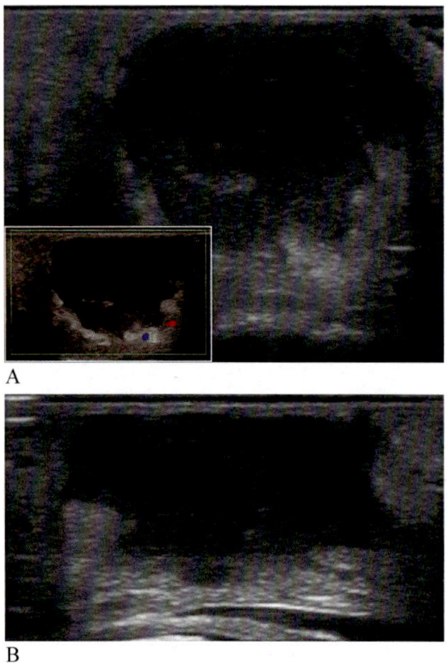

彩图 11　脓肿。一机化的无回声脓肿影像。通过垂直平面（如纵向 A 和横向 B）扫描得到的三维结构。插图显示脓肿内无液体流动证实为非血管结构

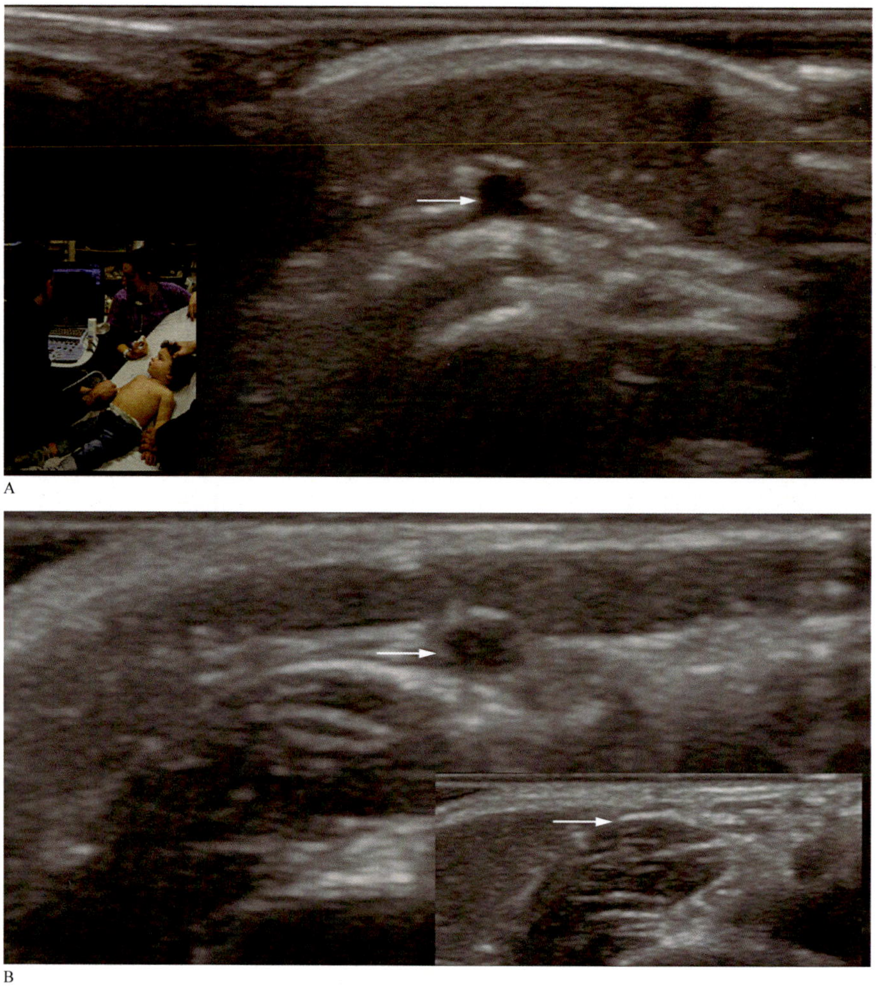

彩图 12　A.18 个月幼儿外周静脉，箭头所示为贵要静脉；B. 同一幼儿，前臂静脉（箭头所示）。插图显示静脉的可压缩性

彩图 13　与大的气道相比，相同的气道壁水肿导致较小气道明显狭窄

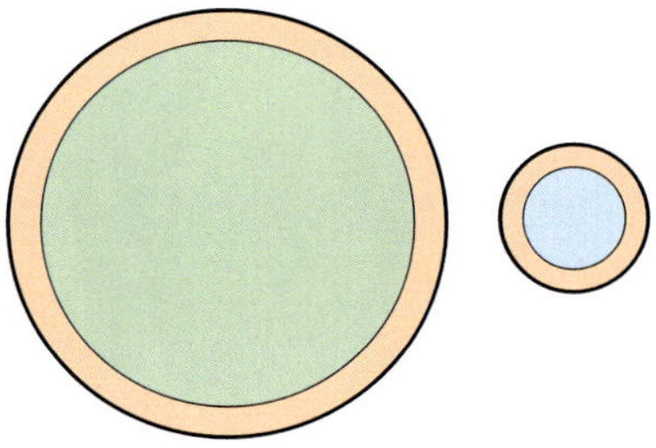

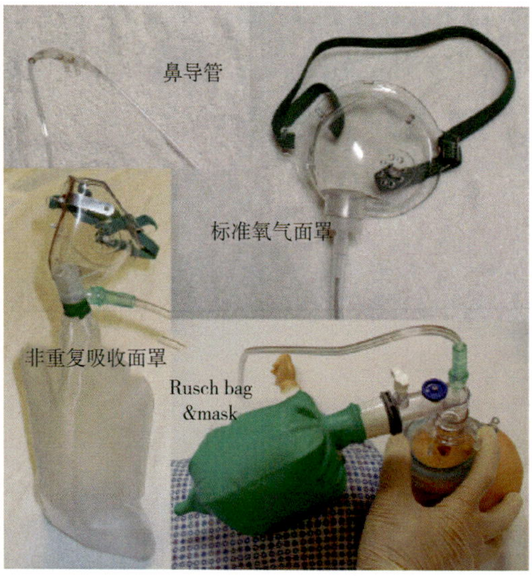

彩图 14　不同类型的给氧设备：鼻导管、标准氧气面罩、非重复吸收面罩、Rusch 袋和面罩

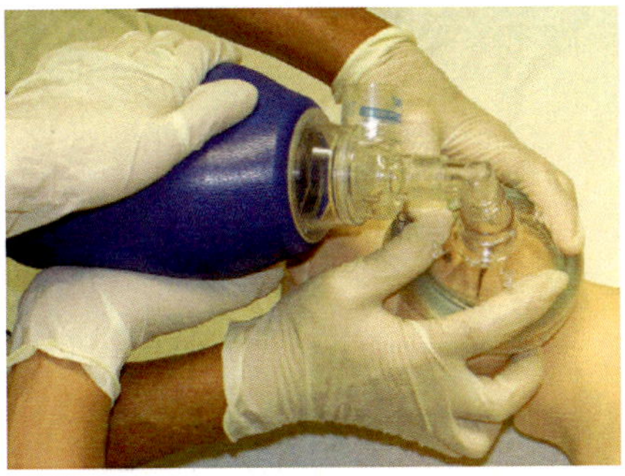

彩图 15　复苏囊面罩通气（BMV）的双人操作：一个施救者使用双手来固定面罩，而另一个施救者挤压气囊

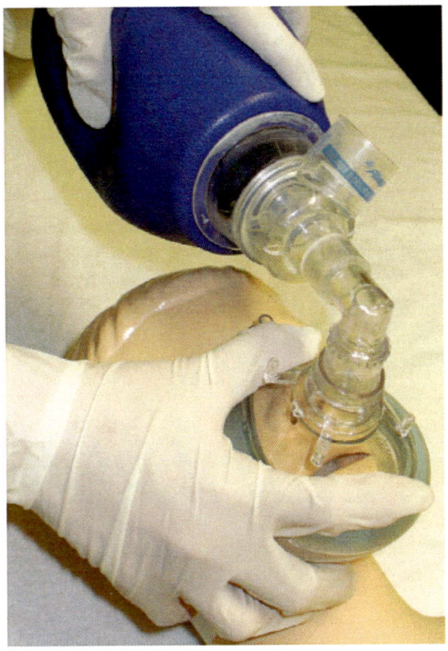

彩图 16　MBV 的单人操作：采用 E-C 手法，用拇指和示指固定面罩，另外三个手指向上提下颌角。另一只手挤压气囊，也可以如图所示放在施救者的大腿挤压

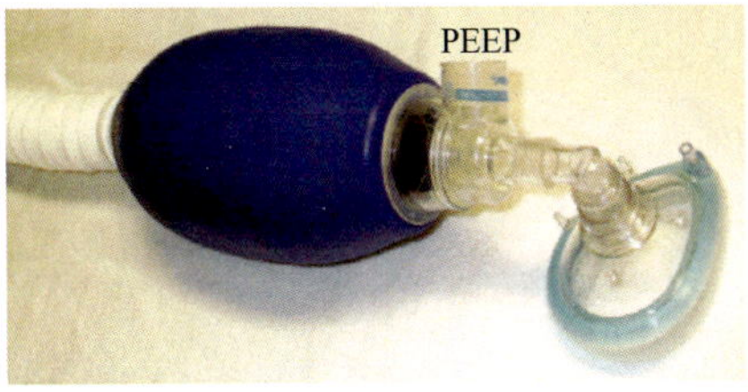

彩图 17　自动膨胀的气囊。尾端在左边。高流速氧气进入尾端增加气囊的氧浓度。这个特殊的模型有一个可以随意调控的 PEEP 阀门

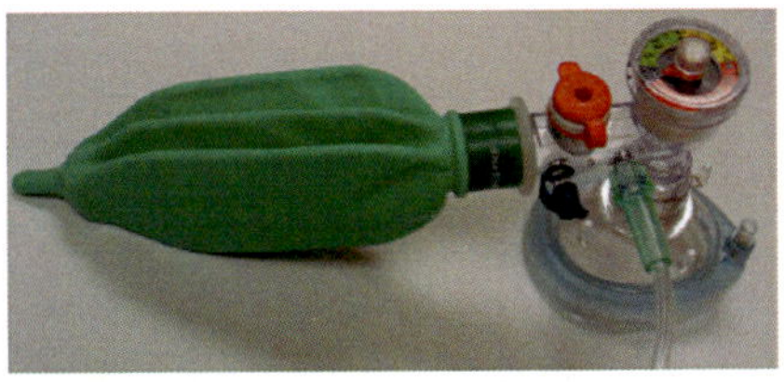

彩图 18　Rusch 气囊和面罩，注意内置压力计

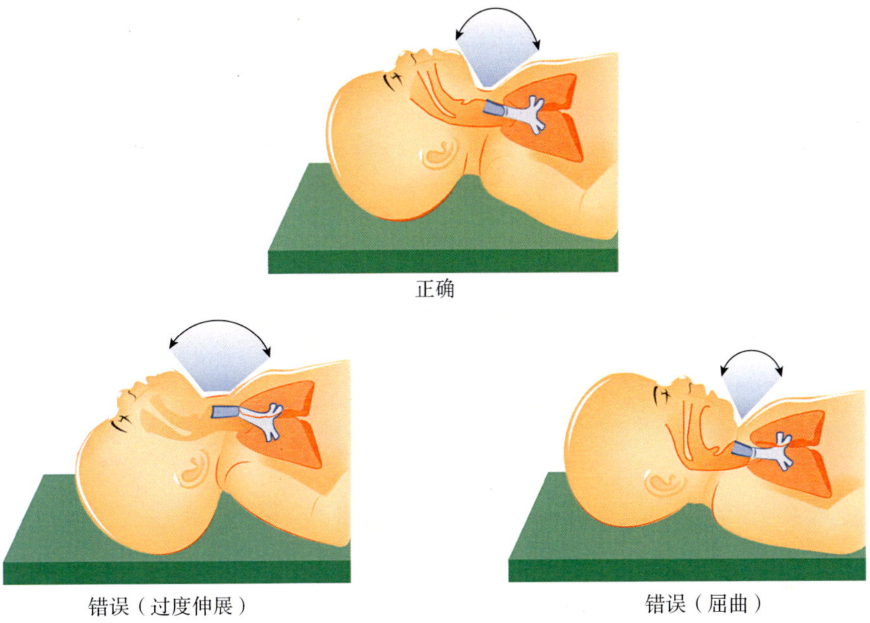

彩图 19　嗅闻的体位

（彩图 19～彩图 25 经许可引自 Textbook of Neonatal Resuscitation. American Heart Association and American Academy of Pediatrics. 6th ed. 2011.）

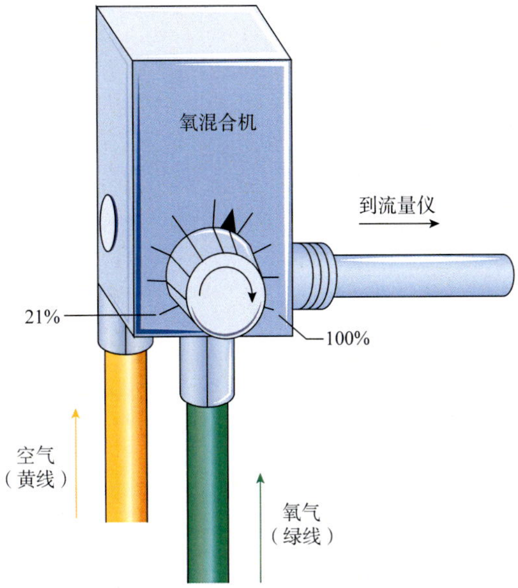

彩图 20　氧气和空气的混合器

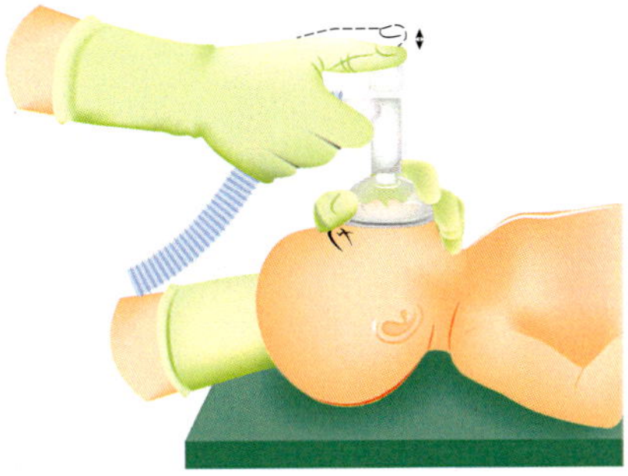

彩图 21　T 形人工呼吸器

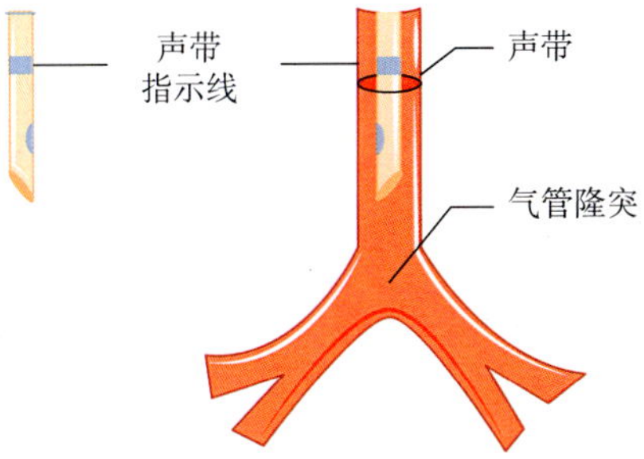

彩图 22　气管导管（ET）声带指示线

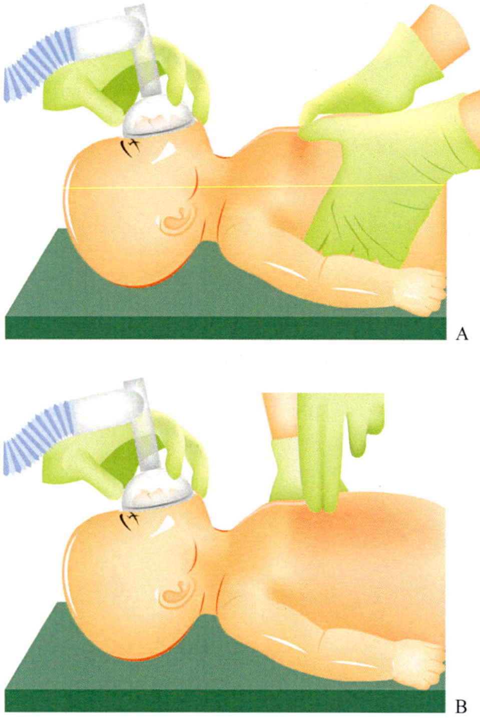

彩图 **23**　两种胸外按压方法

A. 两个拇指按压；B. 两指按压

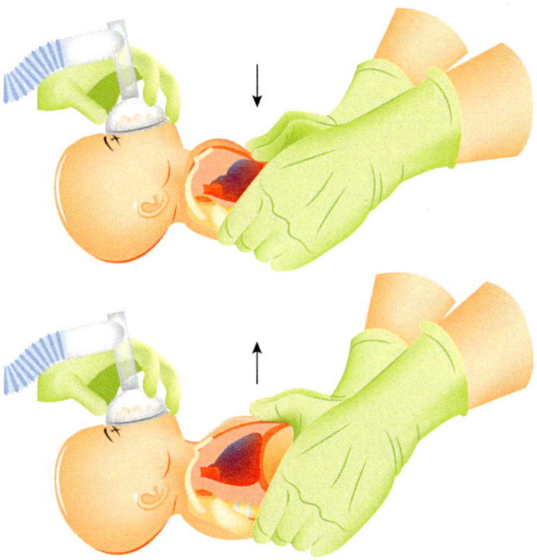

彩图 **24**　正确的胸外按压深度

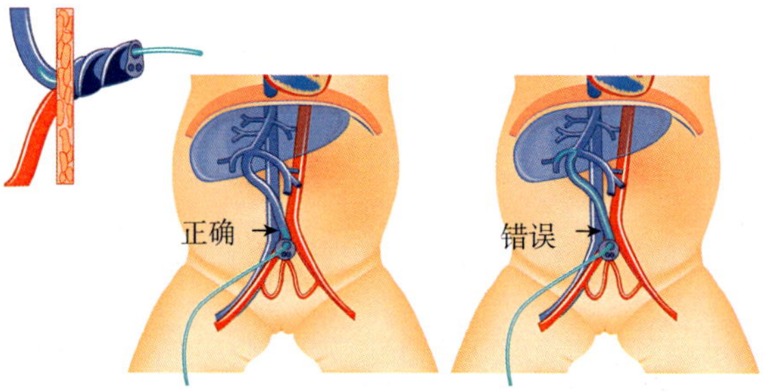

彩图 **25**　脐带导管的正确位置

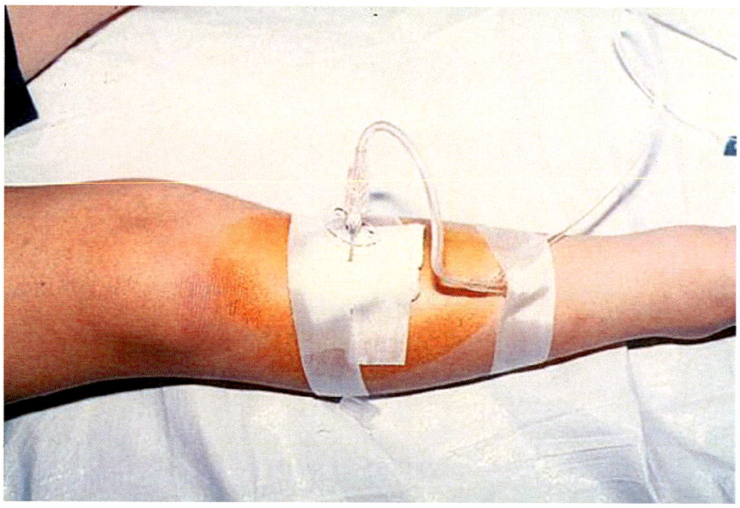

彩图 **26**　**IO** 线可以提供足够的静脉接入

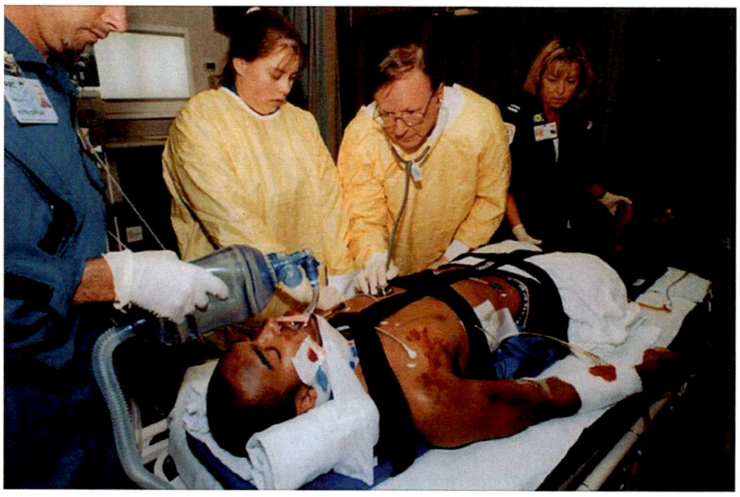

彩图 **27**　多系统创伤的管理需要一个团队

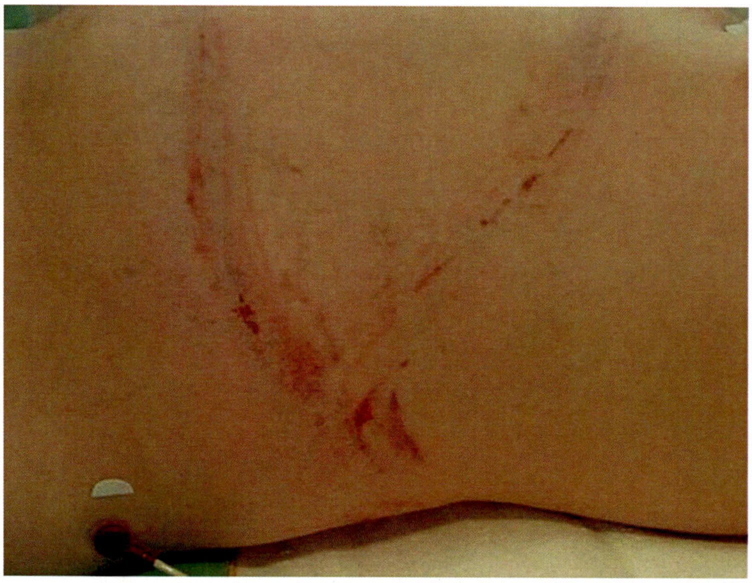

彩图 **28**　儿童身上有安全带所致淤青时应该确定有无减速伤

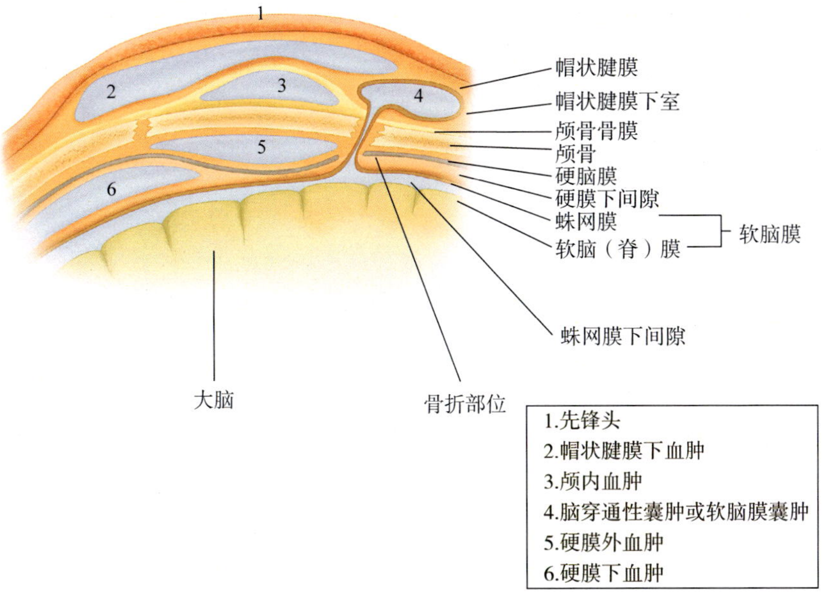

彩图 29　创伤性头部损害

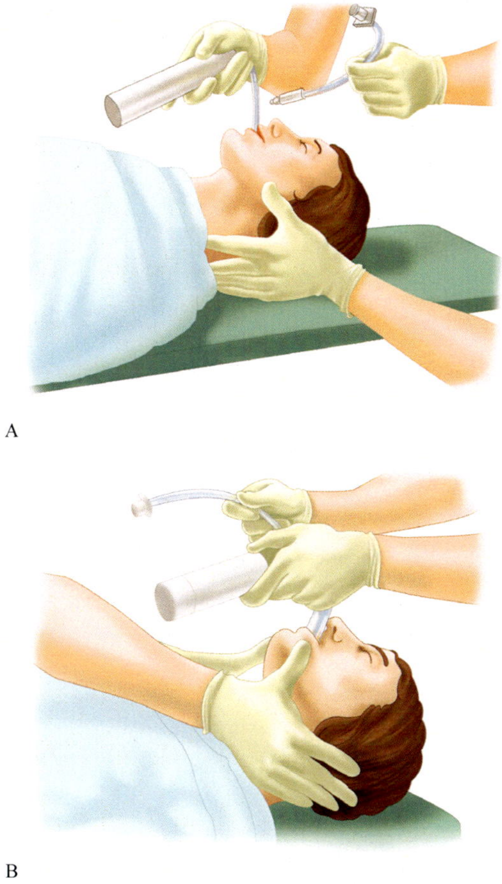

彩图 31　稳定成直线的气道内插管方法

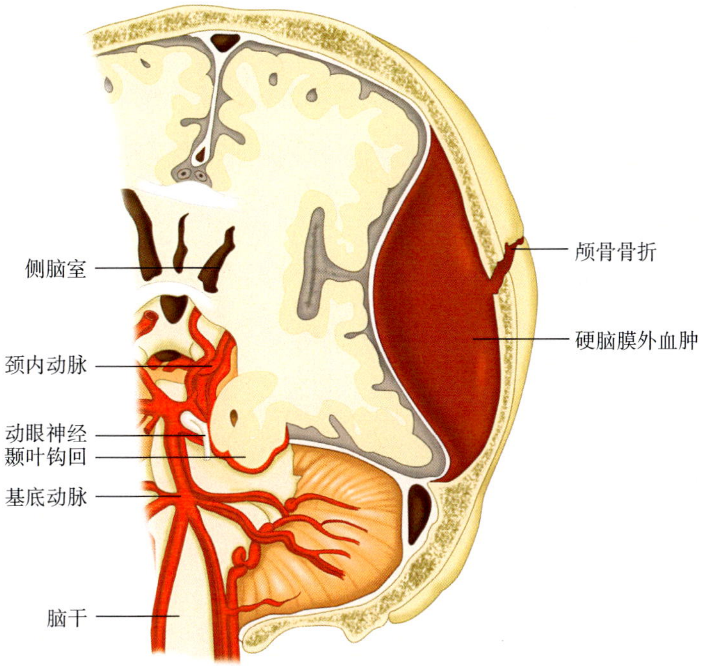

彩图 30　前视图显示由一个大的硬膜外血肿引起的天莫裂孔钩回疝

（经许可引自 Tintinalli JE, et al：Emergency Medicine：A Comprehensive Study Guide. 3rd ed. New York：McGraw-Hill；1992.）

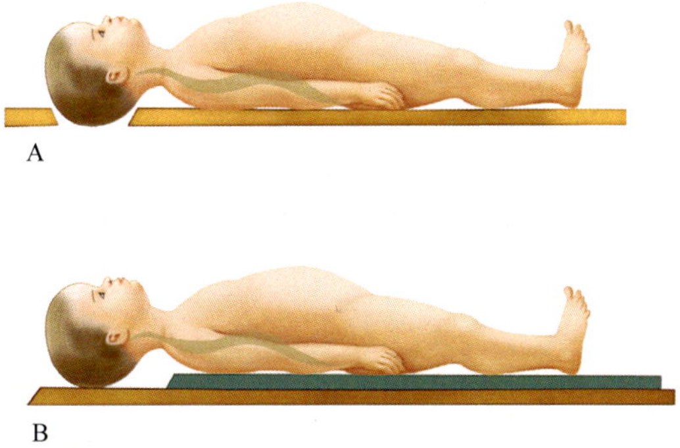

彩图 32　儿童背板的更改

A. 儿童处于更改后的背板上，有缺损适应枕部，以获得安全的颈椎仰卧体位；B. 儿童处于更改后的背板上，有双垫抬高胸部，以获得安全的颈椎仰卧体位

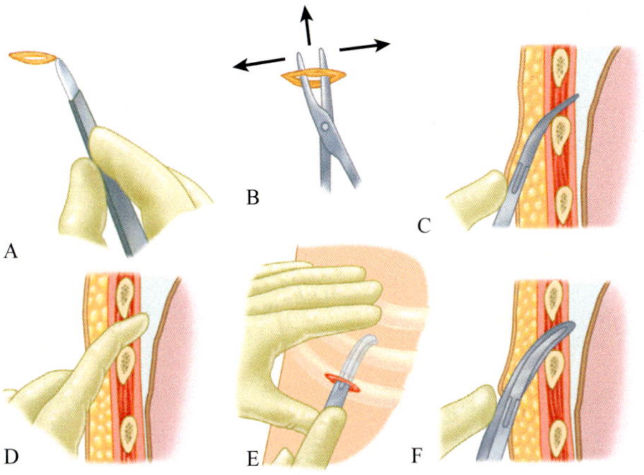

彩图 33　胸腔闭式引流

A. 行皮肤切口；B. 皮下组织钝性分离；C.Kelly 夹钳强行进入胸膜腔；D. 手指通入切口；E. 在 Kelly 夹钳帮助下胸导管通入切口；F. 胸导管被引入胸膜腔

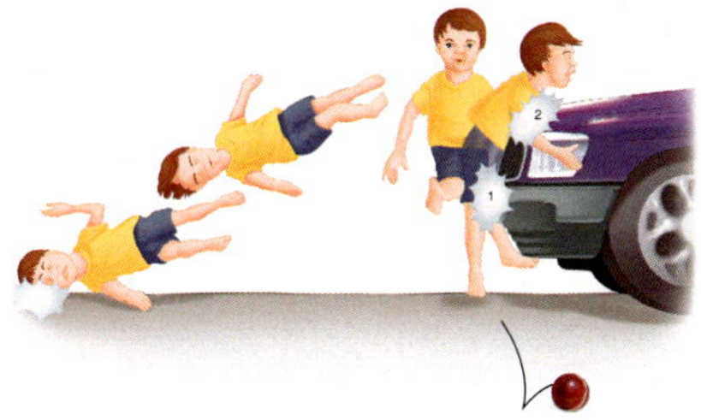

彩图 34　Waddell’s triad

［经许可引自 Teaching Resource for Instructors of Prehospital Pediatrics—Advanced Life Support（TRIPP-ALS），Center for Pediatric Emergency Medicine. New York，NY；2002.］

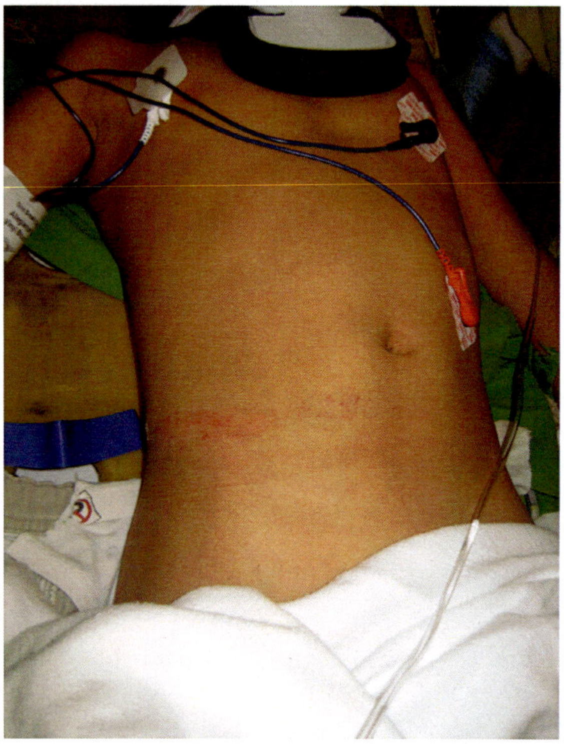

彩图 35 “座椅带征”因为机动车碰撞时座椅带所致前腹壁的瘀斑、擦伤和（或）红斑，与腹腔内损伤、膈肌损害和腰椎机会性骨折相关

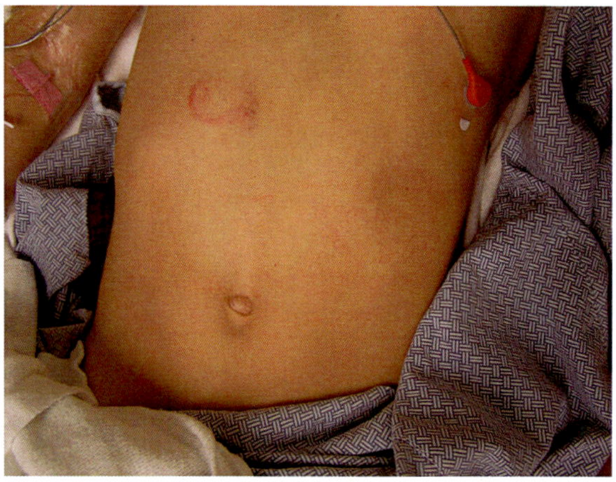

彩图 36 自行车车把相关性胰腺损伤

（Dr. James F. Holmes，Department of Emergency Medicine，University of California，Davis Medical Center 许可使用）

级别	损伤类型	损伤表现	损伤类型	损伤表现
Ⅰ	挫伤	镜下或肉眼血尿，泌尿系统影像学正常	血肿 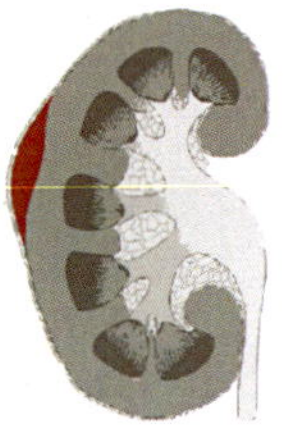	位于包膜下，无膨大、无肾实质撕裂伤
Ⅱ	血肿	无膨大，肾周血肿局限于腹膜后	撕裂伤 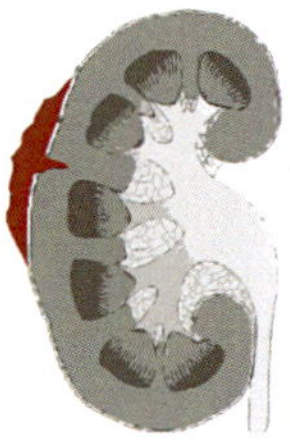	肾皮质损伤深度<1cm，无尿液渗出
Ⅲ	撕裂伤 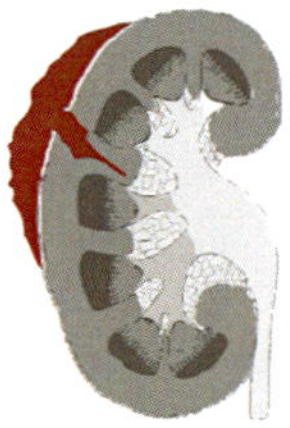	肾实质损伤深度>1cm，无集合系统破裂或尿液外渗		
Ⅳ	撕裂伤 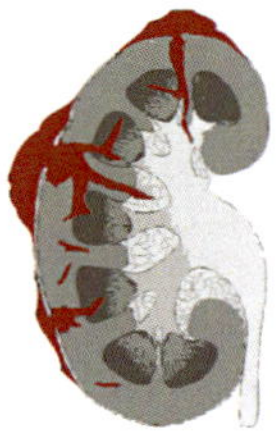	肾实质撕裂包括肾皮质、肾髓质和集合系统。肾完全破碎，肾盂输尿管连接处撕脱	血管损伤 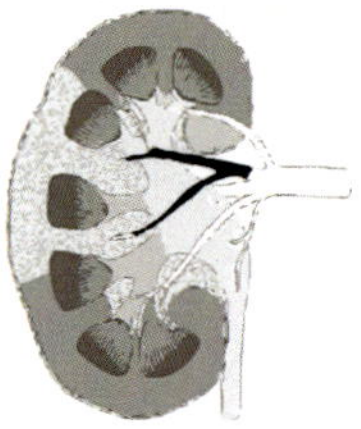	血栓引起肾血管节段性坏死、断开或撕裂
Ⅴ			血管损伤 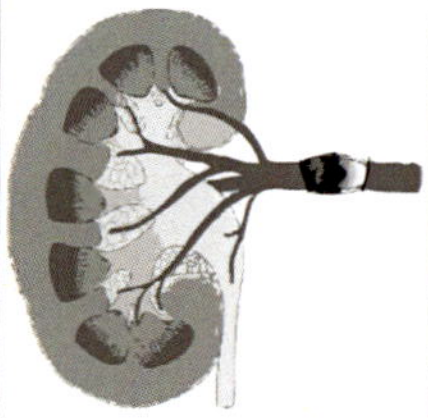	肾主动脉/静脉损伤，肾门处肾动静脉撕脱或血栓形成，肾实质内已去血管化

彩图 37 **Revised American Association for the Surgery of Trauma grading system for renal injury**

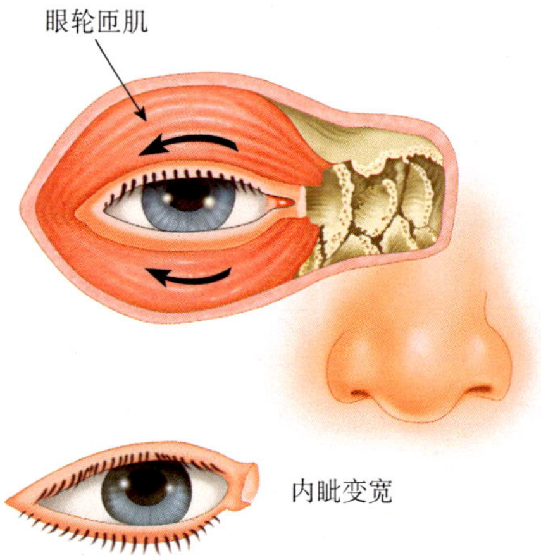

彩图 38 内眦变宽，内眦韧带撕裂或撕脱骨折引起的内眦变宽

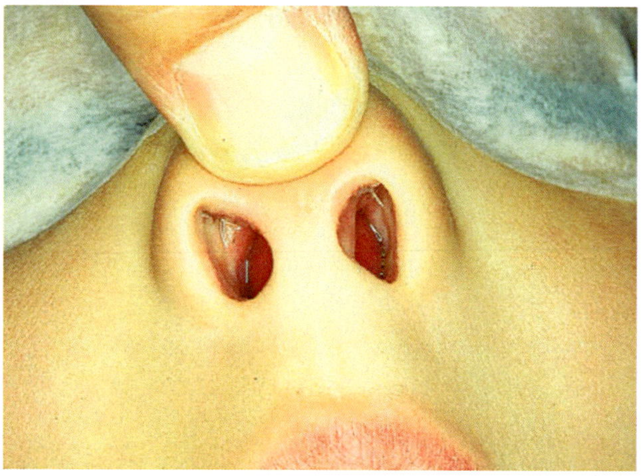

彩图 39 鼻部血肿

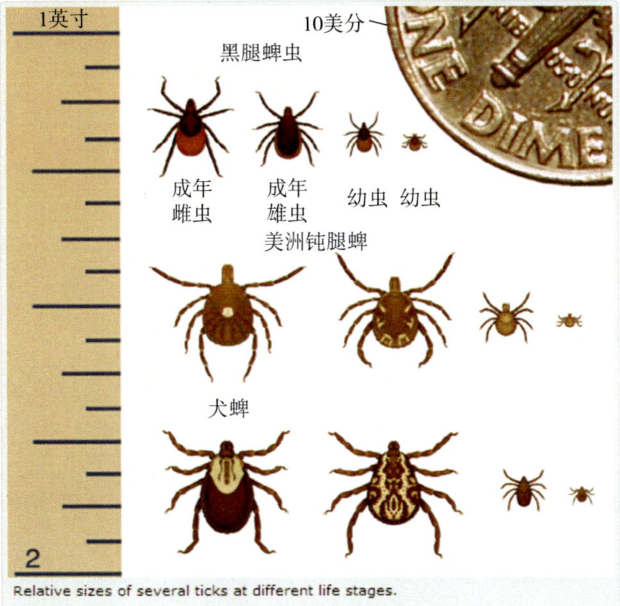

彩图 90　蜱虫的相对尺寸

（经许可引自 Centers for Disease Control and Prevention: http://www.cdc.gov/ticks/life_cycle_and_hosts.html）

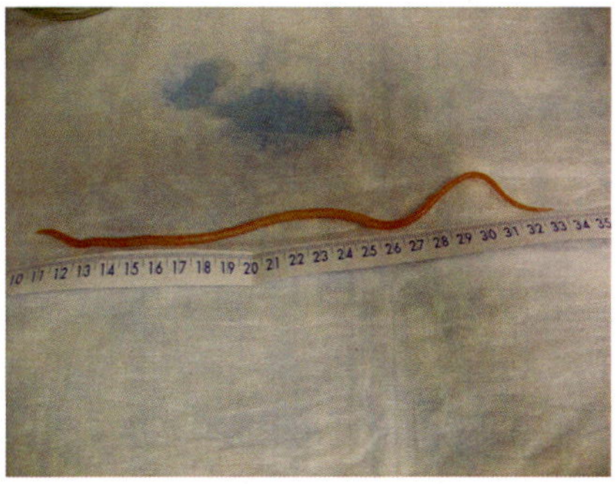

彩图 91　蛔虫

（经 S. Margaret Paik, MD. 许可使用）

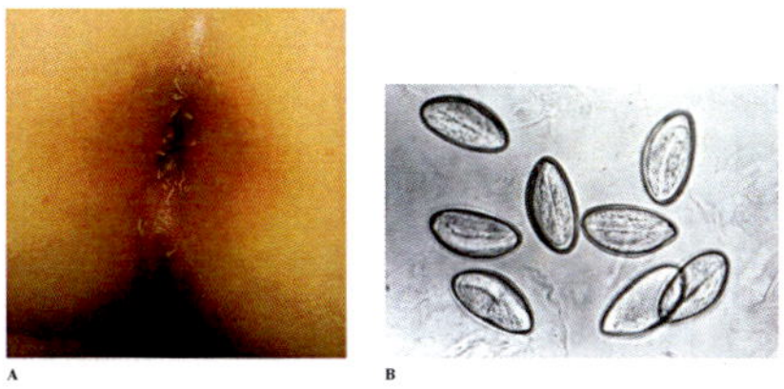

彩图 92　A. 蛲虫，在肛门处可以看到许多微小的珍珠白色蠕虫。B. 这张显微照片描绘的是安装在纤维素胶带上的线虫卵，或称圆线虫

（彩图 92～彩图 94，彩图 96 经许可转载自 Centers for Disease Control Public Health Image Library.）

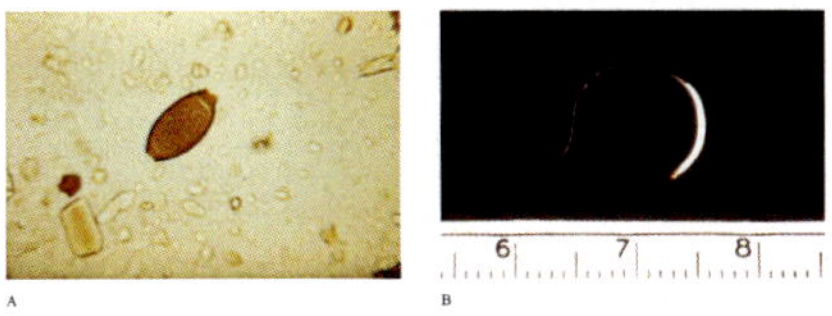

彩图 93　A. 这张显微照片描绘的是来自“人类鞭虫”的卵。毛鞭虫是“毛毛虫病”的病原体。B. 这张成年毛乳头虫雌性鞭虫的显微照片显示（厘米）

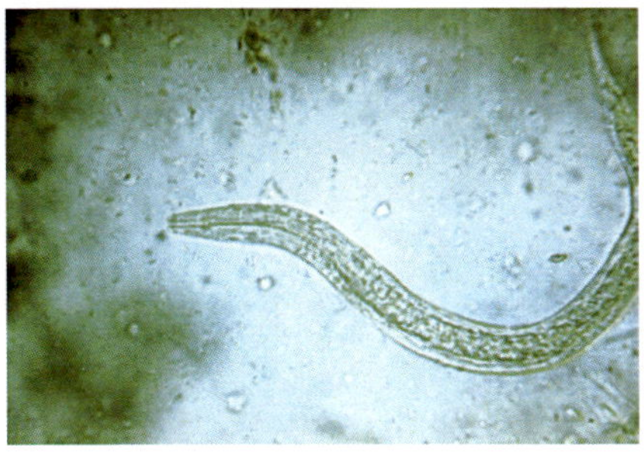

彩图 94　钩虫横纹肌样幼虫早期，非传染性的不成熟阶段

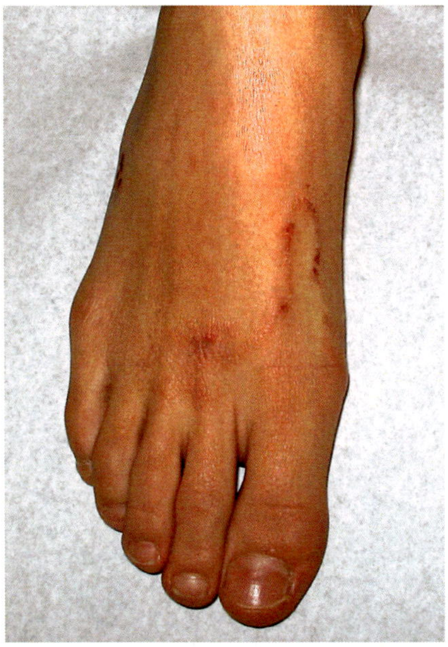

彩图 95　皮肤幼虫移行症的瘙痒性皮肤斑块特征

（经 Peter Lio, MD. 许可使用）

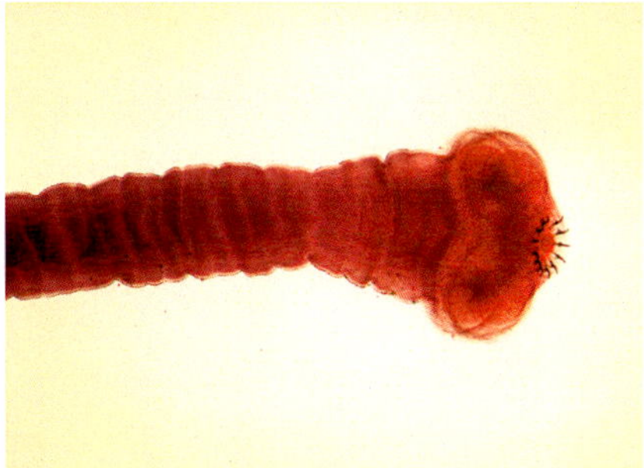

彩图 96　带绦虫头节

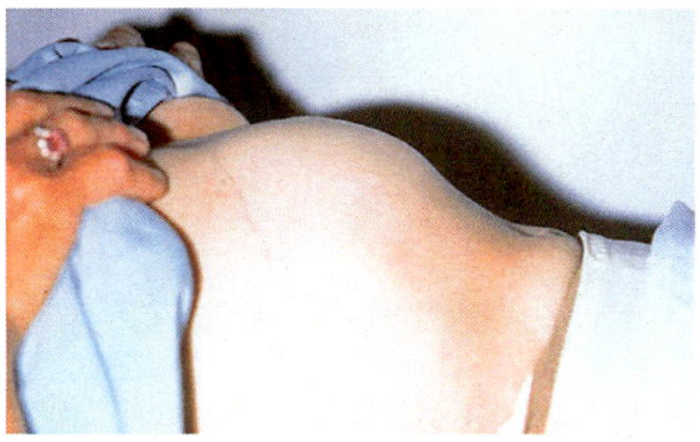

彩图 97　腹腔棘球蚴病引起的腹胀

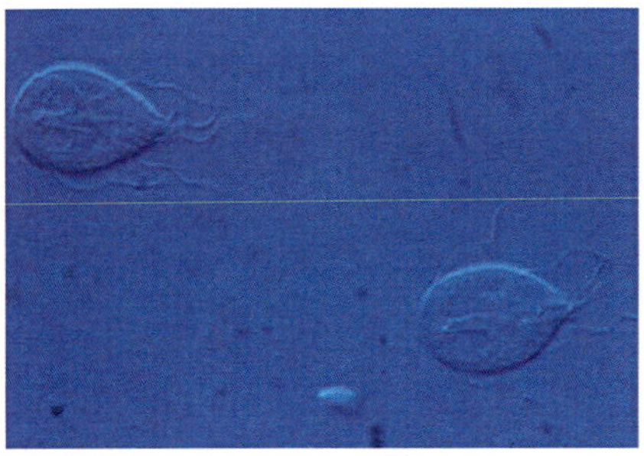

彩图 98　鞭毛，双核的贾第鞭毛虫滋养体

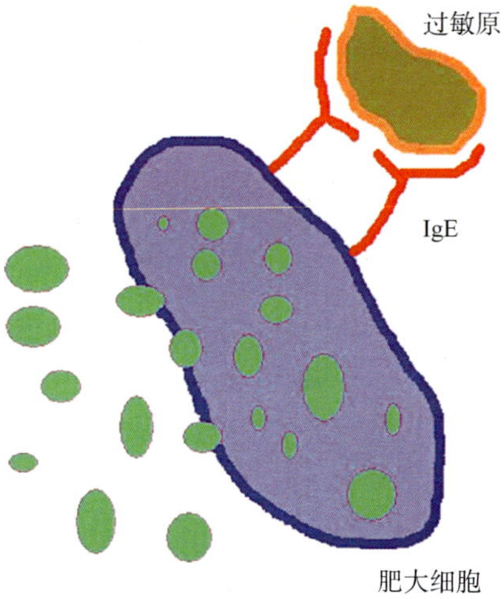

彩图 99　释放组胺、前列腺素、细胞因子和其他炎症介质

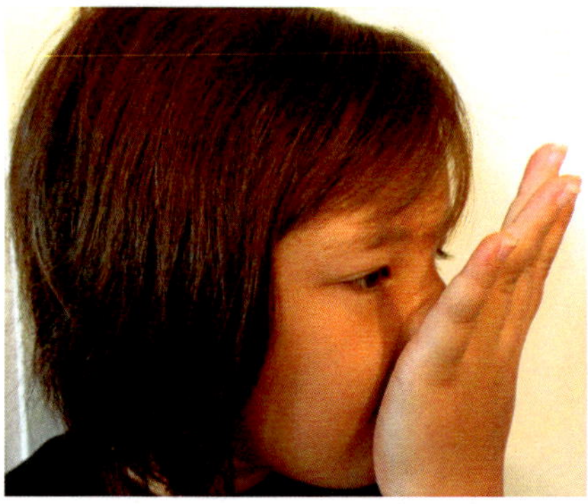

彩图 100　过敏

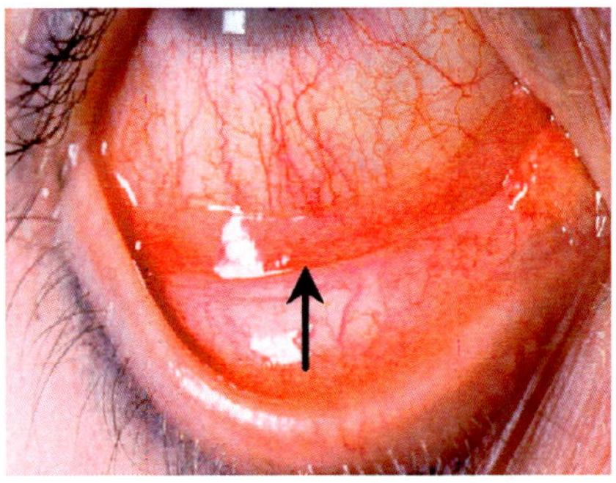

彩图 101　过敏性结膜炎（箭头表示球结膜水肿）

（经许可引自 Adkinson NF, Busse WW, Bochner BS, et al: Middleton's Allergy: Principals and Practice. 7th ed. Mosby/Elsevier; 2008.）

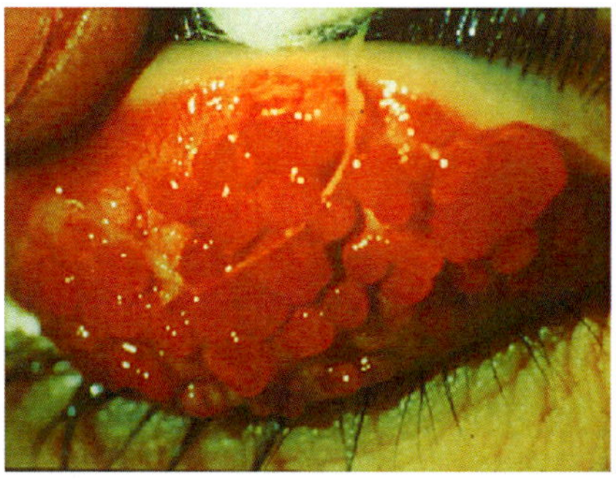

彩图 102　春季角结膜炎

（经许可引自 Adkinson NF, Busse WW, Bochner BS, et al: Middleton's Allergy: Principals and Practice. 7th ed. Mosby/Elsevier; 2008.）

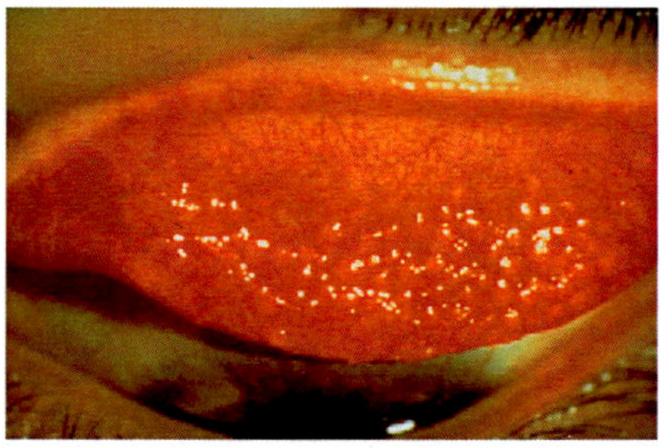

彩图 103　巨乳头状结膜炎

（经许可引自 Adkinson NF, Busse WW, Bochner BS, et al: Middleton's Allergy: Principals and Practice. 7th ed. Mosby/Elsevier; 2008.）

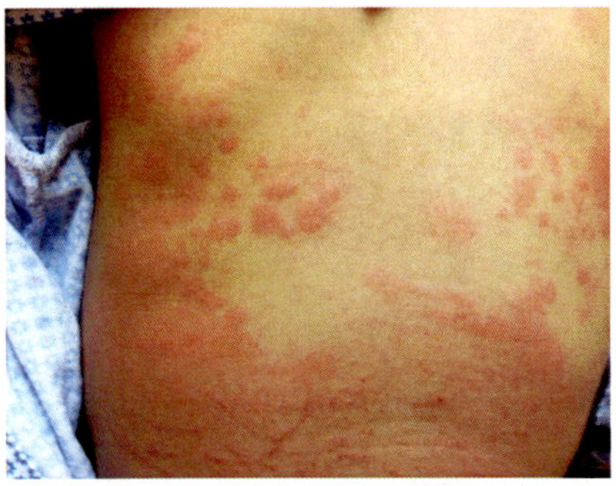

彩图 104　搔抓后躯干荨麻疹和抓痕

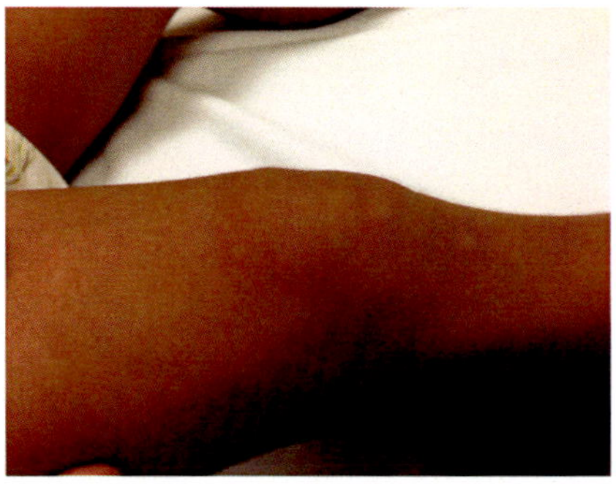

彩图 105　呼吸道感染的患者荨麻疹集中在膝部

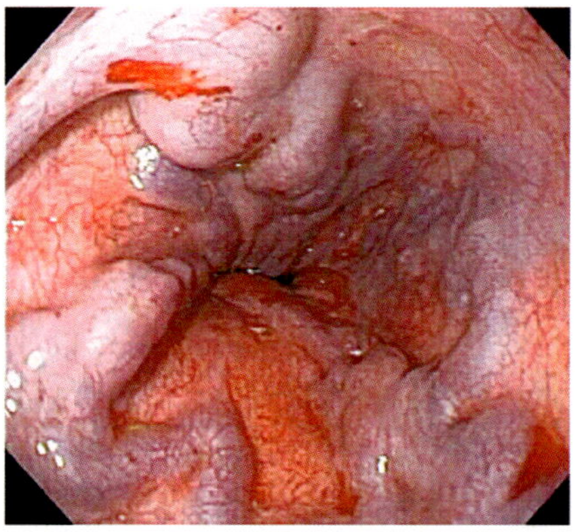

彩图 106　可以看到多个渗出的食管静脉曲张，在门静脉高压患儿中扩展到胃食管交界处

（经西弗吉尼亚大学医学院儿科胃肠病学 Brian Riedel 博士的允许使用）

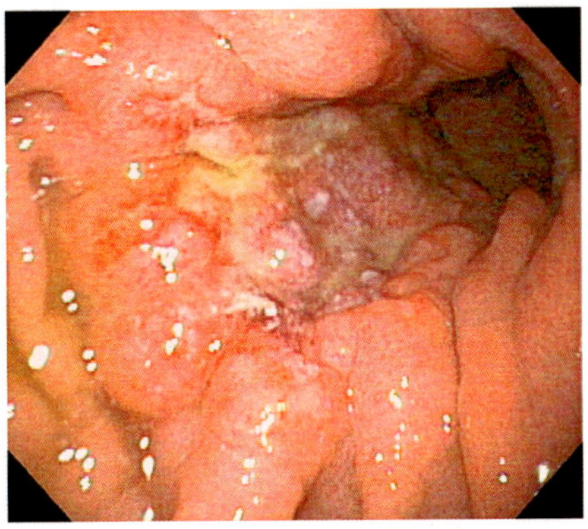

彩图 107　在内镜下可以看到胃底有深火山口样消化性溃疡

（经西弗吉尼亚大学医学院儿科胃肠病学 Brian Riedel 博士的允许使用）

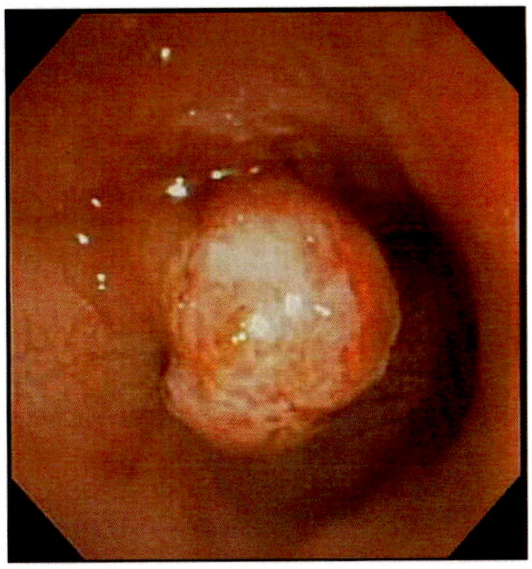

彩图 108　一个表现为无痛性直肠出血的患儿乙状结肠内 0.7cm 大小的外生型的息肉

（经 West Virginia 大学医学院胃肠病学 Brian Riedel 博士授权使用）

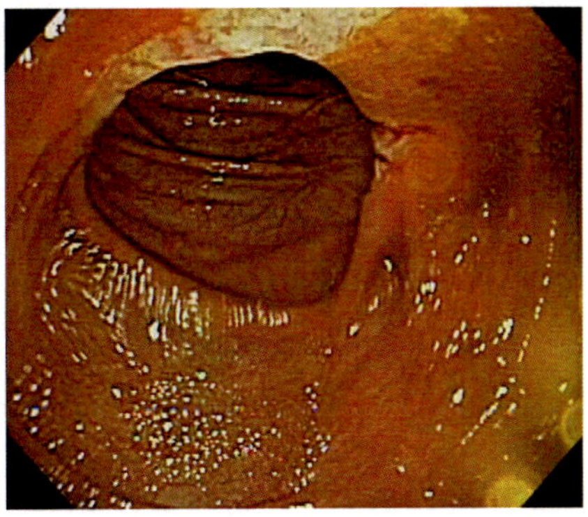

彩图 109　结肠内镜上看到的溃疡性结肠炎患儿的结肠水肿、脆性和溃疡

（经 West Virginia 大学医学院儿科胃肠病学 Brian Riedel 博士授权使用）

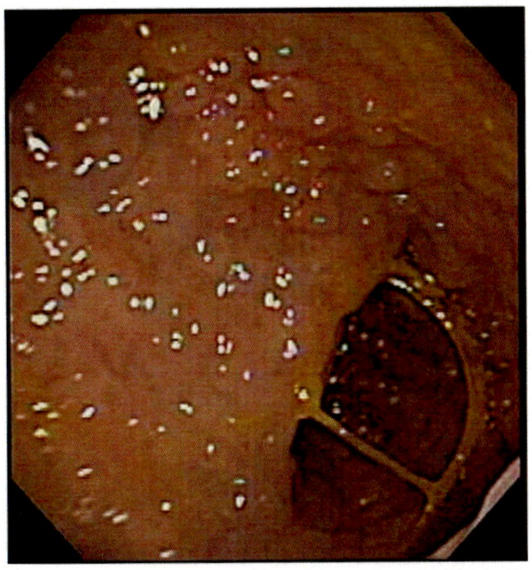

彩图 110　直肠出血患儿结肠镜检查发现弥漫性淋巴结增生

（经 West Virginia 大学医学院儿科胃肠病学 Brian Riedel 博士授权使用）

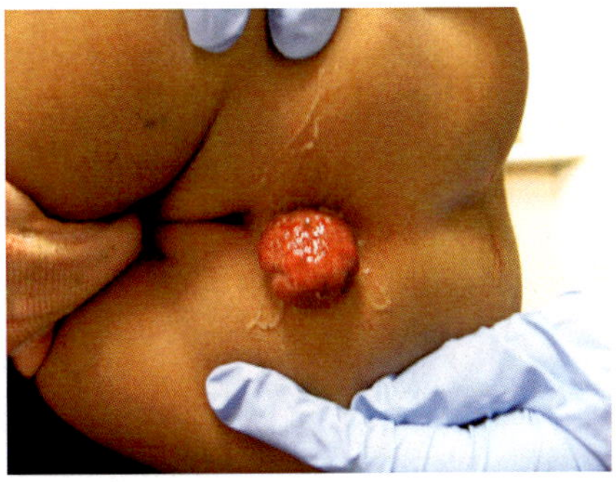

彩图 111　检查表现为直肠痛和出血的患儿发现其有直肠脱垂现象

（经 Vanderbilt 大学医学中心儿童急诊学 Thomas J . Abramo 博士授权使用）

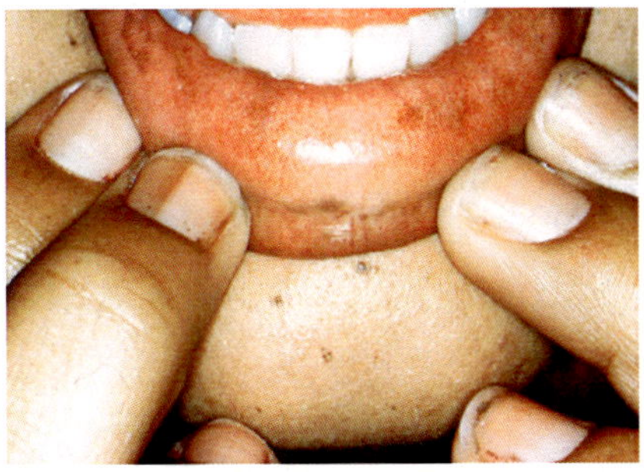

彩图 112　原发性肾上腺功能不全的皮肤、指甲和黏膜变化

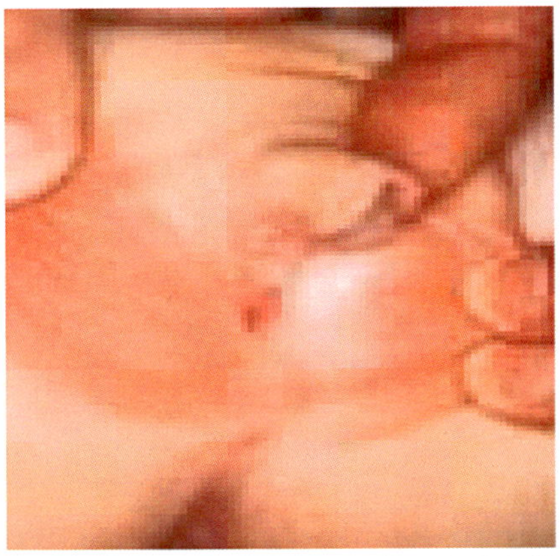

彩图 113　新生儿先天性肾上腺增生的阴蒂肿大

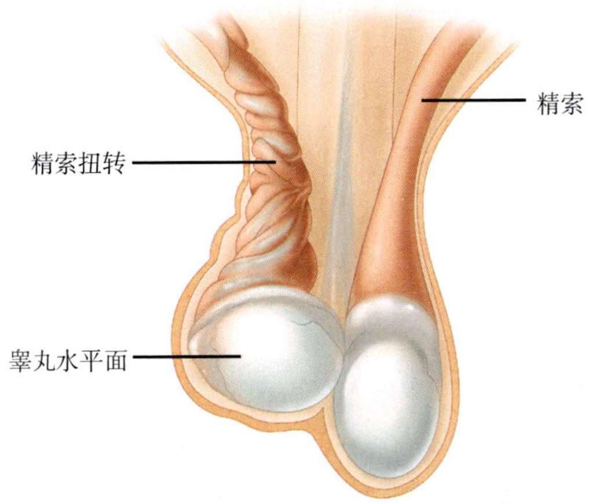

彩图 114　睾丸摆锤状扭转畸形会导致精索缠绕扭曲，并导致睾丸升高平卧。阴囊后鞘膜的固定缺乏会引起睾丸自由移动，并引发睾丸扭转。对于某些无症状的潜在患者，也可以发现其睾丸升高并平卧的现象

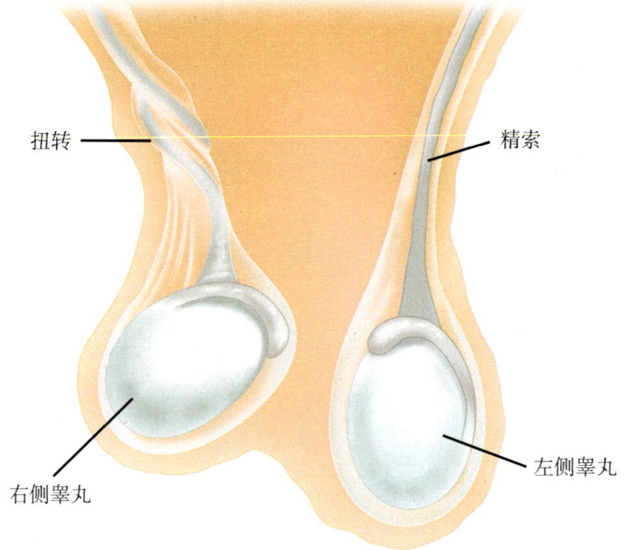

彩图 115　右侧睾丸扭转。扭转的睾丸位置高于正常睾丸并处于平置位置

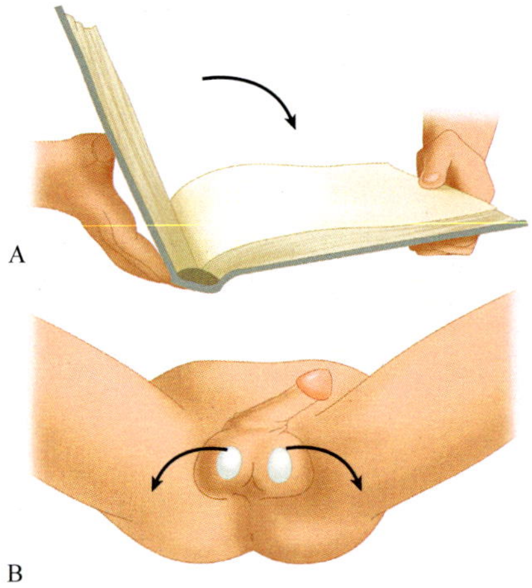

彩图 116　睾丸扭转复位。这一程序实施时最好站在患者足侧或者床右侧

A. 睾丸的复位手法类似于打开一本书；B. 患者右侧睾丸采取逆时针旋转，左侧睾丸采取顺时针旋转

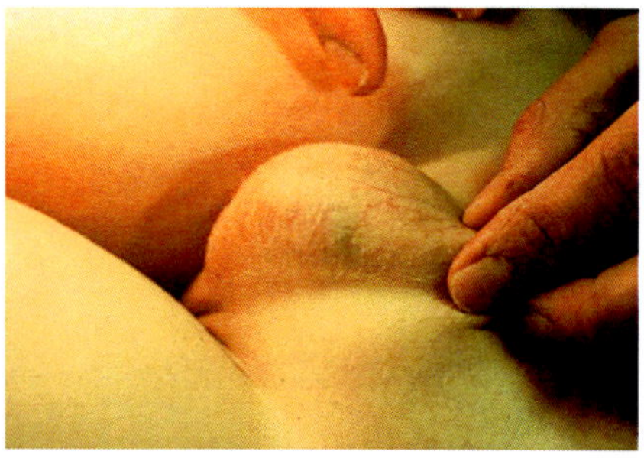

彩图 117　蓝点征是由睾丸附件扭转引起的，通过绷紧的阴囊外皮，可很容易发现睾丸附件的该体征

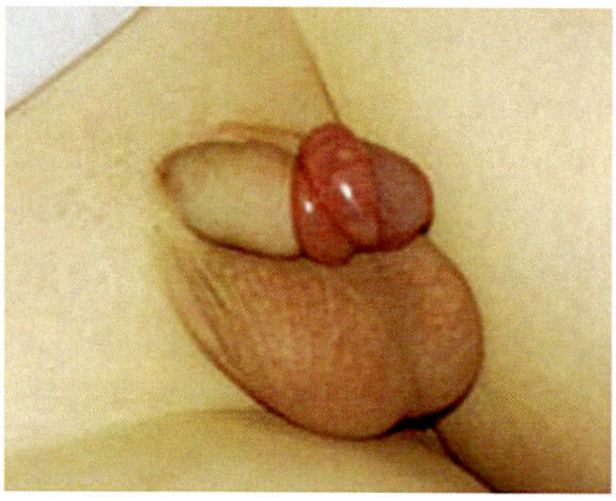

彩图 119　嵌顿包茎：回缩的包皮中度水肿，卡在冠状沟后面

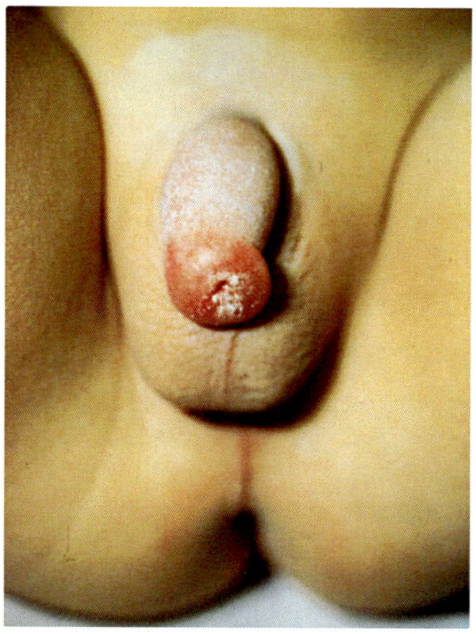

彩图 121　包皮龟头炎：注意红斑、局部水肿和远端包皮明显收缩的包皮孔

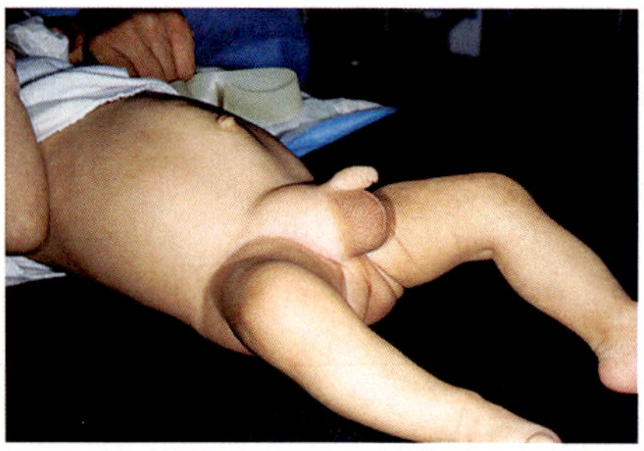

彩图 118　这个儿童表现出无法安抚的哭闹和呕吐。腹股沟疝气可以为单侧或双侧。这名患者的疝不能被缩减到腹腔，需要手术治疗

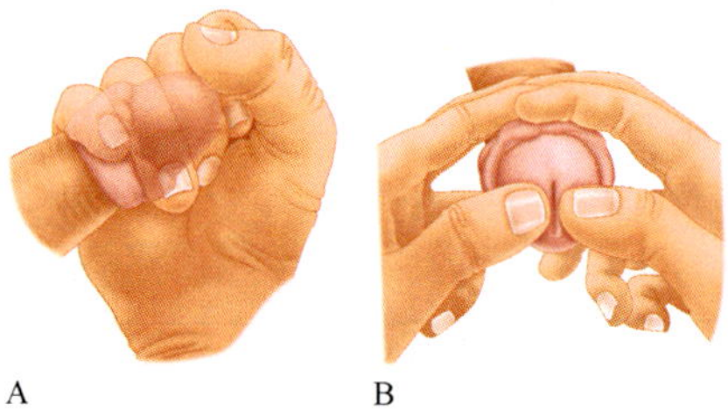

彩图 120　包皮复位

A. 手动压缩龟头和包皮，以减少包皮水肿；B. 手动复位嵌顿包茎，拇指适度按压龟头，其余手指反向牵引，将包皮翻过龟头

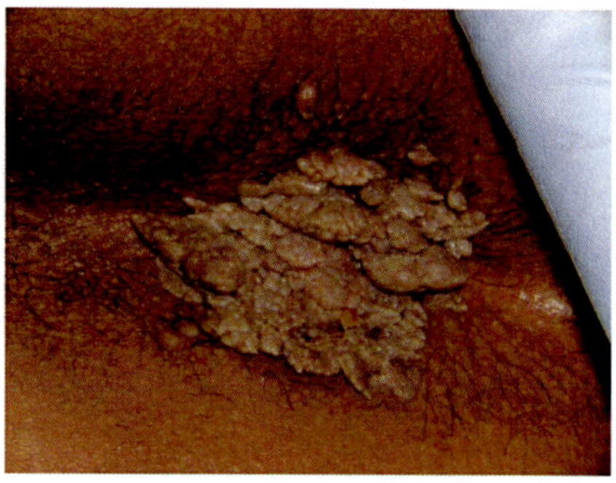

彩图 122　肛周人乳头瘤病毒

（经 Matthew Cox，MD. 许可使用）

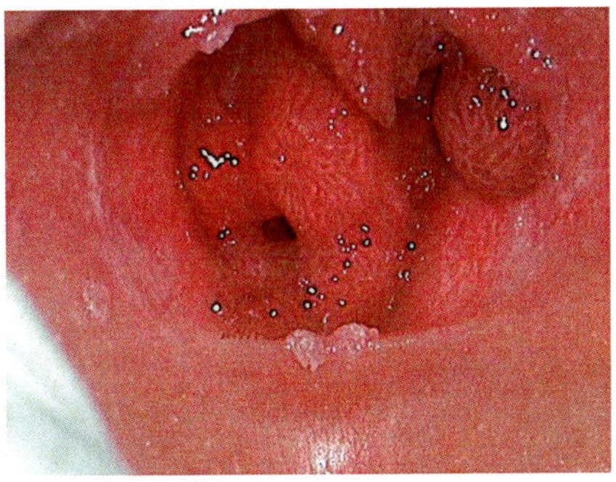

彩图 123　青春期前的人乳头瘤病毒

（经 Matthew Cox，MD. 许可使用）

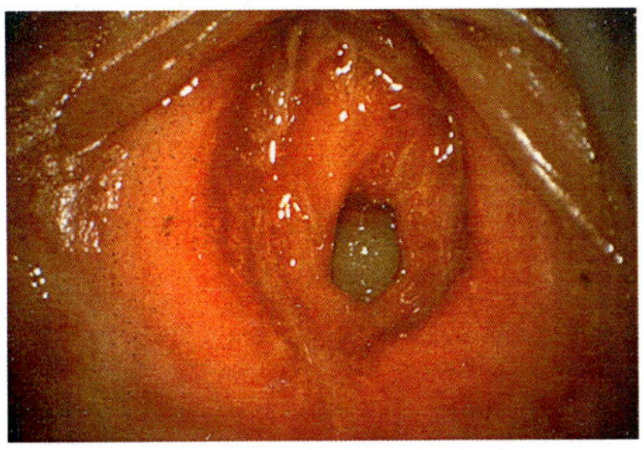

彩图 124　青春期前淋病

（经 Matthew Cox，MD. 许可使用）

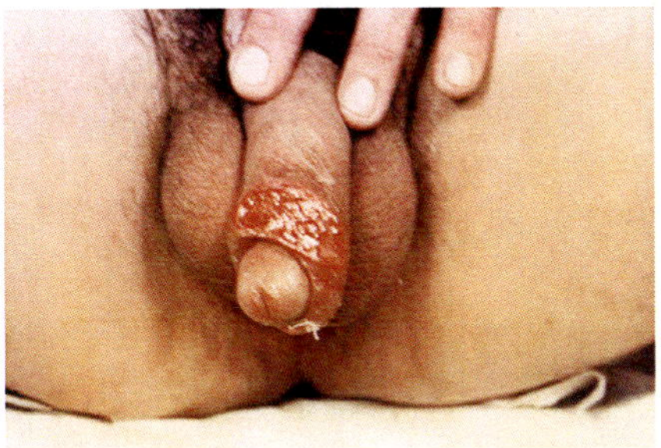

彩图 125　感染梅毒初期的阴茎下疳

（经许可引自 Centers for Disease Control Public Health Image Library.）

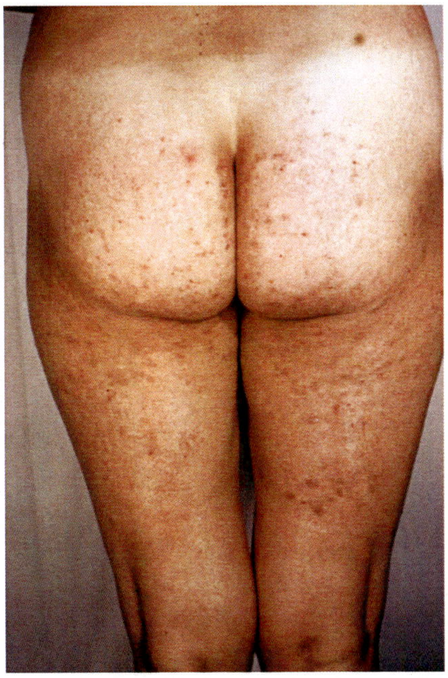

彩图 126　二期梅毒疹

（经许可引自 Centers for Disease Control Public Health Image Library.）

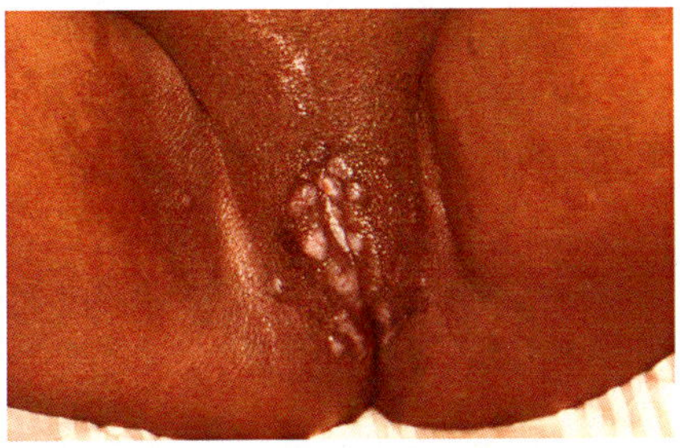

彩图 127　二期梅毒的阴道溃疡

（经许可引自 Centers for Disease Control Public Health Image Library.）

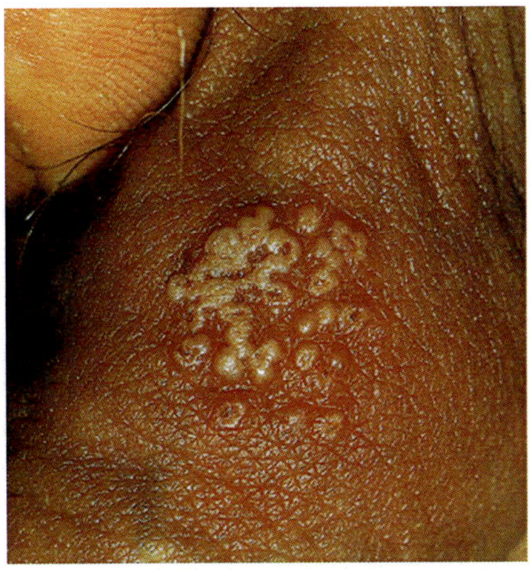

彩图 128　成人单纯疱疹阴茎病变

（经 Matthew Cox，MD. 许可使用）

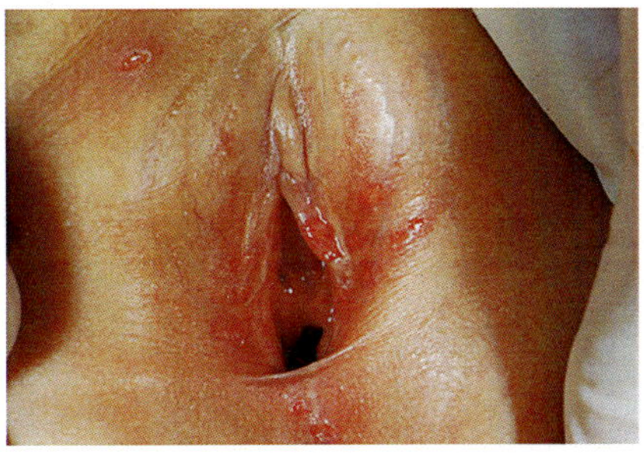

彩图 129　青春期前单纯疱疹

（经许可引自 Shah BR，Lucchesi M：Atlas of Pediatric Emergency Medicine.McGraw-Hill，2006.Binita R. Shah，MD 提供照片）

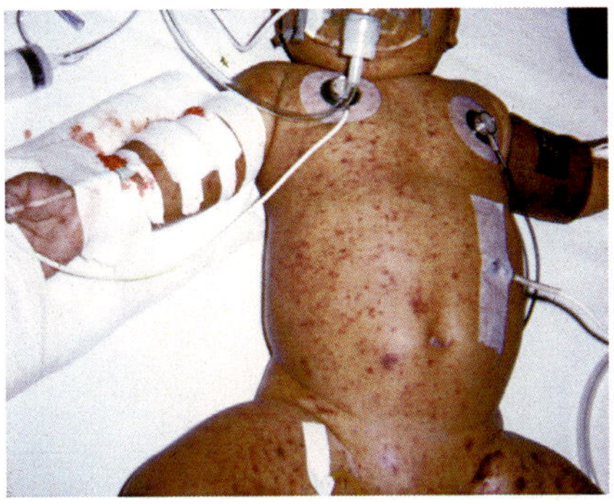

彩图 130　革兰阴性菌引起的瘀点和瘀斑

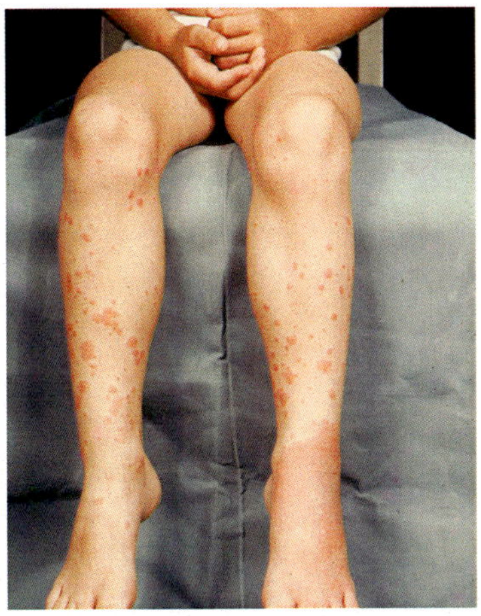

A

彩图 131A　HSP 双下肢皮疹图

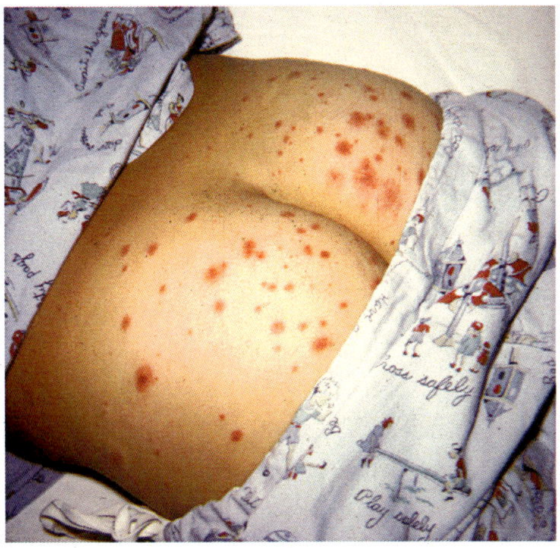

B

彩图 131B　HSP 臀部皮疹

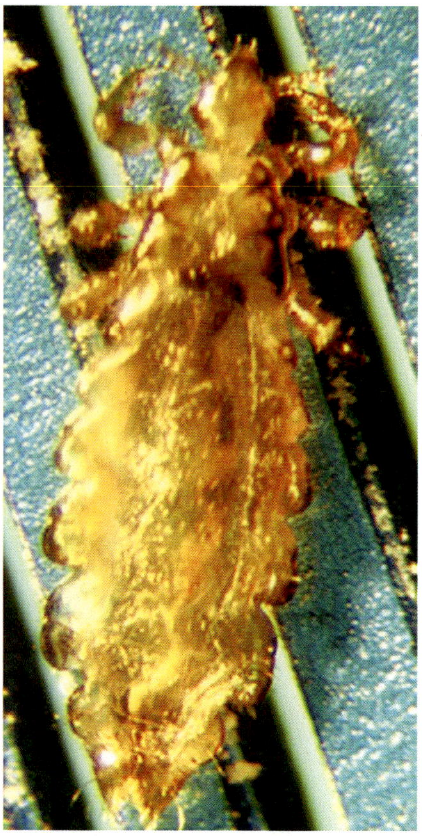

彩图 132　成年女性头虱

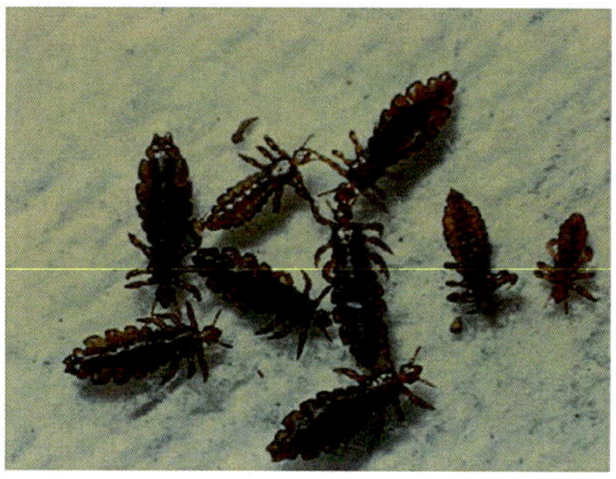

彩图 133　体虱

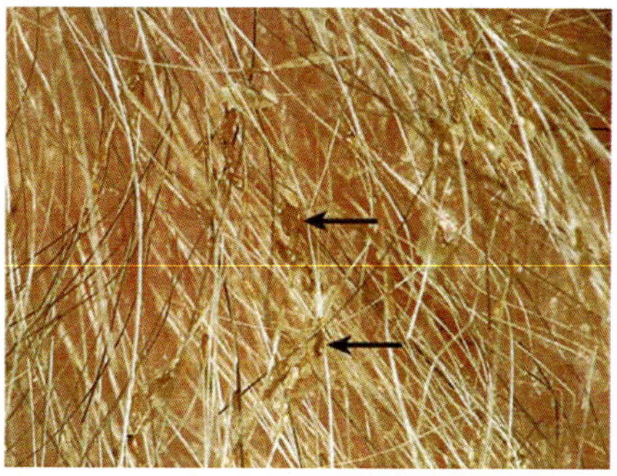

彩图 135　头皮的头虱幼虫

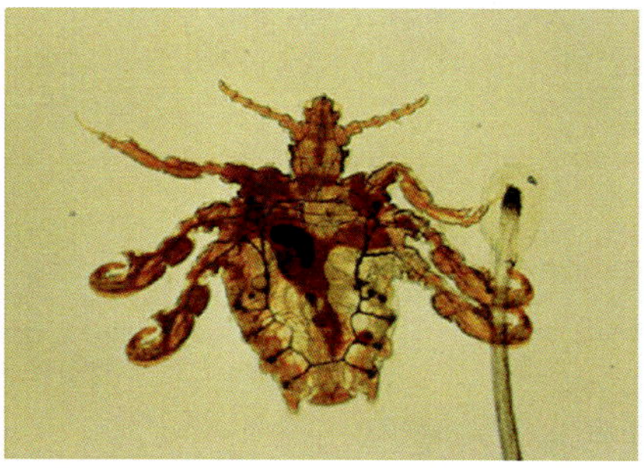

彩图 134　阴虱

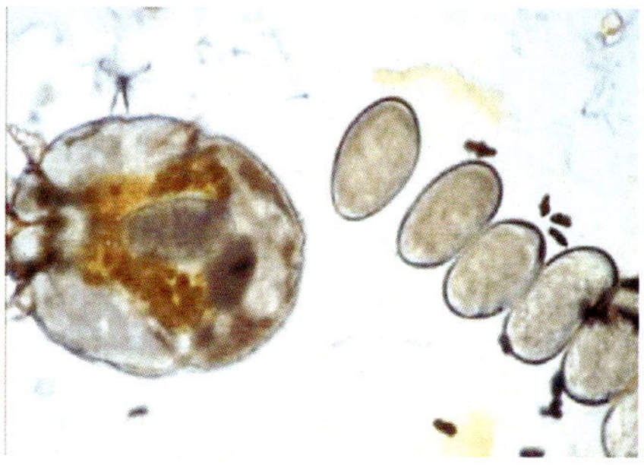

彩图 136　矿物油处理后可见怀孕雌虫成虫及灰色椭圆形虫卵

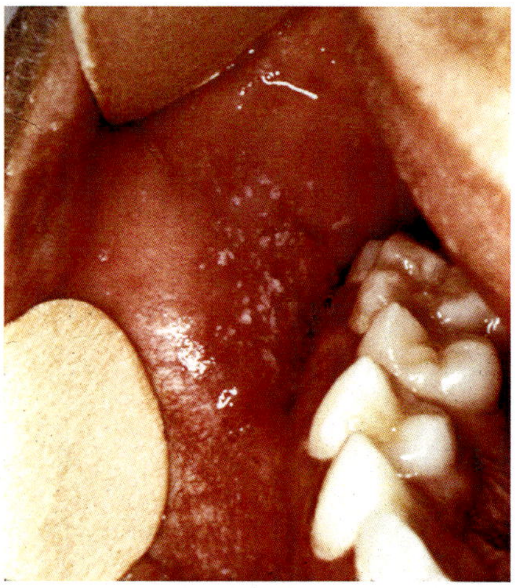

A

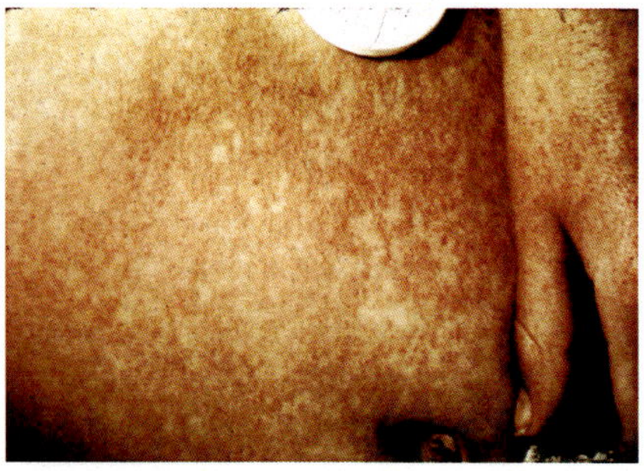

B

彩图 137　**A.** 柯氏斑在皮疹前 24 小时出现并保持到出疹 24 小时；**B.** 红棕色皮疹 3 天后出现融合

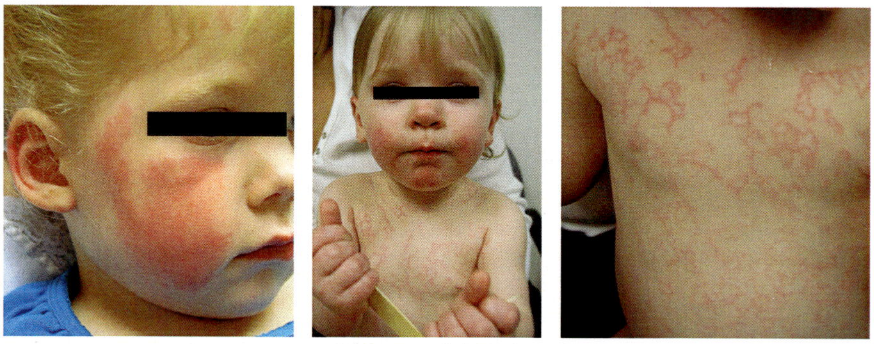

彩图 138　传染性红斑

（经 Melissa Peters，MD 许可使用）

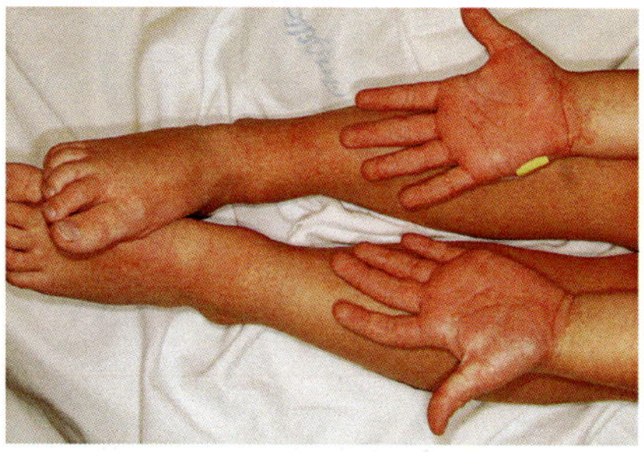

彩图 139　保罗紫癜样手套和趾套综合征

（经 Melissa Peters，MD 许可使用）

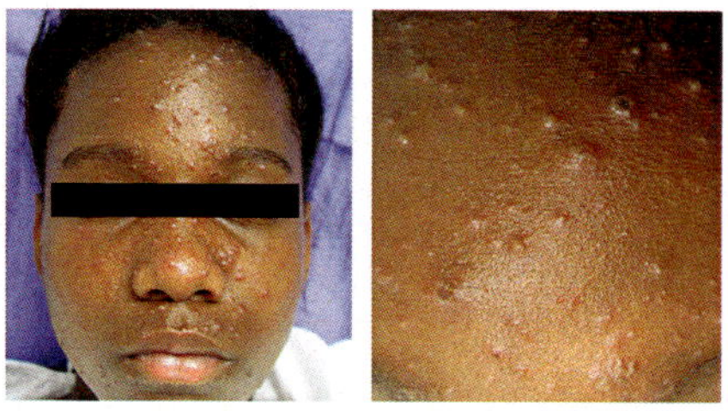

彩图 140　水痘

（经 Melissa Peters，MD 许可使用）

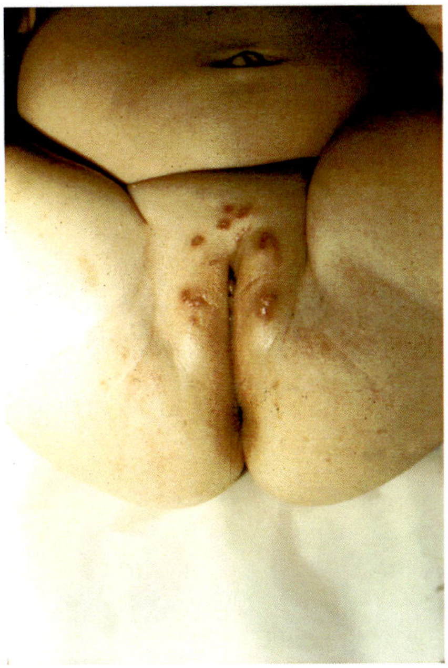

彩图 141　婴儿生殖器疱疹

（经 Melissa Peters，MD 许可使用）

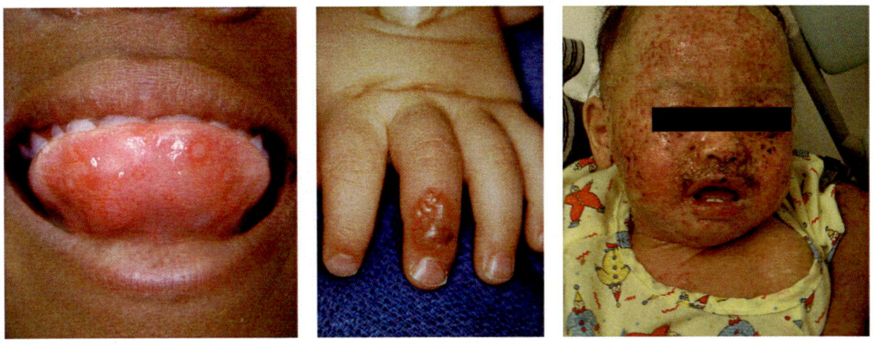

彩图 142　单纯疱疹

（经 Melissa Peters, MD 许可使用）

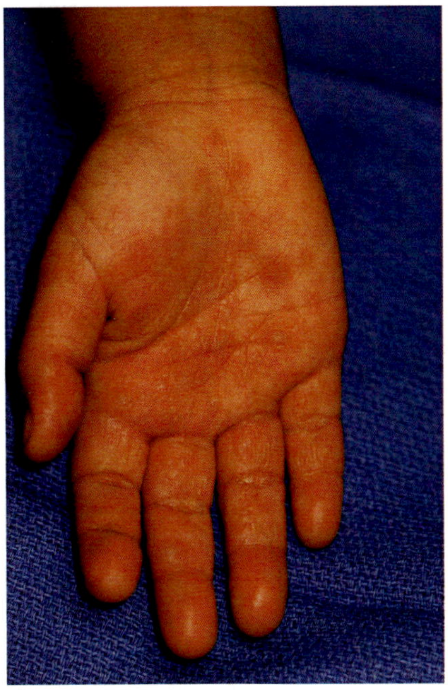

彩图 143　手足口病

（经 Melissa Peters，MD 许可使用）

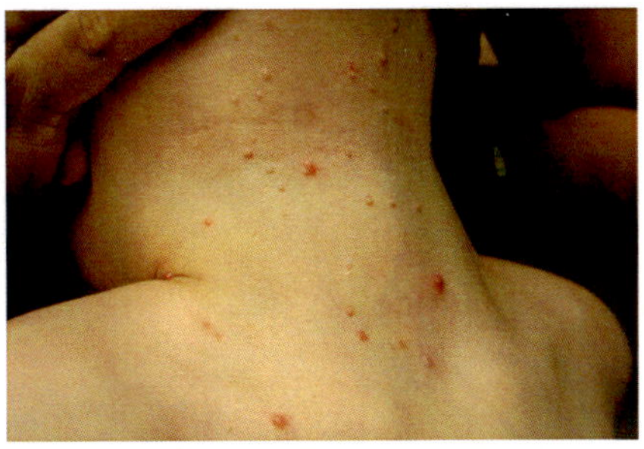

彩图 145　传染性软疣

（经 Melissa Peters，MD 许可使用）

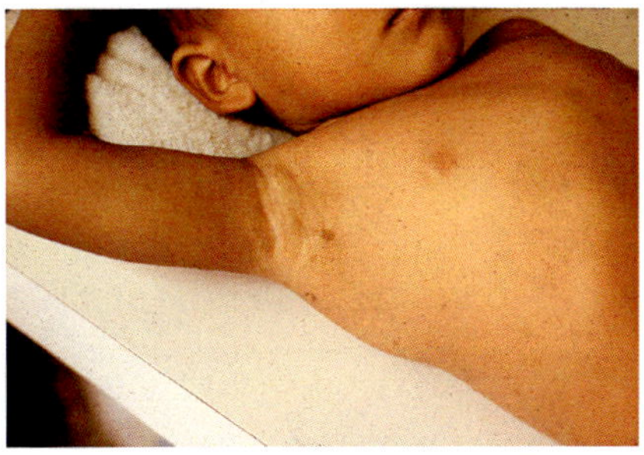

彩图 148　神经纤维瘤病腋窝雀斑（Crowe 征）

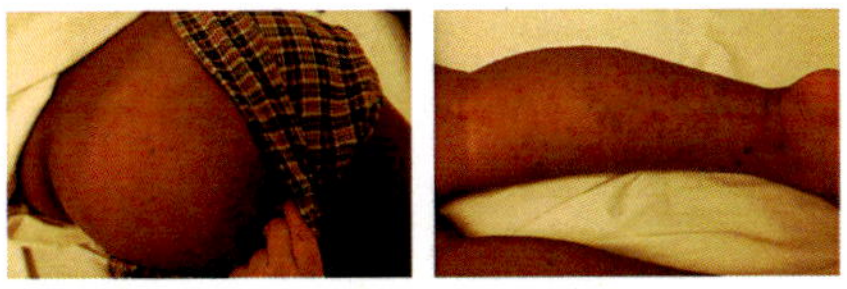

彩图 146　G-C 综合征

（经 Melissa Peters，MD 许可使用）

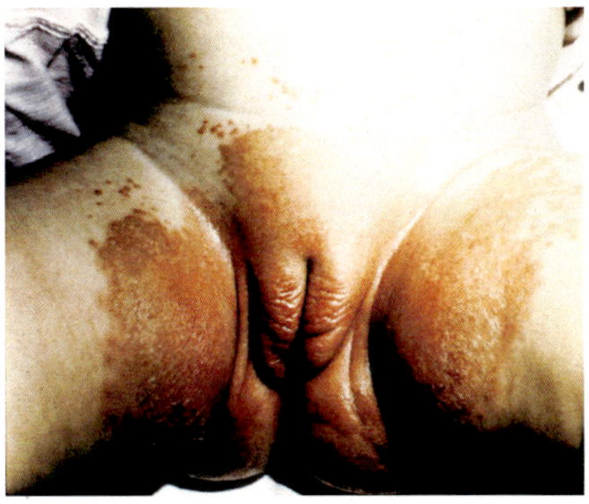

彩图 149　念珠菌过度生长引起的刺激性皮炎

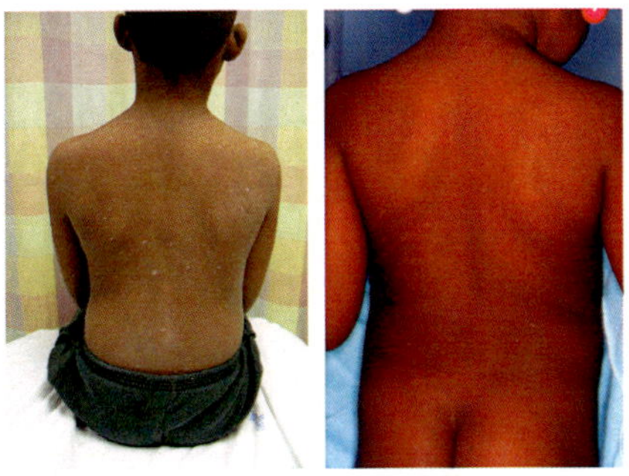

彩图 144　蛇皮癣

（经 Melissa Peters，MD 许可使用）

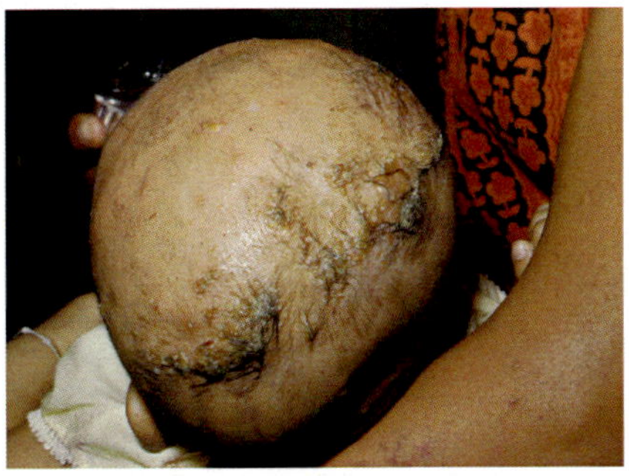

彩图 147　脂溢性皮炎婴儿

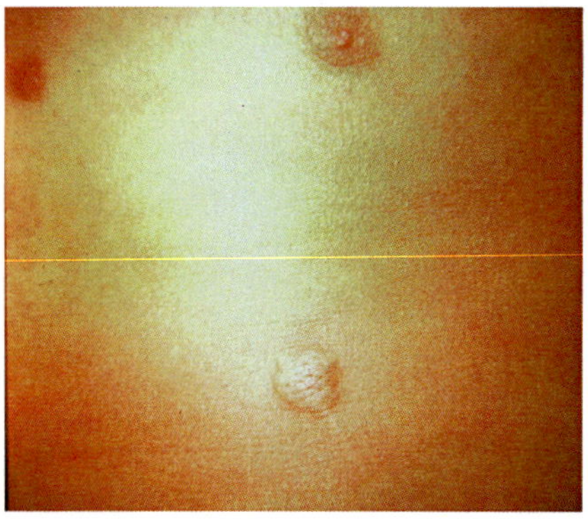

彩图 150　色素性荨麻疹（达里耶征）

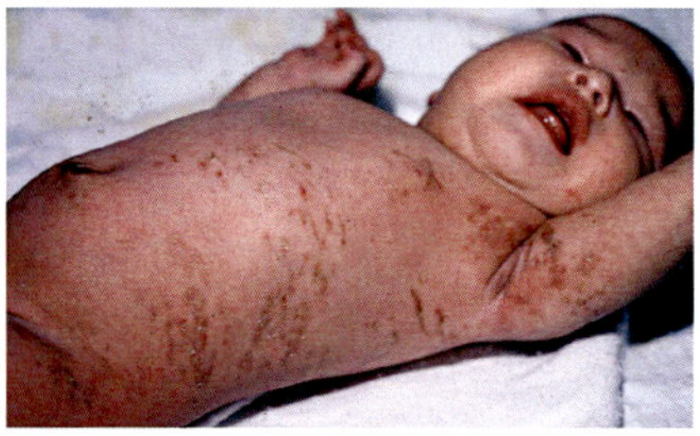

彩图 151　色素失调症

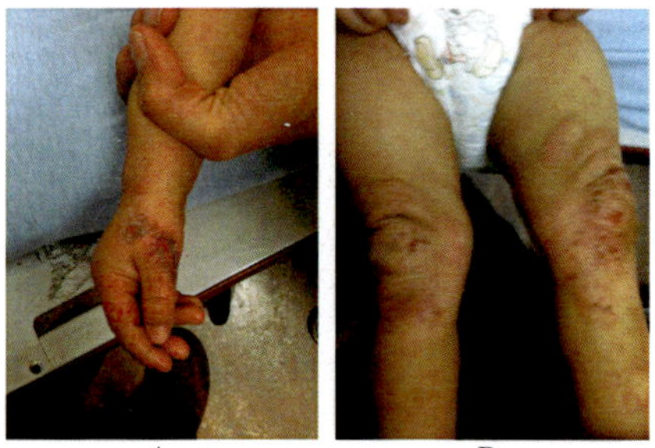

A　　B

彩图 152　婴儿四肢伸侧皮炎

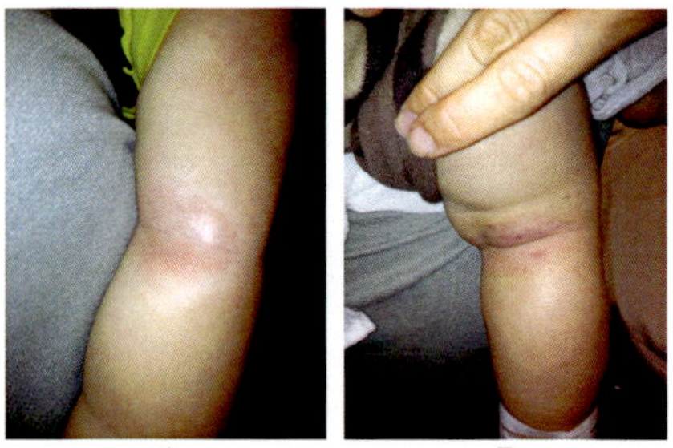

A　　B

彩图 153　婴儿四肢屈面的湿疹

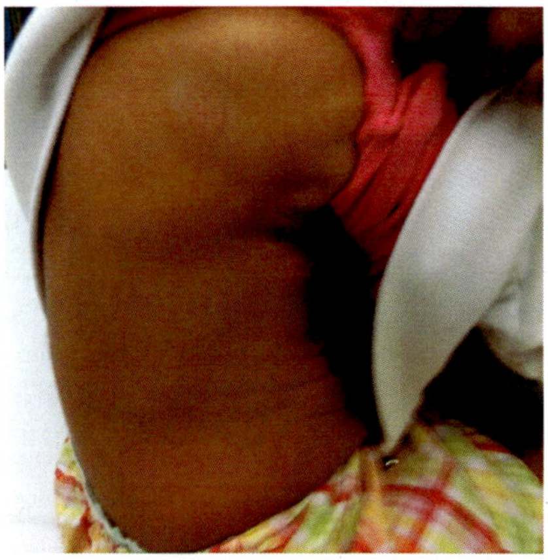

彩图 154　一个 9 岁女孩右肩的钱币状湿疹

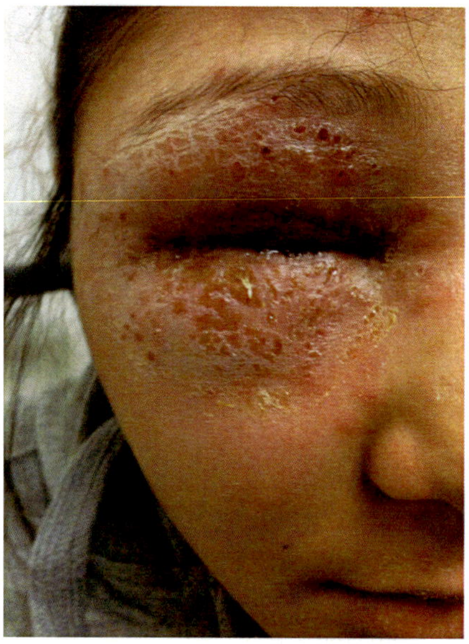

彩图 155　12 岁女孩疱疹性湿疹合并 MRSA 感染

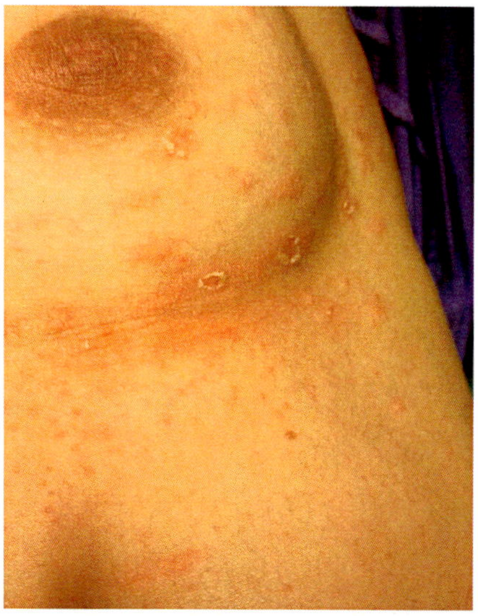

彩图 156　9 岁女孩，胸罩引发的接触性皮炎

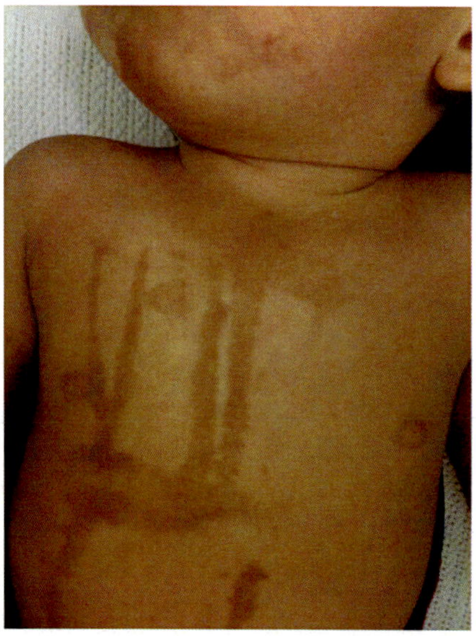

彩图 157　一个 13 个月的婴儿接触酸橙和阳光后发生植物光敏性皮炎

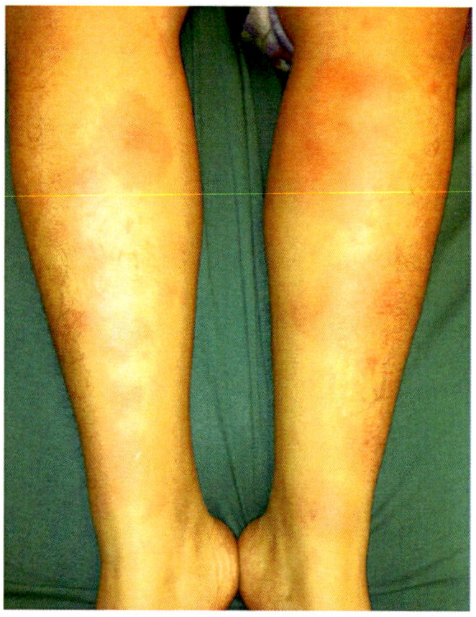

彩图 158　结节性红斑

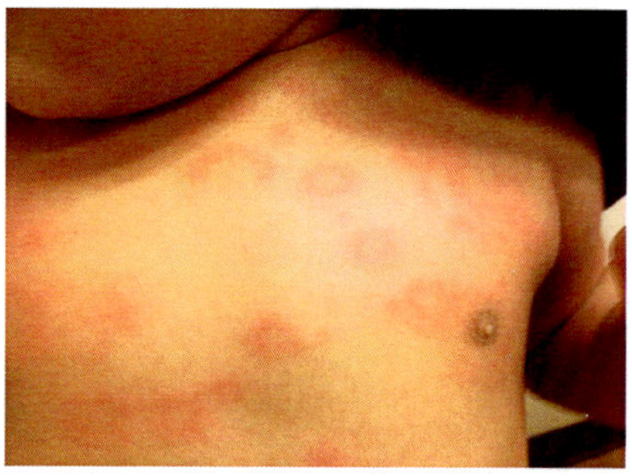

彩图 159　多形性红斑

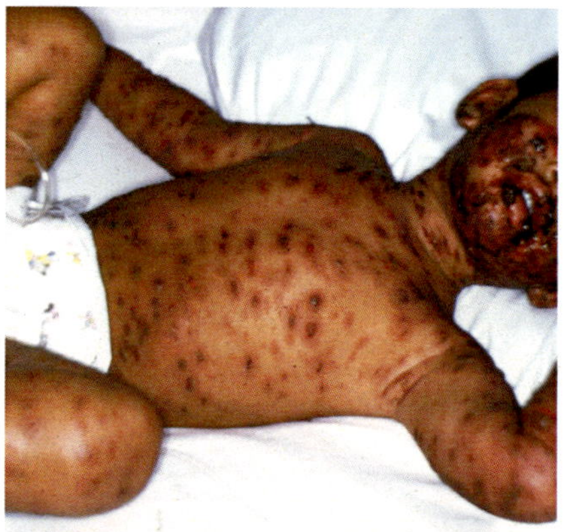

彩图 160　Stevens-Johnson 综合征的眼和口腔黏膜受累

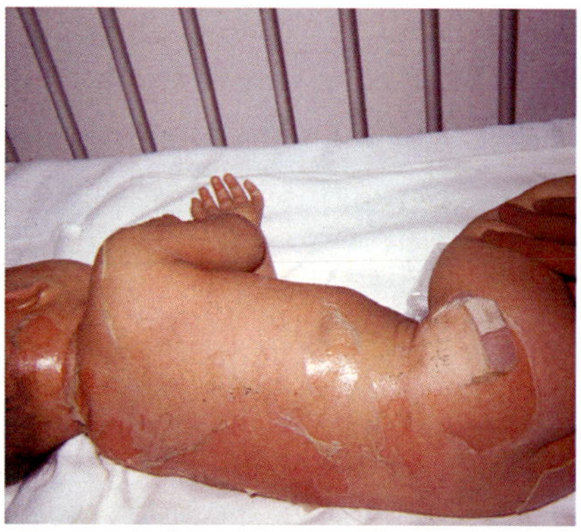

彩图 161　弥漫性红斑和表皮剥脱是 SSSS 的典型特征

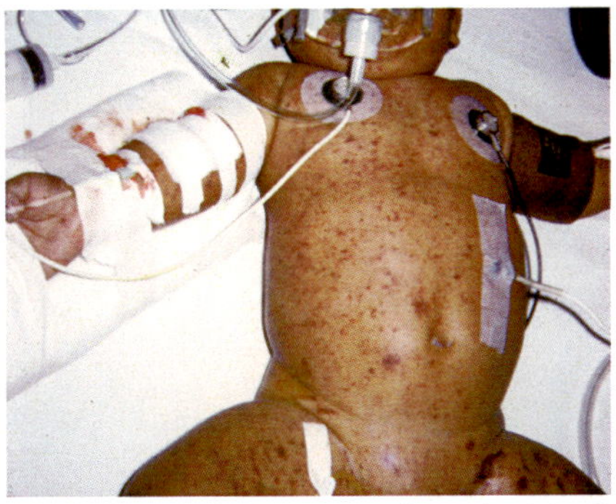

彩图 162　革兰阳性菌感染引起的瘀点和紫癜

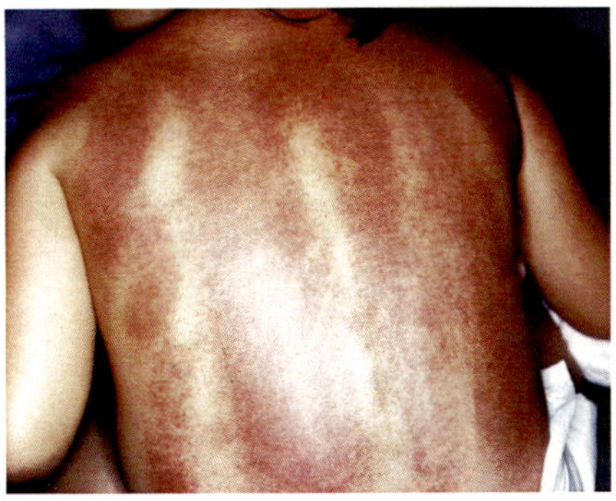

彩图 163　“压印”引起的紫癜，一种传统的应对发热的办法

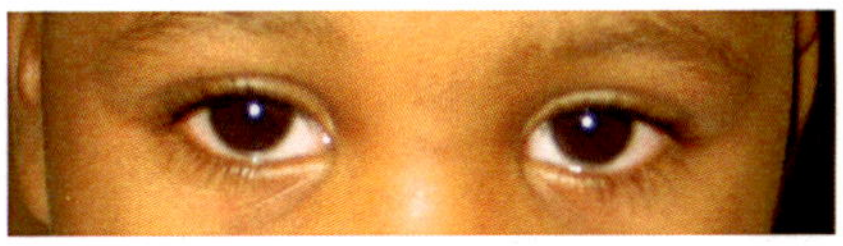

彩图 164　川崎病结膜充血

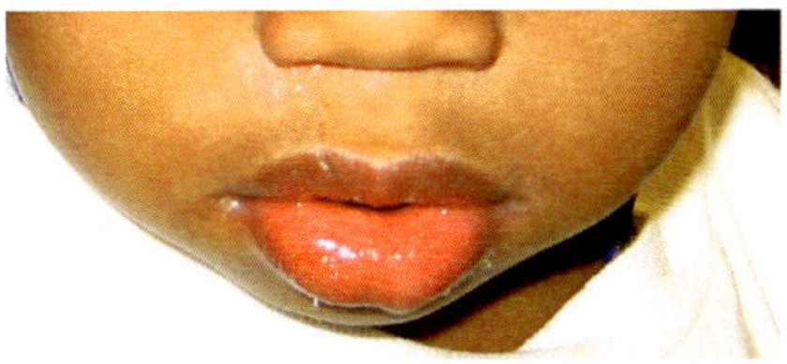

彩图 165　川崎病口唇改变

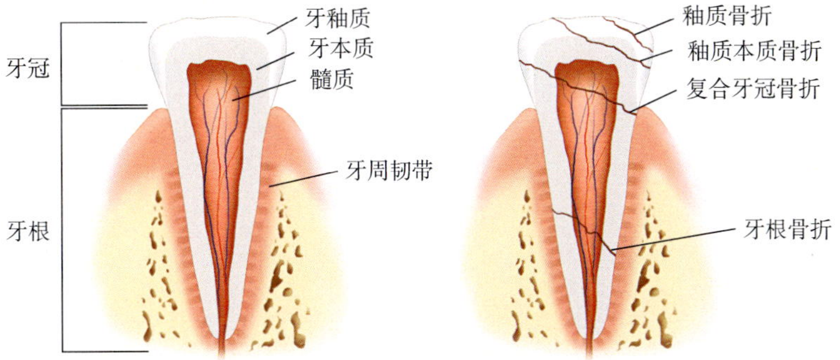

彩图 168　牙体解剖

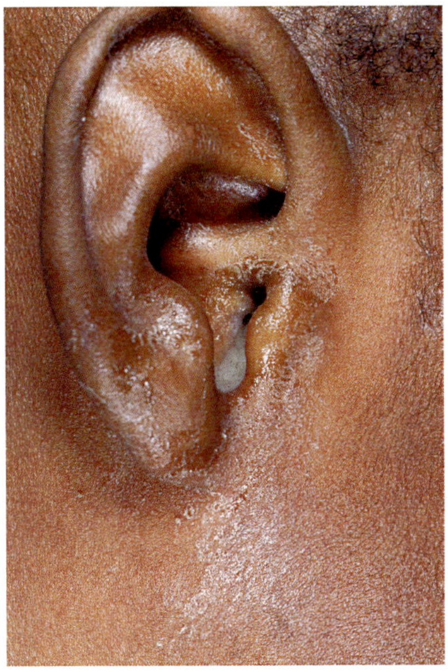

彩图 166　外耳炎

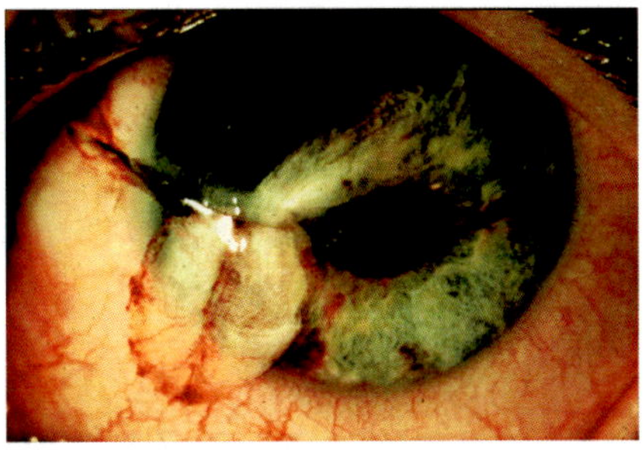

彩图 169　眼球破裂眼球突出

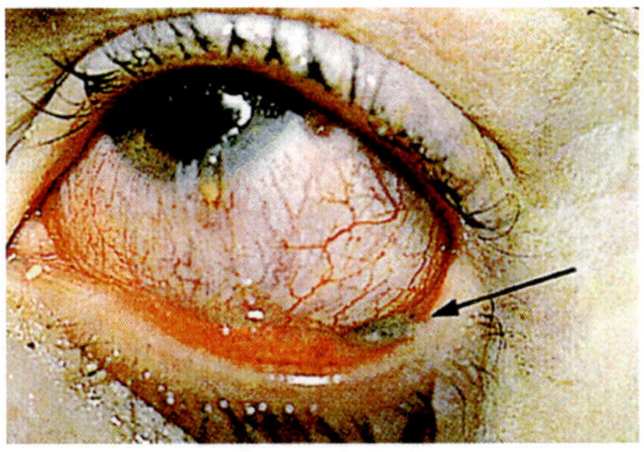

彩图 171　眼内异物。注意箭头代表异物。还要注意瞳孔整体不对称和玻璃体穿孔

［彩图 169～彩图 171 经许可引自 Khaw PT, Shah P, Elkington AR. Injury to the eye. BMJ. 2004；328（7430）：36-38.］

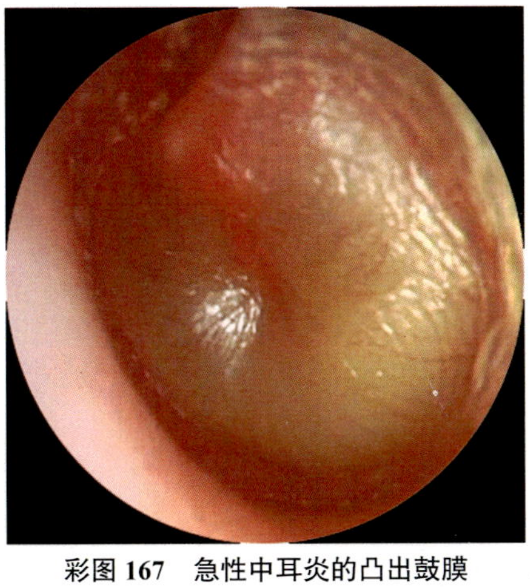

彩图 167　急性中耳炎的凸出鼓膜

（经 Issacson，MD 许可使用）

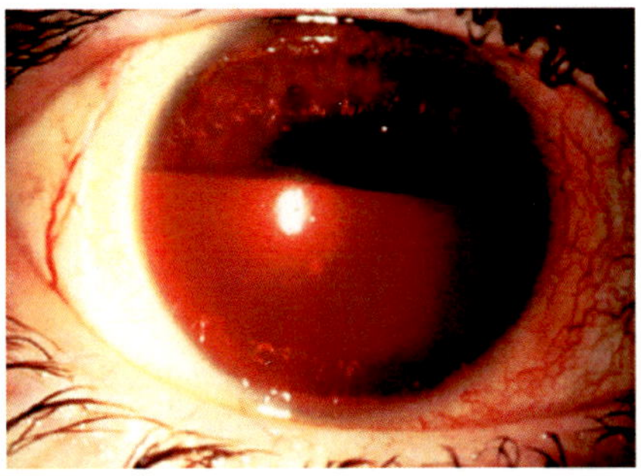

彩图 170　前房积血

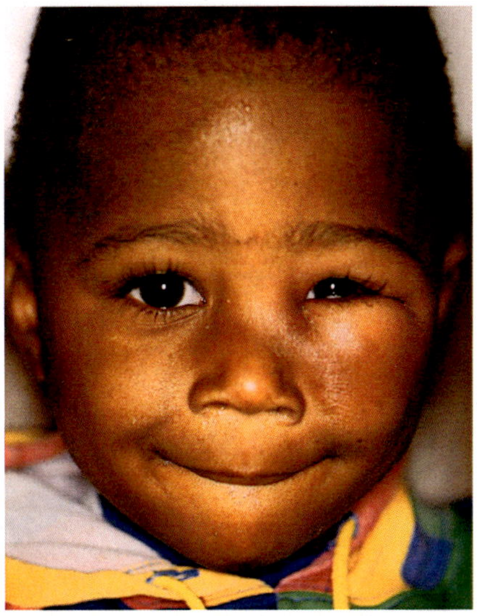

彩图 172　虫咬所致眶隔前蜂窝织炎患者

（Dr. Katherine Konzen，Rady Children’s Hospital，San Diego 许可使用）

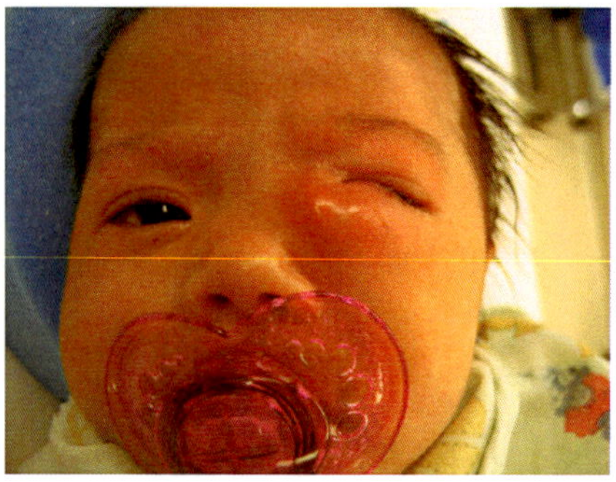

彩图 173　新生儿先天性泪道狭窄致泪囊炎

（彩图 173，彩图 175 经许可引自 Shira L. Robbins MD, FAAP, FAAO；American Academy of Pediatrics; Challenging Cases in Pediatric Ophthalmology, 2012）

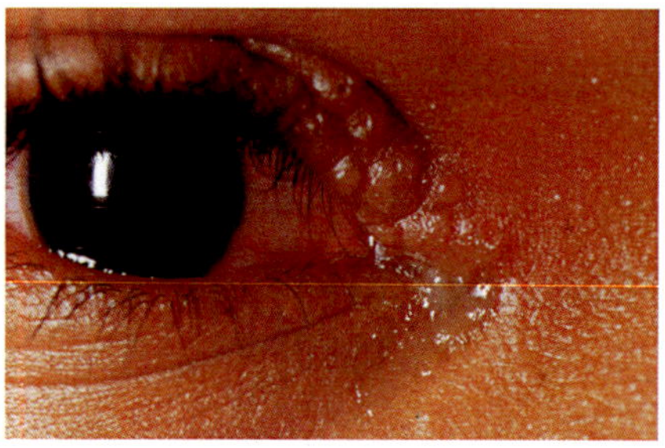

彩图 174　眼单纯疱疹。这个 10 岁的孩子从 6 岁开始就患有复发性单纯性眼部疱疹。小泡不应该被误认为是麦粒肿

（经许可引自 Knoop, et al. Atlas of Emergency Medicine. 3rd ed. New York, NY: McGraw-Hill; 2010. (Photo contributed by Lawrence B. Stack, MD.)）

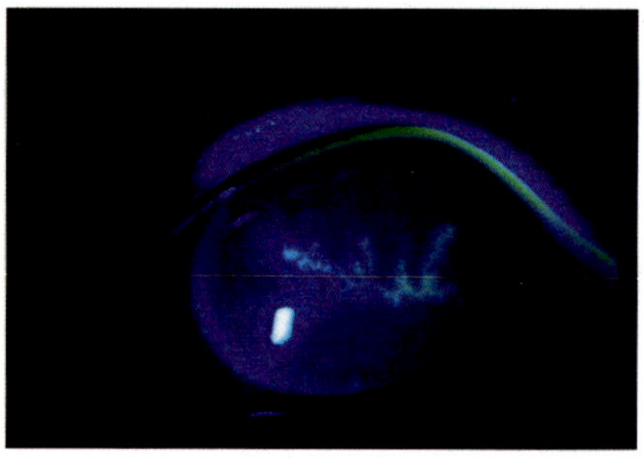

彩图 175　角膜炎患者镜下表现为结膜树突状（分枝性溃疡）

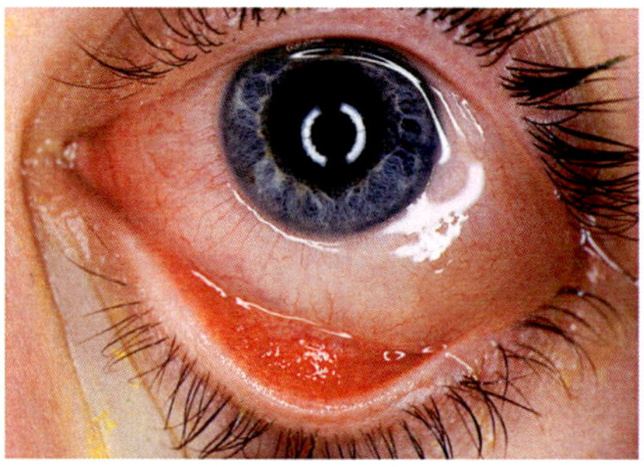

彩图 176　过敏性结膜炎引起的球结膜水肿

（经许可引自 Knoop K：The Atlas of Emergency Medicine，3rd edition. McGraw-Hill Professional；2009.）

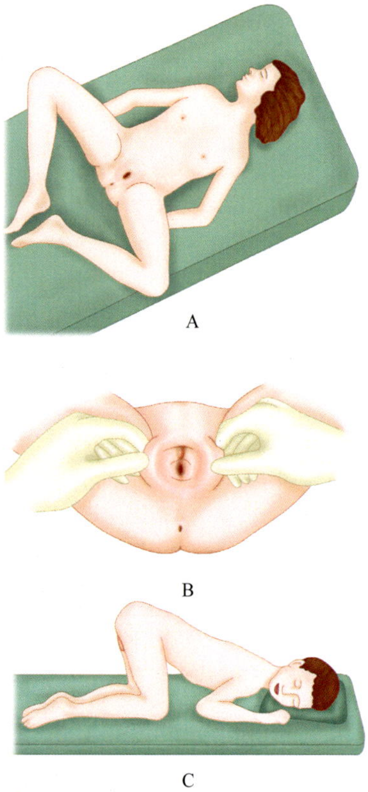

彩图 177　体格检查位置

A. 蛙式位的姿势；B. 唇牵引；C. 膝胸卧位

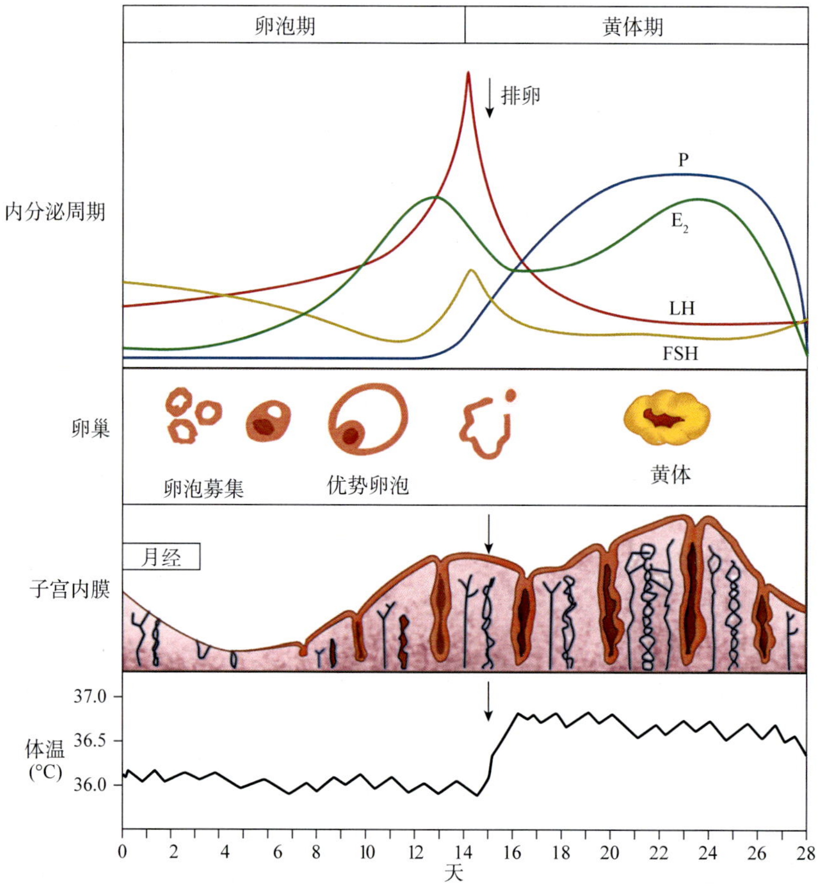

彩图 178　正常月经周期

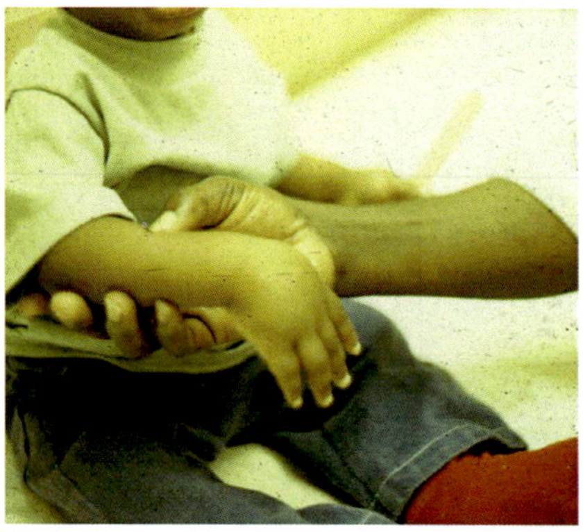

彩图 179　镰刀细胞性贫血患儿伴发指炎

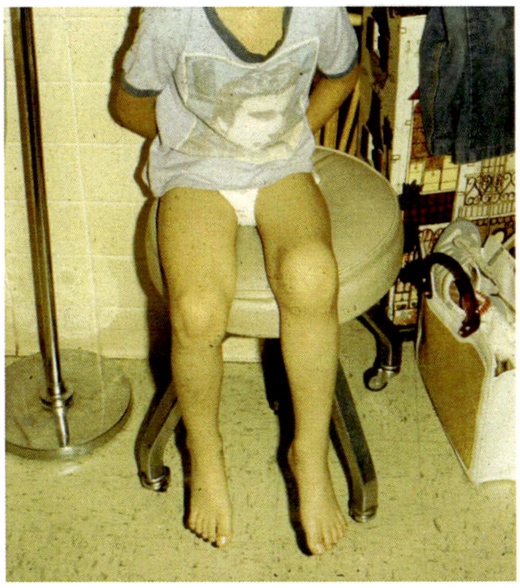

彩图 180　一个 5 岁男孩伴严重的Ⅷ因子缺乏，出现急性左膝关节腔出血

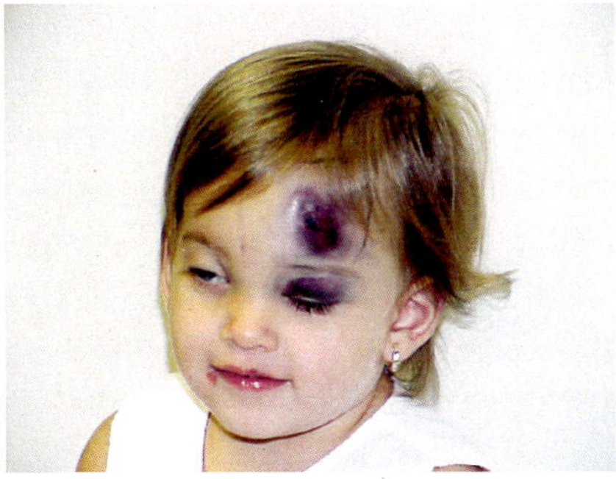

彩图 181　免疫性血小板减少症患儿伴发皮肤瘀斑

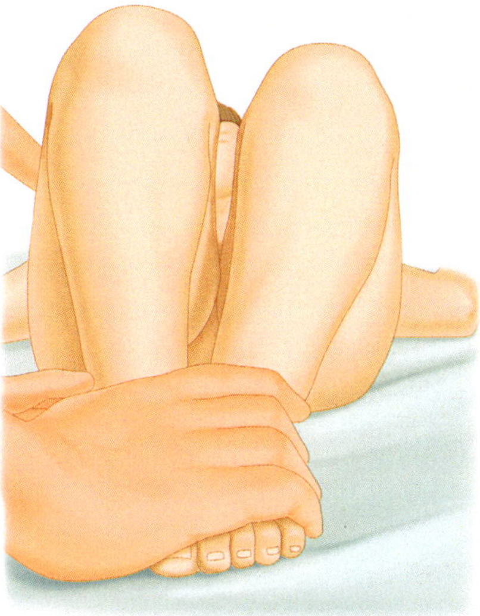

彩图 182　Galeazzi 试验

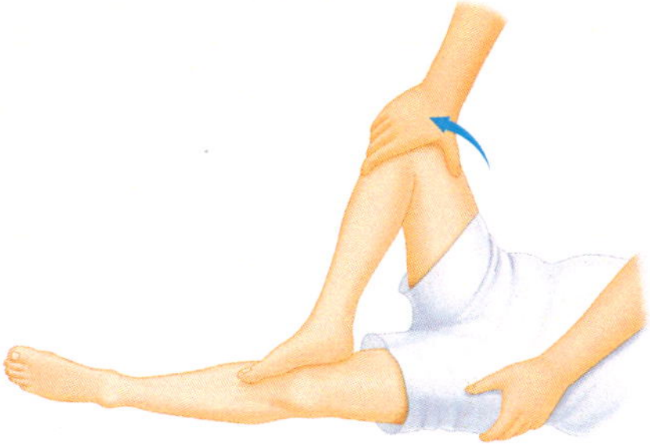

彩图 183　FABER 试验

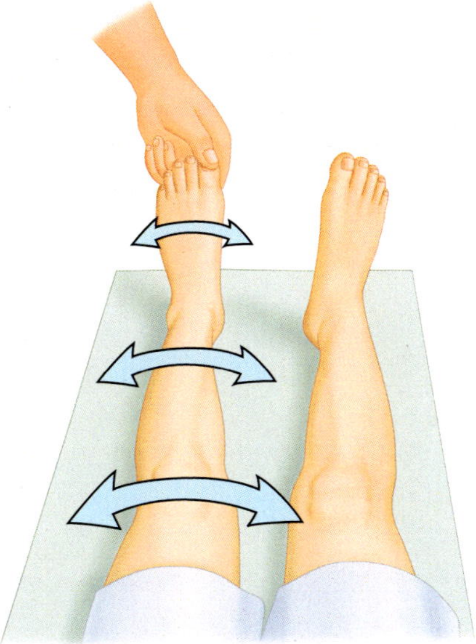

彩图 184　改良 log roll 试验

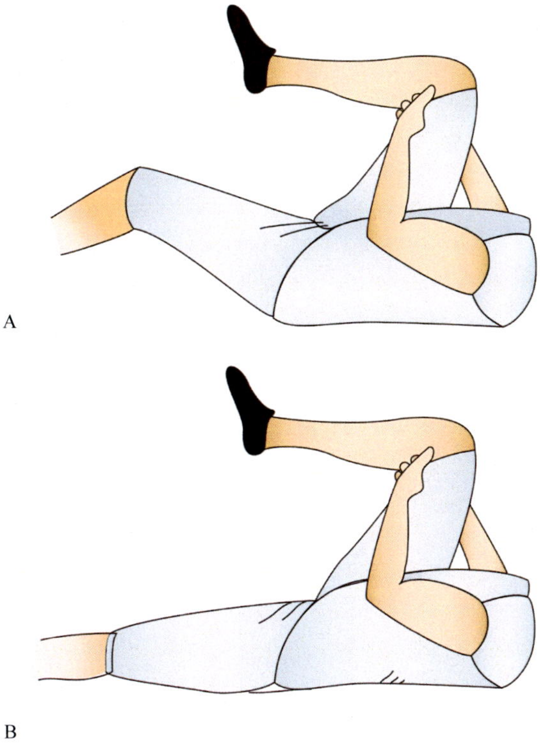

彩图 185　Thomas 试验

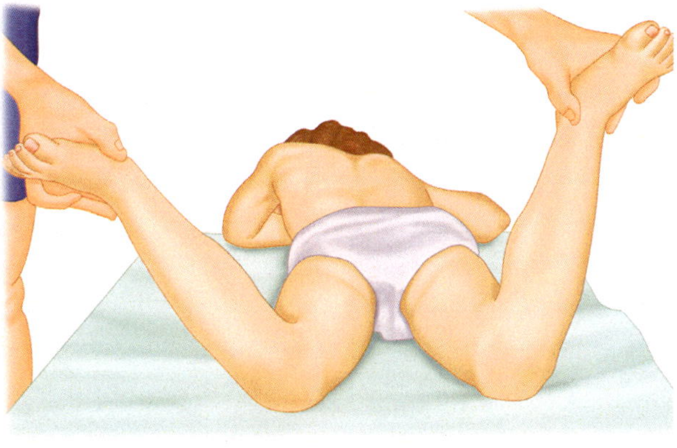

彩图 186　内旋试验

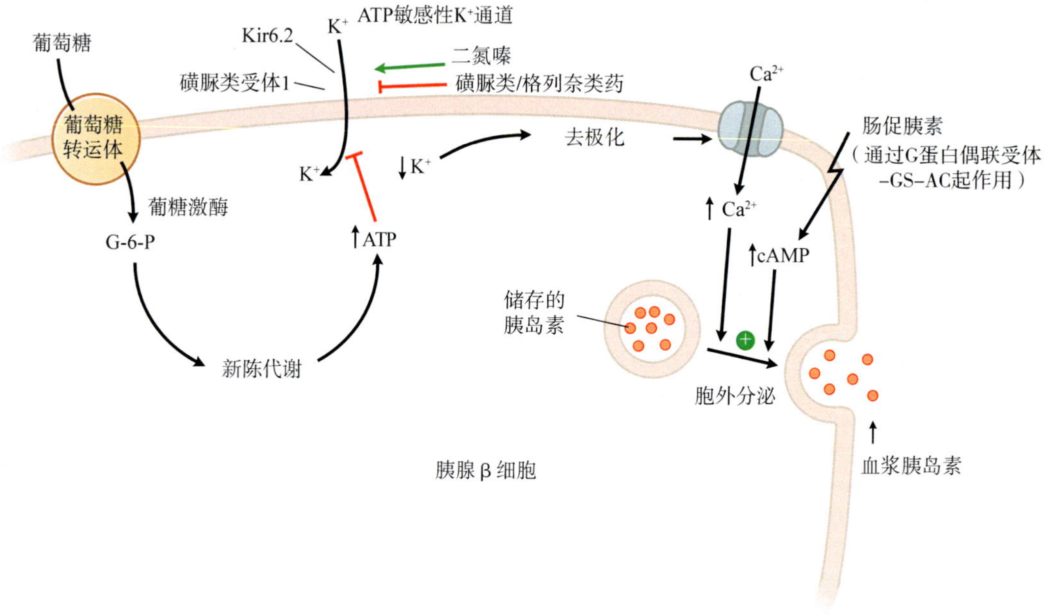

彩图 187　胰岛素分泌的作用部位

（经许可引自 Brunton LL, Chabner BA, Knollmann BC.Goodman & Gilman's The Pharmacological Basis of Therapeutics. 12th ed. www.accessmedicine.com. Copyright © The McGraw-Hill Companies,Inc.;2011 All rights reserved.）

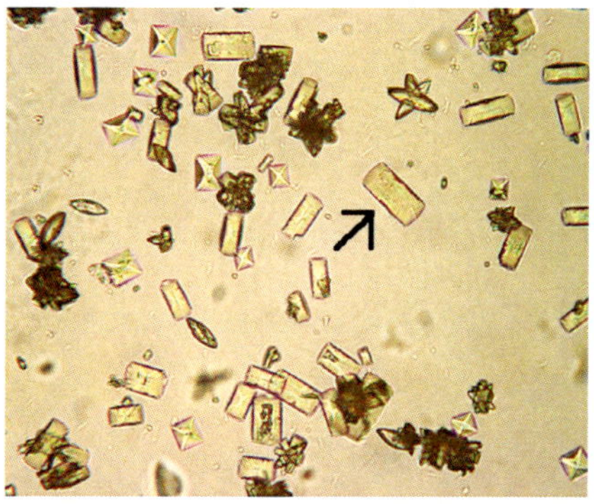

彩图 188　乙二醇中毒患者肾脏草酸钙沉积

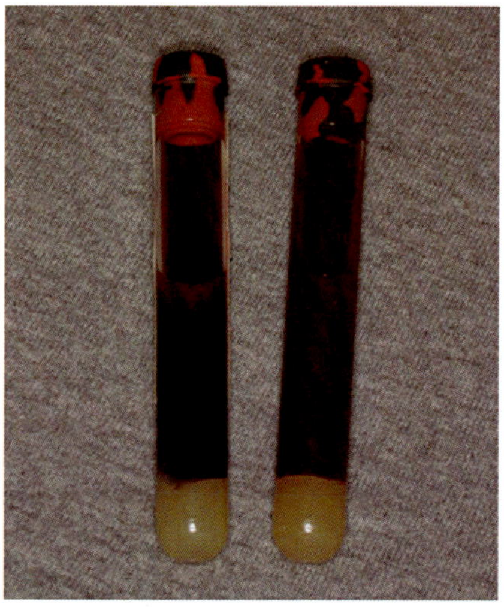

彩图 189　高铁血红蛋白症患者“巧克力血”（左）和正常动脉血对比（右）

（经许可引自 Knoop K. The Atlas of Emergency Medicine, 3rd ed. McGraw-Hill Professional;2009. Kevin J. Knoop, MD., MS 提供图片）

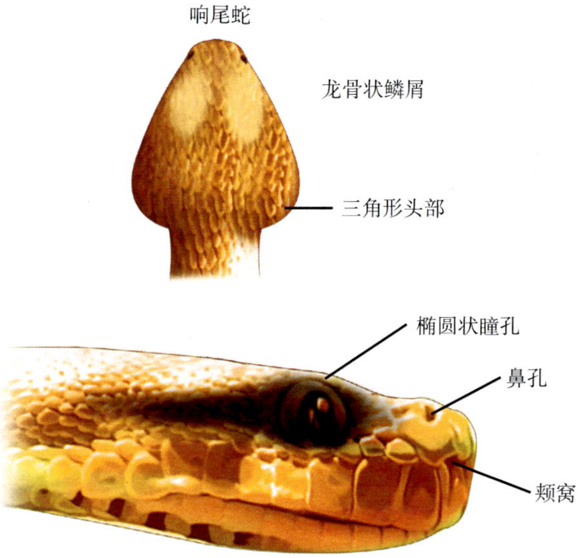

彩图 190　响尾蛇典型特征为三角形或箭头状头部、鼻孔与眼睛之间的颊窝、热量和震动传感器，用于定位猎物

（经许可引自 Auebach PS. Wilderness Medicine.5th ed. Philadelphia: Mosby/Elsevier; 2007.）

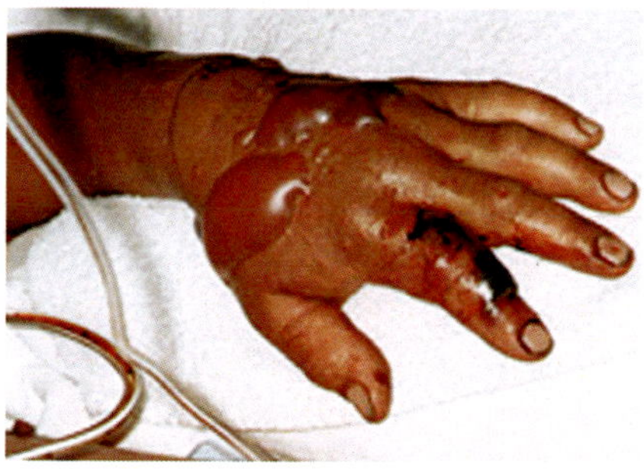

彩图 191　如果响尾蛇中毒严重，肢体末端将在几个小时内很快出现肿胀、水肿和出血

（ernursey.blogspot.com/2007archive.html）

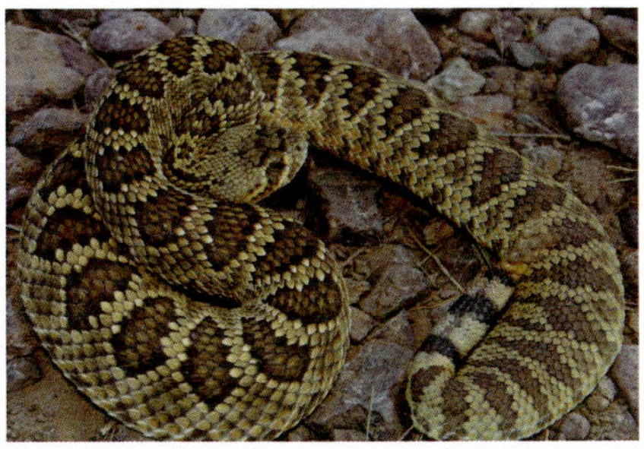

彩图 192　莫哈韦响尾蛇

（www.elmerfudd.us/dp/pictures/animals.htm）

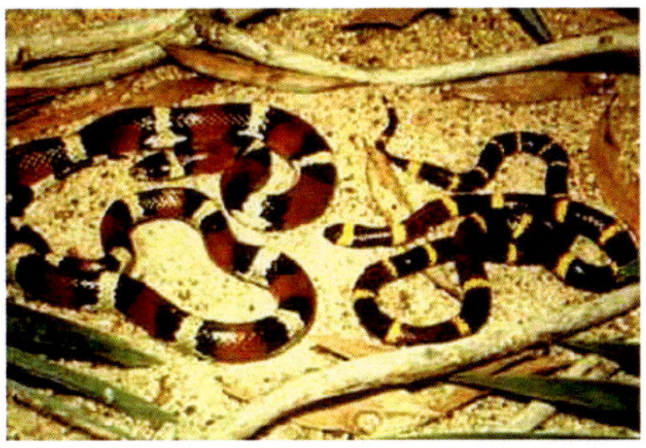

彩图 193　红和黄，杀人蛇；红和黑，无毒蛇，用于区别北美洲无毒珊瑚蛇和有毒珊瑚蛇

（http://www.tpwd.state.tx.us/learning/junior naturalists/compare.phtml）

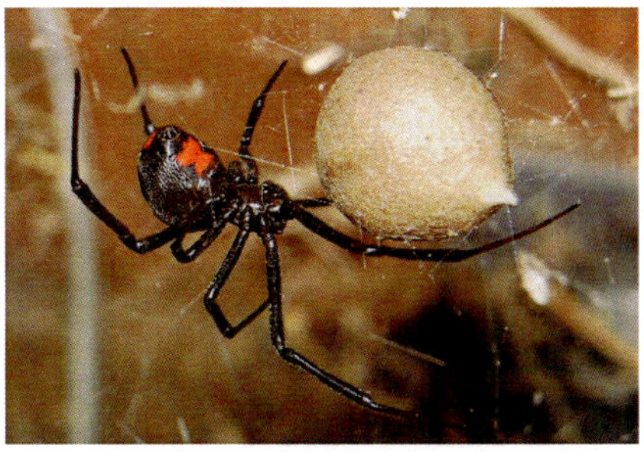

彩图 194　雌性黑寡妇蜘蛛产的卵

（www.prevailpest.com）

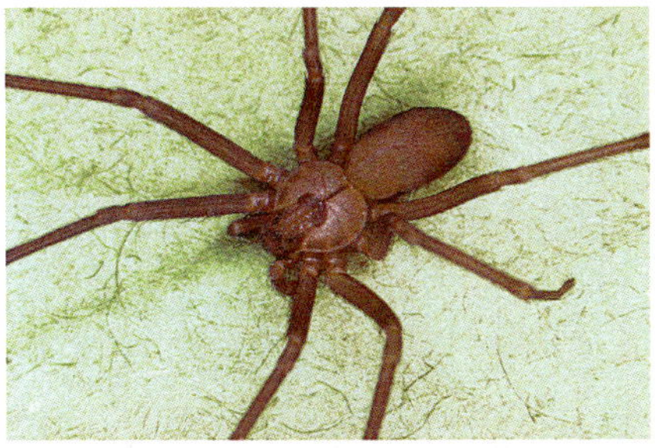

彩图 195　隐居褐蛛

（www.deboradale. wordpress.com）

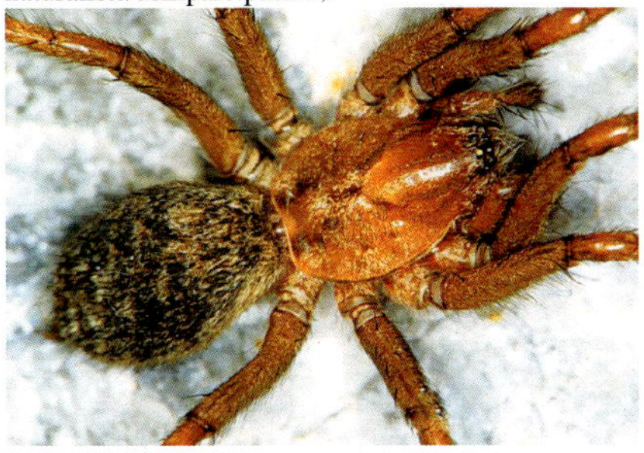

彩图 196　游荡蜘蛛，像隐居褐蛛，咬伤后出现皮肤坏死性损害

（www.entomology.unl.edu）

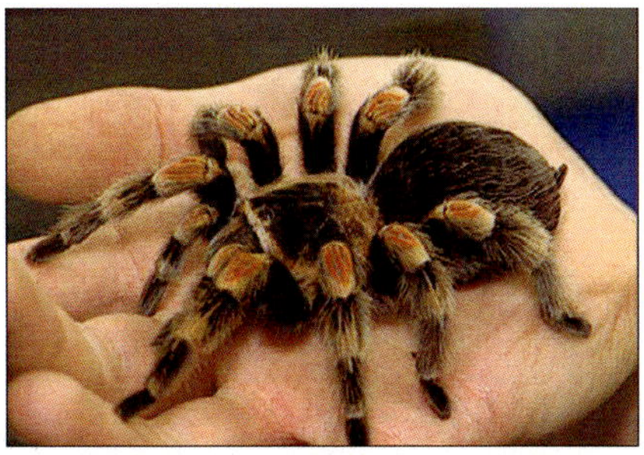

彩图 197　狼蛛很羞涩，只有被严重激惹后才咬人

（www.userbars.be）

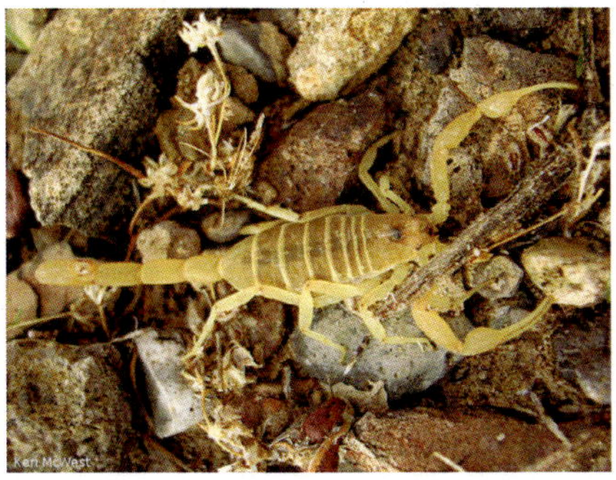

彩图 198　树皮蝎，一对前腿有钳子，身体分节，灵活的长尾巴末端有毒刺

（www.museum.utep.edu）

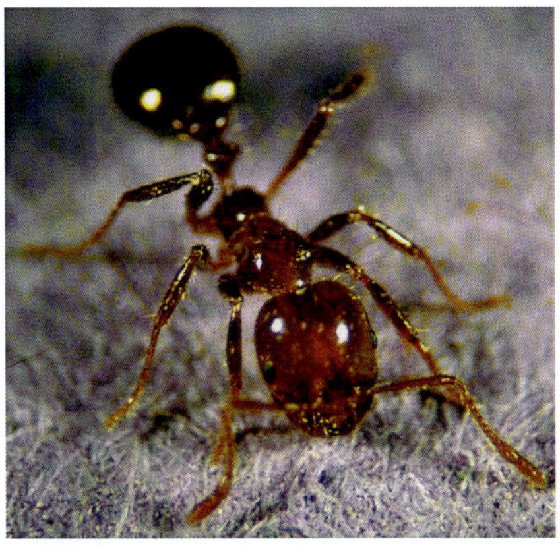

彩图 200　火蚁是社会性昆虫，喜欢成群攻击，有各种各样的攻击方法

（www.sbs. utexas.edu）

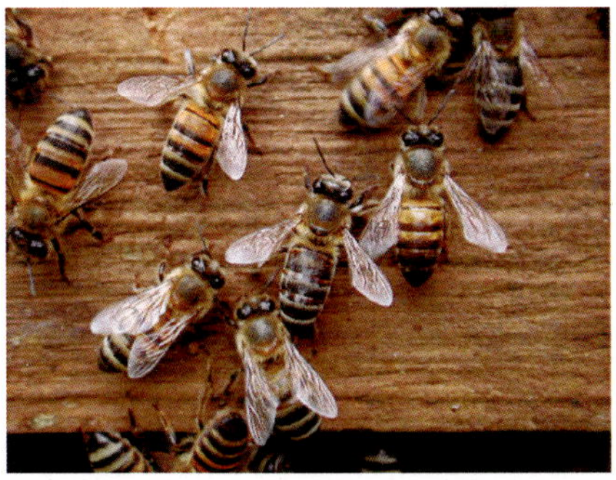

彩图 199　非洲蜂，俗称杀人蜂，可怕之处是它们蜂拥而上蜇伤人

（www.uni.uiuc.edu）

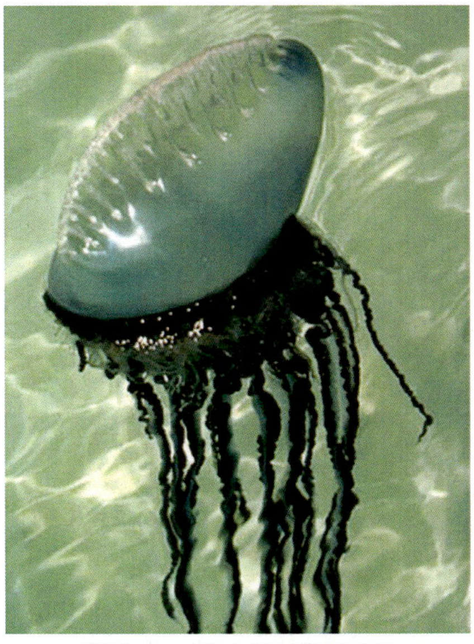

彩图 201　澳大利亚僧帽水母

（www.animals. nationalgeographic.com）

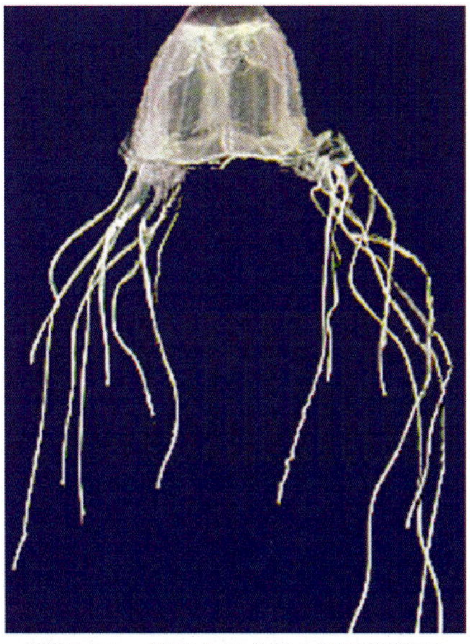

彩图 202　箱型水母或澳大利亚海黄蜂

（www.aimsgov.au）

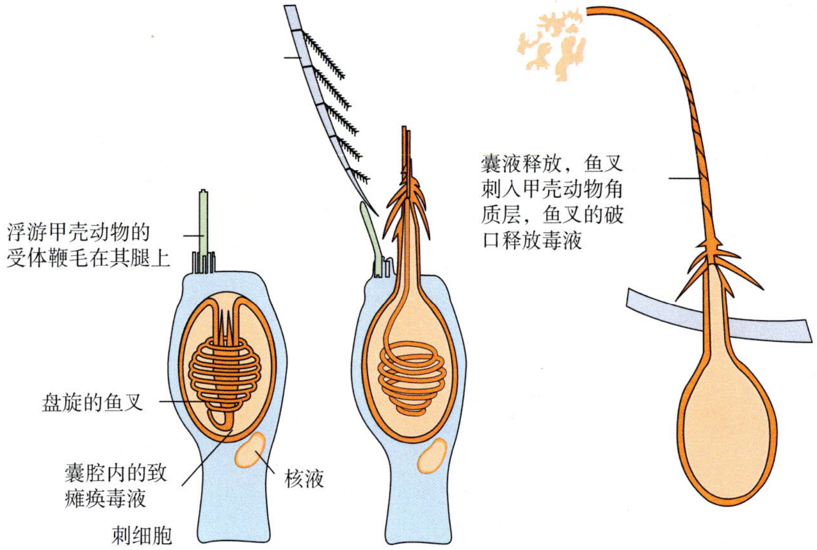

彩图 203　腔肠动物的刺细胞

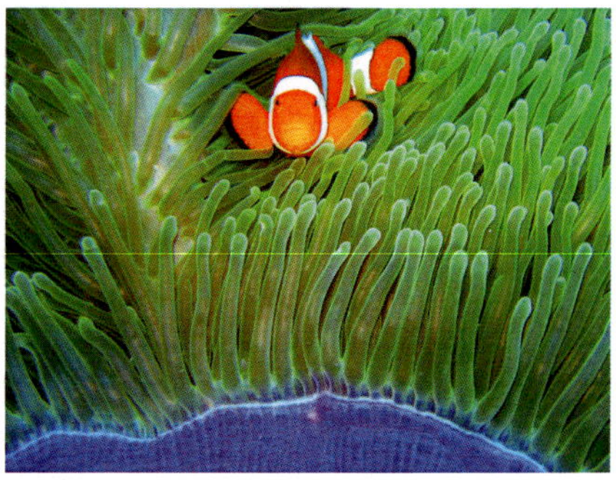

彩图 204　海葵

（www.tommyschultz.com）

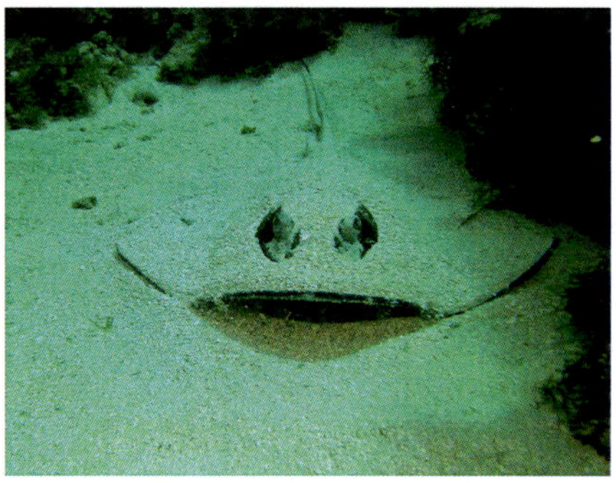

A

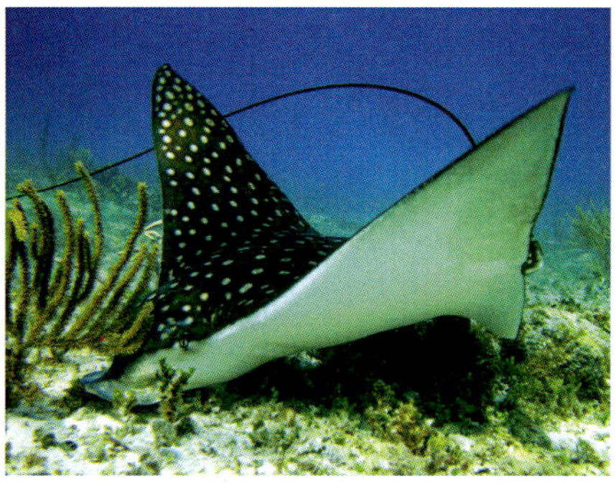

B

彩图 205　A. 黄貂鱼；B. 浅滩的黄貂鱼

（Eric Goldenberg, MD 许可使用）

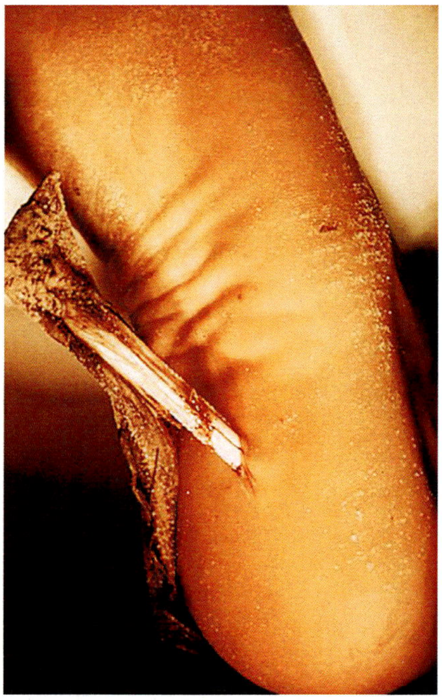

彩图 207　黄貂鱼的倒刺刺入小腿

（www.healthline.com）

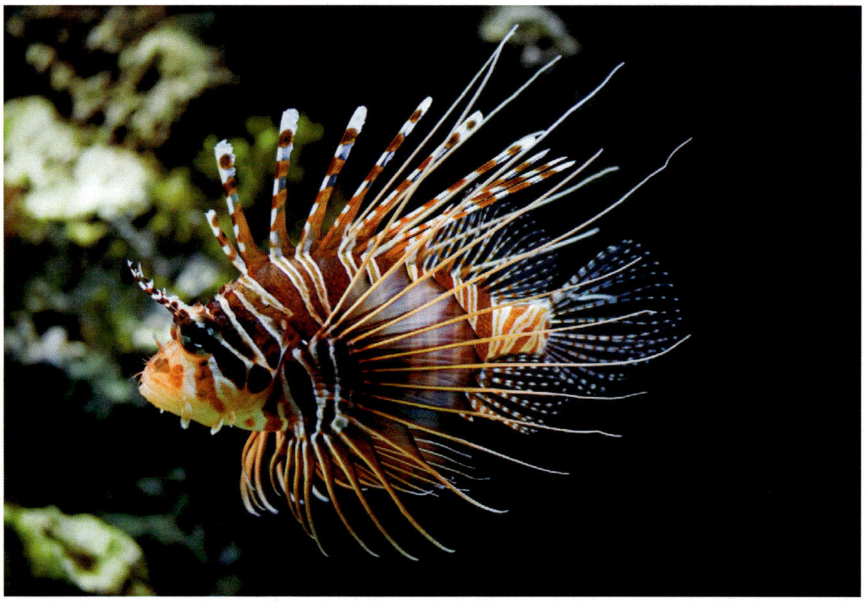

彩图 206　狮子鱼

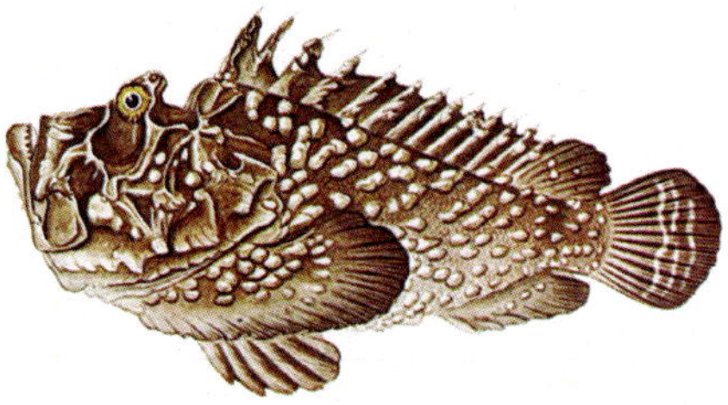

彩图 208　石鱼

[经许可引自 Brenneke F, Hatz C. Stonefish envenomation—a lucky outcome, Travel Med Infect Dis. 2006; 4(5):281-285.]

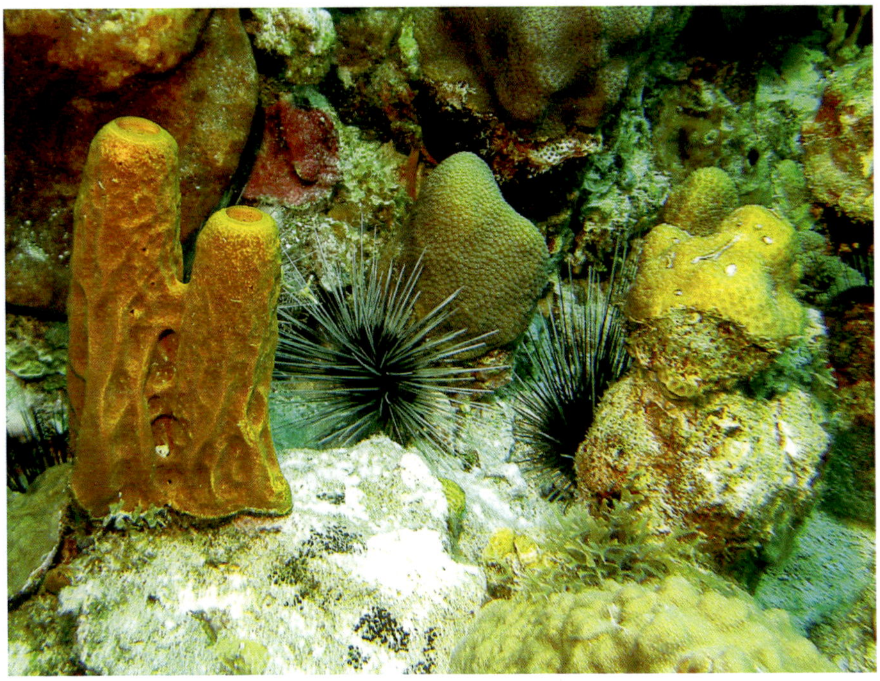

彩图 209　海胆

（Eric Goldenberg, MD 许可使用）

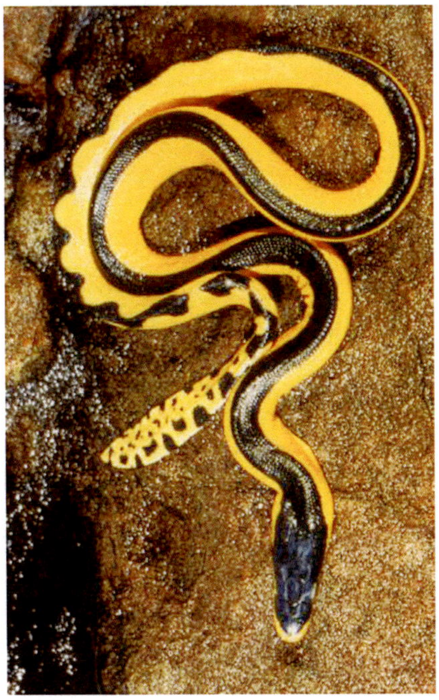

彩图 210　黄腹海蛇

（www.susanscott.net）

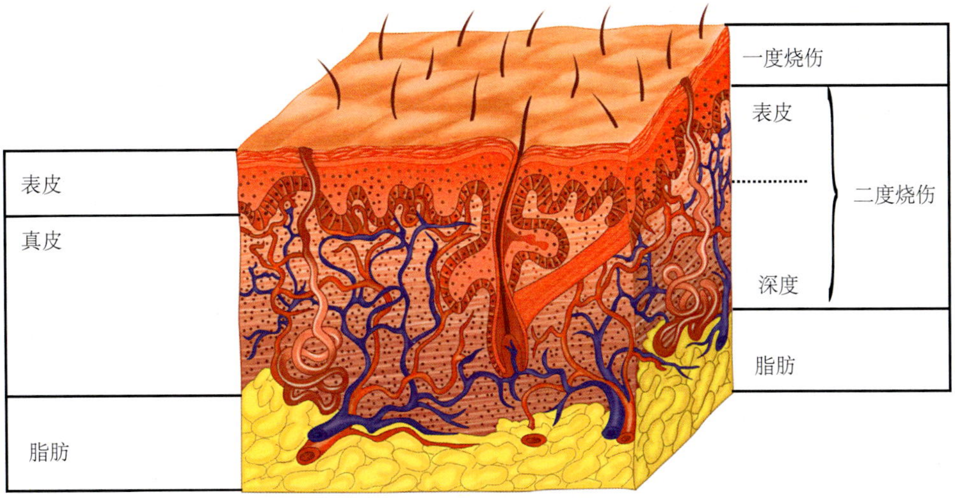

彩图 211　烧伤深度分级

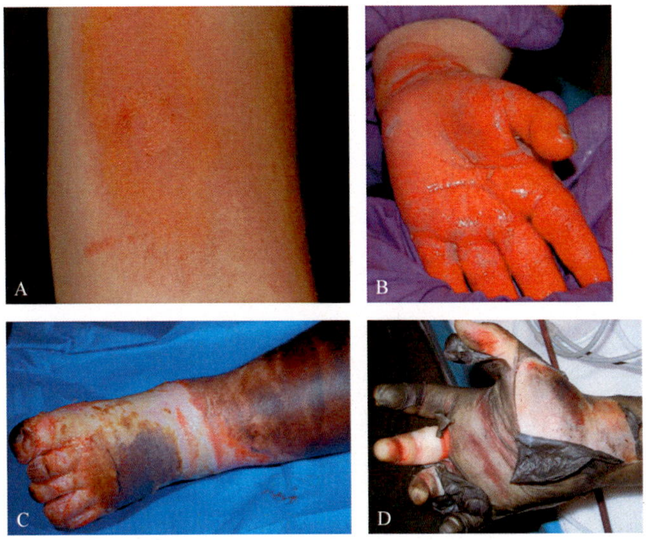

彩图 212　A. 一度烧伤；**B.** 二度烧伤；**C.** 三度烧伤；**D.** 四度烧伤

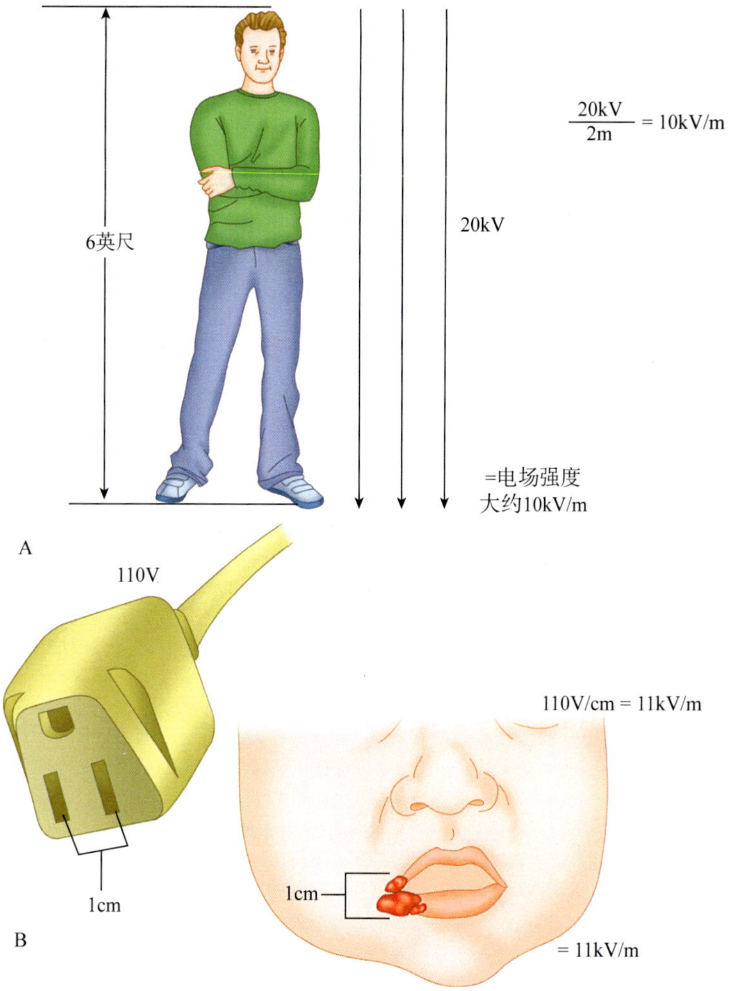

彩图 213　电场效应

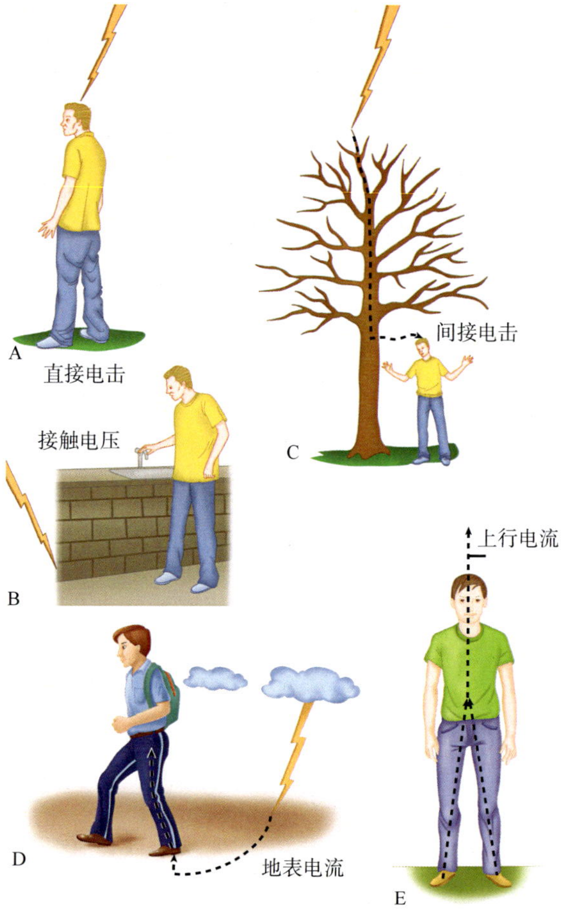

彩图 214　闪电伤发生的机制

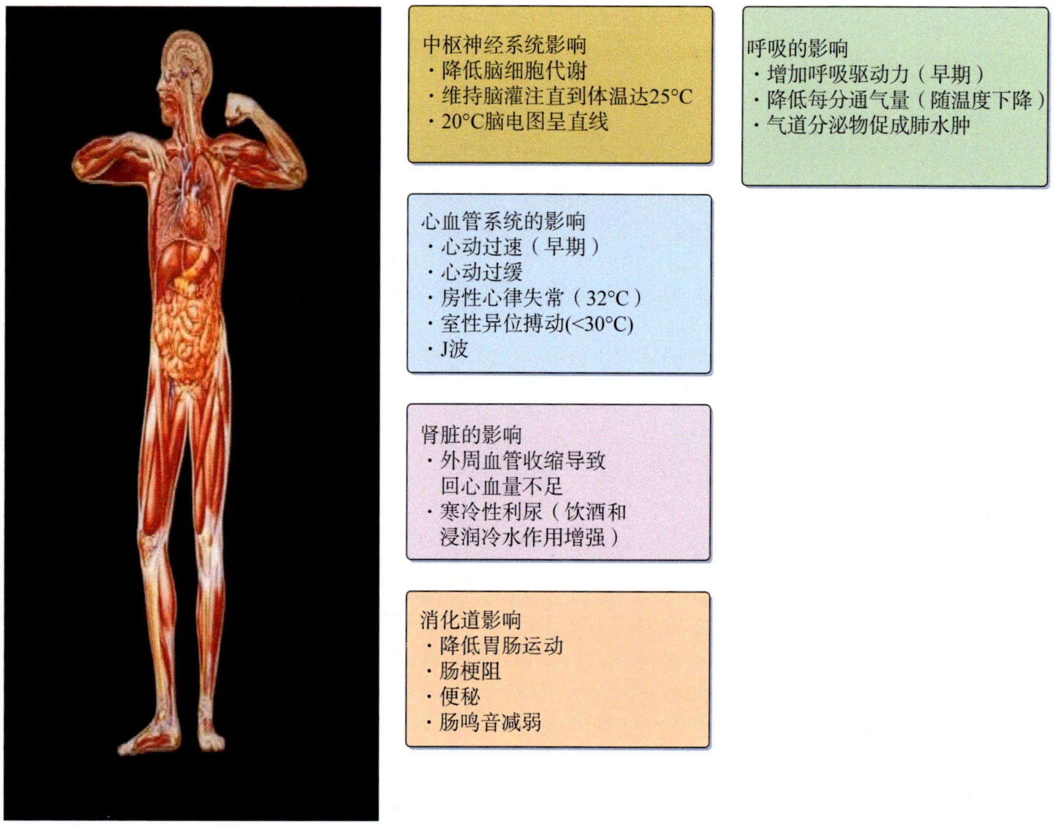

彩图 215　低温对心血管、中枢神经、呼吸、肾脏和胃肠道等多系统的影响

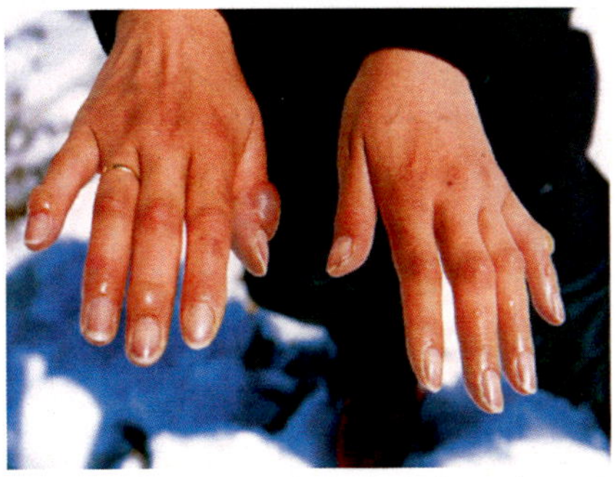

彩图 216　皮肤表层冻伤通常可见清亮的水疱

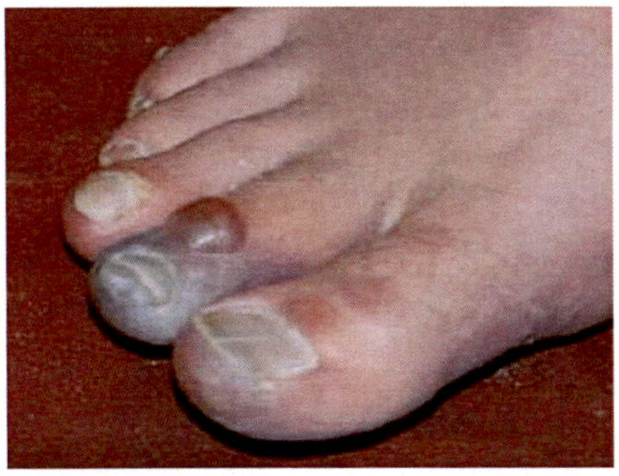

彩图 217　皮肤深部冻伤通常可见出血性水疱

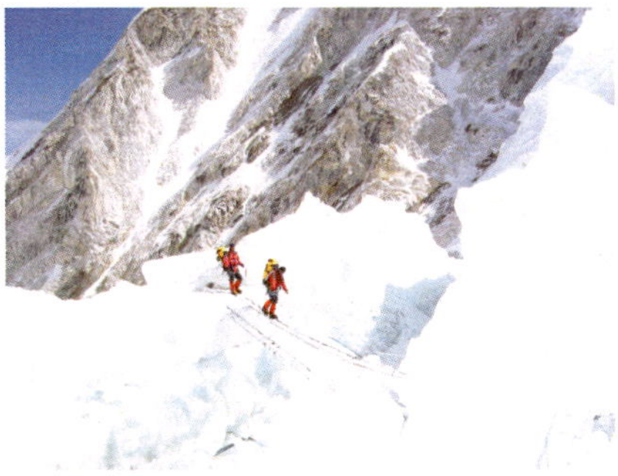

彩图 218　徒步穿越昆布冰川、珠穆朗玛峰，海拔 2000 英尺

（经 Gary Guller 许可使用）

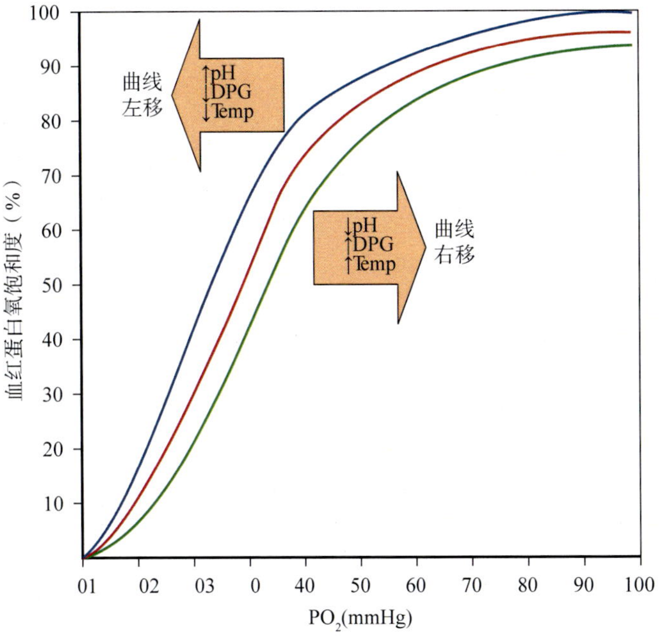

彩图 219　氧解离曲线

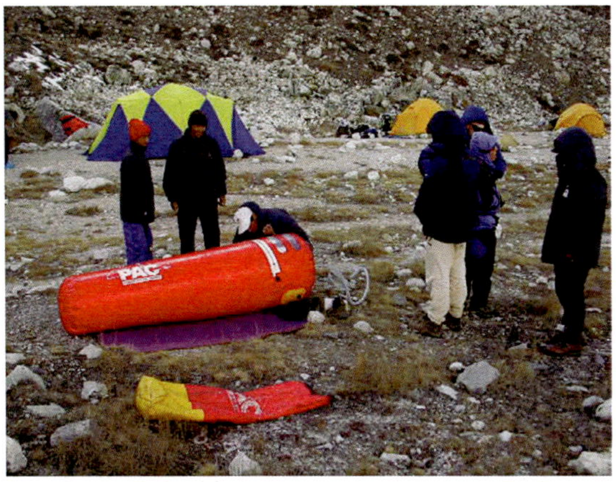

彩图 220　采用伽莫袋（便携式加压袋）治疗和转移患者

（经 Gary Guller 许可使用）

辐射源	辐射量 (mrem/y)
日常用品	111
宇宙	26
地球	28
核医疗	14
医疗	19
内源性	40
	200

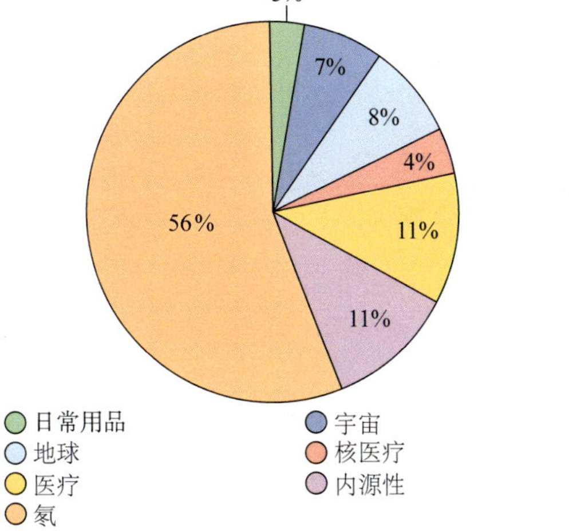

彩图 221　美国自然辐射和工艺辐射常见辐射源

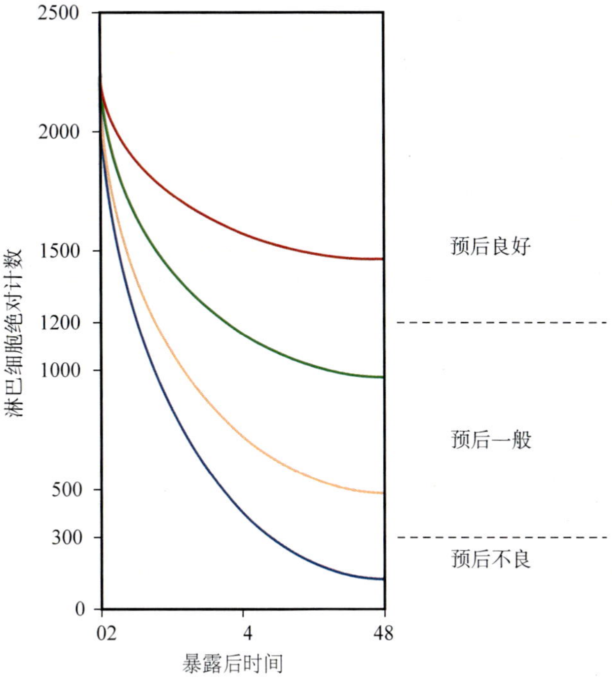

彩图 222　绝对淋巴细胞计数 48h 的值表明辐射暴露的严重程度

预后良好：淋巴细胞计数＞1200/mm³，辐射暴露量为 100 ～ 200rad；

预后较好：淋巴细胞绝对计数在 300 ～ 1200/mm³，辐射暴露量为 200 ～ 400rad；

不良预后：淋巴细胞计数＜300/mm³，辐射暴露剂量＞400rad

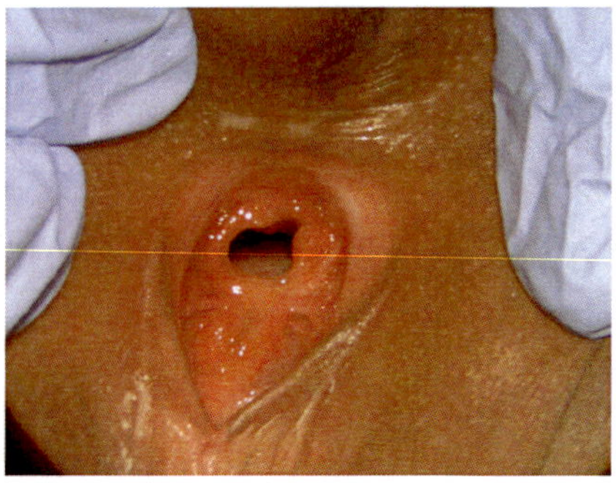

彩图 223　膝－胸位 7 点位置裂口，结果不能用于确诊

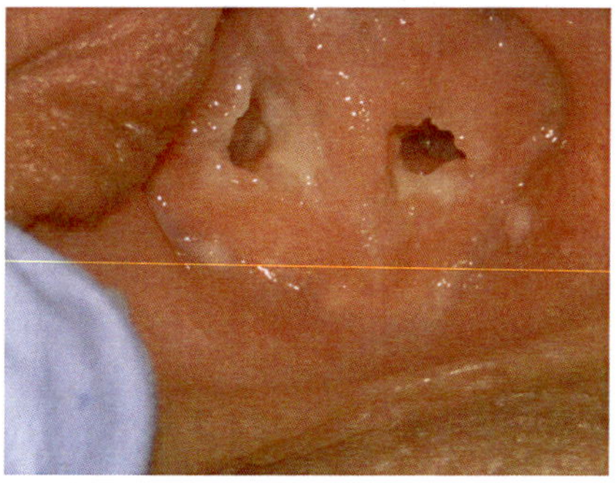

彩图 224　处女膜隔膜，先天性变异

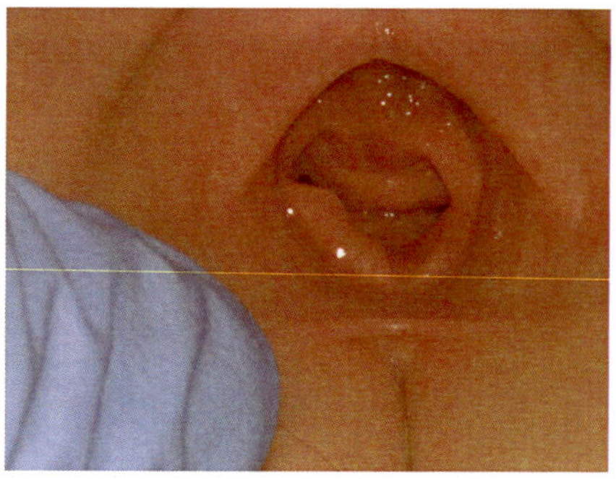

彩图 225　处女膜 6 点位置横断的愈合，可用于创伤诊断

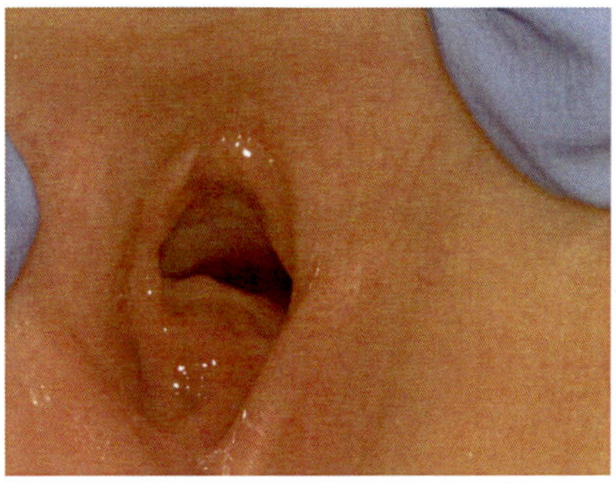

彩图 226　患儿的膝胸位

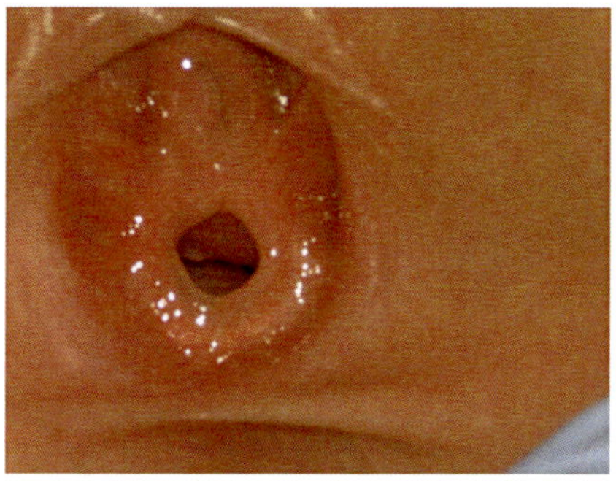

彩图 227　尿道周围带和环形处女膜，正常变异

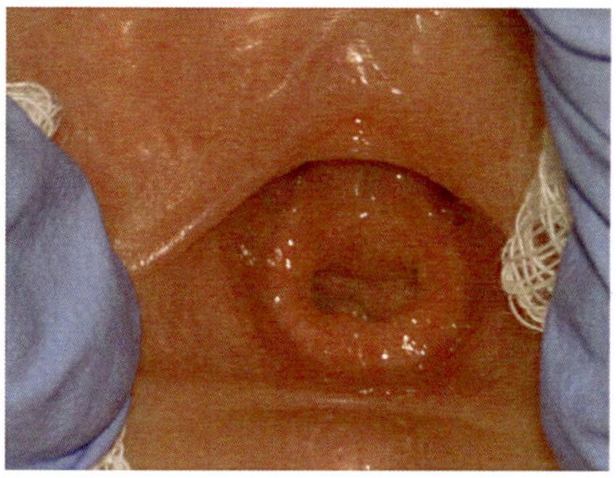

彩图 228　新月形处女膜，正常变异

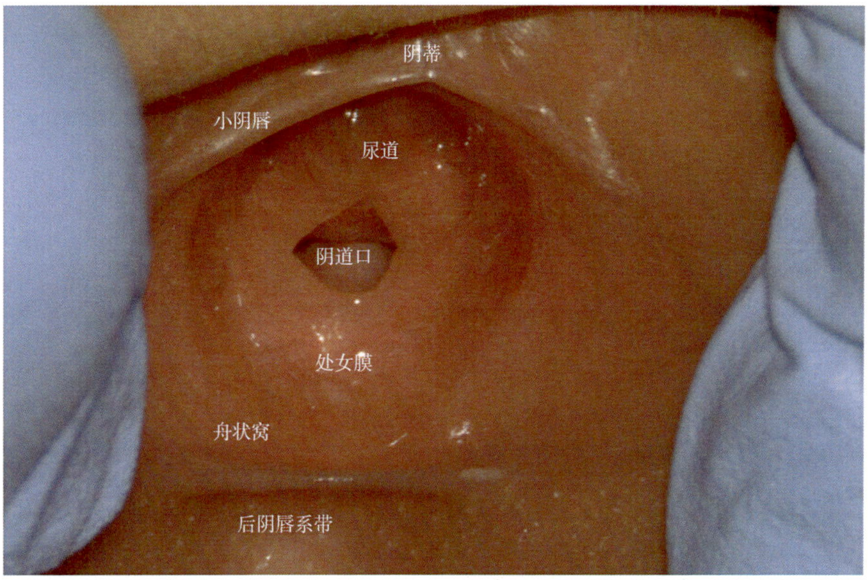

彩图 229　正常解剖结构

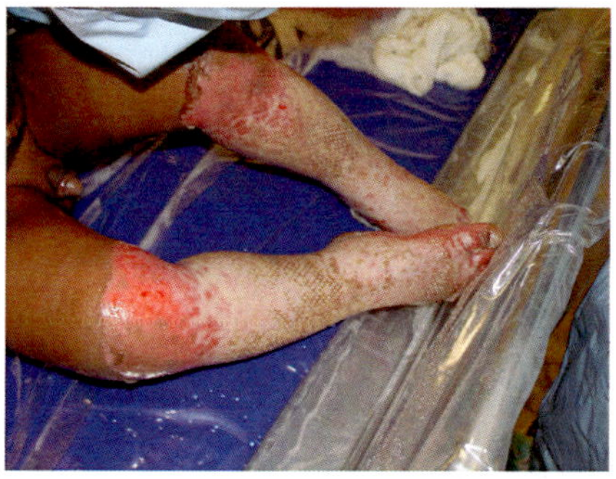

彩图 230　一个 2 岁男孩因双腿烧伤就诊。调查发现是由于在其母男朋友裤子上大便后，被放进浴缸烫伤。损伤呈长筒袜状与热水浸泡烫伤一致

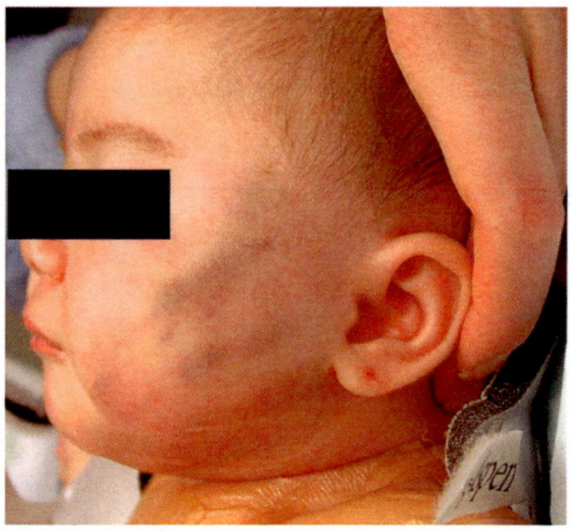

彩图 231　一个 4 个月大的女孩在家发生令人不愉快的事。检查发现她脸上有指痕。她也被发现有严重的脑损伤、双侧视网膜出血和多发性肋骨骨折